Seminar in Gynäkologischer Endokrinologie - Band 6
Update, Trends & Fallberichte
Ein Praxisleitfaden

Thomas Rabe

unter Mitarbeit von (in alphabetischer Reihenfolge):

Christian Albring, Viktoria Aivazova-Fuchs, Almuth Arendt-Boellert, Ubbo Aßmus, Anastasia P. Athanasoulia-Kaspar, Annette Bachmann, Beate Bahner, Barbara Bangol, Wolgang Bayer, Johannes Bitzer, Michael Bohlmann, Jörg Bojunga, Birgit Busse, Sofia Csöri-Kniesel, Beate Damann-Hanser, Christian Egarter, Volker Faust, Michael Feld, Christian Fiala, Klaus Friese, Peter Frigo, Natalie Garcia Bartels, Franz Geisthövel, Christian Gnoth, Maren Goeckenjan, Katharina Görner, Uwe Gröber, Aida Hanjalic-Beck, Werner Harlfinger, Yumiko Lindgard von Hasselbach, Thomas Hasskamp, Kristin Hawig, Bernd Hinney, Ruben A. Hofmann, Peter Holzhauer, Peter Hunold, Sohela Jandi, Oliver Julen, Ulrike Kaufmann, Eylem Kaya, Heribert Kentenich, Wolf Kirschner, Hanns-Gerog Klein, Frauke Kleinsorge, Klaus König, Ulrike Korsten-Reck, Herbert Kuhl, Christine Kurz, Elisabeth Lerchbaum, Martin Lorenz, Frank Louwen, Harald Meden, Gabriele Merki-Feld, Elisabeth Merkle, Alfred O. Mueck, Kilian Nolte, Alexandra Ochsner, Kurt Oette, Petra Platen, Elisabeta Rabe, Werner Rath, Jörn Reckel, Nicole Reisch, Annette Rexrodt von Fircks, Stefan Rimbach, Thomas Römer, Winfried Rossmanith, Hannelore Rott, Wolfgang Rupprecht, Nicole Sänger, Rosemarie Sailer, Ute Schäfer-Graf, Karlheinz Schmidt, Andreas Schüring, Thomas Schweizer, Annemarie Schweizer-Arau, Vanadin Seifert-Klauss, Helga Seyler, Dorothee Speiser, Günter Stalla, Mareike Stieg, Alexander Strauss, Thomas Strowitzki, Petra Stute, Hans-Rudolf Tinneberg, Bettina Toth, Allessandra Tramontana, Andreas Umlandt, Georg-Friedrich von Tempelhoff, Markus Wallwiener, Birgit Wetzka, Albrecht Wienke, Dirk Wildemeersch, Ludwig Wildt, Alfred Wolf, Christoph Zeller, Christos Zouboulis

Unter der Schirmherrschaft von:
Deutsche Gesellschaft für Gynäkologie und Geburtshilfe e.V.
Deutsche Gesellschaft für Gynäkologische Endokrinologie und Fortpflanzungsmedizin e.V.
Berufsverband der Frauenärzte (BVF) e.V.
Institut für Frauengesundheit der Universitäts-Frauenklinik Tübingen
Stiftung Endometriose-Forschung e.V.
Deutsche Menopause Gesellschaft e.V.
Deutsche STI-Gesellschaft e.V.

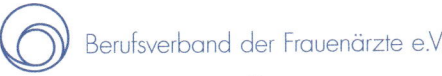
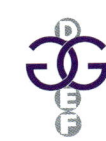
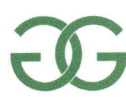

ISBN 978-3-00-053173-6

Impressum

Herausgeber

Prof. Dr. med. Dr. med. h.c. mult. Thomas Rabe
Past-Präsident der Deutschen Gesellschaft für Gynäkologische Endokrinologie und Fortpflanzungsmedizin e.V.
L. Krehlstr. 56
69120 Heidelberg, Deutschland

Anmerkungen

Im folgenden Text des Seminarbuchs wurden die Literaturstellen in den meisten Kapiteln bewusst als Fußnoten erfasst, um Korrekturen und Ergänzungen bis kurz vor Drucklegung zu ermöglichen; dies bedeutet, dass manche Literaturstellen mehrfach vorkommen können. Auch der Platz am Ende mancher Kapitel wurde absichtlich für Notizen und Ergänzungen freigelassen. Fehlerhafte automatische Trennungen durch Änderungen "last minute" sind bitte zu entschuldigen.

Für evtl. Hinweise zur Textaktualisierung sind die Autoren dankbar. Korrespondenz bitte an thomas_rabe@yahoo.de. Evtl. Korrekturen/Ergänzungen werden im Internet veröffentlicht.

Das erste Seminarbuch aus dieser Serie sollte ursprünglich von einem bekannten Verlag veröffentlicht werden, der allerdings während der Abfassung des Buches seine Zusage zurückgenommen hat, da der Zeitrahmen zu kurz und der Buchumfang zu groß war - Wie die 5 ersten Bände, so wurde auch dieser 6. Band "Seminar in Gynäkologischer Endokrinologie" im Eigenverlag gedruckt.

Haftungsausschluss

Klinische Stellungnahmen und Empfehlungen wurden entwickelt, um für bestimmte Bereiche der Praxis eine Hilfestellung zu geben. Die Stellungnahmen können nicht alle wichtigen Ansätze und Behandlungsmethoden oder alle Hersteller einschließen. Die Richtlinien können weder einen Therapieerfolg garantieren noch geben sie ein rechtsverbindliches Vorgehen vor. Die Empfehlungen sind nicht dazu gedacht, die Behandlung eines bestimmten Patienten vorzuschreiben. Die Entscheidungen für Diagnose und Therapie müssen für jeden Patienten auf der Grundlage der unabhängigen Beurteilung von Leistungserbringern im Gesundheitswesen und der individuellen Umstände erfolgen. Der Herausgeber, die Autoren und Koautoren sowie die Deutsche Gesellschaft für Gynäkologische Endokrinologie und Fortpflanzungsmedizin, die DGGG und der Berufsverband der Frauenärzte haften nicht für direkte, indirekte, spezielle, zufällige oder Folgeschäden im Zusammenhang mit der Nutzung der hierin enthaltenen Informationen.

Die Autoren und der Herausgeber haben die hier veröffentlichten Inhalte und Informationen sorgfältig auf ihre Richtigkeit geprüft, können aber keine Haftung für Schäden, gleich welcher Art, übernehmen, die aufgrund der Nutzung der Inhalte oder der Unmöglichkeit, diese Inhalte zu verwenden, entstehen. Bitte beachten Sie, dass die Anwendung der Inhalte am Patienten eine sorgfältige Aufklärung und Zustimmung desselben bedarf. Nach Möglichkeit wurden Medikamente angegeben, die am Klinikum der Universität Heidelberg gelistet sind, ohne dass dies eine spezielle Empfehlung darstellt. Selbstverständlich können auch andere, wirkstoffgleiche Präparate verwendet werden. Die angegebene Dosierungen und Anwendungsschemata sind anhand der Fachinformation zu überprüfen.

Wenn möglich, wurden die Inhalte mit einer Quellenangabe oder Literaturreferenz versehen. Trotz sorgfältiger inhaltlicher Kontrolle übernehmen wir keine Haftung für die Inhalte externer Links. Für den Inhalt der verlinkten Seiten sind ausschließlich deren Betreiber verantwortlich.

Die Empfehlungen entbinden nicht von der ärztlichen Sorgfaltspflicht und von einer ausführlichen Patientenaufklärung über therapeutische Optionen, deren Wirkungen, Nebenwirkungen bzw. Alternativen. Weder die Autoren noch der Verlag übernehmen irgendwelche Haftungsansprüche.

Die Quellen von Abbildungen und Tabellen wurden von den einzelnen Autoren sorgfältig und gewissenhaft geprüft und angegeben. Nachdruckgenehmigungen - wo diese erforderlich sind - wurden eingeholt. Für die Berücksichtigung der Urheberrechte in Text, Abbildungen und Tabellen haftet jeweils der Erstautor. Sollte ein Quellenhinweis übersehen worden sein, bitten wir um Mitteilung an thomas_rabe@yahoo.de.

Gerichtsstand Heidelberg

Druckerei: Baier Digitaldruck GmbH, Tullastraße 17, 69126 Heidelberg

Graphik, Layout & Anzeigen: Fa. Ulrich Müller, Neue Heimat 17, 69190 Walldorf

Wissenschaftliche Mitarbeit: Beate Damann-Hanser, Reilsheimerstr. 35, 69245 Bammental

ISBN-Nr. ISBN 978-3-00-053173-6

Verlag: Thomas Rabe, Heidelberg
Auflage: 1. Auflage 2017
Copyright: Prof. Dr. med. Thomas Rabe, Heidelberg. Dieses Werk ist urheberrechtlich geschützt. Alle Rechte vorbehalten.

Thomas Rabe **Heidelberg 2017**

Quellennachweise:

Deckseite: © dreamstime.com, © iStock
Seite 4: © dreamstime.com

Letzte Buchseite: © dreamstime.com

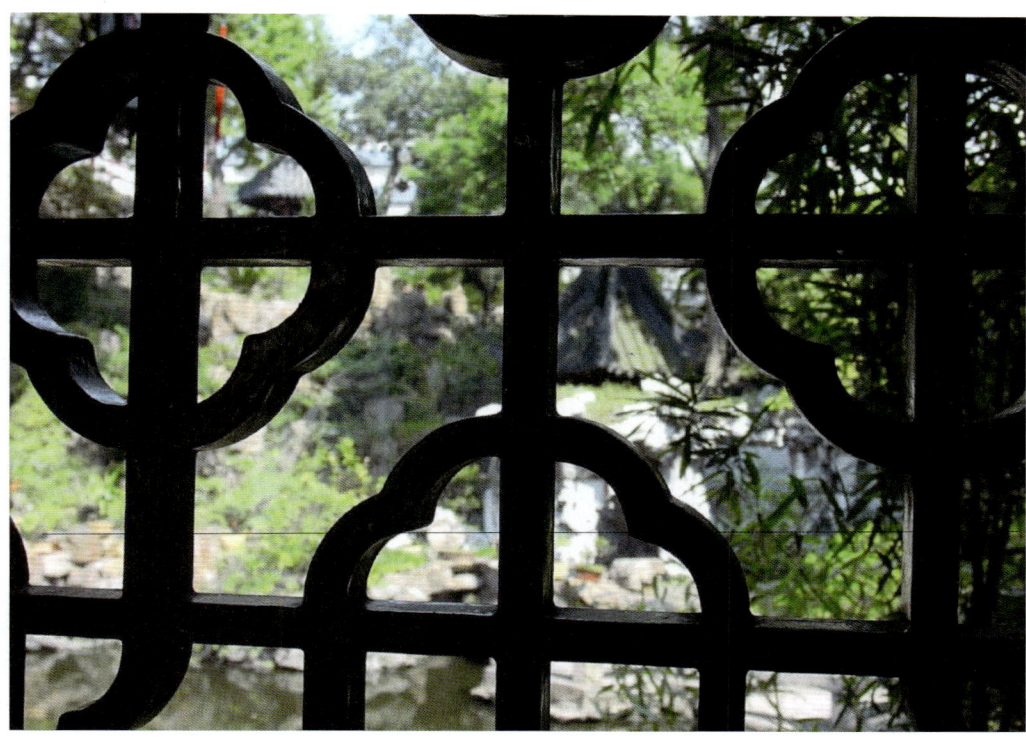

Das Autorenteam dankt

Ohne die Unterstützung zahlreicher Fachgesellschaften sind interdisziplinäre Projekte auf Leitlinien-Ebene nicht möglich. Daher gilt mein besonderer Dank der Präsidentin der Deutschen Gesellschaft für Gynäkologie und Geburtshilfe (DGGG e.V.), Frau Prof. Dr. Birgit Seelbach-Göbel/Regensburg, den Vorstandsmitgliedern und all den enthusiastischen Koautoren der Deutschen Gesellschaft für Gynäkologische Endokrinologie und Fortpflanzungsmedizin (DGGEF e.V.), die sich alle zum Ziel gesetzt haben, das derzeitige Wissen in der Gynäkologischen Endokrinologie in Form von Expertenpapieren zusammenzufassen und weiterzugeben - wir sind hiermit einen Schritt weitergekommen. Herzlichen Dank für die gute Zusammenarbeit an den Berufsverband der Frauenärzte, vertreten durch seinen Präsidenten Herrn Dr. Christian Albring und den stellvertretenden Vorsitzenden des Berufsverbands und Bezirksvorsitzenden in Hessen, Herrn Dr. Klaus König. Die Begeisterung für die Gynäkologische Endokrinologie spiegelt sich in unseren gemeinsamen Projekten wider.

Zahlreiche Mitarbeiter auf nationaler und internationaler Ebene haben durch ihre Beiträge zum Gelingen des Seminarbuchs beigetragen. Danken möchte ich den Koautoren der verschiedenen Kapitel für ihren unermüdlichen Einsatz, insbesondere Frau Prof. Dr. Dr. Elisabeth Merkle/Bad Reichenhall. Unser Dank gilt auch den zahlreichen Kolleginnen und Kollegen für interessante Diskussionen, Ergänzungen und Textüberarbeitungen - aber auch mehreren namhaften Juristen für Ihre Beiträge zu aktuellen juristischen Themen unseres Fachgebiets. Super, dass Sie alle - auch dieses Mal - so begeistert mitgemacht haben.

Für die Einräumung der Nachdruckrechte möchte ich mich ganz besonders bei der Bundeszentrale für gesundheitliche Aufklärung (BZgA), dem Statistischen Bundesamt/Berlin, dem Robert Koch-Institut/Berlin, beim Population Council/New York, der WHO/Genf, beim Verlag Krause & Pachernegg/Österreich, Georg Thieme Verlag, Springer Verlag, Lancet, BMJ, Nature, NEJM bedanken.

Danke auch an Herrn Ulrich Müller, der wieder mit seiner Firma beim Layout und den Grafiken sowie bei der Anzeigenverwaltung und dem Vertrieb des Buchs einen wichtigen Beitrag geliefert hat.

Weiterhin gilt mein Dank zahlreichen Mitarbeitern im In- und Ausland, die bei der Erstellung des Buchs geholfen haben.

Nicht zuletzt möchte ich der wissenschaftlichen Mitarbeiterin und Koautorin Frau Beate Damann-Hanser, Geschäftsstellenleiterin der DGGEF e.V. in Heidelberg, für das Lektorat, die stimulierende Kritik und aktive Mitarbeit besonders danken.

Dieses umfangreiche Buchprojekt wäre zu dem vorgesehenen Ladenverkaufspreis ohne die Unterstützung der Industrie in Form von Anzeigen nicht realisierbar, daher gilt mein besonderer Dank auch den inserierenden Firmen.

**Es ist nicht zu wenig Zeit,
die wir haben,
sondern es ist zu viel Zeit,
die wir nicht nutzen.**

**Lucius Annaeus Seneca („der Ältere")
(54 bis 39 v. Chr.)**

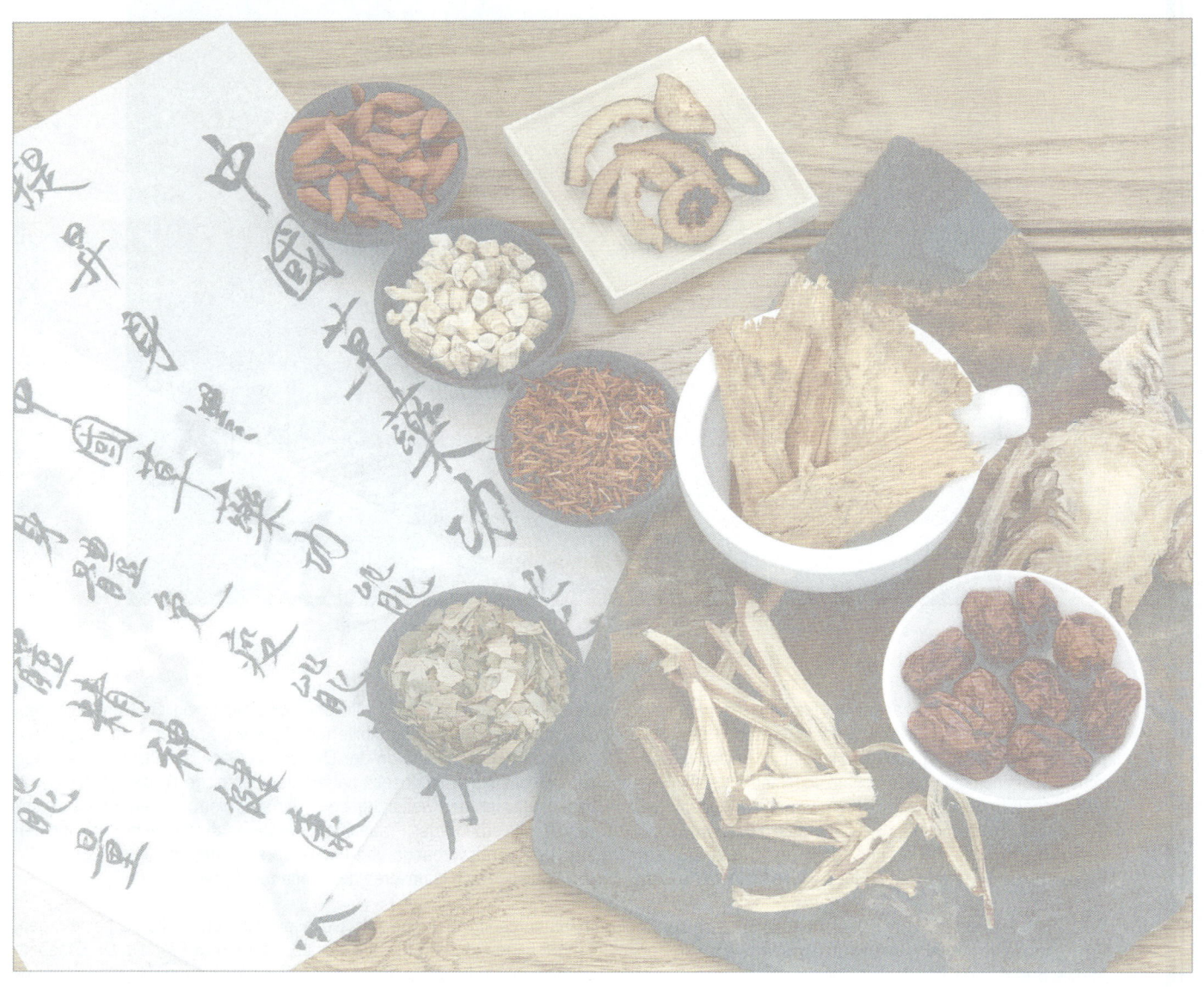

**Der Erfolg
hängt nicht davon ab,
woher der Wind weht,
sondern wie man die
Segel setzt.**

(Chinesisches Sprichwort)

Vorwort

Fragen aus Gebieten der gynäkologischen Endokrinologie betreffen 40-60 % aller Patientinnen in der Frauenarztpraxis. Die Fortschritte auf diesem Gebiet verlaufen rasant und sind für die Gesundheit der Frau von großer Bedeutung. Molekularbiologische und genetische Untersuchungen zeigen die zentrale Rolle der weiblichen Hormone für die Frauengesundheit, das Wohlbefinden, die Psyche, das Sozialverhalten und die Sexualität. Das Verständnis der komplexen Vorgänge, ihrer Störungen und der therapeutischen Beeinflussung, vor dem Hintergrund der Verbesserung der Arzneimittelsicherheit, sind Ziele der gynäkologischen Endokrinologie.

Zusammen mit dem Berufsverband der Frauenärzte hat die Deutsche Gesellschaft für Gynäkologische Endokrinologie und Fortpflanzungsmedizin (DGGEF) als Arbeitsgemeinschaft der Deutschen Gesellschaft für Gynäkologie und Geburtshilfe 2017 ein Update zu unterschiedlichen Bereichen der Gynäkologischen Endokrinologie im 6. Band der Buchserie "Seminar in Gynäkologischer Endokrinologie" zusammengefasst. Dies sind die Themen:

- **Hormone** (Insulin, Insulinresistenz, Prostaglandine, Prostaglandin-Hemmstoffe, Hormone und Psyche)
- **Spezielle Krankheitsbilder** (PCO-Syndrom, Brustschmerzen, Hirsutismus: medikamentöse und nicht medikamentöse Therapieoptionen, funktionelle Androgenisierung der Frau, Endometriose, Uterusmyome, Schlafstörungen, Anämie in der Schwangerschaft)
- **Spezielle Therapieoptionen** (1x1 der Vitaminsubstitution, Lipidstoffwechselstörungen, Endometriumablation, Myomsprechstunde: Hochintensiver fokussierter Ultraschall, Myomsprechstunde: Myomembolisation, Lasertherapie bei vulvo-vaginaler Atrophie, Fertilitätserhalt bei Tumorerkrankungen, Neue Aspekte zur „Triade der sporttreibenden Frau - relativer Energiemangel (RED'S) als Grundproblematik", Gentherapie
- **Neues in der Diagnostik** (Neuentwicklungen in der Molekulargenetik und Gentherapie, Gerinnungsdiagnostik unter Gerinnungshemmern, Radiologische Diagnostik - Ausgewählte Beispiele; Nahrungsmittelunverträglichkeiten, Schwermetalldiagnostik, Darmkeimdiagnostik, Immundiagnostik)
- **Kontrazeption** (Kontrazeption und Reisen, Kontrazeption bei Sportlerinnen, Sprechstunde für Familienplanung - Langzeitkontrazeption, u.a.)
- **Hormonersatztherapie** (Beratung der BRCA-positiven Patientin in der Perimenopause; u.a.)
- **Sexualität** (Transsexualität, Sexuell übertragbare Infektionen, Lesbische und bisexuelle Patientinnen)
- **Kommunikation bei Kranken**
- **Alternative Behandlungsmethoden** (Traditionelle chinesische Medizin (TCM), Systemische Autoregulationstherapie (SART) bei der Behandlung von Endometriose-assoziierten Beschwerden)
- **Juristische Fragestellungen:** Antikorruptionsgesetz, Wettbewerbsrecht, Niederlassung an mehreren Standorten, Telemedizin, Bewertungsportale für Ärzte und Einspruchmöglichkeiten, Patientenrechtegesetz, Medizin und Recht: kommunizieren und aufklären

Zum Teil kommt es zu Überschneidungen bei Band 1 bis 6 der Buchserie - dies ist aber gewollt, damit sich der Leser einen zusammenfassenden, z.T. aktualisierten Überblick über die verschiedenen Sprechstunden in der Gynäkologischen Endokrinologie machen kann.

Wir hoffen, dass sich der in der Klinik oder Praxis tätige Frauenarzt einen guten Überblick über gynäkologisch endokrinologische Fragestellungen verschaffen kann. Hierdurch soll eine patientenorientierte, zielgerichtete ärztliche Versorgung in der gynäkologischen Endokrinologie gewährleistet und das Risiko von Nebenwirkungen minimiert werden.

Die Deutsche Gesellschaft für Gynäkologische Endokrinologie und Fortpflanzungsmedizin und der Berufsverband der Frauenärzte haben sich zum Ziel gesetzt, aktuelle Empfehlungen zu den oben genannten Fragestellungen in Form von Expertenpapers zu verfassen und diese Informationen rasch an den praktizierenden Frauenarzt in Praxis und Klinik weiterzugeben.

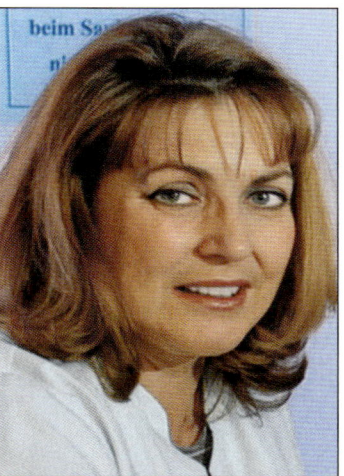

Birgit Seelbach-Göbel

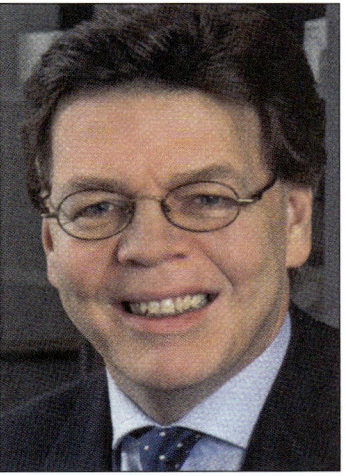

Christian Albring

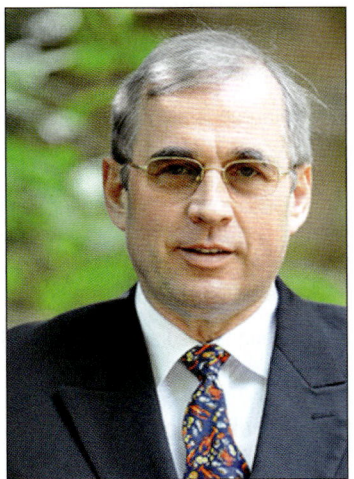

Thomas Rabe

Prof. Dr. med. Birgit Seelbach-Göbel
Präsidentin der Deutschen
Gesellschaft für Gynäkologie und
Geburtshilfe e.V.

Dr. med. Christian Albring
Präsident des Berufsverbands der
Frauenärzte e.V.

Prof. Dr. med. Thomas Rabe
Past-Präsident der Deutschen Gesellschaft
für Gynäkologische Endokrinologie und
Fortpflanzungsmedizin e.V.

Inhaltsverzeichnis

- **Hormone**

Hormone und Psyche	13
Prostaglandine	25
Prostaglandin-Hemmstoffe	41
Insulin	46
Insulinresistenz	61
Kasuistik - Insulinresistenz	71

- **Spezielle Krankheitsbilder**

Funktionelle Androgenisierung der Frau	76
Kasuistik - Mutation der 21-Hydroxylase	88
Polyzystisches Ovarsyndrom (PCOS)	91
Hirsutismus: medikamentöse und nicht medikamentöse Therapieoptionen	103
Brustschmerzen bei der Frau	153
Sinnvolle komplementär-medizinische Maßnahmen in der gynäkologischen Onkologie	170
Junge Frauen mit Ullrich-Turner-Syndrom	179

- **Neues in der Diagnostik**

  Labordiagnostik

Innovative Technologien in der humangenetischen Diagnostik	187
Nahrungsmittelunverträglichkeiten und Genetik	193
Schwermetalldiagnostik im Urin	198
Gesunder Darm, kranker Darm	211
Intestinale Dysbiosen	220
Bedeutung des Mikrobioms in der Gynäkologie	235
Gerinnungsdiagnostik unter Gerinnungshemmern	238

  Paraklinische Diagnostik

Radiologische Diagnostik Ausgewählte Beispiele	241
Fertility Apps	259

- **Spezielle Therapieoptionen**

1x1 der Vitaminsubstitution	265
Lipidstoffwechselstörungen	269
Endometriumablation	275
Myomsprechstunde: Hochintensiver fokussierter Ultraschall	283

- **Spezielle Therapieoptionen (Forts.)**

Myomsprechstunde: Myomembolisation	290
Lasertherapie bei vulvo-vaginaler Atrophie	297
Fertilitätserhalt bei Tumorerkrankungen	302
Neue Aspekte zur „Triade der sporttreibenden Frau - relativer Energiemangel (RED'S) als Grundproblematik"	307
Gentherapie	312
Venöse Thromboembolien nach Langstreckenflügen	318
Eisenmangelzustände in der weiblichen Bevölkerung	325

- **Kontrazeption**

Kontrazeption und Reisen	329
Kontrazeption bei Sportlerinnen	337
ReLARC®, eine neue hysteroskopische Technik zur reversiblen Langzeitkontrazeption, eine Alternative zur laparoskopischen Sterilisation und zu Essure®	348
Fundusbreite des Cavum uteri: Multicenter-Studie mit 3D-Vaginalsonographie bei Nulliparae mit einem IUD oder dem Wunsch nach Insertion eines IUD	352
Einsetzen und Fixieren eines rahmenlosen IUD/IUS während eines Kaiserschnitts	358

- **Hormonersatztherapie**

Wechseljahre - Was gibt es Neues?	361
Beratung der BRCA-positiven Patientin in der Perimenopause	367

- **Sexualität**

Transsexualität	371
Kasuistik Transsexualität	378
Lesbische und bisexuelle Patientinnen	379

- **Lebensqualität**

Kommunikation, die heilt	384
Schlafstörungen	387

- **Kasuistiken**

Die Mädchensprechstunde - Uterusanomalien - Ein Fallbericht aus der Praxis	391

Inhaltsverzeichnis

- **Alternative Behandlungsmethoden**

Traditionelle chinesische Medizin (TCM)	396
Systemische Autoregulationstherapie (SART) bei der Behandlung von Endometriose-assoziierten Beschwerden	404

- **Rechtliche Bestimmungen**

Bekämpfung von Korruption im Gesundheitswesen	407
Werberecht für Kliniken und Ärzte - Rechtliche Möglichkeiten und Grenzen	411
Das Patientenrechtegesetz: Eine gute Sache	413
Patientenorientiertes Beschwerdemanagement in Arztpraxen und Kliniken	417
Telemedizin - Chancen und Risiken	424
Telemedizin - Ja, aber	428
Rechtliche Aspekte der Telemedizin	430
Rechtliche Implikationen Ärztebewertungsportale im Internet	432
Niederlassung an mehreren Standorten	434
Medizin und Recht: kommunizieren, aufklären, einwilligen	436

Autorenverzeichnis

Thomas Rabe (federführend)
Prof. Dr. med. Dr. h.c. mult.
Past-Präsident der Deutschen Gesellschaft
für Gynäkologische Endokrinologie und
Fortpflanzungsmedizin e.V.
L. Krehlstr. 56
69120 Heidelberg
E-Mail: thomas_rabe@yahoo.de

**Unter der Mitarbeit von
(in alphabetischer Reihenfolge):**

Albring Christian, Dr. med.
Berufsverband der Frauenärzte e.V., Präsident
Postfach 20 03 63
80003 München

Aivazova-Fuchs Viktoria, Dr. med.
Onkologische Fachklinik
Onkologie und Komplementärmedizin
Klinik Bad Trissl/Innere Medizin II
Bad-Trissl-Straße 73
83080 Oberaudorf

Arendt-Boellert, Almuth
Fachanwältin für Medizinrecht und
für Versicherungsrecht
Laux Rechtsanwälte PartGmbB
Kurfürstendamm 21
10719 Berlin

Athanasoulia-Kaspar Anastasia P., Dr. med.
Innere Medizin, Endokrinologie
und Klinische Chemie
Max-Planck-Institut für Psychiatrie
Kraepelinstrasse 10
80804 München

Aßmus Ubbo, Dr.
Rechtsanwalt
HEUKING KÜHN LÜER WOJTEK
Partnerschaft mit beschränkter Berufshaftung
von Rechtsanwälten und Steuerberatern
Goetheplatz 5-7
60313 Frankfurt am Main

Bachmann Annette, Dr. med.
Klinikum der Johann Wolfgang Goethe
Universität Frankfurt
Gyn. Endokrinologie & Reproduktionsmedizin
Theodor-Stern-Kai 7
60590 Frankfurt

Bahner Beate
Fachanwältin für Medizinrecht
fachanwaltskanzlei heidelberg
arzt | medizin | gesundheitsrecht
Voßstr. 3, 69115 Heidelberg

Bangol Barbara, Dr. rer. nat.
Zentrum für Humangenetik und
Laboratoriumsdiagnostik (MVZ)
Dr. Klein, Dr. Rost und Kollegen
Lochhamer Str. 29
82152 Martinsried

Bayer Wolfgang, Dr. rer. nat.
Leitung Labor Dr. Bayer
Kompetenzzentrum für
komplementärmedizinische Diagnostik
Zweigniederlassung der synlab MVZ
Leinfelden-Echterdingen GmbH
Max-Lang-Str. 58
70771 Leinfelden-Echterdingen

Bitzer Johannes, Prof. Dr. med.
Universitätsspital Basel, Frauenklinik
Vorsteher und Chefarzt
Spitalstrasse 21
CH-4031 Basel
Schweiz

Bohlmann Michael, Prof. Dr. med.
UMM Universitätsmed. Mannheim
Frauenklinik
Theodor-Kutzer-Ufer 1-3
68167 Mannheim

Bojunga Jörg, Prof. Dr. med.
Universitäts Klinikum Frankfurt
Schwerpunkts Diabetologie/Endokrinologie
Theodor-Stern-Kai 7
60590 Frankfurt

Busse Birgit, Dipl.-Biol.
Zentrum für Humangenetik und
Laboratoriumsdiagnostik (MVZ)
Dr. Klein, Dr. Rost und Kollegen
Lochhamer Str. 29
82152 Martinsried

Csöri-Kniesel Sofia, Dr. med.
Sophie-Charlotten-Str. 55/56
14057 Berlin

Damann-Hanser Beate, Dipl.-Psychologin
Reilsheimerstr. 35
69245 Bammental

Egarter Christian, Univ. Prof. Dr. med.
Universitätsklinik für Frauenheilkunde
Abt. Gyn. Endokrinologie und
Reproduktionsmedizin
Währinger Gürtel 18-20
A-1090 Wien/Österreich

Faust Volker, Prof. Dr. med.
Rudolfstraße 20
88214 Ravensburg

Feld Michael, Dr. med.
Facharzt für Allgemeinmedizin
Somnologe (DGSM), Schlafmediziner
Agrippinawerft 16
50678 Köln

Fiala Christian, DDr. med.
Gynmed Ambulatorium
Mariahilfergürtel 37
A-1150 Wien/Österreich

Friese Klaus, Prof. Dr. med.
Onkologische Fachklinik
Onkologie und Komplementärmedizin
Klinik Bad Trissl/Innere Medizin II
Bad-Trissl-Straße 73
83080 Oberaudorf

Frigo Peter, Univ.-Prof. Dr. med.
Universitätsfrauenklinik Wien
Abt. f. gyn. Endokrinologie und
Sterilitätstherapie
Leitstelle 8C
Währinger Gürtel 18-20
1090 Wien, Österreich

Garcia Bartels, Natalie, PD Dr. med.
Dermatologie am Kaiserdamm
Kaiserdamm 26
14057 Berlin

Geisthövel Franz, Prof. Dr. med.
Stahlenhofgasse 10
D-79279 Vörstetten

Gnoth Christian, Prof. Dr. med.
Grevenbroicher Endokrinologie-
& IVF-Zentrum (green-ivf)
Rheydter Str. 143
41515 Grevenbroich

Goeckenjan Maren, Dr. med.
Klinik und Poliklinik für Frauenheilkunde
und Geburtshilfe
Gynäkologische Endokrinologie und
Reproduktionsmedizin
Fetscherstr. 74
01307 Dresden

Görner, Katharina
Lokomotivstr. 158
50733 Köln

Gröber Uwe
Akademie & Zentrum für Mikronährstoffmedizin
Zweigertstr. 55
45130 Essen

Autorenverzeichnis

Hanjalic-Beck Aida, Dr. med.
Centrum für Gynäkologische Endokrinologie
und Reproduktionsmedizin Freiburg (CERF)
Bismarckallee 7 F
79098 Freiburg

Harlfinger Werner, Dr. med.
Landesvorsitzender des Berufsverbandes der
Frauenärzte e.V.
Rheinland-Pfalz
Emmeranstraße 3
55116 Mainz

Hasselbach von, Yumiko Lindgard
Franz-Joseph-Straße 38
80801 München

Hasskamp Thomas, Dr. med.
Ignatiusstraße 8
46342 Velen

Hawig Kristin, Dr. med.
Klinik für Frauenheilkunde und Geburtshilfe
Theodor-Stern-Kai 7
60590 Frankfurt am Main

Hinney Bernd, Prof. Dr. med. Dr. sc. agr.
Universitätsfrauenklinik Göttingen
Grotefendstr. 40
37075 Göttingen

Hofmann Ruben A., Dr.
Rechtsanwalt
HEUKING KÜHN LÜER WOJTEK
Partnerschaft mit beschränkter Berufshaftung
von Rechtsanwälten und Steuerberatern
Goetheplatz 5-7
60313 Frankfurt am Main

Holzhauer Peter, Dr. med.
Onkologische Fachklinik
Onkologie und Komplementärmedizin
Klinik Bad Trissl/Innere Medizin II
Bad-Trissl-Straße 73
83080 Oberaudorf

Hunold Peter, PD Dr. med.
Klinik für Radiologie und Nuklearmedizin
Ratzeburger Allee 160
23538 Lübeck

Jandi Sohela, Dr. med.
Praxis Dres. Pett / Jandi
Adalbertstrasse 16
10997 Berlin

Julen Oliver, Dr. med.
Boulevard Georges-Favon 16
1204 Genève, Schweiz

Kaufmann Ulrike, Dr. med. univ.
Medizinische Universität Wien - Frauenklinik
Abteilung für gynäkologische Endokrinologie
und Reproduktionsmedizin
Währinger Gürtel 18-20
A-1090 Wien/Österreich

Kaya Eylem, Dr., LL.M.
Rechtsanwältin
HEUKING KÜHN LÜER WOJTEK
Partnerschaft mit beschränkter Berufshaftung
von Rechtsanwälten und Steuerberatern
Georg-Glock-Straße 4
40474 Düsseldorf

Kentenich Heribert, Prof. Dr. med.
Fertility Center Berlin
Spandauer Damm 130, Haus 14
14050 Berlin

Kirschner Wolf, Dr.
FBE Forschung Beratung Evaluation GmbH
in Medizin, Epidemiologie, Gesundheits-
und Sozialwesen
Firmensitz: c/o Charité Frauenklinik CVK
Augustenburger Platz 1
13353 Berlin

Klein Hanns-Georg, Dr. med.
Zentrum für Humangenetik
und Laboratoriumsmedizin
Lochhamer Str.29
82152 Martinsried

Kleinsorge Frauke, Dr. med.
Klinik und Poliklinik für
Frauenheilkunde
Technische Universität München
Ismaninger Str. 22
81675 München

König Klaus, Dr. med.
Berufsverband der Frauenärzte e.V.
2. Vorsitzender des Bundesvorstands
Feldbergstr. 1
61449 Steinbach

Korsten-Reck, Ulrike, Prof. Dr. med.
Department Innere Medizin
Institut für Bewegungs- und Arbeitsmedizin
Hugstetterstr.55
79106 Freiburg

Kuhl Herbert, Prof. Dr.
Hotzelstr. 18
63741 Aschaffenburg

Kurz Christine, Prof. Dr. med.
Univ.-Klinik für Frauenheilkunde, AKH Wien
Währinger Gürtel 18-20
A-1090 Wien, Österreich

Lerchbaum Elisabeth
PD Dr. med. univ. et scient. med.
Klinische Abteilung Endokrinologie und
Stoffwechsel
Universitätsklinik für Innere Medizin
Medizinische Universität Graz
Auenbruggerplatz 15
A-8036 Graz, Österreich

Lorenz Martin, Dr. med.
Facharzt für Radiologie
Radiologische Gemeinschaftspraxis
PD Dr. Dietz & Kollegen
Dr.-Ottmar-Kohler-Straße 4
55743 Idar-Oberstein

Louwen Frank, Prof. Dr. med.
Klinik für Frauenheilkunde und Geburtshilfe
Theodor-Stern-Kai 7
60590 Frankfurt am Main

Meden Harald, Prof. Dr. med.
Swiss Institute for New Concepts and
Treatments (SINCT)
Dorfbachstr. 22
CH–8805 Richterswil/Zürich/Schweiz

Merki-Feld Gabriele, Prof. Dr. med.
Klinik für Endokrinologie Departement
Frauenheilkunde
Universitätsspital Zürich
Frauenklinikstrasse 10
CH-8091 Zürich, Schweiz

Merkle Elisabeth, Prof. Dr. Dr. med. habil.
Rinckstrasse 2
83435 Bad Reichenhall

Mueck Alfred O., Prof. Dr. med. Dr. rer. nat.
Universitätsklinikum Tübingen
Institut für Frauengesundheit
Baden-Württemberg
Capital Medical University Beijing
OB/GYN Hospital, WHO Centre, China
Calwer Str. 7, 72076 Tübingen

Nolte Kilian, Dr. med.
Praxis für Frauengesundheit
Thielenpl. 3A
31311 Uetze

Ochsner Alexandra, Dipl.-Biol.
Centrum für Gynäkologische Endokrinologie
und Reproduktionsmedizin Freiburg (CERF)
Bismarckallee 7 F
79098 Freiburg

Autorenverzeichnis

Oette Kurt, Prof. Dr. med.
Braunstr. 39
50933 Köln

Platen Petra, Prof. Dr. med.
Lehrstuhl für Sportmedizin und
Sporternährung,
Fakultät für Sportwissenschaft der RUB
Gesundheitscampus-Nord 10
44801 Bochum

Rabe Elisabeta, Dipl.-Psychologin
L. Krehlstr. 56
69120 Heidelberg

Rath Werner, Prof. Dr. med.
Gynäkologie und Geburtshilfe
Universitätsklinikum Aachen
Wendlingweg 2
52074 - Aachen

Reckel Jörn, Dr. med.
Praxisgemeinschaft für Ganzheitliche Medizin
Naturheilverfahren und Homöopathie
Nachtigallenweg 36
22926 Ahrensburg

Reisch Nicole, PD Dr. med.
Medizinische Klinik - Innenstadt
Endokrinologie
Ziemssenstraße 1
80336 München

Rexrodt von Fircks, Annette
c/o Rexrodt von Fircks Stiftung
Homberger Str. 15
40882 Ratingen

Rimbach Stefan, PD. Dr. med.
Krankenhaus Agatharied GmbH
Norbert-Kerkel-Platz
83734 Hausham

Römer Thomas, Prof. Dr. med.
Evangelisches Krankenhaus Köln-Weyertal
gGmbH
Weyertal 76
50931 Köln

Rossmanith Winfried, Prof. Dr. Dr. med.
Klinikum Mittelbaden gGmbH
Stadtklinik Baden-Baden
Balger Str. 50
76532 Baden-Baden

Rott Hannelore, Dr. med.
gerinnungszentrum rhein-ruhr
Königstraße 13
D-47051 Duisburg

Rupprecht Wolfgang, Dipl.-Biol.
Zentrum für Humangenetik und
Laboratoriumsdiagnostik (MVZ)
Dr. Klein, Dr. Rost und Kollegen
Lochhamer Str. 29
82152 Martinsried

Sänger Nicole, PD. Dr. med.
Klinik für Frauenheilkunde und Geburtshilfe
Theodor-Stern-Kai 7
60590 Frankfurt am Main

Sailer Rosemarie, Rechtsanwältin, LL.M.
Sachsenring 6
50677 Köln

Schäfer-Graf Ute, Prof. Dr. med.
Berliner Diabeteszentrum für
Schwangere
St. Joseph Krankenhaus Berlin Tempelhof
Wüsthoffstraße 15
12101 Berlin

Schmidt Karlheinz, Prof. Dr. Dr. med.
Kompetenzzentrum für komplementär-
medizinische Diagnostik
Zweigniederlassung der synlab MVZ
Leinfelden-Echterdingen GmbH
Max-Lang-Str. 58
70771 Leinfelden-Echterdingen

Schüring Andreas, PD Dr. med.
Klinik für Frauenheilkunde und Geburtshilfe
Universitätsklinikum Münster
Albert-Schweitzer-Campus 1, Gebäude D11
48149 Münster

Schweizer Thomas, Dr. rer. nat.
Kompetenzzentrum für komplementärmedizinische Diagnostik
Zweigniederlassung der synlab MVZ Leinfelden-Echterdingen GmbH
Max-Lang-Str. 58
70771 Leinfelden-Echterdingen

Schweizer-Arau Annemarie, Dr. med.
Herrnstr. 7
86911 Diessen

Seifert-Klauss Vanadin, PD Dr. med.
Klinik und Poliklinik für Frauenheilkunde
Technische Universität München
Ismaninger Str. 22
81675 München

Seyler Helga
Familienplanungszentrum e.V.
Bei der Johanniskirche 20
22767 Hamburg

Speiser Dorothee, Dr. med.
Klinik für Gynäkologie mit Brustzentrum
Zentrum für Familiären Brust- und
Eierstockkrebs
Charité – Universitätsmedizin Berlin
Charitéplatz 1
10117 Berlin

Stalla Günter K., Prof. Dr. med.
Innere Medizin, Endokrinologie
und Klinische Chemie
Max-Planck-Institut für Psychiatrie
Kraepelinstrasse 10
80804 München

Stieg Mareike R., Dr. med.
Innere Medizin, Endokrinologie
und Klinische Chemie
Max-Planck-Institut für Psychiatrie
Kraepelinstrasse 10
80804 München

Strauss Alexander, Univ.-Prof. Dr. med.
Christian-Albrechts-Universität zu Kiel
Bismarckallee 17
24105 Kiel

Strowitzki Thomas, Prof. Dr. med.
Universitäts-Frauenklinik Heidelberg,
Abt. für Gynäkologische
Endokrinologie und Fertilitätsstörungen
Im Neuenheimer Feld 440
69120 Heidelberg

Stute Petra, Prof. Dr. med.
Inselspital Bern Frauenklinik
Abteilung für Gyn. Endokrinologie und
Reproduktionsmedizin
Effingerstraße 102
CH-3010 Bern, Schweiz

Tinneberg Hans-Rudolf, Prof. Dr. Dr. h.c.
Universitätsklinikum Giessen und
Marburg GmbH
Standort Giessen
Klinikstr. 28
35385 Giessen

Toth Bettina, Prof. Dr. med.
Univ.Klinik für Gynäkologische Endokrinologie
und Reproduktionsmedizin
Department Frauenheilkunde
Anichstraße 35
A-6020 Innsbruck, Österreich

Tramontana Allessandra, Dr. med.
Geburtshilflich-Gynäkologische Abteilung
Sozialmedizinisches Zentrum Ost
Donauspital
Langobardenstraße 122
A-1220 Wien, Österreich

Autorenverzeichnis

Umlandt Andreas, Dr. med.
Wachtstr. 17-24
28195 Bremen

von Tempelhoff Georg-Friedrich
Prof. Dr. med.
Gynäkologie und Geburtshilfe
St. Vinzenz Hospital Hanau
Am Frankfurter Tor
63450 Hanau

Wallwiener Markus, Prof. Dr. med.
Universitäts-Frauenklinik Heidelberg
Im Neuenheimer Feld 440
69120 Heidelberg

Wetzka Birgit, PD Dr. med.
Centrum für Gynäkologische Endokrinologie
und Reproduktionsmedizin Freiburg (CERF)
Bismarckallee 7 F
79098 Freiburg

Wienke Albrecht, Dr. jur.
Rechtsanwalt
Sachsenring 6
50677 Köln

Wildemeersch Dirk, Dr. med., PhD
Gynecological Outpatient Clinic and IUD
Training Center
Drug Delivery Research in Women's Health
Rooseveltlaan 43/44
9000 Ghent, Belgien

Wildt Ludwig, Prof. Dr. med.
Univ.Klinik für Gynäkologische Endokrinologie
und Reproduktionsmedizin
Department Frauenheilkunde
Anichstraße 35
A-6020 Innsbruck, Österreich

Wolf Alfred, Prof. Dr. med.
Weitfelderweg 34
89275 Elchingen

Zeller Christoph, Dr. med.
Praxis am Bahnhof
Dorfstr. 44
CH – 8630 Rüti/Zürich

Zouboulis Christos C., Prof. Dr. med.
Klinik für Dermatologie, Venerologie und
Allergologie/
Immunologisches Zentrum Städtisches
Klinikum Dessau
Auenweg 38
06847 Dessau

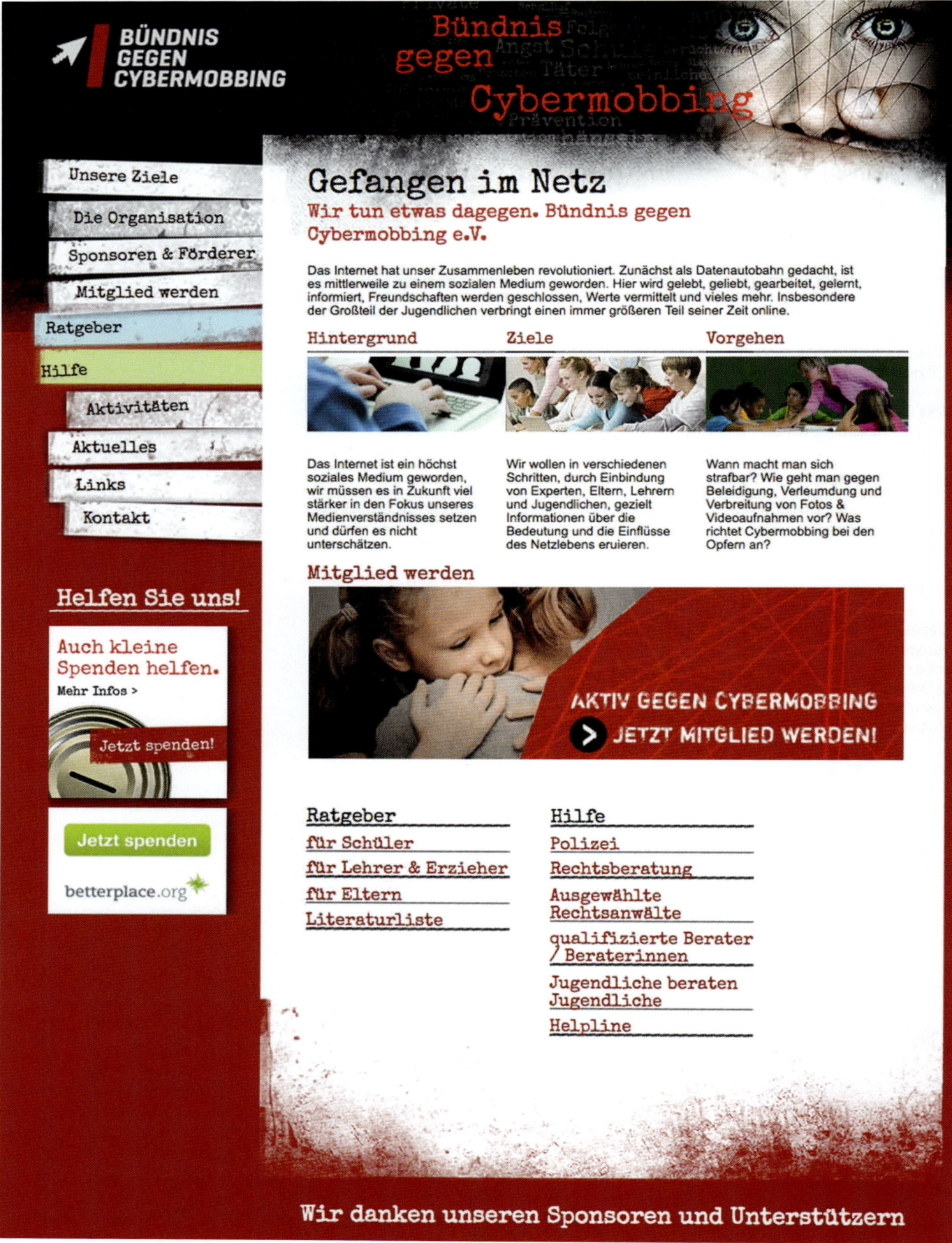

www.bündnis-gegen-cybermobbing.de; mit freundlicher Genehmigung des Bündnisses gegen Cybermobbing e.V., Leopoldstr. 1, 76133 Karlsruhe

Hormone und Psyche

Thomas Rabe, Peter Frigo, Volker Faust, Annette Bachmann, Elisabeth Merkle, Nicole Sänger

und der Arbeitskreis "Hormone und Psyche " (in alphabetischer Reihenfolge):
Christian Albring, Johannes Bitzer, Beate Damann-Hanser, Christian Egarter, Kristin Hawig, Heribert Kentenich, Klaus König, Alfred O. Mueck, Elisabeta Rabe, Bettina Toth

Das Wohlbefinden von Mann und Frau steht in direktem Zusammenhang mit der Bildung der jeweiligen Sexualhormone. Bei der Frau werden in der Geschlechtsreife vom Eierstock Östrogene, insbesondere Östradiol, beim Mann ab der Pubertät vom Hoden das männliche Geschlechtshormon Testosteron gebildet. Die Ausprägung der sekundären Geschlechtsmerkmale sowie das Wohlbefinden stehen in direktem Zusammenhang mit der ausreichenden Sekretion der jeweiligen Geschlechtshormone.

Störungen in der Produktion der weiblichen Sexualhormone führen bei der Frau zu Erkrankungsbildern, die ihr körperliches Wohlempfinden und die Leistungsfähigkeit deutlich beeinflussen.

1. Physiologie und Pathophysiologie

1.1 Leistungsfähigkeit und Zyklus

Es ist schon lange bekannt, dass die Leistungsfähigkeit der Frau an die unterschiedlichen Zyklusphasen gebunden ist. Sie ist am höchsten in der Follikelphase und am niedrigsten in der Lutealphase.

Außer den Sexualhormonen spielen zahlreiche Neuropeptide für die Regulation des Zyklus und die Psyche eine Rolle. Unter anderem das Hormon der Hirnanhangdrüse, der Epiphyse, das Melatonin, das einen direkten Einfluss auf die Eireifung und die Ovulation nimmt; weiterhin die Endorphine, die bei vermehrter Ausschüttung eine euphorische Stimmungslage hervorrufen.

1.1 Sexualhormone und Psyche

Einfluss von Hormonen auf die Stimmungslage von Frauen

Östrogene

Östrogene und Gehirn

Bei der Entstehung der Depression spielen die beiden Neurotransmitter Noradrenalin und Serotonin eine Rolle. Für die Wirkung der Neurotransmitter sind die Konzentration der freigesetzten Substanz sowie die Aktivität und Zahl der jeweiligen Rezeptoren (Noradrenalinrezeptor bzw. drei verschiedene Klassen der Serotoninrezeptoren) von Bedeutung. Die Konzentrationen der Transmitter werden, außer über die Freisetzungsrate, über die Wiederverwendung durch Wiederaufnahme (Autorezeptoren) sowie durch deren Abbaurate gesteuert. Alle drei Vorgänge können pharmakologisch beeinflusst werden.

Antidepressiva haben eine Vielzahl von Wirkungen auf Neurotransmitter und ihre Rezeptormechanismen, wodurch ihre stimmungsaufhellenden Eigenschaften erklärt werden können.

Die Östrogene haben ähnliche Wirkungen. Sie erhöhen die Verfügbarkeit von Noradrenalin sowohl durch einen Anstieg der Freisetzung als auch über eine Hemmung des Enzyms Monoaminooxidase, das Noradrenalin abbaut.

Sowohl die adrenerge als auch die serotonerge Aktivität kann durch Östrogene, d.h. durch eine Modulation oder Beeinflussung der Rezeptorempfindlichkeit, verändert werden.

Östrogene können das dopaminerge System durch eine Desensibilisierung der präsynaptischen Dopamin-Autorezeptoren und durch den Gamma-Buttersäure-Feedbackmechanismus beeinflussen.

Gestagene

Wirkung: Im menschlichen Gehirn wird in den Gliazellen aus Cholesterol Pregnenolon gebildet. Dieses wird durch Enzyme, wie z. B. die 5-alpha-Reduktase, in zentral wirksame Progesteronmetaboliten (z.B. Allypregnenolon), die direkt am GABA-Rezeptor binden und somit eine positive psychotrope Wirkung besitzen, umgewandelt **(Abb. 1)**.

Mangelzustände: Schlafstörungen und psychische Verstimmungen sind bei Progesteronmangel häufig, daneben die typischen Symptome des PMS. Auch das PMDS hat meistens seine Ursache in einem Progesteronmangel. Besonders bei zyklisch auftretenden psychischen Problemen sollte an ein Gestagendefizit gedacht werden.

Substitution: Eine direkte Substitution mit Pregnenolon ist aufgrund der Instabilität bei oraler Aufnahme nicht zielführend. Progesteron in seiner bioidenten Form und parenteral über die Haut/Schleimhaut aufgenommen, eignet sich am besten, um eine zentrale Wirkung zu erreichen (z.B. 400 mg Progesteronsuppost. vaginal).

Wichtige Kontraindikationen sind das Meningeom und schwere Lungenfunktionsstörungen (COPD, Asthma).

Synthetische Gestagene haben weniger bis keine systemischen Wirkungen und daher auch weniger Wirkung auf die Psyche.

Zusammenfassung: Progesteron spielt über den Metaboliten Allypregnenolon eine wichtige Rolle bei psychischen Problemen, so begegnet man einem Gestagendefizit beim PMS und PMDS in der Peri- und Postmenopause.

Schilddrüsenhormone

Die Schilddrüsenhormone beeinflussen nahezu alle Stoffwechselvorgänge des Menschen. Es werden zwei Schilddrüsenhormone unterschieden: Thyroxin (T4) und Trijodthyronin (T3). Zur Bildung der Hormone benötigt die Schilddrüse Jod, das mit der Nahrung aufgenommen wird. Übergeordnete Zentren im Gehirn - Hypothalamus und Hypophyse - steuern die Produktion dieser Hormone.

Die Schilddrüsenhormone steuern nicht nur zahlreiche organische Funktionen sondern wirken auch auf die Psyche. Gerät der Schilddrüsenstoffwechsel durch Krankheit aus den Fugen, macht sich das auch in der seelischen Verfassung des Betroffenen deutlich bemerkbar.

"Sowohl die Unterfunktion (Hypothyreose) als auch die Überfunktion (Hyperthyreose) sind mit psychischen Symptomen gekoppelt. Beide Funktionsstörungen führen zu einer Beeinträchtigung der Lebensqualität. Ist das psychische Gleichgewicht gestört, wirkt sich dies erheblich auf das körperliche Wohlbefinden aus. Das Spektrum der Symptome ist dabei ausgesprochen vielfältig." **(Schilddrüsenzentrum Köln, 2017)**.[1]

Unterproduktion - Hypothyreose

Bei einer Unterfunktion bildet die Schilddrüse zu wenige oder keine Schilddrüsenhormone. Man unterscheidet angeborene und erworbene Schilddrüsenunterfunktionen. Bei einem Mangel an Schilddrüsenhormonen laufen alle Stoffwechselvorgänge verlangsamt ab. Etwa 2 Prozent der Frauen und 0,1 Prozent der Männer haben eine Unterfunktion der Schilddrüse (Hypothyreose). Meist wird sie zwischen dem

40. und 60. Lebensjahr entdeckt. Eines von 3.000 bis 4.000 Neugeborenen kommt mit einer Schilddrüsenunterfunktion zur Welt - Mädchen sind etwa doppelt so häufig betroffen wie Jungen.

Krankheitsbilder: z.B. Autoimmun Hashimoto Thyreoiditis.

Psychische Symptome: "Im Fall einer Schilddrüsenunterfunktion klagen Betroffene häufig über depressive Verstimmungen, Apathie, schnelle Erschöpfung, Müdigkeit und Konzentrationsstörungen. Die Gefühlslage kann sehr schwankend sein und im Extremfall über Wahnvorstellungen bis hin zu Suizidgedanken reichen. Zu den körperlichen Symptomen zählen Gewichtszunahme, langsamerer Herzschlag, verlangsamte Reflexe und eine verminderte Libido.

Da sich die Hypothyreose oft sehr langsam und schleichend entwickelt, werden die Symptome leicht übersehen und die Diagnose wird meist auch erst spät gestellt. Außerdem wird die Hypothyreose – meist als Folge der Autoimmunthyreoiditis Typ Hashimoto – mit zunehmendem Lebensalter immer häufiger, weshalb die Symptome nicht selten fälschlicherweise dem Alter zugerechnet werden. Nach dem 60. Lebensjahr leiden etwa zwei Prozent der Bevölkerung an einer Unterfunktion der Schilddrüse **(Schilddrüsenzentrum Köln, 2017).**[2]

Substitution: Durch eine geeignete Substitution mit Schilddrüsenhormonen lässt sich die Hypothyreose ausgleichen.

Überproduktion - Hyperthyreose

Bei einer Hyperthyreose bildet die Schilddrüse zu große Mengen der Hormone Thyroxin und Trijodthyronin. Dadurch wird der Stoffwechsel beschleunigt und alle Stoffwechselprozesse laufen schneller ab. Mit der richtigen Therapie können Patienten ein ganz normales Leben führen. Das Auftreten der Hyperthyreose ist regional sehr unterschiedlich. Im Alter nimmt die Häufigkeit zu. Insgesamt ist sie die zweithäufigste Erkrankung der Schilddrüse.

Immunthyreoiditis, vor allem Morbus Basedow: Die häufigste Form der Hyperthyreose ist die Immunthyreoiditis, vor allem Morbus Basedow: Etwa 70 Prozent der Hyperthyreosen sind auf eine Immunthyreoiditis zurückzuführen. Sie tritt vor allem zwischen dem 20. und 40. Lebensjahr auf. Frauen sind fünfmal häufiger betroffen als Männer. Die Schilddrüse ist meist leicht und gleichmäßig vergrößert.

Autonomie: Sie tritt vor allem bei älteren Menschen auf. Die Schilddrüse ist oftmals ungleichmäßig und knotig verändert (Knotenstruma). Der erhöhte Stoffwechsel wird entweder durch einen (uninodosa) oder

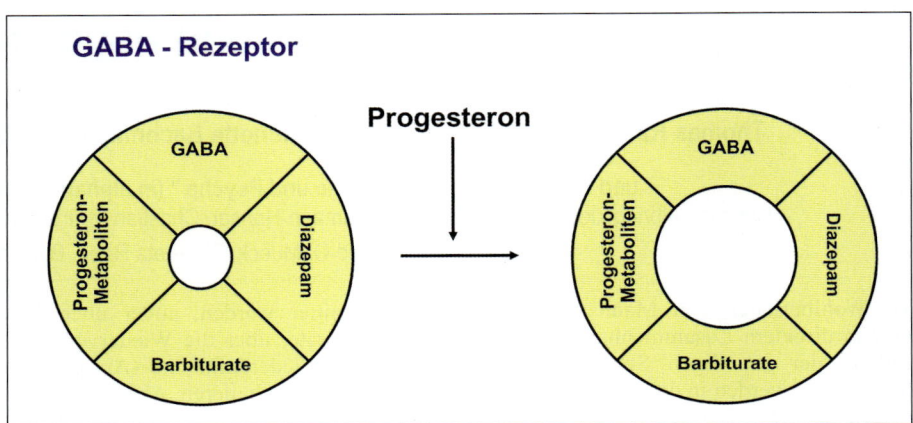

Abb. 1: GABA-Rezeptor Wirkung von Progesteron
(Mod. nach Huber J.: Endokrine Gynäkologie. Verlag Wilhelm Maudrich 1998)

durch mehrere (multinodosa) Knoten ausgelöst. Diese Knoten werden als autonome Adenome bezeichnet. Augensymptome treten bei dieser Veränderung nicht auf.

Psychische Symptome: "Bei der Schilddrüsenüberfunktion befinden sich schlicht gesagt zu viele Hormone im Regelkreis. Betroffene sind häufig nervös oder aggressiv, sie sind irritierbar, ängstlich oder extrem schreckhaft. Es fällt ihnen schwer, sich zu entspannen, sie schwitzen schnell, haben Schlafstörungen, Herzrasen oder Vorhofflimmern. Oftmals zittern die Patienten auch stark. Viele klagen über Durchfälle, starken Gewichtsverlust, Müdigkeit und Schwäche.

Diese Symptome wie auch das Schwitzen, können leicht mit den Anzeichen der Wechseljahre verwechselt werden. Nur sehr milde ausgeprägte Funktionsstörungen der Schilddrüse können außerdem mit vermehrtem Angstempfinden einhergehen. Im schlimmsten Fall tritt zusätzlich eine Psychose auf, und es kommt bei falscher Diagnose zur Einweisung in die Psychiatrie." **(Schilddrüsenzentrum Köln, 2017).**[3]

Morbus Basedow: "Der an Morbus Basedow Erkrankte ist zunächst einer erhöhten Menge an Schilddrüsenhormonen ausgesetzt. Durch das Übermaß an Schilddrüsenhormonen fühlt er sich gleichermaßen angetrieben und erschöpft. Er sehnt sich nach Ruhe, kann aber andererseits nicht untätig sein. Seine Gedanken überschlagen sich. Manche Menschen sind in dieser Phase sehr produktiv. Gleichzeitig fällt es immer schwerer, eine Arbeit konzentriert zu Ende zu bringen. Die Eindrücke der Außenwelt werden intensiver wahrgenommen. Die emotionale Schwankungsbreite nimmt zu. Oft sind die Erkrankten reizbar aufbrausend, unausgeglichen und empfindlich. Gelegentlich können sogar Wutanfälle auftreten. Der Überschuss an Schilddrüsenhormonen verursacht Schlafstörungen. Das Herz rast. Einige Erkrankte leiden unter Durchfall und Zittern. Die gleichen Reaktionen treten auch auf, wenn ein gesunder Mensch Angst hat. Der Basedowerkrankte leidet auch häufig unter Angstzuständen. Die zahlreichen Symptome erlebt er dann als hochgradig beängstigend. Selbst wenn die Diagnose gestellt ist, kann sich der Erkrankte kaum aus der Nervosität und der Angst lösen, solange Herzrasen und andere Symptome nicht beseitigt sind. Das Zuviel an Schilddrüsenhormonen wirbelt also den Körper und die Psyche durcheinander. In einigen Fällen treten sogar Psychosen auf, so dass eine Einlieferung in die Psychiatrie erfolgt. Auch ausgeprägte psychisch-psychiatrische Symptome können sich durch Normalisierung der Schilddrüsenhormone zurückbilden. Kommt es im Verlauf der Behandlung zu einer Schilddrüsenunterfunktion, wird die Psyche wiederum gegenteilig belastet. Müdigkeit, Antriebslosigkeit, Gedächtnisschwäche und Depression können auftreten. Auch in diesem Fall führt eine Normalisierung der Schilddrüsenwerte zum raschen Abklingen der Symptome. Nicht vergessen werden sollten die weiblichen Hormone. Eine Veränderung der Schilddrüsenhormone bringt fast regelmäßig eine Veränderung der weiblichen Hormone mit sich. Auch diese Hormone (Östrogene und Progesteron) können die Psyche nachhaltig beeinflussen. Wichtig ist es, im Rahmen der Behandlung daran zu denken und gegebenenfalls auch hier eine ausgleichende Therapie einzuleiten."**(www.morbusbasedow.de).**[4]

Wachstumshormon

Bildung: Wachstumshormon wird im Gehirn, in der Hypophyse gebildet und unregelmäßig, pulsatil, über den Tag verteilt ausgeschüttet. Die stärkste Ausschüttung erfolgt während des Schlafes vor Mitternacht.

Wirkung: Während der Pubertät ist die Ausschüttung von GH besonders hoch; in dieser Phase ist es für das Längenwachstum verantwortlich. Aber auch nach Beendigung des Wachstums ist dieses Hormon unentbehrlich für das geistige und körperliche Wohlbefinden. Es wirkt dann nicht mehr wachstumsfördernd, sondern u.a. stärkend auf Sehnen, Bindegewebe und Muskulatur – sprich anabol und kann daher von Sportlern als Dopingmittel verwendet werden.

Neben dem Schilddrüsenhormon ist GH als Motor des Lebens mitverantwortlich für die psychische und physische Gesundheit. Für viele Körperfunktionen müssen andauernd ausreichende Mengen an Wachstumshormon verfügbar sein: Regeneration, Wundheilung, Gehirnfunktion, Knochenfestigkeit, Fettabbau, Muskelaufbau und viele mehr.

Ab dem 20. Lebensjahr nimmt die Wachstumshormonproduktion beständig ab, im Durchschnitt 14% pro 10 Jahre. Der geistige und körperliche Zerfall im Alter steht in enger Verbindung zu der langsam versiegenden Bereitstellung an Wachstumshormon – Somatotropin: Dieser Zustand wird treffend „Somatopause" genannt, ähnlich der Menopause bei Frauen (Versiegen der Östrogenproduktion) oder der Andropause beim Mann (Versiegen der Testosteronproduktion).

Überfunktion

Bei einer Akromegalie produziert ein Tumor der Hypophyse zu viel Wachstumshormon (GH). Der Überschuss an GH führt zu Veränderungen am Skelett, aber auch an inneren Organen.

Die Akromegalie ist eine sehr seltene Erkrankung. In Deutschland sind ca. 3.000 bis 5.000 Menschen betroffen. Am häufigsten tritt Akromegalie zwischen dem 30. und 60. Lebensjahr auf. Doch auch Kinder und Jugendliche können betroffen sein

Unterfunktion

Von einem Wachstumshormonmangel (Hyposomatotropismus, GHD, englisch growth hormone deficiency) spricht man, wenn das in der Hypophyse gebildete GH ungenügend ausgeschüttet wird. In der Folge kommt es bei Kindern und Jugendlichen zu verzögertem Wachstum. Weil GH auch auf den Eiweiß- und Energiehaushalt wirkt, ist gleichzeitig eine verminderte Muskelmasse und eine vermehrte Fettablagerung zu beobachten, die Patienten neigen zu niedrigen Blutzuckerwerten. Dies gilt sowohl bei Kindern als auch bei Erwachsenen. Durch die Verabreichung von Somatropin werden Wachstum und Stoffwechsel normalisiert. Somatropin wirkt im Körper über insulinähnliche Wachstumsfaktoren (IGF).

Eine Unterbrechung einer GH-Behandlung bei Erwachsenen mit schweren GH-Mangel führt zu negativen psychologischen Nebenwirkungen wie verminderter Leistungsfähigkeit, erhöhter Müdigkeit, Schmerzen, Reizbarkeit und Depressionen (McMillan et al. 2003).[5]

Therapie

Zur Therapie der Somatopausebeschwerden kann Wachstumshormon in niedrigster Dosierung eingesetzt werden (Einzelfallentscheidung; es existieren keine Langzeitdaten zur Arzneimittelsicherheit; Gefahr der Krebsentwicklung bzw. Wachstumsbeschleunigung).

Mangelzustände (Ärztezeitung 2017):[66]

Ein Wachstumshormon-Mangel bei Erwachsenen, der meist durch gutartige Tumoren im Bereich der Hypophyse und des Hypothalamus entsteht, kann zu erheblichen physischen und psychischen Störungen führen. Solchen Patienten wird eine Substitutionstherapie empfohlen.

Charakteristisch sind ein verminderter Antrieb, eine schlechte kognitive Leistung oder ein Libidoverlust. Daran hat die Münchner Endokrinologin Professor Petra-Maria Schumm-Draeger bei den Grünwalder Gesprächen erinnert. Zudem klagen die Patienten oft über Muskelschwäche und eine herabgesetzte körperliche Leistungsfähigkeit. Außerdem ist das Risiko für kardiovaskuläre Erkrankungen bei Erwachsenen mit Wachstumshormon-Mangel deutlich erhöht, und ihre Lebenserwartung ist um ungefähr zehn Jahre reduziert. Die Patienten haben zudem einen verminderten Mineralgehalt der Knochen, was das Risiko für Frakturen durch Osteoporose erhöht.

Um die Leistungsfähigkeit und das Wohlbefinden der Patienten wieder herzustellen, werde eine Substitutionstherapie empfohlen, sagte Schumm-Draeger bei der Veranstaltung, die von Novo Nordisk unterstützt wurde. Die Behandlung ist seit 1995 mit gentechnisch hergestelltem Wachstumshormon möglich, etwa mit Norditropin.®

Goldstandard bei der Diagnose eines Wachstumshormon-Mangels sei nach wie vor der Insulintoleranztest. Er könne mit anderen endokrinologischen Funktionstests wie Arginin- und GHRH-Test und gegebenenfalls auch mit spezifischen Hormontests kombiniert werden.

Bei Patienten mit Schädel-Hirn-Trauma und einem erhöhten Risiko für Epilepsie, die ebenfalls oft einen Wachstumshormon-Mangel haben können, sei der Insulintoleranztest jedoch kontraindiziert, sagte die Endokrinologin.

Patienteninformationen

Siehe "Psychische Probleme bei Patienten mit Hypophysen- und Nebennierenerkrankungen" (Glandula-Online 2017).[7]

Nebennierenrindenhormone

Es gibt drei Gruppen von Nebennierenhormonen:

a) Glukokortikoide

b) Mineralokortikoide

c) Katecholamine

Als Funktionsstörungen kommen eine Über- bzw. Unterproduktion der verschiedenen Hormone in Betracht.

Überfunktion

Das Cushing Syndrom hat erhebliche psychische und soziale Auswirkungen. Nicht selten zeigen sich Angstattacken und depressive Psychosen. Durch die Symptomatik werden sowohl der Partner als auch die Umgebung des Betroffenen, z. B. die Arbeit, berührt.

Unterfunktion

Hormonelle Veränderungen und Klinik

- **Kortisolmangel** führt zu Allgemeinsymptomen (Ermüdbarkeit, Muskelschwäche, Appetitlosigkeit), Hypotonie, Hyponatriämie und Hypoglykämie,

- erniedrigtes Plasmakortisol führt wegen des fehlenden negativen Feedbacks zum Anstieg der ACTH-Konzentration (Pigmentierung der Haut),

- **Mineralokortikoidmangel** bedeutet Natriumverlust sowie Kaliumretention und kann zu Dehydratation, Hypotonie, Hyponatriämie, Hyperkaliämie und Azidose führen.

Krankheitsbilder

Erst ein Gewebeverlust von mehr als 90% beider NNR führt zu Symptomen der NNR-Insuffizienz (große Reserve).

Die NNR-Insuffizienz kann akut auftreten (Addison-Krise) oder sich chronisch manifestieren.

Primäre NNR-Insuffizienz

- akute NNR-Insuffizienz: auslösbar durch Stressereignisse bei primärer NNR-Insuffizienz (keine Stressantwort) oder durch Blutung/Infarkt in die NNR (primäre akute NNR-Insuffizienz),

- chronische NNR-Insuffizienz: bei progressivem Zerfall der NNR (z.B. durch Infektion) ist die basale Kortisolsekretion anfangs noch normal (jedoch fehlende Stressantwort).

Sekundäre NNR-Insuffizienz

- wird hervorgerufen durch exogene Glukokortikoide (am häufigsten) → Suppression der ACTH-Sekretion, oder durch einen endogenen ACTH-Mangel → Atrophie der zonae fasciculata und

reticularis mit verminderter Kortisolproduktion,
- fehlende Stressantwort (Auslösung einer Addisonkrise möglich),
- Mineralokortikoidproduktion ist nicht betroffen (kein Aldosteronmangel).

DHEA

siehe Übersichtsarbeit **Rabe et al. (2014)** (Seminarbuch Band 3, Dehydroepiandrosteron (DHEA) und -sulfat (DHEAS) Seite 288 - Seite 318) (Rabe (Hrsg.) 2014).[88]

- DHEA und DHEAS werden im Gehirn gebildet und agieren dort als Neurosteroide - allerdings zeigt das Allopregnanolon in dieser Hinsicht eine viel stärkere Wirkung.
- Die wenigen zur Verfügung stehenden Studien ergaben keinen Zusammenhang zwischen den Serum DHEAS-Spiegeln und der Diagnose einer schweren Depression.
- Es gibt sogar Daten, dass die DHEAS-Substitution depressive Verstimmungen verschlechtern könnte.

DHEA und Psyche - hier: Depression

- **DHEA ist ein schlechter Indikator für Depressionen** nach einer Studie von **Kurita et al. (Kurita et al. 2013)**.[9]

Hierbei wurden die Serumspiegel von adrenalen Androgenen bei männlichen und weiblichen Patienten mit schweren Depressionen (major depressive disorder (MDD)) untersucht. Insgesamt wurden 90 stationäre Patienten mit MDD, die alle Antidepressiva bekamen, in die Studie aufgenommen. Es wurden die Serumspiegel von DHEA und DHEAS zu Studienbeginn erhoben. Zuerst wurden die Ergebnisse von weiblichen und männlichen Patienten mit 128 gesunden Kontrollpersonen verglichen. Als zweites erfolgte eine Korrelation zwischen den Serumspiegeln der Hormone und dem Depressionsscore nach der Hamilton Rating Skala für Depressionen (HAM-D) bei den Patienten mit MDD nach Geschlecht. Es wurden zwar unterschiedliche DHEAS-Serumspiegel bei Männern und Frauen mit Depressionen gefunden, aber DHEA bzw. DHEAS erwies sich als schlechter Indikator zur Beurteilung des Schweregrades der Depression.

- Ein Zusammenhang zwischen höheren DHEAS-Spiegeln und depressiven Symptomen während der Perimenopause zeigte sich in der PENN Ovarian Aging Study (**Morrison et al. 2011**).[10]

Bei einer zufällig ausgewählten bevölkerungsbasierten Stichprobe von 436 Afroamerikanerinnen und kaukasischen prämenopausalen Frauen im Alter von 35-47 Jahren zeigte sich kein Zusammenhang zwischen den DHEAS-Spiegeln und der Diagnose einer schweren Depression.

Allerdings korrelierten die DHEAS-Spiegel mit den depressiven Symptomen während der Perimenopause. Dies spricht dafür, dass DHEA bei Frauen mit depressiven Symptomen diese Symptomatik in der Perimenopause verstärkt.

Neurotransmitter

Endorphine

Neurohormone (Polypeptide) mit neuromodulatorischer Wirkung. Sie gehören zur Gruppe der endogenen Opiate (neben Endorphinen gibt es noch die kürzerkettigen Enkephaline, die als Neurotransmitter wirken).

Wirkungen

- **Molekularbiologisch:** Die Endorphine wirken über bestimmte Rezeptoren an der postsynaptischen Membran, den Opiatrezeptoren, und hemmen durch deren Aktivierung die Ausschüttung von Neurotransmittern in der nachfolgenden afferenten, schmerzmitteilenden Leitungsbahn. Diese Hemmung erfolgt beispielsweise durch Blockierung der Stoffwechselkette der Zelle. So blockiert der aktivierte Rezeptor das Enzym Adenylatcyclase, das für die Umwandlung von ATP zu cAMP zuständig ist. Da cAMP unter anderem als second messenger innerhalb der Zelle viele Stoffwechselvorgänge durch Aktivierung von Enzymen kontrolliert, wird nun auch die Ausschüttung der Neurotransmitter bei ankommenden Aktionspotentialen gehemmt. Durch diese präsynaptische Hemmung wird das Schmerzsignal nur noch schwach bis gar nicht weitergeleitet.

Normalerweise (wenn keine Endorphine vorhanden sind) liegt in den vorgeschalteten Synapsen der Transmitter Naloxin vor, der sich als natürlicher Antagonist zu den Endorphinen verhält und an den Opiatrezeptoren bei ankommenden APs andockt. Er wirkt deshalb auf die Schmerzbahn erregend.

- **Klinische Wirkung:** Neben der Schmerzlinderung bescheren sie Menschen in Extremsituationen (nach Langstreckenläufen oder Bungee-Sprüngen) ein rauschartiges Gefühl. Endorphin/Enkephaline sind die Neurotransmitter der der Schmerzbahn vorgeschalteten Synapsen und setzen deren Empfindlichkeit durch präsynaptische Hemmung herab.

2. Depressive Verstimmungen und Depressionen bei der Frau

- Weltweit leiden ca. 500 Millionen Menschen vermutlich an neurotischen, stressabhängigen und psychischen Problemen (**Tawar et al. 2014**).[11]
- Depressionen spielen weltweit bei den wichtigsten Krankheitsbildern eine bedeutende Rolle und betreffen Personen aller Bevölkerungsgruppen. Ca. 350 Millionen Menschen sind derzeit von Depressionen betroffen (**WHO 2012**).[12] Die Inzidenz von Depressionen ist bei Frauen um 50 % höher als bei Männern (**WHO 2008**).[13]
- Es gibt mindestens drei Arten von Depressionen: Eine gedrückte Stimmungslage, Depressionen als Symptom und die klinische Depression (**NAMS 2014**).[14]

Depressive Erkrankungen gehören zu den sog. affektiven Störungen (manische Episode, bipolare affektive Störung, depressive Episode, rezidivierende depressive Störung, anhaltende affektive Störung). Eine Klassifikation erfolgt auf Grundlage der ICD-10 (International Classification of Diseases) und des US-amerikanischen Diagnose manuals (DSM). Hiernach lassen sich die Erkrankungen zuverlässig und trennscharf von normalen Stimmungsschwankungen abgrenzen (**Robert-Koch-Institut 2010**).[15]

Derzeit sind etwa 5% der Bevölkerung im Alter von 18-65 Jahren in Deutschland an einer behandlungsbedürftigen Depression erkrankt (ca. 3,1 Millionen Menschen). Darüber hinaus leiden etwa 4 Millionen Personen an depressiven Episoden. Größer ist die Zahl derjenigen, die irgendwann in ihrem Leben an einer Depression erkranken (**Deutsche Depressionshilfe 2014**).[16]

Bei der Anwendung des Begriffs 'Depression' muss unterschieden werden, ob es sich um Verstimmtheitszustände (depressive Verstimmung) im Bereich des normalen Erlebens handelt oder um eine psychische Störung (Depression). Wann die Grenze zwischen diesen normalen Reaktionen und den als klinisch auffällig betrachteten Symptomen überschritten wird, gehört zu den noch ungelösten Fragen der Depressionsforschung (**Hautzinger u. de Jong-Meyer 1990**).[17]

Nicht alle Stimmungsveränderungen der Frau lassen sich direkt auf einen endogenen Hormonmangel zurückführen bzw. mit Hormonen therapieren.

Depressive Verstimmungen

Häufigkeit: Die Inzidenz von depressiven Verstimmungen bei der Frau ist in der Menopause mit 72 % und in der frühen Postmenopause mit 76 % derjenigen Frauen, die sich in Behandlung begeben, am höchsten (**Lauritzen 1982**).[18]

In einer Untersuchung über die Begleiterscheinungen der vegetativen Ausfallserscheinungen fand **Schrage (1985)**,[19] dass bei 78 % der Frauen zwischen dem 45.-54. Lebensjahr depressive Verstimmungen aufgrund des Östrogenmangels auftreten. Diese depressiven Verstimmungen können aber auch durch andere Beschwerden des vegetativen Nervensystems mitbedingt sein, wie z. B. durch Schlafstörungen, Kopfschmerzen, Gewichtszunahme etc.

Depressionen

Depressionen treten in allen Lebensaltern auf, mit einem Gipfel in der Dekade 30. bis 40. Lebensjahr. Höheres Lebensalter stellt weder einen besonderen Risikofaktor noch einen Schutz gegen eine depressive Erkrankung dar (**Hautzinger 1984**).[20]

Die Angaben zur Inzidenz schwanken stark. Bei einer engen Definition der Fälle liegen sie zwischen 0,27-2,7 pro 1000 Personen, unter Einbeziehung auch milderer Symptome zwischen 5,98-12,6 pro 1000 Personen (**Hautzinger u. de Jong-Meyer 1990**).[21]

Depressionen werden eine immer größere Bedeutung einnehmen - man rechnet damit, dass in den nächsten 20 Jahren Depressionen die Erkrankung Nr. 1 in den Entwicklungsländern sein werden (**WHO 1996**).[22]

Die depressiven Störungen bei Frauen, die sich wegen Beschwerden bei einem Gynäkologen vorstellen, lassen sich einteilen in: Prämenstruelles Syndrom, postpartale Depressionen und Depressionen im Klimakterium. Diese Krankheitsbilder zeigen eine ähnliche Ätiologie und als gemeinsamen Nenner einen Zusammenhang mit Östrogenen; dieser Zusammenhang scheint für das prämenstruelle Syndrom am stärksten ausgeprägt zu sein.

Krankheitsbilder

2.1 Psychische Störungen/Erkrankungen im reproduktiven Alter

2.1.1 Prämenstruelles Syndrom

Während des Menstruationszyklus unterliegen die Hormonkonzentrationen im Blut Schwankungen, die sich auf das körperliche und seelische Wohlbefinden der Frau auswirken können.

Das prämenstruelle Syndrom (PMS) kann definiert werden als ein Komplex von körperlichen und psychologischen Symptomen, die nicht durch eine organische Erkrankung hervorgerufen werden, aber wiederkehrend zur selben Zyklusphase auftreten, d.h. einige Tage vor Einsetzen der Menstruation und sich deutlich bessern, wenn der Zyklus ausbleibt.

Symptome

- Die Symptome können äußerst unterschiedlich sein.
- Als häufigste **seelische Symptome** sind zu nennen: innere Unruhe, Nervosität, Reizbarkeit, Stimmungsschwankungen (depressive Verstimmung), Konzentrationsstörungen, Ermüdung, Stimmungsschwankungen, Nachlassen der Leistungsfähigkeit, Ruhelosigkeit und Völlegefühl, gelegentlich Aggressivität.
- Zu den **körperlichen Symptomen** zählen Ödeme, Brustspannen, Magen-Darmbeschwerden, Kopf- und Rückenschmerzen, Gewichtszunahme, Hautveränderungen, Schwindel, Übelkeit und Kreislaufbeschwerden.

Häufigkeit

- Die Häufigkeit des PMS schwankt je nach Statistik stark und ist durch kulturelle Faktoren sowie die Einstellung zur Periodenblutung beeinflusst.
- In Abhängigkeit vom menstruellen Zyklus erfahren bis zu 75% der Frauen körperliche und seelische Veränderungen (**Freeman et al. 2001**).[23]
- Etwa 25 Prozent der Betroffenen leiden unter ihren Beschwerden. Rund 5 Prozent fühlen sich durch PMS-Beschwerden stark in ihrem Alltag beeinträchtigt (**ONMEDA 2017**).[24]
- Am häufigsten zeigt sich das PMS bei der 30-35jährigen Frau (**Medführer 2017**).[25]
- Weder sozioökonomischer Status noch Rasse oder Kulturkreis scheinen die Häufigkeit zu beeinflussen (**Falch et al. 2003**).[26]

Therapieansätze beim PMS

Das prämenstruelle Syndrom kann vielfältige Ursachen haben, von denen die Behandlung abhängig ist. Häufig wird aber auch kein konkreter Auslöser gefunden. Dann kann die Behandlung nicht ursächlich erfolgen. Sie richtet sich nach den Symptomen. Dabei gibt es kein einheitliches therapeutisches Schema.

Maßnahmen seitens der Patientinnen

- Durch Sport und Bewegung wird das im Körper eingelagerte Wasser schneller abtransportiert,
- **ausgewogene Ernährung**,
- **Nahrungsumstellung**: Das Vermeiden von salzreichen Speisen, Alkohol, Schokolade und Koffein soll in den letzten Tagen vor Einsetzen der Regelblutung zur Linderung der Beschwerden beitragen (**Falch et al. 2003**),[27]
- als **Nahrungsergänzung** haben sich Magnesium, Vitamin B6 und Zink bewährt,
- **ausreichender Schlaf**,
- zur Verbesserung der psychischen Symptome können zusätzliche **Entspannungstechniken** wie bspw. Yoga oder autogenes Training helfen.

Medikamentöse Behandlung

Datenlage: oft unzureichend

- **Phytopharmaka**: z. B. Mönchspfeffer (Agnus castus). Eine randomisierte plazebokontrollierte Doppelblindstudie mit 170 Frauen konnte die positive Wirkung von Mönchspfeffer belegen (**Schellenberg 2001**).[28]

- **Drospirenon-haltige Ovulationshemmer**. Bitzer et al. (**2007**)[29] untersuchten im Rahmen einer Anwendungsbeobachtung bei 3.206 Frauen den Einfluss des Drospirenon-haltigen Ovulationshemmers auf das körperliche und psychische Wohlbefinden nach mindestens dreimonatiger Einnahme mit Hilfe eines retrospektiven Fragebogens. Es wurde eine deutliche Verbesserung des Wohlbefindens vor der Menstruation angegeben.

- **SSRI** (Serotoninwiederaufnahmehemmer) bei entsprechenden Symptomen

- **Aldosteronantagonisten** (z. B. bei Neigung zur Ödembildung)

- **GnRH-Analoga**: nur in Ausnahmefällen nötig.

2.1.2 Die prämenstruelle dysphorische Störung (PMDS)

Krankheitsbild: schwerste Form des prämenstruellen Syndroms, die inzwischen auch als offizielle Krankheit anerkannt ist.

Häufigkeit: 3-8 % der Frauen **(Freeman et al. 2001)**,[30] **(Pearlstein et al. 2005)**.[31] Als PMDS bezeichnet man prämenstruelle Beschwerden mit einer ausgeprägten Störung im psychischen Bereich, die zu einer deutlichen Beeinträchtigung der Lebensqualität führen **(Lenzinger et al. 1997)**.[32]

Therapie: In den USA ist das drospirenonhaltige KOK YAZ® (24+4) als Kurzzeittherapie zugelassen. Siehe Spezialliteratur.

2.1.3 Postpartale depressive Verstimmung bzw. Depression oder Psychose

Nach **(Bürmann et al. 2014)**:[33]

"Die auftretenden Störungen werden in der **ICD-10-GM F53 (ICD 10. Revision, Version 2014)**[34] und im Diagnostic and Statistical Manual of Mental Disorders (DSM-V, 5th Internationale statistische Klassifikation der Krankheiten und verwandter Gesundheitsprobleme, 10. Revision, German Modification **(ICD-10-GM Edition)**[35] nach dem Grad ihrer Schwere und Ausprägung unterschieden. Im Allgemeinen werden die psychischen Störungen im Wochenbett nach drei verschiedenen Kategorien differenziert. So ist die postpartale Depression (PPD) differenzialdiagnostisch gegen die postpartale Verstimmung und die postpartale Psychose abzugrenzen **(Frauen und Gesundheit NRW 2017)**:[36]

- **Stimmungslabilität und depressive Verstimmung** in den ersten 3-5 Tagen nach Geburt, auch „Baby-Blues" oder etwas abwertend „Heultag" genannt. Sie stellen eher eine Anpassungsreaktion auf die veränderte hormonelle (postpartale) Situation dar. Während der „Baby-Blues" meist von allein innerhalb weniger Stunden oder Tage verschwindet, bedürfen eine PPD und eine postpartale Psychose der Beratung oder gegebenenfalls Behandlung.

- Die **postpartale Depression** tritt in den ersten vier bis sechs Wochen nach der Geburt auf und wird nachfolgend genauer dargestellt.

- Die **postpartale Psychose (Wochenbettpsychose)** tritt selten auf und gilt als die schwerste Form der postpartalen psychischen Erkrankungen. Betroffen sind etwa 0,1-0,2 % der Wöchnerinnen. Oftmals hat bereits vor der Schwangerschaft und Geburt eine bipolare Störung vorgelegen. Anzeichen einer postpartalen Psychose sind z. B. extreme Angstzustände, Wahnvorstellungen und Halluzinationen sowie starke körperliche Unruhe oder Passivität.

Eine postpartale Psychose ist immer eine Indikation für eine stationäre Behandlung, z. B. in einer Mutter-Kind-Einheit **(Sonnenmoser 2007)**.[37]

Im Einzelnen

Postpartale Depression

Erstbeschreibung: Zum ersten Mal wurden 1968 von Pitt **(Pitt 1968)**[38] das Auftreten von Depressionen nach der Geburt und die postpartalen Hormonveränderung als eine klinische Einheit beschrieben.

Krankheitsbild: Fast jede Frau macht etwa am dritten Tag nach der Entbindung ein seelisches Tief durch, das als "Heultag" oder "Baby-Blues" bezeichnet wird. Es dauert meist nur einige Tage an und verschwindet dann wieder. Etwa ein Viertel bis ein Drittel aller Frauen ist von einer Wochenbett-Depression betroffen, die eine Woche oder mehrere Wochen lang anhält. 10-12% der Frauen erleiden eine postpartale Depression, die drei Monate oder länger andauert **(Minker 1996)**.[39]

Ursachen: Die Ursache der postpartalen Depression scheint nach **Minker (1996)**[40] in der starken Hormonumstellung, der eine Frau nach der Entbindung unterworfen ist, zu liegen. Der Blutspiegel aller Hormone, die von der Plazenta produziert worden, sinkt rapide ab. Die Thyroxinausschüttung der Schilddrüse wird vermindert, aber vor allem nehmen die Östrogen- und Progesteronwerte drastisch ab.

Anders als beim "Heultag", der allgemein auf den Hormonabsturz nach der Entbindung zurückgeführt wird, ist der hormonelle Zusammenhang bei der verzögert eintretenden postpartalen Depression nicht so leicht zu erkennen **(Minker 1996)**.[41] Minker stellt folgende Punkte zur Diskussion: Funktionsstörung der Schilddrüse, Schlafmangel, aber auch psychische und soziale Ursachen, wie Loslassen des Kindes, Übernahme der Mutterrolle, Veränderung der Sexualität, gesellschaftlicher Erwartungsdruck an die Frau als Mutter.

Therapie: siehe hierzu **(Bürmann et al. 2014)**.[42]

2.2 Gemütserkrankungen in der Peri- und Postmenopause

Depressive Verstimmungen bzw. Depressionen in der Postmenopause

Depressive Verstimmungen in den Wechseljahren sind keine Seltenheit. Veränderungen im Hormonhaushalt, die mit der Menopause einhergehen, werden hierfür verantwortlich gemacht.

Frauen erleben häufiger Stimmungsschwankungen als Männer. Von Beginn der Pubertät an bis zu den Wechseljahren treten depressive Verstimmungen bei ihnen bis zu zweimal häufiger auf. Das wird auf die hormonellen Veränderungen zurückgeführt, die Frauen im Laufe ihres Lebens, insbesondere aber während der Wechseljahre, erfahren.

Häufigkeit: Schätzungen zufolge sind etwa 3/4 aller Frauen nach der Menopause seelischen und körperlichen Befindlichkeitsschwankungen unterschiedlicher Intensität ausgesetzt. Anhaltende Traurigkeit, emotionale Labilität, vermehrte Ängstlichkeit, aber auch Unruhe, Nervosität, Reizbarkeit und Aggressivität treten auf. Manche Frauen fühlen sich bereits nach geringer Anstrengung seelisch und körperlich ermattet.

Zusammenhang zwischen Östrogenen und Depressionen bzw. depressiver Verstimmung

Die Häufigkeit einer echten Depression ("Mayor Depression") in der Allgemeinbevölkerung in Deutschland in der Prä- (35-49 Jahre) und frühen Postmenopause (50-65 Jahre) wird mit 12,7 bzw. 11,3 % angegeben **(Jacobi et al. 2004)**.[43]

Im German Health Interview and Examination Survey (GHS) aus 2004 **(Jacobi et al. 2004)**[44] wurde für Frauen eine Lebenszeitprävalenz für eine "Major Depression" von 23,3 Prozent errechnet, für Männer dagegen lag sie bei 11,1 Prozent. Als Erklärungsmodell wird dafür ein multifaktorieller Ansatz herangezogen. Neben biologischen Faktoren, wie einer Dysfunktion des serotonergen und dopaminergen Neurotransmittersystems, endokrinologischen und zyklischen Veränderungen sowie genetischen Faktoren, tragen auch psychosoziale Faktoren zu den unterschiedlichen Prävalenzraten zwischen Frauen und Männern bei.

Krankheitsbild: Etwa 2/3 aller Frauen in der Postmenopause klagen über depressive Verstimmungen, die von einer "gedrückten Stimmung" bis zur ausgeprägten Depression reichen. Manchmal äußert sich die Depression als "larvierte Depression" mit vorwiegend körperlichen Beschwerden, zu denen Spannungskopfschmerzen, eine Kreislauflabilität sowie abdominelle und intestinale Beschwerden zählen. Meist ist die Depression von Angstgefühlen oder -zuständen begleitet. Zumeist handelt es sich um diffuse Ängste, die sich am besten durch "Angst vor der Angst" charakterisieren lassen.

In der Gynäkologie wird das klimakterische Syndrom als ein Symptomenkomplex zusammengefasst, bei dem neben Hitzewallungen, einer trockenen Scheide und einer weiteren Vielzahl von Symptomen auch depressive Verstimmungen zu den häufigsten und oftmals störendsten Faktoren mit dazugehören (Studd et al. 1977).[45]

Erklärungsansätze

Es gibt eine Vielzahl unterschiedlichster Theorien und Hypothesen, die die Entstehung einer Depression zu beschreiben versuchen.

Biochemische Hypothesen

Biogene Amine: Diese Hypothesen stützen sich auf die Beobachtung, dass hypertone Patienten, die mit einem Medikament (Reserpin) behandelt wurden, das zentralnervös zu einer Reduktion der biologischen Amine führt, depressive Symptome entwickelten (Hautzinger u. de Jong-Meyer 1990).[46] In der Postmenopause ist ebenfalls ein Defizit von Monoaminen im ZNS zu beobachten, was depressive Symptome erklären könnte.

Östrogenmangel: Während vasomotorische Beschwerden, Stoffwechselveränderungen und atrophische Prozesse im Urogenitalbereich generell als "echte" Folge- bzw. Begleiterscheinungen des Östrogenmangels in der Postmenopause angesehen werden, bestehen kontroverse Auffassungen darüber, ob und inwieweit das Hormondefizit zu psychischen Störungen führen kann.

Offenbar entwickelt sich eine endogene Depression bei Östrogenmangel nur bei Frauen, bei denen bereits vor der Menopause depressive Phasen abgelaufen sind.

Eine Verbesserung psychologischer Parameter bei asymptomatischen postmenopausalen Frauen durch 0,625 bzw. 1,25 mg konjugierter equiner Östrogene wurde in einer Studie von **Ditkoff et al. (1991)**[47] beschrieben.

Umgekehrt werden zur Behandlung von therapieresistenen Depressionen hohe Dosen (6-12 mg/Tag) von konjugierten equinen Estrogenen eingesetzt (Klaiber et al. 1979).[48] (Anmerkung: Off-Label; Nebenwirkungen!)

Diagnostik: siehe **Konsensus-Statement Depression (OEGPB 2012)**.[49]

Therapieansätze von depressiven Verstimmungen und Depressionen in der Peri- und Postmenopause

Siehe auch **Konsensus-Statement Depression (OEGPB 2012)**.[50]

Medikamentöse Therapie

Nach Faust (2017)[51] und **Faust (2017)**[52]

Als erstes ist zu unterscheiden zwischen dem - meist leichteren - perimenopausalen dysphorischen Syndrom und der schweren biologisch-endogenen Depression in diesem Lebensabschnitt. Danach richten sich die sogenannten differentialtherapeutischen Empfehlungen (was ist für wen am erfolgreichsten). Dabei bieten sich folgende Behandlungsstrategien an:

1. Eine Hormon-Substitutionstherapie
2. Eine medikamentöse Therapie mit in der Regel antidepressiven Psychopharmaka
3. Eine kombinierte Therapie aus Antidepressiva und entsprechenden Hormonen"

Hormonell: Östrogentherapie

Die Östrogentherapie kann die Stimmungslage sekundär über Besserung anderer Östrogenmangelsymptome (z.B. Hitzewallungen, Schweißausbrüche, Schlafstörungen etc.) verbessern, hat aber nur in sehr hoher Dosierung einen direkten Einfluss auf depressive Verstimmungen und Depressionen.

Je nach Beschwerdesymptomatik kommen in der Peri- und Postmenopause zahlreiche hormonelle Behandlungsmethoden in Betracht. Die Wahl der Hormonsubstitutionstherapie richtet sich nach präventiven (z.B. Osteoporose und kardiovaskuläres System) bzw. therapeutischen (d.h. Hormonmangelsymptomatik) Gesichtspunkten; je nach Indikation wird zwischen einer lokalen Hormonbehandlung mit Östrogenen (z.B. Östriol = nur lokal wirksam; Östradiol = lokal und systemisch wirksam), einer oralen Hormontherapie mit Estradiol und Estradiolestern, bzw. konjugierten equinen Östrogenen und einer transdermalen Estrogenbehandlung mit Estradiol evtl. in Kombination mit der Gabe von Gelbkörperhormonpräparaten unterschieden.

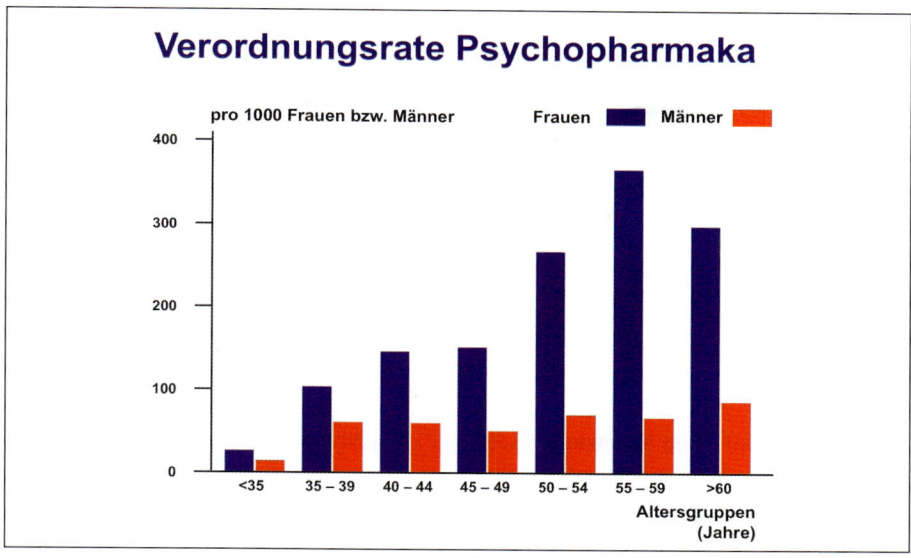

Abb. 2: Verordnungsrate von Psychopharmaka in Österreich

(Mod. nach M.O. Sator and others, "Trends in the prescription of psychotropic drugs and hormone substitutes in Austria", WIEN KLIN W, 111(10), 1999, pp. 402-405)

Einzelstudien

- **Bungay et al. (1980)**[53] führten eine Bevölkerungsstudie durch und fanden heraus, dass die Inzidenz von psychologischen Symptomen (Schwierigkeit in der Entschlussfassung, schlechte Konzentration, Gedächtnisstörung, Angst, Vertrauensverlust und Gefühl der Nutzlosigkeit) vor dem Alter der Menopause ein Maximum erreicht.

- **Brown et al. (1984)**[54] fanden, dass Frauen mit einer Involutionsdepression ein anderes klinisches Krankheitsbild als Frauen, die Depressionen zu einem früheren Zeitpunkt entwickelt haben, aufweisen. Es gibt daher zahlreiche indirekte Beweise dafür, dass es eine spezifische klimakterische Depression gibt, obgleich viele psychologische Übersichtsarbeiten dies verneinen und die aktuelle Meinung der Psychiater ist, dass Östrogene weder bei der Ätiologie noch bei der Behandlung psychischer Erkrankungen eine Rolle spielen (Ballinger 1990).[55]

- **Montgomery et al. (1987)**[56] setzten in einer Doppelblind-Placebo-kontrollierten Studie die "Self rating scale of distress (SRD)" von **Kellner u. Sheffield (1973)**[57] ein, um die Wirkung von Östradiol und Testosteronimplantaten auf Angst, symptomatische Störungen, Inadäquatheit und Depressionen bei sowohl peri- als auch postmenopausalen Frauen zu untersuchen. Diese Studie hat leider viele Schwächen ("bias"). Die Autoren zeigten, dass sich der Depressions- und Angstscore zwei Monate nach Gabe von 50 mg Estradiolimplantaten bzw. 50 mg Estradiol/100 mg Testosteronimplantaten im Vergleich zu Placebo verbesserte.

- Ditkoff et al. (1991)[58] untersuchten in einer Doppelblindstudie eine Gruppe von nichtdepressiven asymptomatischen postmenopausalen Frauen und verglichen eine orale Gabe von konjugierten Östrogenen in einer Dosierung von 0,625 und 1,25 mg im Vergleich zu einem Placebo. Eine Vielzahl anerkannter psychologischer Teste wurde durchgeführt. Obgleich keine der Frauen klinische Depressionen zeigte, fand sich eine signifikante Reduktion der "Baeck Depression Inventory Scores" bei beiden aktiven Behandlungsgruppen im Vergleich zur Placebogruppe.
- Sherwin (1988)[59] und Sherwin u. Gelfand (1985)[60] beobachteten, dass die intramuskuläre Gabe von sowohl Östrogen-Androgenpräparaten als auch von Östrogen alleine nach einer chirurgischen Menopause zu einem niedrigeren Depressionsscore als eine Placebogabe führte und zwar sowohl bei Kurzzeit- als auch bei Langzeitgabe.
- Es gibt nur eine publizierte Studie, die sich mit der Wirkung von Östrogenen als Antidepressivum bei klinisch deprimierten Frauen befasste. **Klaiber et al. (1979)[61]** untersuchten die Anwendung von oralen konjugierten Equinöstrogenen bei schwer deprimierten Patienten, die auf eine konventionelle Therapie wie Elektroschocktherapie, Antidepressiva und Psychotherapie nicht angesprochen hatten. Bei einer Gabe von konjugierten Östrogenen in einer täglichen Dosis von 5 mg und einem wöchentlichen Anstieg in 5 mg Intervallen bis zu 25 mg täglich (von 50 % der Frauen mit aktiver Behandlung angewendet) zeigten sich beeindruckende Ergebnisse: hochsignifikante Abnahme der Depressionsscores in der mit Östrogenen behandelten Gruppe sowie eine klinische Verbesserung der Stimmung. Die entsprechenden Untersuchungen müssen jedoch wiederholt werden. Nach Meinung der Autoren ist eine hochdosierte Östrogentherapie bei schweren psychiatrischen Störungen, die auf konventionelle Therapien nicht ansprechen, gerechtfertigt.

Medikamentöse Therapie aus Sicht eines Psychiaters (Faust 2017)[62] und (Faust 2017)[63]

- Eine **Östrogen-Substitutionstherapie** (Einzelheiten siehe Fachliteratur) ist vor allem dort erfolgreich, wo zu den seelischen und psychosozialen auch körperliche Symptome hinzukommen, die nach bisheriger Erfahrung eindeutig auf ein Defizit an Östrogenen hinweisen. Beispiele: nächtliche Hitzewallungen und Schweißausbrüche. Wer unter den Folgen einer Hysterektomie oder Ovarektomie leidet, soll besonders gut auf eine solche Östrogen-Substitution ansprechen.
- Wenn es sich allerdings um eine Depression handelt, die auf eine endogene Ursache zurückgeführt werden kann (erbliche Belastung, schon frühere depressive Phasen, z. B. nach einer Geburt), dann ist die alleinige Gabe von Östrogenen bei einer solchen Depression in der Menopause nicht ausreichend. Hier, also bei einer Depression mit seelischem, psychosozialem und biologischem Hintergrund, ist auf jeden Fall die Behandlung mit Antidepressiva (stimmungsaufhellende Psychopharmaka) das Mittel der Wahl.

Serotonin-Wiederaufnahmehemmer (SSRI): Und auch bei den meisten Fällen von perimenopausalem dysphorischem Syndrom sollte nach Meinung der Experten - wenn Medikamente sein müssen - bei ernsteren Gemütsbeeinträchtigungen der Versuch mit einem stimmungsaufhellenden Antidepressivum gemacht werden. Dabei mehren sich die Hinweise, dass besonders die neueren Antidepressiva vom Typ der selektiven Serotonin-Wiederaufnahmehemmer (SSRI) besonders günstig seien.

- Eine **kombinierte, d.h. antidepressive und hormonelle Therapie** soll besonders bei jenen Patientinnen zweckmäßig sein, die während des Klimakteriums immer wieder mit depressiven Rückfällen seitens ihrer schon von früher her bekannten endogenen Depression gepeinigt werden. Dies besonders dann, wenn vor allem das körperliche Beschwerdebild zermürbt, insbesondere vegetative Beeinträchtigungen wie die erwähnten Hitzewallungen, Kälteschauer, Schlafstörungen u.a..

Psychologische Therapie (Faust 2017)[64]

- Wenn etwa jede zehnte Frau in Deutschland in den sogenannten Wechseljahren steht und mehr als Dreiviertel von ihnen während dieser Zeit "in der Mitte des Lebens" vielschichtigen seelischen, psychosozialen und körperlichen Beeinträchtigungen oder Beschwerden ausgesetzt sind, dann sollte vor allem etwas in psychologischer Hinsicht geschehen - aber da gibt es unverständliche Defizite, was die natürliche "Lebens-Strategie" anbelangt:
- In leichteren Fällen, und das ist die Mehrzahl der Frauen, machen es die Betroffenen mit sich selber aus. Bei mittelschweren Beeinträchtigungen bedarf es schon gewisser Unterstützungsmaßnahmen, schwer Betroffene sind wirklich beklagenswerte Opfer einer wenn auch natürlichen Altersentwicklung. Hier sollte man psycho- und soziotherapeutische Maßnahmen im weitesten Sinne nutzen.

Zu den sogenannten nicht-medikamentösen Behandlungsvorschlägen eines solchen Menopausen-Syndroms gehören beispielsweise:

- Das Führen eines Symptom-Kalenders (tägliches Notieren für einen Monat), um sich über Art, Häufigkeit und Intensität dieses "Leidens" ein genaues Bild zu machen
- Diät mit wenig Salz, Schokolade, Koffein und Alkohol
- Maßvolles körperliches Training, z.B. täglicher Gesundmarsch bei Tageslicht, nicht unter einer halben Stunde, da seelisch-körperlich kräftigend, ja sogar angstlösend und antidepressiv
- Stressreduktion, z. B. Autogenes Training, Yoga, Progressive Muskelrelaxation
- Klärung der partnerschaftlichen Situation, falls notwendig
- Selbsthilfegruppen (soweit verfügbar)
- Sogenannte Psychoedukation: psychohygienische Selbsthilfen durch Broschüren, Bücher, Vorträge, Diskussionen usw.
- Soziotherapeutische Maßnahmen wie stundenweise oder Halbtags-Tätigkeit
- Einsatz in caritativen Einrichtungen
- Nutzung von Bildungsangeboten über das hinaus, was bisher möglich war oder interessiert hat ("Neues beim Aufbruch zu neuen Ufern")
- Gymnastik- und Tanzgruppen, Wander- und Sportvereine
- Psychotherapeutische Stützung, am ehesten im Sinne einer Gesprächspsychotherapie in nicht zu dichter Reihenfolge, dafür über einen längeren Zeitraum hinweg.

Und das Ganze nicht nur belächeln, sondern nutzen! Das "Nicht-ernst-Nehmen" oder gar "Lächerlich-Machen" ist nichts anderes als eine bequeme Ausflucht - aber auch eine Sackgasse, in die man sich selber hineinmanövrieren lässt.

Deshalb ist es sinnvoll, möglichst früh auf die Wechseljahre bewusst hinzuleben. Diese Zeit darf nicht als Verlust von Jugend („Höhepunkt des Lebens"), von Attraktivität, geistiger, körperlicher, vor allem aber sexueller Leistungsfähigkeit abgewertet werden. Denn sonst droht die Minderung oder gar der Zusammenbruch des Selbstwertgefühls.

Nach den Wechseljahren beginnt noch ein volles Drittel des Lebens. Und sicher nicht das Schlechteste, wenn man seine Vorteile zu nutzen versteht. Darauf aber sollte man zuvor hingewiesen, eingeübt und begleitet werden. Das ist eine sogenannte „Bring-Schuld" der Generation in der Mitte des Lebens an die Jugend, die dieser Aufgabe nur gerecht werden kann, wenn sie zuvor selber darauf eingestimmt wurde.

Therapie aus der Sicht des Frauenarztes

Östrogentherapie

Klinische Studien: Leider gibt es wenig publizierte Studien zum Zusammenhang zwischen exogenen Östrogenen, Stimmung und Depressionen mit geeigneten Kontrollgruppen, bei welchen gleichzeitig erprobte und standardisierte psychologische Teste für Depressionen eingesetzt wurden.

Es gibt nur eine publizierte Studie (**Klaiber et al. 1979**)[65] (s.o.), die sich mit der Wirkung von Östrogenen als Antidepressivum bei klinisch depressiven Frauen befasste

- Louise Nicol-Smith (**Nicol-Smith 1996**),[66] Psychologin an der Universität in Oslo, Finnland, analysierte 43 englischsprachige Artikel aus 30 Jahren mit der Frage, ob ein Kausalzusammenhang zwischen der Menopause und dem Auftreten von Depressionen besteht. Ihre Literaturanalyse führt zu der klaren Antwort: "Nein"; "Zur Zeit gibt es keine stichhaltigen Beweise für ein erhöhtes Depressionsrisiko durch die natürliche Menopause mit ihren Hormonveränderungen oder durch ausschließlich für Frauen mittleren Alters charakteristische psychosoziale Faktoren."

Myra S. **Hunter** (**Hunter 1996**),[67] klinische Psychologin am University College London, unterstützt diese Thesen, denn

- 4 von 5 Prospektivstudien ergaben keine Zunahme von Depressionen in der Menopause (**Avis et al. 1994**),[68] (**Kaufert et al. 1992**),[69] (**Holte 1992**),[70] (**Hunter 1992**)[71] und (**Matthews et al. 1990**).[72]
- Frauen im fortpflanzungsfähigen Alter eschienen eindeutig stärker betroffen (**Andrews & Brown 1995**).[73]
- Psychosoziale Faktoren erwiesen sich auch in der Menopause als die maßgeblichen Prädiktoren einer Depression (**Holte 1992**),[74] (**Matthews et al. 1990**),[75] und (**Andrews u. Brown 1995**).[76]
- Eine gute Ehe, ein befriedigender Beruf und soziale Unterstützung konnten körperliche und emotionale Probleme in mittleren Jahren ebenso abfedern wie in jedem anderen Alter (**Kaufert et al. 1992**).[77]
- Für die meisten Frauen ist die Menopause ihrer Meinung nach gar keine größere Krise, sie fühlen sich eher befreit (umstritten!; Anm. des Autors)
- Korrelationsstudien schließlich fanden keinen Zusammenhang zwischen Östrogenspiegel und Depression (**Hunter 1996**).[78]
- Die Beantwortung der Frage, inwieweit Hormonsubstitution auch depressive Symptome bessern kann, ist bisher an methodischen Problemen gescheitert. Es gibt keine eindeutigen Beweise, dass die Substitution eine Depression verbessert.

Therapie bestimmter klimakterischer Beschwerden

Hitzewallungen

Nächtliche Hitzewallungen mit Schweißausbrüchen können über eine Beeinträchtigung der Schlafqualität zu depressiven Verstimmungen führen.

Clonidin: Hitzewallungen können z.B. mit dem Antihypertensivum Clonidin behandelt weren.

Neurokinin-3(NK3)-Rezeptor-Antagonisten: Ein vollkommen neuer Therapieansatz ist die Behandlung mit Neurokinin-3(NK3)-Rezeptor-Antagonisten.

Hierfür sprechen die Ergebnisse zweier Phase-2-Studien zur Therapie menopausaler Hitzewallungen, ohne dass dafür eine Exposition mit Östrogen notwendig ist. Der Neurokinin-3 (NK3)-Antagonist greift in die hormonelle Thermoregulation des Hypothalamus ein und verhindert so eine gesteigerte Wärmeproduktion. Neurokinine sind Neuropeptide, die im zentralen und peripheren Nervensystem als Neurotransmitter und Neuromodulatoren fungieren. Genauer charakterisiert sind bisher die drei Neurokinine Substanz P, Neurokinin-A und Neurokinin-B, die mit unterschiedlicher Präferenz an den jeweiligen Rezeptor binden. So bevorzugen Substanz P den NK1-, Neurokinin A den NK2- und Neurokinin B den NK3-Rezeptor. Letzterer wird unter anderem durch Estrogen reguliert.

Bisher wurden Ergebnisse von zwei NK3-Rezeptor-Antagonisten veröffentlich:

MLE4901 (von Astra-Zeneca entwickelt und oral verfügbar)

(**Pharmazeutische Zeitung 2017**):[79]

"An der jetzt im Fachmagazin »The Lancet« (**Prague et al. 2017**)[80] veröffentlichten, placebokontrollierten randomisierten Studie nahmen 28 menopausale Frauen teil, die täglich sieben oder mehr Hitzewallungen hatten (DOI: 10.1016/S0140-6736(17)30823-1). Sie bekamen in einem Crossover-Design über jeweils vier Wochen entweder zweimal täglich 40 mg MLE4901 oder Placebo. Der NK3-Antagonist senkte die Gesamtzahl der Hitzewallungen um 73 Prozent; in der Placebogruppe konnte ein Rückgang um 28 Prozent verzeichnet werden. Laut den Studienautoren um Professor Dr. Waljit Dhillo vom Imperial College London wurde die Behandlung gut vertragen. Daher eigne sich MLE4901 vor allem für Frauen, die sich aus Angst vor Estrogen-vermittelten Nebenwirkungen gegen eine Hormonersatz-Therapie (HRT) entschieden haben oder für solche, für die eine HRT kontraindiziert ist, so Dhillo in einer Pressemitteilung des College. Wirksamkeit und Sicherheit von MLE4901 müssten nun zunächst in größeren Studien überprüft werden."

Besserer Schlaf: Des Weiteren verbesserten sich psychosoziale und physische Parameter sowie vasomotorische Symptome. Eine mögliche Ursache dafür sei möglicherweise der verbesserte Schlaf. Die Frauen können sich besser konzentrieren, sind weniger reizbar, weniger müde und weniger träge, wenn sie nicht von nächtlichen Schweißausbrüchen aus dem Schlaf gerissen werden (nach **Tucker (2017)**.[81]

Fezolinetant: Mit Fezolinetant von Astellas Pharma befindet sich ein weiterer NK3-Antagonist zur Behandlung von vasomotorischen Symptomen in den Wechseljahren in der klinischen Prüfung und erreichte die von der FDA vorgegebene Endpunkte.

In einer 12-wöchigen, doppelblinden, placebokontrollierten Multicenter-Studie an 87 gesunden Frauen in den Wechseljahren getestet. Sie hatten mindestens 49 mittelschwere bis schwere Hitzewallungen in der Woche – dies entspricht der Vorgabe der US-Arzneimittelbehörde FDA für Studien, die Arzneimittel zur Behandlung menopausaler Hitzewallungen untersuchen. Die Frauen wurden auf 90 mg Fezolinetant 2-mal täglich oder Placebo randomisiert.

Bei den 80 Frauen, die die Studie beendeten, war die Häufigkeit der Hitzewallungen in der Fezolinetant-Gruppe im Vergleich zur Placebo-Gruppe in jeder Studienwoche signifikant reduziert: um 88 versus 38% in Woche 4 ($p < 0,001$) und um 93 versus 54% in Woche 12 ($p < 0,001$). In Woche 12 gaben außerdem 14 von 40 Frauen in der Fezolinetant-Gruppe an, überhaupt keine Hitzewallungen mehr zu haben – in der Placebogruppe waren es nur 2 von 40.

Die Schwere der Hitzewallungen, der sekundäre Endpunkt der Studie, nahm unter Fezolinetant ebenfalls signifikant stärker ab als unter Placebo: um 60 versus 12% in Woche 4 und 70 versus 23% in Woche 12 ($p < 0,001$).

Fezolinetant war außerdem mit Verbesserungen der Lebensqualität und des Schlafes sowie einer verringerten Beeinträchtigung assoziiert (alle $p < 0,001$). Wie auch bei MLE4901 hatte das Medikament keinen Effekt auf die Libido. „Das war zu erwarten, schließlich ist es kein Östrogenersatz", merkte Fraser an **(nach Tucker 2017)**.[82]

Anmerkung: Auch der NK1-Rezeptor wird bereits als pharmakologisches Target genutzt: Ihn blockieren Wirkstoffe wie Aprepitant oder Fosaprepitant, die gegen verzögertes Erbrechen bei Chemotherapie eingesetzt werden.

Phytopharmaka: Zur Therapie von depressiven Verstimmungen, Depressionen und psychosexuellen Störungen eignet sich das Phytopharmakon Johanniskraut. Im Vergleich zu den meisten Antidepressiva liegt ein beachtlicher Vorteil in den minimalen Nebenwirkungen, die durch diese Therapie zu erwarten sind (vgl. viele Antidepressiva: Nebenwirkungen, Interaktionen mit Medikamenten und auch Alkohol; Suchtverhalten; Entzugserscheinungen etc.). Diese Therapie kann additiv zur Hormonbehandlung in der Perimenopause erfolgen (Anm.: auch bei Johanniskraut gibt es zahlreiche Interaktionen).

Antidepressiva: In der Postmenopause werden vor allem in der USA Antidepressiva wie Cipralex® oder Trittico® eingesetzt um psychische Störungen, die durch das Hormondefizit der Menopause bedingt sind, auszugleichen. Ebenso werden diese aber auch in einer Kombination mit einer Hormontherapie eingesetzt.

Anmerkung: Die Verordnung von Psychopharmaka bei Frauen steigt nach der Menopause sehr deutlich an **(Abb. 2)**.

Tryptophan: Alternativ kann die Aminosäure Tryptophan eingesetzt werden, die zuerst in Serotonin (5-Hydroxytryptamin) und dann über die N-Acetyltransferase in Melatonin synthetisiert wird und damit schlaffördernd wirkt.

Nebenwirkungen von Sexualhormonen - direkt und indirekt

Eine Sekundärfolge der Therapie mit weiblichen Sexualhormonen, z.B. durch orale hormonale Kontrazeptiva, ist ein relativer Mangel an Vitamin-B-Hormonen, der sich in Wadenkrämpfen, depressiven Verstimmungen etc. äußert. Hierfür sind Störungen im Tryptophan-Serotonin-Stoffwechsel im Gehirn verantwortlich, die bei entsprechender Substitution und somit Therapie der zugrunde liegenden Vitaminstörung deutlich besser werden.

Kein Interessenkonflikt

C. Albring, A. Bachmann, B. Damann-Hanser, V. Faust, K. Hawig, K. König, A.O. Mueck, E. Rabe, B. Toth

Interessenkonflikt

J. Bitzer war als Berater und Referent tätig und erhielt Honorare für Advisory Boards von Teva, MSD, Bayer Health Care, Gedeon Richter, Lilly, Pfizer, Actavis, HRA, Abbott, Exeltis, Mithra, Allergan, Libbs.

C. Egarter erhielt von verschiedenen pharmazeutischen Firmen wie MSD, Bayer/Schering, Actavis, Exeltis, Gedeon Richter und Pfizer Honorare für Studien, Vorträge sowie Expertentreffen.

P. Frigo: Keine Angaben

H. Kentenich hält Vorträge auf Veranstaltungen der Firma Merck Serono, Dr. Kade und bei ReproFacts.

E. Merkle: Honorar und Reisespesen von folgenden Firmen: MSD, Omega Pharma, Pfizer, Procter & Gamble, HRA Pharma, Shionogi.

T. Rabe: 2017 keiner; bis 2016 Honorare und Reisespesen von Actavis, Aristo, Evofem, Gedeon Richter, HRA Pharma, MSD, Shionogi. Details siehe auch European Medicines Agency/London (www.ema.europa.eu/)

N. Sänger: Beratertätigkeit für Gedeon Richter, Referentin für Gedeon Richter, MSD und Kade.

Literatur

[1] www.schilddruesenzentrum-koeln.de/wissenswertes/weitere-themen/schilddruese-und-psyche; 1.5.2017

[2] www.schilddruesenzentrum-koeln.de/wissenswertes/weitere-themen/schilddruese-und-psyche; 1.5.2017

[3] www.schilddruesenzentrum-koeln.de/wissenswertes/weitere-themen/schilddruese-und-psyche; 1.5.2017

[4] www.morbusbasedow.de/index.php/psyche/krankheitsausloesung; 1.5.2017

[5] McMillan CV, Bradley C, Gibney J, Healy ML, Russell-Jones DL, Sönksen PH. Psychological effects of withdrawal of growth hormone therapy from adults with growth hormone deficiency. Clin Endocrinol (Oxf). 2003 Oct;59(4):467-75.

[6] www.aerztezeitung.de/medizin/krankheiten/hormonstoerungen/hypophysen-funktionsstoerungen/?sid=397031; 1.5.2017

[7] www.glandula-online.de/fileadmin/informationsmaterial_broschueren/psychische_probleme_hypo.pdf; 1.5.2017

[8] Rabe H (Hrsg.) Seminar in Gynäkologischer Endkriminologie: Band 3. Hormontherapie. Sept. 2014; 288-318.

[9] Kurita H, Maeshima H, Kida S, Matsuzaka H, Shimano T, Nakano Y, Baba H, Suzuki T, Arai H. Serum dehydroepiandrosterone (DHEA) and DHEA-sulfate (S) levels in medicated patients with major depressive disorder compared with controls. J Affect Disord. 2013 Apr 5;146(2):205-12.

[10] Morrison MF, Freeman EW, Lin H, Sammel MD. Higher DHEA-S (dehydroepiandrosterone sulfate) levels are associated with depressive symptoms during the menopausal transition: results from the PENN Ovarian Aging Study. Arch Womens Ment Health. 2011 Oct;14(5):375-82..

[11] Tawar S, Bhatia SS, Ilankumaran M. Mental health, are we at risk? Indian J Community Med. 2014 Jan;39(1):43-6. doi: 10.4103/0970-0218.126359.

[12] www.who.int/mental_health/management/depression/who_paper_depression_wfmh_2012.pdf; 15.4.2014

[13] whqlibdoc.who.int/publications/2010/9789241548069_eng.pdf; 22.05.2017

[14] www.menopause.org/for-women/menopause-flashes/depression-menopause; 16.4.2014

[15] Robert-Koch-Institut. Depressive Erkrankungen. Gesundheitsberichterstattung des Bundes, Heft 51, 2010.

[16] www.deutsche-depressionshilfe.de, zuletzt gesehen 22.05.2017

[17] Hautzinger M, de Jong-Meyer (1990) Depressionen. In: Reinecker H (Hrsg.) Lehrbuch der Klinischen Psychologie. Verlag für Psychologie, Dr. C.J. Hogrefe, S. 126-165

[18] Lauritzen C (1982) Das Klimakterium der Frau. Medizinisch-wissenschaftliche Buchreihe der Schering AG. S. 16

[19] Schrage R (1985). Therapie des klimakterischen Syndroms. Edition Medizin. Weinheim, S5-93

[20] Hautzinger M (1984) Altersverteilung depressiver Episoden in zwei Gemeindestichpsroben. Psychiatrische Praxis, 11, 196-199

[21] Hautzinger M, de Jong-Meyer (1990) Depressionen. In: Reinecker H (Hrsg.) Lehrbuch der Klinischen Psychologie. Verlag für Psychologie, Dr. C.J. Hogrefe, S. 126-165

[22] WHO (1996) Investing in Health Research and Development - Report of the Ad Hoc Committee on Health Research relating to Future Intervention Options, page 151

[23] Freeman EW, Kroll R, Rapkin A et al. Evaluation of a unique oral contraceptive in the treatment of premenstrual dysphoric disorder. J Womens Health Gend Based Med 2001; 10: 561–9.

[24] www.onmeda.de/krankheiten/pms-definition-14470-2.html; 1.5.2017

[25] www.medfuehrer.de/Praemenstruelles-Syndrom-Hintergrund; 1.5.2017

[26] Falch BS, Bitzer J, Polasek W, die Behandlung des Prämenstruellen Syndroms (PMS), eine Therapiebeobachtung mit dem Vitex agnus castus Extrakt Ze 440, Phytotherapie. 2003;(2) 22–8.

[27] Falch BS, Bitzer J, Polasek W, die Behandlung des Prämenstruellen Syndroms (PMS), eine Therapiebeobachtung mit dem Vitex agnus castus Extrakt Ze 440, Phytotherapie. 2003;(2) 22–8.

[28] Schellenberg, R, Treatment for the premenstrual syndrome with agnus castus fruit extract: prospective, randomised, placebo controlled study, BMJ 2001;322,134–7.

[29] Bitzer J., Kägi1 I.R., Frey B., Tschudin S., Alder J., Lebensqualität und allgemeines Wohlbefinden nach Umstellung auf ein Drospirenon-haltiges orales Kontrazeptivum (Yasmin®)J. Fertil. Reprod. 1/2007. 1-14

[30] Freeman EW, Kroll R, Rapkin A et al. Evaluation of a unique oral contraceptive in the treatment of premenstrual dysphoric disorder. J Womens Health Gend Based Med 2001; 10: 561–9.

31 Pearlstein TB, Bachmann GA, Zacur HA, Yonkers KA. Treatment of premenstrual dysphoric disorder with a new drospirenone-contain-ing oral contraceptive formulation. Contraception 2005; 72: 414–21.

32 Lenzinger E, Diamant K, Vytiska-Binstorfer E, Kasper S. [Premenstrual dysphoric disorder. An overview of diagnosis, epidemiology and therapeutic approaches]. Nervenarzt. 1997 Sep;68(9):708-18. Review. German.

33 frauenundgesundheit-nrw.de/wp-content/uploads/2014/08/Faktenblatt_PPD.pdf; 1.5.2017

34 Internationale statistische Klassifikation der Krankheiten und verwandter Gesundheitsprobleme, 10. Revision, German Modification (ICD-10-GM)

35 Herausgegeben von der American Psychiatric Association (APA)

36 frauenundgesundheit-nrw.de/wp-content/uploads/2014/08/Faktenblatt_PPD.pdf; 1.5.2017

37 Sonnenmoser M (2007): Postpartale Depression: Vom Tief nach der Geburt. Deutsches Ärzteblatt, 2: 82.

38 Pitt B. Atypical depression following childbirth. Br J Psychiatry 1968;114:1325-1335

39 Minker M (1996) Hormone und Psyche. Frauen im Wechselbad der Gefühle. Deutscher Taschenbuch Verlag, S. 113-129

40 Minker M (1996) Hormone und Psyche. Frauen im Wechselbad der Gefühle. Deutscher Taschenbuch Verlag, S. 113-129

41 Minker M (1996) Hormone und Psyche. Frauen im Wechselbad der Gefühle. Deutscher Taschenbuch Verlag, S. 113-129

42 frauenundgesundheit-nrw.de/wp-content/uploads/2014/08/Faktenblatt_PPD.pdf; 1.5.2017

43 Jacobi F., Klose M., Wittchen H.-U. Bundesgesundheitsbl - Gesundheitsforsch-Gesundheitsschutz 2004; 47:736–744 DOI 10.1007/s00103-004-0885-5 © Springer-Verlag 2004. Psychische Störungen in der deutschen Allgemeinbevölkerung: Inanspruchnahme von Gesundheitsleistungen und Ausfalltag. psylux.psych.tu-dresden.de/i2/klinische/mitarbeiter/publikationen/jacobi-p/jacobi-klose-wittchen-2004.pdf

44 Jacobi F., Klose M., Wittchen H.-U. Bundesgesundheitsbl - Gesundheitsforsch-Gesundheitsschutz 2004; 47:736–744 DOI 10.1007/s00103-004-0885-5 © Springer-Verlag 2004. Psychische Störungen in der deutschen Allgemeinbevölkerung: Inanspruchnahme von Gesundheitsleistungen und Ausfalltag. http://psylux.psych.tu-dresden.de/i2/klinische/mitarbeiter/publikationen/jacobi-p/jacobi-klose-wittchen-2004.pdf

45 Studd J, Chakravarti S, Oram D. The climacteric (1977) In: Greenblatt RB, Studd JWW, eds. Clinics in obstetrics and gynaecology, vo 4, no 1. The menopause. Philadelphia: Saunders.

46 Hautzinger M, de Jong-Meyer (1990) Depressionen. In: Reinecker H (Hrsg.) Lehrbuch der Klinischen Psychologie. Verlag für Psychologie, Dr. C.J. Hogrefe, S. 126-165

47 Ditkoff EC, Crary WG, Cristo M, Lobo RA. Estrogen improves psychological function in asymptomatic postmenopausal women. Obstet Gynecol. 1991 Dec;78(6):991-5.

48 Klaiber EL, Broverman DM, Vogel W, Kobayashi Y. Estrogen therapy for severe persistent depressions in women. Arch Gen Psychiatry. 1979 May;36(5):550-4.

49 oegpb.at/files/2014/06/Kons_Depressionen1112.pdf; 1.5.2017

50 oegpb.at/files/2014/06/Kons_Depressionen1112.pdf; 1.5.2017

51 www.psychosoziale-gesundheit.net/seele/wechseljahre.html;1.5.2017

52 www.psychosoziale-gesundheit.net/psychiatrie/frau5.html; Prof. Dr. med. Volker Faust; 1.5.2017

53 Bungay GT, Vessey MP, McPherson CK. Study of symptoms in middle life with special reference to the menopause. Br med J 1980; 2:181-183

54 Brown RP, Sweeney J, Loutsch E, Kocsis J, Frances A. Involutional melancholia revisited. Am J Psychiatry 1984; 141:24-28

55 Ballinger CB. Psychiatric aspects of the menopause. Br J Psychiatry 1990;156:773-787

56 Montgomery JC, Appleby L, Brincat M, Versi E, Tapp A, Fenwick PBC, Studd JWW. Effect of oestrogen and testosterone implants on psychological disorders in the climacteric. Lancet 1987; 1:297-299

57 Kellner R, Sheffield BF. Self rating scale of distress. Psychol Med 1973;3:88-100

58 Ditkoff EC, Crary WG, Cristo M, Lobo RA. Estrogen improves psychological function in asymptomatic postmenopausal women. Obstet. Gynecol 1991; 78:991-995

59 Sherwin BB. Affective changes with estrogen and androgen replacement therapy in surgically menopausal women. J Affect Disord 1988;14:177-187

60 Sherwin BB, Gelfand MM. Sex steroids and affect in the surgical menopause: a double-blind cross over study. Psychoneuroendocrinology 1985; 10:325-335

61 Klaiber EL, Broverman DM, Vogel W, Kobayashi Y. Estrogen replacement therapy for severe persistent depression in women. Arch Gen Psychiatry 1979;36:550-554

62 www.psychosoziale-gesundheit.net/seele/pdf/wechseljahre_faust.pdf; 1.5.2017

63 www.psychosoziale-gesundheit.net/psychiatrie/frau5.html; Volker Faust; 1.5.2017

64 www.psychosoziale-gesundheit.net/seele/pdf/wechseljahre_faust.pdf; 1.5.2017

65 Klaiber EL, Broverman DM, Vogel W, Kobayashi Y. Estrogen replacement therapy for severe persistent depression in women. Arch Gen Psychiatry 1979;36:550-554

66 Nicol-Smith L (1996) Causality, menopause, and depression: a critical review of the literature. British Medical Journal, 313: 1229-32

67 Hunter MS (1996) Mental changes: are they due to the menopause? In: Birkhauser MH, Rozenbaum H, eds. Menopause:European consensus development conference. Paris: ESKA Editions

68 Avis NE, Brambilla D, McKinlay SM, Vass K (1994) A longitudinal analysis of the association between menopause and depression. Ann Epidemiol 4: 214-20

69 Kaufert PA, Gilbert P, Tate R (1992) The Manitoba project; a re-examination of the link between menopause and depression. Maturitas, 14: 143-56

70 Holte A (1992) Influences of natural menopause on health complaints; a prospective study of healthy Norwegian women. Maturitas, 14: 127-41

71 Hunter MS (1992) The SE England longitudinal study of the climacteric and postmenopause. Maturitas, 14: 117-26

72 Matthews KA, Wing RR, Kuller LH (1990) Influences of natural menopause on psychological characteristics and symptoms of middle-aged healthy women. J Consult Clin Psychol, 58: 345-63

73 Andrews B, Brown GW. Stability and change in low self-esteem: the role of psychosocial factors. Psychol Med. 1995 Jan;25(1):23-31.

74 Holte A (1992) Influences of natural menopause on health complaints; a prospective study of healthy Norwegian women. Maturitas, 14: 127-41

75 Matthews KA, Wing RR, Kuller LH (1990) Influences of natural menopause on psychological characteristics and symptoms of middle-aged healthy women. J Consult Clin Psychol, 58: 345-63

76 Andrews B, Brown GW. Stability and change in low self-esteem: the role of psychosocial factors. Psychol Med. 1995 Jan;25(1):23-31.

77 Kaufert PA, Gilbert P, Tate R (1992) The Manitoba project; a re-examination of the link between menopause and depression. Maturitas, 14: 143-56

78 Hunter MS (1996) Mental changes: are they due to the menopause? In: Birkhauser MH, Rozenbaum H, eds. Menopause:European consensus development conference. Paris: ESKA Editions

79 www.pharmazeutische-zeitung.de/index.php?id=68808; 1.5.2017

80 Prague JK, Roberts RE, Comninos AN, Clarke S, Jayasena CN, Nash Z, Doyle C, Papadopoulou DA, Bloom SR, Mohideen P, Panay N, Hunter MS, Veldhuis JD, Webber LC, Huson L, Dhillo WS. Neurokinin 3 receptor antagonism as a novel treatment for menopausal hot flushes: a phase 2, randomised, double-blind, placebo-controlled trial. Lancet. 2017 Apr 3. pii: S0140-6736(17)30823-1. doi: 10.1016/S0140-6736(17)30823-1. http://www.thelancet.com/pdfs/journals/lancet/PIIS0140-6736(17)30823-1.pdf

81 deutsch.medscape.com/artikelansicht/4905930; 1.5.2017

82 deutsch.medscape.com/artikelansicht/4905930; 1.5.2017

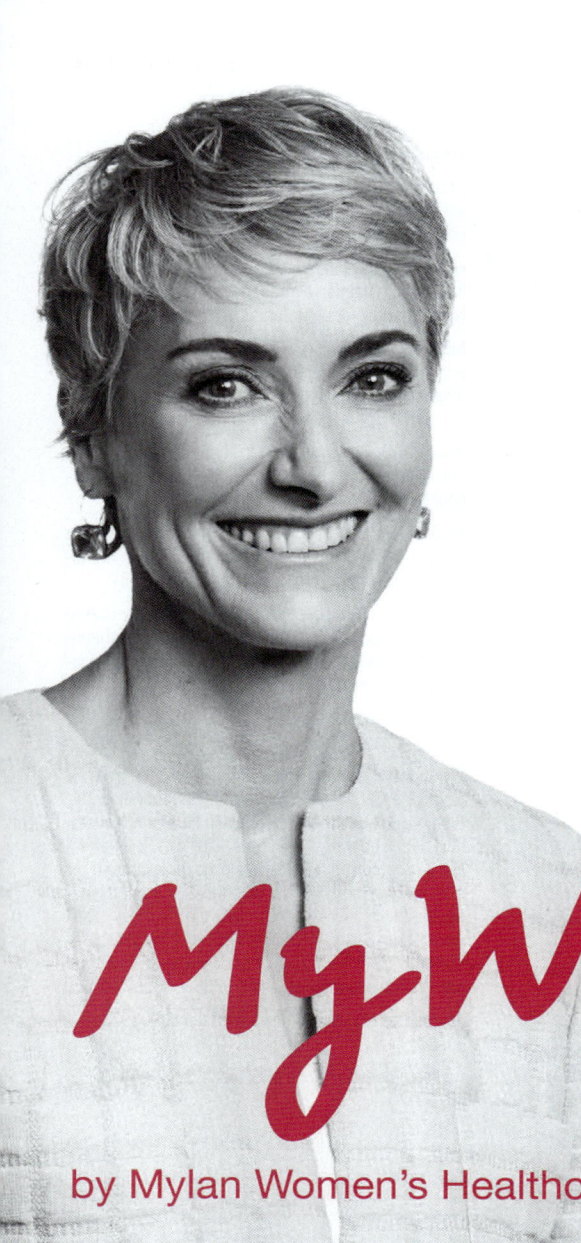

Femoston® conti
1mg/5mg Filmtabletten

„Jetzt bin ich alt genug, um es besser zu wissen. Und jung genug, es erst recht zu tun!"

....

Susanne, 52 Jahre

MyWay

by Mylan Women's Healthcare

Femoston® conti 1 mg/5 mg Filmtabletten

Wirkst.: Estradiol, Dydrogesteron Zusammens.: Je lachsfarbene Filmtablette 1 mg 17β-Estradiol (als Hemihydrat) u. 5 mg Dydrogesteron. Sonstig. Bestandt.: Lactose-Monohydrat, Hypromellose, Maisstärke, hochdisperses Siliciumdioxid, Magnesiumstearat (Ph.Eur.), Macrogol 400, E171, E172. Anw.: Hormonsubstitutionstherapie b. Estrogenmangelsymptomen n. d. Menopause b. Frauen, deren letzte Monatsblutung mind. 12 Monate zurückliegt. Prävention e. Osteoporose b. postmenopausalen Frauen m. hohem Frakturrisiko, die e. Unverträglichkeit od. Kontraindikation gg.-über anderen zur Osteoporoseprävention zugelassenen Arzneim. aufweisen. Es liegen nur begrenzte Erfahrungen b. d. Behandlung v. Frauen über 65 Jahren vor. Gegenanz.: Bestehend. od. früherer Brustkrebs bzw. entsprechend. Verdacht; estrogenabh. maligner Tumor bzw. entsprechend. Verdacht; nicht abgeklärte Blutung i. Genitalbereich; unbeh. Endometriumhyperplasie; frühere od. besteh. venöse thromboembolische Erkrank.; bekannte thrombophile Erkrank.; bestehende od. erst kurze Zeit zurückliegende arterielle thromboembolische Erkrank.; akute od. zurückliegende Lebererkrank. mit anormalen relevanten Leberfkt.-werten; Porphyrie; bekannte Überempfindl. gg. d. Wirkstoffe od. e. d sonst. Bestandt.. Nebenw.: Klin. Stud. Sehr häufig: Kopfschm., abdominale Schmerzen, Rückenschm., Schmerzen/Empfindlichkeit d. Brüste. Häufig: vaginale Candidiasis, Depression, Nervosität, Migräne, Schwindel, Übelk., Erbrechen, abdominelle Schmerzen (einschließlich Blähungen), allergische Hautreaktionen (Ausschlag, Urtikaria, Juckreiz), Blutungsveränderungen (postmenopausale Schmierbl., Metrorrhagie, Menorrhagie, Oligo-/Amenorrhoe, unregelm. Blutungen, Dysmenorrhoe), Unterleibschm., Veränd. d. zervikalen Sekretion, körperliche Schwäche, periphere Ödeme, Gewichtszunahme. Gelegentl.: Zystitis-ähnliche Beschwerden, Vergrößerung v. Leiomyomen, Überempfindlichk., Beeinflussung d. Libido, venöse Thromboembolie, Hypertension, periphere vaskuläre Beschwerden, Varikose, Dyspepsie, Störung d. Leberfkt. - manchmal mit Gelbsucht, Asthenie od. Unwohlsein u. abdominale Schmerzen, Erkrankung d. Gallenblase, Vergröß. d. Brüste, prämenstruelles Syndrom, Gewichtsabn.. Selten: Haemolytische Anämie, Meningeom, Steilstellung d. kornealen Kurvatur, Kontaktlinsenunverträgl., Herzinfarkt, Schlaganfall, Angioödem, vaskuläre Purpura, Erythema nodosum, Chloasma od. Melasma, die nach Ende d. Arzneim.-einnahme fortbestehen können, Beinkrämpfe. Im Zusammenhang m. e. komb. Behandlung aus Estrogen u. Gestagen wurden weiterhin berichtet: Estrogenabhängige gutartige sowie bösartige Neoplasien, Vergrößerung v. gestagenabh. Neoplasien, systemischer Lupus erythematodes, Hypertriglyceridämie, wahrscheinliche Demenz, Chorea, Verschlecht. Epilepsie, arter. Thromboemb., Pankreatitis, Erythema multiforme, Harninkontinenz, fibrozystische Brustveränderungen, Veränderung d. Portioerosion, Verschlechterung Porphyrie, Anstieg d. Gesamt-Schilddrüsenhormone. Erhöhung des Krankheitsrisikos bei kombinierter Estrogen-Gestagen-Therapie: Brustkrebs, Ovarialkarzinom, venöser Thromboembolie, koronaren Herzkrankheit, ischämischer Schlaganfall. Frauen m. intaktem Uterus wird d. Anw. e. Estrogen-Monotherapie nicht empfohlen, da diese das Risiko e. Endometriumkarzinoms erhöht. Weitere Hinweise siehe Fachinformation. Warnhinweise: Enthält Lactose. Stand: März 2016 Verschreibungspflichtig

Mylan Healthcare GmbH
Freundallee 9A, 30173 Hannover
Telefon: 0511 47543-400
e-mail: mylan.healthcare@mylan.com
Internet: www.myWomensCare.de
Copyright: 2016 Mylan Healthcare GmbH

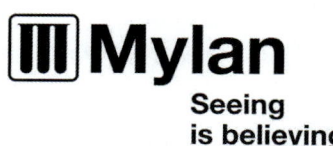

Prostaglandine

Kristin Hawig, Annette Bachmann, Thomas Rabe, Christian Fiala, Werner Rath, Elisabeth Merkle, Christian Albring, Nicole Sänger, Frank Louwen

Arbeitskreis "Hormone": Johannes Bitzer, Christian Egarter, Bernd Hinney, Heribert Kentenich, Klaus König, Gabriele Merki, Alfred O. Mueck, Bettina Toth

Den Namen "Prostaglandin" verdankt die Substanzgruppe **Ulf v. Euler (1935)**[1], der annahm, Prostaglandine würden ausschließlich in der Prostata gebildet.

Prostaglandin-Synthese (Abb. 1 a/b)

Cyclooxygenasen und spezifische Prostaglandinsynthasen katalysieren die Metabolisierung der Prostaglandine aus Arachidonsäure. In zwei Folgeschritten wird hierzu die Arachidonsäure in das zunächst instabile Prostaglandinendoperoxid (PGG2) cycloxigeniert und später zu PGH2 peroxidiert **(Abb. 2)**. PGH2 wird im Anschluss daran durch unterschiedliche Prostaglandinsynthasen zu den Prostaglandinen PGD2, PGE2, PGF2α, zu Prostacyclin PGI2, sowie zu Thromboxan TXA2 katalysiert **(Abb. 1a/b)**.

Cyclooxygenasen

Vornehmlich verantwortlich für die im Stoffwechsel physiologische Prostaglandinsynthese ist die COX-1, eine von bislang zwei nachgewiesenen Isoformen (COX-1 und COX-2), welche in fast allen Geweben exprimiert wird. Die COX-2 hingegen wird durch Stimuli, wie oxidativer Stress oder die Freisetzung von Zytokinen, induziert. Dies geschieht rasch im Rahmen pathophysiologischer Prozesse, wie z. B. bei Entzündungen, Schmerzreaktionen, Gewebeschädigungen oder bei der Tumorentstehung. Die Existenz einer dritten Isoform, der Cyclooxygenase COX-3, ist umstritten und wird noch kontrovers diskutiert.

Physiologie

- Prostaglandine kommen in allen Organen und Gewebsflüssigkeiten vor und regulieren zahlreiche Stoffwechselprozesse.

Chemie

- Prostaglandine stellen eine Gruppe chemisch verwandter, zyklischer ungesättigter Fettsäuren dar, die aus Arachidonsäure gebildet werden.
- Da die Prostaglandine Metabolite von C-20-Fettsäuren sind, werden sie auch als Eicosanoide (griechisch: eikosi = 20) bezeichnet.

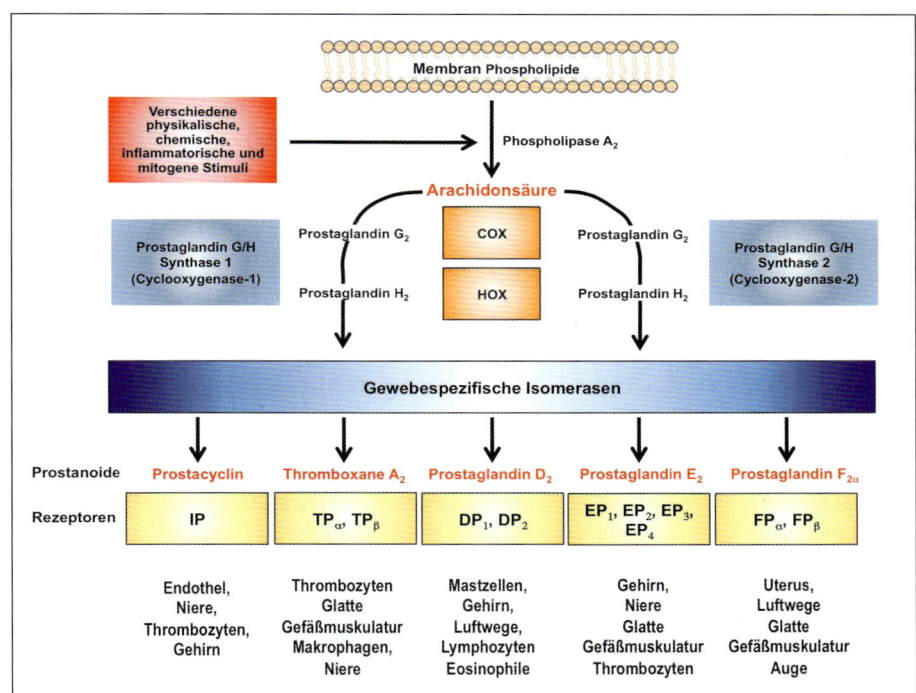

Abb. 1a Prostaglandinstoffwechsel:

Unspezifische physikalische und chemische Stimuli induzieren die Freisetzung der Arachidonsäure aus der sn-2 Position der Membranphospholipide und ermöglichen die Metabolisierung durch PG G_2/H_2 Synthasen. Cyclooxygenasen (COX) und auch Hydroperoxidasen (HOX) katalysieren die fortlaufende Bildung von Prostaglandinendoperoxid. Dies wiederum wird durch gewebsspezifische Isomerasen und Synthasen (z. B. PGE- Synthase) weiter metabolisiert und führt zur Bildung der unterschiedlichen Prostaglandine. Prostaglandine aktivieren verschiedene G-Protein gekoppelte Rezeptoren, welche sich, mit einer Ausnahme, initial von einem ursprünglichen E-Prostanoid-Rezeptor (EP) ableiten

Abk. COX, Cyclooxygenase; DP, PGD2 Rezeptor; EP, PGE2 Rezeptor; FP, PGF2 Rezeptor; HOX, Hydroperoxidase; IP, PGI2 Rezeptor; TP, TxA2 Rezeptor.

(Mod. nach: Fitzgerald, G. A. COX-2 and beyond: approaches to prostaglandin inhibition in human disease. Nat Rev Drug Discov. 2003 Nov;2(11):879-90; https://www.ncbi.nlm.nih.gov/pubmed/14668809; 6.1.2017)

Wirkung

- Die Wirkung der verschiedenen Prostaglandine ist in **Tab. 1** zusammengestellt.

Anwendung in der Medizin

Aufgrund ihrer Wirkung auf die Cervix uteri sowie auf die Uterus- und Gefäßmuskulatur werden natürliche und synthetische Vertreter des PGE1: Alprostadil, Misoprostol, des PGI2: Iloprost® und des PGE2: Minprostin®, oder Latanoprost® als Arzneistoffe z. B. in der Geburtshilfe (zur Zervixreifung und zur Einleitung von Wehen), der Augenheilkunde (Behandlung von Glaukomen), der Angiologie (bei arteriellen Gefäßverschlüssen oder Gefäßverengungen) und der Gastroenterologie (zur Ulkusprophylaxe bei Gabe von nichtsteroidalen Antiphlogistika) eingesetzt.

Da Prostaglandine auch eine wesentliche Rolle in pathophysiologischen Prozessen (Schmerzreaktion, Entzündung, Fieber, Krebs) spielen, wurden Arzneistoffe (nicht-steroidale Antiphlogistika) entwickelt, welche die Synthese der Prostaglandine beeinflussen. Sie hemmen entweder selektiv oder nicht- selektiv die COX-1 und/oder COX-2 und werden vor allem bei rheumatischen Erkrankungen, Fieber und Schmerzen eingesetzt, z. B. Aspirin®, Ibuprofen® (COX 1+2), Celecoxib® (COX 2).

Pharmakologie

- Kurze Wirkungsdauer: Sekunden bis wenige Minuten dauernder Abbau endogener Prostaglandine infolge rascher metabolischer Inaktivierung durch prostaglandinspezifische Dehydrogenasen am Ort ihrer Bildung.
- Weitere Abbauwege: Gelangen Prostaglandine ins Blut, so werden sie zu über 90% während einer einmaligen Passage durch die Lunge abgebaut und verlieren rasch ihre Wirkung (Samuelsson et al. 1978).[2]

Prostaglandinwirkungen während der Schwangerschaft

- Bei verschiedenen Spezies, z.B. beim Rind, führt die Injektion von PGF2α zur raschen Hemmung der Produktion von Progesteron und zur Regression des Corpus luteum. Dadurch wird beim Rind eine frühe Schwangerschaft unterbrochen.
- Die auch beim Menschen vorhandene abortauslösende Wirkung von PG ist jedoch nicht durch einen solchen Mechanismus, sondern durch eine primäre Stimulation der Uterusmuskulatur bedingt. Allerdings tritt die kontrahierende Wirkung auf das Myometrium rascher ein als die dilatierende Wirkung auf die Zervix. Deshalb ist eine Aborteinleitung, im Gegensatz zu einer sequentiellen Kombinationstherapie mit zunächst einem Progesteron-Rezeptorenblocker (z.B. Mifepriston/Mifegyne®) gefolgt von PG nach 1-2 Tagen, mit PG alleine schmerzhaft und wenig effizient.
- Induktion von Wehen am Termin.
- Zervixreifung

Natürliche Prostaglandine (vgl. Abb. 3a-e)

- Prostaglandin E1 (= Alprostadil)
- Prostaglandin E2 (= Dinoproston)
- Prostaglandin PGF2α (=Dinoprost)
- Sie haben wesentliche Nachteile im Hinblick auf ihre therapeutische Anwendung: Sehr kurze Wirkungsdauer durch chemische Instabilität und raschen Abbau in inaktive Metabolite; Auftreten von zahlreichen unerwünschten Begleiterscheinungen.

Synthetische Prostaglandine (vgl. Abb. 3a-e)

Aufgrund der höheren Stabilität dieser

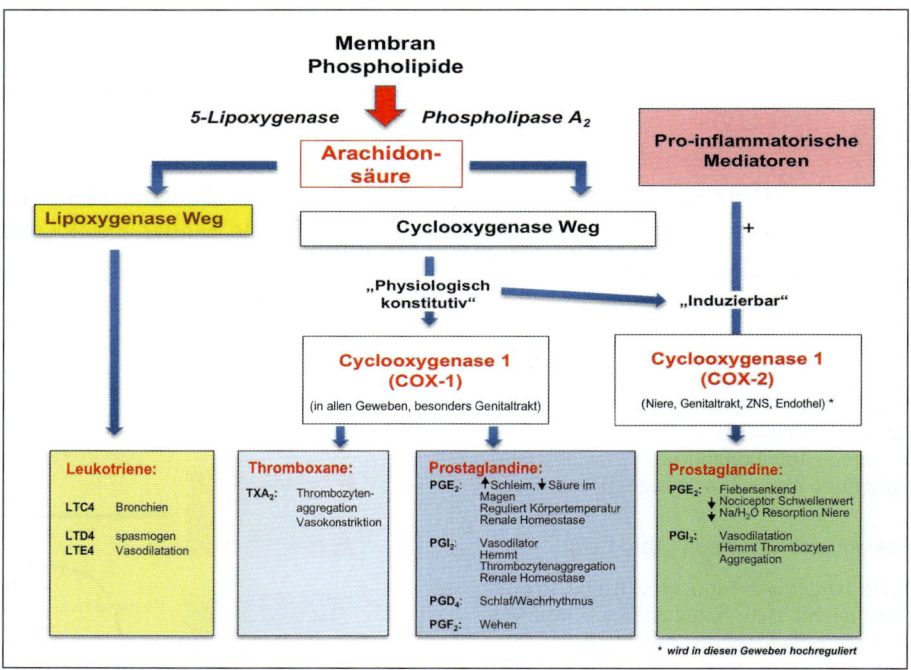

Abb. 1b Prostaglandinstoffwechsel und Angriffspunkt der Synthesehemmer.
(Mod. nach: Justice, E. & Carruthers, D. M. Cardiovascular risk and COX-2 inhibition in rheumatological practice. Journal of Human Hypertension 19, 1–5 (2005); www.nature.com/jhh/journal/v19/n1/pdf/1001777a.pdf; 6.1.2017).

Verbindungen genügen für die gewünschte Wirkung vergleichsweise kleine Dosen. Es besteht allerdings keine Organspezifität, so dass eine Reihe von unerwünschten Nebenwirkungen auftreten kann: Nausea, Diarrhoe, Bronchkonstriktion, Hypotonie, Bradykardie.

- **Misoprostol (Cytotec®, MisoOne®, PG E1-Analogon)** ist oral applizierbar (magensäureresistent), stärker und länger wirksam, wesentlich stabiler und mit wesentlich weniger unerwünschten Begleiterscheinungen vergesellschaftet als andere PG. Die Nebenwirkungen insbesondere auf Gefäße und Bronchien sind sehr gering, da es (im Vergleich zu den anderen Prostaglandinen, insbesondere den natürlichen) selektiv PG-E1-Rezeptoren stimuliert (**Robert et al. 1974**).[3]
- **Sulproston (Nalador®, PG E2) (Reservemedikament):** Sollte wg. mögl. Nebenwirkungen auf Gefäße und Bronchien nur bei besonderer Indikation angewendet werden, z.B. Uterusatonie.
- **Gemeprost (Cergem®, PG E1) (Reservemedikament):** Mögliche Nebenwirkungen auf Gefäße und Bronchien sollten bei der Indikationsstellung bedacht werden.

Formulierungen

- **Misoprostol**
  - Tablette zugelassen zur oralen Anwendung, in Studien aber auch sehr wirksam bei sublingualer, vaginaler (Tablette oder Vaginalinsert) und rektaler Applikation.
  - vaginales Wirkstofffreisetzungssystem (Misodel®), wird zur Einleitung von Wehen bei Frauen mit unreifer Zervix ab der 37. SSW eingesetzt, wenn eine Geburtseinleitung klinisch indiziert ist.
- **PGE2**
  - Gel
  - Vaginalsuppositorium, Vaginalinsert
  - Trockenampulle für intravenöse Applikation

Substanzen

- Prostaglandin E und seine Analoga
  - **Prostaglandin E2:** Dinoproston, Minprostin E2, Sulproston, (nicht selektiv und deshalb Nebenwirkungen auf Gefäße und Bronchien)
  - **Prostaglandin E1-Analoga:** Misoprostol (selektiv auf den Uterus), Gemeprost
- Prostaglandin F und seine Analoga
  - **Prostaglandin PGF2α**

Wirkprinzip in Gynäkologie und Geburtshilfe

Prostaglandine stellen die zentralen Hormone der Geburt dar, da sie eine mehrfache Wirkung auf den schwangeren Uterus ausüben. Sie führen nicht nur zu Myometriumskontraktionen sondern auch zu einer Vielzahl biochemischer und biophysikali-

Tab. 1: Prostaglandin-Rezeptoren und physiologische Effekte von Prostaglandinen
(nach E. Mutschler, G. Geisslinger, H.K. Kroemer, M. Schäfer-Korting "Mutschler Arzneimittelwirkungen")

Rezeptor	Signalweg	Liganden	Effekte
DP	cAMP↑	PGD_2	Vasodilatation, Hemmung der Thrombozytenaggregation, Erschlaffung der glatten Muskulatur von Gastrointestinaltrakt und Uterus
EP_{2-4}, IP	cAMP↑	PGE_1	Vasodilatation, Inhibitor der Thrombozytenaktivierung, Aktivierung der Fibrinolyse, cytoprotektiver Effekt auf die Magenschleimhaut, Kontraktion der glatten Muskulatur des GIT
EP_1	IP_1	PGE_2, PGF_{2a}	Schmerzverstärkende Wirkung von PGE_2 Kontraktion der glatten Muskulatur von Bronchien und Gastrointestinaltrakt
EP_2	cAMP↑	PGE_2	Erschlaffung der glatten Muskulatur von Bronchien und Gastrointestinaltrakt, Blutdrucksenkung
EP_3	cAMP↓	PGE_2	Hemmung der Säuresekretion des Magens, verstärkte Uteruskontraktion in der Schwangerschaft, Hemmung der Lipolyse und Neurotransmitterfreisetzung
EP_4	cAMP↑	PGE_2	Vermehrte Schleimsekretion des Magens, Offenhaltung des Ductus arteriosus Botalli
FP	IP_3 ↑	PGF_{2a}	Uteruskontraktion
IP	cAMP↑	PGI_2	Vasodilatation, Hemmung der Thrombozytenaggregation, der Reninfreisetzung, der Natriurese
TP	IP_3↑	TXA_2, PGD_2	Thrombozytenaggregation, Vasokonstriktion, Bronchokonstriktion

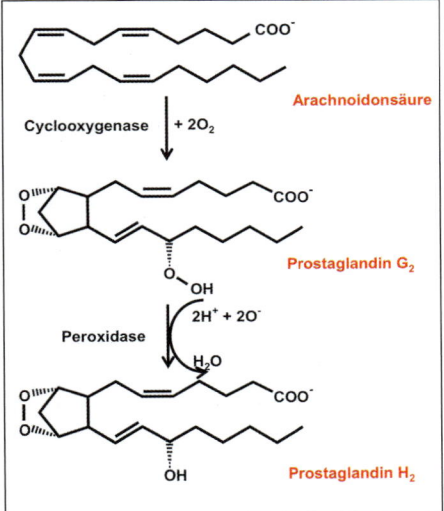

Abb. 2 Prostaglandinstoffwechsel

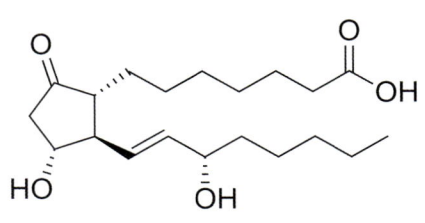

Abb. 3a Prostaglandin E1

(upload.wikimedia.org/wikipedia/commons/thumb/5/59/Alprostadil.svg/2000px-Alprostadil.svg.png)

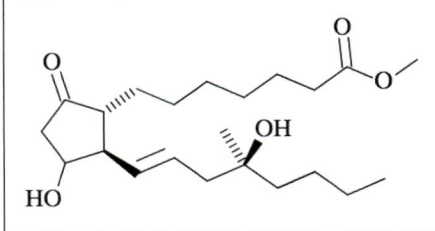

Abb. 3b Misoprostol (PGE1 - Analogon)

(upload.wikimedia.org/wikipedia/commons/thumb/b/bf/Misoprostol.svg/2000px-Misoprostol.svg.png)

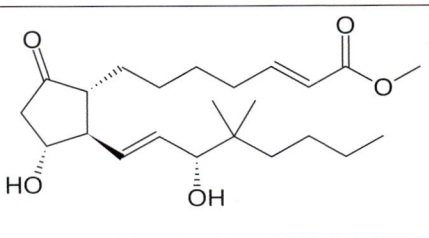

Abb. 3c Gemeprost (PGE1 - Analogon)

(en.wikipedia.org/wiki/File:Gemeprost.svg)

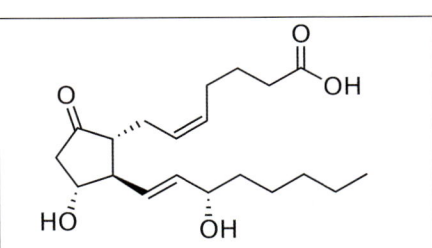

Abb. 3d Dinoproston = Prostaglandin E2

(en.wikipedia.org/wiki/File:Prostaglandin_E2.svg)

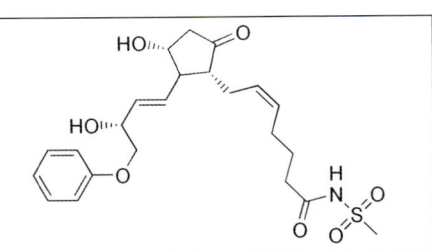

Abb. 3e Sulproston (PGE_2 - Analogon)

(upload.wikimedia.org/wikipedia/commons/thumb/f/ff/Sulprostone.png/640px-Sulprostone.png)

scher Veränderungen im Bereich der Zervix, die insgesamt zu einer Verminderung des Widerstandes des unteren Uterinsegments führen. Außerdem induzieren Prostaglandine gap junctions, die offenbar für eine regelrechte Erregungsübertragung und eine Koordinierung der Wehentätigkeit unabdingbar notwendig sind (**Conrad et al. 1976**).[4] Daraus resultieren folgende Anwendungsmöglichkeiten:

- Cervixpriming
- Auslösung von Kontraktionen am schwangeren und nicht schwangeren Uterus
- Lösung der Plazenta post partum
- Steigerung der Tubenkontraktilität
- Uterustonisierung postpartum

Kontraindikationen

Hier ist zwischen PG E1 und PG E2 zu unterscheiden. PG E1 sind selektiv für den Uterus, PG E2 haben auch eine Wirkung auf Gefäße und Bronchien.

PG E1-Analogon (Misoprostol) ist kontraindiziert

- bei Überempfindlichkeit gegen den Wirkstoff
- nach Einsetzen der Wehen
- bei Verdacht oder Hinweisen auf fetale Komplikationen
- bei Verabreichung von Oxytocin und/oder andern Wehen induzierenden Wirkstoffen
- bei Z .n. Sectio oder anderen vorausgegangenen Uterusoperationen
- bei Vorliegen einer Uterusfehlbildung
- Plazenta Praevia/unklare Uterusblutungen
- Fetale Lageanomalie
- Anzeichen für eine Chorioamnionitis
- vor Ende der 36. SSW

Wichtig: Fachinfo (z.B. Misodel®) beachten: Gegenanzeigen, Warnhinweise, Arzneimittelinteraktionen etc.

PG E2 (Dinoproston)

- Überempfindlichkeit gegenüber dem Wirkstoff oder gegenüber anderen Prostaglandinen.
- Die Anwendung bei Patientinnen mit vorzeitiger Plazentalösung und Placenta

Prostaglandine

praevia ist kontraindiziert.
- Multiparität
- ungeklärte Uterusblutungen
- vaginale Infektionen, Amnioninfektionssyndrom
- Mehrlingsschwangerschaft
- Myomenukleation mit Eröffnung des Cavum uteri
- cephalo-pelvine Disproportion
- Sectio parva, Sectio caesarea
- abnorme Kindslage
- pathologisches fetales Herzfrequenzmuster

Wichtig: Fachinfo beachten: Gegenanzeigen, Warnhinweise, Arzneimittelinteraktionen etc.

Allgemeine Hinweise

- Durch Prostaglandine werden bei geringerer Progesteronwirkung stärkere und bei größerer Progesteronwirkung schwächere Kontraktionen am schwangeren Uterus ausgelöst. Die Wirkung von Progesteron kann durch eine vorhergehende Gabe von Progesteronrezeptor-Blockern (Mifepriston/Mifegyne®) abgeschwächt werden.

- Die durch PG ausgelösten Uteruskontraktionen sind häufig schmerzhaft. Deshalb sollte rechtzeitig eine ausreichende Schmerztherapie begonnen werden, welche im Wesentlichen auf NSAID mit Opioiden als Reservemedikation basiert. Die gleichzeitige Gabe von PG und Schmerzmitteln aus der Gruppe nicht-steroidaler Entzündungshemmer ist unproblematisch (Ref: www.ncbi.nlm.nih.gov/pubmed/16055455). NSAID reduzieren die endogene PG-Produktion, haben jedoch keine Auswirkung auf die Wirkung von exogenen PG.

- Keine lokale Prostaglandin-Anwendung bei Infektionen der Geburtswege!

- Bei der intravenösen Infusion von Prostaglandinen ist eine engmaschige klinische Überwachung der Patientin erforderlich!

- Bei schweren postpartalen Blutungen kann die lebensbedrohliche Situation die Kontraindikationen relativieren!

Kontraindikationen für Prostaglandinanwendung in der Schwangerschaft

- Plazenta praevia, fetopelvines Missverhältnis, geburtsunmögliche Kindslage, akute Gefahrensituationen für Mutter oder Kind, die eine sofortige (chirurgische) Geburtsbeendigung erfordern.

- Ungeklärte vaginale Blutungen.

Tab. 2 Synthetische Prostaglandine (Präparateübersicht)

Substanz	Pharmakologie (Halbwertszeit)	Präparat (Hersteller)	Formulierung	Zugelassene Indikation
Misoprostol (Prostaglandin E1 Derivat) Hersteller hat noch um keine Zulassung in Gyn/GH angesucht, das Präparat wird aber trotzdem weltweit als das PG der 1. Wahl in vielen Indikationen in Gyn/GH angesehen und von allen evidenzbasierten Guidelines empfohlen.	Cmax nach 12±3 min HWZ 20-30 min (Metabolite 1,5 h)	Cytotec® 0,2 mg Misoprostol (Pfizer AG Schweiz) Reimport über Kohlpharma In Deutschland somit Off-Label	Tbl. zur oralen Einnahme (vaginale u. sublinguale Verabreichung ist gut dokumentiert und evidenzbasiert möglich).	Zur Behandlung von Magen- und Zwölffingerdarmgeschwüren: täglich 800 µg in 2 oder 4 Einzeldosen aufgeteilt, mit den Mahlzeiten und vor dem Zubettgehen über einen Zeitraum von 4–8 Wochen.
		Arthotec® (forte). Manteltabletten mit 75 mg Diclofenac-Natrium und 0,2 mg Misoprostol (Pfizer)		Arthotec forte ist angezeigt bei Patienten, die der Behandlung mit dem nichtsteroidalen Antirheumatikum (NSAR) Diclofenac in Kombination mit Misoprostol bedürfen. Diclofenac ist angezeigt für die symptomatische Behandlung von – aktivierter Arthrose und – rheumatoider Arthritis/chronischer Polyarthritis. Misoprostol ist angezeigt bei Patienten, die einer Prophylaxe von NSAR-induzierten Magen- und Zwölffingerdarmgeschwüren bedürfen.
	konstante Wirkstofffreisetzung (7 µg/Std.) über 24 Std	Misodel® 200 µg vaginales Wirkstofffreisetzungssystem (Ferring)	Vaginales Wirkstofffreisetzungssystem	Einleitung von Wehen ab 37. SSW bei unreifer Zervix (Bishop-Score < 5), wenn eine Geburtseinleitung indiziert ist.
		MisoOne®	Tablette 400 µg Misoprostol	In Kombination mit Mifegyne® ist eine 400 µg Misoprostol-Tablette seit 27.03.2013 in Deutschland zum medikamentösen Abbruch einer frühen intrauterinen Schwangerschaft bis zum 49. Tag der Amenorrhoe zugelassen. (MisoOne® wird jedoch voraussichtlich erst ab Frühjahr 2018 auf den deutschen Markt kommen)
Dinoproston (Prostaglandin E2)	Im Blut 1-3 min	MINPROSTIN® E2 Vaginalgel 1 mg/-2 mg (Pharmacia / Pfizer Pharma)	Vaginalgel	Medizinisch indizierte Geburtseinleitung bei Schwangeren am Termin oder in Terminnähe mit einem Bishop-Score ≥ 4 und Einlingsschwangerschaft.
		MINPROSTIN® E2 Vaginaltabletten (Pharmacia / Pfizer Pharma)	Vaginaltablette	Minprostin E2 Vaginaltabletten sind angezeigt zur Geburtseinleitung bei Patientinnen mit ausreichender Geburtsreife der Cervix uteri
		Prepidil® Gel (Pharmacia / Pfizer Pharma)	Vaginalgel	Medizinisch indizierte Geburtseinleitung bei Schwangeren mit unreifer Zervix (BishopScore bis zu 5).
		PROPESS® 10 mg vaginales Freisetzungssystem (Ferring Arzneimittel)	Vaginales Freisetzungssystem	PROPESS ist indiziert zur Einleitung der Zervixreifung in der Spätschwangerschaft (ab 38. Schwangerschaftswoche).
Gemeprost (Prostaglandin E1 Derivat) (16,16-dimethyl-trans-delta2 PGE1 methyl ester)	Cmax 2-3 h nach vaginaler Gabe für mindestens 6-8 Stunden HWZ 10-15 min	Cergem® (MSD)	Vaginalovulum	Zervixerweichung und -erweiterung zur Vorbereitung einer Ausräumung des Uterus bei Nichtschwangeren und bei Schwangeren bis zur 12. Schwangerschaftswoche. Einleitung einer Schwangerschaftsbeendigung im zweiten Trimenon (mittleren Schwangerschaftsdrittel) bei gesunden Frauen, eine instrumentelle Nachbehandlung ist erforderlich. Reservemedikament: Sollte wegen starker Schmerzen als Nebenwirkung nur bei besonderer Indikation angewendet werden.
Sulproston (Prostaglandin E2 Derviat)	<1 min	Nalador®-500 Pulver zur Herstellung einer Infusionslösung (Bayer Vital)	Trockenpulver für Infusionslösung	• Zur Vorbereitung einer instrumentellen Ausräumung des Uterus: Abortinduktion bei - intakter Schwangerschaft - Missed abortion - Blasenmole • Geburtseinleitung bei intrauterinem Fruchttod • Behandlung postpartaler atonischer Blutungen

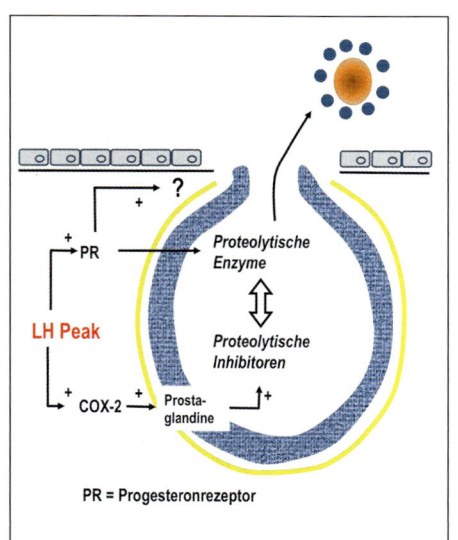
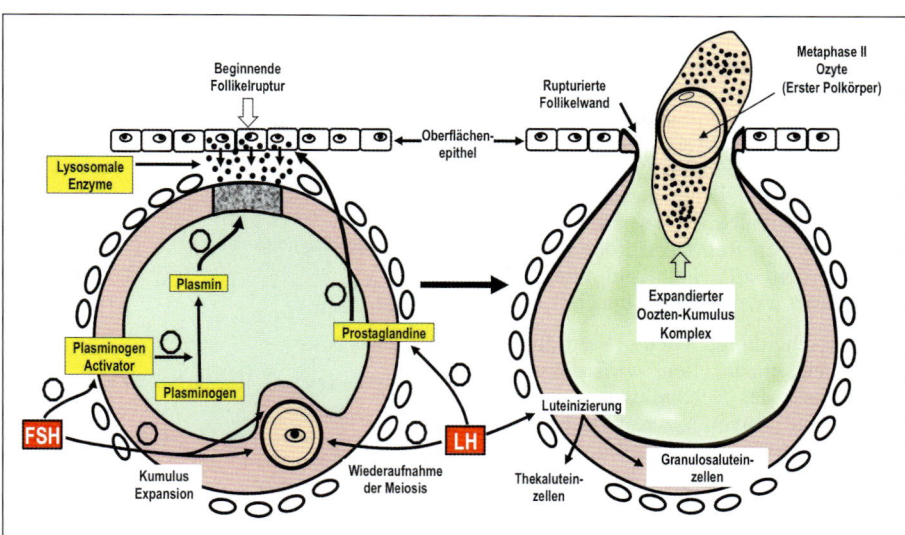

Abb. 4: Ovulationsauslösung nach LH-Peak

Links: Vereinfachte Darstellung: Der LH-Peak führt über Aktivierung der Progesteronrezeptoren zu einer Aktivierung proteolytischer Enzyme und über eine Aktivierung von COX2 zu einer Prostaglandinerhöhung

Rechts: Zelluläre Mechanismen, durch die der präovulatorische Anstieg von LH und FSH den Eisprung auslöst.

(Mod. nach: Gregory F. Erickson, (Vol 5, Chap 12) Chapter 12 Follicle Growth and Development, www.glowm.com/resources/glowm/cd/graphics/figures/v5/0120/035f.gif; 11.9.2013)

Rolle der Prostaglandine bei der Ovulation:

Die Konzentrationen des PG und PGF steigen im präovulatorischen Follikel oder nach Exposition mit hohen LH- oder hCG-Konzentrationen deutlich an. Zur Zeit des Eisprungs sind sie am höchsten.

Prostaglandine scheinen bei der Auslösung der Ovulation eine Rolle zu spielen, wobei die genauen Mechanismen noch ungeklärt sind. PG und intrafollikuläres Oxytozin können bei der Stimulation der Muskelkontraktionen zusammenwirken und die Extrusion des Oozytenhügels fördern. Hierbei spielt klinisch die COX-2 (Cyclooxygenase) Hemmung evtl. bei der Notfallkontrazeption sowie Reproduktionsmedizin eine Rolle (**Edelman et al. 2012**), (**Xu u. Li 2013**).

(Mod. nach: Edelman AB, Jensen JT, Doom C, Hennebold JD. Impact of the prostaglandin synthase-2 inhibitor celecoxib on ovulation and luteal events in women. Contraception. 2013 Mar;87(3):352-7.

Mod. nach: Xu B, Li Y. Flexible ovarian stimulation in a poor responder: a case report and literature review. Reprod Biomed Online. 2013 Apr;26(4):378-83

- Multiparität (6 oder mehr vorausgegangene Schwangerschaften)

  Anmerkung der Autoren: Bei Multiparität besteht **postpartal** ein großes Blutungsrisiko. Daher sollten PG bei gegebener Indikationsstellung großzügig angewendet werden.

- Im 2. und 3. Trimenon bei Zustand nach Sectio caesarea oder nach anderen Operationen am Uterus mit Eröffnung des Cavum uteri, → **cave Uterusruptur!**

Wichtig: Fachinfo beachten: Gegenanzeigen, Warnhinweise, Arzneimittelinteraktionen etc.

Unerwünschte Begleiterscheinungen

- In der Schwangerschaft: Uterine Überstimulation möglich, evtl. mit fetalen Herzfrequenzalterationen (uterines Hyperstimulationssyndrom)
- Gastrointestinaltrakt: Übelkeit, Erbrechen, Diarrhoe (wegen erhöhter Darmmotilität)
- Temperaturanstieg (kurzfristig)
- Vaginale Blutungen und Schmerzen des Uterus
- Kopfschmerzen, Müdigkeit, Muskelschwäche, Störung der zentralen Temperaturregulierung (Fieber)
- Herzfrequenzerhöhung (Palpitationen), Hypotonie
- Bronchokonstriktion (Dyspnoe)
- Rücken- und Brustschmerzen
- Erhöhung des Augeninnendruckes
- Erhöhung der Leukozytenzahl
- Zittern (Misoprostol, dosisabhängig)

Wechselwirkungen

- Oxytocin kann frühestens 6 Stunden nach PG-Gabe eingesetzt werden, um eine nicht berechenbare Wirkungsverstärkung (uterine Überstimulation) zu vermeiden.
- Mifepriston|Mifegyne® sensibilisiert das Myometrium auf PG. Deshalb ist nach einer Prämedikation mit Mifegyne die Dosierung von PG zu reduzieren (1/2 oder 1/4 Dosis).
- Bei Prostaglandin-induzierten uterinen Überstimulierungen, insbesondere mit fetalen Herzfrequenzalterationen, ist die Gabe von Tokolytika (z.B. intravenöse Gabe des Betasympatikomimetikums Fenoterol) indiziert. Alternativ kann auch der selektive Oxytocinantagonist Atosiban intravenös gegeben werden.

Substanzen

In **Tab. 2** sind die zur Zeit verfügbaren Prostaglandinpräparate in der Gynäkologie und Geburtshilfe zusammengestellt.

Misoprostol (Cytotec®)

Misoprostol ist ein Prostaglandin-E1-Derivat, das in der Gynäkologie/Geburtshilfe weltweit bei verschiedenen Indikationen eingesetzt wird. Der Hersteller von dem am weitesten verbreiteten Medikament Cytotec® hat für den Einsatz in der Gynäkologie/Geburtshilfe jedoch nie eine Zulassung beantragt, weshalb das Präparat weltweit **off-label** angewendet wird. Eine

Zulassung besteht lediglich für die Prophylaxe und Therapie des Ulkus ventriculi. Das Präparat wird seit dem 01.01.2006 von der Herstellerfirma Pfizer in Deutschland nicht mehr vertrieben. Diese überraschende Entscheidung betrifft nur Deutschland. Es ist in anderen europäischen Ländern nach wie vor erhältlich und kann über einen Reimport problemlos bezogen werden, z.B. Fa. Kohl Pharma in Merzig/Saar: www.kohlpharma.com.

Die Entscheidung, den Vertrieb in Deutschland einzustellen, wird damit begründet, dass das Behandlungsprinzip der Therapie und Prävention von Gastro-Duodenal-Ulcera mit Misoprostol überholt sei. Cytotec® ist weltweit nur zur Prophylaxe und Therapie des Ulcus ventriculi zugelassen. Trotz zahlreicher Publikationen und der eindeutigen Datenlage bezüglich eines sinnvollen Einsatzes in der Gynäkologie und Geburtshilfe hat sich der Hersteller nie um eine Zulassung für dieses Indikationsspektrum bemüht. Aufgrund der guten Erfahrungen und Empfehlungen in "Evidence based" Behandlungsrichtlinien (WHO, RCOG), wird Cytotec® in den letzten Jahren weltweit zunehmend "Off-Label" für Indikationen wie Zervixpriming, missed abortion, Geburtseinleitung, Prävention und Therapie der postpartalen Blutungen, sowie im Rahmen des medikamentösen Schwangerschaftsabbruchs im ersten und zweiten Trimenon angewandt **(Fiala u. Safar 2003)**.[5]

Obwohl Misoprostol sich nach umfangreichen Studien als Prostaglandin der ersten Wahl bei zahlreichen Anwendungen in der Gynäkologie und Geburtshilfe etabliert hat, besteht weltweit ein Off-Label-Use, so dass der Einsatz von Misoprostol in der individuellen Therapiefreiheit jeden Arztes liegt. Gerade in der Geburtshilfe und der Pädiatrie ist die Off-label Anwendung von Medikamenten ein häufiges Ereignis in der klinischen Routine **(Weeks et al. 2005)**.[6] Daher hat sich jeder Arzt über die Bedeutung oder sogar die gegebene Notwendigkeit des Off-Label-Use zu informieren. Die Patientin muss, wie bei allen anderen Off-label-Anwendungen, entsprechend aufgeklärt werden **(vgl. auch Stellungnahme der AG Medizinrecht zum Off-Label-Use, persönliche Mitteilung 2005)**.

Demgegenüber gibt es seit Anfang 2013 und 2014 Misoprostol-Präparate anderer Hersteller mit Zulassung in Deutschland für spezielle Indikationen (Misodel®, MisoOne®, s. **Tab. 2**).

(weitere Informationen auch unter: www.misoprostol.org)

- **Pharmakokinetik:** Als Prodrug wird Misoprostol erst nach der Leberpassage in die metabolisch aktive Form Misoprostolsäure umgewandelt. Die Halbwertszeit beträgt max. 40 Minuten.

Tab. 3 Dosierung von Sulproston (Nalador-500) als Infusion (nach Fachinformation, Stand April 2015).
(Anmerkung: Reservemedikament. Sollte wegen möglicher Nebenwirkungen auf Gefäße und Bronchien nur bei besonderer Indikation angewendet werden; **siehe in jedem Fall Fachinformationen!**)

Infusionsmenge	500 µg Nalador-500 als					
	250-ml Infusion			500-ml Infusion		
Infusionsgeschwindigkeit	µg/min	ml/min	Tropfen/min	ml/min	Tropfen/min	µg/Std.
A: Anfangsdosis	1,7	0,9	~17	1,7	~34	100
B: Maximale Dosis	8,3	4,2	~83	8,3	~166	500
Maximale Gesamtdosis: 1500 µg Nalador-500 über 24 Stunden						

Infusionsmenge	500 µg Nalador-500 als					
	250-ml Infusion			500-ml Infusion		
Infusionsgeschwindigkeit	µg/min	ml/min	Tropfen/min	ml/min	Tropfen/min	µg/Std.
A: Anfangsdosis	1,7	0,9	~17	1,7	~34	100
B: Maximale Dosis	8,3	4,2	~83	8,3	~166	500
C: Erhaltungsdosis	1,7	0,9	~17	1,7	~34	100
Maximale Gesamtdosis: 1.500 µg Nalador-500 über 24 Stunden						

Die folgenden Aussagen beruhen auf Texten der Fachinfo Misoprostol (Pfizer AG, Zürich):

(ch.oddb.org/de/gcc/fachinfo/reg/46945; 23.02.2017)

Pharmakologie

- **Absorption:** Nach oraler Einnahme wird Misoprostol rasch resorbiert. Nach einer Einzeldosis wird die maximale Plasmakonzentration Cmax des Hauptmetaboliten Misoprostolsäure nach 12 ± 3 Minuten erreicht. Cmax ist nach einer Einzelgabe von Misoprostol im Bereich von 200–400 µg linear abhängig von der verabreichten Dosis. Der Plasma-Steady-State wird innerhalb von zwei Tagen erreicht.

- **Verteilung:** Die Bindung von Misoprostol an Serumproteine ist < 90% und im therapeutischen Bereich unabhängig von der verwendeten Dosierung.

- **Metabolismus:** Misoprostol wird rasch und vollständig zur freien Misoprostolsäure, welche den hauptsächlichen pharmakologisch aktiven Metaboliten im Blut darstellt, metabolisiert.

- **Elimination:** Die Eliminations-Halbwertszeit t ½ von Misoprostolsäure liegt zwischen 20 und 30 Minuten, die seiner weiteren inaktiven Metaboliten bei 1½ Stunden. Auch nach längerer Verabreichung von 2 x täglich 400 µg kommt es zu keiner Akkumulation von Misoprostolsäure im Plasma.

- **Kinetik spezieller Patientengruppen/Niereninsuffizienz:** Patienten mit eingeschränkter Nierenfunktion (Clearance von < 0,5-36,8 ml/min) zeigten einen Anstieg von t ½, Cmax und AUC. Es bestand keine Korrelation zwischen dem Ausmaß der Niereninsuffizienz und der AUC von Misoprostolsäure. Bei 4 von 6 Patienten mit totalem Nierenversagen konnte ein ungefähr zweifacher Anstieg der AUC festgestellt werden.

Die Kinetik von Misoprostol bei oraler und vaginaler Anwendung ist in **Abb. 5** dargestellt.

Rechtliche Aspekte des Off-label-use

Der Jurist Dr. Ratzel ist in einem Kommentar auf die Frage der Verordnung und Verabreichung nicht zugelassener Arzneimittel und deren Erstattungsfähigkeit eingegangen **(Ratzel 2003)**.[7] Von Ratzel wurde eine weitere Stellungnahme zu diesem Thema im Frauenarzt veröffentlicht **(Ratzel 2014)**.[8] Des Weiteren sollte der Artikel von Roland Uphoff über haftungsrechtliche Konsequenzen berücksichtigt werden **(Uphoff 2014)**.[9]

Der BGH hat in einem Urteil 1995 sinngemäß festgestellt, dass der medizinische Standard eine dynamische Größe ist, was dazu führen kann, dass ein Arzneimittel sich aufgrund neuer wissenschaftlicher Erkenntnisse in einer nicht zugelassenen Indikation als wirksamer herausstellt als dafür zugelassene Arzneimittel und damit die Off-Label-Verordnung sogar geboten sein kann. Das BSG hat in verschiedenen Urteilen Kriterien zur Verordnungsfähigkeit von Arzneimitteln im Off-Label-Use definiert (**BGH, Urt.v. 29.6.1995 – 4 StR 760/94, MedR 1996, 22, 23 (Surgibone).**

Die **DGGG hat 2013** eine AWMF S1 Leitlinie zum Off-Label-Use veröffentlicht. **Fazit:** "Kommt eine Off-Label-Anwendung eines Arzneimittels in Betracht, muss der Arzt jeden Einzelfall sorgfältig sowohl unter haftungsrechtlichen, als auch unter verordnungsrechtlichen Gesichtspunkten prüfen. Sind bestimmte Voraussetzungen erfüllt, ist der Einsatz eines nicht zugelassenen Arzneimittels unproblematisch oder sogar geboten. In jedem Fall muss der Patient darüber aufgeklärt werden, dass eine Arzneimittelverordnung außerhalb einer bestehenden Zulassung beabsichtigt ist und er muss zu dieser Therapie sein Einverständnis geben. Um das Regressrisiko zu verringern, hat der Vertragsarzt die Möglichkeit, bei der Krankenkasse deren Auffassung als Kostenträger einzuholen und den Patienten im Ablehnungsfall dann ein Privatrezept auszustellen." (BSG Beschluss vom 31.05.2006, B 6 KA 53/05 B für den Fall des medizinisch umstrittenen Off-Label-Use). Eine gewisse Erleichterung der praktischen Handhabe wird die Anlage zu den Arzneimittel-Richtlinien zu anerkannten Off-Label-Use Indikationen solcher Arzneimittel bringen (Teil A), nachdem der Aufnahme ein positives Votum der Expertengruppe und eine Anerkennung dieses Off-Label-Use durch den Pharmazeutischen Unternehmer als bestimmungsgemäßen Gebrauch vorausgegangen ist.

In allen wichtigen Leitlinien der WHO **(WHO recommendations for Induction of Labour)**[10], RCOG **(Royal College of Obstetricians and Gynaecologists 2011)**[11] und auch der französischen HAS (Haut Authorité de Santé) wird Misoprostol empfohlen.

Weeks et al. (2005)[12] haben in einem Kommentar die Frage der Off-Label-Anwendung von Misoprostol und anderer Medikamente zusammengefasst und darauf hingewiesen, dass eine Zulassung nur dann von einer Pharmafirma beantragt wird, wenn eine Gewinnerwartung besteht. Demgegenüber sind wir als Kliniker der Evidenz verpflichtet um unseren Patienten bestmöglich zu helfen. Deshalb kann ein Off-Label-Einsatz u.U. sogar geboten sein.

Fiala und Safar haben 2003 in einer Übersicht die Wirkung von Misoprostol in der Geburtshilfe und Gynäkologie zusammengefasst **(Fiala u. Safar 2003)**[13] und auf den Widerspruch hingewiesen, dass für Misoprostol als Medikament der Wahl keine Zulassung besteht.

Die Dosierung von Misoprostol (200 μg/Tablette) bei den unterschiedlichen Indikationen ist in **Tab. 4** zusammengefasst.

Eine 400 μg Misoprostoltablette (Firma Nordic Pharma GmbH, Ismaning) ist bei der Indikation eines medikamentösen Schwangerschaftsabbruchs nach § 218 in Verbindung mit Mifegyne bis zum 49. Tag (p.m.) bereits in europäischen Staaten u.a. auch in Deutschland, zugelassen. Der Produktname lautet in der Schweiz und in Deutschland MisoOne® und in Österreich Topogyne®. MisoOne® ist in Deutschland zwar seit 2013 in der o.g. Indikation zugelassen, wird jedoch voraussichtlich erst 2018 auf den Markt kommen.

Nach wie vor verfügbar ist auch **Arthotec® (forte)**. Allerdings ist die Anwendung begrenzt, da eine Tablette neben 200 μg Misoprostol auch 75 g Diclofenac enthält, wobei die empfohlene Tageshöchstdosis für Diclofenac 150 mg beträgt.

Rath (2014)[14] hat in einer Übersicht den Stellenwert von Misoprostol bei der Geburtseinleitung wie folgt zusammengefasst:

- Die Anwendung von Misoprostol ist eine effektive und sichere Methode zur Geburtseinleitung in Terminnähe.
- Die Vorteile von Misoprostol gegenüber konventionellen PGE2-Präparaten liegen in der Stabilität bei Raumtemperatur, dem einfachen Applikationsmodus, dem schnellen Wirkungseintritt und den niedrigen Kosten.
- Die Effizienz einer oralen Gabe von Misoprostol ist zumindest gleichwertig wie bei konventionellen PGE2-Präparaten, die Sectiorate ist jedoch niedriger. Die vaginale Anwendung ist effektiver als die vaginale Applikation von PGE2-Präparaten.
- Die Rate uteriner Überstimulierungen ist nach niedrig dosiertem oralem Misoprostol der der konventionellen PGE2-Präparate vergleichbar, nach vaginaler Applikation mehrheitlich höher. Uterine Überstimulierungen nach Misoprostol sind dosisabhängig, weswegen möglichst niedrige Einzeldosierungen (20-25 μg) verabreicht werden sollten.
- Aufgrund der niedrigeren Rate uteriner Überstimulierungen und der geringeren Frequenz an 5 Minuten Apgar-Werten < 7 wird mehrheitlich die orale der vaginalen Anwendung vorgezogen.
- Klinikinterne Protokolle zur Geburtseinleitung mit Misoprostol sollten sich hinsichtlich der Dosierung und der Applikationsintervalle an gängigen Leitlinien orientieren.
- Bisher liegen keine evidenzbasierten Empfehlungen zur CTG-Überwachung vor. Zu berücksichtigen ist die unterschiedliche Resorptionskinetik von oralem und vaginalem Misoprostol, in jedem Fall sind CTG-Kontrollen notwendig, wenn die Schwangere Wehen verspürt oder diese nachgewiesen werden.
- Zur Geburtseinleitung nach vorangegangener Sectio ist Misoprostol kontraindiziert (erhöhtes Rupturrisiko).
- Misoprostol (oral/vaginal) sollte nur in abgewogenen Portionen mit exakter Dosierung eingesetzt werden. Bei oraler Gabe empfiehlt sich die Auflösung einer 200 μg Misoprostol-Tablette in 200 ml Wasser, die Trinkmenge in ml entspricht dann der applizierten Misoprostol-Dosis in μg.
- Inzwischen zugelassen und seit Herbst 2014 in Deutschland kommerziell verfügbar ist ein 200 μg Misoprostol Vaginalinsert (Misodel®).
- Des Weiteren in Zusammenhang mit Mifegyne® zugelassen ist eine Misoprostol 400 μg -Tablette (MisoOne®), oral einzunehmen, für den medikamentösen Schwangerschaftsabbruch (s.o.).

Gemeprost (Cergem®)

Indikationen: Zervixerweichung und -erweiterung zur Vorbereitung einer Ausräumung des Uterus bei Nichtschwangeren und bei Schwangeren bis zur 12. Schwangerschaftswoche. Einleitung einer Schwangerschaftsbeendigung/Abortinduktion bei gesunden Frauen bis zur 23+6 SSW, eine instrumentelle Nachbehandlung ist erforderlich.

Dosierung, Art und Dauer der Anwendung: Die Anwendung des Cergem® Vaginalzäpfchens muss unter Aufsicht eines Arztes erfolgen, der über Einrichtungen zur mehrstündigen Überwachung der Kreislauffunktionen verfügt und der vom Zeitpunkt der Einlage des Vaginalzäpfchens bis zum Ende des Eingriffes (einschließlich der postoperativen Überwachung) für die Betreuung der Patientin verantwortlich ist.

– Zur Zervixerweichung und -erweiterung im 1. Trimenon pro Eingriff nur ein Vaginalzäpfchen,

– Zur Abortinduktion im 2.Trimenon kann die Anwendung der Vaginalzäpfchen alle drei bis sechs Stunden wiederholt werden bis zu einer Gesamtmenge von maximal 5 Zäpfchen/24h.

Vor der Anwendung soll das Vaginalzäpfchen im verschlossenen Beutel der Raumtemperatur angeglichen werden. Cergem Vaginalzäpfchen sind dazu bestimmt, mindestens 3 Stunden vor dem Eingriff in das hintere Scheidengewölbe eingeführt zu werden. Eine intrazervikale Lage des Zäpfchens muss vermieden werden.

Prostaglandine

Pharmakokinetik:
- Halbwertszeit 1-2 Stunden
- max. Plasmaspiegel nach 1-3 Stunden erreicht
- Wirkungsdauer 12 Stunden

Dinoproston (Prostaglandin E2)

Indikationen siehe Tab. 2

HWZ 1-3 min;

Auszug aus der Fachinformation Minprostin® E2 Vaginalgel 1und 2mg (Stand Juni 2016)

„Durch präpartale intravaginale Anwendung von Dinoproston als Minprostin® E2 Vaginalgel werden bei bevorzugter Wirkung auf die Cervix uteri (Priming, Softening, Dilatation des Gebärmutterhalses) Wehen ausgelöst, die zur Geburt führen können. Diese direkte Anwendung am Wirkungsort ist einfach zu handhaben, führt meist zu einem langsamen Wehenbeginn und schränkt die natürliche Bewegungsfreiheit der Gebärenden nicht ein. Außerdem konnte gezeigt werden, dass durch eine prophylaktische orale Gabe von β-Sympathomimetika (Tokolytika), wie Fenoterol der zervixerweichende Effekt von Dinoproston nicht beeinträchtigt wurde."

„Der exakte Wirkungsmechanismus, welcher der Zervixerweichung durch Dinoproston zugrunde liegt, ist bislang noch nicht vollständig aufgeklärt. Dinoproston löst im Myometrium des schwangeren Uterus Kontraktionen aus, die denen bei Geburtswehen ähneln. Ob dies durch eine direkte Wirkung von Dinoproston auf das Myometrium erfolgt, ist noch nicht geklärt."

Auszug aus der Fachinformation Minprostin® E2 Vaginaltabletten 3mg (Stand Juni 2016)

Besondere Warnhinweise und Vorsichtsmaßnahmen für die Anwendung:

„Vaginaltabletten dürfen nur von Ärzten in Kliniken angewandt werden, die über intensivmedizinische Überwachungsmöglichkeiten für Mutter und Kind und die Möglichkeit einer operativen Geburtsbeendigung (auch durch Sectio caesarea) verfügen. Patientinnen, bei denen ein erhöhter Muskeltonus oder eine erhöhte Kontraktilität des Uterus auftritt oder bei denen sich ungewöhnliche fetale Herzfrequenzmuster entwickeln, sollten unter Berücksichtigung des Wohlergehens von Mutter und Kind behandelt werden."

Tab. 4 Dosierung von Misoprostol (Cave: Off-Label)
(siehe Frauenarzt 44 (2003): Misoprostol in Gynäkologie und Geburtshilfe H. Lukoschus, M. Nierhaus, K. Vetter; Tab 2: Einsatzmöglichkeiten von Misoprostol in Gynäkologie und Geburtshilfe, S. 161)

Indikation	Schema	Spezifische Kontraindikationen
Gynäkologie		
Zervixpriming vor Eingriff	400 µg oral 8-12 Std. vor dem Eingriff immer mit ausreichend Analgetika kombinieren, z.B. Ibuprofen, Diclofenac	
Geburtsmedizin		
Abortinduktion im 2. und 3. Trimenon nach Prämedikation mit Mifegyne®	Testdosis 200 µg oral, im 2. Trimenon und bei uterus ohne Narbe: initial 800 mcg Misoprostol, danach alle 4 Stunden 400 mcg oral bis zur Ausstoßung, im 3. Trimenon und bei Uterus mit Narbe: Testdosis 200 mcg, danach je nach Ansprechen alle 3 Stunden 200-400 mcg oral dann alle 4 Std. 400 µg Nachkürettage nur bei diagnostizierten Plazentaresten Kombination mit Mifepriston	Zustand nach transmuralen Uterusoperationen und Sectio caesarea
Geburtseinleitung am Termin	Beginn mit 25 µg oral. Dosissteigerung über 50 µg bis zur maximalen Einzeldosis von 100 µg alle vier Stunden, nüchtern oder zwischen den Mahlzeiten. CTG 20 Min. vor Einnahme anlegen, bei laufendem CTG Einnahme, danach noch mindestens 45 Min. weiterschreiben lassen.	Zustand nach transmuralen Uterusoperationen und Sectio caesarea Geminischwangerschaft ausgeprägte Präklampsie HELLP-Syndrom relative Kontraindikationen (Vorsicht bei der Anwendung): pathologische Doppler, Hyptrophie, CTG-Anomalien
Atonie, postpartale Hämorrhagie	einmalige orale Dosis von 400µg	
Bei narkotisierten Patientinnen können 600 µg rektal verabreicht werden.		

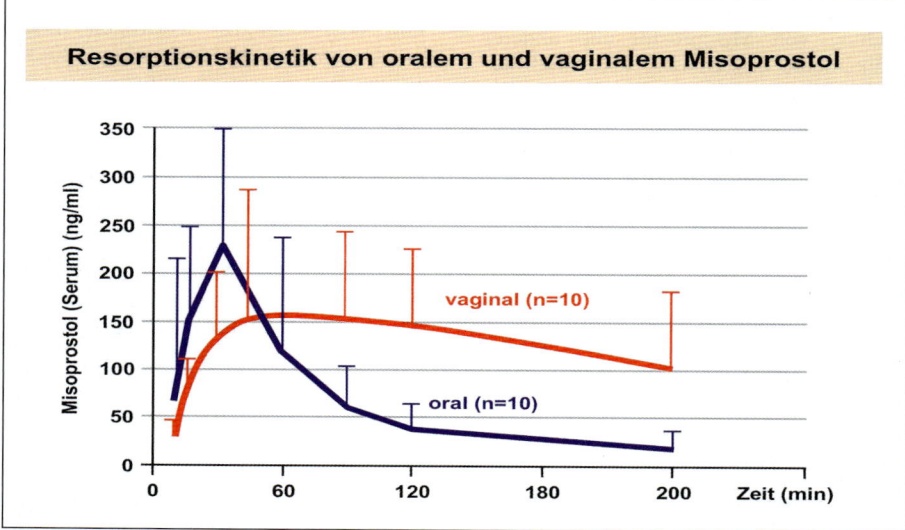

Abb. 5 Kinetik von Misoprostol: oral versus vaginal

(Mod. nach: Rath, 2014; Originalquelle: Zieman et al. Absorption kinetics of misoprostol with oral or vaginal administration. Obstet Gynecol. 1997 Jul;90(1):88-92)

Sulproston (Nalador®- 500)

- Indikationen siehe Tab. 2
- Auszug aus der Fachinformation Nalador®- 500 (Stand Mai 2017)
- Gegenanzeigen: siehe Fachinformationen.

  Besondere Warnhinweise und Vorsichtsmaßnahmen für die Anwendung: „Die Infusion erfolgt intravenös. Eine intraarterielle Anwendung ist wegen der Gefahr einer lokalen Arteriitis mit nachfolgender Nekrose zu vermeiden! Nicht als Bolus injizieren (rasch anflutende hohe Plasmaspiegel können zu kritischer Druckerhöhung im Lungenkreislauf führen)! Nalador darf nicht als Intrazervikal- oder Intramyometrialinjektion verabreicht werden."

- Risiko für Lungenödem z.B. bei unbilanzierter Volumenüberlastung, hohem Blutverlust und Anwendung von gefrorenem Frischplasma.

  Anmerkung: Das Problem der Lungenödem-Entwicklung nach Sulproston-Applikation ist inzwischen in der Literatur bekannt, es bestehen auch Hinweise dafür, dass die Sulproston-Anwendung zu einer peripartalen Kardiomyopathie führen kann.

  Empfehlung: Pulsoxymetrische Überwachung bei Anwendung von Sulproston zur Therapie der postpartalen Blutung.

- **Wechselwirkungen mit anderen Arzneimitteln und sonstige Wechselwirkungen:** „Zusammen mit Sulproston soll kein Oxytocin angewendet werden, da die Möglichkeit der Überstimulation eines nicht entleerten Uterus besteht (**Ausnahme:** postpartale atonische Blutungen)."

- **Anmerkung:** Sulproston ist zur Behandlung der oxytocinrefraktären Uterusatonie Medikament der 1. Wahl (AWMF-LL 015/063).

- "Im Hinblick auf theoretisch denkbare, in ihrer Auswirkung nicht bekannte Summationseffekte mit dem Risiko schwerer unerwünschter Nebenwirkungen kann eine Vorbehandlung oder Kombination mit anderen Prostaglandinen nicht empfohlen werden."

Mifepriston (Mifegyne®)

Progesteronantagonist mit einer 5- bis 8-fach höheren Affinität zum Progesteron-Rezeptor als das natürliche Progesteron. Durch die Blockade der Progesteronwirkung wird ein Abbruch der Schwangerschaft ausgelöst, identisch zu einer Corpus-luteum-Insuffizienz. Klinisch ist dies nicht von einem Spontanabort zu unterscheiden.

Das abortive Potential von Mifepriston (früher auch als RU 486 bezeichnet) wurde erstmals 1982 beschrieben. Darauf folgende Dosisfindungs-Studien zeigten allerdings, dass eine maximale Effektivität von weniger als 80 % nicht ausreichend war, um als Abortivum einen routinemäßigen klinischen Einsatz zu rechtfertigen. Der Durchbruch gelang letztlich mit der Entdeckung, dass Mifepriston auch zu einer Sensibilisierung des Myometriums gegenüber Prostaglandinen bei Schwangeren führt. Das daraufhin entwickelte Behandlungsschema mit der Gabe von 600 mg Mifepriston, 36-48 Stunden später gefolgt von der Applikation eines Prostaglandinanalogons führte zu Erfolgsraten von > 95 %.

Erstmals wurde Mifegyne® 1988 in Frankreich (Hersteller damals Roussel-UCLAF) zur sequenziellen Anwendung mit einem Prostaglandinanalogon für den Abbruch einer Schwangerschaft bis zum 49. Tag p.m. zugelassen. In Deutschland erfolgte die Zulassung Ende 1999. Seit dem 1. Juli 2008 ist ein medikamentöser Schwangerschaftsabbruch mit Mifegyne® bis zum 63. Tag p.m. zugelassen.

Weiterhin besitzt Mifegyne® auch Zulassungen für die Zervixreifung vor einem chirurgischen Schwangerschaftsabbruch, die Anwendung vor einem Prostaglandin-induzierten Schwangerschaftsabbruch aus medizinischer Indikation im zweiten und dritten Trimenon, inkl. die Einleitung der Wehen nach einem intrauterinen Fruchttod. Für diese Indikationen wird Mifegyne® zunehmend eingesetzt und hat sich international als Standard etabliert.

Im Jahr 2006 setzte die Weltgesundheitsorganisation (WHO) Mifepriston und Misoprostol auf ihre Liste der unentbehrlichen Arzneimittel (*essential medicines*).

Für Mifepriston wurde mit dem 9. Gesetz zur Änderung des Arzneimittelgesetzes vom 26.7.99 (BGBl. I, S. 1666) ein **Sondervertriebsweg** eingeführt, welcher regelt, dass pharmazeutische Unternehmer ein Arzneimittel, das zur Vornahme eines Schwangerschaftsabbruches zugelassen ist, nur an Einrichtungen im Sinne des § 13 des Schwangerschaftskonfliktgesetzes vom 27. Juli 1992 (BGBl. I, S. 1398) und nur auf Verschreibung eines dort behandelnden Arztes abgeben dürfen. In Deutschland erfolgt der Vertrieb von Mifegyne® über die Nordic Pharma GmbH; Fraunhoferstrasse 4, 85737 Ismaning.

Mifepriston wirkt analog zu anderen Progesteron-Rezeptorblockern auch sehr gut als Notfallkontrazeptivum („Pille danach') und wird als solches z.B. in China zur Notfallkontrazeption eingesetzt.

- **Pharmakokinetik und Pharmakodynamik** (Heikinheimo 1997)[15], (Heikinheimo 2003)[16]

  - Nach oraler Gabe von Mifegyne® wird der Wirkstoff Mifepriston rasch und vollständig resorbiert.
  - Nach der Resorption unterliegt Mifepriston zu einem gewissen Teil einem First-Pass-Metabolismus, wobei die drei Hauptmetaboliten auch blockierend auf den Progesteron-Rezeptor wirken und damit zur Gesamtwirkung beitragen.
  - Etwa 70 % der applizierten Dosis erreichen unverändert den systemischen Blutkreislauf.
  - Bei therapeutischen Konzentrationen wird Mifepriston zu 98 % an Serumproteine (saures α1-Glykoprotein oder Serumalbumin) gebunden.
  - Die terminale Halbwertszeit beträgt ca. 20 Stunden für Dosen von bis zu 200 mg. Nach der Einnahme einer 600 mg Einzeldosis sinkt die mittlere Plasmakonzentration zwischen 12 und 72 Stunden um 50 % (apparente Halbwertszeit: ca. 60 Stunden).
  - Die Ausscheidung erfolgt zu etwa 10% mit dem Urin und zu ca. 90% mit dem Fäzes.
  - Vollständige Informationen unter: **Fiala et al. (2011)**,[17] Fiala u. Gemzell-Danielsson (2006).[18]

- **Arzneimittelwechselwirkungen**

  - Mifepriston führt auch zu einer gewissen Blockierung der Cortisol-Rezeptoren. Dies ist im Normalfall klinisch nicht relevant. Allerdings muss dieser Aspekt bei Patientinnen, denen Cortison systemisch verabreicht wird, berücksichtigt werden. Entweder wird die Dosierung von Cortisol über 3 Tage erhöht oder es wird auf Mifegyne® verzichtet.
  - Es wurden keine gezielten Studien zu Wechselwirkungen von Mifegyne® mit anderen Arzneimitteln oder Nahrungsmitteln durchgeführt.
  - Da Mifepriston über CYP3A4 metabolisiert wird, besteht die Möglichkeit, dass Ketoconazol, Itraconazol, Erythromycin, Grapefruitsaft und ähnliche Substanzen den Metabolismus hemmen und zu erhöhten Serumspiegeln von Mifepriston führen.
  - Andere Arzneimittel, wie Rifampicin, Dexamethason, Johanniskraut und bestimmte Antikonvulsiva (Phenytoin, Phenobarbital und Carbamazepin) können induzierend auf den Metabolismus wirken und die Se-

Prostaglandine

rumspiegel von Mifepriston senken.

- Nichtsteroidale Antirheumatika (NSAR), einschließlich ASS (Acetylsalicylsäure), üben eine hemmende Wirkung auf die Biosynthese von Prostaglandinen aus. Allerdings basiert die sequentielle Therapie des medikamentösen Abbruchs nicht auf körpereigenen Prostaglandinen, sondern es werden größere Mengen exogene PG zugeführt. Deshalb hat die Hemmung der Biosynthese keinen Einfluss auf die Wirksamkeit. Allerdings stellen NSAID eine sehr wirksame Substanzgruppe dar und sollten unbedingt bei Bedarf gegeben werden **(Fiala, 2005)**[19], **(Norman, 1991)**.[20]

Minprostin® F2 alpha: Die Zulassung von Minprostin® F2 alpha ist zum 23.01.2006 erloschen und daher nicht mehr erhältlich.

Anwendungsgebiete der Prostaglandine in der Gynäkologie

a) Nicht schwangere Patientinnen: Intrauterine Eingriffe

Behandlungsziel: Zervixdilatation

Indikationen

- Hysteroskopie
- Uterusanomalien
- Zervixstenose
- IUD-Einlage

Weitere fakultative **Indikationen**

- Hämatometra
- Pyometra

Dosierung

- Misoprostol (Cytotec®, Arthotec®) Arthotec enthält wie Cytotec 200 µg Misoprostol pro Tablette plus 50 bzw. 75 mg Diclofenac, kann also wie Cytotec® eingesetzt werden. Dies ist leider noch weitgehend unbekannt. Obwohl Off-Label, wird Cytotec® heute überwiegend (> 90%) zur Zervixdilatation eingesetzt und von allen evidenzbasierten Therapierichtlinien empfohlen, da es das optimale PG in der Gyn/GH darstellt: 2 Tabletten (400 µg) oral oder vaginal 3h präoperativ oder sublingual 1h präoperativ **(Saav et al. 2015)**.[21]
- Cave: Bei PG zum Priming immer ausreichende Schmerztherapie mit nichtsteroidalen Antiphlogistika durchführen!

Therapieerfolg

- Präoperative Anwendung von Misoprostol: Eine Einzeldosis von 400 µg sublingual 1 Stunde oder vaginal 3 Stunden vor dem Eingriff ist am wirkungsvollsten und zeigt die geringsten Nebenwirkungen; höhere Dosen oder längere Zeitintervalle verbessern den Therapieerfolg nicht **(Fiala et al. 2007)**.[22]
- Bei Frauen in der Menopause sollte vorher eine mind. 2-wöchige Substitution mit Östrogenen erfolgen, um die Ausbildung von PG-Rezeptoren und damit eine Wirksamkeit zu erreichen **(Oppegaard et al. 2010)**.[23]

b) Schwangere Patientinnen:

Prostaglandinanwendung zur Abortinduktion (immer als sequentielle Therapie nach Mifegyne®)

Hinweise zur Aufklärung der Patientinnen vor einer Prostaglandintherapie über unerwünschte Nebenwirkungen:

- **Schriftliche Aufklärung:** Bei Prostaglandintherapie ist eine schriftliche Aufklärung der Patientin über den geplanten Eingriff (siehe unten) und eine Aufklärung über Prostaglandin-Nebenwirkungen empfohlen.
- **Zervixpriming:** Aufklärung der Patientin über möglicherweise schmerzhafte Uteruskontraktionen und Durchführung einer rechtzeitigen, evtl. auch prophylaktischen Schmerztherapie.
- **Schwangerschaftsabbruch im 2. Trimester:** Aufklärung der Patientin über das mögliche Risiko einer Uterusruptur (weniger als 1% der Fälle) und einer wenn auch sehr selten notwendig werdenden Gebärmutterentfernung.

Seltene unerwünschte Begleiterscheinungen unter Prostaglandinbehandlung:

- Bronchospasmus (sehr selten): nur bei PGE2, nicht bei selektiven PGE1

  Bei Therapie mit PG E2: Berotec-Aerosol-Spray (Wirkstoff Fenoterol) oder Partusisten-Ampullen (Wirkstoff Fenoterol) bereithalten.
- Je nach individueller Situation und Risiko, prophylaktische antibiotische Abschirmung sinnvoll, da Ammioninfektsyndrom nicht sicher auszuschließen ist.
- Dosisabhängig kann es vorübergehend zu folgenden Nebenwirkungen kommen: Temperaturanstieg kurzfristig: In 0,5% der Fälle PG-bedingter Temperaturanstieg bis 40° C möglich.
- kurzfristige Diarrhoe durch verstärkte Darmmotilität.

Im Folgenden wird auf einige Anwendungen von Prostaglandinen in der Gynäkologie eingegangen. Die Anwendung der Prostaglandine in der Geburtshilfe muss in der Fachliteratur eingesehen werden.

Die folgenden Aussagen beruhen auf Texten der S1 Leitlinie "Anwendung von Prostaglandinen in Geburtshilfe und Gynäkologie."[24] Diese Leitlinie wird allerdings derzeit aktualisiert.

1. Schwangerschaftsbeendigung bis zur 13+6. SSW p.m.

1.1. Abortinduktion bis 63 Tage p.m.

Ziel

- Vermeidung eines operativen Eingriffs und der damit verbundenen anästhesiologischen Maßnahmen.

Rechtliche Grundlage

- Nur etwa 25-40 % aller Schwangerschaften sind geplant. Nach deutschem Recht haben Frauen bis zur zwölften Woche nach der Befruchtung (14. Schwangerschaftswoche) Zeit, sich mit der neuen Situation auseinanderzusetzen und sich für oder gegen ein Kind zu entscheiden. So lange bleibt ein Schwangerschaftsabbruch straffrei (§ 218a StGB). Danach ist ein Abbruch nur noch bei medizinischer Indikation erlaubt. Gesetzlich vorgeschrieben ist eine Schwangerenkonfliktberatung und 3-tägige Wartezeit zwischen Beratung und Abbruch (§ 219 StGB).
- Eine ähnliche Fristenregelung gilt in Österreich (16 Wochen) und der Schweiz (12 Wochen), wobei es dort keine Pflichtberatung oder Wartefrist gibt. Allerdings muss die Frau in der Schweiz schriftlich bestätigen, dass sie sich in einer Notlage befindet.

Durchführung: Vergl. auch **Fiala (2012)**[25]

- Feststellung einer vitalen Schwangerschaft (Ultraschall oder hCG bei sehr frühen Schwangerschaften)
- 200-600 mg (1-3 Tabl.) Mifepriston unter ärztlicher Aufsicht
- 36-48 h
- PG-Analoga, 400 µg Misoprostol oral (bis zum 49. Tag p.m.) bzw. 800 µg Misoprostol vaginal (1mg Gemeprost ist zulassungskonform aber aufgrund hoher NW von allen evidenzbasierten Therapierichtlinien nicht mehr empfohlen).

Genauere Angaben siehe Mifegyne im Anhang I

1.2 Chirurgische Schwangerschaftsbeendigung bis zu 13 + 6 SSW p.m. (Abruptio, Missed Abortion, Blasenmole)

Ziele: Zervixerweichung, Tonisierung des Uterus und Minimierung des Blutverlustes, Vermeidung von Uterusperforation oder Folgeschäden (z.B. traumatische Zervixdilatation).

Vorgehen: Mindestens 1 Stunde vor dem operativen Eingriff Misoprostol in einer Dosierung von 400 µg sublingual oder oral bzw. vaginal 3 Stunden zuvor (1 mg Gemeprost vaginal ist zulassungskonform, aber aufgrund hoher NW von allen evidenzbasierten Therapierichtlinien nicht mehr empfohlen.) Bei 10. bis 14. SSW und/oder Nulliparität am Tag vor dem Eingriff Mifegyne® 200 mg oral und am Tag des Eingriffs die halbe Dosierung Misoprostol (200 µg) **(Clark et al. 2006)**,[26] **(Ashok et al. 2000)**[27] oder 1 h vor dem Eingriff 400 µg sublingual **(Saav et al. 2015)**.[28]

Hinweis: Bei jeder Gabe von PG ist eine ausreichende Schmerzbehandlung (meist NSAID) sicherzustellen.

2. Vorzeitige SS-Beendigung 14+0- bis 23+6 SSW p.m.

Ziel: Zervixerweichung und Weheninduktion: komplette Entleerung des Uterus unter Minimierung des Blutverlustes, Vermeidung weitergehender operativer Interventionen, z.B. Sectio parva; Reduktion von Folgeschäden.

Zervixpriming (vorbereitend)

- 200 mg Mifepriston p.o. zur Myometrium-Sensitivierung und Eröffnung der Zervix. 24-48 h später Induktion von Uteruskontraktionen mit Misoprostol 400µg oral oder vaginal alle 3-4 Stunden bis zur Ausstoßung. Andere Methoden, insbesondere PG alleine sind wegen der geringeren Wirksamkeit und der höheren Nebenwirkungsrate als überholt zu betrachten.

Abortinduktion

Hier ist Mifegyne® zur Vorbereitung der Prostaglandinanwendung zugelassen und international in allen evidenzbasierten Therapierichtlinien enthalten. Verkürzung des Abortinduktionsintervalls.

Wird in der aktuellen Leitlinie aufgenommen.

Hoopmann et al. (2014)[29] beschreiben den Einfluss von Mifepriston auf die Einleitungszeit von Schwangerschaftsabbrüchen im 2. und 3. Trimenon.

- Misoprostol 400 µg p.o. oder s.l. alle 4 h oder 400 µg vaginal alle 4-6 h (sofern keine vag. Blutung vorliegt) **(Wagaarachchi et al. 2002)**.[30] 1 mg Gemeprost ist zulassungskonform, aber aufgrund hoher Nebenwirkungen von allen evidenzbasierten Therapierichtlinien nicht mehr empfohlen.

Therapieversager: z.B. bei nicht erfolgter Uterusentleerung innerhalb von 48 h nach der ersten Applikation von Misoprostol evtl. Sulproston 1,7-8,3 µg/min i.v. (1 Amp. Sulproston 500 µg auf 500 ml, 1,7-8,3 ml/Min.min), max. 1.500µg/24 h; oder weitere, im indizierten Einzelfall anwendbare Verfahren.

Warnhinweis: Grundsätzlich sind PG-E-Analoga im 2. und 3. Trimenon bei vorausgegangener Sectio oder anderen transmuralen Uterusoperationen **kontraindiziert**.

3. Intrauteriner Fruchttod ab 24+0 SSW p.m.

Mifegyne® ist hier zugelassen zur Weheninduktion, hat sich als Standard etabliert und ist international in allen evidenzbasierten Therapierichtlinien enthalten.

Das Therapieschema ist ebenfalls die sequentielle Gabe von Mifegyne® zur Zervixdilatation und 1-2 Tage später Misoprostol zur Auslösung von Kontraktionen. Aufgrund des zunehmenden Risikos einer Uterusruptur mit steigendem Gestationsalter, sowie der großen Variationsbreite im individuellen Ansprechen des Uterus auf PG, muss die initiale Prostaglandindosis mit zunehmendem Gestationsalter schrittweise reduziert werden.

(Aufgrund der geringen Häufigkeit des IUFT ist die Datenlage zu Details des therapeutischen Vorgehens eingeschränkt.)

Vorgehen in Abhängigkeit vom Zervixstatus

Zervixpriming (vorbereitend): 200 mg Mifepriston p.o. 24-48 h vor Beginn einer PG-Anwendung (Myometrium-Sensitivierung und Zervixdilatation)

- (0,5 mg Dinoproston-Vaginalgel alle 6 h ist ebenfalls zulassungskonform, allerdings überholt).

Vorgehen 1-2 Tage nach Mifegyne®, bzw. bei reifer Zervix (Bishop-Score = 6)

Misoprostol z.B. dosisreduziert 100 µg alle 4 h: Vaginal bei 25-32 SSW, danach weitere Dosisreduktion empfehlenswert, z.B. 50 µg Misoprostol alle 4 h vaginal ab 32 SSW; je nach Ansprechen bezüglich Kontraktionen Dosissteigerung bis 200 µg **(Gómez et al. 2007)**.[31]

Alternatives Vorgehen (teilweise zulassungskonform, jedoch überholtes Therapieprinzip mit erhöhtem Nebenwirkungsrisiko):

- Sulproston 1,7-8,3 µg/Min. i.v. (1 Amp Sulproston 500 µg auf 500 ml, 1,7-8,3 ml/min), max. 1.500 µg/24 h;

- 1 mg/2 mg Dinoproston-Vaginalgel (ab Bishop-Score ≥ 4 möglich) (Off-Label-Use, da zugelassen für den Bereich um den errechneten Geburtstermin);

- 3 mg Dinoproston-Vaginaltablette, Wiederholung nach 6-8 h; max. 6 mg/24 h;

- Oxytocin i.v. (Bishop-Score ≥ 8), wenn möglich mit Amniotomie bei adäquater Muttermunderöffnung.

4. Intrauteriner Fruchttod in Terminnähe

Auch hier ist die sequentielle Therapie mit Mifepriston, gefolgt von Misoprostol nach 24-48 Stunden der derzeitige Standard. Die alleinige PG-Gabe ist aufgrund der geringeren Wirksamkeit und höheren Nebenwirkungsrate als überholt zu betrachten.

Hinweis: Das Risiko einer Uterus-Ruptur nach der Gabe von Prostaglandinen steigt mit zunehmender SS-Dauer - daher Dosisreduktion zur Vermeidung uteriner Überstimulation.

Cave: Bei abgestorbenem Fetus ist die Ansprechbarkeit des Myometriums auf Uterotonika möglicherweise erhöht - hier ist eventuell eine Dosisanpassung erforderlich!

5. Voraussetzungen und Kontraindikationen zur Geburtseinleitung und Anwendung von Prostaglandinen im 2. und 3. Trimenon, in Terminnähe, sowie bei Zustand nach Sectio/ vorangegangenen transmuralen Uterusoperationen und bei atonischer Nachblutung.

Siehe dazu **DGGG AWMF S1 Leitlinie: Anwendung von Prostaglandinen in Geburtshilfe und Gynäkologie**[32] (zurzeit in Überarbeitung).

Anhang: Schwangerschaftsabbruch mit Mifegyne®

Fiala hat 2012 eine Übersicht zum medikamentösen Schwangerschaftsabbruch verfasst und eine Expertise für ProFamilia zur gleichen Thematik geschrieben **(Fiala, 2012)**,[33] beides basierend auf einem ausführlichen Review zu dem Thema, sowie der seither publizierten Literatur **(Fiala, 2006)**.[34]

Das Royal College of Obstetrics and Gynecology (England) hat 2011 eine klinische Leitlinie zum Schwangerschaftsabbruch verfasst **(Royal College of Obstetricians and Gynaecologists 2011)**.[35]

Hoopmann et al. **(2014)**[36] beschreiben den Einfluss von Mifepriston® auf die Einleitungszeit von Schwangerschaftsabbrüchen im 2. und 3. Trimenon. "Mit Mifepriston verkürzte sich das mittlere Einleitungsintervall signifikant auf 15,1 (± 11,9) Stunden im Vergleich zu 25,3 (± 24.4) Stunden ohne Mifepriston (p < 0,001). Die Kombination von Mifepriston und Misoprostol war das am häufigsten angewendete Regime mit einer Verkürzung der Einleitungszeit auf 13,6 ± 10,3 Stunden. Neben der Vorbehandlung mit Mifepriston waren das Gestationsalter und der Z. n. Entbindung ohne Sectio signifikante Einflussfaktoren für eine Verkürzung der Einleitungszeit. Schlussfolgerung: Das Einleitungsintervall konnte durch die vorangehende Gabe von Mifepriston signifikant verkürzt werden. Die Kombination aus Mifepriston und Misoprostol stellt ein effektives Medikamentenregime für einen Schwangerschaftsabbruch nach dem 1. Trimester dar."

Rechtliche Grundlagen

Rechtlich wird der Schwangerschaftsabbruch in Deutschland durch den §218 StGB geregelt (in anderen Ländern weicht die gesetzliche Lage z.T. erheblich davon ab).

Indikationen

In folgenden Ausnahmefällen ist ein Schwangerschaftsabbruch nicht strafbar (§218a Straflosigkeit des Schwangerschaftsabbruchs), immer vorausgesetzt eine Einwilligung der Schwangeren liegt vor und ein approbierter Arzt führt den Schwangerschaftsabbruch durch:

- **Fristbegrenzte Schwangerschaftsabbrüche auf Wunsch:** Die Betroffene entscheidet sich für einen Abbruch und kann ein Beratungsgespräch an einer anerkannten Schwangerschaftskonfliktberatungsstelle (z.B. Pro Familia) nachweisen. Das Beratungsgespräch muss mindestens 3 Tage vor dem Abbruch stattgefunden haben. Der Abbruch muss innerhalb der ersten 12 Wochen ab Befruchtung (14. SSW post menstruationem) erfolgen. Dieser Ausnahmefall ist zwar gemäß Urteil des Bundesverfassungsgerichts "rechtswidrig", jedoch nicht strafbar.

- **Kriminologische Indikation:** Ist nach ärztlicher Erkenntnis die Schwangerschaft Folge einer Sexualstraftat (Vergewaltigung, sexuelle Nötigung) und der Betroffenen ein Austragen der Schwangerschaft nicht zuzumuten, bleibt ein Abbruch innerhalb der ersten 12 Wochen (14. SSW post menstruationem) ebenfalls straffrei.

- **Medizinische Indikation:** Der Abbruch bleibt straffrei, wenn durch die Schwangerschaft Gefahr für das Leben oder Gefahr für eine schwerwiegende Beeinträchtigung des körperlichen oder seelischen Gesundheitszustades der Schwangeren besteht. Eine zeitliche Frist besteht nicht.

Durchführung

1. Medikamentöser Abbruch einer frühen intrauterinen Schwangerschaft

In der Fachinformation von Mifegyne® wird Gemeprost (aus zulassungsrechtlichen Gründen) noch immer als einzige vaginale Prostaglandinoption erwähnt aufgrund der erhöhten Nebenwirkungsrate spielt Gemeprost jedoch in der Praxis heute so gut wie keine Rolle mehr. Stattdessen wird Misoprostol entweder oral 400 μg oder vaginal 800 μg angewendet. Auch in den aktuellen Guidelines von **WHO (2012)**[37], **RCOG (2011)**[38] und der französischen **HAS (2010)**[39] spielt Gemeprost praktisch keine Rolle mehr.

1.1 Bis zum 49. Tag der Amenorrhoe:

Mifegyne® 600 mg (3 Tabletten) als Einzeldosis oral eingenommen, 36 - 48 Stunden später gefolgt von Misoprostol 400 μg oral (zulassungskonform ist auch Gemeprost 1,0 mg vaginal, es sollte jedoch wegen starker Nebenwirkungen nicht angewendet werden) **(Peyron 1993)**[40], **(Spitz 1998)**[41], **(Ulmann 1992)**.[42]
Alternativ möglich: 200 mg Mifegyne® (1 Tablette) als Einzeldosis oral eingenommen, 36-48 Stunden gefolgt von Misoprostol 800 μg vaginal **(WHO 1993)**[43], **(WHO 2001)**.[44]

1.2 Zwischen 50. und 63. Tag der Amenorrhoe:

Mifegyne® 600 mg (3 Tabletten) oder 200 mg (1 Tablette) als Einzeldosis oral, 36–48 Stunden später Misoprostol 800 μg vaginal **(UK Multicenter Study Group 1997a)**,[45] **(WHO 1993)**[46], **(WHO 2001)**.[47]

Die sequenzielle Anwendung von Mifegyne® und einem Prostaglandin stellt in der Frühschwangerschaft eine gute Alternative zu chirurgischen Verfahren dar. Der zusätzliche Nutzen besteht insbesondere in einer unveränderten Wirksamkeit in der sehr frühen Schwangerschaft (< 6 Wochen), sowie in der Vermeidung einer Narkose und anderer Risiken eines chirurgischen Verfahrens **(Henshaw 1994)**[48], **(Rorbye 2004)**[49], **(Zhou 2002)**.[50] Viele Frauen empfinden die Vermeidung einer Operation als Vorteil des medikamentösen Schwangerschaftsabbruchs. Nachteile bestehen im zeitlich längerem Ablauf mit mehreren Arztkonsultationen, desweiteren ist die psychische Belastung eventuell höher. Aktuelle Zahlen des Stat. Bundesamts über SS-Abbrüche im Jahr 2016 besagen, dass 62% mittels Vakuumaspiration durchgeführt wurden, versus bei 20% Mifegyne® verwendet wurde.

2. Vorbereitung für die Wirkung eines Prostaglandinanalogons beim medikamentösen Abbruch einer Schwangerschaft aus medizinischen Gründen nach dem 63. Tag Amenorrhoe

Klinische Studien haben gezeigt, dass die Anwendung einer einzelnen oralen Dosis Mifegyne® das klinische Management eines Prostaglandin-induzierten Schwangerschaftsabbruchs vereinfacht: weniger Schmerzen, raschere Ausstoßung, geringere Notwendigkeit einer Nachkürettage. In diesen Studien führte die Anwendung von Mifegyne® zu einer statistisch signifikanten Verkürzung des Intervalls zwischen Induktion und Abort, mit der Folge, dass niedrigere Prostaglandindosen verabreicht werden konnten und der Analgetikabedarf sank **(Rodger 1990)**[51], **(El-Rafaey 1993)**[52], **(UK Multicenter Study Group 1997b)**.[53] Deshalb ist dieses Vorgehen international als Standard etabliert **(Gemzell-Danielsson u. Lalitkumar 2008)**.[54]

3. Erweichung und Erweiterung der Cervix uteri vor einem chirurgischen Abbruch der Schwangerschaft im ersten Trimenon.

Mifegyne® 200 mg (1 Tablette) als Einzeldosis oral 36–48 Stunden vor dem chirurgischem Abbruch der Schwangerschaft.

Es konnte gezeigt werden, dass Mifegyne® eine wirksame und gut verträgliche Option für die Eröffnung und Erweiterung der Zervix vor einem transzervikalen Eingriff darstellt (chirurgischer Schwangerschaftsabbruch, Hysteroskopie, IUD Einlage) **(Durlot 1988)**[55], **(Lefebvre 1990)**.[56] Die Anwendung einer Einzeldosis Mifegyne® 200 mg innerhalb von 48 Stunden vor dem chirurgischen Eingriff führt zu einer ausgeprägten Erweichung und Erweiterung der Zervix, so dass die mechanische Dilatation der Zervix, z.B. mit Hegarstiften erleichtert wird und damit das Risiko der Gewebetraumatisierung und der Perforationsgefahr des Uterus deutlich gesenkt werden kann.

4. **Einleitung von Wehen bei intrauterinem Fruchttod.**

Das Therapieschema ist ebenfalls die sequentielle Gabe von Mifegyne®, um die Zervix zu öffnen, bevor 1-2 Tage später Kontraktionen mittels Cytotec® ausgelöst werden. Aufgrund des zunehmenden Risikos einer Uterusruptur mit steigendem Gestationsalter, sowie der großen Variationsbreite im individuellen Ansprechen des Uterus auf PG, muss die initiale Prostaglandindosis mit zunehmendem Gestationsalter schrittweise reduziert werden.

(Aufgrund der geringen Häufigkeit des IUFT ist die Datenlage zu Details des therapeutischen Vorgehens eingeschränkt.)

Zerivxpriming (vorbereitend): 200 mg Mifepriston p.o. 24-48 h vor Beginn einer PG-Anwendung (Myometrium-Sensitivierung und Zervixdilatation)

Vorgehen 1-2 Tage nach Mifegyne®, bzw. bei reifer Zervix (Bishop-Score = 6)

Misoprostol z.B. dosisreduziert 100 µg alle 4 h: Vaginal bei 25-32 SSW, danach weitere Dosisreduktion empfehlenswert, z. B. 50 µg Misoprostol alle 4 h vaginal ab 32 SSW; je nach Ansprechen bezüglich Kontraktionen Dosissteigerung bis 200 µg (Gómez et al. 2007).[57]

Aktuellere Literatur findet sich bei **Wagaarachchi et al. (2002)**[58], **Panda et al. (2013)**[59] und **Väyrynen et al. (2007)**.[60]

Zugelassene und empfohlene Prostaglandine

Das derzeit weltweit am meisten in der Gynäkologie und Geburtshilfe empfohlene PG, Misoprostol, hat in den meisten Ländern keine Zulassung für Indikationen in diesem Fach, weil der Hersteller noch nicht um eine solche angesucht hat. (Dies basiert auf wirtschaftlichen Überlegungen: Misoprostol ist so günstig, dass sich damit die Kosten einer Zulassung nicht verdienen lassen.) Trotzdem wird Misoprostol weltweit von allen evidenzbasierten Therapierichtlinien als das PG der Wahl in der Gyn/GH empfohlen. Alle anderen PG sind wegen der erhöhten Rate an (teilweise schweren) NW als überholt anzusehen.

- **Misoprostol** ist ein Analogon des Prostaglandin E1 (200 µg-Tablette zur oralen Applikation, in evidenzbasierten Richtlinien aber auch vaginale und sublinguale Applikation empfohlen). Misoprostol ist bei Zimmertemperatur stabil, solange es ungeöffnet in dem Aluminiumblister verbleibt. In Raumluft nimmt die Wirksamkeit durch die Feuchtigkeit rasch ab, weshalb die Tabletten unmittelbar nach dem Öffnen des Blisters verabreicht werden sollten **(Berard et al. 2014)**.[61] Ferner ist Misoprostol gut verträglich, abgesehen von kurzfristigem, reversiblen und dosisabhängigem Temperaturanstieg sowie Diarrhoe durch die Aktivierung der Darmmotilität. Teratogene, embryotoxische, kanzerogene oder mutagene Wirkungen wurden in den Standardtests nicht belegt.

(Da es sich bei der Anwendung von Misoprostol u. U. um eine Off-Label-Anwendung handelt, muss, wie bei anderen Off-Label-Anwendungen, eine entsprechende Information und sorgfältige Aufklärung der Patientin bei Anwendung von Misoprostol erfolgen.)

- **Gemeprost** ist ebenfalls ein Prostaglandin E1-Analogon und steht in Form eines Vaginalzäpfchens mit einer Dosierung von 1,0 mg zur Verfügung. Da die Formulierung bei Zimmertemperatur instabil ist, muss es bei mindestens -10°C gelagert werden. Teratogene, kanzerogene oder mutagene Wirkungen wurden in den Standardtests ebenfalls nicht belegt. Wegen der hohen Rate an Nebenwirkungen, insbesondere Schmerzen, ist es heute im Wesentlichen durch Misoprostol ersetzt.

1. **Schritt: Bestätigung der Schwangerschaft und des Gestationsalters**

Nach dem Schwangerschaftsnachweis Aufklärung über genauen Ablauf des medikamentösen Schwangerschaftsabbruchs, die möglichen Behandlungsergebnisse und die möglichen Nebenwirkungen. Eine Lokalisierung der Schwangerschaft ist nicht zwingend notwendig. Falls die Schwangerschaft noch so klein ist, dass sie im Ultraschall (noch) nicht lokalisiert werden kann, ist die Patientin über eine theoretisch denkbare extrauterine Lage (Extrauteringravidität) aufzuklären, sowie auf die in diesem Fall fehlende Wirksamkeit. Ferner ist der Therapieerfolg in diesen Fällen mittels hCG-Kontrollen streng zu überwachen.

2. **Schritt: Anwendung von Mifegyne®**

Am Tag der Anwendung von Mifegyne® im Rahmen der Fristenlösung sollte die Schwangerschaft nicht weiter als bis zum 63. Gestationstag fortgeschritten sein.

Die Packungsbeilage zu Mifegyne® oder eine vergleichbare Information wird der Patientin auf Wunsch ausgehändigt. Sie muss vor der Einnahme der Tabletten das Verfahren und seine Anforderungen verstanden haben und der Durchführung des Verfahrens zugestimmt haben.

Unter Aufsicht nimmt die Patientin 600 mg Mifegyne® (drei Tabletten) bzw. 200 mg Mifegyne® (eine Tablette, nur bei Anwendung mit 800 µg Misoprostol vaginal) ein. Die Anwendung des Prostaglandins wird für 2 Tage später angesetzt. Die Patientin ist darüber aufzuklären, dass Übelkeit, Blutungen und Unterleibskrämpfe auftreten können. Beides jedoch gut mit nicht-steroidalen Antiphlogistika therapierbar, allenfalls kombiniert mit einem leichten Opiat (z.B. Codein). Die Patientin ist ebenfalls anzuweisen, im Falle schwerer Blutungen oder starker Schmerzen den behandelnden Arzt zu informieren. Bei einem geringen Prozentsatz (ca. 5%) der Frauen kommt es bereits vor der Verabreichung des PG zur Ausstoßung.

Gegebenenfalls muss eine Anti-D-Prophylaxe gegen eine Rhesus-Immunisierung durchgeführt werden. Ob dies aufgrund der frühen Schwangerschaft auch tatsächlich notwendig ist, konnte bisher noch nicht nachgewiesen werden **(Fiala 2003)**.[62]

3. **Schritt: Anwendung des Prostaglandins 36–48 Stunden nach der Anwendung von Mifegyne®**

Bisher werden die Patientinnen häufig zur Applikation von Misoprostol einbestellt und nehmen entweder 400 µg oral ein oder applizieren 800 µg vaginal. Allerdings hat sich seit einigen Jahren der „Home use" von Misoprostol (nicht Gemeprost!) durchgesetzt, nachdem sich dies in zahlreichen Studien als sicher, machbar und präferierte Methode der Patientinnen erwiesen hat. **(Fiala, 2012)**[63], **(profamilia 2012)**[64] sowie WHO- und RCOG-Leitlinie **(Fiala et al. 2004)**[65], **(Kopp et al. 2010)**.[66]

Bei den meisten Frauen erfolgt der Abort während der folgenden 5 Stunden, jedoch gibt es große individuelle Unterschiede und die Austreibung kann auch später erfolgen.

Verhütung: Es ist darauf hinzuweisen, dass es in den meisten Fällen bereits vor dem Einsetzen der nächsten Menstruation zu einer Ovulation und damit zu einer neuerlichen Schwangerschaft kommen kann. Daher sollte die Anwendung einer geeigneten Methode zur Verhütung mit der Patientin besprochen und wenn möglich unmittelbar begonnen werden. Hormonelle Kontrazeptiva und Barrieremethoden können sofort angewendet werden, mit dem Einsetzen eines Intrauterinpessars sollte jedoch bis zur nächsten Menstruation gewartet werden.

4. Schritt: Nachuntersuchung, spätestens 21 Tage nach der Anwendung von Mifegyne®

Eine Nachuntersuchung nach 1-3 Wochen zur Überprüfung der vollständigen Ausstoßung ist unerlässlich, da bei einem kleinen Anteil der Frauen (ca. 1%) die Schwangerschaft fortbesteht und ggfs. mit einem neuerlichen medikamentösen Zyklus oder chirurgisch beendet werden muss.

Der Behandlungserfolg wird anhand einer Sonographie und/oder einer wiederholten Bestimmung des β-hCG-Spiegels ermittelt. Für die Therapiekontrolle gibt es des weiteren einen speziellen Harn-Schnelltest mit einem Schwellenwert von 1000 IU/l (**Check-Top, www.checktop.info**). Dieser sollte bei der Kontrolluntersuchung nach einer intrauterinen Schwangerschaft negativ sein. Andernfalls sind weitere Untersuchungen (Serum-hCG, Sonographie) angezeigt. Wenn nach wie vor klinisch relevante Blutungen und Schmerzen vorliegen und es Hinweise auf eine fortbestehende Schwangerschaft oder eine unvollständige Austreibung gibt, sollte eine Saug-Kürettage erwogen werden. Zu beachten ist das häufige Vorliegen von Blutkoageln im Cavum (bis zu 20 mm Durchmesser), welche im Ultraschall nicht von Residuen zu unterscheiden sind und nicht mit diesen verwechselt werden dürfen. Der US-Befund alleine stellt keine Indikation für eine Kürettage dar!

Rechtliche Überlegungen - Sondervertriebsweg

Für die Durchführung eines medikamentösen Schwangerschaftsabbruchs gelten dieselben gesetzlichen Voraussetzungen nach § 218, § 219 StGB und Schwangerschaftskonfliktgesetz, wie für den chirurgischen Schwangerschaftsabbruch.

Eine Besonderheit im Deutschen Arzneimittelgesetz (AMG) ist der § 47a zum Sondervertriebsweg und den Nachweispflichten. Danach darf ein pharmazeutischer Unternehmer Arzneimittel, die zur Vornahme eines Schwangerschaftsabbruchs zugelassen sind (dies betrifft derzeit nur Mifegyne®), nur direkt an Einrichtungen abgeben, die im Sinne von § 13 des Schwangerschaftskonfliktgesetzes einen Schwangerschaftsabbruch vornehmen dürfen (Einrichtung, in der die notwendige Nachbehandlung gewährleistet ist). Außerdem darf Mifegyne® nur auf Verschreibung eines in der Einrichtung behandelnden Arztes abgegeben werden. Der Vertrieb über Apotheken und den pharmazeutischen Großhandel ist demnach nicht möglich.

In keinem anderen Land existiert ein solcher Sondervertriebsweg. Allerdings darf in Österreich eine Abgabe über die Apotheke nur an Krankenanstalten im Sinne des Krankenanstalten- und Kuranstaltengesetzes erfolgen.

Juristische Aspekte der Anwendung von Misoprostol

– Aus juristischer Sicht ist das Hauptproblem der Anwendung von Cytotec® im Rahmen der Gynäkologie und Geburtshilfe die Aufklärung und ihr Nachweis. Medizinische Aussagen müssen nach den praktischen forensischen Erfahrungen mit diesem Arzneimittel in den letzten Jahren sehr genau daraufhin überprüft werden, auf welcher Datengrundlage sie erfolgen und ob sie überhaupt auf den konkret vom Gericht zu beurteilenden Sachverhalt passen. Vereinfachende Faustregeln sind gerade hier eher gefährlich als nützlich.

– Ein ggf. vorliegender Off-Label-Use von Misoprostol ist nicht generell behandlungsfehlerhaft. Eine Beweislastumkehr wegen Off-Label-Use findet nicht statt.

– Es gelten gesteigerte Überwachungs- und Aufklärungspflichten bei einem Off-Label-Use von Misoprostol.

– Behandlungsfehlerhaft ist die Anwendung von Misoprostol bei falscher, insbesondere zu hoher Dosierung bzw. die Anwendung bei Zustand nach Sectio und anderen Uteruseingriffen mit Cavumeröffnung.

Einzelheiten hierzu siehe:

Dr. iur. Rudolf Ratzel: Rechtsfragen im Zusammenhang mit der Anwendung von Cytotec im Rahmen der Geburtshilfe. Frauenarzt 55 (2014) 738–740.

Dr. Roland Uphoff: Misoprostol zur Geburtseinleitung: Haftungsrechtliche Konsequenzen. Frauenarzt 55 (2014) 734-737.

Internet-Links

www.misoprostol.org; 23.02.2017: Eine ausführliche Zusammenstellung von Daten zu Misoprostol in der reproduktiven Gesundheit.

www.gynmed.at: ausführliche Homepage zur Information von Frauen mit ungewollter Schwangerschaft in 10 Sprachen, sowie mit Links zu zahlreichen Fachpublikationen

www.abtreibung.at; 23.02.2017: Ausführliche Homepage für Fachkräfte, Frauen mit ungewollter Schwangerschaft, sowie interessierte Laien

www.mifegyne.com; 23.02.2017: Zusammenstellung von weiterführenden Links für Fachkräfte, Frauen mit ungewollter Schwangerschaft, sowie interessierte Laien. Evidenzbasierte Therapierichtlinien für Fachkräfte (englisch):

- Early Medical Abortion
- Medical Abortion beyond the 1st trimester

www.lipidsignalling.de; 23.02.2017

AWMF-Leitlinie: Anwendung von Prostaglandinen in Geburtshilfe und Gynäkologie:

- www.awmf.org/uploads/tx_szleitlinien/015-031_S1_Anwendung_von_Prostaglandinen_in_Geburtshilfe_und_Gynaekologie_abgelaufen.pdf; 23.02.2017

AWMF-Leitlinie: "off-label use":

- www.awmf.org/uploads/tx_szleitlinien/015-057l_S1_Off-Label-Use_in_Gyn%C3%A4kologie_und_Geburtshilfe_2013-03.pdf; 23.02.2017

Französische Leitlinie: Abortion

- Recommandations de bonne pratique (2010): Interruption volontaire de grossesse par méthode médicamenteuse. Decembre, Haute Autorité de santé, France: https://www.has-sante.fr/portail/upload/docs/application/pdf/2011-04/ivg_methode_medicamenteuse_-_argumentaire_-_mel_2011-04-28_11-39-33_198.pdf; 23.02.2017

International Federation of Professional Abortion and Contraception Associates

Eine internationale Übersicht an publizierten Leitlinien:

- www.fiapac.org/en/links/1/; 23.02.2017

Profamilia

- Der medikamentöse Schwangerschaftsabbruch mit Mifepriston und Misoprostol. Informationen für FrauenärztInnen und BeraterInnen.
- www.profamilia.de/fileadmin/publikationen/Fachpublikationen/Medikamentoeser_Abbruch_2012.pdf; 23.02.2017

SOGC-Guideline

- sogc.org/wp-content/uploads/2013/01/gui184E0611.pdf; 23.02.2017

WHO-Guideline

- apps.who.int/iris/bitstream/10665/70914/1/9789241548434_eng.pdf; 23.02.2017

RCOG-Guideline

- www.rcog.org.uk/globalassets/documents/guidelines/abortion-guideline_web_1.pdf; 23.02.2017

IPPF-Guideline

- www.ippf.org/sites/default/files/abortion_guidelines_and_protocol_english.pdf; 23.02.2017

Kein Interessenkonflikt

T. Rabe, C. Albring, A. Bachmann, K. Hawig, B. Hinney, C. Fiala, K. König, F. Louwen, A.O. Mueck, W. Rath, B. Toth,

Interessenkonflikt

J. Bitzer war als Berater und Referent tätig und erhielt Honorare für Advisory Boards von Teva, MSD, Bayer Health Care, Gedeon Richter, Lilly, Pfizer, Actavis, HRA, Abbott, Exeltis, Mithra, Allergan, Libbs

C. Egarter erhielt von verschiedenen pharmazeutischen Firmen wie MSD, Bayer/Schering, Actavis, Exeltis, Gedeon Richter und Pfizer Honorare für Studien, Vorträge sowie Expertentreffen.

H. Kentenich hält Vorträge auf Veranstaltungen der Firma Merck Serono, Dr. Kade und bei ReproFacts.

G. Merki: Beraterin und Referentin für HRA Pharma.

E. Merkle: Honorar und Reisespesen von folgenden Firmen: MSD, Omega Pharma, Pfizer, Procter & Gamble, HRA Pharma, Shionogi.

N. Sänger: Beratertätigkeit für Gedeon Richter, Referentin für Gedeon Richter, MSD und Kade.

Literatur

1. Von Euler US: (PDF) In: *Wien Klin Wochenschr.* 14, Nr. 33, 1935, S. 1182–3.
2. Samuelsson B, Dalen S E, Lindgren JA, Ronzer CA, Serhan CN (1978) Leukotrienes and iripoxins: structures, biosynthesis and biological effects. Science 237:1171
3. Robert A, Nylander B, Andersson S (1974) Marked inhibition of gastric secretion by two prostaglandin analogs given orallyto man. Life Sci 14:533 538
4. Conrad JT, Ueland K. Reduction of the stretch modulus of human cervical tissue by prostaglandin E2. Am J Obstet Gynecol. 1976 Sep 15;126(2):218-23.
5. Fiala C, Safar P. Misoprostol in Geburtshilfe und Gynäkologie. FRAUENARZT 2003; 44(8): 882-885.
6. Weeks AD, Fiala C, Safar P. Misoprostol and the debate over off-label drug use. BJOG. 2005 Mar;112(3):269-72.
7. Ratzel R. Kommentar zum Beitrag „Misoprostol in Geburtshilfe und Gynäkologie" von Christian Fiala und Peter Safar, Frauenarzt 44 (2003) 884-885
8. Ratzel R. Rechtsfragen im Zusammenhang mit der Anwendung von Cytotec im Rahmen der Geburtshilfe. Frauenarzt 55 (2014) 738–740.
9. Uphoff R. Misoprostol zur Geburtseinleitung: Haftungsrechtliche Konsequenzen. Frauenarzt 55 (2014) 734-737
10. apps.who.int/iris/bitstream/10665/44531/1/9789241501156_eng.pdf; 23.02.2017
11. Royal College of Obstetricians and Gynaecologists (2011): The care of women requesting induced abortion, evidence-based clinical guideline Number 7, November; www.rcog.org.uk/globalassets/documents/guidelines/abortion-guideline_web_1.pdf; 23.02.2017
12. Weeks AD, Fiala C, Safar P. Misoprostol and the debate over off-label drug use. BJOG. 2005 Mar;112(3):269-72.
13. Fiala C, Safar P. Misoprosto in Geburtshilfe und Gynäkologie. FRAUENARZT 2003; 44(8): 882-885.
14. Rath W. Misoprostol zur Geburtseinleitung. FRAUENARZT 2014; 55(4): 346-353.
15. Heikinheimo O Clinical pharmacokinetics of mifepristone. Clin Pharmacokinet. 1997; 33(1): 7-17
16. Heikinheim O, Kekkonen R, Lähteenmäki P. The pharmacokinetics of mifepristone in humans reveal insights into differential mechanisms of antiprogestin action. Contraception 2003 ; 68 :421 – 426
17. Fiala C, Eppel W, Schneider H, Ungewollte Schwangerschaft. In: Schneider H et al. (Hrsg.). Die Geburtshilfe, Springer 2011, link.springer.com/chapter/10.1007/978-3-642 12974-2_5; 23.02.2017
18. Fiala C, Gemzel-Danielsson K. Review of medical abortion using mifepristone in combination with a prostaglandin analogue. Contraception 2006; 74(1):66-86.
19. Fiala C, Swahn ML, Stephansson O, Gemzell-Danielsson C The effect of nonsteroidal anti-inflammatory drugs (NSAIDs) on medical abortion with mifepristone and misoprostol at 13 to 22 weeks gestation. Hum Reprod 2005;20:3072-3077
20. Norman JE, Wu WX, Kelly RW, Glasier AF, McNeilly AS, Baird DT Effects of mifepristone in vivo on decidual prostaglandin synthesis and metabolism. Contraception 1991; 44: 89
21. Saav I, Kopp Kallner H, Fiala C, Gemzell-Danielsson K. Sublingual versus vaginal misoprostol for cervical dilatation 1 or 3 h prior to surgical abortion: a double-blinded RCT. Human Reproduction 2015; doi: 10.1093/humrep/dev071
22. Fiala C, Gemzell-Danielsson K, Tang OS, von Hertzen H. Cervical priming with misoprostol prior to transcervical procedures. Int J Gynaecol Obstet. 2007 Dec;99, Suppl 2: S168-71. Epub 2007 Oct 24.
23. Oppegaard KS, Lieng M, Berg A, Istre O, Qvigstad E, Nesheim BI. A combination of misoprostol and estradiol for preoperative cervical ripening in postmenopausal women: a randomised controlled trial. BJOG. 2010 Jan;117(1):53-61.
24. AWMF online S1 Leitlinie: "Anwendung von Prostaglandinen in Geburtshilfe und Gynäkologie" der Deutschen Gesellschaft für Gynäkologie und Geburtshilfe (DGGG), Arbeitsgemeinschaft für maternofetale Medizin (AGMFM) AWMF-Leitlinien-Register Nr. 015/031 Entwicklungsstufe: 1 http://www.awmf.org/uploads/tx_szleitlinien/015-031_S1_Anwendung_von_Prostaglandinen_in_Geburtshilfe_und_Gynaekologie_abgelaufen.pdf; 23.02.2017
25. Christian Fiala. Medikamentöser Schwangerschafts-abbruch.Geburtsh Frauenheilk 2012;72
26. Clark K, Ji H, Feltovich H, Janowski J, Carroll C, Chien EK. Mifepristone-induced cervical ripening: structural, biomechanical, and molecular events. Am J Obstet Gynecol. 2006 May;194(5):1391-8. Epub 2006 Apr 21.
27. Ashok PW1, Flett GM, Templeton A. Mifepristone versus vaginally administered misoprostol for cervical priming before first-trimester termination of pregnancy: a randomized, controlled study. Am J Obstet Gynecol. 2000 Oct;183(4):998-1002.)
28. Saav I, Kopp Kallner H, Fiala C, Gemzell-Danielsson K. Sublingual versus vaginal misoprostol for cervical dilatation 1 or 3 h prior to surgical abortion: a double-blinded RCT. Human Reproduction 2015; doi: 10.1093/humrep/dev071
29. Hoopmann M, Hirneth J, Pauluschke-Fröhlich J, Yazdi B, Abele H, Wallwiener D, Kagan KO. Einfluss von Mifepriston auf die Einleitungszeit bei Schwangerschaftsabbrüchen im 2. und 3. Trimenon. Geburtshilfe Frauenheilkd 2014; 4(4): 350–354.
30. Wagaarachchi PT, Ashok PW, Narvekar NN, Smith NC, Templeton A. Medical management of late intrauterine death using a combination of mifepristone and misoprostol. BJOG 2002
31. Gómez Ponce de León R1, Wing D, Fiala C. Misoprostol for intrauterine fetal death. Int J Gynaecol Obstet. 2007 Dec;99 Suppl 2:S190-3. Epub 2007 Oct 24.
32. AWMF online S1 Leitlinie: "Anwendung von Prostaglandinen in Geburtshilfe und Gynäkologie" der Deutschen Gesellschaft für Gynäkologie und Geburtshilfe (DGGG), Arbeitsgemeinschaft für maternofetale Medizin (AGMFM) AWMF-Leitlinien-Register Nr. 015/031 Entwicklungsstufe: 1 http://www.awmf.org/uploads/tx_szleitlinien/015-031_S1_Anwendung_von_Prostaglandinen_in_Geburtshilfe_und_Gynaekologie_abgelaufen.pdf; 23.02.2017
33. profamilia Bundesverband. Der medikamentöse Schwangerschaftsabbruch mit Mifepriston und Misoprostol. 2. überarbeitete und aktualisierte Auflage, Frankfurt am Main, April 2012
34. Fiala C.; Gemzel-Dnielsson K. (2006): Review of medical abortion using mifepristone in combination with prostaglandin analogue. Contraception 74/ 1:66-86
35. Royal College of Obstetricians and Gynaecologists (2011): The care of women requesting induced abortion, evidence-based clinical guideline Number 7, November, www.rcog.org.uk/globalassets/documents/guidelines/abortion-guideline_web_1.pdf; 23.02.2017
36. Hoopmann M, Hirneth J, Pauluschke-Fröhlich J, Yazdi B, Abele H, Wallwiener D, Kagan KO. Einfluss von Mifepriston auf die Einleitungszeit bei Schwangerschaftsabbrüchen im 2. und 3. Trimenon. Geburtshilfe Frauenheilkd 2014; 4(4): 350–354.
37. WHO (2012): Safe abortion: technical and policy guidance for health systems
38. Royal College of Obstetricians and Gynaecologists (2011): The care of women requesting induced abortion, evidence-based clinical guideline Number 7, November
39. Recommandations de bonne pratique (2010): Interruption volontaire de grossesse par méthode médicamenteuse. Decembre, Haute Autorité de santé, France: https://www.has-sante.fr/portail/upload/docs/application/pdf/2011-04/ivg_methode_medicamenteuse_-_argumentaire_-_mel_2011-04-28_11-39-33_198.pdf; 23.02.2017
40. Peyron R, Aubény E, Targosz V, Silvestre L, Renault M et al. Early termination of pregnancy with mifepristone (RU486) and the orally active prostaglandin misoprostol. New Eng J Med 1993; 328: 1509-1513
41. Spitz IM, Bardin SW, Benton L, Robbins. An Early pregnancy termination with mifepristone and misoprostol in the United States. New Engl J Med 1998; 338: 1241-1247
42. Ulmann A, Silvestre L, Chemama L, Revzani Y et al. Medical termination of pregnancy with mifepristone (RU 486) followed by a prostaglandin ana-

logue. Acta Obstet Gynecol Scand 1992; 71: 278-283

43 WHO Task Force on Post-Ovulatory Methods for Fertility Regulation. Termination of pregnancy with reduced doses of mifepristone. BMJ 1993; 307: 532

44 WHO Task Force on Post-Ovulatory Methods for Fertility Regulation. Medical abortion at 57 to 63 days' gestation with a lower dose of mifepristone and gemeprost. A randomized controlled trial. Acta Obstet Gynecol Scand 2001; 80: 447-51

45 UK Multicenter Study Group. The efficacy and tolerance of mifepristone and prostaglandin in termination of pregnancy of less than 63 days gestation; UK Multicentre Study – Final Results. Contraception 1997a; 55: 1-5

46 WHO Task Force on Post-Ovulatory Methods for Fertility Regulation. Termination of pregnancy with reduced doses of mifepristone. BMJ 1993; 307: 532

47 WHO Task Force on Post-Ovulatory Methods for Fertility Regulation. Medical abortion at 57 to 63 days' gestation with a lower dose of mifepristone and gemeprost. A randomized controlled trial. Acta Obstet Gynecol Scand 2001; 80: 447-51

48 Henshaw RC, Naji SA, Russell IT, Templeton AA A comparison of medical abortion (using mifepristone and gemeprost) with surgical vacuum aspiration: efficacy and early medical sequelae. Human Reprod 1994; 9: 2167-2172

49 Rorbye C, Norgaard M, Nilas L Medical versus surgical abortion efficacy, complications and leave of absence compared in a partly randomized study. Contraception 2004; 70: 393-9

50 Zhou W, Nielsen GL, Moller M, Olsen J. Short-term complications after surgically induced abortions: a register-based study of 56 117 abortions. Acta Obstet Gynecol Scand 2002; 81: 331-336

51 Rodger MW, Baird DT. Pre-treatment with mifepristone (RU 486) reduces interval between prostaglandin administration and expulsion in second trimester abortion.Br J Obstet Gynaecol 1990; 97:41-45

52 El-Refaey H, Hinshaw K, Templeton A. The abortifacient effect of misoprostol in the second trimester. A randomized comparison with gemeprost in patients pretreated with mifepristone (RU486). Hum Reprod. 1993 Oct; 8(10): 1744-1746

53 UK Multicenter Study Group. Oral mifepristone and vaginal gemeprost for mid-trimester induction of abortion. Contraception 1997b; 56: 361-366

54 Gemzell-Danielsson K, Lalitkumar S. Second trimester medical abortion with mifepristone-misoprostol and misoprostol alone: a review of methods and management. Reprod Health Matters. 2008 May;16(31 Suppl):162-72.

55 Durlot F, Dubois C, Brunerie J, Frydman R. Efficacy of progesterone antagonist RU 486 (mifepristone) for pre-operative cervical dilation during first trimester abortion. Hum Reprod 1988; 3: 583-5

56 Lefebvre Y, Proulx L, Elie R, Poulin O, Lanza E. The effects of RU-38486 on cervical ripening. Clinical studies. Am J Obstet Gynecol. 1990; 162(1): 61-65

57 Gómez Ponce de León R1, Wing D, Fiala C. Misoprostol for intrauterine fetal death. Int J Gynaecol Obstet. 2007 Dec;99 Suppl 2:S190-3. Epub 2007 Oct 24.

58 Wagaarachchi PT, Ashok PW, Narvekar NN, Smith NC, Templeton A. Medical management of late intrauterine death using a combination of mifepristone and misoprostol. BJOG 2002 Apr;109(4):443-7

59 Panda S, Jha V, Singh S. Role of Combination OF Mifepristone and Misoprostol Verses Misoprostol alone in Induction of Labour in Late Intrauterin Fetal Death: A Prospective Study. J Family Reprod Health. 2013 Dec;7(4):177-9.

60 Väyrynen W, Heikinheimo O, Nuutila M. Misoprostol-only versus mifepristone plus misoprostol in induction of labor following intrauterine fetal death. Acta Obstet Gynecol Scand. 2007;86(6):701-5.

61 Berard V, Fiala C, Cameron S, Bombas T, Parachini M, et al. (2014) Instability of Misoprostol Tablets Stored Outside the Blister: A Potential Serious Concern for Clinical Outcome in Medical Abortion. PLoS ONE 9(12): e112401. doi:10.1371/journal.pone.0112401)

62 Fiala C, Fux M, Gemzell Danielsson K. Rh-prophylaxis in early abortion. Acta Obstet Gynecol Scand. 2003 Oct;82(10):892-903

63 Fiala C. Medikamentöser Schwangerschaftsabbruch. GebFra 72 (2012) 24-26

64 Fiala C. Der medikamentöse Schwangerschaftsabbruch mit Mifepriston und Misoprostol. 2. überarbeitete und aktualisierte Auflage, Frankfurt am Main, April 2012, profamilia Bundesverband.

65 Fiala C, Winikoff B, Helström L, Hellborg M, Gemzell-Danielsson K. Acceptability of home-use of misoprostol in medical abortion. Contraception. 2004 Nov;70(5):387-92.

66 Kopp Kallner H, Fiala C, Stephansson O, Gemzell-Danielsson K. Home self-administration of vaginal misoprostol for medical abortion at 50-63 days compared with gestation of below 50 days. Hum Reprod. 2010 May;25(5):1153-7.

Prostaglandinsynthese-Hemmer

Christine Kurz, Annette Bachmann, Thomas Rabe, Christian Fiala, Werner Rath, Elisabeth Merkle, Christian Albring

Arbeitskreis "Hormone": Johannes Bitzer, Christian Egarter, Bernd Hinney, Heribert Kentenich, Klaus König, Gabriele Merki, Alfred O. Mueck, Nicole Sänger, Bettina Toth

Unter Prostaglandinsynthese-Hemmern werden unterschiedliche Pharmaka zusammengefasst, die die Biosynthese durch eine Hemmung der unterschiedlichen Prostaglandinsynthesewege blockieren. Zu diesen gehören Aspirin, Indometacin und Mefenaminsäure. Hierzu sollen exemplarisch Aspirin und Indometacin besprochen werden.

Die Prostaglandinsynthese erfolgt über eine 5-Lipoxygenase sowie über zwei Cyclooxygenasen (COX) (**Abb. 1**).

Cyclooxygenasen (COX) sind die wesentlichen Enzyme am Anfang der Prostaglandinsynthese aus Arachidonsäure, der Dihomogammalinolensäure (DGLA) oder der Eicosapentaensäure (EPA).

Es gibt bereits sehr früh in der Evolution der Cyclooxygenasen zwei Isoenzyme, die Cyclooxygenase-1 und die Cyclooxygenase-2, die sich durch ihren Genlocus unterscheiden, eine leicht unterschiedliche Struktur haben, in verschiedenen Zelltypen vorkommen, unterschiedlich reguliert werden, eine unterschiedliche Substratspezifität zeigen und pharmakologisch unterschiedlich beeinflussbar sind.

Die Cyclooxygenase wird durch nichtsteroidale Antiphlogistika gehemmt und ist der geschwindigkeitsbestimmende Schritt in der Prostaglandinsynthese. Die COX haben daher eine zentrale Funktion in der Regulation des Entzündungsgeschehens.

Cyclooxygenasen sind globuläre Proteine mit ca. 600 Aminosäuren.

Funktion: Bildung von Prostaglandin-H2 aus Arachidonsäure in zwei Schritten, katalysiert durch die Cyclooxygenase-1 und -2. Der erste Schritt kann durch nichtsteroidale Antiphlogistika gehemmt werden.

Die Cyclooxygenasen katalysieren die Umwandlung von Arachidonsäure zu Prostaglandin-H2 bzw. auch der DGLA und EPA zu den entsprechenden Vorläufern der PG1 und PG3.

Die Cyclooxygenasen bestimmen bei der Prostaglandinbildung die Geschwindigkeit. Sie haben so eine zentrale Stellung in der Regulation des Entzündungsgeschehens. Die Halbwertszeit beträgt 1-2 Minuten, sofern sie Arachidonsäure in einer Konzentration ausgesetzt sind, die zu maximaler Auslastung des Enzyms führen.

Als in den frühen 1990er Jahren erkannt wurde, dass die Regulation der Cyclooxygenasen den wesentlichen Kontrollpunkt in der Prostaglandinsynthese darstellt, fand ein Paradigmenwechsel in der Prostaglandinforschung statt (vorher ging man davon aus, dass dies die Phospholipasen seien, welche u.a. Arachidonsäure bilden) **(Simmons 2004)**.[1]

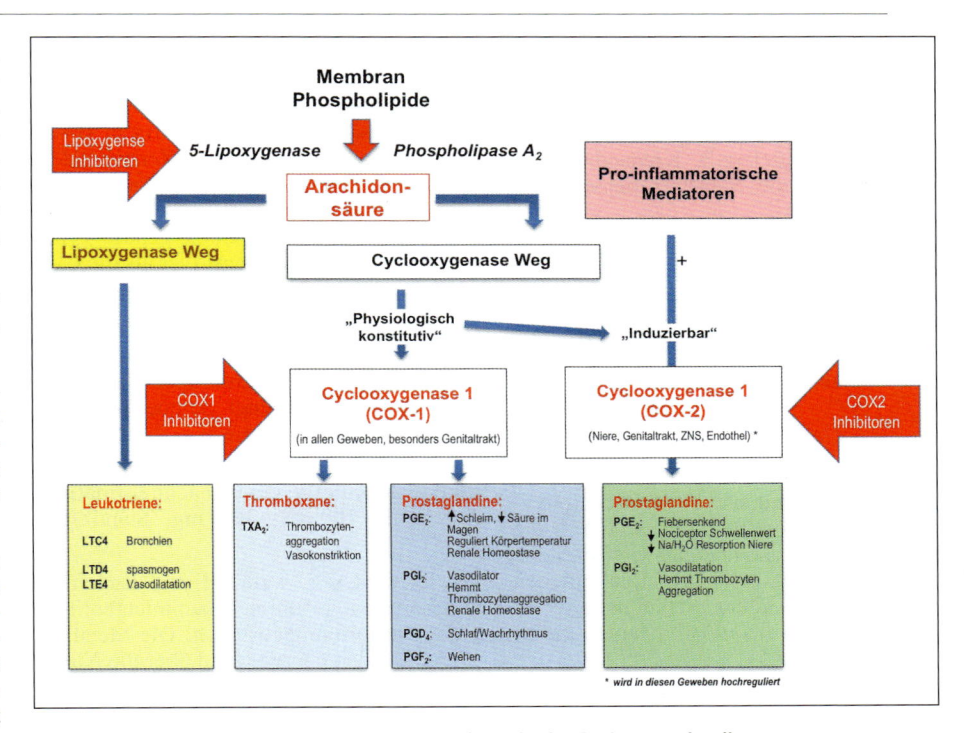

Abb. 1 Prostaglandinstoffwechsel und Angriffspunkt der Antiprostaglandine.

(Mod. nach: www.nature.com/scitable/resource?action=showFullImageForTopic&imgSrc=/scitable/content/ne0000/ne0000/ne0000/ne0000/14462119/f5_justice_1001777f1.jpg)

- Anwendungsgebiete

  - Behandlung leichter bis mittelschwerer Schmerzzustände verschiedener Genese
  - Fiebersenkung
  - Entzündungshemmung
  - Erkältungskrankheiten
  - Rheumatische Erkrankungen
  - Vorbeugung von Schlaganfällen (Aspirin)
  - Prophylaxe von Thrombosen der Koronargefäße nach Herzinfarkt (Aspirin)

Lipoxygenase-Hemmstoffe

Arachidonsäure-5-Lipoxygenaseinhibitoren[2] spielen bei bestimmten Indikationen eine Rolle

Substanzen

- **Diethylcarbamazin (DEC)**[3]: Diethylcarbamazin-Citrat (DEC) (N, N-Diethyl-4-methyl-1-piperazin-carboxamid-Dihydrogen Citrat) ist ein synthetisches Derivat von Piperazin, das als anthelminthisches Arzneimittel bei der Behandlung der Filariose bei Menschen, Hunden und Katzen eingesetzt wird. Weitere Indikationen: Lymphatische Filariose durch Infektion mit Wuchereria bancrofti, Brugia malayi oder Brugia timori; tropische pulmonale Eosinophilie und Loiasis.

DEC ist eine für bestimmte Parasiten hochspezifische synthetische organische Verbindung und enthält keine toxischen Metallelemente. Es steht auf der Liste der unentbehrlichen Arzneimittel der Weltgesundheitsorganisation.

- **Nordihydroguajaretsäure** ist ein Antioxidanz, das im Kreosotbusch in Mexiko (Larrea tridentata) gefunden wurde und bei Moskitos zu einer Lebensverlängerung von 29 auf 45 Tage führt **(Richie et al. 1986)**[4]; weiterhin erfolgt eine Lebensverlängerung bei männlichen, jedoch nicht bei weiblichen Mäusen **(Strong et al. 2008)**.[5] Bisher wird es nicht klinisch eingesetzt. Als Nahrungsergänzungsmittel (z.B. Kreosotbusch in Mexiko) ist die Substanz hepato- und nephrotoxisch.

- **Zileuton**[6]: Zileuton (Handelsname: ZYFLO) ist ein oral wirksamer 5-Lipoxygenasehemmer, der die Leukotrienbildung hemmt (LTB4, LTC4, LTD4, and LTE4). Zileuton wird zur Dauertherapie bei Asthma angewandt.

Cyclooxygenase-Hemmstoffe

Durch Hemmung der Cyclooxygenase[7] steht mehr Arachidonsäure für den Lipoxygenaseweg zur Verfügung, wodurch die Bildung von entzündungsverstärkenden und anaphylaxieverstärken Leukotrienen erfolgt. Daher können Hemmstoffe der Cyclooxygenase einen Asthmaanfall auslösen.

Kompetitiv wirkende NSAIDs konkurrieren im Cyclooxygenasezentrum um die Bindungsstelle für die Arachidonsäure. Ibuprofen bindet hierbei sehr schnell und wird auch schnell wieder ausgewaschen. Diclofenac oder Indometacin haben ein trägeres Bindungsverhalten.

Analgetische/antipyretische Substanzen wie Paracetamol oder Dipyron sind wichtige Medikamente bei Schmerz und Fieber ohne antiinflammatorische Eigenschaften. Der Mechanismus und die Bedingungen ihrer eher schwachen Hemmung der Cyclooxygenasen sind noch unerforscht **(Simmons 2004)**.[8]

Aspirin (Acetylsalicylsäure)

Wirkmechanismus:[9]

- Acetylsalicylsäure (kurz ASS) hemmt irreversibl die Prostaglandin-H2-Synthase (durch Acetylierung eines Serinrests), genauer die Cyclooxygenasen COX-1 und COX-2. Diese Enzyme katalysieren die Bildung von entzündungsverstärkenden Prostaglandinen sowie z. B. von Thromboxan A2, das u. a. thrombozytenaktivierend wirkt. COX-1 wird durch Acetylsalicylsäure etwa 10–100 mal stärker gehemmt als COX-2. Da Thrombozyten aufgrund des fehlenden Zellkerns keine Enzyme nachbilden können, ist die gerinnungshemmende Wirkung auf sie irreversibel - die Wirkungsdauer deckt sich daher mit der Überlebenszeit der Thrombozyten (8–11 Tage).

- Für die Hemmung des Enzyms stehen nur nichtspezifische nichtsteroidale Antirheumatika, die alle Cyclooxygenasen hemmen, zur Verfügung, wie Acetylsalicylsäure. ASS kann auch niedrigdosiert COX-1 in Lymphozyten blockieren ohne beispielsweise den Magen zu schädigen. Anmerkung: Auch bei niedrig dosiertem ASS können Magenprobleme auftreten, daher gibt es ASS 100 protect.

- Acetylsalicylsäure (Aspirin) führt zu einer Transacetylierung am Serin in Position 530 im katalytischen Zentrum der Cyclooxygenase, die das Enzym funktionsunfähig macht, bis es wieder neu gebildet wird. Die Cyclooxygenase-1 ist hierfür 10–100 mal sensitiver als die Cyclooxygenase-2 **(Simmons 2004)**.[10]

- Für die Aufklärung der Hemmwirkung von ASS im Jahr 1971 erhielt **John Robert Vane**[11] 1982 zusammen mit Sune Bergström und Bengt Samuelsson den Nobelpreis für Medizin.[12]

Pharmakokinetik (nach Fachinformation Aspirin N 100 mg/-300 mg, Stand 06/2013)

- ASS wird vor, während und nach der Resorption in ihren Hauptmetaboliten Salicylsäure umgewandelt. Die Metaboliten werden überwiegend über die Niere ausgeschieden.

- Die Resorption nach oraler Gabe von ASS erfolgt abhängig von der galenischen Formulierung schnell und vollständig. Der Acetylrest der Acetylsalicylsäure wird teilweise bereits während der Passage durch die Mukosa des Gastrointestinaltraktes hydrolytisch gespalten.

- Maximale Plasmaspiegel werden nach 10-20 Minuten (Acetylsalicylsäure) bzw. 0,3-2 Stunden (Gesamtsalicylat) erreicht.

- Die Eiweißbindung beim Menschen ist konzentrationsabhängig und beträgt 49% bis über 70% (Acetylsalicylsäure) bzw. 66-98% (Salicylsäure).

- Salicylsäure ist placentagängig und geht in die Muttermilch über.

- Die Eliminationshalbwertszeit der Acetylsalicylsäure beträgt nur wenige Minuten, wohingegen sie für die Salicylsäure bei Gabe von 0,5 g zwei Stunden und nach Applikation von 1 g 4 Stunden beträgt. Nach Einnahme einer Einzeldosis von 5 g verlängert sie sich auf 20 Stunden.

Präparate: z.B.

- Aspirin® 100 (Tbl. à 100mg)
- Aspirin® 300 (Tbl. à 300 mg)
- Aspirin Direkt® Kautabletten (Tbl. à 500 mg)
- Aspirin plus C Brausetabletten u.a. (Tbl. à 400 mg plus 240 mg Ascorbinsäure)

Anmerkung: Es gibt mehr Präparate von Aspirin, außerdem unzählige Generika.

Dosierung: Orale Gabe von 1-3 Tabletten alle 4 Stunden. Anmerkung: ASS 100 (protect) wird einmal tgl. gegeben, bei den anderen Präparaten müsste man angeben, dass nicht 1-3 Tbl. alle 4 Std. als Dauertherapie möglich sind. Der Einsatz und die Dauer der Einnahme sind von der Indikation abhängig.

Anwendungsgebiete: Analgetikum, Antipyretikum, Antiphlogistikum sowie als Thrombozytenaggregationshemmer zur Vorbeugung von Thrombosen.

Kontraindikationen

- Magen-und Duodenalulcera
- Allergie auf Aspirin
- Grey-Syndrom in der Anamnese

Unerwünschte Begleiterscheinungen

- Auslösung eines Bronchospasmus bzw. Asthma bronchiale
- gastrointestinale Blutungen
- Verstärkung einer Antikoagulantienwirkung

Ibuprofen

Präparate: Da das Patent von Ibuprofen seit Jahren frei ist, handelt es sich - außer beim Original - bei den angegebenen Präparaten um zahlreiche Generika mit verschiedensten Namen (D, A, CH).

Wirkmechanismus: Ibuprofen hemmt nichtselektiv die Cyclooxygenasen I und II (COX-1 und COX-2), die im Organismus für die Bildung von entzündungsvermittelnden Prostaglandinen verantwortlich sind.

Wirkungen: Analgetisch, antiinflammatorisch bzw. antiphlogistisch und antipyretisch sowie hemmend auf die Schleimproduktion im Magen mit der Folge vermehrter Magenschleimhautschäden.

Anwendung: Oral, rektal, dermal, topisch oder intravenös.

Dosierung: Es wird in Abhängigkeit von Alter und Körpergewicht dosiert. Bei oraler Anwendung werden 800 mg Ibuprofen als maximale Einzeldosis und zwischen 1200 und 2400 mg als Tagesgesamtdosis für Erwachsene und Jugendliche ab fünfzehn Jahren empfohlen. Eine Dosisanpassung wird unter anderem bei Patienten mit schweren Leberfunktionsstörungen und

Kindern vorgenommen.

Anwendungsgebiete: Allgemeine Schmerztherapie, Fiebersenkung, speziell bei Kindern zur Behandlung eines hämodynamisch wirksamen offenen Ductus arteriosus Botalli bei Frühgeborenen vor der 34. Schwangerschaftswoche. Bei der Mukoviszidose bessert eine Hochdosisbehandlung die Symptome bei Kindern mit leichter Mukoviszidose deutlich.

Nebenwirkungen: Die potentiellen Nebenwirkungen verhindern jedoch einen breiten Einsatz.

Diclofenac

Präparate: Zahlreiche Mono- ud Kombinationspräparate. Voltaren®

Wirkung: Antipyretische, analgetische, antiphlogistische und antirheumatische Wirkung.

Dosierung: Alle 4 Stunden, in der Retardform alle 12 Stunden

Wirkmechanismus: Inhibition der Cyclooxygenasen COX-1 und COX-2, die dadurch keine entzündungsfördernden Prostaglandine mehr herstellen können. Möglicherweise ist Diclofenac direkt am Lipoxygenase-Stoffwechsel beteiligt und unterdrückt die Bildung von Leukotrienen.

Nebenwirkungen: Typische Nebenwirkungen sind Magen- und Darmbeschwerden, die durch eine Hemmung der unter anderem in der Magenschleimhaut vorkommenden COX-1 hervorgerufen werden. Weiterhin können Störungen bei der Blutbildung und Überempfindlichkeitsreaktionen auftreten, etwa Überempfindlichkeit der Haut gegen Sonnenlicht. Zusätzlich kann es zu starken Erhöhungen von Leberwerten (d.h. Transaminasen) kommen und andere Nebenwirkungen. Verstärkte Blutungsneigung.

Indometacin

Präparate

- Indometacin® 25/50 (Kapseln à 25 mg, 50 mg)
- Indometacin® 50/100 (Zäpfchen à 50/100 mg)

Dosierung: Orale Gabe von 25 mg alle 6 Stunden für 48-72 Stunden oder 100 mg Zäpfchen alle 6 Stunden für 48-72 Stunden, max. Dosis/die: 200 mg

Anwendungsgebiete: Chronische Entzündungen, Schmerzen und Schwellungen

Kontraindikationen

- Magen-und Duodenalulcera
- Allergie auf Indometacin

Unerwünschte Begleiterscheinungen

- Übelkeit
- Erbrechen
- Darmkrämpfe, rektale Blutung
- Exantheme, Juckreiz

Mefenaminsäure

Mefenaminsäure ist ein Analgetikum mit antiinflammatorischer, antipyretischer und Antiprostaglandinwirkung.

Präparate

- Parkemed® (Kps. à 250 mg)
- Ponalar® (Tbl. à 500 mg)

Dosierung: Orale Gabe von 3 x 500 mg täglich.

Kontraindikationen

- entzündliche Darmerkrankungen
- Magen- oder Duodenalulcera
- renale oder hepatische Störung.

Unerwünschte Begleiterscheinungen

- Verstärkung einer gleichzeitigen Antikoagulantientherapie.
- Diarrhö bei Therapiebeginn
- Exantheme
- allergische Glomerulonephritis
- Thrombozytopenie (selten)
- Reversible hämolytische Anämie und vorübergehender Abfall der Leukozyten.
- Bronchospasmus bei Asthma bronchiale oder allergischen Erkrankungen.
- Schwindel und Benommenheit.

Spezielle Hinweise: Mefenaminsäure eignet sich für Patientinnen mit Dysmenorrhoe und Hypermenorrhoe besonders gut.

Cyclooxygenase-1-Inhibitoren

siehe Übersicht Cyclooxygenase-1-Inhibitoren[13]

- Die Prostaglandinsynthase-1 oder Cyclooxygenase-1 (kurz: COX-1) ist ein Enzym, das Arachidonsäure zu Prostaglandin H2 in zwei Schritten oxidiert.
- **Physiologische Bedeutung:** COX-1 ist für die Herstellung von Prostaglandin E2 unverzichtbar. Prostaglandin E2 reguliert die Magensäureproduktion, steuert ubiquitär im Körper Entzündungsreaktionen und ist für die Produktion von Thromboxan A2 in Thrombozyten und somit für das Aggregationsgeschehen bei der Blutgerinnung sowie für die Vasokonstriktion zuständig.
- **Gewebeverteilung:** Im Gegensatz zu COX-2 kommt COX-1 in allen Gewebetypen vor und seine Hemmung betrifft daher auch den ganzen Körper. Beides sind Cyclooxygenasen, welche wiederum zu der großen Familie der Pathogen-Induzierbaren-Oxygenasen (PIOXs) ge-

hören.
- Für die Hemmung des Enzyms stehen nur nichtspezifische nichtsteroidale Antirheumatika, die alle Cyclooxygenasen hemmen, zur Verfügung, wie Acetylsalicylsäure. Aspirin kann auch niedrigdosiert COX-1 in Lymphozyten blockieren, ohne beispielsweise den Magen zu schädigen.
- Eine Hemmung der Entzündungs-Signalwege ohne Nebenwirkungen im gesamten Körper ist ansonsten nur durch spezifische COX-2-Hemmung möglich.

Pharmakologie

- **Nebenwirkung:** Weil bei einer Hemmung der Cyclooxygenase mehr Arachidonsäure für den Lipoxygenaseweg zur Verfügung steht, was die Bildung von Leukotrienen zur Folge hat, die entzündungsverstärkend und anaphylaxieverstärkend sind, können Hemmstoffe der Cyclooxygenase einen Asthmaanfall auslösen.
- Kompetitiv wirkende NSAIDs konkurrieren im Cyclooxygenasezentrum um die Bindungsstelle für die Arachidonsäure. Ibuprofen bindet hierbei sehr schnell und wird auch schnell wieder ausgewaschen, Diclofenac oder Indometacin haben ein trägeres Bindungsverhalten.

Cyclooxygenase-2-Inhibitoren

Als COX-2-Hemmer oder auch COX-2-Inhibitoren[14] (allgemein: Coxibe) bezeichnet man eine Gruppe von entzündungshemmenden Arzneistoffen, bei der nur eine der Unterformen der Cyclooxygenase (COX) gehemmt wird.

- **Entwicklung:** Die ersten selektiven Cyclooxygenase-2-Inhibitoren waren 1999 auf dem Markt.
- **Wirkung:** Selektive COX-2-Hemmer hemmen vor allem die Aktivität der Cyclooxygenase-2.
- **Biosynthese:** Das humane Gen für die Cyclooxygenase-2 liegt auf Chromosom 1 (1q25.2-q25.3). Es handelt sich im Vergleich mit dem Gen für COX-1 um ein kleineres Gen (8 kb) mit 10 Exons. Die Transkription des COX-2-Gens ist vielfach induzierbar (s. Regelung). Die transkribierte mRNA besitzt 4.465 Basen und das translatierte Protein besteht aus 587 Aminosäuren **(ENSEMBL-Eintrag 2014)**.[15]
- **Enzym:** Die Cyclooxygenase-2 (COX-2), auch Prostaglandinsynthase-2 (PGHS-2), ist ein Enzym, das wie die Cyclooxygenase-1 (COX-1) Arachidonsäure zu Prostaglandin H2 in zwei Schritten oxidiert.

Während COX-1 konstitutiv exprimiert wird, wird die Synthese von COX-2 erst bei Verletzungen, Entzündungen oder

Sprossung von Zellen durch Zytokine und Mitogene induziert.
- **Regulation der COX-2 Enzymaktivität**

    Aktivierung
    - Entzündungsmediatoren wie TNFα oder Interleukin-1β sowie Lipopolysaccharide.
    - Wachstumsfaktoren, Onkogene, der MAP-Kinase-Weg, NFκB.
    - Methandamid, ein Analogon der Endocannabinoide **(Simmons 2004)**.[16]

    Hemmung
    - Vitamin K2 hemmt die COX-2 **(Plaza und Lamson 2005)**.[17]
    - Dexamethason führt zu einer Destabilisierung der mRNA der COX-2.
    - Die Tocotrienol-reiche Fraktion von Palmölen wirkt entzündungshemmend, vermutlich durch Blockierung der COX-2 **(Wu et al., 2008)**.[18]
    - Der Hopfenbitterstoff Humulon unterdrückt die Transkription des der COX-2 zugehörigen Gens **(Yamamoto et al., 2002)**.[19]

- **Klinscher Einsatz**

    Behandlung entzündlicher Erkrankungen: NSAIDs werden zurzeit als Medikamente erster Wahl zur Behandlung der Osteoarthritis, des Rheuma, des systemischen Lupus erythematodes (SLE) und anderer entzündlicher Erkrankungen genutzt. Die Behandlung ist meistens symptomatisch und ändert den Krankheitsverlauf nicht. NSAIDs hemmen die Entzündung und reduzieren den Schmerz.

    - **COX-2 Hemmung:** Eine Blockierung von COX-2 durch spezifische COX-2-Hemmer verursacht keine der von den nichtsteroidalen Antiphlogistika bekannten Nebenwirkungen.

    COX-2 ist auch die dominante Isoform in der Plazenta und in den fötalen männlichen Genitalien. Es reguliert möglicherweise die Entstehung neuer Blutgefäße, weshalb die Hemmung von COX-2 bei Krebserkrankungen derzeit untersucht wird. COX-2 gehört zu den Cyclooxygenasen, welche wiederum zu der großen Familie der Pathogen-Induzierbaren-Oxygenasen (PIOXs) zählen **(omim.org/entry/600262)**.[20]

    COX-2-Hemmer hemmen vor allem die Aktivität der Cyclooxygenase-2. Zu dieser Wirkstoffgruppe gehören Celecoxib (Celebrex®), Etodolac (Lodine®), Rofecoxib (Vioxx®), Valdecoxib (Bextra®) und Etoricoxib (Arcoxia®), sowie neuerdings Lumiracoxib (Prexige®).

    Dass eine selektive COX-2-Inhibition thrombotische Ereignisse fördert (da in den Thrombozyten nur COX-1 vorkommt und dort vor allem das thromboseförderende Thromboxan-A2 gebildet wird, welches dann über das thrombosehemmende Prostacyclin dominieren würde) ist theoretisch denkbar. Tatsächlich musste Rofecoxib aus diesem Grund 2004 wieder vom Markt genommen werden. Lumiracoxib wurde in Deutschland im November 2006 in Form von 100 mg Tabletten (Prexige® 100 mg) nach einem nicht zentralisierten EU-Verfahren zugelassen, im November 2007 ordnete das Bundesinstitut für Arzneimittel und Medizinprodukte das Ruhen der Zulassung an.

    Obwohl theoretische Überlegungen und Versuchsergebnisse eine wesentliche Beteiligung der COX-2 an der Angiogenese nahelegen, kann diese bei chronischen Erkrankungen (Rheuma, Krebserkrankungen) wohl nicht in klinisch relevantem Ausmaß durch COX-2-Hemmer gehemmt werden **(Simmons 2004)**.[21]

- **Vor- und Nachteile**[22]

    Nichtsteroidale Antirheumatika (NSAR), die vor der Entdeckung der selektiven COX-2-Hemmer zum Einsatz kamen, hemmen sowohl COX-1 als auch COX-2. Mit Hemmung der COX-2 kommt es zum Rückgang der Entzündung, jedoch auch zu Nebenwirkungen durch Hemmung der COX-1. Bei den meisten Patienten ergeben sich zwar keine messbaren Organschädigungen, aber es kann bei Einnahme nicht-selektiver COX-Hemmer zu Blutungen der Magenschleimhaut und Beeinträchtigung der Nierenfunktion kommen.

    Bei Einnahme selektiver COX-2-Hemmer wird COX-1 nur wenig beeinflusst, was aber nicht zum Ausbleiben der Nebenwirkungen führt. In Zulassungs- und Marketingstudien wurde vor allem eine im Vergleich zu älteren NSAR geringere Rate gastroskopisch auffindbarer Magenschleimhautschäden gezeigt. Der Grund hierfür ist, dass die durch COX-1 betriebene Synthese magenschützender Prostaglandine kaum verringert wird. Die klinische Bedeutung dieser Befunde ist aber nach wie vor unklar.

- **Nebenwirkungen:** Die häufigsten genannten Nebenwirkungen sind Infektion der oberen Atemwege, Durchfall, Dyspepsie, Oberbauchbeschwerden, und Kopfschmerzen. Periphere Ödeme und Erhöhung des Blutdrucks treten bei COX-2-selektiven nichtsteroidalen Antiphlogistika genauso häufig wie bei herkömmlichen NSAR auf **(Mutschler et al. 2008)**.[23]

    Im Jahr 2004 entstand im Verlauf einer Studie in den USA der Verdacht, dass eine längere Einnahme von Vioxx® (Rofecoxib, ein selektiver COX-2-Inhibitor) das Risiko eines Herzinfarkts deutlich erhöht. COX-2-Hemmer verringern die Synthese von Prostacyclin, welches die Thrombozytenaggregation hemmt und vasodilatatorisch wirkt, während die COX-1-vermittelte Bildung des funktionellen Antagonisten Thromboxan (welches also die Blutplättchenaggregation fördert und eine Vasokonstriktion bewirkt) unbeeinflusst bleibt, sodass insgesamt eine erhöhte Gerinnungsneigung bei engeren Gefäßen resultiert. Vioxx® wurde deshalb im September 2004 vom Markt genommen.

    Im November 2006 kam mit Lumiracoxib ein COX-2-Inhibitor auf den Markt, der von der Struktur her nicht den anderen Coxiben sondern Diclofenac ähnelt; ob deshalb das Risiko der kardiovaskulären (Herz- und Gefäßsystem betreffenden) Nebenwirkungen geringer ist, blieb ungeklärt. Wegen gravierender Leberschäden wurde das Mittel inzwischen wieder vom Markt genommen.

    Der COX-2-Hemmer Valdecoxib wurde inzwischen vom Markt genommen, der COX-2-Hemmer Etoricoxib in den USA wegen Sicherheitsbedenken nicht zugelassen. Der mit Valdecoxib verwandte parenterale COX-2-Hemmer Parecoxib ist in der Schweiz wegen Sicherheitsbedenken vom Markt genommen worden und in den USA nicht zugelassen.

Anhang

Schmerztherapie bei Endometriose

Antientzündliche Behandlung

Der folgende Text stammt aus **Schweppe et al. (2012)**.[24]

- Um der Entstehung eines chronischen Schmerzsyndroms als selbstständige Krankheit entgegenzuwirken, sollten schmerztherapeutische Konzepte schon parallel oder direkt in den Behandlungsplan mit integriert werden.

- **COX-2-Inhibitoren:** Die Synthese von COX-2 im normalen Endometrium, in Endometriose und Adenomyosis ist nachgewiesen **(Ota et al. 2001)**[25], wobei Frauen mit Endometriose eine Überexpression aufweisen. Dies erklärt die hohen Konzentrationen in Endometrioseherden und im Douglassekret **(De Leon et al. 1986)**.[26] Neben proliferationssteigernden und entzündlichen Effekten verursachen spezielle Prostaglandine über Vasokonstriktion, Ischämie und Zellnekrose Krämpfe und Gewebeschmerzen.

- Die vor einigen Jahren entwickelten spezifischen COX2-Inhibitoren blockieren die intrazelluläre COX-2-Aktivität und haben weniger gastrointestinale Nebenwirkungen. Sie sind bisher bei Endometriose nicht zugelassen und ihr Einsatz sollte zunächst in Studien untersucht werden, da über eventuelle teratogene Effekte bisher keine genauen Daten vorliegen **(Ebert et al. 2003)**.[27] Da alle Präparate bis auf Etoricoxib (Arcoxia®) wegen kardialer Nebenwirkungen vom Markt genommen wurden, wird man sich in der Praxis weiterhin mit den nicht selektiven Präparaten begnügen müssen.

- **Nichtsteroidale Antiphlogistika:** Nichtsteroidale antientzündliche Medikamente (Aspirin®, Ibuprofen®, Voltaren®) hemmen unspezifisch die Cyclooxygenaseaktivität und reduzieren so die Prostaglandinsynthese. So erklärt sich der klinisch unterschiedliche Erfolg bei endometriosebedingten Unterbauchschmerzen **(Kauppila u. Rönnberg 1985)**.[28]

  Keine Schmerztherapie ohne gleichzeitige Hormontherapie.

- **KOK:** Kombinierte orale Kontrazeptiva im Langzyklus.

- **Gestagene: als Pille im Langzyklus, Hormonspirale (Mirena®), Implanon®**[29]

  Sollte sich durch diese Substanzen in Kombination mit kombinierten oralen Kontrazeptiva oder Gestagenen keine ausreichende Schmerzlinderung erzielen lassen, sind zusätzlich retardierte Opioide der WHO Stufen II und III einzusetzen.

Ganzheitliches Therapiekonzept:

- Begleitend zur medikamentösen Schmerztherapie sollten die Frauen in Coping-Seminaren Schmerzbewältigungsstrategien erlernen.

- Physikalische Maßnahmen wie Bäder und lokale Wärmeanwendungen sowie Entspannungsübungen sind eine sinnvolle Ergänzung des Behandlungskonzeptes. Wichtig ist dabei, dass es der Patientin mit therapeutischer Hilfe zunehmend gelingt, den Schmerz nicht zum dominierenden Mittelpunkt ihres Lebens werden zu lassen.

Kein Interessenkonflikt

T. Rabe, C. Albring, A. Bachmann, C. Fiala, B. Hinney, K. König, C. Kurz, A.O. Mueck, W. Rath, B. Toth

Interessenkonflikt

J. Bitzer war als Berater und Referent tätig und erhielt Honorare für Advisory Boards von Teva, MSD, Bayer Health Care, Gedeon Richter, Lilly, Pfizer, Actavis, HRA, Abbott, Exeltis, Mithra, Allergan, Libbs

C. Egarter erhielt von verschiedenen pharmazeutischen Firmen wie MSD, Bayer/Schering, Actavis, Exeltis, Gedeon Richter und Pfizer Honorare für Studien, Vorträge sowie Expertentreffen.

H. Kentenich hält Vorträge auf Veranstaltungen der Firma Merck Serono, Dr. Kade und bei ReproFacts.

G. Merki: Beraterin und Referentin für HRA Pharma.

E. Merkle: Honorar und Reisespesen von folgenden Firmen: MSD, Omega Pharma, Pfizer, Procter & Gamble, HRA Pharma, Shionogi.

N. Sänger: Beratertätigkeit für Gedeon Richter, Referentin für Gedeon Richter, MSD und Kade.

Literatur

[1] Simmons, D.L. et al. (2004): Cyclooxygenase isozymes: the biology of prostaglandin synthesis and inhibition. In: Pharmacol. Rev. Bd. 56, S. 387-437. PMID 15317910

[2] https://en.wikipedia.org/wiki/Arachidonate_5-lipoxygenase_inhibitor; 23.05.2017

[3] en.wikipedia.org/wiki/Diethylcarbamazine; 23.05.2017

[4] Richie Jr, J. P.; Mills, B. J.; Lang, C. A. (1986). "Dietary nordihydroguaiaretic acid increases the life span of the mosquito". Proceedings of the Society for Experimental Biology and Medicine. Society for Experimental Biology and Medicine 183 (1): 81–85.

[5] Strong, R.; Miller, R. A.; Astle, C. M.; Floyd, R. A.; Flurkey, K.; Hensley, K. L.; Javors, M. A.; Leeuwenburgh, C.; Nelson, J. F.; Ongini, E.; Nadon, N. L.; Warner, H. R. ; Harrison, D. E. (2008). "Nordihydroguaiaretic acid and aspirin increase lifespan of genetically heterogeneous male mice". Aging Cell 7 (5): 641–650.

[6] en.wikipedia.org/wiki/Zileuton; 23.05.2017

[7] de.wikipedia.org/wiki/Cyclooxygenasen; 23.05.2017

[8] Simmons, D.L. et al. (2004): Cyclooxygenase isozymes: the biology of prostaglandin synthesis and inhibition. In: Pharmacol. Rev. Bd. 56, S. 387-437. PMID 15317910

[9] de.wikipedia.org/wiki/Acetylsalicylsäure; 23.05.2017

[10] Simmons, D.L. et al. (2004): Cyclooxygenase isozymes: the biology of prostaglandin synthesis and inhibition. In: Pharmacol. Rev. Bd. 56, S. 387-437. PMID 15317910

[11] Vane JR. Inhibition of prostaglandin synthesis as a mechanism of action for aspirin-like drugs. Nat New Biol. 1971 Jun 23;231(25):232-5.

[12] Nobelpreis für Medizin oder Physiologie 1982: „Für ihre bahnbrechenden Arbeiten über Prostaglandine und nahe verwandter biologisch aktiver Substanzen." Informationen der Nobelstiftung zur Preisverleihung.

[13] de.wikipedia.org/wiki/Cyclooxygenase-1; 23.05.2017

[14] de.wikipedia.org/wiki/Cyclooxygenase-2; 23.05.2017

[15] ENSEMBL-Eintrag (2014): www.ensembl.org/Homo_sapiens/Gene/Summary?g=ENSG00000095303;r=9:125132824-125157982

[16] Simmons, D.L. et al. (2004): Cyclooxygenase isozymes: the biology of prostaglandin synthesis and inhibition. In: Pharmacol. Rev. Bd. 56, S. 387-437. PMID 15317910.

[17] Plaza, S.M. und Lamson, D.W. (2005): Vitamin K2 in bone metabolism and osteoporosis. (PDF; 299 kB) Altern Med Rev 10(1):24-35 (englisch).

[18] Wu SJ, et al.: Tocotrienol-rich fraction of palm oil exhibits anti-inflammatory property by suppressing the expression of inflammatory mediators in human monocytic cells. Mol Nutr Food Res. 2008 Aug;52(8):921-9 PMID 18481320.

[19] K. Yamamoto, J. Wang, S. Yamamoto, H. Tobe: Suppression of Cyclooxygenase-2 Gene Transcription by Humulone. In: Kenneth V. Honn, Lawrence J. Marnett, Santosh Nigam, Edward Dennis, Charles Serhan (Hrsg.): Eicosanoids and other bioactive lipids in cancer, inflammation, and radiation injury, Band 5. Springer, 2002, ISBN 978-0-30647283-1, S. 73–76.

[20] omim.org/entry/600262; 24.02.2017

[21] Simmons, D.L. et al. (2004): Cyclooxygenase isozymes: the biology of prostaglandin synthesis and inhibition. In: Pharmacol. Rev. Bd. 56, S. 387-437. PMID 15317910.

[22] de.wikipedia.org/wiki/COX-2-Hemmer; 23.05.2017

[23] Mutschler E, Geisslinger G, Kroemer HK, Ruth P, Schäfer-Korting M. Mutschler Arzneimittelwirkungen. Lehrbuch der Pharmakologie und Toxikologie. Wissenschaftliche Verlagsgesellschaft, Auflage 9, 2008.

[24] Schweppe K-W., T. Rabe, M. Langhardt, J. Woziwodzki, F. Petraglia, L. Kiesel: Endometriose, Entstehung, Diagnostik, Behandlungsmöglichkeiten und Probleme in Klinik und Praxis. In: Rabe T (Hrsg.). Seminarbuch Gynäkologische Endokrinologie. ISBN 978-3-00-039077-7), Baier Digitaldruck GmbH Heidelberg 2012, S.516-534

[25] Ota H, Igarashi S, Sasaki M, Tanaka T. Distribution of cyclooxygenase-2 in eutopic and ectopic endometrium in endometriosis and adenomyosis. Human Reprod 2001; 16: 561–6.

[26] De Leon FD, Vijayakumar R, Brown M, Rao CV, Yussmann MA, Schultz G. Peritoneal fluid volume, estrogen, progesterone, prostaglandin, and epidermal growth factor concentrations in patients with and without endometriosis. Obstet Gynecol 1986; 68: 189–94.

[27] Ebert AD, Bartley J, David M, Schweppe KW. Aromatasehemmer – theoretisches Konzept und bisherige Erfahrungen in der Endometriosetherapie. Zentralbl Gynäkol 2003; 125: 247–51.

[28] Kauppila A, Rönnberg L. Naproxen sodium in dysmenorrhea secondary to endometriosis. Obstet Gynecol 1985; 65: 379–83.

[29] Walch K, Unfried G, Huber J, Kurz C, van Trotsenburg, M, Pernicka E, Wenzl R : Implanon® versus medroxyprogesterone acetate: effects on pain scores in patients with symptomatic endometriosis — a pilot study. Contraception, 2009, Vol. 79, Issue 1, 29-34

Insulin

Annette Bachmann, Thomas Rabe, Nicole Sänger, Jörg Bojunga, Elisabeth Merkle

Arbeitskreis "Hormone": Christian Albring, Johannes Bitzer, Christian Egarter, Bernd Hinney, Heribert Kentenich, Klaus König, Elisabeth Lerchbaum, Gabriele Merki, Ute Schäfer-Graf, Bettina Toth

Einleitung

Insulin ist das wichtigste anabole Hormon des menschlichen Körpers. Seine Funktion ist die Schaffung von Energiereserven, wenn frei verfügbare Energiespeicher, wie z. B. Glukose, im Überschuss vorhanden sind. Eine Insulinresistenz brachte in der Evolution den Überlebensvorteil, Hungerperioden besser zu überleben Genotypen, die in Jäger- und Sammlergesellschaften einen raschen Abbau von Energiereserven bei Nahrungsmangel verhinderten, prädisponieren beim heutigen Lebensstil mit Bewegungsmangel und Nahrungsüberangebot zu Adipositas und Typ-2-Diabetes **(Walve u. Yainik 2007)**.[1]

Insulin wird in den ß-Zellen der Langerhans-Inseln des Pankreas gebildet und gespeichert. Die Inselzellen waren für das Hormon (lat. ‚insula') namensgebend. Die B-Zellen stellen mit 70-80% den Hauptanteil der Langerhans Inselzellen **(Schmidt et al. 2010)**.[2]

Geschichte

1921 gelang es dem kanadischen Arzt Sir Frederick Banting und seinem Kollegen Charles Best, Insulin aus dem Pankreas eines Hundes zu extrahieren und dessen blutzuckersenkende Wirkung nachzuweisen. Diese Entdeckung führte im Labor des Physiologen John Macleod zur Herstellung eines gereinigten Insulinextraktes, welcher 1922 erstmals erfolgreich zur Diabetes-Therapie am Menschen eingesetzt werden konnte. Für diesen Durchbruch wurde Banting und Macleod 1923 der Nobelpreis für Medizin verliehen **(Nobelprize)**.[3]

Chemie: Insulin ist ein Polypeptid, das sich aus zwei Peptidketten - der A-Kette mit 21 Aminosäuren und der B-Kette mit 30 Aminosäuren - zusammensetzt. Die A- und B-Ketten sind durch zwei Disulfidbrücken verbunden, die A-Kette wird durch eine zusätzliche Disulfidkette stabilisiert. **Siehe Abb. 1.**

Regulation der Insulinausschüttung

Mit einem Konglomerat aus Glukagon produzierenden α-Zellen, insulinproduzierenden ß-Zellen, pankreatisches Polypeptid produzierenden PP-Zellen, Somatostatin produzierenden δ-Zellen und Ghrelin produzierenden ε-Zellen stellen die Langerhans-Inseln die Schaltzentrale des Blutzuckerhaushaltes dar **(Wierup et al 2013)**.[4]

Der wichtigste Regulator der Insulinausschüttung ist die Glukosekonzentration im Plasma **(Jensen et al. 2008)**.[5] Aber auch durch andere Substrate, wie die Aminosäuren Leuzin, Arginin und Alanin, durch Azetazetat und in geringerem Maß auch durch Fettsäuren, wird die Insulinausschüttung beeinflusst. Zusätzlich zur Substratstimulation wird die Insulinsekretion durch neuronale Transmission und endokrine Transmission über gastrointestinale Hormone stimuliert. **Siehe Abb. 2**

Stimulation der Insulinausschüttung

Inkretine

Postprandial ist vor allem die endokrine Transmission von Bedeutung. Bereits 1906 vermutete Benjamin Moore, dass der Darm an der Regulation des Glukosehaushalts beteiligt ist **(Moore et al. 1906)**.[6] Die zwei wichtigsten Hormone der endokrinen Transmission sind GLP-1 und GIP, die für 50-60% der Insulinsekretion verantwortlich sind. Inkretine (GLP-1, GIP) sind Peptidhormone, die von endokrinen Zellen des Darms (L-Zellen) als Reaktion auf die Nahrungsaufnahme sezerniert werden. Inkretine beeinflussen die Glukose-Homöostase über mehrere Mechanismen, unter anderem sind dies eine glukoseabhängige Insulin-Sekretion, eine postprandiale Glukagon-Suppression und eine Verlangsamung der Magenentleerung. Die Inkretine wurden entdeckt, als man bemerkte, dass oral verabreichte Glukose die Insulin-Sekretion stärker stimulierte als ein äquivalenter Glukose-Spiegel über eine intravenöse Infusion. Dieses gut charakterisierte Phänomen wird als der "Inkretin-Effekt" bezeichnet **(Creutzfeldt et al. 1979)**.[7]

Durch Bindung und Aktivierung des GLP-1 Rezeptors steigt intrazellulär cAMP an und stimuliert Glukose-abhängig durch Proteinkinase A die Insulinfreisetzung **(Holst et al. 1994)**.[8] Seit 2005 stehen mit DPP-4 (Dipeptidylpeptidase 4) Hemmern und GLP-1-Rezeptor-Agonisten zwei Substanzklassen zur Verfügung, die sich die Wirkung von GLP-1 zu Nutze machen **(Kendall et al. 2005)**.[9]

Hemmung der Insulinausschüttung

Somatostatin, Amylin und Pankreostatin hemmen die Insulinausschüttung. Somatostatin wird in den D-Zellen der Langerhans Inseln gebildet. Glukose, Aminosäuren, Fettsäuren, Azetylcholin, Adrenalin, Glukagon, Vasoactive Intestinal Peptide (VIP), Sekretin und Choleystokinin fördern die Ausschüttung von Somatostatin.

Gegenspieler: Als Gegenspieler des Insulins fungieren Glukagon, Adrenalin und Kortisol, die den Plasmaglukosespiegel anheben. Kann der Körper seinen Glukosebedarf nicht aus der Nahrung decken, so müssen Glykogenreserven aus Leber und Muskelgewebe mobilisiert werden.

Glukagon wird in den α-Zellen der Langerhans Inseln, die 15-20 % der Inselzellen stellen, produziert. Glukagon regt die Glykogenolyse an und fördert die Glukoneogenese in Leber und Nieren. Auch Adrenalin und Kortisol, die in der Nebenniere produziert werden, fördern als Gegenspieler des Insulins die Bereitstellung von Glukose durch Glykogenolyse **(Nussey u. Whitehead 2001)**.[10] Gleichzeitig stimuliert Glukagon die Insulinausschüttung.

Somatostatin: Im Pankreas spielt Somatostatin nach Art eines Gewebshormons eine parakrine Rolle, wobei es die Ausschüttung von Glukagon und Insulin aus den benachbarten α- und β-Zellen hemmt. Somatostatin wird nicht nur von den δ-Zellen des Pankreas gebildet sondern auch von einzelnen Zellen des Hypothalamus und des Gastrointestinaltrakts, hier hemmt es auch Pankreasenzyme, Gastrin und Pepsin.

Die Insulinausschüttung wird auch durch das **vegetative Nervensystem** beeinflusst. Azetylcholin führt über die Aktivierung von depolarisierenden Na-Kanälen zur Ausschüttung von Insulin. Der Sympathikus hemmt die Ausschüttung direkt mit Noradrenalin über alpha-Rezeptoren und indirekt über Galanin als Kotransmitter. Über Betarezeptoren wird die Glukagonfreisetzung in den A-Zellen stimuliert und damit indirekt wie oben beschrieben auch die Insulinausschüttung gesteigert **(Schmidt et al. 2010)**.[11]

Biosynthese

Die Glukose-getriggerte Insulinfreisetzung folgt einem biphasischen Muster: Während der ersten Phase, die nur einige Minuten dauert, werden die gespeicherten Insulinmoleküle freigesetzt, während der zweiten Phase kommen die neu produzierten Insulinmoleküle zum Einsatz. Diese werden solange in die Blutbahn abgegeben, bis die Hyperglykämie ausgeglichen ist. Die kurze Plasmahalbwertszeit von 4-6 Minuten ermöglicht eine rasche, bedarfsgerechte Anpassung der Blutinsulinkonzentrationen während und nach der Nahrungsaufnahme **(Gerich et al. 2002)**.[12]

Nach nahrungsassoziierter Resorption von Glukose im Dünndarm kommt es zunächst zu einem Anstieg des Blutglukosespiegels im Splanchnikusgebiet. Glukose wird durch den GLUT2-Transporter in die Zelle aufgenommen und durch Glykolyse verstoffwechselt. Dabei entsteht ATP. Ist eine Schwellenkonzentration von 5 mmol/l Glucose erreicht, ist die ATP-Produktion ausreichend, um den Ausstrom von Kalium-Ionen über ATP-sensitive Kaliumkanäle zu hemmen. Durch den stark verminderten Kaliumausstrom kommt es zur Depolarisation der Zellmembran. Das veränderte Membranpotential wiederum führt zur Öffnung spannungsabhängiger Kalzium-Kanäle. Der intrazelluläre Kalziumanstieg gilt als Trigger für die Exozytose und Abgabe der gespeicherten Insulinmoleküle in den Blutkreislauf. Hierbei werden die inaktiven Insulinhexamere in Dimere und schließlich in Einzelmoleküle, die Insulin seine biologische Wirksamkeit verleihen, aufgetrennt **(Wierup et al. 2013)**.[13] Initial erfolgt die Biosynthese des Insulins über die Bildung von Präproinsulin an den Ribosomen des endoplasmatischen Retikulums der ß-Zelle der Langerhans-Inseln des Pankreas. Nach einer Signalsequenz folgen die B-Kette, das C-Peptid und schließlich die A-Kette. Drei Disulfidbrücken verleihen dem Molekül seine gefaltete Struktur. Beim Durchtritt durch die Membran des endoplasmatischen Retikulums ermöglicht die Abspaltung der Signalsequenz die Entstehung von Proinsulin, welches in den Golgi-Apparat der ß-Zelle aufgenommen und durch Zinkionen als Hexamer stabil gespeichert wird. Durch die Abspaltung des C-Peptids erhält das Insulin-Molekül schließlich seine finale Struktur **(Liu et al. 2014)**.[14]

Die endogene Produktion von Insulin ist auf mehreren Stufen beeinflussbar:

Auf Ebene der Transkription des Insulin-Gens, der mRNA-Stabilität, der Translation der mRNA und durch post-translationale Modifikationen.

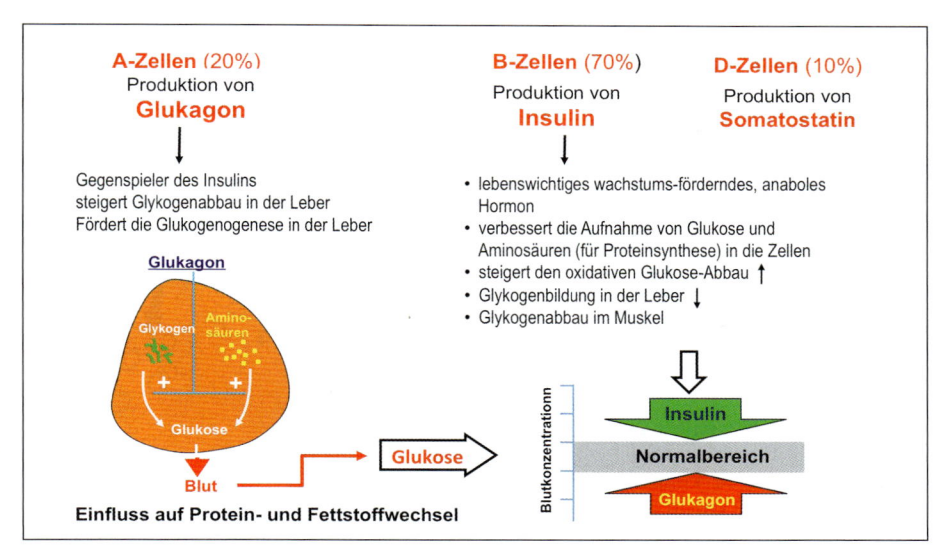

Abb. 1 Hormonsekretion des Pankreas

(Mod. nach: Meiners Ina: Insulinresistenz - ein Risikofaktor mit Folgen. Mit freundlicher Genehmigung der Autorin)

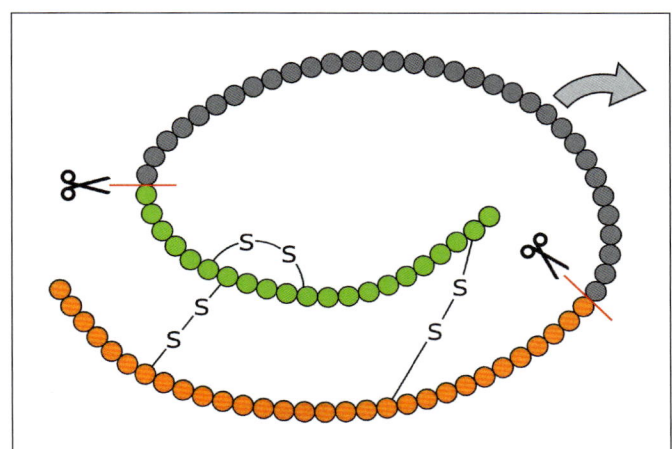

Abb. 2 Insulinwirkung:

Schematische Darstellung (Topologiemodell) von Proinsulin (B-Kette orange, A-Kette grün, C-Peptid grau). Das C-Peptid wird heraus geschnitten. Das Signalpeptid des Präproinsulins ist nicht dargestellt.

(de.wikipedia.org/wiki/Insulin; 19.1.2017)

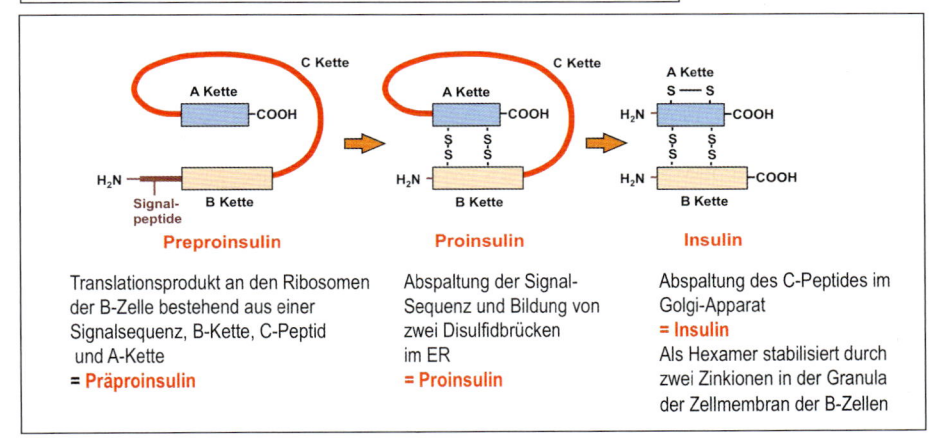

Abb. 3 Insulinsynthese

Insulin ist ein Polypeptid aus zwei Peptidketten (A-Kette mit 21- und B-Kette mit 30 AS), die durch zwei Disulfidbrücken miteinander verknüpft sind.

(Mod. nach: Meiners Ina: Insulinresistenz - ein Risikofaktor mit Folgen. Mit freundlicher Genehmigung der Autorin)

Insulin

Insulinrezeptor: Die Insulinrezeptoren sind innerhalb der Zellmembran lokalisiert und gehören somit zur Gruppe der Transmembranrezeptoren bzw. integralen Membranproteine.

Es handelt sich um Hetero-Tetramere, die aus je 2 α- und β-Untereinheiten zusammengesetzt sind: einer extrazellulären α-Untereinheit und einer die Zellmembran durchspannenden β-Untereinheit, von der sich ein großer Teil im Zellinneren befindet. Die α- und β-Untereinheiten sind jeweils durch Disulfidbrücken kovalent miteinander verbunden. Die β-Untereinheiten besitzen eine sogenannte Tyrosinkinase-Aktivität. Dies bedeutet, dass sie Tyrosinreste phosphorylieren können. Die Phosphorylierung von Tyrosin führt zu einer Aktivierung des transmembranösen Glucosetransporters (GLUT-4), der die Aufnahme von Glucose in die Zelle bewirkt. Die Phosphorylierung von Serin hat einen gegenteiligen Effekt. Eine überschießende Serinphosphorylierung, zum Beispiel durch einen Gendefekt oder intrazelluläre inflammatorische Prozesse, geht mit einer Inhibition des Glucosetransports in die Zelle und damit einer Insulinresistenz einher **(Samuel et al. 2012)**.[15]

Metabolismus: Nach Bindung und Aktivierung des Insulinmoleküls an seinen Rezeptor und erfolgter Signalübertragung wird das Insulin wieder in den Extrazellulärraum freigesetzt und kann in der Zelle, vor allem in der Leber und Niere, abgebaut werden. Hier erfolgt eine Inaktivierung durch eine Insulinase (Glutathion-Insulin-Transhydrogenase), die die Disulfidbrücken zwischen der A- und der B-Kette spaltet und Insulin inaktiviert. Die Ausscheidung der Abbauprodukte sowie von ca. 1,5 % des noch intakten Insulins erfolgt durch die Niere. **Östrogene** erhöhen die hepatische Clearance von Insulin.

Ein endogen von den β-Zellen des Pankreas produziertes Insulin-Molekül wird etwa eine Stunde nach der ersten Freisetzung in den Kreislauf wieder abgegeben (Insulin-Halbwertszeit ~ 4-6 Minuten) **(Duckworth et al. 1998)**,[16] **(Palmer und Heinrich)**,[17] **(Schatz 2006)**.[18]

Wirkungen

Übersicht: Insulin ist für den Energiehaushalt des Körpers von essentieller Bedeutung. Die Wirkungsentfaltung von Insulin erfolgt über seine Bindung an Rezeptoren insulinsensitiver Organe und Gewebe, die eine Reihe von Phosphorylierungsreaktionen auslösen und so maßgeblich den Kohlehydratstoffwechsel sowie den Lipid- und Proteinmetabolismus beeinflussen. Zu den wichtigsten Wirkungen des Insulin zählen **(Newsholme et al. 2001)**:[19]

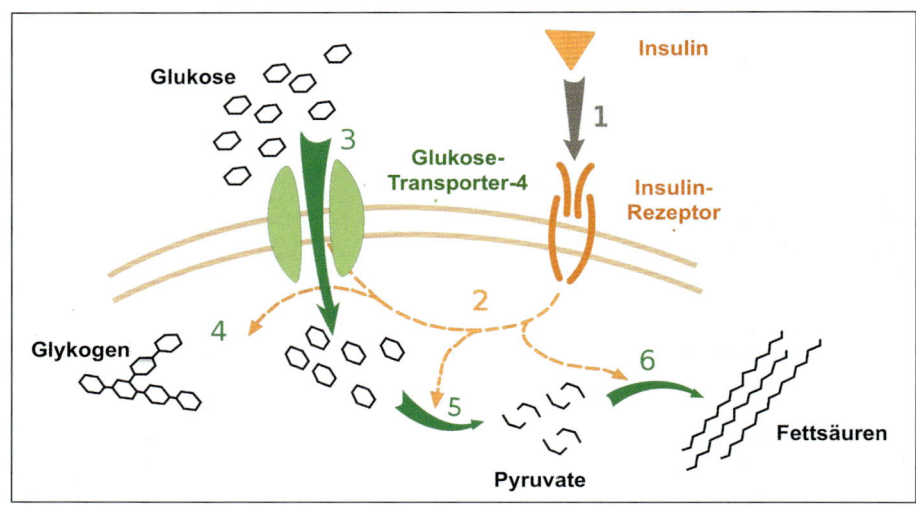

Abb. 4 Insulinwirkung: Wirkung von Insulin auf die Glukoseaufnahme und Metabolismus.

Insulin bindet an seinen Rezeptor (1), wodurch eine Proteinaktivierung Kaskade aktiviert wird (2). Dazu gehören: Translokation des Glukosetransporters (Transmembranprotein) GLUT-4-Transporter in der Plasmamembran und Zustrom von Glukose (3) Glykogensynthese (4), der Glykolyse (5) und die Fettsäuresynthese (6)

Allgemeine Insulinwirkungen auf den Stoffwechsel

- Kontrolle der zellulären Aufnahme bestimmter Substanzen, vor allem **Glukoseaufnahme in Muskel- und Fettgewebe** (etwa zwei Drittel der Körperzellen).
- Erhöhung der DNA-Replikation und **Protein-Synthese** über die Steuerung der Aminosäurenaufnahme.
- Beeinflussung der **Aktivität zahlreicher Enzyme**.

Kohlehydratstoffwechsel

- **Erhöhte Glykogensynthese** in Leber, Muskel- und Fettgewebe. Insulin induziert die Glukosespeicherung in der Form von Glykogen; niedrige Insulinspiegel führen in den Leberzellen zur Glykogenspaltung und Freisetzung von Glukose ins periphere Blut. Dies ist die klinische Wirkung von Insulin, die zur Senkung der hohen Blutzuckerspiegel bei Diabetes mellitus wichtig ist.
- **Verminderte Glukoneogenese** - senkt die Produktion von Glukose aus Nichtzucker-Substraten vor allem in der Leber (der überwiegende Anteil des endogenen Insulins, das in der Leber ankommt, verlässt die Leber nicht wieder); ein Insulinmangel führt zur Glukoseproduktion aus verschiedenen Substraten in der Leber und anderen Geweben. **Östrogene** wirken synergistisch und senken die hepatische Glukoneogenese.
- Förderung der intrazellulären Glukoseaufnahme in Fett- und Muskelgewebe.
- Förderung der Glykolyse in Fett- und Muskelgewebe.
- Reduktion des Glykogenabbaus in Leber und Muskelgewebe.
- Hemmung der hepatischen Glukoneogenese.

Fettstoffwechsel

- **Erhöhte Lipidsynthese** - Insulin aktiviert Fettzellen zur Aufnahme von Blutfetten, die in Triglyceride umgewandelt werden.
- Reduktion der Lipolyse im Fettgewebe; Insulin hemmt den Abbau von Speicherfett in Fettsäuren im Blut; Insulinmangel bewirkt das Gegenteil. **Östrogene** verstärken die insulinabhängige Suppression der Lipolyse
- Reduktion der Plasmafettsäurespiegel.
- Förderung der Very low density Lipoprotein-Bildung der Leber.
- Förderung der Triglyzeridaufnahme in Muskel- und Fettgewebe; Insulin aktiviert Fettgewebe zur Fettsynthese (d.h. Triglyceride) aus Fettsäureestern. Östrogene hemmen die Akkumulation von Triglyceriden in der Leber.
- Reduktion der Fettsäureoxidation in Leber und Muskelgewebe.
- Förderung der Cholesterinsynthese der Leber.

Proteinstoffwechsel

- Förderung des Aminosäurentransports in Gewebe; ein Mangel an Insulin hemmt die Absorption.
- Förderung der Proteinsynthese z.B. in Leber, Muskel- und Fettgewebe.
- Reduktion des Proteinabbaus in Muskelgewebe.
- Reduktion der Harnstoffproduktion.

Verschiedene Insulinwirkungen (direkt und indirekt) auf zellulärer Ebene

- **Verminderte Autophagie** - verminderter Abbau von geschädigten Organellen. Postprandiale Insulinspiegel hemmen diese Autophagie vollständig.

- **Erhöhte Kaliumaufnahme** - aktiviert Zellen zur Kaliumaufnahme; ein Mangel an Insulin hemmt diese also.

- **Arterieller Muskeltonus** - Insulin führt an der Arterienwand zur Muskelrelaxation und zur Erhöhung des Blutflusses, vor allem in den Mikroarterien; ein Mangel an Insulin reduziert den Blutfluss durch Kontraktion der Gefäßmuskeln.

- **Erhöhung der Sekretion von Salzsäure** aus den Belegzellen im Magen.

- **Abnahme der Natriumausscheidung** in der Niere.

Genetik

Welche Gene den Glukosestoffwechsel und die damit verbundene Wirkung von Insulin beeinflussen, ist noch nicht vollständig geklärt.

Der Genlocus für Insulin befindet ist auf dem kurzen Arm des Chromosom 11. (**NIH database**)[20] INS-Gen-Mutationen können zu Störungen der Organdifferenzierung oder der Insulinsekretion führen, die sich häufig bereits in der Kindheit oder Jugend manifestieren und anfangs häufig keine Insulintherapie erfordern. Die Mutationen werden autosomal-dominant, monogen vererbt. Etwa 2-5 % aller Diabetiker leiden an diesen seltenen Diabetesformen, die in der klinischen Praxis auch heute noch als **Maturity Onset Diabetes of the Young** (MODY) also Erwachsenendiabetes, der bei Jugendlichen auftritt, bezeichnet werden. Seit 1998 werden die MODY-Typen in die verschiedenen Formen des „Typ 3-Diabetes" („Andere spezifische Diabetes Formen") eingeordnet. Im Moment sind 11 Formen des MODY-Diabetes beschrieben. 7 der Gene codieren für Transkriptionsfaktoren wie hepatic nuclear factor (HNF)-1alpha, Transkriptionsfaktor 2 (HNF-1beta), HNF-4alpha, insulin promoter factor-1, NeuroD/BETA2, KLF11, Pax4. Ein Gen (MODY Typ 2) codiert die Glukokinase, den intrazellulären Sensor für Glucose im endokrinen Pankreas und wichtiges Enzym der Glykogensynthese der Leber (www.diabetes.org).[21]

Insulinrezeptor-Gen

Das Gen für den Insulinrezeptor liegt auf dem Chromosom 19 (19p13.3-p13.2). (**NIH database**).[22]

Mutationen im INSR-Gen sind für die vererbbare Insulinresistenz, das Rabson-Mendenhall-Syndrom, das Donahue-Syndrom,

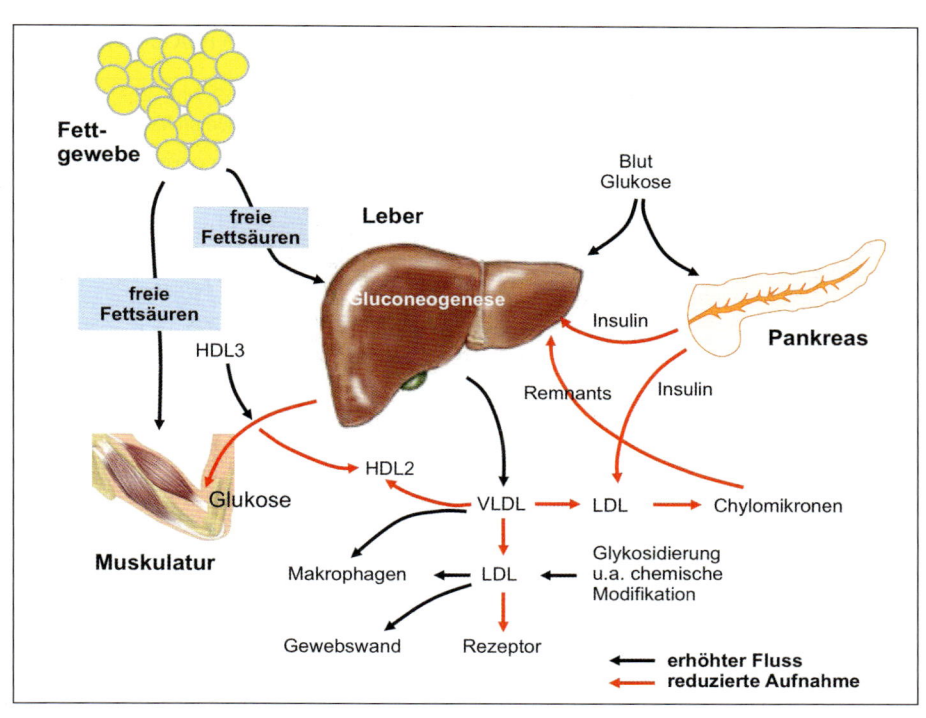

Abb. 5 Auswirkungen von Insulin auf den Kohlehydratstoffwechsel
- Insulin erhöht die Glukogensynthese und reduziert den Glykogenabbau in der Leber, im Muskel- und Fettgewebe.
- Insulin vermindert die Glukoneogenase, das heißt die Produktion von Glukose aus Nichtzucker-Substraten vor allem in der Leber.
  - Förderung der intrazellulären Glukoseaufnahme in Fett- und Muskelgewebe
  - Förderung der Glykolyse in Fett- und Muskelgewebe
  - Reduktion des Glykogenabbaus in Leber und Muskelgewebe
  - Hemmung der hepatischen Glukoneogenese

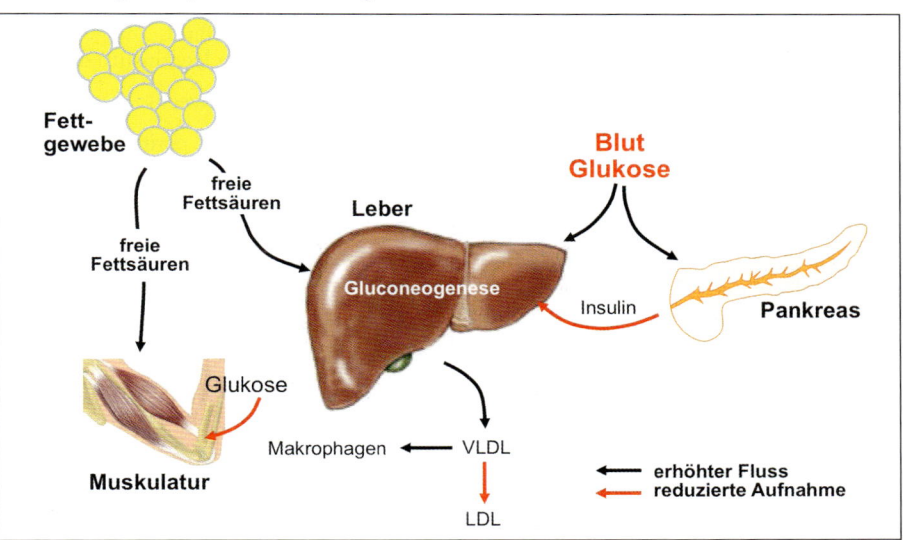

Abb. 6 Auswirkungen von Insulin auf den Fettstoffwechsel
- Erhöhte Lipidsynthese - Insulin aktiviert Fettzellen zur Aufnahme von Blutfetten, die in Triglyzeride umgewandelt werden.
- Reduktion der Lipolyse im Fettgewebe; Insulin hemmt den Abbau von Speicherfett in Fettsäuren im Blut.
  - Reduktion der Plasmafettsäurespiegel
  - Förderung der Very low density Lipoproteinbildung der Leber
  - Förderung der Triglyzeridaufnahme in Muskel- und Fettgewebe; Insulin aktiviert Fettgewebe zur Fettsynthese (d. h. Triglyzeride) aus Fettsäureestern
  - Reduktion der Fettsäureoxidation in Leber und Muskelgewebe
  - Förderung der Cholesterinsynthese der Leber

Proteinstoffwechsel:
  - Förderung des Aminosäurentransports in Gewebe; ein Mangel an Insulin hemmt die Absorption.
  - Förderung der Proteinsynthese z. B. in Leber, Muskel- und Fettgewebe
  - Reduktion des Proteinabbaus in Muskelgewebe
  - Reduktion der Harnstoffproduktion

familiäre Hypoglykämie und Diabetes mellitus mit Acanthosis nigricans verantwortlich.

Es wurden mehrere Gen-Loci identifiziert, die mit einer Dysfunktion der B-Zellen und damit einem Risiko für Typ 2 Diabetes einhergehen. Die Risikoallele TCF7L2, CDKAL1, HHEX, SLC30A8, IGF2BP2, CDKN2A/2B, JAZF1, und WFS1 führen zu einer Insulinresistenz und können additiv zu einer Insulinresistenz beitragen (**Haupt et al. 2010**).[23]

Diagnostik

Zum primären Screening auf Diabetes wird von der deutschen Diabetesgesellschaft (DDG) der Diabetes Risiko Test empfohlen. Der Fragebogen kann online von Patienten selbst ausgefüllt werden:

www.dife.de/diabetes-risiko-test/;20.01.2017

HbA1c

HbA1c ist ein Hämoglobin, an das Glukose nicht enzymatisch gebunden ist (Glykierung). Der HbA1c-Wert ist ein Maß für den mittleren Blutzuckerspiegel der letzten 8 Wochen. Nach der aktuellen DDG Praxisempfehlung ist dank der internationalen Standardisierung der Messmethode die Verwendung des HbA1c zur Diabetes-Diagnose ausreichend. Epidemiologische Untersuchungen in den letzten Jahren konnten zeigen, dass die Spezifität eines HbA1c ≥ 6,5 % groß genug ist, dass damit die Diagnose Diabetes gestellt werden kann und dass die Sensitivität eines HbA1c < 5,7 % groß genug ist, dass damit der Ausschluss der Diagnose Diabetes möglich ist. Aus diesen Gründen eignet sich HbA1c als primäres Diagnostikum, um einen Diabetes mit großer Sicherheit auszuschließen und die Diagnose bei einem Teil der Patienten zu stellen. Bei Patienten mit HbA1c 5,7–6,4 % empfehlen diese Leitlinien, den Diabetes und seine Vorstadien durch Messung der Glukose nach herkömmlichen Kriterien zu bestätigen bzw. auszuschließen. Der HbA1c-Wert ist zur Diabetesdiagnose nicht anwendbar, wenn mit einer Verfälschung des Wertes zu rechnen ist. **Tabelle 1** zeigt mögliche Ursachen, die zu einer Verfälschung der Werte führen können.

Oraler Glukosetoleranztest (75 g, 2 h) aus venöser Plasmaglukose nach WHO-Richtlinie

Der orale Glukosetoleranztest ist indiziert zur Diagnose des manifesten Diabetes mellitus, der gestörten Glukosetoleranz (IGT = impaired glucose tolerance) und der gestörten Nüchternglukose (IFG = impaired fasting glucose.). Der orale Glukosetoleranztest (OGTT) wird nach einer Nahrungskarenz von 10 – 16 h nüchtern durchgeführt. Diabetogene Medikamente (z. B. Kontrazeptiva, Thiaziddiuretika, Steroide) müssen ebenso wie Antidiabetika abgesetzt werden bzw. sollten genau protokolliert werden. Der Patient soll sich über 3 Tage zuvor normal mit mindestens 150 bis maximal 250g Kohlenhydraten pro Tag ernährt haben. Während der Wartephase darf keine körperliche Belastung erfolgen; der Test soll im Sitzen oder Liegen durchgeführt werden; vor oder während des Tests darf nicht geraucht werden.

Kontraindikationen

- Bekannter oder manifester Diabetes mellitus.
- Aktuell bestehende akute Erkrankungen mit Aktivierung der Stresshormone (Infektion, Myokardinfarkt, Lungenembolie, dekompensierte Herzinsuffizienz).
- Postaggressionsstoffwechsel.
- Der Test soll nicht perimenstruell (3 Tage vor bis 3 Tage nach der Menstruation) durchgeführt werden (falsch positive Werte).

Procedere

1. Blutentnahme zur Nüchternglukosebestimmung zum Zeitpunkt 0.
2. Trinken von 75 g Glukose (meist als Fertigpreparation, z. B. Dextro O.G-T.) über 10 min.
3. Glukosebestimmung nach 1 h und 2 h. (Der 1 h Wert wird nur bei Schwangeren benötigt, sonst nur 0 und 2 h Wert)

Der Test allein erlaubt keine eindeutige Diagnose, die jeweiligen Begleitumstände und klinische Symptomatik müssen mitberücksichtigt werden (**Schäffler et al. 2013**).[24]

Cave

Für Messungen von Glukose und HbA1c dürfen nur standardisierte und qualitätsgesicherte Labormethoden zum Einsatz kommen. POCT-Methoden (Point of Care Testing) sind für diagnostische Zwecke nicht geeignet. Die Messung der Glukose sollte möglichst im venösen Plasma erfolgen. Die Glukosebestimmung aus Serum oder Vollblut ist obsolet. Bei der präanalytischen Lagerung des Blutes bzw. Plasmas muss der glykolytische Abbau der Glukose verhindert werden. Die Lagerung der Proben erfolgt bei -4° C. Sie sind innerhalb von 30 min. zu zentrifugieren oder es wird der Zusatz von Glykolysehemmern notwendig. Die Gluco-EXACT-Monovette (Sarstedt) z.B. enthält neben Natriumfluorid NaF auch Citrat. Durch diesen Zusatz wird der initiale Abfall des Glucosespiegels bis zum vollen Eintritt der NaF-Wirkung (nach ca. 30 min) gehemmt. Die Glucose-Spiegel liegen in der GlucoEXACT-Monovette bis zu 10 % höher als in der reinen NaF-Monovette. Die GlucoEXACT-Monovette enthält das Citrat in 400 μl Lösung, daher muss sie - ebenso wie die grüne Citrat-Monovette für die Gerinnung - komplett gefüllt sein. Bedingt durch diese Verdünnung muss der primär gemessene Glucosespiegel mit dem Faktor 1,16 multipliziert werden. Diese Berechnung erfolgt meist durch das Labor noch vor der Befunderstellung.

Krankheitsbilder

Diabetes mellitus ist der Überbegriff für Stoffwechselerkrankungen, die durch eine Hyperglykämie charakterisiert sind.

Aktuelle Normal- und Grenzwerte des Plasmaglukosespiegel:

Nüchternwerte (venöse Plasmaglukose): < 100 mg/dl (5.6 mmol/l).

Postprandialwerte: 2 Std oGTT (venöse Plasmaglukose): < 140 mg/dl (7.8 mmol/l).

Grenzwerte für gestörte Glukosetoleranz:

Gestörte Nüchtern Glukosewerte: 100-125 mg/dl (5.6 mmol- 6.9 mmol/l) in venösem Plasma.

Gestörte Glukose Toleranz: 2h Wert im OGTT: 140-199 mg/dl (7.8-11.0 mmol/l mit einem nüchtern Glukosewert > 126 mg/dl (< 7.0 mmol/l).

Tab. 1 Verfälschung von HbA1c-Werten

Hämoglobinvarianten (HbS, HbE, HbF, HbC, HbD u. a.) Das jeweilige Ausmaß der Störung ist abhängig von der verwendeten Methode zur Bestimmung von HbA1c
Zustände mit erhöhter oder erniedrigter Lebensdauer der Erythrozyten (hämolytische Anämie, Eisenmangelanämie, Blutneubildung im Rahmen der Anämiebehandlung, Lebererkrankungen, Nierenerkrankungen)
Chemische Modifikationen von Hämoglobin bei Urämie (carbamyliertes Hb) oder durch hoch dosierte Dauertherapie mit Acetylsalicylsäure (acetyliertes Hb)
Hemmung der Glykierung durch z. B. Dauertherapie mit Ascorbinsäure oder Vitamin E
Schwangerschaft
(nach Kerner W, Brückel J. Definition, Klassifikation und Diagnostik. Diabetologie 2011;6:S107–S110)

Definition des Diabetes mellitus

- HbA1c ≥ 6,5 % (≥ 48 mmol/mol).
- Gelegenheitsblutzuckerwert ≥ 200 mg/dl (≥ 11,1 mmol/l).
- Nüchternblutzuckerwert ≥ 126 mg/dl (≥ 7,0 mmol/dl).
- OGTT 2 Stundenwert Glukose im venösen Plasma ≥ 200 mg/dl (≥ 11,1 mmol/l).

Diabetes mellitus Typ 1

Der Typ-1-Diabetes (etwa 3-5% aller Diabetesfälle) entwickelt sich aufgrund einer Zerstörung der insulinproduzierenden Betazellen. Die Folge ist von Anfang an ein „echter" Mangel an Insulin, das bei den Betroffenen nun ständig von außen zugeführt werden muss, um das Überleben zu sichern. Daher kommt die frühere Bezeichnung „insulinpflichtiger Diabetes."

Man geht davon aus, dass eine bestimmte genetische Veranlagung die Anfälligkeit für einen Diabetes Typ 1 erhöht. Der Typ-1-Diabetes wird mit einer Wahrscheinlichkeit von 3-5% von einem Elternteil auf ein Kind vererbt. Sind beide Eltern an Typ-1-Diabetes erkrankt, steigt das Risiko beim Kind auf 10-25% an. Bei einem zunächst nicht erkrankten eineiigen Zwilling eines Typ-1-Diabetikers liegt das Risiko, ebenfalls an einem Typ-1-Diabetes zu erkranken, bei 30-50%.

Heute sind mehr als 50 Genloki bekannt, die mit Typ 1 Diabetes assoziiert sind **(Bradfield et al. 2011)**.[25]

Typ-1-Diabetes ist eine Autoimmunerkrankung: Neben der erblichen Veranlagung müssen sich aus heutiger wissenschaftlicher Sicht weitere äußere Einflussfaktoren (Umweltfaktoren) anschließen, damit es zur Erkrankung kommt. Als Auslöser werden vor allem Virusinfektionen, eventuell auch Ernährungsfaktoren, verantwortlich gemacht. Diese Einflüsse führen bei entsprechender Veranlagung zu einer fehlgeleiteten Abwehrreaktion (Autoimmunreaktion), bei der die insulinbildenden B-Zellen angegriffen und zerstört werden. Die wichtigsten beim Typ-1-Diabetes nachgewiesenen Antikörper sind zytoplasmatische Inselzell-Antikörper (ICA), Insulin-Autoantikörper (IAA), Antikörper gegen das Enzym Glutamatdecarboxylase (GADA) und Antikörper gegen die Tyrosinkinase IA-2 (IA-2A). Diese Antikörper sind schon Monate bis Jahre vor dem Ausbruch des Diabetes im Blut der Betroffenen nachweisbar.

LADA (Latent Autoimmune Diabetes in Adults) wird dem Typ1-Diabetes zugeordnet **(Kerner et al. 2014)**.[26]

Diabetes mellitus Typ 2

Diabetes mellitus Typ 2 ist mit 95 % aller Erkrankungen die überwiegende Diabetesform im Erwachsenenalter. Laut der bundesweiten Studie zur Gesundheit Erwachsener in Deutschland (DEGS1) des Robert-Koch-Instituts haben in Deutschland 7,2 % der Erwachsenen im Alter von 18–79 Jahren beziehungsweise 4,6 Millionen Menschen einen bekannten, ärztlich diagnostizierten Diabetes (Männer 7,0 %, Frauen 7,4 %). Die Prävalenz steigt ab dem 50. Lebensjahr deutlich und kontinuierlich bis auf über 20 % in der Altersgruppe von 70–79 Jahren an. Im Vergleich zum letzten bundesweiten Untersuchungssurvey (1998) zeigt sich eine relative Zunahme von 38 % in der Prävalenz des bekannten Diabetes von 5,2 % auf 7,2 % **(Rathmann et al. 2013)**.[27]

Pathogenese

Diabetes mellitus Typ 2 ist ein multifaktorielles Syndrom, verursacht durch genetische Faktoren, Umweltfaktoren sowie klinische Risikofaktoren wie Übergewicht, Alter und körperliche Inaktivität. De Fronzo beschrieb den Pathomechanismus, der zu Glukoseintoleranz und manifestem Diabetes mellitus Typ 2 führt, 2009 als „ominöses Oktett". Zusätzlich zur Insulinresistenz von Muskel und Leber (siehe auch Kapitel Insulinresistenz) kommen ein ß-Zelldefekt, eine beschleunigte Lipolyse in Fettzellen, ein Inkretinmangel oder eine Inkretinresistenz im Gastrointestinaltrakt, eine Hyperglukagonämie, eine vermehrte Glukosereabsorption in der Niere und eine Insulinresistenz des Gehirns hinzu **(De Fronzo 2009)**.[28]

Die Verbindung zwischen Insulinresistenz und inflammatorischen Prozessen bei der Entstehung des Typ 2 Diabetes wurde in zahlreichen Studien nachgewiesen **(Rui et al. 2001)**.[29]

Inflammation scheint auch eine wichtige Rolle bei der Störung der Insulinsekretion im Pankreas zu spielen. Eine durch Hyperglykämie induzierte Aktivierung des Transkriptionsfaktors NFkB von mononukleären Zellen scheint eine wichtige Rolle bei der ß-Zell-Dysfunktion zu spielen **(Malin et al. 2015)**.[30]

Die Einschränkung der ß-Zellfunktion setzt früh ein. Patienten mit Werten im oberen Drittel eingeschränkter Glukosetoleranz sind nahezu maximal insulinresistent und haben 80 % ihrer ß-Zellfunktion verloren **(De Fronzo 2009)**.[31]

Die Vererbung spielt beim Typ-2-Diabetes eine wichtige Rolle. Dies weiß man aus Vergleichsbeobachtungen an Zwillingen. Das Erkrankungsrisiko für eineiige Zwillinge von Typ-2-Diabetikern beträgt 50-90%. Heutzutage geht man davon aus, dass es aber allein auf der Grundlage von Vererbung in der Regel nicht zur Erkrankung kommt: Ein Typ-2-Diabetes entwickelt sich überwiegend, wenn ungünstige äußere Einflüsse bzw. ein ungünstiger Lebensstil hinzukommen **(www.Diabetes-Deutschland.de)**.[32]

Andere spezifische Diabetesformen (Typ-3-Diabetes)

- Erkrankungen des exokrinen Pankreas (z. B. Pankreatitis, zystische Fibrose, Hämochromatose).
- Endokrinopathien (z. B. Cushing-Syndrom, Akromegalie, Phäochromozytom).
- Medikamentös-induziert (z.B. Glukokoritikoide, Neuroleptika, Alpha-Interferon, Pentamidin).
- Genetische Defekte der Betazell-Funktion: Der Begriff MODY (Maturity Onset Diabetes of the Young) wird in der klinischen Praxis noch häufig benutzt. 2-5% aller Diabeteserkrankungen werden dieser Form zugerechnet. Die Erkrankung manifestiert sich in der Kindheit oder Jugend. Es sind 11 verschiedene Formen mit monogen autosomal-dominant vererbten Mutationen von unterschiedlichen Genen des Glukosestoffwechsels beschrieben. Siehe auch Genetik.
- Genetische Defekte der Insulinwirkung.
- Andere genetische Syndrome, die mit Diabetes assoziiert sein können.
- Infektionen.
- Seltene Formen eines autoimmun vermittelten Diabetes **(Kerner u. Brückel 2014)**.[33]

Gestationsdiabetes (Typ-4-Diabetes)

Unter einem Gestationsdiabetes (GDM) versteht man eine erstmals während der Schwangerschaft aufgetretene bzw. diagnostizierte Glukosetoleranzstörung. Zur GDM-Diagnostik wird in der 24 + 0 – 27 + 6 SSW ein 75g oGTT vorzugsweise als einzeitiges Verfahren eingesetzt. **Tab. 2** zeigt die Grenzwerte im 75g OGTT. Zur Diagnose reicht die Überschreitung eines Wertes aus. Die Grenzwerte beruhen auf den Ergebnissen der Hyperglycemia and Adverse Pregnancy Outcome (HAPO)-Studie. Deutschland hat mit der aktuellen Leitlinie den internationalen Standard adaptiert. Seit 3.März 2012 sind Screening und Diagnostik des Gestationsdiabetes

Tab. 2 Diagnose des Gestationsdiabetes im 75 g OGTT

	Venöses Plasma	
	mg/dlE	mmol/l
nüchtern	≥92	≥ 5,1
60 min	≥ 180	≥ 10,0
120 min	≥ 153	≥ 8,5

Insulin

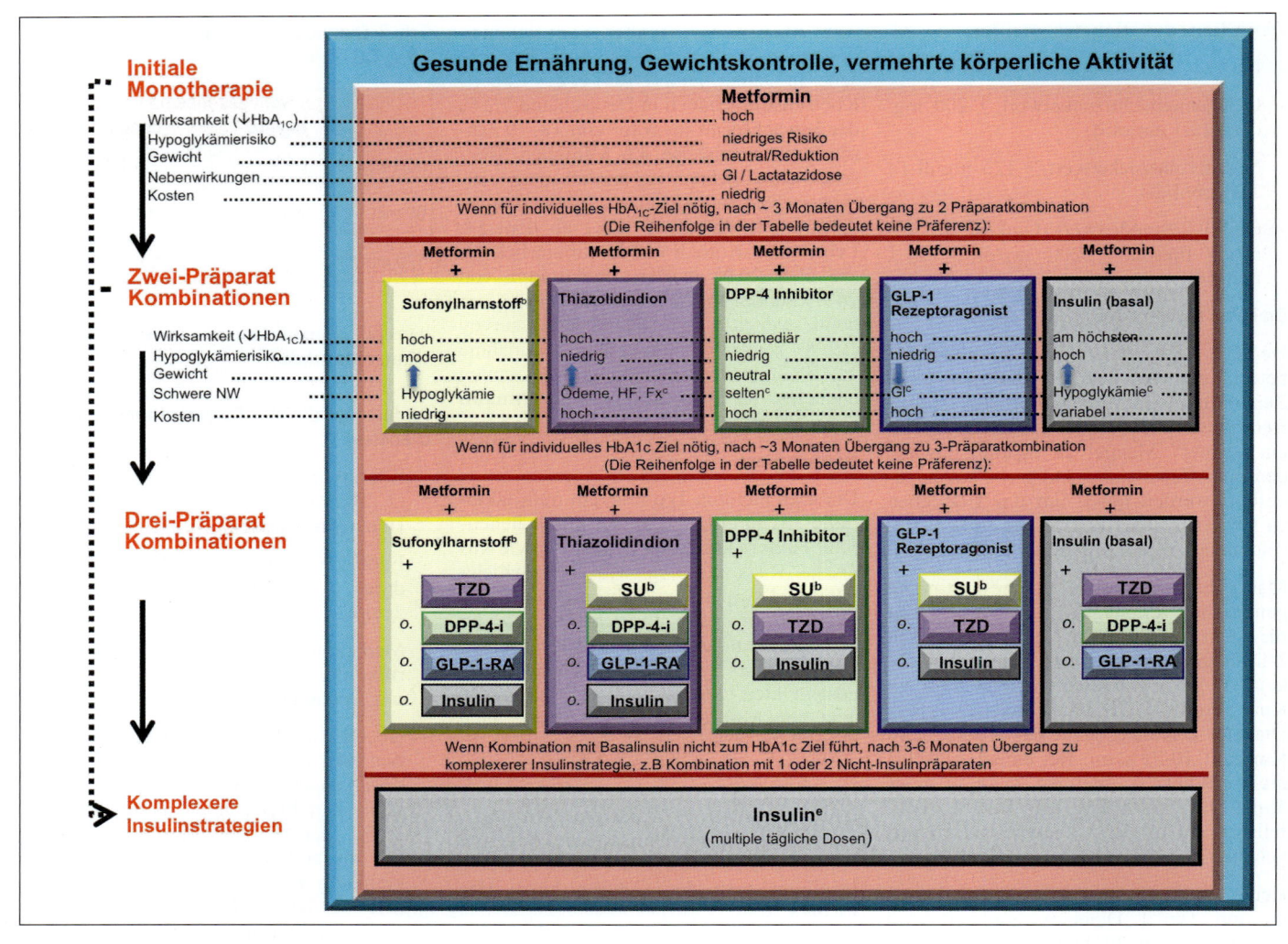

Abb. 7 Aktuelle Therapieempfehlungen der European Association of Diabetes (EASD) und der American Association of Diabetes (ADA)

(Mod. nach: Inzucchi SE, Bergenstal RM, Buse JB, Diamant M, Ferrannini E, Nauck M, Peters AL, Tsapas A, Wender R, Matthews DR. Management of hyperglycaemia in type 2 diabetes, 2015: a patient-centred approach. Update to a position statement of the American Diabetes Association and the European Association of Diabetes (EASD).

Stufentherapie des Typ 2 Diabetes unter Berücksichtigung von Wirksamkeit, Hypoglykämierisiko/Nebenwirkungen und Kosten: Die Basis (türkis) bildet immer Lebensstiloptimierung, gefolgt von einer initialen Monotherapie mit Metformin (orange). Wenn das individuelle HbA1c Ziel nach 3 Monaten nicht erreicht wird, kann zu einer 2-Präparatekombination und nach wiederum 3 Monaten zu einer 3-Präparatekombination übergegangen werden. Führt eine Kombination mit Basalinsulin nicht zum Erfolg, bleibt der Übergang zu komplexeren Kombinationen mit mehrmaligen täglichen Insulindosen und Kombinationen mit einem oder zwei Nichtinsulinpräparaten.

mittels Blutglukose Bestandteil der gesetzlich verbindlichen Mutterschaftsrichtlinie.

Die Pathophysiologie des GDM entspricht zu einem großen Teil der des Typ-2-Diabetes. GDM stellt eine Variante des Prä-Typ-2-Diabetes dar und kann heute meistens als eine chronische Funktionsstörung beschrieben werden, die durch zunehmende Insulinresistenz mit abfallender β-Zell-Kompensation gekennzeichnet ist. Ungünstige Ergebnisse von Schwangerschaften bei Frauen mit GDM können durch rechtzeitige Diagnostik und intensive Behandlung abgemildert werden.

Akute Folgen für die Mutter und das Kind

Mütterliche Hyperglykämie führt zu erhöhten Risiken für Harnwegs- und Vaginalinfektionen mit hierdurch gesteigerter Frühgeburtenrate. Eine durch maternale Hyperglykämie bedingte erhöhte fetale Insulinsekretion sowie Einlagerung von Glykogen und Fett führt zu Makrosomie und Zunahme des Bauchumfangs sowie reduzierter fetaler Surfactantbildung. Durch erhöhten Sauerstoffbedarf des Feten wird eine Polyglobulie entwickelt.

Es besteht ein erhöhtes Risiko für Präeklampsien. Die Anzahl an Geburtseinleitungen, Kaiserschnittentbindungen, Schulterdystokien, höhergradigen Dammrissen und transfusionspflichtigen postpartalen Blutungen ist erhöht. Die Gefahr eines späten intrauterinen Fruchttodes ist gesteigert. Postnatale Probleme der diabetischen Fetopathie sind: Hypoglykämie, Atemstörungen, Polyglobulie, Hypokalzämie, Hypomagnesiämie und Hyperbilirubinämie, sehr selten tritt eine Nierenvenenthrombose auf.

Langzeitfolgen für die Mutter

Diabetesrisiko im späteren Leben

Nach einem GDM entwickeln 35–60% der Frauen innerhalb von 10 Jahren einen Diabetes; das Risiko ist im Vergleich zu glukosetoleranten Schwangeren 7- bis 10-fach erhöht. Bereits im ersten Jahr nach der Schwangerschaft weisen rund 20 % der Frauen verschiedene Formen des gestörten Glukosestoffwechsels auf. Das Risiko für die Konversion in einen manifesten Diabetes ist erhöht bei präkonzeptionell adipö-

Tab. 3 Differentialdiagnostik und Therapie des Diabetes mellitus
(nach Kerner W, Brückel J. Definition, Classification and Diagnosis of Diabetes mellitus. Exp Clin Endocrinol Diabetes 2014;122:384-386)

	Typ-1-Diabetes*	Typ-2-Diabetes
Manifestationsalter	meist Kinder, Jugendliche und junge Erwachsene	meist mittleres und höheres Erwachsenenalter
Auftreten/Beginn	akut bis subakut	meist schleichend
Symptome	häufig Polyurie, Polydipsie, Gewichtsverlust, Müdigkeit	häufig keine Bescherden
Körpergewicht	meist normalgewichtig	meist übergewichtig
Ketoseneigung	ausgeprägt	fehlend oder gering
Insulinsekretion	vermindert bis fehlend	subnormal bis hoch, qualitativ immer gestört
Insulinresistenz	keine (oder nur geringe)	oft ausgeprägt
familiäre Häufung	gering	typisch
Konkordanz bei eineiigen Zwillingen	30 bis 50%	bis 50%
Erbgang	multifaktoriell (polygen)	multifaktoriell (sehr wahrscheinlich polygen, genetisch Heterogenie möglich)
HLA-Assoziation	vorhanden	nicht vorhanden
diabetesassoziierte Antikörper	ca. 90-95% bei Manifestation (GAD, ICA, IA-2, IAA)	fehlen
Stoffwechsel	labil	stabil
Ansprechen auf beta-zytotrope Antidiabetika	meist fehlend	zunächst meist gut
Insulintherapie	erforderlich	meist erst nach jahrelangem Verlauf der Erkrankung mit Nachlassen der Insulinsekretion

* Der LADA (latent insulinpfllichtiger Diabetes im Erwachsenenalter) ist mit einem langsameren Verlust der Betazellfunktion verbunden. Beim LADA ist ein rasches Versagen auf orale Antidiabetika zu erwarten. Bei Verdacht auf LADA: Analyse von GAD-Antikörpern zu empfehlen.

sen Frauen, Asiatinnen, GDM- Diagnose < 24 SSW, Insulintherapie, 1-h-Belastungswert im Schwangerschafts-oGTT ≥ 200 mg / dl (11,1 mmol / l) und HbA1c ≥ 5,7 % bei GDM-Diagnose. Die Inzidenz eines Typ-1-Diabetes liegt bei Risikogruppen 5–10 Jahre nach GDM bei 2,3–10 % (**AWMF online**).[34]

Langzeitfolgen für das Kind

Nach intrauteriner Exposition gegenüber chronisch erhöhten Glukosewerten steigt das Risiko, später im Laufe der ersten oder zweiten Lebensdekade übergewichtig oder adipös zu werden, eine gestörte Glukosetoleranz oder einen manifesten Diabetes, ein metabolisches Syndrom und einen erhöhten Blutdruck zu entwickeln (**AWMF online**).[35]

Sonstige Erkrankungen

- **Insulinom**: Pankreastumor der β-Zellen mit überschießender Insulinbildung und reaktiver Hypoglykämie
- **Metabolisches Syndrom** siehe Kapitel Insulinresistenz
- **Polyzystisches Ovar Syndrom (PCOS)** ist die häufigste endokrine Störung bei Frauen im reproduktiven Alter. Ätiologie und Pathogenese sind nicht vollständig geklärt. Der heterogene Symptomkomplex ist gekennzeichnet durch Oligo-/Anovulation, Androgenüberschuss und das sonographische Bild polyzystischer Ovarien. Nach den Rotterdam Konsenuskriterien der ESHRE müssen zwei der drei Faktoren erfüllt sein, um die Diagnose PCOS stellen zu können (**ESHRE/ASRM 2004**).[36] Bis zu 70% der Frauen mit PCOS haben eine Insulinresistenz und das Risiko, einen Typ 2 Diabetes zu entwickeln. Der pathogenetische Zusammenhang zwischen PCOS und Insulinresistenz ist ebenfalls nicht vollständig geklärt und Gegenstand aktueller Forschung (**DeUgarte et al. 2005**).[37]

Defekte in der ß-Zellfunktion bei PCOS Patientinnen wurden unabhängig vom Gewicht und vom Ausmaß der Insulinresistenz beschrieben (**Malin et al. 2015**).[38] (siehe auch Kapitel Insulinresistenz).

- **Morbus Alzheimer:** Es wurde nachgewiesen, dass Insulin und verwandte Proteine auch innerhalb des Gehirns produziert werden. Bei Alzheimer Erkrankung werden die Spiegel reduziert (**Gustin 2009**),[39] (**de la Monte et al. 2005**),[40] (**Steen et al. 2005**).[41]

Therapie und Management des Diabetes mellitus

- Idealerweise werden Patienten nach Diagnosestellung eines Diabetes mellitus initial bei einem Diabetologen vorgestellt.

- **Abb. 3** zeigt die aktuellen Therapieempfehlungen der European Association of Diabetes (EASD) und der American Association of Diabetes (ADA).

- Entsprechend der **aktuellen Nationalen Versorgungsleitlinie**[42] besteht eine Indikation zur Insulintherapie,

- wenn durch eine Lebensstiländerung und eine Therapie mit oralen Antidiabetika das individuelle Therapieziel nicht erreicht wird oder wenn Kontraindikationen gegen orale Antidiabetika bestehen.

- Die Zielrichtung ist von Alter und Begleiterkrankungen abhängig. Es wird ein möglichst niedriger, d.h. normnaher Hba1c Wert mit möglichst geringer Zahl an Hypoglykämien angestrebt.

- Bei initialer Stoffwechseldekompensation kann eine primäre Insulintherapie, gegebenenfalls temporär, erforderlich sein.

- Bevor eine Entscheidung zur Insulintherapie gefällt wird, muss geklärt sein, welche Ursache der unzureichenden Stoffwechseleinstellung zugrunde liegt: Bei Typ-1-Diabetes ist von Anfang an eine intensivierte Insulintherapie (ICT) oder eine kontinuierliche Insulinzufuhr über ein Insulinpumpe erforderlich.

- Eine vorübergehende Ursache des Versagens einer Therapie mit oralen Antidiabetika (Infekte, mangelnde Therapieadhärenz, Operationen, andere Begleiterkrankungen) muss ausgeschlossen werden.

- Der Patient muss vor einer Insulintherapie in jedem Fall besonders geschult und die zuverlässige Selbstkontrolle der Plasmaglukose muss praktiziert und dokumentiert werden.

- Die Kombination einer Insulintherapie mit oralen Antidiabetika kann in manchen Fällen des Typ 2 Diabetes gegenüber der Monotherapie Vorteile bieten.

- Häufig kann unter Beibehaltung der oralen Antidiabetika mit einer abendlichen Basalinsulindosis das Stoffwechselziel einfacher erreicht werden. Insulin kann eingespart werden.

- Das Hyopglykämierisiko ist niedriger.

- Die Gewichtszunahme kann vermindert werden, wenn Insulin mit zum Beispiel Metformin oder GLP 1 RA kombiniert wird.

- Potentiell teratogene Begleitmedikamente (ACE-Hemmer, Statine etc.) sollten bei sexuell aktiven, fertilen Frauen ohne sichere Kontrazeption vermieden werden.

Diabetes mellitus und Schwangerschaft

- Vor Eintritt einer Schwangerschaft sollte die Blutzuckereinstellung bei Patientinnen mit vorbestehendem Diabetes optimiert werden, um das Risiko kongenitaler Anomalien zu reduzieren. Der HbA1c-Wert sollte idealerweise < 6,5% (48 mmol/mol) liegen. Eine effektive Kontrazeption bis zum Erreichen dieses Ziels ist dringend anzuraten **(ADA, 2016)**.[43] Zur Wahl einer geeigneten Kontrazeption, siehe Seminar in Gynäkologischer Endokrinologie, Band 2 pp 217 – 307.

- Patientinnen mit vorbestehendem Typ-1- oder Typ-2-Diabetes, die eine Schwangerschaft planen, müssen darüber aufgeklärt werden, dass das Risiko einer Entstehung oder Verschlechterung einer diabetischen Retinopathie besteht. Eine Augenuntersuchung sollte vor einer Schwangerschaft oder im ersten Trimester erfolgen, jedes Trimester wiederholt werden und über 1 Jahr postpartum, je nach Ausmaß der Retinopathie, fortgeführt werden.

Tab. 4 Insuline (Nationale Versorgungsleitlinie - Therapie des Typ 2 - Diabetes, 2014) (1)

Substanz-/gruppe	Wirkung			Handelsname	Hersteller/Vertrieb
	Eintritt nach (Min)	Maximum nach (Std)	Dauer (Std.)		
Normal- und Verzögerungsinsuline					
Normalinsulin	30	2	5-7	Huminsulin Normal	Lilly
				Actrapid	Novo Nordisk
				Insuman Rapid	Sanofi
				Berlinsulin H Normal	Berlinchemie*
Verzögerungsinsuline (NPH-Insulin)	60-120	4-6	12-16	Huminsulin Basal	Lilly
				Protaphane	Novo Nordisk
				Insuman Basal	Sanofi
				Berlinsulin H Basal	Berlinchemie*
Insulinanaloga					
Kurz wirksame Analoginsuline					
Insulin lispro	10-20	1	2-5	Humalog	Lilly
				Liprolog	Berlinchemie*
Insulin aspart	10-20	1	2-5	NovoRapid	Novo Nordisk
Insulin glulisin	10-20	1	2-5	Apidra	Sanofi
lang wirksame Insulinanaloga					
Insulin glargin	60-120	-	20-30	Lantus	Sanofi
Insulin detemir	60-120	-	bis zu 24h	Levemir	Novo Nordisk
Degludec (2)	-	-	>24h	Tresiba	Novo Nordisk
Mischinsuline					
Normal/NPH	30-60	4-6	12-16	Huminsulin Profil III	Lilly
				Actraphane HM 30/70	Novo Nordisk
				Insuman Comb 25/75	Sanofi
				Berlinsulin H 30/70	Berlinchemie
Lispro/NPL	10-20	1-6,5	14-24	Humalog Mix 25 und 50	Lilly
				Liprolog Mix 25 und 50	Berlinchemie*
Aspart/NPH	10-20	1-4	bis zu 24h	NovoLog	Novo Nordisk
Aspart/Degludec**	10-20	1-4	> 24h	Ryzodec	Novo Nordisk

1) Bundesärztekammer (BÄK), Kassenärztliche Bundesvereinigung (KBV), Arbeitsgemeinschaft der Wissenschaftlichen Medizinischen Fachgesellschaften (AWMF). Nationale Versorgungsleitlinie Therapie des Typ-2-Diabetes – Langfassung, 1. Auflage. Version 3. 2013, zuletzt geändert: April 2014. www.versorgungsleitlinien.de/themen/diabetes2/dm2_therapie; 09.02.2017; DOI: 10.6101/AZQ/000203

2) www.ema.europa.eu/docs/de_DE/document_library/EPAR_-_Product_Information/human/002499/WC500139011.pdf; 26.3.2017

- Bei Frauen mit Gestationsdiabetes ist eine Lebensstil- und Ernährungsumstellung essentiell und bei vielen Frauen als alleinige Therapie ausreichend.

- Bei schwangeren Frauen mit Typ-2-Diabetes sowie bei Frauen mit Gestationsdiabetes, die durch eine alleinige Ernährungsumstellung keine optimale Stoffwechseleinstellung erreichen, besteht die Indikation zur Insulintherapie.

Es bestehen Unsicherheiten über die präzisen Angaben von Selbstkontroll-Zielwerten als Plasmaäquivalente und ihre Bedeutung für die Prävention von Schwangerschafts-Komplikationen. Ein Tagesmittelwert von >108 mg/dl (> 6,0 mmol/l) identifiziert die Mehrheit von Feten mit erhöhten Risiken, insbesondere solche mit Makrosomie-Risiko. Selbst bei glukosetoleranten Schwangeren korreliert der fetale Abdominalumfang mit den postprandialen Plasmawerten.

- In 2 großen randomisierten Therapiestudien wurden als kapilläre Plasma-Zielwerte angeben: Nüchtern < 95 mg/dl (5,3 mmol/l) und 2 Stunden postprandial < 120 mg/dl (6,7 mmol/l) **(Landon et al. 2009)**[44], nüchtern 63-99 mg/dl (3,5-5,5 mmol/l) und 2 Stunden postprandial < 126 mg/dl (< 7,0 mmol/l) **(Crowther et al. 2005)**.[45]

Es stehen fünf Formen der Insulintherapie zur Wahl

- BOT: Basalunterstützte orale Therapie = Basalinsulin z. B. vor dem Schlafengehen unter Beibehaltung oraler Antidiabetika.
- CT: Konventionelle Insulintherapie mit 1 bis 2 Injektionen eines Mischinsulins (ggf. unter Beibehaltung oraler Antidiabetika). (Anm. Kontraindikation in der SS - siehe unten).
- SIT: Supplementäre Insulintherapie mit präprandialen Injektionen ohne Basalinsulin (gg. unter Beibehaltung oraler Antidiabetika) (Anmerkung: Orale Antidiabetika sind in der Schwangerschaft kontraindiziert).
- ICT: Intensivierte konventionelle Insulintherapie mit präprandialen Injektionen mit Basalinsulin, (ggf. unter Beibehaltung oraler Antidiabetika) (Anmerkung: Orale Antidiabetika sind in der Schwangerschaft kontraindiziert).
- BOT mit GLP-1-Rezeptoragonisten.
- Die bei Typ-1-Diabetes eingesetzte **kontinuierliche subkutane Insulininfusion (CSII)** kann im Rahmen einer Einzelfallentscheidung eine Rolle spielen.

Präparate

Früher wurden verschiedene Insuline aus den Prankreata von Rindern- bzw. Schweinen isoliert; dies führte häufig zu Antikörperbildung und Unverträglichkeitsreaktionen. Heutzutage werden Insuline rekombinant hergestellt (E.coli bzw Hefe). 1922, kurz nach der Einführung der Insulintherapie, wurden erstmals Diabetespatienten beschrieben, die zunehmend höheren Insulinbedarf hatten, um den Blutzucker kontrollieren zu können. Die meisten dieser Patienten hatten Antikörper gegen verunreinigtes Insulin tierischen Ursprungs entwickelt **(Kahn u. Rosenthal 1979)**.[46] Nach der Einführung von rekombinant hergestellten Insulinpräparaten ist das Auftreten von Antikörpern äußerst selten.

Es steht eine Reihe von kurz, intermediär und lang wirkenden Humaninsulinen und Insulinanaloga zur Verfügung. Des Weiteren gibt es noch verschiedene Mischinsuline (Mischung aus kurz- und intermediär oder lang wirksamen Insulinen).

Tabelle 4 zeigt eine Übersicht über aktuell auf dem Markt erhältliche Insuline.

Die in der Tabelle aufgeführten Angaben sind nur grobe Orientierungen. Wirkeintritt, Wirkdauer und Wirkmaximum der Insuline sind stark von der Injektionsstelle und der Menge des injizierten Insulins abhängig.

Die angegebenen Zeiten gelten für mittlere Insulindosen. Bei hohen Insulindosen sind vor allem die Zeit bis zum Erreichen des Wirkmaximums und die Wirkdauer länger, bei niedrigeren Dosen sind sie kürzer.

Pharmakologische Eigenschaften

Halbwertszeit

Die biologische Halbwertszeit einzelner Insulinmoleküle im Blutkreislauf liegt bei circa fünf Minuten **(Schatz et al.2006)**.[47] Innerhalb etwa einer Stunde nach Ausschüttung in den Blutkreislauf sind endogen produzierte Insulinmoleküle abgebaut.

Das Insulin wird über manche Insulinrezeptoren in die Zellen aufgenommen, dort abgebaut und somit verbraucht. In der Leber und in der Niere wird Insulin durch Insulinase inaktiviert; Die Abbauprodukte werden durch die Niere ausgeschieden, ebenso ca. 1,5 % des noch intakten Insulins **(Duckworth et al. 1998)**.[48]

Insulin-Präparate

- Insulin aus dem Pankreas von Schweinen und Rindern wird nur noch in Ausnahmefällen bei einer Allergie gegen humanes Insulin angewandt.
- Schweineinsulin unterscheidet sich von dem des Menschen nur in einer einzigen Aminosäure; das in der B-Kette endständige Alanin muss durch Threonin ersetzt werden.
- Es ist möglich, menschliches Insulin auf zwei verschiedene Arten herzustellen: durch gentechnische Maßnahmen kann man Bakterien veranlassen, menschliche A- und B-Ketten herzustellen; nach Verknüpfung der Ketten erhält man humanes Insulin. Durch weitere entsprechende Veränderungen der kodierenden DNA lassen sich auch gentechnisch modifizierte Insuline mit veränderten pharmakologischen Eigenschaften herstellen.

Applikation

Da Insuline wie alle Proteine im Magen-Darm-Trakt von körpereigenen Enzymen abgebaut werden, bevor sie ihre Wirkung entfalten können, werden sie subcutan injiziert bzw. in besonderen Situationen (Intensivstation, OP) parenteral infundiert.

Der Zeitraum der Abdiffusion kann auf zwei Arten gesteuert werden:

1. Modifikation der Darreichungsform oder
2. Veränderung der Aminosäuresequenz des Insulins.

Modifikation der Darreichungsform

- Bei Normal-Insulin- oder Synonym Alt-Insulinlösungen tritt aus dem injizierten Depot eine schnelle Resorption auf: Laut Fachinformation (D, CH, USA) werden maximale Plasmaspiegel etwa 100 Minuten nach Injektion erzielt, die Wirkungsdauer beträgt etwa 5 Stunden.
- Die Resorptionsgeschwindigkeit von Insulin kann durch Zusätze wie Zink oder Eiweiße oder durch grob-kristalline Zubereitung von Insulinsuspensionen verzögert werden. Die Geschwindigkeit, mit der Partikel in Lösung gehen, bestimmt den Zeitverlauf der Wirkung (Depot-Insulin). Zur Therapie stehen mittellang wirksame Depot-Insuline mit einer Wirkdauer von 12-24 Stunden (Intermediär-Insuline) und lang wirksame Präparate, die 24 Stunden und länger wirken (Langzeit-Insuline), zur Verfügung. Eine Reihe von Präparaten enthält Depot- und Normal-Insulin (sog. Kombinations-Insuline).

Veränderung der Aminosäuresequenz

- **Insulin lispro:** Die Freisetzung aus subkutanen Depots geht rascher vonstatten: Maximale Plasmaspiegel werden nach 40 min. erreicht, maximale Konzentrationen sind ca. 3fach höher als bei Normal-Insulin bei gleicher Dosis; die Wirkungsdauer ist etwa 3 Stunden. Die veränderte Freisetzungs-Charakteristik beruht auf einem Positionswechsel zweier benachbarter Aminosäuren des Humaninsulins, nämlich Prolin (normalerweise in Position 28 der B-Kette) und Lysin (Position B29) in Lys-Pro. Dies bewirkt eine geringere Neigung der Insulinmoleküle, in Form von Hexameren zu aggregieren; während Hexamere zunächst in Dimere und dann in Monomere zerfallen, liegt Insulin lispro im Gewebe gleich in Monomer-Form vor und kann schneller abdiffundieren **(Torlone et al. 1994)**.[49]

- **Insulin aspart:** hat eine ähnliche Freisetzungscharakteristik wie Insulin lispro; an Position 28 der B-Kette wurde Prolin durch Asparaginsäure ersetzt. Es ist ebenfalls rasch und kurz wirksam (**Chapman et al. 2003**).[50]

- **Insulin glulisin** ist charakterisiert durch den Ersatz von Asparagin an Position 3 der B-Kette durch Lysin und Ersatz von Lysin durch Glutamin an Position 29 der B-Kette und ist durch die ebenfalls ähnliche Freisetzungscharakteristik besonders rasch und kurz wirksam (**Tanaka et al. 2015**).[51]

Lang wirksame Insuline

- **Insulin glargin** (Lantus als 100U/ml bzw. Toujeo als 300U/ml) von Sanofi wurde als neues langwirksames Insulin, als Lantus im Jahr 2000 bzw. als Toujeo im Februar 2015, in den USA und Europa zugelassen. Es hat eine stark verzögerte Resorption. Durch Variation der Aminosäuren (an der Position 21 der A-Kette statt Asparagin Glycin, zusätzlich ist die B-Kette durch zwei Arginin-Einheiten verlängert) verändert sich die pH-Wert abhängige Ladung des Moleküls. In der Injektionslösung herrscht ein pH-Wert von ca. 4, was die Substanz löslich macht. Nach Injektion, im neutralen pH-Milieu des Gewebes kristallisiert Insulin glargin aus, wodurch die Wirkdauer deutlich verlängert wird (**Kalra 2015**).[52]

- **Insulin detemir:** Das C-terminale Threonin (B30) wurde entfernt und an der ε-Aminofunktion des Lysins an B29 ein Myristinsäure-Molekül kondensiert. Der pH-Wert des Präparats ist 7,4. Die verlängerte Wirkung von Insulin detemir wird durch die starke Selbstassoziation von Insulin detemir-Molekülen an der Injektionsstelle und die Albuminbindung über die Fettsäure-Seitenkette vermittelt (**Kalra 2015**).[53]

- **Insulin Degludec:** Insulin degludec ist ein neues modifiziertes langwirksames Insulin. Es ist dem Humaninsulin sehr ähnlich, bis auf die Deletion von Threonin an Stelle B30. Außerdem ist es mit Hexadecanedioin Säure über Gamma-L-Glutamyl als Platzhalter an der Position B 29 an die Aminosäure Lysin gebunden. Nach subcutaner Injektion bilden sich Mulithexamere, aus denen langsam Monomere freigesetzt werden (**Jonassen et al. 2012**).[54] Aus gesundheitspolitischen Gründen ist dieses Präparat seit 9/15 in Deutschland außer Vertrieb.

Nebenwirkungen

- bei absoluter oder relativer Überdosierung von Insulin kann es zur Hypoglykämie kommen; als Folge werden Hirnzellen nicht mehr ausreichend mit Glukose versorgt. Dies zieht ein Ödem der Nervenzellen nach sich; Symptome sind: Verwirrtheit, Bewusstlosigkeit, Krämpfe, erhöhter Sympathikotonus (Unruhe, Schwitzen, Tachykardie, Heißhunger);

- Therapie: Zufuhr von Glukose

- Bei allergischen lokalen Reaktionen vom Soforttyp oder vom verzögerten Typ reicht meistens ein Wechsel des Präparates aus.

- Systemische allerg. Reaktionen sind sehr selten.

- Lipodystrophie an häufig benutzten Injektionsstellen; dort können auch Indurationen vorliegen, was zu einer verzögerten Resorption des Insulins vom Injektionsort führt.

- Insulin kann die Plazenta-Schranke überwinden und kann zu einer vorübergehenden Insulinresistenz beim Neugeborenen führen.

- In der Regel geht eine Insulintherapie mit einer Gewichtszunahme einher.

(siehe **Fachinformation** der einzelnen Präparate)

Antidiabetika mit Einfluss auf die Insulinsekretion

GLP-1 basierte Antidiabetika

- Es gibt zwei Substanzklassen, die über GLP-1 wirken: GLP-1 Rezeptor Agonisten (RA) wirken in pharmokologischer Dosis direkt am GLP-1 Rezeptor. Dipeptidylpeptidase 4-Inhibitoren (DPP-4 Inhibitoren) hemmen den Abbau von endogenem GLP-1. Heute sind in Europa mehrere DPP-4 Inhibitoren (Sitagliptin, Vildagliptin, Saxagliptin, Linagliptin, Alogliptin) und GLP-1 Rezeptor Agonisten (Exenatide, Exenatide QW, Liraglutide, Lixisenatid, Albiglutide und Dulaglutide) zur Therapie des Diabetes Typ 2 zugelassen (**Lamont et al. 2014**).[55] Aus gesundheitspolitischen Gründen sind einige der Präparate in Deutschland außer Vertrieb (z.B. Vildagliptin, Linagliptin, Lixisenatid)

- Beide Substanzgruppen wirken blutzuckerabhängig, d.h. ein substanzeigenes signifikantes Hypoglykämierisiko besteht nicht. Der blutzuckersenkende Effekt bei den GLP-1 Rezeptor Agonisten ist deutlich ausgeprägter als der von DPP-4 Hemmern. Zusätzlich kann mit GLP-1 RA häufig eine Gewichtsreduktion erreicht werden (**Weinstock et al. 2015**).[56]

Nebenwirkungen

- Nebenwirkungen von DPP-4 Hemmern sind fast auf Plazeboniveau.

- Bei GLP-1 RA sind v.a. gastrointestinale NW (v.a. leichte bis moderate Übelkeit) bei Therapiebeginn häufig, zudem müssen GLP-1 RA (je nach Präparat: 2x täglich, 1x täglich bzw. 1x wöchentlich) injiziert werden.

Sulfonylharnstoffe

Glibenclamid, Tolbutamid, Glibornurid, Gliclazid und Glimepirid binden am Sulfonylharnstoffrezeptor (SUR-1) der Betazellen und führen durch Blockade der ATP-sensitiven Kaliumkanäle zu einer glukoseunabhängigen Insulinsekretion mit Hypoglykämierisiko (**Matthei et al. 2009**).[57]

Ausblick auf neue Therapiekombinationen

- Um den multiplen pathophysiolgischen Defekten des Diabetes gerecht zu werden, wurden neue Therapiekombinationen entwickelt, die nicht nur auf Senkung der HbA1c Werte zielen.

- IDecLira/ Xultophy (Novo Nordisc): Die fixe Kombination aus dem Basal-Insulin Insulin Degludec und dem GLP-1 Rezeptor Antagonist Liraglutide wurde am 18.09.2014 in Europa zugelassen (**Gough et al. 2015**).[58]

- Oxyntomodulin (Eli Lilly): Der GLP-1-Glucagon Co-Agonist befindet sich gerade in Phase 2 der klinischen Entwicklung (**Patel et al. 2014**).[59]

Die Substanzklasse der SGLT2 Inhibitoren (Gliflozine) erhöht die Glukoseausscheidung im Urin. SGLT-2 (sodium-glucose linked transporter 2) ist ein sekundär aktives Carrier Protein, das in der Niere im proximalen Tubulus Glukose und Natrium aus dem Primärharn resorbiert. Medikamente dieser Substanzklasse sind seit November 2012 zur Behandlung des Diabetes mellitus zugelassen (Erstzulassung von Dapagliflozin, Bristol-Myers Squibb/Astra Zeneca). Für Empagliflozin (Boehringer Ingelheim/Eli Lilly) wurde eine signifikante Reduktion des kardiovaskulären Risikos beschrieben, wobei dies mutmaßlich nicht mit dem nur geringen blutzuckersenkenden Effekt zusammenhängt (**Zinman et al. 2015**).[60]

Ausblick auf neue Insuline

- Afrezza (Sanofi) ist das einzige derzeit zugelassene inhalative Insulin auf dem Markt. Es wurde im Juni 2014 von der FDA genehmigt, ein Antrag auf Zulassung für den europäischen Markt ist geplant (**Rendall et al. 2014**).[61]

- Ultra Rapid Insuline und Biosimilars werden gerade von mehreren Firmen entwickelt.

Zusammenfassung

- Insulin ist das wichtigste anabole Hormon des menschlichen Körpers. Es wird in den ß-Zellen der Langerhans-Inseln des Pankreas gebildet und gespeichert.

- Der wichtigste Regulator der Insulinausschüttung ist die Glukosekonzentration im Plasma **(Jensen et al. 2008)**.[62] Auch durch andere Substrate wie Aminosäuren, Azetazetat und in geringerem Maß auch durch Fettsäuren wird die Insulinausschüttung beeinflusst. Zusätzlich zur Substratstimulation wird die Insulinsekretion durch neuronale Transmission und endokrine Transmission über gastrointestinale Hormone reguliert. Die zwei wichtigsten Hormone der endokrinen Transmission sind GLP-1 und GIP, die für 50-60% der Insulinsekretion verantwortlich sind **(Holst et al. 1994)**.[63]

- Welche Gene den Glukosestoffwechsel und die damit verbundene Wirkung von Insulin beeinflussen, ist noch nicht vollständig geklärt.

Krankheitsbilder

- Es werden 4 Gruppen von Störungen des Insulin-/Glukosestoffwechsels als Diabetes mellitus Typ 1 bis 4 unterschieden.

- Laut Robert-Koch-Institut haben in Deutschland 7,2 % der Erwachsenen im Alter von 18–79 Jahren beziehungsweise 4,6 Millionen Menschen einen bekannten, ärztlich diagnostizierten Diabetes. Die Prävalenz steigt ab dem 50. Lebensjahr deutlich an und ist im Vergleich zur Voruntersuchung 1998 deutlich erhöht.

- **Diabetes mellitus Typ 1** (3-5% der Diabeteserkrankungen) ist eine Autoimmunerkrankung. Es müssen eine genetische Disposition und äußere Faktoren zusammenkommen, wie z.B. eine Virusinfektion, damit es zu einer Betazell zerstörenden Autoimmunreaktion kommt. Heute sind mehr als 50 Genloki bekannt, die mit Typ 1 Diabetes assoziiert sind **(Bradfield et al. 2011)**.[64]

- **Diabetes mellitus Typ 2** ist mit 95 % aller Erkrankungen die überwiegende Diabetesform im Erwachsenenalter. Es wurden mehrere Gen-loci identifiziert, die mit einer Dysfunktion der Beta-Zellen und damit einem Risiko für Typ 2 Diabetes einhergehen. Allein auf der Grundlage von Vererbung kommt es in der Regel aber nicht zur Erkrankung; ungünstige äußere Einflüsse bzw. ein ungünstiger Lebensstil, z. B. Adipositas und Bewegungsmangel müssen hinzukommen.

- Es sind bisher 9 Komponenten der Pathogenese des Typ 2 Diabetes beschrieben: Insulinresistenz von Muskel und Leber, ein ß-Zelldefekt, eine beschleunigte Lipolyse in Fettzellen, ein Inkretinmangel oder Inkretinresistenz im Gastrointestinaltrakt, eine Hyperglukagonämie, eine vermehrte Glukosereabsorption in der Niere und eine Insulinresistenz des Gehirns.

- Unter **Diabetes mellitus Typ 3** werden andere spezifische Formen des Diabetes zusammengefasst, unter anderem auch MODY (Maturity Onset Diabetes of the Young). 2-5% aller Diabeteserkrankungen werden dieser monogen autosomaldominant vererbten Form zugerechnet. Die Erkrankung manifestiert sich in der Kindheit oder Jugend. Es sind 11 verschiedene ursächliche Mutationen von unterschiedlichen Genen des Glukosestoffwechsels beschrieben.

- Der Gestationsdiabetes wird als **Diabetes mellitus Typ 4** eingestuft und unterliegt eigenen diagnostischen und therapeutischen Richtlinien. Siehe DDG-Leitlinie.

Diagnostik

Zum primären Screening auf Diabetes wird von der deutschen Diabetesgesellschaft (DDG) der Diabetes Risiko Test (DRT) empfohlen. Der Fragebogen kann online von Patienten selbst ausgefüllt werden.[65]

Nach der aktuellen DDG Praxisempfehlung ist die Verwendung des HbA1c zur Diabetes-Diagnose ausreichend. Der HbA1c-Wert ist zur Diabetesdiagnose nicht anwendbar, wenn mit einer Verfälschung des Wertes zu rechnen ist. **Tabelle1** zeigt mögliche Ursachen, die zu einer Verfälschung der Werte führen können.

Therapie

- Idealerweise werden Patienten nach Diagnosestellung eines Diabetes mellitus initial bei einem Diabetologen vorgestellt.

- Bevor eine Entscheidung zur Insulintherapie gefällt wird, muss geklärt sein, welche Ursache der unzureichenden Stoffwechseleinstellung zugrunde liegt.

- Die aktuellen Therapieempfehlungen der European Association of Diabetes (EASD) und der American Association of Diabetes (ADA) zeigt **Abb. 3**.

Es stehen fünf Formen der Insulintherapie zur Wahl:

- **BOT:** Basalunterstützte orale Therapie = Basalinsulin z. B. vor dem Schlafengehen unter Beibehaltung oraler Antidiabetika;

- **CT:** Konventionelle Insulintherapie mit 1 bis 2 Injektionen eines Mischinsulins (ggf. unter Beibehaltung oraler Antidiabetika);

- **SIT:** Supplementäre Insulintherapie mit präprandialen Injektionen ohne Basalinsulin (ggf. unter Beibehaltung oraler Antidiabetika);

- **ICT:** Intensivierte konventionelle Insulintherapie mit präprandialen Injektionen mit Basalinsulin, (ggf. unter Beibehaltung oraler Antidiabetika);

- **BOT mit GLP-1-Rezeptoragonisten.**

- Die bei Typ-1-Diabetes eingesetzte **kontinuierliche subkutane Insulininfusion (CSII)** kann im Rahmen einer Einzelfallentscheidung eine Rolle spielen.

- Menschliches Insulin wird gentechnisch produziert. Durch Veränderung der Aminosäuresequenz wurden kurzwirksame Insuline mit raschem Wirkeintritt hergestellt. Bei langwirksamen Insulinen wird die Resorptionsgeschwindigkeit durch Zusätze wie Zink oder Eiweiße oder durch grob-kristalline Zubereitung von Insulinsuspensionen verzögert. **Tabelle 2** zeigt aktuell auf dem Markt erhältliche Insuline.

- Es gibt zwei Substanzgruppen, die blutzuckerabhängig, d.h. ohne ein substanzeigenes Hypoglykämierisiko, die Insulinsekretion beeinflussen. Der Blutzucker senkende Effekt bei den GLP-1 Rezeptor Agonisten ist deutlich ausgeprägter als der von DPP-4 Hemmern. Zusätzlich kann mit GLP-1 RA häufig eine Gewichtsreduktion erreicht werden.

Neuentwicklungen

- Um den multiplen pathophysiologischen Defekten des Diabetes zu begegnen, werden neue Therapiekombinationen entwickelt, die nicht alleine auf eine Senkung der HbA1c Werte zielen.

- IDecLira/ Xultophy (Novo Nordisc) ist eine fixe Kombination aus dem Basal-Insulin Insulin Degludec und dem GLP-1 Rezeptor Antagonist Liraglutide und wurde am 18.09.2014 in Europa zugelassen **(Gough et al. 2015)**.[66]

- Ultra-Rapid Insuline und Biosimilars werden derzeit von mehreren Firmen entwickelt.

Internet Links

- Aktuelle Fassung der evidenzbasierten Leitlinien: www.deutsche-diabetes-gesellschaft.de/leitlinien.html; 20.01.2017

- Informationssystem zum Thema Diabetes: www.diabetes-deutschland.de; 20.01.2017

Leitlinien

- Praxisempfehlungen www.deutsche-diabetes-gesellschaft.de/leitlinien/praxisempfehlungen.html;

- 20.01.2017
- Pocket-Guidelines and Apps www.deutsche-diabetes-gesellschaft.de/leitlinien/pocket-guidelines-app.html; 20.01.2017
- Patientenleitlinien www.deutsche-diabetes-gesellschaft.de/leitlinien/patienten-leitlinien.html; 20.01.2017
- Insulin: entry from protein databank nist.rcsb.org/pdb/101/motm.do?momID=14; 20.01.2017
- CBC Digital Archives - Banting, Best, Macleod, Collip: Chasing a Cure for Diabetes www.cbc.ca/archives/categories/health/medical-research/chasing-a-cure-for-diabetes/topic-chasing-a-cure-for-diabetes.html; 20.01.2017
- en.wikipedia.org/wiki/Insulin; 20.01.2017
- de.wikipedia.org/wiki/Insulin; 20.01.2017
- Secretion of Insulin and Glucagon www.medbio.info/Horn/Time%203-4/secretion_of_insulin_and_glucagon_nov_2007.htm; 20.01.2017
- Insulin Signal Stoffwechselweg www.genome.jp/kegg-bin/show_pathway?hsa04910+3630; 20.01.2017

Kein Interessenkonflikt

T. Rabe, C. Albring, A. Bachmann, J. Bojunga, B. Hinney, K. König, E. Lerchbaum, B. Toth

Interessenkonflikt

J. Bitzer war als Berater und Referent tätig und erhielt Honorare für Advisory Boards von Teva, MSD, Bayer Health Care, Gedeon Richter, Lilly, Pfizer, Actavis, HRA, Abbott, Exeltis, Mithra, Allergan, Libbs

C. Egarter erhielt von verschiedenen pharmazeutischen Firmen wie MSD, Bayer/Schering, Actavis, Exeltis, Gedeon Richter und Pfizer Honorare für Studien, Vorträge sowie Expertentreffen.

H. Kentenich hält Vorträge auf Veranstaltungen der Firma Merck Serono, Dr. Kade und bei ReproFacts.

G. Merki: Beraterin und Referentin für HRA Pharma.

E. Merkle: Honorar und Reisespesen von folgenden Firmen: MSD, Omega Pharma, Pfizer, Procter & Gamble, HRA Pharma, Shionogi.

N. Sänger: Beratertätigkeit für Gedeon Richter, Referentin für Gedeon Richter, MSD und Kade.

U. Schäfer-Graf bezieht Vortragshonorare von Novo-Nordisk, Berlin-Chemie und Sanofi

Literatur

1. Evolutionary origins of insu resista: a behavioral switch hypothesis. 2007 Apr 17;7:61
2. Schmidt R.F., Lang F., Heckmann M. Physiologie des Menschen und Pathophysiologie. 31. Auflage, 2010. Springer Verlag
3. www.nobelprize.org/nobel_prizes/medicine/laureates/1923/; 20.01.2017
4. Wierup N, Sundler F, Heller RS.The islet ghrelin cell. J Mol Endocrinol 2013;19;52(1):R35-49
5. Jensen MV, Joseph JW, Ronnebaum SM, Burgess SC, Sherry AD & Newgard CB. Metabolic cycling in control of glucose-stimulated insulin secretion. American Journal of Physiology, Endocrinology and Metabolism 2008;295:E1287-1297
6. Moore B, et al. On the treatment of Diabetus mellitus by acid extract of Duodenal Mucous Membrane. Biol. Chem. Journal 1 1906; 28-38
7. Creutzfeldt W, The incretin concept today. Diabetologia 1979; 16: 75-85
8. Holst J, Glucagonlike peptide 1: a newly discovered gastrointestinal hormone Gastroenterology 1994; 107: 1848-1855
9. Kendall DM et al, Effects of exenatide (exendin-4) on glycemic control over 30 weeks in patients with type 2 diabetes treated with metformin and a sulfonylurea. 2005 May;28(5):1083-91
10. Nussey S, Whitehead S. Endocrinology: An Integrated Approach. Oxford: BIOS Scientific Publishers; 2001.
11. Schmidt R.F., Lang F., Heckmann M., Physiologie des Menschen mit Pathophysiologie. 31. Auflage, 2010, Kapitel 21 S. 449 -450, Springer Medizin Verlag Heidelberg
12. Gerich JE, Is reduced first-phase insulin release the earliest detectable abnormality in individuals destined to develop type 2 diabetes? Diabetes. 2002 Feb;51 Suppl 1:S117-21
13. Wierup N, Sundler F, Heller RS. The islet ghrelin cell. J Mol Endocrinol 2013;19;52(1):R35-49
14. Liu M, Wright J, Guo H, Xiong Y, Arvan P. Proinsulin entry and transit through the endoplasmic reticulum in pancreatic Beta cells. Vitam Horm 2014;95:35-62.
15. Samuel VT, Shulman GI. Mechanisms for insulin resistance: common threads and missing links. Cell. 2012 Mar 2;148(5):852-71
16. Duckworth WC, Bennett RG, Hamel FG (October 1998). "Insulin degradation: progress and potential". Endocr. Rev.19 (5): 608–24. doi:10.1210/er.19.5.608. PMID 9793760.
17. Palmer BF, Henrich WL. "Carbohydrate and insulin metabolism in chronic kidney disease". UpToDate, Inc.
18. Schatz H (Hrsg.): Diabetologie kompakt. 4. Auflage. 2006, ISBN 3-13-137724-0
19. Newsholme EA, Dimitriadis G. Integration of biochemical and physiologic effects of insulin on glucose metabolism. Exp Clin Endocrinol Diabetes 2001; 109(Suppl 2): S122-S134
20. https://ghr.nlm.nih.gov/gene/INS; 20.01.2017
21. www.diabetes.org.uk/Guide-to-diabetes/What-is-diabetes/Other-types-of-diabetes/MODY; 20.01.2017
22. https://ghr.nlm.nih.gov/gene/INSR; 20.01.2017
23. Haupt A et al., J The inhibitory effect of recent type 2 diabetes risk loci on insulin secretion is modulated by insulin sensitivity Clin Endocrinol Metab. 2009 May;94(5):1775-80. doi: 10.1210/jc.2008-1876. Epub 2009 Mar 3.
24. Schäffler A, Bollheimer C, Büttner R. Gilrich C. Funktionsdiagnostik in Endokrinologie, Diabetologie und Stoffwechsel. Indikation, Testvorbereitung und –durchführung, Interpretation. 2013, XXVIII, ISBN 978-3-642-29689-5
25. Bradfield et al. A genome-wide meta-analysis of six type1diabetes cohorts identifies multiple associated loci. PLoS Genet2011 Sep;7(9):e1002293. doi: 10.1371/journal.pgen.1002293. Epub 2011 Sep 29
26. Kerner W, Brückel J: Definition, Classification and Diagnosis of Diabetes mellitus. Exp Clin Endocrinol Diabetes 2014;122:384-386
27. Rathmann W, Scheidt-Nave C, Roden M, Herder C: Type 2 diabetes: prevalence and relevance of genetic and acquired factors for its prediction. Dtsch Arztebl Int 2013; 110(19): 331–7.DOI: 10.3238/arztebl.2013.0331
28. Defronzo RA. Banting Lecture. From the triumvirate to the ominous octet: a new paradigm for the treatment of type 2 diabetes mellitus. Diabetes 2009, Apr;58(4):773-95. doi: 10.2337/db09-9028.
29. Rui L, Aguirre V, Kim JK, Shulman GI, Lee A, Corbould A, Dunaif A, White MF. Insulin/IGF-1 and TNF-alpha stimulate phosphorylation of IRS-1 at inhibitory Ser307 via distinct pathways. J Clin Invest 107:181–189, 2001.
30. Malin S.K, Kirwan J.P. ,Sia C , and González F. Pancreatic-cell dysfunction in polycystic ovary syndrome: role of hyperglycemia-induced nuclear factor-kB activation and systemic inflammation. Am J Physiol Endocrinol Metab 308: E770–E777, 2015.
31. Banting Lecture. From the triumvirate to the ominous octet: a new paradigm for the treatment of type 2 diabetes mellitus. 2009. Apr;58(4):773-95. doi: 10.2337/db09-9028.
32. www.diabetes-deutschland.de/typ2diabetes.html; 20.01.2017
33. Kerner W, Brückel J:Definition, Classification and Diagnosis of Diabetes mellitus. Exp Clin Endocrinol Diabetes 2014;122:384-386
34. http://www.awmf.org/leitlinien/detail/ll/057-008.html; 20.01.2017
35. http://www.awmf.org/leitlinien/detail/ll/057-008.html; 20.01.2017
36. ESHRE/ASRM (2004) Revised 2003 consensus on diagnostic criteria and long-term health risks related to polycystic ovary syndrome (PCOS). Hum Reprod 19: 41–47
37. DeUgarte C, Bartolucci A, Azziz R. Prevalence of insulin resistance in the polycystic ovary syndrome using the homeostasis model assessment. Fertil Steril 83: 1454–1460, 2005.
38. Malin S.K. Kirwan, J.P. Sia C.L., González F. Am J Physiol Endocrinol Metab 308: E770–E777, 2015.First published February 24, 2015
39. Gustin N (2005-03-07). "Researchers discover link between insulin and Alzheimer's". EurekAlert!. American Association for the Advancement of Science. Retrieved 2009-01-01.
40. de la Monte SM, Wands JR (February 2005). "Review of insulin and insulin-like growth factor expression, signaling, and malfunction in the central nervous system: relevance to Alzheimer's disease". J. Alzheimers Dis. 7 (1): 45–61. PMID 15750214.

41. Steen E, Terry BM, Rivera EJ, Cannon JL, Neely TR, Tavares R, Xu XJ, Wands JR, de la Monte SM (February 2005). "Impaired insulin and insulin-like growth factor expression and signaling mechanisms in Alzheimer's disease--is this type 3 diabetes?". J. Alzheimers Dis. 7 (1): 63–80. PMID 15750215.

42. www.awmf.org/uploads/tx_szleitlinien/nvl-001gk_S3_Typ-2-Diabetes_Therapie_2014-11.pdf; 20.01.2017

43. American Diabetes Association (ADA). Management of Diabetes in Pregnancy. Diabetes Care 2016:39(Suppl.1): S94-S98

44. Landon M, Spong C, Thom E, Carpenter M, Ramin S, Casey B, Wapner R, Varner M, Rouse D, Thorp J, Sciscione A, Catalano P, Harper M, Saade G, Lain K, Sorokon, Y, Peaceman A, Tolosa J, Anderson G for the Eunice Kennedy Shriver Nationale Institute of Child Health and Human Development Maternal-Fetal Medicine Unit Network. A Multicenter, Randomized Trial of Treatment for Mild Gestational Diabetes. N Engl J Med 2009;361:1339-1348

45. Crowther C, Hiller E, Moss J, McPhee A, Jeffries W, Robinson J (ACHOIS Trial Group). Effect of Treatment of Gestational Diabetes Mellitus on Pregnancy outcomes. N Engl J Med 2005;352:2477-2486

46. Kahn AU, Rosenthal CR; ASSO, Immunologic reactions to insulin: insulin allergy, insulin resistance, and the autoimmune insulin syndrome.Diabetes Care. 1979;2(3):283

47. Schatz Helmut (Hrsg.): Diabetologie kompakt. 4. Auflage. 2006, ISBN 3-13-137724-0

48. Duckworth WC, Bennett RG, Hamel FG (October 1998). "Insulin degradation: progress and potential". Endocr. Rev.19(5): 608–24. doi:10.1210/er.19.5.608. PMID 9793760.

49. Torlone E, Fanelli C, Rambotti AM, Kassi G, Modarelli F, Di Vincenzo A, Epifano L, Ciofetta M, Pampanelli S, Brunetti P. Pharmacokinetics, pharmacodynamics and glucose counterregulation following subcutaneous injection of the monomeric insulin analogue[Lys(B28),Pro(B29)] in IDDM. et al. Diabetologia. 1994 Jul;37(7):713-20

50. Chapman TM, Noble S, Goa KL. Drugs. 2002;62(13):1945-81. Review. Erratum in: Drugs. 2003;63(5):512.

51. Tanaka N, Hiura Y. Effects of rapid-acting insulin analogues insulin glulisine and insulin aspart on postprandial glycemic excursion with single bout of exercise in patients with type 2 diabetes. Endocr J. 2015 May 31;62(5):411-6. doi: 10.1507/endocrj.EJ14-0610. Epub 2015 Feb 21.

52. Kalra S.; Basal insulin analogues in the treatment of diabetes mellitus: What progress have we made? Indian J Endocrinol Metab. 2015 Apr; 19(Suppl 1): S71–S73..

53. Kalra S.; Basal insulin analogues in the treatment of diabetes mellitus: What progress have we made? Indian J Endocrinol Metab. 2015 Apr; 19(Suppl 1): S71–S73..

54. Jonassen I, Havelund S, Hoeg-Jensen T, Steensgaard DB, Wahlund PO, Ribel U; Design of the novel protraction mechanism of insulin degludec, an ultra-long-acting basal insulin. Pharm Res. 2012 Aug; 29(8):2104-14.

55. Lamont BJ, Andrikopoulos S.J Endocrinol. Hope and fear for new classes of type 2 diabetes drugs: is there preclinical evidence that incretin-based therapies alter pancreatic morphology? 2014 Mar 7;221(1):T43-61

56. Weinstock RS, Guerci B, Umpierrez G, Nauck MA, Skrivanek Z, Milicevic Z Safety and efficacy of once-weekly dulaglutide versus sitagliptin after 2 years in metformin-treated patients with type 2 diabetes (AWARD-5): a randomized, phase III study. Diabetes Obes Metab. 2015 Apr 23

57. Matthaei, S. et al.: (PDF; 815 kB), Diabetologie 2009; 4:32–64

58. Gough SC, Bode B, Woo VC, Rodbard HW, Linjawi S, Zacho M, Reiter PD, Buse JB. Diabetes Obes Metab. 2015 May 15. doi: 10.1111/dom.12498.

59. Patel VJ, Joharapurkar AA, Kshirsagar SG, Patel KN, Shah GB, Jain MR1Therapeutic potential of coagonists of glucagon and GLP-1. Cardiovasc Hematol Agents Med Chem. 2014;12(2):126-33

60. Zinman B, Wanner C, Lachin JM, Fitchett D, Bluhmki E, Hantel S, Mattheus M, Devins T, Johansen OE, Woerle HJ, Broedl UC, Inzucchi SE; EMPA-REG OUTCOME Investigators Empagliflozin, Cardiovascular Outcomes, and Mortality in Type 2 Diabetes. N Engl J Med. 2015 Sep 17.

61. Rendell M (Drugs Today (Barc). 2014 Dec; 50(12): 813-27. doi:10.1358dot.2014.50.12.2233894. PMID:25588086)

62. Jensen MV, Joseph JW, Ronnebaum SM, Burgess SC, Sherry AD & Newgard CB. Metabolic cycling in control of glucose-stimulated insulin secretion. American Journal of Physiology, Endocrinology and Metabolism 2008;295:E1287-1297

63. Holst JJ. Glucagonlike peptide 1: a newly discovered gastrointestinal hormone. Gastroenterology. 1994 Dec;107(6):1848-55. Review.

64. Bradfield et al. A genome-wide meta-analysis of six type1diabetes cohorts identifies multiple associated loci. PLoSGenet,2011Sep;7(9):e1002293.doi: 10.1371/journal.pgen.1002293. Epub 2011 Sep 29

65. www.dife.de/diabetes-risiko-test/DIfE_Privatperson_2014_PRINT.pdf; 20.01.2017

66. Gough SC, Bode B, Woo VC, Rodbard HW, Linjawi S, Zacho M, Reiter PD, Buse JB. Diabetes Obes Metab. 2015 May 15. doi: 10.1111/dom.12498.

EINE FÜR ALLE

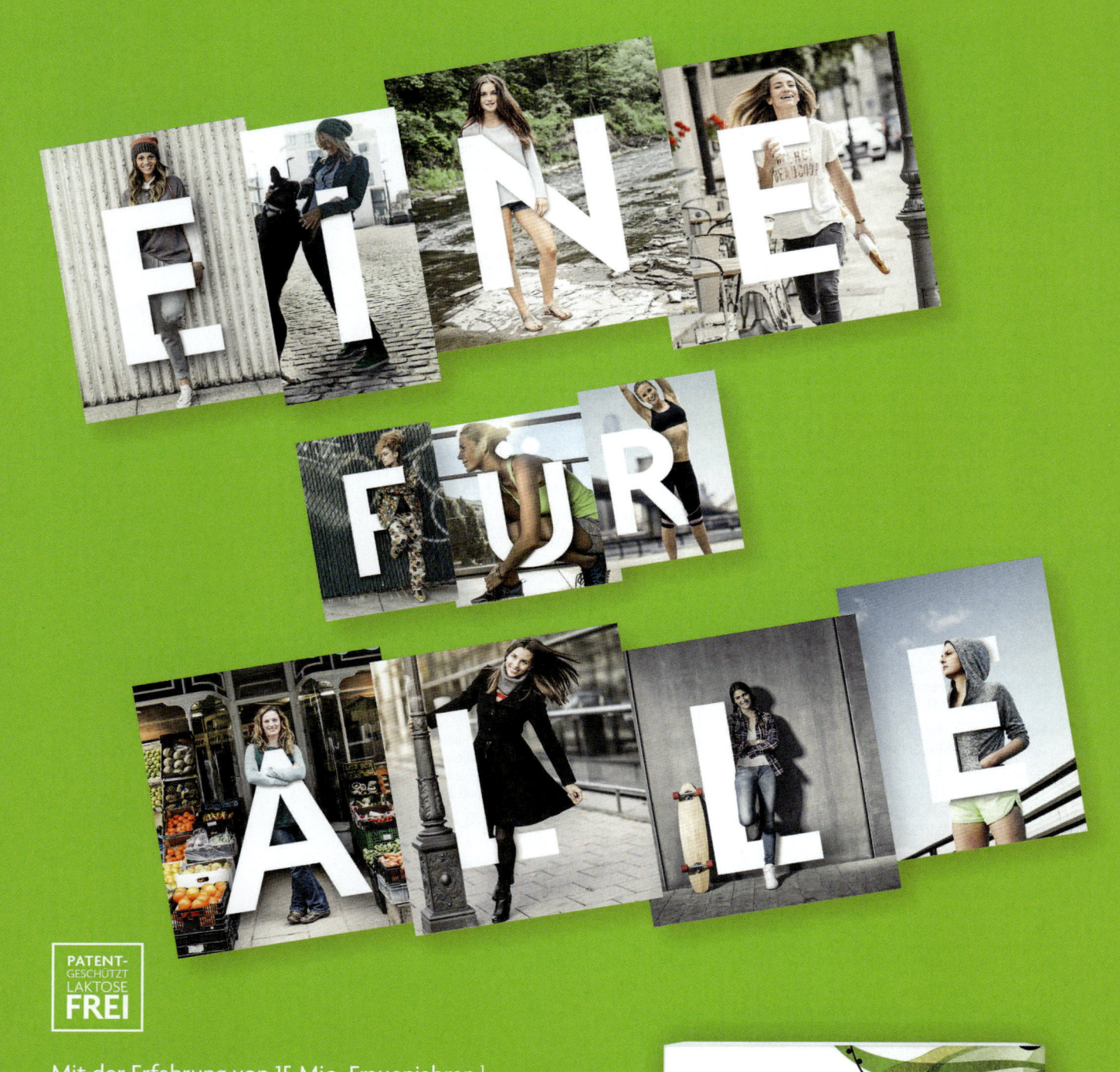

PATENT-GESCHÜTZT LAKTOSE FREI

Mit der Erfahrung von 15 Mio. Frauenjahren.¹
Machen Sie den Faktencheck auf
www.jenapharm.de

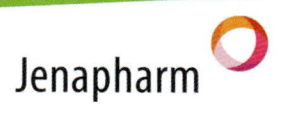

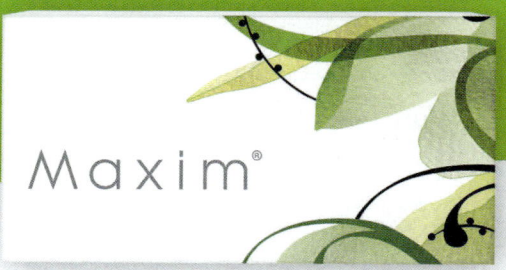

Jenapharm

Maxim®

Einfach gut beraten.

Eine für alle: Bei der Entscheidung, Maxim® zu verschreiben, sollten die aktuellen, individuellen Risikofaktoren der einzelnen Frauen, insbesondere im Hinblick auf VTE, berücksichtigt werden. Das Risiko für eine VTE bei Anwendung von Maxim® sollte mit dem anderer kombinierter hormonaler Kontrazeptiva verglichen werden.
1. STC-Marktreport IMS HEALTH GmbH & Co. OHG.

Maxim® Zusammensetzung: 1 überzogene Tablette enthält 0,03 mg Ethinylestradiol und 2 mg Dienogest. *Sonstige Bestandteile:* Mikrokristalline Cellulose, Maisstärke, vorverkleisterte Maisstärke, Maltodextrin, Magnesiumstearat (Ph.Eur.), Sucrose, Glucose-Sirup (Ph.Eur.), Calciumcarbonat, Povidon K90, Povidon K25, Macrogol 35.000, Macrogol 6.000, Talkum, Carnaubawachs, Titandioxid (E 171). **Anwendung:** Hormonale Kontrazeption; Behandlung von mittelschwerer Akne nach Versagen geeigneter topischer Therapien oder einer oralen Antibiotikabehandlung bei Frauen, die sich für die Anwendung eines oralen Kontrazeptivums entscheiden **Gegenanzeigen:** Vorliegen oder Risiko einer venösen Thromboembolie (VTE), z.B.: bestehende VTE oder VTE in der Vorgeschichte (tiefe Venenthrombose, Lungenembolie), erbliche oder erworbene Prädisposition für VTE, größ. Operationen mit längerer Immobilisierung, hohes Risiko für eine venöse Thromboembolie aufgrund mehrerer Risikofaktoren. Vorliegen einer oder Risiko für eine arterielle Thromboembolie (ATE), z.B.: bestehende ATE oder ATE in der Vorgeschichte (z.B.Herzinfarkt) o. Erkrankung im Prodomalstadium (z.B. Angina pectoris); bestehender Schlaganfall, oder transitorische ischämische Attacke in der Vorgeschichte; erbliche oder erworbene Prädisposition für eine ATE; Migräne mit fokalen neurologischen Symptomen in der Vorgeschichte; hohes Risiko für ATE aufgrund von schwerwieg. Risikofaktoren wie: Diabetes mellitus mit Gefäßschädigung, schw. Hypertonie, schw. Dyslipoproteinämie, bestehende oder vorausgegangene Pankreatitis (wenn diese mit schwerer Hypertriglyzeridämie verbunden ist), bzw. Lebererkrankungen (solange Leberfunktionswerte noch nicht normalisiert) oder Lebertumoren (benigne oder maligne), bekannte oder vermutete sexualhormonabhängige maligne Tumoren, diagnostisch nicht abgeklärte vaginale Blutungen, Überempfindlichkeit gegen Wirkstoffe od. sonst. Bestandteile. **Nebenwirkungen:** In klinischen Studien wurde häufig berichtet über: Kopf- und Brustschmerzen. Gelegentlich traten auf: Vaginitis/Vulvovaginitis, vaginale Candidiasis oder vulvovaginale Pilzinfektionen, erhöhter Appetit, depressive Verstimmung, Schwindel, Migräne, Hypertonie, Hypotonie, Abdominalschmerzen, Übelkeit, Erbrechen, Diarrhoe, Akne, Alopezie, Ausschlag, Pruritus, irreguläre Abbruchblutung, Zwischenblutungen, Brustvergrößerung, Brustödem, Dysmenorrhoe, vaginaler Ausfluss, Ovarialzyste, Beckenschmerzen, Müdigkeit, Gewichtszunahme. Selten traten auf: Salpingo-Oophoritis, Harnwegsinfektionen, Zystitis, Mastitis, Zervizitis, Pilzinfektionen, Candidiasis, Lippenherpes, Influenza, Bronchitis, Sinusitis, Infektionen der oberen Atemwege, virale Infektionen, uterines Leiomyom, Brustlipom, Anämie, Überempfindlichkeit, Virilismus, Anorexie, Depression, mentale Störungen, Schlaflosigkeit, Schlafstörungen, Aggression, ischämischer Schlaganfall, zerebrovaskuläre Störungen, Dystonie, trockenes Auge, Augenirritationen, Oscillopsie, Verschlechterung der Sehfähigkeit, plötzlicher Hörsturz, Tinnitus, Vertigo, Verschlechterung der Hörfähigkeit, kardiovaskuläre Störungen, Tachykardie, venöse Thromboembolie (VTE), arterielle Thromboembolie (ATE), Lungenembolie, Thrombophlebitis, diastolische Hypertonie, orthostatische Dysregulation, Hitzewallungen, Venenvarikose, Venenbeschwerden, Venenschmerzen, Asthma, Hyperventilation, Gastritis, Enteritis, Dyspepsie, allergische oder atopische Dermatitis / Neurodermitis, Ekzem, Psoriasis, Hyperhidrose, Chloasma, Pigmentstörungen/Hyperpigmentation, Seborrhoe, Kopfschuppen, Hirsutismus, Hautveränderungen, Hautreaktionen, Orangenhaut, Spidernävus, Rückenschmerzen, muskuloskeletale Beschwerden, Myalgie, Schmerzen in den Extremitäten, zervikale Dysplasie, Schmerzen und Zysten der Adnexa uteri, Brustzysten, fibrozystische Mastopathie, Dyspareunie, Galaktorrhoe, Menstruationsstörungen, Brustkorbschmerzen, periphere Ödeme, influenzaähnliche Erkrankungen, Entzündung, Pyrexie, Reizbarkeit, Erhöhung der Bluttriglyzeride, Hypercholesterolämie, Gewichtsabnahme, Gewichtsveränderung, Manifestation einer asymptomatischen akzessorischen Brust. Häufigkeit der verfügbaren Daten nicht abschätzbar: Stimmungsveränderungen, Libidoab- und -zunahme, Kontaktlinsenunverträglichkeit, Urtikaria, Erythema nodosum bzw. multiforme, Brustsekretion, Flüssigkeitsretention. Über folgende unerwünschte Wirkungen im Allgemeinen wurde darüber hinaus berichtet: Hypertonie, Hypertriglyzeridämie, Änderung der Glukosetoleranz oder Beeinflussung der peripheren Insulinresistenz, Lebertumore, Leberfunktionsstörungen, Chloasma, Auslösung oder Verstärkung eines Angioödems, Morbus Crohn, Colitis ulcerosa, Zervixkarzinom, Auftreten oder Verschlechtern von Erkrankungen, deren Zusammenhang mit der Anwendung nicht geklärt ist: Ikterus und/oder Pruritus im Zusammenhang mit Cholestase; Gallensteinbildung; Porphyrie; systemischer Lupus erythematodes; hämolytisch-urämisches Syndrom; Chorea Sydenham; Herpes gestationis; otosklerosebedingter Hörverlust. Die Häufigkeit der Diagnose von Brustkrebs ist geringfügig erhöht. **Warnhinweis:** Bei der Entscheidung, Maxim zu verschreiben, sollten die aktuellen, individuellen Risikofaktoren der einzelnen Frauen, insbesondere im Hinblick auf venöse Thromboembolien (VTE), berücksichtigt werden. Auch sollte das Risiko für eine VTE bei Anwendung von Maxim mit dem anderer kombinierter hormonaler Kontrazeptiva (KHK) verglichen werden. Enthält Sucrose und Glucose. **Verschreibungspflichtig.** Jenapharm GmbH & Co. KG, Otto-Schott-Str. 15, 07745 Jena. Stand FI/21, 04/2017

Insulinresistenz

Annette Bachmann, Thomas Rabe, Nicole Sänger, Jörg Bojunga, Elisabeth Merkle

Arbeitskreis "Hormone": Christian Albring, Johannes Bitzer, Christian Egarter, Christian Gnoth, Bernd Hinney, Heribert Kentenich, Klaus König, Elisabeth Lerchbaum, Gabriele Merki, Ute Schäfer-Graf, Bettina Toth

Insulinresistenz (IR) bezeichnet ein vermindertes Ansprechen des Körpers auf normale Insulinkonzentrationen. Höhere Insulinlevel sind erforderlich, um normale Glukose- und Lipidwerte zu erhalten (**Ahren et al. 2005**).[1] Bereits 1931 wurde von Wilhem Falta die These vorgeschlagen, dass die Insulinresistenz eine der grundlegenden Ursachen von Diabetes mellitus Typ 2 ist (**Falta et al. 1931**).[2] Harold Percival Himsworth vom University College Hospital London bestätigte die Idee 1936 (**Himsworth et al. 1936**).[3] Die Insulinresistenz wird auch heute noch zum „ominösen Oktett" der pathogenetischen Faktoren des Typ 2 Diabetes gerechnet und trägt zu einem erhöhten kardiovaskulären Risikoprofil und erhöhten Risiko für Krebserkrankungen bei (**De Fronzo et al. 2009**).[4]

Prävalenz

Für die Bevölkerung weltweit wird heute eine Prävalenz der Insulinresistenz von 3-16 % beschrieben (**www.diapedia.org**).[5]

Ätiologie

Die Insulinresistenz (IR) ist eine komplexe metabolische Störung, die nicht auf einen einzigen ätiologischen Pfad zurückgeführt werden kann. Adipositas, Stress, Infektionen, Urämie, Hyperparathyreoidismus mit Hypercalcämie (über Ca^{2+} bedingte Beeinträchtigung des Insulinsignalwegs), Akromegalie, Glukokortikoid Exzess (iatrogen und endogen) sowie Schwangerschaft können Ursachen einer Insulinresistenz sein. Es gibt auch Hinweise darauf, dass sich eine Insulinresistenz bereits in utero entwickeln kann. Kinder, die bei der Geburt zu klein sind (SGA = small for gestational age) und Kinder, die zu groß geboren werden (LGA = large for gestational age) scheinen ein höheres Risiko für eine IR zu haben als Kinder mit normalem Geburtsgewicht, selbst wenn diese später adipös sind.

Mechanismen, die zu einer Insulinresistenz führen, können genetisch verursachte oder primäre Zielzelldefekte, Autoantikörper gegen Insulin oder beschleunigter Insulinabbau sein.

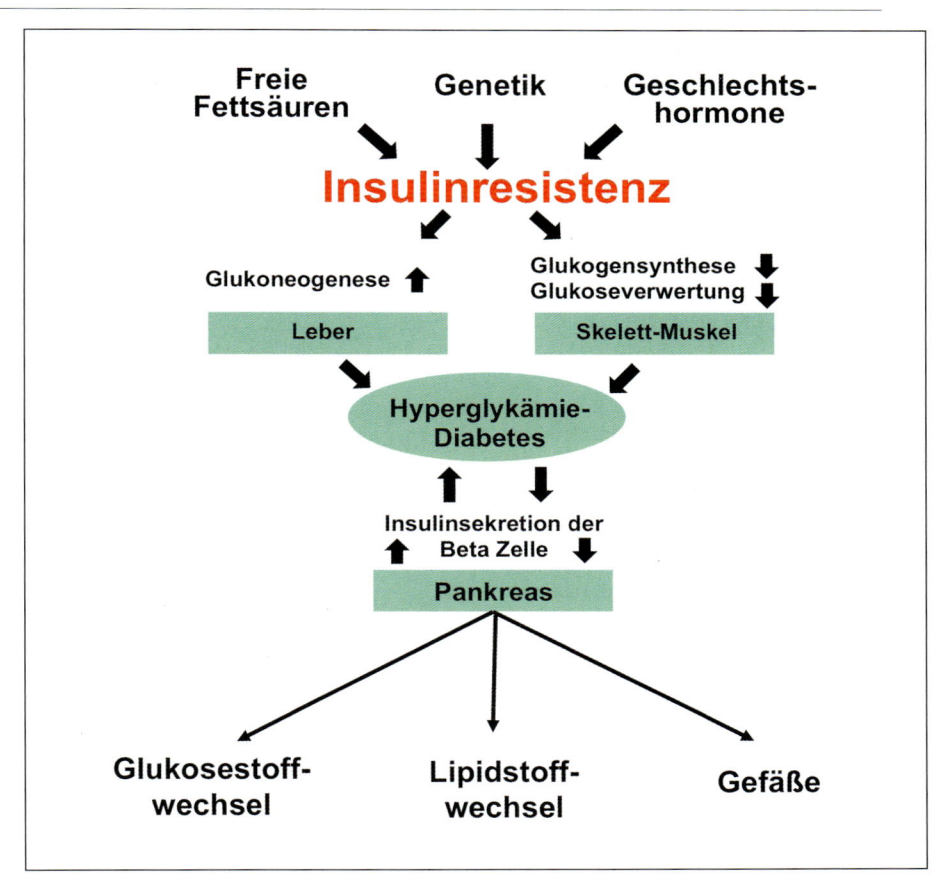

Abb. 1 Insulinresistenz

Adipozytokine aus dem Fettgewebe, die bei stammbetonter Adipositas, die als chronische low grade Entzündung angesehen werden kann, vermehrt anfallen, tragen ebenso wie genetische und epigentische Faktoren zur Entstehung einer Insulinresistenz bei.

In der Leber steigt die basale hepatische Glukoseproduktion, bedingt durch eine Zunahme der Glukoneogenese, an.

In Muskelzellen wurde eine Einschränkung der Insulin-Signaltransduktion sowie des Glukosetransports in die Zelle festgestellt.

(Mod. nach: Meiners Ina: Insulinresistenz - ein Risikofaktor mit Folgen. Mit freundlicher Genehmigung der Autorin)

Adipositas ist die häufigste Ursache der Insulinresistenz und trägt auf unterschiedlichen Ebenen - im Bereich der Leber, der Muskulatur und sogar des Gehirns - zur Verschlechterung der Insulinwirkung bei. **Siehe auch Abb. 1 und 2.**

Anmerkungen

- Östrogenmangel kann eine Insulinresistenz verschlechtern.
- Hormonelle Kontrazeptiva mit Cyproteronacetat sollten bei Patientinnen mit einer Insulinresistenz nur zurückhal-

Insulinresistenz

Tab. 1: Kriterien zur Diagnose des metabolischen Syndroms gemäß NCEP-ATP-III **(2001)** (National Cholesterol Education Program (NCEP) Expert Panel on Detection, Evaluation, and Treatment of High Blood Cholesterol in Adults (Adult Treatment Panel III). Circulation 2002 106 3143–3421).

Metabolisches Syndrom: ≥3 von 5 Kriterien positiv	
Abdominelle Fettverteilung	Bauchumfang bei Männern: ≥ 102 cm Frauen: ≥ 88 cm
Hypertriglyceridämie	Triglyzeride ≥150 mg/dl
Erniedrigtes HDL-Cholesterin	Frauen: HDL ≤40 mg/dl Männern: ≤50 mg/dl
Erhöhter Blutdruck	systolisch ≥130 mmHg und/oder diastolisch ≥85 mmHg
Gestörte Glucosetoleranz	Nüchternblutzucker ≥110 mg/dl oder manifester T2DM

Periphere Insulinresistenz	Zentrale Insulinresistenz
Skelettmuskulatur: • vor dem Auftreten einer gestörten Glukosetoleranz nachweisbar • Hauptursache des metabolischen Syndroms	**Leber:** • beim manifesten Typ-2-Diabetes ↓ ungebremste **Glukoneogenese** ↓ **Nüchtern-Blutzucker** ↑
Fettgewebe: • vor dem Auftreten einer gestörten Glukosetoleranz nachweisbar • deutlicher Zusammenhang Insulinresistenz – Menge und Verteilung des Fettgewebes	

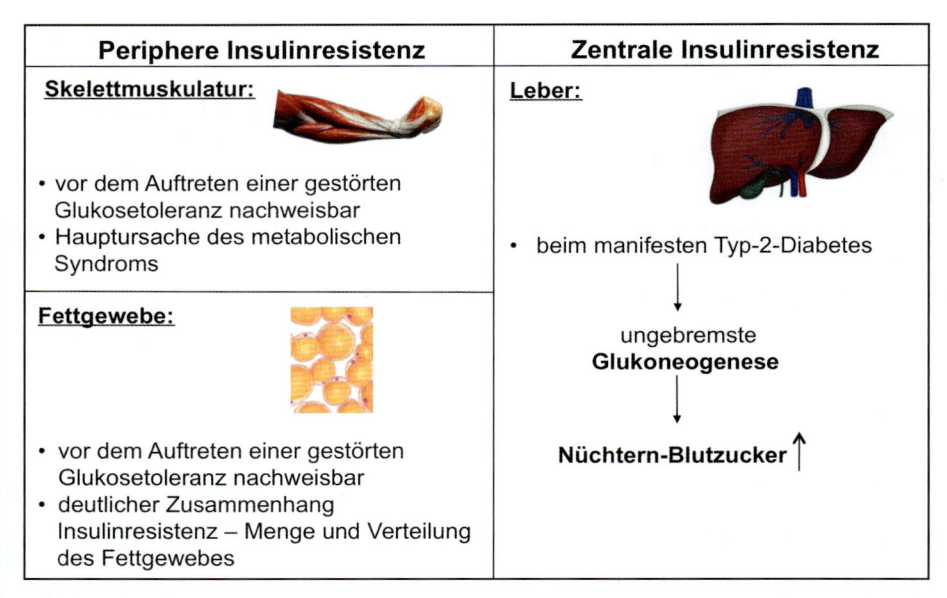

Abb. 2 Formen der Insulinresistenz

(Mod. nach: Meiners Ina: Insulinresistenz - ein Risikofaktor mit Folgen. Mit freundlicher Genehmigung der Autorin)

tend eingesetzt werden, da sich die metabolische Situation darunter verschlechtern kann **(Mastorakos et al 2006)**[6], **(Schaudig et al. 2015)**.[7]

Pathogenese

Mit der Aufnahme von Glukose kommt es in Abhängigkeit vom Glukosespiegel zur Insulinausschüttung. Insulin vermittelt die Aufnahme von Glukose in die Zellen. Liegt eine Insulinresistenz vor, zirkuliert Glukose länger im Blut und wird leichter im **Fettgewebe** aufgenommen. Folge einer Insulinresistenz ist eine **kompensatorische Hyperinsulinämie**.

Adipozytokine aus dem **Fettgewebe**, welche bei stammbetonter Adipositas, die als chronische low grade Entzündung angesehen werden kann, vermehrt anfallen, verschlechtern die Insulinsensitivität ebenso wie genetische und epigenetische Faktoren.

Eine Akkumulation **ektoper Metabolite des Fettstoffwechsels,** eine Aktivierung der **Unfolded Protein Response (UPR)** und **Entzündsmediatoren** wurden als wichtige Bestandteile der Pathogenese der Insulinresistenz beschrieben. Vor allem die gesteigerte Expression des Tumornekrose Faktors alpha **(TNF a)** mit ausgeprägten katabolen Effekten aber auch andere Zytokine im Fettgewebe interferieren mit der Insulinsignalübertragung.

Insulinresistenz ist eng in einen Kreislauf von Veränderungen der Aufnahme von **freien Fettsäuren**, der Lipogenese und des Energiehaushaltes, der wiederum die Ablagerung von Lipiden beeinflusst, eingebunden.

Einer mitochondrialen Dysfunktion wird eine wichtige Rolle bei der Entwicklung der Insulinresistenz zugesprochen **(Kim et al. 2008)**.[8]

Die Anhäufung von spezifischen **Lipidmetaboliten (Diacylglycerol und/oder Cera-**

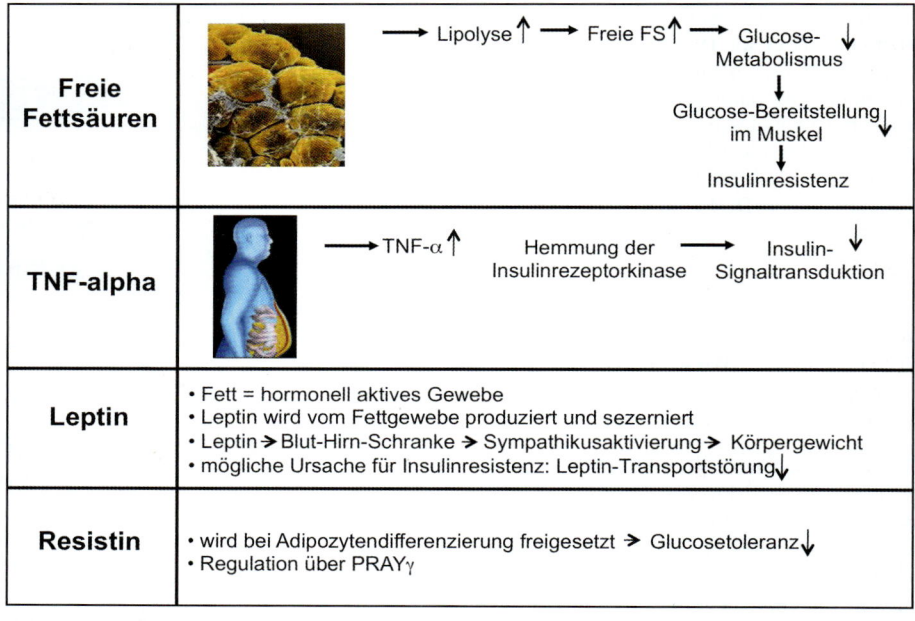

Freie Fettsäuren	→ Lipolyse ↑ → Freie FS ↑ → Glucose-Metabolismus ↓ → Glucose-Bereitstellung im Muskel ↓ → Insulinresistenz
TNF-alpha	→ TNF-α ↑ → Hemmung der Insulinrezeptorkinase → Insulin-Signaltransduktion ↓
Leptin	• Fett = hormonell aktives Gewebe • Leptin wird vom Fettgewebe produziert und sezerniert • Leptin → Blut-Hirn-Schranke → Sympathikusaktivierung → Körpergewicht • mögliche Ursache für Insulinresistenz: Leptin-Transportstörung ↓
Resistin	• wird bei Adipozytendifferenzierung freigesetzt → Glucosetoleranz ↓ • Regulation über PRAYγ

Abb. 3 Ursachen der Insulinresistenz

(Mod. nach: Meiners Ina: Insulinresistenz - ein Risikofaktor mit Folgen. Mit freundlicher Genehmigung der Autorin)

mide) in der **Leber** und in der **Skelettmuskulatur** scheint zu einer Beeinträchtigung der Signaltransduktion von Insulin zu führen **(Samuel and Shulman 2012)**.[9]

Einer **Insulinresistenz der Muskelzellen,** auch als **periphere Insulinresistenz** beschrieben **(siehe Abb. 2)**, liegen verschiedene Veränderungen zugrunde. Es wurden sowohl eine Einschränkung der Insulin-Signaltransduktion als auch des Glukosetransports in die Zelle festgestellt **(Bajaj et al. 2003)**.[10] Eine Abnahme der Insulinrezeptor-Substrat-1-Tyrosin- Phosphorylie-

rung und Aktivierung der Phosphatidylinositol-3-Kinase wurden beschrieben **(Pendergrass et al. 2007)**.[11] Die Glykogensynthese ist reduziert **(Shulman et al. 1990)**[12] und die Oxidation von Glukose ist vermindert **(Bajaj et al. 2003)**.[13] Siehe **Abb. 4.**

Die **Insulinresistenz der Leber** oder zentrale **Insulinresistenz** zeigt sich in einem Anstieg der basalen hepatischen Glukoseproduktion (HPG), bedingt durch eine Zunahme der Glukoneogenese **(De Fronzo et al. 2006)**,[14] **(Firth et al. 1987)**.[15] Siehe **Abb. 1** und **2**.

Auch im Gehirn wird eine Insulinresistenz bei adipösen Patienten vermutet. In den Nuclei ventromedialis und den paraventrikulären Kerngebieten des Hypothalamus unterliegt das neuroendokrine Zentrum der Appetitregulation zahlreichen Einflüssen; unter anderem haben auch melanocortikotrope Rezeptoren Einfluss auf die Insulinaktion (**Obici et al. 2001**),[16] (**Obici et al. 2002**).[17] Nach Glukoseinjektion wurde in den entsprechenden Kerngebieten des Hypothalamus bei adipösen, insulinresistenten Patienten kernspintomographisch eine Verminderung der insulinvermittelten Inhibition nach Glukosezufuhr festgestellt (**Matsuda et al. 1999**).[18]

Auswirkungen der Insulinresistenz und Hyperinsulinämie

Es gilt im Moment als erwiesen, dass Hyperinsulinämie mit einem erhöhten **Risiko für Krebserkrankungen** einhergeht. Über Bindung und Aktivierung des IGF-1 Rezeptors und den Insulin-/IGF-1 Rezeptor kann Insulin das (Tumor-)Zellwachstum verstärken. Durch mangelnde Downregulation des Insulinrezeptors in Tumorzellen kommt es zu einer verstärkten Glukoseverwertung, Steigerung der Mitoserate und Apoptosehemmung. Zusätzlich nimmt das freie IGF durch vermehrte Freisetzung und Reduktion der Bindungsproteine zu. Der Insulinrezeptorgehalt in Mammakarzinomgewebe korreliert mit dem Grading des Tumors (**Gupta et al. 2002**).[19]

Insulinresistenz ist außerdem mit einem erhöhten **kardiovaskulären Risiko** verbunden. Stickstoffmonoxid (NO) und der NO Signalweg spielen für die endotheliale Funktion eine bedeutende Rolle und sind eng mit dem Insulinhaushalt verbunden. Insulinresistenz wird mit einer Dysregulation des NO Signalwegs assoziiert und damit mit endothelialer Dysfunktion. Dysfunktionales Endothel ist wiederum anfällig für Vasokonstriktion, Thrombose und Inflammation, die wesentlichen Kennzeichen der Atherosklerose. Niedrige NO Spiegel infolge einer Dysregulation des NO Signalwegs führen zu einer Steigerung der Insulinsekretion. NO beeinflusst außerdem den Glukosetransport und mitochondrialen Energiemetabolismus und trägt damit zu einer peripheren Insulinresistenz bei (**Arikan et al. 2009**).[20]

Schwere Insulinresistenz- Syndrome

Die sehr seltenen Insulinresistenzsyndrome Typ A und Typ B werden zusammen mit dem Leprechaunismus, den Lipodystrophien und dem Rabson-Mendenhall-Syndrom zu den schweren Insulinresistenzsyndromen gerechnet **und gehen nicht mit Adipositas einher** (siehe auch Genetik: Kapitel: Insulin). Diese seltenen meist monogenetischen Störungen kann man in 2 Gruppen einteilen:

Die Störung liegt bei den Insulinrezeptoren und der Signaltransduktion oder es liegt, wie bei den Lipodystrophien, ein primärer Defekt des Fettgewebes zugrunde. Sie sind gekennzeichnet durch die Symptomen-Trias Hyperinsulinämie, Akanthosis nigricans und Zeichen eines Hyperandrogenismus bei Frauen ohne Übergewicht.

Beim Insulinresistenzsyndrom Typ B liegen Autoantikörper gegen den Insulinrezeptor vor, womit dieser vom Typ A unterschieden werden kann. Die Insulinresistenz und der sich in der Folge entwickelnde Diabetes der Patienten werden diätetisch und/oder medikamentös behandelt (www.orpha.net).[21]

Metabolisches Syndrom

Die Definition des metabolischen Syndroms wurde in den letzten Jahren häufig verändert. Eine allgemein anerkannte Definition und einen weltweit gültigen ICD-10-Code gibt es nicht. Die Klassifikation orientiert sich meistens entweder an der Insulinresistenz als Mittelpunkt der Pathophysiologie (Insulinresistenzsyndrom, WHO-Klassifikation 1999) oder an klinischen Parametern („National Expert Panel on Detection, Evaluation, and Treatment of High Blood Cholesterol in Adults" NCEP-ATP-III, 2002) mit dem Leitsymptom der stammbetonten Adipositas. Nach der International Diabetes Federation IDF wird die Diagnose metabolisches Syndrom gestellt, wenn **mindestens 2 Kriterien** zusätzlich zu einer **zentralen Adipositas** (abdominale Fettverteilung) erfüllt sind (**Alberti et al. 2006**):[22]

- **Abdominelle Fettverteilung**, bestimmt durch einen Bauchumfang (für Kaukasier) von über 94 cm bei Männern oder über 80 cm bei Frauen
+ **Serumtriglyceride** von über 150 mg/dl (> 1,7 mmol/l), oder bereits bestehende Therapie zur Senkung der Triglyceride,
+ **HDL-Cholesterin** ≤ 40 mg/dl (< 1,05 mmol/l) bei Männern bzw. < 50 mg/dl (1,25 mmol/l) bei Frauen,
+ **Blutdruck** von 130/85 mmHg oder mehr, oder bereits bestehende Therapie zur Senkung des Hypertonus,
+ **Nüchternblutzucker** ≥ 100 mg/dl (5,6 mmol/l), oder Vorliegen von Diabetes Typ 2.

Polyzystisches Ovar Syndrom (PCOS)

(Siehe auch Kapitel PCOS). Das polyzystische Ovar Syndrom (PCOS) ist die häufigste endokrine Störung bei Frauen im reproduktiven Alter. Die Prävalenz liegt bei 5-10 %.

Ätiologie und Pathogenese sind nicht vollständig geklärt.

Der heterogene Symptomkomplex ist gekennzeichnet durch Oligo-/Anovulation, Androgenüberschuss und das sonographische Bild von mehr als 12 Antralfollikeln zwischen 2 und 9 mm und/oder einem Ovarvolumen von mehr als 10 ml (**Balen et al 2003**).[23] Nach den Rotterdam Konsenuskriterien der ESHRE müssen zwei der drei Faktoren erfüllt sein, um die Diagnose PCOS stellen zu können (**ESHRE/ASRM 2004**).[24] Bis zu 70% der Frauen mit PCOS haben eine Insulinresistenz und das Risiko, einen Typ 2 Diabetes zu entwickeln. Von den nicht adipösen PCOS Patientinnen entwickeln in Mitteleuropa etwa 9% eine Insulinresistenz (**Lerchbaum et al 2014**).[25] Andere Arbeiten gehen von einer Prävalenz der Insulinresistenz bei schlanken PCOS Patientinnen von bis zu 30-40% aus. (**Genazzani et al. 1999**)[26], (**Ciampelli et al. 1999**).[27]

Der pathogenetische Zusammenhang zwischen PCOS und Insulinresistenz ist nicht vollständig geklärt und Gegenstand aktueller Forschung. Es wird ein genetischer Postrezeptordefekt vermutet, der den Glukosetransport in die Zelle beeinträchtigt (**Dunaif et al 1997**).[28] Ein Defekt des IGP (Inositolphosphoglykan) second messenger Systems wird ebenfalls angenommen. (**DeUgarte et al. 2005**).[29] IGPs spielen ein Rolle bei der Aktivierung von Enzymen, die den Glukosemetabolismus beeinflussen und bieten einen Angriffspunkt für eine mögliche Therapie mit Metformin und dem Nahrungsergänzungsmittel Myoinositol (**Kennington et al. 1990**),[30] (**Piomboni et al. 2014**).[31]

Es gibt außerdem eine direkte Korrelation zwischen Insulinresistenz, zirkulierenden Androgenen und durch Hyperglykämie induzierten radikalen Sauerstoffverbindungen (ROS) mononukleärer Zellen (MNC). Die Ursache einer erhöhten Empfindlichkeit der MNC von PCOS-Patientinnen gegenüber Hyperglykämien ist nicht bekannt (**Gonzalez et al 2011**).[32] Oxidativer Stress führt zu Peroxidation von Lipiden, DNA Schäden und der Aktivierung des nukleären Faktors kB (NF-kB), dem Kardinalsignal der Inflammation und Promoter der Transkription des proinflammatorischen Zytokins Tumornekrosefaktors alpha (TNF-a), welches u.a. das Insulinsignal beeinträchtigt. Eine Beeinflussung inflammatorischer Prozesse ist somit ein weiterer zukünftiger therapeutischer Ansatzpunkt für PCOS-Patientinnen (**Malin und Gonzalez et al. 2015**).[33]

Empfehlungen zur Diagnostik der Insulinresistenz bei PCOS-Patientinnen

Die aktuelle Empfehlung der Androgen Excess Society (AES) **(Wild et al. 2010)**[34] empfiehlt die Durchführung eines 2h OGTT:

- bei allen adipösen (BMI > 30 kg/m²) Frauen mit PCOS
- bei allen nicht-adipösen (BMI ≤ 30 kg/m²) Frauen mit PCOS > 40 Jahre
- bei allen nicht-adipösen (BMI ≤ 30 kg/m²) Frauen mit PCOS mit einem Gestationsdiabetes in der Eigenanamnese
- bei allen nicht-adipösen (BMI ≤ 30 kg/m²) Frauen mit PCOS und einer positiven Familienanamnese für Diabetes
- bei Frauen mit normaler Glukosetoleranz (NGT) sollte der OGTT alle 2 Jahre wiederholt werden; bei zusätzlichen Risikofaktoren häufiger
- bei allen Frauen mit Glukosetoleranzstörung sollte der OGTT jährlich wiederholt werden

Eine etwas ältere Empfehlung aus dem Jahr 2007 der AES **(Salley et al. 2007)**[35] empfiehlt die Durchführung eines 2h OGTT:

- bei allen Frauen mit PCOS zum Zeitpunkt der Diagnosestellung
- der OGTT sollte bei NGT alle 2 Jahre wiederholt werden, im Falle einer Glukosetoleranzstörung jährlich.

Eine Analyse bei 671 Frauen mit PCOS unterstützt diese Empfehlung der AES aus dem Jahr 2007 **(Salley et al. 2007)**[36], da gezeigt werden konnte, dass 30,4% dieser Frauen mit Prädiabetes und 25% dieser Frauen mit manifestem Typ 2 Diabetes (T2DM) keinen der von der AES 2010 vorgeschlagenen Risikofaktoren (BMI >30 kg/m², Alter > 40 Jahre, Eigenanamnese eines Gestationsdiabetes und/oder Familienanamnese eines Diabetes) aufwiesen **(Lerchbaum et al. 2013)**.[37]

Nachweismethoden

Die hyperinsulinämische, euglykämische Clamp Technik ist der Goldstandard zur Messung der Insulinsensitivität bzw. Insulinresistenz. Bei dieser aufwändigen direkten Messmethode werden konstante Insulininfusionen und variable Glukosegaben mit dem Ziel appliziert, den normalen Nüchternblutzucker zu erreichen. Je mehr Glukose bei gleichbleibenden Insulinkonzentrationen infundiert werden muss, desto besser ist die Insulinwirkung, d.h. die Insulinsensitivität **(De Fronzo et al. 1979)**.[38]

Für die Anwendung in der klinischen Praxis gibt es eine Reihe von weniger invasiven indirekten Surrogat Indices zur Abschätzung der Insulinsensitivität:

Der **Homeostatic model assessment (HOMA)** Index ist eine weit verbreitete Methode, um Insulinresistenz und die Beta-Zell-Funktion indirekt zu quantifizieren. Er wurde 1985 erstmals beschrieben **(Matthews et al. 1985)**.[39] Tabelle 1 zeigt die Grenzwerte zur Abschätzung der Insulinsensitivität.

HOMA-Index = Insulin (nüchtern, µU/ml) x Blutzucker (nüchtern, mg/dl) / 405

HOMA-Index = Insulin (nüchtern, µU/ml) x Blutzucker (nüchtern, mmol/l) / 22,5

Der **Quantitative insulin sensitivity check index (QUICKI)** ist eine aus empirischen Daten errechnete mathematische Formel und ist, obwohl anders konzipiert, mathematisch mit dem HOMA Index verbunden. Er ist proportional zu 1/log (HOMA): Die Formel lautet:

HOMA-IR = (G_o mmol/l x I_o mU/l)/ (22,5) oder (G_o mg/dl x I_o mg/dl)/(405)

G_o = nüchtern Glukose;
I_o = nüchtern Insulin

Beide Formeln HOMA Index und QUICKI sind gut etabliert, valide und finden seit langem Anwendung in zahlreichen klinischen Studien und im klinischen Alltag. Sie sind wenig invasiv, da sie nur eine einzige Blutentnahme erfordern. Ein Nachteil dieser Methoden ist, dass sie keine Information über das stimulierte Glukose- und Insulinsystem geben, da nur die Nüchternwerte erfasst werden **(Patarrao et al. 2014)**.[40]

Der Matsuda-De Fronzo Insulin Sensitivity Index (ISI-M) (ISI(comp))

Die indirekte Messmethode wurde ursprünglich von Matsuda und DeFronzo etabliert. Sie reflektiert eine Abschätzung der zusammengesetzten Insulinsensitivität von Leber und Muskel. Der Index wird aus den Plasma-Glukose- und Insulinwerten im Nüchternzustand und während des Oralen Glukose-Toleranztests (OGTT) berechnet **(Matsuda et al 1999)**.[41]

ISI (matsuda) = (10 000)/($\sqrt{G_o \times I_o \times G_m \times I_m}$)

G_o = nüchtern Glukose;
I_o = nüchtern Insulin

Ausführliche Formel und Berechnung.: mmatsuda.diabetes-smc.jp/FIG1.html; 20.01.2017

Die Untersuchung erfolgt als OGTT mit 75g Glukose. Glukose und Insulin werden nüchtern sowie 1 und 2 Stunden nach Glukosegabe bestimmt.

Referenzbereich

normale Insulinsensitivität	6-12
grenzwertig niedrig	4-6
pathologisch	< 4

Therapie

Abb. 3 zeigt die aktuellen Therapieempfehlungen der European Association of Diabetes (EASD) und der American Association of Diabetes (ADA).

Lebensstilmodifikation

Die Lebensstilintervention ist die Therapie der Wahl zur Verbesserung der Insulinsensitivität und Glukosetoleranz, vor allem bei übergewichtigen und adipösen Patienten. In 2 großen Interventionsstudien konnte gezeigt werden, dass durch eine intensivierte Lebensstilmodifikation mit einer 5-7%igen Körpergewichtsreduktion bei adipösen Frauen mit Prädiabetes eine Risikoreduktion um 60% für die Entwicklung eines T2DM erreicht werden konnte **(Tuomilehto et al. 2001)**,[42] **(Knowler et al. 2002)**.[43] Auch bei übergewichtigen (BMI 25-30 kg/m²) Frauen mit PCOS ist eine Lebensstilmodifikation mit einer Risikoreduktion, einen T2DM zu entwickeln, verbunden **(Salley et al. 2007)**.[44]

Die Lebensstilintervention sollte eine hypokalorische Diät sowie mindestens 30 min. moderate körperliche Aktivität täglich beinhalten **(Wild et al. 2010)**.[45]

Folgende Empfehlungen zur Lebensstilmodifikation gemäß der AES **(Wild et al. 2010)**[46] für Frauen mit einem BMI >25 kg/m² können gegeben werden:

Ernährung

- Hypokalorische Diät: -500 bis -1000 kcal/Tag
- Wenig tierische Fette (wenig gesättigte Fettsäuren), hoher Anteil pflanzlicher Fette (reich an einfach und mehrfach ungesättigten Fettsäuren)
- < 30% der Kalorien aus Fetten, < 10% aus gesättigten Fettsäuren

Bewegung

Mindestens 30 min täglich moderate körperliche Aktivität

Gewichtsreduktion

- Anfangs 5-10% zur kardiovaskulären Risikoreduktion
- Längerfristig: Erreichen und Aufrechterhaltung von 10-20% Gewichtsreduktion
- Bauchumfang: < 88 cm

Diese Maßnahmen können den BMI reduzieren sowie die Insulinsensitivität und kardiopulmonale Funktion bei übergewichtigen und adipösen Frauen mit PCOS verbessern. Übergewichtige und adipöse Frauen sollten anfangs ihr Körpergewicht um 5-10% reduzieren, um kardiovaskuläre Risikofaktoren zu verringern. Längerfristig sollte eine Gewichtsreduktion um 10-20% erzielt und aufrechterhalten werden.

Metformin

Metformin wird heute aufgrund seiner Wirksamkeit hinsichtlich der Stoffwechseleinstellung, möglicher makrovaskulärer Risikoreduktion sowie weiterer günstiger Eigenschaften, insbesondere des geringen Einflusses auf Gewicht und Hypoglykämierate, als Antidiabetikum der ersten Wahl zur Behandlung des Typ 2 Diabetes angesehen **(NVL Leitlinie Therapie des Typ-2-Diabetes, 2014)**.[47] Der noch nicht vollständig geklärte Wirkmechanismus beruht zu einem großen Teil auf einer Reduktion der hepatischen Glukoseproduktion (Glukoneogenese) über eine Aktivierung der hepatozellulären AMP-Kinase. Eine Reduktion der intestinalen Glukoseresorption ist ebenfalls beschrieben. Mit der Verstärkung von Glukosetransport, Glykogen- und Lipidsynthese kann durch eine Metformintherapie eine Reduktion der Nüchtern-Plasma-Glukose um 25-30 % und eine Reduktion der freien Fettsäuren um 10-30% erzielt werden. Eine Reduktion der Thrombozytenaktivität, Erhöhung der Fibrinolyseaktivität und Verbesserung der Endothel- und Myokardfunktion wird ebenfalls beschrieben **(Bailey et al. 1996)**,[48] **(Lamanna et al. 2011)**.[49]

Laut aktueller Leitlinie sollte Metformin bei Frauen mit Typ 2 Diabetes, bei denen bereits eine Lebensstilmodifikation ohne ausreichenden Erfolg durchgeführt wird, eingesetzt werden.

Über die zugelassene Indikation hinaus wird Metformin häufiger bei normalgewichtigen Frauen (BMI ≤ 25 kg/m²) mit Prädiabetes oder Insulinresistenz, bei denen eine Lebensstilmodifikation nicht indiziert ist, eingesetzt. Auch bei Frauen mit PCOS wird Metformin häufig im off-label use eingesetzt.

Zum Off-Label-Einsatz von Metformin bei PCOS mit oder ohne Kinderwunsch siehe Kapitel PCOS.

Im Folgenden einige Auszüge aus der aktuellen Fachinformation

Gegenanzeigen: siehe auch **Tab. 3**;

- Überempfindlichkeit gegen Metformin oder einen der sonstigen Bestandteile.
- diabetische Ketoazidose, diabetisches Präkoma.
- Mäßige (Stadium 3b) und schwere Niereninsuffizienz oder Störung der Nierenfunktion (CLKR < 45 ml/min oder eGFR < 45 ml/min/1.73 m²).
- akute Zustände, die zu einer Beeinträchtigung der Nierenfunktion führen können, z.B.: Dehydration, schwere Infektionen, Schock.
- Erkrankungen (besonders akute Erkrankungen oder sich verschlechternde chronische Erkrankungen), die zu einer Gewebshypoxie führen können, wie dekompensierte Herzinsuffizienz, respiratorische Insuffizienz, frischer Myokardinfarkt, Schock.
- Leberinsuffizienz, akute Alkoholintoxikation, Alkoholismus.

Nebenwirkungen

Zu Behandlungsbeginn sind die häufigsten Nebenwirkungen Übelkeit, Erbrechen, Durchfall, Abdominalschmerzen und Appetitverlust, die in den meisten Fällen spontan wieder verschwinden.

Hinweis für die Praxis: Um gastrointestinale Symptome zu verhindern wird empfohlen, Metformin während oder nach den Mahlzeiten in Form von 2 oder 3 Einzeldosen pro Tag einzunehmen. Eine langsamere Steigerung der Dosierung über bis zu vier Wochen kann die gastrointestinale Unverträglichkeit ebenfalls mindern.

Besondere Warnhinweise und Vorsichtsmaßnahmen für die Anwendung (siehe Fachinformation)

Laktatazidose

- **Krankheitsbild:** Bei der Laktatazidose handelt es sich um eine sehr seltene, jedoch schwerwiegende (hohe Mortalitätsrate ohne schnelle Behandlung) metabolische Komplikation, die durch eine Akkumulation von Metformin verursacht werden kann. Die bisher bekannt gewordenen Fälle von Laktatazidose bei mit Metformin behandelten Patienten betrafen vor allem Diabetiker mit Niereninsuffizienz oder sich akut verschlechternder Nierenfunktion. Besondere Aufmerksamkeit ist in Situationen erforderlich, in denen sich eine eingeschränkte Nierenfunktion entwickeln kann, z.B. bei Dehydration (schwere Diarrhoe oder Erbrechen) oder bei Einleitung einer Therapie mit Antihypertensiva oder Diuretika und zu Beginn einer Therapie mit nichtsteroidalen Antiphlogistika (NSAID). Unter den aufgeführten, akuten Bedingungen ist Metformin vorübergehend abzusetzen.

Weitere Risikofaktoren müssen in Betracht gezogen werden, um eine Laktatazidose zu vermeiden, wie z.B. schlecht eingestellter Diabetes, Ketonämie, längeres Fasten, übermäßiger Alkoholkonsum, Leberinsuffizienz und alle mit einer Hypoxie einhergehenden Zustände (wie dekompensierte Herzinsuffizienz, frischer Myokardinfarkt).

Das Risiko einer Laktatazidose muss beim Auftreten unspezifischer Symptome wie Muskelkrämpfe, Verdauungsstörungen, wie Abdominalbeschwerden sowie schwerer Asthenie in Betracht gezogen werden. Patienten sollten aufgefordert werden, diese Anzeichen bei Auftreten sofort Ihrem Arzt mitzuteilen, besonders, wenn die Patienten bisher Metformin gut vertragen hatten. Metformin ist abzusetzen, zumindest vorübergehend, bis die Situation abgeklärt ist. Eine erneute Metformingabe sollte dann auf individueller Basis, unter Berücksichtigung des Nutzen-/Risikoverhältnisses sowie der Nierenfunktion, diskutiert werden.

- **Diagnose:** Eine Laktatazidose ist gekennzeichnet durch azidotische Dyspnoe, Abdominalbeschwerden und Hypothermie, gefolgt von Koma. Zu den für die Diagnose relevanten Laborparametern zählen ein erniedrigter pH-Wert des Blutes, Laktatspiegel im Plasma von über 5 mmol/l sowie eine Erhöhung der Anionenlücke und des Laktat/Pyruvat-Quotienten. Bei Vorliegen einer Laktatazidose muss der Patient sofort stationär aufgenommen werden.

Ärzte sollten die Patienten auf das Risiko und die Symptome einer Laktatazidose hinweisen.

Wechselwirkungen mit anderen Arzneimitteln und sonstige Wechselwirkungen

Siehe Fachinformation und **Tab. 3**

Alkohol: Alkoholkonsum und alkoholhaltige Arzneimittel sind zu meiden.

Sicherheit

- Die **ESHRE/ASRM Guidelines (2007)**[50] empfehlen Metformin nur für Patientinnen mit eingeschränkter Glucosetoleranz und fordern den Abbruch der Einnahme vor Clomifengabe.

- Metformin wird in die Kategorie B der Roten Liste eingeordnet, d.h. es besteht kein Hinweis auf Teratogenität bei Ratten und Kaninchen bis zur doppelten humantherapeutischen Dosis.

- Eine Behandlung mit Meformin ist nicht mit einer Teratogenität beim Menschen assoziiert und führt in den ersten 18 Monaten nicht zu Entwicklungsstörungen **(Feig et al 2011)**.[51]

Tab. 1 Homeostatic Model Assessment (HOMA) Index. Referenzwerte
(nach www.laborlexikon.de)

HOMA-Index	Interpretation
≤1	normal
>2	Hinweis auf eine Insulinresistenz
>2,5	Insulinresistenz sehr wahrscheinlich
>5,0	Durchschnittswert bei Typ 2-Diabetikern

- Es kann überlegt werden, die Gabe während des ersten Trimenons der Schwangerschaft weiterzuführen (Off-Label) **(Johnson et al. 2014)**.[52]

Dosierung

Initial 1-2 mal tgl. 500 mg; bzw 850 mg mit einer Zieldosis von 1.000 bis 2.000 mg/d. Die Dosisanpassung sollte an den BMI adaptiert erfolgen. Die maximale zugelassene Tagesdosis liegt bei 3 g Metformin. Die max. wirksame und übliche Dosis beträgt 2x1g. Die Therapie sollte über 2 Wochen mit der halben Dosis einschleichend begonnen werden **(DGGG 07/2015)**[53] **(Tab. 2)**. Eine langsamere Steigerung der Dosierung über bis zu vier Wochen kann gastrointestinale Nebenwirkungen mindern.

Überwachung

Jährliche Kontrolle der Nierenfunktion, Anamnese hinsichtlich Nebenwirkungen (gastrointestinale Verträglichkeit).

Myoinositol

Es gibt durch einige Studien, die eine Verbesserung der Insulinaktivität, eine verbesserte ovarielle Funktion sowie niedrigere Blutdruckwerte, Androgene und Serum-Triglycerid-Konzentrationen nachweisen, eine Evidenz für den Nutzen einer Nahrungsergänzung mit Myoinositol **(Piomboni et al. 2014)**.[54]

Es sind derzeit Präparate für PCOS Patientinnen mit Kinderwunsch als Nahrungsergänzungsmittel erhätlich (z.B. Inofolic, Clavella: 2.000 mg Myoinositol und 200 µg Folsäure/Beutel). Die Einnahme erfolgt nach Auflösen in Wasser einmal täglich. Die Krankenkassen übernehmen die Kosten nicht. Die aktuell gültige Guideline der Endocrine Society von 2013 rät von der Anwendung von Inositolpräparaten aufgrund mangelnder Datenlage hinsichtlich eines Therapieerfolgs ab **(Legro et al. 2013)**.[55]

Thiazolindindione (TZDs), auch Glitazone genannt, aktivieren den nukleären Transkriptionsfaktor Peroxisom Proliferator-Activated Receptor γ (PPAR γ). Sie verbessern die Insulinsensitivität in der Skelettmuskulatur und reduzieren die hepatische Glukoseproduktion. Sie haben, ebenso wie Metformin, kein erhöhtes Hypoglykämierisiko und außerdem eine längere effektive Wirkdauer als Metformin. In der Fachinformation angegebene Nebenwirkungen sind Gewichtszunahme, Wasserretention mit Ödembildung bis zum Herzversagen bei vorbelasteten Patienten und ein erhöhtes Risiko für Frakturen. Das als einziges in dieser Substanzklasse in Europa noch zugelassene Pioglitazon scheint eine zusätzliche positive Auswirkung auf das kardiovaskuläre Risiko zu haben **(Inzucchi et al. 2012)**.[56] Unter Berücksichtigung erhöhter Frakturraten insb. bei Frauen sowie erhöhter Inzidenzen von Blasenkrebs insb. bei Männern ist die Substanzgruppe seit April 2011 allerdings nicht mehr zu Lasten der gesetzlichen Krankenkassen verschreibungsfähig.

Drospirenonhaltige Ovulationshemmer können die Konversion von Präadipozyten zu Fettzellen beeinflussen und einen positiven Einfluss auf die Insulinresistenz haben **(Fruzetti al. 2010)**[57], **(Caprio et al. 2011)**.[58] Für die Risikoklassifizierung hinsichtlich des Thromboserisikos und potentieller individueller Zusatznutzen und Einschränkungen einzelner hormoneller Kontrazeptiva siehe Seminar in Gynäkologischer Endokrinologie, Band 2 pp 217 – 307.

Zusammenfassung

- Insulinresistenz (IR) ist eine komplexe metabolische Störung, die nicht auf einen einzigen ätiologischen Pfad zurückgeführt werden kann. Sie bezeichnet ein vermindertes Ansprechen des Körpers auf normale Insulinkonzentrationen. Höhere Insulinlevel (kompensatorische Hyperinsulinämie) sind erforderlich, um normale Glukose- und Lipidwerte zu erhalten.

- Für die Bevölkerung weltweit wird heute eine Prävalenz der Insulinresistenz von 3-16 % beschrieben.

- Adipositas ist die häufigste Ursache der Insulinresistenz und trägt auf unterschiedlichen Ebenen – im Bereich der Leber, der Muskulatur und sogar des Gehirns - zur Verschlechterung der Insulinwirkung bei.

- Eine Akkumulation ektoper Metabolite des Fettstoffwechsels, eine Aktivierung der Unfolded Protein Response (UPR) und von Entzündungsmediatoren wurden als wichtige Bestandteile der Pathogenese der Insulinresistenz beschrieben.

- Bis zu 70% der Frauen mit PCOS haben eine Insulinresistenz, das Risiko besteht auch unabhängig vom Körpergewicht.

- Der pathogenetische Zusammenhang zwischen PCOS und Insulinresistenz ist nicht vollständig geklärt und Gegenstand aktueller Forschung.

Diagnostik

- Die Durchführung eines 2h oralen Glukose Toleranztests mit 75g Glukose (OGTT) bei allen Frauen mit PCOS zum Zeitpunkt der Diagnosestellung sollte empfohlen werden.

- Der OGTT sollte bei NGT alle 2 Jahre wiederholt werden, im Falle einer Glukosetoleranzstörung jährlich.

- Der hyperinsulinämische euglykämische clamp Test als direkte Nachweismethode einer Insulinresistenz ist in der klinischen Praxis nicht anwendbar. Mit dem HOMA IR und QUICK-I stehen einige nicht invasive indirekte Surrogat-Indizes zur Verfügung, die allerdings nur den nicht aktivierten Nüchternzustand beurteilen. Der Matsuda-De Fronzo Insulin Sensitivity Index (ISI-M) (ISI(comp)) reflektiert eine Abschätzung der zusammengesetzten Insulinsensitivität von Leber und Muskel und bezieht stimulierte Werte aus dem OGTT mit ein.

Tab. 2 Dosierung von Metformin nach DGGG (07/2015) (Lit. siehe Text)

BMI (kg/m²)	Dosis/Tab.	Dosis/Tab.
< 25	500 mg	2 x täglich
> 25 bis < 30	850 mg	2 x täglich
> 30	1000 mg	2 x täglich

Therapie

- Die Lebensstilintervention ist die Therapie der Wahl zur Verbesserung der Insulinsensitivität und Glukosetoleranz, vor allem bei übergewichtigen und adipösen Patienten.

- Metformin wirkt hauptsächlich über eine Reduktion der hepatischen Glukoseproduktion und ist laut aktueller Leitlinie bei Patienten mit Typ 2 Diabetes, ohne ausreichenden Erfolg einer Lebensstilmodifikation **das Mittel der 1. Wahl (NVL-Leitlinie Therapie des Typ-2- Diabetes, 2014)**.[59]

Off-Label-Use von Metformin

Über die zugelassene Indikation hinaus wird eine Metformintherapie häufig bei normalgewichtigen Frauen (BMI ≤ 25 kg/m²) mit Prädiabetes oder Insulinresistenz, bei denen eine Lebensstilmodifikation nicht indiziert ist, eingesetzt. In einer aktuellen Stellungnahme schließt sich die DGGG dem internationalen Konsensus zur Empfehlung des Einsatzes von Metformin bei PCOS Patientinnen mit Insulinresistenz an. Patientinnen ohne Insulinresistenz im *trial and error* Versuch mit Metformin zu behandeln ist laut DGGG möglich, aber weniger "endokrin plausibel" und durch die Datenlage schlechter abgesichert **(Schäfer et al. 2015)**.[60]

Metformin kann als second-line Therapie bei Frauen und Adoleszenten mit PCOS und Zyklusstörungen bei Kontraindikationen gegen oder Unverträglichkeit von hormonellen Kontrazeptiva (OCP) eingesetzt werden. Als alternative Therapie für Hirsutismus kann Metformin ebenfalls eingesetzt werden, ist aber weniger effektiv als OCPs und Antiandrogene (Spironolacton und Finasterid); bei schlanken Adoleszenten kann hierzu eine Dosis von 850 mg/d ausreichen **(Goodman et al. 2015)**.[61]

Metformin kann auch als adjuvante Therapie bei infertilen Frauen mit PCOS, die sich einer IVF unterziehen, zur Vorbeugung eines ovariellen Hyperstimulationssyndroms eingesetzt werden **(Palomba et al. 1996)**.[62]

Insgesamt ist die Datenlage zum Nutzen von Metformin bei Infertilität heterogen. Die **ESHRE/ASRM Guidelines (2007)**[63] empfehlen Metformin nur für Patientinnen mit eingeschränkter Glukosetoleranz und fordern den Abbruch der Einnahme vor Beginn der Clomifentherapie.

Einige Autoren kommen zu dem Schluss, dass Metformin aufgrund der mangelnden Evidenz für eine Überlegenheit einer der Komponenten Metformin oder CC oder einer Kombination der beiden bei anovulatorischen schlanken PCOS-Patientinnen der Vorzug gegeben werden sollte **(Johnson et al. 2014)**.[64] Eine Metaanalyse aus dem Jahr 2013 ergab eine höhere Ovulations- und Schwangerschaftsrate für eine Kombination aus Metformin und CC als für beide Medikamente alleine **(Sun et al. 2013)**.[65]

Um feststellen zu können, ob Metformin zu einem verbesserten Outcome hinsichtlich der Langzeitfolgen des PCOS durch Prävention des Typ 2 Diabetes, einem verbesserten kardiovaskulären Risikoprofil und zu einem Schutz vor Endometriumkarzinom und anderen Karzinomerkrankungen beitragen kann, müssen weitere Studien durchgeführt werden **(Johnson et al. 2014)**.[66]

Thiazolidindione (TZDs) verbessern die Insulinsensitivität in der Skelettmuskulatur und reduzieren die hepatische Glukoseproduktion. Für den Einsatz in der Praxis siehe **Abb. 3** zu den aktuellen Therapieempfehlungen der European Association of Diabetes (EASD) und der American Association of Diabetes (ADA). Zur Verordnungsfähigkeit s.o.

Es gibt Evidenz für den Nutzen einer Nahrungsergänzung mit Myoinositol bei PCOS und Insulinresistenz durch einige Studien, die eine Verbesserung der Insulinaktivität, verbesserte ovarielle Funktion sowie niedrigere Blutdruckwerte, Androgene und Serum-Triglyceridkonzentrationen nachweisen **(Piomboni et al. 2014)**.[67]

Der mögliche Einsatz antiinflammatorischer Substanzen in der Therapie der Insulinresistenz des PCOS ist derzeit Gegenstand der Forschung.

Anwendung von Metformin in der gynäkologischen Praxis

Indikationen

- Nationale und internationale Leitlinien für den Einsatz von Metformin bei Frauen mit PCOS und Typ 2 Diabetes sowie eingeschränkter Glukosetoleranz.
- Die **DGGG (2015)**[68] empfiehlt in einem aktuellen Statement zum Einsatz von Metformin bei PCOS auch die Anwendung bei schlanken Patientinnen mit Insulinresistenz. Metformin ist aktuell nicht für die Behandlung des PCOS zugelassen; es handelt sich daher um eine **Off-Label-Behandlung**. Die Patientin ist hierüber aufzuklären, ebenso wie nach dem neuen **Patientenrechtegesetz**[69] über andere Therapieoptionen, deren Wirkung und Nebenwirkung; die entsprechende Aufklärung ist zu dokumentieren.

Ein Flussdiagramm zur Metforminbehandlung bei PCOS-Patientinnen zeigt **Abb. 4**.

Tab. 3 Metformin
(Mod. nach www.educatehealth.ca/media/156206/2-light%20box-dm-meds-metformin-overview.png; 21.02.2017 und Fachinformation Glucophage® (Stand 02/2015)

Wirkstoff	Indikationen
Indikationen	Typ 2 Diabetes mellitus Gestationsdiabetes Polyzystisches Ovarialsyndrom (PCOS) ("off-label")

Mögliche Nebenwirkungen	Häufig bei Behandlungsbeginn:
	  Übelkeit/Erbrechen
	  Appetitverlust
	  Diarrhoe
	  Abdominale Beschwerden
	
	Hypoglykämie
	Anorexie
	Blähungen
	Schwäche
	Metallischer Geschmack
	Selten
	Laktatazidose

Einige mögliche Interaktionen	Alkohol Amilorid Cimetidin Digoxin Morphin Procainamid Quinidin Ranitidin Thiazid Diurektika Trimethoprim Kortikosteroide Somatropin Jodhaltige Kontrastmittel
Warnhinweise	Laktatazidose Herzinsuffizienz Chronischer Alkoholgenuss bzw. -abusus Leberfunktionsstörung Stress-Symptome Chirurgische Interventionen Überwachen der Nierenwerte Kann Ovulation auslösen
Kontraindikationen	Überempfindlichkeit gegen Metformin oder einen sonstigen Bestandteile. diabetische Ketoazidose, diabetisches Präkoma. Niereninsuffizienz: mäßige (Stadium 3b) und schwere Form oder Störung der Nierenfunktion (CLKR < 45 ml/min oder eGFR < 45 ml/min/1.73 m^2). akute Zustände, die zu einer Beeinträchtigung der Nierenfunktion führen können, z.B.: Dehydration, schwere Infektionen, Schock. Erkrankungen (besonders akute Erkrankungen oder sich verschlechternde chronische Erkrankungen), die zu einer Gewebshypoxie führen können, wie dekompensierte Herzinsuffizienz, respiratorische Insuffizienz, frischer Myokardinfarkt, Schock. Leberinsuffizienz, akute Alkoholintoxikation, Alkoholismus.

Insulinresistenz

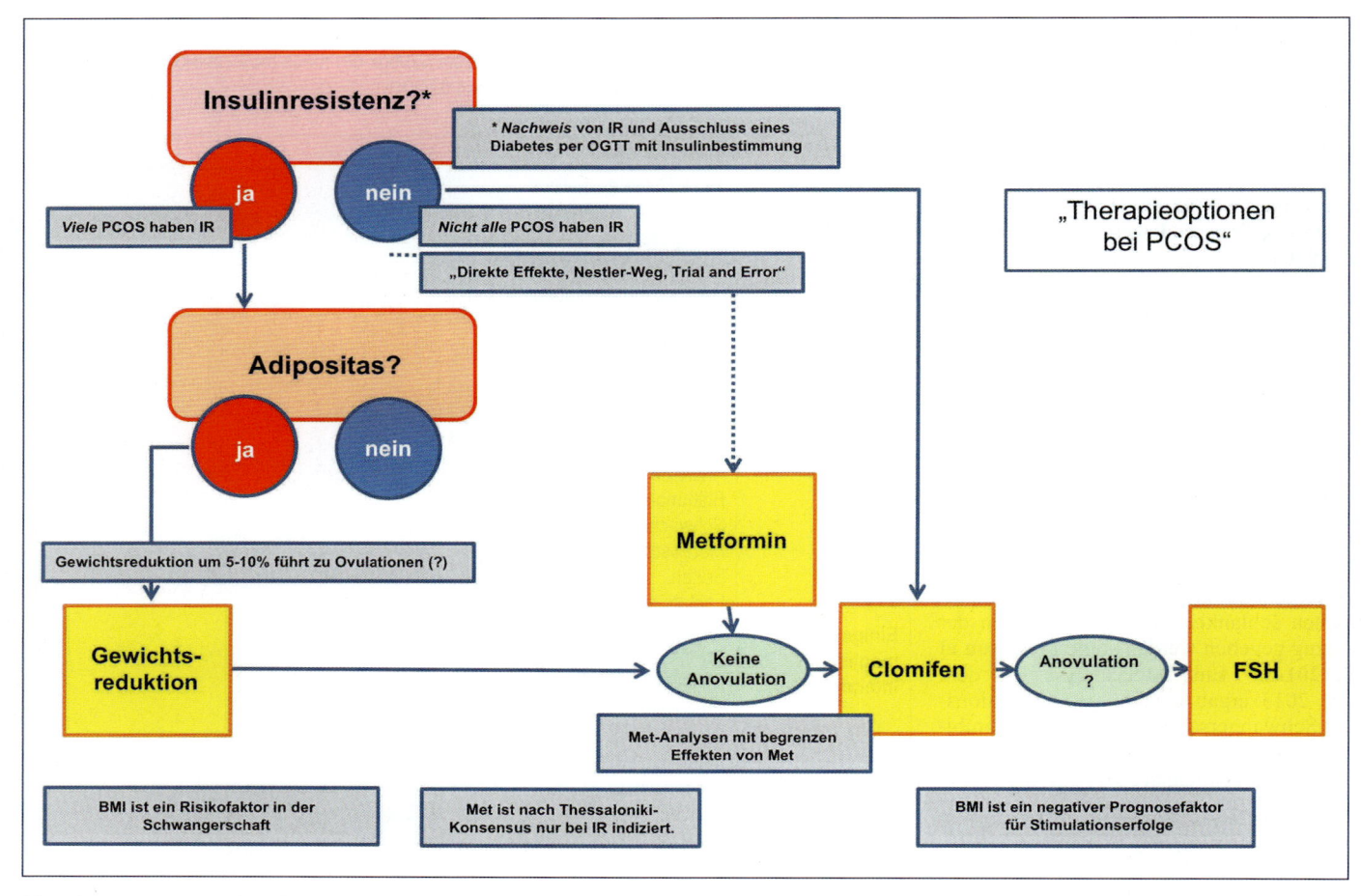

Abb. 4 Flussdiagramm Metformintherapie bei Patientinnen mit PCOS

(220. Stellungnahme der Deutschen Gesellschaft für Gynäkologie und Geburtshilfe (DGGG) und der Deutschen Gesellschaft für Gynäkologische Endokrinologie und Fortpflanzungsmedizin (DGGEF) zum Einsatz von Metformin vor und während der Schwangerschaft bei Frauen mit PCOS und Kinderwunsch;/ www.dggg.de/fileadmin/documents/stellungnahmen/aktuell/2015/220_Einsatz_von_Metformin_bei_PCOS.pdf/; 20.05.2017)

Das Flussdiagramm zeigt das differenzierte Vorgehen bei der Therapie des PCOS für Patientinnen mit und ohne Insulinresistenz. Es ist darauf hinzuweisen, dass eine Gewichtsreduktion unter allgemeinen gesundheitlichen Aspekten wichtig ist, der Einfluss auf die Fertilität aber nicht nachgewiesen werden konnte.

- Es gibt ebenfalls Evidenz für einen potentiellen Nutzen von Metformin als adjuvanter Therapieversuch zur Vorbeugung eines ovariellen Überstimulationssyndroms.

Trotz des weithin akzeptierten Einsatzes bei PCOS Patientinnen kann keine spezifische Empfehlung zum generellen Einsatz von Metformin vor einer Fertilitätstherapie gegeben werden.

Dosierung

Initial 1-2 mal tgl. 500 mg bzw 850 mg. mit einer Zieldosis von 1000 bis 2000 mg/d. Die Dosisanpassung sollte an den BMI adaptiert erfolgen. Die maximale Tagesdosis liegt bei 3 g Metformin. Die Therapie sollte über 2 Wochen mit der halben Dosis eingeschlichen werden. Siehe auch aktuelle Fachinfo **(DGGG07/2015)**[62] **(Tab. 2)**.

Kontraindikationen

Niereninsuffizienz (Kreatinin-Clearance < 45 ml/min), diabetische Komplikationen, Leberschäden, chronischer Alkoholabusus, Pankreatitis, Exsikkose, Gewebshypoxie, schwere Infektionen, Schock, intravaskuläre Gabe von jodhaltigen Kontrastmitteln. Bei einer Diät mit Zufuhr von weniger als 1000 Kalorien/die soll Metformin nicht eingenommen werden.

Nebenwirkungen

- Gastrointestinale Nebenwirkungen: Sehr häufig ($\geq 1/10$): Gastrointestinale Symptome wie Übelkeit, Erbrechen, Durchfall, Abdominalschmerzen und Appetitverlust. Diese Nebenwirkungen treten meist zu Therapiebeginn auf und verschwinden in den meisten Fällen spontan.

- Erkrankungen des Nervensystems: Geschmacksstörungen (häufig ($> 1/100$))

- Erkrankungen der Haut und des Unterhautzellgewebes (sehr selten ($< 1/10.000$))

- Hautreaktionen wie Erythem, Pruritus, Urtikaria (sehr selten)

- Stoffwechsel- und Ernährungsstörungen (sehr selten): Laktatazidose, Senkung der Absorption von Vitamin B12 sowie eine Senkung der Serumspiegel bei Langzeitbehandlung mit Metformin. Es wird empfohlen, dies als Ursache zu berücksichtigen, wenn ein Patient eine megaloblastische Anämie aufweist.

- Leber- und Gallenerkrankungen: Einzelfälle von veränderten Werten bei Leberfunktionstests oder Hepatitis, die nach Absetzen von Metformin reversibel sind.

Zukunftsaspekte: Es gibt großen Bedarf an randomisiert kontrollierten multiethnischen Studien mit ausreichend großer Power, die die Wirkmechanismen von Metformin analysieren und, der Heterogenität des Krankheitsbildes PCOS Rechnung tragend, untersuchen, welche PCOS Phänotypen von einer Therapie mit Metformin kurz und langfristig profitieren können.

Internet

www.diapedia.org; 20.01.2017

www.orpha.net; 20.01.2017

Leitlinien

- Nationale Versorgungsleitlinie Diabetes mellitus Typ 2: www.leitlinien.de/nvl/diabetes/therapie; 20.01.2017

- EASD/ADA Position Statement : Inzucchi S.E., R. M. Bergenstal, J. B. Buse, M. Diamant, Ferrannini E., Nauck M., Peters A. L., Tsapas A.,Wender R., Matthews D. R. .Management of hyperglycaemia in type 2 diabetes: a patient-centered approach. Position statement of the American Diabetes Association (ADA) and the European Association for the Study POSITION STATEMENT of Diabetes (EASD)

- ESHRE/ASRM: The Thessaloniki ESHRE/ASRM-Sponsored PCOS Consensus Workshop Group, March 2–3, 2007, Thessaloniki, Greece.Fertil Steril, Volume 89, Issue 3, Pages 505–522

- AE-PCOS Society: Wild RA, Carmina E, Diamanti-Kandarakis E, Dokras A, Escobar-Morreale HF, Futterweit W, Lobo R, Norman RJ, Talbott E, Dumesic DA. Assessment of cardiovascular risk and prevention of cardiovascular disease in women with the polycystic ovary syndrome: a consensus statement by the Androgen Excess and Polycystic Ovary Syndrome (AE-PCOS) Society. J Clin Endocrinol Metab. 2010;95(5):2038-49.

- Diagnosis and Treatment of Polycystic Ovary Syndrome: An Endocrine Society Clinical Practice Guideline: The Journal of Clinical Endocrinology & Metabolism: Vol 98, No 12

- 220. Stellungnahme der Deutschen Gesellschaft für Gynäkologie und Geburtshilfe (DGGG) und der Deutschen Gesellschaft für Gynäkologische Endokrinologie und Fortpflanzungsmedizin (DGGEF) (siehe: www.dggg.de/leitlinienstellungnahmen/aktuelle-stellungnahmen; 20.01.2017)

Kein Interessenkonflikt

T. Rabe, C. Albring, A. Bachmann, J. Bojunga, C. Gnoth, B. Hinney, K. König, E. Lerchbaum, B. Toth

Interessenkonflikt

J. Bitzer war als Berater und Referent tätig und erhielt Honorare für Advisory Boards von Teva, MSD, Bayer Health Care, Gedeon Richter, Lilly, Pfizer, Actavis, HRA, Abbott, Exeltis, Mithra, Allergan, Libbs

C. Egarter erhielt von verschiedenen pharmazeutischen Firmen wie MSD, Bayer/Schering, Actavis, Exeltis, Gedeon Richter und Pfizer Honorare für Studien, Vorträge sowie Expertentreffen.

H. Kentenich hält Vorträge auf Veranstaltungen der Firma Merck Serono, Dr. Kade und bei ReproFacts.

G. Merki: Beraterin und Referentin für HRA Pharma.

E. Merkle: Honorar und Reisespesen von folgenden Firmen: MSD, Omega Pharma, Pfizer, Procter & Gamble, HRA Pharma, Shionogi.

N. Sänger: Beratertätigkeit für Gedeon Richter, Referentin für Gedeon Richter, MSD und Kade.

U. Schäfer-Graf bezieht Vortragshonorare von Novo-Nordisk, Berlin-Chemie und Sanofi.

Literatur

1. Ahrén B, Pacini G. Islet adaptation to insulin resistance: mechanisms and implications for intervention. Diabetes Obes Metab. 2005 Jan. 7(1):2-8.

2. Falta W, Boller R. Insulärer und Insulinresistenter Diabetes. Klinische Wochenschrift, March 1931, Volume 10, Issue 10, S.438–443

3. Himsworth H. Diabetes mellitus: its differentiation into insulin-sensitive and insulin insensitive types. In: 227, 1936, S. 127–130

4. De Fronzo R. Banting Lecture. From the triumvirate to the ominous octet: a new paradigm for the treatment of type 2 diabetes mellitus. 2009. Apr;58(4):773-95.

5. Reaven GM. Pathophysiology of insulin resistance in human disease. Physiol Rev. 1995 Jul. 75(3):473-86. 3]

6. Mastorakos G, Kollopoulos C, Deligeoroglu E, Diamanti-Kandarakis E, Creatsas G. Effects oft wo forms of combined oral contraceptives on carbohydrate metabolism in adolescents with polycystic ovary syndrome. Fertil Steril 2006 Feb:85(2):420-

7. Schaudig K., Schwenkhagen A., Kuhl H., Insulinresistenz in der gynäkologischen Praxis, Menopause&Contraception, Jahr 15, Ausgabe 2, November 2015

8. Kim JA, Wei Y, Sowers JR. Role of mitochondrial dysfunction in insulin resistance. Circ Res. 2008 Feb 29. 102(4):401-14.

9. Samuel VT, Shulman GI. Mechanisms for insulin resistance: common threads and missing links. Cell. 2012 Mar 2;148(5):852-71

10. Bajaj M, DeFronzo RA. Metabolic and molecular basis of insulin resistance. J Nuclear Cardiol 2003;10:311–323

11. Pendergrass M, Bertoldo A, Bonadonna R, Nucci G, Mandarino L, Cobelli C, DeFronzo RA. Muscle glucose transport and phosphorylation in type 2diabetic, obese non-diabetic, and genetically predisposed individuals. Am J Physiol Endocrinol Metab 2007;292:E92–E100

12. Shulman GI, Rothman DL, Jue T, Stein P, DeFronzo RA, Shulman RG. Quantitation of muscle glycogen synthesis in normal subjects and subjects with non-insulin-dependent diabetes by 13C nuclear magnetic resonance spectroscopy. N Engl J Med 1990;322:223–228

13. Bajaj M, DeFronzo RA. Metabolic and molecular basis of insulin resistance.J Nuclear Cardiol 2003;10:311–323

14. DeFronzo RA, Ferrannini E. Regulation of intermediatory metabolism during fasting and refeeding. Chapter 52. In Endocrinology. DeGroot LJ, Jameson JL, Eds. Elsevier, Philadelphia, PA, 2006, p. 1015–1043

15. Firth R, Bell P, Rizza R. Insulin action in non-insulin-dependent diabetes mellitus: the relationship between hepatic and extrahepatic insulin resistance and obesity. Metabolism 1987;36:1091–1095

16. Obici S, Feng Z, Tan J, Liu L, Karkanias G, Rossetti L. Central melanocortin receptors regulate insulin action. J Clin Invest 2001;108:1079–1085

17. Obici S, Feng Z, Karkanias G, Baskin DG, Rossetti L. Decreasing hypothalamic insulin receptors causes hyperphagia and insulin resistance in rats. Nat Neurosci 2002;5:566–572

18. Matsuda M, Liu Y, Mahankali S, Pu Y, Mahankali A, Wang J, DeFronzo RA, Fox PT, Gao JH. Altered hypothalamic function in response to glucose ingestion in obese humans. Diabetes 1999;48:1801–1806

19. Gupta K, Krishnaswamy G, Karnad A, Peiris AN Insulin: a novel factor in carcinogenesis. Am J Med Sci. 2002 Mar;323(3):140-5

20. Arikan S, Akay H, Baheci M, Tuzcu, Gokalp D. The evaluation of endothelial function with flow mediated dilatation and carotid intima media thickness in young nonobese polycystic ovary syndrome patients; existence of insulin resistance alone my not represent an adequate condition of deterioration of enothelial function. Fertil Steril 2009;91:450-5

21. http://www.orpha.net/consor/cgi-bin/OC_Exp.php?Lng=DE&Expert=2297; 2.2.2017

22. Alberti KG, Zimmel P, Shaw J: Metabolic syndrome – a new world-wide definition. A Consensus Statement from the International Diabetes Federation.Diabet Med.2006 May;23(5): 469-80

23. Balen AH, Laven JS, Tan SL, Dewailly D. Ultrasound assessment of the polycystic ovary: international consensus definitions. Hum Reprod Update. 2003 Nov-Dec;9 (6):505-14.

24. ESHRE/ASRM (2004) Revised 2003 consensus on diagnostic criteria and long-term health risks related to polycystic ovary syndrome (PCOS). Hum Reprod 19: 41–47

25. Lerchbaum E, Schwetz V, Giuliani A, Obermayer-Pietsch B. Eur J Endocrinol. 2014 Apr 10;170(5):727-39

26. Genazzani AD, Battaglia C, Malavasi B, Struchi Torlonai F, Gamba O Metformin administration modulates and restores luteinizing hormone spontaneous episodic secretion and Ovarian function in nonobese patients with polycystic ovary syndrome. Metab Clin Exp 1999;48;167-172

27. Ciampelli M, Fulghesu AM,Cucinelli F, Pavone V, Ronisvalle E, Guido M, CarusoA, Lanzone A. Impact of insulin and body mass index on metabolic and endocrine variable in polycystic ovary syndrome.Metab Clin Exp 1999;48:167-172

28. Dunaif A. Insulin resistance and the polycystic ovary syndrome: mechanism and implications for pathogenesis. Endocr Rev 1997;18:774-800

29. DeUgarte C, Bartolucci A, Azziz R.; Prevalence of insulin resistance polycystic ovary syndrome using the homeostasis model assessment. Fertil Steril 83: 1454–1460, 2005.

30. Kennington AS, Hill CR, Craig J, Bogardus C, Raz I, Ortmeyer HK, Hansen BC, et al Low urinary chiro-insotiol excretion in non-insulin-dependent diabetes mellitus. N Engl J Med 1990;323:373-378

31. Piomboni P, Focarelli R., Capaldo A, Stendardi A.,

Insulinresistenz

31. Cappelli V., Cianci A., La Marca A., Luddi A., De Leo V. Protein modification as oxidative stress marker in follicular fluid from women with polycystic ovary syndrome: the effect of inositol and metformin. J Assist Reprod Genet (2014) 31:1269–1276

32. Gonzazlez F, Nair K.S.,Daniels J.K., Basal E., Schimke J.M. Hyperandrogenism senstizies mononuclear cells to promote glucose-induced inflammation in lean reproductive- age women. Am J Physiol Endocrinol Metab 302:E297-E306,2012

33. Gonzalez F, Mather KJ, Considine RV, Pardue SL, Acton AJ. Suppression of nutrient-induced inflammation with a nonsteroidal anti-inflammatory agent ameliorates ovarian dysfunction in lean insulin-sensitive women with polycystic ovary syndrome (PCOS). Fertility Sterility, September 2015, Vol. 104, No. 3, Supplement, e21.

34. Wild RA, Carmina E, Diamanti-Kandarakis E, Dokras A, Escobar-Morreale HF, Futterweit W, Lobo R, Norman RJ, Talbott E, Dumesic DA. Assessment of cardiovascular risk and prevention of cardiovascular disease in women with the polycystic ovary syndrome: a consensus statement by the Androgen Excess and Polycystic Ovary Syndrome (AE-PCOS) Society. J Clin Endocrinol Metab. 2010;95(5):2038-49.

35. Salley KE, Wickham EP, Cheang KI, Essah PA, Karjane NW, Nestler JE. Glucose intolerance in polycystic ovary syndrome--a position statement of the Androgen Excess Society. J Clin Endocrinol Metab. 2007;92(12):4546-56.

36. Salley KE, Wickham EP, Cheang KI, Essah PA, Karjane NW, Nestler JE. Glucose intolerance in polycystic ovary syndrome--a position statement of the Androgen Excess Society. J Clin Endocrinol Metab. 2007;92(12):4546-56.

37. Lerchbaum E SV, Giuliani A, Obermayer-Pietsch B. Assessment of Glucose metabolism in polycystic ovary syndrome: HbA1c and fasting Glucose versus oral Glukose tolerance test as screening method. Hum Reprod. 2013:[Epub ahead of print].

38. DeFronzo RA, Tobin JD, Andres R. Am J Physiol. 1979 Sep;237(3):E214-23.)

39. Matthews DR, Hosker JP, Rudenski AS, Naylor BA, Treacher DF, Turner RC (1985). "Homeostasis model assessment: insulin resistance and beta-cell function from fasting plasma glucose and insulin concentrations in man." Diabetologia 28 (7): 412–419

40. Patarrão, Rita S.; Wayne Lautt, Wilford; Paula Macedo, Maria; Assessment of methods and Indexes of Insulin sensitivity. Next Document Rev Port Endocrinol Diabetes Metab. 2014;09:65-73

41. Matsuda M, DeFronzo RA: Insulin sensitivity indices obtained from oral glucose tolerance testing: comparison with the euglycemic insulin clamp. Diabetes Care 22:1462-1470, 1999

42. Tuomilehto J LJ, Eriksson JG, Valle TT, Hämäläinen H, Ilanne-Parikka P, Keinänen-Kiukaanniemi S, Laakso M, Louheranta A, Rastas M, Salminen V, Uusitupa M; Finnish Diabetes Prevention Study Group. Prevention of type 2 diabetes mellitus by changes in lifestyle among subjects with impaired glucose tolerance. N Engl J Med. 2001; 344(18):1343-50.

43. Knowler WC B-CE, Fowler SE, Hamman RF, Lachin JM, Walker EA, Nathan DM; Diabetes Prevention Program Research Group. Reduction in the incidence of type 2 diabetes with lifestyle intervention or metformin. N Engl J Med. 2002;346(6):393-403.

44. Salley KE, Wickham EP, Cheang KI, Essah PA, Karjane NW, Nestler JE. Glucose intolerance in polycystic ovary syndrome - a position statement of the Androgen Excess Society. J Clin Endocrinol Metab. 2007;92(12):4546-56.

45. Wild RA, Carmina E, Diamanti-Kandarakis E, Dokras A, Escobar-Morreale HF, Futterweit W, Lobo R, Norman RJ, Talbott E, Dumesic DA. Assessment of cardiovascular risk and prevention of cardiovascular disease in women with the polycystic ovary syndrome: a consensus statement by the Androgen Excess and Polycystic Ovary Syndrome (AE-PCOS) Society. J Clin Endocrinol Metab. 2010;95(5):2038-49.

46. Wild RA, Carmina E, Diamanti-Kandarakis E, Dokras A, Escobar-Morreale HF, Futterweit W, Lobo R, Norman RJ, Talbott E, Dumesic DA. Assessment of cardiovascular risk and prevention of cardiovascular disease in women with the polycystic ovary syndrome: a consensus statement by the Androgen Excess and Polycystic Ovary Syndrome (AE-PCOS) Society. J Clin Endocrinol Metab. 2010;95(5):2038-49.

47. AWMF Leitlinie S3 Typ-2-Diabetes Therapie. 2014-11

48. Bailey CJ, Turner RC (1996) Metformin. N Engl J Med 334:574–579

49. Lamanna C, Monami M, Marchionni N, Mannucci E (2011) Effect of metformin on cardiovascular events and mortality: a meta-analysis of randomized clinical trials. Diabetes Obes Metab 13:221–228

50. The Thessaloniki ESHRE/ASRM-Sponsored PCOS Consensus Workshop Group∗ March 2–3, 2007, Thessaloniki, Greece. .Fertil Steril, Volume 89, Issue 3, Pages 505–522

51. Feig DS, Moses RG. Metformin Therapy During Pregnancy. Good for the goose and good for the gosling too? Diabetes Care October 2011 vol. 34 no. 10, 2329-2330

52. Johnson NP. Metformin use in women with polycystic ovary syndrome Ann Transl Med. 2014 Jun; 2(6): 56.

53. Schäfer-Graf U, Hahn S, Ludwig M, Schüring A, Tan S. 16.07.2015 220. Stellungnahme der Deutschen Gesellschaft für Gynäkologie und Geburtshilfe (DGGG) und der Deutschen Gesellschaft für Gynäkologische Endokrinologie und Fortpflanzungsmedizin (DGGEF) \\141.67.45.121\Frauen-Data$\DGGG-Leitlinien\Neue Archivierung\Stellungnahmen Und Handlungsempfehlungen\220 Metformin Bei PCOS\220 Einsatz Von Metformin Bei PCOS.Docx

54. Piomboni P, Focarelli R, Capaldo A, Stendardi A, Cappelli V, Cianci A, La Marca A, Luddi A, De Leo V. Protein modification as oxidative stress marker in follicular fluid from women with polycystic ovary syndrome: the effect of inositol and metformin. J Assist Reprod Genet (2014) 31:1269–1276

55. Legro RS, Arslanian SA, Ehrmann DA, et al. Diagnosis and treatment of polycystic ovary syndrome: an endocrine society clinical practice guideline. J Clin Endocrinol Metab. 2013;98(12):4565–4592

56. Inzucchi S.E., R. M. Bergenstal, J. B. Buse, M. Diamant,E. Ferrannini, M. Nauck, A. L. Peters, A. Tsapas , R. Wender, D. R. Matthews Management of hyperglycaemia in type 2 diabetes: a patient-centered approach. Position statement of the American Diabetes Association (ADA) and the European Association for the Study POSITION STATEMENTof Diabetes (EASD) Diabetologia DOI 10.1007/s00125-012-2534-0

57. Fruzzetti F, Perini D, Lazzarini V, Parrini D, Gambacciani M, Genazzani AR. Fertil Steril. 2010 Oct;94(5):1793-8. doi: 10.1016/j.fertnstert.2009.10.016

58. Caprio M, Antelmi A, Chetrite G, Muscat A, Mammi C, Marzolla V, Fabbri A, Zennaro MC, Fève B Anti-adipogenic effects of the mineralocorticoid receptor antagonist drospirenone: potential implications for the treatment of metabolic syndrome. Endocrinology. 2011 Jan;152(1):113-25. doi: 10.1210/en.2010-0674. Epub 2010 Nov 17

59. NVL Therapie des Typ-2-Diabetes Kurzfassung 1. Auflage, Version 4 AWMF-Register:Nr.: nvl-001g

60. Schäfer-Graf U., Hahn S., Ludwig, M. Schüring A., Tan, S. 16.07.2015 220. Stellungnahme der Deutschen Gesellschaft für Gynäkologie und Geburtshilfe (DGGG) und der Deutschen Gesellschaft für Gynäkologische Endokrinologie und Fortpflanzungsmedizin (DGGEF) \\141.67.45.121\Frauen-Data$\DGGG-Leitlinien\Neue Archivierung\Stellungnahmen Und Handlungsempfehlungen\220 Metformin Bei PCOS\220 Einsatz Von Metformin Bei PCOS.Docx

61. Goodman N.F., Cobin R.H., Futterweit W. Glueck J.S. Legro R.S., Carmina E. American Association of Clinical Endocrinologists, American College of Endocrinology,and Androgen Excess And PCOS Society Disease State Clinical Review: Guide to the Best Practices in the Evaluation and Treatment of Polycystic Ovarian Syndrome - Part 1, Endocrine Practice Vol 21 No. 11 November 2015, pp 1291-1300.

62. Palomba S. et al. Metformin in high responder Italian Group: Metformin reduces risk of ovarian hyperstimulationsyndrome in patients with polycystic ovary syndrome during gonadotropin-stimulated in vitro fertilization cycles: a randomized controlled trial. Fertil Steril 96:1384-1390.e4

63. The Thessaloniki ESHRE/ASRM-Sponsored PCOS Consensus Workshop Group March 2–3, 2007, Thessaloniki, Greece. Fertil Steril, Volume 89, Issue 3, Pages 505–522

64. Johnson N. P. Metformin use in women with polycystic ovary syndrome. Ann Transl Med. 2014 Jun; 2(6): 56.

65. Sun X, Zhang D, Zhang W.: Effect of metformin on ovulation and reproductive outcomes in women with polycystic ovary syndrome: a meta-analysis of randomized controlled trials. Arch Gynecol Obstet. 2013 Aug;288(2):423-30. doi: 10.1007/s00404-013-2756-5. Epub 2013 Feb

66. Johnson N. P. Metformin use in women with polycystic ovary syndrome. Ann Transl Med. 2014 Jun; 2(6): 56.

67. Piomboni P, R. Focarelli , A. Capaldo ,A. Stendardi ,V. Cappelli, A. Cianci , A. La Marca , A. Luddi , V. De Leo Protein modification as oxidative stress marker in follicular fluid from women with polycystic ovary syndrome: the effect of inositol and metformin. J Assist Reprod Genet (2014) 31:1269–1276

68. Schäfer-Graf U, Hahn S, Ludwig M, Schüring A, Tan S. 16.07.2015 220. Stellungnahme der Deutschen Gesellschaft für Gynäkologie und Geburtshilfe (DGGG) und der Deutschen Gesellschaft für Gynäkologische Endokrinologie und Fortpflanzungsmedizin (DGGEF) \\141.67.45.121\Frauen-Data$\DGGG-Leitlinien\Neue Archivierung\Stellungnahmen Und Handlungsempfehlungen\220 Metformin Bei PCOS\220 Einsatz Von Metformin Bei PCOS.Docx

69. www.kbv.de/html/patientenrechte.php; 2.2.2017

Hormonsprechstunde
Insulinresistenz am Beispiel des Funktionell androgenisierenden Syndroms IV

Franz Geisthövel, Alexandra Ochsner, Birgit Wetzka

Kasuistik einer adipösen, hyperinsulinämischen Kinderwunschpatientin: Funktionell androgenisierendes Syndrom IV

Anamnese

Die 29-jährige Patientin stellte sich erstmals zusammen mit ihrem Ehemann mit primärer ungewollter Kinderlosigkeit, die seit ca. 18 Monaten bestand, im CERF vor. Schon in der Kindheit ist es zu einer ausgeprägten Adipositas (early onset obesity) gekommen. Die Menarche trat etwa mit dem 12. Lebensjahr (LJ.) ein, die Primärzyklen waren regelmäßig. Mit dem 17. LJ. wurde ein kombiniertes orales Kontrazeptivum (KOK) verschrieben, und da ein leichter Hirsutismus bestand, wurde ein KOK mit antiandrogenem Gestagen (Diane-35) gewählt und durchgehend bis Anfang 2006 eingenommen. Wegen der ausgeprägten Adipositas nahm die Patientin an einem Gewichtsabnahmeprogramm (Weight Watchers) teil. Medikamente wurden nicht in kontinuierlicher Weise eingenommen. In der Familienanamnese zeigte lediglich die Großmutter Übergewicht, Diabetes mellitus ist in der Familie nicht bekannt. Beim Ehemann wurde eine ejakulatorische Azoospermie bei Hodenatrophie im Zustand nach Orchidopexie beiderseits wegen Hodenhochstands diagnostiziert.

Diagnostikebene I (Screening-Ebene)

Allgemeine Befunde

Die Patientin präsentierte ein unauffälliges mentales Kommunikationsvermögen. Sie wies bei einer Körpergröße von 171 cm und einem Körpergewicht von 139 kg einen Body Mass Index (BMI) von 48 kg/m² auf. Damit bestand eine Adipositas III°. Bei der Ganzkörperuntersuchung wurden keine somatischen Fehlbildungen (z. B. Ptosis, Schielstellung, Fehlbildungen der Extremitäten u.ä.) vorgefunden. Sonstige auffällige Gesichtszüge (z. B. vergrößerte Akren) fielen nicht auf; Plethora, Stiernacken sowie die Kombination von abdominaler Adipositas und zierlichen Extremitäten fehlten; die Haut war weder teigig, noch trocken oder blass. Eine Akne vulgaris oder eine signifikante Alopecia androgenetica wurden nicht nachgewiesen, aber es fand sich ein leichter Hirsutismus (Ferriman-Gallwey-Index 7 Punkte). Sowohl im Nackenbereich, als

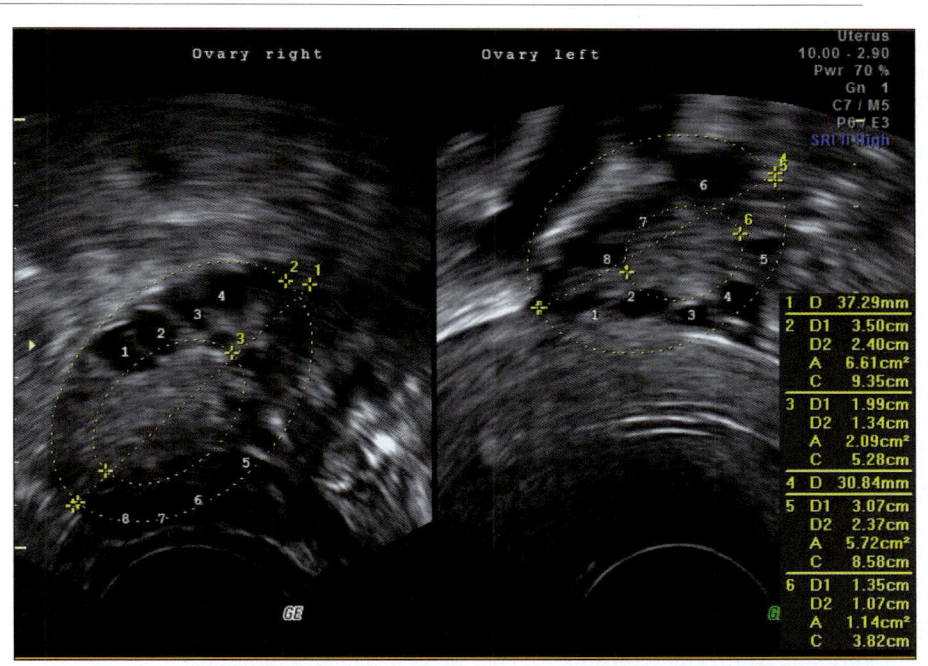

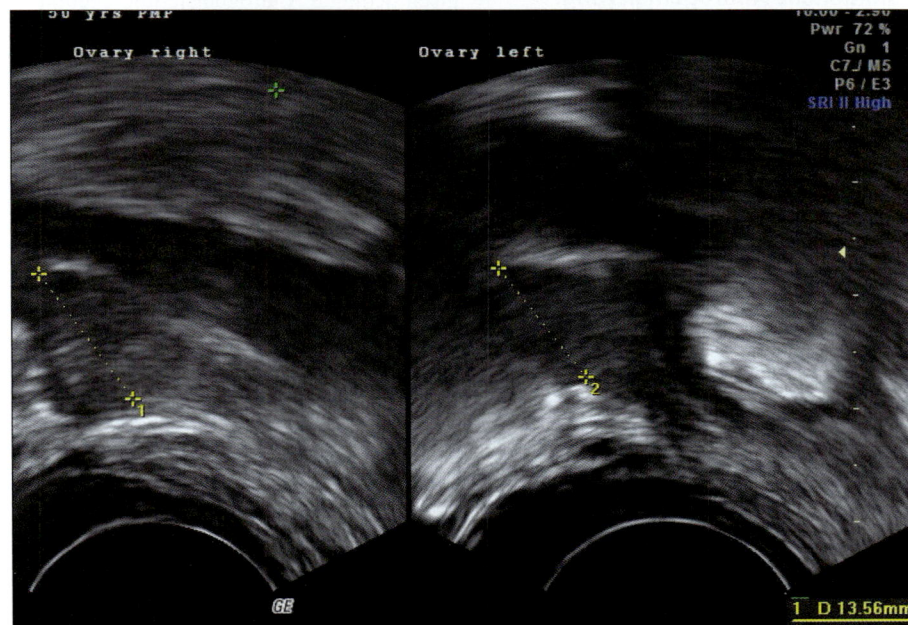

Abb. 1 Vaginalsonographischer Ovarialscore
Oben: + 2 Ovar
Unten: – 2 Ovar

Tab. 1 Vaginalsonographischer Ovarialscore
(AFC: antral follicle count; MQ: maximaler Querschnitt des Ovars).
(Wetzka et al. Hum. Reprod. 20, Suppl1, 2005)

Max. Diameter		AFC/MQ		Anteil Echodichte/MQ		Score
mm	Punkt	n	Punkt	Anteil	Punkt	
> 30	1	> 8	0.5	> 1/3	0.5	+2
28 – 30	0.5	> 8	0.5	< 1/3	0	+1
25 – 27,9	0	5 – 7	0	–	–	0
20 – 24,9	– 0.5	3 – 4	– 0.5	–	–	–1
< 20	–1	< 3	–1	–	–	–2

auch axillar wurde eine grau-schwärzliche Hyperpigmentierung in Sinne einer Acanthosis nigricans festgestellt. Die gynäkologische Untersuchung war unauffällig, insbesondere zeigte sich keine Klitorishypertrophie; allerdings war perianogenital eine flächenhaft leichte Grauverfärbung erkennbar, passend zu der bereits festgestellten Acanthosis nigricans. Vaginalsonographisch (am 21. Zyklustag) zeigte sich ein anteflektierter, normal konfigurierter Uterus, das Endometrium wies eine sog. „Drei-Strich-Zeichnung mit einem Durchmesser (beide Endometriumseiten) von 8 mm auf; im rechten Ovar wurde ein 18 mm Follikel bei einem maximalen Gesamtdurchmesser des Ovars von 19.5 mm festgestellt, das li Ovar wies 2 Follikel <10 mm mit einem maximalen Gesamtdurchmesser des Ovars von 23 mm auf; entsprechend des von unserer Arbeitsgruppe **(Wetzka et al. 2005)**[1] entwickelten Ovarscores (+2, +1, 0, -1, -2) **(Abb. 1, Tab. 1)** würde das re. Ovar als -2-Ovar, das linke als -1.5 Ovar gekennzeichnet, als Hinweis darauf, dass eine deutliche Einschränkung der ovariellen Funktionsreserve vorliegt (im Gegensatz zum klassischen, vergrößerten polyfollikulären „PCO" = + 2-Ovar).

Diagnostikebene I
Erstellung der Verdachtsdiagnose „Funktionelle Androgenisierung"

Damit bestand - neben der ungewollten Kinderlosigkeit - eine Androgenisierung. Entsprechend der von unserer Arbeitsgruppe erstellten Nomenklatur und des neu entwickelten differentialdiagnostischen Algorithmus **(Geisthövel u. Rabe, 2007)**[2], **(Geisthövel et al. 2010a)**[3], **(Geisthövel et al. 2010b)**[4], **(Wetzka u. Geisthövel, 2012)**[5] konnte schon auf der Diagnostikebene I (Screening-Ebene) **(Abb. 1)** eine funktionelle Androgenisierung (FA) angenommen werden. Ein schweres, angeborenes, genetisch definiertes Adipositassyndrom (z. B. Prader-Willi-Syndrom) konnte bereits bei normaler mentaler Auffassungsgabe und orientierend-normalem somatischem Befund ausgeschlossen werden; ebenfalls schieden prima vista eine Akromegalie, ein M. Cushing/Cushing-Syndrom oder eine schwere Hypothyreose als Ursache der Adipositas und des Hirsutismus aus. Der Verdacht auf einen androgenisierend-tumorösen Prozess bestand vom rein anamnestischen und phänotypischen Aspekt her ganz und gar nicht, da die androgenisierende Symptomatik milde, monosymptomatisch und nahezu stationär verlief; ein C[19]-Sexualsteroid-produzierenden Tumor imponiert in aller Regel mit rasch progredient in Erscheinung tretenden generellen Virilisierungserscheinungen (z. B. mit schwerem Hirsutismus, schwerer Alopezia androgentica, Klitorishypertrophie, Mammaatrophie, Muskelzuwachs, Tiefertreten der Stimme u.ä.). Da keine androgenisierenden Medikamente eingenommen worden waren, konnte eine pharmakologisch bedingte Androgenisierung ebenfalls ausgeschlossen werden.

Hormonscreening

Das Hormonscreening der Diagnostikebene I **(Abb. 2)** **(Geisthövel et al. 2010a)**[6] ergab folgende Werte (die Angaben beziehen sich nur auf die hier entscheidenden Hormone): LH 21.0 mU/mL (frühe und mittlere Follikelphase <12 mU/mL), FSH 10.8 mU/mL, Östradiol 183 pg/mL (= präovulatorischer Peak ca. –2 Tag vor Ovulation), Progesteron 2.6 ng/mL (= späte Follikelphase); der deutliche Anstieg von LH, des LH/FSH-Quotienten und des Östradiols bei niedrigem Progesteron deutete auf eine Ovulation innerhalb der nächsten 48 bis 72 h hin. Dazu passten die anamnestische Angabe eines regelmäßigen Zyklus sowie der Nachweis eines präovulatorisch aufgebauten Endometriums und einer präovulatorischen Follikelstruktur im re. Ovar. Das Testosteron lag mit 1.1 nmol/mL im Normbereich, passend zu dem Ultraschallbefund von kleinen, oligofollikulären -2/-1.5-Ovarien **(Wetzka et al. 2005)**.[7] Das SHBG war mit 20 nmol/mL (unterer Normwert bis 40 nmol/mL) erheblich erniedrigt, der Wert des Free Androgen Index (FAI: T/SHBG x 100; oberer Normwert bis 3.5) war mit 5.5 - trotz des normalen Testosterons! - deutlich erhöht, womit sich auch der Hirsutismus erklären ließ. Das DHEAS lag im Normbereich. Insgesamt bestand also keine *direkte*, sondern über den Anstieg des FAI-Wertes lediglich eine *indirekte* Hyperandrogenämie.

Das erniedrigte SHBG war im Zusammenhang mit der schweren Adipositas zu sehen; dabei bestand zusammen mit dem klinischen Nachweis einer Acanthosis nigricans **(Abb. 3)** der Verdacht auf eine lang bestehende ausgeprägte Hyperinsulinämie **(Geisthövel & Wetzka, 2012)**.[8] Um diese nachzuweisen wurde die Diagnostikebene II (Klassifikationsebene) **(Geisthövel et al. 2010a)**[9] in den diagnostischen Ablauf einbezogen.

Diagnostikebene II
(im vorliegenden Fall eingeschränkt)
(Klassifikationsebene, weitere Charakterisierung des Dysfunktionsmusters)

Angesichts der hier bestehenden Ausgangslage, basierend auf der Diagnostikebene I, musste nicht - wie üblicherweise bei der Abklärung der FA erforderlich - das vollständige Variablenprofil der Diagnostikebene II **(Geisthövel et al. 2010a)**[10] erstellt werden. Bei regelmäßigem Zyklus, Nachweis eines präovalatorischen Status und ohne Hinweis für eine direkte Hyperandrogenämie bei –2-Ovaren bds. mussten weder die Gonadotropine, noch die Sexualsteroide Östradiol, Progesteron, Testosteron und DHEAS nochmals bestimmt werden, lediglich die Messung von Anti-Müller-Hormon (AMH), Cortisol und TSH wurde zusätzlich durchgeführt. Auch ein ACTH-Test mit Bestimmung des 17-OH-Progesterons bei normalen Androgenwerten war nicht erforderlich, erst recht wurde auf die (teure) Bestimmung einer *CYP21A2* Mutations/Deletions-Analyse

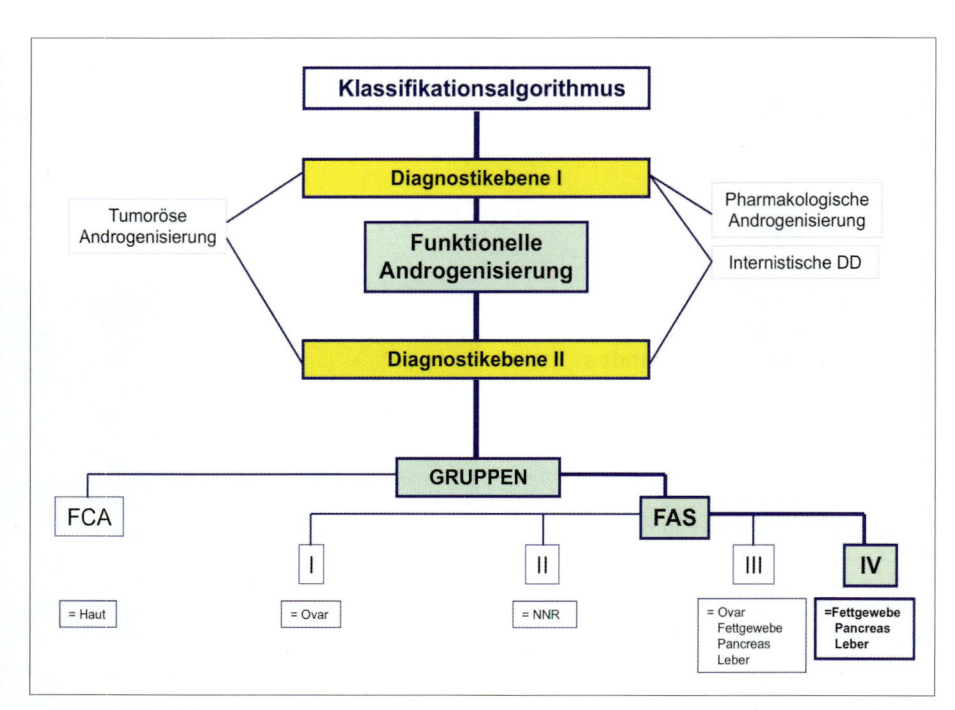

Abb. 2 Klassifikationsalgorithmus der Androgenisierung der peri/postpuberalen Adoleszentin und der Frau zur Klassifikation und Diagnose des funktionell androgenisierenden Syndroms (FAS) IV (modifiziert nach Geisthövel et al. 2010a; Wetzka & Geisthövel, 2012).

DD: Differentialdiagnose; FCA: funktionell cutane Androgenisierung; NNR: Nebennierenrinde

verzichtet.

Mit normalem Cortisol und TSH-Werten konnten oben genannte internistische Erkrankungen ausgeschlossen werden. Die Messung des AMH bestätigte mit einem niedrigen Wert von 0.8 ng/mL den sonographischen Befund von kleinen, oligofollikulären Ovarien (-2/-1.5), hinweisgebend - wie bereits oben erwähnt - auf eine eingeschränkte ovarielle Funktionsreserve **(Wetzka et al. 2005)**[11], **(Wetzka et al. 2011)**[12], **(Geisthövel u. Wetzka, 2012)**.[13] Mit dem Fehlen einer direkten Hyperandrogenämie, dem Fehlen eines konstant angehobenen LH-Tonus und dem beschriebenen Ovarbefund schied die FA-Gruppe funktionell androgenisierendes Syndrom (FAS) I aus: hier besteht eine ovarielle Hyperandrogenämie mit +2-Ovarien bei schlanken metabolisch gesunden Frauen ("PCOS I", Rotterdam-Konsensus) **(ASRM/ESHRE: Rotterdam consensus, 2004)**.[14] Ebenfalls kam die Gruppe FAS III nicht in Frage: ovarielle Hyperandrogenämie bei +2-Ovarien, Adipositas, metabolische Dysfunktionen „PCOS II") **(ASRM/ESHRE: Rotterdam consensus, 2004)**.[15] Auch die Gruppe FAS II (adrenale Hyperandrogenämie) („late-onset AGS") kam nicht in Betracht.

Im oralen Glukosetoleranztest zeigten sich normale Glukosewerte (0-Wert: 91 mg/dL, 60 min-Werte: 139 mg/dL, 120 min-Wert: 107 mg/dL); allerdings lag – nach unseren Einteilungskriterien **(Geisthövel et al. 2010a)**[16], **(Wetzka et al. 2013)**[17] - der Glukose-60 min-Wert im oberen Normbereich. Die Insulinwerte zeigten folgendes Profil: 0-Wert: 14.5 mU/L, 60 min-Wert: 200 mU/L, 120 min-Wert: 79.6 mU/L; nach unseren Kriterien **(Geisthövel et al. 2010a)**[18], **(Wetzka et al. 2013)**[19] war damit der Insulin-60 min-Wert deutlich erhöht (Normwert <100 mU/L); es bestand also, wie bei der early onset Adipositas, der Acanthosis nigricans, und dem niedrigen SHBG-Wert zu vermuten - eine (postprandiale) Hyperinsulinämie; die Acanthosis nigricans kann als geradezu pathognomonisches Symptom für eine bereits langjährig bestehende Hyperinsulinämie eingestuft werden.

Insgesamt ergab der differentialdiagnostische Klassifikationsalgorithmus die Einteilung in die FA-Gruppe FAS IV **(Geisthövel et al. 2010a)**[20], **(Geisthövel et al. 2010b)**[21], **(Geisthövel u. Wetzka, 2012)**[22], **(Wetzka & Geisthövel 2012)**[23]; die Gruppe mit reiner kutaner Androgenisierung (funktionell cutane Androgenisierung, FCA) **(Geisthövel et al. 2010a)**[24] traf wegen des Anstiegs des FAI-Wertes (indirekte Hyperandrogenämie) und wegen der Hyperinsulinämie nicht zu. Bei der Gruppe FCA sind alle Variablen außer der kutanen Komponente im Normbereich. Bei FAS IV handelt es sich um eine Gruppe von FA-Patientinnen, die nach den klassischen Vorstellungen in keine der vorgenannten FA-Gruppen (FCA, FAS I-III) zu subsumieren ist. Bei genauer Analyse wird diese Gruppe insbesondere von Patientinnen bestimmt, die keine direkte Hyperandrogenämie (also ovariell oder adrenal) aufweisen und deren Ovarien eher von normaler oder verminderter Größe (maximaler Durchmesser 24 mm 27 mm bzw. < 24 mm) sind und die eine normale oder geringe Follikelzahl (3-7 Follikel pro maximalem Ovarquerschnitt bzw. < 3 Follikel pro maximalem Ovarquerschnitt) aufweisen **(Geisthövel et al. 2010b)**.[25] Von diesen Ovarien geht keine signifikant erhöhte Produktion und Sekretion von Testosteron aus. Die Androgenisierung (hier als leichter Hirsutismus imponierend) wird höchstwahrscheinlich indirekt durch die FAI-Erhöhung hervorgerufen. Diese kommt zustande, weil das SHBG in der Zirkulation aufgrund eines suppressiven Effekts des Insulins auf die hepatozytäre SHGB-Sekretion erniedrigt ist. Infolge der Adipositas und/oder Hyperinsulinämie besteht eine hepatische Dysregulation, in deren Folge es zur relativen Hyperandrogenämie durch den Anstieg des FAI-Wertes und zur kutanen Androgenisierung kommt **(Abb. 4)**. Obwohl diese Frauen nach dem Amsterdam-PCOS-Konsensus als „PCO-Syndrom"-Patientinnen [biochemische Hyperandrogenämie (FAI ↑), Oligomenorrhoe] eingeordnet werden, handelt es sich um eine deutlich andersartige Entität. In der einschlägigen Literatur scheint der widersinnige Begriff „Non-PCO-PCOS" mit dieser von uns erstmals exakt beschriebenen Patientinnengruppe **(Geisthövel et al. 2010b)**[26] Gemeinsamkeiten zu haben. Im Rahmen der epidemischen Ausbreitung der Adipositas insbesondere auch bei Jungendlichen werden vermutlich die Prävalenz und die klinische Bedeutung des FAS IV weltweit zunehmen.

Therapie

Auf metabolischer Ebene ergeben sich für Patientinnen aus der Gruppe FAS IV, wie hier ausführlich dargestellt, dieselben therapeutischen Ansätze wie beim FAS III. Gerade bei Kinderwunsch geht es darum, die Ausgangssituation für eine erfolgreiche Sterilitätsbehandlung zu optimieren **(Geisthövel & Wetzka, 2012)**[27], **(Wetzka & Geisthövel, 2013)**[28]; denn die Adipositas (besonders im Zusammenhang mit einer Hyperinsulinämie) ist assoziiert mit einer erniedrigten Fertilisierungsrate, einer erhöhten Rate an Aborten, Risiko für Gestationsdiabetes mellitus (GDM) und anderen Schwangerschaftskomplikationen **(Aviram et al. 2011)**[29], **(Fauser et al. 2012)**[30]; bezüglich des Risikos für einen GDM scheint die meist mit der Adipositas assoziierte Hyperinsunlinämie eine eigene Rolle zu spielen **(Lanzone et al. 1995)**.[31]

Im Zentrum der *vorbereitenden* Maßnahmen steht eine Gewichtsreduktion von 5-

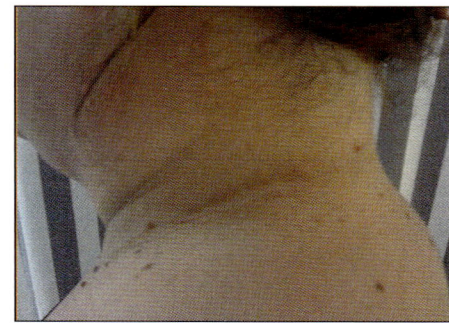

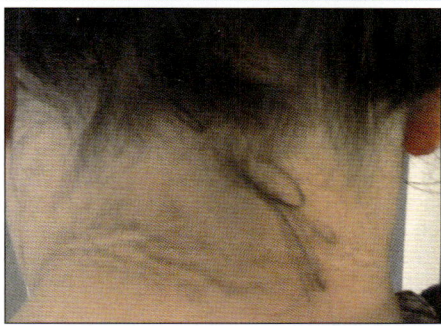

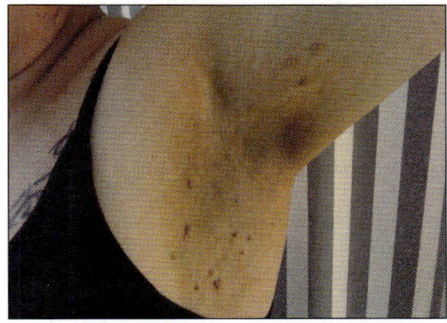

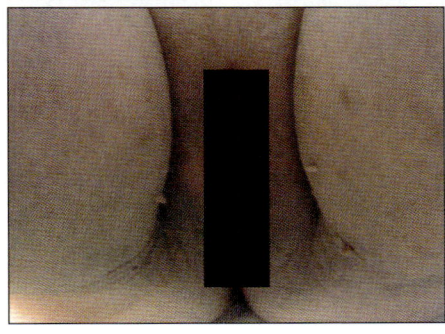

Abb. 3 Akanthosis nigricans bei Hyperinsulinämie

10 % des Ausgangsgewichts. In aller Regel wird von unserer Seite zunächst das Führen eines Ernährungsprotokolls während der Dauer von ca. 10 Tagen empfohlen, um anschließend die Patientin über die meist bestehende Dysnutrition aufzuklären und dieser mit dem Entwurf einer Lebensstiländerung unter Einbeziehung regelmäßiger körperlicher Übungen entgegen zu wirken **(Geisthövel & Wetzka 2012)**.[32] Im vorliegenden Fall wurde die Patientin über die - für den Laien oft schwer verständlichen - Zusammenhänge detailliert unterrichtet; sie versicherte, mittels ihrer Teilnahme am Weight Watchers Programm in der Lage zu sein, kontinuierlich an Gewicht abnehmen zu können. Diese Aussa-

ge wurde von ihr über eine Zeitspanne von mehreren Monaten wiederholt geäußert, obgleich interne Gewichtskontrollen keinerlei signifikante Gewichtsänderungen anzeigten. Diese immer wieder feststellbare Fehleinschätzung des eigenen Essverhaltens und Lebensstils tritt nicht selten bei adipösen Patientinnen zu Tage; allerdings sollte an dieser Stelle erwähnt werden, dass sich doch immer wieder übergewichtige bzw. adipöse Patientinnen durchaus erfolgreich auf eine moderate, kontrollierbare Gewichtsabnahme einlassen, mit dem konkreten Ziel vor Augen, die Chancen für eine Schwangerschaft zu erhöhen und das Bestmögliche für ein zukünftiges Kind zu tun. So hat sich ergeben, dass eine Gewichtsreduktion von 2.0 BMI-Einheiten mit einer signifikanten Senkung des Risiko eines GDM (OR 0.26) verbunden ist **(Ehrlich et al. 2011).**[33] Der erhöhte Insulin 1h-Wert ist unserer Erfahrung nach der sensibelste zirkulatorische Parameter zur Kontrolle der Gewichtsreduktion: eine Gewichtsabnahme von nur wenigen Kilogramm schlägt sich in einer deutlichen Senkung des Insulin-1h-Spiegels nieder. Die Literatur ist sich bezüglich des Benefits einer adjuvanten Metformintherapie nicht einig, eine Tatsache, die sicherlich auch darauf beruht, dass die bisherigen Studien in aller Regel eine klare Definition des Patientengutes und der biochemischen Ausgangslage vermissen lassen **(Geisthövel & Wetzka, 2012).**[34] Im CERF werden nur Patientinnen mit Metformin behandelt, bei denen zuvor im Rahmen des Diagnostik-Algorithmus eine Hyperinsulinämie gesichert worden war, so auch im vorliegenden Fall. Einschleichend wurde von der Patientin eine tägliche Metformin-Dosis von 2x 850 mg eingenommen.

Ein wesentlicher Unterschied bei der Behandlung der Kinderlosigkeit besteht allerdings zwischen FAS III- und FAS IV-Patientinnen bezüglich ihrer Ovarialfunktion: hier das hypersensitive +2-Ovar (mit hohen AMH-Werten), dort Ovarien mit normalem oder poor response (0- bis –2-Ovarien, normale oder erniedrigte AMH-Werte); bei der hier beschriebenen FAS IV-Patientin lag der Trend zu poor-response-Ovarien vor. Bei +2-Ovarien wird im ART-Programm die FSH-Stimulationsdosis zur Vermeidung eines Hyperstimulationssyndroms niedrig gehalten, während sie bei „Minus"-Ovarien primär deutlich erhöht wird, um eine ausreichende Follikelreifung schon im ersten ART-Zyklus zu gewährleisten.

Da beim Ehemann eine ejakulatorische Azoospermie bestand, wurden auf dem Wege eines TESE-Verfahrens (Dr. med. Klaus Rüdiger, Freiburg i. Br.) testikuläre Spermatozyten im CERF gewonnen und kryokonserviert. Anschließend erfolgte bei der Patientin ein ICSI-IVF-Verfahren. Für das Patientenpaar stellte dieses Gesamt-

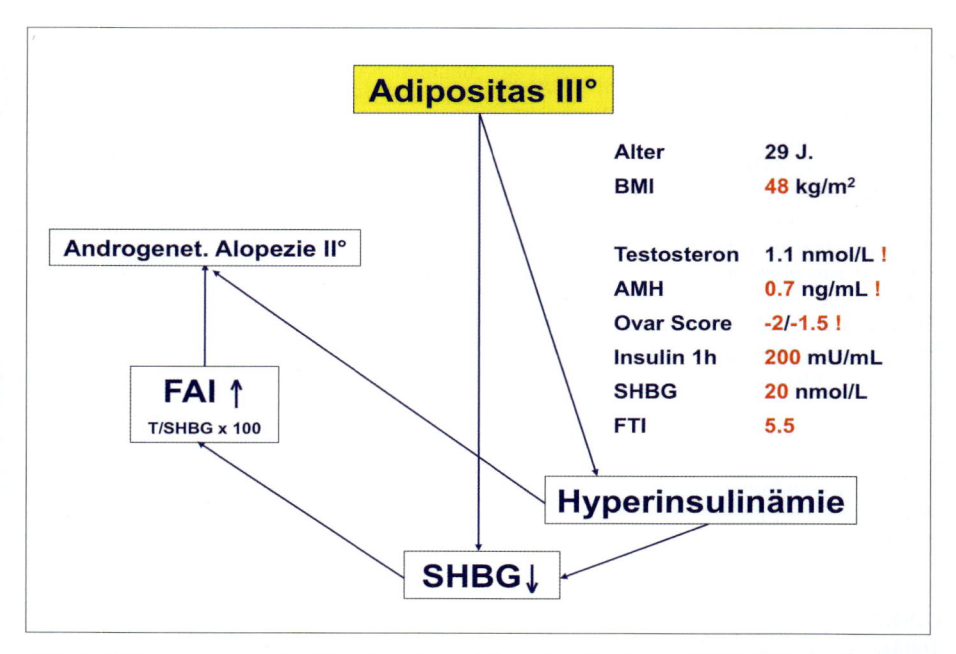

Abb. 4 Pathogenese des funktionell androgenisierenden Syndroms (FAS) IV (Geisthövel et al. 2010a, Geisthövel et al. 2010, Geisthövel & Wetzka, 2012)

procedere die einzige Möglichkeit dar, zu einem gemeinsamen Kind zu kommen. In solchen Fällen, in denen (dokumentiert) eine von ärztlicher Seite beabsichtigte Optimierung vorbereitender Maßnahmen aus Gründen mangelnder Compliance nicht erreichbar ist, andererseits keine schweren Kontraindikationen gegen eine Schwangerschaft erkennbar sind, verweigern wir uns letztlich einem therapeutischen Verfahren nicht. Die Patientin wurde in einem long-term GnRH-Protokoll (Decapeptyl 0.1) mit einer primär hohen Gonadotropindosis (75 IU LH und 275 IU FSH/d; Menogon + Puregon-Pen) über 16 Tage stimuliert, und nach Einleitung des ovulatorischen Prozesses mit hCG (Ovitrelle) konnten 10 Oozyten gewonnen und zwei 8A-Embryonen transferiert werden. Daraus resultierte eine Einlingsschwangerschaft.

Schwangerschaftsverlauf

Unser Trend bei induzierten Schwangerschaften von FAS III- und FAS IV-Patientinnen ist, zunächst die Metformintherapie beizubehalten. In der 8. Schwangerschaftswoche wurde im CERF ein OGTT bei der Patientin durchgeführt mit folgenden Werten: Glucose 94 – 136 – 116 mg/dL, Insulin 28 – 215 – 141 mU/L; damit bestand eine Normglukosämie bei ausgeprägter basaler und postprandialer Hyperinsulinämie, die höher als vor der Schwangerschaft lag (vgl. oben). Der Patientin wurde empfohlen, auf eine ausgeglichene Gewichtszunahme in der Schwangerschaft von 5-9 kg mit einer mittleren Rate von ca. 220 g/Woche **(Rassmussen u. Yaktine, 2009)**[35] zu achten. Die Patientin wurde dann zur Schwangerschaftsvorsorge an den zuweisenden Kollegen und an eine diabetologische Ambulanz überwiesen. Insgesamt sollte die Entwicklung sowohl eines „large for gestational age babies" als auch eines „small for gestational age babies" vermieden werden, da es in beiden Konstellationen zu einer übermäßigen Gewichtszunahme in der frühkindlichen Entwicklung kommen kann **(Aviram et al. 2011)**[36], mit dem Risiko einer Fortsetzung der mütterlichen Dysfunktionen auf die Tochter **(Geisthövel & Wetzka, 2012).**[37] Diese mögliche Weitergabe ungünstiger, nicht streng genetisch bezogener Faktoren *transgenerationem* wird von der WHO mit großer Sorge betrachtet. Im vorliegenden Falle verlief die Schwangerschaft sowohl aus diabetologischer als auch aus geburtshilflicher Sicht unproblematisch. Offensichtlich hat der weitere Insulinanstieg die Glucose-Homöostaase gut aufrechterhalten können, ein überraschend günstiger Verlauf, der prätherapeutisch so nicht prognostiziert werden konnte, aber doch sehr erfreulich und der gleich eingeleiteten diabetologischen Mitbetreuung geschuldet war. Die Geburt eines gesunden Mädchens (51 cm, 3190 g) erfolgte in der 40/0 SSW per primärer Sectio (die Indikation wurde in der Geburtsklinik wegen der Adipositas III° gestellt). Auch der postpartale Verlauf gestaltete sich für Mutter und Kindes unauffällig. Adipöse Mütter sollten angehalten werden, ausreichend zu stillen, da hiermit auch das eigene Risiko für die spätere Entwicklung zum Typ II Diabetes vermindert werden kann. Insbesondere im Zustand nach GDM sollte ein präventives Follow-up erfolgen **(McIntyre et al. 2011)**.[38]

Es liegen keine Interessenkonflikte der Autoren vor.

Literatur

[1] Wetzka B, Maechtel A, Wacker A, Botsch F, Ochsner A, Geisthövel F (2005) A novel sonographic ovarian scoring predicts ovarian response in 1st ART cycles. Hum Reprod 20 Suppl 1 i138 P-382

[2] Geisthövel F, Rabe T (2007) The ESHRE/ASRM consensus on polycystic ovary syndrome (PCOS) – an extended critical analysis. RBMOnline 14: 522-535

[3] Geisthövel F, Wacker A, Brabant G, Botsch F, Maechtel A, Wetzka B, Ochsner A (2010a) Novel systematics of nomenclature and classification of female functional androgenizaton (including polycystic ovary syndrome and non-classic congenital adrenal hyperplasia). J Reproduktionsmed Endokrinol 7:6-26

[4] Geisthövel F, Textor W, Wetzka B (2010b) A novel entity of female functional androgenization (FA). 8th Annual Meeting of the Androgen Excess & PCOS Society, Munic, Germany, September 11-12th, Suppl., p41, poster 5

[5] Wetzka B, Geisthövel F (2012) Funktionelle Androgenisierung der Frau. Teil 1: Definitionen und Diagnostik. Frauenarzt 53:1162-1169

[6] Geisthövel F, Wacker A, Brabant G, Botsch F, Maechtel A, Wetzka B, Ochsner A (2010a) Novel systematics of nomenclature and classification of female functional androgenizaton (including polycystic ovary syndrome and non-classic congenital adrenal hyperplasia). J Reproduktionsmed Endokrinol 7:6-26

[7] Wetzka B, Maechtel A, Wacker A, Botsch F, Ochsner A, Geisthövel F (2005) A novel sonographic ovarian scoring predicts ovarian response in 1st ART cycles. Hum Reprod 20 Suppl 1 i138 P-382

[8] Geisthövel F, Wetzka B (2012) Adipositas und Fertilität der Frau aus gynäkologischer Sicht. Gynäkol Endokrinol 10:15-25

[9] Geisthövel F, Wacker A, Brabant G, Botsch F, Maechtel A, Wetzka B, Ochsner A (2010a) Novel systematics of nomenclature and classification of female functional androgenizaton (including polycystic ovary syndrome and non-classic congenital adrenal hyperplasia). J Reproduktionsmed Endokrinol 7:6-26

[10] Geisthövel F, Wacker A, Brabant G, Botsch F, Maechtel A, Wetzka B, Ochsner A (2010a) Novel systematics of nomenclature and classification of female functional androgenizaton (including polycystic ovary syndrome and non-classic congenital adrenal hyperplasia). J Reproduktionsmed Endokrinol 7:6-26

[11] Wetzka B, Maechtel A, Wacker A, Botsch F, Ochsner A, Geisthövel F (2005) A novel sonographic ovarian scoring predicts ovarian response in 1st ART cycles. Hum Reprod 20 Suppl 1 i138 P-382

[12] Wetzka B, Textor W, Ochsner A, Geisthövel F (2011) Anti-Muellerian hormone confirms the novel classification of females functional androgenization including polycystic ovary syndrome. Europ J Endocrinol 165:323-330

[13] Geisthövel F, Wetzka B (2012) Adipositas und Fertilität der Frau aus gynäkologischer Sicht. Gynäkol Endokrinol 10:15-25

[14] Rotterdam ESHRE/ASRM-Sponsered PCOS Consensus Workshop Group (2004) Revised 2003 consensus on diagnostic criteria and long-term health risks related to polycystic ovary syndrome (PCOS). Hum Reprod 19:41-47/Fertil Steril 81:19-25

[15] Rotterdam ESHRE/ASRM-Sponsered PCOS Consensus Workshop Group (2004) Revised 2003 consensus on diagnostic criteria and long-term health risks related to polycystic ovary syndrome (PCOS). Hum Reprod 19:41-47/Fertil Steril 81:19-25

[16] Geisthövel F, Wacker A, Brabant G, Botsch F, Maechtel A, Wetzka B, Ochsner A (2010a) Novel systematics of nomenclature and classification of female functional androgenizaton (including polycystic ovary syndrome and non-classic congenital adrenal hyperplasia). J Reproduktionsmed Endokrinol 7:6-26

[17] Wetzka B, Textor W, Geisthövel F (2013) An 1 h-OGLT is an appropriate approach for the determination of glucose and insulin dynamics in female functional androgenization. Endocrinol Metab Syndr 2:111.doi:10,4172/2161-1017.1000111

[18] Geisthövel F, Wacker A, Brabant G, Botsch F, Maechtel A, Wetzka B, Ochsner A (2010a) Novel systematics of nomenclature and classification of female functional androgenizaton (including polycystic ovary syndrome and non-classic congenital adrenal hyperplasia). J Reproduktionsmed Endokrinol 7:6-26

[19] Wetzka B, Textor W, Geisthövel F (2013) An 1 h-OGLT is an appropriate approach for the determination of glucose and insulin dynamics in female functional androgenization. Endocrinol Metab Syndr 2:111.doi:10,4172/2161-1017.1000111

[20] Geisthövel F, Wacker A, Brabant G, Botsch F, Maechtel A, Wetzka B, Ochsner A (2010a) Novel systematics of nomenclature and classification of female functional androgenizaton (including polycystic ovary syndrome and non-classic congenital adrenal hyperplasia). J Reproduktionsmed Endokrinol 7:6-26

[21] Geisthövel F, Textor W, Wetzka B (2010b) A novel entity of female functional androgenization (FA). 8th Annual Meeting of the Androgen Excess & PCOS Society, Munic, Germany, September 11-12th, Suppl., p41, poster 5

[22] Geisthövel F, Wetzka B (2012) Adipositas und Fertilität der Frau aus gynäkologischer Sicht. Gynäkol Endokrinol 10:15-25

[23] Wetzka B, Geisthövel F (2012) Funktionelle Androgenisierung der Frau. Teil 1: Definitionen und Diagnostik. Frauenarzt 53:1162-1169

[24] Geisthövel F, Wacker A, Brabant G, Botsch F, Maechtel A, Wetzka B, Ochsner A (2010a) Novel systematics of nomenclature and classification of female functional androgenizaton (including polycystic ovary syndrome and non-classic congenital adrenal hyperplasia). J Reproduktionsmed Endokrinol 7:6-26

[25] Geisthövel F, Textor W, Wetzka B (2010b) A novel entity of female functional androgenization (FA). 8th Annual Meeting of the Androgen Excess & PCOS Society, Munic, Germany, September 11-12th, Suppl., p41, Poster 5

[26] Geisthövel F, Textor W, Wetzka B (2010b) A novel entity of female functional androgenization (FA). 8th Annual Meeting of the Androgen Excess & PCOS Society, Munic, Germany, September 11-12th, Suppl., p41, Poster 5

[27] Geisthövel F, Wetzka B (2012) Adipositas und Fertilität der Frau aus gynäkologischer Sicht. Gynäkol Endokrinol 10:15-25

[28] Wetzka B, Geisthövel F (2013) Funktionelle Androgenisierung der Frau. Teil 2: Therapiestrategien. Frauenarzt 54:27-33.

[29] Aviram A, Hod M, Yogev Y (2011) Maternal obesity: Implications for pregnancy outcome and ling-term risks – a link to maternal nutrition. Int J Gynecol Obstet 115 Suppl 1:S6-S10

[30] Fauser BC, Tarlatzis BC, Rebar RW, Legro RS, Balen AH, Lobo R, Carmina E, Chang J, Yildiz BO, Laven JS et al. Consensus on women's health aspects of polycystic ovary syndrome (PCOS): the Amsterdam ESHRE/ASRM-Sponsored 3rd PCOS Consensus Workshop Group. Fertil Steril 2012;97: 28-38 e25.

[31] Lanzone A, Caruso A, Di Simone N. De Carolis S, Fulghesu AM, Manusco S (1995) Polycystic ovary disease: A risk factor for gestational diabetes? J Reprod Med 40: 312-316.

[32] Geisthövel F, Wetzka B (2012) Adipositas und Fertilität der Frau aus gynäkologischer Sicht. Gynäkol Endokrinol 10:15-25

[33] Ehrlich SF, Hedderson MM, Feng J, Davenport ER Gunderson EP Ferrara A (2011) Change in body mass index between pregnancies and the risk of gestational diabetes in a second pregnancy. Obstet Gynecol 117: 1323-30

[34] Geisthövel F, Wetzka B (2012) Adipositas und Fertilität der Frau aus gynäkologischer Sicht. Gynäkol Endokrinol 10:15-25

[35] Rasmussen KM, Yaktine AM, Committee to reexamine IOM pregnancy weight guidelines, Institute of Medicine, National Research Council (2009). Weight gain during pregnancy: reexamining the guidelines. Washington, DC: National Academy Press

[36] Aviram A, Hod M, Yogev Y (2011) Maternal obesity: Implications for pregnancy outcome and ling-term risks – a link to maternal nutrition. Int J Gynecol Obstet 115 Suppl 1:S6-S10

[37] Geisthövel F, Wetzka B (2012) Adipositas und Fertilität der Frau aus gynäkologischer Sicht. Gynäkol Endokrinol 10:15-25

[38] McIntyre HD, Oats JJN, Zeck W, Seshiah V, Hod M (2011) Matching diagnosis and management of diabetes in pregnancy to local priorities and resources: An international approach. Int J Gynecol Obstet 115 Suppl 1:S26-S29

Funktionelle Androgenisierung der Frau

Birgit Wetzka, Aida Hanjalic-Beck, Franz Geisthövel

Der Begriff „funktionelle Androgenisierung" (FA) umschreibt eine Gruppe komplexer endokriner Störungen der Frau ab der Pubertät bis in die Postmenopause, zu denen auch ungenaue und eher verwirrende Begriffe wie z. B. das „Polyzystische Ovarsyndrom" gehören. Nachfolgend wird eine von unserer Arbeitsgruppe entwickelte Nomenklatur und Klassifikation dargestellt, mit der sowohl eine standardisierte, also auf die jeweilige FA-Gruppe bezogene Therapie als auch eine individualisierte Behandlung bezogen auf die aktuellen Beschwerden und Bedürfnisse der Patientin möglich sind. Die „Androgenisierung" der Adoleszentin und der Frau ist durch phäno- und/ oder serotypische Abweichungen definiert, die mit männlich orientierten Charakteristika (z. B. kutaner Androgenisierung oder männlichen C19-Sexualsteroid-Konzentrationen im Blut) einhergehen. Diese sind im Allgemeinen mit spezifisch weiblichen Störmustern (z. B. Oligomenorrhoe, vergrößerte polyfollikuläre Ovarien) wie auch mit reproduktionsmedizinischen Defiziten kombiniert oder können anthropometrischen sowie metabolischen Einflussfaktoren (z.B. Adipositas, Hyperinsulinämie) unterliegen **(Geisthövel et al. 2008)**.[1] In einzelnen Fällen können monogenetische Ursachen (z. B. CYP21A2- Mutation, d. h. eine Funktionsstörung der 21-Hydroxylase im Cortisolstoffwechsel) nachgewiesen werden.

Zur Erfassung der weiblichen Androgenisierung hat unsere Arbeitsgruppe eine neue Nomenklatur und Klassifikation entwickelt, die einem klar gegliederten Algorithmus folgt **(Geisthövel et al. 2008)**[2], **(Geisthövel et al. 2010)**[3] **(s. Abb. 1, Tab. 1)**. Mit der Diagnostikebene I (Screening) wird zunächst geklärt, ob überhaupt eine Androgenisierung besteht **(s. Tab. 2)**. Bestätigt sich dies, folgt bei den meisten Patientinnen die Diagnostikebene II (Differentialdiagnose, Klassifikation, **s. Tab. 2**). Der am häufigsten vorkommende Störungsbereich ist hierbei die „funktionelle Androgenisierung" **(Geisthövel 2002)**[4], **(Geisthövel et al. 2008)**[5], **(Geisthövel et al. 2010)**[6] auf die im Weiteren detailliert eingegangen wird. Davon abzugrenzen sind die tumoröse (z. B. Arrhenoblastom, Leydig-Zelltumor) und die pharmakologische (z. B. durch Anabolika, Phenytoine) Androgenisierung **(s. Abb 1)**.

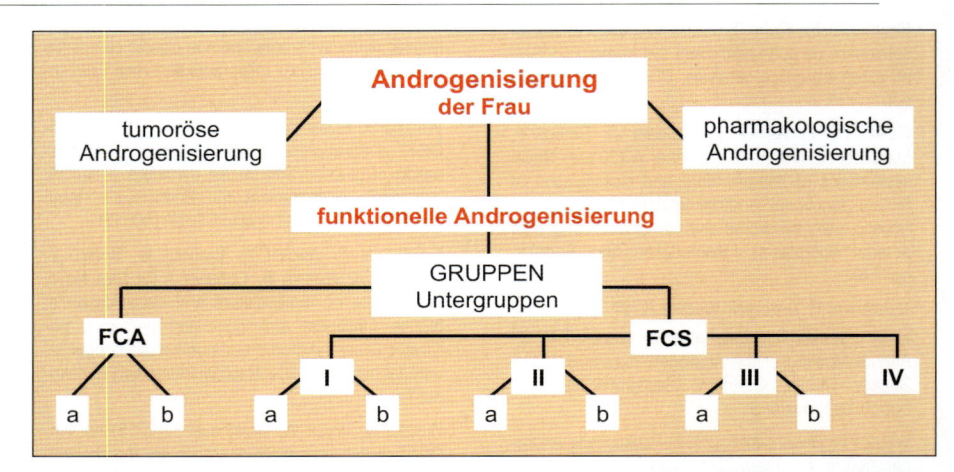

Abb. 1: Einteilung der Androgenisierung der Frau, speziell der funktionellen Androgenisierung in fünf Hauptgruppen: funktionelle kutane Androgenisierung (FCA) und funktionell androgenisierendes Syndrom (FAS) I–IV (s. Tab. 2) mit jeweils zwei Subgruppen a und b.

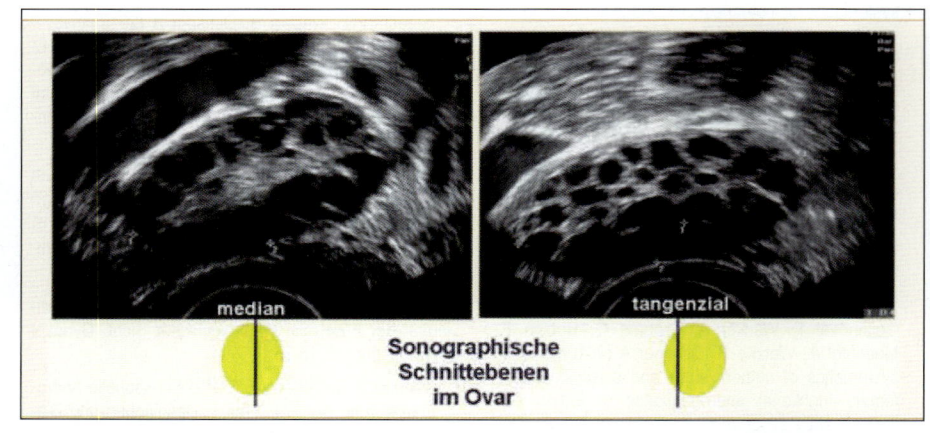

Abb. 2: Sonografische Darstellung eines vergrößerten polyfollikulären Ovars (PFO) oder Ovarscore + 1,5 bzw. 2. Der maximale ovarielle Durchmesser liegt dabei bei ≥ 31 mm mit einer antralen Follikelzahl ≥ 9 pro maximaler ovarieller Fläche. Bei medianem Anschnitt während der Sonografie sieht man in der Regel auch die vermehrte zentrale Echodensität (> ein Drittel der gesamten Ovarfläche, links dargestellt), während bei tangenzialem Anschnitt (rechts) nur die deutliche Vermehrung der antralen Follikelzahl imponiert

Definitionen, Nomenklatur, Klassifikation

Die funktionelle Androgenisierung der Frau beinhaltet fünf definierte Krankheitsbilder, die durch eine exakte Klassifikation beschrieben werden **(Tab. 1)**.

Die folgenden Variablen werden zur Diagnosestellung herangezogen (1.-Kategorie-Parameter) **(Geisthövel et al. 2008)**[7], **(Geisthövel et al. 2010)**[8], **(Wetzka et al. 2011)**[9], **Wetzka et al. 2013**:

- kutane Androgenisierung (Akne vulgaris, Hirsutismus **(Abb. 5, Ferriman-Gallway-Score)**[10], androgenetische Alopezie) **(Abb. 6)**,

- BMI,

- Ovarmorphologie **(s. Abb. 2)**,

- Anti-Müller-Hormon (AMH),

- LH und LH/FSH-Quotient,

- Testosteron (T),

- Sex Hormone-Binding Globulin (SHBG),

- freier Androgen-Index (FAI = T/SHBG x 1.000),

- Dehydroepiandrosteronsulfat (DHEAS),

- ACTH- und oraler Glukosetoleranz (OGT)-Test mit Analyse von Glukose und Insulin

Tab. 1: Klassifikation der Erkrankungen mit funktioneller Androgenisierung nach ihrer Ätiologie (nach Wetzka/Geisthövel 2012/2013)

Klassifikation	International gebräuchliche Synonyme	Kommentar	Körpergewicht/Körperbild	Labor
FAS I	PCOS ohne metabolische Störung	Gruppe schlanker Patientinnen mit vergrößerten, polyfollikulären Ovarien (PFO) und damit erhöhten AMH-Spiegeln. Weiterhin sind Testosteron, LH und der LH/FSH-Quotient erhöht. Letzteres kann die Selektion des dominanten Follikels blockieren und zu Oligo-Amenorrhoe, Anovulation und damit zur Infertilität führen; das PFO ist z. B. durch die Testosteron-Überproduktion für diese hypothalamo-hypophysäre Störung verantwortlich zu machen. Insgesamt entsteht ein sich gegenseitig störender, dysfunktioneller zentral-ovarieller Regelkreis. Es bestehen keinerlei metabolische Störungen. In der Subgruppe FAS Ib finden sich Frauen mit zusätzlicher adrenaler Hyperandrogenämie.	BMI: schlanke Patientinnen Ovarien: vergrößerte, polyfollikuläre Ovarien (PFO) Oligo-Amenorrhoe, Anovulation Infertilität	Testosteron: erhöht AMH: erhöht LH: erhöht LH/FSH-Quotient: erhöht DHEAS: erhöht bei FAS Ib keine metabolischen Störungen
FAS II	late onset AGS, "non-classical congenital adrenal hyperplasia"	Der Ursprung der Hyperandrogenämie ist dominant adrenal, häufig findet sich in dieser Gruppe ein pathologischer ACTH-Stimulations- oder Dexamethason-Hemmtest bzw. eine CYP21A2-Mutation/Deletion (s. Tab. 2). Die Ovarien sind normal groß und eher oligofollikulär, das AMH altersentsprechend oder vermindert, LH und der LH/FSH-Quotient sind normal bis vermindert, Testosteron und/oder DHEAS sind erhöht. Die Subgruppe FAS IIb zeigt zusätzlich ovarielle und/oder metabolische Störungen, der adrenale Aspekt muss dabei aber im Vordergrund stehen (z. B. bei einer klinisch wirksamen CYP21A2-Mutation)	BMI: unspezifisch Ovarien: normal groß und eher oligofollikulär	Testosteron: erhöht DHEAS: erhöht AMH: niedrig - normal LH: normal 17-OH-P: oft erhöht ACTH-Test: z.T. pathologisch Dexa-Hemmtest: z.T. pathologisch CYP21A2-Gen: häufig Mutation
FAS III	PCOS mit metabolischem Syndrom	Diese übergewichtigen bzw. adipösen Frauen weisen ovarielle Charakteristika wie bei FAS I auf; pathognomonisch ist hier eine deutliche Senkung des SHBG, wodurch der FAI als Zeichen einer zusätzlichen indirekten Hyperandrogenämie deutlich ansteigt. Weiterhin finden sich metabolische Pathologien wie Hyperinsulinämie, Hyperlipidämie und/oder Hypertonie bis hin zum Vollbild eines metabolischen Syndroms. Die Subgruppe FAS IIIb zeigt zusätzlich eine adrenale Beteiligung oder es liegt eine oligosymptomatische Konstellation vor.	BMI: übergewichtige bzw. adipöse Frauen Ovarien: vergrößerte polyfollikuläre Ovarien (PFO)	Testosteron: erhöht SHBG: niedrig FAI: erhöht AMH: erhöht LH: erhöht LH/FSH-Quotient: erhöht Insulin: erhöht Lipide: pathologisch DHEAS: z.T. erhöht
FAS IV	Non-PCO PCOS	Diese Frauen zeigen eine hepatisch-metabole Pathogenese der Hyperandrogenämie. Diese Patientinnen sind meist adipös mit androider Fettverteilung, die Ovarien sind sonografisch normal groß oder eher hypoplastisch und oligofollikulär, daher finden sich – anders als bei FAS III – häufig niedrige Testosteron-, AMH- und LH-Serumspiegel. Weiterhin finden sich metabolische Pathologien wie Hyperinsulinämie, Hyperlipidämie und/oder Hypertonie bis hin zum Vollbild eines metabolischen Syndroms.	BMI: adipös mit androider Fettverteilung Ovarien: normal groß oder eher hypoplastisch und oligofollikulär	Testosteron: normal SHBG: meist erniedrigt FAI meist erhöht AMH: normal - niedrig LH: normal Insulin: meist erhöht Lipide: meist pathologisch
FCA	Idiopathischer Hirsutismus	Frauen mit einer FCA zeigen eine kutane Androgenisierung unterschiedlichen Ausmaßes. Ihre Ovarmorphologie befindet sich meist im Normbereich, auch kleine, oligofollikuläre Ovarien sind möglich, die AMH Serumkonzentration weist altersentsprechende Werte auf. Diese Frauen zeigen keine Hyperandrogenämie oder metabolischen Störungen. Eine Ursache könnte in einer erhöhten kutanen Aktivität der 5α-Reduktase oder einer höheren Sensitivität der kutanen Androgenrezeptoren begründet sein. Bei der Subgruppe FCAb befindet sich zusätzlich eine polyfollikuläre Hyperplasie der Ovarien mit entsprechend erhöhten Werten von AMH und/oder LH.	BMI: unspezifisch Ovarien: normal groß, bei jungen Frauen auch etwas vergrößert + polyfollikulär Zyklus: unspezifisch Kutane Androgenisierung	Labor unauffällig

Sprechstunde für Androgenisierungserscheinung - funktionelle Androgenisierung

- CYP21A2-Mutations-/Deletionsanalyse (s. Diagnostik).

Zu den sekundären Variablen (2.- Kategorie-Parameter), die der individuellen Charakterisierung der Patientinnen dienen, gehören

- Zyklusanamnese,
- Kinder- oder Kontrazeptionswunsch,
- Abdomen- und Hüftumfang **(s. Abb. 3)**,
- Triglyzeride,
- LDL- und HDL-Cholesterin
- Blutdruck
- Acanthosis nigricans **(s. Abb. 4)**.

Es wird unterschieden zwischen der funktionellen kutanen („cutaneous") Androgenisierung (FCA), die lediglich kutane Auffälligkeiten zeigt, und dem polysymptomatischen funktionellen androgenisierenden Syndrom (FAS), die beide in den **Tab. 1 und 3** definiert sind. Die wissenschaftliche Analyse ergab, dass eine weitere Unterteilung der FA-Gruppen in die Subgruppen „a" und „b" sinnvoll ist, wobei „a" die jeweilige Subgruppe mit der entsprechenden klassischen, „reinen", typischen Pathogenese und Symptomkonstellation darstellt, während sich in der Subgruppe „b" nichtklassische Formen, z.B. ovariell-adrenal-metabolischer Genese befinden **(Geisthövel et al. 2010)**.[11] Nachfolgend ist eine Übersicht der FA-Gruppen mit ihren jeweiligen Charakteristika dargestellt (für Details siehe **Tab. 1 und 3**):

FCA (≈ z. B. „idiopathischer Hirsutismus", „Pubertätsakne")

Frauen mit einer FCA zeigen eine kutane Androgenisierung unterschiedlichen Ausmaßes. Ihre Ovarmorphologie befindet sich meist im Normbereich, auch kleine, oligofollikuläre Ovarien sind möglich, die AMH Serumkonzentration weist altersentsprechende Werte auf. Diese Frauen zeigen keine Hyperandrogenämie oder metabolische Störungen. Eine Ursache könnte in einer erhöhten kutanen Aktivität der 5α-Reduktase oder einer höheren Sensitivität der kutanen Androgenrezeptoren begründet sein. Bei der Subgruppe FCAb findet sich zusätzlich eine polyfollikuläre Hyperplasie der Ovarien mit entsprechend erhöhten Werten von AMH und/oder LH.

FAS I (≈ „PCOS ohne metabolische Störung")

Definitionsgemäß handelt es sich in dieser Gruppe um schlanke Patientinnen mit vergrößerten, polyfollikulären Ovarien (PFO) und damit erhöhten AMH-Spiegeln. Weiterhin sind Testosteron, LH und der LH/FSH-Quotient erhöht. Letzteres kann die Selektion des dominanten Follikels blockieren und zu Oligo-Amenorrhoe, Anovulation und damit zur Infertilität führen; das PFO ist z. B. durch die Testosteron-Überproduktion für diese hypothalamo-hypophysäre Störung verantwortlich zu machen. Insgesamt entsteht ein sich gegenseitig störender, dysfunktioneller zentral-ovarieller Regelkreis. Es bestehen keinerlei metabolische Störungen. In der Subgruppe FAS Ib finden sich Frauen, z. B. mit zusätzlicher adrenaler Hyperandrogenämie.

FAS II (≈ „late onset AGS", „non-classical congenital adrenal hyperplasia"

Der Ursprung der Hyperandrogenämie ist dominant adrenal, häufig findet sich in dieser Gruppe ein pathologischer ACTH-Stimulations- oder Dexamethason- Hemmtest bzw. eine CYP21A2-Mutation/Deletion **(s. Tab. 2 und 3)**. Die Ovarien sind normal groß oder auch - mit zunehmendem Alter - oligofollikulär, das AMH altersentsprechend oder vermindert, LH und der LH/FSH-Quotient sind normal bis vermindert, Testosteron und/oder DHEAS sind erhöht. Die Subgruppe FAS IIb zeigt z. B. zusätzlich ovarielle und/oder metabolische Störungen, der adrenale Aspekt muss dabei aber im Vordergrund stehen (z. B. bei einer klinisch wirksamen CYP21A2-Mutation).

FAS III (≈ „PCOS mit metabolischem Syndrom")

Diese übergewichtigen bzw. adipösen Frauen weisen ovarielle Charakteristika wie bei FAS I auf; pathognomonisch ist hier eine deutliche Senkung des SHBG, wodurch zusätzlich der FAI als Zeichen einer zusätzlichen indirekten Hyperandrogenämie deutlich ansteigt. Weiterhin finden sich metabolische Pathologien wie

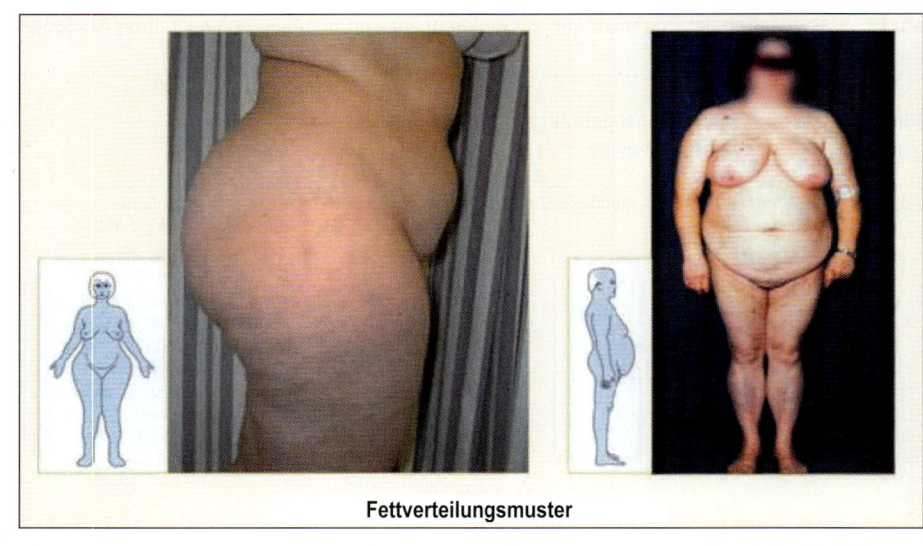

Abb. 3: Darstellung des gynäkoiden (linke Bildhälfte) bzw. androiden (rechte Bildhälfte) Fettverteilungsmusters. Bei der gynäkoiden Adipositas findet sich typischerweise eine eher schmale Taille und eine deutlich breitere Hüfte resultierend in einer "Waist-to-Hip-Ratio" < 0,85. Im Gegensatz dazu ist die androide, stammbetonte Adipositas durch eine "Waist-to-Hip-Ratio" > 0,85 und einen Bauchumfang > 0,88 m charakterisiert.

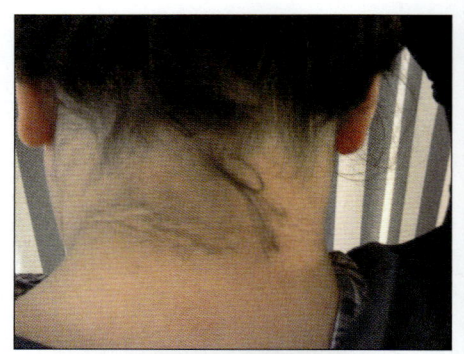

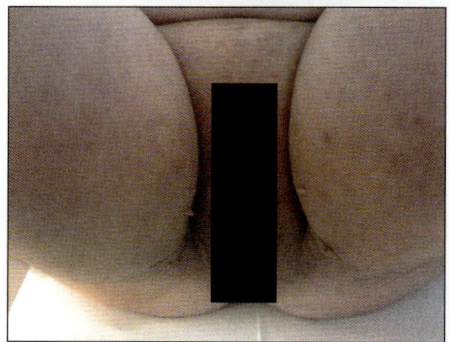

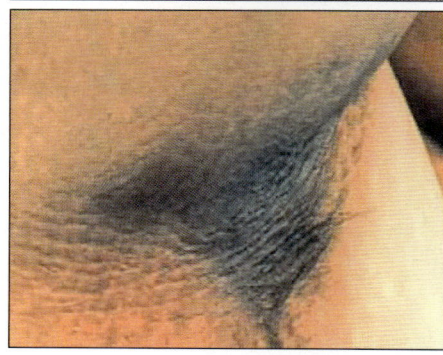

Abb. 4: Klinisches Beispiel einer Acanthosis nigricans (kutane Hyperpigmentosis) als kutanes Korrelat einer ausgeprägten Hyperinsulinämie. Prädilektionsstellen: Nacken (oben), Genitale (Mitte), Axilla (unten)

Sprechstunde für Androgenisierungserscheinung - funktionelle Androgenisierung

Tab. 2: Labordiagnostik zur Abklärung der funktionellen Androgenisierung: Diagnostikebenen I, II und III (bestimmt am 3.–6. Zyklustag oder zufällig bei Oligo-Amenorrhoe) **(nach Geisthövel 2002)**[1]

Diagnostikebene I = Screening
- LH, FSH, Testosteron, DHEAS, SHBG, Östradiol, Progesteron, Kortisol
Diagnostikebene II = Klassifikation
Indikationen
- wiederholt pathologische Werte in der Stufe I
- Infertilität
- starke (progressive) kutane androgenisierende Symptomatik, Zyklusstörungen, Adipositas (besonders androide Adipositas), SHBG < 35 nmol/l
Durchführung
8.00–9.00 Uhr:
- Entnahme von drei gepoolten Serumproben zur nochmaligen Kontrolle der pathologischen Werte: LH, FSH, Östradiol, Progesteron, Testosteron, SHBG, DHEAS
- zusätzlich: 17-OHP, Glukose, Kortisol, Insulin, Lipidelektrophorese
- oraler Glukosetoleranztest (Dextro® O.G.T.-Saft): Glukose-Insulin: 1 (und 2) h*
- i.v. ACTH-Test (Synacthen® Injektionslösung, 1 ml langsam i.v.): 17-OHP: 1 h
Dexamethason-Hemmtest (Dexamethason 2 mg/Tag an vier Abenden), Kontrolle von Testosteron, DHEAS und Kortisol am nächsten Morgen 8.00-9.00 Uhr).
Diagnostikebene III
Indikationen
- 17-OHP basal (0-Wert): > 30 nmol/l
- 17-OH-P post ACTH (1-Stunden-Wert): > 30 nmol/l
- Δ17-OHP (1 h – basal): > 8 nmol/l
Durchführung
- CYP21A2 Gen-Analyse
* nach eigenen Untersuchungen (33) und Moltz (32) reicht der 1-Stunden-Wert für die gynäkologischen Fragestellungen aus.

Hyperinsulinämie, Hyperlipidämie und/oder Hypertonie bis hin zum Vollbild eines metabolischen Syndroms. Die Subgruppe FAS IIIb zeigt z. B. zusätzlich eine adrenale Beteiligung oder es liegt eine oligosymptomatische Konstellation vor.

FAS IV (≈ z. B. „Non-PCO PCOS")

Zu dieser Gruppe werden alle jene Patientinnen subsumiert, die eine hepatisch-metabole Pathogenese der Hyperandrogenämie aufweisen **(Geisthövel et al. 2010)**.[12] Diese Patientinnen sind übergewichtig bis adipös mit androider Fettverteilung **(s. Abb. 3)**, die Ovarien sind sonografisch normal groß oder eher hypoplastisch und oligofollikulär, daher finden sich – anders als bei FAS III – häufig normal-niedrige Testosteron-, AMH- und LH- Serumspiegel. Ähnlich wie bei FAS III fällt ein deut-

Tab. 3: Klassifikation der weiblichen funktionellen Androgenisierung mittels des 1.-Kategorie-Parameter-Clusters (Geisthövel et al. 2008)[1], (Geisthövel et al. 2010)[3]

1.-Kategorie-Parameter		1.-Kategorie-Parameter-Cluster							
		FCA		Funktionell Androgenisierendes Syndrom (FAS)					
		(Funktionelle kutane Androgenisierung)		I		II		III	IV
		a	b	a	b	a	b	a	b
Kutane Androgenisierung	Akne Hirsutismus Alopezie	+	+						
Body mass Index (kg/m^2)				N	N			≥ 25	≥ 25^k	≥ 25
LH (mU/l)		N			≥ 8,5	N		≥ 8,5		
LH/FSH		N			≥ 1,4	N		≥ 1,4		
Testosteron (T, nmol/l)		N	N	≥ 2,0	≥ 2,0	≥ 2,0^b	≥ 2,0^i	≥ 2,0	≥ 2,0^l	N
SHBG (nmol/l)		N	N					≤ 35		≤ 35
FAI (T/SHBGx100)		N	N					≥ 3,6	≥ 3,6^l	≥ 3,6
17-OHP (nmol/l)	0	N	N	N	N	>30^c	>30^c	N	N	N
	1	N	N	N	N	>30^d	>30^d	N	N	N
	Δ1 minus 0	N	N	N	N	≥ 8.1e	≥ 8.1e			
CYP$_{21A2}$^{n}	Homozygot	nein	nein	nein	nein	+ f	+ f	nein	nein	nein
	Heterozygot					+ g	+g			
DHEAS (nmol/l)		N	N	N	≥ 9.7a	≥ 9.7	≥ 9.7h	N	≥ 9.7m	N
Glukose (mg/dl)	0	N	N	N	N	N	N	≥ 101^j	≥ 101^k	≥ 101^j
	1	N	N	N	N	N	N	≥ 141^j	≥ 141^k	≥ 141^j
Insulin (mU/l)	0	N	N	N	N	N	N	≥ 16^j	≥ 16^k	≥ 16^j
	1	N	N	N	N	N	N	≥ 100^j	≥ 100^k	≥ 100^j
AMH (ng/ml)		N	≥ 9	≥ 9	≥ 9	N	N/ ≥ 9	≥ 9	≥ 9	N
EPO (PFO)		nein	ja	ja	ja	nein	n/j	ja	ja	nein

LH = Luteinisierendes Hormon; FSH = Follikel Stimulierendes Hormon; SHBG = Sex Hormone-Binding Globulin; 17-OHP 0 = 17-Hydroxyprogesteron, Basiswert; 17-OHP 1 = 17-OHP 1 h nach ACTH-Gabe; DHEAS = Dehydroepiandrosteronsulfat; Glukose 0/Insulin 0 = Glukose/Insulin-Nüchtern-Basiswert; Glukose 1/Insulin 1 = Glukose/Insulin 1 h nach Glukosebelastung.
PFO = polyfollikuläres Ovar. FAS a = Untergruppe a, die durch das für diese Gruppe „klassische" 1.-Kategorie-Parameter-Cluster definiert ist; FAS b = Untergruppe b, die durch ein eingeschränktes 1.-Kategorie-Parameter-Cluster bzw. durch eine gemischte Konstellation (s. weiter unten) definiert ist.
+ = der Parameter muss in dieser Gruppe vorliegen; N = Wert im Normalbereich; schraffiert = der Wert des Parameters spielt für die Gruppe keine spezifische gruppeneinteilende Rolle.
a ein erhöhter DHEAS-Wert in Kombination mit einem FAS Ia/b-Parameter-Cluster wird der Gruppe FAS Ib zugeordnet; diese Konstellation spiegelt eine gemischt ovariell-adrenale Hyperandrogenämie wider; da die Erhöhung eines DHEAS-Wertes aus therapeutischer Sicht von geringerer Bedeutung als das FAS I-Cluster eingestuft wird, erfolgt die Zuordnung zu FAS Ib
b–h entweder „b", „c–f", „d, e, g", „e, g" oder „h" ist für die Einordnung in die Gruppe FAS II (s. auch unter „n") notwendig; hierbei muss berücksichtigt werden, dass die endokrine Konstellation „c–f", die für die postnatal auftretende classical adrenal hyperplasia (CAH) typisch ist, in seltenen Fällen erstmals auch peri- oder postpubertal nachgewiesen wird; T-Werte von > 2,2 und ein PFO werden in Fällen von „c–f" akzeptiert; eine solche Konstellation spiegelt eine gemischt adrenal-ovarielle Konstellation wider, wobei die erhöhten Testosteronwerte und ein PFO von geringerer Bedeutung eingestuft werden als der FAS IIb-„c–f"-Cluster
j wenigstens einer der Parameter mit dem Index „j" ist für die Gruppierung in FAS IIIa bzw. FAS IV notwendig
k, l wenigstens einer der Parameter mit dem Index „k" bzw. „l" ist für die Gruppierung in FAS IIIb notwendig
m ein erhöhter DHEAS-Serumwert in Kombination mit einem FAS IIIa/b-Parameter-Cluster wird FAS IIIb zugeordnet; diese Konstellation spiegelt einen gemischten Status mit metabolischer Dysfunktion und adrenal bedingter Hyperandrogenämie wider, wobei die Erhöhung der DHEAS-Spiegel als ein Wert von geringerer Bedeutung gegenüber dem FAS-IIICluster eingestuft wird

Tab. 4: Normalbereiche der 2.-Kategorie-Parameter für die Klassifikation der funktionellen Androgensierung bei der Frau (Geisthövel et al. 2008)[1], (Geisthövel et al. 2010)[3]

Parameter	Normbereich	Einheiten
Menstruationszyklus	≥ 21 und ≤ 35	Tage
Sterilität/Infertilität	> 1	Jahre
Prolaktin	≥30 und < 425	mU/l
Thyreoidea-stimulierendes Hormon (TSH)	≥ 0,2 und ≤ 2,5	mU/l
Cortisol (morgens)	≥ 80 und < 690	nmol/l
Triglyzeride	< 150	mg/dl
Cholesterin	< 200	mg/dl
High-Density Lipoprotein (HDL)	> 50	mg/dl
Low-Density Lipoprotein (LDL)	<160	mg/dl
LDL/HDL	≤ 3,2	–
Very Low-Density Lipoprotein (VLDL)	< 25	mg/dl
Blutdruck (diastolisch/systolisch)	< 85/< 135	mmHg

lich vermindertes SHBG und damit erhöhter FAI auf, wodurch es zu kutanen Androgenisierungserscheinungen kommt. Ursache der supprimierten SHBG-Sekretion der Leber sind – wie auch bei FAS III – die Adipositas bzw. eine ausgeprägte Hyperinsulinämie **(Schöfl et al. 2004)**[13] mit konsekutiver Acanthosis nigricans **(s. Abb. 4)**; häufig besteht auch eine Dyslipidämie. Eine detaillierte Kasuistik findet sich unter „Hormonsprechstunde: Insulinresistenz am Beispiel des Funktionell androgenisierenden Syndroms IV" (Geisthövel et al. in diesem Volume).

PCO-Syndrom - Klassifikation

Im Gegensatz zu dieser umfassenden Klassifikation fordert die aktuelle Definition des Polyzystischen Ovarsyndroms (PCOS) nach dem Rotterdam- Konsensus **(Rotterdam ESHRE/ASRM-Sponsored PCOS Consensus Workshop Group 2004)**[14] lediglich das Vorhandensein von mindestens zwei der folgenden drei Parameter:

- klinischer (kutane Androgenisierung) oder laborchemischer (erhöhtes Testosteron und/oder DHEAS) Hyperandrogenismus,
- typische ovarielle Morphologie mit vergrößertem ovariellem Volumen und > 12 Antralfollikeln pro Ovar (PCO),
- Anovulation (seit 2012 auch: Oligomenorrhoe/Amenorrhoe **(Amsterdam ESHRE/ASRM-Sponsored 3rd PCOS Consensus Workshop Group).**[15]

Neben unserem kritischen Kommentar zum Rotterdam-Konsensus **(Geisthövel u. Rabe 2007)**[16] kritisierte auch eine aktuelle Studie den Grenzwert von zwölf Antralfollikeln pro Ovar **(Rotterdam ESHRE/ ASRM-Sponsored PCOS Consensus Workshop Group 2004)**[17], der zu einer Überdiagnose des PCO gerade bei jungen Frauen führt **(Dewailly et al. 2011)**.[18] Eine weitere, im Detail nicht überzeugende Differenzierung erfolgt bei Frauen ohne (≈ FAS I) und mit (≈ FAS III) metabolischem Syndrom **(Rotterdam ESHRE/ASRM-Sponsored PCOS Consensus Workshop Group 2004)**.[19] Diese simplifizierte Klassifikation wird der Komplexität der FA nicht gerecht und erlaubt in dieser Form keinen zuverlässig spezifischen, individualisierten Therapieansatz, insbesondere wegen systemimmanenter Über- oder Unterdiagnose.

Wichtig für eine adäquate Führung der betroffenen Frauen ist es darzustellen, dass gerade beim Nachweis von PFO eine hervorragende ovarielle Funktionsreserve vorliegt, also kein polyzystisches und damit möglicherweise degeneriertes Ovar wie z. B. bei der polyzystischen Nierendegeneration. Der Begriff „PCO" ist definitiv falsch. Dem Kürzel „PCOS" ist zwar für den klinischen Alltag eine gewisse griffige und eingängige Praktikabilität nicht abzusprechen, Tatsache ist aber, dass aus der Sicht der betroffenen Patientin mit diesen fehlerhaften Begrifflichkeiten tiefgreifende Ängste assoziiert sind, die in Aussagen wie „ich habe Eierstockzysten", „ich kann niemals schwanger werden" u. Ä. immer wieder in erschreckender Weise zutage treten **(Geisthövel 2002)**[20], **(Geisthövel u. Rabe 2007)**[21], **(Geisthövel et al. 2008)**[22], **(Geisthövel et al. 2010)**.[23]

Daher wird von unserer Arbeitsgruppe schon seit Langem gefordert, die Begriffe „PCO" und „PCOS" für diese Fragestellung unbedingt zu verlassen und nur dann anzuwenden, wenn es wirklich um die Beschreibung dysplastischer polyzystischer Prozesse im Rahmen einer ovariellen Adenom- oder Malignomentwicklung geht. Inzwischen wurde im Rahmen des Annual Meeting der American Diabetes Society der Begriff „Metabolic reproductive syndrome" (Session: Metabolic reproductive syndrome: A new look at PCOS; Dunaif A, Legro RS et al., 2016) geprägt. Leider beinhaltet dieser nicht z. B. das FAS Ia und IIa, also die schlanken, metabolisch gesunden Frauen mit reiner ovarieller bzw. adrenaler Androgenisierung.

Adrenale Hyperandrogenämie

Ähnlich unscharf ist die Nomenklatur bei der **adrenalen Hyperandrogenämie**: Das „late onset" Adrenogenitale Syndrom (AGS) bzw. die „non-classical congenital adrenal hyperplasia" (NCCAH) mit im Vergleich zum klassischen AGS/CAH mittelgradiger Aktivitätsabschwächung der 21-Hydroxylase sind die einzig gebräuchlichen, aber in der Praxis meist überzogenen Diagnosen. Hier können neben homo- auch heterozygote CYP21A2-Mutationen ursächlich sein, je nachdem wie stark sich die Genstörung auf der Enzymebene und damit auf die adrenale Steroidbiosynthese auswirkt (siehe auch Kasuistik von Wetzka: Familiäre Mutation der 21-Hydroxylase; Übersicht in **Rabe et al. 2012)**.[24] Diese Genstörung ist relativ häufig, jeder 50.–67. Mensch ist Anlageträger **(Rabe et al. 2012)**.[25] Deutlich seltener sind Mutationen/Deletionen der Gene für die 11ß-Hydroxylase oder die 3ß-Hydroxysteroid-Dehydrogenase nachzuweisen. Zu betonen ist, dass die Konstellation FAS II relativ häufig idiopathisch anzutreffen ist, also auch ohne genetischen Defekt.

Die oben genannten Diagnosebegriffe treffen inhaltlich zu, wenn es sich um eine Erstmanifestation in der frühen Kindheit (etwa um das fünfte Lebensjahr) handelt. Bei mittelschwerer enzymatischer Aktivitätseinschränkung werden dann eine Nebennierenhyperplasie (aufgrund einer verstärkten ACTH-Sekretion) bzw. intersexuelle Veränderungen des externen Genitales wie eine Klitorishypertrophie oder eine pseudoskrotale Hyperplasie der Labien, eine generelle Virilisierung und – unbehandelt – späterer Minderwuchs evident.

Bei milder enzymatischer Aktivitätsabschwächung hingegen kommt diese erst peri- und postpubertär phänotypisch zum Ausdruck in Form von kutaner Androgenisierung und/oder Zyklusstörungen mit leichter bis mäßiger Erhöhung der C19-Sexualsteroide oder Kinderlosigkeit. Bei einer heterozygoten oder homozygoten CYP21A2-Mutation/Deletion mit etwas stärkerem Aktivitätsverlust kann es zu einer deutlichen Anhebung des Testosterons und – extrem selten – postpuberal erstmals zu einer Klitorishypertrophie kommen.

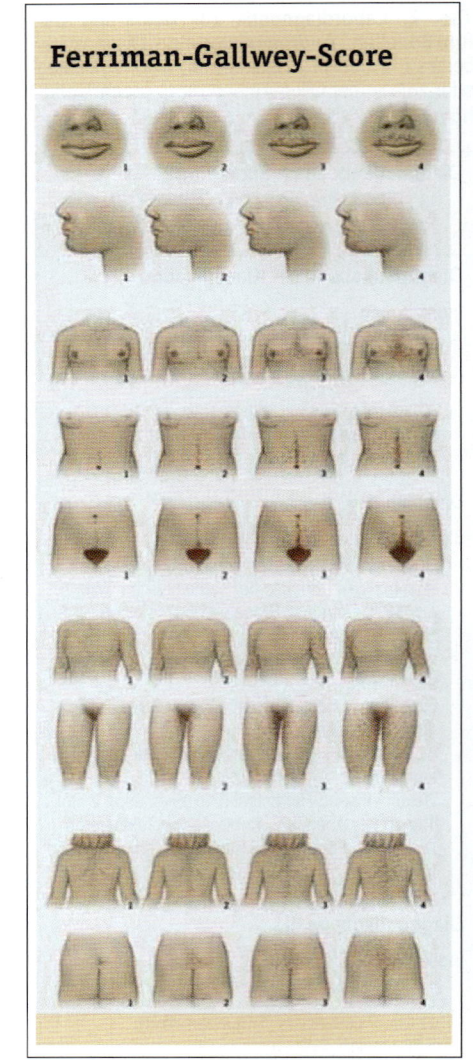

Abb. 5: Ferriman-Gallwey-Score (Ferriman u. Gallwey 1961)[10] zur klinischen Beurteilung eines Hirsutismus. Hierbei werden für neun Körperregionen (Oberlippe, Kinn, Brust, obere und untere Bauchregion, Oberarm/Oberschenkel, oberer und unterer Rücken) die Verteilung der Terminalhaare anhand einer Skala von 0 bis 4 definiert. Erst ab einem Score > 8 wird die Diagnose „Hirsutismus" gestellt. Ferriman-Gallwey-Score (Mit freundlicher Genehmigung des NEJM).

Diese Veränderungen haben klinisch nur in sehr eingeschränktem Maße mit dem kongenital angelegten intersexuellen Befund und den schweren endokrinen Funktionseinschränkungen beim klassischen AGS/CAH postnatal oder mit der sekundär auftretenden Vermännlichung des äußeren Genitales bei erstmals erkennbarem oder nicht sachgerecht diagnostizierten late-onset AGS/NC-CAH im Kleinkindalter zu tun.

Insofern sollten diese für die Patientinnen ebenfalls verwirrenden und lebenslang belastenden Begriffe für die peri- und postpubertär erstmals manifest werdende adrenale Hyperandrogenämie nicht mehr verwendet, sondern durch den Begriff FAS II ergänzt werden (**Geisthövel et al. 2008**)[26] in der folgenden alterskonsekutiven Reihung: - postnatal: AGS/CAH, - frühkindlich: late-onset AGS/ NC-CAH, - postpuberal und später: FAS II (siehe auch Kasuistik).

Diagnostik

Zunächst sollte eine ausführliche Anamnese bezüglich des Eintritts der Menarche, des Menstruationszyklus, eventueller Schwangerschaften, des Gewichtsverlaufes, hormoneller Behandlungen, des Auftretens kutaner Androgenisierungserscheinungen und der Familienanamnese erfolgen. Das Ausmaß der kutanen Androgenisierung wird klinisch festgestellt (eventuell auch fotografisch dokumentiert) und in Schweregrade unterteilt.

Kutane Androgenisierung

Die **Akne vulgaris** wird entsprechend der europäischen S3-Leitlinien (**Nast et al. JEADV 26, 1-29, 2012**) in 4 Schweregrade eingeteilt:

I° komedonale Akne

II° mild-moderate, papulo-pustulöse Akne

III° schwere papulo-pustulöse Akne, moderate noduläre Akne

IV° schwere noduläre Akne, Akne conclobata

Der **Hirsutismus** wird mithilfe des Scores von Ferriman und Gallwey (**Ferriman u. Gallwey 1961**[27], s. **Abb. 5**) beschrieben.

Die **androgenetische Alopezie** wird nach dem Sinclair-Scale (**Yip u. Sinclair 2006**[28], s. **Abb. 6**) beurteilt.

Anthropometrische Parameter

Als anthropometrische Parameter werden Größe, Gewicht, Bauch- und Hüftumfang (s. **Abb. 3**) (**Geisthövel u. Wetzka 2012**)[29] und der Blutdruck erfasst. Auf eine Acanthosis nigricans (s. **Abb. 4**) sollte geachtet werden.

Vaginalsonographie

Vaginalsonografisch wird die Ovarmorphologie (s. **Abb. 2**) beurteilt: Als vergrößertes polyfolliküläres Ovar (PFO) wird ein Ovar definiert, das einen maximalen Durchmesser von ≥ 31 mm zeigt mit einer Anzahl von Antralfollikeln pro maximaler Ovarfläche ≥ 9 (**Geisthövel et al. 2010**).[30] Ein weiteres, aber nicht obligates Kriterium ist eine Erhöhung des Verhältnisses Stroma/Ovarfläche > 0,33 bei medianem Schnitt durch die Ovarien.

Die **Labordiagnostik** erfolgt in drei Stufe (s. **Tab. 2**):

Diagnostikebene I

- Die Diagnostikebene I umfasst die Analyse von LH, FSH, T, SHBG, DHEAS und AMH; zur Abgrenzung anderer Pathologien sollten Prolaktin, TSH und Cortisol und zur Zuordnung der Zyklusphase Östradiol und Progesteron bestimmt werden.

- Die Blutabnahme sollte idealerweise in der frühen Follikelphase erfolgen, da gerade periovulatorisch häufig erhöhte Testosteronspiegel beobachtet werden.

Diagnostikebene II

- In der Diagnostikebene II erfolgt zur exakten Klassifikation der ein- oder zweistündige OGTT – nach früheren und unseren Studien reicht für die vorliegende Fragestellung ein einstündiger OGTT aus (**Geisthövel et al. 2010**)[31], (**Moltz 2006**)[32], (**Wetzka et al. 2013**)[33] mit Bestimmung von Glukose und Insulin.

- Bei erhöhten Spiegeln von DHEAS und/oder Testosteron ohne ovarielle Pathologien wird anschließend ein ACTH-Test zum Ausschluss einer adrenalen Funktionsstörung durchgeführt (Bestimmung von 17-OH-Progesteron basal und 1 h nach Synacthen).

- Des Weiteren wird eine Lipidanalyse mit Bestimmung von Gesamtcholesterin, den Lipoproteinfraktionen HDL und LDL und den Gesamttriglyzeriden veranlaßt.

- Die entsprechenden Normwerte sind in **Tab. 3** (1.-Kategorie-Parameter) und **4** (2.-Kategorie-Parameter) aufgeführt, bei den Hormonwerten beziehen sich diese auf die entsprechenden Ergebnisse unseres Labors, die regelmäßig evaluiert und den jeweils angewendeten Testsystemen angepasst werden.

- Bei deutlicher Erhöhung von Testosteron und DHEAS wird ergänzend ein Dexamethason-Hemmtest veranlasst.

Tab. 5: Indikationen zur topisch-dermatologischen oder systemisch-endokrinen (oralen) Behandlung bei kutaner Androgenisierung (Acne vulgaris, Hirsutismus, androgenetische Alopezie, s. Abb. 7)

topisch
- ein Symptom
- begrenztes Hautareal
- normale Laboranalytik
- kein Kontrazeptionswunsch
- Kontraindikation gegen Sexualsteroide
- Ablehnung einer systemischen Therapie
- systemische Therapie nicht ausreichend (als Kombination)
systemisch
- ein stark ausgeprägtes Symptom (oder mehrere Symptome)
- unregelmäßiger Zyklus
- Hyperandrogenämie
- Kontrazeptionswunsch

Diagnostikebene III

- In der Diagnostikebene III erfolgt bei auffälligem ACTH-Test eine CYP21A2-Mutations-/Deletionsanalyse. Diese genetische Untersuchung ist gerade bei Frauen mit Kinderwunsch wichtig, um eine mögliche Trägerschaft dieses rezessiven Merkmals auszuschließen bzw. die Patientin bei positivem Befund entsprechend zu beraten.

- Die so erhobenen Ergebnisse dienen anschließend zur genauen Einordnung in die FA-Klassifikation, die in **Tab. 1 und 3** dargestellt ist.

Ziel ist eine therapieorientierte Einteilung der FA, um damit eine auf die Patientin individuell angepasste Behandlungsstrategie (s.u.) entwickeln zu können.

Therapiestrategien

Topische und systemisch-dermatologische Therapieformen

Die topischen Therapieprinzipien sind für alle FA-Gruppen ähnlich, sie finden aber vor allem bei Frauen mit funktioneller kutaner Androgenisierung (FCA) Anwendung, also bei jenen Patientinnen, bei denen eine systemische Ursache der Androgenisierung nicht nachzuweisen ist. Die Indikationen für eine topische bzw. systemische antiandrogene Therapie sind in **Tab. 5** dargestellt. Für eine ausführliche Darstellung siehe auch **Hanjalic-Beck et al. (2016)**.[34]

Acne vulgaris

Fünf relevante pharmakologische Substanzgruppen mit verschiedenen Wirkmustern und unterschiedlicher Wirkstärke stehen zur Verfügung. Der Stellenwert der Dermatologica wird in der "European evidence-based (S3) guideline for the treatment of acne" **(Nast et al. 2012)**[35] und in der „S2k-Leitlinie der Deutschen Dermatologische Gesellschaft" **(Nast et al. 2017)**[36] ausführlich erläutert.

Für die Akne I° werden vor allen Dingen topische Therapiemodi eingesetzt, an erster Stelle das Vitamin-A-Säure-Derivat Isotretinoin gefolgt von dem Desquamativum Benzoylperoxid (BPO) und der Azelainsäure. Der Empfehlungs-Level bewegt sich im Bereich "medium" und "niedrig". Azelainsäure weist dabei zwei Vorteile auf: i.) diese Substanz ist nicht UV-Licht-sensitiv, so dass diese Creme auch für sonnenexponierte Hautpartien verwendet werden kann, und ii.) geht von dieser Substanz keine teratogene Wirkung aus, so dass sie während der gesamten Schwangerschaft und auch in der Stillzeit unbedenklich eingesetzt werden kann.

Bei der Akne vulgaris II° steht mit hohem Empfehlungs-Level die Kombination von BPO und Clindamycin an erster Stelle; beide Substanzen unterstützen sich gegenseitig (desquamativ - bakterizid), aber vor allem vermindert das anwesende BPO die meist eintretende Resistenz des Antibiotikums Clindamycin bei Monotherapie.

Im Falle einer Akne vulgaris III° steht die niedrig-dosierte orale Behandlung mit Vitamin-A-Säure (0.3-0.5 mg/kg KG/d) im Vordergrund, nur bei Unverträglichkeit sollte die orale Behandlung mit Minocyclin in Kombination mit einer topischen Behandlung mit Azelainsäure oder Adapalen eingesetzt werden.

Liegt eine Akne vulgaris IV° vor, kämen eine hoch dosierte orale Isotretinoin-Therapie ($\geq$ 0.5 mg/kg KG/d) und nur bei Unverträglichkeit die unter III° schon angegebene alternative Therapieoption in Frage.

Vor Allem bei den Schweregraden III° und IV° sollte die dermatologische Expertise eingeholt werden.

Präparate mit BPO und Erythromycin können auch in der Schwangerschaft eingesetzt werden, während alle anderen Präparate erhebliche Kontraindikationen aufweisen (s. Rote Liste); dies gilt insbesondere für die orale Anwendung von Vitamin-A-Säure-Präparaten (auch bei der topischen Therapie sollte Vorsicht geboten sein).

Hirsutismus

Für den Hirsutismus **(s. Abb. 5 und 7B)**, der durch eine gesteigerte Anagenphase (aktive Wachstumsphase) des Haarzyklus mit Proliferation des Haarfollikels und Transformation von feinem Vellushaar zu kräftigen, pigmentierten Terminalhaaren gekennzeichnet ist, hat sich Eflornithin 11,5%ige Creme als wirksamstes topisches Therapieprinzip erwiesen **(Geisthövel 2012)**.[37] Die Creme sollte zweimal am Tag auf die betreffenden Hautpartien aufgetragen werden, was nur für die Anwendung eines begrenzten Therapieareals sinnvoll ist, vor allem im Gesicht. Weitere therapeutische Optionen z. B. bei Bauch- oder Beinbehaarung stellen das Waxing und – wesentlich effektiver – die Laser-, Elektrooder Kryotherapie von Haarwurzeln dunkler Terminalhaare dar, die aber nur durch entsprechende Spezialisten durchgeführt werden sollten. Der Haarfollikel muss sich dabei in der späten Anagenphase befinden. Des Weiteren kann eine antiandrogene Therapie (s. u.) indiziert sein, auch kombiniert mit Eflornithin.

Alopezie

Minoxidil gilt als Mittel der ersten Wahl **(Blumeyer et al. 2011)**[38] bei der androgenetischen Alopezie **(s. Abb. 6 und 7C)**, die sich durch Verkürzung der Anagenphase, Miniaturisierung des Haarfollikels und Ersatz des Terminalhaares durch kaum erkennbares depigmentiertes Haar charakterisieren lässt. Diese Substanz sollte zweimal täglich in die Kopfhaut einmassiert werden (nach dem Haare waschen). Diese topische Behandlung wird aber von jüngeren Patientinnen als zu aufwändig angesehen **(Geisthövel 2012)**[39], sodass diese dann auf die praktikablere systemische antiandrogene Therapie (s. u.) ausweichen, deren Effektivität für diese Fragestellung jedoch deutlich niedriger anzusetzen ist **(Blumeyer et al. 2011)**.[40] Für Patientinnen in der Peri- oder Postmenopause ist die topische Therapie der systemisch-endokrinen Behandlungsform aufgrund deren ungünstigeren Nutzen-Risiko-Verhältnisses vorzuziehen. Sehr gute Effekte konnten bei Anwendung des reinen Antiandrogens Spironolacton (s. u.) bei der kutanen Androgenisierung beobachtet werden **(Geisthövel 2012)**.[41]

Was ist wichtig für die Patientenaufklärung?

Zur vertrauensvollen Führung der Patientinnen ist eine offene Aufklärung von großer Wichtigkeit, denn sie entwickeln bei einer kutanen Androgenisierung oft einen ausgeprägten Leidensdruck, der sich bis zu neurotischen Symptomen ausweiten kann. Die Acne vulgaris I°–II° reagiert relativ prompt, d. h. innerhalb von etwa drei Monaten kann bereits ein voller, häufig auch kurativer Therapieerfolg erzielt werden. Verbesserungen beim Hirsutismus oder der androgenetischen Alopezie stellen sich oft erst nach drei bis sechs Monaten ein, so dass man als Therapeut erst dann den eingeschlagenen Therapieweg hinreichend beurteilen kann. Meist kann das Symptom aber nur abgeschwächt werden, außerdem ist diese Therapie häufig rein symptomatisch, d.h. eine eventuelle Verbesserung wird mit dem Absetzen der Behandlung wieder rückläufig sein. Infolge der FCA kann es, z. B. beim Hirsutismus, zu erheblichen Identifikationsstörungen kommen; so wird z. B. ein Großteil des Tages mit der Enthaarung der Haut zugebracht, öffentliche Schwimmbäder gemieden oder Partnerschaften aus Angst vor „Entdeckungen" nicht eingegangen. Die androgenetische Alopezie ist mit einem ähnlich starken Frustrationspotenzial verbunden. Mit der meist unbegründeten Vorstellung, womöglich das ganze Kopfhaar zu verlieren, steigern sich die betroffenen Frauen manchmal in schwere Angstsyndrome psychiatrischen Ausmaßes hinein.

Systemisch-endokrine Therapieformen

Vor allem bei Jugendlichen, aber auch z. B. im späten Klimakterium muss zunächst geklärt werden, ob Kontrazeptionsbedarf besteht.

In der Reproduktionsphase ist zu unterscheiden, ob die betroffene Frau eher eine Kontrazeption wünscht oder wegen eines Kinderwunsches (s. u.) den Arzt aufsucht. Eine systemische antiandrogene Therapie ist im Rahmen einer Kontrazeption oder im Virgo status, nach operativer Sterilisierung, bei fehlender Partnerschaft und in der Postmenopause möglich.

Bei der Behandlung mit Cyproteronacetat/Ethinylestradiol (2mg/35µg) sind die Behandlungsdauer nach Fachinformation sowie die Bewertung des VTE-Risikos zu berücksichtigen.

Oligo-/Amenorrhoe

Bei Oligo-/Amenorrhoe ist darauf zu achten, dass kein Östrogenmangel besteht, da dieser zu einer negativen Beeinflussung des Knochenstoffwechsels führen kann (erhöhtes Osteoporoserisiko); eine sonografische Längsachse des Uterus von < 60 mm mit niedrigem Endometrium weist auf einen longitudinalen C18-Sexualsteroid-Mangel hin. In der Regel zeigen aber Frauen mit FA eine ausreichende ovarielle Östrogensynthese, und auch die C19-Sexualsteroide verfügen über eine signifikante osteotrope Wirkung. Als Mono- oder Kombinationstherapie können antiandrogene kombinierte orale Kontrazeptiva (KOKs) oder reine Antiandrogene grundsätzlich bei allen FA-Gruppen eingesetzt werden **(Geisthövel u. Rabe 2012)**.[42]

Die Indikation für KOKs mit antiandrogenen Gestagenen ergibt sich vor allem bei Kontrazeptionswunsch. Gleichzeitig können damit auch die typischen Probleme wie unregelmäßige Zyklen und kutane Androgenisierung erfolgreich therapeutisch angegangen werden. Speziell Cyproteronacetat (2 mg), Chlormadinonacetat (2 mg), Dienogest (2 mg) und Drospirenon (3

Sprechstunde für Androgenisierungserscheinung - funktionelle Androgenisierung

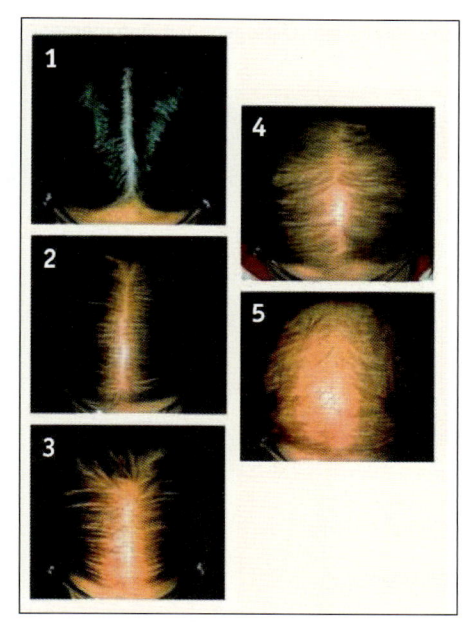

Abb. 6: Sinclair-Scale (fünf Stufen) zur klinischen Beurteilung der androgenetischen Alopezie (Yip u. Sinclair 2006)[28]

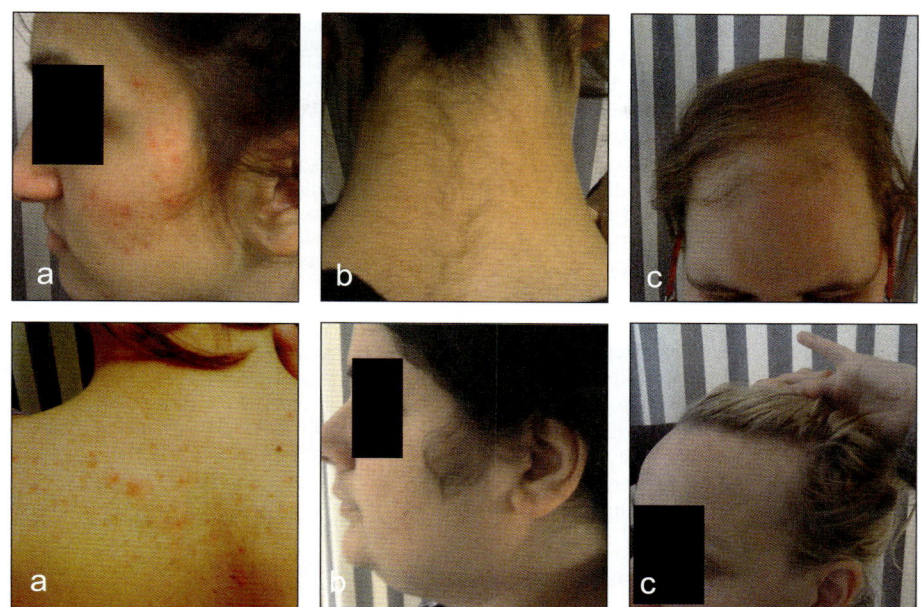

Abb. 7: Beispiele der kutanen androgenisierenden Symptomatik: a: Acne vulgaris; b: Hirsutismus; c: androgenetische Alopezie

mg) zeigen zusammen mit dem gleichzeitig enthaltenen Estradiol bzw. Ethinylestradiol (EE) eine sehr gute antiandrogene Wirksamkeit durch einen antigonadotropem Effekt mit konsekutiv verminderter ovarieller Testosteronsynthese, Blockierung des kutanen Androgenrezeptors und Hemmung der intrakutanen 5α-Reduktase-Aktivität **(Geisthövel u. Rabe 2012)**.[43] Während das Estradiol die hepatische SHBG-Synthese nur gering stimuliert, wirkt das EE hier umso ausgeprägter, wodurch das zirkulierende Testosteron viel stärker in gebundener und damit in unwirksamer Form vorliegt, was pharmakodynamisch den antiandrogenen Effekt der KOKs zusätzlich verstärkt. Die kutanen Androgenisierungserscheinungen Acne vulgaris und Hirsutismus sprechen in der Regel sehr gut bis gut an. Bei ausgeprägter Symptomatik kann auch die Anwendung im kontinuierlichen Langzyklus, d. h. ohne einwöchige Pause, sinnvoll sein.

Die hochdosierte Behandlung mit Cyproteronacetat (10–50 mg, Androcur®) bringt meist keine Vorteile und sollte nur bei speziellen Fragestellungen, deren Indikation der Spezialist festlegt, eingesetzt werden **(Geisthövel u. Rabe 2012)**.[44] Ergänzend können auch Spironolacton (50–100 mg/Tag) als Androgenrezeptorblocker und 5α-Reduktase-Inhibitor oder Finasterid (1 mg/Tag) als 5α-Reduktase-Inhibitor, auch in kombinierter Form, erfolgreich eingesetzt werden. Zu beachten ist, dass beiden die endokrin-systemische Wirkung fehlt und daher ein kontrazeptiver Effekt ausbleibt. Bei beiden Präparaten müssen der off-Label-Use und teratogene Effekte **(Geisthövel 2012)**[45] beachtet werden.

FAS I (PCOS ohne metabolische Störung)

Fertilität: Bei FAS-I-Patientinnen bedarf es einer ausführlichen Aufklärung, insbesondere ist auf die guten Konzeptionschancen **(Veltman-Verhulst et al. 2012)**[46] hinzuweisen.

Es gibt keine präventiven Maßnahmen bezüglich der Ovarmorphologie, welche hyperplastisch, hyperfibrös und polyfollikulär imponiert (polyfolliuläres Ovar, PFO), da diese in aller Regel angeboren ist **(Geisthövel et al. 2008)**.[47]

Kontrazeption: Eine langjährige „Präventivtherapie" mit KOKs ändert daher an der vorgegebenen Ovarstruktur nichts – die evolutionär determinierte, altersabhängige Regression des ovariellen Follikel-Oozyten-Kompartiments mag einen therapeutischen Langzeiteffekt vortäuschen **(Almog et al. 2010)**.[48]

Ohne Kontrazeptionswunsch muss daher nicht „automatisch" ein antiandrogenes KOK rezeptiert werden. Bei den definitionsgemäß schlanken FAS-I-Patientinnen ist nicht mit einer pathologischen Endometriumhyperplasie, die z. B. Endometriumkarzinom enden könnte, zu rechnen; dennoch wäre es bei Oligomenorrhoe sinnvoll, das Endometrium halbjährlich zu kontrollieren.

FAS III (PCOS mit metabolischem Syndrom)

FAS IV (Non-PCO PCOS)

Kutane Androgenisierung: siehe oben unter „Topische und dermatologisch-systemische Therapieformen"

Kontrazeptionswunsch: Handelt es sich um eine FAS-III- oder FAS-IV-Patientin, also um eine Jugendliche oder Frau mit Adipositas und bereits nachweisbaren metabolischen Dysfunktionen bis hin zum metabolischen Syndrom, sollten entsprechende Kontraindikationen gegen die Einnahme von KOKs berücksichtigt und ein individueller Behandlungsweg eingeschlagen werden. Des Weiteren sollten hier fallbezogen regelmäßige sonografische Kontrollen des Endometriums durchgeführt werden, da dieses bei Adipositas wegen des stärkeren systemischen Östrogeneffekts und der proliferativen Wirkung der Hyperinsulinämie eher zur Hyperplasie und möglichen Entartung neigt.

FAS II (late onset AGS", „non-classical congenital adrenal hyperplasia)

Kutane Androgenisierung: siehe oben unter „Topische und dermatologisch-systemische Therapieformen"

Kontrazeptionswunsch: FAS-II-Patientinnen mit kutaner Androgenisierung und Kontrazeptionswunsch profitieren ebenfalls von einer Therapie mit antiandrogenen KOKs. Sollte hierunter die kutane Symptomatik nicht ausreichend gebessert werden und eine Hyperandrogenämie (Testosteron bzw. DHEAS) fortbestehen, da KOKs keinen signifikanten Effekt auf die adrenale C19-Sexualsteroid-Sekretion haben, könnte nach entsprechender Aufklärung eine zusätzliche Cortisonapplikation (s. u.) hilfreich sein.

Fertilitätstherapie

FAS I (PCOS ohne metabolische Störung)

FAS III (PCOS mit metabolischem Syndrom)

Bei Frauen mit PFO und Kinderwunsch (FAS I oder III) kann durchaus primär Clomifen eingesetzt werden. Zu beachten ist allerdings, dass es bei deutlich erhöhtem LH-FSH-Quotienten häufig zu einer Clomifenresistenz kommt: Ein kontinuierlich erhöhter LH-Tonus blockiert die Selektion eines dominanten Follikels. Es sollte immer eine Kontrolle der ovariellen Reaktion erfolgen (zunächst genügt die sonografische); ein Untersuchungsintervall bis zu vier Wochen nach Clomifeneinnahme kann sinnvoll sein, da wegen der genannten Selektionsblockade eine Follikelmaturation bis hin zum präovulatorischen Follikel bei diesen beiden FAS-Gruppen deutlich verzögert stattfinden kann. Die Anzahl an Clomifenzyklen sollte begrenzt bleiben, insbesondere beim Hinweis auf eine Clomifenresistenz.

Konsekutiv oder primär alternativ kommt eine niedrig dosierte Gonadotropinstimulation zum Einsatz, idealerweise mit den heute verfügbaren fein dosierbaren Pen-Applikationssystemen (rekombinantes FSH). Eine Zykluskontrolle ist hierbei obligat, weil das polyfollikuläre Ovar hypersensitiv auf eine FSH-Stimulation („high response") reagieren und sich eine polyfollikuläre Maturation und Polyovulation mit entsprechendem Risiko für höhergradige Mehrlinge entwickeln kann. Bewährt hat sich hierbei ein „low-dose long-term step-up"-Protokoll, d. h. man beginnt mit einer geringen FSH-Dosis (etwa 40–50 IU/d) und steigert diese langsam alle vier bis sieben Tage. Die Entwicklung eines dominanten Follikels dauert meist länger als zwei bis drei Wochen. Bei den (adipösen) FAS-III-Patientinnen ist in der Regel eine leicht höhere initiale FSH-Dosis (etwa 60–75 IU/d) nötig als bei den (schlanken) FAS-I-Patientinnen (etwa 40–50 IU/d). Eine Ovulationsinduktion mit hCG (5.000 IU bzw. 250 µg) ist sinnvoll, ebenso eine Unterstützung der Lutealphase mit natürlichem Progesteron. Die Patientin sollte vor der Behandlung über den klinischen Hintergrund dieser relativ aufwändigen Therapieform aufgeklärt werden, die meist auf zwei bis drei Zyklen begrenzt wird, insbesondere, wenn das Patientenpaar die Kosten selbst tragen muss.

Ungünstige Prädiktoren für diese In vivo-Therapieformen sind das zunehmende Alter der Frau, die Länge der bestehenden Infertilität, ein hoher BMI (**Veltman-Verhulst et al. 2012**)[49], ein hoher LH-FSH-Quotient und eine Hyperinsulinämie. Daraus lässt sich folgern, dass eine junge FAS-I-Patientin mit relativ kurzer Dauer der Kinderlosigkeit eine gute Prognose für die Geburt eines Kindes hat. (Die Aussage: „Ich habe ein PCOS, man hat mir gesagt, ich kann kein Kind bekommen" spiegelt ein fehlgeleitetes Stigma wider!) Im Rahmen einer In-vitro-Fertilisation ist das deutlich erhöhte Risiko für ein ovarielles Überstimulationssyndrom zu beachten; die initiale FSH-Dosierung liegt bei den FAS-I-Patientinnen bei etwa 75–80 IU/d und bei den FAS-III-Patientinnen bei etwa 100–150 IU/d.

FCA (Funktionelle kutane („cutaneous") Androgenisierung)

FAS II („late onset AGS", „non-classical congenital adrenal hyperplasia")

FAS IV (z. B. „Non-PCO PCOS"")

Bei Patientinnen der Gruppen FCA, FAS II (s. u.) und FAS IV hingegen ist in der Regel der LH/FSH-Quotient nicht erhöht und es finden sich normal geformte oder sogar schon hypoplastische, oligofollikuläre Ovarien, sodass häufig mit Clomifen eine gute ovarielle Stimulation induziert oder alternativ die übliche etwa acht- bis zehntägige normal- bis höherdosierte FSH-Stimulation angewendet werden kann.

Eine Übersicht der Therapieoptionen in den verschiedenen FAS-Gruppen bei bestehendem Kinderwunsch ist in **Tab. 7** dargestellt.

Therapie der metabolischen Störungen

Eine spezifische Behandlung metabolischer Störungen ist in der Regel bei Frauen mit der Diagnose FAS III oder IV (**Geisthövel et al. 2010**)[50] bzw. FAS IIb indiziert. Diese Frauen weisen bereits in jungen Jahren etliche Risikofaktoren für die Entwicklung einer Atherosklerose auf, manche zeigen bereits ein metabolisches Syndrom (**Wetzka et al. 2013**).[51] Die Inzidenz von kardiovaskulären Risikofaktoren ist bei androgenisierten Frauen höher als bei gleichaltrigen Frauen ohne hormonelle Pathologien (**Cussons et al. 2008**)[52], (**Wild et al. 2010**).[53] Bezüglich der Reproduktion

Tab. 6: Systemische antiandrogene Therapie mit Sexualsteroiden: Östrogene mit Antiandrogenen (5α-Dihydrotestosteron-Rezeptorantagonisten)

Mit „natürlichen" Östrogenen

Estradiol (E2) + Antiandrogene
Indikationen:
- kutane androgenisierende Symptomatik
- kein Kontrazeptionswunsch
- Zyklusstörungen
- Klimakterium – Menopause

Verfügbare Wirkstoffkombinationen:
- E2-Valerat (2 mg) + Cyproteronacetat (1 mg)
- E2-Valerat (1/2 mg) + Dienogest (2 mg)
- E2-Hemihydrat (1 mg) + Drospirenon (2 mg)
- 4-Stufen-Präparat (E2-Valerat 1–3 mg mit Dienogest 0–3 mg) (auch zur Kontrazeption möglich!)

Mit „synthetischen" Östrogenen („Ovulationshemmer")

Ethinylestradiol (EE) (stärkere Wirkung als E2) + Antiandrogene
Indikationen:
- kutane androgenisierende Symptomatik
- Kontrazeptionswunsch
- Zyklusstörungen (Oligomenorrhoe)
- Erhöhtes Testosteron, erhöhtes LH, niedriges SHBG

Verfügbare Wirkstoffkombinationen:
- EE (35 µg) + Cyproteronacetat (2 mg)
- EE (30 µg) + Dienogest (2 mg)
- EE (20/30 µg) + Drospirenon (3 mg)
- EE (30/50 µg) + Chlormadinonacetat (2 mg/1 mg)

Antiandrogene Wirksamkeit: Cyproteronacetat 100 %, Dienogest 40 %, Drospirenon 30 %, Chlormadinonacetat 20 %

Verordnungshinweise:
- mit „natürlichen" Östrogenen: Das 4-Stufen-Präparat hat eine Zulassung für die Diagnose „Hypermenorrhoe" neben der Kontrazeption, nicht aber für Hyperandrogenämie.
- mit „synthetischen" Östrogenen („Ovulationshemmer"): Präparate mit Cyproteronacetat können nur als antiandrogen wirksame Therapien verordnet werden, nicht zur Kontrazeption. Einige Präparate mit Dienogest haben die Zusatzindikation „Akne". Alle anderen Präparate haben nur die Indikation „Kontrazeption" und müssen daher bei Frauen > 20 Jahre auf Privatrezept verordnet werden.

ist zu beachten, dass adipöse FAS-Patientinnen ein erhöhtes Risiko z. B. für das Auftreten von Aborten, Gestationsdiabetes mellitus (GDM) und Präeklampsie haben (**Geisthövel u. Wetzka 2012**).[54]

Lebensstil-Interventionen

Im Vordergrund steht für alle betroffenen Frauen primär eine detaillierte Beratung zu Veränderungen des Lebensstils. Es gibt keine spezielle Diät für Frauen mit FA, daher sollte zu einer gesunden, kalorienverminderten Ernährung mit Bevorzugung von komplexen Kohlenhydraten, Ballaststoffen, pflanzlichen Eiweißen, hochungesättigten Fettsäuren, Vitaminen und Spurenelementen geraten werden (Fauser et al., Consensus on women's health aspects of PCOS, Hum Rep 27:14-24; 2012) (**Fulford u. Boivin 2012**)[55], (**Geisthövel et al. 2008**).[56]

Weiterhin sollte eine regelmäßige körperliche Betätigung angestrebt werden. Diese muss nicht zwingend als „Sport" erfolgen, was von vielen Patientinnen negativ besetzt wird („zu anstrengend", negative Attribute z. B. durch Schulsport) – auch eine im Alltag gelebte vermehrte körperliche Bewegung durch Laufen oder Radfahren zur Arbeitsstelle, Treppensteigen statt Aufzugbenutzung usw. kann schon hilfreich sein. Ziel ist eine moderate Gewichtsabnahme von 5–10 % des aktuellen Gewichts über drei bis sechs Monate. Dadurch kommt es in der Regel zur Senkung eines zuvor erhöhten Insulinspiegels, konsekutiv beobachtet man eine Erniedrigung von Testosteron und LH, während das SHBG später ansteigt. In der Folge können auch ovulatorische Zyklen auftreten und die kutane Androgenisierung sich verbessern.

Therapie der Hyperinsulinämie

Bei Hyperinsulinämie kann zusätzlich Metformin eingesetzt werden, dies muss bislang noch in Form eines Off-Label-Use geschehen, weil das Präparat für diese Diagnose keine offizielle Zulassung besitzt. Es gibt zwar etliche Studien und Empfehlungen zum Einsatz von Metformin bei androgenisierten Frauen, z. B. **Creanga et al. (2008)**[57], **Geisthövel et al. (2008)**[58], **Wild et al. (2010)**[59], wobei primär untersucht wurde, ob Metformin die Ovulations- bzw. Schwangerschaftsrate verbessert. Die Ergebnisse hierzu sind nicht ganz einheitlich, aber tendenziell wurde ein günstiger Effekt auf Ovulations- und Lebendgeburtenrate beobachtet. Eine systematische Analyse zum Einsatz von Metformin zur Verbesserung metabolischer Störungen bei androgenisierten Frauen steht noch aus (**Marshall u. Dunaif 2012**).[60] Unserer Erfahrung nach sollte die Indikation für eine Metformintherapie nur auf der Basis eines pathologischen Glukosetoleranztests erfolgen. Bei manifestem Diabetes mellitus Typ 2 sollte die Patientin zum Diabetologen überwiesen werden.

Metformin führt häufig zu Verdauungsbeschwerden in Form von Meteorismus und/oder Diarrhoe. Daher sollte es auf alle Fälle einschleichend dosiert werden, z.B. in der 1. Woche 500 mg pro Tag abends, in der 2. Woche 500 mg morgens und abends und ab der 3. Woche 3x täglich 500 mg. Wird dies gut toleriert, kann man auf 2x850 mg bis 2x1000 mg gewichtsadaptiert umstellen (BMI 25-30 kg/m^2: 2x 850 mg; BMI >30 kg/m^2; 2x1000 mg; siehe auch Leitlinie der DGGG zur Metformintherapie 2015). Sollte Metformin nicht ausreichend hoch dosiert werden können aufgrund von Nebenwirkungen, kann man Myo-Inositol einsetzen, welches die Insulinsensitivität der Zielgewebe verbessert; hierzu wurden aktuell mehrere kleinere Studien mit günstigen Effekten publiziert (**Unfer et al. 2012**).[61]

Die Leitlinie zum Gestationsdiabetes (**Schäfer-Graf et al. 2011**)[62] sollte beachtet werden, auch um der möglichen Weitergabe einer FAS-III/IV- Problematik trans generationem vorzubeugen (**Geisthövel u. Wetzka 2012**).[63] Auch postpartal sollten FAS-III- und -IV-Patientinnen unter präventiver medizinischer Kontrolle bleiben.

Therapie der Dyslipidämie

Bei Dyslipidämie sollte primär eine Lifestyle-Intervention empfohlen werden. Wenn diese wenig Erfolg zeigt, sollte in Kooperation mit einem Internisten eine spezifische lipidsenkende Therapie (z. B. mit Fluvastatin) begonnen werden; auf den präventiven Effekt des Stillens sollte hingewiesen werden.

Blutdruckeinstellung

Manche Frauen weisen bereits eine arterielle Hypertonie auf, so dass auf entsprechende Kontraindikationen (s. oben) geachtet und eine adäquate Therapie gemäß den aktuellen Richtlinien eingeleitet werden sollte. Bei der Auswahl der Medikation muss auf einen eventuell bestehenden Kinderwunsch Rücksicht genommen werden (z. B. Kontraindikation für ACE-Hemmer).

Therapie der adrenalen Funktionsstörung

Eine spezifische Indikation ergibt sich aus dem Dexamethason-Hemmtest, wenn dieser zu einer signifikanten Senkung (> 50 %) des Testosterons und/oder des DHEAS geführt hat (**Geisthövel et al. 2008**)[64]; damit ist eine Hyperandrogenämie adrenaler Genese (FAS II) praktisch gesichert. Eine adrenale Komponente kann aber auch als Mischform ovariell-adrenal (Subgruppe b) bei FAS Ib und FAS IIIb erkennbar sein. Der Nachweis einer heterozygoten CYP21A2-Mutation/Deletion allein stellt beim Fehlen einer Hyperandrogenämie, d. h. bei einer noch ausreichenden enzymatischen Aktivität, womit definitionsgemäß auch kein FAS II vorliegt, keine Indikation für eine Cortisonsubstitution dar.

Bei infertilen Patientinnen mit FAS II kann der Einsatz von z. B. Hydrocortison 10 (-15) mm zum Einsatz kommen, wobei die höhere Dosis abends appliziert werden sollte, um das morgendliche Maximum der Cortisolsynthese zu supprimieren. Bei Langzeittherapie ist auf das Nebenwirkungsprofil einer Cortisontherapie (z. B. Reduzierung der Knochendichte) zu achten. Bei Kinderwunsch sollten nicht plazentagängige Glukokortikoide (z. B. Prednisolon oder Hydrocortison) eingesetzt werden. Wenn beide Partner Heterozygotenträger sind, muss zur Beratung für präventive Maßnahmen in der Schwangerschaft (z. B. Dexamethasontherapie der Schwangeren) ein entsprechender Spezialist aufgesucht werden und eine Meldung an das Koordinationszentrum der Universitätskinderklinik Erlangen erfolgen.

Fazit

Die genau definierte Klassifikation der FA der Frau erlaubt eine exakte Zuordnung der betroffenen Patientinnen in die fünf FA-Gruppen. Eine spezifische und indivi-

Tab. 7: Funktionelles androgenisierendes Syndrom (FAS) I bis IV: Fertilitätstherapie in vivo
(**DHEAS**= Dehydroepiandrosteronsulfat; **FAI**= freier Androgen-Index; **ART**= Assistierte Reproduktive Technik)

Gruppen	Ziele, Indikationen	Maßnahmen
FAS II	DHEAS Testosteron	Hydrocortison, Prednisolon, Dexamethason
FAS III/IV	Gewicht FAI Hyperinsulinämie	Lebens-/Ernährungsumstellung Metformin
FAS I-IV	Hormonstimulation 1. Wahl (indirekt)	Clomifen 50(-100)mg/d max. 6 Zyklen mit Ovulationskontrolle
FAS I/III	Clomifenversager High- Response: ≥3 bis ≤5 dominante Follikel ≥6 dominante Follikel	low-dose long-tern FSH 37,5-50-75 IU/d Follikelreduktion Umstellen auf ART

dualisierte Therapie ist auf diese Weise möglich.

Es liegen keine Interessenkonflikte der Autoren vor.

Literatur

1. Geisthövel F, Wacker A, Wetzka B 2008. Funktionelle Androgenisierung des peri- und postpuberalen Mädchens sowie der Frau. J Reprod Med Endocrinol 5:21-38.

2. Geisthövel F, Wacker A, Wetzka B 2008. Funktionelle Androgenisierung des peri- und postpuberalen Mädchens sowie der Frau. J Reprod Med Endocrinol 5:21-38.

3. Geisthövel F, Wacker A, Brabant G, Botsch F, Maechtel A, Wetzka B, Ochsner A 2010. Novel systematics of nomenclature and classification of female functional androgenization. J Reprod Med Endocrinol 7:6-26

4. Geisthövel F 2002. Funktioneller Hyperandrogenismus (sog. "PCOS"). Neu Aspekte zur Klassifizierung, Ätiologie, Diagnostik und Therapie. Gynäkologe 35:48-63.

5. Geisthövel F, Wacker A, Wetzka B 2008. Funktionelle Androgenisierung des peri- und postpuberalen Mädchens sowie der Frau. J Reprod Med Endocrinol 5:21-38.

6. Geisthövel F, Wacker A, Brabant G, Botsch F, Maechtel A, Wetzka B, Ochsner A 2010. Novel systematics of nomenclature and classification of female functional androgenization. J Reprod Med Endocrinol 7:6-26.

7. Geisthövel F, Wacker A, Wetzka B 2008. Funktionelle Androgenisierung des peri- und postpuberalen Mädchens sowie der Frau. J Reprod Med Endocrinol 5:21-38

8. Geisthövel F, Wacker A, Brabant G, Botsch F, Maechtel A, Wetzka B, Ochsner A 2010. Novel systematics of nomenclature and classification of female functional androgenization. J Reprod Med Endocrinol 7:6-26.

9. Wetzka B, Textor W, Ochsner A and Geisthövel F 2011. AMH confirms the classification of female functional androgenization (including "PCOS"). Eur J Endocrinol, 165:323-330. Doi.org/10.1530/EJE-10-1179

10. Ferriman D and Gallwey JD 1961. Clinical assessment of body hair growth in women. J Clin Endocrinol Metab 21:1440-1447

11. Geisthövel F, Wacker A, Brabant G, Botsch F, Maechtel A, Wetzka B, Ochsner A 2010. Novel systematics of nomenclature and classification of female functional androgenization. J Reprod Med Endocrinol 7:6-26

12. Geisthövel F, Textor W, Wetzka B 2010: A novel entity of female functional androgenization (FA). 8th Annual Meeting of Androgen Excess & PCOS Society, Munich. p.41, Poster 5.

13. Schöfl C, Schill T, Geisthövel F, Brabant G 2004 Polyzystisches Ovarialsyndrom und Insulinresistenz. Deutsches Ärzteblatt 6, A-346-351

14. Rotterdam ESHRE/ASRM-Sponsered PCOS Consensus Workshop Group 2004. Revised 2003 consensus on diagnostic criteria and long-term health risks related to polycystic ovary syndrome (PCOS). Hum Reprod 19:41-47 and Fertil Steril 81:19-25.

15. Amsterdam ESHRE/ASRM-Sponsored 3rd PCOS Consensus Workshop Group. Fauser BC, Tarlatzis BC, Rebar RW, Legro RS, Balen AH, Lobo R, Carmina H, Chang RJ, Yildiz BO, Laven JS, Boivin J, Petraglia F, Wijeyeratne CN, Norman RJ, Dunaif A, Franks S, Wild RA, Dumesic D, Barnhart K. Consensus on women's health aspects of polycystic ovary syndrome (PCOS). Hum Reprod. 2012 Jan;27(1):14-24. doi: 10.1093/humrep/der396. Epub 2011 Dec 5.

16. Geisthövel F, Rabe T 2007. The ESHRE/ASRM consensus on polycystic ovary syndrome (PCOS) – an extended critical analysis. RBM Online 4:522-535

17. Rotterdam ESHRE/ASRM-Sponsered PCOS Consensus Workshop Group 2004. Revised 2003 consensus on diagnostic criteria and long-term health risks related to polycystic ovary syndrome (PCOS). Hum Reprod 19:41-47 and Fertil Steril 81:19-25.

18. Dewailly D, Gronier H, Poncelet E, Robin G, Leroy M, Pigny P, Duhamel A and Catteau-Jonard, S 2011. Diagnosis of PCOS: Revisiting the threshold values of follicle count on ultrasound and of serum AMH levels for the definition of polycystic ovaries. Hum Reprod 26:3123-3129.

19. Rotterdam ESHRE/ASRM-Sponsered PCOS Consensus Workshop Group 2004. Revised 2003 consensus on diagnostic criteria and long-term health risks related to polycystic ovary syndrome (PCOS). Hum Reprod 19:41-47 and Fertil Steril 81:19-25.

20. Geisthövel F 2002. Funktioneller Hyperandrogenismus (sog. "PCOS"). Neu Aspekte zur Klassifizierung, Ätiologie, Diagnostik und Therapie. Gynäkologe 35:48-63.

21. Geisthövel F, Rabe T 2007. The ESHRE/ASRM consensus on polycystic ovary syndrome (PCOS) – an extended critical analysis. RBM Online 4:522-535

22. Geisthövel F, Wacker A, Wetzka B 2008. Funktionelle Androgenisierung des peri- und postpuberalen Mädchens sowie der Frau. J Reprod Med Endocrinol 5:21-38.

23. Geisthövel F, Wacker A, Brabant G, Botsch F, Maechtel A, Wetzka B, Ochsner A 2010. Novel systematics of nomenclature and classification of female functional androgenization. J Reprod Med Endocrinol 7:6-26.

24. Rabe T, Reisch N, Bettendorf M, Hinderhofer K, Wildt L, Mattle V, Schüring A, Strowitzki T und Albring Ch. 2012. Das Adrenogenitale Syndrom der Frau:Gemeinsame Stellungnahme der DGGEF und des BVF. J Reproduktionsmed Endokrinol 9:201-224

25. Rabe T, Reisch N, Bettendorf M, Hinderhofer K, Wildt L, Mattle V, Schüring A, Strowitzki T und Albring Ch. 2012. Das Adrenogenitale Syndrom der Frau:Gemeinsame Stellungnahme der DGGEF und des BVF. J Reproduktionsmed Endokrinol 9:201-224

26. Geisthövel F, Wacker A, Wetzka B 2008. Funktionelle Androgenisierung des peri- und postpuberalen Mädchens sowie der Frau. J Reprod Med Endocrinol 5:21-38.

27. Ferriman D and Gallwey JD 1961. Clinical assessment of body hair growth in women. J Clin Endocrinol Metab 21:1440-1447.

28. Yip Y and Sinclair RD 2006. Antiandrogen Therapy for androgenetic alopecia. Ex Rev Dermatol 1:261-269.

29. Geisthövel F and Wetzka B 2012. Adipositas und Fertilität der Frau aus gynäkologischer Sicht. Gynäkol Endokrinol 10:15-25.

30. Geisthövel F, Wacker A, Brabant G, Botsch F, Maechtel A, Wetzka B, Ochsner A 2010. Novel systematics of nomenclature and classification of female functional androgenization. J Reprod Med Endocrinol 7:6-26.

31. Geisthövel F, Wacker A, Brabant G, Botsch F, Maechtel A, Wetzka B, Ochsner A 2010. Novel systematics of nomenclature and classification of female functional androgenization. J Reprod Med Endocrinol 7:6-26.

32. Moltz 2006: Prävalenz der Insulinresistenz in Abhängigkeit vom Körpergewicht – Bedeutung für die Primärprävention kardiovaskulärer Erkrankungen. Geburtsh Frauenheilk 66:284-293.

33. Wetzka B, Textor W and Geisthövel F 2013. Analysis of insulin resistance in functional androgenization syndrome (including "polycystic ovary syndrome"). J of Endocrinology & Metabolic Syndrome 2:111; doi:10.4172/2161-1017.1000111. 2

34. Hanjalic-Beck A et al. 2016. Gynäkol Praxis 40/3:455-468

35. Nast A, Dréno B, Bettoli V, Degitz K, Erdmann R, Finlay AY, Ganceviciene R, Haedersdal M, Layton A, López-Estebaranz JL, Ochsendorf F, Oprica C, Rosumeck S, Rzany B, Sammain A, Simonart T, Veien NK, Zivkovíc MV, Zouboulis CC, Gollnick H; European Dermatology Forum. European evidence-based (S3) guidelines for the treatment of acne. J Eur Acad Dermatol Venereol. 2012 Feb;26 Suppl 1:1-29. doi: 10.1111/j.1468-3083.2011.04374.x.

36. Nast et al. AWMF online, AWMF-Register-Nr. 013/017

37. Geisthövel F 2012. Diagnostik und Therapie der kutanen Androgenisierung im klimakterischen Übergang sowie in der Peri- und Postmenopause: Hirsutismus und Haarausfall. J Gynäkol Endokrinol 22(4):58-67

38. Blumeyer A, Tosti A, Messenger A, Reygagne P, del Marmol V, Spuls PI, Trakatelli M, Finner A, Kiesewetter F, Trüeb R, Rzany B, Blume-Peytavi U. Evidence-based (S3) guideline for the treatment of androgenetic alopecia in women and in men. JDDG 2011; 9 (Suppl 6): S1-S57.

39. Geisthövel F 2012. Diagnostik und Therapie der kutanen Androgenisierung im klimakterischen Übergang sowie in der Peri- und Postmenopause: Hirsutismus und Haarausfall. J Gynäkol Endokrinol 22(4):58-67

40. Blumeyer A, Tosti A, Messenger A, Reygagne P, del Marmol V, Spuls PI, Trakatelli M, Finner A, Kiesewetter F, Trüeb R, Rzany B, Blume-Peytavi U. Evidence-based (S3) guideline for the treatment of androgenetic alopecia in women and in men. JDDG 2011; 9 (Suppl 6): S1-S57.

41. Geisthövel F 2012. Diagnostik und Therapie der kutanen Androgenisierung im klimakterischen Übergang sowie in der Peri- und Postmenopause: Hirsutismus und Haarausfall. J Gynäkol Endokrinol 22(4):58-67

42. Geisthövel F und Rabe 2012. Hirsutismus und Cyproteronacetat; in: Rabe et al (eds) Seminar in Gynäkologischer Endokrinologie, Band II, 2012

43. Geisthövel F und Rabe 2012. Hirsutismus und Cyproteronacetat; in: Rabe et al (eds) Seminar in Gynäkologischer Endokrinologie, Band II, 2012

44. Geisthövel F und Rabe 2012. Hirsutismus und Cyproteronacetat; in: Rabe et al (eds) Seminar in Gynäkologischer Endokrinologie, Band II, 2012

45. Geisthövel F 2012. Diagnostik und Therapie der kutanen Androgenisierung im klimakterischen Übergang sowie in der Peri- und Postmenopause: Hirsutismus und Haarausfall. J Gynäkol Endokrinol 22(4):58-67

46. Veltman-Verhulst S, Fauser BCJM, Eijkemans MJ

47 Geisthövel F, Wacker A, Wetzka B 2008. Funktionelle Androgenisierung des peri- und postpuberalen Mädchens sowie der Frau. J Reprod Med Endocrinol 5:21-38.

48 Almog B, Shehata F, Shalom-Paz E, Tan SL (2010) Age-related normogram for antral follicle count: McGill reference guide. Fertil Steril 95: S.663-666

49 Veltman-Verhulst S, Fauser BCJM, Eijkemans MJ 2012. High singleton live birth rate confirmed after ovulation induction in women with anovulatory PCOS: Validation of a prediction model for clinical practise. Fertil Steril 98:761. doi:10.1016/fertnstert.2012.04.027

50 Geisthövel F, Textor W, Wetzka B 2010: A novel entity of female functional androgenization (FA). 8th Annual Meeting of Androgen Excess & PCOS Society, Munich. p.41, Poster 5.

51 Wetzka B, Textor W and Geisthövel F 2013. Analysis of insulin resistance in functional androgenization syndrome (including "polycystic ovary syndrome"). J of Endocrinology & Metabolic Syndrome, 2:;111; doi:10.4172/2161-1017.1000111. 2013

52 Cussons AJ, Watts GF, Burke V, Shaw JE, Zimmet PZ and Stuckey BGA 2008. Cardiometabolic risk in PCOS: a comparison of different approaches to defining the metabolic syndrome. Hum Reprod 23:2352-2358.

53 Wild RA, Carmina E, Diamanti-Kandarakis E, Dokras A, Escobar-Morreale HF, Futterweit W, Lobo R, Norman RJ, Talbott E and Dumesic DA 2010. Assessment of cardiovascular risk and prevention of cardiovascular disease in women with the PCOS : a consensus statement by the AE-PCOS Society. J Clin Endocrinol Metab 95:2038-2049.

54 Geisthövel F and Wetzka B 2012. Adipositas und Fertilität der Frau aus gynäkologischer Sicht. Gynäkol Endokrinol 10:15-25.

55 Fulford B, Boivin J 2012. Optimal dietary composition for weight loss in PCOS: A systematic review and meta-analysis of randomized controlled trials. Hum Reprod 27 (Supll1): i312.

56 Geisthövel F, Wacker A, Wetzka B 2008. Funktionelle Androgenisierung des peri- und postpuberalen Mädchens sowie der Frau. J Reprod Med Endocrinol 5:21-38.

57 Creanga AA, Bradley HM, McCormick C and Witkop CT 2008. Use of Metformin in PCOS: a metaanalysis. Obstet Gynecol 111:959-68.

58 Geisthövel F, Wacker A, Wetzka B 2008. Funktionelle Androgenisierung des peri- und postpuberalen Mädchens sowie der Frau. J Reprod Med Endocrinol 5:21-38.

59 Wild RA, Carmina E, Diamanti-Kandarakis E, Dokras A, Escobar-Morreale HF, Futterweit W, Lobo R, Norman RJ, Talbott E and Dumesic DA 2010. Assessment of cardiovascular risk and prevention of cardiovascular disease in women with the PCOS : a consensus statement by the AE-PCOS Society. J Clin Endocrinol Metab 95:2038-2049.

60 Marshall JC and Dunaif A 2012. Should all women with PCOS be treated for insulin resistance? Fertil Steril 97:18-22.

61 Unfer V, Carlomagno G, Dante G & Faccinetti F 2012. Effects of myo-inositol in women with PCOS: A systematic review of randomized controlled trials. Gynecol Endocrinol 28:509-515

62 Schäfer-Graf U, Kleinwechter H, Kainer F, Sorger M (2011) Risiken der Schwangerschaft: Gestationsdiabetes – praktische Umsetzung der neuen S3-Leitlinie. Frauenarzt 52:962-970

63 Geisthövel F and Wetzka B 2012. Adipositas und Fertilität der Frau aus gynäkologischer Sicht. Gynäkol Endokrinol 10:15-25.

64 Geisthövel F, Wacker A, Wetzka B 2008. Funktionelle Androgenisierung des peri- und postpuberalen Mädchens sowie der Frau. J Reprod Med Endocrinol 5:21-38.

Kasuistik

Familie mit Mutation der 21-Hydroxylase mit geringer Funktionseinschränkung des Enzyms resultierend in funktioneller kutaner Androgenisierung (FCA)

Abgrenzung zum „polyzystischen Ovarsyndrom (PCOS)"

Birgit Wetzka, Franz Geisthövel

Die ältere Tochter (17 J.) der Familie stellte sich im CERF vor wg. zunehmender Akne und Hirsutismus. In der basalen Hormonanalyse außerhalb fielen eine gering erhöhte Konzentration von DHEAS (11,37 nmol/l) bei normalem Gesamttestosteron (1,52 nmol/l) auf, die Ovarien imponierten eher altersentsprechend ohne PCO-typische zentrale Stromavermehrung, LH/FSH-Quotient <1. Es wurde daraufhin eine molekulargenetische Analyse des *Cyp21A2-Gens* im Institut für Humangenetik der Universität Heidelberg veranlasst, wobei die Mutation C*13A>G in der 3´UTR heterozygot nachgewiesen wurde, welche heute als milde Mutation eingestuft wird **(Knochenhauer et al. 1997), (Menabo et al. 2012)**. Die anschließend durchgeführte molekulargenetische Analyse der Mutter und der jüngeren Schwester ergab eine homozygote Konstellation bei ersterer und dementsprechend ebenfalls eine heterozygote Anlageträgerschaft bei letzterer.

Klinische Verläufe bei der Mutter und ihren beiden Töchtern

Die 43-jährige Mutter wurde bisher endokrinologisch nie weitergehend abgeklärt. Das äußere Genitale ist unauffällig, sie ist normgewichtig. Sie hatte selbst bemerkt, dass sie immer sehr niedrigen Blutdruck hatte, Streßsituationen schlecht tolerierte und anschließend sehr erschöpft war, oft trat dann auch eine deutliche Hypoglykämie-Symptomatik auf. Dies wurde allmählich ausgeprägter, so dass sie ihre Arbeit als Krankenpflegerin im Dreischichtbetrieb aufgeben mußte und in den kaufmännischen Bereich umschulte. Die Zyklen waren nicht immer regelmäßig, sie wurde aber ohne hormonelle Stimulation zweimal spontan schwanger. Beide Schwangerschaften und Geburten verliefen unkompliziert. Im 40. Lebensjahr traten verstärkte, schlecht kontrollierbare Menstruationsblutungen auf, so dass der Entschluß zur Hysterektomie gefällt wurde. Die postoperative Genesung verlief verzögert. Seit der Pubertät litt sie unter ausgeprägter Akne wie viele ihrer Familienmitglieder, die auf keine dermatologische Therapie befriedigend ansprach. Nebenbefundlich besteht eine ausgeprägte Migräne, z.T. mit Hemiplegie. Die basale Hormonanalyse von Cortisol, DHEAS, Testosteron, 17-hydroxy (OH)-Progesteron, LH, FSH, Östradiol, SHBG und Anti-Müller-Hormon (AMH) war altersentsprechend unauffällig, der Elektrolythaushalt war ausgeglichen.

Ihre ältere Tochter (17 J.) ist normgewichtig (BMI 21 kg/m2), die Zyklen sind seit der Menarche unregelmäßig. Die basale Hormonanalyse von Cortisol, DHEAS, Testosteron, 17-OH-Progesteron, LH, FSH und Östradiol im CERF ergab keine Auffälligkeiten. Sie leidet seit dem 8. Lebensjahr unter Akne, die durch topische Therapie nie befriedigend behandelbar war. Die Zyklen sind eher unregelmäßig mit Hyper- und Dysmenorrhoe. Außerhalb wurde die Diagnose „Stein-Leventhal-Syndrom" bzw. „polyzystisches Ovarsyndrom (PCOS)" gestellt (kutane Androgenisierung + Oligo-/Anovulation als 2 diagnostische Kriterien für das „PCOS" des **Rotterdam-Konsensus 2004**) und die Patientin auch entsprechend beraten. Ein weiteres Problem ist die schwere Migräne, wofür es eine Veranlagung über die mütterliche Familie gibt, die genetische Analyse diesbezüglich war aber unauffällig.

Die jüngere Tochter (14 J.) ist schlank. Ihre Zyklen waren bislang unregelmäßig. Sie leidet besonders unter zunehmendem Hirsutismus. Die basale Hormonanalyse von Cortisol, DHEAS, Testosteron, SHBG, LH, FSH, Östradiol und 17-OH-Progesteron ergab jedoch keine Auffälligkeiten.

Leider war zum Zeitpunkt der Diagnosestellung kein ACTH-Test möglich, weil Synacthen® nicht verfügbar war. Später waren alle 3 Frauen unter hormoneller Therapie (s.u.).

Grundlagen zur adrenalen Hyperandrogenämie

Das Adrenogenitale Syndrom (AGS) umfaßt eine Gruppe von autosomal rezessiv vererbten Enzymdefekten der adrenalen Steroidbiosynthese (ausführliche Übersicht in **Rabe et al. 2012 und 2013**). Am häufigsten kommen dabei aktivitätsverändernde Mutationen der 21-Hydroxylase vor, die Progesteron zu Deoxy-Corticosteron umwandelt **(Abb. 1)**. Der Genort liegt auf dem kurzen Arm des Chromosom 6. Es existieren 2 Gene mit hoher Homologie, nämlich ein aktives Gen (*CYP21A2*) und ein inaktives Pseudogen (*CYP21A*), wobei die enge Nachbarschaft des Pseudogens mit dem aktiven Gen eine kausale Bedeutung für die Entstehung zahlreicher Gendefekte hat **(Dörr 2015)**. Spontanmutationen treten relativ häufig auf. Die Heterozygotenfrequenz von Mutationsträgern der 21-Hydroxylase beträgt bis zu 2% in der allgemeinen Bevölkerung und bis zu 18% bei androgenisierten Frauen **(Mattle et al. 2006)**.

Die erniedrigte Cortisolbiosynthese verursacht durch die verminderte negative Rückkopplung eine erhöhte CRH/ACTH-Ausschüttung von Hypothalamus und Hypophyse und dadurch eine Stimulation der Cortisolbiosynthese mit Akkumulation der Stoffwechselprodukte vor dem Enzymdefekt. Im Falle der 21-Hydroxylase führt dies zu einem Anstieg des 17-OH-Progesterons, welches diagnostisch wegweisend ist. Zusätzlich findet sich meist eine Erhöhung des DHEA und des adrenal gebildeten Testosterons. Letzteres führt zu einer Störung der Gonadotropinausschüttung und damit zur Hemmung der Follikelreifung und unregelmäßigen Zyklen.

Bei starker Aktivitätsminderung der 21-Hydroxylase kommt es zum Vollbild des **AGS**, d.h. zur Geburt eines virilisierten Mädchens mit peniformer Klitoris, weil schon intrauterin die erhöhten Androgenspiegel das äußere weibliche Genitale vermännlichen. Um dies zu vermeiden, wird heute bei Risikoschwangerschaften, d.h. beide Partner mindestens heterozygot von einer stark aktivitätsmindernden Mutation der 21-Hydroxylase betroffen, eine intrauterine Therapie mit Dexamethason durchgeführt, bis eine Pränataldiagnostik möglich ist. Bei einem männlichen Feten wird die Behandlung beendet, bei einem weiblichen Feten während der Schwangerschaft fortgeführt. Die bisherigen Beobachtungen zeigen, dass auf diesem Weg die Virilisierung der Mädchen verhindert werden kann. Allerdings gibt es widersprüchliche Berichte über eventuelle Spätfolgen, so dass diese Behandlung nur unter Studienbedingungen durchgeführt werden sollte (Register bei Prof. H.G. Dörr, Universitätskinderklinik Erlangen; **Dörr et al. 2015**). Alle diese Patienten zeigen deutlich erhöhte Serumspiegel von 17-OH-Progesteron (>10 ng/ml), was im Rahmen des Neugeborenenscreenings zur Früherkennung genutzt wird.

Bei nur mäßig verminderter Enzymaktivität (Übersicht in Mattle et al. 2006, Riepe 2010) kommt es erst bei Pubertätsbeginn zu klinischen Auffälligkeiten im Sinne eines **late-onset AGS**: Häufig beobachtet man eine prämature Pubarche und auffallenden Schweißgeruch, die Mädchen zeigen eine kutane Androgenisierung mit Akne und/oder Hirsutismus, die Menstruationszyklen können durch eine hypophysäre Regulationsstörung unregelmäßig sein. Diese Mädchen haben basal meist normale Serumspiegel des 17-OH-Progesterons, zeigen aber einen deutlichen Anstieg nach ACTH-Gabe (>10 ng/ml).

In dieser Gruppe ist häufig eine Überscheidung mit der klinischen Symptomatik des polyzystischen Ovarsyndroms (PCOS nach Rotterdam Konsens 2004) gegeben, da diese jungen Frauen fast alle altersbedingt große, polyfollikuläre Ovarien haben und/oder unregelmäßige Zyklen und eine klinische Androgenisierung aufweisen **(Geisthövel/Wetzka 2010)**. Nur eine detaillierte

Diagnostik, wie von uns zur Klassifikation der funktionellen Androgenisierung der Frau **(Geisthövel et al. 2008, Wetzka/ Geisthövel 2013)** gefordert, kann hier zu einer Unterscheidung führen, die für die Beratung und Betreuung dieser Frauen in der Adoleszenz **(Geisthövel 2010)**, aber auch später speziell bei Kinderwunsch essentiell ist. Wichtig ist, den jungen Frauen mit der hier falschen Diagnose „PCOS" keine Angst zu machen, dass sie wahrscheinlich nicht schwanger werden können, weil „ihre Eierstöcke Zysten hätten", denn diese haben im Gegenteil ausreichend funktionsfähige Follikelapparate, die durch FSH stimulierbar sind **(Geisthövel et al. 2008)**. Die ovarielle Funktion der Frauen mit rein adrenaler Hyperandrogenämie ist primär normal, es kommt nur durch die gestörten Rückkoppelungsmechanismen (s.o.) sekundär zu einer gestörten Follikelreifung und damit immer wieder zu unregelmäßigen, dann auch anovulatorischen Zyklen. Zur Zyklusregularisierung kann eine niedrig dosierte Cortisonsubstitution, in der Regel abends gegeben, um den morgendlichen ACTH-Peak zu unterdrücken, durchgeführt werden.

Die vor 35 Jahren von **Yen (1980)** aufgestellte Hypothese, dass jede Hyperandrogenämie durch eine Stimulation der hypophysären LH-Sekretion zu einem Arrest der Follikelreifung und konsekutiv zu der Entwicklung von „polyzystischen Ovarien (PCO)" führt, woraus sich dann ein Circulus vitiosus entwickelt, der sich selbst erhält, ist nicht sicher bewiesen und entspricht nicht dem klinischen Verlauf bei Frauen mit FAS II. Eine morphologische Studie mittels Ultraschall und Magnetresonanztomographie zeigte, dass ein „PCO" bei Mutationen des *Cyp21A2*-Gens nicht häufiger nachweisbar ist als in der Normalbevölkerung **(Stikkelbroek et al. 2004)**. Der Yen-Hypothese widersprechen unsere Daten zur Ovargröße bei FAS II (s.u.), die deutlich geringer als bei FAS I oder III ist **(Geisthövel et al. 2008, Wetzka/Geisthövel 2013)**.

Eine leichte Verminderung der Cortisolbiosynthese äußert sich klinisch in Müdigkeit, verminderter Streßtoleranz, Hypoglykämie, erhöhter Infektneigung sowie Addison-ähnlichen Krisen. Bei der homozygoten Mutter kam es wahrscheinlich in Streßsituationen zu einer nicht adäquaten Cortisolsynthese, was ihre klinische Symptomatik erklären könnte.

Bei geringer Einschränkung der Enzymaktivität, was sich in einer normalen Cortisolsynthese und basal unauffälligen 17-OH-Progesteron-Konzentrationen äußert, sollte man von einem **funktionell androgenisierenden Syndroms II** sprechen **(Geisthövel et al. 2008), (Wetzka u. Geisthövel 2013)**. Hier überwiegt meist das Problem der kutanen Androgenisierung in Form von Hirsutismus oder Akne, gelegentlich finden sich auch unregelmäßige Zyklen. Im Gegensatz zu Mädchen und Frauen mit FAS I oder III haben jene mit FAS II primär keine ovarielle Funktionsstörung (s.o.) und per definitionem einen LH/FSH-Quotient <1,3 und ein Δ17-OH-Progesteron (60-0 min) von >2,8 ng/ml im ACTH-Test.

Eine Substitutionstherapie ist bei FAS II selten indiziert, da meist eine ausreichende Cortisolsynthese besteht und eher Nebenwirkungen einer länger dauernden Corticosteroidtherapie zu beachten sind. Wir sehen als einzige Indikation eine deutliche Reduktion des Testosterons (>50%) im Dexamethasonhemmtest an **(Geisthövel et al. 2008)**. In der Regel kann man mit kombinierten Kontrazeptiva mit antiandrogen wirksamen Gestagenen (Cyproteroncetat, Dienogest, Chlormadinonacetat, Drospirenon) eine gute Besserung der kutanen Androgenisierung erreichen. Im Falle einer Schwangerschaft sollte das Cortisonpräparat bei FAS II-Patientinnen abgesetzt werden. Bei Kinderwunsch und Oligomenorrhoe kann mittels einer hormonellen Stimulation mit Clomifen oder niedrig dosiertem FSH meist im normalen Zeitfenster, d.h. innerhalb von 2-3 Wochen, eine Eizellreifung und Ovulation induziert werden.

Eine spezialisierte molekulargenetische Diagnostik ist bei FAS II indiziert, um die wahrscheinlich vorhandene Mutation des *Cyp-21-A2*-Gens festzustellen. Nur so kann die Frau bezüglich ihrer eigenen Erkrankung und der jeweiligen Folgen für ihre Kinder adäquat beraten werden. Eine entsprechende Untersuchung des Partners wird heute eher nur bei wirklich aktivitätseinschränkenden Mutationen mit Risiko für AGS oder late-onset AGS empfohlen.

Manche Frauen imponieren klinisch mit gemischt ovariell-adrenaler Hyperandrogenämie. Hier sollte man die primäre Androgenquelle analysieren und die Frau dann entweder als FAS IIb (primär adrenale) bzw. FAS Ib oder IIIb (primäre ovarielle Hyperandrogenämie) klassifizieren. Dies ist wesentlich für die entsprechenden therapeutischen Strategien **(Geisthövel et al. 2008, Wetzka u. Geisthövel 2013)**.

Funktionelle kutane Androgenisierung (FCA)

Frauen klassifiziert als FCA zeigen als Hauptsymptom eine kutane Androgenisierung, die typischen Laborparameter liegen alle im Normbereich, die Hauptgruppe hat auch eine normale, altersentsprechende Ovarmorphologie und -funktion **(Geisthövel et al. 2008), (Wetzka u. Geisthövel 2013)**.

Die hier dargestellte Familie zeigt nach unserem Klassifikationssystem kein FAS II, denn es war keine laborchemische Hyperandrogenämie nachweisbar, auch das 17-OH-Progesteron lag im unteren Normalbereich. In der Regel sollte hier primär eine topische Therapie der kutanen Androgenisierung durchgeführt werden **(Geisthövel et al. 2008)**. Bei jungen Frauen mit Kontrazeptionswunsch kann auch mit kombinierten Kontrazeptiva (KOK) mit antiandrogen wirksamen Gestagenen (s.o.) eine gute Symptomkontrolle erreicht werden (Kontraindikationen für den Einsatz von KOK sind zu beachten!).

Behandlung der Mutter: Da sie unter der oben dargestellten Streßintoleranz mit Neigung zu deutlicher Hypoglykämie zunehmend litt, wurde bei ihr eine niedrig dosierte Cortisolsubstitution mit Hydrocortison 10 mg morgens begonnen.

Behandlung der älteren Tochter: Aufgrund der starken, teilweise auch zyklusabhängigen Migräne und der Akne entschieden wir uns zur Verordnung eines antiandrogenen Ovulationshemmers (Ethinylestradiol (EE) + Dienogest) im Langzyklus. Bisher verträgt sie diese Behandlung sehr gut, sowohl Akne als auch die menstruelle Migräne sind deutlich gebessert.

Behandlung der jüngeren Tochter: Da sie unter dem zunehmenden Hirsutismus und zusätzlich unter den unregelmäßigen Zyklen litt, entschlossen wir uns nach ausführlicher Beratung zum Beginn einer Therapie mit antiandrogenem Ovulationshemmer (EE + Dienogest), hier aber zyklisch angewendet. Zunächst kam es vermehrt zu Zwischenblutungen, die sich aber im Verlauf regulierten. Ein Effekt auf den Hirsutismus kann erst nach > 6 Monaten wirklich beurteilt werden.

Fazit

Eine homo- bzw. heterozygote Mutation des 21-Hydroxylase-Gens kann zu sehr unterschiedlichen Phänotypen führen. Die molekulargenetische Analyse ist hilfreich zur Klassifikation und Beratung, speziell bei Kinderwunsch. Je nach Einschränkung der Enzymaktivität sollte der zukünftige Partner auch molekulargenetisch untersucht werden, um das Risiko eines AGS abschätzen zu können.

Der Nachweis eines Heterozygotenstatus für eine Mutation des 21-Hydroxylase-Gens darf nicht automatisch zur Diagnose „late-onset AGS" bei nur kutan androgenisierten Frauen ohne endokrinologische Auffälligkeiten führen! Damit würde man eigentlich gesunden Frauen eine unnötige Kortikosteroidtherapie zumuten. Eine individuelle, an das klinische Erscheinungsbild angepaßte Behandlung ist wesentlich, bei noch ausreichender Enzymaktivität ist nicht zwingend eine Cortisolsubstitution nötig.

Häufig zeigen die betroffenen Frauen eine kutane Androgenisierung in Form von Hirsutismus oder Akne; ohne Kinderwunsch bzw. bei Kontrazeptionswunsch und bei ausreichender Cortisolsynthese ist meist eine Therapie mit homonellen Kontrazeptiva mit antiandrogenen Gestagenen ausreichend.

In der Regel ist die ovarielle Reserve altersentsprechend, die Frauen zeigen regelmäßige Zyklen, teilweise aber auch Oligo- oder Polymenorrhoe. Eine Differenzierung zum „PCOS" bzw. FAS I oder III ist wesentlich, da hier andere Therapiestrategien speziell bei Kinderwunsch notwendig sind.

Es liegen keine Interessenkonflikte der Autoren vor.

Literatur

Dörr HG, Binder G, Reisch N, Gembruch U, Oppelt PG, Wieacker P, Kratzsch J 2015. Expert's opinion on the prenatal therapy of congenital adrenal hyperplasia due to 21-hydroxylase-deficiency. Geb Fra 75:1232-1238. Doi.org/10.1055/s-0041-109717

Dörr 2015. Adrenogenitales Syndrom. In: Kinder- und Jugendgynäkologie. Eds. Oppelt und Dörr, Thieme Stuttgart. S. 406-417

Geisthövel F, Wacker A, Wetzka B 2008. Funktionelle Androgenisierung des peri- und postpuberalen Mädchens sowie der Frau. J Reproduktionsmed Endokrinol 5:21-38.

Geisthövel F und Wetzka B 2010. Formen der funktionellen Androgenisierung – Neue Klassifikation: Ist die Einteilung für Erwachsene auf Mädchen übertragbar? Androgenisierung bei Mädchen in Kindheit und Adoleszenz, Hrgs. Dörr und Ranke, Verlag Wissenschaftliche Skripten Auerbach, S. 25-44.

Knochenhauer ES, Cortet-Rudelli C, Cunnignham RD, Conway-Myers BA, Dewailly D, Azziz R 1997. Carriers of 21-hydroxylase deficiency are not at increased risk for hyperandrogenism. J Clin Endocrinol Metab 82:479-485

Mattle V, Kraus-Kinsky E., Schulze E, Dörr HG, Witsch-Baumgartner M, Wildt L. 2006. Heterozygote adrenale Enzymdefekte mit Hyperandrogenämie. JRE 3:319-323.

Menabo S, Balsamo A, Baldazzi L et al. 2012. A sequence variation in the 3' UTR of the CYP21A2 gene correlates with a mild form of congenital adrenal hyperplasia. J Endocrinol Invest. 35(3):298-305

Rabe et al., 2012/2013. Das Adrenogenitale Syndrom bei der Frau. J Reproduktionsmed Endokrinol 9:201-224; Seminar in Gynäkologischer Endokrinologie Band 2, S. 434-458.

Riepe F 2010. Das klassische adrenogenitale Syndrom. In: Androgenisierung bei Mädchen in Kindheit und Adoleszenz. Hrsg. Dörr und Ranke, Verlag Wissenschaftliche Skripten, Auerbach. S. 61-68

Rotterdam ESHRE/ASRM-sponsered PCOS Consensus Workshop Group 2004. Hum Reprod 19: 41-47

Stikkelbroek NM, Hermus AR, Schouten D et al. 2004. Prevalence of ovarian adrenal rest tumours and PCO in females with congenital adrenal hyperplasia. Results of ultrasonography and MR imaging. Eur Radiol 14:1802-6.

Wetzka B und Geisthövel F 2013. Funktionelle Androgenisierung der Frau. Seminar in gynäkol. Endokrinologie Band 2

Yen SSC 1980. Polycystic ovary syndrome. Clin Endocrinol 12:177-207.

Polyzystisches Ovarialsyndrom (PCOS)

Annette Bachmann, Thomas Rabe, Bernd Hinney, Elisabeth Merkle, Andreas Schüring, Franz Geisthövel, Nicole Sänger

und der Arbeitskreis "Ovarielle Störungen": Johannes Bitzer, Christian Egarter, Elisabeth Lerchbaum
Klaus König, Gabriele Merki, Alfred O. Mueck, Bettina Toth

Das Polyzystische Ovarialsyndrom (PCOS) ist die häufigste endokrine Störung von Frauen im fortpflanzungsfähigen Alter und stellt eine erhebliche wirtschaftliche Belastung für Gesundheitssysteme dar (**Azziz et al 2005**).[1] Es betrifft 5-21 Prozent der Frauen in dieser Altersgruppe.[2] Das PCOS ist ein heterogener Symptomkomplex, der durch komplexe metabolische, hypothalamische, hypophysäre und adrenale Interaktionen gekennzeichnet ist. Ätiologie und Pathogenese sind nicht vollständig geklärt. Es ist die häufigste Ursache einer durch Ovulationsstörungen bedingten Infertilität und ist mit einem hohen Risiko für Typ 2 Diabetes und kardiovaskuläre Erkankungen assoziiert. Patientinnen mit PCOS haben ein bis zu 7fach erhöhtes Risiko einen Myokardinfarkt zu erleiden, ohne die typischen Risikofaktoren wie Diabetes, arterielle Hypertension, Hypercholesterinämie oder Nierenerkrankungen aufzuweisen (**Dahlgren et al 1992**).[3]

Das Risiko an einem Endometriumkarzinom zu erkranken, ist signifikant erhöht.

Geschichte

Das PCOS wurde zum ersten Mal 1935 von den amerikanischen Gynäkologen Irving F. Stein, Sr. und Michael L. Leventhal als Assoziation von Amenorrhoe mit zystischen Ovarien beschrieben.[4] Seit der Erstbeschreibung bis heute sind die Diagnosekriterien aufgrund der Heterogenität des Symptomkomplexes umstritten.[5] Zunächst galt lange das Vorliegen polyzystischer Ovarien mit Zyklusstörungen als ausreichend für die Diagnose des PCOS. Die **National Institute of Health** (NIH) **Kriterien** von 1990 stellen das Vorliegen einer biochemischen Hyperandrogenämie und/oder ihrer klinischen Zeichen zusammen mit Zyklusunregelmäßigkeiten nach Ausschluss anderer Ursachen in den Vordergrund. 2003 wurden von der European Society of Reproduction and Embryology (**ESHRE**) gemeinsam mit der American Society for Reproductive Medicine (**ASRM**) die heute anerkannten **Rotterdam-Konsensuskriterien** aufgestellt. Demnach müssen 2 der 3 Kriterien (Polyzystische Ovarien, klinische und/oder laborchemische Hyperandrogenämie und Oligo- oder Anovulation) vorliegen. (**ESHRE/ASRM 2004**)[6], siehe **Tab 1**. Die Rotterdamkriterien vereinen damit die bis dahin gültigen Kriterien ebenso wie die **2009** vorgestellten Kriterien der **Androgen Excess** und **PCOS Society**.[7]

Das U.S. National Institute of Health (NIH) Evidence-based Methodology Workshop Panel on Polycystic Ovary Syndrome, beschäftigte sich 2012 erneut mit der Frage, den Symptomkomplex PCOS neu zu benennen, um die komplexen charakteristischen Interaktionen des Krankheitsbildes genauer widerzuspiegeln.

Epidemiologie

Die Daten zur Prävalenz des PCOS schwanken abhängig davon, welche diagnostischen Kriterien zugrunde gelegt werden.[8]

In vielen Studien wurde unter Anwendung der NIH Kriterien von 1990 nahezu einheitlich weltweit in unterschiedlichen Populationen eine Prävalenz von 6 bis 10 Prozent beschrieben. Werden die Rotterdamkriterien angewandt, sind 12-21% der Frauen im reproduktionsfähigen Alter betroffen.

In manchen ethnischen Gruppen wird eine überdurchschnittliche Prävalenz beschrieben: Frauen aus Mexiko, Spanien, Indien und Australien scheinen häufiger betroffen zu sein, wobei Umwelt- und Ernährungsfaktoren eine Rolle zu spielen scheinen (**Broekmans et al. 2006**),[9] (**Azziz et al. 2005**).[10]

Ätiologie und Pathogenese (s. Abb. 1 und 2)

Ätiologie und Pathogenese des PCOS sind nicht vollständig geklärt. Exposition gegenüber Androgenen, gesteigerte LH-Aktivität und Insulinresistenz werden als wichtige ätio-pathogenetische Faktoren diskutiert. Keiner dieser Faktoren alleine kann aber die Entstehung eines PCOS erklären (**Poretsky et al. 1994**).[11] Eine starke genetische Disposition gilt als nahezu gesichert und eine Vielzahl von Susceptibilitätsloci wurden in familienbasierten und genomweiten Untersuchungen reproduzierbar mit PCOS assoziiert (**Cui et al. 2015**)[12], (**Kosova et al. 2013**).[13] Oft liegen in der gleichen Familie zwei oder mehr Phänotypen vor, die eine variable Expression und/oder Penetranz des gleichen Gens vermuten lassen (**Hayes et al. 2015**).[14]

Erhöhte Serumkonzentrationen des LH bei gleichzeitig normalem FSH lassen sich in vielen, aber nicht in allen Fällen nachweisen. Vermutlich ist eine hyaline Verdickung der Basallamina an der Entstehung einer FSH-Resistenz der ovariellen Granulosazellen beteiligt. In Reaktion auf eine FSH-bedingte verringerte Aromatasenaktivität kommt es zu einer Dauerstimulation der LH-Ausschüttung, was zu einer Entgleisung der Androgenproduktion beiträgt. Als weitere Hintergründe werden Störungen des Neurotransmitter- und Opiatstoff-

Tab. 1: Diagnosekriterien des PCOS

	Hyperandrogenämie	Ovarielle Dysfunktion	Polyzystische Ovarien
National Institute of Health (NIH) Kriterien 1990	Klinische und/oder laborchemische Hyperandrogenämie	Chronische Anovulation	
	Beide Kriterien erforderlich		
ESHRE/ASRM Rotterdam-Konsensuskriterien 2003	Klinische und/oder laborchemische Hyperandrogenämie	Oligo-/Anovulation	Polyzystische Ovarien: 12 oder mehr Follikel von 2 - 9 mm pro Ovar und/oder eine Größe des Ovars von > 10 ml
	2 von 3 Kriterien erforderlich		
Androgen Excess und PCOS Society 2009	Klinische Zeichen und/oder biochemische Hyperandrogenämie	Ovarielle Dysfunktion: Oligo-Anovulation und/oder polyzystische Ovarien	
	Beide Kriterien erforderlich		

Polyzystisches Ovarsyndrom (PCOS)

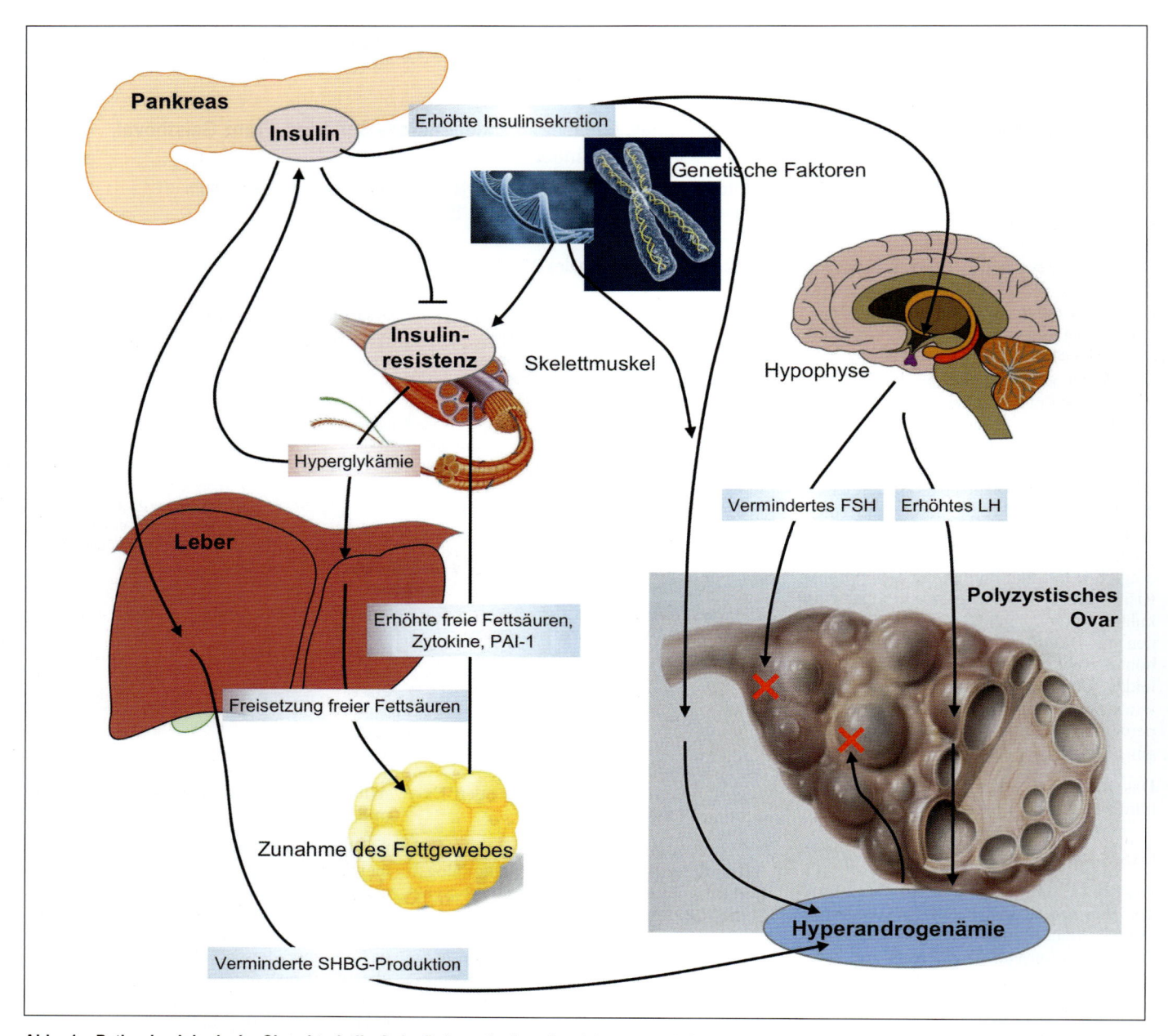

Abb. 1 Pathophysiologische Charakteristika beim Polyzystischen Ovarialsyndrom (PCOS)

Insulinresistenz führt zu kompensatorischer Hyperinsulinämie, welche die ovarielle Androgenproduktion stimuliert. Ovarien mit genetischer Prädisposition zu PCOS zeigen einen Stopp der Follikelreifung (rotes "X"). Anovulation kann die Folge sein von abnormaler Sekretion der Gonadotropine FSH und LH, eventuell verursacht durch Hyperinsulinämie, intraovariellen Androgenexzess, direkte Effekte von Insulin oder eine Kombination dieser Faktoren. Insulinresistenz, zusammen mit genetischen Faktoren, führen ebenso zu einer Hyperglykämie und zu einem ungünstigen kardiovaskulären Risikoprofil. PAI-1 steht für Plasminogen-Activator-Inhibitor Typ 1.

(Mod. nach Nestler JE. Metformin for the Treatment of the Polycystic Ovary Syndrome. N Engl J Med. 2008, Jan 3:358(1):47-54. Nachdruck mit freundlicher Genehmigung des Copyright Clearing Centers)

wechsels sowie eine Hyperandrogenämie-assoziierte Störung der Freisetzung des hypothalamischen Gonadotropin-Releasing-Hormons (GnRH) diskutiert.

Bis zu **70% der Frauen mit PCOS haben eine Insulinresistenz und das Risiko,** einen **Typ 2 Diabetes** zu entwickeln. Von den nicht adipösen PCOS-Patientinnen entwickeln in Mitteleuropa etwa 9% eine Insulinresistenz **(Lerchbaum et al 2014).**[15] Andere Arbeiten gehen von einer Prävalenz der Insulinresistenz bei schlanken PCOS-Patientinnen von bis zu 30-40% aus. **(Genazzani et al. 1999)**[16], **(Ciampelli et al. 1999).**[17]

Der pathogenetische Zusammenhang zwischen PCOS und Insulinresistenz ist nicht vollständig geklärt und Gegenstand aktueller Forschung. Es wird ein genetischer Postrezeptordefekt vermutet, der den Glukosetransport in die Zelle beeinträchtigt **(Dunaif et al. 1997).**[18] Ein Defekt des IGP (Inositolphosphoglykan) second messenger Systems wird ebenfalls angenommen. **(DeUgarte et al. 2005).**[19] Die durch die Insulinresistenz ausgelöste Hyperinsulinämie führt auf hepatischer, ovarieller und adrenaler Ebene zur Steigerung der Hyperandrogenämie.

Eine Insulinresistenz wird neben genetischen Faktoren vor allem durch eine abdominale **Adipositas** (androgene Fettverteilung) mit Neigung zu chronischer Inflammation beeinflusst. Vermehrt anfallende Adipozytokine wie Leptin, Retinol-bindendes Protein oder TNF sowie verminderte Adiponektinspiegel haben eine negative Auswirkung auf die Insulinsensitivität. Für eine genauere Darstellung pathogenetischer Mechanismen der Insulinresistenz siehe Kapitel Insulinresistenz.

Die direkte Korrelation zwischen Insulinresistenz, zirkulierenden Androgenen und durch Hyperglykämie induzierten radikalen Sauerstoffverbindungen (ROS) mononukleärer Zellen (MNC) ist derzeit unter anderem Gegenstand der Forschung. Die Ursache einer erhöhten Empfindlichkeit der MNC von PCOS-Patientinnen gegenüber Hyperglykämien ist nicht bekannt **(Gonzalez et al. 2011)**[20], **(Malin u. Gonzalez et al. 2015).**[21]

Diagnose

Zur Diagnose des PCOS sollten die Rotterdam Konsensuskriterien der ESHRE/ASRM von 2003 angewendet werden. Siehe **Tab. 1 (ESHRE/ASRM 2004).**[22]

Es sind eine sorgfältige Zyklusanamnese (Hinweis auf Oligo-/Anovulation), eine standardisierte körperliche Untersuchung auf Zeichen einer Hyperandrogenämie, ein (Vaginal)ultraschall, und eine Blutentnahme zur Bestimmung der Androgene, SHBG, TSH und Prolaktinwerte erforderlich. Besonderes Augenmerk muss auf der sorgfältigen sonografischen Diagnostik und der Genauigkeit der Labormessmethoden liegen.

Durch die Einnahme von **Ovulationshemmern** kann die Beurteilbarkeit der Ovarien eingeschränkt sein.

Ein östrogenbedingter Anstieg der Bindeproteine und die Suppression der ovariellen Androgenproduktion durch Ovulationshemmer haben auch Auswirkungen auf die Labordiagnostik. Hormonelle Kontrazeptiva sollten daher 6 Wochen vor der geplanten Untersuchung abgesetzt werden.

Zyklusanamnese

Bei einem Zyklus von länger als 35 Tagen liegt wahrscheinlich eine chronische Anovulation vor. Einem leicht verlängerten Zyklus von 32 bis 35 Tagen oder leicht unregelmäßigen Zyklus (32 bis 35-36 d) kann ebenfalls eine ovarielle Dysfunktion zugrunde liegen.

Klinische Zeichen der Hyperandrogenämie - Kutane Androgenisierungserscheinungen:

Androgenetische Alopezie

Haarausfallmuster bei Frauen mit Hyperandrogenämie können variieren; typischerweise ist der Scheitel, Hinterkopf oder die Haarkrone betroffen. Bei stärker ausgeprägter Hyperandrogenämie ist ein bitemporaler Haarverlust und Verlust der frontalen Haarlinie typisch.

Hirsutismus

Die Körperbehaarung sollte zur Diagnose eines Hirsutismus nach dem Ferriman-Gallway-System erfasst und bewertet werden. Ab einem Ferriman-Gallway-Score von ≥ 6-8 spricht man von Hirsutismus.

Akne

Die S3-Leitlinie des European Dermatology Forum für die Behandlung von Akne klassifiziert nach Aktivität der Erkrankung:

1. Komedonenakne
2. Milde - moderate papulopustuläre Akne
3. Schwere papulopustuläre Akne, moderate noduläre Akne
4. Schwere noduläre Akne, Akne conglobata

Ultraschalldiagnostik

Nach Definition der Rotterdam-Kriterien werden Ovarien mit 12 oder mehr Follikeln von 2 - 9 mm pro Ovar und/oder einer Größe des Ovars von > 10 ml als polyzystisch bezeichnet. Zur Diagnosestellung reicht es, wenn ein Ovar die Kriterien erfüllt. **(Balen et al. 2003).**[23]

CAVE: 20%–30% gesunder Frauen zeigen im Ultraschallbild multiple Ovarialzysten sogenannte polyzystische Ovarien (PCO). Keine der Diagnosekriterien akzeptiert das Vorliegen von PCO alleine als ausreichend für die Diagnose eines PCOS. Eine Beurteilung des Endometriums (Dicke und Struktur) wird empfohlen **(Azziz et al. 2006).**[24]

Hyperandrogenämie

Die Bestimmung von Testosteron als einziges Androgen zusammen mit SHBG im Serum ist in der Regel ausreichend. Der Mehrwert durch Bestimmung von DHEAS und Androstendion ist umstritten **(Goodman et. al 2015).**[25]

Testosteron ist im Blut zu mehr als 97 % an Bindeproteine gebunden und liegt nur zu etwa 1-3 % als freies Hormon vor. Zum größeren Teil (ca. 66-78%) ist es an SHBG (Sexualhormon-bindendes Globulin) hochaffin gebunden; ein geringerer Anteil (ca. 20-32%) ist niedrig affin an Albumin gebunden. Die Summe des freien und des schwach an Albumin gebundenen Testosterons stellen das bioverfügbare Testosteron dar (ca. 35 % des Gesamt-Testosterons).

Die Bestimmung des Testosterongesamtwertes kann auch durch Einflussfaktoren wie gestörte Eiweißbindung, Hyperthyreose oder Einnahme von Antiepileptika gestört werden.

Freie Testosteronspiegel werden als sensitiveres Maß für das Vorliegen eines Androgenüberschusses angesehen als Gesamttestosteronspiegel **(Goodman et. al. 2015).**[26]

Mit den heute kommerziell verfügbaren Assays ist die Bestimmung des freien Testosterons häufig fehlerhaft und nicht ausreichend reproduzierbar.

Vermeulen et al. haben eine rechnerische Methode beschrieben, die aus der Gesamt-Testosteron-, der SHBG- und der Albumin-Konzentration eine valide Schätzung des freien und des bioverfügbaren Testosterons erlaubt.

Freier Androgen Index

Mit der Berechnung des FAI (Freien Androgen Index) aus Testosteron und SHBG kann das bioverfügbare Testosteron zuverlässig abgeschätzt werden.

Berechnung

FAI = Testosteron in ng/ml x 347/ SHBG in nmol/l

Referenzbereich für Frauen: < 3,5

Testosteronwerte unterliegen zyklusbedingten und zirkadianen Schwankungen. Aus diesem Grund sollte die Blutentnahme

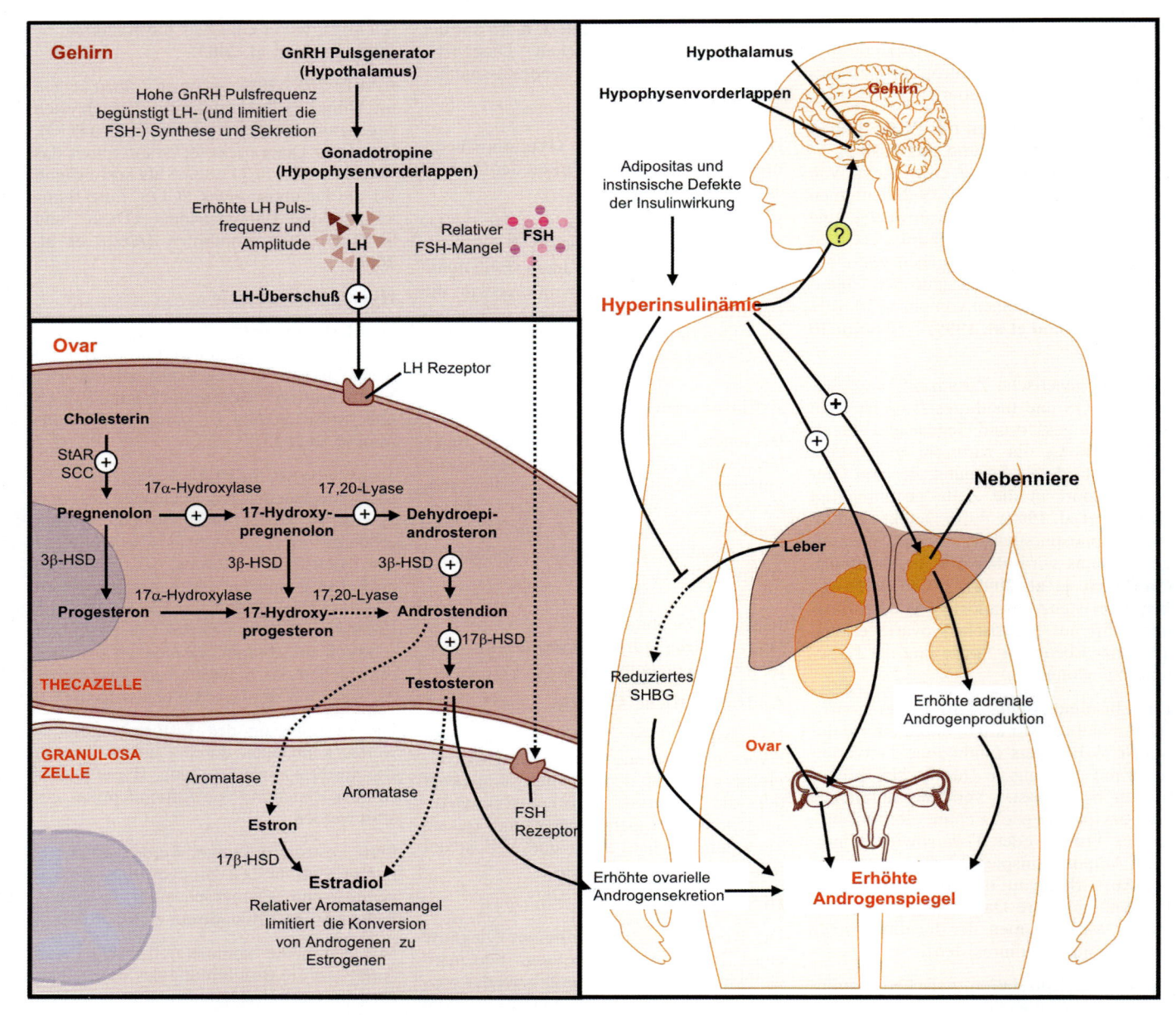

Abb. 2 Grundlagen der Hyperandrogenämie beim Polyzystischen Ovarialsyndrom (PCOS)

Die ovarielle Steroidgenese erfordert Gonadotropinstimulation, das luteinisierende Hormon (LH) ist ein Schlüsselfaktor der Hyperandrogenämie bei PCOS. Progesteron ist der primäre Regulator der Gonadotropin-Releasinghormone (GnRH)-Pulsfrequenz. Bei PCOS ist der GNRH-Pulsgenerator relativ resistent gegen das negative Feeedback durch Progesteron. Diese Resistenz scheint androgenvermittelt zu sein und ist durch den Androgenrezeptorblocker Flutamid reversibel. Eine hohe GnRH-Pulsfrequenz begünstigt die Produktion von LH und limitiert die Produktion vom follikelstimulierendem Hormon (FSH), was die Androgenproduktion fördert und die normale Follikelreifung stört. Das PCOS ist mit einer abnormalen ovariellen und adrenalen Steroidgenese assoziiert. Ovarielle Thekazellkulturen von Frauen mit PCOS zeigen eine vermehrte Sekretion von Androgenen und deren Vorstufen. Frauen mit PCOS zeigen auch eine überschießende Reaktion auf Gonadotropinstimulation. Eine neuere Studie vermutet, dass eine erhöhte Expression von DENNDIA Splicevarianten zu PCOS-artigen steroidogenen Phänotypen in Thekazellen führt. Das PCOS ist zum Teil auch unabhängig von Adipositas und kompensatorischer Hyperinsulinämie mit Insulinresistenz assoziiert. Hyperinsulinämie trägt auf zahlreiche Weise zur Hyperandrogenämie bei: Es erhöht die LH-stimulierte Androgenproduktion in ovariellen Thekazellen, potenziert die Corticotropin-mediierte adrenale Androgenproduktion und hemmt die hepatische Synthese vom Sex-Hormone-Binding Protein (SHBG), welches freie Testosteronlevel erhöht. Der genaue Effekt der Hyperinsulinämie auf die Gonadotropinsekretion ist unklar. 3β-HSD steht für 3β-Hydroxysteroid Dehydrogenase, 17β-HSD für 17β-Hydroxysteroid Dehydrogenase, SCC für Cholesterol Side-Chain Cleavage Enzyme, and StAR für Steroidogenic Acute Regulatory Protein.

(Mod. nach McCartney CR, Marshall JC. : CLINICAL PRACTICE. Polycystic Ovary Syndrome. N Engl J Med. 2016 Jul 7;375(1):54-64. doi: 10.1056/NEJMcp1514916. Nachdruck mit freundlicher Genehmigung des Copyright Clearing Centers).

zu Beginn des Zyklus (Tag 1-5) und standardisiert zwischen 7 bis 10 Uhr morgens erfolgen.

Anstrengungen führen zu höheren, lange Immobilität zu niedrigeren Testosteronwerten (Schulte et al. 2005).[27]

Hinweise für die Praxis

- Bei Patientinnen, deren blutungsfreies Intervall > 45 d ist oder bei Amenorrhoe mit vaginalsonographisch ermittelter Endometriumsdicke > 6 mm, können z.B. 2 mg Chlormadinonacetat täglich für 10 d verordnet werden. Die Blutentnahme erfolgt an d 2-5 nach Einsetzen der Abbruchsblutung.

- Ist die Endometriumsdicke bei Oligo-/Amenorrhoe und Zykluslänge > 45 d < 6 mm kann die Blutentnahme zu jedem beliebigen Zeitpunkt mit Bestimmung des Progesteronwertes erfolgen.

Differentialdiagnosen

Das PCOS ist immer eine Ausschlussdiagnose (Kyrtisi et al. 2016).[28] Die häufigsten Differentialdiagnosen sind:

- Adrenogenitales Syndrom
- Nebennierentumor
- Cushingsyndrom
- Hyperprolaktinämie
- Hypothyreose
- Akromegalie

Indikation zur Abklärung eines Adrenogenitalen Syndroms (AGS)

Während das klassische Adrenogenitale Syndrom (mit und ohne Salzverlust) im Rahmen des Neugeborenenscreenings erfasst werden sollte und durch ausgeprägte Symptomatik (Virilisierungserscheinungen) meist früh auffällt, können Patientinnen mit nicht klassischem AGS und Heterozygotenstatus in der Pubertät oder auch im Erwachsenenalter mit Zyklusstörungen, leichten Androgenisierungserscheinungen der Haut und Kinderwunsch in die gynäkologische Praxis kommen. Die Heterozygotenfrequenz für die häufigste AGS-Form, der Mutation im 21-Hydroxylasegen wird auf 1:1000 bis 1:100 geschätzt (Zerah et al. 1990).[29] Zur Diagnostik ist die Bestimmung des basalen 17-OH-Progesterons erforderlich. Bei 17-OH-Progesteron < 200 ng/dl ist die Patientin wahrscheinlich nicht betroffen. Bei Werten von 200-10000 ng/dl besteht der Verdacht auf nicht klassisches AGS. Werte > 10000 ng/dl sprechen für ein klassisches AGS.

Tab. 2: Einteilung des kardiovaskulären Risikos von PCOS-Patientinnen entsprechend der aktuellen Leitlinie - clinical practice guideline for PCOS der Endocrine Society (41).

PCOS-Patientinnen mit hohem Risiko für kardiovaskuläre Erkrankungen	PCOS-Patientinnen mit Risiko für kardiovaskuläre Erkrankungen
Metabolisches Syndrom	Adipositas (besonders abdominale)
Typ 2 Diabetes	Nikotinabusus
Vaskulopathie, Nephropathie	Hypertension
Obstruktive Schlafapnoe	Dyslipidämie (erhöhte LDL- und/oder non-HDL-Werte)
	Eingeschränkte Glukosetoleranz
	Familenanamnese mit kardiovaskulärer Erkrankung (< 55 Jahre bei männlichen Verwandten; < 65 Jahre bei weiblichen Verwandten)

Abklärung auf einen androgenbildenden Tumor

Bei Testosteronwerten >1,5 ng/ml, DHE-AS >7 µg/ml oder raschem Beginn der Hyperandrogenisierungserscheinungen oder ausgeprägter Virilisierung (Klitorishypertro- phie, tiefe Stimme) besteht die Indikation zur Abklärung auf einen **androgenproduzierenden Tumor**.

PCOS und Schilddrüsenerkrankungen

In zahlreichen Studien wurde ein gehäuftes Auftreten von Autoimmunthyreopathien bei PCOS-Patientinnen beschrieben. Die Prävalenz von erhöhten TSH-Werten, Anti-TPO und Anti-Tg Antikörpern ist bei PCOS-Patientinnen signifikant erhöht. Der pathogenetische Zusammenhang ist nicht geklärt. Aufgrund der Datenlage ist eine Basisdiagnostik der Schilddrüsenfunktion (TSH) vor allem bei PCOS-Patientinnen mit Kinderwunsch zu empfehlen (Danfeng et al. 2013).[30]

PCOS und Hyperprolaktinämie

Bei Patientinnen mit Symptomen einer Hyperandrogenämie kann eine Hyperprolaktinämie vorliegen. Leitsymptome wie Galaktorrhoe, Sehstörungen und chronische Kopfschmerzen können fehlen. Das Vorliegen von Makroprolaktin im Falle erhöhter Prolaktinwerte sollte bei klinischen Zeichen für ein PCOS auf jeden Fall ausgeschlossen werden, wie einige Autoren empfehlen (Escobar Morreale et. al. 2004).[31]

Empfehlungen zur erweiterten Diagnostik bei PCOS

Antimüllerhormon (AMH)

AMH-Werte sind bei PCOS-Patientinnen 2 bis 4 fach höher als bei gesunden Patientinnen. Von einigen Autoren wird ein cut off Wert von 35 pmol/L (4.9 ng/mL) (Enzymimmunoassay AMH-EIA (EIA AMH/MIS kit, Immunotech, ref A16507.Beckman Coulter, Frankreich) für das Vorliegen eines PCOS angesehen. Aufgrund einer Spezifität von 97 % und mit 92% besseren Sensitivität als der ultrasonographisch bestimmte Antralfollicelcount AFC wird die AMH-Bestimmung von vielen Autoren als den sonographischen Kriterien gegenüber überlegen angesehen (Dewailly et al. 2011).[32]

Das Antimüllerhormon wird hauptsächlich in den prä-antralen und kleinen Antralfollikeln produziert. Das PCOS geht mit einer vermehrten Anzahl von Follikeln aller Stadien einher, vor allem aber der AMH produzierenden, prä-antralen und Antralfollikel. Erhöhte AMH-Werte werden nicht nur als Folge der größeren Follikelzahl gesehen. Die in vitro AMH-Produktion in Granulosazellen bei PCOS-Patientinnen scheint ebenfalls höher zu sein. 75 % bei anovulatorischen und 20% bei normoovulatorischen Patientinnen. Ein verändertes Ansprechen auf Gonadotropine, LH und FSH wird ebenfalls vermutet. **Pellat et al. (2007)**[33] zeigten eine reduzierte AMH-Produktion in Granulosazellen von PCOS-Patientinnen bei FSH-Stimulation, während dieser Effekt bei gesunden Frauen nicht gefunden werden konnte. AMH wird auch als Risikomarker mit hohem prädiktiven Wert für ein ovarielles Überstimulationssyndrom angesehen (Broer et al. 2013).[34]

Der Einsatz von AMH als Standard zur Diagnose des PCOS, zur Überprüfung der Wirksamkeit einer PCOS-Therapie oder OHSS-Risikokalkulation wird allerdings derzeit aufgrund der mangelnden Stabilität und der Heterogenität des zirkulierenden AMH, der weiten Spannbreite der Normalwerte, der großen Variabilität der Werte in unterschiedlichen Laboren, und weltweit unterschiedlichen Immunoassays behindert (**Dumont at al. 2015**).[35]

Hinweis: Da bei PCOS-Patientinnen häufig ein chronisch erhöhter LH-Tonus nachweisbar ist, wird in der klinischen Praxis manchmal noch der LH/FSH-Quotient bestimmt. Es ist darauf hinzuwweisen, dass ein **LH/FSH-Quotient > 1** zwar häufig bei PCOS-Patientinnen zu finden ist, allerdings nicht als anerkanntes diagnostisches Kriterium, das für ein PCOS beweisend ist, angewendet werden kann. Auf eine Bestimmung der Werte LH und FSH kann im Hinblick auf zusätzliche, dadurch entstehende Kosten verzichtet werden.

PCOS und kardiovaskuläres Risiko

Patientinnen mit PCOS haben ein bis zu 7fach erhöhtes Risiko, einen Myokardinfarkt zu erleiden, ohne die typischen Risikofaktoren wie Diabetes, arterielle Hypertension, Hypercholesterinämie oder Nierenerkrankungen aufzuweisen (**Dahlgren et al. 1992**).[36] Die ESHRE/ASRM-sponsored 3rd PCOS Consensus Workshop Group empfiehlt für Patientinnen aller Altersgruppen mit der Diagnose PCOS eine Beurteilung des kardiovaskulären Risikos, eine Erfassung der Faktoren Stress, Anzeichen für Angststörungen und Depression, Blutdruckmessung, Diagnostik von Glukosestoffwechselstörungen, Bestimmung des Lipidprofils, Messung des Bauchumfangs, und Anamnese bezgl. des Lebenstils (Bewegung, Ernährung, Nikotinabusus) (**Fauser et al. 2012**).[37]

Die Leitlinie der Endocrine Society zur Diagnostik und Behandlung des PCOS empfiehlt für PCOS-Patientinnen mit Kinderwunsch die präkonzeptionelle Erfassung von BMI, Blutdruck und die Durchführung eines oralen Glucosetoleranztests (**Legro et al. 2013**).[38] Empfehlungen zu Indikation und Durchführung der Glukosetoleranztestung bei PCOS-Patientinnen sind ausführlich im Kapitel **Insulinresistenz** beschrieben.

Empfehlungen zur Diagnostik der Insulinresistenz bei PCOS-Patientinnen

Die aktuelle Empfehlung der Androgen Excess Society (AES) (**Wild et al. 2010**)[39] empfiehlt die Durchführung eines 2h OGTT:

- bei allen adipösen (BMI > 30 kg/m²) Frauen mit PCOS
- bei allen nicht-adipösen (BMI ≤ 30 kg/m²) Frauen mit PCOS > 40 Jahre
- bei allen nicht-adipösen (BMI ≤ 30 kg/m²) Frauen mit PCOS mit einem Gestationsdiabetes in der Eigenanamnese
- bei allen nicht-adipösen (BMI ≤ 30 kg/m²) Frauen mit PCOS und einer positiven Familienanamnese für Diabetes
- bei Frauen mit normaler Glukosetoleranz (NGT) sollte der OGTT alle 2 Jahre wiederholt werden; bei zusätzlichen Risikofaktoren häufiger
- bei allen Frauen mit Glukosetoleranzstörung sollte der OGTT jährlich wiederholt werden

Eine etwas ältere Empfehlung aus dem Jahr 2007 der AES (**Salley et al. 2007**)[40] empfiehlt die Durchführung eines 2h OGTT:

- bei allen Frauen mit PCOS zum Zeitpunkt der Diagnosestellung
- der OGTT sollte bei NGT alle 2 Jahre wiederholt werden, im Falle einer Glukosetoleranzstörung jährlich

Die Androgen Excess and Polycystic Ovary Syndrome Society klassifizieren das kardiovaskuläre Risiko von Frauen mit PCOS anhand zusätzlicher Kriterien. Siehe **Tab. 2 (Wild et al. 2010)**.[41]

PCOS und Krebserkrankungen

Frauen mit PCOS haben ein signifikant erhöhtes Risiko, an einem Endometriumkarzinom zu erkranken. In einer Metaanalyse aus dem Jahr 2014 wurden Daten von 919 Frauen mit PCOS sowie 72054 Nicht-PCOS-Patientinnen in 11 Studien (5 Endometriumkarzinom und je 3 zu Ovarialkarzinom und Brustkrebs) ausgewertet.

Für das Endometriumkarzinom ergab sich eine statistisch signifikante Risikoerhöhung mit einer odds ratio (OR) von 2,79; 95% Konfidenzintervall (CI), 1,31–5,95, $P < 0,008$). Für das Ovarialkarzinom (OR, 1,41; 95% CI, 0,93–2,15, $P < 0.11$) und Mammakarzinom (OR, 0,95; 95% CI, 0,64–1,39, $P < 0,78$ war das Risiko nicht signifikant erhöht. Nach Ausschluss von Studien mit Patientinnen älter als 54 Jahren aus der Analyse nimmt das Risiko für ein Endometriumkarzinom bei PCOS-Patientinnen weiter zu (OR, 4,05; 95% CI, 2,42–6,76, $P < 0,00001$) und ist auch für ein Ovarialkarzinom signifikant erhöht. (OR, 2,52; 95% CI, 1,08–5,89, $P < 0,03$). Für Brustkrebs ergibt sich in dieser Metaanalyse weiterhin keine statistisch signifikante Risikoerhöhung (OR, 0,78; 95% CI, 0,46–1,32, $P < 0,35$) (**Barry et al. 2014**).[42]

PCOS und Depression/Angststörungen

Das PCOS wird auch mit dem Auftreten von Depressionen und Angststörungen assoziiert. In zwölf vergleichenden Studien wurde an insgesamt 910 Frauen mit PCOS und 1347 Kontrollen das Auftreten von Depressionen und in 6 Studien (208 Frauen mit PCOS und 169 Kontrollen) das Auftreten von Angststörungen ausgewertet. Bei den PCOS-Patientinnen zeigten sich eine höhere Depressionsrate ($Z = 17,92$, $P < 0,00001$; Hedges' g = 0,82; 95% CI 0,73–0,92) und höhere Scores für Angststörungen ($Z = 5,03$, $P < 0.00001$; Hedges' g = 0,54; 95% CI 0,33–0,75) im Vergleich zu den Frauen ohne PCOS. Für BMI kontrollierte Studien zeigte sich eine kleinere Differenz zwischen PCOS-Patientinnen und der Kontrollen hinsichtlich der Scores für Angststörungen. Frauen mit niedrigerem BMI scheinen niedrigere Scores zu haben (**Barry et al. 2011**).[43]

Therapie

Die Therapie des PCOS muss der Heterogenität des Symptomkomplexes Rechnung tragen. Sie muss sich am Alter der Patientin, sowie am individuellen Leitsymptom orientieren und an das individuelle Risikoprofil der Patientin angepasst werden.

Allgemeine Therapieoptionen

Gewichtsreduktion

Eine Empfehlung zur Gewichtsreduktion bei adipösen Patientinnen ist aus allgemeinen gesundheitlichen Überlegungen heraus sinnvoll, siehe Kapitel **Insulinresistenz**. Bariatrisch operative Therapie kann ab einem BMI > 32 kg/m² empfohlen werden. Hinsichtlich des Benefits einer verbesserten Konzeptionsrate durch Gewichtsreduktion ist die Datenlage eingeschränkt (**Balen et al. 2015**).[44]

Operative Therapie

Laparaskopisches Ovarian Drilling (LOD)

Die NICE-Leitlinie empfiehlt die Möglichkeit eines laparaskopischen Ovarian Drilling als zusätzliche Maßnahme zur besseren Steuerbarkeit einer step-up low-dose FSH-Therapie. Es gibt Studien, die ein LOD aufgrund des Langzeiteffekts, der niedrigen Kosten und geringerer Mehrlingsraten befürworten. Es wird seit längerer Zeit diskutiert, dass Reduktion der ovariellen Masse zu regelmäßigeren Zyklen und zu verbesserten Chancen auf eine spontane Konzeption führt (**Kaaijk et al. 1999**).[45] Es wird kontrovers diskutiert, ob durch LOD der Zeitpunkt der Menopause beeinflusst wird (**Farquhar et al. 2012**).[46]

Leitsymptom Infertilität - Kinderwunschpatientin

Das PCOS ist mit 80% die häufigste Ursache einer durch Ovulationsstörungen bedingten Infertilität. Ein präkonzeptionelles Screening auf eine Glukosetoleranzstörung und arterielle Hypertonie wird empfohlen. Siehe hierzu Kapitel Insulinresistenz.

Eine bei Oligo-Anovulation erforderliche Stimulationstherapie sollte oral mit Clomifen oder Letrozol begonnen werden.

Ovarielle Stimulation

Clomifen

Clomifen gehört zur Gruppe der selektiven Östrogenrezeptormodulatoren (SERM) und ist das älteste und in der gynäkologischen Praxis am häufigsten eingesetzte Stimulationsmedikament. Es liegt in den 2 Isomeren Enclomifen und Zuclomifen vor. Es wird in der Regel in einer Dosis von 50 mg/Tag über 5 Tage eingenommen. Um einem antiöstrogenen Effekt am Endometrium und Zervixmukus entgegenzuwirken sollte die Einnahme möglichst früh im Zyklus am Zyklustag 2-3 spätestens aber am 5. ZT begonnen werden. Eine Ultraschallkontrolle am ZT 10-12 zum Ausschluss eines polyfollikulären Wachstums ist in jedem Fall erforderlich. Ab einer Follikelgröße von 20 mm ist die Ovulationsinduktion mit 5000 IE HCG sinnvoll.

Die Verordnung von Clomifen muss auf Privatrezept erfolgen. Eine Erstattung durch die Krankenkasse ist nicht möglich. Die Medikamentenkosten sind allerdings gering.

Sollte ein Follikelwachstum bei der üblichen Dosierung von 50 mg/Tag ausbleiben, kann die Dosis auf bis zu 150 mg/Tag gesteigert werden.

Clomifen sollte über maximal 6 Zyklen angewendet werden.

Aromatasehemmer (Letrozol)

Nach vielversprechenden Ergebnissen aktueller Studien, u.a. einer aktuellen Cochraneanalyse und der aktuellen Empfehlung der ESHRE zur Therapie der anovulatorischen Infertilität kann Letrozol ebenso wie Clomifen als First-line-Therapie zur Ovulationsinduktion verwendet werden **(Franik et al. 2015)**,[47] **(Balen et al. 2016)**.[45]

Wirkmechanismus

Letrozol blockiert die Produktion von Östrogen durch Hemmung der Aromatase. An der Hypophyse wird dadurch das negative Feedback durch Östrogen verringert und FSH vermehrt produziert, welches die Follikel und Eizellreifung stimuliert. Es wird auch vermutet, dass Letrozol auf ovarieller Ebene das Ansprechen auf FSH verbessert. Ein Vorteil von Letrozol im Vergleich zu Clomifen scheint zu sein, dass es keinen antiöstrogenen Effekt auf das Endometrium oder den Zervixschleim hat.

Hinweise zur Aufklärung

Letrozol ist nur für die Therapie des postmenopausalen Mammakarzinoms zugelassen, daher muss die Patientin über die Off-Label-Anwendung aufgeklärt werden.

Bei der Aufklärung der Patientin muss besprochen werden, dass laut Fachinformation aufgrund von Erfahrungen am Menschen, bei denen in isolierten Fällen Geburtsdefekte (zusammengewachsene Lippen, nicht eindeutige Genitalien) auftraten, der Verdacht besteht, dass die Anwendung von Letrozol während der Schwangerschaft angeborene Fehlbildungen auslösen könnte und tierexperimentelle Studien eine Reproduktionstoxizität gezeigt haben. Daher ist Letrozol während der Schwangerschaft kontraindiziert. Die Halbwertszeit von Letrozol ist mit 45 h allerdings wesentlich kürzer als von Clomifen, und daher ist basierend auf der Kenntnis der Pharmakokinetik davon auszugehen, dass bereits zum Zeitpunkt der Ovulation kein Letrozol mehr im Blut nachweisbar ist.

Dosierung

Zur Ovulationsinduktion wird zunächst 2,5 mg Letrozol beginnend an Tag 2-4 des Zyklus für 5 Tage eingenommen. Tritt bei 3-4 Behandlungszyklen mit dieser Dosis keine Ovulation ein, kann die Dosis auf 5 mg erhöht werden, bevor ein Wechsel des Behandlungsschemas erwogen wird.

FSH

Bei Clomifenresistenz und Nichtansprechen auf Letrozol wird als Second-line-Therapie **niedrig dosiertes FSH im Step-up** Protokoll empfohlen. Zur Ovulationsinduktion hat sich eine sehr niedrige Dosierung von 33 IE in vielen Fällen als ausreichende Startdosis erwiesen. Patientinnen mit PCOS haben ein erhöhtes Risiko für ein **Ovarielles Überstimulations-Syndrom (OHSS)**, dies muss auch bei niedrigsten Dosierungen beachtet werden. **Zur kontrollierten ovariellen Stimulation im Rahmen einer IVF/ICSI**-Therapie wird von offiziellen Guidelines aufgrund der Gefahr eines OHSS vom Gebrauch von GNRH-Agonistenprotokollen abgeraten, das Antagonistenprotokoll sollte bevorzugt werden **(Fischer et al. 2016)**.[48]

Metformin

Metformin wird im akzeptierten Off-Label-Use häufig bei PCOS-Patientinnen mit Kinderwunsch eingesetzt. Es gibt zahlreiche Studien mit widersprüchlichen Ergebnissen zur Bedeutung der Metformintherapie bei Patientinnen mit PCOS **(Nieuwenhuis-Ruifrok et al. 2009)**,[49] **(Costello et al. 2006)**,[50] **(Lord et al. 2003)**.[51]

Der genaue Wirkmechanismus von Metformin bei PCOS-Patientinnen ist nicht bekannt. Im Prinzip nimmt man an, dass die Reduktion der zirkulierenden Insulinmenge der wichtigste Effekt einer Therapie mit Metformin ist. Siehe auch Kapitel Insulinresistenz. Es gibt allerdings auch kontrovers diskutierte Hinweise darauf, dass es direkten Einfluss auf die ovarielle Steroidgenese hat **(Mansfield et al. 2003)**.[52]

Veränderung der intrafollikulären Steroidgenese, des IGF1 vermittelten Effekts auf Granulosazellen, reduziertes adrenales Ansprechen auf ACTH, reduzierte adrenale Androgensynthese und Reduktion von LH und Prolaktin werden ebenfalls vermutet **(Genazzani et al. 1999)**.[53]

Es gibt einige Studien, die einen Nutzen für den Einsatz von Metformin als adjuvante Therapie zur Vorbeugung eines **ovariellen Hyperstimulationssyndroms** bei infertilen Frauen mit PCOS, die sich einer IVF unterziehen, nachweisen **(Palomba et al. 1996)**[54], **(Johnson et al. 2014)**.[55]

Zahlreiche andere Effekte wurden auch mit einer Metformintherapie assoziiert, wie zum Beispiel ein verringertes Fehlgeburtsrisiko und ein vermindertes Risiko für einen Gestationsdiabetes **(Feig et al. 2011)**.[56]

Insgesamt ist die Datenlage zum Nutzen von Metformin bei Infertilität heterogen. Der Pregnancy in Polycystic Ovary Syndrome 1 trial (PPCOS 1) sah für Metformin eine signifikant geringere Lebendgeburtenrate im Vergleich zu einer Therapie mit Clomifen (CC). Allerdings bestand ein Vorteil zusammen mit CC bei adipösen Patientinnen mit BMI > 35 **(Legro et al. 2007)**.[57]

Ein Cochrane-Review aus dem Jahr 2012, unter Auswertung von 44 Studien an insgesamt 3992 Patientinnen, sah keine Verbesserung der Lebendgeburtenrate durch eine Mono- oder Kombinationstherapie mit Metformin **(Tang et al. 2012)**.[58]

In manchen Arbeiten wird Metformin jedoch weiterhin als gleichwertige First-line-Therapie zu Clomifen (CC) auch bei normalgewichtigen PCOS-Patientinnen diskutiert **(Johnson et al. 2014)**,[59] **(Morin-Papunen et al. 2012)**.[60] Einige Autoren kommen zu dem Schluss, dass Metformin aufgrund der mangelnden Evidenz für eine Überlegenheit einer der Komponenten Metformin oder CC oder einer Kombination der beiden bei anovulatorischen schlanken PCOS-Patientinnen der Vorzug gegeben werden sollte **(Johnson et al. 2014)**.[61] Eine Metaanalyse aus dem Jahr 2013 ergab eine höhere Ovulations- und Schwangerschaftsrate für eine Kombination aus Metformin und CC als für beide Medikamente alleine **(Sun et al. 2013)**.[62]

In ihrer Stellungnahme von 2015 schließt sich die DGGG dem internationalen Konsensus zur Empfehlung des Einsatzes von Metformin bei PCOS-Patientinnen mit Insulinresistenz an. Patientinnen ohne Insulinresistenz im *trial and error* Versuch mit Metformin zu behandeln, ist laut DGGG möglich, aber weniger "endokrin plausibel" und durch die Datenlage schlechter abgesichert **(DGGG 2015)**.[63]

Die European Society of Reproduction and Embryology (ESHRE) sieht in ihrer Empfehlung zur Behandlung der anovulatorischen Infertilität von 2016 hinsichtlich der Lebendgeburtenrate keinen Nutzen für den Einsatz von Metformin als Monotherapie **(Balen et al. 2016)**.[64]

Leitsymptom kutane Androgenisierungserscheinungen

Bei PCOS-Patientinnen entwickelt sich ein Hirsutismus meist schrittweise über einen längeren Zeitraum und verschlechtert sich mit Gewichtszunahme. Übergewichtige Patientinnen müssen über diesen Zusammenhang aufgeklärt werden. Eine Therapie sollte differenziert und symptomorientiert erfolgen. Die Patientin sollte darüber aufgeklärt werden, dass eine erste Besserung der Symptome erst nach einer Therapiezeit von 3-6 Monaten zu erwarten ist.

Orale Kontrazeptiva können effektiv die ovarielle Androgenproduktion reduzieren. Eine Ethinylestradiol bedingt vermehrte hepatische Produktion von SHBG verringert zirkulierende Androgenlevel. Siehe Hormontherapie-Antiandrogene, Seminarband 3, Seite 323-347. (Hinsichtlich des VTE-Risikos kombinierter oraler Kontrazeptiva siehe BfArM-Stellungnahme 2013)

Physiologische Dosen von **Dexamethason** oder **Prednison** können die adrenale Androgenproduktion reduzieren.

Antiandrogene, die über kompetitive Inhibition am Androgenrezeptor an den seborrhoischen Drüsen und Haarfollikeln direkt wirken, sind:

Cyproteronacetat: Stärkstes Antiandrogen. Als Monotherapie und Kombinationspräparat kombinierbar. Für Therapieschemata, Dosierung und Erstattungsfähigkeit siehe Hormontherapie-Antiandrogene, Seminarband 3, Seite 323-347.

Weitere Antiandrogene

- Chlormadinonacetat
- Dienogest
- Drospirenon

Spironolacton: Keine Zulassung zur Behandlung des Hirsutismus. Off-label-Einsatz als Second-line-Therapie ist möglich. Eine sichere Kontrazeption ist wegen einer möglichen Feminisierung männlicher Feten erforderlich. Es besteht das Risiko einer Hyperkaliämie. Einschleichende Dosierung und Elektrolytkontrolle sollten beachtet werden.

Flutamid: In Deutschland nicht zur Behandlung des Hirsutismus zugelassen. Potentiell hepatotoxisch. Im Einzelfall Off-Label-Einsatz durch Spezialisten möglich.

Finasterid: Bewirkt über Inhibition der 5 Reduktase eine Konversionshemmung von Testosteron zu Dihydrotestosteron. Eine sichere Kontrazeption ist erforderlich, bzw. der Einsatz bei Fauen im gebärfähigen Alter wird wegen einer möglichen Feminisierung männlicher Feten nicht empfohlen. Es hat weltweit keine Zulassung zur Hirsutismusbehandlung. Ein Off-Label-Einsatz in der Postmenopause als Third-line-Therapie nach Ausschöpfen anderer Möglichkeiten kann erwogen werden.

Die leitliniengerechte Therapie einer **Akne** sollte zusammen mit einem Dermatologen iniitiert werden **(Nast et al. 2016)**.[65]

Steht eine **androgenetische Alopezie** im Vordergrund, kann eine topische Therapie mit z.B. **Minoxidil** und **Alfatradiol** empfohlen werden.

Metformin kann auch als alternative Therapie bei Hirsutismus eingesetzt werden, ebenso als Second-line-Therapie bei Frauen mit PCOS ohne Kinderwunsch bei Zyklusstörungen und Kontraindikationen gegen oder Unverträglichkeit von hormonellen Kontrazeptiva (OCPs). Bei schlanken Patientinnen kann hierzu eine Dosis von 850 mg/d ausreichen. Eine Therapie mit Metformin bei Hirsutismus ist weniger effektiv als eine Therapie mit oralen Kontrazeptiva und den Antiandrogenen Spironolacton und Finasterid **(Goodman et al. 2015)**.[66]

Um feststellen zu können, ob Metformin zu einem verbesserten Outcome hinsichtlich der Langzeitfolgen des PCOS durch Prävention des Typ 2 Diabetes, einem verbesserten kardiovaskulären Risikoprofil und zu einem Schutz vor Endometriumkarzinom und anderen Karzinomerkrankungen beitragen kann, müssen weitere Studien durchgeführt werden **(Johnson et al. 2014)**.[67]

Hinweis: Da Metformin für die Therapie eines PCOS und einer Insulinresistenz ohne Diabetes nicht zugelassen ist, muss die Patientin über einen **Off-Label-Einsatz** im individuellen Heilversuch aufgeklärt werden. Die Kosten für eine Behandlung werden von den Krankenkassen nicht übernommen. Die Medikamentenkosten sind aber gering. Für Auszüge aus der Fachinformation siehe Kapitel **Insulinresistenz**.

Statine

Verglichen mit nach BMI und Alter gematchten Kontrollen, haben selbst junge schlanke PCOS-Patientinnen niedrigere HDL-Werte (high-density lipoprotein), höhere VLDL-Werte (very-low-density lipoprotein) und LDL (low-density lipoprotein)-Werte.

Statine können nachweislich Testosteronspiegel senken, entweder alleine oder in Kombination mit oralen Kontrazeptiva. Es konnte allerdings keine Verbesserung von Blutungsunregelmäßigkeiten, spontanen Ovulationsraten, Hirsutismus oder Akne beschrieben werden. Statine reduzieren Gesamtcholesterin und LDL-Werte, haben aber keinen Effekt auf HDL, C-reaktives Protein, nüchtern Glukosewerte oder HOMA-Index bei PCOS-Patientinnen. Es gibt bisher keine Langzeitbeobachtungsstudien zum klinischen kardialen Outcome von PCOS-Patientinnen.

PCOS in der Adoleszenz

Viele Symptome des PCOS wie Akne und Zyklusunregelmäßigkeiten gehören zum normalen Erscheinungsbild in der Pubertät. Aufgrund der noch nicht ausgereiften hypothalamisch-hypophysär-ovariellen Achse sind Zyklusunregelmäßigkeiten mit anovulatorischen Zyklen und variierender Länge vor allem innerhalb der ersten 2 bis 3 Jahre nach der Menarche häufig.

Eine persistierende Oligomenorrhoe über länger als 3 Jahre nach der Menarche geht häufig mit einer hohen Wahrscheinlichkeit für eine ovarielle oder adrenale Dysfunktion einher. Mädchen mit schwerer Akne, die resistent gegenüber topischer und oraler Therapie einschließlich Isotretinoin ist, entwickeln mit 40 % Wahrscheinlichkeit ein PCOS. Es wird empfohlen, bei schwerer inflammatorischer Akne, die auf eine topische Therapie nicht anspricht, eine Untersuchung der Androgene zu veranlassen. Bei heranwachsenden Mädchen sind auch häufig sonographisch vergrößerte, multizystische Ovarien zu sehen. Der Ultraschall ist daher bei Mädchen unter 17 Jahren nicht als First-line-Untersuchung zu empfehlen.

Für den biochemischen Nachweis einer Hyperandrogenämie ist die Evidenzlage am günstigsten, allerdings gibt es große Limitationen hinsichtlich der Sensitivität und Normwerte von Testosteronassays für junge Mädchen **(Goodman et al. 2015)**.[68]

Serum **AMH**-Assays werden von der American Association of Clinical Endocrinologists (AAC) als Alternative diskutiert, da bei Adoleszentinnen mit PCOS deutlich höhere Werte als bei gesunden Mädchen dieser Altersgruppe nachgewiesen werden können. 30 pmol/L wurden als Grenzwert angegeben, was einem Wert für erwachsene PCOS-Patientinnen entspricht. Für Einschränkungen der Beurteilbarkeit der AMH-Assays siehe oben.

Bei Persistenz einer hyperandrogenetischen Anovulation ≥ 2 Jahre sehen einige Autoren die Diagnose PCOS gesichert **(Rosenfield 2015)**.[69]

Eine Empfehlung zur Gewichtsreduktion und eine intensive Beratung zur nachhaltigen Lebensstilmodifikation ist bei Adipositas in der Adoleszenz zur Gesundheitsprävention notwendig. Siehe auch Kapitel Insulinresistenz.

Eine **Antiandrogentherapie** bei Jugendlichen kann unter Umständen die Knochenmasse beeinträchtigen, obwohl Kurzzeituntersuchungen eher keinen Effekt nahelegen.

Metformin wird häufig bei jungen und heranwachsenden Mädchen - im Off-Label-Use - als Monotherapie oder in Kombination mit oralen Kontrazeptiva oder Antiandrogen eingesetzt. Bei schlanken Mädchen ist eine Dosis von täglich 850 mg häufig ausreichend; bei übergewichtigen und adipösen Mädchen kann eine Dosissteigerung auf täglich 1,5 bis 2,5 g erforderlich sein.

Unter Studienbedingungen werden auch präpubertäre Kinder im Off-Label-Einsatz mit Metformin behandelt. Bei SGA und LGA Kindern und sehr raschem Aufholen bei SGA postpartal, wird eine eingeschränkte Insulinsensitivität bereits zu einem sehr frühen Zeitpunkt angenommen. Unter einer präpubertären Metformintherapie bei 23 nicht adipösen als SGA geborenen Kindern über 24 Monate konnten anthropometrische Parameter, Gesamt- und Bauchfett-Ratio sowie der HOMA-Index statistisch signifikant positiv beeinflusst werden **(Diaz et al. 2014)**.[70] Weiteres siehe Kapitel Insulinresistenz.

Zusammenfassung

- Das PCOS ist die häufigste Endokrinopathie von Frauen im reproduktionsfähigen Alter.

- Ätiologie und Pathogenese des PCOS sind nicht vollständig geklärt.

- Der heterogene Symptomkomplex geht mit einem erhöhten kardiovaskulären Risiko und einem erhöhten Risiko für ein Endometriumkarzinom einher.

- 70% der PCOS-Patientinnen haben eine Insulinresistenz.

- 80% der Fälle anovulatorischer Infertilität sind auf ein PCOS zurückzuführen.

- Das PCOS ist vor allem bei adipösen Patientinnen mit vermehrtem Auftreten von Depression und Angststörungen assoziert.

- Autoimmunthyreopathien treten im Vergleich zu gesunden Populationen bei PCOS-Patientinnen häufiger auf.

Tab. 3: Induktions-Stufentherapie der Akne

Modifiziert und übersetzt nach der S3-Leitlinie des European Dermatology Forum **(Nast et al. 2016)**
* Siehe Kapitel Hormontherapie-Antiandrogene, Seminar in Gynäkologischer Endokrinologie, Band 3, Seite 323-347

	Komedonenakne	Leichte bis mittelschwere papulopustuläre Akne	Schwere papulopustuläre moderate noduläre Akne	Schwere noduläre Akne conglobata
Höchster Empfehlungsgrad	-	Adapalene + BPO (f.c.) oder BPO + Clindamycin (f.c.)	Isotretinoin	Isotretinoin
Mittlerer Empfehlungsgrad	Topisches Retinoid	Azelainsäure oder BPO oder topisches Retinoid oder topisches Clindamycin + Tretinoin (f.c.) oder systemisches Antibiotikum + Adapalene	Systemisches Antibiotikum + Adapalene oder Systemisches Antibiotikum + Azelainsäure oder Systemisches Antibiotikum + Adapalene + BPO (f.c.)	Systemisches Antibiotikum + Azelainsäure oder Systemisches Antibiotikum + Adapalene + BPO (f.c.)
Niedriger Empfehlungsgrad	Azelainsäure oder BPO	Blaues Licht oder Zink oral oder Systemisches Antibiotikum + Azelainsäure oder Systemisches Antibiotikum + Adapalene + BPO (f.c.) oder Systemisches Antibiotikum + BPO oder topisches Erythromycin + Isotretinoin (f.c.) oder Topisches Erythromycin + Tretinoin (f.c.)	Systemisches Antibiotikum + BPO	Systemisches Antibiotikum + Adapalene oder Systemisches Antibiotikum + BPO
Alternativen für Frauen	-	-	Antiandrogene Hormontherapie* + Systemische Antibiotika + topische Therapie (außer Antibiotika) oder Antiandrogene Hormontherapie*+ topische Therapie (außer Antibiotika)	Antiandrogene Hormontherapie* + Systemische Antibiotika + topische Therapie (außer Antibiotika) oder Antiandrogene Hormontherapie*+ topische Therapie (außer Antibiotika)

Diagnose

- Die Diagnose sollte nach Rotterdam-Konsenuskriterien erfolgen und ist immer eine Ausschlussdiagnose. Bei Adoleszentinnen ist die Diagnose erschwert. Hier gilt bei Persistenz einer hyperandrogenetischen Anovulation ≥ 2 Jahre und Ausschluss anderer Ursachen die Diagnose PCOS gesichert.
- AMH-Assays können in Sensitivität und Spezifität der Ultraschalldiagnostik überlegen sein. Technische Schwierigkeiten verhindern derzeit noch die Aufnahme des AMH als valides diagnostisches Kriterium.
- Zur Diagnostik von Glukosetoleranzstörungen siehe Kapitel Insulinresistenz.

Therapie

- Die Therapie sollte leitlinien- und symptomorientiert und an das individuelle Risikoprofil der Patientin angepasst sein.
- Eine Empfehlung zur Gewichtsreduktion bei adipösen Patientinnen ist aus allgemeinen gesundheitlichen Überlegungen heraus sinnvoll. Siehe Kapitel Insulinresistenz. Hinsichtlich des Benefits einer verbesserten Konzeptionsrate durch Gewichtsreduktion ist die Datenlage eingeschränkt. Bariatrisch operative Therapie kann ab einem BMI > 32 kg/m^2 empfohlen werden.
- **Clomifen und Letrozol** sind gleichwertig als First-line-Therapie zur Ovulationsinduktion einsetzbar.
- **Letrozol** im Off-Label-Einsatz hat Vorteile hinsichtlich der Endometriumdicke und des Zervixmukus.
- Eine niedrig dosierte Therapie mit FSH im Step-up-Protokoll wird als Second-line-Therapie bei Resistenz gegenüber Clomifen oder Letrozol angesehen.
- PCOS-Patientinnen haben ein erhöhtes Risiko für ein OHSS; eine kontrollierte Überstimulation im Rahmen einer IVF/ICSI-Therapie sollte daher unter Einsatz eines GnRH-Antagonisten-Protokolls erfolgen.
- **Metformin** kann im Off-Label-Einsatz bei Kinderwunsch und Insulinresistenz gegeben werden. Es gibt Hinweise darauf, dass eine Kombinationstherapie von Metformin und Clomifen zu höheren Ovulations- und Schwangerschaftsraten beitragen kann. Einige Studien sehen einen Nutzen für den Einsatz von Metformin als adjuvante Therapie zur Vorbeugung eines ovariellen Hyperstimulationssyndroms bei infertilen Frauen mit PCOS, die sich einer IVF unterziehen.
- Zahlreiche andere Effekte wurden auch mit einer Metformintherapie assoziiert, wie zum Beispiel ein verringertes Fehlgeburtsrisiko und ein vermindertes Risiko für einen Gestationsdiabetes.
- Insgesamt ist die Datenlage zum Nutzen von Metformin bei Infertilität heterogen. Ein Benefit hinsichtlich der Lebendgeburtraten unter Monotherapie konnte bisher nicht nachgewiesen werden.
- Metformin kann auch als Second-line-Therapie bei Frauen mit PCOS ohne Kinderwunsch bei Zyklusstörungen und Kontraindikationen gegen oder Unverträglichkeit von hormonellen Kontrazeptiva (OCPs) und bei Adoleszentinnen angewendet werden.
- Stehen klinische Symptome der Hyperandrogenämie wie Hirsutismus und Alopezie im Vordergrund, kann mit kombinierten oralen Kontrazeptiva und Antiandrogenen in Mono- oder Kombinationstherapie und topischer Therapie symptomatisch behandelt werden. Siehe Kapitel Hormontherapie-Antiandrogene, Seminarband 3, Seite 323-347 für eine Übersicht der Präparate und Therapieschemata.

Leitlinien

- Androgen Excess and PCOS Society 2009: Androgen Excess and PCOS Society criteria for the polycystic ovary syndrome. A complete task force report. 2009. Fertil Steril 2009:91:456-88. Im Namen der American Society of Reproductive Medicine
- Endocrine Society 2013: Diagnosis and Treatment of Polycystic Ovary Syndrome: An Endocrine Society Clinical Practice Guideline – **press.endocrine.org/doi/full/10.1210/jc.2013-2350; 18.01.2017**
- DGGG 2015: Stellungnahme zum Einsatz von Metformin. 220. Stellungnahme der Deutschen Gesellschaft für Gynäkologie und Geburtshilfe (DGGG) und der Deutschen Gesellschaft für Gynäkologische Endokrinologie und Fortpflanzungsmedizin (DGGEF) zum Einsatz von Metformin vor und während der Schwangerschaft bei Frauen mit PCOS und Kinderwunsch

  www.dggg.de/leitlinienstellungnahmen/aktuelle-stellungnahmen/
- European Society of Reproduction and Embryology (ESHRE) 2016: The management of anovulatory infertility in women with polycystic ovary syndrome: an analysis of the evidence to support the development of global WHO guidance.

Kein Interessenkonflikt

A. Bachmann, B. Hinney, K. König, E. Lerchbaum, A.O. Mueck, A. Schüring, F. Geisthövel, B. Toth

Interessenkonflikt

T. Rabe: 2017 keiner; bis 2016 Honorare und Reisespesen von Actavis, Aristo, Evofem, Gedeon Richter, HRA Pharma, MSD, Shionogi. Details siehe auch European Medicines Agency/London (www.ema.europa.eu/)

J. Bitzer war als Berater und Referent tätig und erhielt Honorare für Advisory Boards von Teva, MSD, Bayer Health Care, Gedeon Richter, Lilly, Pfizer, Actavis, HRA, Abbott, Exeltis, Mithra, Allergan, Libbs

C. Egarter erhielt von verschiedenen pharmazeutischen Firmen wie MSD, Bayer/Schering, Actavis, Exeltis, Gedeon Richter und Pfizer Honorare für Studien, Vorträge sowie Expertentreffen.

G. Merki: Beraterin und Referentin für HRA Pharma.

E. Merkle: Honorar und Reisespesen von folgenden Firmen: MSD, Omega Pharma, Pfizer, Procter & Gamble, HRA Pharma, Shionogi.

N. Sänger: Beratertätigkeit für Gedeon Richter, Referentin für Gedeon Richter, MSD und Kade.

Literatur

1. Azziz R, Marin C, Hoq L, Badamgarav E, Song P. Health care-related economic burden of the polycystic ovary syndrome during the reproductive life span. J Clin Endocrinol Metab. 2005;90(8):4650–8; doi.org/10.1210/jc.2005-0628

2. Broekmans FJ, Knauff EA, Valkenburg O, Laven JS, Eijkemans MJ, Fauser BC; PCOS according to the Rotterdam consensus criteria: Change in prevalence among WHO-II anovulation and association with metabolic factors. BJOG 2006;113(10):1210.

3. Dahlgren E, Jansen PO, Johansson S, et al. Polycystic ovary syndrome and risk for myocardial infarction. Evluated from a risk factor model based on a prospective population study of women. Acta Obstet Gynecol Scand. 1992 Dec;71(8):599-604

4. Stein, IF, Leventhal, NL Amenorrhea associated with bilateral polycystic ovaries. Am J Obstet Gynecol. 1935; 29:181

5. https://prevention.nih.gov/docs/programs/pcos/FinalReport.pdf; 23.02.2017

6. ESHRE/ASRM (2004) Revised 2003 consensus on diagnostic criteria and long-term health risks related to polycystic ovary syndrome (PCOS). Hum Reprod 19: 41–47

7. Azziz R, Carmina E, Dewailly D, Diamanti-Kandarakis E, Escobar-Morreale HF, Futterweit W, Janssen OE, Legro RS, Norman RJ, Taylor AE, Witchel SF; Task Force on the Phenotype of the Polycystic Ovary Syndrome of The Androgen Excess and PCOS Society. The Androgen Excess and PCOS Society criteria for the polycystic ovary syndrome: the complete task force report. Fertil Steril. 2009 Feb;91(2):456-88. doi: 10.1016/j.fertnstert.2008.06.035. Epub 2008 Oct 23.

8. March WA, Moore VM, Willson KJ, Phillips DI, Norman RJ, Davies MJ; The prevalence of polycystic ovary syndrome in a community sample assessed under contrasting diagnostic criteria.Hum Reprod. 2010;25(2):544

9. Broekmans FJ, Knauff EA, Valkenburg O, Laven JS, Eijkemans MJ, Fauser BC; PCOS according to the Rotterdam consensus criteria: Change in prevalence among WHO-II anovulation and association with metabolic factors. BJOG 2006;113(10):1210

10. Azziz R, Marin C, Hoq L, Badamgarav E, Song P. Health care-related economic burden oft he polycystic ovary syndrome during the reproductive life span. J Clin Endocrinol Metb 2005;90:4650-8

11. Poretsky L, Piper B. Insulin resistance, hypersensitivity of LH, and dual defect hypothesis for the pathogenesis of polycystic ovary syndrome. Obstet Gynecol. 1994;84:613-62

12. Cui L, Li G, Zhong W, Bian Y, Su S, Sheng Y, et al. Polycystic ovary syndrome susceptibility single nucleotide polymorphisms in women with a single PCOS clinical feature. Hum Reprod (Oxford, England). 2015

13. Kosova G, Urbanek M. Genetics of the polycystic ovary syndrome. Mol Cell Endocrinol. 2013;373(1-2):29–38

14. Hayes MG, Urbanek M, Ehrmann DA, Armstrong LL, Lee JY, Sisk R, Karaderi T, Barber TM, McCarthy MI, Franks S, Lindgren CM, Welt CK, Diamanti-Kandarakis E, Panidis D, Goodarzi MO, Azziz R, Zhang Y, James RG, Olivier M, Kissebah AH; Reproductive Medicine Network, Stener-Victorin E, Legro RS, Dunaif A. Nat Commun. 2015 Aug 18;6:7502

15. Lerchbaum E, Schwetz V, Giuliani A, Obermayer-Pietsch B. Eur J Endocrinol. 2014 Apr 10;170(5):727-39

16. Genazzani AD, Battaglia C, Malavasi B, Struchi Torlonai F, Gamba O Metformin administration modulates and restores luteinizing hormone spontaneous episodic secretion and Ovarian function in nonobese patients with polycystic ovary syndrome. Metab Clin Exp 1999;48;167-172

17. Ciampelli M, Fulghesu AM, Cucinelli F, Pavone V, Ronisvalle E, Guido M, CarusoA, Lanzone A. Impact of insulin and body mass index on metabolic and endocrine variable in polycystic ovary syndrome.Metab Clin Exp 1999;48:167-172

18. Dunaif A. Insulin resistance and the polycystic ovary syndrome: mechanism and implications for pathogenesis. Endocr Rev 1997;18:774-800

19. DeUgarte C, Bartolucci A, Azziz R.; Prevalence of insulin resistance polycystic ovary syndrome using the homeostasis model assessment. Fertil Steril 83: 1454–1460, 2005

20. Gonzazlez F, Nair K.S.,Daniels J.K., Basal E., Schimke J.M. Hyperandrogenism senstizies mononuclear cells to promote glucose-induced inflammation in lean reproductive- age women. Am J Physiol Endocrinol Metab 302:E297-E306,2012

21. Gonzalez F, Mather KJ, Considine RV, Pardue SL, Acton AJ. Suppression of nutrient-induced inflammation with a nonsteroidal anti-inflammatory agent ameliorates ovarian dysfunction in lean insulin-sensitive women with polycystic ovary syndrome (PCOS). Fertility Sterility, September 2015, Vol. 104, No. 3, Supplement, e21

22. ESHRE/ASRM (2004) Revised 2003 consensus on diagnostic criteria and long-term health risks related to polycystic ovary syndrome (PCOS). Hum Reprod 19: 41–47

23. Balen AH, Laven JS, Tan SL, Dewailly D. Ultrasound assessment of the polycystic ovary: international consensus definitions. Hum Reprod Update. 2003 Nov-Dec;9 (6):505-14

24. Azziz R, Carmina E, DeWailly D, et al. Position statement: criteria for defining polycystic ovary syndrome as a predominantly hyperandrogenic syndrome: an Androgen Excess Society guideline. J Clin Endocrinol Metab. 2006;91:4237–4245

25. Goodman NF, Cobin RH, Futterweit W, Glueck JS, Legro RS, Carmina E; American Association of Clinical Endocrinologists (AACE); American College of Endocrinology (ACE); Androgen Excess and PCOS Society (AES); American Association of Clinical Endocrinologists, American College of Endocrinology, and Androgen Excess and PCOS Society Disease State Clinical Review: Guide to the Best Practices in the Evaluation and Treatment of Polycystic Ovary Syndrome-Part 1. Endocr Pract. 2015 Nov;21(11):1291-300

26. Goodman NF, Cobin RH, Futterweit W, Glueck JS, Legro RS, Carmina E; American Association of Clinical Endocrinologists (AACE); American College of Endocrinology (ACE); Androgen Excess and PCOS Society (AES); American Association of Clinical Endocrinologists, American College of Endocrinology, and Androgen Excess and PCOS Society Disease State Clinical Review: Guide to the Best Practices in the Evaluation and Treatment of Polycystic Ovary Syndrome-Part 1. Endocr Pract. 2015 Nov;21(11):1291-300

27. Schulte H.M., Ludwig, M. Neumann G.: Anabasis, Laboranalytik, Endokrinologie, Molekulare Diagnostik, Endokrinologikum, (2005) S.141

28. Kyritsi EM, Dimitriadis GK, Kyrou I, Kaltsas G, Randeva HS, "PCOS remains a diagnosis of exclusion: a concise review of key endocrinopathies to exclude".Clin Endocrinol (Oxf). 2016 Sep 24.

29. Zerah M, Ueshoba H, Wood E, Speiser PW, Crawford C, McDonald T, Pareira J, Gruen D, New MI: Prevalence of non-classical steroid 21-hydroxylase deficiency based on morning salivary 17-hydroxy progesterone screeining test: a sample study. J Clin Endocrinol Metab 1990:70:1662-1667

30. Danfeng D, Xuelian L: The relationship between thyroiditis and polycystic ovary syndrome: a meta-analysis. Int J Clin Exp Med. 2013; 6(10): 880–889.

31. Macroprolactinemia in women presenting with hyperandrogenic symptoms: Implications for the management of polycystic ovary syndrome. Fertil Steril. 2004 Dec;82(6):1697-9.

32. Dewailly D, Gronier H, Poncelet E, Robin G, Leroy M, Pigny P, et al. Diagnosis of polycystic ovary syndrome (PCOS): revisiting the threshold values of follicle count on ultrasound and of the serum AMH level for the definition of polycystic ovaries. Hum Reprod (Oxford, England). 2011;26(11):3123–9.

33. Pellatt L, Hanna L, Brincat M, Galea R, Brain H, Whitehead S, Mason H: Granulosa cell production of anti-Müllerian hormone is increased in polycystic ovaries.J Clin Endocrinol Metab. 2007 Jan;92(1):240-5

34. Broer SL, Dolleman M, van Disseldorp J, Broeze KA, Opmeer BC, Bossuyt PM, et al. Prediction of an excessive response in in vitro fertilization from patient characteristics and ovarian reserve tests and comparison in subgroups: an individual patient data meta-analysis. Fertil Steril. 2013;100(2):420–9.

35. Dumont, Robin G, Catteau-Jonard S. and Dewailly D. Role of Anti-Müllerian Hormone in pathophysiology, diagnosis and treatment of Polycystic Ovary Syndrome: a review Reproductive Biology and Endocrinology2015.**13**:137

36. Dahlgren E, Jansen PO, Johansson S, et al. Polycystic ovary syndrome and risk for myocardial infarction. Evluated from a risk factor model based on a prospective population study of women. Acta Obstet Gynecol Scand. 1992 Dec;71(8):599-604.

37. Fauser BC, Tarlatzis BC, Rebar RW, Legro RS, Balen AH, Lobo R, et al. Consensus on women's health aspects of polycystic ovary syndrome (PCOS): the Amsterdam ESHRE/ASRM-Sponsored 3rd PCOS Consensus Workshop Group. Fertil Steril. 2012;97(1):28–38. e25

38. Legro RS, Arslanian SA, Ehrmann DA, Hoeger KM, Murad MH, Pasquali R, Welt CK, Endocrine Society Diagnosis and treatment of polycystic ovary syndrome: an Endocrine Society clinical practice guideline. J Clin Endocrinol Metab. 2013 Dec; 98(12):4565-92.

39. Wild RA, Carmina E, Diamanti-Kandarakis E, Dokras A, Escobar-Morreale HF, Futterweit W, Lobo R, Norman RJ, Talbott E, Dumesic DA. Assessment of cardiovascular risk and prevention of cardiovascular disease in women with the polycystic ovary syndrome: a consensus statement by the Androgen Excess and Polycystic Ovary Syndrome (AE-PCOS) Society. J Clin Endocrinol Metab. 2010;95(5):2038-49.

40. Salley KE, Wickham EP, Cheang KI, Essah PA, Karjane NW, Nestler JE. Glucose intolerance in polycystic ovary syndrome--a position statement of the Androgen Excess Society. J Clin Endocrinol Metab. 2007;92(12):4546-56.

41. Wild RA, Carmina E, Diamanti-Kandarakis E, et al. Assessment of cardiovascular risk and prevention of cardiovascular disease in women with the polycystic ovary syndrome: a consensus statement

by the Androgen Excess and Polycystic Ovary Syndrome (AE-PCOS) Society. J Clin Endocrinol Metab. 2010;95:2038–2049

42. Barry J.A, Mallika M. Azizia, and Hardiman P.J. Risk of endometrial, ovarian and breast cancer in women with polycystic ovary syndrome: a systematic review and meta-analysis Hum Reprod Update. 2014 Sep; 20(5): 748–758.

43. Barry J.A. Kuczmierczyk Hardiman P.A Anxiety and depression in polycystic ovary syndrome: a systematic review and meta-analysis. Hum. Reprod. (2011) 26 (9): 2442-2451.doi: 10.1093/humrep/der197

44. Balen AH, Morley LC, Misso M, Franks S, Legro RS, Wijeyaratne CN, Stener-Victorin E, Fauser BC, Norman RJ, Teede H, m Auftrag der ESHRE. The management of anovulatory infertility in women with polycystic ovary syndrome: an analysis of the evidence to support the development of global WHO guidance. Hum Reprod Update. 2016 Aug 10.

45. Kaaijk EM, Hamerlynck JV, Beek JF, van der Veen F. Clinical outcome after unilateral oophorectomy in patients with polycystic ovary syndrome. Hum Reprod 1999; 14: 889-892

46. Farquhar, C., Brown J. Marjoribanks, J. Laparoscopic drilling by diathermy or laser for ovulation induction in anovulatory polycystic ovary syndrome: Cochrane Database of Systematic Reviews, YR: 2012NO: 6PB: John Wiley & Sons, LtdDOI: 10.1002/14651858.CD001122.pub4

47. Franik S, Kremer JA, Nelen WL, et al. Aromatase inhibitors for subfertile women with polycystic ovary syndrome: summary of a Cochrane review. Fertil Steril 2015; 103: 353-355.

48. D. Fischer, C. Reisenbüchler, S. Rösner, J. Haussmann, P. Wimberger, and M. Goeckenjan: Avoiding OHSS: Controlled Ovarian Low-Dose Stimulation in Women with PCOS. Geburtshilfe Frauenheilkd. 2016 Jun; 76(6): 718–726

49. Murray CJL, Vos T, Lozano R, Naghavi M, Flaxman AD, et al. (2012) Disability-adjusted life years (DALYs) for 291 diseases and injuries in 21 regions, 1990–2010: a systematic analysis for the Global Burden of Disease Study 2010. Lancet 380: 2197–2223.

50. Costello MF, Chapman M, Conway U A; A systematic review and meta-analysis of randomized controlled trials on metformin co-administration during gonadotrophin ovulation induction or IVF in women with polycystic ovary syndrome. Hum Reprod. 2006 Jun; 21(6):1387-99. Epub 2006 Jan 31

51. Lord JM, Flight IH, Norman RJ. Insulin-sensitising drugs (metformin, troglitazone, rosiglitazone, pioglitazone, D-chiro-inositol) for polycystic ovary syndrome. Cochrane Database Syst Rev. 2003;(3):CD003053.

52. Velazquez EM, Mendoza S, Hamer T, Sosa F, Glueck CJ. Metformin has direct effects on human ovarian steroidogenesis. Fertil Steril. 2003 Apr;79(4):956-62.

53. Genazzani AD, Battaglia C, Malavasi B, Struchi Torlonai F, Gamba O Metformin administration modulates and restores luteinizing hormone spontaneous episodic secretion and Ovarian function in nonobese patients with polycystic ovary syndrome. Metab Clin Exp 1999;48;167-172

54. Palomba S et al. Metformin in high responder Italian Group: Metformin reduces risk of ovarian hyperstimulationsyndrome in patients with polycystic ovary syndrome during gonadotropin-stimulated in vitro fertilization cycles: a randomized controlled trial. Fertil Steril 96:1384-1390.e4

55. Johnson N. P. Metformin use in women with polycystic ovary syndrome Ann Transl Med. 2014 Jun; 2(6): 56.

56. Feig D.S., Moses R.G., Metformin Therapy During Pregnancy. Good for the goose and good for the gosling too? Diabetes Care October 2011 vol. 34 no. 10, 2329-2330

57. Legro RS, Barnhart HX, Schlaff WD, Carr BR, Diamond MP, Carson SA et al.Clomiphene, metformin, or both for infertility in the polycystic ovary syndrome. N engl J Med 2007;356:551-66

58. Tang et al. 2012 Insulin-sensitising drugs for women with polycystic ovary syndrome, oligo-/amenorrhoea and subfertility. Cochrane database. Syst Rev 2012;5: CD003053

59. Johnson N. P. Metformin use in women with polycystic ovary syndrome Ann Transl Med. 2014 Jun; 2(6): 56.

60. Morin-Papunen L, Rantala AS, Unkila-Kallio L, Tiitinen A, Hippeläinen M, Perheentupa A, Tinkanen H, Bloigu R, Puukka K, Ruokonen A, Tapanainen JS. Metformin improves pregnancy and live-birth rates in women with polycystic ovary syndrome (PCOS): a multicenter, double-blind, placebo-controlled randomized trial. J Clin Endocrinol Metab. 2012 May;97(5):1492-500.

61. Johnson NP. Metformin use in women with polycystic ovary syndrome Ann Transl Med. 2014 Jun; 2(6): 56.

62. Sun X, Zhang D, Zhang W. Effect of metformin on ovulation and reproductive outcomes in women with polycystic ovary syndrome: a metaanalysis of randomized controlled trials. Arch Gynecol Obstet. 2013 Aug:288(2):423-30

63. Schäfer-Graf U, Hahn S, Ludwig M, Schüring A, Tan S.: 220. Stellungnahme der Deutschen Gesellschaft für Gynäkologie und Geburtshilfe (DGGG) und der Deutschen Gesellschaft für Gynäkologische Endokrinologie und Fortpflanzungsmedizin (DGGEF), 16.07.2015 http://www.dggg.de/fileadmin/documents/stellungnahmen/aktuell/2015/220_Einsatz_von_Metformin_bei_PCOS.pdf

64. Balen AH, Morley LC, Misso M, Franks S Legro RS, Wijeyaratne CN, Stener-Victorin E, Fauser BC, Norman RJ, Teede H: Hum Reprod Update. 2016 Aug 10.

65. Nast A, Dréno B, Bettoli V, Bukvic Mokos Z, Degitz K, Dressler C, Finlay AY, Haedersdal M, Lambert J, Layton A, Lomholt HB, López-Estebaranz JL, Ochsendorf F, Oprica C, Rosumeck S, Simonart T, Werner RN, Gollnick H: European Dermatology Forum: S3-Guideline for the Treatment of Acne (Update 2016)

66. Goodman N.F., Cobin R.H., Futterweit W. Glueck J.S. Legro R.S., Carmina E. American Association of Clinical Endocrinologists, American College of Endocrinology,and Androgen Excess And PCOS Society Disease State Clinical Review: Guide to the Best Practices in the Evaluation and Treatment of Polycystic Ovarian Syndrome - Part 1, Endocrine Practice Vol 21 No. 11 November 2015, pp 1291-1300.

67. Johnson NP. Metformin use in women with polycystic ovary syndrome: Ann Transl. Med. 2014 Jun; 2(6): 56.

68. Goodman N.F., Cobin R.H., Futterweit W. Glueck J.S. Legro R.S., Carmina E. American Association of Clinical Endocrinologists, American College of Endocrinology,and Androgen Excess And PCOS Society Disease State Clinical Review: Guide to the Best Practices in the Evaluation and Treatment of Polycystic Ovarian Syndrome - Part 1, Endocrine Practice Vol 21 No. 11 November 2015, pp 1291-1300.

69. 1. The Diagnosis of Polycystic Ovary Syndrome in Adolescents. Pediatrics. 2015 Dec;136(6):1154-65. doi: 10.1542/peds.2015-1430.

70. Diaz M, Bassols J, López-Bermejo A, de Zegher F, Ibáñez L. Metformin treatment to reduce central adiposity after prenatal growth restraint: a placebo controlled pilot study in prepubertal children. Pediatr Diabetes. 2015 Nov:16(7):538-45

Hirsutismus - Medikamentöse Therapie

Gemeinsame Stellungnahme der Deutschen Gesellschaft für Gynäkologische Endokrinologie und Fortpflanzungsmedizin e.V. und des Berufsverbands der Frauenärzte e.V.

Thomas Rabe (federführend) und der Arbeitskreis "Androgenisierung bei der Frau" (in alphabetischer Reihenfolge):

Christian Albring, Natalie Garcia Bartels, Christian Egarter, Klaus König, Herbert Kuhl, Elisabeth Merkle, Alfred O. Mueck, Nicole Reisch, Andreas Schüring, Petra Stute, Bettina Toth, Ludwig Wildt, Christos C. Zouboulis

Zusammenfassung

Unter Hirsutismus versteht man das Vorhandensein von Terminalhaaren bei Frauen an typisch männlichen Prädilektionsstellen. Eine vermehrte Körperbehaarung kommt in Abhängigkeit von Alter und ethnischer Abstammung bei 5-10% oder 5-15% (siehe unten) aller Frauen vor. Ein übermäßiger Haarwuchs mit Beeinträchtigung des ästhetischen Erscheinungsbildes und des Selbstwertgefühls kann die Lebensqualität erheblich beeinträchtigen (Hirsutismus ist eine "men made disease").

Androgenmetabolismus: Die Androgene bestimmen Art und Verteilung von Haaren am menschlichen Körper. Unter Einfluss von Androgenen wird in den Haarfollikeln die Umwandlung von Vellushaaren in Terminalhaare induziert. Hierbei bestimmt die vom jeweiligen Hautareal abhängige spezifische Expression und Aktivität der 5α-Reduktase (5α-R) (Isoenzyme Typ 1 und Typ 2) die Konversionsrate von Testosteron in das biologisch wirksame 5α-Dihydrotestosteron (DHT) und damit die Wirkung von Androgenen auf die Haarfollikel. Bei der Pathogenese des Hirsutismus spielen Enzymdefekte der Nebennierenrinde und die Insulinresistenz eine Rolle. Der Hirsutismus beruht entweder auf einem absoluten oder relativen Überschuss von Androgenen des Ovars bzw. der Nebennierenrinde oder einer erhöhten Androgenempfindlichkeit der Zielorgane durch vermehrte Expression oder erhöhte Empfindlichkeit des Androgenrezeptors aufgrund genetischer Variationen.

Therapieziel: Das Ziel der medizinischen Behandlung des Hirsutismus besteht darin, entweder im Rahmen einer retrograden Metamorphose die Transformation vom Terminalhaar in das Vellushaar zu induzieren oder einen Stopp des Haarwachstums bzw. einen Ausfall der Terminalhaare einzuleiten. Eine kausale Behandlung steht hierbei an erster Stelle (z.B. ovarielle oder adrenale Hemmung, Therapie der Interaktion mit einer Hyperinsulinämie beim PCO-Syndrom oder operative Ausschaltung pathologischer Androgenquellen (z.B. androgenproduzierende Tumoren von Ovar oder Nebennierenrinde)).

Therapieoptionen: Zur medikamentösen Therapie des Hirsutismus stehen primär antiandrogen wirksame Gestagene wie Cyproteronacetat und Chlormadinonacetat sowie - je nach Krankheitsbild und Schweregrad als Off-Label-Verordnung - Dienogest und Drospirenon zur Verfügung. Die Wirkung von 5α-Reduktaseblockern (z.B. Finasterid), Flutamid, Insulinsensitizer und GnRH-Analoga wird besprochen und bewertet.

- **Orale kombinierte hormonale Kontrazeptiva:** Der Mehrheit der Frauen vor der Menopause mit Hirsutismus steht eine Kombinationstherapie mit oralen hormonalen Kontrazeptiva mit Antiandrogenen zur Verfügung, wobei das Ethinylestradiol zu einem hepatischen Anstieg des SHBGs und Abfall des freien Testosterons führt und das Antiandrogen am Zielorgan die Androgenwirkung abschwächen kann.

- **Antiandrogene:** Im Vordergrund steht bei Hirsutismus Cyproteronacetat.

- **Cyproteronacetat.** Während bei leichtem Hirsutismus ein antiandrogenhaltiges Kontrazeptivum allein teilweise zum Erfolg führen kann, muss bei mittelschwerem bis schwerem Hirsutismus ein KOK mit dem stark wirksamen Antiandrogen Cyproteronacetat (50-100 mg von Tag 1-10 des Therapiezyklus) kombiniert werden. Ein therapeutischer Erfolg zeigt sich meist erst nach 9-12 Monaten. Bei einer Langzeittherapie erfolgt nach Einsetzen des Therapieerfolgs eine schrittweise Dosisreduktion. Bei gering ausgeprägtem Hirsutismus sind manchmal 10 mg CPA vom 1.-15. bzw. 1.-21. Zyklustag bzw. Chlormadinonacetat (2 x 2 mg) vom 1.-21. Zyklustag ausreichend.

- **Finasterid:** Die Wirksamkeit von Finasterid als 5α-Reduktaseblocker beim Hirsutismus ist umstritten (Off-Label).

- **Flutamid:** Zahlreiche Studie belegen eine gute Wirksamkeit. Es wird vor allem in den USA eingesetzt, da dort CPA nicht zur Verfügung steht. Flutamid ist mit erheblichen Nebenwirkungen verbunden und in Deutschland, im Gegensatz zu manchen anderen Ländern, zur Behandlung von Androgenisierungserscheinungen nicht zugelassen (Off-Label-Einsatz als Methode 2. Wahl).

- **Spironolacton:** Zahlreiche Studien belegen eine gute Wirksamkeit. Es wird vor allem in den USA eingesetzt, da CPA nicht zur Verfügung steht. In Deutschland gilt der Einsatz als Methode zweiter Wahl (Off-Label).

- **Insulinsensitizer:** Metformin. Hyperandrogenämie und Insulinresistenz können bei Übergewicht durch eine Reduktionsdiät, sportliche Aktivität und Metformin erfolgreich behandelt werden.

- **GnRH-Analoga:** Sehr teure Therapieoption; add-back notwendig, nur in seltenen Fällen als Langzeittherapie geeignet. Gute Wirkung bei ovarieller Hyperandrogenämie und kutaner Androgenisierung.

- **Nicht-hormonelle Therapieformen** wie topische Applikation von Eflornithin, eine mechanische Enthaarung oder eine Enthaarung durch Licht- oder Lasertherapie kommen als Ergänzung oder Alternative in Frage, werden aber in einer anderen Arbeit aus dieser Serie besprochen (Rabe et al. JRE, 2012) (109).

Eine vermehrte Körperbehaarung der Frau in Form einer Hypertrichose oder eines Hirsutismus tritt in den meisten Ländern bei ca. 5 bis 15% der Bevölkerung auf. Für die betroffenen Frauen stellt die vermehrte Behaarung oft eine erhebliche Beeinträchtigung des Selbstwertgefühls dar, hinzu kommt die Angst vor einer schwerwiegenden endokrinen Störung und bei schweren Verlaufsformen sogar die Angst vor einer Krebserkrankung. Auf die unterschiedlichen Krankheitsbilder, die einer vermehrten Körperbehaarung zugrunde liegen und die zur Abklärung der Krankheitsbilder notwendigen diagnostischen Untersuchungen wird in der Veröffentlichung von **Rabe et al. (2012)**[1] eingegangen, weshalb im Folgenden hierzu nur kurz Stellung bezogen werden soll. Die nicht-hormonellen Therapieansätze wurden in einer Übersichtsarbeit von **Rabe et al. (2012)**[2] zusammengefasst.

n dieser Übersichtsarbeit soll es um die Möglichkeiten einer medikamentösen Therapie gehen; aus haftungsrechtlichen Gründen werden an den entsprechenden Stellen Auszüge der jeweiligen Fachinformationen zitiert (siehe auch Haftungsausschluss - am Ende der Arbeit). Zu dieser Thematik sei ergänzend auf eine alternative Sichtweise der Fragestellung hingewiesen. (s. Kapitel Wetzka et al. Funktionelle Androgenisierung der Frau und Kapitel Geisthövel et al. Insulinresistenz am Beispiel des Funktionell androgenisierenden Syndroms IV).

Hirsutismus - medikamentöse Therapie

1. Krankheitsbilder mit vermehrter Körperbehaarung

- **Hypertrichose:** Vermehrte Behaarung außerhalb der männlichen Prädilektionsstellen (Abb. 1). Die Ursache ist nicht androgenbedingt.

- **Hirsutismus:** Vermehrte Körperbehaarung der Frau an männlichen Prädilektionsstellen (z.B. oberhalb der Oberlippe, Kinn, Genitalregion etc.) (Abb. 1, 2). Die Ursache ist meist androgenbedingt.

- **Virilisierung:** Ausgeprägte Behaarung an den männlichen Prädilektionsstellen und Tieferwerden der Stimme, Klitorishypertrophie und Veränderungen im Körperbau. Ein androgenproduzierender Tumor ist auszuschließen (Ovar: Androblastome, Nebenniere: z.B. Cushing-Syndrom - primär oder sekundär durch Hypophysentumor, Nebennierenrindenkarzinom).

Im Folgenden soll kurz auf das Krankheitsbild des Hirsutismus eingegangen werden.

- **Häufigkeit:** Je nach Land und untersuchtem Klientel tritt Hirsutismus bei 5 bis 15 % der weiblichen Bevölkerung auf (**Ferriman u. Gallwey 1961**)[3], (**McKnight 1964**)[4], (**Hartz et al. 1979**)[5], (**Knochenhauer et al. 1998**)[6]. In den USA findet man in ca. 10% einen mehr oder weniger stark ausgeprägten Hirsutismus (**Griffin 2012**)[7]. Dies entspricht der Häufigkeit in Nordeuropa (**Griffin 2012**)[8].

Aufgrund unterschiedlicher ethnischer Abstammung besteht z.B. in den Mittelmeerländern eine höhere Inzidenz mit bis zu 20% hirsuter Frauen; dies mag zum Teil darauf beruhen, dass dunklere Haare besser zu sehen sind als hellere Haare. Bei den Inuit ist das Krankheitsbild Hirsutismus unbekannt.

In Deutschland dürften bis zu 5% aller Frauen im reproduktiven Alter unter vermehrtem Haarwuchs leiden (auch hier ist der ethnische Hintergrund wichtig). Altersabhängig haben z.B. in der Postmenopause bis zu 30% aller Frauen einen leichten Haarflaum im Bereich der Oberlippe.

- **Leidensdruck:** Durch eine vermehrte Körperbehaarung werden Selbstwertgefühl und Lebensqualität erheblich beeinträchtigt (**Barth et al. 1993**)[9], (**Sonino et al. 1993**)[10]. Allerdings zeigte eine Studie aus Litauen, dass nur 60% aller Frauen, die glaubten einen Hirsutismus zu haben, tatsächlich hirsut waren (**Kozloviene et al. 2005**)[11].

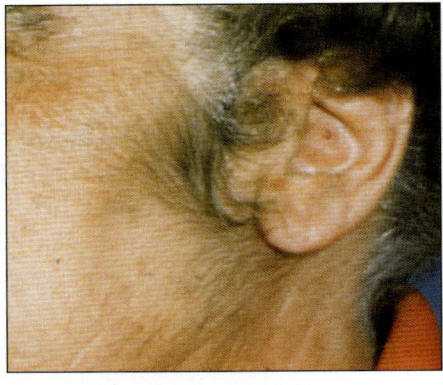

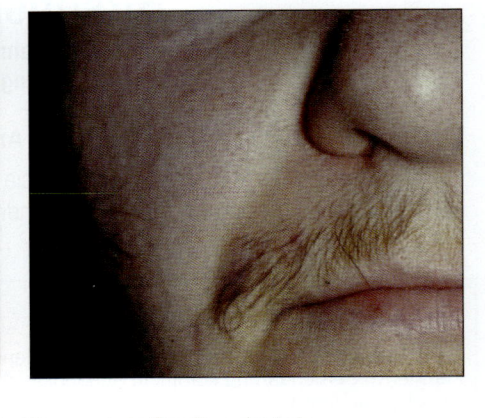

Abb. 1 Vermehrte Gesichtsbehaarung
Links: Hypertrichose: Behaarung im Bereich der Wangen, kein Oberlippenbart etc.
Rechts: Hirsutismus: ausgeprägter Oberlippenbart, verstärkte Behaarung im Bereich des Kinns.

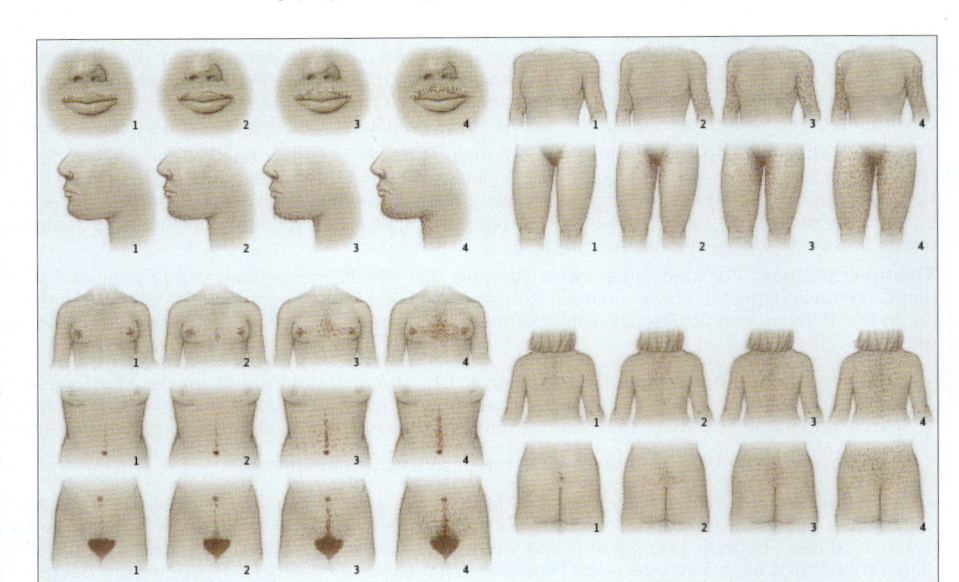

Abb. 2: Hirsutismus: Schweregradeinteilung nach Ferriman Gallwey (1961): Score des Hirsutismus: Score von 5 bis 36 Punkte; ab 8 Punkte Hirsutismus; von 8 bis 15 leichter Hirsutismus, ab 15 Punkte mittelschwerer bis schwerer Hirsutismus (Endocrine Society 2008); zusätzliche Höherbewertung bei Zeichen der Virilisierung, Akanthosis nigricans etc.

(Nach: Rosenfield (2005) (mit freundlicher Genehmigung des NEJM)

Klassifikation

- Die Einteilung des Schweregrades des Hirsutismus anhand des Behaarungsmusters erfolgt nach **Ferriman u. Galley (1961)**.[12] (Abb. 2)

Ätiologie

- Die in Frage kommenden Grunderkrankungen bei Hirsutismus sind in **Abb. 3** zusammengestellt.

- Meist liegt eine Erhöhung der Bildungsrate von Gesamttestosteron zugrunde. Eine grobe Korrelation zwischen Schweregrad des Hirsutismus und vermehrter Androgenproduktion konnten **Kirschner u. Jakobs (1971)**[13] zeigen.

- **Erhöhte Sensitivität der Endorgane:** Bei leichten Formen des Hirsutismus ist meist eine sog. "Endorganüberempfindlichkeit" auf normal hohe Androgenspiegel verantwortlich; sog. "idiopathischer Hirsutismus", dessen Diagnosehäufigkeit durch die verfeinerten Messmethoden deutlich abgenommen hat. In einer italienischen Studie wurde bereits 1998 nur bei knapp 6% von 588 hirsuten Frauen ein idiopathischer Hirsutismus gefunden (**Carmina 1998**).[14] Bei **Azziz et al. (2004)**[15] betrug der Anteil 3,1% von 1.000 untersuchten Patientinnen.

- Bei mittelschweren Formen müssen ein **PCO-Syndrom** und ein **Adrenogenitales Syndrom** (kongenital oder sog. "late onset Form") ausgeschlossen werden. In einem Patientengut von 1.000 hirsuten Frauen fanden **Azziz et al. (2004)**[16] in 82% polyzystische Ovarien. Nach der **Rotterdamer Klassifikation (2004)**[17] ist dies jedoch nicht gleichbedeutend mit einem PCO-Syndrom.

- **Androgenproduzierende Tumoren:** Tumorverdacht (Androblastom von Ovar oder Nebenniere) besteht immer bei einem postpuberalen Hirsutismus mit rascher Progredienz, schwerer Ausprägung mit Virilisierung (tiefe Stimme, männlicher Körperbau, Klitorishyperplasie) und einem Testosteronwert über 1,5 ng/ml bzw. DHEAS-Wert über 7,5 µg/ml (**Abb. 2**). In diesen Fällen sollte die weitere Abklärung und Therapie in einem hierauf spezialisierten Zentrum erfolgen. In einer Gruppe von 1.000 hirsuten Patientinnen fanden **Azziz et al. (2004)**[18] in 0,2% androgenproduzierende Tumore, in 0,6 % ein klassisches Adrenogenitales Syndrom (AGS) und in 1,6 % ein AGS vom late onset ("nicht klassischen") Typ aufgrund eines 21-Hydroxylasemangels. Eine Acanthosis nigricans als Zeichen einer Insulinresistenz trat in 3,1 % der Fälle auf (**Azziz et al. 2004**).[19]

Abklärung des Hirsutismus nach Empfehlungen der Endocrine Society (Abb. 4):

- **Tumorverdacht:** bei **Serum-Testosteronspiegeln**, die den oberen Grenzwert des Normalbereichs um mehr als das Doppelte überschreiten (ab 1,5ng/ml) und bzw. **DHEAS** über 7 µg/ml.

- **Verdacht auf Cushing-Syndrom:** Erhöhter Cortisolbasalwert (morgen 8.00) und pathologisches Cortisoltagesprofil; typisches klinisches Bild (z.B. Stammfettsucht, Stiernacken, Striae rubrae etc.).

- **Verdacht auf Wachstumshormonproduzierenden Tumor:** Akromegalie (typisches klinisches Bild).

- Bei **Unwirksamkeit der Erst- und Zweitlinientherapien** über einen Zeitraum von sechs bis zwölf Monaten.

- Bei Verdacht oder Vorliegen eines **metabolischen Syndroms,** das ein interdisziplinäres Vorgehen verlangt.

- Bei Patientinnen mit Hirsutismus und Kinderwunsch zum Ausschluss eines adrenogenitalen Syndroms (z.B. 21-Hydroxylasemangel).

- **Patientinnen mit PCO-Syndrom und Kinderwunsch zum "Ovarian drilling":** Langzeiterfolge mit ovulatorischen Zyklen über einen Nachbeobachtungszeitraum von bis zu 9 Jahren wurden beschrieben. Bezüglich der Schwangerschaftsrate ist die operative Technik einer niedrig-dosierten Gonadotropinstimulation über 3–6 Zyklen nicht überlegen.

Eine Übersicht der möglichen Ursachen des Hirsutismus, der Labordiagnostik und zur Verfügung stehender Funktionsteste gibt die **Tab. 1**.

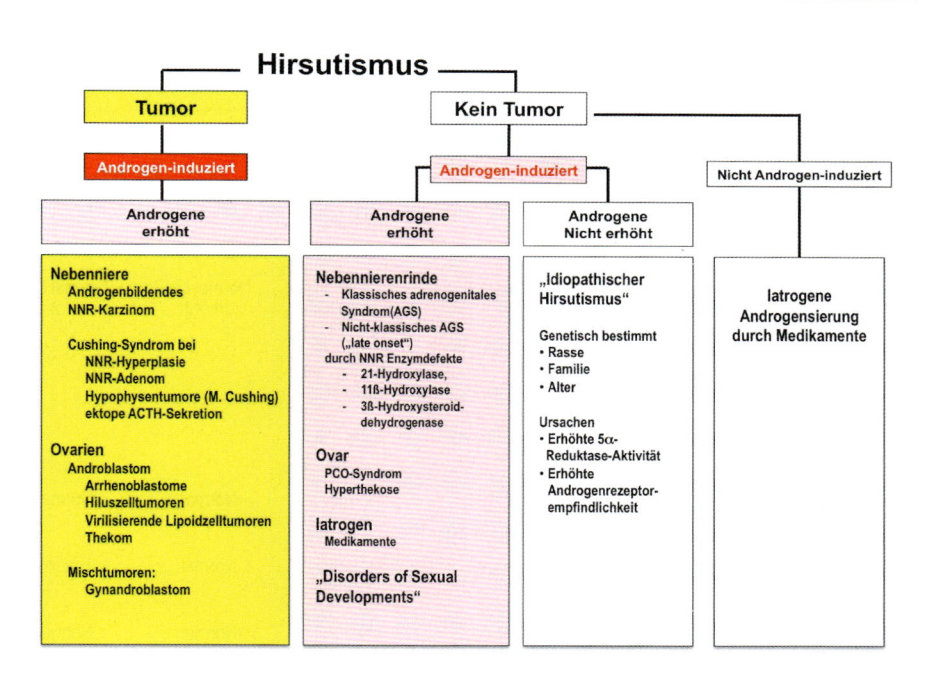

Abb. 3 Hirsutismus. Einteilung der Hirsutismusformen nach tumorbedingten und nicht tumorbedingten Krankheitsbildern

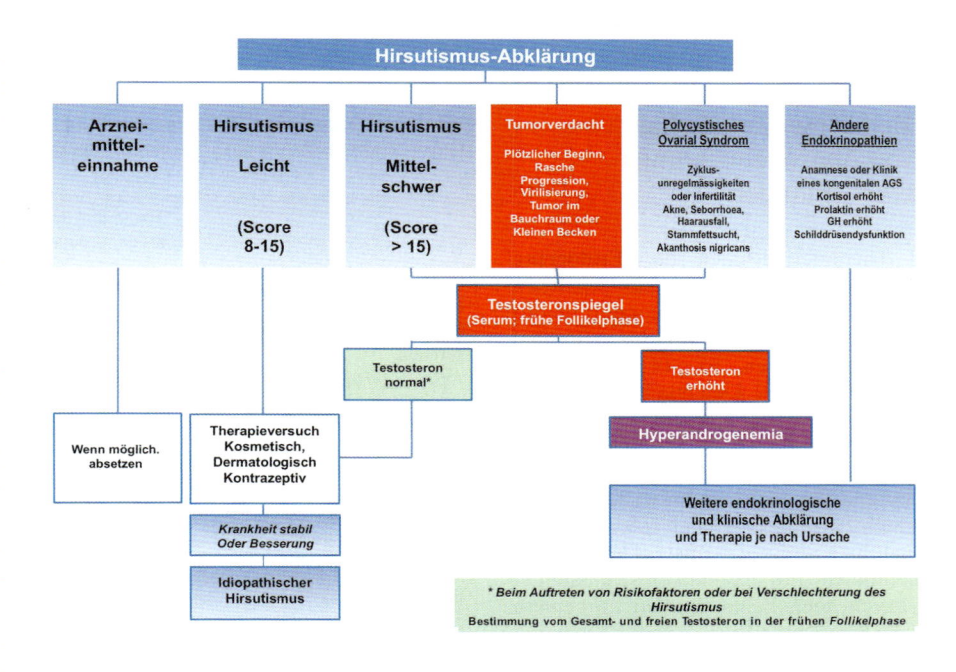

Abb. 4: Abklärungsschema bei Hirsutismus je nach klinischem Schweregrad (Nach Endocrine Society 2008) (siehe Text)

Literaturhinweise

- **Leitlinie der Endocrine Society (USA)** https://www.endocrine.org/~/media/endosociety/Files/Publications/Clinical%20Practice%20Guidelines/Hirsutism_Guideline.pdf; 13.4.2017

- **Geneva Medical Foundation (der WHO):** Guidelines "hirsutism": www.gfmer.ch/Guidelines/Hirsutism_adrenal_gland_diseases/Hirsutism_acne_alopecia.htm; 13.4.2017

- Azziz R, Carmina E, Sawaya ME. Idiopathic hirsutism. Endocr Rev. 2000, 21:347-62.

- Claman P (**SOGC Clincal Practice Guidelines**) Hirsutism: evaluation and treatment, https://sogc.org/wp-content/uploads/2013/01/110E-CPG-January2002.pdf; 13.4.2017

- Azziz R. The evaluation and management of hirsutism. Obstet Gynecol. 2003;101:995-1007.

- Azziz R, Sanchez LA, Knochenhauer ES, Moran C, Lazenby J, Stephens KC, Taylor K, Boots LR. Androgen excess in women: experience with over 1000 consecutive patients. J Clin Endocrinol Metab. 2004;89:453-62.

- Swiglo BA, Cosma M, Flynn DN, Kurtz DM, Labella ML, Mullan RJ, Erwin PJ, Montori VM. Clinical review: Antiandrogens for the treatment of hirsutism: a systematic review and metaanalyses of randomized controlled trials. J Clin Endocrinol Metab. 2008 Apr;93(4):1153-60.

Tab. 1: Hirsutismus: Ursachen, Labordiagnostik und Funktionsteste
(Nach Hunter MH, Carek PJ. Evaluation and treatment of women with hirsutism. Am Fam Physician. 2003 Jun 15;67(12):2565-72)

Diagnose	Testosteron	17-Hydroxy-progesteron	LH/FSH	Prolaktin	DHEAS	Cortisol	Zusatzdiagnostik
klassisches/nicht-klassisches adrenogenitales Syndrom	Normal bis erhöht	erhöht	Normal /normal	normal	Normal bis erhöht	Normal bis erniedrigt	evtl. ACTH-Test zur Diagnosesicherung; 21-Hydroxylase-Gentest
Polycystisches Ovarial-Syndrom	Normal bis erhöht	Normal	LH: Normal bis erhöht FSH: erniedrigt bis normal	Normal bis erhöht	Normal bis erhöht	Normal	In erster Linie eine klinische Diagnose. Bewertung der Laborergebnisse und des Ultraschallbefunds der Ovarien zum Ausschluss anderer Erkrankungen oder Tumoren. Evtl. Lipide, Glukose, Insulin (Homaindex)
Ovarialtumor	erhöht	Normal	Normal /normal	Normal	Normal	Normal	Ultraschall, evtl. MRT zum Tumornachweis
Nebennierentumor	erhöht	Normal	Normal /normal	Normal	Erhöht	Normal bis erhöht	Ultraschall, evtl. MRT zum Tumornachweis
Medikamenten Nebenwirkung	Normal	Normal	Normal /normal	Normal	Normal	Normal	Absetzen des entsprechenden Medikaments empfohlen (Auslassversuch)
Idiopathisch	Normal	Normal	Normal /normal	Normal	Normal	Normal	
Familiär	Normal	Normal	Normal /normal	Normal	Normal	Normal	

2. Medikamentöse Behandlung von Androgenisierungserscheinungen

Die Therapierichtlinien der **Endocrine Society (2008)**[20] beruhen auf Analysen von Studiendaten, wobei bevorzugt randomisierte, placebokontrollierte Studien ausgewertet wurden. Es gibt keine placebokontrollierten Untersuchungen zu der hoch dosierten kombinierten Antiandrogentherapie mit Cyproteronacetat und einem kombinierten oralen Kontrazeptivum. Da bei der Entwicklung und Markteinführung eine hoch dosierte CPA-Behandlung die wirksamste Therapie für Patientinnen mit Hirsutismus darstellte, existieren auch keine Studien mit einem Vergleichspräparat. Zu einem späteren Zeitpunkt wurden die Beobachtungsstudien mit CPA nicht wiederholt, da weltweit die therapeutische Wirksamkeit anerkannt war. Manchmal sind Therapiestudien ohne Kontrollen mit großen Patientenkollektiven aussagefähiger als kleinere randomisierte Studien mit dem Risiko eines Selektionsbias. Therapieerfolg und Arzneimittelsicherheit sind die entscheidenden Parameter, nach denen der Arzt und die Patientin eine seit langem eingeführte Therapieform beurteilen.

Im Text werden Bewertungen bestimmter Antiandrogene, wie z.B. Spironolacton und Flutamid, die in Deutschland nur Off-Label eingesetzt werden können, durch die Endocrine Society (USA) dargestellt. Dennoch sollte man im Einzelfall über diese Therapieoption informiert sein. Siehe hierzu die jeweiligen Unterabschnitte.

Nach Ausschluss eines androgenproduzierenden Tumors kommen zur Behandlung von Patientinnen mit Hirsutismus hormonelle Behandlungsmethoden sowie adjuvante kosmetische Therapien in Betracht.

Eine Übersicht über die verschiedenen medikamentösen Behandlungsmethoden bei Androgenisierungserscheinungen findet sich in **Tab. 10 auf Seite 143**.

Wichtige Übersichtsarbeiten, die in dieser Arbeit Berücksichtigung finden:

- Rabe et al. (1994)[21]
- Azziz et al. (2000)[22]
- Koulouri u. Conway (2009)[23]
- Blume-Peytavi u. Hahn (2008)[24]

Tab. 2. Medikamentöse Therapie des Hirsutismus
*) nur in Kombination mit antiandrogenwirksamen Gestagenen

	Hemmung der Androgenproduktion	Antiandrogene Wirkung	Antigonadotrope Wrkung
Gestagene (mono) ohne Antiandrogenwirkung	+		+
Gestagene mit Antandrogenwirkung			
Cyproteronazetat	+	+	+
Chlormadinonazetat	+	+	+
Dienogest	+	+	+
Drospirenon	+	+	+
Nomegestrolacetat		(+)	+
Östrogen-Gestagen-Kombinationen (KOK)	+	*)	+
Antiandrogene (Varia)			
Spironolacton	+	+	
Ketokonazol	+	+	
Flutamid		+	
GnRH-Analoga	+		+
Metformin	+		
Kortikoide	+		

Zur Behandlung von Androgenisierungserscheinungen kommen folgende Präparategruppen in Betracht (Tab. 2):

1. **Kombinierte orale hormonale Kontrazeptiva:** Gestagene mit oder ohne Antiandrogenwirkung.

2. **Androgenrezeptorantagonisten:** Hierzu zählen die steroidalen Hemmstoffe Cyproteronacetat, Chlormadinonacetat, Dienogest sowie Drospirenon.

   Weiterhin zählen zu dieser Gruppe als nicht-steroidale Antiandrogene Flutamid (Off-Label) und Biculutamid (Off-Label), die beide schwerpunktmäßig beim Prostatakarzinom eingesetzt werden.

3. **Hemmstoffe der 5α-Reduktase:** Finasterid (Proscar®) hemmt die Isoenzyme Typ 2 und 3 der 5α-Reduktase, ebenso wie Dutasterid (Avodart®), das bei der Behandlung der benignen Prostatahyperplasie eine Rolle spielt.

   Auch bestimmte Steroidhormone (z.B. Progesteron und 11-Deoxykortikosteron) haben eine kompetitive Hemmwirkung auf die 5α-Reduktase. Dies konnte auch für Norgestimat gezeigt werden (**Rabe et al. 2000**).[25]

4. **Hemmstoffe der Nebennierenrinde:** Glukokortikoide

5. **Insulinsensibilisatoren:** z.B. Metformin

6. **GnRH-Analoga**

7. **Androgenrezeptormodulatoren:** Diese Substanzgruppe befindet sich derzeit noch in Entwicklung.

Das Wirkungsprofil der Antiandrogene ist in **Tab. 2** in einer Übersicht dargestellt.

2.1 Kombinierte orale hormonale Kontrazeptiva

In den amerikanischen Leitlinien wird bei leichtem Hirsutismus als Basistherapie für eine Behandlungsdauer von 6 Monaten bei Frauen ohne aktuellen Kinderwunsch der primäre Einsatz kombinierter hormonaler Kontrazeptiva (KOK) vorgeschlagen, wobei die Gestagene nicht unbedingt eine antiandrogene Wirkung aufweisen müssen. Gestagene mit androgener Restwirkung sind zu vermeiden (**Endocrine Society, 2008**).[26] Diese Empfehlung beruht auf der fehlenden Zulassung des am stärksten wirksamen antiandrogenen Gestagens, Cyproteronacetat, in den USA, auf dem Off-Label-Einsatz weiterer Antiandrogene wie Spironolacton sowie auf einem erheblichen therapeutischen Risiko (Hepatotoxizität!) beim Einsatz von Flutamid.

Die Abnahme der Hyperandrogenämie unter KOK beruht auf mehreren Mechanismen. Eine Suppression der LH-Sekretion führt durch fehlende ovarielle Stimulation zu einer Abnahme der ovariellen Androgensekretion (**Fitzgerald et al. 1999**).[27] Eine Stimulation der hepatischen Produktion von Sexualhormon-bindendem Globulin (SHGB) führt zur Steigerung der Androgenbindung im Serum mit Verringerung des freien Androgens. Außerdem bewirken KOK eine leichte Reduktion der adrenalen Androgensekretion. KOK bieten als zusätzliche Vorteile eine Blutungskontrolle und kontrazeptive Wirkung.

Die **Endocrine Society (2008)**[28] fand nur eine placebokontrollierte, randomisierte Studie (**Saeed et al. 1993**)[29] und eine zweite Studie, die die Wirkung von KOK zur Behandlung von hirsuten Patientinnen mit einem Arm ohne Therapie verglich (**Porcile u. Gallardo 1991**).[30] Bei beiden Studien bestanden erhebliche methodische Schwächen; weiterhin ist die Berichterstattung der Ergebnisse unvollständig und ungenau. Daher beruht die Empfehlung der Endocrine Society auf Daten einer sehr geringen Qualität. In einer Kombinationsanalyse dieser Studien kam es unter KOK-Therapie zu einer stärkeren Abnahme der Hirsutismus-Scores (-8,0, 95% KI -11,0, -4,5). Ob die durchschnittliche Reduktion der Hirsutismus-Scores gleichzeitig zu einer Abnahme von Hirsutismus-assoziiertem Leidensdruck bei der Patientin führte, bleibt unklar.

Die **Endocrine Society (2008)**[31] schlägt kein bestimmtes KOK zur Behandlung des Hirsutismus vor. Eine Kombination von KOK mit Antiandrogenen wie Cyproteronacetat, Spironolacton und Finasterid wurde untersucht. Hiervon ist die Kombination mit Cyproteronacetat bei Hirsutismus am wirkungsvollsten.

KOK mit 30-35 μg oder 20 μg Ethinylestradiol können zur Suppression der ovariellen Androgenbildung eingesetzt werden (**Coenen et al. 1996**).[32] Es gibt keine klinischen Studien mit 20 μg EE enthaltenden KOK zur Behandlung von Patientinnen mit Hirsutismus, aber diese niedriger dosierten Präparate scheinen zur Behandlung von Patientinnen mit Akne genauso wirksam zu sein wie Präparate mit 30-35 μg EE (**Huber u. Walch 2006**).[33]

2.2 Antiandrogene

In den 1960er Jahren entdeckte man die Gruppe der Antiandrogene oder Androgen-Antagonisten, die die Wirkung der endogenen Androgene im Bereich ihrer Zielgewebe aufheben. Die Wirkung der Antiandrogene beruht entweder auf einer kompetitiven Hemmung der Androgenbindung an seinen Rezeptor oder auf der Hemmung der Androgenbildung (**Mowszowicz 1989**).[34]

Bei Männern werden Antiandrogene zur Behandlung des Prostatakarzinoms eingesetzt (**Gillat 2006**).[35]

Bei Frauen setzt man Antiandrogene bei bestimmten Krankheitsbildern mit Hyperandrogenämie ein, um den Spiegel der im Blut zirkulierenden Androgene zu senken und in der Peripherie am Androgenrezeptor die Wirkung der Androgene abzuschwächen.

In der Umwelt vorkommende Antiandrogene haben in letzter Zeit an Bedeutung gewonnen, da viele Chemikalien, z.B. Pestizide und Insektizide (**Rider et al. 1989**)[36], (**Gray et al. 2001**)[37], aber auch bestimmte Pflanzen eine Antiandrogenwirkung entwickeln können (**Zhang et al. 2012**).[38] Mit der Entfernung von antiandrogen wirksamen Wasserverunreinigungen haben sich **Ma et al. (2013)**[39] beschäftigt.

Zu den bei der Frau zur Behandlung von Androgenisierungserscheinungen in Deutschland eingesetzten Antiandrogenen zählen die steroidalen Hemmstoffe Cyproteronacetat, Chlormadinonacetat (**Abb. 3**) sowie Dienogest und Drospirenon.

2.2.1 Cyproteronacetat

Autorenteam am Ende des Kapitels.

2.2.1.1 Allgemeines

Chemie: Cyproteronacetat (CPA) ist ein Derivat des 17α-Hydroxyprogesterons (**Abb. 5, 6**), das 1963 von **Wiechert (1967)**[40] synthetisiert und von **Neumann und Mitarbeitern (Neumann u. Elger 1967)**[41], **(Neumann et al. 1970)**[42] (Fa. Schering, jetzt Bayer) als »Antiandrogen« charakterisiert wurde.

Halbwertszeit: 38-58h

Partialwirkungen

- **Antigonadotrope Wirkung:** Cyproteronacetat (CPA) hemmt die Freisetzung von FSH und LH aus der Hypophyse **(Neumann 1966)**.[43]

- **Ovulationshemmdosis:** 1 mg CPA/Tag oral **(Neumann et al. 1979a)**[44], **(Neumann et al. 1979b)**[45], **(Neumann 1988)**.[46]

- **Starke gestagene Wirkung**

- **Transformationsdosis:** 25 mg/Zyklus **(Kuhl 2001)**[47]

- **Starke antiandrogene Wirkung:** Bei männlichen Ratten kommt es unter CPA z.B. zu einer deutlichen Reduzierung der Talgdrüsen (**Abb. 8**) **(Neumann u. Elger 1966)**.[48] Auf zellulärer Ebene, so auch in der Hautzelle, verdrängt CPA dosis- bzw. konzentrationsabhängig das stärkste Androgen, das Dihydrotestosteron (aber auch andere Androgene), vom zytoplasmatischen Androgenrezeptor (**Abb. 8**).

Der Vergleich der Antiandrogenwirkung der verschiedenen Gestagene ist schwierig, zumal Tiermodelle nicht ohne Weiteres auf den Menschen übertragbar sind (**vgl. Abb. 9**) **(Sitruk-Ware et al. 2004)**.[49]

Die antiandrogene Wirkung zeigt sich klinisch in einer raschen Besserung der Akne vulgaris und in einer 50-70%igen Besserung des Hirsutismus und der androgenetischen Alopezie nach 6-12 Monaten.

CPA ist das stärkste Antiandrogen. Nimmt man nach dem Hershberger-Rattentest die Wirkungsstärke von CPA mit 100% an, wäre die von Dienogest 40%, von Drospirenon 30% und von Chlormadinonacetat 20% der Wirkungsstärke von CPA. Klinische Vergleichsstudien haben jedoch gezeigt, dass es in der Kombination mit Ethinylestradiol hinsichtlich ihrer antiandrogenen Wirkung, z.B. auf die Acne vulgaris, keine Unterschiede zwischen diesen Gestagenen gibt.

- **Starke antiöstrogene Wirkung**

- **Glukokortikoide Wirkung:** Neben dem antiandrogenen Effekt kann Cyproteronacetat dosisabhängig einen Glukokortikoideffekt zeigen und die ACTH-Synthese hemmen **(Girard et al. 1979)**.[50]

Pharmakokinetische Eigenschaften

(nach Fachinformation von Androcur® 10; Stand 09/2014):

- „**Resorption:** CPA wird rasch und vollständig über einen weiten Dosisbereich resorbiert. Die absolute Bioverfügbarkeit von CPA beträgt 88%.

- **Verteilung:** Nach oraler Einnahme von 10 mg CPA können etwa 1,5 Stunden später maximale Wirkstoffspiegel von etwa 75 ng/ml erwartet werden. Nachfolgend sinken die Serumkonzentrationen biphasisch mit Halbwertszeiten von etwa 0,8 Stunden und 2,3 Tagen. Die totale Clearance von CPA aus dem Serum beträgt 3,6 ml/min/kg. CPA liegt im Serum nahezu ausschließlich in proteingebundener Form vor. Etwa 3,5-4 % des CPA liegen in freier Form vor, der verbleibende Rest wird an Albumin gebunden. Eine Bindung des CPA an Sexualhormon-bindendes Globulin (SHBG) ist nicht nachweisbar, daher beeinflussen Veränderungen in der SHBG-Konzentration die Pharmakokinetik von CPA nicht.

- **Metabolisierung:** CPA wird über verschiedene Abbauwege metabolisiert, unter anderem über Hydroxylierungs- und Konjugationsschritte. Der Hauptmetabolit im Serum ist das 15ß-Hydroxy-CPA.

- **Elimination:** Ein Teil der verabreichten Dosis an CPA wird unverändert über die Galle ausgeschieden. Der überwiegende Dosisanteil wird jedoch in Form von Metaboliten über Urin und Faeces in einem Verhältnis von 3:7 und in einer Halbwertszeit von 1,9 Tagen ausgeschieden. Die Elimination der Metabolite aus dem Plasma erfolgt in einer vergleichbaren Geschwindigkeit (Halbwertszeit von 1,7 Tagen).

- **Steady-State-Bedingungen:** Aufgrund der langen terminalen Halbwertszeit des CPA ist bei täglicher Verabreichung innerhalb eines Behandlungszyklus eine Kumulation des Wirkstoffes im Serum etwa um den Faktor 2-2,5 zu erwarten. Rauchen hat keinen Einfluss auf die Pharmakokinetik von CPA."

Anmerkung der Autoren: Cyproteronacetat wird zum Teil im Fettgewebe gespeichert und protrahiert freigesetzt. Hierdurch verzögert sich unter einer hoch dosierten Therapie mit Cyproteronacetat (50-100 mg/pro Tag) nach umgekehrtem Hammerstein-Schema (Tag 1-10) häufig die Entzugsblutung oder es tritt keine Entzugsblutung auf. Bei diesen Patientinnen kann die Einnahmedauer von Cyproteronacetat von 10 auf 8 bzw. 7 Tage pro Zyklus verkürzt werden. Anmerkung zum Hammerstein-Schema: Einnahme von Ethinylestradiol bzw. einer Kombinationspille mit 20-30 µg Ethinylestradiol und einem Antiandrogen von Tag 1-21 in Kombination mit 50-100 mg Androcur/Tag von Tag 1-10; alternativ können auch Diane-35 und deren Generika (35 µg EE/2 mg

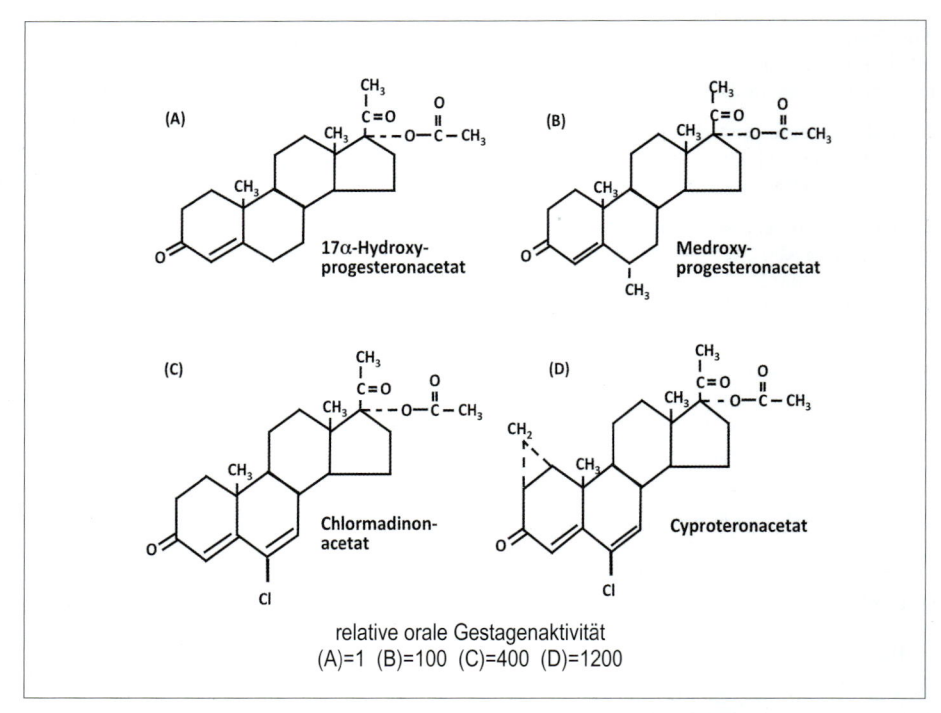

Abb. 5 Antiandrogene Gestagene als Derivate des 17α-Hydroxyprogesteronacetats.

(A) 17α-Hydroxyprogesteronacetat
(B) Medroxyprogesteronacetat
(C) Chlormadinonacetat
(D) Cyproteronacetat

relative orale Gestagenaktivität
(A)=1 (B)=100 (C)=400 (D)=1200

Hirsutismus - medikamentöse Therapie

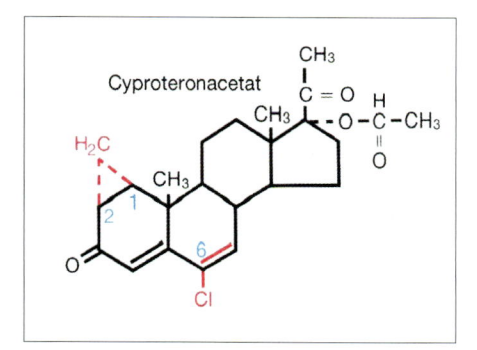

Abb. 6 Cyproteronacetat

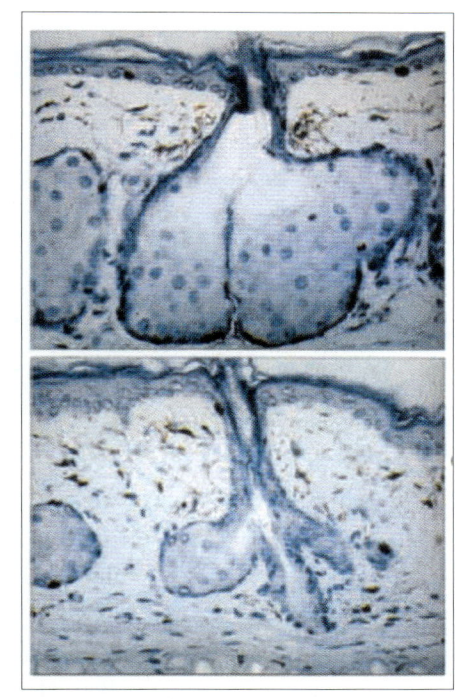

Abb. 7 Talgdrüsen von männlichen Ratten ohne (oben) und nach Behandlung mit Cyproteronacetat (unten)(Aus: Neumann (1976))

(Nachdruck mit freundlicher Genehmigung von Bayer HealthCare).

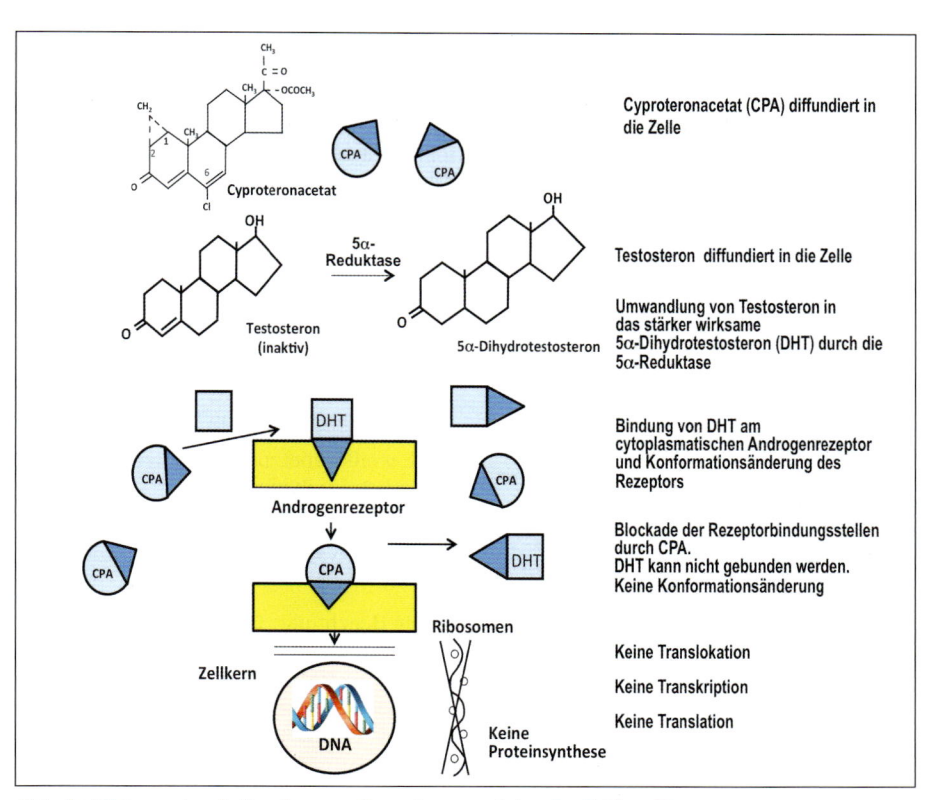

Abb. 8 Wirkung des Antiandrogens Cyproteronacetat auf zellulärer Ebene

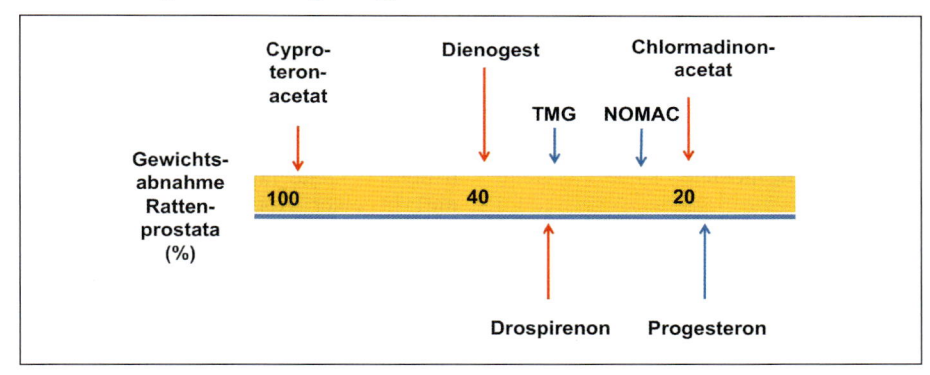

Abb. 9 Antiandrogene Wirkung von Gestagenen am Rattenprostatamodell (TMG = Trimegeston, NOMAC = Nomegestrolacetat) (mod. nach Sitruk-Ware et al. 2004)

CPA) eingesetzt werden (Anm.: diese Produkte haben keine kontrazeptive Zulassung, wirken aber wie ein hormonales Kontrazeptivum).

Wirkungsmechanismus von CPA in Kombinationspräparaten

Bei den Kombinationspräparaten ergeben sich aufgrund der Kombination von Östrogenen und CPA als Antiandrogen folgende therapeutische Wirkungen:

- Suppression der hypophysären Freisetzung von LH und somit indirekte ovarielle Hemmung und Abnahme der ovariellen Testosteronfreisetzung; die antiandrogene Wirkung von CPA wird durch dessen antigonadotrope Wirkung unterstützt.

- Anstieg der hepatischen Freisetzung von Sexualhormon-bindendem Globulin (SHBG), wodurch das zirkulierende bioaktive Testosteron stärker gebunden und damit in seiner Wirkung abgeschwächt wird. CPA geht keine Bindung mit SHBG ein.

- Beide Effekte zusammen, die Senkung der Testosterons und die Anhebung des SHBG, führen zu einer deutlichen Senkung des „Free Androgen Index" (FAI: T/SHBG x 100).

- Ethinylestradiol ist wesentlich stärker östrogen wirksam als Estradiol und Estradiolvalerat; dies gilt auch in Bezug auf die stimulatorische Wirkung auf die hepatische SHBG-Bildung **(Wiegratz et al. 2003)**.[51]

2.2.1.2 Präparate

CPA wird meist als Kombinationspräparat, in der Geschlechtsreife mit Ethinylestradiol, in der Postmenopause mit Estradiolvalerat, eingesetzt.

Die Substanz hat keine Zulassung in den USA. Dies ist auf Beagleversuche zurückzuführen, bei denen unter der Behandlung mit verschiedenen Steroiden Brusttumoren auftraten. Es stellte sich allerdings heraus, dass das Beagle-Modell nicht zur Untersuchungen von Steroidnebenwirkungen geeignet ist, da sich der Hund in seiner Reproduktionsphysiologie und -endokrinologie erheblich vom Menschen unterscheidet. So induzieren Gestagene speziesspezifisch bei Hündinnen eine Hypersekretion von Wachstumshormon und Prolaktin **(Taubert u. Kuhl 1995)**.[52]

Monopräparate

CPA kann als Monopräparat in der fertilen Phase nur bei Patientinnen nach Hysterektomie eingesetzt werden, da ansonsten Zyklusstörungen auftreten können. Bei Patientinnen mit intaktem Uterus muss durch die gleichzeitige Verordnung einer antiandrogenhaltigen Kombinationspille der Eintritt einer Schwangerschaft vermieden werden. Durch die zusätzliche Gabe von Ethinylestradiol kommt es zu einer besseren Zykluskontrolle und zu einer Unterstützung des Therapieeffekts.

In der Postmenopause kann CPA bei bestimmten Indikationen als Monopräparat eingesetzt werden.

CPA ist das einzige steroidale Antiandrogen, das als Monosubstanz in mittelhohen bis höchsten Dosierungen erhältlich ist und damit einen erwünschten antiandrogenen Effekt auslösen und verstärken kann.

Präparateliste (vgl. Tab. 2)

- Androcur® 10 mg (Jenapharm)
- Androcur® 50 mg (Jenapharm)
- Cyproteronacetat beta® 50 mg/100 mg (betapharm)
- Cyproteronacetat-GRY® 50 mg (TEVA)

Cyproteronacetat 10 mg

(z. B. Androcur® 10 mg)

Cyproteronacetat 50 mg: hoch dosiert (Rote Liste 09/2014): bei der Frau; zusätzliche Anmerkungen der Autoren siehe unten)

- **Anwendungsgebiete:** siehe Abschnitt 2.2.1.3.

Cyproteronacetat 300 mg i. m.: sehr hoch dosiert

Präparat: Androcur® - Depot 300 mg Injektionslösung

- **Anwendungsgebiete:** siehe Fachinformation; hiernach nur zum Einsatz beim Mann zugelassen.

Anmerkung der Autoren

- Diese sehr hoch dosierte CPA-Behandlungsform kommt nur bei schwersten therapierefraktären Krankheitsbildern als „off-label" Therapie in Frage und sollte nur in spezialisierten Zentren erfolgen.

Kombinationspräparate

Folgende Präparate sind auf dem deutschen Markt erhältlich, wobei nicht alle in der Roten Liste 2013 aufgeführt sind:

- **Diane®-35 (Jenapharm) und zahlreiche Generika (vgl. Tabelle 2 und 3):**

Die verschiedenen Kombinationspräparate mit Cyproteronacetat und Ethinylestradiol sind nach Angabe der jeweiligen Anwendungsgebiete in den Fachinformationen nur zur Behandlung von kutanen Androgenisierungserscheinungen mit Schwerpunkt auf Akne und Hirsutismus zugelassen. Da die Präparate keine Zulassung als Kontrazeptiva haben, dürfen sie nicht zur alleinigen Kontrazeption verordnet werden. Die gleichzeitige Verordnung eines hormonalen Kontrazeptivums ist allerdings nicht erforderlich, da die Präparate auch ohne zugelassene Indikation als hormonale Kontrazeptiva wirken.

Sequenzpräparate

Hormonersatztherapie

Climen®

(Fachinformation, Stand 02/2017)

- 11 weiße überzogene Tabletten zu je 2 mg Estradiolvalerat
- 10 rosa überzogene Tabletten zu je 2 mg Estradiolvalerat und 1 mg Cyproteronacetat

Zur Beachtung: Climen® ist kein Mittel zur Empfängnisverhütung. Da Climen® nicht zur Behandlung von Androgenisierungserscheinungen in der Postmenopause zugelassen ist, finden sich auch keine Anwendungshinweise einer Off-Label-Therapie bei Androgenisierungserscheinungen in der Fachinformation.

2.2.1.3 Behandlung mit Cyproteronacetat bei Androgenisierungserscheinungen in der reproduktiven Phase

Die **Tab. 2** enthält weiterhin alle Kombinationspräparate mit Cyproteronacetat (2 mg) in einer Kombination mit 35 µg Ethinylestradiol, die nicht zur Kontrazeption sondern zur Therapie von "ausgeprägte Formen der Akne vulgaris und anderer Androgenisierungserscheinungen wie leichte Hirsutismusformen und Alopezie" (siehe jeweilige Fachinformation) zugelassen sind. Da die Dosis von Cyproteronacetat mit 2 mg Tablette/Tag über der Ovulationshemmdosis mit 1 mg/Tag liegt, kann man davon ausgehen, dass diese Präparate auch kontrazeptiv wirksam sind, was das BfArM im letzten **Rote-Hand-Brief zu Diane-35®** vom 12.6.2013 auch einräumt (s.u.).

Bei Diane®-35 und deren Generika müssen die Fachinformationen jeweils im Einzelnen berücksichtigt werden, da sie sich im Inhalt unterscheiden können - ebenso gibt es länderspezifische inhaltliche Unterschiede.

Anmerkung der Autoren: Die einzigen beiden kombinierten Kontrazeptiva (KOK) mit einer zusätzlichen Zulassung für die Indikation Akne (Anm: Nur bei mittelschwerer Akne, wenn topische oder andere Therapien nicht zum Erfolg führten und die Patientin Kontrazeptionswunsch hat – siehe BfArM 2.2.2017) (Risikobewertungsverfahren) sind Valette® und deren Generika* (2 mg Dienogest/30 µg Ethinylestradiol) und Neo-Eunomin® (1 mg Chlormadinonacetat (CMA)/50 µg Ethinylestradiol; 2 mg CMA/50 µg Ethinylestradiol). *Im Einzelfall muss bei Generika die Aknezulassung laut Fachinformation überprüft werden.

Anwendungsgebiete

Diane®-35 und Generika

(Fachinformation, Stand 03/2017)

- Behandlung mäßig schwerer bis schwerer Akne aufgrund von Androgenüberempfindlichkeit (mit oder ohne Seborrhoe) und/oder Hirsutismus bei Frauen im gebärfähigen Alter.

- Diane®-35 sollte erst nach dem Versagen einer topischen Therapie oder systemischer Antibiotikabehandlungen zur Aknetherapie angewendet werden.

Hinweise (am Beispiel von Diane®-35, entsprechend den Anmerkungen der Fachinformation Stand 03/2017*).

- **Hinweis:** Obwohl Diane®-35 auch empfängnisverhütend wirkt, sollte es nicht ausschließlich zur Empfängnisverhütung angewendet werden, sondern nur bei Frauen zum Einsatz kommen, die aufgrund der oben beschriebenen androgenabhängigen Krankheitsbilder behandelt werden müssen.

- Da es sich bei Diane®-35 gleichzeitig um ein hormonales Kontrazeptivum handelt, darf es nicht in Kombination mit anderen hormonalen Kontrazeptiva angewendet werden.*

- Es wird empfohlen, dass die Behandlung 3 bis 4 Zyklen nach dem vollständigen Abklingen der Symptome beendet wird.*

- Falls die androgenabhängigen Krankheitsbilder wieder auftreten, kann erneut mit Diane®-35 behandelt werden oder besser mit anderen für die jeweilige Indikation zugelassenen antiandrogenhaltigen Präparaten (z.B. Dienogest/EE, Valette®, Maxim® und andere Generika).

Androcur® 10 mg

(Fachinformation, Stand 09/2014)

„Ausgeprägte Androgenisierungserscheinungen bei der Frau, die eine Hormonbehandlung erfordern:

- Schwerere Formen der Akne, wenn diese mit Entzündungen und Knotenbildungen einhergehen (Acne papulopustulosa, Acne nodulocystica) oder die Gefahr einer Narbenbildung besteht,

- mittelschwere bis schwere Formen von Hirsutismus,

- mittelschwere bis schwere Formen der

androgenetischen Alopezie, wenn sich CPA in geringerer Dosis als Bestandteil einer niedrig dosierten Cyproteronacetat-Östrogen-Kombination 2 mg/0,030 oder 2 mg/0,035 mg (kombiniertes orales Kontrazeptivum, "Pille")* aus ärztlicher Sicht als nicht wirksam erwiesen hat oder wenn eine andere antiandrogene Therapie nicht wirksam war. Bei der Behandlung einer Akne sollte die Hormonbehandlung gegenüber einer systemischen Antibiotikabehandlung abgewogen werden."

*Anmerkung der Autoren: Angabe von 2 mg/0,030 mg aus der Fachinformation ist falsch. Es müsste 2 mg/0,035 mg heißen.

Androcur® 50 mg

(Fachinformation, Stand 09/2014)

„Schwere bis sehr schwere Androgenisierungserscheinungen wie

- schwere Formen androgenbedingter vermehrter Gesichts- und Körperbehaarung (hochgradiger Hirsutismus),
- schwere Formen des androgenbedingten Ausfalls des Kopfhaares (androgenetische Alopezie), oftmals in Verbindung mit schweren Verlaufsformen von Akne und/oder Seborrhoe, wenn Cyproteronacetat in geringerer Dosis oder andere antiandrogen wirkende Sexualhormone nicht wirksam sind.

Anmerkung der Autoren: Schwangere Frauen dürfen Androcur® nicht einnehmen. Deshalb muss vor der Behandlung eine Schwangerschaft ausgeschlossen werden. Androcur® ist bei fertilen Frauen mit einem geeigneten Östrogen oder einer geeigneten Gestagen-Östrogen-Kombination zu kombinieren, um Zyklusstörungen zu vermeiden. Die Tabletten sollten mit etwas Flüssigkeit nach den Mahlzeiten eingenommen werden.

Beachte Zulassung!

- orale hormonale Kontrazeption (Anmerkung: gilt nicht für Monopräparate)
- Bei der Therapie des Hirsutismus, der schweren Akne und der androgenetischen Alopezie muss in der reproduktiven Phase eine Kombinationstherapie nach umgekehrtem Hammerstein-Schema erfolgen (Monotherapie nur nach Hysterektomie und in der Postmenopause möglich).

Anmerkung der Autoren: Die hoch dosierte CPA-Behandlung kommt eigentlich nur bei sog. Poor-CPA-Responder-Patientinnen in Frage, die auf eine über ein Jahr durchgeführte CPA-Therapie in niedriger Dosis nicht angesprochen haben oder einen derart hohen Leidensdruck aufweisen, dass sie nicht abwarten möchten, ob eine niedrig dosierte Therapie nach einem Jahr zu einem Therapieerfolg führt. Vielfach sind die Patientinnen, die sich bei einem Spezialisten vorstellen, bereits zuvor schon mit niedrig dosierten antiandrogenhaltigen Kombininationspräparaten behandelt worden.

Dennoch ergibt sich die Frage, ob angesichts zwar seltener aber ernsthafter möglicher Nebenwirkungen eine solche Behandlung Sinn macht.

Folgende zusätzliche Fragen sollten vor Planung einer Behandlung gestellt werden:

- Ist der Leidensdruck so hoch und sind wirklich alle möglichen Behandlungsmodi lang genug eingesetzt worden, dass es sich rechtfertigen ließe, die hoch dosierte CPA-Therapie einzusetzen?
- Ist mit einem kurativen Effekt zu rechnen, da andernfalls eine Dauertherapie notwendig wäre?
- Als zusätzliche Off-Label-Indikation von gynäkologischer Seite wird hier der Einsatz einer hoch dosierten Behandlung mit CPA bei Frauen mit Geschlechtsidentifikationsstörungen (GISt: Mann-Frau-Transsexualität) **(Schlatterer et al. 1969)**[53] genannt; diese Indikation ist in der Roten Liste nicht aufgeführt; sie ist insofern von besonderer Bedeutung, da diese Patientinnen oftmals über sehr lange Zeit eine solche Behandlung durchführen **(Geisthövel 2013, pers. Mitteilung)** und damit in seltenen Fällen schwere Nebenwirkungen (z. B. Lebertumoren, Meningiome) auftreten können.

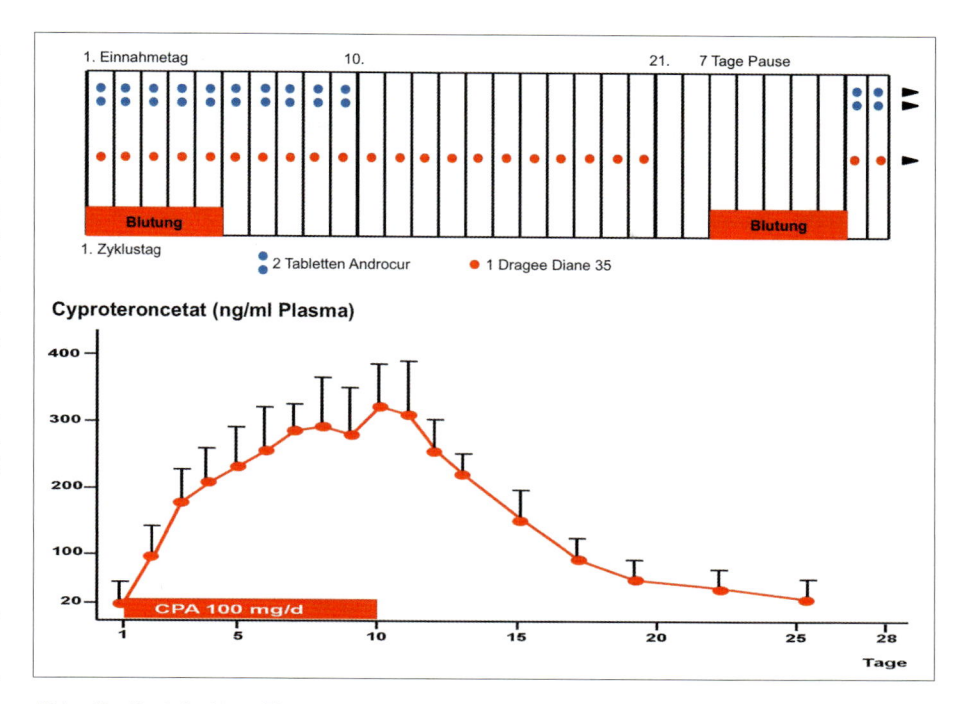

Abb. 10 Hochdosierte Therapie mit Cyproteronacetat (50-100 mg pro Tag von Tag 1-10) in Kombination mit einem antiandrogenhaltigen KOK (1 Tabl. von Tag 1-21)

Tab. 3 Cyproteronacetathaltige Präparate

Substanz	Pharmakologie (Halbwertszeit) (Stunden)	Präparat (Hersteller)	Formulierung	Dosierung
Cyproteronacetat	48 ± 10	Androcur® 10 mg Tabletten Jenapharm	Tabl. à 10 mg	10 mg vom 1.-16. ZT in Kombination mit Diane®-35
		Androcur® 50 mg Tabletten Jenapharm	Tabl. à 50 mg	50-100 mg vom 1.-10. ZT in Kombination mit Diane®-35
Ethinylestradiol und Cyproteronacetat		Diane®-35 Jenapharm (& zahlreiche Generika - siehe Tab. 4)*	Kombinationspräparat siehe Dosierung	2 mg CPA + 35µg EE vom 1.-21. ZT
Estradiolvalerat und Cyproteronacetat		Climen® Jenapharm	Kombinationspräparat für HRT siehe Dosierung	1.-11. ZT 2 mg E2V 12.-21. ZT 1 mg CPA und 2 mg E2V

Hirsutismus - medikamentöse Therapie

Tab. 4 Hormonale Kontrazeptiva mit verschiedenen Gestagenen, die in Deutschland, Österreich und der Schweiz auf dem Markt sind (Auswahl)
(fett = Originalpräparat; normal = Generika)

Gestagen	Präparat Deutschland	Präparat Österreich	Präparat Schweiz	Tage	Östrogen (mg/Tag)	Gestagen (mg/Tag)	Anbieter
Aknetherapeutika (ohne OC-Zulassung)							
Cyproteronacetat	**Diane®-35**	**Diane Mite**	**Diane®-35**	21	35 µg	2 mg	Jenapharm
	Attempta-ratiopharm			21	35 µg	2 mg	Ratiopharm
	Bella Hexal 35			21	35 µg	2 mg	Hexal
	Clevia			21	35 µg	2 mg	Almirall Hermal
	Cyproderm			21	35 µg	2 mg	Dermapharm
	Ergalea			21	35 µg	2 mg	Taurus Pharma
	Jennifer 35			21	35 µg	2 mg	Aristo Pharma
	Juliette			21	35 µg	2 mg	Mylan dura
	Micypra			21	35 µg	2 mg	Mithra
	Morea sanol			21	35 µg	2 mg	Sanol
		Alisma		21	35 µg	2 mg	Gynial
		Bellgyn "Ratiopharm"		21	35 µg	2 mg	Ratiopharm
		Midane		21	35 µg	2 mg	Pelpharma
		Minerva	Minerva	21	35 µg	2 mg	Bayer HealthCare/Berlis AG
		Xylia	Cyprelle 35	21	35 µg	2 mg	Sandoz
			Cypresta-35	21	35 µg	2 mg	Mepha
			Elleacnelle	21	35 µg	2 mg	Stragen
			Feminac-35	21	35 µg	2 mg	Spirig
			Holgyeme	21	35 µg	2 mg	Effik

Anwendungsschemata

Die verschiedenen Anwendungsschemata in der reproduktiven Phase zur Behandlung von Androgenisierungserscheinungen (siehe jeweilige Fachinformation) mittels einer niedrig, mittel bzw. hoch dosierten CPA-Therapie bzw. einer CPA-Monotherapie sind in **Abb. 13a-c** zusammengestellt.

Monotherapie

- **Reproduktive Phase**

  Androcur® 10 (=10 mg CPA) als kontinuierliche Therapie nur bei Status nach Hysterektomie, Tubensterilisation, bei liegendem IUD oder Ausschluss des Risikos einer ungewollten Schwangerschaft. Allerdings wird eine Kombination dieser Therapie mit einem EE-haltigen hormonalen kombinierten Kontrazeptivum zur sicheren kontrazeptiven Wirkung in der Geschlechtsreife, zur besseren Zyklusstabilisierung und zur Unterstützung des Therapieeffekts empfohlen.

- **Postmenopause oder Status nach Hysterektomie in der reproduktiven Phase:**

  Bei Patientinnen nach Hysterektomie oder jenseits der Menopause kann Androcur® 50 als Monotherapie eingesetzt werden. Abhängig vom Schweregrad der Beschwerden beträgt die Dosis täglich 1/2 bis 1 Tbl. (= 25-50 mg CPA/Tag) kontinuierlich bei spezieller Indikation unter Risiko-Nutzen-Abwägung; der Behandlungserfolg ist in regelmäßigen Abständen zu überprüfen; bei Nichtansprechen darf keine Dauertherapie erfolgen; die Nebenwirkungen sind zu beachten.

Kombinationspräparate

Behandlungsschemata zur Therapie von Androgenisierungserscheinungen (Abb. 13a-c).

- **Niedrig dosierte Standardtherapie (Abb. 13a):** siehe Indikationen 2 mg CPA/35 µg EE (Diane-35® und deren Generika).

- **Mittelhoch dosierte Standardtherapie mit Androcur 10 mg CPA:**

  siehe Indikationen Androcur 10 mg CPA und deren Generika siehe Indikationen 2 mg CPA/35 µg EE zusätzlich bei therapieresistenten Formen der Akne vulgaris.

- **Hoch dosierte Standardtherapie mit 50-100 mg CPA (von Tag 1 bis 10) (Hammerstein et al. 1975)**[54] plus einem KOK von Tag 1 bis 21 **(Abb. 13c)**: siehe Indikationen Androcur® 50 mg und deren Generika zusätzlich auch bei schweren Akneformen u.a. auch Akne inversa.

Anwendungsempfehlungen
Diane®-35

(nach Fachinformation, Stand 03/2017) und **Rote-Hand-Brief des BfArMs (2013)**[55]

- „Obwohl Diane-®35 auch empfängnisverhütend wirkt, sollte es nicht ausschließlich zur Empfängnisverhütung angewendet werden, sondern nur bei Frauen zum Einsatz kommen, die aufgrund der oben beschriebenen androgenabhängigen Krankheitsbilder behandelt werden müssen"

- "Diane®-35 unterdrückt die Ovulation und ist damit kontrazeptiv wirksam. Patientinnen, die Diane®-35 anwenden, sollen deshalb **nicht zusätzlich ein hormonelles Empfängnisverhütungsmittel** anwenden, da dies zu einer Überdosierung von Hormonen führt und für einen effektiven Konzeptionsschutz nicht erforderlich ist.

- Aus demselben Grund sollen Frauen, die schwanger werden wollen, Diane®-35 nicht anwenden."

- „Diane®-35 muss regelmäßig eingenommen werden, um einen ausreichenden therapeutischen Effekt und eine effektive kontrazeptive Wirkung zu entfalten.

- Die Tabletten müssen jeden Tag etwa zur gleichen Zeit, falls erforderlich mit etwas Flüssigkeit in der auf der Blisterpackung angegebenen Reihenfolge eingenommen werden. Über 21 aufeinander folgende Tage muss jeweils 1 Tablette täglich eingenommen werden."

Androcur® 10mg

(nach Fachinformation, Stand 09/2014)

Kombinationstherapie

- „Androcur® 10 mg ist in Kombination mit einem geeigneten Östrogen oder einer geeigneten Gestagen-Östrogen-Kombination (orales Kontrazeptivum, "Pille") anzuwenden, um den notwendigen Empfängnisschutz zu erreichen und unregelmäßige Blutungen zu vermeiden.

- Vom 1. bis 15. Tag der Kombinationstherapie wird täglich 1 Tablette Androcur® 10 mg eingenommen. Zusätzlich wird vom 1. bis 21. Tag ein geeignetes Östrogen* oder eine geeignete Gestagen-Östrogen-Kombination (orales Kontrazeptivum, "Pille") eingenommen.

- Mit der Einnahme beider Präparate muss am 1. Tag einer Monatsblutung (1. Zyklustag) begonnen werden. Nur Frauen, die amenorrhoisch sind, fangen mit der vom Arzt verordneten Therapie sofort an. In diesem Fall ist der 1. Einnahmetag mit dem 1. Zyklustag gleichzustellen und entsprechend den Empfehlungen weiterzurechnen.

Die erste Tablette von Androcur® 10 mg wird dem Feld der Kalenderpackung entnommen, das dem Wochentag des Einnahmebeginns entspricht. Danach wird täglich in Pfeilrichtung eine Tablette und zum Schluss die Tablette aus dem mit „15" beschrifteten Feld entnommen. Für weitere 6 Tage wird nur das verwendete Estrogen bzw. die verwendete Gestagen-Estrogen-Kombination (ora- les Kontrazeptivum, „Pille") eingenommen.

In der sich anschließenden 7-tägigen Einnahmepause kommt es zur Entzugsblutung. Vier Wochen nach Einnahmebeginn, d. h. am gleichen Wochentag, fängt man mit der nächsten kombinierten Behandlung an, unabhängig davon, ob die Blutung schon beendet ist oder noch anhält.

- Da Frauen, die Androcur® 10 mg erhalten, während dieser Zeit nicht schwanger werden dürfen, ist das Therapieschema korrekt einzuhalten."

* **Anmerkung der Autoren:** Da kein Ethinylestradiol-haltiges Monopräprat mehr zur Verfügung steht, kann im Einzelfall Estradiolvalerat (2 mg/Tag) eingesetzt werden, sofern keine Kontrazeption erforderlich ist; ansonsten Einnahme eines antiandrogenhaltigen KOK.

Weiterhin in den Fachinformationen (09/2014):

- "Lässt sich bei schwerer Akne mit mindestens 6-monatiger oder bei Alopezie und Hirsutismus mit wenigstens 12-monatiger Therapie kein bzw. kein ausreichender Erfolg erzielen, so kann eine Erhöhung der Dosis von Cyproteronacetat in Kombination mit einem Östrogen bzw. einer geeigneten Gestagen-Östrogen-Kombination in Erwägung gezogen werden. Wenn ein ausreichender Therapieerfolg erreicht ist, kann die Behandlung mit einer niedrig dosierten Cyproteronacetat-Östrogen-Kombination oder einem *antiandrogenen Sexualsteroid fortgeführt werden."

*Anmerkung der Autoren: Gemeint ist

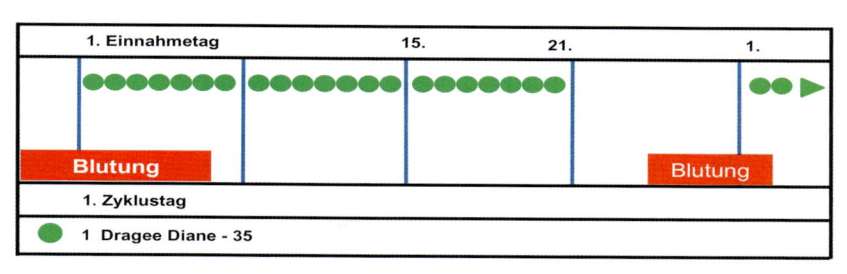

Abb. 11a Niedrig dosierte Therapie mit Cyproteronacetat (2 mg CPA/Tag) (z.B. Diane-35) als kombiniertes orales hormones Kontrazeptivum (1 Tabl. von Tag 1-21)

Leichtere Formen von Androgenisierungserscheinungen bei der Frau, wie
- Akne, vor allem ausgeprägte Formen und solche, die mit Seborrhoe bzw. Entzündung oder Knotenbildung einhergehen
- Leichte Formen von Hirsutismus
- Leichte Form der androgenetischen Alopezie

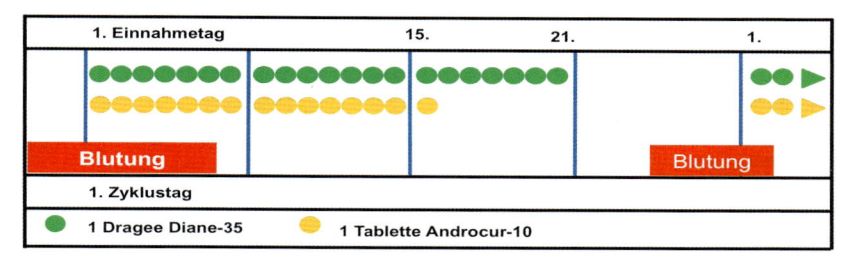

Abb. 11b Mittelhoch dosierte Therapie mit Cyproteronacetat (10 mg CPA/Tag) (Tag 1-15 oder "off-label" Tag 1-21) in Kombination mit Diane-35 oder einem kombinierten oralen hormonellen Kontrazeptivum (1 Tabl. von Tag 1-21)

Mittelschwere Formen von Androgenisierungserscheinungen bei der Frau, wie
- mittelschwere und schwere Formen von Akne und Seborrhoe
- Hirsutismus mittleren Schweregrades
- mittelschwere androgenetische Alopezie

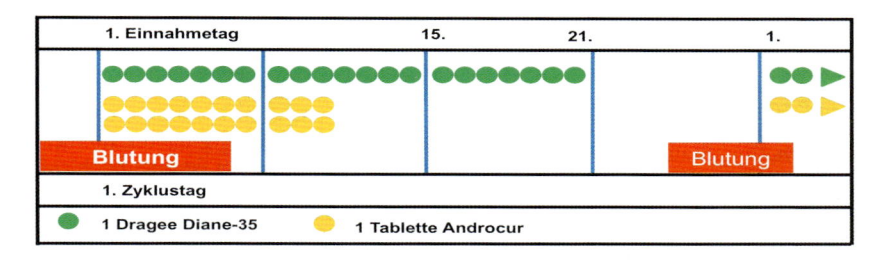

Abb. 11c Hoch dosierte Therapie mit Cyproteronacetat (10 mg CPA/Tag) (Tag 1-10 oder "off-label" Tag 1-21) in Kombination mit Diane-35 oder einem kombinierten oralen hormonen Kontrazeptivum (1 Tabl. von Tag 1-21)

Schwere Formen von Androgenisierungserscheinungen bei der Frau, wie
- schwerer Hirsutismus
- ausgeprägte androgenetische Alopezie
- schwere Formen von Akne und Seborrhoe

eine Kombination von EE und einem Antiandrogen-haltigen Sexualsteroid.

Einnahmefehler: siehe Fachinformation von 09/2014

Ausbleiben der Entzugsblutung (nach Fachinformation von 09/2014):

- Wenn am Ende des betreffenden Zyklus keine Blutung eintritt, muss eine Schwangerschaft ausgeschlossen werden, bevor die Tabletteneinnahme wieder aufgenommen werden kann."

- **Anmerkung der Autoren:** Die exakte Darstellung der Einnahmefehler unter einer mittelhohen (bis hohen) CPA-Therapie ist wegen der möglichen Teratogenität von CPA von besonderer Bedeutung; allerdings ist nach Angaben des Herstellers auch bei Schwangerschaften unter hoch dosierter CPA-Behandlung kein Schwangerschaftsabbruch gerechtfertigt.

Ergänzende Information über spezielle Gruppen von Patientinnen (nach Fachinformation von 09/2014):

- **Kinder und Jugendliche:** Androcur® 10 mg darf nur bei Patientinnen nach Abschluss der Pubertät angewendet werden. Vor Abschluss der Pubertät kann eine nachteilige Auswirkung von Androcur® 10 mg auf das Längenwachstum nicht vollständig ausgeschlossen werden. Es liegen keine Daten vor, die eine Dosisanpassung erforderlich machen.

Die Sicherheit und Wirksamkeit von Androcur® bei Kindern und Jugendlicen unter 18 Jahren sind in klinischen Studien nicht erwiesen.

- **Geriatrische Patientinnen:** Androcur 10 mg ist nur bei Frauen im gebärfähigen Alter indiziert. **Anmerkung der Autoren:** Bei entsprechender Indikation kann das Präparat auch postmenopausal eingesetzt werden („Off-Label").
- **Patientinnen mit Lebererkrankungen:** Die Anwendung von Androcur® 10 mg ist bei Patientinnen mit Lebererkrankungen kontraindiziert, solange sich die Leberlaborwerte noch nicht wieder normalisiert haben.
- **Patientinnen mit eingeschränkter Nierenfunktion:** Untersuchungen zur Pharmakokinetik von Cyproteronacetat bei Patienten mit Niereninsuffizienz wurden nicht durchgeführt.

Wie bei allen Antiandrogenen muss eine sichere Empfängnisverhütung durchgeführt werden, um eine Schwangerschaft zu verhindern und die Möglichkeit der Feminisierung eines männlichen Fötus auszuschließen; allerdings besteht bei Eintritt einer Schwangerschaft unter einer hoch dosierten CPA-Therapie keine Indikation zum Schwangerschaftsabbruch (siehe Fachinformationen bzw. Information z.B. über www.embryotox.de).

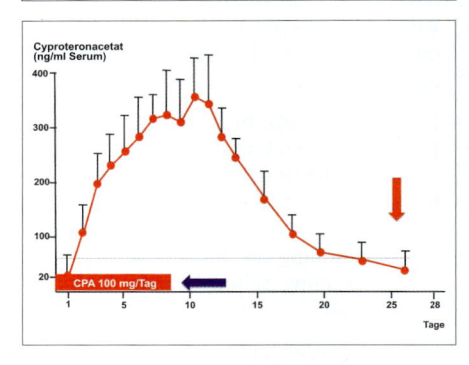

Androcur® 50mg

(Fachinformation, Stand 09/2014)

Kombinationstherapie

Frauen im gebärfähigen Alter mit regelmäßigem Menstruationszyklus

- "Bei Frauen in der Geschlechtsreife wird die Behandlung am 1. Zyklustag begonnen (1. Tag der Menstruation = 1. Zyklustag). Vom 1.-10. Zyklustag sind täglich 2 Tabletten Androcur (= 100 mg) möglichst zu einer bestimmten Zeit einzunehmen, um die Gefahr des Vergessens der Einnahme zu verringern.
- Zusätzlich muss zur Stabilisierung des Zyklus der Patientinnen und für den erforderlichen Empfängnisschutz vom 1.-21. Zyklustag täglich ein geeignetes Östrogen oder eine geeignete Gestagen-Östrogen-Kombination mit dem niedrigst möglichen Gehalt an Ethinylestradiol, wie z.B. 30 oder 35 µg angewendet werden.
- Daran schließt sich eine siebentägige Einnahmepause an, in der es zur Entzugsblutung kommt.
- Vier Wochen nach Einnahmebeginn, d.h. am gleichen Wochentag, fängt man mit der nächsten kombinierten Behandlung an, unabhängig davon, ob die Blutung schon beendet ist oder noch anhält.
- Sollte es zu keiner Blutung gekommen sein, muss vor der Weiterbehandlung eine Schwangerschaft ausgeschlossen werden."
- **Anmerkung der Autoren:** Da CPA aufgrund seiner Lipophilität im Fettgewebe gespeichert wird, kann es bei adipösen Patientinnen zu einer protrahierten Freisetzung und somit zum Ausbleiben der Entzugsblutung kommen. In diesen Fällen kann die Behandlungsdauer von CPA von Tag 1 bis 10 auf Tag 1 bis 7-9 verkürzt werden **(Abb. 12)**.
- "Nach klinischer Besserung kann während der ersten 10 Tage der Kombinationsbehandlung die tägliche Androcur-Dosis auf 1 Tablette (= 50 mg) oder 1/2 Tablette (= 25 mg) reduziert werden, oder die Kombinationsbehandlung mit Androcur 10 mg Tabletten fortgeführt werden. Eventuell genügt auch eine antiandrogen wirksame Gestagen-Östrogen-Kombination allein.
- Da Frauen, die Androcur® 50 mg erhalten, während dieser Zeit nicht schwanger werden dürfen, ist das Therapieschema (siehe oben) korrekt einzuhalten. Mit einem Konzeptionsschutz ist nur dann zu rechnen, wenn von einem 24-stündigen Anwendungsrhythmus nicht abgewichen wird."

Anmerkung der Autoren: Wobei eine stündlich genaue Einnahme wie bei der Minipille sicherlich nicht notwendig ist.

Anmerkung der Autoren: Die hier dargestellten Anwendungsempfehlungen sowie die weiter vorne dargestellten Anwendungsgebiete zeigen erneut auf, dass die systemische endokrine Therapie mit Sexualsteroiden, in diesem Fall in der Kombination mit mittelhoch bis hoch dosiertem CPA, erst in 2. Linie eingesetzt wird. Auch wenn in der Literatur nicht sicher gezeigt werden konnte, dass die Erhöhung der CPA-Dosis mit besseren Resultaten einhergeht, hatte **Rabe (2013, persönliche Mitteilung)**[56] in den letzten 20 Jahren positive Erfahrungen mit der hoch dosierten CPA-Behandlung. In über 20 Jahren liegen dem BfArM zwei Todesfälle im Zusammenhang mit der hoch dosierten CPA-Behandlung vor – und dies bei zwei Risikopatientinnen.

Gegenanzeigen (siehe Fachinformation, Stand 09/2014)

Abb. 12 Antiandrogentherapie mit Cyproteronacetat (CPA):

Oben: Hoch dosierte Therapie nach Hammerstein; Gabe von 2 x 50mg CPA von Tag 1 - 10 des Behandlungszyklus. Durch die Lipophilität von CPA wird dieses bei hoch dosierter Therapie im Fettgewebe gespeichert und von dort nach Ende der Behandlungsperiode von 10 Tagen freigesetzt. Sobald der CPA-Spiegel einen unteren Grenzwert unterschreitet, kommt es zu einer Abbruchbruchung.

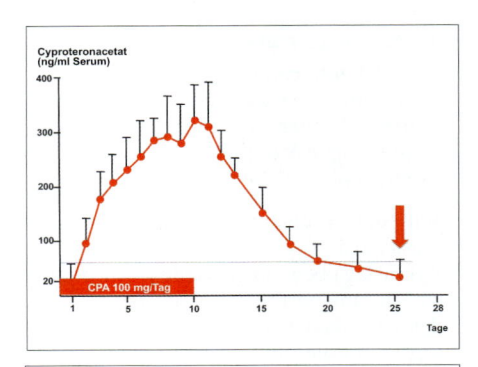

Mitte: Bei adipösen Patientinnen ist die Freisetzung von CPA aus dem Fettgewebe verzögert, so dass es zu einem Ausbleiben der Abbruchblutung kommen kann.

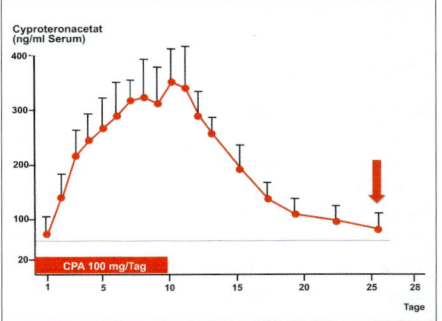

Unten: Durch Verkürzung der Einnahmedauer von CPA (50-100mg/Tag) kann eine normale Abbruchblutung induziert werden (Abb. Mitte und unten).

Kontraindikationen bei steroidalen Kombinationspräparaten mit CPA

Es gelten dieselben Kontraindikationen wie bei oralen kombinierten Kontrazeptiva. Auf Besonderheiten bezüglich der antiandrogenen Komponente geht die Rote Liste nicht ein.

Wie immer sollte besonders bei adipösen Patientinnen darauf geachtet werden, dass Kontraindikationen gegen die Einnahme oraler Kontrazeptiva vorliegen können (s. unter Kontraindikation bei oralen Kontrazeptiva), sofern gleichzeitig Symptome des Metabolischen Syndroms wie Hypertonie und Dyslipidämie (Funktionell androgenisierendes Syndrom III und IV) (**Geisthövel et al. 2010**)[57] bestehen; solche Pathologien können sogar schon bei Adoleszentinnen (**Weiss et al. 2004**)[58] nachzuweisen sein.

Allerdings muss an dieser Stelle auf den bereits oben erwähnten Zusammenhang des Risikos für venöse Thromboembolien (**Jick u. Hernandez, 2011**)[59], (**Lidegaard et al. 2011**)[60] hingewiesen werden; diesbezüglich mag Dienogest vs. CPA als antiandrogener Gestagenzusatz Vorteile haben (**Geisthövel 2012b**).[61]

Stillende Frauen: "Übertritt in die Muttermilch beträgt 0,2 %." Daher ist CPA bei stillenden Frauen kontraindiziert.

Adipöse Frauen: siehe **Abb. 12**.

Untersuchungen vor Behandlungsbeginn

Diane®-35

(Fachinformation, Stand 03/2017)

Ärztliche Untersuchung/Beratung

- "Vor der Anwendung sollten eine gründliche allgemeine Untersuchung (u. a. Körpergewicht, Blutdruck, Herz, Beine und Haut, Untersuchung des Urins auf Zucker, gegebenenfalls auch Durchführung einer speziellen Leberdiagnostik) sowie gynäkologische Untersuchungen (einschließlich der Mammae und eines zytologischen Abstrichs von Portio und aus Cervix uteri) durchgeführt und eine sorgfältige Familienanamnese erhoben werden, um behandlungsbedürftige Krankheiten sowie Risikozustände feststellen zu können. Eine Schwangerschaft ist auszuschließen. Während der Anwendung empfehlen sich Kontrollen in etwa halbjährlichen Abständen.

- Störungen des Gerinnungssystems sind auszuschließen, wenn bei Blutsverwandten bereits im jüngeren Alter thromboembolische Krankheiten (z.B. tiefe Venenthrombosen, Schlaganfall, Herzinfarkt) aufgetreten sind.

- Es sollte des Weiteren darauf hingewiesen werden, dass die Einnahme von Diane®-35 nicht vor HIV-Infektionen (AIDS) und anderen sexuell übertragbaren Krankheiten schützt."

Androcur® 10 mg

(Fachinformation, Stand 09/2014)

- "Vor Beginn der Therapie sollte zur differentialdiagnostischen Abklärung der Androgenisierungserscheinungen sowie zur Erkennung von Risikozuständen eine gründliche allgemeine (u.a. Untersuchung des Harns auf Zucker) und gynäkologische Untersuchung (inkl. Brustuntersuchung und Zervixabstrich) durchgeführt werden.

- Eine Schwangerschaft ist auszuschließen, da die Gefahr der Feminisierung männlicher Feten besteht.

- Obwohl Cyproteronacetat in Kombination mit einem Östrogen bzw. mit einer geeigneten Cyproteronacetat-Östrogen-Kombination auch empfängnisverhütend wirkt, soll es nicht ausschließlich zur Empfängnisverhütung angewendet werden, sondern nur bei Frauen zum Einsatz kommen, die aufgrund der androgenabhängigen Hauterkrankungen behandelt werden müssen.

- "Während der Behandlung sollte die Leberfunktion regelmäßig überprüft werden. Vor Behandlungsbeginn, in regelmäßigen Abständen während der Behandlung sowie beim Auftreten von Symptomen oder Anzeichen, die eine Lebertoxizität vermuten lassen, sollte die Leberfunktion überprüft werden. Bestätigt sich der Verdacht auf Lebertoxizität, sollte Androcur® abgesetzt werden. Infolge der Anwendung von Androcur® wurden gutartige und bösartige Lebertumore beobachtet, die zu lebensgefährlichen Blutungen in die Bauchhöhle führen können. Wenn schwere Oberbauchbeschwerden, eine Lebervergrößerung oder Anzeichen einer intraabdominalen Blutung auftreten, sollte ein Lebertumor in die differentialdiagnostischen Überlegungen einbezogen werden."

Androcur® 50 mg

(Fachinformation, Stand 9/2014)

- "Vor Beginn der Therapie muss nach der differentialdiagnostischen Abklärung der Androgenisierungserscheinungen eine gründliche gynäkologische Untersuchung (einschließlich einer Brustuntersuchung und eines zytologischen Zervixabstrichs) durchgeführt werden.

- In der Geschlechtsreife ist eine Schwangerschaft auszuschließen, da die Gefahr der Feminisierung männlicher Feten besteht."

Anmerkung der Autoren: Beim Auftreten einer ungewollten Schwangerschaft besteht nach Information der Firma Bayer (Abteilung für Toxikologie) kein Grund für einen Schwangerschaftsabbruch (**Rabe et al. 2008**).[62]

Dauer der Anwendung

Diane®-35

(Fachinformation, Stand 03/2017)

- „Die Zeit bis zur Linderung der Symptome beträgt mindestens drei Monate. Der behandelnde Arzt sollte regelmäßig überprüfen, ob weiterhin ein Bedarf für die Behandlung besteht. Die Behandlungsdauer richtet sich nach der Schwere der Androgenisierunserscheinungen und dessen Therapieerfolg. Akne und Seborrhoe erfordern in der Regel eine kürzere Behandlung als Hirsutismus.

Es wird empfohlen, dass die Behandlung 3 bis 4 Zyklen nach dem vollständigen Abklingen der Symptome beendet wird. Lässt sich bei

- schwerer Akne oder Seborrhoe mit mindestens 6-monatiger oder

- Hirsutismus mit wenigstens 12-monatiger Therapie kein oder kein ausreichender Erfolg erzielen, ist die kombinierte Anwendung von Diane-35 und Androcur 10 mg Tabletten oder Androcur 50 mg Tabletten zu erwägen bzw. der Behandlungsansatz erneut zu überdenken.

Sobald die Androgenisierungserscheinungen abgeklungen sind, jedoch weiter der Wunsch nach Konzeptionsschutz besteht, ist evtl. auf ein niedrig dosiertes orales Kontrazeptivum umzustellen."

Anmerkung der Autoren: Als Umstellung eignet sich ein Präparat, das eine Zulassung für Kontrazeption und Akne hat, z.B. ein Kombinationspräparat mit Dienogest. Generell wird von einer Pillenpause abgeraten, da nach einer Pillenpause von mind. vier Wochen das Risiko für venöse Thromboembolien genauso hoch ist wie beim Neubeginn. Insgesamt ist zu beachten, dass bei den Präparaten, die als Gestagen Cyproteronacetat enthalten, ein erhöhtes VTE-Risiko im Vergleich zu anderen Gestagenen gefunden wurde. Die Patientin ist bei allen ethinylestradiol-haltigen Kontrazeptiva auf die Risiken und Frühsymptome von VTE hinzuweisen.

Androcur® 10 mg

(Fachinformation, Stand 09/2014)

- „Die Behandlungsdauer richtet sich nach Art, Schweregrad und individueller Ansprechbarkeit der Androgenisierungserscheinungen. Akne spricht in der Regel schneller auf die Therapie an als Hirsutismus oder Alopezie.

- Lässt sich bei
  - schwerer Akne mit mindestens 6-monatiger oder
  - Alopezie und Hirsutismus mit wenigstens 12-monatiger Therapie kein bzw. kein ausreichender Erfolg erzielen, so kann eine Erhöhung der Dosis von Cyproteronacetat in Kombination mit einem Östrogen bzw. einer geeigneten Gestagen-Östrogen-Kombination in Erwägung gezogen werden. (**Anmerkung der Autoren:** Alternativ können kombinierte orale hormonale Kontrazeptiva mit antiandrogen wirksamen Gestagenen, z.B. Dienogest/EE, Valette®, Maxim® und Generika eingesetzt werden).
- Wenn ein ausreichender Therapieerfolg erreicht ist, kann die Behandlung mit einer niedrig dosierten Cyproteronacetat-Östrogen-Kombination oder einem antiandrogenen Sexualsteroid fortgeführt werden."

Androcur® 50 mg

(Fachinformation, Stand 9/2014)

- Die Behandlungsdauer richtet sich nach der Schwere der Androgenisierungserscheinungen und dem Therapieerfolg.

Autorenteam

- Im Allgemeinen ist bis zum Erreichen eines Therapieerfolgs bei Hirsutismus eine Behandlungsdauer von 9-12 Monaten erforderlich.
- Nach klinischer Besserung kann während der ersten 10 Tage der Kombinationsbehandlung die tägliche Androcur®-Dosis auf 1 Tablette (= 50 mg) oder ½ Tablette (= 25 mg) reduziert werden, oder die Kombinationsbehandlung mit Androcur® 10 mg Tabletten fortgeführt werden. Eventuell genügt auch eine antiandrogen wirksame Gestagen-Östrogen-Kombination allein."

Therapieerfolg unter CPA-Behandlung bei unterschiedlichen Androgenisierungserscheinungen

Die Therapieerfolge des niedrig dosierten Kombinationspräparats und des hoch dosierten CPA Therapieschemas zeigen **Abb. 13** und **Abb. 14**.

- Acne vulgaris

  Unter 2 mg CPA/35 μg EE kommt es innerhalb der ersten 3 Monate bereits in 60-70 % der Fälle und innerhalb von 6-12 Monaten in 80-95 % zu einer Besserung des Befundes.

Siehe auch Akne AWMF S2k-Leitlinie der **Deutschen Dermatologischen Gesellschaft**.[63] (Hinweis: Gültigkeit der Leitlinie am 1.12.2015 abgelaufen und eine neue Leitlinie ist in Bearbeitung)

- Hirsutismus

  Eine Besserung bei Hirsutismus tritt in Abhängigkeit von der Therapiedauer ein. Nach einer Behandlungsdauer von 9-12 Monaten wird eine Besserung in 70 % sowohl bei niedrig dosierter CPA-Behandlung (2 mg CPA/35 μg EE) als auch bei hoch dosierter Therapie (2 mg CPA/35 μg EE in Kombination mit 50-100 mg CPA (Tag 1-10)) erreicht.

  Siehe auch Leitlinie der **Endocrine Society (2008)**.[64]

- Alopecia diffusa

  Die Alopecia diffusa spricht ebenfalls mit zunehmender Behandlungsdauer auf die Therapie an. Eine Besserung bei niedrig und hoch dosierter Therapie wird in ca. 50 % der Fälle nach 9-12 Monaten beobachtet. Eine ätiologisch orientierte Zusatztherapie (z.B. Behandlung einer Schilddrüsendysfunktion, Behandlung von Eisen- und Vitamin B 12-Mangel, evtl. auch Substitution eines Zinkmangels etc.) ist erforderlich. Zusätzlich müssen über einen Dermatologen entzündliche oder autoimmunbedingte Erkrankungen der Kopfhaut ausgeschlossen oder entsprechend behandelt werden.

  Siehe auch Publikation von **Blumeyer et al. (2011)**.[65] Hiernach ist die Behandlung mit Minoxidil die Therapie erster Wahl.

Einzelstudien nach Indikationsgebiet

35 μg EE/2 mg CPA bei kutaner Androgenisierung und/oder Hyperandrogenämie, auch im Vergleich zu anderen antiandrogenen Substanzen

Wissenschaftliche Bewertung

Bei der folgenden Zusammenstellung der Einzelstudien zur Behandlung von Androgenisierungserscheinungen sei darauf hingewiesen, dass die Datenlage - je nach untersuchter Substanz - insgesamt nicht sehr gut ist. Randomisierte Placebo-kontrollierte Studien fehlen großteils. Meist existieren kleine, schlecht kontrollierte Einzelstudien mit unterschiedlich definierten Endpunkten, die zusätzlich noch in verschiedenen Ländern durchgeführt wurden. Die Übertragung der im Ausland erhobenen Ergebnisse mit Substanzen, die in Deutschland als Off-Label gelten, in die tägliche Praxis in Deutschland sollte mit Vorsicht erfolgen. Da allerdings die Patientinnen danach fragen, ist die Kenntnis der Möglichkeiten und der Datenlage für die tägliche Praxis sehr wichtig.

Acne vulgaris

Die Therapiemöglichkeiten der Akne vulgaris sind vielfältig und werden von dermatologischen Behandlungsmodi, die durchaus erfolgreich sind und kurative Endresultate aufzeigen können, dominiert. Immer ist die S2-Leitlinie der Dermatologen zu berücksichtigen (**Nast et al. 2010**).[66] (Anm: Gültigkeit dieser Leitlinie ist am 1.12.2015 abgelaufen, aber bisher existiert noch keine neue Leitlinie). In allen Fällen wird primär eine Vorstellung beim Dermatologen vorgeschlagen, um die Möglichkeiten einer nicht-hormonellen Therapie auszuschöpfen. Bei einer Akne vulgaris aus dem Formenkreis der funktionell kutanen Androgenisierung ohne Kontrazeptionswunsch ist der Einsatz von Sexualsteroiden die Therapie der 2. Wahl.

Nach Vorstellung beim Dermatologen ist der Einsatz von u.a. 35μg EE/2 mg CPA bzw. 30 μg EE/2mg Dienogest möglich, wenn gleichzeitig Kontrazeptionswunsch besteht, oder bei Patientinnen ohne Kontrazeptionswunsch, sofern eine antiandrogene Zusatztherapie von Seiten der Dermatologie erwünscht ist.

In diesem Zusammenhang sollte erwähnt werden, dass auch die oralen KOK mit so genannten nicht-antiandrogenen Gestagenen eine gewisse antiandrogene Wirkung entfalten. Die Übersichtsarbeit von **Huber u. Walch (2006)**[67] zur Therapie der Akne vulgaris hat gezeigt, dass in mehreren randomisierten, doppel-verblindeten, Placebo-kontrollierten Studien eine signifikante Senkung der Akne-Läsionen mit diesen KOK gefunden wurde. Dabei wurden Kombinationen von EE mit Norgestimat, Norethisteronacetat oder Levonorgestrel eingesetzt; die prozentuale Änderung gegenüber der Ausgangssituation lag bei den KOKs zwischen -14.7 bis -32.3 %, vs. -3.5 bis -23 % in der Placebogruppe. Das bedeutet, dass KOK in der Kombination mit Gestagenen, die nicht den antiandrogenen Gestagenen zugeordnet werden, einen signifikanten therapeutischen Effekt ausüben, der allerdings geringer ist als bei KOK mit antiandrogen wirkenden Gestagenen. Zudem wies der Review darauf hin, dass eine Dosierung von 20 μg EE für diese Behandlung von Akneläsionen ausreichend ist.

Im Folgenden soll auf die unterschiedlichen Studien eingegangen werden, die sich mit der Frage einer CPA-Therapie bei Akne im Vergleich zu anderen Behandlungsformen beschäftigen.

35 μg EE/2 mg CPA vs. 30 μg EE/3 mg Drospirenon

Eine offene, nicht-kontrollierte, randomisierte Vergleichsstudie mit primär 128 Patientinnen mit leichter bis mittelschwerer Gesichtsakne verglich 35 μg EE/2 mg

Hirsutismus - medikamentöse Therapie

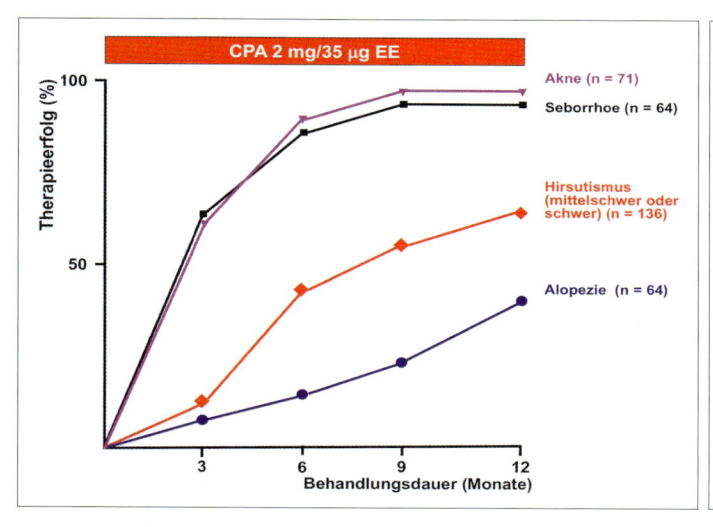

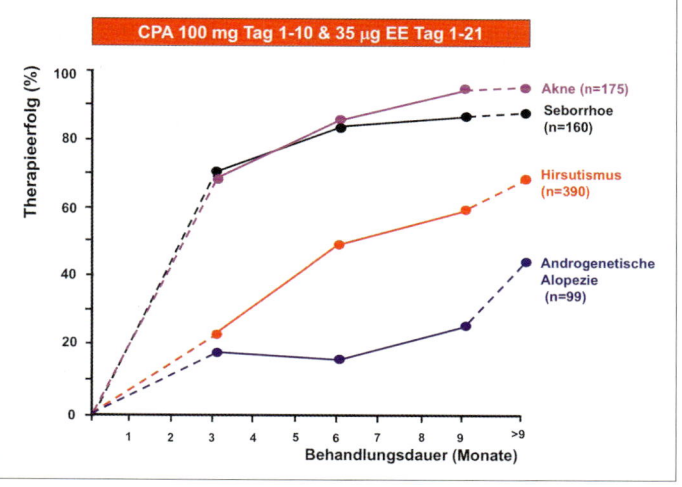

Abb. 13 Therapieerfolg einer Behandlung mit Cyproteronacetat bei Hirsutismus, Akne und Seborrhoe

Linke Abb.: Niedrig dosierte Antiandrogentherapie mit Cyproteronacetat und Ethinylestradiol (2mg/35μg): Kumulative Darstellung der Rückbildung von Androgenisierungserscheinungen in Abhängigkeit von der Therapiedauer (**mod. nach Hammerstein et al. 1975**).

Rechte Abb.: Kumulative Darstellung der Rückbildung von Androgenisierungserscheinungen unter der umgekehrten Sequenztherapie mit Cyproteronacetat (Dosierung 100 mg CPA) und 40 μg Ethinylestradiol in Abhängigkeit von der Therapiedauer (Ergebnisse von 5 gynäkologisch-endokrinologischen Zentren) (**mod. nach Hammerstein et al. 1975**).

CPA und 30 μg EE/3 mg Drospirenon (**van Vloten et al. 2002**)[68]. Es fand sich eine deutliche, aber zwischen den Gruppen nicht unterschiedliche Reduzierung der Akneläsionen in beiden Gruppen (-59 % bzw. -63 % vs. Ausgangsbefund).

30 μg EE/2 mg Dienogest (DNG) oder 35 μg EE/2 mg CPA vs. Placebo

Die Studie von **Palombo-Kinne et al. (2009)**[69] kann als die derzeit umfangreichste, aufwendigste und qualitativ beste Studie zur Frage des Einsatzes von KOK mit antiandrogenen Gestagenen bei kutaner Androgenisierung eingestuft werden: Es handelt sich um eine randomisierte, kontrollierte, doppel-verblindete, multinationale Multicenter-Studie mit 1.326 Frauen, die an leichter bis mittelschwerer Gesichtsakne litten. Die Behandlung mit 30 μg EE/2 mg DNG oder 35 μg EE/2 mg CPA vs. Placebogruppe führte zu eine Reduzierung der (totalen) Akneläsionen um ca. 55 % in den beiden Verumgruppen und um ca. 40 % in der Placebogruppe; der Unterschied zwischen der Gruppe mit DNG vs. Placebogruppe war signifikant ($P < 0,05$). Der statistische Unterschied zwischen der Gruppe mit CPA vs. Placebogruppe wurde explizit nicht ermittelt, da die Behandlung mit 35 μg EE/2 mg CPA als Gold-Standard für die Nicht-Unterlegenheitsanalyse diente. Die Zeitdauer der Behandlung wurde in Untersuchungszyklen und nicht in Monaten angegeben. Anhand dieser Studie ist ein signifikanter Therapieeffekt bei der Akne vulgaris für 30 μg EE/2 mg DNG gesichert und für 35 μg EE/2 mg CPA höchstwahrscheinlich mit einer allgemeinen Verbesserung der Akne um ca. 90 % für die Verumgruppen und ca. 75 % für die Placebogruppe.

Das Ausmaß des prozentualen Therapieeffekts scheint höher als bei jenen Präparaten zu sein, die ein nicht-antiandrogenes Gestagen (s. oben, **Huber u. Walch 2006**)[70] enthalten. Andererseits hat wohl die Doppelverblindung auch dazu geführt, dass der echte Therapieeffekt in der Verumgruppe insgesamt niedriger erscheint, als allgemein angenommen.

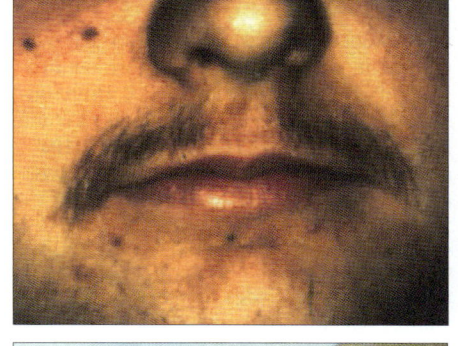

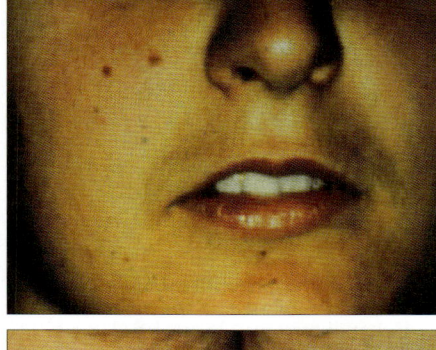

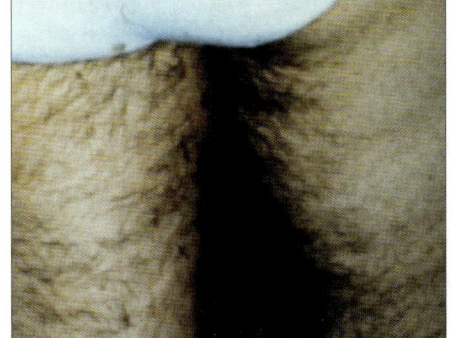

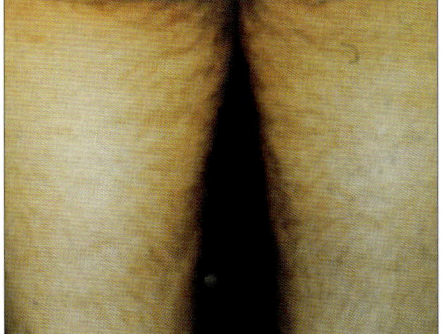

Abb. 14 Behandlungserfolg einer hoch dosierten CPA-Therapie (100mg CPA von Tag 1-10 plus OC über 21 Tage)
Oben: Abnahme der Gesichtsbehaarung über 12 Monate
Unten: Abnahme der Beinbehaarung nach 12 Monaten

Gleichzeitig stellt sich heraus, dass ein auffallend hoher „Heileffekt" auch in der Placebogruppe nachzuweisen ist, der mehr als 2/3 des eigentlichen Heilerfolges ausmacht. Die Verbesserung der Symptomatik in der Placebogruppe hängt sicher mit vielfältigen kosmetischen Maßnahmen, welche die Frauen selbst durchführen, zusammen.

Insgesamt wird von dieser Studie methodisch wieder bestätigt, dass alle Untersuchungen, die nicht-randomisiert, nicht-verblindet und nicht-kontrolliert aufgebaut sind (s. folgende!), dem Risiko einer erheblichen systematischen Fehlbewertung (bias) ausgesetzt sind.

Hirsutismus

35 µg EE/2 mg CPA vs. Placebo

An dieser Stelle sei darauf hingewiesen, dass laut beider entscheidender Metaanalysen und Reviews zur Hirsutismustherapie (**van der Spuy et al. 2009**)[71], (**Swigo et al. 2008**)[72] nur eine Studie (**Saeed 1993**)[73] existiert, die 35 µg EE/2 mg CPA im Vergleich zu Placebo untersucht hat. Aufgrund der geringen Fallzahl und der erheblichen Spannbreite des Konvidenzintervalls (OR 45.00, 95% CI 2.01, 1007) und einer nur subjektiven Auswertung kann diese kleine randomisierte Doppelblindstudie nicht zur Beurteilung der Fragestellung hinzugezogen werden. Eine Untersuchung mit ähnlichem Studienaufbau unter Zuhilfenahme objektivierbarer Daten ist nicht vorhanden (**van der Spuy et al. 2009**).[74]

35 µg EE/2 mg CPA vs. Spironolacton 100mg

Eine Behandlung mit 35 µg EE/2 mg CPA erscheint weniger wirksam als Spironolacton 100 mg/Tag. Dies zeigte eine vergleichende nicht-kontrollierte Studie (**Lunde u. Djøseland 1987**).[75] **Gökmen et al. (1996)**[76] konnten in ihrer offenen, nicht-kontrollierten, nicht-verblindeten Beobachtungsstudie darlegen, dass sowohl die Behandlung mit 35 µg EE/2 mg CPA (Diane®-35) als auch die Therapie mit 100 mg Spironolacton zu einer signifikanten ($P<0,05$) Senkung der Ferriman-Gallwey-Scores (FGS) führte. Im Gegensatz zu den Untersuchungen von **Lunde u. Djøseland (1987)**[77] konnten keine signifikanten Unterschiede zwischen diesen beiden Behandlungsgruppen gefunden werden.

35 µg EE/2 mg CPA vs. Finasterid 5mg

Die offene, nicht-kontrollierte, nicht-verblindete Beobachtungsstudie von **Şahin et al. (1998)**[78] zeigte, dass es in beiden Gruppen (35 µg EE/2 mg CPA vs. Finasterid 5mg) zu einer signifikanten Reduzierung des Hirsutismus-Scores nach Ferriman Gallway nach 9-monatiger Behandlung ($P<0,0005$) gekommen war, wobei die prozentuale Reduzierung in der Gruppe mit 35 µg EE/2 mg CPA vs. jener mit Finasterid signifikant ($P<0,02$) deutlicher ausfiel (vgl. auch weiter unten).

Ethinylestradiol/Chlormadinonacetat

Kombinierte orale Kontrazeptiva mit 2 mg Chlormadinonacetat oder 2 mg Cyproteronacetat plus 30 oder 35 µg Ethinylestradiol führten zu einer Abnahme des Hirsutismus in 36% der Fälle (**Raudrant u. Rabe 2003**).[79]

Ethinylestradiol/Dienogest oder Drospirenon

Vergleichsstudien zwischen Dienogest und Cyproteronacetat bzw. Drospirenon in Kombination mit EE wurden bisher nicht durchgeführt. Somit ist die Fragestellung offen, ob es zwischen diesen Präparaten Unterschiede in der Effektivität bei der Behandlung des Hirsutismus gibt.

Androgenetische Alopezie

Im Hinblick auf therapeutische Aspekte zur Alopezie hat die S3-Leitlinie der Deutschen Gesellschaft für Dermatologie (**Blumeyer et al. 2011**)[80] herausgearbeitet, dass die topische Behandlung mit Minoxidil (Regaine Frauen) die Therapie der 1. Wahl auf dem Level of evidence (LoE) 1 darstellt; die Behandlung mit 35 µg EE/2 mg CPA (Diane®-35) wird zwar als deutlich praktikabler gegenüber jener mit Minoxidil eingestuft; es zeigt sich aber, dass die Hormontherapie (mit 35 µg EE/2 mg CPA) – auf dem niedrigen LoE von 3 – nur eine geringe Effektivität bei Hyperandrogenämie aufweist, und so gut wie gar nicht wirkt, wenn eine normoandrogenämische Konstellation (z.B. „idiopathischer" Hirsutismus; funktionell kutane Androgenisierung) (**Geisthövel 2010**)[81], (**Geisthövel 2012a**)[82] diagnostiziert worden ist.

Aus klinischer Erfahrung lässt sich allerdings betonen, dass vor allem jüngere Patientinnen wegen des erheblichen Aufwands, der mit der Anwendung von Minoxidil (Regaine Frauen) (**Geisthövel 2012b**)[83] verbunden ist, auch ohne Kontrazeptionswunsch ein Hormonpräparat der topischen Behandlung vorziehen.

Kombination von 35 µg EE/2 mg CPA + nicht-steroidale Antiandrogene

Wissenschaftliche Bewertung

Finasterid

In einer offenen, nicht-kontrollierten, nicht-verblindeten Beobachtungsstudie von **Şahin et al. (2001)**[84] an insgesamt 40 Patientinnen wurde dargelegt, dass die Kombination von 35 µg EE/2 mg CPA + 5 mg Finasterid vs. 35 µg EE/2 mg CPA allein keine Vorteile in der Senkung des Ferriman Gallwey Scores (FGS) erbringt. Eine prospektive randomisierte, einfachverblindete (nicht-kontrollierte) Studie von **Taratagni et al. (2000)**[85] an 50 Patientinnen mit idiopathischem Hirsutismus konnte jedoch zeigen, dass die Kombination von EE/CPA (Diane®-35, 3 Wochen/Monat) + Finasterid (5 mg/d für 2 Wochen/Monat) den Hirsutismus-Score signifikant gesenkt hat; dieser Effekt zeigte sich sowohl bei idiopathischem Hirsutismus als auch beim Polycystischen Ovarialsyndrom (PCOS) bereits nach 3 und 6 Monaten ($P < 0,005$ bzw. $P < 0,002$); erhielten Patientinnen EE/CPA (Diane®-035, 3 Wochen/Monat) allein, trat ein signifikanter, aber etwas schwächerer Effekt ($P < 0,005$) erst nach 6 Monaten ein; beide Behandlungsarten differierten signifikant ($P < 0,05$) sowohl nach 3 Monaten als auch nach 6 Monaten.

Spironolacton

Methodisch einigermaßen abgesicherte Studien, die den Effekt eines Zusatzes von Spironolacton zu 35 µg EE/2 mg CPA vs. 35 µg EE/2 mg CPA allein bei der Hirsutismustherapie untersucht hätten, gibt es nicht (vgl. unten). **Wild et al. (1991)**[86] untersuchten 451 hirsute Frauen über neun Monate, die randomisiert mit 35 µg EE/0,4 mg Norethisteron oder 30 µg EE/1,5 mg Norethisteronacetat im Falle eines Kontrazeptionswunsches oder mit 200 mg Spironolacton ohne Kontrazeptionswunsch behandelt wurden. Unter den beiden KOKs, nicht jedoch unter Spironolacton, kam es zu einer Erhöhung der Triglyzeride. Unter Spironolacton war der systolische Blutdruck niedriger und die Nüchtern-Insulinwerte höher als unter KOK`s. Spironolacton war, gemessen am Ferriman-Gallwey-Score, in der Behandlung von Hirsutismus effektiver.

Flutamid

Ergebnisse einer Metaanalyse (**van der Spuy et al. 2009**)[87] zum Vergleich EE/CPA und Flutamid werden hier nicht dargestellt, da Flutamid aufgrund seiner ausgeprägten Hepatotoxizität für die vorliegenden Indikationen (**Andrade et al. 1999**)[88], (**Osculati et al. 2006**)[89] nicht eingesetzt werden sollte.

CPA 10 mg bis 200 mg: mittelhoch bis hoch dosiert: Vergleich der unterschiedlichen Therapieschemata

Wissenschaftliche Bewertung

CPA vs. orales Kontrazeptivum

Sowohl in der Metanalyse von **Van der Spuy u. le Roux (2009)**[90] als auch in jener von **Swiglo et al. (2008)**[91] fand sich keine Studie, die CPA (als Monotherapie) mit irgendeinem oralen Kontrazeptivum verglichen hätte; d.h. auch ein Studienvergleich zwischen CPA vs. EE/CPA ist nicht erhältlich.

50 µg EE + 100-200 mg CPA

Hammerstein et al. (1969[92], **1975**[93]) waren die ersten, die 50 µg EE und 100 mg CPA zur Behandlung der kutanen Androgenisierung eingesetzt haben. In der 5-Zentrum-Studie von 1975 wurden 602 Patientinnen mit diesem sog. „Hammerstein"-Schema behandelt. Die Akne vulgaris reagierte am schnellsten und war bereits nach 3 bzw. 9 Monaten der Behandlung in 68 % bzw. 96 % reduziert; beim Hirsutismus war nach 3 bzw. 9 Monaten eine 23 %ige bzw. 69 %ige Reduzierung zu erkennen; am ungünstigsten schnitt die Alopezia androgenetica ab, mit 19 % bzw. 45 % nach 3 bzw. 9 Monaten. Diese wissenschaftlichen Erfahrungen bezüglich der 3 Subgruppen der kutanen Androgenisierung haben sich aus klinischer Sicht qualitativ vollkommen, quantitativ nicht ganz so positiv, wie beschrieben, bestätigt. Weiterhin ist zu beachten, dass es sich bei den Untersuchungen von Hammerstein um Beobachtungsstudien handelte und die Krankheitsbilder möglicherweise in Bezug auf den Schweregrad heterogen waren.

Bei einer der wenigen Studien zur Therapie des idiopathischen Hirsutismus (**Peereboom-Wynia u. Boekhorst, 1980**)[94] mit 50 µg EE und 100-200 mg CPA fand sich nach 3 Monaten eine Reduzierung der Haardichte und des Haarschaftdurchmessers. Der Effekt ist also grundsätzlich nicht an eine Hyperandrogenämie gebunden, sondern tritt auch bei Normandrogenämie ein.

35 µg EE/2 mg CPA + 20-100 mg CPA

Die erste randomisierte (nicht-kontrollierte) Doppelblindstudie zu unterschiedlichen CPA-Dosierungen (**Belisle u. Love 1986**)[95], ergab, dass der Hirsutismus-Score durch die Behandlung sowohl mit 35 µg EE/2 mg CPA + 100 mg CPA als auch mit 35 µg EE/2 mg CPA + Placebo signifikant reduziert werden konnte, jedoch zeigt sich in der Gruppe mit dem CPA-Zusatz gegenüber jener mit Placebozusatz eine signifikant stärkere Reduzierung. In einer randomisierten, nicht-kontrollierten, nicht-verblindeten Dosisfindungsstudie stellten **Barth et al. (1991)**[96] aber fest, dass 35 µg EE/2 mg CPA hinsichtlich der Verringerung des Hirsutismus am Ende der Behandlung genauso wirksam ist wie dasselbe Präparat mit dem Zusatz von 20 mg/Tag oder 100 mg/Tag CPA für die ersten 10 Tage des Zyklus: allerdings zeigt sich der Effekt in den beiden Gruppen mit höherer CPA-Dosierung schon nach 3 Monaten (FGS –3 bis -5 Punkte, $P < .01$) und nach 6 Monaten auch mit 35 µg EE/2 mg CPA (alle drei Gruppen: FGS -6 bis -7 Punkte; -24 bis -26 %; $P < .0005$); nach 12 Monaten lag die Reduktion des FGS bei -7 bis -11 Punkten (-27 % bis –41 %, $P < .01$) und es zeigte sich bei der Messung des Haardurchmessers eine statistisch signifikante mediane Reduktion zwischen –12 % bis –37 % an verschiedenen Messorten ($P < .01$); der Dosis-Effekt war nicht signifikant. Die schon o.g. Studie von **Gökmen et al. (1996)**[97] (vergleichende Beobachtungsstudie, nicht-kontrolliert, nicht-verblindet) ergab ein ähnliches Ergebnis wie diese Studie: Der Zusatz von 100 mg CPA zu 35 µg EE/2 mg CPA war unter der diagnostischen Verwendung der FGS nicht effektiver als 35 µg EE/2 mg CPA allein.

10-20 µg EE/12,5 mg – 25 mg CPA vs. Finasterid 5 mg

In einer offenen, nicht-kontrollierten Beobachtungsstudie mit einer dreiphasischen niedrig dosierten EE-Dosierung (10-20 µg) und einem mittelhoch dosierten CPA-Anteil (12,5 mg/Tag für die ersten 10 Tage des Zyklus plus verschiedene Dosierungen von EE) erwies sich dieser Behandlungsmodus bezüglich des FGS als ähnlich wirksam wie Finasterid (5 mg/Tag) (**Venturoli et al. 1999**).[98] Zu einem ähnlichen Ergebnis kam die Studie von **Fruzetti et al. (1999)**[99], die in einer nicht-kontrollierten, einfach-verblindeten Beobachtungsstudie mit der Gabe von 20 µg EE/25 mg CPA oder Finasterid 5 mg, über 12 Monate verabreicht, eine Reduzierung der FGS um 58 % ($P < 0,001$) bzw. 45% ($P < 0,001$) erreichen konnte. Diese Ergebnisse fanden sich in ähnlicher Weise in der randomisierten, offenen, nicht-kontrollierten Studie von **Beigi et al. (2004)**[100], die bei je 20 Patientinnen in der Gruppe mit 20 µg EE/25 mg CPA oder Finasterid (5 mg) eine ähnliche ausgeprägte Reduktion ($P < .001$) ohne Unterschiede zwischen den Gruppen ($P-.2$) (51 bzw. 47%) angaben.

Zusammenfassung

Eine Kombination von 10-20 µg EE mit einer mittelhoch dosierten CPA-Dosis (12,5 bis 25 mg) reduziert den Hirsutismus gleichermaßen wie Finasterid 5 mg. Möglicherweise kann das mittelhoch-dosierte CPA den etwas verminderten Effekt einer niedrig dosierten Therapie mit 2 mg CPA ausgleichen (s. unter 35 µg EE/2 mg CPA + Finasterid). Aus diesen und anderen Ergebnissen kann geschlossen werden, dass Finasterid auf die Behandlung des Hirsutismus etwas stärker einwirkt als 35 µg EE/2 mg CPA.

10-20 µg EE/12,5 mg – 25 mg CPA vs. Flutamid

Ergebnisse der Studie von **Venturoli et al. (1999)**[101] und von **Fruzetti et al. (1999)**[102] zum Flutamid werden hier nicht diskutiert (vgl. oben).

35 µg EE/2 mg CPA + 100 mg CPA vs. 30 µg EE/3 mg Drospirenon + 100 mg CPA vs.

30 µg EE/3 mg Drospirenon + 100 mg Spironolacton

Eine offene, nicht-kontrollierte vergleichende Beobachtungsstudie mit 3 unterschiedlichen Behandlungsgruppen (s. Überschrift) mit 134 Frauen über eine 6-monatige Behandlungsdauer wies eine nahezu identische Reduktion des modifizierten FGS in allen drei Gruppen (45%, 49%, 49%, $P < 0,01$ vs. Baseline) nach (**Kelekci et al. 2012**).[103] Diese sehr komplex aufgebaute Studie lässt kaum weitere Rückschlüsse auf die Wirksamkeit der einzelnen eingesetzten Substanzen zu. Vergleicht man die Reduktionseffekte auf den FGS in Studien, die ein einfaches Behandlungsmodell mit niedrigen CPA-Dosierungen (s. o.) wählten, so ergeben sich weder durch Erhöhung der CPA-Dosierung noch durch Mehrfachkombinationen irgendwelche klar abzuleitenden Vorteile.

- **Alopecia diffusa**

2 mg CPA/35µg EE in Kombination mit einer ätiologisch ausgerichteten Behandlung (z.B. Behandlung einer Schilddrüsendysfunktion, Ausgleich eines Eisenmangels, Substitution von Vitamin B12 und anderen Vitamin- und Spurenelementen), Lokaltherapie mit Minoxidil (2-5%).

Bei der Behandlung von Patientinnen mit Alopezie sollte die S3-Leitlinie der Dermatologen (Anm: Gültigkeit der Leitlinie abgelaufen) berücksichtigt werden (**Blumeyer et al. 2011**).[104]

Rezidivrate nach Absetzen der CPA-Therapie

Hierzu ist die Datenlage sehr schlecht. Bei einer Literaturrecherche in PubMed ("cyproterone acetate hirsutism recurrence") findet man von 7 nur 2 relevante Arbeiten: **Kokaly u. McKenna (2000)**[105] und **Yücelten et al. (1999)**[106] (s.u.).

Diane®-35 und Generika

Kokaly u. McKenna (2000)[107] untersuchen die Wirkung von Diane®-35 auf den Behaarungsstatus von 57 hirsuten Frauen (idiopathischer Hirsutismus oder PCO-Syndrom) in einer retrospektiven Studie und fanden bei 90 % eine Besserung. Bei Beendigung der Therapie nach einer mittleren Behandlungsdauer von 2 Jahren zeigte sich bei 80 % der Frauen nach im Mittel 6 Monaten Zeitintervall der Hirsutismus wieder. Bei der Beratung sollte daher auf eine Langzeittherapie für ca. mindestens 3-4 Jahren hingewiesen werden. Cave: Siehe Fachinformation mit Hinweis auf eine deutlich kürzere Therapiedauer bis zum Eintritt des Therapieerfolgs.

Androcur® 10 mg

Hierzu hat das Autorenteam in der Literatur keine Arbeiten gefunden.

Androcur® 50 mg

Hierzu ist die Datenlage sehr schlecht. Bei einer Literaturrecherche in PubMed (cyproterone acetate recurrence) findet sich nur die Arbeit von **Yücelten et al. (1999)**[108], die in der Türkei bei 81 hirsuten

Frauen die Rezidivrate nach Behandlung mit Spironolacton (100 mg/Tag) plus orales hormonales Kontrazeptivum versus Cyproteronacetat (50 mg/Tag von Tag 1 bis 10) plus orales hormonales Kontrazeptivum oder zweimal tägl. 250 mg Flutamid über ein Jahr untersuchten. Nach einem Jahr nahm der Hirsutismus in allen drei Behandlungsgruppen ab, jedoch trat der Hirsutismus 1 Jahr nach Absetzen der Therapie in allen drei Behandlungsgruppen gleichermaßen erneut auf.

Anmerkungen der Autoren: bei hoch dosierter CPA-Therapie muss die Patientin bei Therapiebeginn u.a. aufgeklärt werden:

- Therapieerfolg bei Hirsutismus erst nach 9-12 Monaten
- Bei Erreichen eines Therapieerfolgs Dosisreduktion.

Therapieschema für CPA

- **Dosisreduktion:** erst von 2x50 mg/Tag von Tag 1 bis 10, auf 1x50 mg/Tag von Tag 1 bis 10 - jeweils über Behandlungsperioden von weiteren 6 Monaten. Bei Erreichen des Therapieerfolgs Dosisreduktion auf 10 mg/Tag von Tag 1-15 danach Umstellung auf Diane®-35 und deren Generika.
- **Kombinationstherapie mit KOK:** Wichtig, dass in der fertilen Phase immer gleichzeitig ein orales hormonales Kontrazeptivum (Tag 1 bis Tag 21) gegeben wird.
- **Hinweis zum Einnahmezeitpunkt:** Die o.g. Medikation sollte immer zum gleichen Zeitpunkt, nach Möglichkeit abends eingenommen werden. Dies ist insbesondere in den Sommermonaten und bei Neigung zu einer Hyperpigmentierung wichtig, ggf. Anwendung einer Sonnenschutzcreme.
- **Kooperation mit Dermatologen:** Parallel kommt zur o.g. Therapie und zur kurativen Therapie die Vorstellung bei einem Dermatologen zu einer Lasertherapie in Betracht (**vgl. Rabe et al. 2012**).[109]
- **Lokaltherapie:** Bei vermehrter und kosmetisch störender Gesichtsbehaarung kann parallel zum Therapiebeginn oder nach Dosisreduktion eine Eflornithin-Creme mit lokaler reversibler Wirkung (Vaniqa®) angewandt werden. Die Zulassung besteht nur zur Behandlung der vermehrten Gesichtsbehaarung.

Nebenwirkungen

Hierzu ist die Datenlage - bis auf die Zulassungsstudien - schlecht.

Bei einer Literaturrecherche in PubMed ("cyproterone acetate longterm side effects") finden sich 5 Arbeiten, die sich alle auf Nebenwirkungen beim Mann beziehen. Auch durch Hinzufügen von "female" zur Literaturrecherche, findet sich keine geeignete Arbeit, die etwas zu Nebenwirkungen bei der Langzeiteinnahme aussagen könnte. Die Ursache für die schlechte Datenlage könnte auch dadurch zu erklären sein, dass CPA in den USA nicht zugelassen ist.

Cea-Sorianoet al. (2012)[110] untersuchten in einer Kohortenstudie die Meningeomhäufigkeit unter verschiedenen Hormontherapien und verglichen die 745 Fälle mit 10.000 Kontrollen. Unter KOK, HRT oder niedrig dosierter CPA-Therapie wurde keine Risikoerhöhung gefunden - nur bei hoch dosierter CPA-Behandlung fand sich ein signifikant erhöhtes Risiko (OR: 6.30; CI: 1.37-28.94) im Vergleich zu Kontrollen ohne Hormoneinnahme - allerdings nahmen nur 3 Patientinnen diese Medikamente ein.

In den 1990er Jahren wurde der Zusammenhang zwischen CPA und dem Auftreten von Lebertumoren bzw. der Adduktbildung in den Leberzellen intensiv untersucht.

Die Lebertoxizität ist dosisabhängig und spielt bei Diane®-35 keine Rolle (**Adverse Drug Reactions Advisory Committee February 2004**).[111]

Diane®-35

(Fachinformation, Stand 03/2017)

- Mit einer Häufigkeit von mehr als 1 % werden Übelkeit, Bauchschmerzen, Gewichtszunahme, Kopfschmerzen, depressive Verstimmung, Stimmungsschwankungen, Brustschmerzen, Brustspannen und Zwischenblutungen angegeben.
- "Bei allen Frauen, die Diane®-35 anwenden, besteht ein erhöhtes Risiko für Thromboembolien.

Dieses Risiko kann durch zusätzliche Faktoren (Rauchen, Hypertonie, Störung der Blutgerinnung oder des Fettstoffwechsels, erhebliches Übergewicht, Varizen, vorausgegangene Phlebitiden und Thrombosen) weiter erhöht werden, siehe Abschnitt 4.4 Besondere Warnhinweise und Vorsichtsmaßnahmen für die Anwendung.

Zu weiteren schwerwiegenden Nebenwirkungen wie Lebertumoren, Zervix- und Mammakarzinom siehe Abschnitt 4.4 der Fachinformation."

Die Nebenwirkungen von einer CPA/EE-Therapie sind dosisabhängig (**Tab. 5**).

Androcur® 10 mg

(Fachinformation, Stand 09/2014)

- „Die am häufigsten berichteten Nebenwirkungen von Patientinnen, die Androcur® 10 mg einnahmen, sind Zwischenblutungen, Gewichtszunahme und depressive Verstimmungen. Die schwerwiegendsten Nebenwirkungen betrafen gutartige und bösartige Lebertumore, die zu intraabdominalen Blutungen führen können. In der Fachinformation sind Nebenwirkungen aufgeführt, die im Zusammenhang mit Androcur 10 mg berichtet wurden. Sie basieren auf Post-Marketing-Daten und den gesammelten Erfahrungen mit Androcur®, für die eine Häufigkeit nicht abgeschätzt werden kann. Im Zusammenhang mit längerer Anwendung (Jahre) von Cyproteronacetat in Dosierungen von 25 mg/Tag und mehr ist über das Auftreten von (multiplen) Meningeomen berichtet worden. Im Zusammenhang mit Arzneimitteln, die Cyproteronacetat als Wirkstoff enthalten, wurde häufig über Magenbeschwerden und Übelkeit berichtet. Wegen der gleichzeitigen Gabe eines geeigneten Östrogens oder einer geeigneten Gestagen-Östrogen-Kombination (orales Kontrazeptivum, „Pille") sind zusätzlich die Angaben im Kapitel „Nebenwirkungen" der entsprechenden Fach- und Gebrauchsinformationen zu beachten."

- **Hirnhaut**

Im Zusammenhang mit längerer Anwendung (Jahre) von Cyproteronacetat in Dosierungen von 25 mg/Tag und mehr ist über das Auftreten (multipler) Meningeome berichtet worden..."

- **Kohlenhydratstoffwechsel**

Bei Diabetikern sind unter Androcur®-Gabe Blutzuckeranstiege beobachtet worden. Es ist ratsam, bei Frauen mit Diabetes mellitus den Kohlenhydratstoffwechsel besonders sorgfältig zu überwachen, da sich während der Behandlung mit Androcur® die erforderliche Dosis für orale Antidiabetika oder Insulin verändern kann."

Androcur® 50 mg

(Fachinformation, Stand 09/2014)

- „Die am häufigsten berichteten Nebenwirkungen von Patientinnen, die Androcur® 50 mg einnahmen, sind Zwischenblutungen, Gewichtszunahme und depressive Verstimmungen.

Im Zusammenhang mit Arzneimitteln, die Cyproteronacetat als Wirkstoff enthalten, wurde häufig über Magenbeschwerden, Schwindel, Kopfschmerzen und Übelkeit berichtet.

Die **schwerwiegendsten Nebenwirkungen** betrafen hepatotoxische Reaktionen, gutartige und bösartige Lebertumore, die zu intraabdominalen Blutungen führen können, sowie thromboembolische Ereignisse.

- Es wurde über direkte **lebertoxische Reaktionen** wie Gelbsucht, Hepatitis und Leberversagen bei Patienten berichtet, die mit Androcur behandelt wurden. Bei Dosierungen von 100 mg/Tag und mehr wurden auch Fälle mit tödlichem Ausgang beobachtet. In den meisten berichteten Fällen mit tödlichem Ausgang handelte es sich um Männer mit fortgeschrittenem Prostatakarzinom. Die Toxizität ist dosisabhängig und entwickelt sich in der Regel mehrere Monate nach Behandlungsbeginn.

Vor Behandlungsbeginn, in regelmäßigen Abständen während der Behandlung, sowie beim Auftreten von Symptomen oder Anzeichen, die eine Lebertoxizität vermuten lassen, sollte die Leberfunktion überprüft werden. Bestätigt sich der Verdacht auf Lebertoxizität, sollte Androcur® abgesetzt werden.

Infolge der Anwendung von Androcur® 50 mg wurden gutartige und bösartige Lebertumore beobachtet (bei Männern in sehr seltenen Fällen), die zu lebensgefährlichen Blutungen in die Bauchhöhle führen können. Wenn schwere Oberbauchbeschwerden, eine Lebervergrößerung oder Anzeichen einer intraabdominalen Blutung auftreten, sollte ein Lebertumor in die differentialdiagnostischen Überlegungen einbezogen werden.

Meningeome: Im Zusammenhang mit längerer Anwendung (Jahre) von Cyproteronacetat in Dosierungen von 25 mg/Tag und mehr ist über das Auftreten (multipler) Meningeome berichtet worden."

Höher dosierte Kombinationstherapie

Die objektiven und subjektiven unerwünschten Wirkungen bei Cyproteronacetat/Ethinylestradiol sind dosisabhängig (**Hammerstein 1992**).[112]

Climen®

(Anm.: Off-Label zur Behandlung von Androgenisierungserscheinungen in der Postmenopause).

Nebenwirkungen und Kontraindikationen: Es gelten die Nebenwirkungen und Kontraindikationen wie bei den Präparaten der Hormon(ersatz)therapie. Auf eventuelle Besonderheiten bezüglich der antiandrogenen Komponente geht die Rote Liste nicht ein.

Anmerkungen des Autorenteams

Das Nebenwirkungsprofil der höher und hoch dosierten CPA-Dauertherapie (> 2mg CPA oral/Tag) ist umfangreich. Neben depressiven Stimmungsstörungen ist besonders auf hepatotoxische Effekte zu achten. Sogar über maligne Lebertumore, die zu schweren intrahepatischen Einblutungen führen können, ist berichtet worden. Bei jahrelanger hoch dosierter Behandlung mit CPA (100 mg/Tag) ist das Auftreten multipler Meningeome (**Cebula et al. 2010**)[113], (**Geisthövel 2012a**)[114] beobachtet worden, deren Größe nach Absetzen der Medikation rasch rückläufig war.

Auf das Auftreten von Meningeomen bei einer Dosierung von 25 mg/Tag wurd auch in der Roten Liste 2013 als „Warnhinweis" hingewiesen; in der aktuellen Version der Roten Liste sind detaillierte Angaben verschwunden.

Wegen des Nebenwirkungsprofils sollte vor und unter einer solchen hoch dosierten Langzeitmedikation eine umfassende allgemeinärztliche Kontrolle erfolgen.

Embryotoxikologie

Die höher und hoch dosierte CPA-Therapie ist in der Roten Liste bei der Rubrik „Schwangerschaft" mit „Kontraindikation" auf dem Chiffre-Level „Gr 10" versehen, also mit einer höchstrangigen Kontraindikation.

Wird also eine Frau in der reproduktiven Phase in dieser Weise therapiert, ist ein sichere Kontrazeption absolute Voraussetzung (siehe auch Fachinformationen bzw. Information z.B. über www.embryotox.de).

Wie bei allen Antiandrogenen besteht bei Anwendung in der Schwangerschaft (**Neumann et al. 1967**)[115] das Risiko einer Feminisierung des männlichen Föten (fetaler männlicher Pseudohermaphroditismus) aufgrund der deutlichen Empfindlichkeit der fetalen Genitalien gegenüber den synthetischen Sexualhormonen, die von der Mutter (**Goldman u. Bongiovanni 1967**)[116] aufgenommen werden. Deswegen sollte eine Patientin bei unsicherer Kontrazeption, z. B. im klimakterischen Übergang, auf dieses Risiko aufmerksam gemacht werden und – entsprechend des Hinweises in der Roten Liste – das Präparat bei Einsetzen einer Schwangerschaft sofort abgesetzt werden. Allerdings ist das Risiko für ein solches teratogenes Ereignis angesichts der relativ niedrigen Dosierung des CPA im Climen als gering einzuschätzen

(vgl. aber auch unter 3.3.2 Nebenwirkungen; s. auch Fachinformationen bzw. Information z.B. über www.embryotox.de).

Zusätzlich muss die aktuelle Diskussion um den relativen Anstieg des Risikos einer venösen Thromboembolie unter oralen Kontrazeptiva in der Kombination mit CPA versus solchen mit Levonorgestrel

Tab. 5 Nebenwirkungen einer niedrig- bzw hochdosierten Therapie mit Cyproteronacetat/Ethinylestradiol

(Nach: Hammerstein J: Zwei Jahrzehnte Therapie mit Antiandrogenen bei der Frau; , 1992, ppXIII-XXIX, in: Breckwoldt, M.: Diagnostik und Therapie von Androgenisierungserscheinungen bei der Frau, (ISBN 10: 3893030263/ISBN13:9783893030262)

Nebenwirkungen (%)	CPA/EE niedrig dosiert	CPA/EE hoch dosiert
Objektive Beschwerden		
Durchbruchblutungen	3	4
Schmierblutungen	8	4
Gewichtszunahme > 2kg	5	8
Subjektive Beschwerden		
Müdigkeit	13	42
Leistungsminderung	3	15
Kopfschmerzen/Migräne	10	7
Mastodynie	18	5
Libidoverminderung	9	16
Depressionen	2	5

(**Jick u. Hernandez, 2011**)[117], (**Lidegaard et al. 2011**)[118], (**Rabe et al. 2013**)[119] beachtet werden. Ob dieses Risiko auch bei der Kombination mit natürlichen Östrogenen und anderen antiandrogenen Gestagenen gilt, ist unklar.

Weltweite Vermarktung von Diane®-35: Insgesamt sind Diane®-35 und deren Generika seit mehr als 36 Jahren in über 135 Ländern zugelassen und werden in mindestens 116 Ländern verkauft. In den USA besteht keine Zulassung für Diane®-35. Der Umfang der zugelassenen Indikationen ist in Abhängigkeit von der Zulassungsentscheidung der jeweiligen nationalen Arzneimittelbehörde in den verschiedenen Ländern unterschiedlich. Entsprechend können sich die Packungsbeilagen für Diane®-35 in den einzelnen Ländern unterscheiden.

VTE-Risiko von Cyproteronacetat/Ethinylestradiol in Frankreich und Deutschland

Frankreich: Die französische Arzneimittelbehörde (ANSM) hat am 30. Januar 2013 bei der EMA nach „Article 107i procedure" ein Verfahren zur Aussetzung der Marktzulassung von Diane®-35 und dessen Generika in Frankreich in die Wege geleitet Der Antrag beruht auf Spontanmeldungen.

In der nationalen Pharmakovigilanz-Datenbank (BNPV) in Frankreich wurden seit 1987 (Datum der Zulassung von Diane®-35 in Frankreich) insgesamt 113 Fälle mit venösen thromboembolischen Ereignissen unter Diane®-35 und Generika registriert. Von diesen 113 Fällen waren 110 venöse thrombotische und 3 gemischt arteriovenöse thrombotische Ereignisse:

- 65 Fälle (63,6%): Lungenembolien mit oder ohne tiefe Venenthrombosen

- 38 Fälle (26,2%): Tiefe Venenthrombosen
- 10 Fälle (10,2%): Oberflächliche Thrombosen (Thrombophlebitiden) oder fehlende weitere Angaben.

Insgesamt traten 4 Todesfälle bei jungen Frauen auf: 3 durch Lungenembolie (Alter < 30 Jahre) und einer durch eine zerebrale Thrombose (Alter: 42 Jahre). Die Mehrheit der berichteten Nebenwirkungen waren Lungenembolien mit oder ohne tiefe Venenthrombosen (65 Fälle von 113), Nebenwirkungen also, die in der Fachinformation des Arzneimittels mit aufgelistet sind.

Alter: 25 Frauen ≤ 18 Jahre (22,1%) waren betroffen.

Indikation: Die Mehrheit der Verschreibungen erfolgte bei den Fällen, bei denen die Indikation zur Verordnung der Medikation bekannt war (40 Fälle von 113), zur Kontrazeption (als „off-label"-use) (24 Fälle - 60%).

Einnahmedauer: Die Zeit des Auftretens des Ereignisses nach Einnahmebeginn ist in 72 der 113 Fälle bekannt. In 67 % der Fälle (n = 47) war die Einnahmedauer gleich bzw. kürzer als ein Jahr. Die durchschnittliche Expositionszeit betrug 749 Tage und der Median lag bei 244 Tagen [10. - 5.856. Tag].

Risikofaktoren: Bei 59 der 113 Fälle (52,2 %) lagen Angaben im Hinblick auf Risikofaktoren für venöse thromboembolische Erkrankungen vor. Von diesen waren bei 40 Frauen (35,4 % der Fälle) klinische Risikofaktoren vor dem Auftreten thromboembolischer Ereignisse bekannt, was darauf hindeutet, dass diese Ereignisse potentiell vermeidbar gewesen wären.

Zuordnung zu Arztgruppen: In Frankreich wurde Diane®-35 von den Dermatologen in 95,5 % zur Aknebehandlung und überhaupt nicht zur Kontrazeption verordnet. Die Gynäkologen setzten es in 75 % der Fälle zur Kontrazeption und nur in 7 % zur Aknebehandlung ein, während die Allgemeinmediziner es in 54 % zur Kontrazeption und in 40 % zur Aknebehandlung verschrieben haben (die Originalquelle im Internet ist mittlerweile entfernt worden)(**Rabe et al. 2017, pers. Mitteilung**)

Nach Angaben der französischen Arzneimittelbehörde (ANSM) wurden pro Jahr 315.000 Frauen mit Diane®-35 und deren Generika behandelt.

Deutschland: "Dem BfArM liegen insg. 211 Verdachtsmeldungen seit 1978 und hierbei Daten über zwei Todesfälle in Verbindung mit venösen thromboembolischen Ereignissen unter Diane®-35 vor, bei denen die Kausalität plausibel ist. In weiteren 11 Fällen ist die Kausalität anhand der Angaben möglich, drei weitere Fälle sind aufgrund unvollständiger Angaben nicht klassifizierbar. 13 dieser insgesamt 16 Todesfälle stammen aus dem Zeitraum 1989 bis 2001, die anderen drei aus 2004, 2009 und 2011" (**BfArM 2013**).[120]

Der Marktanteil von Diane®-35 und deren Generika betrug 2011 anhand der Verordnung der gesetzlichen Krankenkassen, unter der Annahme, dass das Präparat jeweils ein Jahr lang angewendet wurde, 280.153 Frauenjahre (gekaufte Anzahl an Blistern 3.642.000). Hinzu kommt ein erheblicher Anteil an Verordnungen über Privatrezepte, z.T. auch bei „off-label"-Anwendung.

Diane®-35 (und deren Generika) dürfen nach der Fachinformation nur für die hierzu zugelassenen Indikationen eingesetzt werden:

- „Akne, ausgeprägte Formen, wenn diese mit Entzündungen oder Knotenbildungen einhergehen (Acne papulopustulosa, Acne nodulocystica) oder die Gefahr einer Narbenbildung besteht und somit eine lokale Behandlung allein keinen Erfolg verspricht. Die Hormonbehandlung soll gegenüber einer systemischen Antibiotikatherapie abgewogen werden.
- Leichtere Formen von Hirsutismus."

Am 17.5.2013 hat die EMA (= European Medicines Agency) (London/UK) festgestellt, dass bei einer Risikobewertung von Diane®-35 zur Aknetherapie der Nutzen überwiegt (**EMA, 2013**).[121] Originalstellungnahme **EMA (2013)**.[122] Allerdings ist der **Rote Hand-Brief des BfArMs zu Diane®-35**[123] vom 12.6.2013 zu beachten.

Zusammenfassung aus dem Rote-Hand-Brief (auszugsweise)

Die Empfehlungen des PRAC (= Pharmakovigilanz-Ausschuss für Risikobewertung) der EMA (Europäischen Arzneimittelagentur) umfassen Folgendes:

- "Cyproteronacetat/Ethinylestradiol enthaltende Arzneimittel sind bei Frauen im gebärfähigen Alter zur Behandlung der mittelschweren bis schweren androgenempfindlichen Akne (mit oder ohne Seborrhö) und/oder Hirsutismus indiziert.
- Zur Behandlung der Akne sollten Cyproteronacetat/Ethinylestradiol enthaltende Arzneimittel nur dann verwendet werden, wenn eine topische Therapie oder eine systemische Antibiotikabehandlung versagt haben.
- Da Cyproteronacetat/Ethinylestradiol enthaltende Arzneimittel auch wie hormonelle Kontrazeptiva wirken, dürfen diese nicht in Kombination mit anderen hormonellen Kontrazeptiva angewendet werden, da hierfür keine Zulassung beantragt wurde.
- Um das Bewusstsein für das Risiko und die Risikofaktoren von Thromboembolien in Verbindung mit der Einnahme von Cyproteronacetat/Ethinylestradiol enthaltenden Arzneimitteln (z.B. höheres Alter, Rauchen, Bewegungsmangel) zu schärfen, wurden die Warnhinweise und Vorsichtsmaßnahmen bezüglich dieses Risikos verschärft.

Der PRAC kommt zu dem Schluss, dass Frauen, die diese Arzneimittel einnehmen, ein erhöhtes Risiko für VTE und ATE haben. Das zusätzliche VTE-Risiko ist im ersten Jahr der Einnahme von Cyproteronacetat/Ethinylestradiol enthaltenden Arzneimitteln am höchsten oder sofern eine Frau nach einem mindestens einmonatigen pillenfreien Zeitraum erneut ein solches Arzneimittel einnimmt oder darauf umsteigt.*

*****Anmerkung der Autoren:** Trifft bezüglich der Umstellung nur zu, wenn die Patientin vorher kein anderes orales hormonales Kontrazepivum eingenommen hat.

Es gibt Erkenntnisse aus epidemiologischen Studien, wonach die VTE-Inzidenz bei Anwenderinnen von Cyproteronacetat/ Ethinylestradiol enthaltenden Arzneimitteln 1,5 bis 2 Mal höher ist als bei Frauen, die Levonorgestrel-haltige kombinierte orale Kontrazeptiva (KOKs) einnehmen und möglicherweise mit dem Risiko bei Desogestrel-, Gestoden- oder Drospirenon-haltigen KOK vergleichbar ist.

Behandelnde Ärzte und medizinische Fachkräfte sowie Frauen, die Cyproteronacetat/Ethinylestradiol enthaltende Arzneimittel einnehmen, müssen das VTE-Risiko kennen, damit Komplikationen und tödliche Ausgänge möglichst vermieden werden können und eine rechtzeitige und korrekte Diagnosestellung von VTE`s erleichtert wird. Daher wird den verschreibenden Ärzten und den Anwenderinnen Informationsmaterial zur Verfügung gestellt werden.

Nähere Einzelheiten findet man in den entsprechenden Abschnitten der Fachinformationen (SmPCs), die aktualisiert werden, sobald die endgültig von der Europäischen Kommission verpflichtend beschlossenen Änderungen veröffentlicht werden (siehe auch Abschnitt „Informationen zum weiteren Fortgang").
Die Fachinformation von Diane®-35 wurde zuletzt 08/2013 aktualisiert (weitere Aktualisierung evtl. auf Antwort des PRAC). Evtl. Änderungen der entsprechenden Abschnitte der anderen Produktinformationen, die überarbeitet wurden (mit markierten Änderungen) findet man bereits vorab auf den Webseiten der BfArM und werden dann auf die Homepages der pharmazeutischen Unternehmen übernommen.

2.2.1.4 Behandlung mit Cyproteronacetat bei Androgenisierungserscheinungen in der Postmenopause

2 mg Estradiolvalerat/2 mg CPA

Climen®

- Anwendungsgebiete/Indikationen (s. Fachinfo 02/2017)

- Kutane Androgenisierung (leicht bis mittelschwer). Diese Indikation ist nur dann gegeben, wenn neben einer kutanen Androgenisierung noch typische klimakterische Beschwerden bestehen (**S3-Leitlinie der DGGG 2007**) (Anm: Gültigkeit der Leitlinie ist am 1.9.2014 abgelaufen und eine neue Leitlinie ist in Bearbeitung). Dieses Indikationsjunktim ist zu fordern, da es bezüglich der Therapie einer kutanen Androgenisierung weltweit keine qualitativ ausreichende Studie (z. B. die von **Jasonni et al. 1991**)[124] gibt, die natürliche Östrogene in Kombination mit CPA (oder einem anderen steroidalen Antiandrogen) versus Placebo untersucht hätte (**Geisthövel 2011**).[125]

- Möglichst Normoandrogenämie, d. h. im Rahmen einer funktionell kutanen Androgenisierung (FCA) (**Geisthövel et al. 2010**).[126]

Derzeit gibt es keine Studie, welche die Frage einer Behandlung mit 2 mg Estradiolvalerat (E_2V)/2 mg CPA bei einer (ovariellen) Hyperandrogenämie untersucht hätte. Bei der Gabe von 1 mg CPA über 10 Tage pro Zyklus ist die Wirkung allerdings auch fraglich.

- Kein Kontrazeptionswunsch

- Da es sich bei Climen® um eine Substanzzusammensetzung mit zyklischem Behandlungsmuster handelt, muss eine postmenopausale Patientin auf das Eintreten einer Abbruchblutung hingewiesen werden oder es sollte ihr alternativ die Einnahme eines monophasischen Präparats wie z.B. Lafamme (s. unter Dienogest) vorgeschlagen werden.

2.2.1.5 Topische Anwendung von Cyproteronacetat bei Androgenisierungserscheinungen

Eine topische Anwendung von CPA in unterschiedlichen Formulierungen wurde immer wieder versucht, um systemische Nebenwirkungen zu vermeiden. Bei den unterschiedlichen Formulierungen spielt die transdermale Aufnahme von CPA und die Stabilität von CPA in z.B. hydrophilen Cremes eine wichtige Rolle (**Valenta 2002**).[127] CPA wird in der Haut nicht metabolisiert und hat keinen Einfluss auf den Zellzyklus der Hautzellen (**Štecová 2006**).[128]

- Es besteht die Möglichkeit, alkoholische Grundlagen, halbfeste Zubereitungen als CPA-Carbomergel (1%), CPA-Kopfhautemulsion (1%) und CPA-Nanoemulsion (1 %) zur topischen CPA-Anwendung zu verwenden (**Valenta 2002**).[129]

- Cyproteronacetat kann bei Akne als topische Applikation in Form einer Creme eingesetzt werden (**Huber 2012**)[130], (**Gruber et al. 1998**).[131]

- Die topische Anwendung von Cyproteronacetat ist bisher nicht als grundsätzlich bedenklich erklärt worden, jedoch existieren keine überzeugenden Studien zur topischen Wirksamkeit, da nach transdermaler Anwendung eine systemische Wirkung nicht ausgeschlossen werden kann (**Cunliffe u. Bottombley 1992**).[132]

Beispiel für eine CPA-haltige Hautcreme

Cyproteronacetat	0,5
Propylenglycol	10,0
Aqua dest.	40,0
Basiscreme DAC	ad 100,0

Nachteil: Hohe Kosten und fragliche Wirksamkeit.

Topische CPA Applikation (nach Huber, 2012)[133]

Rp.: Cyproteronacetat 0.3

ETOH 47.0

m. f. Lotion

Weitere Daten zur Möglichkeit einer topischen Anwendung von CPA finden sich in der Promotionsarbeit von **Štecová (2006)**.[134]

Iraji et al. (2006)[135] untersuchten die Wirkung einer CPA-Alkohol.Lotion (CAAL) in einer randomisierten Studie an insgesamt 86 weiblichen Patientinnen mit leichter bis mittelschwerer Akne, die in 3 Gruppen eingeteilt wurden: 0,5 % CAAL (n=30), 1 % CAAL (n=13) und Placebo (n=43). Beobachtungszeitraum 45 Tage. Die 1 % Lösung zeigte hierbei die stärkste Wirksamkeit (2,33x stärker als Placebo). Der Studie nach könnte die CPA-Lotion therapeutisch bei Frauen mit leichter bis mittelschwerer Akne und als adjuvante Therapie bei mittelstarker bis schwerer Acne vulgaris eingesetzt werden.

Da für alle drei Subgruppen der kutanen Androgenisierung (Acne vulgaris, Hirsutismus, Alopecia androgenetica) wissenschaftlich nachgewiesene topische Wirkprinzipien zur Verfügung stehen, dürfte die topische Applikation von CPA im klinischen Einsatz eine untergeordnete Rolle spielen.

2.2.1.6 Zusammenfassung

Allgemeines

Cyproteronacetat ist ein Gestagen mit antiandrogener, antigonadotroper, antiöstrogener und glukokortikoider sowie mit fehlender androgener, anaboler oder östrogener Partialwirkung mit relativ langer Halbwertszeit bei oraler Anwendung von 36-39 h bzw. 96 h bei intramuskulärer Anwendung (www.drugs.com).[136] Cyproteronacetat hat keine Zulassung in den USA; daher erfolgt dort der Einsatz von Spironolacton und z.T. Flutamid (beide Präparate sind in Deutschland für die Indikation "Androgenisierungserscheinungen" nicht zugelassen; vor der Anwendung von Flutamid warnt auch die Endocrine Society).

Obgleich in der Vergangenheit zahlreiche Studien mit CPA-haltigen Kombinationen zu sehr unterschiedlichen Fragestellungen durchgeführt worden sind, sind noch viele Fragen ungeklärt. Nur sehr wenige Studien genügen den qualitativen Ansprüchen, die gegenwärtig gefordert werden.

Auf die allgemein-gynäkologische und endokrine Vordiagnostik ist in diesem Artikel nicht eingegangen worden, diese kann aber an anderer Stelle nachgelesen werden (**Geisthövel et al. 2010**)[137], (**Geisthövel 2011**)[138], (**Geisthövel 2012b**).[139]

Vor einer Therapie sollten eine umfassende Patientenaufklärung und eine entsprechende Dokumentation erfolgen.

Präparate (vgl. Abb. 15)

Monopräparate

- **CPA-Monopräparate 10 mg: mittelhoch dosiert**

    CPA ist das einzige steroidale Antiandrogen, das als Monosubstanz in mittelhohen bis höchsten Dosierungen erhältlich ist und damit einen erwünschten antiandrogenen Effekt verstärken kann.

    Die Indikationen für den Zusatz von 10 mg CPA sind mittlere bis schwere Formen der kutanen Androgenisierung.

    Als Monosubstanz sollte CPA nur mit 35

µg EE/2 mg CPA bzw. mit antiandrogen-haltigen KOK (z.B. Dienogest) verabreicht werden, da CPA als Antiandrogen, insbesondere in höherer Dosierung, teratogene Eigenschaften aufweisen könnte, obgleich Jenapharm auch bei Schwangerschaften unter Androcur® (50 mg) keinen Schwangerschaftsabbruch aufgrund eines erhöhten genetischen teratogenen Risikos für notwendig hält (im Zweifelsfall Rücksprache mit Embryotox in Berlin, www.embryotox.de).

Auf die Nebenwirkungen (s. Fachinfo Androcur® 10 mg, 09/2014) muss hingewiesen werden. Da kutane Pigmentierungen auftreten können, ist eine stärkere Lichtexposition zu vermeiden, ggf. Sonnencreme anzuwenden bzw. das Präparat abends einzunehmen.

Es gibt keinen ausreichenden Hinweis dafür, dass die Anhebung der CPA-Dosis über eine intensivere antiandrogene Wirkung als 35 µg EE/2 mg CPA verfügt.

- **CPA-Monopräparate 50 mg: hoch dosiert**

Die Indikationen für den Zusatz von 50 mg CPA sind die schweren bis sehr schweren therapierefraktären Formen der kutanen Androgenisierung.

Siehe auch CPA-Monopräparate 10 mg

Bei einer Dosierung von > 25 mg CPA/Tag sind in seltenen Fälle schwerwiegende Nebenwirkungen wie z. B. Lebertumoren und multiple Meningeome zu berücksichtigen. Daher ist vor und unter Therapie eine allgemeinärztliche Mitversorgung sinnvoll.

- **CPA-Monopräparate 300 mg i.m.: sehr hoch dosiert**

Die Anwendung von 300 mg CPA i. m. ist nur bei Männern indiziert.

Die Anwendung bei Frauen ist immer Off-Label. Die Indikation für die Applikation von 300 mg CPA i. m. ist nur in seltenen Ausnahmefällen bei schwersten therapierefraktären Formen der kutanen Androgenisierung indiziert und dann in der Geschlechtsreife nur in Kombination mit einem KOK; Anwendung durch Spezialisten auf diesem Gebiet.

- **CPA: topisch**

Cyproteronacetat wird, wie viele Steroide auch, transdermal aufgenommen. Die Wirksamkeit – ob topisch oder systemisch nach transdermaler Applikation - ist wissenschaftlich nicht gesichert. Da für alle drei Subgruppen der kutanen Androgenisierung (Akne vulgaris, Hirsutismus, Alopecia androgenetica) wissenschaftlich nachgewiesene topische Wirkprinzipien zur Verfügung stehen, dürfte die topische Applikation von CPA im klinischen Einsatz eine untergeordnete Rolle spielen.

Kombinationspräparate

Siehe hierzu aktuelle Fachinformation (Stand: 03/2017) (wird evtl. als Antwort auf PRAC noch aktualisiert) für Diane®-35 und Mitteilung BfArM 2013 für Diane®-35 und deren Generika.

- **35 µg EE/2 mg CPA (niedrig dosiert)**

Am 17.5.2013 hat die EMA (European Medicines Agency) (London/UK) festgestellt, dass bei einer Risikobewertung von Diane®-35 zur Aknetherapie der Nutzen überwiegt **(EMA, 2013)**.[140] Originalstellungnahme **EMA (2013)**.[141] Weiterhin ist der **Rote-Hand-Brief der BfArM zu Diane®-35**[142] vom 12.6.2013 zu beachten. Weitere Informationen hierzu im Abschnitt zu Diane®-35 und VTE-Risiko.

Anmerkungen zur Therapie mit Antiandrogenen

- **Allgemeine Anmerkungen:** eine systemisch-hormonelle Therapieform sollte nur zurückhaltend verordnet werden. Dies trifft auch speziell bei der mittelhoch und hoch dosierten Behandlung mit Antiandrogen-haltigen Kombinationsschemata zu.

Ohne Nachweis einer direkten oder indirekten Hyperandrogenämie ist die Diagnose einer funktionell kutanen Androgenisierung **(Geisthövel 2010)**[143] zu stellen. Sofern keine Kontrazeption gewünscht ist, ist diese Verordnung nicht nötig. Andererseits ist es immer dann sinnvoll, solche Präparate zu verordnen, wenn im Rahmen einer kutanen Androgenisierung (Acne vulgaris, Hirsutismus, androgenetische Alopezie) mit Leidensdruck eine ovarielle Hypertestosteronämie supprimiert oder generell eine Androgenisierung neutralisiert werden soll.

Parallel kommt zur o.g. Therapie und zur kurativen Therapie die Vorstellung beim Dermatologen zu einer Lasertherapie in Betracht **(vgl. Rabe et al. 2012)**.[144]

Bei vermehrter und kosmetisch störender Gesichtsbehaarung kann parallel zu Therapiebeginn oder nach Dosisreduktion auch eine Lokaltherapie mit Vaniqua durchgeführt werden.

- **VTE-Risiko**

Jüngere Berichte zum gesteigerten thromboembolischen Risiko von Kombinationspräparaten mit Cyproteronacetat sollten Beachtung finden. Dennoch hat die europäische Arzneimittelbehörde **EMA**[145] sich am 17.5.2013 in ihrem Statement im Rahmen einer Risiko/Nutzen-Bewertung von Diane®-35 zugunsten von Diane®-35 bei Akne-Patientinnen ausgesprochen. Weiterhin ist der **Rote–Hand- Brief des BfArM zu Diane®-35**[146] vom 12.6.2013 zu beachten.

- **Teratogenität**

Wegen ihrer Teratogenität ist eine Monotherapie mit nicht-steroidalen Antiandrogenen bei Frauen in der reproduktiven Phase nur dann indiziert, sofern das Eintreten einer Schwangerschaft ausgeschlossen ist (Z. n. Hysterektomie, Z. n. Tubenligatur, Anwendung von KOK u. ä.); ihre besondere Indikation erhalten sie in der Peri- bzw. Postmenopause **(Geisthövel 2012)**[147], zumal hierfür der Einsatz von 35 µg EE/2 mg CPA kontraindiziert ist (auf die limitierte In-

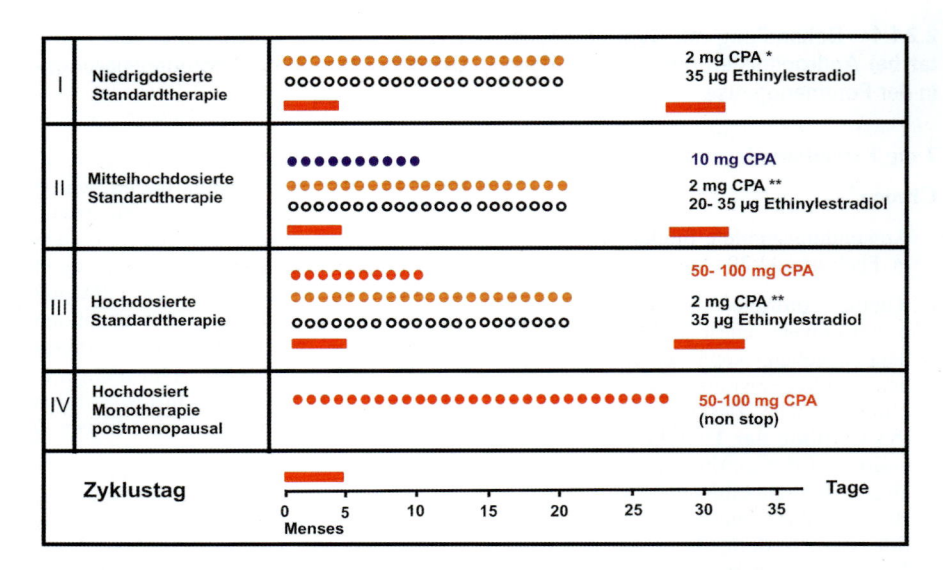

Abb. 15 Cyproteronacetat: Therapieschemata bei Androgenisierungserscheinungen

Anmerkung: die unter IV angegebene Kombination, die früher empfohlen wurde, ist nur in Ausnahmefällen als Off-label-Verordnung möglich

dikationsbreite von 2 mg E_2V (21 Tage)/ 2 mg CPA (10 Tage) wurde schon oben hingewiesen).

Beurteilung der Therapieschemata nach Krankheitsbildern

- **Aknetherapie**

Bei der Aknetherapie ist die Akne-S2k-Leitlinie zu berücksichtigen **(Nast et al. 2010).**[148] (Anm.: Gültigkeit der Leitlinie ist abgelaufen; neue Leitlinie in Bearbeitung) Hierbei wird eine hormonelle Aknetherapie seitens des Gynäkologen nur dann empfohlen, wenn die therapeutischen Optionen der Dermatologie ausgeschöpft sind. Die Aknetherapie wird mit Recht als erste Wahl von den dermatologischen – meist topischen – Behandlungsprinzipien dominiert.

Eine systemisch-hormonelle Therapie kommt eigentlich nur in Frage, wenn die Resultate der dermatologischen Behandlungsmodi ungenügend bleiben, eine direkte oder indirekte Hyperandrogenämie und/oder gleichzeitig Kontrazeptionswunsch besteht. Innerhalb der ersten drei Behandlungsmonate mit 35 µg EE/2 mg CPA kommt es zunächst im Prästernalbereich, dann facial und in der Rückenregion zu einer Befundbesserung; der Therapieerfolg liegt nach ca. 6 Monaten bei einer 55 %igen Reduktion der Akneläsionen mit einer 90%igen allgemeinen Verbesserung; der Placeboeffekt inklusive nicht-spezifischer Maßnahmen der Patientin macht mehr als 2/3 des Verumeffekts aus.

Wenn auch die Literatur keine zuverlässigen Aussagen bezüglich einer kombinierten Therapie von Östrogenen/Antiandrogenen + Dermatologica (z. B. Benzoylperoxid) zulässt, kann sich diese aus klinischer Sicht individuell positiv auswirken. Ergänzend sei darauf hingewiesen, dass die Kombination Dienogest/EE als Valette®, Maxim® und viele der anderen Generika auch eine Zulassung für Aknetherapie und Kontrazeption hat.

- **Hirsutismus**

35 µg EE/2 mg CPA

Die Wirksamkeit von 35 µg EE/2 mg CPA bei der Behandlung des leichten und mittelschweren Hirsutismus kann als gesichert gelten - auch wenn die Datenlage hierzu nicht sehr gut ist und die Aussagen im Wesentlichen auf den älteren Untersuchungen von Hammerstein beruhen - ihr Behandlungserfolg liegt bei etwa 60 %. Der Therapieerfolg tritt allerdings erst nach 6 bzw. 12 Monaten ein. Es kommt in ca. 25 % bzw. 40 % zu einer Verbesserung (Placeboeffekt nicht einberechnet). Es erfolgt ein relativ rasches Ansprechen an der Rückenregion, gefolgt vom Bereich der Linea alba und der Mammaregion, und mit z.

T. unbefriedigendem Ergebnis im Gesichts- und Extremitätenbereich; die Senkung des Behaarungsscores nach Ferriman-Gallwey in den Studien ist daher nicht unbedingt gleichzusetzen mit dem eigentlichen kosmetischen Ergebnis, welches die Patientin erzielen möchte.

Die antiandrogene Wirkung von Kombinationspräparaten von CPA mit EE (2 mg CPA/35 µg EE) ist höher ist als die von KOK mit nicht-antiandrogenen Gestagenen.

Hoch dosierte Kombinationstherapie mit 10-100 mg CPA/Tag (Abb. 13)

Bei Therapieversagen einer Behandlung über 12 Monate mit Diane®-35 und deren Generika, oder je nach Schweregrad und Leidensdruck, kommt eine hoch dosierte CPA-Therapie nach dem umgekehrten Hammerstein Schema in Betracht: 50-100 mg CPA/Tag von Tag 1 bis Tag 10 in Kombination mit einem KOK.

Unter der hoch dosierten CPA-Therapie mit 50-100 mg CPA/Tag von Tag 1-10 in Kombination mit Diane®-35 oder deren Generika oder einem KOK kommt es nach 6-12 Monaten in ca. 70 % zu einer Besserung des Hirsutismus; warum dieser Therapieerfolg auch bei einer Behandlung mit Diane®-35 alleine erreicht wird, kann nicht bewertet werden **(Abb. 13).**

Eine Aufklärung über die Behandlungsdauer (mindestens 1 Jahr - bei Ansprechen der Behandlung, danach Dosisreduktion) ist bei Behandlungsbeginn erforderlich. Hierbei sind die Hinweise zur Anwendungsdauer in der Fachinformation zu berücksichtigen.

Alternative Behandlungsformen

Sollten Kontraindikationen gegen Sexualsteroide vorliegen, können im Einzelfall nach entsprechender Aufklärung auch nicht-steroidale Antiandrogene wie Spironolacton oder Finasterid (beides Off-Label) **(Geisthövel 2012b)**[149] gegeben werden. Obwohl das pharmakologische Wirkungsspektrum der letzteren Substanzen deutlich begrenzter ist, scheint die Behandlungseffektivität zwischen 35 µg EE/2 mg CPA versus den beiden genannten Substanzen ähnlich zu sein; Finasterid (Off-Label) scheint sogar etwas stärker zu wirken als 35 µg EE/2 mg CPA; auf die begrenzte Datenlage hierzu ist die Patientin hinzuweisen.

Bei der Behandlung des Hirsutismus, insbesondere in der Postmenopause, wäre ebenfalls bei vermehrter Gesichtsbehaarung zunächst der topische Einsatz von Eflornithin **(Brown et al. 2009)**[150] anzuraten, vor allem, wenn eine rein kutane Androgenisierung ohne Hyperand-

rogenämie (funktionell kutane Androgenisierung) **(Geisthövel et al. 2010)**[151], **(Geisthövel 2012b)**[152] besteht. Hierbei ist zu beachten, dass nach der Fachinformation von Vaniqua® das Präparat nur bei verstärkter Gesichtsbehaarung zugelassen ist. Bei stärkerer kutaner Androgenisierung, insbesondere bei zusätzlichem Kontrazeptionswunsch, ist die Behandlung mit z.B. 35 µg EE/2 mg CPA das Mittel der 1. Wahl.

Synergistische Effekte sind wahrscheinlich für Finasterid, nicht aber für Spironolacton wirklich belegt, obgleich sich diese klinisch vermuten lassen. Der Off-Label-Einsatz beider Substanzen in Deutschland hängt von der Art der Androgenisierungserscheinung und deren Ausmaß ab, wobei die größten Erfahrungen, in den USA für Spironolacton vorliegen, einem Land, in dem Cyproteronacetat nicht zugelassen ist.

- **Alopecia diffusa**

Auch unter topischem Einsatz von Minoxodil ist die Gabe von mittel oder höher dosierten Therapieschemata mit CPA (10-100 mg/Tag) in Kombination mit einer antiandrogenhaltigen Kombinationspille bzw. 35 µg EE/2 mg CPA möglich; die Hormontherapie ist bei ovarieller Hyperandrogenämie wirksam; bei Normoandrogenämie (idiopathische Form) (funktionell kutane Androgenisierung) **(Geisthövel et al. 2010)**[153] ist kaum mit einem Erfolg zu rechnen **(Blumeyer et al. 2011).**[154] Allerdings wird wegen des praktischen Aufwands, der mit der Applikation von Minoxidil verbunden ist, immer wieder die Behandlung mit antiandrogenen Steroiden der topischen Behandlung vorgezogen. Auf den Stellenwert der Lasertherapie wird an dieser Stelle nicht eingegangen. Der Behandlungserfolg mit 35 µg EE/2 mg CPA bei kann erst nach ca. 6 bis 9 Monaten bewertet werden, wobei die maximale Erfolgsrate im Sinne einer Verbesserung bei < 40 % (Placeboeffekt nicht einberechnet) liegt.

Abschließende Therapiebewertung

Im Individualfall ist bei Patientinnen mit Hirsutismus, je nach klinischer Situation, in Ausnahmefällen eine Monotherapie mit CPA möglich. In den meisten Fällen kommt eine niedrig, mittelhoch und hoch dosierte CPA-Therapie in Betracht. Die Kombination verschiedener Wirkprinzipien, z.B. topische Therapieform, steroidale Antiandrogene, nicht-steroidale Antiandrogene (alle Off-label), in Zusammenarbeit mit einem Dermatologen, ist sinnvoll. Bei Gabe von Diane®-35 und deren Generika in der Geschlechtsreife (Off-Label!) sollte kein Kinderwunsch bestehen.

Auf der Basis wissenschaftlicher Studien ist das Maß der Rezidivrate nicht gesichert; sie dürfte bei der Akne am niedrigsten liegen. Beim Hirsutismus und bei der Alopecia androgenetica dürfte der vollständige kurative Effekt gering sein **(Geisthövel 2013, persönliche Mitteilung)**.[155] Meist ist eine niedriger dosierte Erhaltungstherapie erforderlich.

Hormonersatztherapie

- **2 mg E_2V/1 mg CPA**

Der in der Roten Liste ausgewiesene Anwendungsbereich sind klimakterische Beschwerden. Sinn macht diese Form der Behandlung dann, wenn neben diesen Symptomen noch eine leichte bis mittelschwere kutane Androgenisierung besteht, möglichst bei Normoandrogenämie, d.h. bei einer funktionell kutanen Androgenisierung. Ein Einsatz zur Behandlung von "Androgenisierungserscheinungen" ist als Off-Label-Therapie anzusehen.

2.2.1.7 Weblinks

- **Leitlinie der Endocrine Society (USA):** https://www.endocrine.org/store/clinical-practice-guidelines/hirsutism-in-premenopausal-women; 23.4.2017

- **Geneva Medical Foundation (der WHO):** Guidelines "hirsutism": www.gfmer.ch/Guidelines/Hirsutism_adrenal_gland_diseases/Hirsutism_acne_alopecia.htm; 18.04.2017

2.2.2 Chlormadinonacetat

Substanz: Chlormadinonacetat; Derivat des 17α-Hydroxyprogesterons **(Abb. 16)**.

Kombination mit Ethinylestradiol

Pharmakologie

- Gestagen mit antiandrogener Wirkung
- Weitere Partialwirkungen: antiöstrogene Wirkung, keine androgene, anabole oder östrogene Wirkung
- Ovulationshemmdosis: 1,7 mg/Tag
- Transformationsdosis: 25 mg/Zyklus
- Halbwertszeit: 36-39 h
- Varia: keine Zulassung in den USA

Pharmakokinetik

nach Fachinformation Chlormadinon 2 mg fem Jenapharm (Stand 07/2013) (vgl. Abb. 16):

Resorption

- Nach oraler Einnahme wird Chlormadinonacetat rasch absorbiert.
- Da es keiner First-pass-Metabolisierung unterworfen ist, liegt die Bioverfügbarkeit bei nahezu 100%.
- Innerhalb von 1 bis 2 Stunden nach der Einnahme von 0,5 mg Chlormadinonacetat findet man im Serum ein Konzentrationsmaximum von 0,45 ng/ml.

Verteilung

- Es wird im Fettgewebe und in verschiedenen Zielorganen gespeichert, so dass es relativ langsam ausgeschieden wird.
- Chlormadinonacetat hat keine Bindungsaffinität zum Sexualhormon-bindenden Globulin (SHBG) und zum Kortikosteroid-bindenden Globulin (CBG) und ist im Serum größtenteils an Albumin gebunden.

Metabolisierung

- Die Metabolisierung erfolgt hauptsächlich durch Reduktions-, Hydroxylierungs- und Deacetylierungsreaktionen.
- Die Metaboliten werden überwiegend als Glucuronsäurekonjugate über die Galle und im Urin ausgeschieden."

Anmerkung zur Halbwertszeit

- Während die pharmakokinetischen Eigenschaften von Ethinylestradiol gut charakterisiert sind **(Kuhnz et al. 1993)**,[156] **(Kuhnz et al. 1996)**,[157] **(Hümpel et al. 1979)**,[158] **(Orme et al. 1991)**,[159] **(Ouellet et al. 1998)**,[160] stammen die pharmakokinetischen Daten über CMA hauptsächlich aus den 1970er Jahren, als empfindliche und spezifische Assays für CMA noch nicht zur Verfügung standen **(Dugwekar et al. 1973)**.[161] Darüber hinaus gab es damals keinen Konsens darüber, wie die pharmakokinetischen Daten zu berechnen und zu bewerten sind.

Eine Studie von **Terlinden et al. (2006)**[162] mit Einfach- und Mehrfachgaben von CMA und EE ergab bei 18 Probandinnen über 6 Monate bei Einfachdosis eine CMA-Halbwertszeit von 25 h und bei Mehrfachdosis von 36-39 h, die deutlich kürzer war als die früheren in der Literatur angenommenen Werte von 80 h. Die Halbwertszeit bei Mehrfachdosis entsprach den Ergebnissen von **Chassard et al. (2003)**[163] während die Halbwertszeit der Einzeldosis kürzer war.

Präparate

Siehe Tab. 6.

30 µg EE/2 mg CMA (Auswahl)

- Belara® (Gedeon Richter)
- Balanca® (Gedeon Richter)
- Chariva® (Gedeon Richter)
- Enriqa® (Jenapharm)
- Bellissima® (Rottapharm/Madaus)
- Mono Hexal® (Hexal)

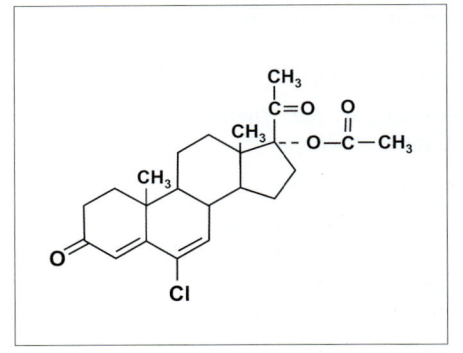

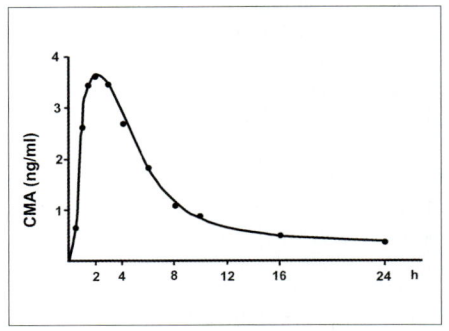

Abb. 16 Chlormadinonacetat
Oben: Strukturformel
Unten: Kinetik von CMA nach oraler Einnahme von 100 µg EE und 4 mg CMA: maximaler Serumspiegel von CMA 3,5 ng/ml, erreicht nach 2 Stunden (zitiert bei Beier u. Beier-Helwig, 2004) (www.kup.at/kup/pdf/4886.pdf)

- Eufem® (Sandoz)
- Lilia® (Steiner)
u.a.

Anm.: Alle Präparate sind in Deutschland zur Kontrazeption zugelassen. Obgleich sie eine gute Wirkung bei Akne haben, liegt nur für das Sequenzpräparat Neo-Eunomin®, aufgrund seiner höheren Ethinylestradiol-Dosis von 50 µg, eine Zulassung zur Aknetherapie vor. Beachte Risikohinweise für VTE-Risiko in Abhängigkeit von der EE-Dosis. Vorzugsweise werden Präparate mit niedriger EE-Dosis empfohlen.

Von den o.g. Präparaten ist Enriqa® von Jenapharm lactosefrei, die anderen Präparate enthalten ca. 60 mg Lactose.

50 µg EE/1-2mg CMA (2-phasisch)

- Neo-Eunomin® (Gedeon Richter)

Dosierung

- 1 Tabl. von Tag 1-22

Wirkungsweise

- orales hormonales Kontrazeptivum
- antiandrogene Wirksamkeit

Behandlungsdauer

- nicht festgelegt; je nach Indikation

Anwendungsgebiete (nach Fachinformation 02/2014)

- „Neo-Eunomin® ist ein hormonales Empfängnisverhütungsmittel (Ovulationshemmer) für Frauen, bei denen nach mehreren Einnahmezyklen eines Kombinationspräparates mit 35 µg Ethinylestradiol oder weniger noch Zwischenblutungen auftreten, die nicht toleriert werden. Gleichzeitig dient es bei diesen Frauen zur Behandlung von

  - Akne,
  - schnell fettenden Haaren, oft mit vermehrtem Haarausfall (Seborrhoea oleosa),
  - Haarausfall, der durch männliches Hormon bedingt ist (androgenetische Alopezie),
  - anomaler Gesichts- und Körperbehaarung (Hirsutismus)"

Therapieerfolg

- Das Zweiphasenpräparat Neo-Eunomin® mit 1-2 mg CMA in Kombination mit 50 µg EE ist zwar für die Indikation Hirsutismus zugelassen, allerdings finden sich in der Literatur nur wenig Daten zur therapeutischen Wirksamkeit.
- Die Kombination von 30 µg EE und 2 mg CMA ist nicht zur Behandlung von Patientinnen mit Hirsutismus zugelassen.

Nebenwirkungen

- siehe Fachinformation.

Kontrollen

- wie bei jedem kombinierten oralen hormonalen Kontrazeptivum.

Zulassung

- orale hormonale Kontrazeption
- Aknetherapie

Klinische Studien

Hirsutismus

Guido et al. (2010)[164] untersuchten den Einfluss von EE/CMA bei 12 Patientinnen mit Hirsutismus und PCO auf die Abnahme des Hirsutismus und auf Veränderungen der Laborparameter (Androgene, Lipide, Kohlenhydrate) über 6 Zyklen - ohne im Abstract die Fallzahl sowie numerische Angaben zur Befundbesserung und Veränderung der Laborparameter zu machen. Die Aussagekraft dieser Studie ist durch den geringen Stichprobenumfang stark eingeschränkt.

Zusammenfassung

- Chlormadinonacetat ist ein Gestagen mit antiandrogener und antiöstrogener, jedoch ohne androgene, anabole oder

Tab. 6 Chlormadinonacetathaltige Präparate

Substanz	Pharmakologie (Halbwertszeit) (Stunden)	Präparat (Hersteller)	Formulierung	Dosierung
Chlormadinonacetat	34-80	Chlormadinon 2 mg fem JENAPHARM®	Tabl. à 2 mg	Das Medikament wird je nach Einsatzgebiet und eventuellen anderen, dazu kombinierten Medikamenten unterschiedlich dosiert.
		Jenapharm		
		Neo-Eunomin®**	Zweistufenpräparat	1. Tabl. über 22 Tage
		Gedeon Richter	11 Tage: CMA 1mg/ 50µg EE	
			11 Tage: CMA 2mg/ 50µg EE	
		Belara®		
		Gedeon Richter	2mg CMA/30 µg EE	1. Tabl. über 21 Tage
		(sowie zahlreiche Generika - siehe unten)*		

*) Generika: Angiletta, Balanca, Beatrice, Bellissima, Bellissima 21+7, Bilmon, Bonita AL, Chariva, Chloee, Enriqa, Eufem, Labibiane, Lilia, Lisette, Madinance, Madinette 30, Minette, Mona Hexal, Pink Luna, Solera, Verana-ratiopharm
**) Nur Neo-Eunomin® hat Zulassung für Hirsutismus

östrogene Wirkung mit relativ langer Halbwertszeit von 36-39 h

- **Varia:** keine Zulassung in den USA
- **Zulassung für Hirsutismus:** nur Neo Eunomin® - Zulassung für "Androgenisierungserscheinungen": "Hormonales Empfängnisverhütungsmittel (Ovulationshemmer) für Frauen, bei denen nach mehreren Einnahmezyklen eines Kombinationspräparates mit 0,035 mg oder weniger noch Zwischenblutungen auftreten, die nicht toleriert werden. Gleichzeitig dient es bei diesen Frauen zur Behandlung von – Akne – schnellfettenden Haaren, oft mit vermehrtem Haarausfall (Seborrhoea oleosa) – Haarausfall, der durch männliches Hormon bedingt ist (androgenetische Alopezie) – anomaler Gesichts- und Körperbehaarung (Hirsutismus)."
- Weitgehend Off-Label eingesetzt zur Behandlung der Akne (Ausnahme: Neo Eunomin®)
- Enriqa® von Jenapharm enthält im Gegensatz zu den anderen CMA-Präparaten keine Lactose.

2.2.3 Drospirenon

Substanz: Derivat von Spirolacton (Abb. 17)

Pharmakologie

- Gestagen mit antiandrogener Wirkung
- Weitere Partialwirkung: antimineralokortikoide Wirkung
- Ovulationshemmdosis: 2 mg/Tag
- Transformationsdosis: 50 mg/Zyklus
- Halbwertszeit: 40 h
- Drospirenon, ein Gestagen, das in mehreren KOK verwendet wird, zeigte im Tierversuch ca. 30% der antiandrogenen Wirkung von CPA.

Pharmakokinetik

(als Kombination mit Ethinylestradiol) (Yaz/Jenapharm) (gekürzt) (Stand 04/2016):

Resorption

- Oral angewendetes Drospirenon wird rasch und fast vollständig resorbiert. Nach einmaliger Einnahme werden nach ca. 1-2 Stunden maximale Wirkstoffkonzentrationen im Serum von etwa 38 ng/ml erreicht.
- Die Bioverfügbarkeit liegt zwischen 76 % und 85 %. Eine gleichzeitige Nahrungsaufnahme hat keinen Einfluss auf die Bioverfügbarkeit von Drospirenon.

Verteilung

- Nach oraler Gabe sinken die Drospirenonspiegel im Serum mit einer terminalen Halbwertszeit von 31 Stunden.
- Drospirenon wird an Serumalbumin gebunden und bindet nicht an Sexualhormon-bindendes Globulin (SHBG) oder kortikosteroidbindendes Globulin (CBG).
- Nur 3-5 % der Gesamtkonzentration des Wirkstoffs im Serum liegen als frei-

es Steroid vor.

Metabolismus (gekürzt)

- Drospirenon wird nach oraler Gabe weitgehend metabolisiert.

Ausscheidung

- Die Metaboliten von Drospirenon werden mit dem Stuhl und Urin bei einem Exkretionsverhältnis von ungefähr 1,2 bis 1,4 ausgeschieden.
- Die Halbwertszeit der Metabolitenausscheidung über Urin und Stuhl beträgt ungefähr 40 Stunden.

Steady-State-Bedingungen

- Im Verlauf eines Behandlungszyklus werden die maximalen Steady-State-Konzentrationen von Drospirenon im Serum von ungefähr 70 ng/ml nach etwa 8 Behandlungstagen erreicht.
- Die Serumdrospirenonspiegel akkumulieren um einen Faktor von ungefähr 3 als Folge des Verhältnisses von terminaler Halbwertszeit und Dosisintervall.

Bestimmte Gruppen von Anwenderinnen

- **Auswirkungen einer Niereninsuffizienz (gekürzt):**
- "Die Behandlung mit Drospirenon wurde auch von Frauen mit leichter bis mäßiger Niereninsuffizienz gut vertragen."
- "Die Drospirenon-Behandlung hatte keinen klinisch signifikanten Einfluss auf die Kaliumkonzentration im Serum."

Präparate

- Yasmin®, Yasminelle®, YAZ® (Jenapharm)
- Aida®, Petibelle® (Jenapharm) und einige Generika

Dosierung

- 1 Tabl. von Tag 1-21 bzw. 24+4

Anwendungsgebiete

- orale hormonale Kontrazeption
- Aknetherapie (Zulassung von YAZ® und Yasmin® in den USA)

Wirkungsweise

- orales kombiniertes hormonales Kontrazeptivum
- antiandrogen wirksam
- antimineralokortikoide Wirkung

Behandlungsdauer: nicht festgelegt; je nach Indikation

Antiandrogene Wirkung

- Drospirenon hat nur eine sehr schwache antiandrogene Wirkung. Zum Beispiel entspricht 3 mg Drospirenon (die Dosis, die üblicherweise in KOKs verwendet wird) in etwa 25 mg Spironolacton und 1 mg CPA (**Muhn et al. 1995**).[165] (vgl. Abb. 21)

Nebenwirkungen

- siehe Fachinformation
- geringe Gewichtsabnahme (200-500 g) innerhalb der ersten 6 Einnahmemonate, danach wieder Normalisierung. In der EE-Desogestrel-haltigen Kontrollgruppe Gewichtszunahme kontinuierlich von 300 g über 24 Monate (**Oelkers et al. 1995**).[166]

Kontrollen

- siehe Fachinformation

Klinische Studien

- **Guido et al. (2004):**[167] In einer kleinen Studie mit nur 15 Patientinnen mit PCOS, die über 12 Monate mit 3 mg Drospirenon/30μg EE behandelt wurden, fand sich eine Besserung des Hirsutismus nach 6 Therapiemonaten.
- **Gregoriou et al. (2008):**[168] Eine randomisierte klinische Studie mit 52 jungen Frauen mit mittelschwerem bis schwerem Hirsutismus in Griechenland (18 mit PCOS und 34 mit idiopathischem Hirsutismus), die mit 3 mg Drospirenon (DRSP) mit 30 μg Ethinylestradiol (EE) über 12 Monate behandelt wurden, ergab, dass unter dieser Kombination die klinischen Anzeichen des Hirsutismus aufgrund der antiandrogenen und antimineralokortikoiden Wirkung abnahmen (**Abb. 18**) (**Gregoriou et al. 2008**).[169] Der FG-Score als Punktwert fiel auf 77%, 67% und 52% nach 3, 6 und 12 Behandlungsmonaten. Es fand sich ein signifikanter Abfall (p=0,001) des Gesamt- und des freien Testosteronspiegels bei gleichzeitigem Anstieg des Sexualhormon-bindenden Globulins (SHBG).
- **Batukan et al. (2007):**[170] In einer prospektiven randomisierten Studie wurde die klinische und biochemische Wirksamkeit von 3mg DRSP/30μg EE und 2mg CPA/35 μg EE an insgesamt 91 Patienten mit Hirsutismus über 12 Monate verglichen (DRSP/EE: n=48, CPA/EE: n=43). Basales Gesamt-Serum-Testosteron, freies Testosteron, Androstendion, Dehydroepiandrosteronsulfat und SHBG-Werte sowie Ferriman-Gallwey Partituren wurden vor und nach der Behandlung bestimmt. Am Ende der Behandlung unterschied sich der klinische Hirsutismusscore nach Ferriman und Gallwey in beiden Behandlungsgruppen nicht. Zusammenfassend ist in dieser Studie die DRSP/EE-Kombination bei hirsuten Patientinnen

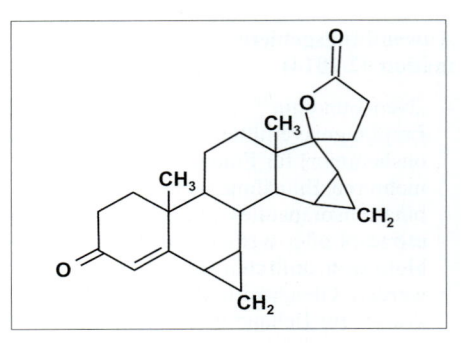

Abb. 17 Drospirenon

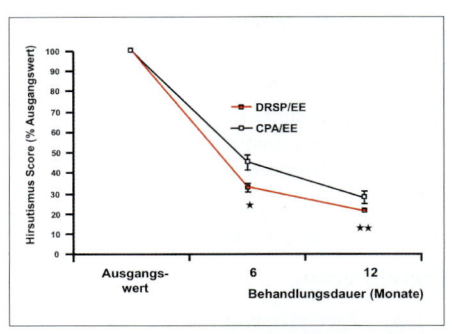

Abb. 18 Drospirenon-Wirkung bei hirsuten Frauen: Besserung des Hirsutismus unter 3mg DRSP/30μg EE) über 12 Monate bei 52 hirsuten Patientinnen in Griechenland (**mod. nach Gregoriou et al. 2008**) (siehe Text)

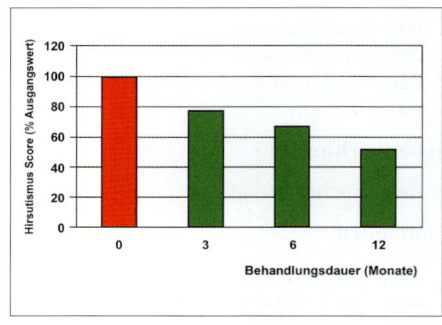

Abb. 19 Drospirenon-Wirkung bei hirsuten Frauen: Abnahme des FA Hirsutismus Score in einer randomisierten Vergleichsstudie mit 3 mg DRSP/30 μg EE versus 2mg CPA/30μg EE über 12 Monate (**mod. nach Batukan et al. 2007**) (siehe Text)

mindestens genauso wirksam wie die CPA/EE-Kombination (**Abb. 19**). Diese 12-Monats-Studie, die ein orales hormonales Kontrazeptivum mit 3 mg Drospirenon/30 μg EE mit einer Kombination von 2 mg CPA/35 μg EE verglich, zeigte eine ähnliche Reduktion im Hirsutismus-Score (**Batukan et al. 2007**).[171]

Zusammenfassung (nach Lello et al. 2008):[172]

- Drospirenon ist im Vergleich zu Cyproteronacetat ein schwächeres Antiandrogen mit antimineralokortikoider Wirkung.

Klinische Vergleichsstudien mit geringen Fallzahlen haben Folgendes ergeben, ohne dass sich diese Ergebnisse in einer Änderung der Anwendungsgebiete bei der Zulassung niedergeschlagen hätten:

- In kleineren offenen bzw. Vergleichsstudien zeigte die Kombination von 3 mg DRSP/30μg EE bei Hirsutismus die gleiche Wirksamkeit wie CPA 2 mg/ 35 μg EE.

- Die Kombination von 3 mg Drospirenon mit 30 μg EE (als 21+7; bzw. 24+4 Schema) wurde in den USA neben der Indikation Kontrazeption auch zur Behandlung der mittelschweren Akne (ab dem 14. Lebensjahr bei Eintritt von Menstruationsblutungen und bei gleichzeitigem Kontrazeptionswunsch) zugelassen. Die Kombination von 3 mg Drospirenon mit 30 μg EE (als 24+4 Schema) wurde in den USA weiterhin zur Behandlung des PMDD ("premenstrual dsyphoric disorder") (prämenstruelle Symptome: u.a. Angst, Depressionen, Reizbarkeit, Konzentrationsschwäche, Mangel an Energie, Schlaf- oder Appetitlosigkeit, Brustspannen, Gelenk- oder Muskelschmerzen, Kopfschmerzen und Gewichtszunahme) zugelassen.

- Bei Patientinnen mit Hirsutismus ist die Wirkung von Drospirenon der von Cyproteronacetat und Spironolacton unterlegen; in der Studie von **Batukan et al. (2007)**[173] wurde im Vergleich von 3 mg DRSP/30μg Ethinylestradiol (EE) und 2 mg CPA/35 μg EE zwar kein Unterschied gesehen (allerdings liegt bisher nur eine einzige Studie vor) – bei höheren Dosierungen von Cyproteronacetat bzw. Spironolacton zeigen sich deutliche Unterschiede.

- Bei entsprechender Indikation können KOK mit 3 mg Drospirenon/30μg EE auch mit anderen Antiandrogenen als Monopräparate, z.B. Spironolacton (50-200mg pro Tag; Off-Label) bzw. Cyproteronacetat (10 mg von Tag 1-21, bzw. 50 oder 100 mg von Tag 1-10) kombiniert werden (für diese Empfehlung gibt es allerdings noch keine klinische Studien).

2.2.4 Dienogest

Substanz: Dienogest (17α-Cyanomethyl-17β-hydroxy-4,9-estradien-3-on (DNG)) ist ein Gestagen der 19-Nortestosteron-Reihe (19-Norgestagene), das im Gegensatz zum Norethisteron eine antiandrogene Partialwirkung besitzt.

Dienogest ist der erste Repräsentant der sogenannten Hybridgestagene **(Oettel et al. 1999)**[174] **(Abb. 20)**.

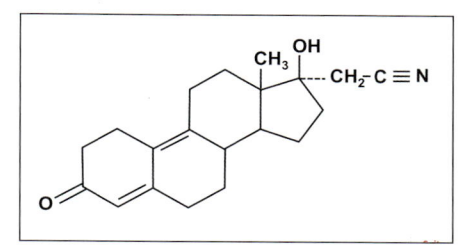

Dienogest wurde 1979 erstmals in Jena synthetisiert. 1995 wurde die Mikropille von Jenapharm auf den Markt gebracht. Seit 2009 ist Dienogest auch die Gestagenkomponente von Qlaira®, dem ersten oralen Kontrazeptivum mit Estradiolvalerat statt Ethinylestradiol.

Pharmakologie

- **Gestagen mit antiandrogener Wirkung**
- **Weitere Partialwirkungen:** keine
- **Ovulationshemmdosis:** 1 mg/Tag
- **Transformationsdosis:** 6 mg/Zyklus
- **Halbwertszeit:** 9-11 h
- **Bioverfügbarkeit:** 91 %
- **Verstoffwechselung:** fast vollständig, vor allem durch CYP3A4
- **Wechselwirkungen:** erniedrigte Dienogest-Plasmaspiegel durch CYP3A4-Induktoren wie Rifampicin, erhöhte Spiegel durch CYP3A4-Inhibitoren wie Erythromycin

Weitere Eigenschaften **(Göretzlehner 2003)**,[175] www.kup.at/kup/pdf/1498.pdf):

- starke gestagene Wirkung am Endometrium
- Rezeptorselektivität
- relativ kurze Halbwertszeit
- hohe orale Bioverfügbarkeit
- in Kombination mit Östrogenen sehr gute Blutungskontrolle (Zykluskontrolle)
- keine toxikologischen bzw. gentoxikologischen Auffälligkeiten
- gute Verträglichkeit
- antiandrogene Wirkung
- kurzdauernde antigonadotrope Wirkung
- ausgeprägte antiproliferative Wirkung

Pharmakokinetik

(nach Fachinformation Qlaira®, Stand von 11/2015):

"**Resorption**

- Dienogest wird nach oraler Gabe rasch und nahezu vollständig resorbiert.
- Nach oraler Gabe der Qlaira®-Tablette mit 2 mg Estradiolvalerat + 3 mg Dienogest werden maximale Serumkonzentrationen von 90,5 ng/ml nach etwa 1 Stunde erreicht. Die Bioverfügbarkeit beträgt circa 91 %.
- Die Pharmakokinetik von Dienogest ist dosisproportional im Bereich von 1 bis 8 mg. Gleichzeitige Nahrungsaufnahme hat keinen klinisch relevanten Effekt auf die Menge und das Ausmaß der Dienogest-Resorption.

Verteilung

- Ein relativ hoher Anteil von 10% des zirkulierenden Dienogest liegt in freier Form vor, während circa 90% unspezifisch an Albumin gebunden sind.
- Dienogest bindet nicht an die spezifischen Transportproteine SHBG und CBG.
- Fließgleichgewicht (steady state): Die Pharmakokinetik von Dienogest wird nicht durch den SHBG-Spiegel beeinflusst. Bei täglicher Einnahme steigen die Serum-Wirkstoffspiegel ungefähr um das 1,5fache und erreichen nach 4-tägiger Verabreichung den steady state.

Metabolismus

- Dienogest wird fast vollständig über die bekannten Wege des Steroidmetabolismus (Hydroxylierung, Konjugation), hauptsächlich durch CYP3A4, abgebaut.
- Die pharmakologisch inaktiven Metaboliten werden sehr schnell aus dem Plasma eliminiert mit dem Ergebnis, dass Dienogest als Hauptanteil im Plasma etwa 50% der zirkulierenden, von Dienogest abgeleiteten Verbindungen ausmacht.
- Die Gesamt-Clearance nach intravenöser Gabe von 3H-Dienogest lag bei 5,1 l/h.

Ausscheidung

- Die Plasmahalbwertzeit von Dienogest liegt bei circa 11 Stunden. Dienogest wird weitestgehend metabolisiert und nur 1% des Wirkstoffs wird unverändert ausgeschieden. Nach oraler Gabe von 0,1 mg/kg ist das Verhältnis von renaler zu fäkaler Exkretion etwa 3 : 1.
- Nach oraler Gabe werden 42% der Dosis innerhalb der ersten 24 Stunden und 63 % innerhalb von 6 Tagen über die Nieren ausgeschieden.
- Über Urin und Fäzes werden nach 6 Tagen insgesamt 86% der Dosis ausgeschieden."

Präparate

Mono-Präparate

- Nicht zur Hormonbehandlung von And-

Abb. 20 Dienogest

rogenisierungserscheinungen

Kombinations-Präparate

(mit Hauptanwendungsgebiet: Kontrazeption):

- Valette® (Jenapharm) (Zulassung zur Kontrazeption und Therapie mittelschwerer Akne),
- Maxim® (Jenapharm) (siehe Valette)
- zahlreiche Generika

  (Anm. Qlaira® (Jenapharm) - Zulassung: orale Kontrazeption; Behandlung starker Menstruationsblutungen ohne organische Ursache bei Frauen, die eine orale Kontrazeption wünschen; nicht für Behandlung von Androgenisierungserscheinungen zugelassen)

Dosierung als Kombinationspräparat

- Valette® bzw. Maxim® oder Generika: 1 Tabl. von Tag 1-21
- Qlaira®: 26 + 2 wirkstofffreie Tabletten

Wirkungsweise

- orales kombiniertes hormonales Kontrazeptivum
- antiandrogene Wirksamkeit

Behandlungsdauer

- nicht festgelegt; je nach Indikation

Anwendungsgebiete

- Kontrazeptionswunsch
- mittelschwere Akne (Valette® und Maxim® und einige andere Generika).
- starke Menstruationsblutungen ohne organische Ursache bei Frauen, die eine orale Kontrazeption wünschen (Qlaira)

Zulassung

- orale hormonale Kontrazeption
- Aknetherapie
- Anmerkung: Qlaira® ist nur zur Kontrazeption und zur Therapie der Hypermenorrhoe zugelassen, Valette®, Maxim® und einige andere Generika zusätzlich auch zur Therapie der mittelschweren Akne

Klinische Studien

- keine klinische Studien zum Hirsutismus.

Nebenwirkungen

- siehe Fachinformation.

Kontrollen:

- siehe orale hormonale Kontrazeptiva

Zusammenfassung

- Dienogest ist ein antiandrogenes Gestagen ohne weitere Partialwirkungen mit einer rel. kurzen Halbwertszeit (9-11 h)

- Dienogest kommt in einer Formulierung mit Ethinylestradiol (2 mg Dienogest/30µg EE) und einer Formulierung mit Estradiolvalerat (2-3 mg Dienogest/ 1-3 mg Estradiolvalerat) als Kontrazeptivum vor.
- Aufgrund klinischer Studien eignet sich die Kombination EE/Dienogest gut für den sog. Langzyklus (Off-Label-Empfehlung) **(Wiegratz et al. 2004)**.[176]
- Bei Patientinnen mit Hirsutismus ist die Wirkung nicht so stark ausgeprägt wie bei Cyproteronacetat oder Spironolacton (in Deutschland ist Spironolacton für Hirsutismus nicht zugelassen; ebenso in den USA, wo es seit längerem Off-Label eingesetzt wird).
- Bei entsprechender Indikation können OC mit 2 mg Dienogest/30µg EE auch mit anderen Antiandrogenen als Monopräparate z.B. Spironolacton (50-200 mg pro Tag; Off-Label) bzw. Cyproteronacetat (10 mg von Tag 1-21, bzw. 50 oder 100mg von Tag 1-10) kombiniert werden. Für diese Empfehlung gibt es allerdings noch keine klinischen Studien.
- Weitere Präparate zur Kontrazeption und Behandlung starker Menstruationsblutungen zugelassen: Qlaira - ohne belegte Wirkung bei Androgenisierungserscheinungen.

Zur Endometriosetherapie ist Dienogest (2 mg/Tag) als Visanne® zugelassen. Zur klinischen Wirkung von 2 mg/Tag Dienogest bei Androgenisierungserscheinungen liegen noch keine veröffentlichten klinischen Studien vor.

Weblinks

- de.wikipedia.org/wiki/Dienogest[177]

2.3 Weitere medikamentöse Therapieformen

Die im Folgenden beschriebenen alternativen Therapieformen sind in Deutschland zur Behandlung von Patientinnen mit Hirsutismus nicht zugelassen und kommen daher als Off-Label Empfehlung nur in ausgewählten Einzelfällen, sowie nach ausführlicher Patientenaufklärung und Dokumentation in der Patientenakte, in Betracht.

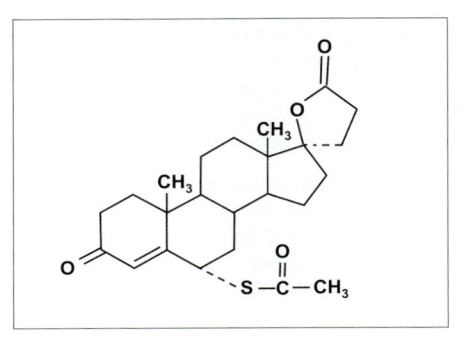

2.3.1 Spironolacton

Substanz

- Spironolacton (Abb. 21) ist ein synthetisches 17-Lacton, das als kompetitiver Aldosteronantagonist wirkt.

Wirkungsweise

- Dosisabhängige kompetitive Hemmung der Androgenrezeptoren (Dosierung:

Abb. 21 Spironolacton

50-200mg/Tag) - allerdings wurden keine strengen Dosisfindungsstudien durchgeführt **(Lobo et al. 1985)**.[178]
- Hemmung der Bildung von Cytochrom P450
- Dosisabhängige Hemmung der 5α-Reduktase **(Lobo et al. 1985)**.[179]
- Abnahme der Testosteronproduktion

Pharmakologie

- Halbwertszeit: 13-24 Stunden
- Varia: Keine kontrazeptive Wirkung; in Deutschland keine Zulassung, daher Off-Label

Pharmakokinetik

(nach Fachinformation Aldactone, Stand von 02/2016) (gekürzt):

Absorption

- Nach oraler Gabe wird Spironolacton rasch zu etwa 73% resorbiert.

Verteilung

- Die Plasmaproteinbindung von Spironolacton und Canrenon beträgt in Abhängigkeit von der Methodik 90 % (Gleichgewichtsdialyse) bzw. 98 % (Ultrafiltration).

Metabolismus

- Spironolacton unterliegt bei oraler Applikation einem ausgeprägten „first-pass-Effekt" und wird hauptsächlich in der Leber und in den Nieren zu 7α-Thiospirolacton, Canrenon bzw. Canrenoat, 7α-Thiomethylspirolacton bzw. 6β-Hydroxy-7-α-thiomethylspirolacton metabolisiert. Die drei erstgenannten Metabolite besitzen im Vergleich zur Muttersubstanz eine relative antimineralokortikoide Aktivität von 26, 68 bzw. 33 %. Nach oraler Verabreichung von Spironolacton werden nach 1-2 Stunden maximale Plasmakonzentrationen von Spironolacton und nach etwa 2-3 Stunden maximale Plasmakonzentrationen der Metaboliten gemessen.

Elimination

- "Die Ausscheidung erfolgt überwiegend im Urin, in geringerem Ausmaß über die Galle."

- "Nach oraler Gabe von Spironolacton beträgt die Eliminationshalbwertszeit für Spironolacton 1-2 Stunden, während die Metabolite langsamer ausgeschieden werden. Die terminalen Eliminationshalbwertszeiten betragen für Canrenon etwa 20 Stunden, für 7α-Thiomethylspirolacton etwa 3 Stunden und für 6β-Hydroxy-7α-thiomethylspirolacton etwa 10 Stunden.
- Bei gleichzeitiger Einnahme einer Mahlzeit ist die Resorption von Spironolacton gesteigert. Dies resultiert in einer Zunahme der Serumkonzentration der Muttersubstanz um 50 bis 100%. Spironolacton und seine Metaboliten penetrieren die Plazentaschranke. Canrenon geht in die Muttermilch über."

Präparate: Aldactone® 50, 100

Dosierung:

- Alle im Folgenden angegebenen Empfehlungen sind Off-Label-Empfehlungen
- Spironolacton 50-200 mg/die durchgehend oder vom 1.-21. Zyklustag, gefolgt von 7 Tagen Pause (**Shapiro u. Evron 1980**)[180] (keine Ovulationshemmung!) (Kalium kontrollieren).
- Sexuell aktive Frauen im reproduktiven Alter müssen bei Anwendung von Spironolacton eine sichere Kontrazeption betreiben.
- Kombination mit KOK möglich (**Chapman et al. 1984**)[181], (**Pittaway et al. 1985**)[182], (**Board et al. 1987**)[183], (**Gregoriou et al. 2000**)[184], (**Kebapcilar et al. 2010**).[185]

Behandlungsdauer: 6-12 Monate

Indikationen

- therapieresistenter Hirsutismus
- therapieresistente Akne
- Kontraindikationen gegen andere Antiandrogene (z.B. auch bei Hypertonie und Ödemen einsetzbar, da mildes Diuretikum)

Therapieerfolg

- **Hirsutismus:** Unter Spironolacton kommt es bei 50-75% der Patienten zu einer Besserung des Hirsutismus. (www.emedicine.com/med/topic1017.htm;18.04.2017).[186]
- **Akne:** keine Besserung; allerdings nur wenig klinische Daten wie folgende Cochrane-Analysen zeigen: **Farquhar et al. (2005)**[187], **Brown et al. (2009)**.[188]

Nebenwirkungen (Endocrine Society 2008)

- Spironolacton wird im Allgemeinen gut vertragen.
- Dosisabhängig können Zyklusstörungen auftreten, sofern nicht gleichzeitig kombinierte orale Kontrazeptiva gegeben werden.
- In seltenen Fällen kann eine Hyperkaliämie auftreten.
- Es kann zu einer erhöhten Diurese und gelegentlich zu einer posturalen Hypotension und Schwindel zu Beginn der Behandlung führen.

Kontraindikationen

- nachgewiesene Überempfindlichkeit
- Hypotonie
- Hyperkaliämie

Interaktionen

- kann Wirkung von Antikoagulantien herabsetzen
- Kalium- und Natrium-sparende Diuretika können Toxizität erhöhen

Schwangerschaft

- Nebenwirkungen nicht klar belegt, daher kontraindiziert

Vorsichtshinweise

- bei eingeschränkter Nieren- und Leberfunktion
- gleichzeitige Kontrazeption bei sexuell aktiven Frauen in der reproduktiven Phase erforderlich (Anm.: da Spironolacton nicht kontrazeptiv wirkt).

Kontrollen

- Kaliumkontrollen vor der Behandlung und alle 3-6 Monate wegen des Risikos der Hyperkaliämie.

Zulassung

- keine Zulassung zur Antiandrogentherapie.

Klinische Studien

- **Monotherapie:** In zwei Studien, in denen Spironolacton (100 mg/Tag) mit einem Placebo verglichen wurde, führte Spironolacton zu einer stärkeren Verringerung der Ferriman Gallwey-Scores im Vergleich zu Placebo (-4,8, 95% CI -7,4, -2,2) (**Swiglo et al. 2008**).[189]
- Die Wirkung von Spironolacton zur Behandlung von Patientinnen mit Hirsutismus und/oder Akne wurde in sieben kleinen randomisierten kontrollierten Studien (**Farquar et al. 2003**)[190] überprüft. Diese Studien ergaben, dass eine 6-monatige Behandlung mit Spironolacton mit 100 mg/Tag zu einer statistisch signifikanten subjektiven Verbesserung des Haarwuchses (odds ratio 7.18, 95% Konfidenzintervall 1,96 bis 26,28) mit einer Abnahme des Ferriman Gallwey-Scores im Vergleich zu Placebo führte. Spironolacton 100 mg/ Tag war zur Behandlung von Hirsutismus bei Hyperandrogenismus bis zu 12 Monate nach Therapieende wirksamer als Finasterid 5 mg/Tag und niedrig dosiertes Cyproteronacetat 12,5 mg / Tag (in den ersten 10 Tagen des Zyklus).
- Eine Open-Label-Studie bei 109 Frauen (**Crosby u. Rittmaster 1991**)[191] mit Hirsutismus zeigte, dass niedrig dosiertes Spironolacton (75 bis 100 mg/Tag) zu einer deutlichen Besserung des Hirsutismus bei 72% der behandelten Frauen führte.
- Eine weitere Open-Label-Studie bei 82 jungen Frauen mit PCOS (**Ganie et al. 2004**)[192] ergab eine ähnliche Wirksamkeit von Spironolacton (50 mg/Tag) und Metformin (1000 mg/Tag). Die Zahl der Menstruationszyklen nahm hochsignifikant zu (p = 0,0037), die LH/FSH-Ratio und der Testosteronspiegel sanken in beiden Gruppen. Allerdings erwies sich Spironolacton zur Behandlung des Hirsutismus, auch unter Berücksichtigung der Anzahl der Menstruationszyklen und der Senkung des Testosterons, wirksamer als Metformin.
- **Kombinationstherapie:** Die **Endocrine Society (2008)** fand in ihrer Übersichtsarbeit fünf randomisierte klinische Studien, in denen die Wirkung von Antiandrogenen in Kombination mit KOK versus KOK allein verglichen wurde (**Swiglo et al. 2008**).[193] Eine Meta-Analyse dieser Studien zeigte keinen signifikanten Unterschied zwischen den verschiedenen Behandlungsgruppen (-0,8, 95% CI, -2,3 bis 0,7). Subgruppenanalysen hinsichtlich des Antiandrogentyps zeigten, dass die Zugabe von hoch dosiertem CPA zu oralen Kontrazeptiva, die niedrig dosiertes CPA enthielten, keinen zusätzlichen Nutzen brachte. Wurden jedoch die Behandlungsgruppen mit Spironolacton oder Finasterid in Kombination mit oralen Kontrazeptiva zusammengefasst, wurde eine kleine, aber signifikant bessere Wirkung im Vergleich zur alleinigen Wirkung eines KOKs beobachtet (95% CI, -3,3, -0,1 -1,7).

Spironolacton, 100mg/Tag, ist in Kombination mit einem KOK in der Behandlung des Hirsutismus ebenso wirksam wie Cyproteronacetat in Dosierungen von 50-100 mg / Tag in Kombination mit 30-35 μg EE. (**O`Brien et al. 1991**)[194], (**Erenus et al. 1996**).[195]

Zusammenfassung

- Spironolacton ist ein Antiandrogen ohne gestagene und kontrazeptive Wirkung. Es hemmt die Bindung von Dihydrotestosteron an den Androgen-Rezeptor **(Berardesca et al. 1988)**.[196]

- Da Cyproteronacetat in den USA nicht zugelassen ist, wurde jahrelang Spironolacton Off-Label zur Behandlung des Hirsutismus eingesetzt; allerdings war Spironolacton für andere Indikationen in den USA zugelassen.
- Spironolacton kann in Kombination mit OC zur Verstärkung der Antiandrogenwirkung eingesetzt werden **(Cumming et al. 1982)**,[197] **(Crosby u. Rittmaster 1991)**,[198] **(O´Brian et al. 1991)**:[199] z.B. Spironolacton 50-200 mg pro Tag; Off-Label.
- Es ist auch als Hautcreme (Spironolacton 1,0 Propylenglycol 10,0 Aqua dest 40,0, Basiscreme DAC ad 100.0) erhältlich.
- Die Anwendung in Deutschland bei der Indikation "Hirsutismus" ist eine Off-Label Empfehlung.
- Bei Patientinnen mit Hirsutismus entspricht eine Dosis von 25 mg Spironolacton etwa 1 mg Cyproteronacetat.
- Wegen der möglichen Teratogenität bei Frauen im reproduktiven Alter darf Spironolacton nur bei sicherer Kontrazeption verwendet werden.
- Vor Therapiebeginn sind die Kontraindikationen nach Fachinformation zu beachten!
- Vor und unter Therapie mit Spironolacton sind Kaliumkontrollen erforderlich.

2.3.2 Flutamid

Flutamid (Abb. 22) wurde 1973 von Schering patentiert und ist als Generikum im Handel. Es ist kein Steroid, sondern ein substituiertes Anilid. Flutamid ist ein "reines" Antiandrogen, das den Androgenrezeptor dosisabhängig blockiert **(Simard et al. 1986)**.[200]

Präparatenamen: Flumid® (D), Flutamid-CT 250 mg Tabletten® (D), Prostakonyl® (A), Prostica® (D), diverse Generika (D, A)

Dosierung

- 250-750 mg/die bei Hirsutismus (Off-Label). Während die am häufigsten verwendete Dosis in den randomisierten Studien 500 mg/Tag ist, gehen einige Experten von der gleichen Wirksamkeit bei 250 mg und 500 mg/Tag aus **(Muderris et al. 1997)**.[201] Es gibt keine Daten aus kontrollierten Studien, die zeigen, dass Flutamid in einer Dosierung von < 250 mg bei Hirsutismus wirksam ist.

Pharmakokinetik

- Eine Nahrungsaufnahme hat keinen Einfluss auf die Bioverfügbarkeit.
- Gute Resorption nach peroraler Aufnahme, rasche Umwandlung in mehr als 10 Metaboliten. Der Hauptmetabolit ist Hydroxyflutamid, der nach Gabe von 250 mg Flutamid bereits nach 2,2h die maximale Plasmakonzentration erreicht.
- Die Eliminationshalbwertzeit (t ½) beträgt 5,7 h. Flutamid wird in Form von Metaboliten vorwiegend renal ausgeschieden. Mit den Faezes werden nur geringe Substanzmengen ausgeschieden.

Wirkungen

- Klinisch ist Flutamid ein nicht-steroidales Antiandrogen ohne glukokortikoide, gestagene, androgene und östrogene Eigenschaften.
- Hemmung der Androgenaufnahme und/oder der nuklearen Bindung der C19-Steroide in den Zielorganen.
- Es kommt zu einer Hemmung der ovariellen Androgenbiosynthese, wahrscheinlich durch eine Hemmung des ovariellen Cytochrom P450 **(De Leo et al. 1998)**[202] und konsekutiv auch zur Besserung des Hirsutismus.
- **Lipidstoffwechsel:** Es zeigte sich in einer Dosierung von 500 mg/Tag über 12 Wochen eine Reduktion des LDL/HDL-Quotienten, des Gesamt-Cholesterins und der Triglyceride um 23%, 18% und 14%; Effekte, die mit der antiandrogenen Wirkung in Verbindung gebracht werden **(Diamanti-Kandarakis et al. 1998)**.[203]

Nebenwirkungen

- **Hepatotoxizität:** Die Hauptbedenken bei Flutamid bestehen in seiner Tendenz zur Lebertoxizität, die nicht zu unterschätzen ist und in einigen Fällen zu Leberversagen und sogar zum Tod geführt hat **(Wallace et al. 1993)**,[204] **(Andrade et al. 1999)**,[205] **(Osculati u. Castiglioni 2006)**.[206] Die hepatotoxische Wirkung von Flutamid scheint nicht dosisabhängig zu sein, da diese weder bei heranwachsenden Mädchen und Frauen beobachtet wurde, die Flutamid in einer Dosierung von 62,5-250 mg/Tag einnehmen **(Ibanez et al. 2002)**[207], noch bei jungen Frauen, die den Wirkstoff in einer Dosierung bis zu 375 mg/Tag **(Calaf et al. 2007)**[208] erhielten.

Medikamentenzulassung

- z.B. Flutamid-CT 250 mg Tabletten® ist zur Therapie des fortgeschrittenen Prostatakarzinoms, nicht jedoch zur Therapie von Androgenisierungser-

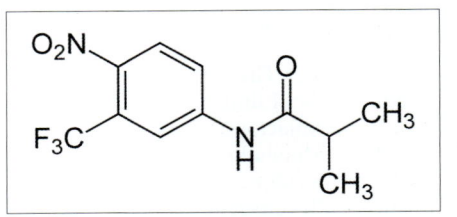

Abb. 22 Flutamid: 4-Nitro-3-(trifluormethyl)isobutyranilid

scheinungen bei der Frau zugelassen.
- Europäische Zulassungen liegen nicht vor.

Kontraindikationen

- Erwiesene Überempfindlichkeit gegenüber Flutamid oder einen anderen Bestandteil des Präparats.
- **Schwangerschaft:** Kontrazeptive Maßnahmen sind in jedem Fall streng zu beachten.
- **Stillzeit:** Es ist nicht untersucht worden, inwieweit Flutamid in die Muttermilch übergehen kann.
- **Medikamenteninteraktionen:** Verlängerung der Prothrombinzeit bei gleichzeitiger Gabe von Warfarin

Kontrollen

- Kontrolle der Leberparameter, sichere Kontrazeption erforderlich!

Klinische Studien zur Wirksamkeit bei Hirsutismus

- Mehrere kleine randomisierte Studien haben gezeigt, dass eine Dosierung von 250 bis 750 mg Flutamid/Tag eine ähnliche Wirksamkeit wie 100 mg/Tag Spironolacton oder 5 mg Finasterid/Tag aufweist **(Cusan et al. 1994)**,[209] **(Falsetti et al. 1997)**,[210] **(Fruzzetti et al. 1999)**,[211] **(Grigoriou et al. 1996)**,[212] **(Inal et al. 2005)**,[213] **(Moghetti et al. 2000)**,[214] **(Venturoli et al 1999)**.[215]
- Begrenzte Daten sprechen dafür, dass die Wirkung von Flutamid besser ist als die von Finasterid **(Falsetti et al. 1999)**,[216] **(Muderris et al. 2000)**[217] oder von CPA und einem GnRH-Agonisten **(Pazos et al. 1999)**.[218]
- Flutamid hat sich bei der Behandlung von Patientinnen mit Hirsutismus und PCOS sowie mit idiopathischem Hirsutismus als wirksamer als Finasterid erwiesen **(Falsetti et al. 1999)**.[219] Eine randomisierte kontrollierte Studie verglich die Wirkung von niedrig dosiertem Flutamid, Finasterid, Ketoconazol und einer Kombination von Cyproteronacetat und Ethinylestradiol bei der Behandlung von 66 Frauen. Hierbei zeigte sich, dass Flutamid und Cyproteronacetat mit Ethinylestradiol am wirksamsten waren und beide Behandlungen gut toleriert wurden **(Venturoli et al.**

1999).[220] Alle 66 Frauen mit Hirsutismus [PCOS (n=27), einer leichten Form des nicht-klassischen Adrenogenitalen Syndroms (n=14) und einem idiopathischen Hirsutismus (n=25)] wurden zu einer der vier Gruppen randomisiert: (a) Flutamid (n = 15; 250 mg/Tag), (b) Finasterid (n = 15; 5 mg/Tag), (c) Ketoconazol (n = 16; 3 mg/Tag), und (d) Kombination von Ethinylestradiol und Cyproteronacetat (n = 20) mit einer Ethinylestradiol-Dosis von 10 µg/Tag in der ersten Woche, 20 µg/Tag in der zweiten und 10 µg/Tag in der dritten Woche, gefolgt von einer Pause von 7 Tagen, außerdem CPA 12,5 mg/Tag während der ersten 10 Tage des Monats.

- Eine randomisierte kontrollierte Studie verglich die Wirksamkeit von Flutamid (250mg für die ersten 10 Tage des Zyklus) und Spironolacton (100 mg / Tag) plus Diane-35® oder Dianette® (beide enthalten 2 mg Cyproteronacetat und 35 µg Ethinylestradiol) bei der Behandlung von Hirsutismus (**Inal et al. 2005**).[221] 80 Frauen mit mittelschwerem bis schwerem idiopathischen Hirsutismus wurden in die Studie aufgenommen. In dieser Studie nahm der FG-Score in beiden Behandlungsgruppen deutlich ab, was darauf hindeutet, dass beide Therapien eine ähnliche Wirksamkeit bei der Behandlung des Hirsutismus zeigen. Die Wirksamkeit einer niedrig dosierten Bicalutamid-Behandlung (25 mg/Tag) bei Patientinnen mit Hirsutismus wurde in einer kleinen offenen Studie mit 42 Frauen (33/79% mit PCOS, 9/22% mit idiopathischem Hirsutismus) untersucht. Eine klinische Besserung des Hirsutismus, bezogen auf den Ausgangswert, wurde nach 6 Monaten bei allen Patientinnen gefunden. Der mittlere FG-Score nahm von 22,0 ± 5,1 auf 8,6 ± 3,5 (p <0,0001) ab.

- **Unluhizarci et al. (2009)**[222] untersuchten die Wirksamkeit einer Kombination von Finasterid mit Flutamid bei der Behandlung von Patientinnen mit Hirsutismus. Von den 44 Frauen in der Studie erhielten 14 Patienten Finasterid (5 mg/Tag), 16 Frauen Flutamid (125 mg/Tag) und 14 Frauen erhielten eine Kombination von Finasterid (5 mg/Tag) und Flutamid (125 mg/Tag). Die Autoren fanden nach einer Behandlungsdauer von 12 Monaten bei Patientinnen mit Kombinationstherapie eine Abnahme des Hirsutismus-Scores um 49 %, verglichen mit 45% für die Gruppe mit Flutamid allein und 32% für Patientinnen, die nur Finasterid erhielten. Sie kamen daher zu dem Schluss, dass eine Kombination von Finasterid und Flutamid ebenso wirksam zur Behandlung des Hirsutismus ist wie Flutamid allein und dass diese beiden Alternativen wirksamer sind als die alleinige Gabe von Finasterid.

Weblinks

- www.emedicine.com/med/topic1017.htm; 11.01.2017

Zusammenfassung

- Flutamid ist ein nicht-steroidales selektives Antiandrogen ohne gestagene, östrogene, kortikoide und antigonadotrpoe Wirkung.
- Die Wirkung einer Dreiphasenpille mit 12,5 mg CPA während der ersten 10 Zyklustage (plus unterschiedliche Dosen von Ethinyestradiol) entsprechen der Wirkung von 250 mg Flutamid (**Venturoli et al. 1999**).[223]
- Erste Daten sprechen dafür, dass Flutamid bei Hirsutismus (und auch bei Akne) wirksam ist; die Behandlung ist jedoch teuer und kann eine tödlich verlaufende Hepatitis auslösen.
- **Flutamid** ist in Deutschland nicht zur Hirsutismusbehandlung zugelassen.
- Auf der Grundlage der verfügbaren Daten hält die Endocrine Society Flutamid nicht für eine Therapie der ersten Wahl. Bei Anwendung sollte jedoch die niedrigste wirksame Dosis gewählt und die Patientin engmaschig überwacht werden.

2.3.3 Ketokonazol

Substanz: Ketokonazol (**Abb. 23**) wurde 1976 entdeckt und Anfang der 1980er Jahre in den Handel gebracht. Es war das erste oral anwendbare Antimykotikum.

Wirkungsweise

- **Antimykotische Wirkung:** Ketokonazol verhindert die Produktion von Ergosterol, das den Hauptbestandteil der Zellmembran der Pilze darstellt und hemmt bestimmte Enzyme. Hierdurch verhindert es das Wachstum von Dermatophyten und von Hefepilzen, wie *Candida albicans*.

Die Nebenwirkungen von Ketokonazol sind geeignet, nicht pilzbedingte Erkrankungen zu behandeln.

- **Antiandrogenwirkung:** Die Antiandrogenwirkung von Ketokonazol beruht auf mindestens zwei Wirkmechanismen:

Androgenbiosynthese: Cytochrom-P450-14-alpha-Demethylase: Wie bei allen Azol-Antimykotika, wirkt Ketokonazol hauptsächlich durch eine Hemmung des Enzyms Cytochrom-P450-14α-Demethylase. Dieses Enzym ist an der Sterol-Biosynthese beteiligt, die von Lanosterol zu Ergosterol führt (s.o.

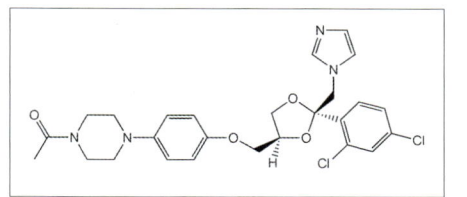

Abb. 23 Ketokonazol
(upload.wikimedia.org/wikipedia/commons/5/5b/Ketoconazole2.png)

antimykotische Wirkung). Dieses Enzym ist aber auch an der Synthese und beim Abbau von Steroiden sowie an der Testosteronsynthese beteiligt. Daher kann Ketoconazol zur Behandlung des androgenabhängigen Prostatakrebses eingesetzt werden (**De Coster et al. 1996**).[224] Hierbei sind orale Gaben von Ketokonazol (z. B. 400 mg 3-mal pro Tag) erforderlich (**Witjes et al. 1989**).[225] Die Antiandrogenwirkung kann weiterhin zur Verhinderung von postoperativen Erektionen nach einer Penisoperation eingesetzt werden (**Evans et al. 2004**).[226]

Androgen-Rezeptor-Antagonist: Dieser Effekt ist selbst bei hohen oralen Dosen von Ketokonazol sehr schwach (**Eil 1992**).[227]

- **Glukokortikoid-Synthese:** Die Unterdrückung der Glukokortikoid-Synthese durch Hemmung von Cytochrom-P450 Enzymen kann zur Behandlung des Cushing-Syndroms eingesetzt werden (**Loli et al. 1986**).[228]

- **Depressionen und Drogenabhängigkeit:** Es wurde die Behandlung von depressiven Symptomen (**Wolkowitz u. Reus, 1999**)[229] und Drogenabhängigkeit (**Goerders et al. 1998**)[230] untersucht, ohne dass eine Wirkung gezeigt werden konnte (**Malison et al. 1999**),[231] (**Ward et al. 1998**).[232]

Präparate

- Orale Präparate 2013 von der Europäischen Arzneimittelkommission vom Markt genommen (Grund: Hepatotoxizität).[233]

Ketokonazol wird als Tablette mit 200 mg, als eine 2%ige Creme (Nizoral), als ein Gel 2%, 2% Schaum oder 2% Shampoo zur Behandlung von Schuppen oder seborrhoischen Ekzem, oder als 1%iges frei verfügbares Shampoo (Perkhotal® und Nizoral®) verkauft. Allerdings wird 2% Shampoo "over-the-counter" in vielen Ländern verkauft.

Zulassung

- Keine Zulassung zur Antiandrogentherapie (siehe "Indikationen")

Hirsutismus - medikamentöse Therapie

Indikationen (Off-Label)

- therapieresistenter Hirsutismus (in Deutschland als Off-Label Anwendung)
- therapieresistente Akne (in Deutschland als Off-Label Anwendung)
- Bei Kontraindikationen gegen andere Antiandrogene (in Deutschland als Off-Label Anwendung)

Dosierung

- 400 mg pro Tag bei Hirsutismus als Off-Label Empfehlung **(Tab. 1).**

Behandlungsdauer: 3-6 Monate

Weitere Formulierungen mit Ketokonazol

- Nizoral® ist das einzige von der FDA zugelassene Shampoo zur Behandlung von Schuppen und seborrhoischer Dermatitis der Kopfhaut.
- Ketokonazol steht auch als topisches Gel unter dem Markennamen "Ketomousse" zur Verfügung. In klinischen Studien erwies sich dieses Präparat als stärker wirksam als das Shampoo. Derzeit ist es nur in Europa erhältlich.
- Ketokonazol wird auch in Kombination mit anderen Wirksubstanzen wie Zinkpyrithion in Haarwässern eingesetzt.
- Das Anti-Schuppen-Shampoo ist für Personen mit starker Schuppenbildung und schwerem Juckreiz geeignet.

Therapieerfolg

- Hirsutismus: 30% der Fälle Therapieerfolg.

Venturoli et al. (1999):[234] 66 Frauen mit Hirsutismus wurden randomisiert behandelt mit

1) Flutamid (n = 15), 250mg / Tag,
2) Finasterid (n = 15), 5mg / Tag,
3) Ketokonazol (n = 16), 300mg / Tag, und
4) Ethinylestradiol (EE)-Cyproteronacetat (CPA, n = 20), 10 µg EE/Tag für die erste Woche, 20 µg EE/Tag für die zweite Woche, und 10 µg EE/Tag für die dritte Woche, gefolgt von einer Pause von 7 Tagen, zusätzlich 12,5 mg CPA/ Tag während der ersten 10 Tage jedes Monats für 12 Monate.

Der Schweregrad des Hirsutismus wurde nach dem Ferriman-Gallwey-Score ausgewertet. Haardurchmesser und Haarwachstumsrate wurden durch eine spezielle Bildanalyse zu Behandlungsbeginn und nach 90, 180, 270 und 360 Behandlungstagen untersucht. Alle Behandlungen führten zu einer signifikanten Abnahme des Hirsutismusscores, der Haardurchmesser und der täglichen Haarwachstumsrate. Flutamid, Ketokonazol und EE-CPA führten zu einer signifikanten Abnahme von Gesamt- und freiem Testosteron, 5α-Dihydrotestosteron, Dehydroepiandrosteron, Dehydroepiandrosteronsulfat und Androstendion.

- Akne: gute Besserung

Nebenwirkungen

- Kopfschmerzen
- Übelkeit
- Haarausfall
- Hepatitis
- Veränderung der Laborparameter

Aufgrund seiner Nebenwirkungen (u.a. Senkung des Testosteron- und des Glucocorticoid-Spiegels) wird Ketoconazol als Fungizid vermehrt durch neuere Fungizide ersetzt, wie beispielsweise Fluconazol und Itraconazol.

Zusammenfassung

- Ketokonazol ist in Deutschland nicht zur Hirsutismusbehandlung zugelassen.
- In den USA wurde es als Therapeutikum bei Schuppen zugelassen.
- Erste Studien zeigen auch eine gute Wirkung bei Hirsutismus.
- In Einzelfällen durch Spezialisten Off-Label Einsatz möglich.

2.4 5α-Reduktasehemmer

2.4.1 Finasterid

Finasterid **(Abb. 24)** ist ein 5α-Reduktase-Hemmer **(Abb. 25)**, der als Arzneistoff zur Behandlung der benignen Prostatahyperplasie (BPH) und der androgenetischen Alopezie (durch Androgene bedingter Haarausfall) eingesetzt wird.

Handelsnamen:

- Proscar®, 2,5 - 5mg/die; Propecia®; Finasterid unterliegt der ärztlichen Verschreibungspflicht.

Zugelassene Indikationen:

- Der Wirkstoff wird von der Firma MSD unter den Handelsnamen Proscar® (5 mg Finasterid) gegen benigne Prostatahyperplasie und Propecia® (1mg Finasterid) gegen androgenetischen Haarausfall angeboten.

Denkbare Indikationen

- Anwendung bei postmenopausalen Frauen mit Hirsutismus möglich (da hier Schwangerschaft sicher ausgeschlossen) (Off-Label), wenn andere Therapieformen nicht zum gewünschten Erfolg geführt haben oder nicht vertragen wurden.

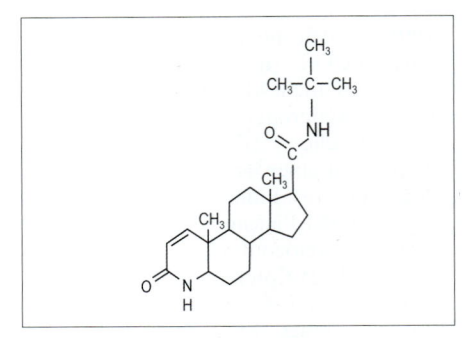

Abb. 24 Finasterid
(upload.wikimedia.org/wikipedia/commons/8/8a/Finasteride.svg)

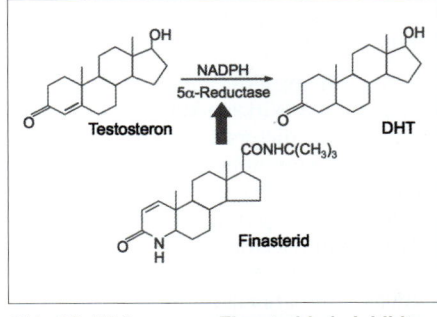

Abb. 25 Wirkung von Finasterid als Inhibitor der 5α-Reduktase.

Wirkungsweise

- Finasterid ist ein 5α-Reduktasehemmer und hemmt die Konversion von Testosteron in dessen stärker wirksamen Metaboliten Dihydrotestosteron (DHT) **(Abb. 25)**. Aufgrund seiner Struktur wird es nach der Bindung an die 5α-Reduktase unter Beteiligung von NADPH reduziert, wobei ein reaktives Intermediär des Finasterids entsteht, das kovalent von NADP gebunden wird. Das entstehende Finasterid-NADP-Addukt bindet mit extrem hoher Affinität an die 5α-Reduktase und blockiert deren Aktivität irreversibel.

- Bestimmte Haarfollikel reagieren auf DHT mit einer Reduzierung der Anagenphase (Wachstumsphase). Diese Empfindlichkeit der Haarfollikel ist erblich.

- Die Haarfollikel können mit einer Verlängerung der Anagenphase reagieren. Ist der Haarfollikel jedoch kaum noch aktiv, kann meistens keine Wirkung mehr erzielt werden.

- Finasterid hemmt den Typ-2 und Typ 3 der 5α-Reduktase. Da üblicherweise beim Hirsutismus die Isoformen 1 und 2 des 5α-Reduktase-Enzyms erhöht sind, ist nur mit einer partiellen Hemmung durch Finasterid zu rechnen.

Dosierung

- 2,5 mg - 7,5 mg per os (Frauen mit Hirsutismus) in Kombination mit einer sicheren Kontrazeption
- 5 mg per os (bei Männern mit Haarausfall)

Einsatz beim Mann bei Haarausfall

- Propecia® muss als Dauertherapie angewandt werden, sofern ein Mann den Haarausfall nicht akzeptiert. Propecia® verschiebt den Beginn des androgenetischen Haarausfalls (Stirn- und Schläfenhaare) des Mannes. Wird die Behandlung unterbrochen, erhöht sich der DHT-Spiegel im Blut und auch die nachgewachsenen Haarfollikel können wieder ausfallen. Erste Erfolge können erst ab einer Einnahmedauer von 3-6 Monaten beobachtet werden.
- Im Rahmen mehrjähriger internationaler Studien konnte bei 80 - 90% der Anwender ein Stopp des fortschreitenden Haarausfalls und bei etwa 65% sogar eine Verdichtung der Kopfbehaarung durch eine Verdickung zuvor geschrumpfter Haare erreicht werden.
- Bei Männern über 45 Jahren ist keine Wirkung dokumentiert.

Nebenwirkungen: Männer

- Nebenwirkungen von Finasterid sind in niedriger Dosierung (1mg pro Tag) selten, bei gleichzeitig signifikanter erwünschter Wirkung. 1–2% der Männer berichten über Libido- und Potenzstörungen sowie über psychische und kognitive Störungen. Diese verschwinden nach Absetzen der Therapie meist vollständig, können aber bei einem kleinen Teil der Patienten persistieren (Post-Finasterid-Syndrom).
- In Einzelfällen kann es zu einer Vergrößerung der Brust kommen (Gynäkomastie). Die Prostata verkleinert sich, und die hormonabhängige Körperbehaarung wird spärlicher.
- In einer plazebokontrollierten Studie wurde nachgewiesen, dass unter hoch dosierter Gabe von Finasterid (5 mg pro Tag) signifikant seltener Prostatakarzinome auftreten. Zur Prophylaxe wird das Medikament nicht empfohlen. Die Karzinome, die dennoch auftraten, waren schlechter differenziert, das heißt aggressiver, und damit schwerer behandelbar.
- Bei Patienten, die Finasterid über einen längeren Zeitraum einnahmen, wurde vereinzelt über erhöhte Werte des Leberenzyms Gamma-GT berichtet.
- Im Rahmen narzisstischer Persönlichkeitsstörungen (Dorian-Gray-Syndrom) können das Verlangen nach Finasterid und die mit der Einnahme verbundenen Hoffnungen übersteigert sein. Dies ist in diesem Falle lediglich ein Symptom der zugrunde liegenden Störung.
- **Ernsthafte Nebenwirkungen bei Männern** siehe Medscape 04/2012.

Nebenwirkungen: Frauen

- Finasterid führt zu einer Verringerung der Hirsutismus-Scores von 30-60 % sowie zu einer Abnahme des Haarschaft-Durchmessers **(Townsend u. Marlowe 2004)**.[235] Diese Wirkung scheint ähnlich wie die Wirkung anderer Antiandrogene zu sein, jedoch ohne größere Nebenwirkungen. Obwohl eine Studie eine gleich große Wirksamkeit von 5 mg Finasterid und 100 mg Spironolacton **(Wong et al. 1995)**[236] zeigte, fand eine zweite Studie, dass Spironolacton bei einer Langzeitbehandlung wirksamer als Finasterid war **(Erenus et al. 1997)**.[237]

Obwohl 5 mg Finasterid die am häufigsten verwendete Dosis ist, gibt es Hinweise, dass eine Dosierung von 7,5 mg wirkungsvoller sein könnte **(Al-Khawajah 1998)**[238] und dass eine Dosierung von 2,5 mg und 5 mg ungefähr gleich wirksam ist **(Bayram et al. 2002)**.[239]

In der einzigen RCT-Studie wurden KOKs mit einem Antiandrogen (Finasterid) verglichen, wobei das KOK ein niedrig dosiertes Antiandrogen (CPA 2 mg) enthielt **(Sahin et al. 1998)**.[240] Nach 9 Behandlungsmonaten bestanden keine signifikanten Unterschiede im Hirsutismus-Score zwischen der Finasterid-Gruppe und der Gruppe, die das KOK erhielt(-2,5, 95% CI, -5,4 bis -0,4).

Das Präparat darf von Frauen als Off-Label-Anwendung im fertilen Alter ohne wirksame Kontrazeption und von Personen unter 18 Jahren nicht eingenommen werden.

Anmerkung: Neben einer Wirkung bei Hirsutismus wirken Finasteride auch bei Haarausfall der Frau **(Keene u. Goren 2011)**[241] allerdings nicht in der Postmenopause. In Einzelfällen scheint es so zu sein, dass je nach genetischer Veranlagung im Hinblick auf die Ansprechbarkeit auf Androgene, die durch Wiederholungen von Nukleotidsequenzen im Exon 1 des Androgenrezeptorgens bestimmt wird, die Patientinnen besser auf Finasterid ansprechen. In einer kleinen Studie an 13 Patientinnen mit erhöhter Androgenansprechbarkeit (<24 Cytosin, Adenin, und Guanin (CAG) repeats) führte eine Therapie mit 1 mg/Tag Finasterid über 6 Monate zu einer stärkeren Wirkung in Bezug auf die Alopezie im Vergleich zu Placebo und Patientinnen mit normaler Androgenempfindlichkeit (≥ 24 CAG repeats). AR-CAG Repeats und epigenetische Faktoren scheinen zu bestimmen, ob Frauen auf eine Finasteridtherapie ansprechen.

Kontraindikationen

- nachgewiesene Überempfindlichkeit,
- keine Anwendung bei Frauen, die schwanger werden könnten.

Schwangerschaft: kontraindiziert

Vorsichtsmaßnahmen

- Vorsicht bei eingeschränkter Leberfunktion,
- kann Intersex Genitale bei männlichen Feten im ersten Schwangerschaftstrimester induzieren.

Doping

- Finasterid ist sowohl von der Welt-Antidoping-Agentur WADA als auch vom Weltfußball-Verband FIFA als verboten eingestuft. Es ist nicht leistungssteigernd, erschwert aber den Nachweis von leistungssteigernden Mitteln wie Anabolika.

Klinische Studien bei Frauen mit Hirsutismus[242]

- Die Wirkung von Finasterid zur Behandlung des Hirsutismus wurde in verschiedenen randomisierten Beobachtungsstudien untersucht **(Moghetti et al. 2000)**,[243] **(Dawber et al. 2005)**.[244] Alle Studien haben gezeigt, dass Finasterid den Hirsutismus-Score um 30-60% senken kann und zusätzlich zu einer Abnahme des durchschnittlichen Haardurchmessers führt.
- In vergleichenden Studien an Frauen mit unterschiedlichen Ursachen des Hirsutismus erwies es sich als ebenso wirksam wie Antiandrogene, wobei unter der Behandlung mit Finasterid weniger Nebenwirkungen auftraten.
- Eine kleine randomisierte Placebo-kontrollierte Studie untersuchte die klinische und hormonelle Wirkung von Finasterid bei übermäßig behaarten Frauen mit idiopathischem Hirsutismus oder PCOS **(Lakryc et al. 2003)**.[245] Vierundzwanzig Frauen erhielten entweder ein Placebo oder 5 mg Finasterid/Tag für 6 Monate. Die FG-Scores waren nach einer 6-monatigen Behandlung mit Finasterid im Vergleich zum Behandlungsbeginn signifikant niedriger und alle Patientinnen unter Finasterid beobachteten eine Abnahme ihres Hirsutismus, während in der Placebo-Gruppe keine signifikanten Unterschiede während der gesamten Studiendauer gefunden wurden.
- In einer randomisierten klinischen Studie wurden niedrig dosiertes Flutamid,

Tab. 8 Wirkungsstärke von Glukokortikoiden (Äquivalenzdosen) (de.wikipedia.org/wiki/Glucocorticoide; 18.4.2017)

Generischer Name	Biologische Halbwertzeit	Wirkungsstärke	Äquivalenzdosis (mg)
Cortisol/Hydrocortison	sehr kurz	1	25–30
Cortisonacetat	sehr kurz	0,8	35–37,5
Cloprednol	?	2	2,5–5
Prednison	kurz	4	5–7,5
Prednisolon	kurz	4	5–7,5
Deflazacort	4	6–9	
Methylprednisolon	kurz	5	4–6
Fluocortolon	mittel	5	5
Triamcinolon	mittel	5	4–6
Betamethason	lang	25	1,2
Dexamethason	lang	30	0,75–1
Mometason	lang	?	?
Clobetasol	lang	10	?

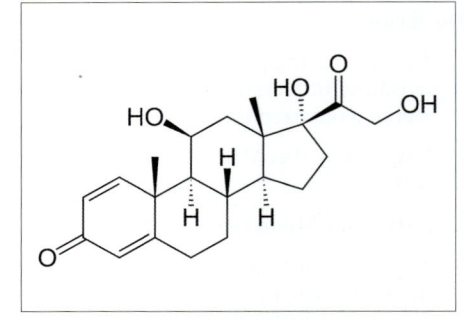

Abb. 26 Prednisolon (Wikipedia)

Finasterid, Ketokonazol und eine Cyproteronacetat-Östrogen-Therapie bei der Behandlung von 66 übermäßig behaarten Frauen verglichen. Unter der Finasterid-Behandlung fand man signifikant reduzierte FG-Scores (- 44%), Haardurchmesser (- 16%) und eine reduzierte tägliche Haarwachstumsrate (- 27%). Es gab vier Gruppen mit (i) Flutamid (n = 15, 250 mg / Tag), (ii) Finasterid (n = 15, 5 mg / Tag), (iii) Ketokonazol (n = 16, 300 mg / Tag); und (iv) eine Kombination von Ethinylestradiol mit Cyproteronacetat (n = 20) (Einzelheiten zu den Studien siehe oben in Abschnitt Flutamid) (**Venturoli et al. 1999**).[246] Obwohl Finasterid den langsamsten Wirkungseintritt der Medikation in der Studie hatte, war es doch am Ende einer 12-monatigen Behandlungsdauer sehr effektiv und der Haardurchmesser war ähnlich wie bei den anderen Therapien. Darüber hinaus wurden bei der Finasterid-Behandlung weniger Nebenwirkungen gefunden.

- In einer ähnlichen Studie mit 40 Frauen mit idiopathischem Hirsutismus waren die Behandlungsergebnisse nach 9 Monaten mit Cyproteronacetat (25 mg/Tag an den Tagen 5-14 des Zyklus) und Finasterid (5 mg/Tag) ähnlich (**Beigi et al. 2004**).[247] Die Verwendung von Medikamenten mit Antiandrogenwirkung erfordert eine sichere und effektive Methode der Empfängnisverhütung, um eine Schwangerschaft angesichts der potenziellen Gefahr der Feminisierung eines männlichen Fetus auszuschließen. Betrachtet man die Halbwertszeit aller genannten Medikamente zur Behandlung des Hirsutismus, so ist 10 Tage nach Absetzen der Therapie kein erhöhtes Risiko bei einer Schwangerschaft zu erwarten.

Zusammenfassung

- **Finasterid** ist weltweit nicht zur Hirsutismusbehandlung zugelassen.
- Der Wirkungsnachweis von Finasterid für die Indikation "Hirsutismus" ist umstritten.
- Evtl. Off-label Einsatz als "third-line-Therapie" bei Frauen in der Postmenopause durch Spezialisten.
- Kein Einsatz bei Frauen im gebärfähigen Alter oder bei prämenopausalen Frauen ohne sichere Verhütungsmethode, da sonst möglicherweise eine feminisierende Wirkung auf einen männlichen Fetus zu Fehlbildungen führen könnte (**Martin et al. 2008**).[248]

Weblinks

- Wikipedia de.wikipedia.org/wiki/Finasterid; 11.01.2017
- Rx List, amerikanische Fachinformation www.rxlist.com/proscar-drug.htm; 11.01.2017

2.5 Glukokortikoide

Substanz: Dexamethason und Prednisolon (Abb. 26) (Tab. 8)

Pharmakologie

- Halbwertszeit

    Dexamethason: lang; 36-54 h, biologische Halbwertszeit > 36 h

    Prednisolon: kurz bis mittellang; 3,5 h, biologische Halbwertszeit 12-36 h

- Dexamethason hat eine 30fach stärkere glukokortikoide Wirkung als Kortisol. Dies trifft jedoch nur für den antiinflammatorischen Effekt von Dexamethason zu. Hinsichtlich der Suppression der adrenalen Androgene ist Dexamethason 70-100fach so potent wie Hydrokortison (**Rivkees u. Crawford 2000**)[249], (**Rivkees u. Stephenson 2009**).[250]

Dosierung

- nur eine Tagesdosis erforderlich, z.B. 0,5 mg Dexamethason oder 5mg Prednisolon: Gabe abends, um den nächtlichen Anstieg der Androgene zu unterdrücken
- Höhere Dosen führen zu Anzeichen einer Glukokortikoidüberdosierung. Verschiedene Therapieschemata mit Glukokortikoiden wurden empfohlen (z.B. 10-20 mg Hydrokortison, 2,5 bis 10 mg Prednison oder 0,25 bis 0,5 mg Dexamethason). Bezüglich der optimalen Dosierung besteht aufgrund widersprüchlicher Berichte über die Wirksamkeit und aufgrund von Sicherheitsbedenken keine Einigkeit (**Steinberger et al. 1990**),[251] (**Rittmaster u. Givner 1988**).[252]

Wirkungsweise

- Suppression der adrenalen Androgensekretion durch Verminderung der ACTH-Sekretion

Präparate

Dexamethason: Dexamethason 0,5 mg

Prednisolon: Prednisolon 5 mg Tabl.

Behandlungsdauer 3-6 Monate

Wissenschaftlicher Hintergrund

- **Hyperandrogenämie:** Bei vielen hyperandrogenämischen Frauen, einschließlich derjenigen mit PCOS, findet man eine adrenale Hyperandrogenämie unterschiedlicher Ausprägung im Vergleich zu nicht hirsuten Frauen (**Ehrmann et al. 1992**),[253] (**Kaltsas et al. 2003**),[254] (**Rittmaster 1995**).[255]
- **Wirkung:** Glukokortikoide in niedriger Dosierung reduzieren die adrenale Androgenproduktion ohne signifikante Hemmung der Kortisolsekretion (**Redmond et al. 1990**).[256] Jedoch führen in der Regel niedrige Dosen zu einer

suboptimalen Suppression der Serum-Testosteron-Spiegel, obwohl DHEAS im Serum deutlich abfällt **(Redmond et al. 1990)**.[257]

Indikationen

- Androgenisierung mit erhöhten adrenalen Androgenen und Kinderwunsch.

- **Klassisches adrenogenitales Syndrom:** Glukokortikoide werden als Langzeitbehandlung zur Suppression der adrenalen Androgene bei Frauen mit klassischem adrenogenitalen Syndrom infolge eines 21-Hydroxylase-Mangels (CYP21A2) eingesetzt. Bei diesen Patienten können Glukokortikoide die Entwicklung eines Hirsutismus verhindern und zu normalen ovulatorischen Zyklen führen.

- Frauen mit nicht klassischen adrenalen Enzymdefekten und anderen Formen einer funktionellen adrenalen Hyperandrogenämie, wie z.B. Frauen mit einer Glukokortikoid-sensitiven Hyperandrogenämie, stellen allerdings nur eine Minderheit der Patientinnen dar (zwischen 2% und 10%) **(Azziz et al. 2004)**,[258] **(Carmina et al. 2006)**,[259] **(Rittmaster 1997)**.[260]

- **Hirsutismus:** Bei Patienten mit einem reinen adrenalen Hyperandrogenismus, auch bei denjenigen, die sehr empfindlich auf Glukokortikoide reagieren, führt die Suppression der adrenalen Androgene nur zu einer geringfügigen Verbesserung des Hirsutismus, obwohl eine verzögerte Remission nach Therapiebeendigung möglich ist **(Carmina u. Lobo 1991)**,[261] **(Carmina u. Lobo 1998)**.[262]

- **Klinische Studien an Frauen mit nicht-klassischem Adrenogenitalen Syndrom**

  Bei Frauen mit adrenaler Hyperandrogenämie scheinen Antiandrogene hinsichtlich der Therapie des Hirsutismus wirksamer zu sein, obwohl auch Glukokortikoide zu einer Verbesserung des Hirsutismus führen können. In einer randomisierten Studie ohne Placebo-Arm wurden Frauen entweder mit Cyproteronacetat (CPA) oder Hydrokortison behandelt **(Spritzer et al. 1990)**.[263] Unter CPA kam es nach einem Jahr zu einer stärkeren Abnahme der Hirsutismus-Scores (-54%) als bei den mit Hydrokortison behandelten Frauen (-26%). Im Gegensatz hierzu normalisierten sich die Androgen-Spiegel nur in der mit Hydrokortison behandelten Gruppe, was darauf hindeutet, dass die Hälfte der Hauterscheinungen der Hyperandrogenämie von der peripheren Empfindlichkeit für Androgene abhängt.

  Eine leichte therapeutische Wirkung von Glukokortikoiden bei Patientinnen mit Hirsutismus wurde in einer weiteren Studie bestätigt, in der Frauen mit Hirsutismus adrenalen Usprungs oder aufgrund eines Enzymdefekts randomisiert einer KOK-Gruppe (CPA + Ethinylestradiol) oder einer Dexamethason-Gruppe zugeteilt wurden **(Frank-Raue et al. 1990)**.[264] Serum DHEA und DHEA-S-Konzentrationen nahmen in der Dexamethason-, nicht jedoch in der KOK-Gruppe ab. Allerdings trat in der KOK-Gruppe häufiger eine signifikante Reduktion des Hirsutismus (10 von 15 Patienten, 66%) als in der Dexamethason-Gruppe (4 von 13; 31%) auf.

- **Andere Studien mit Glukokortikoiden bei nicht selektierten Frauen mit Hirsutismus und Hyperandrogenämie**

  Die meisten Studien wurden bei unselektierten hyperandrogenämischen Patientinnen, die hauptsächlich unter Hirsutismus litten und bei Frauen mit idiopathischem Hirsutismus durchgeführt **(Rittmaster u. Givner 1988)**,[265] **(Carmina u. Lobo 1991)**,[266] **(Carmina u. Lobo 1998)**,[267] **(Rittmaster u. Thompson 1990)**,[268] **(Prezelj et al. 1989)**,[269] **(Devoto et al. 2000)**.[270] Bei zwei Studien wurden auch Frauen mit Glukokortikoid-sensitivem hyperandrogenämischen Hirsutismus aufgenommen, d.h. mit einer > 50%igen Reduktion des Gesamttestosterons und des freien Testosterons nach Gabe von Dexamethason über 3 Tage **(Carmina u. Lobo 1991)**,[271] **(Carmina u. Lobo 1998)**.[272] Alle Studien hatten nur einen geringen Stichprobenumfang, waren randomisiert und kontrolliert. Nur eine Studie enthielt eine Placebo-Gruppe. Wesentliche Endpunkte umfassten die Ferriman Gallwey-Scores und hormonelle Parameter. Eine Studie verglich die Wirkung von Dexamethason im Vergleich zu Placebo bei Frauen mit einer ovariellen Suppression nach 6-monatiger Therapie mit Leuprolid **(Rittmaster u. Thompson 1990)**.[273] Obwohl die mit Dexamethason behandelten Frauen eine weitere Abnahme des Testosterons, Androstendions und DHEAS aufwiesen, zeigten die Haarwachstumsraten nur einen mäßigen Rückgang im Vergleich zur Placebo-Gruppe.

- In der größten dieser Kombinationsstudien **(Carmina u. Lobo 1998)**[274] wurden 54 Frauen randomisiert mit Dexamethason oder Spironolacton für ein Jahr oder mit Dexamethason plus Spironolacton für ein oder zwei Jahre behandelt. Die Hirsutismus-Scores und die Androgen-Spiegel (Gesamt-Testosteron, freies Testosteron und DHEAS) blieben ein Jahr nach Absetzen der Dexamethasontherapie niedrig, unabhängig davon ob die Behandlung mit oder ohne gleichzeitige Gabe von Spironolacton erfolgte. Bei Patientinnen, die mit Spironolacton allein behandelt wurden, erreichten die Hirsutismus-Scores innerhalb eines Jahres wieder die Ausgangswerte.

  Bei den Patienten, die eine Kombinationsbehandlung über insgesamt 2 Jahre erhielten, wurde eine weitere Abnahme der Hirsutismus-Scores beobachtet.

Therapieerfolg

- Hirsutismus: keine oder nur ein geringe Wirkung **(Azziz 2003)**.[275]

Nebenwirkungen

- Magenunverträglichkeit
- Gewichtszunahme
- bei Überdosierung Symptome wie bei Cushing-Syndrom
- Eine leichte Überdosierung kann selbst bei den empfohlenen Dosierungen auftreten, ist unabhängig von der täglichen Gabe oder der Gabe jeden 2. Tag und kann mit Nebenwirkungen, wie z.B. Nebennierenatrophie, erhöhtem Blutdruck, Gewichtszunahme, cushingoide Striae (insbesondere mit Dexamethason) und verminderte Knochenmineraldichte, in Verbindung gebracht werden. DHEAS-Spiegel werden normalerweise als Indikator zur Beurteilung der adrenalen Suppression verwendet. Der Zielspiegel liegt bei etwa 70 µg/dL **(Deplewski u. Rosenfield 2000)**.[276]

Cushingschwelle (grobe Richtlinien, individuell sehr verschieden)

- Dexamethason: 1,5mg/Tag
- Prednisolon: 7,5mg/Tag
- bei schlechter Verträglichkeit Umstellung auf Hydrokortison

Kontrolluntersuchungen

- Frage nach Magenempfindlichkeit; evtl. Gabe von Protonen-Pumpen-Inhibitoren (Pantoprazol, Omeprazol)
- Gewichtskontrollen

Zulassung

- keine Zulassung zur Therapie von Androgenisierungserscheinungen

Wechselwirkungen: Siehe Fachinformationen; u.a.:

Phenobarbital, Phenytoin und Rifampicin steigern die Metabolisierung von Glukokortikoiden.

Bei gleichzeitiger Gabe von Diuretika sind Kaliumkontrollen erforderlich. Siehe Fachinformation

Vorsichtshinweise:

- Plötzliches Absetzen kann zu einer Nebennierenkrise führen, siehe Fachinformation.

Klinische Studien:

- Keine ausreichenden klinischen Daten zur primären Behandlung bei Hirsutismus.

Internet

- de.wikipedia.org/wiki/Glucocorticoide

Zusammenfassung

- Eine erhöhte Produktion von Androgenen durch unspezifische Hypersekretion oder postpuberale Nebennierenhyperplasie lässt sich mit Dexamethason gut supprimieren.

- Die Androgensekretion der Nebennieren ist gegenüber Dexamethason empfindlicher als die Kortisolsekretion.

- Wegen der Nebenwirkungen sollte der langfristige Einsatz von Glukokortikoiden Patientinnen mit Sterilität oder fehlendem Ansprechen auf eine andere Antiandrogentherapie vorbehalten sein.

2.6 Insulin-Sensitizer

2.6.1 Metformin

Monotherapie - Insulinsenkende Medikamente

Eine pharmakologische Reduzierung der Insulinspiegel dämpft sowohl die Hyperinsulinämie als auch die Hyperandrogenämie. Der Stellenwert der Insulinreduktionstherapie zur Behandlung des Hirsutismus, insbesondere bei Fehlen von Zyklus- oder Stoffwechselstörungen, die typischerweise in Verbindung mit einem PCOS auftreten, wird widersprüchlich beurteilt. Sowohl Metformin (ein Biguanid) als auch Thiazolidindione (Troglitazon, Pioglitazon) wurden eingesetzt, um die Insulinspiegel zu senken. Metformin hemmt die hepatische Glukosefreisetzung, so dass eine geringere Insulin-Konzentration notwendig ist und hierdurch die Androgenproduktion der Thekazellen reduziert wird. Im Gegensatz dazu verbessern die Thiazolidindione die Insulinwirkung in der Leber, in der Skelettmuskulatur und im Fettgewebe und haben nur eine geringe Wirkung auf die hepatische Glukosefreisetzung. Metformin und Thiazolidindione können die ovarielle Steroidgenese direkt beeinflussen, jedoch scheint dieser Effekt nicht primär für die Abschwächung der ovariellen Androgenproduktion verantwortlich zu sein.

Thiazolidindione, die zur Behandlung des Diabetes Typ II eingesetzt werden, führen zu starken Nebenwirkungen, wie einer Zunahme der Herzinsuffizienz (auch bei Patienten ohne Diabetes), einem Makulaödem und osteoporotischen Frakturen (vor allem bei postmenopausalen Frauen) **(Montori et al. 2007)**.[277] Darüber hinaus zeigte eine aktuelle Meta-Analyse, dass Rosiglitazon das Risiko von Herzinfarkten erhöht **(Nissen u. Wolski 2007)**,[278] wohingegen Pioglitazone möglicherweise eine Verringerung der kardiovaskulären Morbidität und Mortalität bewirkt **(Hughes et al. 2012)**.[279]

Das Risiko dieser wichtigen Nebenwirkungen bei prämenopausalen Frauen mit Hirsutismus bleibt unklar.

Placebo-kontrollierte randomisierte Studien mit Insulin-senkenden Medikamenten als Monotherapie

Die **Endocrine Society** fand neun placebokontrollierte Vergleichsstudien mit Insulin-senkenden Medikamenten zur Behandlung von Hirsutismus **(Cosma et al. 2008)**.[280] Eine Meta-Analyse fand eine geringe signifikante Wirkung von Insulinsenkenden Medikamenten auf den Hirsutismus (gepoolte, gewichtete mittlere Differenz (WMD) von -1,5, 95% CI, -2,8, -0,2). Es bestand aber eine große Inkonsistenz zwischen den Studien. Subgruppenanalysen zeigten, dass eine 11-Monats-Studie mit Troglitazon, ein Medikament, das nicht mehr verfügbar ist, signifikant erfolgreicher als Placebo war (-2,4, 95% CI, -3,8, -1,0), während die Meta-Analyse der acht Vergleichsstudien mit Metformin im Vergleich zu Placebo keine signifikante Wirkung feststellte (-1,4, 95% CI, -2,8, 0,1).

Insulinsenkende Medikamente versus KOKs (Studien)

Eine systematische Übersichtsarbeit der Endocrine Society fand fünf Studien, die Insulin-senkende Medikamente mit KOKs verglichen. Eine Metaanalyse der Vergleichsstudien fand keinen signifikanten Unterschied in den Hirsutismus-Scores zwischen den verschiedenen Behandlungsformen (-0,5, 95% CI -5,0, 3,9). Diese Ergebnisse sind konsistent mit jenen einer Cochrane-Analyse von drei Studien mit PCOS-Patientinnen **(Costello et al. 2007)**.[281]

Insulinsenkende Medikamente (Wirkstoff Metformin) versus Antiandrogene (Studien)

Die Meta-Analyse der Endocrine Society fand drei Studien, die die Wirkung von Antiandrogenen (Spironolacton (1), Flutamid (2)) mit jener von Metformin verglichen. Keine der Studien verwendete Thiazolidindione **(Cosma et al. 2008)**.[282] Eine Meta-Analyse dieser drei Vergleichsstudien zeigte, dass die Antiandrogen-Gruppe signifikant niedrigere Hirsutismus-Scores aufwies als die Metformin-Gruppe (-3,7, 95% CI, -6,8, -0,6), jedoch mit einer hohen Inkonsistenz zwischen den Studien. Die Flutamid-Studien zeigten einen größeren Behandlungserfolg (-5,0, 95% CI, -7,0, -3,0) als die Spironolacton-Studie (-1,3, 95% CI, -2,6, -0,03).

Handelsnamen Monopräparate

Biocos (D), Diabesin (D), Diabetase (D), Diabetex (A), Espa formin (D), Glucobon Biomo (D), Glucophage (D, A, CH), Juformin (D), Mediabet (D), Meglucon (A), Mescorit (D), Met (D), Metfin (CH), Metfogamma (D), Siofor (D), zahlreiche Generika (D, A, CH)

Metformin **(Abb. 27)** gehört zur Gruppe der Biguanide, die bei Diabetes mellitus Typ 2 (nicht-insulinabhängig), insbesondere bei Übergewicht und Fettsucht eingesetzt werden. Es ist eines der am längsten bekannten Antidiabetika und kann das Auftreten von kardiovaskulären Ereignissen bei Typ 2 Diabetes verhindern **(UK Prospective Diabetes Study (UKPDS) Group, 1998)**.[283]

Wirkung

- Das molekulare Wirkprinzip von Biguaniden ist nach wie vor nicht vollständig geklärt.

- **Glukoneogenese:** Metformin hemmt die Glukoneogenese in der Leber, die neben der Zuckeraufnahme aus der Nahrung eine wichtige Einflussgröße des Blutzuckerspiegels darstellt.

- **Intestinale Glukoseresorption:** Metformin soll zusätzlich die Glukoseresorption im Darm hemmen und eine schnellere Aufnahme in die Muskelzellen bewirken - auch wenn die Studien hierzu widersprüchlich sind **(Natali u. Ferrannini 2006)**.[284]

- **Hemmung der Testosteronbildung:** Metformin hemmt die Testosteronüberproduktion bei Patientinnen mit Polyzystischem Ovarialsyndrom **(Misugi et al. 2006)**[285] und erhöht bei diesen Patienten die Wahrscheinlichkeit einer Schwangerschaft.

Gegenanzeigen

- **Typ-1 Diabetes:** Bei absolutem Insulinmangel, wie dem Typ-I-Diabetes, der diabetischen Ketoazidose oder dem diabetischen Koma ist Metformin ungeeignet. Hier ist die Gabe von Insulin erforderlich.

- **Erkrankungen mit einem erhöhten Risiko für eine Laktatazidose:** Metformin darf nicht bei Niereninsuffizienz, Leberversagen und Alkoholismus oder bei solchen Begleitumständen eingesetzt werden, die eine Übersäuerung durch Milchsäure begünstigen können. Hierzu zählt die Herzinsuffizienz oder etwa eine Fastenkur. Herzinfarkt;

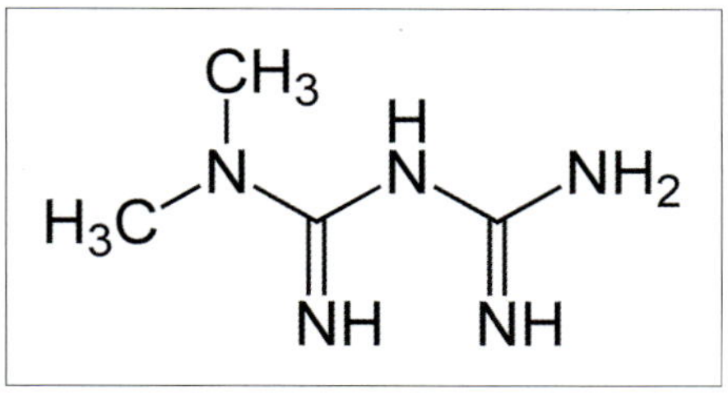

Abb. 27 Metformin
(de.wikipedia.org/wiki/Metformin; 18.4.2017)

Tab. 9 Prospektive Studien zum Einsatz von Metformin bei PCO-Syndrom-Patientinnen sowie die zu erwartenden positiven Effekte auf den BMI und den Hormonstoffwechsel (nach Costello u. Eden 2003)

Autor/Jahr	BMI	Testosteron
Crave 1995	kein Effekt	kein Effekt
Nestler 1996	kein Effekt	↓
Nestler 1997	kein Effekt	↓
Velasquez 1997	↓	↓
Diamanti-Kandaraki 1998	kein Effekt	↓
Morin-Papunen 1998	kein Effekt	↓
Nestler 1998	kein Effekt	↓
Glueck 1999	↓	↓
La Marca 1999	kein Effekt	↓
Pirvany 1999	kein Effekt	↓
Unluhizati 1999	-	↓
Moghetti 2000	kein Effekt	↓
Kolodziejck 2000	↓	↓
Pasquali 2000	kein Effekt	↓
Ibanez 2001	kein Effekt	↓
Baysal 2001	↓	kein Effekt
Vrbikova 2002	kein Effekt	kein Effekt
Fleming 2002	↓	–

Schock oder schwere Infektionen verbieten seine Anwendung.

- **Schwangerschaft:** Bei Schwangerschaft besteht eine strenge Indikationsstellung, da eine teratogene Wirkung nicht ausgeschlossen werden kann. Metformin geht in die Muttermilch über und sollte bei stillenden Müttern nur in begründeten Fällen eingesetzt werden.

- **Operationen:** Auch vor Operationen, Anästhesie, Untersuchungen mit intravaskulärer Verabreichung von Kontrastmitteln oder intensivmedizinischer Betreuung muss Metformin mindestens 24 Stunden vor bis 48 Stunden nach dem Ereignis abgesetzt werden.

Nebenwirkungen

Als häufige Nebenwirkung treten **gastrointestinale Beschwerden** auf.

Bei starkem **Durchfall und Erbrechen** ist Metformin sofort abzusetzen, da es durch Störungen des Salzhaushaltes und Flüssigkeitsverlust sowie mangelnde Nahrungsaufnahme die erwünschte Wirkung nicht mehr erbringen kann. Es ist unbedingt Rücksprache mit dem betreuenden Arzt zu halten. Kontrollmessungen des Blutzuckerspiegels und ggf. eine Umstellung auf Insulin sind erforderlich.

Auch bei **Infektionen** ist Vorsicht geboten, da jede Art von Entzündung den Stoffwechsel des Diabetikers entgleisen lassen kann.

Hypoglykämien sind sehr selten.

Laktatazidose.

Klinische Anwendung

Die Wirkung von Metformin bei PCO-Patientinnen zeigte sich auch an einer Senkung der Testosteronspiegel **Tab. 9 (Costello u. Eden 2003)**.[286]

Klinische Studien zur Wirksamkeit der Insulinsensitizer bei hirsuten Frauen (Blume-Peytavi u. Hahn 2008).[287]

- In einer randomisierten klinischen Studie wurden 40 Frauen mit PCOS und Vorliegen eines gestörten Glukose-Toleranz Testes (IGT) einer 8 Monate dauernden Behandlung mit Rosiglitazon in einer Dosierung von entweder 2 oder 4 mg/Tag unterzogen **(Dereli et al. 2005)**.[288] Bei der Mehrheit der Frauen **in jeder Gruppe** nahm der Hirsutismus ab und es fand sich eine Senkung des Gesamt- und des freien Testosterons, eine Normalisierung des Glukosetoleranztests sowie der Eintritt von ovulatorischen Zyklen bei gleichzeitig geringem Nebenwirkungsprofil. Der günstige Effekt war in der 4-mg-Rosiglitazon-Gruppe stärker ausgeprägt als in der 2-mg- Gruppe.

- In einer weiteren randomisierten klinischen Studie wurde die Wirkung von Metformin (850 mg zweimal täglich) und Rosiglitazon (4 mg / Tag) auf Hirsutismus bei 96 PCOS-Patientinnen untersucht **(Yilmaz et al. 2005)**.[289] Nach einer Behandlungsdauer von 24 Wochen sank bei den Patientinnen der FG-Score in beiden Behandlungsgruppen. Allerdings wurde eine signifikant stärkere Reduktion des Scores in der Rosiglitazon-Gruppe gefunden. Diese Studie zeigt eine bessere Wirksamkeit von Rosiglitazon im Vergleich zu Metformin bei der Behandlung des Hirsutismus.

- Eine Open-Label-Studie untersuchte die Wirkung von Rosiglitazon (4mg / Tag) gegenüber der von Ethinylestradiol 35 µg/Cyproteronacetat 2 mg (EE/CPA) in einer sequenziellen Kombination bei 28 übergewichtigen PCOS-Frauen **(Lemay et al. 2006)**.[290] Rosiglitazon senkte zwar den Insulinspiegel, hatte aber nur eine eingeschränkte Wirkung auf den Hirsutismus. Unter EE/CPA kam es zu keiner Veränderung des Insulinspiegels, jedoch zu einem statistisch signifikanten Anstieg des HDL-Cholesterins und des Apolipoproteins A (p = 0.01) sowie zu einer Abnahme der Androgene und einer Besserung des Hirsutismus.

- In einer kleinen Placebo-kontrollierten Studie (n=16) wurde die Wirkung von 500 bis 1500 mg Metformin auf den Haarwuchs untersucht **(Kelly u. Gordon 2002)**.[291] Dabei wurden Frauen mit PCOS und Hirsutismus während einer 14-monatigen doppelblinden placebokontrollierten Crossover-Studie untersucht. Die Ausprägung des Hirsutismus wurde anhand des FG-Scores, der Patientinnen-Selbstbewertung und der Wachstumsgeschwindigkeit der Behaarung kontrolliert. Metformin führte zu einer signifikanten Verbesserung des FG-Scores und der Patientinnen-Selbstbewertung. Die Wachstumsgeschwindigkeit der Haare in Millimetern pro Tag am Ende jeder Phase nahm ebenfalls ab. Die Metforminbehandlung führte also zu einer klinisch und statistisch signifikanten Verbesserung des Haarwuchses im Vergleich zu Placebo.

- In einer randomisierten klinischen Studie mit Hirsutismus als primärem Endpunkt wurde die Wirksamkeit von Metformin versus Ethinylestradiol und Cyproteronacetat **(Harborne et al. 2003)**[292] untersucht. Patientinnen mit PCOS (n = 52) erhielten entweder Metformin (500 mg, dreimal täglich) oder Diane® 35/Dianette® für 12 Monate. Eingesetzt wurden objektive und subjektive Methoden zur Bewertung des Hirsutismus sowie des Patientinnen-Selbstbwertungs-Scores. Eine Metformin-Behandlung führte zu erheblichen Verbesserungen des FG-Scores und des Patientinnen-Selbstbewertungs-Scores. Beide Behandlungen erwiesen sich als mäßig wirksam hinsichtlich der Verringerung der Haardurchmesser an mehreren Körperstellen. Die Daten legen nahe, dass ein Hirsutismus effektiv durch die Reduzierung der Hyperinsulinämie behandelt werden kann **(Har-**

borne et al. 2003).[293]

- Andere Studien zeigen, dass Metformin zu einer geringen, aber signifikanten Verbesserung des Hirsutismus **(Kolodziejzyk et al. 2000)**,[294] **(Pasquali et al. 2000)**[295] führen kann, bzw. keine Wirkung **(Moghetti et al. 2000)**[296] hat. In einer Open-Label-Studie zum Vergleich der Wirksamkeit von 1000 mg Metformin/Tag mit 50 mg/Tag Spironolacton bei 82 Frauen mit PCOS kam es in beiden Behandlungsgruppen zu einer deutlichen Abnahme des Hirsutismus, wobei allerdings Spironolacton wirksamer war als Metformin **(Ganie et al. 2004)**.[297]

- Eine randomisierte, "Open-Label"-Studie an 35 heranwachsenden Mädchen mit Hyperinsulinämie und Hyperandrogenämie verglich eine Behandlung mit Ethinylestradiol und Cyproteronacetat (EE-CA) mit der niedrig dosierten Kombinationsbehandlung aus Flutamid, Metformin und Pioglitazon. Die Untersuchungsparameter umfassten: Hirsutismus, Akne-Score, Androgenspiegel, Nüchterninsulin, Lipidprofil, C-reaktives Protein, Adiponectin, Leptin, Follistatin, die Messung der Dicke der Intima der Carotis, die Durchführung einer Absorptiometrie und eines MRT mit der Bestimmung des abdominalen Fettes. EE-CA und Pioglitazin zeigten vergleichbare Ergebnisse bei der Verbesserung der Hyperandrogenämie, aber unterschiedliche Effekte bei den anderen Parametern mit einer Besserung der Werte unter der niedrig dosierten Kombination aus **Flutamid, Metformin und Pioglitazon**. Dennoch schlussfolgern die Autoren zu Recht, dass die Sicherheit dieser Medikamentenkombination zunächst in weiteren Studien getestet werden muss **(Ibáñez et al. 2011)**.[298]

Weblinks

- **Wikipedia**
  de.wikipedia.org/wiki/Metformin;
  11.01.2017; 11.01.2017

- **Hersteller einer "slow release form" von Metformin in den USA:**
  www.fortamet.com; 11.01.2017

- **Deutsche Diabetes Gesellschaft**
  www.deutsche-diabetes-gesellschaft.de;
  11.01.2017

Zusammenfassung

- **Insulin-Sensitizer,** einschließlich Metformin und Thiazolidindione, verbessern eine Hyperinsulinämie und reproduktive Störungen bei einigen Frauen mit Hyperandrogenämie.

- Es gibt nur wenige und zum Teil widersprüchliche Studiendaten aus unzureichend großen und aussagefähigen Studien, die zeigen, dass Insulin-Sensitizer eine begrenzte oder gar keine Wirkung bei Frauen mit Hirsutismus haben **(Cosma et al. 2008)**.[299]

- Insulin-Sensitizer sind nicht die erste Wahl für die Behandlung von Hirsutismus allein, jedoch sind sie bei Frauen mit Übergewicht, Insulinresistenz, Hirsutismus, Hyperinsulinämie, Hyperandrogenämie und Kinderwunsch wirksam.

2.7 GnRH-Analoga

GnRH-Analoga sind Substanzen, die über eine Überstimulation der GnRH-Rezeptoren der Hypophyse (GnRH-Agonisten) oder über eine Verdrängung von GnRH von dessen hypophysären Rezeptoren (GnRH-Antagonisten) zu einem Abfall der hypophysären Gonadotropinsekretion führen. Als Folge hiervon nimmt die ovarielle Östrogen- und Androgenproduktion ab.

Handelsnamen:

Leuprorelin (Eligard®, Enantone®)

Goserelin (Zoladex®)

Buserelin (Profact®)

Indikationen: Es gibt keine Zulassung für die Indikation Hirsutismus.

Allerdings gibt es in Einzelfällen positive Therapieerfolge unter Behandlung mit GnRH-Analoga **(Bühler-Christen et al. 2009)**[300], **(Cheng et al. 2011)**.[301]

GnRH-Agonisten mit "add-back"-Östrogen

Da GnRH-Agonisten allein zu schweren Östrogen-Mangelerscheinungen führen und für eine Osteoporose verantwortlich sein können **(Dawood et al. 1995)**,[302] werden niedrige Dosen von Östrogenen oder Östrogen-Gestagenen (bei Frauen mit Uterus) als sog. "add-back"-Therapie gegeben. Die Zugabe von Östrogen/Gestagen verhindert den Knochenverlust **(Carmina et al. 1994)**[303] und Symptome der Menopause **(Carmina et al. 1994)**,[304] **(Tiitinen et al. 1994)**.[305] Die zusätzliche Gabe von Östrogenen zu einer GnRH-Agonisten-Therapie führte in einer Studie zu einer stärkeren Abnahme der Hirsutismus Scores als bei einer GnRH-Analoga-Monotherapie **(Carmina et al. 1994)**,[306] dies konnte aber in einer zweiten Studie nicht bestätigt werden **(Tiitinen et al. 1994)**.[307] Die Gabe einer höheren Östrogendosis, beispielsweise in Form eines KOK in Kombination mit GnRH-Agonisten führte in unkontrollierten klinischen Studien nicht zu einer weiteren Verbesserung des Hirsutismus **(Elkind-Hirsch et al. 1995)**,[308] **(De Leo et al. 2000)**,[309] **(Falsetti u. Pasinetti 1994)**,[310] **(Falsetti et al. 1994)**,[311] jedoch ergab eine randomisierte, placebo-kontrollierte Studie eine stärkere Abnahme des Haardurchmessers **(Heiner et al. 1995)**.[312]

Zusammenfassung

- GnRH-Analoga führen zur einer Abnahme der ovariellen Östrogen- und Androgenproduktion.

- Die entsprechenden Präparate sind nicht für die Indikation "Hirsutismus" zugelassen.

- GnRH-Analoga können in speziellen Einzelfällen bei Ausbleiben eines Therapieerfolgs durch andere Therapieoptionen als Off-Label Indikation eingesetzt werden. Diese Entscheidung sollte spezialisierten Zentren vorbehalten werden.

3. Zusammenfassung

Krankheitsbild des Hirsutismus

- **Definition:** Vermehrte Körperbehaarung der Frau an männlichen Prädilektionsstellen (z.B. oberhalb der Oberlippe, Kinn, Brust, Bauch etc.)

- **Häufigkeit:** Je nach Land und untersuchtem Klientel tritt Hirsutismus bei 5 bis 15 % der weiblichen Bevölkerung auf. In den USA findet man in ca. 10 % einen mehr oder weniger stark ausgeprägten Hirsutismus; dies entspricht der Häufigkeit in Nordeuropa. Aufgrund der unterschiedlichen ethnischen Abstammung findet man z. B. in den Mittelmeerländer eine höhere Inzidenz mit ca. 10-20 % an hirsuten Frauen.

  In Deutschland dürften im reproduktiven Alter bis zu 5 % aller Frauen über vermehrten Haarwuchs klagen (auch hier ist wieder der ethnische Hintergrund wichtig). Altersabhängig haben z. B. in der Postmenopause bis zu 30 % aller Frauen einen leichten Haarflaum im Bereich oberhalb der Oberlippe.

- **Leidensdruck:** Durch eine vermehrte Körperbehaarung werden das Selbstwertgefühl und die Lebensqualität erheblich beeinträchtigt.

Ätiologie

- Bei leichten Formen des Hirsutismus ist meist eine sog. "Endorganüberempfindlichkeit" auf normal hohe Androgenspiegel verantwortlich; sog. "idiopathischer Hirsutismus."

- Bei mittelschweren Formen muss ein PCO-Syndrom, ein Adrenogenitales Syndrom (klassisch oder nicht klassisch sog. "late onset Form") ausgeschlossen werden.

- Bei schweren Formen insbesondere mit postpuberalem Auftreten, rascher Progredienz, Virilisierung mit Tieferwerden der Stimme, Klitorishypertrophie und Veränderungen im Körperbau, muss ein androgenproduzierender Tumor ausgeschlossen werden. (Ovar: Androblastome, Nebenniere: z.B. Cushing-Syndrom - primär oder sekundär durch Hypophysentumor, Nebennierenrindenkarzinom).

Anamnese

- **Auftreten des Hirsutismus:** z.B. postpuberal, postmenopausal?

- **Progredienz des Hirsutismus:** Wie schnell schreitet das Haarwachstum voran?

- **Bisherige Therapie:** Welche Maßnahmen wurden ergriffen, um das übermäßige Haarwachstum einzudämmen?

- **Weitere Androgenisierungszeichen:** Akne und/oder Alopezie?

- **Zyklusmuster:** Menstruationsmuster?

- **Körpergewicht:** Hat sich das Körpergewicht der Patientin kürzlich verändert?

- **Medikamentenanamnese:** orale Kontrazeptiva (u.a. Verträglichkeit, Nebenwirkungen, Einnahmedauer, Präparate), Anabolika, Steroide, Psychopharmaka

- **Kontrazeptionswunsch?**

- **Familienanamnese:** Vermehrte Körperbehaarung in der Familie?

  Liegt eine positive Familienanamnese eines Typ-2-Diabetes vor?

- **Galaktorrhoe?**

- **(Unerfüllter) Kinderwunsch?**

Klinische Untersuchung

- **Schweregradeinteilung:** Hirsutismus (Schweregrad - Klassifikation nach Ferriman-Gallway-Score)

- **Weitere kutane Androgenisierungszeichen:** Akne, Seborrhoe, Alopecia, Acanthosis nigricans

  Striae rubrae, Vollmondgesicht, Stammfettsucht, Stiernacken (DD: M. Cushing, Cushing-Syndrom)?

  Ausgeprägter Hyperinsulinismus und Insulinresistenz, Acanthosis nigricans, pos. Familienanamnese? (DD: HAIR-AN)

- **Klitorishypertrophie** (DD: AGS oder Virisilierung durch androgenproduzierenden Tumor)?

- **Männlicher Körperbau?**

- **Tiefe Stimme?**

Zusatzuntersuchungen

- **Ultraschall:** Ovarien zum Ausschluss von polyzystischen Ovarien und zur Diagnose PCOS (nach Rotterdam-Klassifikation)

- **Blutdruck** (DD: metabolisches Syndrom)

- **Gewicht, Größe (BMI)** (DD: metabolisches Syndrom; Insulinresistenz)

- **Taillenumfang** - siehe BMI

Differentialdiagnostik

- **Cushing-Syndrom** (zentral: Hypophysentumor oder peripher: Nebennierenrindentumor), adrenaler androgenbildender Tumor, Nebennierenrindenkarzinom

- **PCO-Syndrom** (nach Rotterdam-Klassifikation)

- **Adrenogenitales Syndrom** (engl. "adrenal hyperplasia") ("congenital" bzw. "late onset"), 21-Hydro-xylasemangel?

- **iatrogen** (Anabolika ?)

- **Metabolisches Syndrom**

- **Akromegalie** (STH-produzierender Hypophyentumor)

Labordiagnostik

Primär klinisch Differenzierung zwischen Hypertrichose, Hirsutismus ohne und mit Virilisierung sowie typischen klinischen Kennzeichen spezieller Krankheitsbilder

- Bei **Hypertrichose** ist eine orientierende Testosteronbestimmung möglich, Medikamentenanamnese eruieren!

- Bei **leichtem Hirsutismus** ist in den meisten Fällen die Bestimmung der Serum-Testosteronspiegel nicht erforderlich. Sie wird aber auch als guter Verlaufsmarker zur Therapieüberwachung empfohlen.

  Bei Zyklusstörungen ist zusätzlich eine Prolaktinbestimmung und Schilddrüsendiagnostik erforderlich.

- Bei **mittelschwerem und schwerem Hirsutismus ohne Virilisierung** ist eine Labordiagnostik obligat.

- **Basisdiagnostik:** Am 3.-5. Zyklustag (sofern regelmäßiger Zyklus) morgens 8.00-9.00 Uhr nüchtern: Testosteron, freies Testosteron, DHEAS, 17-Hydroxyprogesteron, LH, FSH, Androstendion, Estradiol, Prolaktin, SHBG, TSH, fT4.

Zusatzdiagnostik

Bei PCOS, bei adipösen Patientinnen mit erhöhtem BMI und Taillenumfang, bei Patientinnen mit Diabetes II in der Anamnese und bei Acanthosis nigricans weiterhin: Nüchternglukose und -insulin zur Berechnung des HOMA-Index, HbA1c, evtl. Glukosebelastungstest, Lipidstatus.

Weitere Folgediagnostik

Bei erhöhtem 17ß-Hydroxyprogesteron und AGS-Verdacht: ACTH-Test (und/oder 21-Hydroxylase-Gen-Sequenzierung).

Dexamethasontest: siehe Text

ACTH-Test: siehe Text

Gendiagnostik: 21-Hydroxylase-Gen (insb. bei hirsuten Patientinnen mit (späterem) Kinderwunsch)

Verdacht auf metabolisches Syndrom: Lipide (HDL-, LDL-Cholesterin, Triglyzeride)

- Bei **mittelschwerem und schwerem Hirsutismus mit Virilisierung** ist eine **Labordiagnostik obligat** (je nach klinischer Situation und DD-Verdacht):

Bei Verdacht auf Cushing-Syndrom und adrenalen Tumor: Kortisol im 24h-Urin, Kortisoltagesprofil (Blut oder Speichel), Dexamethasonhemmtest mit Bestimmung von Kortisol und DHEAS

Bei Akromegalie: GH, IGF1

Je nach Situation: ovarielle Tumormarker und bildgebende Diagnostik (transvaginaler Ultraschall, Abdomensonographie, Hypophysen- und Nebennierendiagnostik durch NMR).

Genetik: Forschung: Untersuchung Androgenrezeptorgen: CAG-Repeats im Exon 1 determinieren die Ansprechbarkeit auf Androgene und somit indirekt die Ansprechbarkeit auf Antiandrogene (z.B. Hirsutismus und Alopecia diffusa).

Überweisung zum Spezialisten

- Bei besonders stark ausgeprägtem Hirsutismus
- Bei neu aufgetretenem und rasch progredientem Haarwachstum.
- Bei Unwirksamkeit der Erst- und Zweitlinientherapien über einen Zeitraum von sechs bis zwölf Monaten.
- Bei Serum-Testosteronspiegeln, die den oberen Grenzwert des Normalbereichs um mehr als das Doppelte überschreiten; Tumorverdacht ab 1,5 ng/ml Testosteron, evtl. +Androstendion > 100 ng/dl
- Verdacht oder Vorliegen eines metabolischen Syndroms, das ein interdisziplinäres Vorgehen verlangt.
- Bei Patientinnen mit Hirsutismus und Kinderwunsch: Ausschluss eines adrenogenitales Syndroms (z. B. 21-Hydroxylasemangel).

Therapeutische Optionen
Voraussetzungen

- Behandlung je nach Ätiologie (nicht-tumorbedingt, tumorbedingt), sofern diese bekannt ist, nach Lebensalter, Risikofaktoren, Kontrazeption bzw. Kinderwunsch, BMI, Schweregrad der Erkrankung und Zusatzbefunden (PCO-Syndrom, metabolisches Syndrom).
- Bei Tumorverdacht spezifische tumororientierte Behandlung (z.B. Cushing-Syndrom, Nebennierenrindenkarzinom, Akromegalie etc.).

Therapieoptionen

- Zur Behandlung des Hirsutismus kommen nach Ausschluss spezieller Grunderkrankungen, die einer individuellen Therapie bedürfen, zahlreiche nicht-hormonelle oder hormonelle Methoden in Betracht. **Tab. 8** gibt einen Überblick über die medikamentöse Therapie des Hirsutismus.

- Die Wahl der medikamentösen bzw. nicht-medikamentösen Therapie des Hirsutismus hängt ab von
  - der zugrundeliegenden Ätiologie des Hirsutismus,
  - Lokalisation und Ausmaß des übermäßigen Haarwuchses
  - dem Wunsch der Patienten im Hinblick auf eine Therapieoption
  - der Möglichkeit zur Bezahlung von topischen Alternativen.

- **Nichthormonelle Methoden:** Enthaarungscremes mit Medikamentenwirkung (z.B. Eflornithin) oder zur chemischen Enthaarung, Zupfen, Wachsen, Nadelepilation, Laserepilation, Epilation mit gepulstem Licht (IPL-Technik)

- **Hormonelle Methoden:** Eine Antiandrogentherapie mit Cyproteronacetat (niedrig und hoch dosiert) in Kombination mit einem KOK (nur in der Postmenopause und bei hysterektomierten prämenopausalen Patientinnen Monotherapie möglich) ist erfolgversprechend. Bei leichten Krankheitsbildern kann ein antiandrogenhaltiges KOK mit Dienogest, Chlormadinonacetat oder Drospirenon eingesetzt werden, wobei auf die Zulassung der Präparate (lt. Fachinformation) zur Behandlung von Hirsutismus zu achten ist.

Bezogen auf die antiandrogene Wirkstärke (= 100%) von Cyproteronacetat, liegt im Tierversuch (Hershberger-Test) die antiandrogene Aktivität von Dienogest bei 40 %, von Drospirenon bei 30 % und CMA bei 20 % (siehe Reviews **von Schindler 2004**[313] und **Ruan et al. 2012**[314]). Es sei betont, dass es bei der Anwendung am Menschen deutliche Unterschiede geben könnte. Allerdings liegen für den Menschen keine vergleichenden Studien von allen vier Substanzen vor. Da die Wirkungen der Antiandrogene am Androgenrezeptor von der intrazellulären Konzentration abhängig ist, die ihrerseits von der Pharmakokinetik der Antiandrogene bestimmt wird, können z.B. Dienogest und Drospirenon aufgrund ihrer hohen Serumspiegel ähnlich wirksam sein wie Cyproteronacetat – sofern die Interaktionen der Antiandrogene mit dem Rezeptor angesichts der deutlichen Reduktion des freien Testosterons überhaupt eine wesentliche Rolle spielen. Zumindest lassen dies die Ergebnisse von Vergleichsstudien vermuten.

Bei **leichtem Hirsutismus** kann ein Therapieversuch mit z.B. 2 mg CPA/35 µg EE (Diane®-35 oder deren Generika) versucht werden - Behandlungsdauer mindestens 9-12 Monate, ebenso wie bei den folgenden Therapieschemata.

Bei mittelstarkem und schwerem Hirsutismus: KOK von Tag 1-21 und CPA 50 bzw. 100 mg von Tag 1 bis Tag 10. Kein Einsatz bei Frauen im gebärfähigen Alter oder bei prämenopausalen Frauen, wenn die Patientin keine sichere Verhütungsmethode anwendet, da sonst möglicherweise eine feminisierende Wirkung auf einen männlichen Fetus zu Fehlbildungen führen könnte (**Martin et al. 2008**).[315] Allerdings ist eine ungewollte Schwangerschaft unter CPA 2 mg bzw. 50-100mg kein Grund zum Schwangerschaftsabbruch (**Rabe et al. 2008**).[316] Als Nebenwirkungen wurden Gewichtszunahme, Libidoverlust, z. T. Amenorrhoe (siehe Fachinformation) beschrieben.

- **Spironolacton** ist ein wirksames Antiandrogen, das vor allem in den USA zur Hirsutismustherapie eingesetzt wird, da Cyproteronacetat wegen fehlender Zulassung nicht zur Verfügung steht. Die antiandrogene Wirkung von 25 mg Spironolacton entspricht der von 1 mg Cyproteronacetat. Weltweit gibt es keine Zulassung für die Indikation "Hirsutismus" und es kann daher als "Second-line" Therapie in Einzelfällen (z.B. Unverträglichkeit von Cyproteronacetat) nur Off-Label in Kombination mit einem KOK oder in der Postmenopause als Monopräparat eingesetzt werden (siehe Text und Fachinformation, v.a. im Hinblick auf Warnhinweise z.B. Kaliumbestimmung bzw. Substitution).

Kein Einsatz bei Frauen im gebärfähigen Alter oder bei prämenopausalen Frauen ohne sichere Verhütungsmethode, da eine feminisierende Wirkung auf einen männlichen Fetus zu Fehlbildungen führen könnte (**Martin et al. 2008**).[317]

- **Flutamid** ist in Deutschland nicht zur Hirsutismusbehandlung zugelassen. Es ist nach US-Studien wirksam bei Hirsutimus, jedoch risikoreich (z.B. Hepatotoxizität). In Einzelfällen ist ein Off-Label-Einsatz durch Spezialisten möglich. Die **Endocrine Society (2008)** spricht sich gegen die Anwendung von Flutamid aus.

- **Ketokonazol** ist in Deutschland nicht zur Hirsutismusbehandlung zugelassen. In den USA wurde es als Therapeutikum bei Schuppen zugelassen. Erste Studien zeigen auch eine gute Wirkung bei Hirsutismus. In Einzelfällen ist ein Off-Label Einsatz durch Spezialisten möglich.

Hirsutismus - medikamentöse Therapie

Tab. 10 Medikamentöse Therapie des Hirsutismus (KOK = kombinierte orale hormonale Kontrazeptiva) (in jedem Fall siehe Fachinformation!)

Substanzgruppe	Wirksubstanz	Handelsname	Dosierung	Wirkmechanismus	Indikation	Kontraindikation	Nebenwirkungen (wichtigste)
Lokale Applikation							
Zellzyklushemmstoffe	Eflornithinhydrochlorid, 13,9%	Vaniqa	Lokale Anwendung im Gesichtsbereich, zweimal pro Tag	Reversible Hemmung der Ornithindecarboxylase	Lokalisierter Hirsutismus im Gesichtsbereich	Schwangerschaft, Stillperiode	Exanthem, mögliche systemische Nebenwirkungen bei Anwendung auf größeren Hautarealen
Systemische Gabe							
Orale kombinierte hormonale Kontrazeptiva mit Antiandrogenen	Antiandrogene: Cyproteronacetat, Chlormadinonacetat, Dienogest Drospirenon	KOK: z.B. Diane-35 und Generika, Neo-Eunomin Yasmin Valette und Generika	1 Tablette oral/Tag nach Fachinformation	Hemmung der Ovarialfunktion Antiandrogenwirkung an Haut und Haaren EE erhöht SBHG Bildung der Leber	Androgenisierungserscheinungen bei Kontrazeptionswunsch (nur einige KOK mit Antiandrogenen haben Zulassung - siehe jeweilige Fachinformation!	Kontaindikationen der Fachinformation beachten: u.a. Kinderwunsch Brustkrebs, Rauchen (absolut, bei Alter > 35 Jahre), kardiovaskuläre Erkrankungen, schlecht einstellbare Hypertonie	Blutungsstörungen, venöse Thrombose und VTE in seltenen Fällen Kopfschmerzen, Übelkeit
Antiandrogene	Cyproteronacetat (Monopräparat) (CPA)	Androcur 10 Androcur 50	CPA 50-100 mg/die (1.-10. ZT) + EE 20 µg/die (1.-21. ZT), CPA 10 mg/d (Tag1-15) + KOK mit 20-35 µg EE (1.-21.ZT)	Kompetitive Hemmung der Androgenrezeptorbindung	Mittelstarker bis starker Hirsutismus starke Akne androgenetische Alopezie	Kinderwunsch	Potentiell Virisilisierung weiblicher Foeten (siehe Text), Zyklusstörungen, Gewichtszunahme Libidoabnahme Übelkeit
	Flutamid	z.B. Flutamid CT 250	125-250 mg, 2x1 pro Tag	Hemmung der Androgenrezeptorbindung	Schwerer Hirsutismus (Off-Label)	Kinderwunsch Lebererkrankung	Potentiell Virisilisierung weiblicher Foeten (siehe Text), Hepatotoxizität wird nicht empfohlen
	Spironolacton	z.B. Aldactone 50 Aldactone 100	Prämenopausel: 50-100 (200) mg/d für 21 Tage, dann 7 Tage Pause plus KOK Postmenopause: ohne Pause Topisch als Creme möglich	Kompetitive Hemmung der Androgenrezeptorbindung	Mittelstarker bis starker Hirsutismus in Kombination mit sicherer Kontrazeption (Off-Label)	Kinderwunsch Nieren- oder Lebererkrankung	Potentiell Virisilisierung weiblicher Foeten (siehe Text), Libidoabnahme Übelkeit, Hyperkaliämie, Hypotonie, Leberdysfunktion
Glukokortikoide	Glukokortikoide	z.B. Dexamethason Berco Decortin/Decaprednil Hydrocortison Hoechst	5-7,5 mg oral vor dem Schlafengehen	Suppression der Nebennierenfunktion	adrenaler oder gemischter Hirsutismus bei gleichzeitigem Kinderwunsch oder Zyklusstörungen, Adrenogenitales Syndrom	Schlecht eingestellter Diabetes, Lebererkrankung	typische Veränderungen des Cushing-Syndroms, Nebennierenatrophie
Insulin-Sensitizer	Metformin	Glucophase	3x500 bis 3x750 mg oral pro Tag einschleichende Dosierung über 2-3 Wochen Kontrolle Nierenwerte	Hemmung der Glukoseneubildung in der Leber	Insulinresistenz Diabetes mellitus Typ II Metabolisches Syndrom Nur in Einzelfällen bei erhöhtem BMI ohne Insulinresistenz und Androgenisierungserscheinungen indiziert (Off-Label)	Störungen der Leber und Nierenfunktion Metformin darf nicht bei Niereninsuffizienz, Leberversagen, Alkoholismus oder solchen Begleitumständen eingesetzt werden, die eine Laktazidose begünstigen können, wie Herzinsuffizienz oder etwa eine Fastenkur.	Absetzen bei schweren Infektionen, massivem Erbrechen und anhaltendem, schwerem Durchfall, Herzinfarkt. Laborkontrolle: Elektrolye, Nierenwerte, Leberwerte
GnRH-Analoga	Leuprorelin Goserelin Buserelin	Enantone® Zoladex® Profact Depot 9,45 mg 3-Monatsimplantat	Je nach Präparat 1 pro Monat oder alle 3 Monate eine Depotpritze oder ein Implantat	Hemmung der hypophysären Gonadotropinbildung und ovariellen Steroidgenese inkl. Androgene	Nur in Einzelfällen indiziert bei Androgenisierungserscheinungen (Off-Label) (evtl. Antrag bei Krankenkasse")	Kinderwunsch	Östrogenmangelsymtome Ggfs. Notwendigkeit für "add back" mit Östrogenen und Gestagenen

- **Finasterid** ist weltweit nicht zur Hirsutismusbehandlung zugelassen. Der Wirkungsnachweis für Finasterid für die Indikation "Hirsutismus" ist umstritten. Evtl. ist ein Off-label Einsatz als "third-line-Therapie" in der Postmenopause durch Spezialisten zu erwägen. Bei Frauen im gebärfähigen Alter oder bei prämenopausalen Frauen ohne sichere Verhütungsmethode darf das Präparat nicht eingesetzt werden, da sonst möglicherweise eine feminisierende Wirkung auf einen männlichen Fötus zu Fehlbildungen führen könnte (**Martin et al. 2008**).[318]

- **Insulin-Sensitizer**, einschließlich Metformin und Thiazolidindione, verbessern Hyperinsulinämie und reproduktive Störungen bei einigen Frauen mit Hyperandrogenämie. Es gibt jedoch nur wenige und zum Teil widersprüchliche Studiendaten aus unzureichend großen und aussagefähigen Studien, die darauf hinweisen, dass Insulin-Sensitizer eine begrenzte oder gar keine Wirkung bei Frauen mit Hirsutismus zeigen (**Cosma et al. 2008**).[319] So sind Insulin-Sensitizer nicht die erste Wahl für die Behandlung von Hirsutismus allein, sie sind jedoch bei Frauen mit Übergewicht, Insulinresistenz und Hirsutismus, Hyperinsulinämie, Hyperandrogenämie und Kinderwunsch wirksam.

- **GnRH-Agonisten** sind nur in Ausnahmefällen bei Frauen mit einer schweren Form der Hyperandrogenämie, wie z.B. einer Hyperthekose des Ovars mit mangelhafter Suppression durch KOK und Antiandrogene (**Martin et al. 2008**),[320] zur Behandlung durch Spezialisten zu empfehlen.

Kombination verschiedener Therapieformen

Sofern sich ein klinisch relevanter Hirsutismus trotz einer mehr als sechsmonatigen Monotherapie mit einem oralen kombinierten Kontrazeptivum nicht bessert, wird die zusätzliche Verordnung eines Antiandrogens empfohlen.

Zugabe von Metformin zu Antiandrogenen

Die Metanalyse der **Endocrine Society (2008)** fand in zwei Vergleichsstudien mit Metformin und Flutamid versus Flutamid allein keinen Unterschied zwischen diesen Gruppen (0,9, 95% CI, -0,4 bis 2,2).

Zusätzliche Gabe von Glukokortikoiden bei einer Behandlung mit Antiandrogenen

Die zusätzliche Gabe von Glukokortikoiden bei einer Antiandrogentherapie scheint den klinischen Therapieerfolg hinsichtlich der Abnahme des Hirsutismus-Scores nicht zu verbessern. In zwei Studien mit Spironolacton plus Dexamethason gegenüber Spironolacton allein war die Abnahme der Hirsutismus-Scores nach Therapie in beiden Behandlungsgruppen ähnlich, wobei die Abnahme der Androgenspiegel unterschiedlich war (**Rittmaster u. Givner 1988**),[321] (**Carmina u. Lobo 1998**),[322] (**Prezelj et al. 1989**),[323] (**Devoto et al. 2000**).[324]

GnRH-Agonisten mit "add-back"-Östrogen

Da GnRH-Agonisten allein zu schweren Östrogen-Mangelerscheinungen führen und für eine Osteoporose verantwortlich sein können (**Dawood et al. 1995**),[325] werden niedrige Dosen von Östrogenen oder Östrogen-Gestagenen (bei Frauen mit Uterus) als sog. "add-back"-Therapie gegeben. Die Zugabe von Östrogen/Gestagen verhindert den Knochenverlust (**Carmina et al. 1994**)[326] und Symptome der Menopause (**Carmina et al. 1994**),[327] (**Tiitinen et al. 1994**).[328]

- Therapieoption in Einzelfällen durch Spezialisten

Nebenwirkungen und Risiken

- Die einzelnen, jeweils aktuellsten Fachinformationen sind unbedingt zu beachten.

- siehe Hinweise im Kapitel, bei welchen Präparaten die Anwendung in Deutschland Off-Label ist.

- das unterschiedlich hohe VTE-Risiko der antiandrogen wirkenden Gestagene in Kombination mit Ethinylestradiol ist zu berücksichtigen.

   Allerdings sind bei der hoch dosierten CPA-Behandlung in den letzten 20 Jahren dem BfArM 2 Todesfälle - in beiden Fälle Risikopatientinnen - gemeldet worden.

- Amerikanische Risikobewertungen können nicht ungefiltert auf Deutschland übertragen werden, da das Spektrum der zur Behandlung von Hirsutismus zur Verfügung stehenden Medikamente (z.B. kein CPA in den USA) unterschiedlich ist.

- Größere epidemiologische Studien zu bestimmten Risiken (z.B. Meningeome unter CPA) fehlen.

Therapie in unterschiedlichen Lebensphasen

Reproduktives Alter ohne Kinderwunsch

- Für die Mehrheit der Frauen im reproduktiven Alter mit Hirsutimus werden orale kombinierte hormonale Kontrazeptiva mit Antiandrogenen als "First-Line" empfohlen: Eine hoch dosierte Cyproteronacetat Therapie (Tag 1-10: 50-100 mg/Tag) muss immer in Kombination mit einem KOK erfolgen. Nach Erreichen eines therapeutischen Erfolgs kann die Dosierung schrittweise reduziert werden: von 100 auf 50 mg bzw. 25 mg von Tag 1-10, dann auf 10 mg Tag 1-21, weiter auf 5 mg Tag 1-21. Bei adipösen Patientinnen mit Blutungsstörungen unter dieser Therapie kann die hoch dosierte Antiandrogentherapie mit Androcur von Tag 1 bis 10 auf Tag 1-7 verkürzt werden. Androcur sollte in Kombination mit einem EE-haltigen kombinierten oralen Kontrazeptivum zur Vermeidung einer möglichen Hyperpigmentierung in den Abendstunden eingenommen werden, insbesondere bei Neigung zur Hyperpigmentierung (z.B. im Gesichtsbereich).

- Eine Kombinationstherapie zur Behandlung von Hirsutismus sollte dann eingesetzt werden, wenn das klinische Ansprechen auf eine Monotherapie trotz einer Behandlungsdauer von 6 oder mehr Monaten unzureichend ist (**Martin et al. 2008**),[329] (**Koulori u. Conwag 2008**).[330]

Reproduktives Alter mit Kinderwunsch

- Bei leichter adrenaler Hyperandrogenämie (nach Ausschluss eines adrenalen Tumors): Versuch einer Behandlung mit Dexamethason 0,25 oder 0,5mg abends zur Suppression der adrenalen Androgene und Zyklusnormalisierung.

- Bei adipösen Patientinnen: Gewichtsreduktion durch Kalorienrestriktion, Sport und Bewegung; ggfs. Metformintherapie bei Insulinresistenz.

- Topische Therapie des Hirsutismus.

- Bei PCOS mit Hyperandrogenämie: Evtl. Ovarian-Drilling. Ggfs. Metformintherapie bei Insulinresistenz.

Postmenopause (Patientin mit/ohne Uterus)

- Bei leichtem Hirsutismus mit z.B. vermehrter Oberlippenbehaarung: lokale Anwendung von Eflornithin, Zupfen, Elektroepilation, andere Enthaarungscremes oder Laser (Entscheidung je nach Leidensdruck und Kosten).

- In der Postmenopause kann CPA auch ohne gleichzeitige Östrogengabe angewandt werden. Allerdings ist bei primär in der Postmenopause auftretendem stärkeren Hirsutismus eine weitere Abklärung erforderlich.

- Bei stärkerer Behaarung im Gesichtsbereich, bzw. bei Nichtansprechen auf o.g. Therapieoptionen, weitere Behandlung, je nachdem ob die Patientin hysterektomiert ist oder nicht.

Postmenopause (Patientin mit Uterus)

- Eine Kombinationstherapie von 2 mg Östradiolvalerat und 1 mg Cyproteronacetat hat keine Wirkung bei Hirsutismus in der Postmenopause gezeigt.

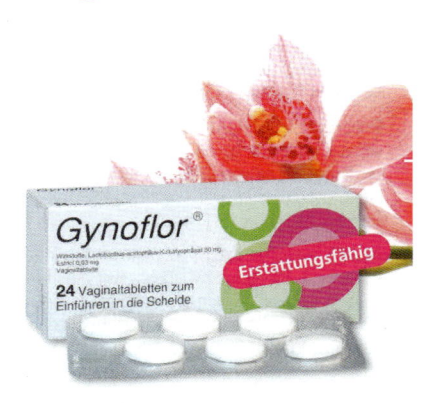

- Eine höher dosierte Monotherapie mit Cyproteronacetat 10 oder 25 bzw. 50 mg ist auch ohne Östrogengabe möglich. Nebenwirkungen beachten (z.B. Gewichtszunahme, Libidoverlust).

Postmenopause (Patientin ohne Uterus)

- Eine höher dosierte Monotherapie mit Cyproteronacetat 10 oder 25 bzw. 50 mg ist auch ohne Östrogengabe möglich. Nebenwirkungen beachten (z.B. Gewichtszunahme, Libidoverlust).

Allgemeine Therapieempfehlungen

- Hirsutismus lässt sich in der Mehrzahl der Fälle durch topische und systemische Therapien oder durch eine Kombination aus beidem adäquat beherrschen. Hierbei kann es 6 bis 12 Monate bis zum Wirkungseintritt der jeweiligen Therapien dauern.
- Die Patientin muss primär über die Wirkung des Präparats, die wahrscheinliche Dauer bis zum ersten Therapieerfolg, die geplante Anwendungsdauer und mögliche Nebenwirkungen sowie Alternativen aufgeklärt werden. Die Aufklärung sollte dokumentiert werden.
- In der täglichen Praxis sollte der behandelnde Arzt die Patientin mit Hirsutismus zumindest für 6-9 Monate mit einem Präparat behandeln, bevor man die Dosierung oder die pharmakologische Substanzklasse ändert bzw. eine Umstellung der Medikation vornimmt.
- Wenn bei Behandlungsbeginn ein rasches Ansprechen erwünscht ist, kann eine topische Laserepilation mit einer Eflornithin-Behandlung kombiniert werden.
- Bei Frauen mit bekannter Hyperandrogenämie sollte eine medikamentöse Therapie die zugrundeliegende Hyperandrogenämie senken, um das Nachwachsen der Haare bei einer Laserepilation zu minimieren.

Haftungsausschluss: Die Empfehlungen dieser Stellungnahme entbinden nicht von der ärztlichen Sorgfaltspflicht im Einzelfall, von einer ausführlichen Patientenaufklärung über therapeutische Optionen und deren Wirkungen bzw. Nebenwirkungen. Die entsprechenden Angaben wurden mit der größten Sorgfalt recherchiert und zusammengestellt. Die angegebenen Dosierungen sind im Einzelfall anhand der Fachinformationen zu überprüfen. Weder die Autoren, noch die tragenden Gesellschaften noch der Verlag übernehmen irgendwelche Haftungsansprüche.

Kein Interessenkonflikt

Christian Albring, N. Garcia Bartels, Klaus König, Herbert Kuhl, Alfred O. Mueck, Nicole Reisch, Andreas Schüring, Petra Stute, Bettina Toth, L. Wildt

Interessenkonflikt

T. Rabe: 2017 keiner; bis 2016 Honorare und Reisespesen von Actavis, Aristo, Evofem, Gedeon Richter, HRA Pharma, MSD, Shionogi. Details siehe auch European Medicines Agency/London (www.ema.europa.eu/)

C. Egarter erhielt von verschiedenen pharmazeutischen Firmen wie MSD, Bayer/Schering, Actavis, Exeltis, Gedeon Richter und Pfizer Honorare für Studien, Vorträge sowie Expertentreffen.

E. Merkle: Honorar und Reisespesen von folgenden Firmen: MSD, Omega Pharma, Pfizer, Procter & Gamble, HRA Pharma, Shionogi.

C.C. Zouboulis hat Honorare für Vorträge (Bayer Health Care, Jenapharm) und Teilnahme am Advisory Board der Fa. Bayer Healthcare erhalten.

Literatur

1. Rabe Thomas (Federführend) Ulrike Blume-Peytavi, Nicole Reisch, Andreas Schüring, Franz Geisthövel, Ludwig Wildt, Klaus König, Christian Albring als interdisziplinärer Arbeitskreis: "Androgenisierung der Frau", Gemeinsame Stellungnahme der Deutschen Gesellschaft für Gynäkologische Endokrinologie und Fortpflanzungs- medizin (DGGEF) e.V. und des Berufsverbands für Frauenärzte (BVF) e.V.: Hirsutismus - Klinik und Differentialdiagnostik In Rabe T et al. (Hrsg): Seminar in Gynäkologischer Endokrinologie, ISBN: 978-3-00-039077-7, Seite 472-490

2. Rabe Thomas, Federführend für diesen Beitrag: Reinhard W. Gansel, Melanie Schulz, Antje Schwandt, MA, Ulrike Blume-Peytavi, Nicole Reisch, Andreas Schüring, Franz Geisthövel, Ludwig Wildt als interdisziplinärer Arbeitskreis: "Androgenisierung der Frau", Stellungnahme der Deutschen Gesellschaft für Gynäkologische Endokrinologie und Fortpflanzungsmedizin e.V.: Nicht-hormonelle Therapie des Hirsutismus, In Rabe T et al. (Hrsg): Seminar in Gynäkologischer Endokrinologie, ISBN: 978-3-00-039077-7, Seite 491-515

3. Ferriman D, Gallwey JD. Clinical assessment of body hair growth in women. J Clin Endocrinol Metab 1961;21: 1440–7.

4. McKnight E. The prevalence of "hirsutism" in young women. Lancet 1964;1:410–3.

5. Hartz AJ, Barboriak PN, Wong A, Katayama KP, Rimm AA. The association of obesity with infertility and related menstrual abnormalities in women. Int J Obes 1979;3: 57–73.

6. Knochenhauer ES, Key TJ, Kahsar-Miller M, Waggoner W, Boots LR, Azziz R. Prevalence of the polycystic ovary syndrome in unselected black and white women of the southeastern United States: A prospective study. J Clin Endocrinol Metab 1998;83:3078–82.

7. Griffin GT: Hirsutism: emedicine.medscape.com/article/121038-overview; 27.7.2013

8. Griffin GT: Hirsutism: emedicine.medscape.com/article/121038-overview; 27.7.2013

9. Barth JH, Catalan J, Cherry CA, Day A 1993 Psychological morbidity in women referred for treatment of hirsutism. J Psychosom Res 37:615–619

10. Sonino N, Fava GA, Mani E, Belluardo P, Boscaro M. Quality of life of hirsute women. Postgrad Med J 1993;69:186-9.

11. Kozloviene D, Kazanavicius G, Kruminis V. The evaluation of clinical signs and hormonal changes in women who complained of excessive body hair growth. Medicina (Kaunas). 2005;41(6):487-95.

12. Ferriman D, Gallwey JD. Clinical assessment of body hair growth in women. J Clin Endocrinol Metab 1961;21: 1440–7.

13. Kirschner MA, Jacobs JB (1971) Combined ovarian and adrenal vein catheterization to determine the site(s) of androgen overproducton in hirsute women. J Clin Endocrinol Metab 33: 199-209.

14. Carmina E Prevalence of idiopathic hirsutism European Journal of Endocrinology 1998 139 421–423; www.eje.org/content/139/4/421.full.pdf

15. Azziz R, Sanchez LA, Knochenhauer ES, Moran C, Lazenby J, Stephens KC, Taylor K, Boots LR. Androgen excess in women: experience with over 1000 consecutive patients. J Clin Endocrinol Metab. 2004 Feb;89(2):453-62.

16. Azziz R, Sanchez LA, Knochenhauer ES, Moran C, Lazenby J, Stephens KC, Taylor K, Boots LR. Androgen excess in women: experience with over 1000 consecutive patients. J Clin Endocrinol Metab. 2004 Feb;89(2):453-62.

17. Rotterdam ESHRE/ASRM-Sponsored PCOS consensus workshop group. Revised 2003 consensus on diagnostic criteria and long-term health risks related to polycystic ovary syndrome (PCOS). Hum Reprod. 2004 Jan;19(1):41-7.

18. Azziz R, Sanchez LA, Knochenhauer ES, Moran C, Lazenby J, Stephens KC, Taylor K, Boots LR. Androgen excess in women: experience with over 1000 consecutive patients. J Clin Endocrinol Metab. 2004 Feb;89(2):453-62.

19. Azziz R, Sanchez LA, Knochenhauer ES, Moran C, Lazenby J, Stephens KC, Taylor K, Boots LR. Androgen excess in women: experience with over 1000 consecutive patients. J Clin Endocrinol Metab. 2004 Feb;89(2):453-62.

20. https://www.endocrine.org/~/media/endosociety/Files/Publications/Clinical%20Practice%20Guidelines/Hirsutism_Guideline.pdf; 11.05.2017

21. Rabe T., Grunwald K, Runnebaum B. Androgenisierungserscheinungen bei der Frau. In B. Runnebaum u. T. Rabe: Gynälogische Endokrinologie, Band 1, S. 589-666, Springer, Heidelberg.

22. Azziz R, Carmina E, Sawaya ME. Idiopathic hirsutism. Endocr Rev. 2000 Aug;21(4):347-62

23. Koulouri O., G.S. Conway (2009): Behandlung des Hirsutism, PRAXIS, Mini-Review «Clinica Review» Praxis 2009; 98: 1015–1020

24. Blume-Peytavi U, Hahn S. Medical treatment of hirsutism, Dermatolo Ther 2008; 21(5): 329-39.

25. Rabe T, Kowald A, Ortmann J, Rehberger-Schneider S. Inhibition of skin 5alpha-reductase by oral contraceptive progestins in vitro. Gynecol Endocrinol. 2000 Aug;14(4):223-30.

26. https://www.endocrine.org/~/media/endosociety/Files/Publications/Clinical%20Practice%20Guidelines/Hirsutism_Guideline.pdf; 11.05.2017

27. Fitzgerald C, Elstein M, Spona J 1999 Effect of age on the response of the hypothalamo-pituitary-ovarian axis to a combined oral contraceptive. Fertil Steril 71:1079-84

28. https://www.endocrine.org/~/media/endosociety/Files/Publications/Clinical%20Practice%20Guidelines/Hirsutism_Guideline.pdf; 11.05.2017

29. Saeed R, Akram J, Changezi HU, Saeed M 1993 Treatment of hirsutism in polycystic ovarian syndrome with Diane, 50 mcg ethinyl estradiol and 2 mg cyproterone acetate. Specialist 9:109-12

30. Porcile A, Gallardo E 1991 Long-term treatment of hirsutism: desogestrel compared with cyproterone acetate in oral contraceptives. Fertil Steril 55:877-81

31. https://www.endocrine.org/~/media/endosociety/Files/Publications/Clinical%20Practice%20Guidelines/Hirsutism_Guideline.pdf; 11.05.2017

32. Coenen CMH, Thomas CMG, Borm GF, Hollanders JMG, Rolland R 1996 Changes in androgens during treatment with four low-dose contraceptives. Contraception 53:171-176

33. Huber J, Walch K 2006 Treating acne with oral contraceptives: use of lower doses. Contraception 73:23-9

34. Mowszowicz I (1989). "Antiandrogens. Mechanisms and paradoxical effects". Ann Endocrinol (Paris) 50 (3): 50(3):189–99. PMID 2530930.

35. Gillatt D (2006). "Antiandrogen treatments in locally advanced prostate cancer: are they all the same?". J Cancer Res Clin Oncol 1: S17–26. doi:10.1007/s00432-006-0133-5. PMID 16845534.

36. Rider CV, Furr JR, Wilson VS, Gray LE Jr (Apr 2010). "Cumulative effects of in utero administration of mixtures of reproductive toxicants that disrupt common targe tissues via diverse mechanisms of toxicity". International Journal of Andrology 33 (2): 443–62. doi:10.1111/j.1365-2605.2009.01049.x. PMC 2874988. PMID 20487044.

37. Gray LE, Ostby J, Furr J, Wolf CJ, et al. L (2001). "Effects of environmental antiandrogens on reproductive development in experimental animals". Human Reproduction Update 2 (3): 248–64.

38. Zhang Y, Won SH, Jiang C, Lee HJ, et al. Tanshinones from Chinese medicinal herb Danshen (Salvia miltiorrhiza Bunge) suppress prostate cancer growth and androgen receptor signaling. Pharm Res. 2012 Jun;29(6):1595-608.

39. Ma D, Chen L, Lui R. Decrease of antiandrogenic activity in gray water and domestic wastewater treated by the MBR process. Environ Sci Process Impacts. 2013 Mar;15(3):668-76.

40. Wiechert R, Steinbeck H, Elger W, Neumann F. Wirkung und Struktur neuer antiandrogener Steroide. Arzneimittel-Forsch (Drug Res) 1967; 17: 1103–16.

41. Neumann F, Elger W. The effect of a new antiandrogenic steroid, 6-Chloro-17-hydroxy-1α,2α-methylenepregna-4,6-diene-3,20- dione acetate (Cyproterone acetate) on the sebaceous glands of mice. J Invest Derm 1966; 46: 561.

42. Neumann F, Berswordt-Wallrabe R von, Elger W, Steinbeck H, Hahn JD, Kramer M. Aspects of androgen-dependent events as studied by antiandrogens. Recent Progr Hormone Res 1970; 26: 337–410.

43. Neumann F. Antagonismus von Testosteron und 1,2-methylen-6-chloro-pregna-4,6-dien-17,-ol-3,20-dion (Cyproteron) an den die Gonadotropinsekretion regulierenden Zentren bei männlichen Ratten. Acta endocr (Kbh) 1966;53:382.

44. Neumann F, Schleusener A, Hümpel M (1979) Antiandrogene. Gynäkologie 12:228- 242

45. Neumann F, Schleusener A, Albring (M) (1979) Pharmakologie der Antiandrogene. In Hammerstein J, Lachnit-Fixson V, Neumann F, Plewig G (eds) Androgenisierungserscheinungen bei der Frau. Excerpta Medica Amsterdam, pp 149-194

46. Neumann F (1988) Pharmakologische Aspekte von Cyproteronacetat. In: Schindler AE (Hrsg) Antiandrogen-Östrogentherapie bei Adrogenisierungserscheinungen. Walter de Gruyter, Berlin New York, S 23

47. Kuhl H. Neue Gestagene – ihre Vor- und Nachteile. Therapeutische Umschau 2001; 58 (9): 527-533.

48. Neumann F, Elger W. The effect of a new anti-androgenic steroid, 6-chloro-17-hydroxy-1-, 2-methylen-pregna-4,6-diene-3,20-dione acetate (Cypreoterone acetate) on the sebaceous glands of mice. J Invest Derm 1966;46:561.

49. Sitruk-Ware R, Husmann F, Thijssen JH, Skouby SO, Fruzzetti F, Hanker J, Huber J, Druckmann R. Role of progestins with partial antiandrogenic effects. Climacteric. 2004 Sep;7(3):238-54.

50. Girard J, Baumann J B, Graf S, Hees G, van Rosenthal M, Zuppinger K (1979) Assessment of ACTH-adrenal activity after treatment with a glucocoticoid and an antiandrogenic steroid. Arch Toxikol 2:85-9

51. Wiegratz I, Kutschera E, Lee JH, Moore C, Mellinger U, Winkler UH and Kuhl H (2003) Effect of four different oral contraceptives on various sex hormones and serum-binding globulins. Contraception 67,25–32.

52. Taubert HD, Kuhl H (1995) Kontrazeption mit Hormonen. Thieme (Stuttgart) S.379.

53. Schlatterer K, von Werder K, Stalla GK. Multistep treatment concept of transsexual patients. Exp Clin Endocrinol Diabetes 1996;104:413-19.

54. Hammerstein J et al (1975) Use of cyproterone acetate (CPA) ii the treatment of acne, hirsutism and virilism. J Steroi Biochem 6:827 83

55. www.bfarm.de/SharedDocs/Risikoinformationen/Pharmakovigilanz/DE/RHB/2013/rhb-diane35.pdf?__blob=publicationFile&v=4; 11.05.2017

56. Rabe, T. (persönliche Mitteilung, 2013).

57. Geisthövel F. Hormontherapie für Haut und Haar bei postmenopausalen Frauen. Ästhetische Dermatologie 2010;4:12-7.

58. Weiss R, Dziura J, Burgert TS, et al. Obesity and the metabolic syndrome in children and adolescents N Enlg J Med 2004;350:2362-74

59. Jick SS, Hernandez RK (2011) Risk of non-fatal venous thromboembolism in women using oral contraceptives containing drospirenone compared with women using oral contraceptives containing levonorgestrel : case-control study using United Stated claims data. BMJ; 340:d2151 doi:10.1136/bmj.d2151.

60. Lidegaard Ø, Nielsen LH, Skovlund CW, Skjeldestad FE, Løkkegaard E (2011) Risk of venous thromboembolism from use of oral contraceptives containing different progestogens and oestrogen doses : Danish cohort study, 2001-9. BMJ ; 343 :d6423 doi :10.1136/bmj.d6423.

61. Geisthövel F. Diagnostik und Therapie der kutanen Androgenisierung im klimakterischen Übergang und in der Peri-/Post-Menopause: Hirsutismus und Haarausfall. J Gynäkol Endokrinol 2012b;22:akzeptiert

62. Rabe T, Ludwig M, Bitzer J, Schaefer C Schwangerschaften unter verschiedenen kontrazeptiven Methoden J. Reproduktionsmed. Endokrinol 2008; 5 (3), 138-146

63. http://www.awmf.org/uploads/tx_szleitlinien/013-017l_S2k_Behandlung_der_Akne_2011-abgelaufen.pdf; 11.05.2017

64. https://www.endocrine.org/~/media/endosociety/Files/Publications/Clinical%20Practice%20Guidelines/Hirsutism_Guideline.pdf; 11.05.2017

65. Blumeyer A, Tosti A, Messenger A, Reygagne P, del Marmol V, Spuls PI, Trakatelli M, Finner A, Kiesewetter F, Trüeb R, Rzany B, Blume-Peytavi U. Evidence-based (S3) guideline for the treatment of androgenetic alopecia in women and in men. JDDG 2011; 9 (Suppl 6): S1-S57.

66. Nast A, Bayerl C, Borelli C, et al. Gollnick H. S2k-Leitlinie zur Therapie der Akne. Dtsch Dermatol Ges. 2010;8 Suppl 2: 1-59.

67. Huber J, Walch K. Review article: treating acne with oral contraceptives: use of lower doses. Contraception 2006;73:23-9

68. Van Vloten WA, van Haselen CW, van Zuuren EJ, Gerlinger C, Heithecker R. The effect of 2 combined oral contraceptives containing either drospirenone or cyproterone acetate on acne and seborrhoea. Cutis 2002;69:2-15

69. Palombo-Kinne E, I Schellschmidt, U Schumacher, Gräser: Efficacy of a combined oral contraceptive containing 0.030 mg ethinylestradiol/2 mg dienogest for the treatment of papulopustular acne in comparison with placebo and 0.035 mg ethinylestradiol/2 mg cyproterone acetate, Contraception 79 (2009) 282–289

70. Huber J, Walch K. Review article: treating acne with oral contraceptives: use of lower doses. Contraception 2006;73:23-9

71. Van der Spuy ZM, Le Roux PA, Matjila MJ. Cyproterone acetate for hirsutism (Review). The Cochrane collaboration. Cochrane Database Syst Rev 4:CD00125, 2009

72. Swiglo BA, Cosma M, Flynn DN, Kurtz DM, LaBella ML, Mullan RJ, Erwin PJ, Montori VM. Antiandrogens for the treatment of hirsutism: a systematic review and metaanalyses of randomized controlled trials. J Clin Endocrinol Metab 2008;93:1153-1160.

73. Saeed R, Akram J, Changezi HU, Saeed M 1993 Treatment of hirsutism in polycystic ovarian syndrome with Diane, 50 mcg ethinyl estradiol and 2 mg cyproterone acetate. Specialist 9:109 –112

74. Van der Spuy ZM, Le Roux PA, Matjila MJ. Cyproterone acetate for hirsutism (Review). The Cochrane collaboration. Cochrane Database Syst Rev 4:CD00125, 2009

75. Lunde O, Djøseland O. A comparative study of Aldactone and Diane in the treatment of hirsutism. J Steroid Biochem Mol Biol 1987;28:161-55

76. Gökmen O, Şenöz S, Gülekli B, Işik AZ. Comparison of four different treatment regimes in hirsutism related to polycystic ovary syndrome. Gynecol Endocrinol 1996;10:249-255

77. Lunde O, Djøseland O. A comparative study of Aldactone and Diane in the treatment of hirsutism. J Steroid Biochem Mol Biol 1987;28:161-55

78. Şahin Y, Bayram F, Kelestimur F, Muderris I. Comparison of cyproterone acetate plus ethinyl estradiol and finasteride in the treatment of hirsutism. Endocrinol Invest 1998;21:348-352

79. Raudrant D, Rabe T. Progestogens with antiandrogen properties. Drugs 2003 ; 63 : 463- 492.

80. Blumeyer A, Tosti A, Messenger A, Reygagne P, del Marmol V, Spuls PI, Trakatelli M, Finner A, Kiesewetter F, Trüeb R, Rzany B, Blume-Peytavi U. Evidence-based (S3) guideline for the treatment of androgenetic alopecia in women and in men. JDDG 2011; 9 (Suppl 6): S1-S57.

81. Geisthövel F. Hormontherapie für Haut und Haar bei postmenopausalen Frauen. Ästhetische Dermatologie 2010;4:12-7.

82. Geisthövel F. Multiple Meningeome unter langjähriger hoch-dosierter Behandlung mit Cyproteronacetat bei einer Patientin mit MannFrau Geschlechtsidentitätsstörung. 2012a; unveröffentlicht

83. Geisthövel F. Diagnostik und Therapie der kutanen Androgenisierung im klimakterischen Übergang und in der Peri-/Post-Menopause: Hirsutismus und Haarausfall. J Gynäkol Endokrinol 2012b; 22, 6-15

84. Şahin Y, Dilber S, Kelestimur F. Comparison of Diane 35 and Diane 35 plus finasteride in the treatment of hirsutism. Fertil Steril 2001;75:496-500

85. Tartagni M, Schonauer LM, De Salvia MA, Cicinelli E, De Pergola G, D´Addario V. Comparison of Diane 35 and Diane 35 plus finasteride in the treatment of hirsutism. Fertil Steril 2000;73:718-23.

86. Wild RA, Demers LM, Applebaum-Bowden D, Lenker R. Hirsutism: metabolic effects of two commonly used oral contraceptives and spironolactone. Contraception 1991; Aug; 44(2):113-24.

87. Van der Spuy ZM, Le Roux PA, Matjila MJ. Cyproterone acetate for hirsutism (Review). The Cochrane collaboration. Cochrane Database Syst Rev 4:CD00125, 2009

88. Andrade RJ, Lucena MI, Fernández MC, Suárez F, Montero JL, Fraga E, Hidalgo F. Fulminant liver failure associated with flutamide therapy for hirsutism. The Lancet 1999;353:983.

89. Osculati A, Castiglioni C. Fatal liver complications with flutamide. The Lancet 2006;367:1140-1.

90. Van der Spuy ZM, Le Roux PA, Matjila MJ. Cyproterone acetate for hirsutism (Review). The Cochrane collaboration. Cochrane Database Syst Rev 4:CD00125, 2009

91. Swiglo BA, Cosma M, Flynn DN, et al. Antiandrogens for the treatment of hirsutism: a systematic review and metaanalyses of randomized controlled trials. J Clin Endocrinol Metab 2008;93:1153-1160.

92. Hammerstein J, Cupceancu.Behandlung der Hirsutismus mit Cyproteronacetat. Dtsch Med Wschr. 1969;74:829-34

93. Hammerstein J, Meckies J, Leo-Rossberg I, Moltz L, Zielske F. Use of cyproterone acetate (CPA) in the treatment of acne, hirsutism and virilism. J Steroid Biochem 1975;6:827-36

94. Peereboom-Wynia JDR, Boekhorst JC. Effect of cyproterone acetate orally on hair density and diameter and endocrine factors in women with idiopathic hirsutism. Dermatologica 1980;160:7-16

95. Belisle S, Love EJ. Clinical efficacy and safety of cyproterone acetate in severe hirsutism: results of a multicentered Canadian study. Fertil Steril. 1986 Dec;46(6):1015-20.

96. Barth JH, Cherry CA, Wojnarowska F, Dawber RP. Cyproterone acetate for severe hirsutism: results of a double blind doseranging study: Clin Endocrinol (Oxf) 1991;35: 5-10.

97. Gökmen O, Şenöz S, Gülekli B, Işik AZ. Comparison of four different treatment regimes in hirsutism related to polycystic ovary syndrome. Gynecol Endocrinol 1996;10:249-255

98. Venturoli S, Marescalchi O, Colombo FM, et al. prospective randomized trial comparing low dose flutamide, finasteride, kenoconazole, and cyproterone acetate-estrogen regimens in the treatment of hirsutism. J Clin Endocrinol Metab 1999;84:1304-10

99. Fruzetti F, Bersi C, Parrini D, Ricci C, Genazzani R. Treatment of hirsutism: comparison between antiandrogens with central and peripheral effects. Fertil Steril 1999;71:445-51.

100. Beigi A, Sobhi A, Zarrinkoub F. Finasteride versus cyproterone acetate-estrogen regimens in the treatment of hirsutism. Int J Gynaecol Obstet. 2004 Oct;87(1):29-33.

101. Venturoli S, Marescalchi O, Colombo FM, et al. prospective randomized trial comparing low dose flutamide, finasteride, kenoconazole, and cyproterone acetate-estrogen regimens in the treatment of hirsutism. J Clin Endocrinol Metab 1999;84:1304-10

102. Fruzetti F, Bersi C, Parrini D, Ricci C, Genazzani R. Treatment of hirsutism: comparison between antiandrogens with central and peripheral effects. Fertil Steril 1999;71:445-51

103. Kelekci KH, Kelekci S, Yengel I, Gul S, Yilmaz B. Cyproterone acetate or drospirenone containing combined oral contraceptives plus spironolactone or cyproterone acetate for hirsutism: randomized comparison of three regimens. J Dermatolog Treat. 2012 Jun;23(3):177-83. doi: 10.3109/09546634.2010.519766. Epub 2011 Jan 22.

104. Blumeyer A, Tosti A, Messenger A, Reygagne P, del Marmol V, Spuls PI, Trakatelli M, Finner A, Kiesewetter F, Trüeb R, Rzany B, Blume-Peytavi U. Evidence-based (S3) guideline for the treatment of androgenetic alopecia in women and in men. JDDG 2011; 9 (Suppl 6): S1-S57.

105. Kokaly W, McKenna TJ. Relapse of hirsutism following long-term successful treatment with oestrogen-progestogen combination Clin Endocrinol (Oxf). 2000 Mar;52(3):379-82.

106. Yücelten D, Erenus M, Gürbüz O, Durmuşoğlu F. Recurrence rate of hirsutism after 3 different antiandrogen therapies. J Am Acad Dermatol. 1999 Jul;41(1):64-8.

107. Kokaly W, McKenna TJ. Relapse of hirsutism following long-term successful treatment with oestrogen-progestogen combination Clin Endocrinol (Oxf). 2000 Mar;52(3):379-8

108. Yücelten D, Erenus M, Gürbüz O, Durmuşoğlu F. Recurrence rate of hirsutism after 3 different antiandrogen therapies. J Am Acad Dermatol. 1999 Jul;41(1):64-8.

109. Rabe Thomas, Federführend für diesen Beitrag: Reinhard W. Gansel, Melanie Schulz, Antje Schwandt, MA, Ulrike Blume-Peytavi, Nicole Reisch, Andreas Schüring, Franz Geisthövel, Ludwig Wildt als interdisziplinärer Arbeitskreis: "Androgenisierung der Frau", Stellungnahme der Deutschen Gesellschaft für Gynäkologische Endokrinologie und Fortpflanzungsmedizin e.V.: Nicht-hormonelle Therapie des Hirsutismus, In Rabe T et al. (Hrsg): Seminar in Gynäkologische Endokrinologie 2012, ISBN: 978-3-00-039077-7, Seite 491-515

110. Cea-Soriano L, Blenk T, Wallander MA, Rodríguez LA. Hormonal therapies and meningioma: is there a link? Cancer Epidemiol. 2012 Apr;36(2):198-205. doi: 10.1016/j.canep.2011.08.003. Epub 2011 Sep 22.

111. Adverse Drug Reactions Advisory Committee (February 2004). "Australian Adverse Drug Reactions Bulletin, Volume 23, Number 1".

112. Hammerstein J: Zwei Jahrzehnte Therapie mit Antiandrogenen bei der Frau; , 1992, ppXIII-XXIX, in:

113 Breckwoldt, M.: Diagnostik und Therapie von Androgenisierungserscheinungen bei der Frau, (ISBN 10: 3893030263/ISBN13:9783893030262)

114 Cebula H, Pham TQ, Boyer P, Froelich S. Letter to the editor: Regression of meningiomas after discontinuation of cyproterone acetate in a transsexual patient. Acta Neurochir 2010;152:1955-6.

115 Geisthövel F. Multiple Meningeome unter langjähriger hoch-dosierter Behandlung mit Cyproteronacetat bei einer Patientin mit MannFrau Geschlechtsidentitätsstörung. 2012a; unveröffentlicht

116 Neumann F, Elger W, Berswordt W. Intersexuality of male fetuses and inhibition of androgen-dependent functions in male animals by means of testosterone blockers. Dtsch Med Woschenschr 1967;92;360-6.

117 Goldman AS, Bongiovanni AM. Induced genital anomalies. Ann N Y Acad Sci 1967; 142:755-67.

118 Jick SS, Hernandez RK (2011) Risk of non-fatal venous thromboembolism in women using oral contraceptives containing drospirenone compared with women using oral contraceptives containing levonorgestrel : case-control study using United Stated claims data. BMJ;340:d2151 doi:10.1136/bmj.d2151

119 Lidegaard Ø, Nielsen LH, Skovlund CW, Skjeldestad FE, Løkkegaard E (2011) Risk of venous thromboembolism from use of oral contraceptives containing different progestogens and oestrogen doses : Danish cohort study, 2001-9. BMJ ; 343 :d6423 doi :10.1136/bmj.d6423.

120 Rabe T, Chr. Albring zusammen mit dem Arbeitskreis „Thrombophilie und Kontrazeption": B. Luxembourg , M. Ludwig , J. Dinger , R. Bauersachs , H. Rott , K. König , E. Merkle , A.O. Mueck , G. Merki, C. Egarter Sicherheit hormonaler Kontrazeptiva: Diane 35 und deren Generika Gemeinsame Stellungnahme der Deutschen Gesellschaft für Gynäkologische Endokrinologie und Fortpflanzungsmedizin (DGGEF) e.V. und des Berufsverbands der Frauenärzte (BVF) e.V FRAUENARZT 54 (2013) Nr. 4, 316-325; www.gzrr.de/assets/files/Publikationen/Publikationen%202013/Sicherheit%20Kontraz%20Frauenarzt%204_13.pdf; 3.7.201

121 Schreiben des BfArMs vom 5.2.2013 an die Redaktion des Arzneimitteltelegramms

122 www.ema.europa.eu/ema/index.jsp?curl=pages/news_and_events/news/2013/05/news_detail_001790.jsp&mid=WC0b01ac058004d5c1; 18.4.2017

123 www.ema.europa.eu/docs/en_GB/document_library/Press_release/2013/05/WC500143490.pdf; 18.4.2017

124 www.bfarm.de/SharedDocs/Risikoinformationen/Pharmakovigilanz/DE/RHB/2013/rhb-diane35.pdf?__blob=publicationFile&v=4; 11.05.2017

125 Jasonni VM, Bulletti C, Naldi S, Di Cosmo E, Cappuccini F, Flamigni C. Treatment of hirsutism by an association of oral cyproterone acetate and transdermal 17ß-estadiol. Fertil Steril 1991;55:742-45

126 Geisthövel F (2011) Hirsutismus: Störende Haare epilieren, wegcremen oder –lasern? Die 10-Minuten-Sprechstunde, MMW-Fortschritte der Medizin 2011; 153 (4) 41-42

127 Geisthövel F. Hormontherapie für Haut und Haar bei postmenopausalen Frauen. Ästhetische Dermatologie 2010;4:12-7.

128 Valenta, C., Stabilität: Cyproteronacetat in magistralen Zubereitungen. Österreich. Apoth. Ztg. 56 (2002) 676–678.

129 Štecová J. Cyproteronacetat zur topischen Therapie androgenabhängiger Erkrankungen. Doktorarbeit: edocs.fu-berlin.de/diss/receive/FUDISS_thesis_000000002357; 11.05.2017

130 Valenta C. Stabilität: Cyproteronacetat in magistralen Zubereitungen, Österreich. Apoth. Ztg. 56 (2002) 676–678.

131 Huber J. http://www.drhuber.at/haut-akne/; 11.05.2017

132 Gruber, D. M., et al. Topical cyproterone acetate treatment in woman with acne. Arch. Derm 134 (1998) 459–463.

133 Cunliffe WJ, Bottomley WW. Antiandrogens and acne. A topical approach? Arch Dermatol. 1992 Sep;128(9):1261-4.

134 Huber J. http://www.drhuber.at/haut-akne/; 11.05.2017

135 Štecová J. Cyproteronacetat zur topischen Therapie androgenabhängiger Erkrankungen. Doktorarbeit: edocs.fu-berlin.de/diss/receive/FUDISS_thesis_000000002357; 11.05.2017

136 Iraji F, Momeni A, Naji SM, Siadat AH. The efficacy of topical cyproterone acetate alcohol lotion versus placebo in the treatment of the mild to moderate acne vulgaris: a double blind study. Dermatol Online J. 2006 Mar 30;12(3):26.

137 www.drugs.com/mmx/cyproterone-acetate.html; 18.4.2017

138 Geisthövel F. Hormontherapie für Haut und Haar bei postmenopausalen Frauen. Ästhetische Dermatologie 2010;4:12-7.

139 Geisthövel F (2011) Hirsutismus: Störende Haare epilieren, wegcremen oder –lasern? Die 10-Minuten-Sprechstunde, MMW-Fortschritte der Medizin 2011; 153 (4) 41-42.

140 Geisthövel F. Diagnostik und Therapie der kutanen Androgenisierung im klimakterischen Übergang und in der Peri-/Post-Menopause: Hirsutismus und Haarausfall. J Gynäkol Endokrinol 2012b;22: 6-15

141 www.ema.europa.eu/ema/index.jsp?curl=pages/news_and_events/news/2013/05/news_detail_001790.jsp&mid=WC0b01ac058004d5c1; 11.05.2017

142 www.ema.europa.eu/docs/en_GB/document_library/Press_release/2013/05/WC500143490.pdf; 11.05.2017

143 www.bfarm.de/SharedDocs/Risikoinformationen/Pharmakovigilanz/DE/RHB/2013/rhb-diane35.pdf?__blob=publicationFile&v=4; 11.05.2017

144 Rabe Thomas, Federführend für diesen Beitrag: Reinhard W. Gansel, Melanie Schulz, Antje Schwandt, MA, Ulrike Blume-Peytavi, Nicole Reisch, Andreas Schüring, Franz Geisthövel, Ludwig Wildt als interdisziplinärer Arbeitskreis: "Androgenisierung der Frau", Stellungnahme der Deutschen Gesellschaft für Gynäkologische Endokrinologie und Fortpflanzungsmedizin e.V.: Nicht-hormonelle Therapie des Hirsutismus, In Rabe T et al. (Hrsg): Seminar in Gynäkologischer Endokrinologie, ISBN: 978-3-00-039077-7, Seite 491-515

145 www.ema.europa.eu/ema/index.jsp?curl=pages/news_and_events/news/2013/05/news_detail_001790.jsp&mid=WC0b01ac058004d5c1; 11.05.2017

146 www.bfarm.de/SharedDocs/Risikoinformationen/Pharmakovigilanz/DE/RHB/2013/rhb-diane35.pdf?__blob=publicationFile&v=4; 11.05.2017

147 Geisthövel F. Diagnostik und Therapie der kutanen Androgenisierung im klimakterischen Übergang und in der Peri-/Post-Menopause: Hirsutismus und Haarausfall. J Gynäkol Endokrinol 2012b;22 (4):, 6-14

148 Nast A, Bayerl C, Borelli C, Degitz K, Dirschka T, Erdmann R, Fluhr J, Gieler U, Hartwig R, Meigel EM, Moller S, Ochsendorf F, Podda M, Rabe T, Rzany B, Sammain A, Schink S, Zouboulis CC, Gollnick H. S2k-Leitlinie zur Therapie der Akne. J Dtsch Dermatol Ges. 2010;8 Suppl 2: 1-59.

149 Geisthövel F. Diagnostik und Therapie der kutanen Androgenisierung im klimakterischen Übergang und in der Peri-/Post-Menopause: Hirsutismus und Haarausfall. J Gynäkol Endokrinol 2012b;22 (4):, 6-14

150 Brown J, Farquhar C, Lee 0, Toomath R, Jepson RG. Spironolactone versus placebo or in combination with steroids for hirsutism and/or acne (Review). The Cochrane database of Systematic Reviews: 2009; Issue 2. Art.No.:CD000194. DOI:10.1002/14651858.CD000194.pub2.

151 Geisthövel F. Hormontherapie für Haut und Haar bei postmenopausalen Frauen. Ästhetische Dermatologie 2010;4:12-7.

152 Geisthövel F. Diagnostik und Therapie der kutanen Androgenisierung im klimakterischen Übergang und in der Peri-/Post-Menopause: Hirsutismus und Haarausfall. J Gynäkol Endokrinol 2012b;22 (4):, 6-14

153 Geisthövel F. Hormontherapie für Haut und Haar bei postmenopausalen Frauen. Ästhetische Dermatologie 2010;4:12-7.

154 Blumeyer A, Tosti A, Messenger A, Reygagne P, del Marmol V, Spuls PI, Trakatelli M, Finner A, Kiesewetter F, Trüeb R, Rzany B, Blume-Peytavi U. Evidence-based (S3) guideline for the treatment of androgenetic alopecia in women and in men. JDDG 2011; 9 (Suppl 6): S1-S57.

155 Geisthövel 2013, persönliche Mitteilung

156 Kuhnz W, Staks T, Jütting G. Pharmacokinetics of cyproterone acetate and ethinylestradiol in 15 women who received a combination oral contraceptive during three treatment cycles. Contraception 1993;48: 557–75.

157 Kuhnz W, Humpel M, Biere H, Gross D. Influence of repeated oral doses of ethinylestradiol on the metabolic deposition of [13C2]- ethinylestradiol in young women. Eur J Clin Pharmacol 1996;50: 231–5.

158 Hümpel M, Nieuweboer B, Wendt H, Speck U. Investigations of pharmacokinetics of ethinyloestradiol to specific consideration of a possible first-pass effect in women. Contraception 1979;19: 421–32.

159 Orme M, Back DJ, Ward S, Green S. The pharmacokinetics of ethynylestradiol in the presence and absence of gestodene and desogestrel. Contraception 1991;43:305–16.

160 Ouellet D, Hsu A, Qian J, et al. Effect of ritonavir on the pharmacokinetics of ethinyl oestradiol in healthy female volunteers. Br J Clin Pharmacol 1998;46:111–6.

161 Dugwekar YG, Narula RK, Laumas KR. Disappearance of 1a-3H- chlormadinone acetate from the plasma of women. Contraception 1973;7:27 – 45.

162 Terlinden R, Uragg H, Göhler K, Kneip C. Pharmacokinetics of chlormadinone acetate following single and multiple oral dosing of chlormadinone acetate (2 mg) and ethinylestradiol (0.03 mg) and elimination and clearance of a single dose of radiolabeled chlormadinone acetate. Contraception. 2006 Sep;74(3):239-44. Epub 2006 May 1

163 Chassard D, Legallicier P, Dib M. [The relative pharmacokinetics of two oral formulations of chlormadinone acetate: Lutéran 5mg. and Lutéran tablet 10 mg]. Therapie. 2003 Mar-Apr;58(2):127-31. French.

164 Guido M, Romualdi D, Campagna G, Ricciardi L, Bompiani A, Lanzone A. Ethinylestradiol-chlormadinone acetate combination for the treatment of hirsutism and hormonal alterations of normal-weight women with polycystic ovary syndrome: evaluation of the metabolic impact. Reprod Sci. 2010 Aug;17(8):767-75.

165 Muhn P, Fuhrmann U, Fritzemeier KH, Krattenmacher R, Schillinger E 1995 Drospirenone: a novel progestogen with antimineralocorticoid and antiandrogenic activity. Ann N Y Acad Sci 761:311-35

166 Oelkers W, Foidart JM, Dombrovicz N, Welter A, Heithecker R. Effects of a new oral contraceptive containing an antimineralocorticoid progestogen, drospirenone, on the renin-aldosterone system, body weight, blood pressure, glucose tolerance, and lipid metabolism. J Clin Endocrinol Metab. 1995 Jun;80(6):1816-21.

167 Guido M et al. (2004): Drospirenone for the treatment of hirsute women with polycystic ovary syndrome: a clinical, endocrinological, metabolic pilot study. J Clin Endocrinol Metab. 2004 Jun;89(6):2817-23.

168 Gregoriou O et al. (2008) Treatment of hirsutism with combined pill containing drospirenone. Gynecol Endocrinol. 2008 Apr;24(4):220-3.

169 Gregoriou O et al. (2008) Treatment of hirsutism with combined pill containing drospirenone. Gynecol Endocrinol. 2008 Apr;24(4):220-3.

170 Batukan C, MuderrisII, Ozcelik B, Ozturk A (2007) Comparison o two oral contraceptives containing either drospirenone or cyproterone acetate in the treatment of hirsutism. Gynecol Endocrinol 23: 38–44.

171 Batukan C, Muderris, II, Ozcelik B, Ozturk A 2007 Comparison of two oral contraceptives containing either drospirenone or cyproterone acetate in the treatment of hirsutism. Gynecol Endocrinol 23:38-44

172 Lello S, Primavera G, Colonna L, Vittori G, Guardianelli F, Sorge R, Raskovic D. Effects of two estroprogestins containing ethynilestradiol 30 microg and drospirenone 3 mg and ethynilestradiol 30 microg and chlormadinone 2 mg on skin and hormonal hyperandrogenic manifestations. Gynecol Endocrinol. 2008 Dec;24(12):718-23

173 Batukan C, Muderris, II, Ozcelik B, Ozturk A 2007 Comparison of two oral contraceptives containing either drospirenone or cyproterone acetate in the treatment of hirsutism. Gynecol Endocrinol 23:38-44

174 Oettel M, Gräser T, Hoffmann H, Moore C, Zimmermann H, Zimmermann T. The preclinical and clinical profile of dienogest. A short overview. Drugs of Today 1999; 35 (Suppl C): 3–12.

175 Göretzlehner G (2003): Dienogest - ein innovatives Gestagen, Journal für Menopause 2003; 10 (2) (Ausgabe für Österreich) 35-36; www.kup.at/kup/pdf/1498.pdf.

176 Wiegratz I, Hommel HH, Zimmermann T, Kuhl H. Attitude of German women and gynecologists towards long-cycle treatment with oral contraceptives. Contraception. 2004 Jan;69(1):37-42

177 de.wikipedia.org/wiki/Dienogest; 11.05.2017

178 Lobo RA, Shoupe D, Serafini P, Brinton D, Horton R 1985 The effects of two doses of spironolactone on serum androgens and anagen hair in hirsute women. Fertil Steril 43:200-5

179 Lobo RA, Shoupe D, Serafini P, Brinton D, Horton R 1985 The effects of two doses of spironolactone on serum androgens and anagen hair in hirsute women. Fertil Steril 43:200-5

180 Shapiro German, Sevron Shmuel (1980): A Novel Use of Spironolactone: Treatment of Hirsutism, Journal of Clinical Endocrinology & Metabolism Vol. 51, No. 3 429-432, doi:10.1210/jcem-51-3-429.

181 Chapman MG, Dowsett M, Dewhurst CJ, Jeffcoate SL 1984 Spironolactone in combination with an oral contraceptive: an alternative treatment for hirsutism. Br J Obstet Gynecol 92:983–985

182 Pittaway DE, Maxson WS, Wentz AC 1985 Spironolactone in combination drug therapy for unresponsive hirsutism. Fertil Steril 43: 878–882

183 Board JA, Rosenberg SM, Smeltzer JS 1987 Spironolactone and estrogen-progestin therapy for hirsutism. South Med J 80:483–486

184 Gregoriou O, Bakas P, Konidaris S, Papadias K, Mathiopoulos D, Creatsas G. The effect of combined oral contraception with or without spironolactone on bone mineral density of hyperandrogenic women. Gynecol Endocrinol. 2000 Oct;14(5):369-73.

185 Kebapcilar L, Bilgir O, Taner CE, Kebapcilar AG, Kozaci DL, Alacacioglu A, Yildiz Y, Yuksel A, Sari I. Oral contraceptives alone and with spironolactone increase sCD40 ligand in PCOS patients. Arch Gynecol Obstet. 2010 Mar;281(3):539-43. Epub 2009 Aug 5.

186 www.emedicine.com/med/topic1017.htm; 11.05.2017

187 Farquhar C, Lee O, Toomath R, Jepson R. Spironolactone versus placebo or in combination with steroids for hirsutism and/or acne. Cochrane Database Syst Rev. 2003;(4):CD000194.

188 Brown J, Farquhar C, Lee O, Toomath R, Jepson RG. Spironolactone versus placebo or in combination with steroids for hirsutism and/or acne. Cochrane Database Syst Rev. 2009 Apr 15;(2):CD000194.

189 Swiglo BA, Cosma M, Flynn DN, Kurtz DM, LaBella ML, Mullan RJ, Erwin PJ, Montori VM. Antiandrogens for the treatment of hirsutism: a systematic review and meta-analysis of randomized controlled trials. J Clin Endocrinol Metab 2008; 93(4):1153-60, doi: 10.1210/jc.2007-2430.

190 Farquhar C, Lee O, Toomath R, Jepson R (2003) Spironolactoneversus placebo or in combination with steroids for hirsutism and/or acne. Cochrane Database Syst Rev (4): CD000194.

191 Crosby PD, Rittmaster RS. Predictors of clinical response in hirsute women treated with spironolactone. Fertil Steril 1991: 55 : 1076–1081.

192 Ganie MA, Khurana ML, Eunice M, et al. Comparison of efficacy of spironolactone with metformin in the management of polycystic ovary syndrome: an open-labeled study. J Clin Endocrinol Metab 2004: 89 : 2756–2762.

193 Swiglo BA, Cosma M, Flynn DN, Kurtz DM, LaBella ML, Mullan RJ, Erwin PJ, Montori VM: Antiandrogens for the treatment of hirsutism: a systematic review and meta-analysis of randomized controlled trials. J Clin Endocrinol Metab. 2008 Apr;93(4):1153-60. doi: 10.1210/jc.2007-2430. Epub 2008 Feb 5.

194 O'Brien RC, Cooper ME, Murray RML, Seeman E, Thomas AK, Jerums G 1991 Comparison of sequential cyproterone acetate/ estrogen vs. spironolactone/oral contraceptive in the treatment of hirsutism. J Clin Endocrinol Metab 72:1008–1013

195 Erenus M, Yücelten D, Gürbüz O, Durmusoglu F, Pekin S 1996 Comparison of spironolactone-oral contraceptive vs. cyproterone acetate-estrogen regimens in the treatment of hirsutism. Fertil Steril 66:216–219

196 Berardesca, E; Gabba P, Ucci G, Borroni G, Rabbiosi G. (1988). "Topical spironolactone inhibits dihydrotestosterone receptors in human sebaceous glands: an autoradiographic study in subjects with acne vulgaris". Int J Tissue React. 10 (2): 115–119.

197 Cumming David C, James C. Yang, Robert W. Rebar, Samuel S. C. Yen: Treatment of Hirsutism With Spironolactone, JAMA 1982;247:1295-1298.

198 Crosby PD, Rittmaster RS. Predictors of clinical response in hirsute women treated with spironolactone. Fertil Steril 1991: 55 : 1076–1081.

199 O'Brien RC, Cooper ME, Murray RML, Seeman E, Thomas AK, Jerums G 1991 Comparison of sequential cyproterone acetate/ estrogen vs. spironolactone/oral contraceptive in the treatment of hirsutism. J Clin Endocrinol Metab 72:1008–1013

200 Simard J, Luthy I, Guay J, Belanger A, Labrie F 1986 Characteristics of interaction of the antiandrogen flutamide with the androgen receptor in various target tissues. Mol Cell Endocrinol 44:261-70

201 Muderris, II, Bayram F, Sahin Y, Kelestimur F 1997 A comparison between two doses of flutamide (250 mg/d and 500 mg/d) in the treatment of hirsutism. Fertil Steril 68:644-647.

202 De Leo V, Lanzetta D, D'Antona D, la Marca A, Morgante G. Hormonal effects of flutamide in young women with polycystic ovary syndrome. J Clin Endocrinol Metab. 1998 Jan;83(1):99-102.

203 Diamanti-Kandarakis E, Mitrakou A, Raptis S, Tolis G, Duleba AJ. The effect of a pure antiandrogen receptor blocker, flutamide, on the lipid profile in the polycystic ovary syndrome. J Clin Endocrinol Metab. 1998 Aug;83(8):2699-705.

204 Wallace C, Lalor EA, Chik CL 1993 Hepatotoxicity complicating flutamide treatment of hirsutism. Ann Intern Med 119:1150

205 Andrade RJ, Lucena MI, Fernandez MC, Suarez F, Montero JL, Fraga E, Hidalgo F 1999 Fulminant liver failure associated with flutamide therapy for hirsutism. Lancet 353:983

206 Osculati A, Castiglioni C 2006 Fatal liver complications with flutamide. Lancet 367:1140-1

207 Ibanez L, Valls C, Ferrer A, Ong K, Dunger DB, de Zegher F 2002 Additive effects of insulin-sensitizing and antiandrogen treatment in young, nonobese women with hyperinsulinism, hyperandrogenism, dyslipidemia, and anovulation. J Clin Endocrinol Metab 87:2870-2874

208 Calaf J, Lopez E, Millet A, Alcaniz J, Fortuny A, Vidal O, Callejo J, Escobar-Jimenez F, Torres E, Espinos JJ 2007 Long-term efficacy and tolerability of flutamide combined with oral contraception in moderate to severe hirsutism: a 12-month, double-blind, parallel clinical trial. J Clin Endocrinol Metab 92:3446-52

209 Cusan L, Dupont A, Gomez JL, Tremblay RR, Labrie F 1994 Comparison of flutamide and spironolactone in the treatment of hirsutism: a randomized controlled trial. [see comment]. Fertil Steril 61:281-7

210 Falsetti L, De Fusco D, Eleftheriou G, Rosina B 1997 Treatment of hirsutism by finasteride and flutamide in women with polycystic ovary syndrome. Gynecol Endocrinol 11:251-7

211 Fruzzetti F, Bersi C, Parrini D, Ricci C, Genazzani AR 1999 Treatment of hirsutism: comparisons between different antiandrogens with central and peripheral effects. Fertil Steril 71:445-51

212 Grigoriou O, Papadias C, Konidaris S, Antoniou G, Karakitsos P, Giannikos L 1996 Comparison of flutamide and cyproterone acetate in the treatment of hirsutism: a randomized controlled trial. Gynecol Endocrinol 10:119-23

213 Inal MM, Yildirim Y, Taner CE 2005 Comparison of the clinical efficacy of flutamide and spironolactone plus Diane 35 in the treatment of idiopathic hirsutism: a randomized controlled study. Fertil Steril 84:1693-7

214 Moghetti P, Tosi F, Tosti A, Negri C, Misciali C, Perrone F, Caputo M, Muggeo M, Castello R 2000 Comparison of spironolactone, flutamide, and finasteride efficacy in the treatment of hirsutism: a randomized, double blind, placebocontrolled trial. J Clin Endocrinol Metab 85:89-94

215 Venturoli S, Marescalchi O, Colombo FM, Macrelli S, Ravaioli B, Bagnoli A, Paradisi R, Flamigni C 1999 A prospective randomized trial comparing low dose flutamide, finasteride, ketoconazole, and cyproterone acetate-estrogen regimens in the treatment of hirsutism. J Clin Endocrinol Metab 84:1304-10

216 Falsetti L, Gambera A, Legrenzi L, Iacobello C, Bugari G 1999 Comparison of finasteride versus flutamide in the treatment of hirsutism. Eur J Endocrinol 141:361-7

217 Muderris, II, Bayram F, Guven M 2000 A prospective, randomized trial comparing flutamide (250 mg/d) and finasteride (5 mg/d) in the treatment of hirsutism. Fertil Steril 73:984-7

218 Pazos F, Escobar-Morreale HF, Balsa J, Sancho JM, Varela C 1999 Prospective randomized study comparing the longacting gonadotropin-releasing hormone agonist triptorelin, flutamide, and cyproterone acetate, used in combination with an oral contraceptive, in the treatment of hirsutism. Fertil Steril 71:122-8

219 Falsetti L, Gambera A, Legrenzi L, et al. Comparison of finasteride versus flutamide in the treatment of hirsutism. Eur J Endocrinol 1999: 141: 361–367.

220 Venturoli S, Marescalchi O, Colombo FM, et al. A prospective randomized trial comparing low dose flutamide, finasteride, ketoconazole and cyproterone acetate-oestrogen regimens in the treatment of hirsutism. J Clin Endocrinol Metab 1999: 84 : 1304–1310.

221 Inal MM, Yildirim Y, Taner CE. Comparison of the clinical efficacy of flutamide and spironolactone plus Diane 35 in the treatment of idiopathic hirsutism: a randomized controlled study. Fertil Steril 2005: 84 : 1693–1697.

222 Unluhizarci K, Ozel D, Tanriverdi F, Karaca Z, Kelestimur F. A comparison between finasteride, flutamide, and finasteride plus flutamide combination in the treatment of hirsutism J Endocrinol Invest. Jan 2009;32(1):37-40.

223 Venturoli S, Marescalchi O, Colombo FM, Macrelli S, Ravaioli B, Bagnoli A, Paradisi R, Flamigni C 1999 A prospective randomized trial comparing low dose flutamide, finasteride, ketoconazole, and cyproterone acetate-estrogen regimens in the treatment of hirsutism. J Clin Endocrinol Metab 84:1304–1310

224 De Coster R, Wouters W, Bruynseels J (January 1996). "P450-dependent enzymes as targets for prostate cancer therapy". J. Steroid Biochem. Mol. Biol. 56 (1-6 Spec No): 133–43. doi:10.1016/0960-0760(95)00230-8. PMID 8603034.

225 Witjes FJ, Debruyne FM, Fernandez del Moral P, Geboers AD (May 1989). "Ketoconazole high dose in management of hormonally pretreated patients with progressive metastatic prostate cancer. Dutch South-Eastern Urological Cooperative Group". Urology 33 (5): 411–5. PMID 2652864.

226 Evans, K. C.; A. C. Peterson, H. E. Ruiz and R. A. Costabile (August 2004). "Use of oral ketoconazole to prevent postoperative erections following penile surgery". International Journal of Impotence Research 16 (4): 346–349. doi:10.1038/sj.ijir.3901160. PMID 14973533.

227 Eil C (August 1992). "Ketoconazole binds to the human androgen receptor". Horm. Metab. Res. 24 (8): 367–70. doi:10.1055/s-2007-1003337. PMID 1526623.

228 Loli, Paola; Maria Elisa Berselli and Mariantonella Tagliaferri (1986). "Use of ketoconazole in the treatment of Cushing's syndrome". Journal of Clinical Endocrinology & Metabolism 63 (6): 1365–71. doi:10.1210/jcem-63-6-1365. PMID 3023421.

229 Wolkowitz, Owen M.; Victor I. Reus (September 1999). "Treatment of depression with antiglucocorticoid drugs". Psychosomatic Medicine 61 (5): 698–711. PMID 10511017.

230 Goeders, Nick E.; Rachel L. Peltiera and Glenn F. Guerin (December 1998). "Ketoconazole reduces low dose cocaine self-administration in rats". Drug and Alcohol Dependence 53 (1): 67–77. doi:10.1016/S0376-8716(98)00108-2. PMID 10933341.

231 Malison, Robert T.; Amit Anand, Gregory H. Pelton, Paul Kirwin, Linda Carpenter, Christopher J. McDougle, George R. Heninger and Lawrence H. Price (October 1999). "Limited efficacy of ketoconazole in treatment-refractory major depression". Journal of Clinical Psychopharmacology 19 (5): 466–470. doi:10.1097/00004714-199910000-00011. PMID 10505589. Ketoconazole for Your Pet at Petscriptions.

232 Ward, Amie S.; Eric D. Collins, Margaret Haney, Richard W. Foltin and Marian W Fischman (November 1998). "Ketoconazole attenuates the cortisol response but not the subjective effects of smoked cocaine in humans". Behavioural Pharmacology 9 (7): 577–86. doi:10.1097/00008877-199811000-00013. PMID 9862083.

233 www.akdae.de/Arzneimittelsicherheit/Weitere/Archiv/2013/20130822.pdf; 13.4.2017

234 Venturoli S, Marescalchi O, Colombo FM, Macrelli S, Ravaioli B, Bagnoli A, Paradisi R, Flamigni C 1999 A prospective randomized trial comparing low dose flutamide, finasteride, ketoconazole, and cyproterone acetate-estrogen regimens in the treatment of hirsutism. J Clin Endocrinol Metab 84:1304–1310

235 Townsend KA, Marlowe KF 2004 Relative safety and efficacy of finasteride for treatment of hirsutism. Ann Pharmacother 38:1070-3

236 Wong IL, Morris RS, Chang L, Spahn MA, Stanczyk FZ, Lobo RA 1995 A prospective randomized trial comparing finasteride to spironolactone in the treatment of hirsute women. J Clin Endocrinol Metab 80:233-8

237 Erenus M, Yucelten D, Durmusoglu F, Gurbuz O 1997 Comparison of finasteride versus spironolactone in the treatment of idiopathic hirsutism. Fertil Steril 68:1000-3

238 Al-Khawajah MM 1998 Finasteride for hirsutism: a dose finding study. Saudi Med J 19:19-21

239 Bayram F, Muderris, II, Guven M, Kelestimur F 2002 Comparison of high-dose finasteride (5 mg/day) versus low-dose finasteride (2.5 mg/day) in the treatment of hirsutism. Eur J Endocrinol 147:467-71

240 Sahin Y, Bayram F, Kelestimur F, Muderris I 1998 Comparison of cyproterone acetate plus ethinyl estradiol and finasteride in the treatment of hirsutism. J Endocrinol Invest 21:348-52

241 Keene S, Goren A. Therapeutic hotline. Genetic variations in the androgen receptor gene and finasteride response in women with androgenetic alopecia mediated by epigenetics. Dermatol Ther. 2011 Mar-Apr;24(2):296-300. doi: 10.1111/j.1529-8019.2011.01407.x.

242 Blume-Peytavi U, Hahn S: Medical treatment of hirsutism. Dermatologic Therapy, Vol. 21, 2008, 329–339.

243 Moghetti P, Tosi F, Tosti A, et al. Comparison of spironolactone, flutamide, and finasteride efficacy in the treatment of hirsutism: a randomized, double blind, placebo-controlled trial. J Clin Endocrinol Metab 2000: 85 : 89–94.

244 Dawber RP. Guidance for the management of hirsutism. Curr Med Res Opin 2005: 21: 1227–1234.

245 Lakryc EM, Motta EL, Soares JM Jr, Haidar MA, de Lima GR, Baracat EC (2003) The benefits of finasteride for hirsute women with polycystic ovary syndrome or idiopathic hirsutism. Gynecol Endocrinol 17: 57–63.

246 Venturoli S, Marescalchi O, Colombo FM, et al. A prospective randomized trial comparing low dose flutamide, finasteride, ketoconazole and cyproterone acetate-oestrogen regimens in the treatment of hirsutism. J Clin Endocrinol Metab 1999: 84 : 1304–1310.

247 Beigi A, Sobhi A, Zarrinkoub F. Finasteride versus cyproterone acetate-estrogen regimens in the treatment of hirsutism. Int J Gynaecol Obstet 2004: 87 : 29–33.

248 Martin KA, Chang RJ, Ehrmann DA, Ibanez L, Lobo RA, Rosenfield RL, et al. (2008) Evaluation and treatment of hirsutism in premeno- pausal women: an Endocrine Society clinical practice guideline. J Clin Endocrinol Metab 93: 1105–1120.

249 Rivkees SA, Crawford JD. Dexamethasone treatment of virilizing congenital adrenal hyperplasia: the ability to achieve normal growth. Pediatrics. 2000 Oct;106(4):767-73.

250 Rivkees SA, Stephenson K. Int J Pediatr Endocrinol. 2009;2009:274682. doi: 10.1155/2009/274682. Epub 2010 Jan 14. Low-dose dexamethasone therapy from infancy of virilizing congenital adrenal hyperplasia. Int J Pediatr Endocrinol. 2009;2009:274682. doi: 10.1155/2009/274682.

251 Steinberger E, Rodriguez-Rigau LJ, Petak SM, Weidman ER, Smith KD, Ayala C 1990 Glucocorticoid therapy in hyperandrogenism. Baillieres Clin Obstet Gynaecol 4:457-71

252 Rittmaster RS, Givner ML 1988 Effect of daily and alternate day low dose prednisone on serum cortisol and adrenal androgens in hirsute women. J Clin Endocrinol Metab 67:400-3

253 Ehrmann DA, Rosenfield RL, Barnes RB, Brigell DF, Sheikh Z 1992 Detection of functional ovarian hyperandrogenism in women with androgen excess. N Engl J Med 327:157-62

254 Kaltsas GA, Isidori AM, Kola BP, Skelly RH, Chew SL, Jenkins PJ, Monson JP, Grossman AB, Besser GM 2003 The value of the low-dose dexamethasone suppression test in the differential diagnosis of hyperandrogenism in women. J Clin Endocrinol Metab 88:2634-43

255 Rittmaster RS 1995 Clinical review 73: Medical treatment of androgen-dependent hirsutism. J Clin Endocrinol Metab 80:2559-63

256 Redmond GP, Gidwani GP, Gupta MK, Bedocs NM, Parker R, Skibinski C, Bergfeld W 1990 Treatment of androgenic disorders with dexamethasone: dose-response relationship for suppression of dehydroepiandrosterone sulfate. J Am Acad Dermatol 22:91-3

257 Redmond GP, Gidwani GP, Gupta MK, Bedocs NM, Parker R, Skibinski C, Bergfeld W 1990 Treatment of androgenic disorders with dexamethasone: dose-response relationship for suppression of dehydroepiandrosterone sulfate. J Am Acad Dermatol 22:91-3

258 Azziz R, Sanchez LA, Knochenhauer ES, Moran C, Lazenby J, Stephens KC, Taylor K, Boots LR 2004 Androgen excess in women: experience with over 1000 consecutive patients. J Clin Endocrinol Metab 89:453-62

259 Carmina E, Rosato F, Janni A, Rizzo M, Longo RA 2006 Extensive clinical experience: relative prevalence of different androgen excess disorders in 950 women referred because of clinical hyperandrogenism. J Clin Endocrinol Metab 91:2-6

260 Rittmaster RS 1997 Hirsutism. Lancet 349:191-5

261 Carmina E, Lobo RA 1991 Peripheral androgen blockade versus glandular androgen suppression in the treatment of hirsutism. Obstet Gynecol 78:845-9

262 Carmina E, Lobo RA 1998 The addition of dexamethasone to antiandrogen therapy for hirsutism prolongs the duration of remission. Fertil Steril 69:1075-9

263 Spritzer P, Billaud L, Thalabard JC, Birman P, Mowszowicz I, Raux-Demay MC, Clair F, Kuttenn F, Mauvais-Jarvis P 1990 Cyproterone acetate versus hydrocortisone treatment in late-onset adrenal hyperplasia. J Clin Endocrinol Metab 70:642-6

264 Frank-Raue K, Junga G, Raue F, Vecsei P, Ziegler R 1990 [Therapy of hirsutism in females with adrenal enzyme defects of steroid hormone biosynthesis: comparison of dexamethasone with cyproterone acetate]. Klinische Wochenschrift 68:597-601

265 Rittmaster RS, Givner ML 1988 Effect of daily and alternate day low dose prednisone on serum cortisol and adrenal androgens in hirsute women. J Clin Endocrinol Metab 67:400-3

266 Carmina E, Lobo RA 1991 Peripheral androgen blockade versus glandular androgen suppression in the treatment of hirsutism. Obstet Gynecol 78:845-9

267 Carmina E, Lobo RA 1998 The addition of dexamethasone to antiandrogen therapy for hirsutism prolongs the duration of remission. Fertil Steril 69:1075-9

268 Rittmaster RS, Thompson DL 1990 Effect of leuprolide and dexamethasone on hair growth and hormone levels in hirsute women: the relative importance of the ovary and the adrenal in the pathogenesis of hirsutism. J Clin Endocrinol Metab 70:1096-102

269 Prezelj J, Kocijancic A, Andolsek L 1989 Dexamethasone and spironolactone in the treatment of non-tumorous hyperandrogenism. Gynecol Endocrinol 3:281-8

270 Devoto E, Aravena L, Rios R 2000 [Treatment of hirsutism with spironolactone and with spironolactone plus dexamethasone]. Revista Medica de Chile 128:868-75

271 Carmina E, Lobo RA 1991 Peripheral androgen blockade versus glandular androgen suppression in the treatment of hirsutism. Obstet Gynecol 78:845-9

272 Carmina E, Lobo RA 1998 The addition of dexamethasone to antiandrogen therapy for hirsutism prolongs the duration of remission. Fertil Steril 69:1075-9

273 Rittmaster RS, Thompson DL 1990 Effect of leuprolide and dexamethasone on hair growth and hormone levels in hirsute women: the relative importance of the ovary and the adrenal in the pathogenesis of hirsutism. J Clin Endocrinol Metab 70:1096-1

274 Carmina E, Lobo RA 1998 The addition of dexamethasone to antiandrogen therapy for hirsutism prolongs the duration of remission. Fertil Steril 69:1075-9

275 Azziz R. The evaluation and management of hirsutism. Obstet Gynecol. 2003 May;101(5 Pt 1):995-1007.

276 Deplewski D, Rosenfield RL 2000 Role of hormones in pilosebaceous unit development. Endocr Rev 21:363-92

277 Montori VM, Isley WL, Guyatt GH 2007 Waking up from the DREAM of preventing diabetes with drugs. BMJ 334:882-4

278 Nissen SE, Wolski K 2007 Effect of rosiglitazone on the risk of myocardial infarction and death from cardiovascular causes. N Engl J Med 356:2457-71

279 Hughes AD, Park C, March K, Coady E, Khir A, Chaturvedi N, Thom SA. A randomized placebo controlled double blind crossover study of pioglitazone on left ventricular diastolic function in type 2 diabetes.Int J Cardiol. 2012 Apr 21.

280 Cosma M, Swiglo BA, Flynn DN, Kurtz DM, LaBella ML, Mullan RJ, Erwin PJ, Montori VM [In press] Insulin sensitizers for the treatment of hirsutism: a systematic review and meta-analyses of randomized controlled trials. J Clin Endocrinol Metab. 2008 Apr;93(4):1135-42. Epub 2008 Feb 5.

281 Costello M, Shrestha B, Eden J, Sjoblom P, Johnson N 2007 Insulin-sensitizing drugs versus the combined oral contraceptive pill for hirsutism, acne, and risk of diabetes, cardiovascular disease, and endometrial cancer in polycystic ovary syndrome. Cochrane Database of Systematic Reviews (1):CDOO5552

282 Cosma M, Swiglo BA, Flynn DN, Kurtz DM, LaBella ML, Mullan RJ, Erwin PJ, Montori VM Insulin sensitizers for the treatment of hirsutism: a systematic review and meta-analyses of randomized controlled trials. J Clin Endocrinol Metab. 2008 Apr;93(4):1135-42. Epub 2008 Feb 5.

283 UK Prospective Diabetes Study (UKPDS) Group. Effect of intensive blood-glucose control with metformin on complications in overweight patients with type 2 diabetes (UKPDS 34). Lancet. 352, Nr. 9131, 1998, S. 854–65.

284 Natali A, Ferrannini E.: Effects of metformin and thiazolidinediones on suppression of hepatic glucose production and stimulation of glucose uptake in type 2 diabetes: a systematic review. Diabetologia. 2006 49:434-41

285 Misugi T, Ozaki K, et. al.: Insulin-lowering agents inhibit synthesis of testosterone in ovaries of DHEA-induced PCOS rats. Gynecol Obstet Invest. 2006;61(4):208-15,

286 Costello MF, Eden JA. A systematic review of the reproductive system effects of metformin in patients with polycystic ovary syndrome. Fertil Steril. 2003 Jan;79(1):1-13.

287 Blume-Peytavi U, Hahn S: Medical treatment of hirsutism. Dermatologic Therapy, Vol. 21, 2008, 329–339.

288 Dereli D, Dereli T, Bayraktar F, et al. Endocrine and metabolic effects of rosiglitazone in non-obese women with polycystic ovary disease. Endocr J 2005: 52 : 299–308.

289 Yilmaz M, Karakoc A, Toruner FB, et al. The effects of rosiglitazone and metformin on menstrual cyclicity and hirsutism in polycystic ovary syndrome. Gynecol Endocrinol 2005: 21 : 154–160.

290 Lemay A, Dodin S, Turcot L, et al. Rosiglitazone and ethinyl oestradiol/cyproterone acetate as single and combined treatment of overweight women with polycystic ovary syndrome and insulin resistance. Hum Reprod 2006: 21 : 121–128.

291 Kelly CJ, Gordon D. The effect of metformin on hirsutism in polycystic ovary syndrome. Eur J Endocrinol 2002; 147 : 217–221.

292 Harborne L, Fleming R, Lyall H, et al. Descriptive review of the evidence for the use of metformin in polycystic ovary syndrome. Lancet 2003: 361 : 1894–1901.

293 Harborne L, Fleming R, Lyall H, Sattar N, Norman J. Metformin or antiandrogen in the treatment of hirsutism in polycystic ovary syndrome. J Clin Endocrinol Metab 2003; Sep;88(9):4116-23.

294 Kolodziejczyk B, Duleba AJ, Spaczynski RZ, et al. Metformin therapy decreases hyperandrogenism and hyperinsulinemia in women with polycystic ovary syndrome. Fertil Steril 2000: 73: 1149–1154.

295 Pasquali R, Gambineri A, Biscotti D, et al. Effect of long-term treatment with metformin added to hypocaloric diet on body composition, fat distribution, and androgen and insulin levels in abdominally obese women with and without the polycystic ovary syndrome. J Clin Endocrinol Metab 2000: 85: 2767–2774.

296 Moghetti P, Tosi F, Tosti A, et al. Comparison of spironolactone, flutamide, and finasteride efficacy in the treatment of hirsutism: a randomized, double blind, placebo-controlled trial. J Clin Endocrinol Metab 2000: 85 : 89–94.

297 Ganie MA, Khurana ML, Eunice M, et al. Comparison of efficacy of spironolactone with metformin in the management of polycystic ovary syndrome: an open-labeled study. J Clin Endocrinol Metab 2004: 89 : 2756–2762.

298 Ibáñez L, Diaz M, Sebastiani G, Sánchez-Infantes D, Salvador C, Lopez-Bermejo A, de Zegher F. Treatment of androgen excess in adolescent girls: ethinylestradiol-cyproteroneacetate versus low-dose pioglitazone-flutamide-metformin. J Clin Endocrinol Metab 2011; Nov;96(11):3361-6. Epub 2011 Aug 24.

299 Cosma M,Swiglo BA,Flynn DN,Kurtz DM,Labella ML,Mullan RJ,et al. (2008) Clinical review: insulin sensitizers for the treatment of hirsutism: a systematic review andmetaanalyses of randomized controlled trials. J Clin Endocrinol Metab 93: 1135–1142.

300 Bühler-Christen A, Tischler V, Diener PA, Brändle M. New onset alopecia and hirsutism in a postmenopausal women. Gynecol Endocrinol. 2009 May;25(5):324-7.

301 Cheng V, Doshi KB, Falcone T, Faiman C. Hyperandrogenism in a postmenopausal woman: diagnostic and therapeutic challenges. Endocr Pract. 2011 Mar-Apr;17(2):e21-5.

302 Dawood MY, Ramos J, Khan-Dawood FS 1995 Depot leuprolide acetate versus danazol for treatment of pelvic endometriosis: changes in vertebral bone mass and serum estradiol and calcitonin. Fertil

303 Carmina E, Janni A, Lobo RA 1994 Physiological estrogen replacement may enhance the effectiveness of the gonadotropin-releasing hormone agonist in the treatment of hirsutism. J Clin Endocrinol Metab 78:126-30

304 Carmina E, Janni A, Lobo RA 1994 Physiological estrogen replacement may enhance the effectiveness of the gonadotropin-releasing hormone agonist in the treatment of hirsutism. J Clin Endocrinol Metab 78:126-30

305 Tiitinen A, Simberg N, Stenman UH, Ylikorkala O 1994 Estrogen replacement does not potentiate gonadotropinreleasing hormone agonist-induced androgen suppression in treatment of hirsutism. J Clin Endocrinol Metab 79:447-51

306 Carmina E, Janni A, Lobo RA 1994 Physiological estrogen replacement may enhance the effectiveness of the gonadotropin-releasing hormone agonist in the treatment of hirsutism. J Clin Endocrinol Metab 78:126-30

307 Tiitinen A, Simberg N, Stenman UH, Ylikorkala O 1994 Estrogen replacement does not potentiate gonadotropinreleasing hormone agonist-induced androgen suppression in treatment of hirsutism. J Clin Endocrinol Metab 79:447-51

308 Elkind-Hirsch KE, Anania C, Mack M, Malinak R 1995 Combination gonadotropin-releasing hormone agonist and oral contraceptive therapy improves treatment of hirsute women with ovarian hyperandrogenism. Fertil Steril 63:970-8

309 De Leo V, Fulghesu AM, la Marca A, Morgante G, Pasqui L, Talluri B, Torricelli M, Caruso A 2000 Hormonal and clinical effects of GnRH agonist alone, or in combination with a combined oral contraceptive or flutamide in women with severe hirsutism. Gynecol Endocrinol 14:411-6

310 Falsetti L, Pasinetti E 1994 Treatment of moderate and severe hirsutism by gonadotropin-releasing hormone agonists in women with polycystic ovary syndrome and idiopathic hirsutism. Fertil Steril 61:817-22

311 Falsetti L, Pasinetti E, Ceruti D 1994 Gonadotropinreleasing hormone agonist (GnRH-A) in hirsutism. Acta Eur Fertil 25:303-6

312 Heiner JS, Greendale GA, Kawakami AK, Lapolt PS, Fisher M, Young D, Judd HL 1995 Comparison of a gonadotropin-releasing hormone agonist and a low dose oral contraceptive given alone or together in the treatment of hirsutism. J Clin Endocrinol Metab 80:3412-8

313 Schindler AE. Eur J Obstet Gynecol Reprod Biol. 2004 Feb 10;112(2):136-41. Eur J Obstet Gynecol Reprod Biol. 2004 Feb 10;112(2):136-41.

314 Ruan X, Seeger H, Mueck AO. The pharmacology of dienogest. Maturitas. 2012 Apr;71(4):337-44.

315 Martin KA, Chang RJ, Ehrmann DA, Ibanez L, Lobo RA, Rosenfield RL, et al. (2008) Evaluation and treatment of hirsutism in premenopausal women: an Endocrine Society clinical practice guideline. J Clin Endocrinol Metab 93: 1105–1120.

316 Rabe T, Ludwig M, Bitzer J, Schaefer C. Schwangerschaften unter verschiedenen kontrazeptiven Methoden. J. Reproduktionsmed. Endokrinol 2008; 5 (3), 138-146; www.kup.at/kup/pdf/7261.pdf; 11.05.2017

317 Martin KA, Chang RJ, Ehrmann DA, Ibanez L, Lobo RA, Rosenfield RL, et al. (2008) Evaluation and treatment of hirsutism in premenopausal women: an Endocrine Society clinical practice guideline. J Clin Endocrinol Metab 93: 1105–1120.

318 Martin KA, Chang RJ, Ehrmann DA, Ibanez L, Lobo RA, Rosenfield RL, et al. (2008) Evaluation and treatment of hirsutism in premenopausal women: an Endocrine Society clinical practice guideline. J Clin Endocrinol Metab 93: 1105–1120.

319 Cosma M, Swiglo BA, Flynn DN, Kurtz DM, Labella ML, Mullan RJ, Elamin MB, Erwin PJ, Montori VM. Clinical review: Insulin sensitizers for the treatment of hirsutism: a systematic review and metaanalyses of randomized controlled trials. J Clin Endocrinol Metab. 2008 Apr;93(4):1135-42.

320 Martin KA, Chang RJ, Ehrmann DA, Ibanez L, Lobo RA, Rosenfield RL, et al. (2008) Evaluation and treatment of hirsutism in premenopausal women: an Endocrine Society clinical practice guideline. J Clin Endocrinol Metab 93: 1105–1120.

321 Rittmaster RS, Givner ML 1988 Effect of daily and alternate day low dose prednisone on serum cortisol and adrenal androgens in hirsute women. J Clin Endocrinol Metab 67:400-3

322 Carmina E, Lobo RA 1998 The addition of dexamethasone to antiandrogen therapy for hirsutism prolongs the duration of remission. Fertil Steril 69:1075-9

323 Prezelj J, Kocijancic A, Andolsek L 1989 Dexamethasone and spironolactone in the treatment of non-tumorous hyperandrogenism. Gynecol Endocrinol 3:281-8

324 Devoto E, Aravena L, Rios R 2000 [Treatment of hirsutism with spironolactone and with spironolactone plus dexamethasone]. Revista Medica de Chile 128:868-75

325 Dawood MY, Ramos J, Khan-Dawood FS 1995 Depot leuprolide acetate versus danazol for treatment of pelvic endometriosis: changes in vertebral bone mass and serum estradiol and calcitonin. Fertil Steril 63:1177-83

326 Carmina E, Janni A, Lobo RA 1994 Physiological estrogen replacement may enhance the effectiveness of the gonadotropin-releasing hormone agonist in the treatment of hirsutism. J Clin Endocrinol Metab 78:126-30

327 Carmina E, Janni A, Lobo RA 1994 Physiological estrogen replacement may enhance the effectiveness of the gonadotropin-releasing hormone agonist in the treatment of hirsutism. J Clin Endocrinol Metab 78:126-30

328 Tiitinen A, Simberg N, Stenman UH, Ylikorkala O 1994 Estrogen replacement does not potentiate gonadotropinreleasing hormone agonist-induced androgen suppression in treatment of hirsutism. J Clin Endocrinol Metab 79:447-51

329 Martin KA, Chang RJ, Ehrmann DA, Ibanez L, Lobo RA, Rosenfield RL, et al. (2008) Evaluation and treatment of hirsutism in premenopausal women: an Endocrine Society clinical practice guideline. J Clin Endocrinol Metab 93: 1105–1120.

330 Koulouri O, Conway GS (2008) A systematic review of commonly used medical treatments for hirsutism in women. Clin Endocrinol 68: 800–805.

Brustschmerzen bei der Frau
Inzidenz, Diagnostik und Therapie

Thomas Rabe, Sofia Csöri-Kniesel, Frauke Kleinsorge, Elisabeth Merkle, Alfred O. Mueck, Vanadin Seifert-Klauss, Christian Albring und der Arbeitskreis "Brustschmerzen bei der Frau": Annette Bachmann, Johannes Bitzer, Christian Egarter, Klaus König, Gabriele Merki, Nicole Sänger

Definition: Definitionsgemäß versteht man unter Mastalgie schwere Brustschmerzen, die die Lebensqualität und Berufsausübung stark beeinträchtigen (je nach Land und Definition) und mehr als 4 Tage pro Monat und/oder mehr als 2 Wochen pro menstruellem Zyklus auftreten. Bis zu 4 Tage pro Zyklus werden Brustschmerzen, auch wenn diese in schwerer Form auftreten, als normal angesehen (symptomatische Schmerzen). Unter Mastalgie werden unterschiedliche Formen von Brustschmerzen zusammengefasst. Je nach Verlauf wird eine zyklische von einer nicht zyklischen Form unterschieden. Insbesondere bei nicht zyklischen, einseitigen Brustschmerzen müssen morphologische Veränderungen der Brust ausgeschlossen werden.

Symptomatik: Frauen beschreiben Schmerzen oder Spannen der Brust ohne genaue Differenzierung. Die Schmerzen können konstant oder intermittierend auftreten, sind oft sehr stark und schränken die Lebensqualität ein. Sie können die gesamte Brust oder nur einen Teil der Brust betreffen.

Ätiologie: Brustschmerzen können von der Brust ausgehen (zyklisch auftretende Brustschmerzen, prämenstruelles Syndrom, Mastopathie. Exogene Ursachen, wie die Anwendung hormoneller Kontrazeptiva in der reproduktiven Phase oder eine Hormonersatztherapie in der Postmenopause können Brustspannen auslösen. Ein Zusammenhang zu Veränderungen weiblicher Sexualhormone wird angenommen. Weiterhin gibt es eine Form von Brustschmerzen, die außerhalb der Brust entsteht, aber in die Brust projiziert wird.

Die **Inzidenz** ist regional stark unterschiedlich und wird durch folgende Faktoren beeinflusst: Was ist normal? Was ist behandlungsbedürftig? Unterschiedliche Klassifikationen der Mastalgie, Forschungen zum Thema Mastalgie von 1960 bis 1990 nur außerhalb von Nordamerika, Morbiditätsregister in verschiedenen Ländern, Krankheitsdaten von sog. Brustkliniken. In Deutschland soll angeblich jede 3. Patientin im Laufe ihres Lebens mindestens einmal über Brustspannen klagen.

Die **Diagnostik** orientiert sich daran, ob die Schmerzen zyklisch oder nicht zyklisch, ein- oder beidseitig auftreten, ob ein kausaler Zusammenhang zu einem exogenen Ereignis (z.B. Einnahme von Hormonpräparaten) besteht, bekannte Vorerkrankungen der Brust (z.B. fibrozystische Mastopathie) vorliegen, ein familiäres Brustkrebsrisiko besteht sowie eine Einschränkung der Lebensqualität durch die Beschwerden vorliegt.

Therapie: Die unterschiedlichen Therapieformen von allgemeiner Beratung, Ernährungsberatung, sowie nicht medikamentöse und medikamentöse Therapieansätze werden besprochen. Auch topische Therapieformen werden diskutiert. Insgesamt gibt es nur wenige randomisierte Studien, die die therapeutische Wirksamkeit der einzelnen Therapieansätze belegen könnten.

Für den behandelnden Arzt kann es im Einzelfall schwierig sein, zwischen symptomatischen Schmerzen und klinisch relevanten Schmerzen zu unterscheiden, der Placeboeffekt Arzt darf nicht unterschätzt werden.

Schmerzen und Spannungsgefühl in den Brüsten, ein Krankheitsbild unter welchem sehr viele Frauen gelegentlich oder häufig leiden, werden bei starker Ausprägung und langdauerndem Auftreten als Mastalgie bezeichnet. Nur in sehr seltenen Fällen liegen ernsthafte Erkrankungen zugrunde. Trotzdem kann die Lebensqualität der Betroffenen erheblich beeinträchtigt sein. Die Inzidenz des Krankheitsbildes weist regionale Unterschiede auf, da in verschiedenen Ländern Brustschmerzen von den jeweiligen Frauen unterschiedlich wahrgenommen und bewertet werden.

Mastalgie oder Brustschmerz (im Englischen "mastalgia" oder "breast pain") wurde zum ersten Mal in der medizinischen Literatur von **Cooper (1829)**[1] beschrieben. Man nimmt an, dass die Mastalgie in der praktischen Medizin schon früher bekannt war. Die Schmerzen im Bereich der Brust zählen zu den häufigsten Brusterkrankungen bei Frauen.

Bei den endogenen Ursachen steht die Frage immer im Vordergrund: **Sind Brustschmerzen ein Frühzeichen von Brustkrebs?**

Definition Mastalgie

Definitionsmäßig versteht man unter Mastalgie schwere Brustschmerzen, die die Lebensqualität und Berufsausübung stark beeinträchtigen (je nach Land und Definition):

- **und mehr als 4 Tage pro Monat** auftreten

und/oder

- **mehr als 2 Wochen pro menstruellem Zyklus** auftreten.

Bis zu 4 Tage pro Zyklus werden Brustschmerzen, auch wenn diese in schwerer Form auftreten, als normal angesehen (symptomatische Schmerzen). Für den behandelnden Arzt kann es im Einzelfall schwierig sein, zwischen symptomatischen Schmerzen und klinisch relevanten Schmerzen zu unterscheiden.

USA

- In den Vereinigten Staaten herrscht Unklarheit darüber, welche Intensitäten und welche Frequenz von Brustschmerzen als klinische Mastalgie angesehen werden.

- Kurzzeitig auftretende Brustschmerzen und Spannungsgefühle der Brust werden in den meisten Fällen als normal angesehen. Chronische Schmerzen, die länger als 6 Monate andauern und die verschiedenen Aktivitäten der Frau sowohl in ihrem Berufs- als auch in ihrem Privatleben einschränken, werden in den USA als **klinische Mastalgie** bezeichnet.

Klinische Symptomatik

Frauen beschreiben Schmerzen oder Spannen der Brust ohne genaue Differenzierung. Die Schmerzen können konstant oder intermittierend auftreten, sind oft sehr stark und schränken die Lebensqualität ein. Sie können die gesamte Brust oder nur einen Teil der Brust betreffen.

Ätiologie der Brustschmerzen

Brustschmerzen können zyklisch oder nicht-zyklisch auftreten. Die Ursache von Brustschmerzen ist in den meisten Fällen unbekannt, obwohl es vielfältige Theorien hierzu gibt.

Brustschmerzen, die von der Brust ausgehen

Zyklisch auftretende Brustschmerzen sind am häufigsten in Zusammenhang mit dem menstruellen Zyklus und den Hormonschwankungen im Zyklusverlauf in Zusammenhang zu bringen (siehe Übersicht **Smith et al., 2004**).[2] Die Ergebnisse klinischer Studien, in denen eine Hormonabhängigkeit von Brustschmerzen untersucht wurde, waren jedoch widersprüchlich. Die Tatsache, dass die Schmerzen oft während einer Schwangerschaft oder in der Menopause abnehmen oder sistieren, führt zu der Annahme, dass die weiblichen Sexualhormone als Ursache eine entscheidende Rolle spielen.

Prämenstruelles Syndrom

Das prämenstruelle Syndrom mit dyseuphorischen Störungen beim Einsetzen der Menstruation betrifft in Deutschland nach Schätzungen 3-5 % aller Frauen, während eine geringer ausgeprägte prämenstruelle Symptomatik bei 2/3 aller menstruierenden Frauen auftritt **(Romano et al. 1999)**,[3] **Yonkers et al. 2005)**.[4]

Mastopathie

Die klinische Diagnose „Mastopathie" umfasst gutartige, mehr oder weniger diffuse Veränderungen der weiblichen Brustdrüse (Verdichtungen, Knoten) und damit einhergehende Beschwerden (Mastodynie). Pathologisch-anatomisch findet sich bei klinischer Mastopathie ein buntes Bild histologischer Veränderungen. Neue pathologisch-anatomische Einteilungen differenzieren in erster Linie nach dem Entartungsrisiko. Die Mastopathie geht mit prämenstruellen Schmerzzuständen der weiblichen Brust und gutartigen diffusen oder lokalisierten Knotenbildungen einher. Die Schmerzen können auch ohne palpable Veränderungen auftreten. In diesem Fall wird die Mastodynie häufig als ein Symptom des prämenstruellen Syndroms aufgefasst. Umgekehrt sind mastopathische Knoten oft nicht schmerzhaft. Die subjektiven Beschwerden sind im Allgemeinen zyklusabhängig. Dies lässt sich manchmal erst aus regelmäßigen Aufzeichnungen erkennen. Wenn Schmerzen bzw. Knoten auftreten (bevorzugt bilateral im oberen äußeren Quadranten), führt meist die Angst vor einer bösartigen Erkrankung die Patientin zum Arzt. Nur wenige Frauen haben so starke Beschwerden, dass sie deshalb eine Behandlung benötigen.

Fibrozystische Mastopathie

Bei prämenopausalen Frauen sind Brustschmerzen häufig im Zusammenhang mit Hormonschwankungen während des menstruellen Zyklus zu sehen. Dies wird häufig mit dem Begriff fibrozystische Veränderungen der Brust beschrieben. Die Patientin hat das Gefühl, dass das Brustdrüsengewebe gespannt, fester und angeschwollen ist. Tastbare Areale mit flüssigkeitsgefüllten Bereichen werden von Bindegewebe umschlossen. Diese Areale können sich verdicken und getastet werden. Es handelt sich hierbei um Zysten. Das Beschwerdemaximum besteht eine Woche bis zu 10 Tagen vor dem Eintreten der Periode.

Zyklische Brustschmerzen können auch unter einer hormonellen Therapie, z.B. unter hormonellen Kontrazeptiva oder unter einer Hormonersatztherapie auftreten.

Tab. 1: Theorien über die hormonelle Ätiologie der zyklischen Mastalgie (Smith et al. 2004)

Hormonelles Ungleichgewicht	Literaturstellen Pro	Kontra
Östrogenüberschuss (Lutealphase) *	Walsh et al. 1984	Sitruk-Ware et al. 1977 Watt-Boolsen et a. 1981 Kumar et al. 1984 Boyd et al. 1988 Ayers& Gidwani 1983 England et al. 1975 Gorins et al. 1984
Progesteronmangel (Lutealphase) *	Sitruk-Ware et al. 1977 Ayers & Gidwani 1983 Sitruk-Ware et al. 1979	Kumar et al. 1984 Boyd et al. 1988 England et al. 1975 Gorins et al. 1984 Walsh et al. 1984 Kumar et al. 1986
Progesteron-Östrogen-Verhältnis herabgesetzt (Lutealphase)	Sitruk-Ware et al. 1977 Sitruk-Ware et al. 1979	Gorins & Cordray 1984 Parlatti et al. 1988
Erhöhte dynamische Freisetzung von FSH und LH +	Kumar et al. 1984 Ecochard et al. 2001	
Prolaktinüberschuss (Lutealphase) *	Walsh et al. 1984 Watt-Boolsen et al. 1981 Cole et al. 1977 Watt-Boolsen et al. 1985	Kumar et al. 1984 Boyd et al. 1988 Gorins & Cordray 1984 Sitruk-Ware et al. 1979 Graziottin et al. 1984 Parlati et al. 1988
Erhöhte dynamische Freisetzung von Prolaktin #	Kumar et al. 1984a Ayers & Gidwani 1983 Kumar et al. 1984b Parlati et al. 1988	Gorins & Cordray 1984 Watt-Boolsen et al. 1985
Schilddrüsendysfunktion Lipidstoffwechselstörungen	Boyd et al. 1988 Horrobin 1993 Sharma et al. 1994	Kumar et al. 1984

* Überschuss oder Mangel in Bezug auf die Lutealphasenhormone bei Patientinnen mit zyklischer Mastalgie verglichen mit asymptomatischen Kontrollen.
+ Erhöhte Freisetzung von FSH und LH während der Stimulation mit Thyrothropin und GnRH-Releasinghormon bei Patientinnen mit zyklischer Mastalgie im Vergleich zu asymptomatischen Kontrollen.
# Erhöhte Freisetzung von Prolaktin während der Stimulation mit TRH und GnRH bei Frauen mit zyklischer Mastalgie im Vergleich zu asymptomatischen Kontrollen.

Quelle: Smith RL, Pruthi S, Fitzpatrick LA. Evaluation and Management of Breast Pain. Mayo Clin Proc. 2004; 79: 353-372.

Tab. 2: Studien mit Nachtkerzenöl bei Frauen mit Mastalgie (nach Smith et al. 2004) (Abk. k.A. = keine Angabe)

Studie*	EPO† Schmerzscore		Placebo Schmerzscore		Beeinträchtigungen	Kommentare
	vorher	nachher	vorher	nachher		
Pashby et al. 1891					k.A.	Randomisierte, doppelblinde, placebokontrollierte Crossover-Studie (N=73) in einer Klinik für Brustschmerzen; Schmerzscore (LAS) in 3 Monaten (P<0,05)
Zyklische Mastalgie	50	32	45	42		
Nichtzyklische Mastalgie	54	40	56	60		
Preece et al. 1982					In 4% der Fälle (Gewichtszunahme, Hautausschlag), weniger als in der Placebo-Gruppe	Doppelblinde, placebokontrollierte Crossover Studie (N=72) in einer Klinik für Brustschmerzen; Schmerzscore (LAS) in 3 Monaten (P<0,05). Druckempfindlichkeit und Nodularität unterscheiden sich nicht vom Placebo nach 3 und 6 Monaten (P<0,05)
Zyklische Mastalgie	36	22	24	32		
Nichtzyklische Mastalgie	50	42	42	44		
	Anzahl der Rückmeldungen, Anzahl (%)					
Pye et al. 1985					In 2% der Fälle (Blähungen, Übelkeit)	Retrospektiver Überblick über sequentielle klinische Studien und Praxen in einer Klinik für Brustschmerzen; Rückmeldung nach 6 Monaten. P-Werte nicht erfasst.
Zyklische Mastalgie	47/92 (51)		k.A. (19)			
Nichtzyklische Mastalgie	9/33 (27)		k.A. (9)			
McFayden et al. 1992					In 2% der Fälle (Übelkeit, Kopfschmerz)	Retrospektiver Überblick über sequentielle klinische Studien und Praxen in einer Klinik für Brustschmerzen; Rückmeldung nach 2 Monaten; 17% der Fälle keine Rückmeldung und 24% für Follow-up nicht erreichbar.
Zyklische Mastalgie	58/99 (59)		Keine			
Wetzig 1994					k.A.	Retrospektiver Überblick über sequentielle klinische Studien und Praxen in einer Klinik für Brustschmerzen; Dauer der Behandlung nicht angegeben.
Kombinierte zyklische oder nichtzyklische Mastalgie	10/39 (26)		Keine			
Cheung 1999					In 12 % der Fälle (Akne, Hautausschlag, Übelkeit, Schwindel)	Prospektive, nicht kontrollierte Untersuchungen in einer chirurgischen Klinik (Hong Kong); Rückmeldung nach 6 Monaten. Kein Vergleich mit Placebo.
Zyklische Mastalgie			Keine			
gebessert oder	33/34 (97)					
verschwunden	17/34 (50)					
	Tage mit Schmerzen					
Blommers et al. 2002					EPO unterscheidet sich nicht vom Placebo (gastrisch, Haut, Gewichtszunahme). Bei Fischöl und Fischöl + EPO vermehrt Nebenwirkungen im Vergleich zum Placebo (gastrisch)	Randomisierte Doppelblind-Studie (N=120) und 4 Gruppen: (1) Fischöl + Kontrolle, (2) EPO + Kontrolle, (3) Fischöl + EPO, (4) beide Kontrollen. In allen Gruppen Abnahme der Schmerzintensität und % Tage mit Schmerzen; weder EPO noch Fischöl hatten einen Vorteil gegenüber Ölen in der Kontrollgruppe (P=0,73)‡
Kombinierte zyklische und Nichtzyklische Mastalgie	12,3% Abahme		13,8% Abnahme			

* Frauen mit störenden, anhaltenden Brustschmerzen wurden in die Studie aufgenommen. Studien, die in erster Linie das prämenstruelle Syndrom untersuchten, wurden nicht aufgenommen. EPO = Nachtkerzenöl; FO = Fischöl; LAS = Lineare Analogskala (Schmerzbewertung); NR = Nicht berichtet.
† EPO-Dosierung wurde bei Pashby et al. nicht spezifiziert; 2000-3000 mg/d bei Wetzig und McFayden et al. und 3000 mg/d in den anderen Studien.
‡ Kontrollöle = Weizen- oder Weizenkeimöle.

Quelle: Smith RL, Pruthi S, Fitzpatrick LA. Evaluation and Management of Breast Pain. Mayo Clin Proc. 2004; 79: 353-372

Brustspannen in der reproduktiven Phase durch primäre Ursachen außerhalb der Brust

Orale kombinierte hormonale Kontrazeptiva

In der Bundesrepublik Deutschland nehmen ca. 7 Millionen Frauen von insgesamt ca. 17 Millionen Frauen, die sich in der reproduktiven Phase befinden, orale hormonelle Kontrazeptiva ein. Unter OC nimmt die Häufigkeit von Brustschmerzen innerhalb der ersten 3 Einnahmezyklen an Häufigkeit zu. Bei längerer Einnahme der Pille beträgt die Inzidenz von Brustspannen im Durchschnitt 5-10 % und variiert in Abhängigkeit von der Zusammensetzung der Pille und von der Anwendungsdauer. Brustspannen, das bereits vor Beginn der Pilleneinnahme bestand, die Brustgröße der Patientin, die Auswahl geeigneter BHs sowie sportliche Belastungen spielen ebenfalls eine Rolle. Die Schmerzen werden in den meisten Fällen als leicht bis mittelschwer angegeben und nur ein Teil der Betroffenen sucht wegen Brustschmerzen den Arzt auf.

Als therapeutische Intervention kommen die Umstellung auf ein Präparat mit niedrigerer Östrogendosis, ein Ovulationshemmer ohne Östrogene, die Verordnung spezieller Gestagene (z.B. Drospirenon), Präparate mit geringerer Östrogendosis im sog. Langzyklus (Off-Label-Empfehlung) bzw. die Umstellung von oralen hormonellen Kontrazeptiva auf andere Formen der Kontrazeption, wie z.B. auf den Vaginalring, sowie die Anwendung nicht hormoneller Kontrazeptiva in Betracht.

In den meisten Zulassungsstudien wird die Inzidenz von Brustspannen vor Einnahme der Pille (KOK) bei 5-10 % aller Frauen beobachtet. Bei Anwendung der verschiedenen Präparate wird ebenfalls bei 5-10 % aller Frauen über Brustspannen als Nebenwirkung berichtet. In den Fachinformationen wird die Häufigkeit von Brustspannen als Nebenwirkung der einzelnen Präparate klassifiziert in <1 %, 1-10 % oder >10 %.

Beispiele (nach Fachinformationen): Belara (1-10 %); NuvaRing (= Vaginalring mit OC-Wirkung) (2,6 %)

Hintergrund: Orale hormonelle Kontrazeptiva mit einem relativen Östrogenübergewicht bzw. einer zu hohen Östrogendosis pro Tablette (50 µg Ethinylestradiol) können zum Auftreten von Wassereinlagerungen und zu Brustbeschwerden führen. Allerdings treten auch Brustbeschwerden bei niedrigdosierten Präparaten auf.

Therapie: siehe Abschnitt Therapieempfehlungen.

Brustspannen in der Postmenopause

Auch in der Postmenopause geben ca. 10-20 % aller Frauen Brustspannen an.

HRT: Bei den meisten auf dem Markt befindlichen HRT-Präparaten (Ausnahme Liviella) werden als häufige Nebenwirkung (> 10 %) Brustschmerzen angegeben.

Angelique: Jede 8. Frau hat Brustschmerzen.

Tibolon: Kenemans und van der Mooren (2003)[5] beschreiben, dass bei einem Vergleich von Tibolon mit einer kontinuierlich kombinierten Östrogen-Gestagentherapie Tibolon die Inzidenz von Brustspannen statistisch signifikant senkt. In den beiden größten (mehr als 400 Frauen) randomisierten Doppelblind-Studien lag die Inzidenz von Brustspannen unter Tibolon bei 20 % gegenüber 54 % bei 17ß-Östradiol/Norethisteronacetat **(Hammar et al. 1998)**.[6]

Hintergrund

Hormonersatztherapie: Auch bei einer zu starken Östrogenwirkung im Rahmen der Östrogen-Gestagen-Substitution kann es zu Brustspannen kommen.

Therapie

Therapiemöglichkeiten bestehen im Senken der Östrogendosis oder in der Umstellung auf eine transdermale Applikationsform bzw. auf Tibolon.

Nichtzyklische Brustschmerzen treten z.B. als Nebenwirkung zahlreicher Medikamente, unabhängig vom menstruellen Zyklus auf.

Weiterhin sind Brustschmerzen auch in den ersten drei Monaten und am Ende der Schwangerschaft häufig, ebenso während der Stillperiode, besonders bei einer Mastitis.

Nichtzyklische Brustschmerzen können nur in den seltensten Fällen ätiologisch abgeklärt werden. In einem Teil der Fälle führen Brustzysten, Brusttraumata, vorhergehende Operationen der Brust oder benigne Brusttumoren, wie Fibroadenome, zum Auftreten dieser Beschwerden. Frauen mit großen Brüsten weisen eine Vielzahl von Symptomen auf, die mit der Brustgröße in Zusammenhang stehen, einschließlich Hals- und Schulterbeschwerden, Rücken- und Brustschmerzen. In einigen Studien, bei denen Frauen sich einer Brustverkleinerung unterzogen hatten, führte dies zu einer Abnahme der Beschwerdesymptomatik **(Smith, 2004)**[7].

Post Breast Therapy Pain Syndrom (PBTPS)

Nach der Durchführung von Brustoperationen können Brustschmerzen auftreten, die als „Postbreast-Therapy-Pain-Syndrom" (PBTPS) beschrieben werden.

(**www.cancersupportivecare.com/neuropathicpain.html**)[8]

Diese Beschwerden betreffen 10-30 % aller Frauen, bei denen eine Brustkrebschirurgie durchgeführt wurde.

Eine andere Theorie für Brustschmerzen geht von einem **Ungleichgewicht von Fettsäuren** innerhalb der Zelle aus. Dieses Ungleichgewicht führt zu einer erhöhten Empfindlichkeit des Brustgewebes auf die zirkulierenden weiblichen Sexualhormone. Dies wäre eine mögliche Erklärung dafür, dass bei einigen Frauen Nachtkerzenöl (Gamma-Linolsäure, ein spezieller Typ der Fettsäuren) zum Nachlassen der Brustschmerzen führt.

Brustschmerzen, die nicht in der Brust entstehen, aber in die Brustregion projiziert werden

Tietze-Syndrom: Beim Tietze-Syndrom, Chondroosteopathia costalis, Morbus Tietze, handelt es sich um eine seltene und druckschmerzhafte Schwellung unbekannter Ursache, die meist im Bereich des Brustbeinansatzes der 2. oder 3. Rippe auftritt und binnen Monaten wieder ausheilt. Es gibt keine Anzeichen für eine Entzündung

Muskel- und Skelettsystem: Brustwandschmerzen, Costochondritis, Tietze-Syndrom, Brustwandtrauma/Rippenfraktur, Fibromyalgie, Radikulopathie der Halswirbelsäule, Schulterschmerzen, Herpes zoster.

Verschiedene andere Ursachen: Koronare Herzerkrankungen/Angina, Pericarditis, Lungenembolie, Pleuritis, Gastrointestinaler Reflux, Peptisches Ulcus, Cholelithiasis/Cholecystitis, Sichelzellanämie, psychologische Ursachen, Schwangerschaft.

Zusammenhang zwischen Brustschmerzen und Brustkrebs

Datenlage

Siehe hierzu Übersicht in der **SOGC-Stellungnahme (2016)**[9] zur "Mastalgia"; hieraus die folgenden Statements:

- Selten ist Mastalgie das einzige Symptom von Brustkrebs. In einer retrospektiven Studie von 2.332 neuen Patienten, die in eine Brust-Klinik in South Wales aufgenommen wurden, war nur in einem Fall das Symptom Brustschmerzen das alleinige Symptom bei einer späteren Brustkrebsdiagnose **(Cochrane et al., 1997)**.[10]

- Schmerzen in der Brust als Symptom von Brustkrebs wurden in 5 bis 18% aller Fälle von Brustkrebs beobachtet **(Preece et al., 1982**[11]**; Haagensen 1986**[12]**; Smallwood et al., 1986**[13]**, The Yorkshire Breast Cancer Group, 1983)**.[14]

- Zwei Studien **(Plu-Bureau, 1992)**[15], **(Goodwin et al. 1994)**[16] haben eine Erhöhung des relativen Risikos für die Entwicklung von Brustkrebs bei Frauen gefunden, die in der Anamnese eine zyklischen Mastalgie angaben.

- Die erste Studie **(Plu-Bureau, 1992)**[17] ist eine Fall-Kontroll-Studie mit 420 prämenopausalen Frauen, adjustiert nach Lebensalter und Alter bei der ersten Vollzeit-Schwangerschaft. Eine zyklische Mastalgie war mit einem erhöhten Risiko für Brustkrebs korreliert.

- Eine zweite Studie **(Goodwin et al. 1994)**[18] umfasste 192 prämenopausale Frauen mit einem nodal-negativen Mammakarzinom und einem altersangepasstem Kontrollkollektiv von 192 Frauen. Prämenstruelles Brustspannen war mit einem signifikant erhöhten Brustkrebsrisiko verbunden.

- Eine dritte Studie **(Khan et al., 2002)**[19] prüfte später den Zusammenhang zwischen Mastalgie und Brustkrebs anhand der Daten von 5.463 Frauen, die sich an einem Breast Care Center vorgestellt hatten. Von diesen haben bei Erstvorstellung 1.532 Brustschmerzen angegeben und bei 861 wurde eine Brustkrebsdiagnose gestellt. Adjustiert nach Risikofaktoren, zeigte sich, dass Frauen, die Brustschmerzen angaben, eine geringe Wahrscheinlichkeit für eine spätere Brustkrebsdiagnose haben; allerdings seien weitere Untersuchung erforderlich.

- Obwohl ein Zusammenhang zwischen einer Mastalgie und der anschließenden Entwicklung von Brustkrebs bestehen kann, ist die Art der Beziehung nicht klar, da die Datenlage hierzu nicht ausreicht.

- **Harvard Health Education (2014)**[20]: Schmerzen in der Brust ist nur selten ein Symptom für eine Brustkrebserkrankung. Nur bei 2% - 7% der Frauen mit nicht zyklischem Brustschmerzen an einer Stelle ist der Brustschmerz Ausgangspunkt einer späteren Brustkrebserkrankung.

- Die divergenten Ergebnisse der o.g. Studien lassen sich möglicherweise auf die unterschiedliche Erhebungsart der Daten zurückführen. Es bestehen sicherlich Unterschiede im Patientengut, das eine Brustkrebsklinik oder ein Brustzentrum bei Verdacht auf Mammakarzinom aufsucht, eine Menopausenklinik kontaktiert oder sich bei niedergelassenen Allgemeinmedizinern oder Gynäkologen vorstellt.

Fazit

- Die Wahrscheinlichkeit, an Brustkrebs zu erkranken, beträgt nach negativer klinischer oder bildgebender Diagnostik weniger als 1 Prozent **(Institute for Clinical Systems Improvement, 2003)**.[21]

- Wenn man unter nichtzyklischen Brustbeschwerden leidet, die in einem speziellen Bereich der Brust lokalisiert sind, sollte man einen Arzt zur weiteren Abklärung aufsuchen.

- Obgleich Brustspannen meist mit nicht bösartigen Veränderungen der Brust in Verbindung steht, sollte - auch aufgrund einer Stellungnahme von "Breastcancer.org" - neu aufgetretener und andauernd bestehender Brustschmerz in einer Brust weiter abgeklärt werden (**www.breastcancer.org/qanda_cancer_pain.html**).[22]

Inzidenz von Brustschmerzen

Problematik der Erfassung von Inzidenzraten für Brustschmerzen (Mastalgie):

In unterschiedlichen Ländern

- Unterschiedliche Definitionen des Krankheitsbilds, insbesondere vor dem Hintergrund: Was ist normal? Was ist behandlungsbedürftig?

- Unterschiedliche Klassifikationen der Mastalgie

- Forschungen zum Thema Mastalgie von 1960 bis 1990 nur außerhalb von Nordamerika

- Morbiditätsregister in verschiedenen Ländern

- Krankheitsdaten von sog. Brustkliniken

Quellen zur Inzidenz von Mastalgie

- Übersichtsarbeiten über länderspezifische Inzidenz der Mastalgie.

- In Arzneimittelstatistiken werden Brustschmerzen alleine, als prämenstruelles Syndrom oder als Wechseljahresbeschwerden genannt.

- Angabe von Brustspannen im Rahmen von Studien zum Thema: Orale hormonelle Kontrazeptiva und Hormonersatztherapie vor und unter der Behandlung; sofern nicht Patientinnen mit mittelschweren oder schwerem Brustschmerz von der Studie ausgeschlossen wurden.

- Verordnungszahlen von Medikamenten bei dieser Indikation zu Lasten der gesetzlichen Krankenkassen.

- **Brustschmerzkliniken**: In Europa gibt es mehrere Kliniken, die sich auf Diagnose und Behandlung von Brustschmerzen spezialisiert haben **(Faiz u. Fentiman 2000)**,[23] **(Gadd u. Souba 1998)**,[24] **(Dogliotti et al. 1985)**,[25] **(Gately u. Mansel 1990)**,[26] **(Maddox 1989)**,[27] **(Arona 1998)**.[28]

- **Forschung**: Die gesamte Forschung, die sich auf die Mastalgie in den Jahren 1960 bis 1990 konzentriert hat, fand außerhalb von Nordamerika statt. Eine der drei führenden Gruppen, die sich hiermit beschäftigt haben, wird von Dr. Robert Mansel von der Universität in Cardiff, UK geleitet. Die Cardiff-Brustschmerzklinik wurde vor mehr als 35 Jahren etabliert.

Inzidenz von Brustschmerzen in ausgewählten Ländern

Deutschland

- **Bevölkerungsstatistik**: (Stat. Bundesamt): Aktuelle Gesamtbevölkerung 6/2016 81,3 Mio., hiervon weibliche Bevölkerung 41,5 Mio. Hiervon sind 4,78 Mio. 20-30 Jahre, 4,97 Mio. 30-40 Jahre, 5,69 Mio. 40-50 Jahre, 6,47 Mio. 50-60 Jahre; 4,92 Mio. 60-70 Jahre; 4,59 Mio. 70-80 Jahre alt.[29]

- **Inzidenz der Mastalgie**: Leider liegen hier nur ältere Daten vor. Nach Aussagen von niedergelassenen Frauenärzten klagt etwa jede 10. Patientin im Laufe ihres Lebens über Brustspannen; meist unter einer Hormonbehandlung.

- In den OC-Studien klagen 5-10 % der Frauen über Brustspannen, in den HRT-Studien ebenfalls 5-10 %.

- **Diagnoseerfassung durch GKV (Schröder 2004, pers. Mitteilung)**:[30] Die Diagnose Brustschmerzen oder Mastalgie wird von Niedergelassenen entweder als Einzeldiagnose oder als Gruppendiagnose, z.B. periklimakterische Beschwerden aufgeführt. Aufgrund der Erfahrungen des Wissenschaftlichen Instituts der AOK sind diese Diagnoseverschlüsselungen qualitativ schlecht, so dass eine Aussage über eine Erkrankungshäufigkeit in Deutschland mit Ausnahme von z.B. Diabetes mellitus, nur schwer getroffen werden kann.

Holland

- Brustschmerzen und Mastalgie sind häufig genannte Beschwerden bei Allgemeinmedizinern (**Roberts 1984**).[31]

- **Nichols (1980)**[32] und **Pye et al. (1985)**[33] fanden, dass von 50 % der Frauen beim ersten Besuch in einer Klinik Brustsymptome angegeben wurden. Bei den meisten Patienten sind eine Untersuchung und Beratung ausreichend (**Pye et al. 1985**).[34] Eine Behandlung ist bei ca. 15 % aller Frauen mit einer Mastalgie, die eine Brustklinik aufsuchen, erforderlich. Der Schmerz ist dann so schwerwiegend, dass der Ablauf des täglichen Lebens deutlich beeinträchtigt wird (**Bloomers et al. 2002**).[35]

England

- 50-70 % aller Frauen leiden während ihres Lebens an Mastalgie. Der häufigste Grund in England, einen Allgemeinmediziner oder eine Brustklinik aufzusuchen, sind Brustschmerzen (**Dixon 1999**),[36] (**Arona 1998**),[37] (**Gateley u. Mansel 1990**),[38] (**Holland u. Gateley 1994**),[39] (**Wetzig 1994**).[40]

- Die Prävalenz der Mastalgie in England wird von **Arona (1998)**[41] wie folgt zitiert: Southampton Breast Clinic: 50 %, Cardiff Breast Clinic: 45 %, Allgemeinmediziner: 47-52 %, arbeitende Frauen: 66 %, Screening-Kliniken: 70 % Daten von **Hughes et al. 1989**.[42] Nach **Ader u. Shriver (1997)**[43] konsultieren 36 % Frauen mit Brustschmerzen einmal und 5 % mehrmals den Arzt.

- In einer Übersichtsarbeit über berufstätige Frauen in Südwales gaben 45 % der Patientinnen leichte Brustschmerzen und 21 % schwere Brustschmerzen an. Aber weniger als die Hälfte der Patienten mit schweren Brustschmerzen hat dies einem Arzt mitgeteilt (**Smith et al. 2004**).[44] (Anmerkung: unklar ist woher die Autoren wissen, wie viele Patientinnen schwere Brustschmerzen hatten, wenn sie keinen Arzt kontaktiert haben).

- Brustschmerzen sind häufige Beschwerden bei Frauen. Eine normale prämenstruelle leichte zyklische Mastalgie für 1 bis 4 Tage wird als normal angesehen. Dauert die Mastalgie jedoch länger als 5 Tage, gewinnt sie an Krankheitswert (**Millet et al. 2002**).[45]

Weder Ehestatus noch Haushaltseinkommen, Bildung oder Rasse scheinen diese Rate zu beeinflussen.

21 % aller Frauen klagen über schwere Brustschmerzen (Mastalgie), aber nur die Hälfte von ihnen sucht einen Arzt auf (**Maddox u. Mansel 1989**).[46] Die Mehrzahl dieser Frauen wird zum Ausschluss einer Brustkrebserkrankung oder zur Beratung in eine Brustklinik überwiesen. Bei 15 % der Überwiesenen beeinflussen schwere Schmerzen der Brust die Lebensqualität und erfordern eine medikamentöse Behandlung.

Italien, Spanien und Japan

In den medizinischen Datenbanken gibt es keine Publikationen zum Thema Mastalgie. Daher wird angenommen, dass Brustspannen in diesen Ländern keine große Rolle spielt. Es ist aber auch möglich, dass die Thematik bisher nicht wissenschaftlich untersucht wurde.

USA

- In den Jahren von 1960 bis 1990 wurden die meisten Studien, die sich mit Mastalgie beschäftigen, außerhalb von Nordamerika durchgeführt.

- In einer Studie wurden 2400 Frauen von einer Gesundheitsorganisation in den Vereinigten Staaten 10 Jahre lang beobachtet. Brustschmerzen zählten mit zu den häufigsten Symptomen, die zu einer medizinischen Abklärung bei 47 % der Patientenbesuche führten (**Smith et al. 2004**).[47]

- Ähnlich berichteten in einer Studie mit 1171 Frauen, die eine geburtshilflich-gynäkologische Klinik in den Vereinten Staaten aufsuchten, 69 % der Frauen über regelmäßige prämenstruelle leichte Brustschmerzen und 11 % über mittelstarke bis starke Brustschmerzen, die länger als 7 Tage pro Monat bestanden (**Smith et al. 2004**).[48]

- Die amerikanische "**National breast cancer Organisation**" **(2017)**[49] stellt fest: "Obwohl viele Frauen mit Schmerzen in einer Brust oder in beiden Brüsten besorgt sind, es könnte sich um Brustkrebs handeln, sind Brustschmerzen kein häufiges Symptom für Bruskrebs."

- Die **Canadian Cancer Society (2017)**[50] gibt an, dass Brustschmerzen häufig Symptom einer nicht-bösartigen Läsion der Brust sind.

Siehe auch **Tab. 3**.

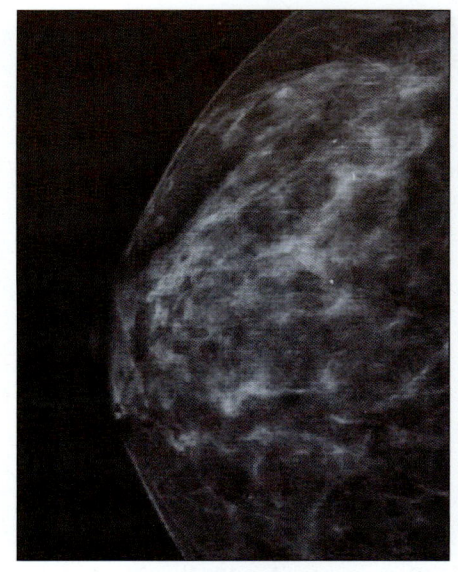

Abb. 1: Eine **Mammographie** unter volldigitalem Scanverfahren ist wichtiger Bestandteil der Risikoselektion im Rahmen der Diagnostik.

Diagnostik bei Brustschmerzen

1. **Bewertung der Schmerzsymptomatik von Brustschmerzen**: Der erste Schritt besteht in einer Klassifikation des Problems und der **Einteilung in zyklische oder nichtzyklische Beschwerden**. Viele Frauen, die noch eine Menstruationsblutung haben, können nicht angeben, ob die Brustschmerzen zyklisch auftreten oder nicht, wohingegen andere sie ganz klar zuordnen können. Sinnvoll ist das Führen eines Schmerzkalenders über einen Zeitraum von 4 Wochen oder länger. Hierbei kann man feststellen, dass zyklische Brustbeschwerden häufiger sind als ursprünglich angenommen wurde.

2. **Bewertung der Schmerzstärke** (Schmerztagebuch und visuelle Analogskala). Die Maidstone Breast Clinic in England hat zur Klassifikation und Bewertung von Brustschmerzen ein Tagebuch veröffentlicht, bei dem die Patientin den Schweregrad von Brustschmerzen pro Monat angeben kann.

- Im **McGill Pain Questionnaire (Khan u. Apkarian, 2002)**[51] werden 15 Variablen abgefragt.

- **Cardiff Breast Score (CBS)**

    CBS I: Ausgezeichneter Therapieerfolg ohne zurückbleibende Schmerzen.

    CBS II: Guter Therapieerfolg mit deutlicher Besserung, aber einige Restschmerzen, die von der Patientin als gut erträglich angesehen werden.

    CBS III: Wenig Besserung mit Persistenz eines deutlichen Schmerzes.

Tab. 3 Häufigkeit von Brustkrebs bei Patientinnen mit Brustschmerzen (Smith et al. 2004).

Studie	Anzahl Pat. mit Brustschmerzen	Anzahl (%) Patientinnen mit Brustkrebs	Kommentar
Preece et al. 1982	536	36 (6.7)	In einer Übersichtsarbeit über Patientinnen, die eine Brustkrebsklinik mit lokalisiertem Brustschmerz als Primärsymptom aufsuchten, war der Schmerz das einzige Symptom bei 17 von 36 Patientinnen mit Brustkrebs.
Smallwood et al. 1986	209	8 (3.8)	In einer Übersichtsarbeit mit 460 Patientinnen, die sich in einer Brustklinik vorstellten, hatten 209 lokalisierte Brustschmerzen als Primärsymptom; von 8 Frauen mit Brustkrebs waren Schmerzen das einzige Symptom bei einer Patientin, ein tastbarer Knoten bei 7 und eine eingezogene Mamille bei 3 Patientinnen.
Fariselli et al. 1988	220	5 (2.3)	In einer Übersichtsarbeit mit 222 Patientinnen, die sich in einer onkologischen Klinik vorstellten, war lokaler Brustschmerz das einzige Symptom.
Barton et al. 1999	169	2 (2.1)	In einer retrospektiven Kohortenstudie mit 2400 Patientinnen (40-90 Jahre), die sich vor 10 Jahren einer "Health Maintenance Organisation" vorstellten, trat unilateraler Schmerz in 91% und bilateraler Schmerz in 9 % auf.

Quelle: Smith RL, Pruthi S, Fitzpatrick LA. Evaluation and Management of Breast Pain. Mayo Clin Proc. 2004; 79: 353-372.

CBS IV: Keine Besserung (**Gateley et al. 1992**).[52]

3. **Bewertung der Lebensqualität:** Der „Quality of Life Enjoyment and Satisfaction Questionnaire" (Q-LES-Q) besteht aus insgesamt 13 Fragen, die jeweils mit „Sehr unzufrieden" (= 1 Punkt), „Unzufrieden" (= 2 Punkte), „Mäßig zufrieden" (= 3 Punkte), „Zufrieden" (= 4 Punkte) und „Sehr zufrieden" (= 5 Punkte) zu beantworten sind. Damit ergeben sich zumindest 13 Punkte und maximal 65 Punkte pro Teilnehmerin.

- **Schmerztagebuch**

4. **Ausschluss von Krankheitsbildern, die Brustschmerzen vortäuschen.** Hierzu zählen eine Schwellung der Brustwand, Herzbeschwerden, gastroösophagiale Beschwerden etc.

5. Sobald sicher ist, dass die Schmerzen der Brust zugeordnet werden können, erfolgt die weitere gezielte **Anamneseerhebung**. Hier werden die Brustschmerzen lokalisiert und mögliche zyklische Komponenten sowie mögliche Brusterkrankungen erfragt, die als Ursache der Beschwerden in Betracht kommen. Eine Beurteilung des individuellen Brustkebsrisikos ist ebenso Bestandteil der Anamneseerhebung.

6. **Klinische Untersuchung:** Der nächste Schritt besteht darin, die Brust und die Lymphknoten im Bereich der Achselhöhle und des oberen Halsdreieckes zu untersuchen, sowie eine allgemeinklinische Untersuchung von Herz, Lungen, Brustwand und Abdomen durchzuführen. Je nach Situation erfolgt eine Mammographie bzw. Ultraschalluntersuchung (< 35 Jahren) und ggf. eine histologische Abklärung (Feinnadelbiopsie; Biopsie). Bei einem pathologischen Befund bei der Brustuntersuchung ist eine weitere Abklärung erforderlich.

7. **Risikoselektion:** Sollten die Schmerzen nur in einem bestimmten Areal auftreten, die Brust in diesem Areal besonders dicht oder das Mammogramm schwierig zu beurteilen sein, sollte zusätzlich eine Ultraschalluntersuchung erfolgen.

- Bei Auffälligkeiten bei der Brustuntersuchung ist in jedem Fall eine weitere Abklärung erforderlich, unabhängig von der Familienanamnese und vom Alter der Patientin.

8. **Spezielle Diagnostik bei Mastopathie**

- **Klinische Untersuchung:** Die wichtigste diagnostische Maßnahme bei Brustbeschwerden ist die sorgfältige klinische Untersuchung mit Inspektion und Palpation. Tastet man einen Tumor, so sind die Konsistenz, die Oberflächenbeschaffenheit und die Verschieblichkeit im Gewebe differentialdiagnostisch zu verwerten (**Haagensen 1986**).[53]

- **Mammographie:** Die wichtigste apparative Untersuchung bei der Abklärung von Brusterkrankungen ist die Mammographie (**Abb. 1**). Ergibt die klinische Untersuchung keinen Hinweis auf Malignität, sollte eine Mammographie ab dem 30. Lebensjahr zur Bestätigung der Gutartigkeit immer durchgeführt werden. Bei jüngeren Frauen wird die Mammographie nur dann durchgeführt, wenn klinische Untersuchungen und Sonographie Zweifel an der Gutartigkeit des Befundes bestehen lassen.

- **Klassifikation der Brustdichte nach Wolfe-Klassen:** N1 (Fettbrust, normal), P1 (Streifenschatten (Milchgänge) in weniger als 25% (P = prominente Milchgänge), P2 (Streifenschatten in mehr als 25%) und DY Dysplasie), QDy dichte Brust junger Frauen (Q = quasi) und fünf Prozentualklassen unter Berücksichtigung des prozentualen Anteils des dichten Brustparenchyms am gesamten Brustvolumen (angegeben bis jeweils 20 %, 40 %, 60 %, 80%, 100 %).

- Die **Ultraschalluntersuchung** erlaubt neben der einfachen Differenzierung von zystischen und soliden Prozessen in der Brust, auch eine Aussage zur Dignität. Die Sonographie ist die wichtigste Zusatzuntersuchung zur Mammographie; sie kann die Mammographie im Regelfall jedoch nicht ersetzen.

- Die Bedeutung der **Magnetresonanztomographie (MRT)** lässt sich noch nicht endgültig beurteilen. Sie hat bei klinischen Karzinomen eine hohe Sensivität von nahezu 100 % und verspricht in Zukunft eine wichtige zusätzliche Untersuchung bei der Abklärung unklarer Brustveränderungen zu werden.

- **Histologische Abklärung:** Die Aussagekraft sämtlicher paraklinischer Methoden ist jedoch nicht so groß, dass auf die histologische Abklärung bei soliden palpablen Tumoren verzichtet werden könnte.

Sekretion aus der Mamille: In ca. 10 % der Fälle geht die Mastopathie mit einer pathologischen Sekretion einher (**Bässler 1978**).[54] Als Primärdiagnostik erfolgt eine Bestimmung von Prolaktin sowie TSH.

Je nach Situation Mammographie und evtl. radiologische Darstellung des betreffenden, mit Kontrastmittel aufgefüllten, Milchgangsystemes (Galaktographie). Hierdurch lassen sich intraduktale Raumforderungen darstellen. Diese müssen grundsätzlich histologisch abgeklärt werden.

Diagnostisches Vorgehen bei Brustschmerzen (nach Empfehlungen des Cancer Detection Programs):

Die Differentialdiagnose von Brustschmerzen erfordert eine klinische Untersuchung der Brust und eine sorgfältige Beurteilung:

- zyklische oder nicht zyklische Schmerzen?
- bilaterale oder unilaterale Schmerzen?
- Ist der Schmerz diffus oder lokalisiert?
- Besteht ein Zusammenhang zwischen den Schmerzen und einem tastbaren Knoten in der Brust?
- Wird zurzeit eine Hormonersatztherapie angewandt **(Tab. 5)**
- Werden derzeit andere Medikamente angewandt **(Tab. 5)**
- Gibt es eine Verletzung in der Anamnese
- **Zyklische Schmerzen** treten normalerweise bei menstruierenden Frauen oder bei postmenopausalen Frauen unter einer Hormonersatztherapie auf. Zystische Veränderungen in der Brust sind die häufigsten Ursachen von zyklischen Brustschmerzen. Zyklische Brustschmerzen treten üblicherweise bilateral auf und werden als diffus, dumpf, schmerzhaft und schwer angegeben.
- **Ursachen für nicht zyklische Brustschmerzen** beinhalten u.a. rupturierte Zysten, nicht rupturierte Zysten mit Spannungsschmerz, Fettgewebsnekrosen, zervikale Radikulitis, Intercostalneuralgie, Herpes Zoster, Tietze Syndrom (Costochondritis), Mastitis/Abszess, Mondor-Erkrankung, Trauma, Bestrahlungssyndrom und selten Krebs. Nicht zyklische Brustschmerzen treten häufiger unilateral auf und werden als lokalisiert, schneidend, pochend, stechend und brennend beschrieben.

Therapie der Mastalgie

1. Behandlungsablauf

(nach Vorschlägen der Mayo Clinic in Rochester/USA) **(Mayo-Klinik, 2017)**[55]

Tab. 4 Medikamentenbedingte Brustschmerzen bei Frauen* (nach Smith et al. 2004)

Hormonelle Behandlung
Östrogene
Progestagene
Kombinationspräparate
Orale Kontrazeptiva
Menopausale Hormontherapie
Diethylstilbestrol
Clomifen
Cyproteron

Antidepressive, antipsychotisch und Anxiolytika
Sertralin (und andere Seratonin aufnehmende Inhibitoren)
Venlafaxin
Mirtazapin
Chlordiazepoxid
Amitriptylin 1)
Doxepin 1)
Haloperidol (und andere antipsychotische Mittel)

Blutdrucksenkende und Herz-Kreislauf-Medikamente
Spironolacton 1)
Methyldopa
Minoxidil
Digoxin 1)
Reserpin 1)

Antimikrobielle Substanzen
Ketoconazol 1)
Metronidazol 1)

Sonstige Medikamente
Cimetidin 1)
Cyclosporin
Domperidon
Penicillamin
Methadon 1)
Carboprost, Dinoproston (und andere Prostaglandine)
Estramustin

* Informationen über MEDLINE und MICROMEDEX erhalten, sowie aus Diskussion mit Spezialisten für Brustkrankheiten und Pharmazeuten.

1) Medikamente verursachen Galaktorrhoe und Gynäkomastie und können wahrscheinlich mit Brustschmerzen in Verbindung gebracht werden. Andere (nicht gelistete) Medikamente können auch mit Brustschmerzen in Verbindung gebracht werden und können gemäß der klinischen Bedingungen in Erwägung gezogen werden.

Mod. nach Smith RL, Pruthi S, Fitzpatrick LA. Evaluation and Management of Breast Pain. Mayo Clin Proc. 2004; 79: 353-372.

1.1 Beratung der Patientin - allgemein

- Die Beratung der Patientin ist abhängig vom Alter, dem allgemeinen Gesundheitszustand und der medizinischen Vorgeschichte.
- Bewertung der Rahmenbedingungen (Familienanamnese: Brustkrebsrisiko, Ovarialkarzinomrisiko, Status nach Brustoperationen, Krebsangst, Beschwerdebild und Leidensdruck).
- Akzeptanz verschiedener spezieller Medikationen, Behandlungen oder Therapien durch die Patientin.
- Vorstellungen der Patientin über Erkrankung und Therapie.
- **Jüngere Frauen** mit typisch zyklischen Brustbeschwerden und einer normalen Untersuchung müssen nicht weiter abgeklärt werden. **Smith et al. (2004)**[56] empfehlen in diesem Fall eine weitere medikamentöse oder nicht medikamentöse Therapie.

1.2 Beratung der Patientin - speziell

- **Unterstützende Maßnahmen** (z.B. Sport, BH etc.) siehe nächstes Kapitel
- **Ernährungsberatung:** u.a. fettarme Diät, methylxanthinreduzierte Diät (Anmerkung der Autoren: keine fundierten klinischen Studien)
- Beratung zum Absetzen oder Umsetzen einer bestehenden Therapie, z.B. hinsichtlich oraler hormoneller Kontrazeptiva und HRT.
- Eine Übersicht über heute mögliche **nicht medikamentöse und medikamentöse Therapieansätze** findet sich in **Tab. 5** und **6**). Hierbei wurden der Vollständigkeit halber auch ältere, heute als obsolet angesehene Therapiekonzepte mit aufgelistet.

1.3 Medikamentöse Behandlung

- für Frauen, die auf nicht pharmakologische Behandlungen nicht ansprechen. **Siehe Kapitel 3.**

1.4 Wiedervorstellung und Beurteilung des Therapieerfolgs

- regelmäßige Verlaufskontrollen sind erforderlich.

2. Nicht medikamentöse Therapieformen

2.1 Allgemeine Empfehlungen

a) Tragen eines BHs, der eine gute Stützwirkung hat, insbesondere bei körperlichen Übungen oder bei großen Brüsten; ggfs. Anpassung des BHs durch spezielles Personal. Tragen eines Sport-BHs während gymnastischer Übungen, aber auch während des Schlafes, insbesondere während der Zeit, zu der die Brüste sehr schmerzempfindlich sind.

b) Anwendung von lokaler Wärme mit einem Heizkissen oder einer Wärmflasche; Versuch der Anwendung kalter oder warmer Kompressen.

c) Viele Brustschmerzen stehen im Zusammenhang mit einer erhöhten Inzidenz von Angstgefühlen und verbessern sich bei einer Entspannungstherapie.

2.2 Sport und Gymnastik

- **Gymnastik:** Zur Stärkung der Brust und der Brustmuskulatur gibt es einfache gymnastische Übungen, die recht wirkungsvoll sind: Eine im Fitness-Studio an der so genannten "Butterflymaschine" ausgeführte, den Brustmuskel stärkende Übung kann auch zu Hause mithilfe einer etwa 30 cm langen Schaumstoffrolle nachgeahmt werden:

"Verschränken Sie hierbei Ihre Arme so hinter dem Kopf, dass die Ellenbogen in Augenhöhe sind. Jetzt klemmen Sie die Schaumstoffrolle zwischen die Ellenbogen und versuchen dann, die Rolle so weit es geht zusammenzupressen. Diesen Vorgang wiederholen Sie 20- bis 30-mal. Wenn Sie in den ersten Tagen einen Muskelkater spüren, sind Sie zwar auf dem richtigen Weg, sollten es jedoch etwas lockerer angehen lassen"

- **Schwimmen:** Sehr empfehlenswert ist auch regelmäßiges Schwimmen, da es ebenfalls kräftigende Effekte auf die Brustmuskulatur hat.

2.3 Ernährungsempfehlungen

a) Einschränkung oder Ausschluss von Kaffee, Cola und Schokolade (Methylxanthinentzug; **Minton 1981**).[57] Viele medizinische Studien sind widersprüchlich, obgleich viele Frauen eine Abnahme der Symptome nach der Reduktion von Kaffee beobachtet haben. Da Schmerzen in den Brüsten von starkem Koffeingenuss abhängig zu sein scheinen, ist ein Verzicht auf Kaffee, schwarzen Tee und Cola-Getränke anzuraten.

b) Salzarme Diät, insbesondere 1-2 Wochen vor der Periode.

c) Es soll vorteilhaft sein, wenn der Fettanteil in der Ernährung weniger als 20 % beträgt, da sich hierdurch die Fettsäurebalance verbessert.

2.4 Lokale Schmerztherapie

("Second-Line-Therapie")

Akupunktur: wurde auch zur Therapie der Mastalgie eingesetzt, findet aber keine weite Verbreitung in den Therapierichtlinien.

Erfolgsrate: Bei der Behandlung einer Mastalgie sprechen nach Aussagen der Mayo-Klinik 85 % aller Frauen mit Brustbeschwerden auf eine nicht medikamentöse Therapie an **(Smith et al. 2004)**.[58]

3. Medikamentöse Therapieformen

(s. Tab. 5 und 6)

3.1 Therapieempfehlungen Mayo-Klinik (USA)

Von der Mayo-Klinik in den USA existieren aktuelle Empfehlungen zur nicht medikamentösen Behandlung von Frauen mit Brustschmerzen **(Mayo-Klinik, 2017)**.[59]

1. Versuch einer Therapie mit z.B. **Nachtkerzenöl** (300 mg pro Tag). Hierbei soll es zu einer Veränderung im intrazellulären Verteilungsmuster der Fettsäuren in den Zellen kommen. Einige Studien zeigten einen mäßigen Vorteil und eine Abnahme der Häufigkeit von Brustschmerzen von 20 % bis 30 %. Andere Studien haben dies jedoch nicht bestätigt.

2. Versuch der Behandlung mit **Vitamin E** (200-400 Einheiten pro Tag). Auch hier gibt es widersprüchliche Aussagen in der Literatur.

3. Anwendung von **Schmerzmedikamenten (Analgetika)** wie z.B. Acetaminophen oder nicht steroidale-inflammatorische Substanzen (z.B. Diclofenac), die ebenfalls bei Brustschmerzen wirksam sein können.

4. Bei Frauen mit schweren zyklischen Brustschmerzen, kann man versuchen, Medikamente wie **Danazol** oder **Tamoxifen** (Off-Label) einzusetzen. Diese Medikamente können jedoch zu erheblichen Nebenwirkungen führen und sind nur für Frauen mit schweren Brustschmerzen geeignet.

5. Eventuell **hormonelle Therapie.**

6. Je nach Lebensalter und Risikoprofil Anwendung **oraler hormoneller Kontrazeptiva,** z.B. als Langzyklus (Off-Label).

Einzelheiten zu den unterschiedlichen Therapieschemata sind in **Tab. 5 und 6** zusammengefasst.

3.2 Pharmakologische Behandlung - eine Übersicht

Siehe hierzu Übersichtsarbeit im BMJ von **Goyal (2014)**[60] **und Goyal (2016).**[61]

3.2.1 Placebo

In placebokontrollierten Studien nimmt die Mastalgie auch in der Placebogruppe deutlich ab **(Pye et al. 1985)**.[62] Daher sind nur Therapieschemata, die in kontrollierten Studien getestet werden, aussagefähig.

3.2.2 Lokaltherapie

Lokale Schmerztherapie

Es kommt vor, dass trotz einer kausalen Behandlung die (chronische) Mastalgie (Mastalgia) weiter besteht und so Anlass zu einer lokalen Schmerztherapie geben kann, vor allem bei ungenügender Wirksamkeit von Analgetika.

Zur Schmerztherapie eignen sich wiederholte Interkostalblockaden mit einem langwirkenden örtlichen Betäubungsmittel. In hartnäckigen Fällen kann die Blockadefrequenz durch Implantation eines Katheters so erhöht werden, dass eine kontinuierliche Blockade zustande kommt.

Bei der sog. kontinuierlichen Blockade mit Katheter wird ein dünner Kunststoffschlauch dicht an den betroffenen Nerven eingepflanzt. Die Einpflanzung erfolgt durch eine handelsübliche Kanüle hindurch, es muss also nicht "aufgeschnitten" werden. In der Folge wird über diesen Katheter mehrmals täglich, jeweils nach Abklingen der vorangegangenen Dosis, das örtliche Betäubungsmittel völlig schmerzlos nachgespritzt.

In bestimmten Fällen kann zur Verabreichung des örtlichen Betäubungsmittels durch den Katheter hindurch auch eine kleine Pumpe angeschlossen werden.

Dass die schmerzlindernde Wirkung in der Regel über die eigentliche Behandlungszeit hinaus anhält, ist u.a. darauf zurückzuführen, dass bei dieser Blockadebehandlung auch die sog. vegetativen Nerven betroffen sind, woraus eine sehr deutliche Durchblutungssteigerung resultiert und damit verschiedenen Schmerzursachen, insbesondere entzündlichen, entgegenwirkt.

Einzelsubstanzen

a) Progesteron Gel

Substanz: Progesteron

Handelsname: Progestogel® (Dr. Kade/Besins Pharma GmbH, Berlin)

Wirkmechanismus: Interaktion mit Estrogenrezeptor

Dosierung: 1 g Gel enthält 10 mg Progesteron; vom 10.-25. Zyklustag 1 mal tgl. 2,5 g pro Brust auftragen

Therapieerfolg: umstritten; Studien widersprüchlich

Nebenwirkungen: in Einzelfällen Hautreizungen

Behandlungskosten: Progestogel (Rote Liste 46 094): 100 g ca. 20 Euro

Verfügbarkeit/Zulassung für Indikation: In Deutschland zugelassen zur Behandlung hormonbedingter Brustschmerzen vor der Periode ohne Brustgewebsveränderung (essentielle prämenstruelle Mastodynie).

- Da man annimmt, dass ein Progesteronmangel im Zusammenhang mit der zyklischen Mastalgie besteht, wurde exogen Progesteron eingesetzt. Die Studienergebnisse waren widersprüchlich. Randomisierte kontrollierte Studien zeigten, dass topisches Progesteron nicht besser wirkte als Placebo (**Maddox et al. 1990**),[63] (**McFadyen et al. 1989**).[64] Im Vergleich hierzu berichteten **Nappi und Kollegen (1992)**,[65] dass die Anwendung von Progesteron zu einer signifikanten Reduktion der Schmerzen bei mehr als der Hälfte der Patientinnen im Vergleich zur Placebo-Gruppe führte.

b. Lokale Anwendung von nicht steroidalen Antiphlogistika (NSAID)

Substanz: Diclofenac

Handelsname: Bekannt als Voltaren; zugelassen als Voltarengel, aber nicht für diese Indikation.

Wirkmechanismus: Lokale Schmerzhemmung.

Dosierung: Getestet als Gel mit 50 mg pro Brust alle 8 Stunden (siehe unten; **Colak et al. 2003**).[66]

Therapieerfolg: Sehr gut.

Nebenwirkungen: Keine wesentlichen Nebenwirkungen.

Behandlungskosten: ca. 15 Euro für 100 g Diclofenac Gel.

Verfügbarkeit/Zulassung für Indikation: In Deutschland nicht für die Indikation "Mastalgie" zugelassen.

- Erste Ergebnisse zeigten, dass die **orale Anwendung** von NSAIDs zur Behandlung einer Mastalgie unbekannter Ursache oder einer Mastalgie aufgrund anderer Brusterkrankungen zu sehr guten Ergebnissen geführt hatte (**Gabbrielli et al. 1993**).[67] In einer klinischen Studie wurde die Wirkung von **Nimesulid** innerhalb von 15 Tagen gezeigt. Bei lang andauernder Therapie traten jedoch gastrointestinale Blutungen und respiratorische Störungen bei Asthma-Patientinnen auf.

Irving and Morrison (1998)[68] untersuchten die topische Wirkung von **NSAID** bei der Mastalgie. Die Ansprechrate betrug nach zwei Monaten 81 % bei zyklischer Mastalgie und 72 % bei nicht zyklischer Mastalgie ohne Nebenwirkungen. In der Studie von **Colak et al. (2003)**[69] konnte eine deutliche Schmerzreduktion bei den Patientinnen bei Untersuchungen in monatlichen Abständen festgestellt werden. Bei der Studie wurde eine visuelle Analogskala zur Beurteilung der initialen Situation und der Endergebnisse verwendet. Eine visuelle Analogskala mit monatlicher Bewertung der Schmerzen wäre jedoch besser gewesen.

Colak et al. (2003)[70] untersuchten topische, nicht steroidale antiinflammatorische Substanzen bei Patienten mit Mastalgie. In einer prospektiv randomisierten blinden Placebo-kontrollierten Studie wurde der Effekt von Diclofenac als topischen NSAID auf zyklische und nicht zyklische Mastalgie bei insgesamt 108 Patientinnen (60 mit zyklischen und 48 mit nicht zyklischen Brustschmerzen) für die Dauer von 6 Monaten untersucht. Aufgrund dieser Untersuchung zeigte sich, dass die topische Anwendung von NSAIDs sowohl bei zyklischer als auch bei nichtzyklischer Mastalgie wirkungsvoll war und nur minimale Nebenwirkungen auftraten. Verwendet wurde ein Voltaren Emulgel 11,6 mg/g, das die Patientinnen dreimal pro Tag über mindestens 6 Monate anwendeten. Pro Anwendung wurden 50 mg Diclofenac Gel alle 8 Stunden auf die Brust aufgetragen.

c) Vereinzelt wurde auch bei schweren Krankheitsformen die Anwendung kühlender Salben oder Alkoholumschläge vorgeschlagen.

3.2.3 Systemische Therapie
3.2.3.1 Nicht hormonell

Mehrere Studien haben gezeigt, dass Vitamin E, Vitamin B6 (**Smallwood et al. 1986**),[71] Lynesterenol (**Colin et al. 1978**)[72] und eine Reduktion des Kaffeekonsums (**Ernster et al. 1982**)[73] in placebokontrollierten Studien nicht wirksam sind.

a) Vitamin B1 und B6: Wirksamkeit nicht belegt.

b) Vitamin E

Substanz: Vitamin E

Wirkmechanismus: Antioxidative Wirkung.

Dosierung: 600 IE/Tag (**London et al. 1981**)[74]

Therapieerfolg: Widersprüchlich.

Nebenwirkungen: Bei Überdosierung erhöhtes KHK-Risiko.

Behandlungskosten: Gering.

Verfügbarkeit/Zulassung für Indikation: Wirksamkeit in Frage gestellt; keine Zulassung für diese Indikation.

c) Nachtkerzenöl (engl. evening primrose oil)

Substanz: Ungesättigte Fettsäuren (Linolsäure).

Wirkmechanismus: Beeinflussung des Fettgehalts in der Zelle.

Dosierung: 3 g/Tag; 6 Kapseln tgl. (**Pashby et al. 1981**)[75]

Therapieerfolg: Klinische Mastalgie 44 %; nichtzyklische Mastalgie 27 %.

Nebenwirkungen: Gering (2 %).

Behandlungskosten: Gering.

Verfügbarkeit/Zulassung für Indikation: Wirksamkeit in Frage gestellt; keine Zulassung für diese Indikation.

d) Agnus castus

Substanz: Agnus castus (Mönchspfeffer)

Präparate: U.a. Mastodynon®; Agnocaston®, Gynolyt® Cefanorm®; Femicur®) für Mastodynie oder prämenstruelle Beschwerden zugelassen.

Wirkmechanismus: Unklar.

Dosierung: Mastodynon® 2 x 1 Tabl. (à 162 mg Agnus castus) (morgens-abends).

Therapieerfolg: Keine Angaben.

Nebenwirkungen: Keine wesentlichen Nebenwirkungen.

Behandlungskosten: Mastodynon® (Rote Liste 46099) (Bionordica): 60

Tabl. 8,50 Euro

Verfügbarkeit/Zulassung für Indikation: Mastodynon® ist in Deutschland nicht zur Therapie der Mastalgie zugelassen; Zulassung nur für Zyklusbeschwerden (Homöopathisches Arzneimittel für die Frauenheilkunde). Die Anwendungsgebiete leiten sich von den homöopathischen Arzneimittelbildern ab. Dazu gehören:

- Beschwerden vor der Periodenblutung, wie z.B. Spannungs- und Schwellungsgefühl in den Brüsten (Mastodynie)
- Beschwerden während der Periodenblutung und bei unregelmäßigen Periodenblutungen (Zyklusstörungen). Bei anhaltenden, unklaren oder wiederkehrenden Beschwerden sollte ein Arzt aufgesucht werden, da es sich um eine Erkrankung handeln kann, die einer ärztlichen Behandlung bedarf.

e) Nicht steroidale Antiphlogistika

Siehe auch lokale Anwendung der Substanzen.

Substanz: Diclofenac (oral, rektal oder lokal, lokale Applikation siehe oben); Voltarengel® enthält 11,6 mg Diclofenac pro Gramm

Wirkmechanismus: Hemmung der Prostaglandinbiosynthese.

Dosierung: 50 mg Diclofenac Gel auf die Brusthaut alle 8 Stunden.

Siehe oben: Topische Anwendung.

f) Psychopharmaka: Serotonin-uptake Inhibitoren

- **Substanzen, die in Deutschland zugelassen sind:** Venlafaxin (Trevilor®), Duloxetin (Yentreve®, Cymbalta®), Atomoxetin (Strattera®), ist nur zur Behandlung von Aufmerksamkeitsstörungen (ADHS) indiziert.

Wirkmechanismus: Hemmung der Serotonin-Wiederaufnahme von Nervenzellenendigungen im ZNS

Dosierung: 10 - 60 mg/Tag

Therapieerfolg: k.A

Nebenwirkungen: k.A.

Behandlungskosten: Rote Liste (13.4.2017): z.B. Trevilor® retard 37,5 mg Hartkapseln, retardiert: 20 Hartkps., ret. (N1) 37,5 mg (FB 14,93) 26,01, PZN 09495078

Verfügbarkeit/Zulassung für Indikation: Insbesondere für Prämenstruelles Syndrom mit psychischen Nebenwirkungen geeignet; bisher nicht für die Indikation in Deutschland oder Ausland zugelassen.

g) Diuretika

Diuretika sind obsolet in der Therapie der Mastalgie und werden nicht mehr empfohlen.

3.2.3.2 Hormonelle Behandlung

Siehe auch Übersichtsarbeit im BMJ von Goyal (2014).[76]

a) Orale hormonelle Kontrazeptiva/ Hormonersatztherapie

- Als Therapieoptionen stehen die Reduktion der Östrogendosis, die Umstellung des Therapieschemas der oralen hormonellen Kontrazeption auf eine transdermale oder vaginale Form der Ovulationshemmung oder die Umstellung auf ein rein gestagenhaltiges Produkt wie Cerazette zur Verfügung.
- **Cerazette:** In einer Anwendungsbeobachtung hatten von 809 Patientinnen 162 vor Therapiebeginn Brustschmerzen, hiervon 57 (7%) leicht, 62 (7,6 %) mittelschwer und 43 (5,3 %) schwer. Nach einer sechsmonatigen Einnahme von Cerazette gaben nur noch 56 Patientinnen leichte Beschwerden, 4 (0,5%) mittelschwere und 3 (0,37%) schwere Brustschmerzen an.
- **Unter OC-Einnahme:** Langzyklus über 3 bzw. 6 Monate versuchen (Off-Label); evtl. Reduktion der Estrogendosis.
- **Langzyklus:** Eine weitere Alternative für Patientinnen mit Brustspannen besteht im Einsatz der Pille im sog. Langzyklus, d.h. Verordnung der oralen hormonellen Kontrazeptiva ohne monatliche Pillenpause über 3, 6, 12 oder längere Zyklen (Off-Label) **Medscape**.[77]

Ein 168-Tage Therapieschema mit einer kombinierten Pille mit Drospirenon / EE zur hormonalen Kontrazeption führt zu einer stärkeren Abnahme der prämenstruellen Symptome als die Behandlung mit einem 21/7 Tage Regime **(Coffee et al. 2006)**[78], siehe auch **Medscape**.[79]

- **Unter HRT:** Evtl. Estrogendosis reduzieren; evtl. transdermal oder Umstellung auf Tibolon.

b) Bromocriptin

Substanz: Bromocriptin (Novartis).

Wirkmechanismus: Senkung des Prolaktinspiegels.

Dosierung: Initial 2,5 mg abends; Dosissteigerung.

Therapieerfolg: Klinische Mastalgie: 47 %; nicht zyklische Mastalgie: 20 %.

Nebenwirkungen: Hohe Rate (45 %).

Behandlungskosten: (Rote Liste 46 132; Novartis): Pravidel 2,5 mg; 30 Tabl. 27,86 Euro.

Verfügbarkeit/Zulassung für Indikation: Keine BfArM-Zulassung für Mastalgie! Wird bei Mastalgie wegen möglicher Nebenwirkungen nicht als "First-Line"-Therapie empfohlen.

Unter der Behandlung mit Bromocriptin über 6 Monate trat auch eine Besserung der Mastalgie auf **(Gately et al. 1992)**,[80] **(Mansel et al. 1978)**,[81] **(Duming u. Sellwood 1982)**.[82] Als Nebenwirkungen wurden Hirsutismus, Hitzewallungen und dysfunktionelle Blutungen in 35 % der Fälle beobachtet **(Gately et al. 1992)**.[83] Die Drop-Out-Rate betrug aufgrund der hohen Inzidenz von Nebenwirkungen in einer Studie, die Bromocriptin mit Placebo verglich, 29%. **(Mansel u. Dogiotti 1990)**.[84] Weiterhin wird als nachteilig empfunden, dass die Behandlungsschemata viel Zeit in Anspruch nehmen, sowohl für die Primäreinstellung als auch für die Beratung. Ebenso wie bei Danazol sind für Bromocriptin die Nebenwirkungen ungünstig im Hinblick auf eine „First-Line-Therapie".

Bewertung einer Therapie bei Brustschmerzen nach der Stellungnahme der Maidstone Breast Clinic:

Bromocriptin: Bromocriptin ist bei Brustschmerzen in etwa 60 % der Fälle wirkungsvoll.

c. Danazol

Substanz: Danazol (Steroid mit androgener Wirkung).

Handelsname: Danazol (ratiopharm); Winobanin wird nicht weiter von Sanofi-Syntelabo vertrieben. Ursprünglich entwickelt von Sterlin-Wintrop/ USA.

Danazol ist die einzige in den USA von der Food and Drug Administration zugelassene Medikation zur Behandlung der Mastalgie **(Morrow 2000)**.[85]

Nur im Ausland noch zugelassen: Danocrine (verfügbar als 100 oder 200 mg pro Kapsel; Sanofi Syntelabo Australia (www.rxlist.com/cgi/generic/danazol_ids.htm)[86] für die Indikationen Endometriose, Menorrhagie, hereditäre Angioödeme und fibrozystische Brusterkrankung (Kurzzeittherapie bis 6 Monate); Vorsicht: Androgenisierungserscheinungen je nach Dosis und Behandlungsdauer möglich.

Wirkmechanismus: Danazol unterdrückt den ovulatorischen LH-Peak, indifferiert mit der gonadalen Steroidogenese (direkt und indirekt) und dämpft somit die Gonadotropin-Freisetzung durch das Gonadotropin-Releasinghormon. Der Mechanismus von Danazol ist nicht klar. Man nimmt an, dass es direkt am Zielorgan durch eine Verdrängung von Östrogenen an den Rezeptoren wirkt.

Danazol kann zur Behandlung der fibrozystischen Brusterkrankung sowohl in der Prä- als auch in der Postmenopause eingesetzt werden.

Dosierung: Dosisreduktion von initial 200 mg/Tag auf 100 mg (Low-Dose-Behandlung).

Therapieerfolg: Klinische Mastalgie: 70 %; nicht zyklische Mastalgie: 30 %; Danazol wirksamer bei zyklischer Mastalgie.

Nebenwirkungen: Hohe Rate an Nebenwirkungen (22 %); einige Nebenwirkungen evtl. irreversibel (z.B. Stimmveränderungen).

Behandlungskosten: Danazol-ratiopharm 200 (Rote Liste 76 158); 100 Kapseln 160,87 Euro.

Verfügbarkeit/Zulassung für Indikation: Danazol (ratiopharm): In Deutschland nur zur Endometriosetherapie zugelassen.

Bis 1990 war Danazol die am häufigsten verschriebene Medikation zur initialen Behandlung der Mastalgie in England (**Pain u. Cahill 1990**),[87] (**Hamed et al. 1990**).[88]

Bewertung einer Therapie bei Brustschmerzen nach der Stellungnahme der Maidstone Breast Clinic

Danazol: Wirksam in 70 % der Fälle. Jedoch treten bei höherer Dosierung Nebenwirkungen wie Gewichtszunahme, Schwindel, Hautveränderungen und eine tiefere Stimme auf (5 % der Fälle).

Durch Reduktion der täglichen Dosis auf 100 mg kann man versuchen, diese Symptome zu reduzieren. Danazol sollte nicht mit oralen hormonellen Kontrazeptiva kombiniert werden. Es ist wichtig, dass gleichzeitig eine wirkungsvolle Kontrazeption erfolgt.

Nach **Goyal (2014)**[89] weniger wirksam als Tamoxifen (10 mg/Tag).

Wichtig: In Deutschland ist die Behandlung der Mastalgie mit Danazol aufgrund der Nebenwirkungen obsolet.

d) Tamoxifen (Antiöstrogen)

Substanz: Tamoxifen.

Wirkmechanismus: Antiöstrogen; Aufhebung der Östrogenwirkung am Zielorgan.

Tab. 5 Beurteilung der Wirksamkeit von unterschiedlichen Behandlungsschemata bei Brustschmerzen (Mod. nach Bundred 2007); *) keine Zulassung in Deutschland für Mastalgie; ** in Deutschland Therapie mit Danazol obsolet

Wirkungsnachweis möglich	Topische nicht steroidale anti-inflammatorische Substanzen
Risiko-Nutzen-Analyse	Gonadotropin (Releasing-Hormon-Analoga)* Tamoxifen* Toremifen* Gestrinon * Danazol*, **
Wirksamkeit nicht nachgewiesen	Antibiotika Diät (niedriger Fettgehalt, hoher Kohlenhydratanteil) Diuretika Lisurid Progestagene Pyridoxin Tibolon Vitamin
Günstige Wirkungen eher unwahrscheinlich	Danazol im Vergleich zu Tamoxifen (Nachlassen der Schmerzen stärker bei Tamoxifen, aber Nebenwirkungen bei beiden Therapieformen). Hormonersatztherapie (Östrogene; Anwendung führt zu erhöhtem Risiko für Brustschmerzen).
Wahrscheinlich nicht wirksam	Bromocriptin Nachtkerzenöl

Quelle: Bundred NJ, Breast pain. BMJ Clin Evid. 2007 Apr 1;2007. pii: 0812.

Dosierung: 10 mg/Tag.

Therapieerfolg: Klinische Mastalgie: 94 %; nicht zyklische Mastalgie: 56 %.

Nebenwirkungen: Hoch (21%); vor allem venöse Thromboembolien

Behandlungskosten: 30 Tabl. 10 mg = 20 Euro.

Verfügbarkeit/Zulassung für Indikation: Keine Zulassung zur Behandlung der Mastalgie in Deutschland oder im Ausland. Einsatz in Einzelfällen bei therapierefraktärer Mastalgie und bei Erkrankungsrückfall.

Unter **Tamoxifen** betrug die Erfolgsrate 91-96 % im Vergleich zu Placebo und anderen Medikamenten mit einer geringen Nebenwirkungsrate (**Messinis u. Lolis 1988**),[90] (**Fentiman et al. 1988**),[91] (**Kontostolis et al. 1997**).[92]

2014 vom **Goyal (2014)**[93] im BMJ als 10 mg/Tag empfohlen - unter Expertenkontrolle und wenn andere First-Line-Medikamente nicht ansprechen,

e) Schilddrüsenhormone

Der Einsatz von Schilddrüsenhormonen zur Behandlung der Mastalgie ist obsolet.

f) GnRH-Analoga

Substanz: GnRH-Superagonisten oder -antagonisten

Wirkmechanismus: Hemmung der hyophysären Gonadotropinsekretion und somit Senkung des endogenen Östrogenspiegels.

Dosierung: Nasal, sc. (täglich) oder als Depotspritze (z.B. Enantone Gyn Monatsdepot) (Rote Liste 50032).

Therapieerfolg: z.B. Goserelin Depotspritze: Klinische Mastalgie: 91 %; Nicht zyklische Mastalgie: 67 %.

Nebenwirkungen: Je nach Therapiedauer klimakterische Beschwerden und Abnahme der Knochenmasse (evtl. durch Add-Back-Therapie abzuschwächen).

Behandlungskosten: Sehr hoch; pro Monat 200 Euro.

Verfügbarkeit/Zulassung für Indikation: Keine Zulassung zur Behandlung der Mastalgie in Deutschland oder im Ausland. Einsatz in Einzelfällen bei therapierefraktärer Mastalgie und bei Erkrankungsrückfall.

Kommentar: GnRH-Analoga sind wirkungsvoll bei Patienten mit Mastalgie, aber bei mehr als der Hälfte der Patienten wurden Nebenwirkungen beobachtet (**Peters 1992**).[94] Die hauptsächlich auftretenden menopausalen Nebenwirkungen führten dazu, dass dieses Produkt nicht routinemäßig zur Behandlung der Mastalgie eingesetzt werden kann (**Hamed et al. 1990**).[95]

Datenlage: Eine RCT-Studie zeigte, dass durch Goserelin-Injektion Brustschmerzen im Vergleich zu Placebo abnahmen. Es kam aber zu einer deutlichen Zunahme von Nebenwirkungen

Tab. 6 Klinische Studien zur Behandlung der Mastalgie

Studie	Anzahl (%) der Fälle, die auf die Behandlung ansprechen					Kommentare
	Tamoxifen 10 mg	Tamoxifen 20 mg	Danazol	Bromocriptin	Placebo	
Fentiman et al. 1986	NE	22/31 (71 %)	NE	NE	11/29 (38 %)	Randomisierte, doppelblinde Studie mit täglich Tamoxifen oder Placebo in 60 Fällen mit zyklischen oder nichtzyklischen Brustschmerzen; Rückmeldung (≥ 50% Abnahme im durchschnittlichen Schmerzscore) nach 3 Monaten. Signifikanter Unterschied zwischen den Gruppen (P< 0,025); 6 in jeder Gruppe brachen die Studie wegen der Begleiterscheinungen ab.
Powles et al. 1987	NE	22/25 (88 %)	20/25 (80 %)	NE	NE	Randomisierte Studie mit Tamoxifen. 20 mg/d und Danazol, 100 mg zweimal täglich; Wirkstoffe sind ähnlich wirksam (P>0,10), aber weniger Nebenwirkungen wurden mit Tamoxifen verzeichnet (P<0,01)
Messinis u. Lolis 1988	16/18 (89 %)	NE	NE	NE	6/16 (38 %)	Randomisierte Studie mit Tamoxifen oder Placebo für Tag 5 bis 24 über 6 aufeinanderfolgende menstruelle Zyklen; signifikanter Unterschied zwischen den einzelnen Gruppen (P<0,0001)
Fentiman et al. 1988	26/29 (90 %)	24/28 (86 %)	NE	NE	NE	Randomisierte, Doppelblind-Studie mit 10 mg und 20 mg Tamoxifen täglich über 3 oder 6 Monate. Ähnliche Wirkungen bei unterschiedlicher Dosierung bzw. Dauer der Behandlung; weniger Nebenwirkungen bei Gabe von 10 mg im Vergleich zur 20 mg Gruppe (21 % vs 64 %; P<0,0001)
GEMB§ 1997	127/155 (82 %)	107/142 (75 %)	NE	NE	NE	Randomisierte Studie mit 10 mg bzw. 20 mg Tamoxifen zwischen dem 15. und 25. Tag des menstruellen Zyklus; ähnliche Wirkungen bei unterschiedlichen Dosierungen (P=NS) mit weniger Nebenwirkungen * in der 10 mg Gruppe (P<0,05)
Sandrucci et al. 1990	18/20 (90 %)	NE	NE	16/18 (89 %)	NE	Randomisierte Blindstudie mit Gabe von 10 mg Tamoxifen von Tag 15 bis 25 des menstruellen Zyklus oder Bromocriptin, 7,5 mg/d; ähnliche Wirkung der unterschiedlichen Stoffe (P=NS); ähnliche, geringe Nebenwirkungen.
Kontostolis et al. 1997	23/32 (72 %)	NE	21/32 (66 %)	NE	11/29 (38 %)	Randomisierte Studie mit 10 mg Tamoxifen von Tag 5 bis Tag 24 des menstruellen Zyklus; 100 mg Danazol, zweimal täglich oder Placebo über 6 Monate. Tamoxifen war wirksamer als Danazol (P<0,001), beide waren wirkungsvoller als Placebo (P<0,035, P< 0,011, jeweils)

§ GEMB = Grupo de Estudio de Mastopatias Benignas

NE = in der Studie nicht erfasst
\# Rezidive in 48 % und 39 % der Fälle in der 10 mg und 20 mg Gruppe aufgetreten; durchschnittlich 3 Monate nach Beendigung der Behandlung
* Hitzewallungen, Magen-Darm-Störungen, vaginaler Ausfluss, Knöchelödeme und Menorrhagie

Quelle: Smith RL, Pruthi S, Fitzpatrick LA. Evaluation and Management of Breast Pain. Mayo Clin Proc. 2004; 79: 353-372.

(vaginale Trockenheit, Hitzewallungen, Libidoabnahme, ölige Haut und Haare, Abnahme der Brustgröße und erhöhte Reizbarkeit) **(Smith et al. 2004)**.[96]

Vorteile: In einer RCT-Studie wurden 147 prämenopausale Frauen mit Brustschmerzen mit Goserelin behandelt **(Mansel et al. 2004)**.[97] Hierbei kam es zu einer signifikanten Reduktion der Brustschmerzen im Vergleich zu Placebo bei einer Behandlungsdauer von 6 Monaten (Beurteilung der Schmerzen mittels der "Cardiff breast pain chart"); die durchschnittliche Anzahl von Tagen mit schweren Brustschmerzen pro Zyklus nahm unter Goserelin von 17.6 auf 5.9 [67 % Reduktion vom Ausgangswert] ab, unter Placebo von 18.4 auf 12.0 [35 % Reduktion vom Ausgangswert]; P = 0.0001).

Nebenwirkungen: Die o.g. RCT-Studie von **Mansel et al. (2004)**[98] zeigte unter einer Goserelin-Injektion im Vergleich zu Placebo deutlich mehr Nebenwirkungen, wie vaginale Trockenheit, Libidoabnahme (28 % unter Goserelin vs 7 % unter Placebo), ölige Haare und Haut (18 % unter Goserelin vs 9 % unter Placebo), Verringerung der Brustgröße (16 % unter Goserelin vs 9 % unter Placebo) und Reizbarkeit (24 % unter Goserelin vs 17 % unter Placebo); bei keiner Nebenwirkung wurde im Vergleich zu einer Placebo-Injektion eine Signifikanz erreicht.

- **Add-back:** Durch ein "Add-back" mit Östrogenen mit zyklischer Gestagengabe wird die klinische Wirkung der GnRH-Analoga herabgesetzt **(Leather et al., 1999)**.[99] Andere Autoren sehen keine negative Wirkung **(Mezrow et al. 1994)**[100] **(Mortola et al. 1991)**.[101]

Klinische Hinweise: Es besteht weitgehend Konsens darüber, dass Goserelin-Injektionen nur bei sehr schweren Fällen mit refraktorischer Mastalgie gegeben werden sollten.

Eine Addback-Behandlung mit Tibolon oder einer Hormonersatztherapie kann zur Erleichterung der Nebenwirkungen eingesetzt werden.

Tibolon

- **Substanz:** Tibolon ist ein synthetisches Steroid mit östrogener, progestagener und schwacher androgener Wirkung, welches zur Hormonersatztherapie eingesetzt werden kann **(Parfitt 1999)**.[102]

- **Datenlage:** Keine speziellen Studien zum Einsatz von Tibolon bei Brustschmerzen. Daten beruhen auf Häufigkeitsangaben von Brustschmerzen beim Vergleich von Tibolon mit anderen Therapieschemata einschließlich Placebo.

- **Palomba und Kollegen (2003)**[103] führten eine nicht randomisierte, placebokontrollierte Studie, die Tibolon mit einem Calciumcarbonat-Placebo verglich, durch. An der Studie nahmen 64 Frauen mit Brustschmerzen, die nach einer Hormonersatztherapie auftraten, teil. Die Zuordnung zu einer Behandlungsform erfolgte nach den individuellen Präferenzen der Patientinnen. Die Studie fand nach 12 Monaten keinen signifikanten Unterschied im Brustspannen oder bei den Brustschmerzen (beide Symptome wurden auf einer visuellen Analogskala von 0 = keine Symptome bis 10 = größte Schmerzen beurteilt). Durchschnittlicher Score für Brustspannen: Von 7.9 als Ausgangswert zu 4.1 nach 12 Monaten unter Tibolon vs von 7.4 als Ausgangswert zu 3.8 nach 12 Monaten unter Calciumcarbonat; ein P-Wert wurde nicht ermittelt; durchschnittliche Werte für Mastalgie: von 6.1 als Ausgangswert zu 2.9 nach 12 Monaten unter Tibolon vs von 5.7 als Ausgangswert zu 2.7 nach 12 Monaten unter Calciumcarbonat; ein P-Wert wurde nicht ermittelt. Die Studie kam zu dem Ergebnis, dass das Risiko vaginaler Blutungen in den ersten 2 Monaten unter Calciumcarbonat (6/31 [19 %] ähnlich hoch war wie unter Tibolon vs 4/30 [13 %]; ein P-Wert wurde nicht ermittelt. Es wurden keine weiteren unerwünschten Nebenwirkungen gefunden.

- **Vorteile:** In einer Übersichtsarbeit stellen **Kenemans et al. (2015)**[104] fest, dass sich Brustspannen unter Tibolon bessert.

Unter Tibolon kommt es zu einer Abnahme von Hitzewallungen und zur Verbesserung anderer menopausaler Symptome **(Kenemans et al. 2015)**.[105]

- **Nebenwirkungen:** Das Risiko für venöse Thrombosen und Endometriumkarzinome ist erhöht **(Kenemans et al. 2015)**.[106]

Therapievorschläge bei speziellen Erkrankungen, die mit Brustschmerzen in Zusammenhang stehen

Prämenstruelles Syndrom und PMDD

Krankheitsbilder

- **PMS:** Als prämenstruelles Syndrom (PMS) bezeichnet man äußerst komplexe Beschwerden (körperliche und psychische Beschwerden, wie etwa Schmerzen, Abgeschlagenheit, Ödeme, Reizbarkeit, Depressionen, Überempfindlichkeit u.a.), die sich während der letzten vier bis vierzehn Tage vor dem Eintreten der Menstruation in jedem Monatszyklus einer Frau zeigen können und mit Beginn der Regel aufhören. Einer Untersuchung zufolge gab jede dritte Frau im gebärfähigen Alter an, regelmäßig unter Symptomen von PMS zu leiden.[107] Meist treten die Beschwerden nach dem 30. Lebensjahr auf.

- **PMDD:** Die schwere Form des Krankheitsbildes ist das sog. **"Premenstrual Dysphoric Disorder (PMDD)"**, das 3–8% der menstruierenden Frauen betrifft **(Rapkin u. Lewis, 2013)**.[108] Es besteht aus einer Vielzahl affektiver, somatischer Symptome und Veränderungen der Verhaltensmuster, die monatlich während der Lutealphase auftreten. Das PDMM ist als Diagnose im "Diagnostic and Statistical Manual of Mental Disorders"[109] seit 2013 gelistet.

Therapieansätze

Zahlreiche Literaturrecherchen - auch Cochrane-Analysen befassen sich mit der Frage der Behandlung von Patientinnen mit PMS. 1994 hatten bereits **Budeiri et al. (1994)**[110] eine Literaturrecherche zur PMS Behandlung durchgeführt. Bereits 1994 fanden die Autoren in 350 klinischen Studien insgesamt 115 verschiedene medikamentöse Behandlungsmethoden. Ein Teil der Patientinnen scheint auch auf Placebo anzusprechen.

Die folgenden **Cochrane Analysen** betreffen folgende Substanzen bzw. Behandlungsformen:

- **Serotonin-uptake Inhibitoren (Marjoribanks et al., 2013)**:[111] Auswertbar waren Daten von 31 RCTs: SSRIs lindern wirksam die PMS Symptome, unabhängig davon, ob sie in der Lutealphase oder kontinuierlich eingenommen werden. Nebenwirkungen sind relativ häufig. Am häufigsten scheinen Übelkeit und Asthenie zu sein. Die Nebenwirkungen sind dosisabhängig.

- **Chinesische Kräuter (Jing et al., 2009)**:[112] Zwei RCTs mit insgesamt 549 Frauen. Nur eine der Studien war gut geplant und zeigte die Wirksamkeit des Jingqianping bei PMS. Allerdings ist die Datenlage so schlecht, dass keine Aussage über die Wirksamkeit von chinesischen Kräutern bei PMS gemacht werden kann.

- **Drospirenon (Lopez et al., 2012)**:[113] Fünf Studien mit einer Gesamtzahl von 1920 Frauen. Drospirenon 3 mg plus Ethinylestradiol 20 ug können prämenstruelle Symptome bei Frauen mit schweren Symptomen (PMDD) lindern. Auch Placebos waren sehr wirksam. Unklar ist, ob die kombinierten oralen Kontrazeptiva mit Drospirenon 3 mg plus Ethinylestradiol 20 ug

- nach drei Zyklen noch wirksam sind,

- bei Frauen eingesetzt werden können, mit weniger schweren Symptomen,
- wirksamer sind als andere orale hormonale Kontrazeptiva ohne Drospirenon.
- **Progesteron (Ford et al., 2012):**[114] Von 17 Studien erfüllten nur zwei die Einschlusskriterien; insgesamt lagen Daten von 280 Frauen im Alter zwischen 18 und 45 Jahren vor. Von 115 gab es auswertbare Ergebnisse; allerdings war der Studienaufbau so unterschiedlich, dass eine Metaanalyse nicht möglich war. Die Daten zeigen nicht, dass Progesteron zur Behandlung des PMS geeignet ist.
- **Nicht-kontrazeptive Östrogenpräparate (Naheed et al., 2017):**[115] Aufgrund der unzureichenden Datenlage keine Aussage möglich.

Nur "intervention protocols":

- **Gonadotropin-Releasing Inhibitoren (Naheed et al., 2014)**[116]: "intervention protocol"
- **Akupuktur (Yu et al., 2005)**[117]: "intervention protocol" - nur Beschreibung des Untersuchungskonzepts; keine Aussage über Wirksamkeit
- **Agnus castus (Shaw et al., 2003)**:[118] "intervention protocol" - keine Zusammenfassung aufgrund ungenügender Datenlage.

OC als Langzyklus bei PMS: Kombinationspillen können ohne Pillenpause im sog. Langzyklus über mehrere Einnahmezyklen kontinuierlich eingenommen werden (Off-Label-Empfehlung). Hierunter kommt es zur Abnahme von Beschwerden, die in der Pillenpause (z.B. Migräne in der Pillenpause) bzw. gegen Ende der Pilleneinnahme (z.B. prämenstruelles Syndrom mit Brustspannen und depressiver Verstimmung) auftreten können. Ein Langzyklus kann sowohl mit Kombinationspillen als auch mit dem kontrazeptiven Pflaster EVRA® bzw. dem Vaginalring (Nuva-Ring®) durchgeführt werden. Klinische Studien hierzu gibt es nicht. Allerdings sind 2-3-Monatspillen (Seasonal® und Seasonique®) in den USA zugelassen sowie die kontinuierliche, niedrig dosierte levonorgestrelhaltige Pille "Lybrel®", die ohne Pause eingenommen wird.

Drospirenon-haltige OC bei PMS: In einer Studie **(Sillem et al., 2003)**[119] mit 1.433 Frauen, die eine drospirenonhaltige Pille über 6 Monate genommen haben, kam es bei 49 % der Neuanwenderinnen im Langzyklus (N=175) und nur bei 34 % der Frauen im Monatszyklus zur Reduktion von Ödemen; das Brustspannen ließ bei 50 % im Langzyklus und bei 40 % im Monatszyklus nach. 97 % der Langzyklus-Anwenderinnen waren zufrieden und empfahlen diese Methode weiter.

Abschließende Bewertung

- Das Krankheitsbild PMS (prämenstruelles Syndrom) ist unterschiedlich in den verschiedenen Ländern und ethnischen Gruppen ausgeprägt.
- Die Ätiologie ist weitgehend ungeklärt. Möglicherweise bestehen ethnische Unterschiede (u.a. Genetik, Ernährung, Umwelt, Toleranzschwelle)
- Brustschmerzen können bei der Frau zyklisch und kontinuierlich auftreten.
- Zahlreiche Medikamente und Therapieansätze wurden untersucht - bei den meisten reichen die vorhandenen Studien nicht zu einer klaren Aussage.
- Weitere Studien nach den CONSORT Kriterien sind erforderlich.

Kein Interessenkonflikt

C. Albring, A. Bachmann, V. Seifert-Klauss, F. Kleinsorge, S. Csöri-Kniesel, K. König, A.O. Mueck

Interessenkonflikt

T. Rabe: 2017 keiner; bis 2016 Honorare und Reisespesen von Actavis, Aristo, Evofem, Gedeon Richter, HRA Pharma, MSD, Shionogi. Details siehe auch European Medicines Agency/London (www.ema.europa.eu/)

J. Bitzer war als Berater und Referent tätig und erhielt Honorare für Advisory Boards von Teva, MSD, Bayer Health Care, Gedeon Richter, Lilly, Pfizer, Actavis, HRA, Abbott, Exeltis, Mithra, Allergan, Libbs

C. Egarter erhielt von verschiedenen pharmazeutischen Firmen wie MSD, Bayer/Schering, Actavis, Exeltis, Gedeon Richter und Pfizer Honorare für Studien, Vorträge sowie Expertentreffen.

G. Merki: Beraterin und Referentin für HRA Pharma.

E. Merkle: Honorar und Reisespesen von folgenden Firmen: MSD, Omega Pharma, Pfizer, Procter & Gamble, HRA Pharma, Shionogi.

N. Sänger: Beratertätigkeit für Gedeon Richter, Referentin für Gedeon Richter, MSD und Kade.

Literatur

1. Cooper A. Illustrations of the Diseases of the Breast, Part 1. London, England: Longman, Rees, Orme, Brown & Green; 1829.
2. Smith RL, Pruthi S, Fitzpatrick LA, Evaluation and management of breast pain. Mayo Clin Proc. 2004: 79(3):353-72.www.mayoclinicproceedings.org/article/S0025-6196(11)62869-3/pdf; 8.1.2017
3. Romano S, Judge R, Dillon J, Shuler C, Sundell K. The role of fluoxetine in the treatment of premenstrual dysphoric disorder. Clin Ther. 1999;21:615-33.
4. Yonkers KA, Brown C, Pearlstein TB, Foegh M, Sampson-Landers C, Rapkin A. Efficacy of a new low-dose oral contraceptive with drospirenone in premenstrual dysphoric disorder. Obstet Gynecol. 2005 Sep;106(3):492-501.
5. Kenemans P, van der Mooren MJ. Konventionelle Hormonersatztherapie (HRT) und Tibolon: Wirkung auf die Brust. J Menopause Sonderheft 2003; 3: 13-15
6. Hammar M, Christau S, Nathorst-Böös J, Rud T, Garre K. A double-blind randomised trial comparing the effects of tibolone and continuous combined hormone replacement therapy in postmenopausal women with menopausal symptoms. Br J Obstet Gynaecol 1998, 105: 904-11.
7. Smith RL, Pruthi S, Fitzpatrick LA. Evaluation and Management of Breast Pain. Mayo Clin Proc. 2004; 79: 353-372.
8. Selim S, Shapiro R, Shelley Hwang E, Rosenbaum E.: Post Breast Therapy Pain Syndrome (PBTPS). www.cancersupportivecare.com/neuropathicpain.html; 10.01.2017
9. www.jogc.com/article/S1701-2163(16)32027-8/pdf; 13.4.2017
10. Cochrane RA, Singhal H, Monypenny IJ, Webster DJT, Lyons K, Mansel RE. Evaluation of general practitioner referrals to a specialist breast clinic according to the UK national guidelines. Eur J Surg Oncol1997;23:198–201.
11. Preece PE, Baum M, Mansel RE, Webster JDT, Fortt RW, Gravelle IH, et al. Importance of mastalgia in operable breast cancer. Br Med J 1982;284:1299–300.
12. Haagensen CD. Diseases of the breast. 3rd ed. Philadelphia: WB Saunders;1986:502.
13. Smallwood JA, Kye DA, Taylor I. Mastalgia; is this commonly associated with operable breast cancer? Ann R Coll Surg Engl 1986;68:262–3.
14. The Yorkshire Breast Cancer Group. Symptoms and signs of operable breast cancer 1976–1981. Br J Surg 1983; 70:350–61.
15. 23. Plu-Bureau G, Thalabard JC, Sitruck-Ware R, Asselain B, Mauvains-Jarvis P. Cyclical mastalgia as a marker of breast cancer susceptibility: results of a case-control study among French women. Br J Cancer 1992;65(6):945–9.
16. Goodwin PJ, DeBoer G, Clark RM, Catton P, Redwood S, Hood N, et al. Cyclical mastopathy and premenopausal breast cancer risk. Breast Cancer Res Treat 1994;33:63–73.
17. 23. Plu-Bureau G, Thalabard JC, Sitruck-Ware R, Asselain B, Mauvains-Jarvis P. Cyclical mastalgia as a marker of breast cancer susceptibility: results of a case-control study among French women. Br J Cancer 1992;65(6):945–9.
18. Goodwin PJ, DeBoer G, Clark RM, Catton P, Redwood S, Hood N, et al. Cyclical mastopathy and premenopausal breast cancer risk. Breast Cancer Res Treat 1994;33:63–73.
19. Khan SA, Apkarian AV. Mastalgia and breast cancer: a protective association? Cancer Detect Prev 2002;26:192–6.
20. www.health.harvard.edu/pain/breast-pain-not-just-a-premenopausal-complaint; 13.4.2017
21. Institute for Clinical Systems Improvement. Breast Disease, ICSI Healthcare Guideline (2012). https://www.icsi.org/_asset/v9l91q/DxBrDis.pdf;

22 www.breastcancer.org/qanda_cancer_pain.html; 10.01.2017

23 Faiz, O, Fentiman IS. Management of breast pain. Int J Clin Pract 2000, 54(4), 228-232.

24 Gadd, M. A. and W. W. Souba. Evaluation and treatment of benign breast disorders. In K. I. Bland & E. M. Copeland (Eds.) The Breast: Comprehensive Management of Benign and Malignant Diseases 1998, pp. 233-239.

25 Dogliotti, LR, Faggiuolo A, Ferusso, et. al. Prolactin and thyrotropin response to thyrotropin-releasing hormone in premenopausal women with fibrocystic disease of the breast. Horm Res 1985; 21(3), 137-144.

26 Gateley, C. A. and R. E. Mansel. Management of cyclical breast pain. Br J Hosp Med 1990; 43(5), 330-332.

27 Maddox, PR. The management of mastalgia in the UK. Horm Res 1989; 32(suppl 1), 21-7.

28 Arona AJ. Mastalgia. In: Hindel WH, ed. Breast Care: A Clinical Guide for Women´s Primary Health Care Providers. New York: Springer, 1998, pp 152-165.

29 www.sozialpolitik-aktuell.de/tl_files/sozialpolitik-aktuell/_Politikfelder/Bevoelkerung/Datensammlung/PDF-Dateien/abbVIII3.pdf; 14.4.2017

30 Schröder 2004, pers. Mitteilung

31 Roberts MM. Consultations for breast disease in general practice and hospitral referral patterns. Br J Surg 1984;74: 1020-2.

32 Nichols S, Waters WE, Wheeler MJ. Management of female breast disease by Southampton general practitioners. BMJ 1980;281:1450-3.

33 Pye JK et al. Clinical experience of drug treatments for mastalgia. Lancet 1985;2:37

34 Pye JK et al. Clinical experience of drug treatments for mastalgia. Lancet 1985;2:373-377

35 Blommers J, de Lange-De Klerk ES, Kuik DJ, Bezemer PD, Meijer S. Evening primrose oil and fish oil for severe chronic mastalgia: a randomized, double-blind, controlled trial. J Am Obstet Gynecol. 2002; 187(5):1389-94.

36 Dixon JM. Managing breast pain. Practitioner 1999; 243:484-486; 488-489; 491.

37 Arona AJ. Mastalgia. In: Hindel WH, ed. Breast Care: A Clinical Guide for Women´s Primary Health Care Providers. New York: Springer, 1998, pp 152-165.

38 Gateley, C. A. and R. E. Mansel. Management of cyclical breast pain. Br J Hosp Med 1990; 43(5), 330-332.

39 Holland PA, Gateley CA. Drug treatment of mastalgia: What are the options? Drugs 1994; 48: 709-716.

40 Wetzig NR. Mastalgia. A 3-year Australian study. Aust NZ J Surg 1994; 64: 329-331.

41 Arona AJ. Mastalgia. In: Hindel WH, ed. Breast Care: A Clinical Guide for Women´s Primary Health Care Providers. New York: Springer, 1998, pp 152-165.

42 Hughes LE, Mansel RE, Webster DJT. Benign disorders and diseases of the breast: concepts and clinical management. London: Bailliere Tindall; 1989. pp. 75-92.

43 Ader DN, Shriver CD. Cyclical mastalgia: prevalence and impact in an outpatient breast clinic sample. J Am Coll Surg 1997; 185(5), 466-470.

44 Smith RL, Pruthi S, Fitzpatrick LA. Evaluation and Management of Breast Pain. Mayo Clin Proc. 2004; 79: 353-372.

45 Millet AV, Dirbas FM. Clinical management of breast pain: a review. Obstet Gynecol Surv. 2002;57(7):451-61.

46 Maddox, PR. The management of mastalgia in the UK. Horm Res 1989; 32(suppl 1), 21-7.

47 Smith RL, Pruthi S, Fitzpatrick LA. Evaluation and Management of Breast Pain. Mayo Clin Proc. 2004; 79: 353-372.

48 Smith RL, Pruthi S, Fitzpatrick LA. Evaluation and Management of Breast Pain. Mayo Clin Proc. 2004; 79: 353-372.

49 www.nationalbreastcancer.org/breast-pain; 13.4.2017

50 www.cancer.ca/en/cancer-information/cancer-type/breast/signs-and-symptoms/?region=bc; 13.4.2017

51 Khan SA, Apkarian AV. Mastalgia and breast cancer: a protective association? Cancer Detection and Prevention 2002; 26: 192-196.

52 Gately CA, Miers M, Mansel RE, Hughes LE. Drug treatments for mastalgia: 17 years experience in Cardiff mastalgia clinic. J R Soc Med 1992; 85: 12-15.

53 Haagensen CD. Disease of the Breast, 3rd edn 1986, p 502. London: WB Saunders.

54 Bässler R. Pathologie der Brustdrüse. Berlin, Heidelberg, New York: Springer Verlag 1978

55 www.mayoclinic.org/diseases-conditions/breast-pain/home/ovc-20167377?p=1; 13.4.2017

56 Smith RL, Pruthi S, Fitzpatrick LA. Evaluation and Management of Breast Pain. Mayo Clin Proc. 2004; 79: 353-372.

57 Minton JP. Clinical and biochemical studies on methylxanthine-related fibrocystic breast disease. Surgery 1981; 90(2): 299-30.

58 Smith RL, Pruthi S, Fitzpatrick LA. Evaluation and Management of Breast Pain. Mayo Clin Proc. 2004; 79: 353-372.

59 www.mayoclinic.org/diseases-conditions/breast-pain/home/ovc-20167377?p=1; 13.4.2017

60 Goyal A: Breast Pain. ClinicalEvidence, BMJ Clin Evid. 2014, 10, pii: 0812.

61 Goyal A. Breast Pain. Am Fam Physician. 2016 May 15;93(10):872-3.

62 Pye JK et al. Clinical experience of drug treatments for mastalgia. Lancet 1985;2:373-377

63 Maddox PR, Mansel RE, Harrison BJ et al. A randomized controlled trial of medroxyprogesterone acetate in mastalgia. Ann R Coll Surg Engl 1990; 72: 71-76.

64 McFadyen IJ, Raab GM, Macintyre CCA, Forrest APM. Progesterone cream for cyclical breast pain. BMJ 1989;298:931.

65 Nappi C, Affinito P, Di Carlo C, Esposio G, Montemagno U. Double-blind controlled trial of progesterone vaginal cream treatment for cyclical mastodynia in women with benign breast disease. J Endocrinol Invest 1992; 15: 801-806.

66 Colak T, Ipek T, Kanik A, Ogetman Z, Aydin S. Efficacy of Topical Nonsteroidal Antiinflammatory Drugs in Mastalgia Treatment; J Am Coll Surg 2003; 196: 525-530.

67 Gabbrielli G, Scaricabarozzi I, Massi GB. Nimesulide in the treatment of mastalgia. Drugs 1993 (Suppl 1): 137-139.

68 Irving AD, Morrison SL. Effectiveness of topical non-steroidal anti-inflammatory drugs in the management of breast pain. J R Coll Surg Edinb 1998: 43: 158-159.

69 Colak T, Ipek T, Kanik A, Ogetman Z, Aydin S. Efficacy of Topical Nonsteroidal Antiinflammatory Drugs in Mastalgia Treatment; J Am Coll Surg 2003; 196: 525-530.

70 Colak T, Ipek T, Kanik A, Ogetman Z, Aydin S. Efficacy of Topical Nonsteroidal Antiinflammatory Drugs in Mastalgia Treatment; J Am Coll Surg 2003; 196: 525-530.

71 Smallwood J, Kye D, Taylor I. Vitamin B6 in the treatment of premenstrual mastalgia. Br J Clin Pract 1986; 40: 532-533.

72 Colin C, Gaspard U, Lambotte R. Relationship of mastodynia with ist endocrine environment and treatment in a double-blind trial with lynestrenol. Arch Gynakol 1978; 225: 7-13

73 Ernster VL, Mason L, Goodson WH. 3rd, et al. Effects of caffeine-free diet on benign breast disease: a randomized trial. Surgery 1982; 91: 263-267.

74 London RS, Sundaram GS, Schultz M, et al. Endocrine parameters and alpha-tocopherol therapy of patients with mammary dysplasia. Cancer Res 1981;41:3811-3.

75 Pashby NL, Mansel RE, Hughes LE, Hanslip J, Preece PE. A clinical trial of evening primrose oil in mastalgia (abstract). Br J Surg. 1981;68:801. Abstract 1.

76 Goyal A: Breast pain, BMJ Clin Evid. 2014; 2014: 0812. https://www.ncbi.nlm.nih.gov/pmc/articles/PMC4200534/pdf/2014-0812.pdf; 13.4.2017

77 www.medscape.org/viewarticle/558740; 14.4.2017

78 Coffee AL, Kuehl TJ, Willis S, Sulak PJ. Oral contraceptives and premenstrual symptoms: comparison of a 21/7 and extended regimen. Am J Obstet Gynecol. 2006 Nov;195(5):1311-9. Epub 2006 Jun 21.

79 www.medscape.org/viewarticle/558740; 14.4.2017

80 Gately CA, Miers M, Mansel RE, Hughes LE. Drug treatments for mastalgia: 17 years experience in Cardiff mastalgia clinic. J R Soc Med 1992; 85: 12-15.

81 Mansel RE, Preece PE, Hughes LE. A double-blind trial of the prolactin inhibitor bromocriptine in painful benign breast disease. Br J Surg 1978; 65: 724-727.

82 Duming P, Sellwood RA. Bromocriptine in severe cyclical breast pain. Br J Surg 1982, 69: 248-249.

83 Gately CA, Miers M, Mansel RE, Hughes LE. Drug treatments for mastalgia: 17 years experience in Cardiff mastalgia clinic. J R Soc Med 1992; 85: 12-15.

84 Mansel RE, Dogliotti L. European multicentre trial of bromocriptine in cyclical mastalgia. Lancet 1990, 335: 190-193.

85 Morrow M. The evaluation of common breast problems. Am Fam Physician 2000; 61: 2371-2378.New York: Raven Press.

86 www.rxlist.com/cgi/generic/danazol_ids.htm; 10.01.2017

87 Pain JA, Cahill CJ. Management of cyclical mastalgia. Br J Clin Pract 1990, 44: 454-45

88 Hamed H, Caleffi M, Chaudary MA, et al. LHRH analogue for treatment of recurrent and refractory mastalgia. Ann R Coll Surg Engl 1990; 72: 221-224.

89 Goyal A: Breast pain, BMJ Clin Evid. 2014; 2014: 0812. https://www.ncbi.nlm.nih.gov/pmc/articles/PMC4200534/pdf/2014-0812.pdf; 13.4.2017

90 Messinis IE, Lolis D. Treatment of premenstrual mastalgia with tamoxifen. Acta Obstet Gynecol Scand 1988; 67. 307-309.

91 Fentiman IS, Caleffi M, Hamed H, Chaudary MA. Dosage and duration of tamoxifen treatment for mastalgia: a controlled trial. Br J Surg 1988; 75: 845-846.

92 Kontostolis E, Stefanidis K, Navrozoglou I, Lolis D. Comparison of tamoxifen with danazol for treatment of cyclical mastalgia. Gynecol Endocrinol 1997; 393-397.

93 Goyal A: Breast pain, BMJ Clin Evid. 2014; 2014: 0812. https://www.ncbi.nlm.nih.gov/pmc/articles/PMC4200534/pdf/2014-0812.pdf; 13.4.2017

94 Peters F. Mulitcenter study of gestrinone in cyclical brest pain. Lancet 1992; 339: 205-208.

95 Hamed H, Caleffi M, Chaudary MA, et al. LHRH analogue for treatment of recurrent and refractory mastalgia. Ann R Coll Surg Engl 1990; 72: 221-224.

96 Smith RL, Pruthi S, Fitzpatrick LA. Evaluation and management of breast pain. Mayo Clin Proc. 2004 Mar;79(3):353-72.

97 Mansel RE, Goyal A, Preece P, et al. European randomized, multicenter study of goserelin (Zoladex) in the management of mastalgia. Am J Obstet Gynecol 2004;191:1942–1949.

98 Mansel RE, Goyal A, Preece P, et al. European randomized, multicenter study of goserelin (Zoladex) in the management of mastalgia. Am J Obstet Gynecol 2004;191:1942–1949.

99 Leather AT, Studd JW, Watson NR, Holland EF. The treatment of severe premenstrual syndrome with goserelin with and without 'add-back' estrogen therapy: a placebo-controlled study. Gynecol Endocrinol. 1999 Feb;13(1):48-55.

100 Mezrow G, Shoupe D, Spicer D, Lobo R, Leung B, Pike M. Depot leuprolide acetate with estrogen and progestin add-back for long-term treatment of premenstrual syndrome. Fertility and Sterility 1994;62(5):932–7.

101 Mortola JF, Girton L, Fischer U. Successful treatment of severe premenstrual syndrome by combined use of gonadotropin-releasing hormone agonist and estrogen/progestin. The Journal of Clinical Endocrinology and Metabolism 1991;72(2):252A–F.

102 Parfitt K, ed. Martindale. 3 The complete drug reference. 2nd ed. London: Pharmaceutical Press, 1999:1447–1448.

103 Palomba S, Di Carlo C, Morelli M, et al. Effect of tibolone on breast symptoms resulting from postmenopausal hormone replacement therapy. Maturitas 2003;45:267–273.

104 Kenemans P, L. Speroff im Namen der Internationalen Tibolon-Konsensusgruppe; Tibolon: Klinische Empfehlungen und praktische Richtlinien. Ein Bericht der Internationalen Tibolon-Konsensusgruppe* J. MENOPAUSE 2/2005; 10-15

105 Kenemans P, L. Speroff im Namen der Internationalen Tibolon-Konsensusgruppe; Tibolon: Klinische Empfehlungen und praktische Richtlinien. Ein Bericht der Internationalen Tibolon-Konsensusgruppe* J. MENOPAUSE 2/2005; 10-15

106 Kenemans P, L. Speroff im Namen der Internationalen Tibolon-Konsensusgruppe; Tibolon: Klinische Empfehlungen und praktische Richtlinien. Ein Bericht der Internationalen Tibolon-Konsensusgruppe* J. MENOPAUSE 2/2005; 10-15

107 www.sprechzimmer.ch/sprechzimmer/Krankheitsbilder/Praemenstruelles_Syndrom_PMS_Monatsbeschwerden_der_Frau.php; 14.4.2017

108 Rapkin, AJ; Lewis, EI (2013). Treatment of premenstrual dysphoric disorder. Womens Health (Lond Engl). 9 (6): 537–56. doi:10.2217/whe.13.62. PMID 24161307.

109 www.psychiatry.org/psychiatrists/practice/dsm; 14.4.2017

110 Budeiri, DJ, Li Wan Po A, Dornan JC. Clinical trials of treatments of premenstrual syndromes: entry criteria and scales of measuring treatment outcomes. Br J Obstet Gynaecol 1994; 101:689–695.

111 Marjoribanks J, Brown J, O'Brien PMS, Wyatt K.Selective serotonin reuptake inhibitors for premenstrual syndrome.Cochrane Database of Systematic Reviews 2013, Issue 6. Art. No.: CD001396.DOI: 10.1002/14651858.CD001396.pub3

112 Jing Z, Yang X, Ismail KMK, Chen XY, Wu TJing Z, Yang X, Ismail KMK, Chen XY, Wu T.Chinese herbal medicine for premenstrual syndrome.Cochrane Database of Systematic Reviews 2009, Issue 1. Art. No.: CD006414.DOI: 10.1002/14651858.CD006414.pub2.

113 Lopez LM, Kaptein AA, Helmerhorst FMLopez LM, Kaptein AA, Helmerhorst FM.Oral contraceptives containing drospirenone for premenstrual syndrome.Cochrane Database of Systematic Reviews 2012, Issue 2. Art. No.: CD006586.DOI: 10.1002/14651858.CD006586.pub4.

114 Ford O, Lethaby A, Roberts H, Mol BWJFord O, Lethaby A, Roberts H, Mol BWJ.Progesterone for premenstrual syndrome.Cochrane Database of Systematic Reviews 2012, Issue 3. Art. No.: CD003415.DOI: 10.1002/14651858.CD003415.pub4.

115 Naheed B, Kuiper JH, Uthman OA, O'Mahony F, O'Brien PMS. Non-contraceptive oestrogen-containing preparations for controlling symptoms of premenstrual syndrome. Cochrane Database of Systematic Reviews 2017, Issue 3. Art. No.: CD010503. DOI: 10.1002/14651858.CD010503.pub2.

116 Naheed B, Uthman OA, O'Mahony F, Kuiper JH, O'Brien PMSNaheed B, Uthman OA, O'Mahony F, Kuiper JH, O'Brien PMS.Gonadotropin-releasing hormone (GnRH) analogues for premenstrual syndrome (PMS).Cochrane Database of Systematic Reviews 2014, Issue 10. Art. No.: CD011330.DOI: 10.1002/14651858.CD011330.

117 Yu J, Liu B, Liu Z, Welch V, Wu T, Clarke J, Smith CAYu J, Liu B, Liu Z, Welch V, Wu T, Clarke J, Smith CA.Acupuncture for premenstrual syndrome.Cochrane Database of Systematic Reviews 2005, Issue 2. Art. No.: CD005290.DOI: 10.1002/14651858.CD005290

118 Shaw S, Wyatt K, Campbell J, Ernst E, Thompson-Coon JShaw S, Wyatt K, Campbell J, Ernst E, Thompson-Coon J.Vitex agnus castus for premenstrual syndrome.Cochrane Database of Systematic Reviews 2003, Issue 4. Art. No.: CD004632.DOI: 10.1002/14651858.CD004632.

119 Sillem, M., Schneidereit, R., Teichmann, A.T., Heithecker, R., Mueck, A.O.: Anwendung des Drospirenon-haltigen oralen Kontrazeptivums im Langzyklus. Frauenarzt 2003; 44 (8): 876–881.

Sinnvolle komplementär-medizinische Maßnahmen in der gynäkologischen Onkologie

Peter Holzhauer, Uwe Gröber, Viktoria Aivazova-Fuchs, Klaus Friese

Zusammenfassung

Die Angaben aus Studien zur Prävalenz der Inanspruchnahme von naturheilkundlichen oder komplementären Maßnahmen variieren erheblich. Für Deutschland gehen Weis et al. von einer Größenordnung von 70 % bei der Gruppe der gynäkologisch-onkologischen Mammakarzinompatientinnen aus. Der Begriff *Komplementärmedizin* ist noch nicht exakt definiert und sollte gegen die häufig synonym verwendeten Begriffe *Alternativmedizin* oder *alternative Therapieverfahren* abgegrenzt werden. Komplementäre Behandlungsmaßnahmen werden als erweiterte Supportivtherapie, begleitend und ergänzend zu den jeweils aktuellen konventionellen Therapiekonzepten, eingesetzt. Die Gründe für die Inanspruchnahme komplementärmedizinischer Therapien sind vielfältig, sie sind meistens in einem patienteneignen, salutogenetisch orientierten Konzept zu Gesundung, Heilung und Bewältigung der Krebserkrankung sowie zur onkologischen Therapie, zu finden. Aus Sicht der Patientinnen sind Aspekte mit hoher Priorität die Wahrung der Autonomie, die Verwirklichung einer Selbstbeteiligung und die Optimierung der Resilienz in einer kritischen, oft bedrohlichen Lebensphase, die es zu bewältigten gilt. Komplementäre Maßnahmen werden sowohl in der Akuttherapie als auch in der Nachsorge eingesetzt. Die Sicherheit und Kompatibilität der vielfältigen komplementären Maßnahmen mit der konventionellen Tumortherapie sind von größter Bedeutung.

Komplementärmedizinische Behandlungsmaßnahmen finden in letzter Zeit auch in eher konventionell ausgerichteten Therapiekonzepten größere Beachtung. Immer mehr wissenschaftliche Fachveranstaltungen integrieren komplementärmedizinische Aspekte und Fragestellungen in ihr Gesamtprogramm. Die zunehmende Beachtung und Akzeptanz, vor allem im Bereich der gynäkologischen Onkologie, ist am ehesten ein Ausdruck des zunehmenden Wissens über die Denkstile zur Krankheitsbewältigung und Therapieführung der meist sehr gut informierten Patientinnen dieses Fachbereichs.

Komplementärmedizin, wie sie im folgenden Beitrag dargestellt wird, versteht sich in diesem Kontext als ein supportives, möglichst individuell ausgelegtes, begleitendes Cluster verschiedener Einzelmaßnahmen, beispielsweise aus der **Naturheilkunde** und der **Erfahrungsmedizin**.

Leider verfügen viele dieser Maßnahmen immer noch nicht über ein zufriedenstellendes Evidenzniveau. Je nach Therapeut kommen die unterschiedlichsten Verfahren zum Einsatz. Das National Center for Complementary and Alternative Medicine (NCCAM) unterscheidet ganzheitliche medizinische System, wie Homöopathie, anthroposophische Medizin oder Traditionelle Chinesische Medizin, von Mind-Body-Medicine, biologisch basierten Therapieformen, wie Phytotherapie und Mikronährstoffmedizin, und manuellen Therapieformen sowie energetischer Medizin.

Im Folgenden wird der Fokus ganz bewusst auf den Einsatz von Mikronährstoffen gelegt, sowohl in der interventionellen Phase der Primärtherapie und in der palliativen Therapie als auch in der Nachsorgephase. Die Gabe definierter Mikronährstoffe, meistens in pharmakologisch relevanter Dosierung zum Nebenwirkungsmanagement und zur Substitution von meist **subklinischen Mangelzuständen**, hat mittlerweile eine akzeptable Evidenz. Sie ist für den begleitenden Einsatz im Praxisalltag, bei genügender Erfahrung, geeignet.

Komplementärmedizin stellt ein erweitertes supportives Behandlungsrepertoire für die onkologische Therapie zur Verfügung; sie ist nie als Alternativtherapie zu sehen.

Ziele und Rationale komplementärmedizinischer Maßnahmen

Ziele des Einsatzes definierter komplementärmedizinischer Diagnostik und Intervention sind die Erkennung und Kompensation relevanter Mangelzustände, die Minderung von unerwünschten Wirkungen der konventionellen Therapie, die **Verstärkung der Compliance** sowie die Wahrnehmung, Einbindung und Akzeptanz der Denkstile der Patientinnen. Die Inanspruchnahme komplementärer Behandlungsverfahren ist bei Frauen verbreiteter als bei Männern. Die charakteristisch Anwendergruppe umfasst jüngere Frauen mit Brustkrebs und höherem Bildungsstand. Motivation und Antrieb für diese Verhaltensweise wurden in verschiedenen Studien mit einer **salutogenetisch orientierten Grundhaltung** sowie einer aktiven, oft auch kämpferischen Form der Krankheitsbewältigung, als Ausdruck einer optimierten **Selbstwirksamkeit** und Autonomie, beschrieben **(Andersen et al. 2008)**,[1] **(Henderson u. Donatelle 2004)**,[2] **(Matthews et al. 2007)**,[3] **(Morris et al. 2000)**,[4] **(Nagel u. Schreiber 2013)**,[5] **(Sasagawa et al. 2008)**,[6] **(Sollner et al. 2000)**.[7] Die Inanspruchnahme komplementärer Maßnahmen ist bei Frauen mit Brustkrebs weit verbreitet; der salutogenetische Denkansatz vieler Patientinnen wird damit aufgegriffen.

Ganz besondere Sorgfalt erfordert die Gewährleistung einer ausreichenden Sicherheit und **Kompatibilität** der komplementär eingesetzten Substanzen mit der konventionellen zytoreduktiven Tumortherapie. Aus dem Bereich der Komplementärmedizin und Naturheilkunde werden häufig Naturstoffe oder Nahrungsergänzungen eingesetzt, für die **andere Zulassungsvoraussetzungen** gelten als für konventionelle Arzneimittel, z. B. Zytostatika.

Wechselwirkungen und Sicherheit von komplementären Therapiemaßnahmen

Zahlreichen Arzneimittel und medizinisch eingesetzten Naturstoffe aus den Bereichen Naturheilverfahren und Komplementärmedizin unterliegen nicht so strengen Zulassungsverfahren, wie z. B. klassische onkologische Medikamente, speziell beispielsweise Zytostatika. Beim unkontrollierten und vielleicht bedenkenlosen Einsatz dieser „natürlichen" Mittel besteht ein zu beachtendes Wechselwirkungspotenzial. Diese Interaktionen können als pharmakokinetische, pharmakodynamische oder auch pharmazeutische Wechselwirkungen auftreten. Bei einer **pharmakokinetischen Interaktion** werden Aufnahme, Verteilung oder Ausscheidung eines Arzneimittels durch eine oder mehrere weitere Substanzen, auch durch Naturstoffe, beeinflusst. Pharmakodynamische Wechselwirkungen sind dadurch charakterisiert, dass sich 2 oder mehrere Medikamente gegenseitig in der Wirkung verstärken oder abschwächen, wie z. B. der konkurrierende Kontakt an der Bindungsstelle eines Rezeptors. Pharmazeutische Interaktionen treten bei physikochemischen Inkompatibilitäten auf, z. B. in Infusionslösungen. Ein Beispiel dafür ist die nichtkompatible Mischung von Natriumselenit und Ascorbinsäure in einer Infusion: Natriumselenit wird zu elementarem Selen reduziert und verliert dadurch seine Wirkung.

Wichtige, heute meist geläufige Beispiele für solche unerwünschten Interaktionen sind z. B. die Wechselwirkungen zwischen **Johanniskraut** und Irinotecan oder Grapefruitsaft und Cyclophosphamid. Glykoprotein, einbeziehen. Dabei handelt es sich um pharmakokinetische Interaktionen, die das Cytochrom-P-450-Isoenzymsystem oder Transportproteine, wie p-Glykoprotein, einbeziehen. Auch der immer weiter verbreitete Genuss von Aroniabeerensaft, der zur Stärkung des Immunsystems eingenommen wird, kann über die **Inhibition von CYP3A4** unerwünschte, teilweise gravierende Effekte mit gesundheitlichen Schäden verursachen **(Strippoli 2013)**.[8]

Zu beachten sind aber auch die weniger bekannten **gegenläufigen Interaktionen**, die zu Mangelsituationen im Bereich von Mikronährstoffen und erhöhter Toxizität von Zytostatika führen können. Verschiedene Chemotherapeutika, z. B. Taxane, greifen in den Metabolismus von Vitamin D ein und können so zu einem Mangel führen ode einen häufig schon vorbestehenden Mangel verstärken. Diese Interaktion wird über den kernständigen **Pregnan-X-Rezeptor** vermittelt **(Gröber 2014)**,[9] **(Gröber et al. 2013)**.[10] Vor diesem Hintergrund ist es ratsam, Patientinnen unter jeder Art von medikamentöser Tumortherapie, auch endokriner Therapie, bezüglich ihres Vitamin-D-Status zu überwachen und bei Mangelsituation ggf. effektiv zu substituieren.

Platinsalze greifen über verschiedene, komplexe Mechanismen negativ in den **L-Carnitin-Haushalt** ein und können konsekutiv Mangelzustände mit klinischen Symptomen wie Fatigue, Kachexie und verstärkter Neurotoxizität bedingen **(Gröber 2014)**,[11] **(Gröber et al. 2013)**.[12] So sollten vor dem Beginn einer geplanten komplementären Begleittherapie immer eine sorgfältige pharmakologische Anamnese und auch die Erfassung der Verwendung von exotischen Heilkräutern, Heilpilzen und Früchten zum Ausschluss eines **unerwünschten Interaktionspotenzials** stehen.

Malnutrition und Mikronährstoffdefizite

Therapieerfolg und **Heilungsprozesse** werden bei Tumorerkrankungen wesentlich vom Ernährungsstatus des Patienten beeinflusst. Dies ist von hoher klinischer Relevanz, da in Abhängigkeit von der Tumorart, der Tumorlokalisation und dem Krankheitsstadium bei 30–90 % der Patienten eine Mangelernährung vorliegt. Die schwerste Form der tumorassoziierten Mangelernährung mit körperlicher Auszehrung ist die **Tumorkachexie**. Sie kann auch bei Patientinnen mit gynäkologischen Tumorerkrankungen, meistens in fortgeschrittenen Stadien, auftreten **(Bozzetti et al. 2009)**,[13] **(Fearon et al. 2006)**,[14] **(Gröber et al. 2013)**.[15]

Eine Mangelernährung beeinträchtigt den Immunstatus, die **Therapietoleranz** sowie verschiedene Organ- und Stoffwechselfunktionen. Das Ansprechen auf tumordestruktive Maßnahmen und ihre Effektivität können vermindert werden, gleichzeitig werden die Nebenwirkungsrate und das Risiko für therapieassoziierte Komplikationen erhöht. Infolgedessen sind die Lebensqualität und die Prognose der Patienten beeinträchtigt **(Gröber et al. 2016)**.[16] Tumorpatienten mit Mangelernährung weisen eine erhöhte Morbidität und Mortalität auf; so ist die **Letalität** bei Krebspatienten mit Malnutrition um etwa 30 % erhöht **(Fearon et al. 2006)**.[17]

Die Pathogenese der tumorassoziierten Malnutrition ist multifaktoriell, wobei neben dem direkt konsumierenden Einfluss des Tumors vor allem **anorexigene Mediatoren** sowie hormon- und zytokinbedingte Stoffwechselstörungen eine Rolle spielen. Proinflammatorische Zytokine (z. B. TNF[Tumornekrosefaktor]-α, IL[Interleukin]-1β, IL-6), katabol wirkende Hormone, z. B. Glukagon und Kortisol, sowie von Tumoren sezernierte katabol wirkende Proteine, wie „proteolysis-inducing factor", „lipid mobilizing factor" und Zink-α-Glykoprotein, verschieben das metabolische Gleichgewicht in Richtung Muskelprotein- und Fettabbau **(Fearon et al. 2006)**.[18]

Die Malnutrition betrifft nicht nur die **energieliefernden Makronährstoffe** (Kohlenhydrate, Proteine, Fette), sondern auch die biokatalytischen und immunmodulierenden Mikronährstoffe. Da Makronährstoffe die natürlichen Träger für Mikronährstoffe sind, ist die Malnutrition eine der Hauptursachen für einen inadäquaten Mikronährstoffstatus bei Tumorpatienten.

Nach den ESPEN (European Society for Clinical Nutrition and Metabolism)-Guidelines zur enteralen Ernährung kann bei allen Krebspatienten, die über mehr als 7–10 Tage weniger als 60 % ihres täglichen Energiebedarfs aufnehmen, von einer defizitären Mikronährstoffversorgung ausgegangen werden **(Gröber et al. 2016)**.[19] Zusätzlich können Verbrauch von und Bedarf an Mikronährstoffen durch Nebenwirkungen einer Chemo- oder Strahlentherapie, wie z. B. Erbrechen, Diarrhö, Geschmacksstörungen und Entzündungsprozesse, erhöht sein. Inappetenz und Nahrungsmittelaversionen infolge einer Anorexie tragen ebenfalls zu einem Mikronährstoffmangel bei **(Gröber et al. 2013)**.[20]

Versorgung mit Mikronährstoffen bei Krebspatienten

Die Versorgung mit verschiedenen Vitaminen und Spurenelementen ist bei Tumorpatienten häufig bereits bei Diagnosestellung und vor dem Auftreten klinisch relevanter Veränderungen des Ernährungsstatus defizitärer als bei Gesunden, erst recht aber nach Beginn einer Tumortherapie **(Gröber et al. 2013)**,[21] **(Gröber et al. 2016)**,[22] **(Gröber et al. 2013)**.[23] Dabei ist die Versorgungslage mit immunmodulierend und antioxidativ wirkenden Mikronährstoffen (z. B. Vitamin D, Selen, L-Carnitin) sowie mit solchen mit geringer Speicher-/Reservekapazität (z. B. Vitamin B1, Vitamin C, Folsäure, Vitamin K) besonders kritisch **(Gröber et al. 2016)**.[24] Da ein tumor- und/oder therapiebedingtes Mikronährstoffdefizit bei Krebspatienten den Krankheitsverlauf und die Effizienz der tumordestruktiven Maßnahmen beeinträchtigt und das Risiko für Begleitkomplikationen (z. B. Beeinträchtigung der Immunkompetenz, Wundheilungsstörungen, Fatigue, Depressionen) erhöht, sollte neben einer adäquaten Zufuhr an Energiesubstraten (Proteine, Fette, Kohlenhydrate) auch auf eine optimale Zufuhr an immunstabilisierenden Mikronährstoffen wie Selen und Vitamin D geachtet werden **(Gröber et al. 2013)**,[25] **(Gröber et al. 2016)**,[26] **(Gröber et al. 2015)**.[27]

Vitamin-D-Status während einer Chemotherapie

Eine defizitäre Versorgung mit Vitamin D wird bei einem Calcidiol (25-OH-Vitamin D)-Wert von unter 20 ng/ml bzw. 50 nmol/l angenommen. Die Deutsche Gesellschaft für Ernährung (DGE) geht auf der Basis dieses Wertes von einer mangelhaften Versorgung von fast zwei Dritteln der Bevölkerung aus. Vitamin-D-Mangel kann mit einer erhöhte Morbidität und Mortalität an **kardiovaskulären Erkrankungen** und Krebserkrankungen einhergehen. Krankheitsverlauf und Therapieverträglichkeit bei onkologischen Patienten, die sehr häufig einen sehr ausgeprägten Vitamin-D-Mangel mit **Calcidiol-Werten** unter 10 ng/ml aufweisen, kann negativ beeinflusst werden **(Gröber et al. 2016)**,[28] **(Gröber et al. 2015)**.[29]

Vitamin D bei Arthralgien unter Therapie mit Aromataseinhibitoren

Aromataseinhibitoren (AI) sind Medikamente, die zur Therapie von hormonempfindlichem Brustkrebs bei postmenopausalen Frauen eingesetzt werden. Zu den AI zählen nichtsteroidale AI, z. B. Anastrozol und Letrozol sowie der steroidale AI Exemestan. Bei bis zu 50 % der behandelten Patienten treten unter einer Therapie mit AI Knochen- und Gelenkschmerzen (Arthralgien) auf. Ein Vitamin-D-Mangel könnte diese Symptomatik verstärken. Darüber hinaus kann es zu einer Abnahme der **Knochendichte** und zu einem erhöhten Frakturrisiko kommen. Mehrere Studien belegen, dass die Supplementierung von Vitamin D mit dem Ziel eines 25(OH)D-Spiegels über 40 ng/ml das Auftreten von Gelenkschmerzen deutlich reduzieren kann **(Khan et al 2010)**,[30] **(Pietro-Alhambra et al. 2011)**,[31] **(Rastelli et al. 2011)**,[32] **(Singer et al.**

2014).[33] AI-Therapie. Ein Vitamin-D-Mangel ist möglicherweise ein Prädiktor für muskuloskelettale Symptome unter AI-Therapie. Das sog. **muskuloskelettale Schmerzsyndrom** (MSK-SS) bei HR-positiven postmenopausalen Mammakarzinompatientinnen unter AI-Therapie ist häufig verantwortlich für eine verminderte Compliance. Die Ätiologie des MSK-SS ist bisher unklar. Vitamin-D-Mangel könnte als mögliche Ursache gesehen werden **(Singer et al. 2014).**[34]

Eine 6-monatige prospektive Kohortenstudie hat die MSK-SS als Nebenwirkung der adjuvanten AI-Therapie bei postmenopausalen Patientinnen untersucht. Rekrutiert wurden insgesamt 52 Patientinnen, 28 (54 %) von ihnen waren symptomatisch und 2 (3,8 %) haben die Therapie wegen MSK-SS abgebrochen; 33 % hatten einen 25(OH)D-Spiegel unter 40 ng/ml, 19 % einen unter 30 ng/ml, und bei 5,8 % lag er unter 20 ng/ml. Symptomatische Patientinnen hatten häufiger 25(OH)D-Spiegel unter 40 ng/ml, verglichen mit asymptomatischen (46,4 vs. 16,7 %; $p = 0{,}037$). Die Autoren empfehlen daher einen Spiegel über 40 ng/ml **(Singer et al. 2014)**.[35]

Die **IBIS-II-Studie** war eine multizentrisch randomisierte plazebokontrollierte Studie mit Anastrozol bei 416 postmenopausalen Patientinnen: 56 (13 %) hatten 25(OH)D-Spiegel über 30 ng/ml; 173 (41 %) – 20 bis 30 ng/ml; 167 (40 %) – 10 bis 20 ng/ml; 24 (6 %) – unter 10 ng/ml; 27 % berichteten über Arthralgien in einem 12-Monats-Follow-up. Der prädiktive Wert des Vitamin-D-Spiegels für das Risiko der Entwicklung des MSK-SS hat sich in dieser Studie als nicht signifikant erwiesen **(Singh et al. 2012)**.[36]

Viele Untersuchungen beschäftigen sich mit der Frage der Vitamin-D-Substitution unter adjuvanter Therapie mit AI, um eine sichere und wirksame Dosis zu finden. Eine doppelblinde, plazebokontrollierte randomisierte Phase-II-Studie untersuchte, ob eine Hochdosis-Vitamin-D-Substitution bei 60 Patientinnen unter adjuvanter Therapie mit Anastrozol die AI induzierten muskuloskelettalen Schmerzen und die **Knochendichteabnahme** verbessern kann. Stratifiziert wurde nach 25(OH)D-Spiegel **(Rastelli et al. 2011)**.[37] Im Arm A (20–29 ng/ml) erhielten die Patientinnen 50.000 IE 1-mal pro Woche für 8 Wochen, dann 1-mal pro Monat für 4 Monate vs. Placebo. Im Arm B (10–19 ng/ml): 50.000 IE für 16 Wochen, dann 1-mal pro Monat für 2 Monate oder Placebo. Beschwerden wurden zu Beginn sowie nach 2, 4 und 6 Monaten eruiert, die Knochendichte wurde zu Beginn und nach 6 Monaten gemessen **(Rastelli et al. 2011)**.[38] Ein positiver Effekt der Hochdosis-Vitamin-D-Substitution auf AI-induzierte muskuloskelettale Beschwerden war höher in beiden Armen, verglichen mit Placebo und besonders im Arm B. Die Knochendichte blieb unverändert **(Rastelli et al. 2011)**.[39]

Die schlechtere Knochendichte bei postmenopausalen Brustkrebspatientinnen unter AI-Therapie ist häufig von einem Vitamin-D-Mangel begleitet und spielt damit auch eine erhebliche Rolle bei der Compliance der Patientinnen. Eine AI-Therapie führt bekannterweise zur Abnahme der Knochendichte und zu Erhöhung der **Knochenfrakturrate**. In einer Studie wurden 232 Patientinnen mit früherem Mammakarzinom unter AI-Therapie untersucht. Dabei wurden Kalzium- und 25(OH)D-Spiegel sowie die Knochendichte vor AI-Therapie gemessen: 88,1 % hatten 25(OH)D-Spiegel unter 30 ng/ml, 21,2 % einen unter 10 ng/ml (schwerer Mangel) und 25 % litten unter Osteoporose **(Nogues et al. 2010)**.[40] Die Autoren schlussfolgerten, dass Vitamin-D-Mangel bei Patientinnen unter AI-Therapie häufig vorliegt und dass die routinemäßige Kontrolle von Vitamin-D-Spiegeln unter AI und eine entsprechende **Substitution** bei Bedarf erfolgen sollen **(Nogues et al. 2010)**.[41]

Eine weitere Beobachtungsstudie beschäftigte sich mit der Frage, ob 50.000 IE Vitamin-D3-Substitution wöchentlich die **muskuloskelettalen Symptome** sowie Fatigue bei Frauen unter AI bei Brustkrebs und mit suboptimalem Vitamin-D-Spiegel verbessern kann. Patientinnen mit einem Vitamin-D-Spiegel unter 40 ng/ml erhielten 50.000 IE/Wochen für 12 Wochen. Nach 16 Wochen Letrozoltherapie berichteten Patientinnen mit 25(OH)D über 66 ng/ml (Median) über keine Gelenkschmerzen, verglichen mit Frauen, die Werte unter 66 ng/ml aufwiesen (52 vs. 19 %; $p = 0{,}026$). Die Vitamin-D-Substitution mit 50.000 IE/Woche war gut verträglich und führte zu einer signifikanten Erhöhung des 25(OH)D-Spiegels. Die **Arthralgierate** konnte gesenkt werden **(Khan et al 2010)**.[42]

In der Zusammenschau der Studien stellt sich die Frage, welcher Vitamin-D-Spiegel notwendig ist, um die Arthralgien unter AI-Therapie vorzubeugen oder zu minimieren. Um diese Frage zu beantworten, wurden in einer prospektiven Kohortenstudie 290 Frauen unter AI-Therapie untersucht. Alle erhielten 800 IE Vitamin D3 und Kalzium, Frauen mit einem Vitamin-D-Spiegel unter 30 ng/ml erhielten zusätzlich 16.000 IE p. o. alle 2 Wochen. Zu Beginn der Therapie mit AI hatten 90 % der Frauen einen 25(OH)D-Spiegel unter 30 ng/ml. Nach Substitution (täglich 800 IE und zusätzlich 16.000 IE alle 2 Wochen) erreichten 50 % der Patientinnen nach 3 Monaten Werte im Referenzbereich **(Pietro-Alhambra et al. 2011)**.[43]

Patientinnen mit 25(OH)D über 40 ng/ml hatten eine deutlich niedrigere Arthralgieinzidenz als Patientinnen mit Werten unter 40 ng/ml. Ein Zielwert gleich oder über 40 ng/ml konnte Arthralgien unter AI vorbeugen, aber eine höhere Substitutionsdosis war erforderlich, um dieses Niveau bei Patientinnen mit bereits zu Beginn der Therapie nachgewiesenem Mangel zu erreichen **(Pietro-Alhambra et al. 2011).**[44]

Kann Vitamin-D-Substitution eine AI-bedingte Abnahme der Knochendichte verhindern? Diese Frage beantwortete eine prospektive Kohortenstudie, in der Mammakarzinompatientinnen, die AI und keine Bisphosphonate bekommen haben, über 1 Jahr beobachtet hatte (n = 232). 25(OH)D wurde zu Beginn und nach 3 Monaten unter der Therapie bestimmt, die Knochendichte zu Beginn und nach 1 Jahr **(Pietro-Alhambra et al. 2011)**.[45] Ein Jahr nach Beginn der AI-Therapie wurde bei 232 Patientinnen eine signifikante Abnahme der Knochendichte verzeichnet (1,68 %, 95%-KI 1,15–2,20 %). Höhere 25(OH)D-Werte nach 3 Monaten Substitution waren protektiv gegen eine abnehmende Knochendichte. Patientinnen mit einem Spiegel über 40 ng/ml hatten eine geringere Abnahme der Knochendichte bei 1,7 % verglichen mit Patientinnen mit Werten unter 30 ng/ml. Bei 25(OH)D-Werten unter 30 ng/ml wurden zusätzlich zu 1 g Kalzium/Tag und 800 IE Vitamin D/Tag, 16.000 IE Vit. D alle 2 Wochen p.o. gegeben **(Pietro-Alhambra et al. 2011)**.[46]

Aus den oben aufgeführten Studien sowie aus der eigenen klinischen Erfahrung erscheint uns die **routinemäßige Kontrolle von Vitamin-D-Spiegeln (25-OH-D)** unter AI-Therapie sinnvoll und auch notwendig, um Mangelzustände rechtzeitig aufzudecken und um entsprechend effektiv zu substituieren. Es sollte das Ziel sein, die Compliance der Patientinnen zu verbessern und die Nebenwirkungen der AI-Therapie wie z. B. Arthralgien oder Knochendichteabnahme zu reduzieren.

Unter ausreichender Versorgung mit Vitamin D können Inzidenz und Ausprägung von Arthralgien und eine Abnahme der Knochendichte während endokriner Therapien günstig beeinflusst werden.

Empfehlungen zu Vitamin D für die gynäkologisch/onkologische Praxis

Der 25-OH-D-Spiegel im Serum (ng/ml bzw. nmol/l) ist der Parameter zur labormedizinischen Beurteilung des Vitamin-D-Status **(Bianchi et al. 2005)**,[47] **(Matthews et al. 2007)**,[48] **(Visovsky et al. 2007)**.[49] Ein Wert < 20 ng/ml entspricht einem ausgeprägten Mangel, Werte zwischen 21–29 ng/ml sprechen für einen mäßigen Vitamin-D-Mangel bzw. eine Vitamin-D-Insuffizienz. Als optimal wird derzeit ein 25-OH-D-Status zwischen

40–60 ng/ml bzw. 100–150 nmol/l angesehen. Das aktive 1,25(OH)$_2$D (**Calcitriol** = biologisch aktive Vitamin-D-Metabolit) sollte nicht als Einzelparameter zur Einschätzung des Vitamin-D-Status gemessen werden. Die Synthese des aktiven Calcitriols wird durch das Parathormon gesteuert, und der Calcitriol-Wert kann dadurch auch bei einer defizitären Vitamin-D-Versorgung kompensiert erhöht oder normal erscheinen (**Gröber et al. 2015**).[50] Der Vitamin-D-Status sollte bei allen Krebspatienten (25-OH-D, Serum) bei Diagnosestellung kontrolliert und durch adäquate Supplementierung kompensiert werden; derzeit wird der optimale Bereich angegeben mit 40–60 ng/ml bzw. 100–150 nmol (**Abb. 1**). Dies gilt insbesondere für Krebspatienten mit schlechtem Ernährungsstatus, Therapien mit Anthrazyklin-, Platin-,Taxan- und Chemotherapie mit **monoklonalen Antikörpern** sowie bei muskulären, mukokutanen Störungen, **Tumoranämie**, Fatigue und Tumorkachexie.

L-Carnitin bei Krebserkrankungen

Ein Mangel an L-Carnitin wird bei zahlreichen chronischen Erkrankungen, insbesondere auch bei Tumorerkrankungen beschrieben. Der L-Carnitin-Mangel ist multifaktoriell bedingt, u. a. durch Malnutrition, er kann aber auch als Folge von unerwünschten Interaktionen mit verschiedenen Zytostatika auftreten. Studien zufolge weisen bis zu 8 % der Patienten mit fortgeschrittenen Krebserkrankungen einen Mangel an L-Carnitin auf, der vom Organismus nicht ausgeglichen werden kann (**Cruciani et al. 2004**).[51] Die bisher bekannten Ursachen für einen L-Carnitin-Mangel bei Krebspatienten mit unterschiedlichen Tumorentitäten sind vielfältig:

- Nutritive Defizienz bei Mangelernährung (z. B. zu wenig Eisen, Vitamin C, L-Methionin),
- Interaktion von Zytostatika (z. B. Anthrazyklinen) mit dem Carnitintransporter OCTN2 (Transport von L-Carnitin in die Zelle),
- Störung der L-Carnitinbiosynthese durch Anthrazykline,
- Steigerung der renalen Carnitinexkretion durch Cisplatin und Ifosfamid sowie
- Bildung von unphysiologischen Carnitinestern und erhöhte renale Ausscheidung.

Für den Einsatz von L-Carnitin im **onkologischen Nebenwirkungsmanagement** (z. B. Zytoprotektion) sprechen die gute Verträglichkeit, die immunstabilisierende Wirkung, die potenzielle zytoprotektive Wirkung unter zytostatischer Therapie sowie die fehlende Beeinträchtigung des erwünschten zytotoxischen Effekts der antineoplastischen Therapie (**Gröber 2014**),[52] (**Holzhauer u. Gröber 2010**).[53]

L-Carnitin bei Fatigue-Syndrom, Mangelernährung und Zytoprotektion

Da L-Carnitin zu einer Hemmung proinflammtorischer Zytokine, einer Inhibierung der **Skelettmuskelapoptose** sowie zu einer vermehrten Energiebereitstellung aus der ß-Oxidation führt und es im Rahmen einer Chemotherapie, durch Arzneimittelinteraktionen, zu einer Verstärkung des ohnehin schon häufig nachweisbaren L-Carnitin-Mangels kommen kann, erscheinen weiterführende und größere klinische Untersuchungen zur Wirksamkeit von L-Carnitin zur Vermeidung von Tumorkachexie, Anorexie sowie Fatigue dringend angezeigt. Hierzu wurden bereits zahlreiche präklinische und kleinere, meist nicht GCP („good clinical practice")-konforme, klinische Studien publiziert. Im Mittelpunkt standen dabei u. a. verschiedene supportive Fragestellungen, z. B. die Reduktion der chemotherapieassoziierten Neuro- und Kardiotoxizität sowie der Fatigue im Kontext antineoplastischer medikamentöser Therapien (**Bianchi et al. 2005**),[54] (**Cruciani et al. 2004**),[55] (**De Gradis 2007**),[56] (**Jin et al. 2008**),[57] (**Sayed-Ahmed et al. 2001**),[58] (**Wenzel et al. 2005**).[59]

Im Rahmen einer der wenigen randomisierten, plazebokontrollierten, multizentrischen, prospektiven, doppelt verblindeten Studie (CARPAN) wurde bei 72 Patienten mit fortgeschrittenem Pankreaskarzinom untersucht, ob die Einnahme mit L-Carnitin (2-mal 2000 mg/Tag, p. o.) einen Einfluss auf den Krankheitsverlauf und die Fatigue-Symptomatik hat. Die Ergebnisse dieser Studie zeigen, dass L-Carnitin in pharmakologischer oraler Dosierung von 4 g/Tag einen signifikant positiven Effekt sowohl auf die untersuchte Fatigue-Symptomatik und die Lebensqualität als auch auf den Ernährungszustand von Patienten mit fortgeschrittenem Pankreaskarzinom hatte. Darüber hinaus konnte die Studie überraschenderweise zeigen, dass unter der Therapie mit L-Carnitin das Gesamtüberleben verlängert war und die **Krankenhausverweildauer** gesenkt werden konnte. Eine vergleichbare Studie bei gynäkologisch/onkologischen Patientinnen liegt nicht vor (**Kraft et al. 2005**).[60]

Die Supplementierung und/oder parenterale Applikation von L-Carnitin ist vor allem in Erwägung zu ziehen bei

- Krebspatienten mit schlechtem Ernährungsstatus,
- Behandlung mit Anthrazyklin-, Cisplatin-, Ifosfamid und Taxan-haltigen Chemotherapien sowie bei Fatigue und Tumorkachexie.

L-Carnitin und Endocannabinoide bei peripherer Neurotoxizität

Neuropathien, die als Ausdruck einer neurotoxischen Schädigung in der Folge einer medikamentösen Tumortherapie, z. B. mit Taxanen und Platinsubstanzen, auftreten, werden in der gynäkologischen Onkologie häufig beschrieben und können zu teilweise langanhaltenden Funktionseinschränkungen, Verlust an Lebensqualität oder auch zu Therapieabbrüchen führen (**Visovsky et al. 2007**).[61] Das Spektrum der konventionellen Supportiva ist hier sehr begrenzt. Aus dem Bereich der Komplementärmedizin werden neuroprotektive Effekte für Mikronährstoffe wie L-Carnitin und **α-Liponsäure** beschrieben (**Visovsky et al. 2007**).[62] Häufig untersucht ist L-Carnitin, ein amphoteres Betain, das in zahlreichen Untersuchungen mit meist nur kleinen Fallzahlen reproduzierbare neuroprotektive und auch restau-

---

Monitoring Vitamin D-Status unter jeder Langzeitmedikation

Zielbereich = Vitamin D (25-OH) zwischen 40-60 µg/L

GYN Onkologie: **Fokus** Patientinnen unter Taxanen oder Tamoxifen
↓
Ligenden des PXR - erhöhtes Risiko Vitamin D-Mangel

Dosierungen adaptiert an Ausgangswert Vitamin D (25-OH)
2.000 bis 4.000 IE Vitamin D (Colecalciferol)/Tag oder
20.000 IE 1 x pro Woche

Schnelle Aufsättigung bei Werten unter 20 µg/L
1. Woche   20.000 IE Colecalciferol tgl.
2. Woche   20.000 IE Colecalciferol 2 x 1 Kps. pro Woche
3. Woche   20.000 IE Colecalciferol 1 x 1 Kps. Erhaltung

Toxizität erst bei Vitamin D(25-OH) über 150 µg/L

Abb. 1 Praktische Empfehlungen zur Überwachung und Substitution des Vitamin-D-(25-OH)-Status

rierende Effekt bei schon bestehender oder persistierender Neuropathie zeigen konnte. **Hershman et al. (2013)**[63] beschrieben 2013 im *Journal of Clinical Oncology* einen negativen Effekt der supportiven Therapie mit 3 g L-Carnitin, bei gynäkologischen Patientinnen, die eine Taxan-haltige Chemotherapie erhielten (n = 208), der erst nach 24 Wochen zum Tragen kam. Als Evaluierungsinstrument wurde der **FACIT-NTX Questionnaire** („Functional Assessment of Chronic Illness Therapy", FACIT) eingesetzt. Die in dieser einzigen Publikation (Hershman 2013)[64] beschriebene initiale Verschlechterung der neurologischen Symptomatik nach Gabe von L-Carnitin kann pathophysiologisch nicht nachvollzogen werden. Auch in der Diskussion der Studie wird darauf nicht zufriedenstellend eingegangen (Hershman 2013).[65]

Im Jahr 2012 publizierten Yuanyue et al. **(Sun et al. 2012)**[66] im *Journal of Clinical Oncology* eine vergleichbare Untersuchung zur Neuroprotektion unter Taxan-haltiger Chemotherapie, mit der Gabe von 3 g L-Carnitin. Sie kamen zu einer positiven Beurteilung der neuroprotektiven Effekte bei 51 % der Patientinnen. Darüber hinaus wurde die Fatigue-Symptomatik vermindert und der **Performance-Status** verbessert. Zur Auswertung der Neurotoxizität wurde in dieser Untersuchung neben evaluierten Fragebögen auch neurophysiologische Untersuchungen eigesetzt.

L-Carnitin stimuliert die Expression des **„nerve growth factor"** und vermittelt dadurch einen Wachstumsreiz für die betroffenen Axone. Die dadurch stimulierte Nervenzelle reagiert mit einer Zytokinausschüttung, die wiederum zu einer lokalem Mastzellstimulation und damit einer weiteren proinflammatorischen Umgebungsreaktion führt **(Khasabova 2012)**.[67]

Dadurch kann ein über das endogene **Cannabinoidrezeptorsystem** gesteuertes neuropathisches Schmerzempfinden getriggert werden. Ein ganz innovativer Therapieansatz, der noch nicht in klinischen Studien evaluiert wurde, kombiniert eine neuroprotektive/restaurative Therapie, wie z. B. mit L-Carnitin, mit einer antiinflammatorischen Modulation der **Mastzellaktivität** durch endogene Cannabinoide. Diese momentan nur zur topischen Anwendung verfügbaren Substanzen, wie Anandamide, Palmitoylethanolamid oder sein Analogon Adelmidrol führen in diesem System zu einer **Schmerzdesensibilisierung** am Axon (Khasabova 2012).[68] Heute stehen uns zur Behandlung der peripheren Polyneuropathie sehr effektive Cremes und Lotionen mit **Adelmidrol** als Endocannabinoid zur topischen Therapie zur Verfügung. Leider liegen zu diesen innovativen Therapieansätzen nur präklinische Untersuchungen vor. Komplementärmedizin muss sich bei der insgesamt unbefriedigenden Studienlage nach wie vor noch aus dem Repertoire der Erfahrungsmedizin bedienen. Neurotoxizität unter Therapie mit Taxanen und Platinsubstanzen tritt häufig auf und führt nicht selten zu **Funktionseinschränkungen** und **Therapieabbrüche**; ein effektives medikamentöses Repertoire ist nicht vorhanden. Mikronährstoffe wie L-Carnitin in Kombination mit Endocannabinoiden bieten eine innovative, interessante komplementäre Behandlungsoption, welche die komplexe inflammatorische Pathogenese der Neuropathie berücksichtigt. Die Evidenz zu diesen Behandlungsverfahren ist leider noch nicht zufriedenstellend.

Selen

Deutschland und zahlreiche weitere europäische Länder gelten als **Selenmangelgebiete (Hartfiel et al. 1988)**.[69] Der in Deutschland geltende Referenzbereich für die Selenkonzentration wird vom Bundesinstitut für Arzneimittel und Medizinprodukte (BfArM) festgelegt. Dieser liegt im Vollblut bei 100–140 μg/l (entspricht ca. 80–120 μg/l im Serum). Ein Selendefizit wird bei Werten unter 100 μg/l im Vollblut angenommen. In mehreren Publikationen wurden Selenmangelzustände bei Patientinnen mit gynäkologisch/onkologischen Tumorerkrankungen beschrieben. Rayman **(Rayman 2012)**[70] weist in ihrer Publikation „Selenium and human health" darauf hin, dass eine Selensupplementation nur bei Personen mit defizitärer Versorgungslage eine Nutzen zeigen. Selensupplementierung bei nicht defizitärem Selenspiegel könnte dagegen negative Effekte mit sich bringen. Zum Thema Selenmangel und Brustkrebs wurden in einer Metaanalyse 16 relevante Publikationen aus den Jahren 1980–2012 untersucht. Es wurde eine signifikante Korrelation zwischen Selenspiegeln im Serum und dem Brustkrebsrisiko beschrieben **(Babaknejad et al. 2014)**,[71] **(Büntzel et al. 2010)**,[72] **(Thorling et al. 1986)**.[73]

Selen ist ein **essenzielles Spurenelement** und entfaltet als Bestandteil von Selenoproteinen zahlreiche pleiotrope Effekte. Selen wirkt in diesem Kontext antinflammatorisch, antioxidativ, zytoprotektiv und spielt eine wesentliche Rolle im Schilddrüsenstoffwechsel sowie bei der Gewährleistung eines optimalen Ablaufs immunologischer Funktionen, wie Aktivierung des T-Zell-Rezeptors und der **ADCC** („antibody-dependent cellular cytotoxicity", antikörpervermittelte Zyto- toxizität).

Eine defizitäre Selenversorgung bei gynäkologisch/onkologischen Patientinnen kann in der Folge Einschränkungen dieser wichtigen Funktionen zur Folge haben. Eine suboptimal ablaufende ADCC im Rahmen einer Antikörpertherapie mit Trastuzumab, könnte die Effektivität dieser therapeutischen Maßnahme einschränken. Leider liegen zu diesem interessanten Aspekt noch keine klinischen Studien vor.

In der interventionellen Therapiesituation gibt es nur wenige publizierte Daten mit einem ausreichenden Evidenzniveau sowie einem GCP-konformen Studiendesign.

Sieja et al. **(Gröber et al. 2016)**[74] setzten komplementär/supportiv 200 μg Selen und weitere **Antioxidanzien**, bei Patientinnen mit Ovarialkarzinom ein, die eine Chemotherapie mit Cyclophosphamid und Cisplatin erhielten. Die orale Selensupplementierung von Selen führte in der Therapiegruppe zu einer geringeren Rate an unerwünschten Wirkungen, wie Fatigue, Übelkeit, Stomatitis.

In einer Phase-III-Radiotherapiestudie untersuchten Mücke et al. die Auswirkung einer Supplementierung mit Natriumselenit bei Selen-defizienten Patientinnen mit Cervix- und Corpus-uteri-Karzinomen, die vorher chirurgisch therapiert wurden. Primärer Endpunkt war der Verlauf der postoperativen Selenwerte im Vollblut. Zweiter Endpunkt war die Auswirkung der Selensupplementierung auf die radiogen induzierte Diarrhö. Als Ergebnis wurden eine Verbesserung des initial bestehenden Selendefizits und eine signifikante Reduzierung der radiogen induzierten Diarrhö erreicht (ASCO Abstract 2008 **(Muecke et al. 2008)**[75]).

Während einer Substitution mit Natriumselenit sollte der Selenspiegel im Vollblut zum Monitoring regelmäßig gemessen werden. Der Optimalbereich wird heute zwischen 130 und 155 μg/l gesehen.

In einer 2014 publizierten Follow-up-Studie konnte gezeigt werden, dass in einem Nachbeobachtungszeitraum dieser Patientinnen, bis zu maximal 70 Monaten, eine 10 Jahre Gesamtüberlebensrate von 55,3 % in der mit Selen als Natriumselenit supplementierten Gruppe, vs. 42,7 % in der Kontrollgruppe bestand. Die Autoren folgerten daraus, dass die Selensupplementierung keinen negativen Einfluss auf die Effektivität der Strahlentherapie bewirkt hat. Darüber hinaus konnte eine positive Auswirkung auf den Verlauf des Selenstatus sowie eine Reduktion von unerwünschten Wirkungen der Strahlentherapie bestätigt werden **(Muecke et al. 2014)**.[76]

Patientinnen unter Strahlentherapie haben einen erhöhten Selenverbrauch und meistens schon vor Therapiebeginn eine defizitäre Selenversorgung. In der gynäkologischen Onkologie sollte zur Substitution ausschließlich anorganisches Natriumselenit eingesetzt werden. Die notwendige Dosis orientiert sich an den im Verlauf zu bestimmenden Selenspiegel.

Proanthocyanidine und Mukositis

Die Inzidenz einer oralen Mukositis mit den Schweregraden III bis IV (nach NCI CTC-Kriterien), die im Rahmen einer konventionell dosierten Chemotherapie bei Patientinnen mit Mammakarzinom auftritt, wurde in mehreren relevanten klinischen Studien mit 40 % angegeben (**Holzhauer et al. 2015**).[77] Die Schädigung der Mundschleimhaut, insbesondere in den Schweregraden III bis IV, stellt eine häufige und ernsthafte Komplikation einer medikamentösen Tumortherapie dar. Pathophysiologisch liegen konsekutive hoch entzündliche Prozesse zugrunde, die bei höheren Mukositisgeraden mit schmerzhaften **Ulzerationen** einhergehen und bei dieser Ausprägung eine normale Nahrungsaufnahme nicht mehr möglich machen (**Kirchhofer 2016**).[78] Die grundsätzlichen Standardempfehlungen basieren auf einer **effektiven Mundhygiene** und dem Einsatz unterschiedlicher Mundspüllösungen. Aus dem Bereich der Komplementärmedizin wurde ein interessanter und sehr effektiver Ansatz zur Prophylaxe und Therapie der Mukositis mit Proanthocyanidine aus Traubenkernextrakten beschrieben und in einer Fall-Kontroll-Studie bei 57 Patientinnen mit Mammakarzinom evaluiert (**Holzhauer et al. 2015**).[79] Oligomere Proanthocyanidine aus Traubenkernextrakten sind ausgeprägt antiinflammatorische wirkende sekundäre Pflanzenstoffe, die eine pleiotrope pharmakologische Wirkung im Bereich der entzündeten Mundschleimhaut entfalten. Neben entzündungshemmenden Effekten werden auch prooxidative Wirkmechanismen beschrieben, die über eine lokal vermehrte Expression von VEGF („vascular endothelial growth factor") zu einer verbesserten Reepithelialisierung und Wundheilung beitragen (**Li et al. 2001**).[80] Durch den Einsatz von regelmäßigen 3-mal täglichen Mundspülungen über den gesamten Zeitraum der Chemotherapie, insbesondere auch die kontinuierliche Fortsetzung im **Chemotherapieintervall**, konnte erreicht werden, dass keine Grad-III- oder -IV-Mukositis auftrat. In der Fall-Kontroll-Studie erlitten 23 % der Patientinnen eine Grad-II-Mukositis, die mit Rötungen und leichten Schmerzen einhergeht, aber eine normale Nahrungsaufnahme noch nicht einschränkt. Eine leichte Grad-I-Mukositis hatten 11 % der Patientinnen, und 67 % hatten keine Schädigung der Mundschleimhaut. Diese hohe Effektivität bei **sehr guter Verträglichkeit** kann auch im täglichen Alltag reproduziert werden (**Holzhauer et al. 2015**).[81]

Vitamin C bei Fatigue-Syndrom

Vitamin-C-Mangel wird vor allem bei fortgeschrittenen Tumorerkrankungen, so auch bei gynäkologischen/onkologischen Erkrankungen gefunden. Die Ursachen dafür können einerseits nutritiv, andererseits durch Interaktionen mit der medikamentösen Tumortherapie bedingt sein (**Gröber et al. 2013**).[82] Eine defizitäre Vitamin-C-Versorgung geht u. a. mit erhöhter inflammatorischer Aktivität, schlechtem Ernährungszustand und Fatigue einher (**Gröber et al. 2013**).[83]

Zur Fatigue-Problematik liegt ein Review von **Carr et al. (2014)**[84] vor. Sie beschreiben 5 klinische und 2 Fallstudien. Untersucht wurde der Effekt einer i.v. hochdosierten **Ascorbinsäure-Infusionstherapie**. Die Dosierungen lagen dabei zwischen 7,5 und 100 g. Die Applikationen wurden 2- bis 4-mal pro Woche durchgeführt. **Ma et al. (2014)**[85] behandelten 25 Ovarialkarzinompatientinnen während einer Therapie mit Paclitaxel und Carboplatin und beschrieben eine **verminderte Toxizität** der tumorreduktiven Therapie.

In einer retrospektiven Studie mit 125 Brustkrebspatientinnen wurde der Effekt einer Vitamin-C-Infusionstherapie (7,5 g, 1-mal pro Woche über 4 Wochen) während der adjuvanten Chemotherapie/Strahlentherapiephase untersucht. Die Autoren beschrieben verminderte Fatigue-Symptomatik und **Nausea** sowie eine Verbesserung des Allgemeinzustands, im Vergleich zur Kontrollgruppe. Der eingesetzte **Intensity Score** zur Erfassung der unerwünschten Wirkungen und Symptome der Tumortherapie war in der Kontrollgruppe doppelt so hoch. Negative Effekte der Vitamin-C-Infusionstherapie wurden nicht beschrieben (**Carr et al. 2014**),[86] (**Gröber et al. 2013**).[87]

Ascorbinsäure als hochdosierte Infusionstherapie ist eine effektive und sichere Behandlungsoption bei Fatigue-Syndrom, z. B. bei Patientinnen mit Mammakarzinom. Eingesetzt wurden dazu Dosierungen zwischen 7,7–30 g, 1- bis 2-mal pro Woche. Vor der Infusion ist die einmalige Bestimmung der Glucose-6-Phosphat-Dehydrogenase-Aktivität obligat.

Fazit für die Praxis

- Komplementärmedizinische Behandlungsmaßnahmen erweitern die konventionelle supportive Tumortherapie; für sie sind die üblicherweise hohen Anforderungen an Sicherheit und Kompatibilität mit der konventionellen Tumortherapie zu stellen.

- Komplementärmedizin greift Denkstile und salutogenetische Ansätze zur Krankheitsbewältigung auf und bietet Patientinnen so eine geeignete Basis für Selbstwirksamkeit und Autonomie.

- Komplementärmedizinische Maßnahmen haben einen sinnvollen Platz im Bereich des Nebenwirkungsmanagements der konventionellen zytoreduktiven Therapien. Sie können die Compliance verbessern und synergistisch begleitend zu konventionellen, v. a. immunologischen Therapiemaßnahmen eingesetzt werden.

- Das Evidenzniveau für die meisten komplementärmedizinischen Maßnahmen wird zwar besser, ist insgesamt aber noch unzureichend. Eine intensivere, auch universitäre Forschung, besonders zu Substanzen mit Potenzial, wie Selen, L-Carnitin und Phytotherapeutika, wäre sinnvoll und wünschenswert.

Einhaltung ethischer Richtlinien

Interessenkonflikt: P. Holzhauer, U. Gröber, V. Aivazova-Fuchs und K. Friese geben an, dass kein Interessenkonflikt besteht. Dieser Beitrag beinhaltet keine von den Autoren durchgeführten Studien an Menschen oder Tieren.

Nachdruck mit freundlicher Genehmigung der Autoren und Springer Nature.

Literatur

[1] Andersen BL, Yang H, Farrar WB, Golden-Kreutz DM, Emery CF, Thornton LM, Young DC, Carson WE III (2008) Psychologic intervention improves survival for breast cancer patients. Cancer 113:3450–3458

[2] Henderson J, Donatelle R (2004) Complementary and alternative medicine use by women after completion of allopathic treatment forbreastcancer. Altern Ther Health Med 10:52–57

[3] Matthews A, Sellergren S, Huo D, List M, Fleming G (2007) Complementary and alternative medicine use among breast cancer survivors. J Altern Complement Med 13:555–562

[4] Morris K, Johnson N, Homer L, Walts D (2000) A comparison of complementary therapy use between breast cancer patients and patients with other primary tumorsites. Am JSurg 179:407–411

[5] Nagel G, Schreiber D (2013) Empowerment von Frauen mit Brustkrebs, 1. Aufl. Stiftung Patientenkompetenz Freiburg

[6] Sasagawa M, Martzen M, Kelleher W, Wenner C (2008) Positive correlation between the use of complementary and alternative medicine and internal health locus of control. Explore (NY) 4:38–41

[7] Sollner W, Maislinger S, DeVries A, Steixner E, Rumpold G, Lukas P (2000) Use of complementary and alternative medicine by cancer patients is not associated with perceived distress or poor compliance with standard treatment but with active coping behavior: a survey. Cancer 89:873–880

[8] Strippoli S (2013) Herbal-drug interaction induced rhabdomyolysis in a liposarcoma patient receiving trabectedin. BMC Complement Altern Med 30(13):199. doi:10. 1186/1472-6882-13-199

[9] Gröber U (2014) Arzneimittel und Mikronährstoffe, 3. Aufl. Wissenschaftliche Verlagsgesellschaft, Stuttgart

[10] Gröber U et al (2013) Komplementärer Einsatz von Antioxidanzien und Mikronährstoffen in der Onkologie, Update 2013. Onkologe 19(2):136–143. doi:10.1007/ s00761-012-2385-9

11. Gröber U (2014) Arzneimittel und Mikronährstoffe, 3. Aufl. Wissenschaftliche Verlagsgesellschaft, Stuttgart

12. Gröber U et al (2013) Komplementärer Einsatz von Antioxidanzien und Mikronährstoffen in der Onkologie, Update 2013. Onkologe 19(2):136–143. doi:10.1007/s00761-012-2385-9

13. Bozzetti F et al (2009) Screening the nutritional status in oncology: a preliminary report on 1,000 outpatients. Support Care Cancer 17(3):279–284. doi:10.1007/s00520-008-0476-3

14. Fearon KC et al (2006) Definition of cancer cachexia: effect of weight loss, reduced food intake, and systemic inflammation on functional status and prognosis. Am J Clin Nutr 83(6):1345–1350

15. Gröber U, Mücke R, Holzhauer P, Kisters K (2013) Micronutrients in oncology. Current data about vitamin D, selenium, L-carnitine and vitamin C. Med Monatsschr Pharm 36(4):133–143

16. Gröber U, Holzhauer P, Kisters K, Holick MF, Adamietz IA (2016) Micronutrients in oncological intervention. Nutrients 8(3):163. doi:10.3390/nu8030163

17. Fearon KC et al (2006) Definition of cancer cachexia: effect of weight loss, reduced food intake, and systemic inflammation on functional status and prognosis. Am J Clin Nutr 83(6):1345–1350

18. Fearon KC et al (2006) Definition of cancer cachexia: effect of weight loss, reduced food intake, and systemic inflammation on functional status and prognosis. Am J Clin Nutr 83(6):1345–1350

19. Gröber U, Holzhauer P, Kisters K, Holick MF, Adamietz IA (2016) Micronutrients in oncological intervention. Nutrients 8(3):163. doi:10.3390/nu8030163

20. Gröber U, Mücke R, Holzhauer P, Kisters K (2013) Micronutrients in oncology. Current data about vitamin D, selenium, L-carnitine and vitamin C. Med Monatsschr Pharm 36(4):133–143

21. Gröber U et al (2013) Komplementärer Einsatz von Antioxidanzien und Mikronährstoffen in der Onkologie, Update 2013. Onkologe 19(2):136–143. doi:10.1007/s00761-012-2385-9

22. Gröber U, Holzhauer P, Kisters K, Holick MF, Adamietz IA (2016) Micronutrients in oncological intervention. Nutrients 8(3):163. doi:10.3390/nu8030163

23. Gröber U, Mücke R, Holzhauer P, Kisters K (2013) Micronutrients in oncology. Current data about vitamin D, selenium, L-carnitine and vitamin C. Med Monatsschr Pharm 36(4):133–143

24. Gröber U, Holzhauer P, Kisters K, Holick MF, Adamietz IA (2016) Micronutrients in oncological intervention. Nutrients 8(3):163. doi:10.3390/nu8030163

25. Gröber U et al (2013) Komplementärer Einsatz von Antioxidanzien und Mikronährstoffen in der Onkologie, Update 2013. Onkologe 19(2):136–143. doi:10.1007/s00761-012-2385-9

26. Gröber U, Holzhauer P, Kisters K, Holick MF, Adamietz IA (2016) Micronutrients in oncological intervention. Nutrients 8(3):163. doi:10.3390/nu803016

27. Gröber U, Kisters K, Adamietz IA (2015) Vitamin D in oncology: update 2015. Med Monatsschr Pharm 38(12):512–516

28. Gröber U, Holzhauer P, Kisters K, Holick MF, Adamietz IA (2016) Micronutrients in oncological intervention. Nutrients 8(3):163. doi:10.3390/nu8030163

29. Gröber U, Reichrath J, Holick MF (2015) Live longer with vitamin D? Nutrients 7(3):1871–1880. doi:10.3390/nu7031871

30. Khan QJ et al (2010) Effect of vitamin D supplementation on serum 25-hydroxyvitamin D levels, jointpain, and fatigue in women starting adjuvant letrozole treatment for breast cancer. Breast Cancer Res Treat 119(1):111–118. doi:10.1007/s10549-009-0495-x

31. Prieto-Alhambra D et al (2011) Vitamin D threshold to prevent aromatase inhibitor-induced arthralgia: a prospective cohort study. Breast Cancer Res Treat 125(3):869–878. doi:10.1007/s10549-010-1075-9

32. Rastelli AL et al (2011) Vitamin D and aromatase inhibitor-induced musculoskeletal symptoms (AIMSS): a phase II, double-blind, placebo-controlled, randomized trial. Breast Cancer Res Treat 129(1):107–116. doi:10.1007/s10549-011-1644-6

33. Singer O, Cigler T, Moore AB, Levine AB, Do HT, Mandl LA (2014) Hypovitaminosis D is a predictor of aromatase inhibitor musculoskeletal symptoms. Breast J 20(2):174–179. doi:10.1111/tbj.12227

34. Singer O, Cigler T, Moore AB, Levine AB, Do HT, Mandl LA (2014) Hypovitaminosis D is a predictor of aromatase inhibitor musculoskeletal symptoms. Breast J 20(2):174–179. doi:10.1111/tbj.12227

35. Singer O, Cigler T, Moore AB, Levine AB, Do HT, Mandl LA (2014) Hypovitaminosis D is a predictor of aromatase inhibitor musculoskeletal symptoms. Breast J 20(2):174–179. doi:10.1111/tbj.12227

36. Singh S, Cuzick J, Mesher D, Richmond B, Howell A (2012) Effect of baseline serum vitamin D levels on aromatase inhibitors induced musculoskeletal symptoms: results from the IBIS-II, chemoprevention study using anastrozole. Breast Cancer Res Treat 132(2):625–629. doi:10.1007/s10549-011-1911-6

37. Rastelli AL et al (2011) Vitamin D and aromatase inhibitor-induced musculoskeletal symptoms (AIMSS): a phase II, double-blind, placebo-controlled, randomized trial. Breast Cancer Res Treat 129(1):107–116. doi:10.1007/s10549-011-1644-6

38. Rastelli AL et al (2011) Vitamin D and aromatase inhibitor-induced musculoskeletal symptoms (AIMSS): a phase II, double-blind, placebo-controlled, randomized trial. Breast Cancer Res Treat 129(1):107–116. doi:10.1007/s10549-011-1644-6

39. Rastelli AL et al (2011) Vitamin D and aromatase inhibitor-induced musculoskeletal symptoms (AIMSS): a phase II, double-blind, placebo-controlled, randomized trial. Breast Cancer Res Treat 129(1):107–116. doi:10.1007/s10549-011-1644-6

40. Nogues X et al (2010) Vitamin D deficiency and bone mineral density in postmenopausal women receiving aromatase inhibitors for early breast cancer. Maturitas 66(3):291–297. doi:10.1016/j.maturitas.2010.03.012

41. Nogues X et al (2010) Vitamin D deficiency and bone mineral density in postmenopausal women receiving aromatase inhibitors for early breast cancer. Maturitas 66(3):291–297. doi:10.1016/j.maturitas.2010.03.012

42. Khan QJ et al (2010) Effect of vitamin D supplementation on serum 25-hydroxyvitamin D levels, jointpain, and fatigue in women starting adjuvant letrozole treatment for breast cancer. Breast Cancer Res Treat 119(1):111–118. doi:10.1007/s10549-009-0495-x

43. Prieto-Alhambra D et al (2011) Vitamin D threshold to prevent aromatase inhibitor-induced arthralgia: a prospective cohort study. Breast Cancer Res Treat 125(3):869–878. doi:10.1007/s10549-010-1075-9

44. Prieto-Alhambra D et al (2011) Vitamin D threshold to prevent aromatase inhibitor-induced arthralgia: a prospective cohort study. Breast Cancer Res Treat 125(3):869–878. doi:10.1007/s10549-010-1075-9

45. Prieto-Alhambra D et al (2011) Vitamin D threshold to prevent aromatase inhibitor-induced arthralgia: a prospective cohort study. Breast Cancer Res Treat 125(3):869–878. doi:10.1007/s10549-010-1075-9

46. Prieto-Alhambra D et al (2011) Vitamin D threshold to prevent aromatase inhibitor-induced arthralgia: a prospective cohort study. Breast Cancer Res Treat 125(3):869–878. doi:10.1007/s10549-010-1075-9

47. Bianchi G, Vitali G, Caraceni A et al (2005) Symptomatic and neurophysiological responses of paclitaxel- or cisplatin-induced neuropathy to oral acetyl-L-carniti-ne. Eur J Cancer 41(12):1746–1750

48. Matthews A, Sellergren S, Huo D, List M, Fleming G (2007) Complementary and alternative medicine use among breast cancer survivors. J Altern Complement Med 13:555–562

49. Visovsky C et al (2007) Putting evidence into practice: evidence-based interventions for chemotherapy-induced peripheral neuropathy. Clin J Oncol Nurs 11(6):901–913

50. Gröber U, Kisters K, Adamietz IA (2015) Vitamin D in oncology: update 2015. Med Monatsschr Pharm 38(12):512–516

51. Cruciani RA, Dvorkin E, Homel P et al (2004) L-carnitine supplementation for the treatment of fatigue and depressed mood in cancer patients with carnitine deficiency: a preliminary analysis. Ann N Y Acad Sci 1033:168–176

52. Gröber U (2014) Arzneimittel und Mikronährstoffe, 3. Aufl. Wissenschaftliche Verlagsgesellschaft, Stuttgart

53. Holzhauer P, Gröber U (2010) Checkliste: Komplementäre Onkologie. Hippokrates, Stuttgart

54. Bianchi G, Vitali G, Caraceni A et al (2005) Symptomatic and neurophysiological responses of paclitaxel- or cisplatin-induced neuropathy to oral acetyl-L-carniti-ne. Eur J Cancer 41(12):1746–1750

55. Cruciani RA, Dvorkin E, Homel P et al (2004) L-carnitine supplementation for the treatment of fatigue and depressed mood in cancer patients with carnitine deficiency: a preliminary analysis. Ann N Y Acad Sci 1033:168–176

56. De Grandis D (2007) Acetyl-L-carnitine for the treatment of chemotherapy-induced peripheral neuropathy: a short review. CNS Drugs 21(Suppl 1):39–43

57. Jin HW, Flatters SJ, Xiao WH et al (2008) Prevention of paclitaxel evoked painful peripheral neuropathy by acetyl-L-carnitine: effects on axonal mitochondria, sensory nerve fiber terminal arbors, and cutaneous Langerhans cells. Exp Neurol 210(1):229–237

58. Sayed-Ahmed MM, Salman TM, Gaballah HE et al (2001) Propionyl-L-carnitine as protector against adriamycin-induced cardiomyopathy. Pharmacol Res 43(5):513–520

59. Wenzel U, Nickel A, Daniel H (2005) Increased carnitine-dependent fatty acid uptake into mitochondria of human colon cancer cells induces apoptosis. J Nutr 135(6):1510–1514

60. Kraft M, Kraft K, Gärtner S et al (2012) L-Carnitine-supplementation in advanced pancreatic cancer (CARPAN) a randomized multicentre trial. Nutr J 11:52

61. Visovsky C et al (2007) Putting evidence into practice: evidence-based interventions for chemotherapy-induced peripheral neuropathy. Clin J Oncol

62. Visovsky C et al (2007) Putting evidence into practice: evidence-based interventions for chemotherapy-induced peripheral neuropathy. Clin JOncol Nurs 11(6):901–913
63. Hershman DL (2013) Randomized double-blind placebo-controlled trial of acetyl-L-carnitine for the prevention of taxane-induced neuropathy in women undergoing adjuvant breast cancer therapy. JClin Oncol 31(20):2627–2633
64. Hershman DL (2013) Randomized double-blind placebo-controlled trial of acetyl-L-carnitine for the prevention of taxane-induced neuropathy in women undergoing adjuvant breast cancer therapy. JClin Oncol 31(20):2627–2633
65. Hershman DL (2013) Randomized double-blind placebo-controlled trial of acetyl-L-carnitine for the prevention of taxane-induced neuropathy in women undergoing adjuvant breast cancer therapy. JClin Oncol 31(20):2627–2633
66. Sun Y et al (2012) A prospective study to evaluate the efficacy and safety of oral acetyl-L-carnitine ALC) in treatment of chemotherapy-induced peripheral neuropathy (CPIN). J Clin Oncol 30:abstr 9017 (symptom management/ supportivecare/palliativecare)
67. Khasabova IA (2012) Cannabinoid type-1 receptor reduces pain and neurotoxicity produced by chemotherapy. J Neurosci 32(20):7091–7101. doi:10.1523/ JNEUROSCI.0403-12.2012
68. Khasabova IA (2012) Cannabinoid type-1 receptor reduces pain and neurotoxicity produced by chemotherapy. J Neurosci 32(20):7091–7101. doi:10.1523/ JNEUROSCI.0403-12.2012
69. Hartfiel W et al (1988) Selenium deficiency in the Federal Republic of Germany. Biol Trace Elem Res 15:1–12
70. Rayman MP (2012) Selenium and human health. Lancet 379(9822):1256–1268
71. Babaknejad N et al (2014) The relationship between selenium levels and breast cancer: a systematic review and meta-analysis. Biol Trace Elem Res 159(1–3):1–7. doi:10.1007/s12011-014-9998-3
72. Büntzel J et al (2010) Selenium substitution during radiotherapy of solid tumours-laboratory data from two observation studies in gynaecological and head and neck cancer patients. Anticancer Res 30(5):1783–1786
73. Thorling EB et al (1986) Selenium status in Europe – human data. A multicenter study. Ann Clin Res 18(1):3–7
74. Gröber U, Holzhauer P, Kisters K, Holick MF, Adamietz IA (2016) Micronutrients in oncological intervention. Nutrients 8(3):163. doi:10.3390/nu8030163
75. Muecke et al (2008) Multicenter,phase-III study comparing selenium supplementation with observation in gynecologic radiation oncology. J Clin Oncol 26(15S):9539 (ASCOAbstract 2008)
76. Muecke R et al (2014) Multicenter, phase III trial comparing selenium supplementation with observation in gynecologic radiation oncology: follow-up analysis of the survival data 6 years after cessation of randomization. Integr Cancer Ther 13(6):463–467. doi:10.1177/ 1534735414541963
77. Holzhauer P et al (2015) Prophylaxe der Chemotherapie assoziierten oralen Mukositis. Dtsch Z Onkol 47:36–40
78. Kirchhofer B, Prävention und Management der oralen Mukositis. Workshop als PDF-Datei, http://www.tumorbiologie-freiburg.de/ bilder/Download_PPT/Workshop- Mukositis-Kirchhofer.pdf. Zugegriffen: 20.09.2016
79. Holzhauer P et al (2015) Prophylaxe der Chemotherapie assoziierten oralen Mukositis. Dtsch Z Onkol 47:36–40
80. Li WG et al. (2001) Anti-inflammatory effect and mechanism of proanthocyanidinsfromgrapeseed. Acta Pharmacol Sin 22(12):1117–1120
81. Holzhauer P et al (2015) Prophylaxe der Chemotherapie assoziierten oralen Mukositis. Dtsch Z Onkol 47:36–40
82. Gröber U et al (2013) Komplementärer Einsatz von Antioxidanzien und Mikronährstoffen in der Onkologie, Update 2013. Onkologe 19(2):136–143. doi:10.1007/ s00761-012-2385-9
83. Gröber U et al (2013) Komplementärer Einsatz von Antioxidanzien und Mikronährstoffen in der Onkologie, Update 2013. Onkologe 19(2):136–143. doi:10.1007/ s00761-012-2385-9
84. Carr AC et al (2014) The effect of intravenous vitamin c on cancer- and chemotherapy-related fatigue andqualityoflife. FrontOncol 4:283
85. Ma Y et al (2014) High-dose parenteral ascorbate enhanced chemosensitivity of ovarian cancer and reducedtoxicityofchemotherapy. Sci Transl Med 6(222):222ra18. doi:10. 1126/scitranslmed.3007154
86. Carr AC et al (2014) The effect of intravenous vitamin c on cancer- and chemotherapy-related fatigue andqualityoflife. FrontOncol 4:283
87. Gröber U et al (2013) Komplementärer Einsatz von Antioxidanzien und Mikronährstoffen in der Onkologie, Update 2013. Onkologe 19(2):136–143. doi:10.1007/ s00761-012-2385-9

SAG DOCH EINFACH, WO'S BRENNT!

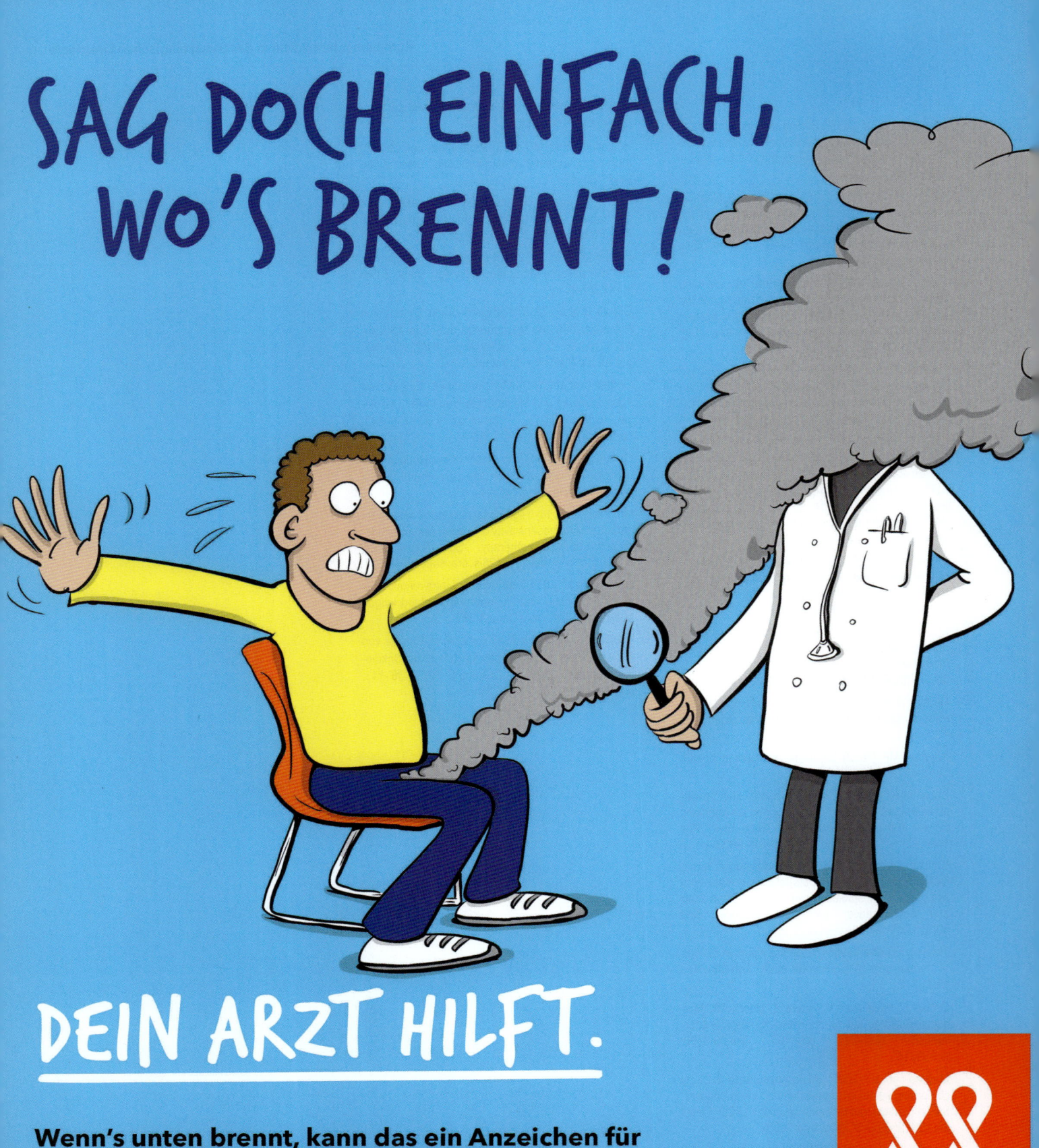

DEIN ARZT HILFT.

Wenn's unten brennt, kann das ein Anzeichen für eine sexuell übertragbare Infektion (STI) sein.

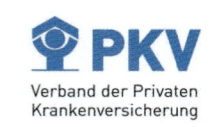

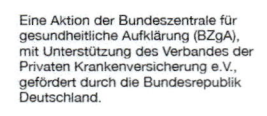

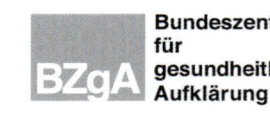

www.liebesleben.de

LIEBES LEBEN

Es ist deins. Schütze es.

Junge Frauen mit Ullrich-Turner-Syndrom

Mareike R. Stieg, Anastasia P. Athanasoulia-Kaspar, Günter K. Stalla

Zusammenfassung

Das Ullrich-Turner-Syndrom (UTS) ist eine genetische Erkrankung, die mit einem kompletten oder partiellen Verlust eines X-Chromosoms einhergeht. In den allermeisten Fällen kommt es zu einer frühzeitigen Ovarialinsuffizienz mit konsequenter Infertilität und der Notwendigkeit einer Hormonersatztherapie. Betroffene leiden zudem häufig unter metabolischen, kardiovaskulären, renalen und gastrointestinalen Komorbiditäten sowie psychosozialen Einschränkungen. Während der Kindheit werden die Patientinnen idealerweise in spezialisierten Kinderkliniken behandelt, aber es fehlt das Konzept für die weiterführende Behandlung in der Transition und im Erwachsenenalter.

Die Mängel in der Nachsorge der UTS-Frauen lassen sich auf folgende Punkte zusammenfassen: fehlende Gesamtkonzepte in der Nachsorge, Unsicherheiten und Überforderung behandelnder Ärzte bei der Betreuung erwachsener Frauen mit UTS, aber auch fehlendes Krankheitsbewusstsein bei einigen Betroffenen. Eine ausführliche Diagnostik und Aufklärung zum Zeitpunkt der Transition und konsequente 1-5-jährlich jährliche Untersuchungen nach Klinik und Risikoprofil sowie eine gynäkologische Langzeitbetreuung sind obligat.

Kernaussagen

Bei der Betreuung von jungen Frauen mit Ullrich-Turner-Syndrom sind folgende Punkte bedeutsam:

1. Komorbiditäten sind häufig und bedürfen einer interdisziplinären, lebenslangen Betreuung.
2. Es fehlen Gesamtkonzepte und somit Unsicherheiten der Behandelnden in der Nachsorge.
3. Einigen betroffenen Frauen mit UTS fehlt ein adäquates Krankheitsbewusstsein.

Anmerkung: Ein Teil der in dieser Arbeit vorliegenden Aussagen und Abbildungen beruht auf den Übersichtsarbeiten von **Stalla et al. (2013)**[1] und **(2014)**[2], in der die Ergebnisse einer intensiven Literaturrecherche sowie die Konsensempfehlungen eines Expertenworkshops zur Betreuung von Patientinnen mit Ullrich-Turner-Syndrom zusammengefasst wurden. Des Weiteren stützen sich die Aussagen auf die Empfehlungen in Schulze et al., 2013, „Das Ullrich-Turner-Syndrom aus gynäkologischer und geburtshilflicher Sicht" **(Schulze et al. 2013)**.[3]

Abkürzungen: UTS Ullrich-Turner-Syndrom, GH Wachstumshormon, AMH Anti-Müller-Hormon, E2 Estradiol

1. Prävalenz und Genetik

Das Ullrich-Turner-Syndrom (UTS) ist eine seltene, erblich bedingte chronische Erkrankung, die durch eine Fehlverteilung oder strukturelle Veränderung der X-Chromosomen ausgelöst wird. International heißt das Syndrom „Turner-Syndrom", benannt nach dem amerikanischen Endokrinologen Henry Turner. In Deutschland wird das Syndrom nach dem Kinderarzt Otto Ullrich „Ullrich-Turner-Syndrom" genannt. Das UTS kommt bei circa 1:2500 weiblichen Neugeborenen vor und ist somit die häufigste Form der Gonadendysgenesie bei der Frau (s. AWMF S2k-Leitlinie 174/001 „Varianten der Geschlechtsentwicklung", aktueller Stand 07/2016). In Deutschland leben geschätzt bis zu 16.000 betroffene Frauen. Diese sind bis auf wenige Ausnahmen unfruchtbar, somit ist normalerweise keine Vererbung möglich und man findet dementsprechend keine familiäre Häufung. Ebenso besteht keine Assoziation mit einem erhöhten Alter der Eltern, wie es bei anderen Formen der Chromosomenfehlverteilung bekannt ist.

Bei circa der Hälfte der betroffenen Patientinnen liegt ein Karyotyp 45,X mit dem kompletten Verlust eines X-Chromosoms vor. Nur 1 % der 45,X-Feten überleben bis zum Ende der Schwangerschaft und bis zu 10 % aller Fehlgeburten haben einen 45,X-Karyotyp. Man spricht von einem Mosaik, wenn nicht alle Körperzellen den Chromosomenverlust aufzeigen (45,X/ 46,XX). Weitere Karyotypen sind möglich (strukturelle Veränderung eines X-Chromosoms, Ringchromosom, Y-Material). Das mögliche Vorliegen einer Genotyp-Phänotyp-Korrelation ist bis dato nicht vollständig geklärt **(Miguel-Neto et al. 2016)**[4], **(Sari et al. 2016)**.[5] Strukturelle Veränderungen des X-Chromosoms scheinen dabei mit weiteren autosomalen Veränderungen (z. B. Hypomethylierung oder Variationen bestimmter Genabschnitte) einherzugehen **(Prakash et al. 2016)**[6], **(Trolle et al. 2016)**[7], welche die Vielzahl der Komorbiditäten erklärbarer machen. Der Begriff der „genomischen Prägung" (engl. „*genomic imprinting*") beschreibt dabei den möglichen Einfluss der Herkunft des X-Chromosoms (von der Mutter oder vom Vater) auf metabolische Parameter, Kognition und soziale Kompetenz **(Lepage et al.2012)**[8]; die Studienlage ist dazu bisher jedoch nicht ausreichend.

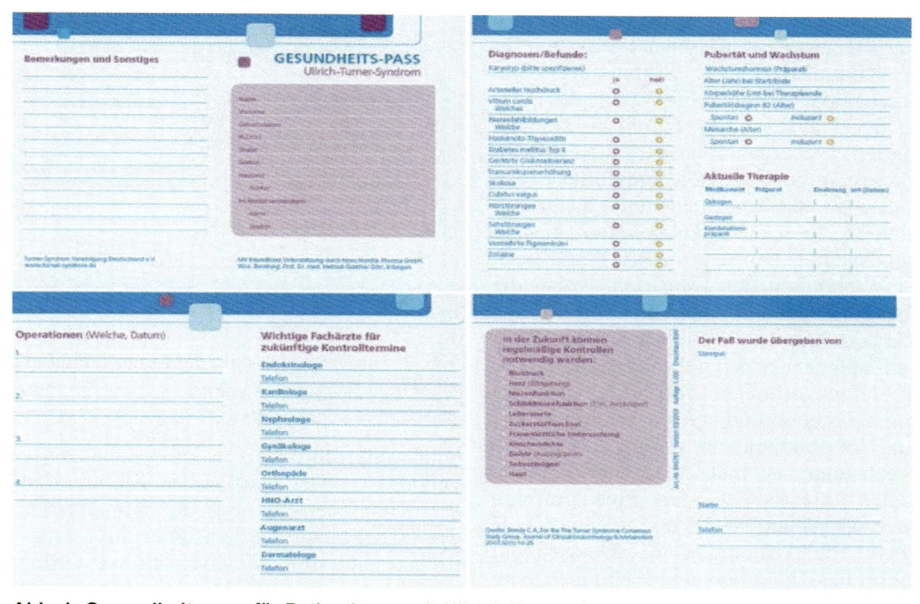

Abb. 1: Gesundheitspass für Patientinnen mit Ullrich-Turner-Syndrom
Der Gesundheitspass zum Ullrich-Turner-Syndrom (Novo Nordisk GmbH) soll die langjährige Betreuung für Betroffene und behandelnde Ärzte erleichtern [1].

2. Versorgungssituation in Deutschland

In den letzten Jahren hat sich gezeigt, dass der Übergang in die Erwachsenenmedizin für Jugendliche mit einem UTS nicht gut geregelt ist und sich Defizite in der Betreuung der erwachsenen Patientinnen ergeben (**Bondy et al. 2006**)[9], (**Hokken-Koelega et al. 2016**).[10] Zum Teil fehlt den Betroffenen aber auch das Bewusstsein für die Komplexität ihrer Erkrankung. Vom Gesetzgeber wurde bereits 2009 das Thema der Transition von chronisch kranken Kindern und Jugendlichen in die Erwachsenenversorgung gezielt empfohlen. Befragt man die verschiedenen Fachgesellschaften in Deutschland, dann besteht grundsätzlich Konsens in der Frage nach der Wichtigkeit der Transition, wobei die Übergabe von Patienten mit chronischen Erkrankungen in die Erwachsenenmedizin lokal unterschiedlich gehandhabt wird. Die seit Jahren erhobene Forderung nach einem geregelten und standardisierten Übergang im Rahmen einer sog. Transitionssprechstunde ist bislang nur an wenigen Stellen umgesetzt worden. Eine Umfrage unter 69 pädiatrischen und 55 internistischen Endokrinologen in Deutschland zeigte, dass lediglich in 13 Kliniken eine gemeinsame Transitionssprechstunde durchgeführt wird (**Dörr et al. 2009**).[11] Auch die Vernetzung von Kliniken, Schwerpunktpraxen und Hausärzten erscheint weiterhin ungenügend. Das UTS ist aufgrund seiner vielfältigen Komorbiditäten mit einem 3-fach erhöhten Mortalitätsrisiko vergesellschaftet und die mittlere Lebenserwartung ist im Vergleich zur Allgemeinbevölkerung reduziert (**Schoemaker et al. 2008**)[12], (**Stochholm et al. 2012**).[13]

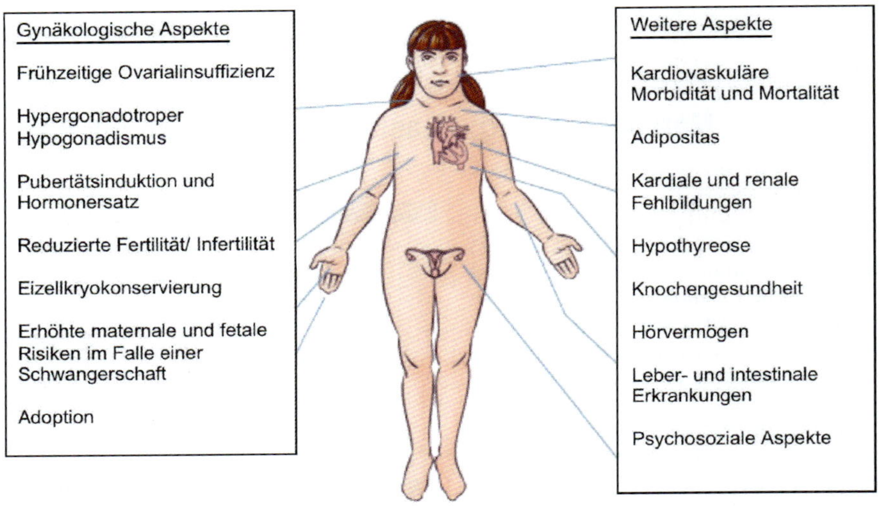

3. Pädiatrische Aspekte

Erstdiagnose, Erfassung der Komorbiditäten, Induktion von Wachstum und Pubertät

Mittels Pränataldiagnostik kann erstmals der Verdacht auf ein UTS bestehen bzw. humangenetisch gesichert werden. Ist dies nicht der Fall, sollte die Diagnose idealerweise vom niedergelassenen Kinderarzt aufgrund typischer klinischer Symptome oder spätestens bei der Abklärung eines Kleinwuchses gestellt werden. So haben Mädchen mit UTS variable phänotypische Charakteristika wie zum Beispiel Lymphödeme im Bereich von Hand- und Fußrücken, einen Schildthorax mit weitem Mamillenabstand, ein sog. Flügelfell, einen tiefen Haaransatz, tiefsitzende Ohren, kurze Metacarpalia, Cubita valga, multiple Hautnävi und/oder Nageldysplasien. Es können zudem Hörstörungen und/oder kardiovaskuläre (z. B. Aortenisthmusstenose) und renale Fehlbildungen (z. B. eine Hufeisenniere) richtungsweisend sein und

Abb. 2: Zusammenfassung der Komorbiditäten bei Patientinnen mit Ullrich-Turner-Syndrom
(Nach www.novonordisk.de/patienten/wachstumshormontherapie/ indikationen/kleinwuchs-infolge-ullrich-turner-syndrom.html, 17.02.2017).

eine weiterführende Chromosomenanalyse veranlassen. Das konstanteste Merkmal ist der Kleinwuchs, wobei die Körpergröße der UTS-Frauen deutlich unter ihrer genetischen Zielgröße, welche sich aus Größe des Vaters (cm) + Größe der Mutter (cm) dividiert durch 2 minus 6,5 cm, berechnet. Da die klinischen Symptome in ihrer Ausprägung sehr variabel und oft nur mittels einer sorgfältigen körperlichen Untersuchung zu erfassen sind bzw. je nach Genetik typische Stigmata auch vollständig fehlen können, sollte auch bei jedem kleinwüchsigen Mädchen, dessen Kleinwuchs nicht anderweitig erklärt werden kann, frühzeitig eine Chromosomenanalyse durchgeführt werden (**Savendahl et al. 2000**).[14]

In den allermeisten Fällen (ca. 90%) bilden sich im Kindesalter die bei der Geburt meist noch funktionsfähigen Gonaden zu sog. Stranggonaden (engl. „Streak"-Gonaden) um, woraus eine primäre, frühzeitige Ovarialinsuffizienz mit einem hypergonadotropen Hypogonadismus resultiert. Nur 10-15% der Mädchen mit UTS zeigen eine spontane, regelrechte Pubertätsentwicklung mit normalen Menstruationszyklen (**Gravholt 2005**).[15]

Die Betreuung der Mädchen mit UTS erfolgt in der Regel durch den niedergelassenen Kinder- und Jugendarzt, der innerhalb und außerhalb seines Fachgebiets bereits weitere Fachrichtungen in die Betreuung integriert. Aufgrund der Vielfalt der klinischen Befunde sowie der Komplexität des Krankheitsbildes kann die Betreuung nur interdisziplinär durchgeführt werden (**Bondy 2007**).[16] Die Betreuungskonzepte müssen sich dem jeweiligen Lebensalter anpassen, während die Begleiterkrankungen bestimmen, welche anderen Fachdisziplinen beteiligt sind. Dabei kommen folgende Fachgruppen in Frage: Humangenetiker, Hautärzte, HNO-Ärzte, Kinderkardiologen, Herzchirurgen, Kinder-Nephrologen bzw. -Urologen, Orthopäden, Gynäkologen und Kinder-Endokrinologen. Letztere sind vor allem für die Therapie des Kleinwuchses mit Wachstumshormon (engl. „growth hormone", GH), aber auch für die Induktion und Weiterentwicklung der Pubertät verantwortlich. Darüber hinaus findet man bei den betroffenen Mädchen schon während der Kindheit häufig positive Schilddrüsen-Autoantikörper, woraus sich im Verlauf eine autoimmun bedingte Hypothyreose entwickeln kann. Eine Therapie des Kleinwuchses mit GH ist seit 1991 bei UTS-Patientinnen zugelassen. Der Erfolg ist abhängig von einer möglichst frühen Diagnosestellung, realistischen Darstellung des Therapieeffektes (Zunahme der Endgröße um ca. 7-10 cm) zur Verbesserung der Patientencompliance, eine GH-Dosierung anhand von Wachstumsrate und Serum-IGF-1-Spiegel und eine rechtzeitige, altersgerechte Östrogensubstitution. Die Therapie muss individuell gestaltet und unter dem Gesichtspunkt der Zweckmäßigkeit und Wirtschaftlichkeit durchgeführt werden (**Dörr u. Ranke 2010**).[17] Neben dem Erreichen einer normalen Endgröße ist eine zeitgerechte, normale phänotypische Pubertätsentwicklung für die Persönlichkeitsentwicklung der betroffenen Mädchen von ebenso großer Bedeutung. In einer Konsensusarbeit aus Deutschland wurde vorgeschlagen, die Pubertät bei einem chronologischen Alter von 12–13 Jahren, welches einem Knochenalter von etwa 10–11 Jahren entspricht, mit natürlichen Östrogenen zu induzieren und die hormonelle Entwicklungstherapie durch Komplettierung mit einem Gestagen fortzuzuführen (s. unten) (**Ranke u. Dörr 2009**).[18]

Transition in die Erwachsenenmedizin

Die Transition in der Medizin beschreibt den geregelten Übergang chronisch kranker Patienten von der pädiatrischen Betreuung in die Erwachsenenmedizin und beginnt in der Regel im mittleren bis späten Teenageralter und endet mit dem Erreichen der Erwachsenenreife. Dieser Zeitraum umfasst eine Vielzahl psychischer und physischer Veränderungen des Patienten. Ziel einer erfolgreichen Transition ist die Eigenverantwortlichkeit und Selbstständigkeit des Patienten zu stärken und eine bestmögliche körperliche Entwicklung sowie eine normale Lebensqualität zu ermöglichen **(Campbell et al. 2016)**.[19]

4. Gynäkologische Aspekte

Vorzeitige Ovarialinsuffizienz, Fertilität und Hormonersatz

Auch wenn idealerweise die Diagnose eines UTS bereits im Kindesalter gestellt wird, können in der gynäkologischen Praxis Patientinnen mit primärer oder sekundärer Amenorrhö, Pubertas tarda oder Infertilität mit einem UTS im Erwachsenenalter diagnostiziert werden. Bei ca. 10% der Patientinnen wird die Diagnose UTS erst in der Adoleszenz oder im Erwachsenenalter gestellt. Falls die komplette Einleitung und Weiterentwicklung der Pubertät durch den pädiatrischen Endokrinologen erfolgt ist, sollte spätestens in der Transition - nach Abschluss der Pubertätsentwicklung - eine erste Vorstellung beim Gynäkologen erfolgen. Danach sollten jährliche gynäkologische Verlaufskontrollen erfolgen. Aus gynäkologischer Sicht steht in der Betreuung der UTS-Patientinnen der Hormonersatz bedingt durch die frühzeitige Ovarialinsuffizienz, die Beratung bei Kinderwunsch und Schwangerschaft bzw. die Möglichkeiten bei Infertilität im Mittelpunkt.

Eine Erstvorstellung einer UTS-Patientin beim Gynäkologen erfolgt in den meisten Fällen mit dem konkreten Wunsch nach Weiterführung der bereits begonnenen hormonellen Substitutionstherapie. Bei regelmäßigen Menstruationszyklen sollten Betroffene und ihre Partner über die Möglichkeiten der Verhütung analog zu gesunden Frauen informiert werden. Die Aufklärung über die Entwicklung einer vorzeitigen Ovarialinsuffizienz mit konsequenter Infertilität und Notwendigkeit einer Hormonersatztherapie ist obligat. Eine besondere Herausforderung stellt die Beratung von Patientinnen mit UTS auch im Hinblick auf einen - möglicherweise zum Zeitpunkt der Aufklärung noch nicht bestehenden -Kinderwunsch dar. Dabei soll insbesondere darauf hingewiesen werden, dass wenn überhaupt oftmals die Fertilität nur im frühen Erwachsenenalter erhalten ist; die wiederholte Bestimmung des Anti-Müller-Hormons (AMH) kann hier richtungsweisend sein. Das erhöhte Risiko für eventuell lebensbedrohliche Komplikationen im Falle einer Schwangerschaft (v.a. bedingt durch kardiovaskuläre Fehlbildungen) muss mit der UTS-Patientin mit Kinderwunsch offen diskutiert werden **(Schulze et al. 2013)**.[20]

Sexualhormontherapie: Hormonelle Entwicklungstherapie, Pubertätsinduktion

Ziel der Pubertätsinduktion ist es, die physiologischen Abläufe der Pubertät in zeitlicher, phänotypischer und funktioneller Hinsicht soweit wie möglich zu imitieren. Empfohlen wird die anfängliche Gabe von natürlichen Östrogenen, wie z.B. Östradiolvalerat in Tropfen- oder Tablettenform für die ersten 6–12 Monate. Spätestens ab einem Tanner-Stadium B3 (meistens im 2. Therapiejahr) sollte eine Kombination mit einem Gestagen erfolgen **(Schulze et al. 2013)**.[21] Nach abgeschlossener Pubertätsinduktion muss die Substitution als Hormonersatztherapie fortgeführt werden. Von Bedeutung ist hier nicht nur das Erreichen einer maximalen Knochenmasse, sondern auch die psychosoziale und psychosexuelle Entwicklung der Mädchen gegenüber ihren Altersgenossinnen. Vor Beginn einer Hormontherapie muss mit der Patientin über den Wunsch nach regelmäßiger Blutung gesprochen werden. Viele Mädchen fühlen sich erst durch eine regelmäßige Periode als vollwertige junge Frauen. Jedoch bleibt in der Literatur aktuell unklar, ob sich der Östrogenabfall bei zyklischer Einnahme langfristig negativ auf die Knochendichte auswirken könnte; auch bezüglich der Östrogendosierung besteht keine einheitliche Empfehlung **(Faienza et al. 2016)**.[22]

Sexualhormontherapie: Hormonersatz im Erwachsenenalter

Bei der erwachsenen Frau mit Wunsch nach Antikonzeption sind Estradiol-haltige Präparate (E2-Valerat oder 17-Beta-E2) den Ethinylestradiol-haltigen Präparaten auf Empfehlung der Deutschen Gesellschaft für Gynäkologische Endokrinologie und Fortpflanzungsmedizin vorzuziehen. Falls eine Ovarialinsuffizienz vorliegt, kann die Substitution mit den für die Hormonersatztherapie zugelassenen Präparaten erfolgen. Mit steigendem Alter der Patientin ist zur Vermeidung der Leberpassage und Minderung des Thromboserisikos eine transdermale Östrogensubstitution der oralen Einnahme vorzuziehen. Bei intaktem Uterus ist auch hier die Kombination mit einem Gestagen (oral oder vaginal) obligat.

Augmentation der Mammae

Bei einigen Mädchen mit UTS erfolgt trotz adäquater Hormonsubstitution keine vollständige Brustentwicklung. Dies kann in Einzelfällen die Lebensqualität beeinträchtigen und psychische Probleme zur

Tab. 1: Empfohlene Untersuchungen für erwachsene Patientinnen mit Ullrich-Turner-Syndrom, modifiziert nach [1]

Zum Zeitpunkt der Transition	- 24-Std.-Blutdruckmessung - EKG, UKG (ggf. MRT der Aorta) - Gynäkologische Untersuchung - Lebensstil/Ernährungsgewohnheiten/Körperkomposition (BMI, Taillen- und Hüftumfang) - Laborchemisch Nieren- und Leberfunktion - Nüchtern: Glukose, Insulin, Triglyceride, Cholesterin, HDL, LDL - Schilddrüsenfunktion (TSH, FT4) und Autoantikörper (Thyreoperoxidase) - Zöliakie-Screening mittels Antikörper-Bestimmung - Nieren- und Unterbauchsonographie - Hautinspektion (Nävi) - Knochendichtemessung (DXA) - Psychologische Beratung
Jährlich	- Gynäkologische Untersuchung - Hautinspektion (Nävi) - Körperliche Untersuchung, Blutdruckmessung, Herzauskultation - Körperkomposition (Ziel BMI < 25), Empfehlungen zum Lebensstil (Ernährung & körperliche Aktivität) - Laborchemisch Nieren- und Leberfunktion - Nüchtern: Glukose und Lipidprofil - Schilddrüsenfunktion (TSH, FT4)
Alle 3-5 Jahre	- Audiogram - EKG, UKG - Schilddrüsenautoantikörper (Thyreoperoxidase), ggf. Schilddrüsensonographie - Zöliakie-Screening mittels Antikörper-Bestimmung

Folge haben. Die Möglichkeit eines operativen Brustaufbaus nach dem 18. Lebensjahr kann in Betracht gezogen werden.

Gonadektomie

In Abhängigkeit vom Karyotyp muss über eine Gonadektomie diskutiert werden. Bei einer gemischten Gonadendysgenesie mit vorhandenem Y-Material (45,X/ 46,XY) liegt ein erhöhtes Risiko zur Entwicklung eines Gonadoblastoms vor und eine Entfernung der Gonaden wird, falls nicht bereits im frühen Kindesalter bereits erfolgt, empfohlen (Brant et al. 206)[23], (Coyle et al. 2016).[24]

Möglichkeiten der Fertilität und Betreuung in der Schwangerschaft

Ein spontaner Schwangerschaftseintritt beim UTS ist als Ausnahme anzusehen. Im Rahmen einer französischen Registerstudie kam es unter 480 UTS-Patientinnen lediglich bei 5,6% zu einer spontanen Schwangerschaft, wobei eine spontane Menarche sowie ein Mosaikmuster positiv prädiktiv waren (Bernard et al. 2016).[25] Die Rate der Fehlgeburten lag dabei doppelt so hoch wie die der Allgemeinbevölkerung (30,8% vs. 15%). Prinzipiell besteht die Möglichkeit der frühzeitigen Kyrokonservierung von Ovargewebe oder Eizellen (Grynberg et al. 2016)[26], (Oktay et al. 2016).[27] Die Eizellspende als weitere Möglichkeit zur Erfüllung des eigenen Kinderwunschs ist in Deutschland nicht erlaubt. Wichtig ist in der Beratung von UTS-Patientinnen mit Kinderwunsch die erhöhten Risiken für Mutter und Kind zu diskutieren. So treten Schwangerschaftsassoziierte Komplikationen wie Hypertonie oder Gestationsdiabetes häufiger als in der Allgemeinbevölkerung auf; bereits bestehende Begleiterkrankungen können sich verschlechtern und bei vorhandenen kardiovaskulären Fehlbildungen ist das erhöhte Mortalitätsrisiko durch Aortendissektion/ -ruptur nicht zu vernachlässigen. Auch sind die fetalen Risiken deutlich erhöht; Aborte, fetale Fehlbildungen, Frühgeburtlichkeit und intrauterine Wachstumsrestriktion sind häufig zu verzeichnen. Handlungsempfehlungen zur Betreuung von Patientinnen mit UTS vor und während der Schwangerschaft wurden von einer französischen Expertengruppe veröffentlicht (Cabanes et al. 2010).[28] Eine Leihmutterschaft ist in Deutschland nicht zulässig. Prinzipiell sollte im Rahmen der Kinderwunschberatung auch die Möglichkeit der Adoption angesprochen werden.

5. Internistische Aspekte

Nachsorge der multiplen, variabel ausgeprägten Komorbiditäten

Die internistischen Komorbiditäten bei erwachsenen Patientinnen mit UTS sind vielfältig und umfassen sowohl metabolische, kardiovaskuläre als auch gastrointestinale Erkrankungen. Ein wichtiger Aspekt in der Betreuung von UTS-Patientinnen liegt in der psychosozialen Begleitung, weshalb diese hier ebenfalls erwähnt werden soll.

Knochen

Die Entwicklung und der Erhalt einer gesunden Knochenmasse ist eine Lebensaufgabe und wird maßgeblich durch eine kontinuierliche Versorgung mit Östrogen gewährleistet. Eine unzureichende Sexualhormonsubstitution bei UTS-Patientinnen kann eine verminderte Knochendichte sowie erhöhte Frakturrate nach sich ziehen (Faienza et al. 2016).[29] Neben dem adäquaten Sexualhormonersatz kann eine GH-Substitution zum Aufbau der maximalen Knochenmasse beitragen. Auf eine ausreichende Versorgung mit Kalzium und Vitamin D sowie regelmäßige körperliche Aktivität ist zu achten. Nach Abschluss des Längenwachstums und der Pubertät sollte eine erste Knochendichtemessung veranlasst werden. Liegt die Knochendichte dabei im Normbereich, ist eine erneute Untersuchung erst mit Abschluss des 40-50. Lebensjahres notwendig und insbesondere dann, wenn die Patientin sich in Absprache mit ihrem behandelnden Arzt dazu entschließt, die Sexualhormonsubstitution abzusetzen. Bei Frauen mit bestätigter Osteoporose ist eine leitliniengerechte Therapie indiziert.

Schilddrüse

Schilddrüsenfunktionsstörungen, insbesondere die primäre Hypothyreose bedingt durch eine Autoimmunthyreoiditis Typ Hashimoto, sind beim UTS häufig. Die Entwicklung einer manifesten Hypothyreose ist dabei unabhängig vom Karyotyp (Salzano et al. 2016)[30], (Wasniewska et al. 2016).[31] Im jährlichen Intervall sollte die Bestimmung von TSH und fT4 zum Ausschluss einer Hypothyreose erfolgen. Bei erhöhtem TSH wird die Bestimmung der Schilddrüsen-Autoantikörper und ein Ultraschall der Schilddrüse empfohlen. Bei manifester Hypothyreose erfolgt eine Levothyroxin-Substitution.

Stoffwechsel

Ein Typ 2 Diabetes mellitus tritt bei Patientinnen mit UTS mit zwei- bis vierfach erhöhter Wahrscheinlichkeit auf (Ostberg u. Conway 2003).[32] Schon früh lassen sich bei einem Drittel der Patientinnen eine gestörte Glukosetoleranz und bei bis zu 50% Zeichen einer Insulinresistenz nachweisen. Problematisch ist die Neigung zu Adipositas mit erhöhtem Bauchfett, Dyslipidämie und Hypertonie (Hanew et al. 2016)[33]; eine Kombination, die neben den kardiovaskulären Fehlbildungen für die erhöhte kardiovaskuläre Morbidität und Mortalität verantwortlich ist. Auch hier scheint die genomische Prägung eine Rolle zu spielen (Sagi et al. 2007).[34] Eine Sexualhormonsubstitution scheint einen positiven Einfluss auf die Nüchtern-Insulin und Glukosespiegel zu besitzen (Elsheikh et al. 2000).[35] Im jährlichen Intervall sollte der Nüchternblutzucker bestimmt werden und sich bei auffälligem Befund ein oraler Glukosetoleranztest anschließen. Zusätzlich sollten jährlich die Triglyceride, Cholesterin, HDL- und LDL-Cholesterin bestimmt werden. Die Patientinnen sind über die Bedeutung eines gesunden Lebensstils aufzuklären. Finden sich bereits deutliche klinische Hinweise auf einen Diabetes mellitus, muss die entsprechende Diagnostik und Therapie eingeleitet werden.

Herz, Kreislauf

Kardiovaskuläre Komplikationen sind die Hauptursache der um den Faktor drei- bis fünf erhöhten Gesamtmortalität (Stochholm et al. 2006).[36] Bei bis zu 40% der Frauen mit UTS liegt ein angeborener Herzfehler vor (am häufigsten eine linksseitige Malformation im Sinne eines verlängerten transversen Aortenbogens (~50%), außerdem vorkommend eine biskuspide Aortenklappe, eine Aortenisthmusstenose oder eine partielle Transposition der Pulmonalvenen sowie seltenere Malformationen). Die Prävalenz einer Aortendilatation wird mit bis zu 28% angegeben und es wurde gezeigt, dass UTS-Patientinnen eine verminderte Elastizität der Aorta aufweisen (An et al. 2017)[37]; eine Aortendissektion, bzw. -ruptur ist zwar selten, aber häufig tödlich endend, so dass die Patientinnen, vor allem auch bei geplanter Schwangerschaft, aufgeklärt werden müssen. Bis zu 50% der Erwachsenen leiden an einer arteriellen Hypertonie, welche jedoch häufig unerkannt bleibt (Hjerrild et al. 2008)[38], (Lo- set al. 2016).[39] Zudem konnte gezeigt werden, dass auch bei denjenigen, bei denen sich kein Hypertonus nachweisen lässt, eine gestörte Nachtabsenkung des Blutdrucks besteht (sogenannte „*Non-dipper*") (Nathwani et al. 2000).[40] Eine koronare Herzerkrankung ist bei Frauen mit UTS ungefähr doppelt so häufig anzutreffen wie in der weiblichen Normalbevölkerung (Gravholt et al. 1998)[41], (Viuff et al. 2016).[42] Alle Patientinnen müssen kardiologisch untersucht werden. Dies beinhaltet neben der körperlichen Untersuchung eine 24h-Blutdruckmessung, ein

Ruhe-EKG und eine Echokardiographie. Ein systemischer Bluthochdruck stellt einen wichtigen Risikofaktor für die Entwicklung einer Aortendilatation und -dissektion dar, weshalb dieser regelmäßig kontrolliert und dementsprechend gut eingestellt werden muss. Echokardiographie und eine Kardio-MRT-Untersuchung sollten alle 3-5 Jahre wiederholt werden.

Niere

Die Inzidenz von kongenitalen Nierenanomalien ist beim UTS erhöht, wobei am häufigsten eine Hufeisenniere (~10%) und Fehlbildungen des Nierenbeckens zu finden sind (**Bondy 2007**).[43] Es besteht zusätzlich ein erhöhtes Risiko für die Entwicklung rezidivierender Pyelonephritiden, die ein chronisches Nierenversagen zur Folge haben können. Eine Nierensonographie sollte in der Transition erfolgen, außerdem sollten einmalig die Nierenparameter im Serum bestimmt werden. Bei unauffälligem Befund sind weitere Untersuchungen nur bei klinischem Verdacht notwendig.

Magen-Darm-Trakt

Die Leberenzyme, insbesondere die γ-Glutamyl-Transferase (GGT), Alanin-, Amino-transferase (ALAT) und die alkalische Phosphatase (AP) sind erhöht, ohne dass dies auf eine genauer definierte Lebererkrankung, einen vermehrten Alkoholkonsum oder eine Virushepatitis zurückgeführt werden kann. Neue Studien deuten auf das Vorhandensein nodulärer Hyperplasien und Zirrhosezeichen hin, die zusammen mit einer obliterativen portalen Venopathie, kongenitalen Lebergefäßveränderungen und Zeichen einer nichtalkoholischen Fettlebererkrankung auftreten können (**Roulot 2013**).[44] Die Einleitung einer transdermalen Sexualhormonsubstitution ist auch bei dahingehend auffälligem Laborbefund grundsätzlich nicht kontraindiziert (**Elsheikh et al. 2001**)[45], (**Jospe et al. 1995**).[46]

Gastrointentinaltrakt

Eine Assoziation von chronisch entzündlichen Darmerkrankungen beim UTS wurde in mehrerer Fallberichten beschrieben, wobei die Pathophysiologie nicht vollständig geklärt ist (**Hyodo et al. 2009**).[47] Insbesondere bei Kindern, die auf eine GH-Therapie nicht ansprechen, muss an das mögliche Vorliegen einer chronischen Darmerkrankung gedacht werden. Da auch das Risiko für eine Zöliakie erhöht ist, sollte jede Patientin eine entsprechende Diagnostik erhalten (**Marild et al. 2016**).[48] Auffällige Leberwerte lassen sich häufig beim UTS nachweisen, auch ohne entsprechende Funktionseinschränkung. Es können sich jedoch auch verschiedene Lebererkrankungen im Verlauf manifestieren, die in drei große Gruppen eingeteilt werden können: Steatosis hepatis, Veränderungen der Leberarchitektur inkl. Zirrhose sowie Läsionen der Gallenwege (**Hyodo et al. 2009**).[49] In der Transition sollten die Leberwerte sowie eine Bestimmung der Antikörper zum Ausschluss einer Zöliakie erfolgen. Die Leberwerte sollten jährlich gemessen werden und die Antikörper im Verlauf alle 4-5 Jahre.

Gehör

Schwerhörigkeit und Gehörgangsmalformationen sind bei UTS vermehrt anzutreffen, insbesondere ist der Genotyp 45,X und 46,X,i(Xq) häufig betroffen (**Verver et al. 2014**).[50] Viele Patientinnen leiden unter rezidivierender Otitis media, folglich tritt auch ein Hörverlust gehäuft auf (**Barrenas et al. 2000**)[51], (**Parkin u. Walker 2009**).[52] Die Betroffenen sollen alle drei bis fünf Jahre auf das Vorhandensein oder das Fortschreiten einer Schwerhörigkeit hin untersucht werden.

Haut

UTS-Patientinnen neigen zu hypertropher Narbenbildung, weshalb elektive kosmetische Operationen gut abzuwägen sind. Die Nävi sollten in regelmäßigen Abständen untersucht werden. Im Kindesalter bedarf das Lymphödem an Händen und Füßen zunächst keiner Behandlung, da es in den meisten Fällen spontan verschwindet. Das Lymphödem kann jedoch häufig im Erwachsenenalter wieder auftreten (**Rothbauer et al. 2015**)[53]; entsprechende Kompressionskleidung und Lymphdrainage können hilfreich sein.

Psychosoziale Aspekte

Kognitive Störungen im Sinne einer generellen Minderintelligenz finden sich beim UTS im Allgemeinen nicht, auch wenn betroffene Frauen im Vergleich zur gesunden Kontrollpopulation niedrigere Ausbildungsziele erreichen (**Fjermestad et al. 2016**).[54] Die Sprachfertigkeiten sind gut ausgebildet, wobei Defizite in Mathematik (**Baker u. Reiss 2016**)[55] sowie in den Bereichen der nonverbalen Prozessverarbeitung wie z.B. der räumlich-visuellen Vorstellungskraft, der motorischen Koordination, die Reiz- und Affektwahrnehmung als auch der Aufmerksamkeit auftreten können (**Ostberg u. Conway 2003**).[56] Da den betroffenen Mädchen und Frauen verschiedene psychologische Auffälligkeiten wie eine emotionale Unreife, Ängstlichkeit, Schwierigkeiten im Aufbau von Beziehungen mit Gleichaltrigen, spätes Lösen vom Elternhaus, ein negatives Körperbild und ein geringes Selbstwertgefühl zugeschrieben werden (**Fjermestad et al. 2016**)[57], ist in der Transition und bei Bedarf auch in der Nachsorge eine psychologische Beratung anzubieten. Nicht zu vergessen ist eine Beeinträchtigung der Lebensqualität durch eingeschränkte Sexualität und Fertilität (**Garrido u. Castelo-Branco 2016**).[58]

6. Defizite in der Transition von UTS-Jugendlichen und bei der Betreuung im Erwachsenenalter

Die Phase der Transition vom Pädiater in die Erwachsenenmedizin scheint bei UTS-Mädchen besonders störanfällig zu sein (**Trolle et al. 2012**).[59] Der Erfolg der Transition wurde durch das „*Health Care Transition Research Consortium*" folgendermaßen definiert: 1. Individueller Erfolg (Lebensqualität, Wissen über Krankheit und Komplikationen, Kennen der Medikamente, Selbstverantwortlichkeit, Compliance, Verstehen der Krankenversicherung), 2. Erfolg für das Gesundheitssystem (Wahrnehmen von Arztterminen, Vorhandensein eines medizinischen Ansprechpartners, Vermeiden unnötiger Hospitalisierung), 3. Sozialer Erfolg (stabiles soziales Umfeld/Netzwerk, Beruf) (**Fair et al. 2016**).[60]

Ein Gesamtkonzept für die Weiterbetreuung der jungen Frauen mit UTS liegt häufig nicht vor, wobei die meisten Empfehlungen (auch die hier genannten) auf den Erfahrungen von Experten beruhen und nicht Evidenz-basiert sind. Defizite in der Betreuung von UTS-Frauen wurden von mehreren Arbeitsgruppen berichtet (**Bondy et al. 2006**)[61], (**Pedreira et al. 2006**)[62], (**Devernay et al. 2009**)[63], (**Gawlik et al. 2012**).[64] Die Arbeitsgruppe von Carel aus Frankreich konnte zeigen, dass die meisten der erwachsenen Frauen mit UTS von Gynäkologen und Hausärzten betreut wurden, wobei die Frequenz der empfohlenen Untersuchungen zwischen 16% (Audiogramm) und 67% (Lipidbestimmung) lag (**Devernay et al. 2009**).[65] Alle sieben empfohlenen Untersuchungen erfolgten in einem Beobachtungszeitraum von 4 Jahren nur bei 20 der 568 Patienten (3,5%). Eine Betreuung durch einen Endokrinologen hatte im Vergleich zu den anderen Fachrichtungen den größten positiven Einfluss auf die Lebensqualität. Weitere Einflussfaktoren waren der sozioökonomische Status der Eltern, eigener Bildungsgrad, Anzahl der Komorbiditäten sowie die vormalige Betreuung an einem spezialisierten Zentrum im Kindesalter.

Zusammenfassend lassen sich die Mängel in der Nachsorge der UTS-Frauen auf folgende Punkte reduzieren: fehlende Gesamtkonzepte in der Nachsorge, Unsicherheiten und Überforderung bei der Betreuung der Frauen mit UTS, aber auch fehlendes Krankheitsbewusstsein bei einigen Betroffenen.

7. Empfehlungen zur Transition und Betreuung von jungen Patientinnen

Der Übergang vom Jugendlichen zum Erwachsenen ist der ideale Zeitpunkt, um die Selbständigkeit und Eigenverantwortung zu fördern und die eigene Krankheitsgeschichte bewusst zu machen. Die Compliance nimmt deutlich zu, wenn die Jugendlichen umfassend aufgeklärt sind. Bei der psychosozialen Adaptation kommt auch der Familie eine wichtige Bedeutung zu. Es ist Aufgabe der beteiligten Ärzte den Jugendlichen zu vermitteln, dass die Komorbiditäten bei erwachsenen Patientinnen mit UTS vielfältig sind und sowohl metabolische, kardiovaskuläre als auch gastrointestinale Erkrankungen umfassen. Eine Hilfestellung bietet ein spezieller Gesundheitspass, in dem alle Vorsorgeuntersuchungen eingetragen werden können (Abb. 1). Darüber hinaus erfordert die notwendige Östrogen/Gestagen-Substitutionstherapie eine gynäkologische Langzeitbetreuung, bei der auch andere gynäkologische Probleme wie z.B. Brustaufbau, Gonadektomie bei Y-Mosaik, Fertilität und Schwangerschaft angesprochen werden. Empfehlungen zur Nachsorge der Patienten liegen in der Literatur vor (Bondy 2007)[66], (Hjerrild et al. 2008)[67], (Saenger u. Bondy 2012)[68], (Nabhan u. Eugster 2011)[69], (Ros u. Castelo-Branco 2012).[70] Die hier genannten Empfehlungen basieren auf eingangs bereits erwähnten Publikationen (Stalla et al. 2013)[71], (Stalla et al. 2014)[72], (Schulze et al. 2013)[73] und sind in der Tabelle 1 zusammengefasst.

Interessenkonflikt: Es besteht kein Interessenskonflikt der Autoren.

Selbsthilfegruppe

www.turner-syndrom.de (turner-syndrom-vereinigung-deutschland e.V.)

Literatur

1. Stalla, G.K., Athanasoulia, A. P., Führer, D., Frank-Herrmann, P., Oppelt, P. G., Hauffa, B. P., & Dörr, H. G., Transition von jungen Frauen mit Ullrich-Turner-Syndrom in die Erwachsenenmedizin. Monatsschrift Kinderheilkunde, 2013. 161(12): p. 1180-1186.
2. Stalla, G.K., Athanasoulia, A. P., Führer, D., Frank-Herrmann, P., Oppelt, P. G., Hauffa, B. P., & Dörr, H. G., Junge Frauen mit Ullrich-Turner-Syndrom. Der Gynäkologe, 2014. 47(2): p. 135-144.
3. Schulze, C., et al., Das Ullrich-Turner-Syndrom aus gynäkologischer und geburtshilflicher Sicht. Frauenheilkunde up2date 2013. 7(1): p. 16.
4. Miguel-Neto, J., et al., New approach to phenotypic variability and karyotype-phenotype correlation in Turner syndrome. J Pediatr Endocrinol Metab, 2016. 29(4): p. 475-9.
5. Sari, E., et al., Anthropometric findings from birth to adulthood and their relation with karyotpye distribution in Turkish girls with Turner syndrome. Am J Med Genet A, 2016. 170a(4): p. 942-8.
6. Prakash, S.K., et al., Autosomal and X chromosome structural variants are associated with congenital heart defects in Turner syndrome: The NHLBI GenTAC registry. Am J Med Genet A, 2016. 170(12): p. 3157-3164.
7. Trolle, C., et al., Widespread DNA hypomethylation and differential gene expression in Turner syndrome. Sci Rep, 2016. 6: p. 34220.
8. Lepage, J.F., et al., Genomic imprinting effects on cognitive and social abilities in prepubertal girls with Turner syndrome. J Clin Endocrinol Metab, 2012. 97(3): p. E460-4.
9. Bondy, C., et al., Deficient medical care for adults with the Turner syndrome. Ann Intern Med, 2006. 145(11): p. 866-7.
10. Hokken-Koelega, A., et al., Bridging the gap: metabolic and endocrine care of patients during transition. Endocr Connect, 2016. 5(6): p. R44-r54.
11. Dörr, H.G., B.P. Hauffa, and H. Wallaschofski, [Management of adolescents with childhood onset growth hormone deficiency in the transition--results of a field based study in Germany]. Dtsch Med Wochenschr, 2009. 134(50): p. 2551-5.
12. Schoemaker, M.J., et al., Mortality in women with turner syndrome in Great Britain: a national cohort study. J Clin Endocrinol Metab, 2008. 93(12): p. 4735-42.
13. Stochholm, K., et al., Socioeconomic parameters and mortality in Turner syndrome. Eur J Endocrinol, 2012. 166(6): p. 1013-9.
14. Savendahl, L. and M.L. Davenport, Delayed diagnoses of Turner's syndrome: proposed guidelines for change. J Pediatr, 2000. 137(4): p. 455-9.
15. Gravholt, C.H., Clinical practice in Turner syndrome. Nat.Clin.Pract.Endocrinol.Metab., 2005. 1(1): p. 41-52.
16. Bondy, C.A., Care of girls and women with turner syndrome: a guideline of the turner syndrome study group. J.Clin.Endocrinol.Metab., 2007. 92(1): p. 10-25.
17. Dörr, H.G., Ranke, M.B, Therapie mit Wachstumshormon bei Ullrich-Turner-Syndrom. Aktuelle Empfehlungen eines Expertenworkshops. Monatsschrift für Kinderheilkunde, 2010. 158: p. 63-70.
18. Ranke, M.B. and H.G. Dörr, Ersatztherapie mit Sexualsteroiden in der Adoleszenz bei Hypogonadismus. Konsensus eines Expertenworkshops. Monatsschr.Kinderheilkd., 2009. 157: p. 260-266.
19. Campbell, F., et al., Transition of care for adolescents from paediatric services to adult health services. Cochrane Database Syst Rev, 2016. 4: p. Cd009794.
20. Schulze, C., et al., Das Ullrich-Turner-Syndrom aus gynäkologischer und geburtshilflicher Sicht. Frauenheilkunde up2date 2013. 7(1): p. 16.
21. Schulze, C., et al., Das Ullrich-Turner-Syndrom aus gynäkologischer und geburtshilflicher Sicht. Frauenheilkunde up2date 2013. 7(1): p. 16.
22. Faienza, M.F., et al., Bone Fragility in Turner Syndrome: Mechanisms and Prevention Strategies. Front Endocrinol (Lausanne), 2016. 7: p. 34.
23. Brant, W.O., et al., Gonadoblastoma and Turner syndrome. J Urol, 2006. 175(5): p. 1858-60.
24. Coyle, D., et al., Gonadoblastoma in patients with 45,X/46,XY mosaicism: A 16-year experience. J Pediatr Urol, 2016. 12(5): p. 283.e1-283.e7.
25. Bernard, V., et al., Spontaneous fertility and pregnancy outcomes amongst 480 women with Turner syndrome. Hum Reprod, 2016. 31(4): p. 782-8.
26. Grynberg, M., et al., Fertility preservation in Turner syndrome. Fertil Steril, 2016. 105(1): p. 13-9.
27. Oktay, K., et al., Fertility Preservation in Women with Turner Syndrome: A Comprehensive Review and Practical Guidelines. J Pediatr Adolesc Gynecol, 2016. 29(5): p. 409-16.
28. Cabanes, L., et al., Turner syndrome and pregnancy: clinical practice. Recommendations for the management of patients with Turner syndrome before and during pregnancy. Eur J Obstet Gynecol Reprod Biol, 2010. 152(1): p. 18-24.
29. Faienza, M.F., et al., Bone Fragility in Turner Syndrome: Mechanisms and Prevention Strategies. Front Endocrinol (Lausanne), 2016. 7: p. 34.
30. Salzano, G., et al., Phenotypic expression of Hashimoto's thyroiditis is absolutely atypical in girls with Turner syndrome. Acta Biomed, 2016. 87(2): p. 136-40.
31. Wasniewska, M., et al., The Evolution of Thyroid Function after Presenting with Hashimoto Thyroiditis Is Different between Initially Euthyroid Girls with and Those without Turner Syndrome. Horm Res Paediatr, 2016. 86(6): p. 403-409.
32. Ostberg, J.E. and G.S. Conway, Adulthood in women with Turner syndrome. Horm.Res., 2003. 59(5): p. 211-221.
33. Hanew, K., et al., Women with Turner syndrome are at high risk of lifestyle-related disease -From questionnaire surveys by the Foundation for Growth Science in Japan. Endocr J, 2016. 63(5): p. 449-56.
34. Sagi, L., et al., Clinical significance of the parental origin of the X chromosome in turner syndrome. J.Clin.Endocrinol.Metab, 2007. 92(3): p. 846-852.
35. Elsheikh, M., et al., The effect of hormone replacement therapy on cardiovascular hemodynamics in women with Turner's syndrome. J.Clin.Endocrinol.Metab., 2000. 85(2): p. 614-618.
36. Stochholm, K., et al., Prevalence, incidence, diagnostic delay, and mortality in Turner syndrome. J.Clin.Endocrinol.Metab, 2006. 91(10): p. 3897-3902.
37. An, H.S., et al., Impaired Vascular Function of the Aorta in Adolescents with Turner Syndrome. Pediatr Cardiol, 2017. 38(1): p. 20-26.
38. Hjerrild, B.E., K.H. Mortensen, and C.H. Gravholt, Turner syndrome and clinical treatment. Br.Med.Bull., 2008. 86: p. 77-93.
39. Los, E., et al., Pilot Study of Blood Pressure in Girls With Turner Syndrome: An Awareness Gap, Clinical Associations, and New Hypotheses. Hypertension, 2016. 68(1): p. 133-6.
40. Nathwani, N.C., et al., Blood pressure and Turner syndrome. Clin.Endocrinol.(Oxf), 2000. 52(3): p. 363-370.
41. Gravholt, C.H., et al., Glucose metabolism, lipid metabolism, and cardiovascular risk factors in adult Turner's syndrome. The impact of sex hormone replacement. Diabetes Care, 1998. 21(7): p. 1062-1070.
42. Viuff, M.H., et al., Coronary artery anomalies in Turner Syndrome. J Cardiovasc Comput Tomogr, 2016. 10(6): p. 480-484.
43. Bondy, C.A., Care of girls and women with turner syndrome: a guideline of the turner syndrome study group. J.Clin.Endocrinol.Metab., 2007. 92(1): p. 10-25.
44. Roulot, D., Liver involvement in Turner syndrome. Liver Int, 2013. 33(1): p. 24-30.

45 Elsheikh, M., et al., Hormone replacement therapy may improve hepatic function in women with Turner's syndrome. Clin.Endocrinol.(Oxf), 2001. 55(2): p. 227-231.

46 Jospe, N., C.C. Orlowski, and R.W. Furlanetto, Comparison of transdermal and oral estrogen therapy in girls with Turner's syndrome. J.Pediatr.Endocrinol.Metab, 1995. 8(2): p. 111-116.

47 Hyodo, H., et al., Turner syndrome with ulcerative colitis. Clin Pediatr Endocrinol, 2009. 18(4): p. 101-5.

48 Marild, K., et al., Turner Syndrome and Celiac Disease: A Case-Control Study. Pediatrics, 2016. 137(2): p. e20152232.

49 Hyodo, H., et al., Turner syndrome with ulcerative colitis. Clin Pediatr Endocrinol, 2009. 18(4): p. 101-5.

50 Verver, E.J., et al., Karyotype-specific ear and hearing problems in young adults with Turner syndrome and the effect of oxandrolone treatment. Otol Neurotol, 2014. 35(9): p. 1577-84.

51 Barrenas, M., K. Landin-Wilhelmsen, and C. Hanson, Ear and hearing in relation to genotype and growth in Turner syndrome. Hear Res, 2000. 144(1-2): p. 21-8.

52 Parkin, M. and P. Walker, Hearing loss in Turner syndrome. Int J Pediatr Otorhinolaryngol, 2009. 73(2): p. 243-7.

53 Rothbauer, J., S. Driver, and L. Callender, DESCRIBING LYMPHEDEMA IN FEMALES WITH TURNER SYNDROME. Lymphology, 2015. 48(3): p. 139-52.

54 Fjermestad, K.W., et al., A 6-year Follow-up survey of health status in middle-aged women with Turner syndrome. Clin Endocrinol (Oxf), 2016. 85(3): p. 423-9.

55 Baker, J.M. and A.L. Reiss, A meta-analysis of math performance in Turner syndrome. Dev Med Child Neurol, 2016. 58(2): p. 123-30.

56 Ostberg, J.E. and G.S. Conway, Adulthood in women with Turner syndrome. Horm.Res., 2003. 59(5): p. 211-221.

57 Fjermestad, K.W., et al., A 6-year Follow-up survey of health status in middle-aged women with Turner syndrome. Clin Endocrinol (Oxf), 2016. 85(3): p. 423-9.

58 Garrido Oyarzun, M.F. and C. Castelo-Branco, Sexuality and quality of life in congenital hypogonadisms. Gynecol Endocrinol, 2016. 32(12): p. 947-950.

59 Trolle, C., et al., Clinical care of adult Turner syndrome--new aspects. Pediatr Endocrinol Rev, 2012. 9 Suppl 2: p. 739-49.

60 Fair, C., et al., International and Interdisciplinary Identification of Health Care Transition Outcomes. JAMA Pediatr, 2016. 170(3): p. 205-11.

61 Bondy, C., et al., Deficient medical care for adults with the Turner syndrome. Ann Intern Med, 2006. 145(11): p. 866-7.

62 Pedreira, C.C., et al., Health-care problems of Turner syndrome in the adult woman: a cross sectional study of a Victorian cohort and a case for transition. Intern.Med.J., 2006. 36(1): p. 54-57.

63 Devernay, M., et al., Determinants of medical care for young women with Turner syndrome. J.Clin.Endocrinol.Metab, 2009. 94(9): p. 3408-3413.

64 Gawlik, A., et al., Quality of medical follow-up of young women with Turner syndrome treated in one clinical center. Horm Res Paediatr, 2012. 77(4): p. 222-8.

65 Devernay, M., et al., Determinants of medical care for young women with Turner syndrome. J.Clin.Endocrinol.Metab, 2009. 94(9): p. 3408-3413.

66 Bondy, C.A., Care of girls and women with turner syndrome: a guideline of the turner syndrome study group. J.Clin.Endocrinol.Metab, 2007. 92(1): p. 10-25.

67 Hjerrild, B.E., K.H. Mortensen, and C.H. Gravholt, Turner syndrome and clinical treatment. Br.Med.Bull., 2008. 86: p. 77-93.

68 Saenger, P. and C. Bondy, Turner syndrome: strategies to improve care outcomes. Foreword. Pediatr Endocrinol Rev, 2012. 9 Suppl 2: p. 696-7.

69 Nabhan, Z.M. and E.A. Eugster, Medical care of girls with Turner Syndrome: where are we lacking? Endocr Pract, 2011. 17(5): p. 747-52.

70 Ros, C. and C. Castelo-Branco, Management of Turner's syndrome in adult life: case-series and systematic review. Gynecol Endocrinol, 2012. 28(9): p. 726-32.

71 Stalla, G.K., Athanasoulia, A. P., Führer, D., Frank-Herrmann, P., Oppelt, P. G., Hauffa, B. P., & Dörr, H. G., Transition von jungen Frauen mit Ullrich-Turner-Syndrom in die Erwachsenenmedizin. Monatsschrift Kinderheilkunde, 2013. 161(12): p. 1180-1186.

72 Stalla, G.K., Athanasoulia, A. P., Führer, D., Frank-Herrmann, P., Oppelt, P. G., Hauffa, B. P., & Dörr, H. G., Junge Frauen mit Ullrich-Turner-Syndrom. Der Gynäkologe, 2014. 47(2): p. 135-144.

73 Schulze, C., Heusinger, K., Dörr, H. G., Faschingbauer, F., Beckmann, M. W., & Oppelt, P. G., Das Ullrich-Turner-Syndrom aus gynäkologischer und geburtshilflicher Sicht. Frauenheilkunde up2date, 2013. 7(01): p. 11-27.

AUA STATT OMMMM...

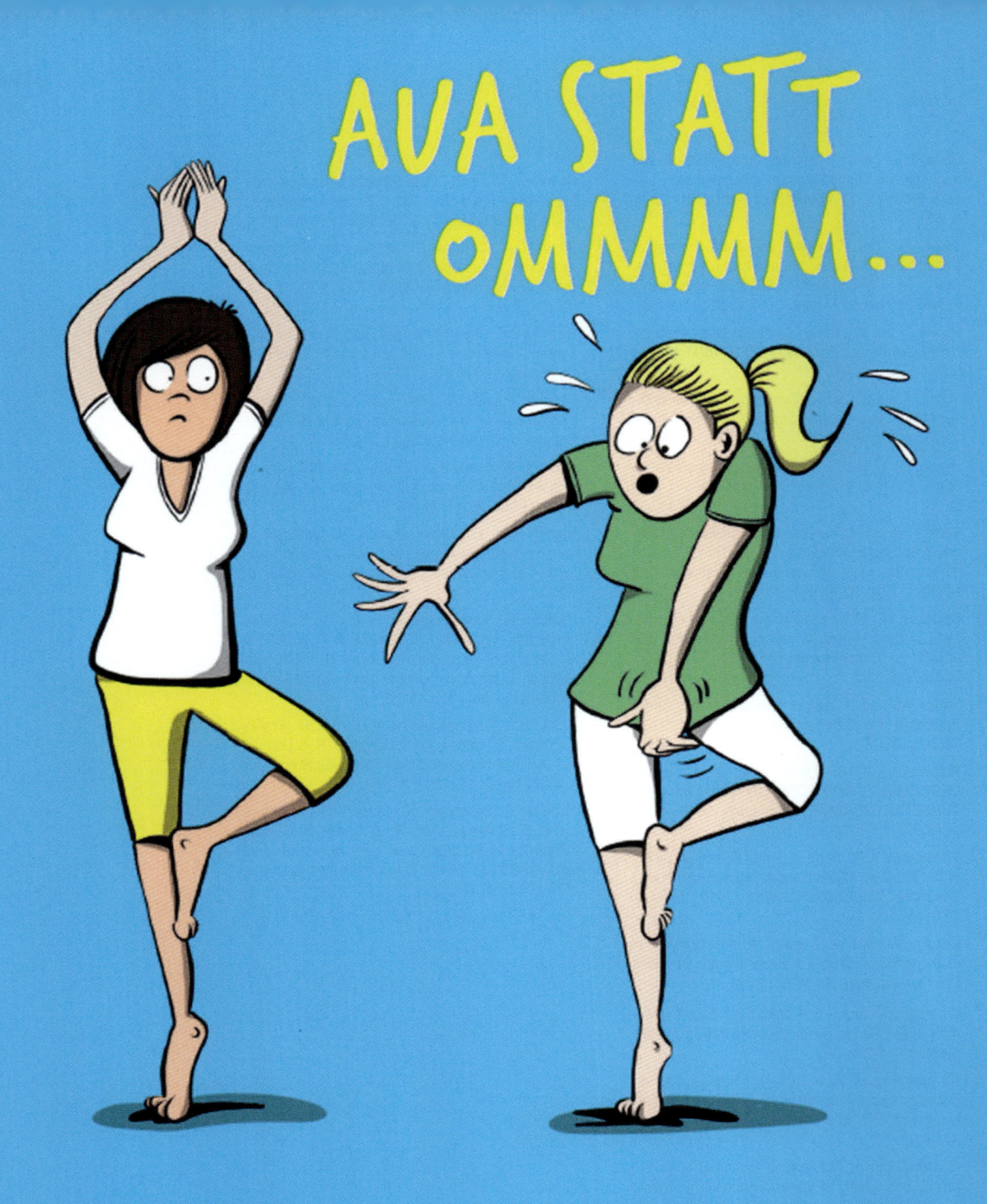

DEIN ARZT HILFT.

Wenn's unten juckt, kann das ein Anzeichen für eine sexuell übertragbare Infektion (STI) sein.

LIEBESLEBEN

www.liebesleben.de

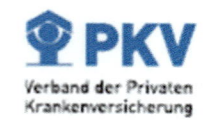

PKV – Verband der Privaten Krankenversicherung

Eine Aktion der Bundeszentrale für gesundheitliche Aufklärung (BZgA), mit Unterstützung des Verbandes der Privaten Krankenversicherung e.V., gefördert durch die Bundesrepublik Deutschland.

BZgA – Bundeszentrale für gesundheitliche Aufklärung

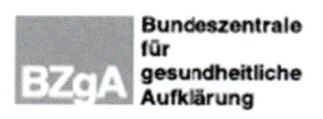

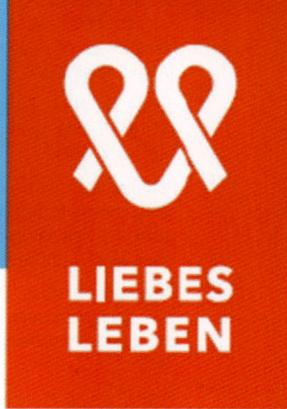

Es ist deins. Schütze es.

Innovative Technologien in der humangenetischen Diagnostik

Wolfgang Rupprecht, Hanns-Georg Klein

In keinem medizinischen Fachgebiet gab es in den letzten Jahren derart viele bahnbrechende Entwicklungen wie in der Humangenetik. Die Veröffentlichung des ersten kompletten menschlichen Genoms vor 14 Jahren war ein Meilenstein und bildet die Grundlage für die moderne humangenetische Diagnostik (**McPherson et al. 2001**).[1] Die Kosten zur Sequenzierung und Erstellung beliefen sich damals auf ca. 2,7 Milliarden US Dollar. Die Entwicklung neuer Sequenziertechnologien (Next Generation Sequencing (NGS)) führte dazu, dass die rasante Steigerung der Sequenzierkapazität in den letzten 12 Jahren sogar die Entwicklungen in der Computertechnologie übertraf (**Stein 2010**).[2] Alle fünf Monate verdoppelte sich die Sequenzierkapazität, so dass die Kosten für die Sequenzierung eines Genoms innerhalb weniger Jahre von mehreren Millionen Dollar auf derzeit ca. 1.000 US Dollar gefallen sind. In der molekulargenetischen Diagnostik ist es durch NGS möglich geworden anstatt einzelner Gene ganze Gen-Panels in der Routine zu untersuchen. Bei speziellen Fragestellungen kann sogar die Untersuchung aller proteincodierenden Gene im menschlichen Genom (Whole Exome Sequencing (WES)) durchgeführt werden. Auch im Bereich der Zytogenetik hat sich durch Next Generation Sequencing und die Entwicklung von hochauflösenden chromosomalen Microarray-Analysen ein Paradigmenwechsel ergeben. Insbesondere die Pränataldiagnostik konnte von den technischen Errungenschaften profitieren. Seit einigen Jahren können Microarray-Analysen auch in der pränatalen Diagnostik eingesetzt werden und der erst seit 2012 verfügbare NIPT (nicht-invasiver Pränataltest) ist bereits ein etablierter Baustein des Diagnostikangebotes vieler gynäkologischer Praxen (**Rickman et al. 2005**)[3], (**Srebniak et al. 2011**)[4], (**Allyse et al. 2015**).[5]

Ihren Anfang nahm die genetische Diagnostik 1959 im Rahmen der Zytogenetik, als es möglich wurde, Chromosomen aus Lymphozyten zu präparieren und so auf numerische und strukturelle Auffälligkeiten (Chromosomenaberrationen) zu untersuchen (**Moorhead et al. 1960**).[6] Die ersten genetischen Erkrankungen, die mittels Chromosomenanalyse aufgeklärt werden konnten, waren das Down-Syndrom (Trisomie 21), Turner-Syndrom (45,X) und Klinefelter-Syndrom (47, XXY) (**Lejeune et al. 1959**)[7], (**Lejeune et al. 1959**)[8], (**Ford et al. 1959**)[9], (**Jacobs u. Strong 1959**).[10] In den folgenden Jahren wurde die zytogenetische Ursache vieler weiterer Erkrankungen, die auf Chromosomenaberrationen basieren, erforscht (**Abb. 1**).

Bis zum Jahre 1966 konnte eine Chromosomenanalyse nur postnatal durchgeführt werden. Dies änderte sich mit der Entdeckung von Steele und Breg, dass es möglich war, aus einer Amniozentese gewonnene Zellen zu kultivieren und mittels Chromosomenanalyse auf fetale Chromosomenaberrationen zu untersuchen (**Nadler u. Gerbie 1970**).[11] In den frühen 1970er Jahren etablierte sich die Pränataldiagnostik mittels Amniozentese bei den genetischen Laboratorien, so dass man

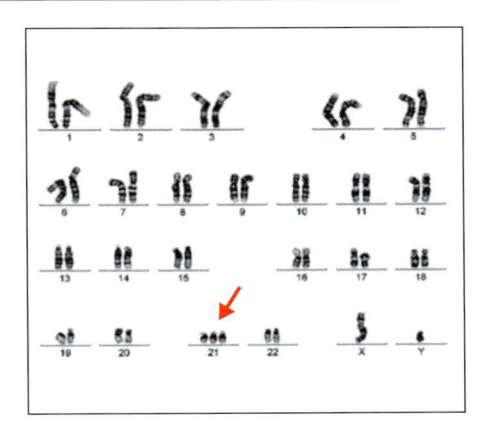

Abb. 1 Klassische Chromosomenanalyse mit männlichem Karyotyp und Trisomie 21

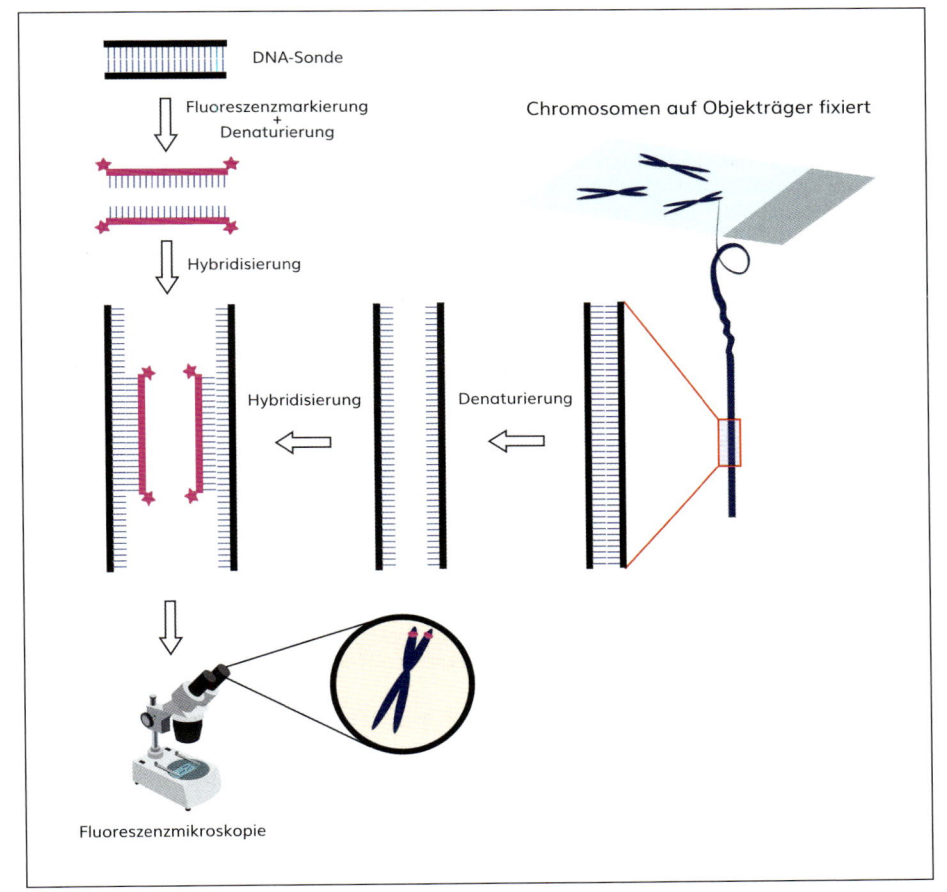

Abb. 2 Schematische Darstellung einer FISH-Analyse. Chromosomen werden auf einem Objektträger aufgebracht, fixiert und denaturiert, damit die DNA einzelsträngig vorliegt. Die für den zu untersuchenden Bereich spezifische DNA-Sonde wird fluoreszenzmarkiert und ebenfalls denaturiert. Anschließend erfolgt die Hybridisierung, bei der die Sonde die komplementäre Sequenz auf dem Chromosom bindet. Die Auswertung erfolgt mittels Fluoreszenzmikroskopie. Anhand der Fluoreszenzsignale können die Lokalisation und die Kopienanzahl der zu untersuchenden Sequenz sichtbar gemacht und dadurch Chromosomenaberrationen detektiert werden.

werdenden Eltern, bei denen ein hohes Risiko des Foeten für bestimmte genetische Erkrankungen (u. a. Down-Syndrom, Morbus Pompe, Saure-Phosphatase-Mangel, metachromatische Leukodystrophie) bestand, eine entsprechende Diagnostik anbieten konnte **(Nadler u. Gerbie 1970)**[12], **(Nadler u. Gerbie 1971)**.[13] Mit der stetigen Verbesserung der Methoden zur Einfärbung und Darstellung von Chromosomen konnten nach und nach immer kleinere strukturelle Veränderungen und damit auch weitere genetische Erkrankungen diagnostiziert werden. Nach den ersten Versuchen in den 1960er und 1970er Jahren, Chorionzotten zu biopsieren und für die genetische Diagnostik einzusetzen, gelang es in den 1980er Jahren, die Techniken so zu verbessern, dass auch die pränatale Diagnostik aus Chorionzotten in die Routine Einzug erhielt. Während dieser Zeit wurde auch die Fluoreszens-in-situ-Hybridisierung (FISH) entwickelt, bei der Fluoreszenz-markierte DNA-Sonden zum Einsatz kommen, um spezifisch DNA-Sequenzen in den Chromosomen zu detektieren **(siehe Abb. 2) (Bauman et al. 1980)**.[14] Im Vergleich zur Chromosomenanalyse bedarf es bei einer FISH Diagnostik nicht immer einer Zellkultur und es können auch direkt frisch präparierte oder in Paraffin fixierte Interphasenzellkerne untersucht werden. Durch die FISH-Analyse wurde die Sensitivität und Spezifität der zytogenetischen Diagnostik erheblich gesteigert, so dass auch kleine strukturelle Aberrationen erfassbar wurden, die mit einer Chromosomenanalyse nicht auflösbar sind.

Eine Spezialmethode in der Pränataldiagnostik ist der FISH-Schnelltest, mit dem innerhalb eines Tages unkultivierte Amnionzellen auf numerische Aberrationen der Chromosomen 13, 18, 21, X und Y untersucht werden **(siehe Abb. 3)**.

Basierend auf dem FISH-Prinzip haben sich im Laufe der Jahre viele verschiedene Anwendungen entwickelt, u.a. Multicolor- bzw. Multiplex-FISH (M-FISH). Hierbei werden alle 24 Chromosomen durch unterschiedliche Kombinationen von 5 Fluoreszenzfarbstoffen individuell angefärbt. Einsatzgebiet der M-FISH ist die Charakterisierung von Markerchromosomen (kleines, überzähliges Chromosom) und komplexen chromosomalen Rearrangements.

Mehr als 35 Jahre war die Chromosomenanalyse der Standard bei der Diagnose von chromosomalen Aberrationen. Trotz der ständigen Verbesserungen in der Methodik sind strukturelle Aberrationen mit einer Größe von < 3-10 Mb mittels Chromosomenanalyse nicht mehr auflösbar, so dass Mikrodeletionen und -duplikationen nicht detektiert werden können. Durch die Entwicklung der sogenannten Array-CGH (array comparative genomic hybridization) Ende der 1990er Jahre wurde es möglich, das ganze Genom mit einer sehr viel höheren Auflösung auf Chromosomenaberrationen zu untersuchen.

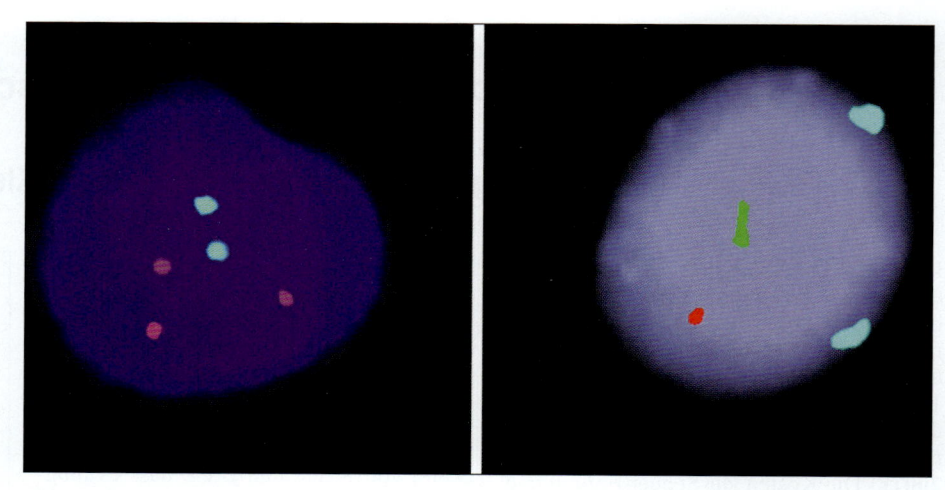

Abb. 3 Pränataler Schnelltest an Amnionzellkernen nach Hybridisierung mit FISH-Sonden für die Chromosomen 13 und 21 (linker Kern) sowie Chromosom 18, X und Y (rechter Kern); der linke Kern zeigt drei rote Signale entsprechend einer Trisomie 21, der rechte Kern ist mit 2 Signalen für das Chromosom 18 (türkis) und jeweils einem Signal für X (grün) und Y (rot) unauffällig.

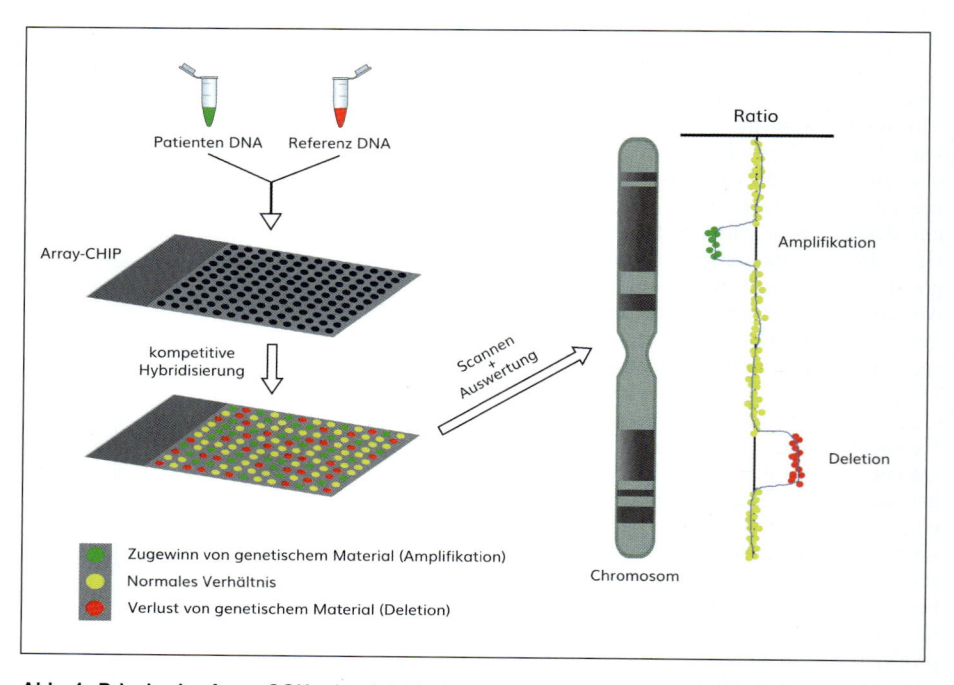

Abb. 4 Prinzip der Array-CGH: eine 1:1-Mischung aus Patienten- und Referenz-DNA, die zuvor mit zwei unterschiedlichen Fluoreszenzfarbstoffen markiert wurden, wird auf einer Matrix mit immobilisierten DNA-Sonden (Array-CHIP) hybridisiert. Ein Laser-Scanner detektiert die sich ergebenden Fluoreszenzsignale und die Software-basierte Auswertung ermöglicht den Nachweis von Deletionen oder Amplifikationen in der Patienten-DNA im Vergleich zur normalen Referenz-DNA.

Die Array-CGH basiert auf dem Prinzip der komparativen Hybridisierung. Dabei wird die zu untersuchende Patienten-DNA fluoreszenzmarkiert und im gleichen Verhältnis mit einer ebenfalls fluoreszenzmarkierten Referenz-DNA gemischt. Die Mischung wird auf einer Matrix mit immobilisierten DNA-Sonden, die repräsentativ das gesamte humane Genom abdecken, hybridisiert. Ein Laser-Scanner detektiert die sich ergebenden Fluoreszenzsignale. Anhand des Verhältnisses der unterschiedlichen Fluoreszenz können auch kleine submikroskopische Veränderungen (Deletionen, Duplikationen) beim Patienten nachgewiesen und durch den Einsatz spezieller Softwareprogramme die an den Veränderungen beteiligten Gene identifiziert werden **(siehe Abb. 4)**. Bei der Untersuchung von Patienten mit Entwicklungsverzögerung/Intelligenzminderung, Autismusspektrumsstörung oder Multiplen kongenitalen Anomalien/Dysmorphie-Syndrom ergibt sich dadurch eine höhere diagnostische Sensitivität (15%-20%) im Vergleich zur klassischen Chromosomenanalyse (ca. 3%, ausgenommen Down-Syndrom und andere erkennbare chromosomale Syndrome) **(Miller et al. 2010)**.[15]

Zeitgleich zur Entwicklung der Array-CGH wurden auch sogenannte SNP-Arrays entwickelt. Ein SNP (single nucleotide polymorphism, deutsch: Einzelnukleotid-Polymorphismus) ist eine Variation an einer bestimmten Stelle der DNA Sequenz, die mit einer Häufigkeit von mehr als 1% in einer Population auftritt. Es sind bisher ca. 15 Millionen SNPs im menschlichen Genom beschrieben **(Durbin et al. 2010)**[16], **(Database of Single Nucleotide Polymorphisms (dbSNP)**.[17] SNP-Arrays ermöglichen, eine große Anzahl dieser SNPs gleichzeitig zu bestimmen. Die daraus gewonnen Daten können nicht nur zur genauen Charakterisierung der einzelnen SNPs verwendet werden sondern erlauben auch die Detektion von chromosomalen Aberrationen. Dabei ist die Analyse jedoch auf die im Genom vorhandenen SNPs limitiert und ist daher nicht so anpassungsfähig wie die Array-CGH. Der Vorteil der SNP-Arrays liegt jedoch in der Möglichkeit, auch Kopienzahl-neutrale Veränderungen, sogenannte Loss-of-Heterozygosity (LOH) und uniparentale Disomien (UPD), detektieren zu können, sowie in der höheren Sensitivität gegenüber Mosaiken **(Schaaf et al. 2011)**.[18]

Die neueste Generation der chromosomalen Microarrays vereint die beiden Technologien, so dass nur noch eine Microarray-Analyse durchzuführen ist **(Wiszniewska et al. 2014)**.[19] Balancierte Translokationen, Inversionen und Insertionen sowie geringgradige Mosaike können mit den Microarray-Analysen allerdings nicht detektiert werden. Sie können die klassische Zytogenetik daher nicht vollständig ersetzen, aber durch ihre hohe Auflösung von ca. 50-300 kb sinnvoll ergänzen.

Um einzelne DNA-Abschnitte (z.B. Gene, Exons) gezielt auf Deletionen oder Duplikationen schnell und kostengünstig zu untersuchen, kommt in der humangenetischen Diagnostik häufig die sogenannte MLPA (Multiplex Ligation-dependet Probe Amplification) zum Einsatz. Der Vorteil der MLPA liegt in der relativ einfachen und schnellen Durchführung sowie in der Möglichkeit, auch sehr kleine Deletionen und Duplikationen zu detektieren, die über eine konventionelle Microarray-Analyse aufgrund der Auflösung nicht erfassbar wären. Das Prinzip der MLPA basiert auf fluoreszenzmarkierten Sonden, die jeweils aus zwei Teilen bestehen. Die beiden Sondenteile binden spezifisch an den jeweiligen zu untersuchenden DNA-Abschnitt. Durch eine Ligationsschrittt werden sie miteinander verbunden und können dadurch anschließend mittels PCR amplifiziert werden. Über eine Kapillarelektrophorese mit folgender Fluoreszenzdetektion werden die PCR-Produkte quantifiziert und es können möglich Dosisunterschiede detektiert werden **(siehe Abb. 5)** **(Schouten et al. 2002)**.[20]

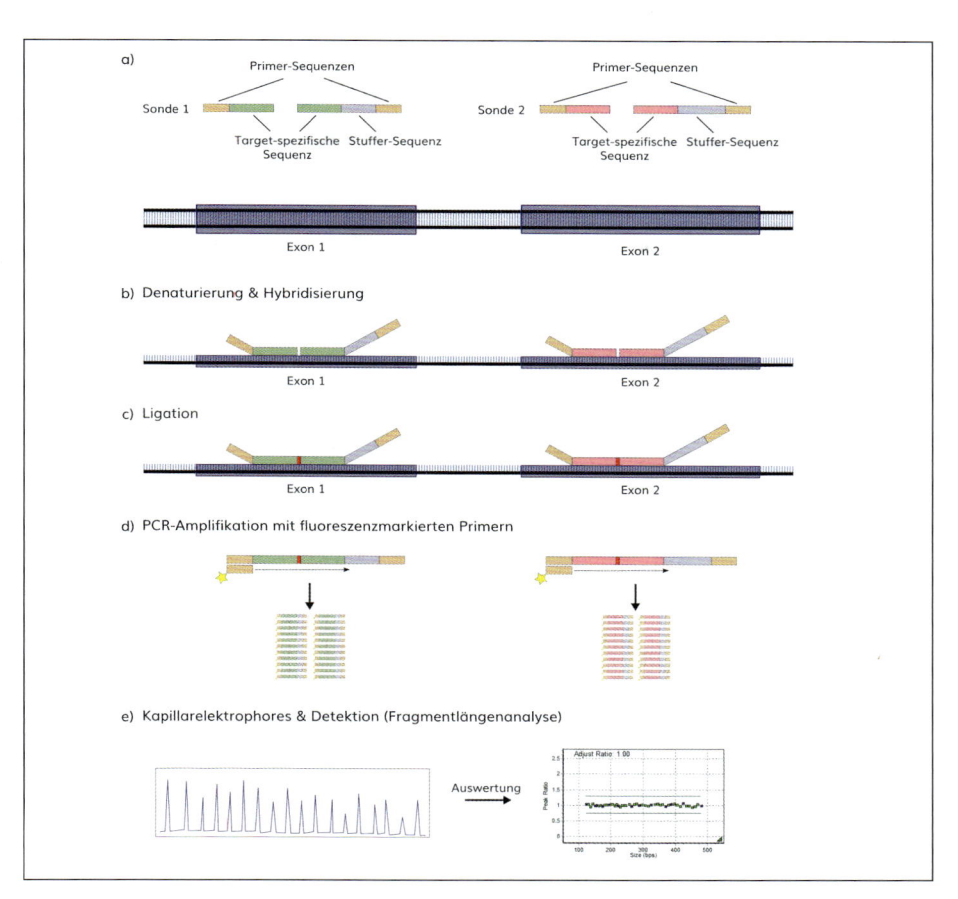

Abb. 5 Prinzip der MLPA. (a) Die bei der MLPA eingesetzten Sonden bestehen jeweils aus 2 Teilen. Sie enthalten Primer-Sequenzen (orange) für die spätere PCR-Amplifikation, eine Target-spezifische Sequenz (grün bzw. rosa) zur Bindung der zu untersuchenden Region und eine Stuffer-Sequenz (lila) um später die verschiedenen PCR-Produkte der Größe nach auftrennen zu können. Die hier exemplarisch dargestellten Sonden 1 und 2 sind spezifisch für jeweils Exon 1 und Exon 2 eines zu untersuchenden Gens. (b) Nach der Mischung der Sonden mit der zu untersuchenden DNA erfolgt ein Denaturierungsschritt, damit die Sonden während der Hybridisierung an die einzelsträngigen Zielsequenzen binden können. (c) Nach der Hybridisierung werden die 2 Sondenteile mittels Ligation miteinander verbunden. Die Ligation findet nur bei den Sonden statt, deren 2 Teile an der Zielsequenz binden konnten. (d) Die durch Ligation verbundenen Sondenteile können anschließend per PCR amplifiziert werden. Die Primer, die dabei verwendet werden, sind fluoreszenzmarkiert, damit die PCR-Fragmente nach (e) Auftrennung über eine Kapillarelektrophorese detektiert werden können (Fragmentlängenanalyse). Durch den Vergleich der Signalintensitäten mit einer Kontroll-DNA können Dosisunterschiede durch eventuelle Deletionen oder Duplikationen bei der Patienten-Probe festgestellt werden.

Tab. 1 Vergleich Sanger Sequenzierung und Next Generation Sequencing

	Sanger Sequenzierung	Next Generation Sequencing
Strategie	Stufendiagnostik; Sequenzierung aller Exons eines Gens, bei negativem Befund Sequenzierung weiterer mit der Erkrankung assoziierter Gene nach Reihenfolge der Relevanz	keine Stufendiagnostik, parallele Sequenzierung aller mit der Erkrankung assoziierten Gene (Gen-Panel Analyse); Untersuchung ganzer Exome und Genome möglich
Vorteile	gezielte Untersuchung, Risiko für Zufallsbefunde sehr gering, auch komplexe genomische Regionen können sequenziert werden	sehr kosteneffizient, hoher Durchsatz möglich, Analyse von Gen-Panels, Exomen oder ganzen Genomen möglich, höhere Sensitivität
Nachteile	aufwendig und teuere Untersuchung, geringer Durchsatz, teils lange Bearbeitungszeiten durch Stufendiagnostik	aufwendige bioinformatische Auswertung, erhöhtes Risiko für Zufallsbefunde, erhöhte Detektion von Varianten mit unklarer Signifikanz, komplexe genomische Regionen nicht sequenzierbar bzw. nicht auswertbar, Genetische Beratung zunehmend komplexer

Innovative Technologien in der humangenetischen Diagnostik

Nicht nur in der Zytogenetik, die sich historisch bedingt mit der Untersuchung der Chromosomen beschäftigt, hat es in den letzten 20 Jahren erstaunliche Fortschritte gegeben. Auch in der Molekulargenetik haben sich seit der Entwicklung der Sanger Sequenzierung und der PCR in den 1970er und 1980er Jahren durch die stetige technische Weiterentwicklung bahnbrechende diagnostische Möglichkeiten ergeben.

Die bisher als Goldstandard eingesetzte Sanger Sequenzierung zur Mutationssuche bei monogenen Erkrankungen wurde in den letzten 3 Jahren nach und nach durch moderne Next Generation Sequencing (NGS) Verfahren ersetzt. Diese Technologien haben gemeinsam, dass die Sequenzierung hoch parallelisiert und miniaturisiert durchgeführt wird. Die Analyse von Gen-Panels oder ganzen Exomen, die die gesamte proteincodierende Sequenz aller Gene enthalten, wird hierdurch ermöglicht. Da für viele monogene Erkrankungen inzwischen zahlreiche verschiedene Gene bekannt sind, in denen ursächliche Mutationen vorkommen können, ist es wesentlich schneller und günstiger, simultan alle in Betracht kommenden Gene mittels NGS zu analysieren (Gen-Panel Analyse) statt wie bisher Gen für Gen mittels Sanger-Sequenzierung **(Matthijs et al. 2016).**[21]

Mit den derzeitig verfügbaren Sequenzierplattformen können sogar komplette Genome relativ preisgünstig sequenziert werden. Vor 10 Jahren lag der Preis für die Sequenzierung eines menschlichen Genoms noch bei ca. 20 Millionen US Dollar. Im Jahr 2017 werben kommerzielle Anbieter in den USA bereits mit Genomsequenzierungen für einen Preis von 999 US Dollar. Aufgrund der extrem aufwendigen Analyse der Daten und der zu erwartenden hohen Anzahl von unklaren Varianten hat sich die Sequenzierung von ganzen Genomen in der Routinediagnostik jedoch noch nicht durchgesetzt. Eine genetische Beratung nach den Vorgaben des Gendiagnostikgesetzes (GenDG) ist bei Genomanalysen kaum noch möglich. Daher beschränkt sich derzeit der Einsatz hauptsächlich auf die Erforschung von seltenen Erkrankungen und Tumorgenomen.

Einsatz von Next Generation Sequencing (NGS) in der Diagnostik:

- Multi-Gen-Panel-Sequenzierung (MGPS) bei bestimmten Indikationen, d.h. die gleichzeitige Sequenzierung einer Vielzahl von Genen, die bisher nur stufenweise mit entsprechendem Aufwand untersucht werden konnten,
- ultratiefe Sequenzierung (Deep Sequencing) einzelner Gene (z.B. Tuberöse Sklerose, TSC) mit einer 1.000-fachen Coverage zum Nachweis eines geringgradigen Mosaiks (5%), welches einen milden Phänotyp verursachen kann; zum Nachweis von klinisch relevanten Minoritäten (somatische Mutationen) im Tumorgewebe,
- Haplotyp-Information bei hochvariablen Gen-Loci (z.B. MHC-Locus, HLA-Typisierung),
- Exom-Sequenzierung (Whole Exome Sequencing [WES] oder Clinical Exome Sequencing [CES]) bei klinisch und genetisch sehr heterogenen Krankheitsbildern, wie z.B. schwere Entwicklungsstörungen,
- nicht-invasiver Pränataltest (NIPT).

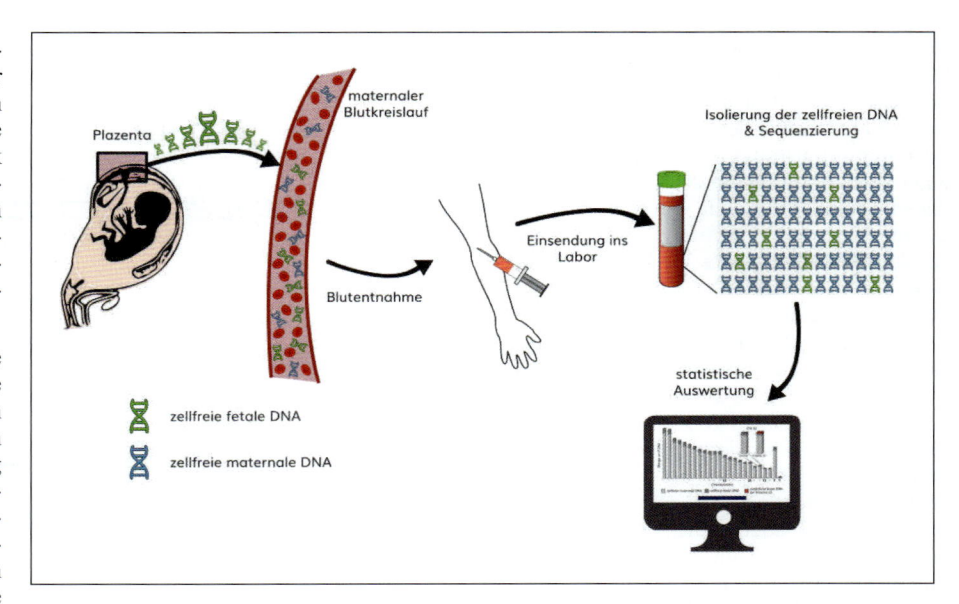

Abb. 6 Schematische Darstellung des Prinzips des NIPT. Zellfreie fetale DNA gelangt über die Plazenta in den Blutkreislauf der Mutter [23]. Im Blut befindet sich sowohl zellfreie fetale wie auch zellfreie maternale DNA. Ab der 10. Schwangerschaftswoche ist in der Regel ausreichend zellfreie fetale DNA im Blutkreislauf der Mutter vorhanden, so dass ein NIPT durchgeführt werden kann. Nach der Blutentnahme wird die Probe in ein humangenetisches Labor geschickt, in dem die gesamte zellfreie DNA isoliert und anschließend mittels NGS sequenziert wird. Durch quantitative Auswertung einer sehr großen Anzahl der Sequenz-Reads kann festgestellt werden, ob beim Feten mit hoher Wahrscheinlichkeit eine Trisomie für Chromosom 21, 18 oder 13 vorliegt.

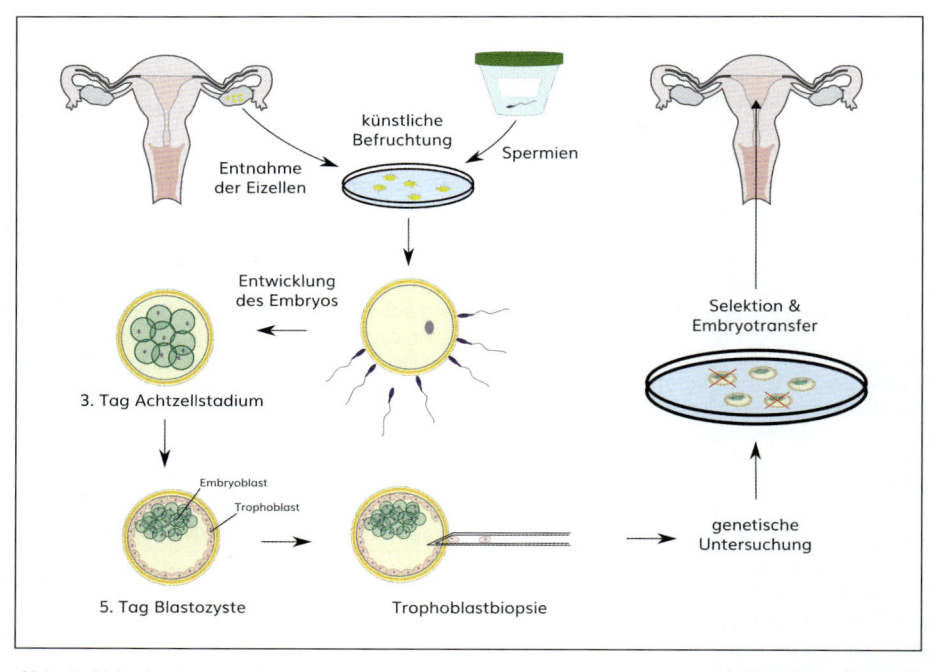

Abb. 7 Ablauf einer Präimplantationsdiagnostik. Der Patientin werden Eizellen entnommen und mit den Spermien des Partners künstlich befruchtet. Die Entwicklung des Embryos wird abgewartet, bis am 5. Tag nach der Befruchtung das Blatozystenstadium erreicht ist. Zu diesem Zeitpunkt haben sich die Zellen bereits in den Embryoblast - aus dem später der Fetus entsteht -, und den Trophoblast, der sich zum Mutterkuchen (Plazenta) entwickelt, differenziert. Aus dem Trophoblast werden mittels Biopsie 2-6 Zellen entnommen, die anschließend genetisch untersucht werden. Anhand des genetischen Befundes werden die Embryonen selektiert und die gesunden Embryonen in die Gebärmutter transferiert.

Die Entdeckung zellfreier, fetaler DNA (cell free fetal DNA, cffDNA) im mütterlichen Blut im Jahr 1997 **(Lo et al. 1997)**[22] und die in den folgenden Jahren entwickelten NGS Verfahren eröffneten die Möglichkeit, mittels NGS pränatal Aussagen über bestimmte Aneuploidien zu treffen. Beim sogenannten NIPT (nicht-invasiver Pränataltest) werden aus einer Blutprobe der werdenden Mutter zellfreie maternale und fetale DNA (Anteil >10%) extrahiert und anschließend sequenziert. Durch Quantifizierung der NGS-Sequenzen inklusive einer statistischen Analyse kann festgestellt werden, ob beim Feten mit hoher Wahrscheinlichkeit eine Trisomie für Chromosom 21 (Down-Syndrom), 18 (Edwards-Syndrom) oder 13 (Pätau-Syndrom) vorliegt **(siehe Abb. 6) (Taglauer et al. 2014)**.[23] Zusätzlich können auch geschlechtschromosomale Aneuploidien und das fetale Geschlecht festgestellt werden. Durch diese nicht-invasive Untersuchung können invasive Techniken, wie die Amnionzentese oder die Chorionzottenbiopsie, vermieden werden **(Harasim et al. 2016)**.[24]

Seit 2014 darf in Deutschland im Rahmen einer künstlichen Befruchtung auch eine Präimplantationsdiagnostik (PID) durchgeführt werden **(Klinkhammer 2014)**.[25] Voraussetzung für eine PID ist, dass ein Elternteil oder beide Eltern Anlageträger für eine schwere Erbkrankheit sind oder dass bei einem Elternpaar ein hohes Risiko für Fehl- oder Totgeburten besteht und dass die Durchführung an einem spezialisierten und anerkannten PID-Zentrum erfolgt. Des Weiteren muss im Vorfeld die Genehmigung einer Ethikkommission eingeholt werden, die jeden einzelnen Fall prüft **(323 Verordnung zur Regelung der Präimplantationsdiagnostik)**.[26] Bei der PID werden nach einer künstlichen Befruchtung durch IVF (In-vitro-Fertilisation) oder ICSI (Intrazytoplasmatische Spermieninjektion) dem Embryo im Blastozystenstadium 2-6 Trophoblastenzellen entnommen und hinsichtlich bestimmter krankheitsrelevanter Mutationen oder Chromosomenaberrationen untersucht **(siehe Abb. 7)**. Nur die Embryonen, die keinen genetischen Defekt tragen, werden in die Gebärmutter eingesetzt. Die Herausforderung bei der Durchführung einer PID liegt unter anderem darin, dass nur einzelne Zellen für die Untersuchung zur Verfügung stehen und das Untersuchungsergebnis nicht an einer zweiten Probe überprüft werden kann. Daher wird nach Durchführung einer PID und Eintritt einer Schwangerschaft grundsätzlich eine Pränataldiagnostik empfohlen **(Dahdouh et al. 2015)**.[27]

Mit der Entschlüsselung des menschlichen Genoms, der Entwicklung von Microarrays und Next Generation Sequencing Verfahren haben sich die Möglichkeiten in der humangenetischen Diagnostik innerhalb weniger Jahre enorm erweitert. Die rasante Entwicklung stellt Ärzte, Patienten, Laboratorien und Fachgesellschaften vor große Herausforderungen. Wie setzt man die neuen diagnostischen Möglichkeiten sinnvoll ein? Wie geht man mit Zusatzbefunden um, die ein Risiko für eine spätmanifestierende Erkrankung erkennen lassen? Wie kommuniziert man die zahlreichen unklaren genetischen Varianten, deren Interpretation zum heutigen Zeitpunkt noch nicht möglich ist? Wie klärt man Patienten im Sinne des Gendiagnostikgesetzes über Wesen, Bedeutung und Tragweite einer Genomanalyse auf? Wie kann die Fülle an sensiblen genetischen Daten geschützt werden? Welche ethischen Fragen müssen berücksichtigt werden? Je schneller sich die Technologien entwickeln, desto mehr Fragen tauchen auf und desto wichtiger wird eine öffentliche Diskussion zur Konsensbildung.

Es spricht viel dafür, dass in nicht allzu ferner Zukunft die Genomsequenzierung zum Standard in der genetischen Diagnostik wird und die Daten je nach Bedarf und Fragestellung ausgewertet werden. Zur Zeit ist die Diagnostik noch auf ein Repertoire von unterschiedlichen Methoden angewiesen, um die vielfältigen genetischen Defekte detektieren zu können, aber schon heute zeichnet sich ab, dass die Grenzen der Methoden nach und nach verschwimmen. Es ist bereits möglich, nur anhand von NGS Sequenzier-Daten auch große Deletionen und Amplifikationen zu detektieren und so ist es wahrscheinlich nur noch eine Frage der Zeit, bis eine einzige Methode eine allumfassende Diagnostik ermöglicht. In der Pränataldiagnostik ist eine ähnliche Entwicklung zu beobachten. Es gibt bereits die ersten erfolgreichen Ansätze, auch monogene Erkrankungen, wie Beta Thalassämie **(Xiong et al. 2015)**[28] oder Zystische Fibrose **(Hill et al. 2015)**[29], mittels NIPT zu detektieren und einzelne Studien zeigen, dass sogar das gesamte fetale Genom aus der zellfreien DNA im Blut der Mutter rekonstruiert und analysiert werden kann **(Chan et al. 2016)**[30], **(Norton 2016)**.[31] In Zukunft ist es im Rahmen der Pränataldiagnostik vielleicht möglich, sämtliche genetische Erkrankungen über einen hochspezifischen und sensitiven NIPT zu untersuchen, so dass die invasive Pränataldiagnostik obsolet werden würde.

Die humangenetische Diagnostik erlebt derzeit einen tiefgreifenden Wandel, dessen Auswirkungen man derzeit nur schwer einschätzen kann. Zusammen mit anderen Disziplinen der Genetik, wie der Gentherapie und dem Genome Editing, werden sich in Zukunft ungeahnte diagnostische und therapeutische Möglichkeiten ergeben, deren Chancen und Risiken sorgfältig gegeneinander abgewogen werden müssen.

Es liegen keine Interessenkonflikte der Autoren vor.

Literatur

[1] McPherson JD, Marra M, Hillier L, Waterston RH, Chinwalla A, Wallis J, et al. A physical map of the human genome. Nature. Nature Publishing Group; 2001 Feb 15;409(6822):934–41.

[2] Stein LD. The case for cloud computing in genome informatics. Genome Biol. 2010;11(5):207.

[3] Rickman L, Fiegler H, Carter NP, Bobrow M. Prenatal Diagnosis by Array-CGH. Eur J Med Genet. 2005 Jul;48(3):232–40.

[4] Srebniak M, Boter M, Oudesluijs G, Joosten M, Govaerts L, Van Opstal D, et al. Application of SNP array for rapid prenatal diagnosis: implementation, genetic counselling and diagnostic flow. Eur J Hum Genet. 2011;19(12):1230–7.

[5] Allyse M, Minear MA, Berson E, Sridhar S, Rote M, Hung A, et al. Non-invasive prenatal testing: a review of international implementation and challenges. Int J Womens Health. Dove Press; 2015;7:113–26.

[6] Moorhead PS, Nowell PC, Mellman WJ, Battips DM, Hungerford DA. Chromosome preparations of leukocytes cultured from human peripheral blood. Exp Cell Res. 1960 Sep;20:613–6.

[7] Lejeune J, Gautier M, Turpin R. [Study of somatic chromosomes from 9 mongoloid children]. C R Hebd Seances Acad Sci. 1959 Mar 16;248(11):1721–2.

[8] Lejeune J, Gautier M, Turpin R. [Study of somatic chromosomes from 9 mongoloid children]. C R Hebd Seances Acad Sci. 1959 Mar 16;248(11):1721–2.

[9] Ford CE, Jones KW, PolaniPE, De Almeida JC, Briggs JH. A sex-chromosome anomaly in a case of gonadal dysgenesis (Turner's syndrome). Lancet (London, England). 1959 Apr 4;1(7075):711–3.

[10] Jacobs PA, Strong JA. A case of human intersexuality having a possible XXY sex-determining mechanism. Nature. 1959 Jan 31;183(4657):302–3.

[11] Nadler HL, Gerbie AB. Role of Amniocentesis in the Intrauterine Detection of Genetic Disorders. N Engl J Med. 1970 Mar 12;282(11):596–9.

[12] Nadler HL, Gerbie AB. Role of Amniocentesis in the Intrauterine Detection of Genetic Disorders. N Engl J Med. Massachusetts Medical Society; 1970 Mar 12;282(11):596–9.

[13] Nadler HL, Gerbie A. Present status of amniocentesis in intrauterine diagnosis of genetic defects. Obstet Gynecol. 1971 Nov;38(5):789–99.

[14] Bauman JG, Wiegant J, Borst P, van Duijn P. A new method for fluorescence microscopical localization of specific DNA sequences by in situ hybridization of fluorochromelabelled RNA. Exp Cell Res. 1980 Aug;128(2):485–90.

[15] Miller DT, Adam MP, Aradhya S, Biesecker LG, Brothman AR, Carter NP, et al. Consensus Statement: Chromosomal Microarray Is a First-Tier Clinical Diagnostic Test for Individuals with Developmental Disabilities or Congenital Anomalies. Am J Hum Genet. The American Society of Human Genetics; 2010;86(5):749–64.

[16] Durbin RM, Altshuler DL, Durbin RM, Abecasis GR, Bentley DR, Chakravarti A, et al. A map of human genome variation from population-scale sequencing. Nature. 2010;467(7319):1061–73.

17 Database of Single Nucleotide Polymorphisms (dbSNP). Bethesda (MD): National Center for Biotechnology Information, National Library of Medicine. (dbSNP Build ID: {build 147}). [Internet]. 2017 [cited 2017 Mar 7]. Available from: https://www.ncbi.nlm.nih.gov/SNP/index.html

18 Schaaf CP, Wiszniewska J, Beaudet AL. Copy Number and SNP Arrays in Clinical Diagnostics. Annu Rev Genomics Hum Genet. 2011;12(July):25–51.

19 Wiszniewska J, Bi W, Shaw C, Stankiewicz P, Kang S-HL, Pursley AN, et al. Combined array CGH plus SNP genome analyses in a single assay for optimized clinical testing. Eur J Hum Genet. Nature Publishing Group; 2014;22(1):79–87.

20 Schouten JP, McElgunn CJ, Waaijer R, Zwijnenburg D, Diepvens F, Pals G. Relative quantification of 40 nucleic acid sequences by multiplex ligation-dependent probe amplification. Nucleic Acids Res. 2002 Jun 15;30(12):e57.

21 Matthijs G, Souche E, Alders M, Corveleyn A, Eck S, Feenstra I, et al. Guidelines for diagnostic next-generation sequencing. Eur J Hum Genet. Nature Publishing Group; 2016 Jan 28;24(1):2–5.

22 Lo YMD, Corbetta N, Chamberlain PF, Rai V, Sargent IL, Redman CW, et al. Presence of fetal DNA in maternal plasma and serum. Lancet. 1997 Aug 16;350(9076):485–7.

23 Taglauer ES, Wilkins-Haug L, Bianchi DW. Review: cell-free fetal DNA in the maternal circulation as an indication of placental health and disease. Placenta. NIH Public Access; 2014 Feb;35 Suppl(Suppl):S64-8.

24 Harasim T, Rost I, Klein HG. Current status of Non-invasive prenatal testing (NIPT): genetic counseling, dominant methods and overall performance. J Lab Med. 2016;40(5):299–306.

25 Klinkhammer G. Erste gemeinsame Ethikkommission. Dtsch Arztebl Int. 2014;8:290.

26 323 Verordnung zur Regelung der Präimplantationsdiagnostik (Präimplantationsdiagnostikverordnung – PIDV). Bundesgesetzblatt. 2013;2013(9):323–6.

27 Dahdouh EM, Balayla J, Audibert F, Wilson RD, Brock J-A, Campagnolo C, et al. Technical Update: Preimplantation Genetic Diagnosis and Screening. J Obstet Gynaecol Canada JOGC = J d'obstétrique gynécologie du Canada JOGC. 2015;37(5):451–63.

28 Xiong L, Barrett AN, Hua R, Tan TZ, Ho SSY, Chan JKY, et al. Non-invasive prenatal diagnostic testing for β-thalassaemia using cell-free fetal DNA and next generation sequencing. Prenat Diagn. 2015 Mar;35(3):258–65.

29 Hill M, Twiss P, Verhoef TI, Drury S, McKay F, Mason S, et al. Non-invasive prenatal diagnosis for cystic fibrosis: detection of paternal mutations, exploration of patient preferences and cost analysis. Prenat Diagn. 2015 Oct;35(10):950–8.

30 Chan KCA, Jiang P, Sun K, Cheng YKY, Tong YK, Cheng SH, et al. Second generation noninvasive fetal genome analysis reveals de novo mutations, single-base parental inheritance, and preferred DNA ends. Proc Natl Acad Sci U S A. National Academy of Sciences; 2016 Dec 13;113(50):E8159–68.

31 Norton ME. Noninvasive prenatal testing to analyze the fetal genome. Proc Natl Acad Sci. 2016 Dec 13;113(50):14173–5.

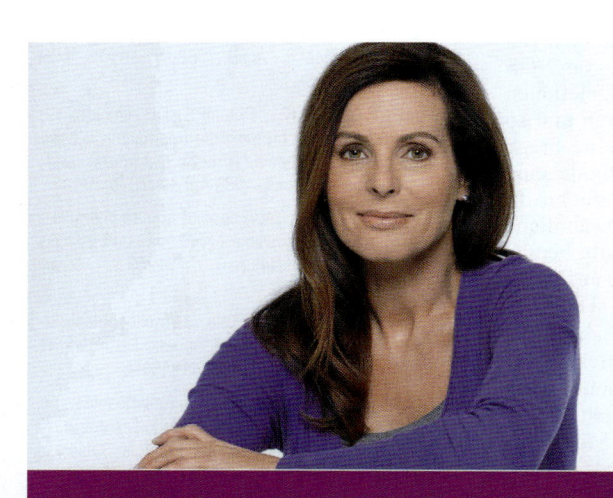

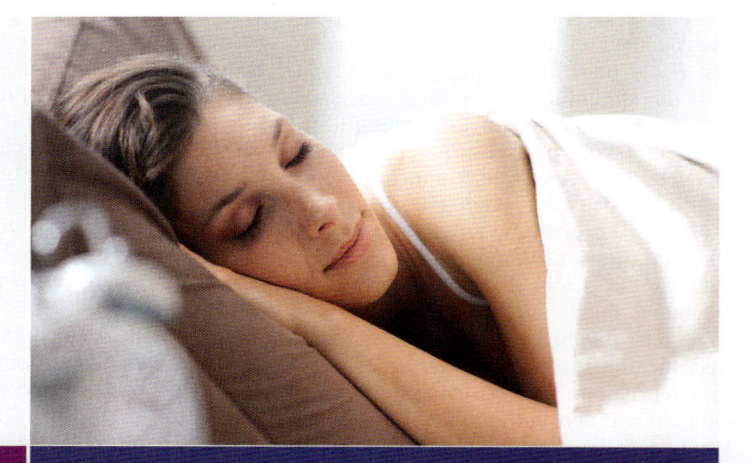

Nahrungsmittelunverträglichkeiten und Genetik

Birgit Busse, Wolfgang Rupprecht, Barbara Bangol

Nahrungsmittelunverträglichkeiten zählen zu den häufigsten Erkrankungen in der westlichen Welt. Besonders häufig ist die Unverträglichkeit von Oligosacchariden, wie Milch- oder Fruchtzucker, Gluten oder Histamin. Auch Allergien gegen Nüsse, Kuhmilch- oder Hühnereiweiß treten relativ häufig auf. Die Ursachen können durch angeborene oder erworbene Stoffwechseldefekte (Enzymopathie) bedingt sein oder auf immunologischen Reaktionen beruhen (Allergie, Autoimmunerkrankung). Eine Diagnosefindung wird oftmals durch die Heterogenität der Symptome erschwert. Molekulargenetische Untersuchungen dienen daher dem Nachweis bzw. Ausschluss einer genetisch bedingten Nahrungsmittelunverträglichkeit und führen damit zu einer beschleunigten Diagnosestellung.

Überblick Nahrungsmittelunverträglichkeit

Unverträglichkeiten gegenüber Nahrungsmitteln können verschiedene Ursachen haben. In der Regel besteht die Unverträglichkeit gegen einen bestimmten Inhaltsstoff des Lebensmittels, z.B. bestimmte Zuckermoleküle oder Proteine und/oder deren Stoffwechselprodukte. Dabei ist zu unterscheiden, ob die Unverträglichkeit durch eine Transport- bzw. Abbaustörung bestimmter Inhaltsstoffe (z.B. Zuckerverbindungen) entsteht oder ob eine Immunreaktion des Körpers auf bestimmte Nahrungsbestandteile (z.B. Protein) in Form einer Allergie oder Autoimmunerkrankung ursächlich ist.

Nahrungsmittelunverträglichkeit aufgrund von Enzymdefekten

Bei einigen Nahrungsmittelunverträglichkeiten führen Varianten im Gen eines am Stoffwechsel bestimmter Nahrungsmittelbestandteile beteiligten Enzyms zu einer herabgesetzten oder fehlenden Enzymaktivität (Enzymopathie). Dadurch ist der Abbau bestimmter Nahrungsmittelbestandteile beeinträchtigt und es treten Unverträglichkeitsreaktionen auf. Bekannte Beispiele hierfür sind Laktose-Intoleranz, Fruktose-Intoleranz, Alkohol-Intoleranz oder Favismus.

Immunologisch bedingte Nahrungsmittelunverträglichkeiten

Nahrungsmittelallergien sind immunologische Reaktionen auf die Exposition mit einem vom Körper als Fremdstoff beurteilten Moleküls (z.B. Protein). Dabei werden Antikörper gegen das als Allergen betrachtete Molekül gebildet bzw. bestimmte immunologische Prozesse aktiviert, wodurch eine allergische Reaktion ausgelöst wird. Das Spektrum der Symptome reicht von Juckreiz, Ausschlägen, Atemnot bis hin zum anaphylaktischem Schock. Nüsse, Kuhmilch und bestimmte Pflanzenstoffe sind häufige Auslöser von Allergien. Die Abklärung erfolgt über einen Allergietest (z. B. Prick-Test) und/oder eine doppeltblinde, placebo-kontrollierte Belastung **(Niggemann u. Beyer 2007)**.[1] Nach derzeitigem Stand der Kenntnis sind Allergien zumeist erworben und nicht erblich. Eine genetische Untersuchung steht daher in der Regel nicht zur Verfügung.

Autoimmun-bedingte Nahrungsmittelunverträglichkeit

Bei dieser Form der immunologisch bedingten Unverträglichkeit lösen bestimmte Moleküle aus Nahrungsmitteln eine komplexe immunologische Reaktion aus, die zum autoimmunen Angriff von gewebeeigenen Strukturen führt. Das bekannteste Beispiel hierfür ist die Zöliakie.

Beispiele für Nahrungsmittelunverträglichkeiten

Laktose-Intoleranz

(Järvelä et al. 2009)[2]

Die Ursache einer Laktose-Unverträglichkeit kann durch einen angeborenen oder erworbenen Mangel des Enzyms Laktase, das den Milchzucker im Dünndarm in Glucose und Galaktose spaltet, bedingt sein. Findet dieser Vorgang nur unzureichend statt, gelangt unverdaute Laktose in den Dickdarm, wo sie von Darmbakterien unter Gärungsprozessen mit Freisetzung von Gasen abgebaut wird. Durch das Einströmen von Wasser in die betroffenen Darmabschnitte kommt es zu erhöhter Darmaktivität. Die entstehenden Gase führen zu Blähungen und längerfristig zu einer Übersäuerung des Körpers. Dementsprechend kommt es nach Aufnahme laktosehaltiger Nahrungsmittel zu Verdauungsstörungen wie Blähungen, Durchfall, Völlegefühl oder Übelkeit. Zudem können unter anderem Kopfschmerzen, chronische Müdigkeit oder Gelenkschmerzen auftreten. Die Symptome verschwinden normaler Weise bei Umstellung auf eine laktosefreie Ernährung.

1. Hereditäre Laktose-Intoleranz (Adult-onset)

- Hierbei handelt es sich um einen vererbten Laktase-Mangel. Eine Genvariante führt zu einer altersabhängigen Abnahme der Laktase-Aktivität, wobei Symptome in der Regel frühestens ab dem Schulkindalter, aber häufig auch erst im Erwachsenenalter auftreten **(Dzialanski et al. 2016)**.[3] In Deutschland liegt die Häufigkeit je nach Region zwischen 6% und 23% und wird durchschnittlich mit ca. 15% angegeben **(Flatz et al. 1982)**.[4]

2. Kongenitale Laktase-Defizienz

- Es handelt sich um eine vererbte schwere Stoffwechselstörung, die äußerst selten vorkommt. Das Enzym Laktase ist durch einen Gendefekt inaktiv. Die Symptome treten in Form von wässrigen Durchfällen bereits nach Geburt auf und führen aufgrund fortschreitender Dehydrierung schnell zu lebensbedrohlichen Zuständen für den Säugling.

Eine Laktose-Intoleranz ist nicht zu verwechseln mit einer Kuhmilchallergie, die in Europa bei Kleinkindern mit einer Inzidenz von bis zu 1,3% vorkommt **(Schoemaker et al. 2015)**.[5] Diese Form der Milchunverträglichkeit ist allergisch bedingt und beruht nicht auf einem Enzymdefekt sondern auf einer Antikörperreaktion bzw. anderen immunologischen Reaktionen des Körpers, die durch verschiedene Proteine in der Milch ausgelöst werden. Zur Abklärung muss ein Allergietest und/oder eine doppelt-blinde, placebo-kontrollierte Belastung durchgeführt werden **(Niggemann u. Beyer 2007)**.[6] Ein genetischer Test steht nicht zur Verfügung.

Diagnostik des Laktase-Mangels

H2-Atemtest zum Nachweis eines Laktase-Mangels

Es handelt sich dabei um einen Laktose-Belastungstest. Dabei nimmt der Patient 50 g in Wasser gelöst Laktose zu sich. Die Messung des H2-Gehalts in der Atemluft gibt Aufschluss über eine Laktose-Unverträglichkeit. Der Test dient dem generellen Nachweis eines gestörten Laktose-Abbaus, gibt aber keinen Hinweis auf die tatsächliche Ursache. Zur Stellung der Differentialdiagnose kann ein Gentest auf das Vorliegen einer hereditären Laktose-Intoleranz durchgeführt werden. Ist dieser unauffällig, handelt es sich um eine erworbene Störung des Laktose-Abbaus, der eine andere Ursache zugrunde liegt. Hierbei anzudenken, sind Erkrankungen, die die Sezernierung des Laktase-Enzyms in den Darm verringern oder verhindern (z. B. als Sekundärerkrankung bei Zöliakie).

Gentest auf vererbte Formen der Lactose-Intoleranz

Zum Nachweis der adult onset-Form der Erkrankung wird der Polymorphismus -13910C>T im LCT-Gen untersucht. Diese genetische Variante führt mit zunehmendem Lebensalter zu einer verringerten Laktaseaktivität und damit zu den Symptomen der Laktose-Intoleranz. Der Gentest gibt Aufschluss, ob es sich bei den Symptomen, um eine angeborene Störung des Laktose-Stoffwechsels handelt. Bei positivem Ergebnis ist die Ursache der Intoleranz gefunden. Bei negativem Ergebnis muss die Suche auf andere Faktoren ausgedehnt werden. Zum Nachweis einer kongenitalen Laktase-Defizienz ist die Untersuchung des gesamten LCT-Gens nötig, da die Mutationen, die zum Laktasemangel führen, an jeder Position im Gen auftreten können. Beide Formen werden autosomal-rezessiv vererbt, d.h. es müssen beide Allele betroffen sein, damit sich die Erkrankung manifestiert.

Therapie

Beschwerdefreiheit wird durch eine laktose-freie/arme Diät erreicht. Mittlerweile gibt es eine Reihe von Milchprodukten, die keinen Milchzucker mehr enthalten. Zudem gibt es die Möglichkeit, die fehlende Laktase durch Tabletten zu ersetzen. Die Menge noch vertragener Laktose ist bei Patienten individuell unterschiedlich. Wieviel Laktose beschwerdefrei zu sich genommen werden kann, hängt vom Schweregrad der Intoleranz ab und kann vom Patienten im Selbstversuch ermittelt werden. Laktose kann sich versteckt in vielen Nahrungsmitteln verbergen. Auch Produkte, in denen man keine Laktose vermutet, können diese enthalten. Dazu zählen unter anderem Backwaren, Fleisch -/ Wurstwaren, Fertiggerichte, Instand-Erzeugnisse, Konserven, Margarine oder Süßwaren. Zudem ist Laktose ein Trägerstoff in Arzneimitteln **(Di Rienzo et al. 2013)**.[7]

Fruktose-Intoleranz

Die Ursachen der Fruktose-Unverträglichkeit liegen in erworbenen oder angeborenen Störungen der Fruchtzucker-Verwertung. Erworbene Formen können in jedem Lebensalter auftreten und gehen vorwiegend mit einer Magen-Darm-Symptomatik einher. Die angeborene Fruktose-Intoleranz (HFI) dagegen besteht bereits bei Geburt und macht sich bei den Kindern nach Aufnahme von Fruktose in der Regel mit Symptomen infolge von Unterzuckerung (Hypoglykämie), die durch eine Hemmung der Glukoneogenese und Glykogenolyse ausgelöst wird, bemerkbar.

1. Fruktose-Malabsorption (Jones et al. 2011)[8]

Diese erworbene Form der Fruchtzucker-Unverträglichkeit ist die häufigste Ursache für Beschwerden im Kontext mit der Aufnahme von Fruchtzucker und kann in jedem Lebensalter auftreten (Häufigkeit ca. 15-25%) **(Raithel et al. 2013)**.[9] Durch einen gestörten Fruktose-Transport aus dem Dünndarmlumen ins Blut gelangt Fruktose in den Dickdarm. Dort wird sie von Darmbakterien durch Gärungsprozesse unter Freisetzung von Gasen abgebaut. Durch einströmendes Wasser in die betroffenen Darmabschnitte kommt es zu erhöhter Darmaktivität mit Durchfällen und Krämpfen.

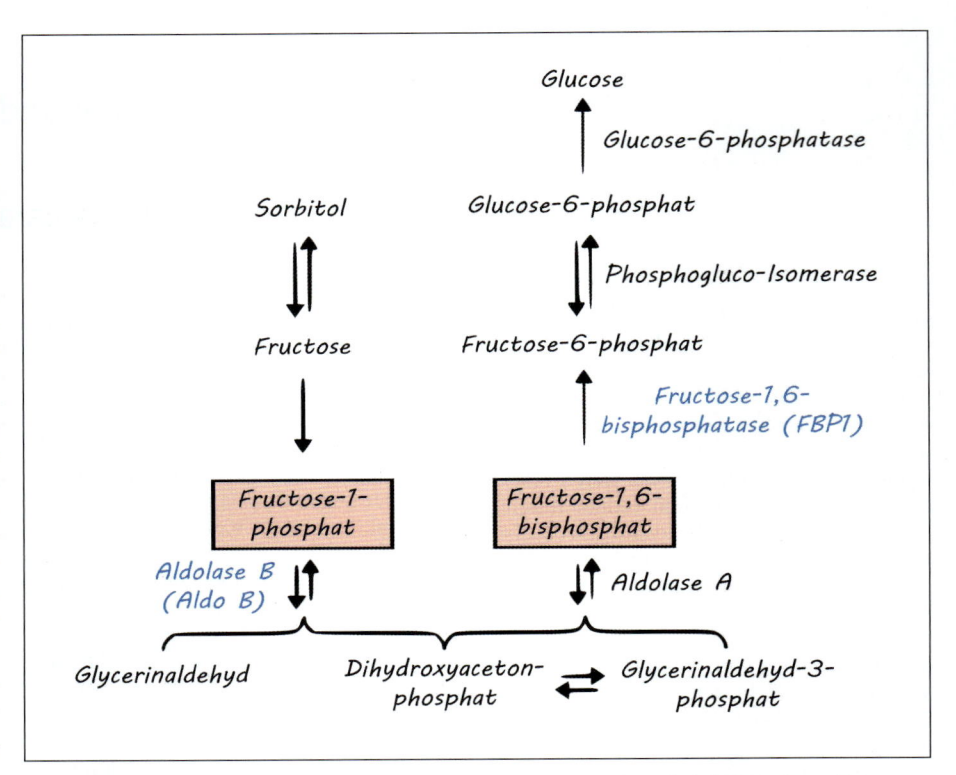

Abb. 1: Ausschnitt aus dem Glukose-/Fruktosestoffwechsel: In Blau sind die betroffenen Enzyme dargestellt, in Rot die durch Enzymdefizienz akkumulierenden Metabolite.

2. Sekundäre Fruktose-Intoleranz

Ursächlich hierfür können Primär-Erkrankungen wie Zöliakie oder M. Crohn sein, bei denen es zur Schädigung des Darmepithels kommt. Dadurch ist ebenfalls der Transport der Fruktose aus dem Dünndarm ins Blut beeinträchtigt, was zu den typischen Symptomen führt.

3. Hereditäre Fruktose-Intoleranz (HFI) (Baker et al. 1993)[10]

Es handelt sich um eine selten vorkommende Störung des Fruktosestoffwechsels (Inzidenz ca. 1:20.000), die durch den Mangel des Enzyms Aldolase B (ALDOB) bedingt ist und von Geburt an besteht. Symptome treten in der Regel im Kindesalter bei erstem Kontakt mit Fruchtzucker auf. Besonders Hypoglykämie und dazugehörige Symptome (Zittern, Schwitzen, Lethargie) sind Hinweise auf HFI. Unerkannt kann die Erkrankung zu Gedeihstörungen und progredienten Organschäden führen. Selten wird die Diagnose erst im Erwachsenenalter gestellt. Mutationen im ALDOB-Gen führen zu einem Enzymmangel. Der Gentest gibt ausschließlich Aufschluss, ob die angeborene Form der Fruktose-Intoleranz vorliegt. Der Test dient nicht der Abklärung einer Fruktose-Malabsorption oder sekundären Fruktose-Intoleranz. Der Test ist vorwiegend zur Diagnostik im Kleinkindalter gedacht. Die Diagnostik im Erwachsenenalter ist nur anzudenken, wenn sich der Patient aufgrund von Unverträglichkeiten instinktiv immer Fruktose-frei ernährt (**Abb. 1**).

Diagnostik der Fruktose-Intoleranz

H2-Atemtest zum Nachweis eines Fruktose-Mangels

Es handelt sich dabei um einen Fruktose-Belastungstest. Dazu nimmt der Patient 200 ml Fruktoselösung zu sich. Die mehrfache Messung des H2-Gehalts in der Ausatemluft gibt Aufschluss über eine Fruktoseverwertungsstörung. Dieser Test dient dem generellen Nachweis eines gestörten Fruchtzucker-Abbaus, gibt aber keinen Hinweis auf die tatsächliche Ursache. Der Test ist bei Personen mit HFI kontraindiziert!

Gentest auf vererbte Form der Fruktose-Intoleranz

Zum Nachweis der hereditären Fruktose-Intoleranz wird das ALDOB-Gen auf Mutationen untersucht. Der Gentest gibt ausschließlich Aufschluss, ob die angeborene Form der Fruktose-Intoleranz vorliegt. Der Test dient nicht der Abklärung einer Fruktose-Malabsorption oder sekundären Fruktose-Intoleranz und ist vorwiegend zur Diagnostik im Kleinkindalter gedacht. Die Diagnostik im Erwachsenenalter ist nur anzudenken, wenn sich der Patient aufgrund von Unverträglichkeiten instinktiv immer Fruktose-frei ernährt. HFI wird autosmal-rezessiv vererbt, d.h. es müssen beide Allele betroffen sein, damit sich die Erkrankung manifestiert.

Therapie

Beschwerdefreiheit wird bei allen Formen durch eine Fruktose-freie Diät erreicht. Die Menge noch vertragener Fruktose bei Fruktose-Malabsorption kann von Patient zu Patient unterschiedlich sein. Welches Obst beschwerdefrei zu sich genommen werden kann, muss von den Betroffenen individuell ermittelt werden. Bei der Malabsorption scheint sich die Einnahme von Traubenzucker zusammen mit Fruchtzucker auf die Resorption der Fruktose auszuwirken. Bei einer HFI muss eine strikte Fruktose-freie Diät eingehalten werden.

Fruktose befindet sich außer in Obst, bestimmtem Gemüse, Honig und Säften auch in vielen anderen Nahrungsmitteln. Zudem sind auch Zuckerarten wie Saccharose, Rohr- und Rübenzucker, Invertzucker und Sorbit als problematisch anzusehen.

Auch Produkte, in denen man auf den ersten Blick keine Fruktose vermutet, können diese enthalten. Dazu zählen unter anderem Backwaren, Fertiggerichte oder Instand-Erzeugnisse. Zudem können Fruktose und andere Zucker ein Bestandteil von Arzneimitteln sein.

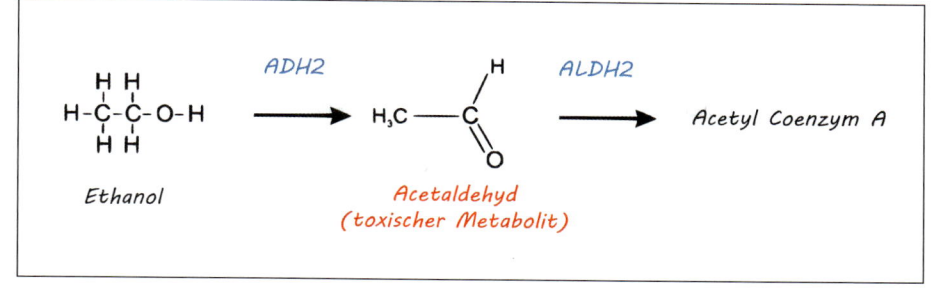

Abb. 2: Ethanol-Metabolismus: Das Enzym ADH2 baut Ethanol zum toxischen Zwischenprodukt Acetaldehyd ab. Das Enzym ALDH2 detoxifiziert Acetaldehyd durch die Umwandlung in Acetyl-CoA. Arbeitet das Enzym ADH2 zu schnell bzw. ALDH2 zu langsam, akkumuliert Acetaldehyd im Körper und führt zu den typischen Symptomen der Alkohol-Intoleranz.

Tab. 1: WHO-Klassifikation der Glukose-6-Phosphat-Dehydrogenase-(G6PD)-Defizienz

Klasse	Enzymaktivität	G6PD-Defizienz	Symptome
I	sehr niedrig	schwer	Chronische nicht-sphärozytische hämolytische Anämie
II	1-10%	schwer	Intermittierende Hämolyse
III	10-60%	mäßig	Induzierte intermittierende Hämolyse
IV	60-100%	nein	Keine
V	>110%	nein	Keine

Alkohol-Intoleranz

(Morozova et al. 2014)[11]

Die Alkohol-Intoleranz äußert sich in akuten Symptomen wie Gesichtsröte (Flushing), Herzrasen oder Muskelschwäche nach der Aufnahme von geringen Mengen Alkohol. Alkohol-Intoleranz wird durch eine erhöhte Konzentration des Alkohol-Metaboliten Acetaldehyd im Körper verursacht. Diese Konzentrationserhöhung kann durch eine veränderte Aktivität der am Abbau von Alkohol beteiligten Enzyme bedingt sein. Die Aminosäuresubstitution Arg47His im Alkohol-Dehydrogenase Typ-2-Gen (ADH2) führt zu einem Enzym mit stark erhöhter Aktivität. Dadurch wird Alkohol verstärkt in Acetaldehyd abgebaut, wodurch es zu einer Akkumulation dieses Metaboliten im Körper kommt. Auch der Aminosäureaustausch Glu487Lys im Acetaldehyd-Dehydrogenase Typ-2-Gen (ALDH2) bedingt eine verstärkte Ansammlung von Acetaldehyd, da das variante Enzym keine Aktivität mehr aufweist und dadurch Acetaldehyd auf diesem Weg nicht abgebaut werden kann (**Abb. 2**).

Die genetisch bedingte Alkohol-Intoleranz kommt vorwiegend in der asiatischen Bevölkerungsgruppen vor. Die Variante p.R47H im ADH2-Gen (ADH2*2-Allel) und p.E487K im ALDH2-Gen (ALDH2*2-Allel) ist mit einer erhöhten Alkohol-Sensitivität assoziiert und wird im Rahmen der Routinediagnostik untersucht.

Therapie

Beschwerdefreiheit wird durch nur durch die Meidung von Alkohol erreicht. Es ist zu beachten, dass Alkohol bereits in kleinen Mengen zu Symptomen führen kann. Neben Getränken und Nahrungsmitteln enthalten auch viele Flüssigarzneimittel Alkohol.

Favismus (Glukose-6-Phosphat-Dehydrogenase-Defizienz)

(Luzzatto et al. 2016)[12]

Favismus ist eine X-chromosomal-rezessiv vererbte Stoffwechselerkrankung aufgrund eines Glucose-6-Phosphat-Dehydrogenase (G6PD)-Mangels. Das Enzym Glucose-6-Phosphat-Dehydrogenase nimmt eine Schlüsselposition im Pentosephosphatweg ein und katalysiert die Umwandlung von Glucose-6-Phosphat in D-Glucono-1,5-Lactono-6-Phosphat. Dabei entstehen Reduktionsäquivalente wie NADPH, die bestimmte Zellstrukuren (z. B. Erythrozytenmembranen) vor oxidativen Schäden bewahren. Durch den G6PD-Enzymmangel verliert die Zelle diesen Schutzmechanismus und es treten hämolytische Anämien auf.

Verschiedene Mutationen im G6PD-Gen führen zu einem G6PD-Mangel. Je nach Mutation variieren die enzymatische Restaktivität und damit die Ausprägung der Symptomatik. Entsprechend der gemessenen Enzymaktivität wird der G6PD-Mangel in verschiedene Klassen eingeteilt:

Aufgrund des X-chromosomalen Erbgangs sind vorwiegend Männer betroffen. Hemizygote Männer und homozygote bzw. kombiniert-heterozygote Frauen mit Mutationen auf dem X-Chromosom zeigen den voll ausgeprägten Phänotyp. Heterozygote Anlageträgerinnen zeigen in der Regel nur dann Symptome, wenn eine präferenzielle Expression des betroffenen Allels, z. B. aufgrund einer verschobenen X-Inaktivierung, vorliegt. In der deutschen Bevölkerung liegt die Prävalenz bei 0,14-0,37%, in einigen Ländern des Mittelmeerraums, Afrikas und Asiens liegt sie bei 3-35%. In der westeuropäischen Bevölkerung ist die durch die Mutation c.563C > T (p.Ala188Ser) bedingte mediterrane Form die häufigste Ursache für Favismus. Sie führt zu einem schweren Krankheitsverlauf (WHO Klasse II). Oxidativ wirkende Medikamente können hämolytisch-anämische Krisen auslösen und sollten daher nur nach sorgfältiger Nutzen-Risiko-Abwägung verordnet werden. Auch die Proteine der Fava-Bohne (Aglycone) und deren Pollen sind Auslöser hämolytischer Ereignisse.

Zöliakie

Bei der Zöliakie handelt es sich um eine durch Getreideeiweiß (Gluten) ausgelöste autoimmune entzündliche Dünndarmerkrankung. Die weltweite Prävalenz beträgt ca. 1%, wobei sie in Deutschland mit ca. 0,3 % unter dem Durchschnitt liegt. In anderen europäischen Ländern wie Schweden oder Finnland liegt die Prävalenz mit ungefähr 2% bzw. 2,4% deutlich höher (**Mustalahti et al. 2010**).[13] Die Inzidenz hat über die letzten 50 Jahre stark zugenommen. Dieser Anstieg kann nicht nur allein auf das erhöhte Bewusstsein für die Erkrankung und die besseren Möglichkeiten zur Diagnostik zurückgeführt werden. Daher wird vermutet, dass andere Umweltfaktoren, wie veränderte Ernährungsgewohnheiten oder Infektionskrankheiten, damit in Zusammenhang stehen (**Catassi et al. 2014**).[14]

Die Zöliakie kann sich klinisch mit einer Vielzahl von Symptomen präsentieren. Sehr junge Kinder zeigen tendenziell die klassischen Beschwerden mit Diarrhoe, Bauchschmerzen, aufgetriebenem Abdomen und Gedeihstörung. Bei älteren Kindern, Jugendlichen und Erwachsenen stehen häufig andere gastrointestinale Symptome wie Übelkeit, Erbrechen oder Verstopfung im Vordergrund. Auch extraintestinale Manifestationen können bei vielen Patienten beobachtet werden. Dazu zählen unter anderem Anämie, Osteoporose, chronisches Erschöpfungssyndrom, Dermatitis herpetiformis Duhring, Arthralgien, periphere Neuropathie, Ataxie und Depressionen (**Guandalini u. Assiri 2014**).[15] Die Zöliakie ist bei bis zu 30% aller erwachsenen Betroffenen mit weiteren Autoimmunerkrankungen wie Diabetes, Hashimoto-Thyreoditis, Morbus Basedow oder Autoimmunhepatitis assoziiert. Es wird zwischen verschiedenen Formen der Zöliakie unterschieden, die in den Leitlinien der Deutschen Gesellschaft für Gastroenterologie, Verdauungs- und Stoffwechselerkrankungen (DGVS) genau definiert wurden (**Felber et al. 2014**)[16] (**Tab. 2**).

Diagnostik

Nach den ESPGHAN Leitlinien (**Husby et al. 2012**)[17] zur Diagnose der Zöliakie sollte bei folgenden Gruppen eine Testung auf das Vorliegen einer Zöliakie durchgeführt werden:

- Kinder und Erwachsene, die eines oder mehrere der folgenden ungeklärten Symptome aufweisen:
  - chronische oder periodische Diarrhoe
  - Gedeihstörung
  - Gewichtsverlust
  - Wachstumsstörung
  - verzögerte Pubertät
  - Amenorrhoe
  - Eisenmangelanämie
  - Übelkeit oder Erbrechen
  - chronische Bauchschmerzen
  - Krämpfe oder Blähungen
  - chronische Verstopfung
  - chronische Müdigkeit
  - rezidivierende aphthöse Stomatitis
  - Dermatitis herpetiformis ähnlicher Hautausschlag
  - Fraktur mit unzureichenden Traumata / Osteopenie / Osteoporose
  - abnorme Leberbiochemie

- Asymptomatische Kinder und Erwachsene, die durch erstgradige Verwandte mit Zöliakie oder durch folgende Erkrankungen ein erhöhtes Risiko für Zöliakie aufweisen:
  - Diabetes mellitus Typ 1
  - Down-Syndrom
  - Autoimmunerkrankungen der Schilddrüse
  - Turner-Syndrom
  - Williams-Beuren-Syndrom
  - selektiver IgA-Mangel
  - autoimmune Lebererkrankungen

Zur Diagnostik einer Zöliakie kommen in erster Linie serologische Marker zum Einsatz. Durch die Aktivierung von B-Lymphozyten kommt es zur Bildung verschiedener Zöliakie-spezifischer Antikörper, die bei Verdacht auf Zöliakie bestimmt werden können. Dabei muss beachtet werden, dass die Patienten sich vor der Testung einen längeren Zeitraum glutenhaltig ernährt haben, da sonst ein negati-

Tab. 2: Nomenklatur der Zöliakie nach Felber et al. [16]

Klassische Zöliakie (Unterkategorie der symptomatischen Zöliakie)	Krankheitszeichen der Malabsorption wie Gewichtsverlust, Steatorrhö und Eiweißmangelödeme; Volle Ausprägung des Krankheitsbilds beim Kleinkind: aufgetriebenes Abdomen, voluminöse übelriechende dyspeptische Diarrhön, Muskelhypotrophie, Anorexie, Veränderung des Verhaltens
Symptomatische Zöliakie (schließt die klassische Zöliakie mit ein)	abdominelle Beschwerden wie Dyspepsie, Flatulenz oder Wechsel der Stuhlgewohnheiten, Obstipation, Schlaflosigkeit, Müdigkeit, Schilddrüsenfunktionsstörung, neurologisch-psychiatrische Veränderungen (z. B. Migräne, Epilepsie, Depression), Hautveränderungen einschließlich der Dermatitis herpetiformis Duhring
Subklinische Zöliakie	Betroffene mit zöliakiespezifischer Serologie und typischen Veränderungen in den Dünndarmbiopsien (mind. MARSH 2), jedoch ohne erkennbare Symptome
Refraktäre Zöliakie	Nachweis einer neuen oder persistierenden Zottenatrophie trotz strikter glutenfreier Diät über 12 Monate, intestinale oder extraintestinale Symptome persistieren oder treten erneut auf
Potenzielle Zöliakie	Personen, die eine positive, zöliakiespezifische Antikörperkonstellation im Serum aufweisen, bei denen aber die histologische Beurteilung der Dünndarmmukosa einen unauffälligen Befund ergeben hat.

ves Ergebnis keine Aussagekraft hat. Standardmäßig sollten bei Verdacht auf Zöliakie ein Test auf Transglutaminase-IgA-Antikörper (tTG-IgA-Ak) (ELISA) und/oder Endomysium-IgA-Antikörper (EmA-IgA-Ak) (indirekte Immunfluoreszenz) durchgeführt werden. Gleichzeitig muss das Gesamt-IgA bestimmt werden, um einen selektiven IgA-Mangel auszuschließen. Bei Vorliegen eines IgA-Mangels ist ein IgA-Antikörper Test nicht aussagekräftig, da er auch bei dem Vollbild einer Zöliakie ein negatives Ergebnis zeigen würde. In diesem Falle muss auf die Untersuchung der IgG Antikörper (tTG-IgG-Ak, dGP-IgG-Ak und/oder EmA-IgG-Ak) zurückgegriffen werden. Ist ein IgA-Mangel ausgeschlossen und der Transglutaminase-IgA-Antikörpertest negativ, ist das Vorliegen einer Zöliakie sehr unwahrscheinlich. Eine erweiterte Diagnostik hinsichtlich einer Zöliakie sollte nur bei Sonderfällen erfolgen (jünger als 2 Jahre, eingeschränkter Glutenkonsum, gravierende Symptomatik, familiäre Prädisposition oder andere prädisponierende Erkrankungen, immunsuppressive Medikation). Nach einem positiven Antikörpertest sollte die Diagnose Zöliakie über eine histologische Untersuchung von Dündarmbiopsaten gesichert werden. Dabei sollen mindestens sechs Biopsien aus verschiedenen Abschnitten des Duodenums einschließlich Bulbus duodeni und mittlerem und distalem Duodenum (jeweils zwei) entnommen werden. Die histologische Beurteilung erfolgt nach der Klassifikation von Marsh **(Felber et al. 2014)**[18], **(Husby et al. 2012)**.[19]

Die Diagnose Zöliakie kann nicht aufgrund eines einzelnen Tests gestellt werden. Eine eindeutige Diagnose ergibt sich durch das Vorliegen der folgenden 3 Kriterien:

- positive Serologie
- positive Histologie (d.h. MARSH 2 oder 3)
- serologische Besserung unter glutenfreier Diät

In bestimmten Sonderfällen kann auf eine histologische Untersuchung verzichtet werden. Diese sind in den ESPGHAN Leitlinien und den Leitlinien der Deutschen Gesellschaft für Gastroenterologie, Verdauungs- und Stoffwechselerkrankungen (DGVS) ausführlich beschrieben **(Felber et al. 2014)**[20], **(Husby et al. 2012)**.[21]

Genetische Diagnostik (HLA-Typisierung)

Die Zöliakie ist eine der am stärksten mit HLA assoziierten Erkrankungen. Nahezu alle Zöliakiepatienten tragen die HLA-Klasse-II-Merkmale HLA-DQ2 und/oder HLA-DQ8. Nur diese HLA-Moleküle sind in der Lage Gliadinpeptide (Abbauprodukte des Glutens) zu präsentieren und eine immunologische Reaktion auszulösen. Etwa 90% der Patienten sind positiv für HLA-DQ2. Die meisten der restlichen Patienten sind Träger von HLA-DQ8 **(Megiorni u. Pizzuti 2012)**.[22] Der negativ prädiktive Wert der HLA-Bestimmung liegt damit bei annähernd 100%. Der positiv prädiktive Wert ist dagegen sehr niedrig, da etwa 40% der europäischen Bevölkerung diese HLA-Merkmale besitzen. Die ESPGHAN-Leitlinien empfehlen die Bestimmung von HLA-DQ2 und -DQ8 bei Patienten mit unsicherer Diagnose aufgrund unklarer Biopsie- oder Serologieergebnisse. Soll bei Kindern mit starkem klinischen Verdacht auf Zöliakie und hohen Antikörpertitern keine Dünndarmbiopsie durchgeführt werden, kann die Diagnose durch die HLA-Bestimmung erhärtet werden. Bei asymptomatischen Personen mit erhöhtem Risiko für Zöliakie sollte eine HLA-Bestimmung erfolgen. Falls keine HLA-DQ2 / DQ8 Merkmale nachgewiesen werden, ist eine regelmäßige serologische Überwachung nicht notwendig.

Therapie

Die bisher einzige effektive Therapie ist eine strikte glutenfreie Diät. Da Gluten in vielen Lebensmitteln vorkommen kann, empfiehlt sich nach der Diagnose eine professionelle Diätberatung. Die Deutsche Zöliakie Gesellschaft e.V. bietet auf ihrer Homepage (www.dzg-online.de) und bei regelmäßigen Veranstaltungen Informationen und Hilfestellung für Betroffene.

Es liegen keine Interessenkonflikte der Autoren vor.

Literatur

[1] Niggemann B, Beyer K. Diagnosis of food allergy in children: toward a standardization of food challenge. J Pediatr Gastroenterol Nutr. 2007, Oct; 45(4):399–404.

[2] Järvelä I, Torniainen S, Kolho K-L. Molecular genetics of human lactase deficiencies. Ann Med. 2009;41(8):568–75.

[3] Dzialanski Z, Barany M, Engfeldt P, Magnuson A, Olsson LA, Nilsson TK. Lactase persistence versus lactose intolerance: Is there an intermediate phenotype? Clin Biochem. 2016;49(3):248–52.

[4] Flatz G, Howell JN, Doench J, Flatz SD. Distribution of physiological adult lactase phenotypes, lactose absorber and malabsorber, in Germany. Hum Genet. Springer-Verlag; 1982 Dec;62(2):152–7.

[5] Schoemaker AA, Sprikkelman AB, Grimshaw KE, Roberts G, Grabenhenrich L, Rosenfeld L, et al. Incidence and natural history of challenge-proven cow's milk allergy in European children - EuroPrevall birth cohort. Allergy Eur J Allergy Clin Immunol. 2015;70(8):963–72.

[6] Niggemann B, Beyer K. Diagnosis of food allergy in children: toward a standardization of food challenge. J Pediatr Gastroenterol Nutr. 2007 Oct;45(4):399–404.

[7] Di Rienzo T, D'Angelo G, D'aversa F, Campanale MC, Cesario V, Montalto M, et al. Lactose intolerance: from diagnosis to correct management. Eur Rev Med Pharmacol Sci. 2013;17(2):18–25.

[8] Jones HF, Butler RN, Brooks DA. Intestinal fructose transport and malabsorption in humans. Am J Physiol Gastrointest Liver Physiol. 2011; 300(2):G202-6.

[9] Raithel M, Weidenhiller M, Hagel AFK, Hetterich U, Neurath MF, Konturek PC. Kohlenhydratmalassimilation häufig vorkommender Mono- und Disaccharide. Dtsch Arztebl Int. 2013;110(46):775–82.

[10] Baker P, Ayres L, Gaughan S, Weisfeld-Adams J. Hereditary Fructose Intolerance. GeneReviews(®). University of Washington, Seattle; 1993.

[11] Morozova T V., Mackay TFC, Anholt RRH. Genetics and genomics of alcohol sensitivity. Molecular Genetics and Genomics. 2014. p. 253–69.

[12] Luzzatto L, Nannelli C, Notaro R. Glucose-6-Phosphate Dehydrogenase Deficiency. Hematology/Oncology Clinics of North America. 2016. p. 373–93.

[13] Mustalahti K, Catassi C, Reunanen A, Fabiani E, Heier M, McMillan S, et al. The prevalence of celiac disease in Europe: results of a centralized, international mass screening project. Ann Med. 2010 Dec 11;42(8):587–95.

[14] Catassi C, Gatti S, Fasano A. The New Epidemiology of Celiac Disease. J Pediatr Gastroenterol Nutr. 2014 Jul;59:S7–9.

[15] Guandalini S, Assiri A. Celiac Disease. JAMA Pediatr. 2014 Mar 1;168(3):272.

[16] Felber J, Aust D, Baas S, Bischoff S, Bläker H, Daum S, et al. Ergebnisse einer S2k-Konsensuskonferenz der Deutschen Gesellschaft für Gastroenterologie, Verdauungs- und Stoffwechselerkrankungen (DGVS) gemeinsam mit der Deutschen Zöliakie-Gesellschaft (DZG) zur Zöliakie, Weizenallergie und Weizensensitivität. Z Gastroenterol. 2014;52(7):711–43.

[17] Husby S, Koletzko IR, Korponay-Szabo´ ML, Mearin AP, Shamir R, Troncone R, et al. European Society for Pediatric Gastroenterology, Hepatology, and Nutrition Guidelines for the Diagnosis of Coeliac Disease. J Pediatr Gastroenterol Nutr. 2012;54(1):136–60.

[18] Felber J, Aust D, Baas S, Bischoff S, Bläker H, Daum S, et al. Ergebnisse einer S2k-Konsensuskonferenz der Deutschen Gesellschaft für Gastroenterologie, Verdauungs- und Stoffwechselerkrankungen (DGVS) gemeinsam mit der Deutschen Zöliakie-Gesellschaft (DZG) zur Zöliakie, Weizenallergie und Weizensensitivität. Z Gastroenterol. 2014;52(7):711–43.

[19] Husby S, Koletzko IR, Korponay-Szabo´ ML, Mearin AP, Shamir R, Troncone R, et al. European Society for Pediatric Gastroenterology, Hepatology, and Nutrition Guidelines for the Diagnosis of Coeliac Disease. J Pediatr Gastroenterol Nutr. 2012;54(1):136–60.

[20] Felber J, Aust D, Baas S, Bischoff S, Bläker H, Daum S, et al. - siehe Lit. Stelle 18

[21] Husby S, Koletzko IR, Korponay-Szabo´ ML, Mearin AP, Shamir R, Troncone R, et al. European Society for Pediatric Gastroenterology, Hepatology, and Nutrition Guidelines for the Diagnosis of Coeliac Disease. J Pediatr Gastroenterol Nutr. 2012;54(1):136–60.

[22] Megiorni F, Pizzuti A. HLA-DQA1 and HLA-DQB1 in Celiac disease predisposition: practical implications of the HLA molecular typing. J Biomed Sci. Journal of Biomedical Science; 2012;19(1):88.

Kompendium Schwermetalle
Toxische Wirkungen von Schwermetallen

Wolfgang Bayer, Karlheinz Schmidt, Thomas Schweizer

Inhaltsübersicht

Diagnostik in Vollblut und Basalharn

Mobilisationsteste

1 Was sind Schwermetalle

2 Toxische Wirkungen von Schwermetallen

3 Die einzelnen Elemente: Vorkommen und toxikologische Bedeutung

4 Diagnostik: Bestimmungen im Vollblut und im Basalharn

    4.1   Festlegung von Referenzbereichen und HBM-Werten

    4.2   Bestimmungen im Vollblut

    4.3   Bestimmungen im Basalharn

    4.4   Kasuistik

5 Mobilisationsteste

    5.1   Verwendete Komplexbildner

    5.2   Basisdaten zur Pharmakokinetik von DMPS und DMSA

    5.3   Aus welchen Geweben werden Schwermetalle durch Komplexbildner wie DMPS und DMSA mobilisiert?

    5.4   Vergleich von DMPS und DMSA

    5.5   Toxizität und Nebenwirkungen

    5.6   Durchführung von Mobilisationstesten

    5.6.a Orale oder parenterale Anwendung, Zeitpunkt der Harnsammlung

    5.6.b Dosierung

    5.6.c Vorgeschlagene Vorgehensweise Mobilisationstest

    5.7   Die Problematik der Festlegung von Referenzwerten beim Mobilisationstest

    5.8   Kasuistik

    5.9   Fazit: Mobilisationsteste

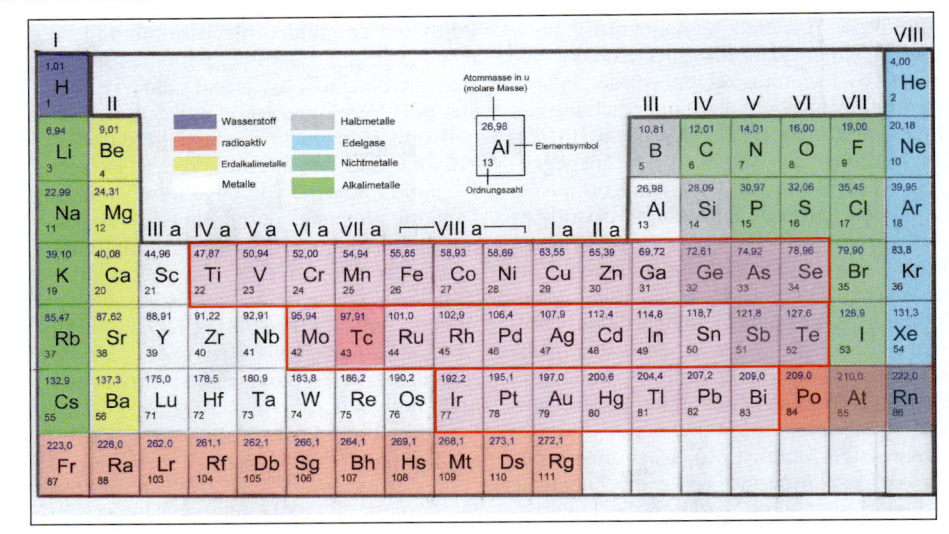

Abb. 1: Periodensystem der Elemente. Wichtige essentielle und potentiell toxische Elemente der Gruppen 4 bis 6 sind rot unterlegt. (Mit freundlicher Genehmigung von frustfrei-lernen.de)

1. Was sind Schwermetalle?

In der Chemie werden unter dem Begriff **Schwermetall** Metalle mit einer Dichte von > 5 g/cm³ (z. B. Blei: Dichte 11,34 g/cm³; Magnesium: Dichte 1,74 g/cm³) zusammengefasst. Dabei handelt es sich vorwiegend um Übergangselemente der Gruppen 4 bis 6 des Periodensystems. Oft werden dabei auch Halbmetalle wie z. B. Arsen oder Selen mit eingeschlossen. Insgesamt gibt es über dreißig Definitionen für die Bezeichnung „Schwermetall".

Aus biomedizinischer Sicht sind solche Definitionen nicht sinnvoll. Eine ganze Reihe von Schwermetallen und ihre Verbindungen sind lebensnotwendig für Pflanzen, Tiere und den Menschen. Sie werden dann als **essentielle Schwermetalle oder Spurenelemente** bezeichnet. Dazu gehören z. B.

- Chrom
- Kobalt
- Kupfer
- Mangan
- Molybdän
- Selen
- Zink.

Andere Elemente haben **toxische Wirkungen** auf den Menschen. Dazu gehören

- Arsen
- Blei
- Cadmium
- Quecksilber
- und viele andere.

Auch essentielle Elemente können bei überhöhter Zufuhr für den menschlichen Organismus gesundheitsschädlich sein. Bei einigen Elementen hängt die toxische Wirkung auch von der chemischen Verbindung ab. So ist z. B. Chrom (III) essentiell, während Chrom (VI) giftig und kanzerogen ist.

2. Toxische Wirkungen von Schwermetallen

Schwermetalle haben sowohl direkte toxische als auch immunologische Auswirkungen, sie akkumulieren zum Teil im Menschen (z. B. biologische Halbwertszeit von Cadmium in Leber und Niere: > 10 Jahre) und die toxischen Wirkungen werden durch vielfältige Wechselwirkungen verstärkt. Die Aufnahme erfolgt über die Nahrung, über die Luft (hohe Resorption über die Schleimhäute), durch Genussgifte (z. B. Cadmium im Zigarettenrauch), über Zahnfüll- und Brückenmaterialien sowie z. B. auch durch Endoprothesen.

Die toxischen Wirkungen der Schwermetalle werden in aller Regel nicht durch die Metalle selbst ausgeübt (Ausnahme: Quecksilber in Amalgamfüllungen), sondern durch Verbindungen der Schwermetalle. Dabei können unterschiedlichste Verbindungen vorliegen, z. B. in anorganischer und organischer Form, deren toxikologische Wirkungen sich in erheblichem Umfang unterscheiden können (siehe z. B. Arsen). Analytisch wird in aller Regel die Gesamtkonzentration des entsprechenden Elementes bestimmt und keine Speziation im Hinblick auf die einzelnen Verbindungen durchgeführt.

Akute toxische Wirkungen

Akute toxische Wirkungen sind für eine ganze Reihe von Schwermetallen beschrieben und sollen hier nicht im Detail abgehandelt werden. Beispielhaft kann auf das Arsen hingewiesen werden. Bereits 100 mg Arsen (III) können letale Wirkungen haben und gehen einher mit schweren Durchfällen, Erbrechen, Schocksymptomatik und Nierenversagen.

Chronisch toxische Wirkungen

Weitaus häufiger sind chronische Schwermetallbelastungen, die zu einer Vielzahl von Störungen und klinischen Symptomen führen können:

a) Mutagene und kanzerogene Wirkung

Cadmium wirkt erbgut- und fruchtschädigend und Belastungen mit Elementen wie Blei und Cadmium können mit vermehrten Frühgeburten einhergehen.

Cadmium ist als Karzinogen der Klasse I eingestuft und eine erhöhte Belastung ist assoziiert mit einem erhöhten Risiko für Lungencarcinom (vor allem inhalative Exposition), Nierencarcinom (hauptsächliches Speicherorgan), Prostata-Ca., Blasen-Ca. und Mamma-Ca. Auch für Arsen sind kanzerogene Wirkungen beschrieben, die insbesondere Lungen- und Hautcarcinome betreffen.

a) Neurotoxische Wirkungen

Neurotoxische Wirkungen sind z. B. für Blei beschrieben, wobei vor allem Kinder betroffen sind. So besteht eine inverse Beziehung zwischen den Bleikonzentrationen im Vollblut und den IQ-Werten bei Kindern. Es finden sich verminderte Intelligenz-, Aufmerksamkeits- und Reaktionsleistungen. Diese treten bereits bei Bleikonzentrationen im Vollblut auf, die unterhalb der Referenzbereiche für Erwachsene liegen. Aus diesem Grund wurden die Referenzbereiche für Kinder bezüglich Blei im Vollblut abgesenkt. Auch Quecksilber verursacht Schäden am Zentralnervensystem und bei Arsen sind neurotoxische Wirkungen mit Polyneuropathien und Parästhesien bekannt.

b) Skelettsystem

Cadmiumbelastungen sind assoziiert mit einem Rückgang der Knochendichte und einem erhöhten Frakturrisiko sowie Veränderungen im Sinne einer Osteoporose. Es bestehen Interaktionen mit Parathormon und es kommt zu einer eingeschränkten Vitamin D-Hydroxylierung. Erste Effekte auf das Skelettsystem treten bereits bei einer Cadmiumausscheidung im Harn von 0,5 µg/g Kreatinin auf, also bei Werten unterhalb des Referenzbereiches.

c) Nierenfunktion

Cadmium reichert sich in der Niere an, wobei zunächst tubuläre Schädigungen (Verlust niedermolekularer Proteine) und später auch glomeruläre Schädigungen auftreten. Erste nephrotoxische Schädigungen bestehen bereits bei einer Harnausscheidung von ≥ 1 µg Cadmium/g Kreatinin. Auch eine erhöhte Bleibelastung führt zu Proteinurien.

d) Immunsystem

Es bestehen ausgeprägte Wechselwirkungen zwischen Schwermetallbelastungen und dem Immunsystem. Dies ist beschrieben für Elemente wie As, Al, Hg, Pb und Cd. Infolge einer Aktivierung von NF-κB kommt es zu einer vermehrten Bildung proinflammatorischer Zytokine wie TNF-α und IFN-γ. Schwermetallbelastungen haben also eine proinflammatorische Wirkung, die sich auch im Sinne einer so genannten „silent inflammation" und einer Neuroinflammation äußern kann.

Auch prooxidative Wirkungen mit einer vermehrten Bildung reaktiver Sauerstoffspezies sind bekannt einschließlich der Blockierung biochemischer Reaktionsabläufe wie Reduzierung der ATP-Bereitstellung und erhöhter Verbrauch von Glutathion.

e) Blutbildung

Eine Beeinträchtigung auf das hämatopoetische System ist insbesondere für das Blei bekannt. Über eine Hemmung des Enzyms δ-Aminolävulinsäure-Dehydratase in den Erythrozyten kommt es zu einer Beeinträchtigung der Hämoglobinsynthese.

f) Wechselwirkungen mit essentiellen Elementen

Verschiedene Schwermetalle wie z. B. Pb und Cd haben eine ähnliche chemische Struktur wie essentielle Elemente wie Kupfer und Zink. Potentiell toxische Schwermetalle können daher diese essentiellen Elemente in spezifischen Enzymen verdrängen, eine Hemmung dieser Enzyme herbeiführen und letztendlich einen Mangel an essentiellen Elementen induzieren. Quecksilber kann z. B. auch die intrazelluläre Calciumaufnahme durch Konkurrenz um Calciumkanäle hemmen.

Auf arbeitsmedizinische Aspekte, Leitlinien und Grenzwerte (z. B. BAT, Arbeitsplatzgrenzwerte etc.) bezüglich der Schwermetalle wird in dieser Übersicht nicht eingegangen.

3. Die einzelnen Elemente: Vorkommen und toxikologische Bedeutung

Aluminium

Aluminium ist ein ubiquitär vorkommendes Element, das mit 8,1 % am Aufbau der Erdkruste beteiligt ist und damit das dritthäufigste Element der Erdoberfläche darstellt. Aluminium gehört mit einer Dichte von 2,70 g/cm^3 zwar zu den Leichtmetallen, wird aufgrund seiner potentiell toxischen Eigenschaften aber in der Regel zusammen mit den Schwermetallen abgehandelt.

Aluminium findet vielfältigste Verwendungen z. B. als Konstruktionswerkstoff im Flugzeug- und Autobau, in Kosmetika (z. B. Deo-Roller) sowie in Konserven- und Getränkedosen. Aluminium ist Bestandteil der Lebensmittelfarbe E173, die z. B. in Backwaren Verwendung findet. Aluminium kommt auch in zahlreichen Medikamenten vor wie z. B. in Antiseptika und Adstringentia. Schwerlösliche Verbindungen wie z. B. Aluminiumhydroxid sind als Phosphatbinder und Antazida in Gebrauch.

Beim gesunden Menschen mit intakter Nierenfunktion kann oral aufgenommenes Aluminium durch die Nieren gut eliminiert werden. Patienten mit (fortgeschrittener) Niereninsuffizienz reichern hingegen Aluminium an, so dass es zu einer unerwünschten Akkumulierung kommt, was insbesondere für Dialysepatienten gilt. Es kann dann zu neurotoxischen Wirkungen im Sinne einer Dialyse-Enzephalopathie mit Sprach- und Bewusstseinsstörungen, psychotischen Episoden, Krämpfen und Demenz sowie typischen EEG-Veränderungen führen. Diskutiert werden auch Zusammenhänge zwischen einer Aluminiumbelastung und der Inzidenz des Morbus Alzheimer, wobei die bisherigen Studien uneinheitlich sind. Aluminium lagert sich im Knochen in der Knochenbildungszone an und kann so zu Mineralisationsstörungen führen. Dies kann mit Skelettveränderungen im Sinne einer Knochendystrophie einhergehen. In neueren Arbeiten wird auch eine kanzerogene Wirkung diskutiert.

Arsen

Arsen hat eine hohe umweltmedizinische Bedeutung und auch in der Routinediagnostik fallen immer wieder Patienten mit sehr hohen Arsenkonzentrationen auf. Die

Toxizität von Arsen hängt sehr stark von der Bindungsform ab. Besonders toxisch ist anorganisches Arsen (III). Bereits 100 mg können letale Wirkungen haben mit einer Symptomatik, die zunächst durch schwere Durchfälle und Erbrechen gekennzeichnet ist, später durch eine Schocksymptomatik und Nierenversagen. Organische Arsenverbindungen wie z. B. Arsenobetain sind weit weniger toxisch. Solche Arsenverbindungen werden z. B. über Fisch und Meeresfrüchte aufgenommen, in denen häufig hohe Arsenkonzentrationen nachzuweisen sind. Auch bei Reis können hohe Belastungen gefunden werden, so dass für Reis spezielle Grenzwerte für Arsen (0,2–0,3 mg/kg) definiert wurden. Arsen findet auch Anwendung bei der Glasherstellung sowie für spezielle Legierungen.

Die chronische Toxizität des Arsens ist durch folgende Veränderungen gekennzeichnet:

a) neurotoxische Wirkungen mit Polyneuropathien und Parästhesien

b) Hautveränderungen im Sinne von Pigmentierungsstörungen und Hyperkeratosen

c) eine kanzerogene Wirkung, was insbesondere Lungen- und Hautkrebs anbetrifft

d) weitere toxische Wirkungen schließen morphologische Veränderungen bezüglich der Integrität der Mitochondrien ein sowie eine vermehrte Bildung reaktiver Sauerstoffspezies (oxidativer Stress). Glutathionmangel erhöht die Sensitivität von Zellen gegenüber der Toxizität von Arsen.

Bismut

Bismut ist ein wahrscheinlich für den Menschen nicht essentielles Element, das in verschiedenen Metalllegierungen vorkommt, aber auch in Arzneimitteln und kosmetischen Präparaten Verwendung findet. Einzelfälle toxischer Wirkungen unter Verwendung bismuthaltiger Kosmetika und Arzneimittel wurden beschrieben, wobei eine neurotoxische Wirkung im Vordergrund steht.

Blei

Bleibelastungen können über Lebensmittel auftreten, wobei Innereien von Schlachttieren häufig stark belastet sind. Immer wieder wurden Fälle publiziert, bei denen in aus südlichen Ländern eingeführten Keramikprodukten hohe Bleibelastungen gefunden wurden. Auch „exotische Ursachen" wie belastete Kräuter aus Asien sind zu berücksichtigen. Neuere Studien haben gezeigt, dass auch bei vergleichsweise niedrigen Bleikonzentrationen Schadwirkungen erwartet werden müssen. Dies hat dazu geführt, dass in den letzten zwanzig Jahren die Referenzwerte für Blei stetig abgesenkt wurden.

Die toxischen Wirkungen von Blei können wie folgt zusammengefasst werden:

a) **Hämoglobinsynthese:** Beeinträchtigung der Hämoglobinsynthese durch Hemmung verschiedener Enzyme, insbesondere des Enzyms δ-Aminolävulinsäure-Dehydratase in den Erythrozyten.

b) **Nierenschädigungen,** vor allem an den proximalen Nierentubuli mit nachfolgender Proteinurie.

c) **Endokrine Wirkungen** mit vermehrtem Auftreten von Frühgeburten. Bei Männern wird die Spermatogenese dosisabhängig durch Blei geschädigt.

d) **Neurotoxische Wirkungen:** Betroffen sind vor allem Kinder, wobei verminderte Intelligenz-, Aufmerksamkeits- und Reaktionsleistungen sowie eine Hörschwellenverschiebung nachzuweisen sind. Das Risiko an ADHS (Attention Deficit Hyperactivity Disorder) zu erkranken, ist deutlich erhöht.

e) **Kanzerogene Wirkungen:** Blei und seine anorganischen Verbindungen sind als Kanzerogen der Kategorie 2 eingestuft mit einem erhöhten Risiko vor allem für Magen- und Lungenkrebs.

Cadmium

Cadmium ist aufgrund seiner kumulierenden und kanzerogenen Eigenschaften ein wichtiges umweltmedizinisch relevantes Element. Bei Rauchern stellt das mit dem Tabakkonsum aufgenommene Cadmium eine bedeutende inhalative Quelle dar. Dabei ist zu berücksichtigen, dass die Resorption über die Lungen wesentlich effektiver ist als die Resorption im Magen-Darm-Trakt. Weitere Cadmiumquellen sind z. B. die Verwendung von Klärschlämmen in der Landwirtschaft sowie die Verwendung von Phosphatdüngern, die häufig mit Cadmium belastet sind. Pflanzen nehmen Cadmium sehr gut über ihre Wurzeln auf, was vor allem für niedrige Boden-pH-Werte gilt (saurer Regen). Häufig sind Fische und Meeresfrüchte stark mit Cadmium belastet sowie Innereien von Nutztieren und bestimmte Pilze. Der Anstieg der Cadmium-Last in der Niere zwischen dem ersten und siebten Lebensjahrzehnt ist in Abbildung 2 dargestellt.

Die toxischen Wirkungen von Cadmium können wie folgt zusammengefasst werden:

a) **Nephrotoxizität:** Es findet eine Anreicherung in der Niere statt, wobei es zunächst zu tubulären Schädigungen mit einem Verlust niedermolekularer Proteine, später auch zu glomerulären Schädigungen kommt. Erste nephrotoxische Schädigungen treten bereits bei einer Harnausscheidung von 1 µg Cd/g Kreatinin auf.

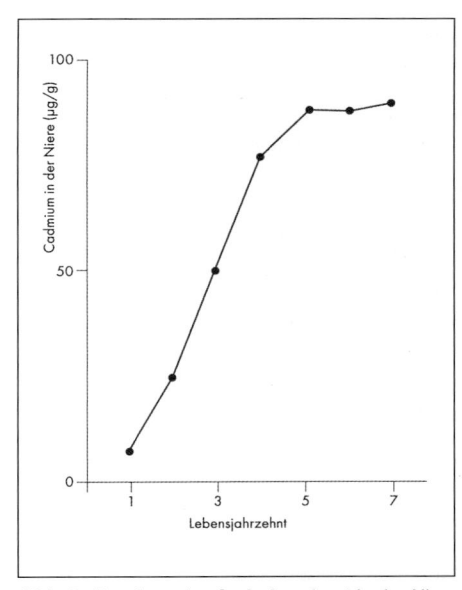

Abb. 2: Zunahme der **Cadmium-Last** in der Niere zwischen dem 1. und 7. Lebensjahrzehnt. Vuori, E. et al.: Scand J. Work Environ. Health 5, 16-22, 1979

b) **Kanzerogene Wirkungen:** Cadmium ist als Karzinogen der Klasse 1 eingestuft. Eine deutliche Risikoerhöhung ergibt sich für das Lungencarcinom (vor allem bei inhalativer Aufnahme), für das Nierencarcinom (die Niere ist das hauptsächliche Speicherorgan für Cadmium) sowie für Prostata-Ca., Blasen-Ca. und Mamma-Ca.

c) **Knochengewebe und Skelettsystem:** Unter Cadmiumbelastung kommt es zu einem Rückgang der Knochendichte mit nachfolgenden Veränderungen im Sinne von Osteoporose und Osteomalazie sowie zu einem erhöhten Frakturrisiko. Erste Effekte können bereits bei einer Cadmiumausscheidung von 0,5 µg Cd/g Kreatinin auftreten. Ursächlich sind Interaktionen mit Parathormon sowie eine eingeschränkte Vitamin D-Hydroxylierung zu diskutieren.

Gold

Eine Goldbelastung kann auf eine Zahnversorgung mit Gold beziehungsweise goldhaltigen Materialien zurückzuführen sein. Die Aufnahme von Gold aus Nahrungsmitteln dürfte zu vernachlässigen sein.

Indium

Indium findet Verwendung, zusammen mit anderen Edelmetallen, in der Zahnversorgung z. B. mit Brücken.

Kobalt

Kobalt ist als Bestandteil von Vitamin B12 ein essentielles Spurenelement. Kobalt ist in zahlreichen Legierungen enthalten. Bei oraler Aufnahme über Nahrungsmittel weist es für den Menschen nur eine verhältnismäßig geringe Toxizität auf. Kobalt findet Verwendung in Pigmenten (blaue Farbe) in der Glas-, Email- und Keramikindustrie und kommt auch in Modeschmuck sowie in verschiedenen Haushaltsartikeln (z. B. Bestecke) vor.

Eine Vitamin B12-Medikation führt zu einer Steigerung der renalen Vitamin B12- und damit auch Kobaltausscheidung. Unter parenteraler Vitamin B12-Gabe steigt die Kobaltausscheidung im Harn auf sehr hohe Werte an.

Nickel

Die Aufnahme von Nickel in der Allgemeinbevölkerung erfolgt überwiegend über die Nahrung. Nickelhaltig sind z. B. Sojabohnen, Haferflocken und Nüsse.

Zigarettenrauchen kann zur Nickelbelastung beitragen. Hohe Nickelaufnahme kann sensibilisierende Wirkungen haben, so dass Kontaktdermatitiden nickelsensibilisierter Personen verstärkt werden können. Der Verzehr von Nahrungsmitteln mit hohen Nickelgehalten kann zu einer Verschlechterung dermatologischer Störungen bei nickelsensibilisierten Personen führen.

Palladium

Palladium wird verwendet in Dentallegierungen, in der Schmuckherstellung sowie auch in Katalysatoren. Hohe Werte sind nicht selten auf eine Zahnversorgung mit palladiumhaltigen Edelmetallen zurückzuführen.

Platin

Platin spielt eine wichtige Rolle in der Zahnversorgung, z. B. mit Brücken. Platin findet auch in der Schmuckindustrie breite Verwendung, vor allem in Verbindung mit Gold. Ob der Einsatz von Platin (und Palladium) in Katalysatoren zur Abgasreinigung von Autos zu einer erhöhten Belastung führen kann, wird noch diskutiert. Massive Erhöhungen der Platinausscheidung im Harn können nach einer Chemotherapie mit Platinpräparaten nachgewiesen werden. Dabei können deutlich erhöhte Werte auch Wochen bis Monate nach Ende der Chemotherapie nachzuweisen sein.

Quecksilber

Quecksilber gehört zu den wichtigsten toxischen Elementen. Es findet als Metall Verwendung in Barometern und Thermometern sowie auch in Quecksilberdampflampen.

Quecksilber ist das einzige bei Raumtemperatur flüssige Metall. Schmelz- und Siedepunkt liegen bei -38,9 beziehungsweise +356 °C. Bereits bei Raumtemperatur verdampft metallisches Quecksilber, so dass z. B. von zerbrochenen quecksilberhaltigen Thermometern erhebliche inhalative Belastungen ausgehen können.

Quecksilberhaltige Verbindungen finden teilweise noch Verwendung in Impfstoffen beziehungsweise in Kontaktlinsenreinigern. Bei den Nahrungsmitteln können besonders Fische mit hohen Quecksilbermengen belastet sein. Aus Amalgamfüllungen werden messbare Mengen an Quecksilberdampf in die Mundhöhle emittiert und können inhalativ aufgenommen werden. Gleichzeitig können durch Korrosionsvorgänge Quecksilberionen gebildet und über die Schleimhäute aufgenommen werden. Die Resorptionsrate beträgt inhalativ 80–90 %, bei oraler Aufnahme wird organisches Quecksilber zu zirka 90 %, anorganisches Quecksilber zu 10 % resorbiert, metallisches Quecksilber hingegen praktisch nicht. Organisches Quecksilber durchdringt sehr gut die Plazenta- und die Blut-Hirn-Schranke.

Die toxischen Wirkungen von Quecksilber können wie folgt zusammengefasst werden:

a) **Neurotoxische Wirkungen** mit Abgeschlagenheit, Konzentrationsschwäche, Tremor, Polyneuropathie, Parästhesie und Beeinträchtigung kognitiver und motorischer Funktionen.

b) **Nierenschädigung** mit Glomerulonephritis.

c) **Immunsystem:** Quecksilber hat zytotoxische Wirkungen, kann aber auch Überempfindlichkeitsreaktionen auslösen. Typ-IV-Überempfindlichkeitsreaktionen sind sowohl gegen Quecksilberionen als auch gegen organische Quecksilberverbindungen (Thiomersal) bekannt.

d) **Reproduktion:** Es findet sich eine erhöhte Rate von Fehlgeburten.

e) **Wechselwirkungen mit Spurenelementen:** Wechselwirkungen sind insbesondere mit Elementen wie Selen und Zink bekannt. Quecksilber kann Zink aus zinkhaltigen Enzymen verdrängen.

Silber

Silber ist ein Begleitelement von Quecksilber in Amalgamfüllungen, so dass Amalgamfüllungen auch zu Silberbelastungen führen können. Silber findet Verwendung in der Schmuck- und Münzherstellung sowie auch in Batterien.

Thallium

Thallium und seine Verbindungen sind außerordentlich toxisch und übertreffen hinsichtlich ihrer Giftwirkung Verbindungen von Blei, Cadmium und Quecksilber. Thallium ist ein ubiquitäres Element und Thalliumverbindungen sind relativ flüchtig und können bei thermischen Prozessen (z. B. Müllverbrennungsanlagen) emittiert werden. Auch Hüttenwerke, Zementfabriken und Kohlekraftwerke können zur Thalliumbelastung beitragen. Die akute Toxizität von Thallium ist hoch. Bereits die Aufnahme von 1,5 mg Thallium/kg KG in Form löslicher Salze führt zu akuten Vergiftungserscheinungen mit Übelkeit, Erbrechen und Bauchschmerzen, wobei sich in der weiteren Folge schwere Störungen des peripheren und zentralen Nervensystems entwickeln. Auch kardiotoxische und nephrotoxische Wirkungen treten auf. Die chronische Thalliumtoxizität äußert sich in neurologischen Störungen wie Parästhesien sowie Allgemeinsymptomen wie Müdigkeit, Schwäche, Kopfschmerzen etc. Thallium hat eine hohe strukturelle Ähnlichkeit mit Kalium, so dass Thallium die Na+/K+-ATPase beeinflussen und damit in den Aufbau der Zellmembranpotentiale eingreifen kann.

Uran

Neben der bekannten Radiotoxizität ist auch die chemische Toxizität von Uran zu beachten. Uran lässt sich in Deutschland im Grundwasser in Konzentrationen von < 1 bis >100 µg/l nachweisen. Uran ist ein relativ ubiquitäres Element in der Hydrosphäre. Tierexperimentelle Untersuchungen weisen auf nephrotoxische Wirkungen hin, die jedoch beim Menschen bisher nicht abgesichert werden konnten. Von der WHO wurde für das Trinkwasser ein Grenzwert von 15 µg/l festgelegt.

Zinn

Bei Zinnbelastungen erhebt sich zunächst die Frage nach Amalgamfüllungen, da diese neben Quecksilber und Silber häufig auch Zinn als Begleitelement enthalten. Messing und Bronzen enthalten Zinn ebenso wie andere Zinnlegierungen (Lot). Kritisch sind vor allem organische Zinnverbindungen, die z. B. in Sedimenten gebildet werden können. Auch Zahnpflegemittel (Zinnfluorid) und Zahnprothesenstoffe (Zinnchlorid) sind zu berücksichtigen.

Bei Mehrfachbelastungen mit Schwermetallen ist die Festlegung von Grenzwerten und die Definition unkritischer Bereiche schwierig, da sich additive beziehungsweise kumulative Effekte ergeben können. Toxische Wirkungen durch synergistische Verstärkungen sind dabei möglich, selbst wenn die Referenzwerte für das Einzelelement noch nicht überschritten werden.

4. Diagnostik: Bestimmungen im Vollblut und im Basalharn

4.1 Festlegung von Referenzbereichen und HBM-Werten

Die Kommission Human-Biomonitoring des Umweltbundesamtes hat für verschiedene Schwermetalle Referenz- und HBM-Werte publiziert. Diese Begriffe lassen sich wie folgt definieren:

Referenzwerte stellen eine statistische Größe dar, die dem 95 %-Bereich der Messwerte einer Substanzkonzentration in einem entsprechenden Körpermedium (Blut, Harn) einer Referenzpopulation entspricht. Referenzwerte sagen daher zunächst nichts darüber aus, ab welcher Konzentration ein Stoff toxische Wirkungen entfaltet.

Die Human-Biomonitoring-Werte (HBM-I- und HBM-II-Werte) werden dagegen auf der Grundlage von toxikologischen und epidemiologischen Untersuchungen abgeleitet. Die Ableitung solcher HBM-Werte stützt sich primär auf Studien, in denen ein Zusammenhang zwischen der Konzentration eines Stoffes (oder eines Metaboliten dieses Stoffes) in menschlichen Körperflüssigkeiten und dem Auftreten unerwünschter Wirkungen nachgewiesen wurde. Der HBM-I-Wert ist dabei als sogenannter Prüf- und Kontrollwert anzusehen. Bei einer Überschreitung werden zunächst Vorsorgemaßnahmen im Sinne einer Information über mögliche Belastungsquellen sowie Kontrolluntersuchungen empfohlen.

Bei Überschreiten der HBM-II-Werte ist hingegen eine als relevant anzusehende gesundheitliche Beeinträchtigung möglich, so dass akuter Handlungsbedarf zur Reduktion der Belastung und zur weiteren umweltmedizinischen Betreuung besteht. Der HBM-II-Wert wird somit als Intervention- und Maßnahmenwert angesehen.

In **Tab. 1** sind die aktuellen HBM-Werte der Kommission Human-Biomonitoring für verschiedene Schwermetalle zusammengefasst.

Früher waren auch für Blei im Vollblut HBM-Werte definiert (z. B. Kinder und Frauen: HBM-I-Wert: 100 µg/l; HBM-II-Wert: 150 µg/l) (Stoffmonographie Blei, Bundesgesundheitsblatt 1996; 39: 236–241). Diese HBM-Werte wurden von der Kommission Human-Biomonitoring jedoch im Jahr 2009 zurückgezogen beziehungsweise ausgesetzt, nachdem neuere Studien gezeigt haben, dass auch unterhalb dieser Werte toxische Wirkungen von Blei auftreten können. Dies betrifft insbesondere kanzerogene Wirkungen. Dies bedeutet, dass für Deutschland kein Schwellenwert mehr besteht, bei dessen Unterschreitung schädliche Wirkungen von Blei hoch wahrscheinlich auszuschließen wären.

Auch die HBM-Werte für Cadmium sind kritisch zu hinterfragen, da z. B. toxische Wirkungen von Cadmium auf Knochengewebe und Skelettsystem bereits bei einer Harnausscheidung von 0,5 µg Cadmium/g Kreatinin auftreten können.

Auch für Quecksilber konnte gezeigt werden, dass bei Quecksilberkonzentrationen unterhalb des HBM-II-Wertes neurologische Symptome nachgewiesen werden können.

Tab. 1: HBM-Werte für Schwermetalle
(www.umweltbundesamt.de/themen/gesundheit/kommissionen-arbeitsgruppen/kommission-human-biomonitoring/beurteilungswerte-der-hbm-kommission; 11.05.2017)

Element und Probenmaterial	Personengruppe	HBM-I-Wert	HBM-II-Wert
Cadmium im Urin	Kinder/Jugendliche	0,5 µg/l	2 µg/l
	Erwachsene	1,0 µg/l	4 µg/l
Quecksilber im Urin	Kinder + Erwachsene	5 µg/g Kreatinin	20 µg/g Kreatinin
Quecksilber im Vollblut	Kinder + Erwachsene	5 µg/l	15 µg/g Kreatinin
Thallium im Urin	Kinder + Erwachsene	5 µg/l	-

Tab. 2: Referenzwerte für Schwermetalle im Vollblut
(www.umweltbundesamt.de/sites/default/files/medien/377/dokumente/zaum1034.pdf; 11.05.2017)

Element	Referenzwert	Bemerkungen
Blei	Kinder, 3 – 14 Jahre: 35 µg/l	
	Frauen: 70 µg/l	
	Männer: 90 µg/l	
Cadmium	Kinder, 3 – 14 Jahre: < 0,3 µg/l	
	Erwachsene: 1,0 µg/l	nicht aktiv rauchend
Quecksilber	Kinder, 3 – 14 Jahre: 0,8 µg/l	Fischkonsum bis 3mal im Monat
	Erwachsene: 2,0 µg/l	

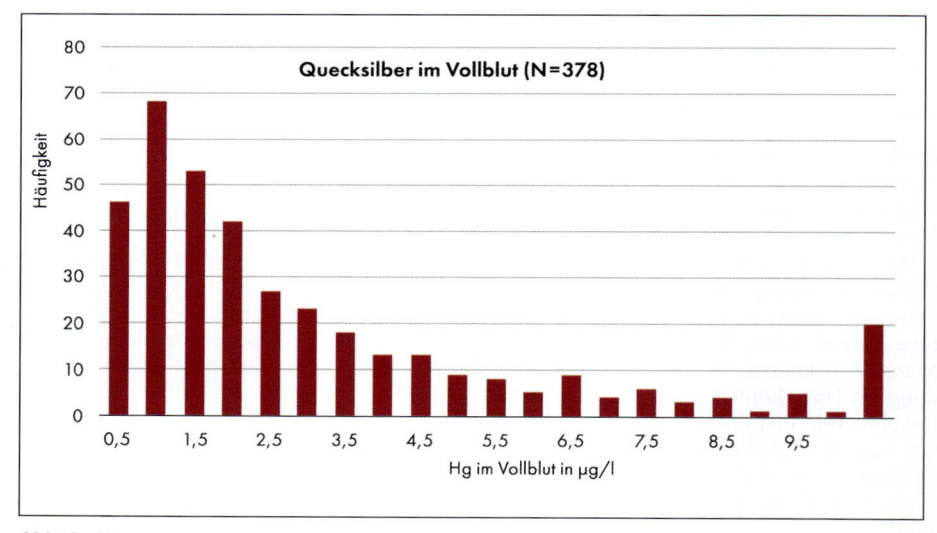

Abb. 3: Histogramm der Quecksilber-Konzentrationen im Vollblut

Am Beispiel des Bleis lässt sich zeigen, dass HBM-Werte durch neuere Studien rasch überholt sein können, was zum Aussetzen dieser Werte für Blei geführt hat. Nach derzeitigem Kenntnisstand kann für Blei kein NOAEL (No Observed Adverse Effect Level) definiert werden. Da klinische Folgeerscheinungen bei Cadmium und Quecksilber auch bei Blut- oder Harnkonzentrationen unterhalb der derzeit gültigen HBM-Werte nachgewiesen werden konnten, stellt sich generell die Frage, ob das HBM-Konzept für die präventivmedizinische und umweltmedizinische

Praxis geeignet ist.

4.2 Bestimmungen im Vollblut

Zum Nachweis einer Bleibelastung ist die Bestimmung von Blei im Vollblut das Mittel der Wahl, da sich Blei in den Erythrozyten beziehungsweise auf der Erythrozytenoberfläche anreichert.

Gleiches gilt für das Element Cadmium, so dass auch die Bestimmung von Cadmium im Vollblut ein wichtiges diagnostisches Kriterium darstellt. Bei Cadmium kann auch die Harnausscheidung herangezogen werden. Cadmium wird in der Niere als primärem Zielorgan gespeichert und die Cadmiumausscheidung im Harn lässt Rückschlüsse auf die Cadmiumlast in der Niere zu.

Auch die Bestimmung von Quecksilber im Vollblut ist ein anerkanntes Kriterium für den Nachweis einer Quecksilberbelastung.

Für die vorgenannten drei Elemente wurden von der Kommission Human-Biomonitoring Referenzwerte für die Vollblutkonzentrationen definiert **(Tab. 2)**.

Betrachtet man die Verteilung der Quecksilberkonzentrationen im Vollblut in den Routineeinsendungen unseres Laboratoriums **(Abb. 3)**, so ist festzustellen, dass in

- 45 % der Proben der Referenzwert von 2 µg/l für Erwachsene überschritten wird
- in 17 % der Proben der HBM-I-Wert von 5 µg/l überschritten wird
- in 5 % der Proben eine Konzentration von > 10 µg/l vorliegt.

4.3 Bestimmungen im Basalharn

Bei präventiv- und umweltmedizinisch arbeitenden Therapeuten, vor allem im Bereich der Naturheilkunde, werden zum Nachweis einer Schwermetallbelastung meist Mobilisationsteste z. B. mit DMPS durchgeführt. Die Untersuchung des Basalharns auf Schwermetalle ist dabei eher in den Hintergrund getreten.

Dies ist nach unserer Ansicht nicht berechtigt. In vielen Fällen erlaubt bereits der Basalharn den Nachweis einer Schwermetallbelastung, wenngleich nicht selten Belastungen erst durch einen Provokationstest mit Komplexbildnern zur Mobilisierung aus Geweben detektierbar werden. Ein wichtiger Vorteil der Bestimmung der Schwermetallausscheidung im Basalharn ist das Vorliegen von gut abgesicherten Referenzwerten, die durch die Kommission Human-Biomonitoring definiert wurden. Dies bedeutet, dass solche Untersuchungen auch bei Auseinandersetzungen z. B. mit Behörden und Versicherungsträgern verwendet werden können. Den Mobilisa-

Tab. 3: Referenzwerte für Schwermetalle im Basalharn
(Quelle: Beurteilungswerte der Kommission Human-Biomonitoring)

Element	Referenzwert	Bemerkungen
Arsen	15 µg/l	Personen ohne Fischverzehr
Cadmium	Kinder (3 – 14 Jahre): 0,2 µg/l	
	Erwachsene: 0,8 µg/l	nicht aktiv rauchend
Quecksilber	Kinder (3 – 14 Jahre): 0,4 µg/l	ohne Amalgamfüllungen
	Erwachsene: 1,0 µg/l	
Platin	10 ng/l	ohne Zahnversorgung mit Edelmetallen
Thallium	0,5 µg/l	
Uran	Kinder: 40 ng/l	
	Erwachsene: 30 – 60 ng/l	

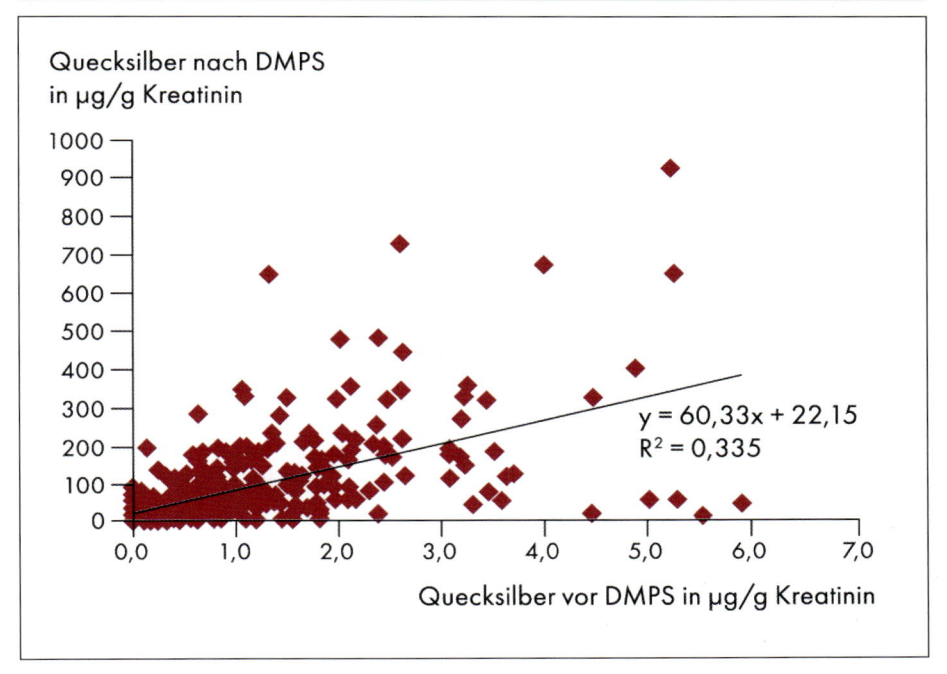

Abb. 4: Korrelation der Harnausscheidung von Hg im Basalharn und nach Mobilisation durch parenterale DMPS-Gabe

tionstesten wurde hingegen bisher die allgemeine Anerkennung im Rahmen offizieller Empfehlungen versagt.

Tab. 3 zeigt eine Auflistung der derzeit gültigen Referenzwerte für den Basalharn.

Korrelation der Quecksilberausscheidung vor und nach DMPS-Gabe

In verschiedenen Studien wurde eine Korrelation zwischen der Harnausscheidung von Quecksilber im Basalharn und nach DMPS-Gabe beschrieben. Eine Auswertung unserer eigenen Daten **(Abbildung 4)** zeigt eine Korrelation zwischen der Quecksilberausscheidung im Basalharn und nach DMPS-Gabe. Dabei fallen eine ganze Reihe von Proben auf, die bei relativ niedriger Quecksilberkonzentration im Basalharn eine sehr starke Steigerung der Quecksil-

berausscheidung durch DMPS erkennen lassen. Andererseits finden sich auch Proben, die vor DMPS-Gabe in einem auffälligen Konzentrationsbereich (1–6 µg Hg/g Kreatinin) liegen, aber unter DMPS-Mobilisierung keine relevante Steigerung der Harnausscheidung von Quecksilber erkennen lassen.

4.4 Kasuistik

Ein Schwermetallprofil im Basalharn wird anhand nachfolgender Kasuistik dargestellt **(Abb. 5)**.

Kasuistik: 12-jähriger Junge mit Aufmerksamkeitsdefizit-Hyperaktivitäts-Syndrom (ADHS), einhergehend mit Lernstörungen und psychischen Auffälligkeiten. Seit sechs Monaten Ritalin ohne deutliche Verbesserung der Symptomatik.

Schwermetalldiagnostik

Schwermetallprofil im Harn: Der Befund zeigt eine deutlich erhöhte Belastung mit den Elementen Quecksilber und Blei sowie eine geringgradige Belastung mit Nickel und Aluminium. Für alle übrigen untersuchten Schwermetalle ergeben sich unauffällige Befunde.

5. Mobilisationsteste

5.1 Verwendete Komplexbildner

Komplexbildner werden seit über sechzig Jahren zur Behandlung von Schwermetallvergiftungen eingesetzt. Eine der ersten dieser Verbindungen war das in den vierziger Jahren des vergangenen Jahrhunderts in Großbritannien entwickelte British-Anti-Lewisit (BAL), das als Antidot gegen den arsen- und chlorhaltigen Kampfstoff Lewisit eingesetzt wurde. In den fünfziger Jahren des letzten Jahrhunderts wurde der Komplexbildner Dimercaptopropansulfonsäure (DMPS) in der ehemaligen UDSSR synthetisiert und klinisch eingesetzt. Dieser Komplexbildner ist in Deutschland unter dem Namen Dimaval (Heyl GmbH & Co. KG) zugelassen. Ebenfalls Mitte des letzten Jahrhunderts wurde in China der Komplexbildner Dimercaptobernsteinsäure (Dimercaptosuccinic acid – DMSA) entwickelt, der seit 1991 in den USA als Succimer® beziehungsweise Chemet® für die Behandlung von Bleiintoxika-tionen zugelassen ist.

Abb. 6 zeigt die chemischen Strukturen dieser drei Komplexbildner. Bei BAL handelt es sich um einen Alkohol, der lipidlöslich ist. DMPS und DMSA sind hingegen wasserlösliche Substanzen. Die beiden letztgenannten Substanzen sind sowohl für die orale als auch für die parenterale Gabe in Deutschland verfügbar. Bei DMPS handelt es sich um eine Sulfonsäure, bei DMSA um eine Dicarbonsäure. Zentrales Strukturmerkmal dieser drei Komplexbildner sind die beiden vicinalen (benachbarten) Sulfhydryl (SH)-Gruppen, die die Bindungsstelle für Schwermetalle darstellen.

Andere wichtige Komplexbildner sind

- EDTA = Ethylendiamintetraessigsäure
- Ca-DTPA = Calcium-Trinatrium-Diethylen-Triamin-Pentaacetat
- Zn-DTPA = Zink-Dinatrium-Diethylen-Triamin-Pentaacetat
- D-Penicillamin
- Deferoxamin.

Seit zirka 1990 werden Komplexbildner wie das DMPS nicht nur zur Therapie von Schwermetallintoxikationen eingesetzt, sondern auch als diagnostisches Instrumentarium. In Deutschland zugelassene Komplexbildner wie DMPS sind zur Therapie verschiedener Schwermetallvergiftungen zugelassen. Ihre Anwendung als

Untersuchung	Ergebnis	Vorbefund	Referenzbereich	Einh.	Diagramm
Harn 1 (Werte in µg/g Kreatinin)					
Kupfer im Harn	21.4		7.5-45.0	µg/g	
Zink im Harn	175		150-750	µg/g	
Quecksilber im Harn	2.9 +		bis 1.0	µg/g	
Cadmium im Harn	0.37		bis 0.80	µg/g	
Blei im Harn	44.5 +		bis 15.0	µg/g	
Palladium im Harn	< 0.3		bis 1.0	µg/g	
Zinn im Harn	1.1		bis 2.0	µg/g	
Arsen im Harn	11.3		bis 15.0	µg/g	
Nickel im Harn	3.4 +		bis 2.5	µg/g	
Aluminium im Harn	27.0 +		bis 20.0	µg/g	
Gold im Harn	0.3		bis 0.6	µg/g	
Bor im Harn	446		200-3000	µg/g	
Bismut im Harn	0.15		bis 1.60	µg/g	
Cobalt im Harn	0.41		bis 1.00	µg/g	
Indium im Harn	0.12		bis 0.20	µg/g	
Molybdaen im Harn	44.0		10.0-100.0	µg/g	
Platin im Harn	0.10		bis 0.40	µg/g	
Silber im Harn	0.15		bis 0.30	µg/g	
Thallium im Harn	0.12		bis 0.50	µg/g	
Uran im Harn	0.05		bis 0.10	µg/g	

Abb. 5: Kasuistik: Schwermetallprofil im Basalharn

Diagnostikum gehört nicht zu den zugelassenen Anwendungsgebieten. Jede lege artis durchgeführte Therapie mit Chelatbildnern führt jedoch gleichzeitig zu diagnostischen Aussagen. Im Umkehrschluss kann ein Mobilisationstest, z. B. mit DMPS gleichzeitig auch als therapeutische Maßnahme angesehen werden.

5.2 Basisdaten zur Pharmakokinetik von DMPS und DMSA

Die Toxizität von Schwermetallen beruht im Wesentlichen auf ihrer Wechselwirkung mit Biomolekülen. So können Schwermetalle z. B. essentielle Spurenelemente wie Kupfer oder Zink aus ihren Bindungsstellen in Enzymen verdrängen und diese Enzyme inhibieren. Von Bedeutung ist auch die Anlagerung von toxischen Schwermetallen an schwefelhaltige Aminosäuren in Proteinen, insbesondere an Cystein, wobei sowohl die Funktionen als auch die räumlichen Eigenschaften dieser Proteine verändert werden. Der erfolgreiche Einsatz eines Komplexbildners setzt voraus, dass dieser das Schwermetall aus seinen natürlichen Bindungen verdrängen kann, d. h. eine höhere Stabilitätskonstante aufweist.

Abb. 7 zeigt die Stabilitätskonstanten verschiedener Metall-DMPS-Komplexe (1:1 beziehungsweise 1:2), wobei ein Schwermetall entweder ein Molekül DMPS oder aber auch zwei Moleküle DMPS binden kann. Besonders hoch ist die Bindungskapazität von DMPS bezüglich Quecksilber, Silber und Thallium, wobei eine große Zahl weiterer potentiell toxischer Elemente durch DMPS gebunden werden kann. Auch die essentiellen Spurenelemente Kupfer

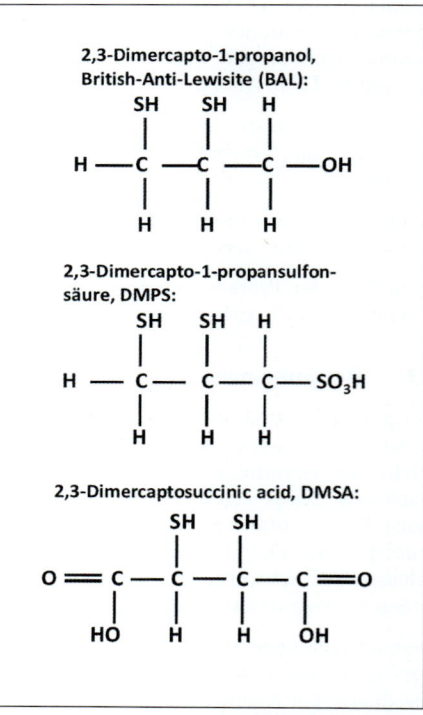

Abb. 6: Strukturformeln wichtiger Komplexbildner

und Zink werden durch DMPS gebunden, was erhöhte renale Verluste dieser beiden wichtigen Spurenelemente nach sich ziehen kann. Im Rahmen der Mobilisationsteste wird DMPS sowohl oral als auch parenteral verabreicht. Dabei zeigen sich vollkommen unterschiedliche Kinetiken wie **Abb. 9** zeigt.

Bei parenteraler Gabe wird eine schnelle und hohe Anflutung von DMPS im Plasma erreicht, während bereits nach vier Stunden zirka 80 % der zugeführten DMPS-Menge ausgeschieden sind. Bei oraler Gabe ergibt sich erst nach vier Stunden ein Plasmapeak bezüglich DMPS, während die DMPS-Ausscheidung in den folgenden Stunden höher liegt als bei parenteraler Gabe. Diese Gegebenheiten müssen auch bei der Inter-pretation der Mobilisationsteste berücksichtigt werden.

Bei DMPS liegt die Absorption bei oraler Gabe bei zirka 50 %. Die Aufnahme erfolgt durch passive Diffusion. Die maximale Konzentration im Plasma wird beim Menschen nach zirka vier Stunden erreicht. Die Plasmahalbwertszeit bei oraler Gabe beträgt zirka zehn Stunden, bei i.v.-Gabe zirka eine Stunde. Zirka 50 % des oral gegebenen DMPS werden nicht resorbiert und über den Stuhl ausgeschieden.

Bei DMSA liegt die Absorptionsrate bei oraler Gabe bei 20 % beim Menschen. Die maximale Konzentration im Plasma wird beim Menschen nach oraler Gabe nach zirka zwei Stunden erreicht, die Plasmahalbwertszeit beträgt zirka zwei bis drei Stunden.

5.3 Aus welchen Geweben werden Schwermetalle durch Komplexbildner wie DMPS und DMSA mobilisiert?

In der Literatur und auf verschiedenen Internetseiten findet man sehr kontroverse Ansichten darüber, aus welchen Geweben und Organen Komplexbildner wie z. B. DMPS und DMSA Schwermetalle mobilisieren wie z. B. „... DMSA ist fettlöslicher (lipoidlöslicher) als DMPS, durchdringt daher die Blut-Hirn-Schranke und dringt damit voll in das Gehirn ein. Metalle werden in dem Komplex gebunden und verlassen auf dem Blutweg wieder das Gehirn ..." (www.toxcenter.de).

Es ist in diesem Zusammenhang hilfreich, sich einige Grundlagen zur Funktion der Blut-Hirn-Schranke vor Augen zu halten. Die Blut-Hirn-Schranke trennt den extrazellulären Raum des Gehirns vom restlichen extrazellulären Raum durch eine dicke, kontinuierliche Endothelschicht ab. Sinn dieser Trennung ist der Schutz des Gehirns gegen die Schwankungen der Plasmazusammensetzung, insbesondere auch hinsichtlich der Anflutung von Neurotransmittern. Es besteht eine klare Beziehung zwischen der Lipidlöslichkeit einer Substanz und deren Aufnahme vom Hirngewebe. Während lipidlösliche Stoffe die Blut-Hirn-Schranke praktisch vollständig durchdringen können, werden wasserlösliche Stoffe nur in geringem Umfang aufgenommen. Ausnahmen bilden Stoffe, für die es spezifische Transportsysteme gibt wie z. B. Glukose oder Aminosäuren oder Stoffe, die von peripheren Nerven aufgenommen werden und durch retrograden axonalen Transport ins ZNS gelangen.

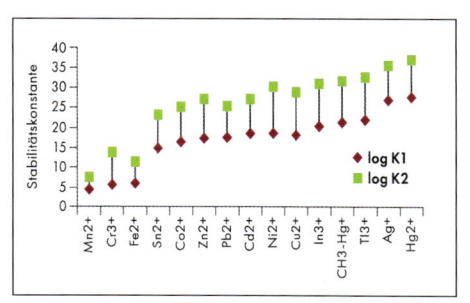

Abb. 7: Stabilitätskonstanten für verschiedene Schwermetall-DMPS-Komplexe

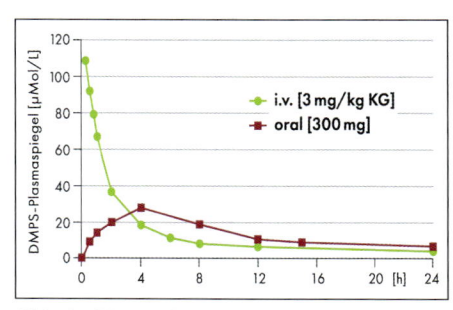

Abb. 8: Plasma-Konzentrationen von DMPS nach oraler und parenteraler Gabe

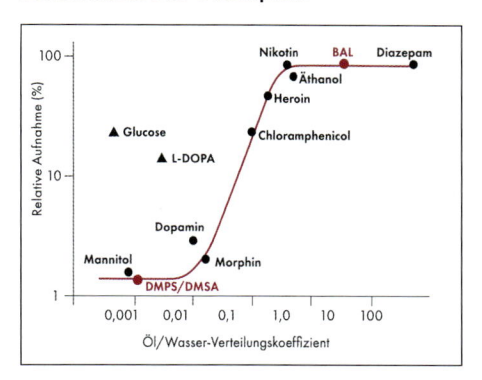

Abb. 9: Aufnahme verschiedener wasser- und lipidlöslicher Substanzen in das Gehirn

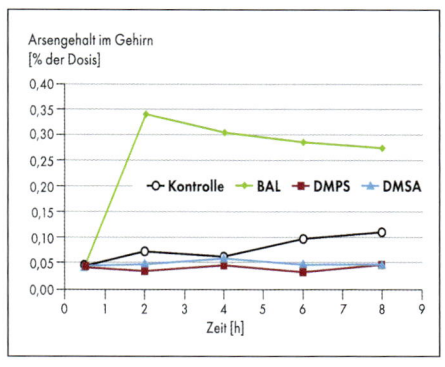

Abb. 10: Einfluss einer oralen Gabe von BAL, DMPS oder DMSA auf die Arsenkonzentrationen im Gehirn von Mäusen nach s.c.-Gabe von As_2O_3

Tab. 4: Potentielle Nebenwirkungen von DMPS (Ruprecht 2008)

- Hypotensiver Effekt nach schneller i.v.-Gabe, daher langsam über mindestens 5 Minuten oder länger verabreichen.
- Hohes Allergiepotential schwefelhaltiger Chelatbildner, bei Einmalgabe (parenteral) bei 1 – 2 %, nach 4 – 10 Injektionen bei zirka 5 % der Patienten allergische Haut- und Schleimhautreaktionen, dies auch bei oraler Gabe möglich. Sehr seltene Fälle eines Stevens-Johnson-Syndroms (schweres multiformes Erythem – fragliche Diagnose).
- Vereinzelt lokale Rötungen an der Injektionsstelle.
- Wechselwirkungen mit essentiellen Spurenelementen wie Cu und Zn.

Tab. 5: Mögliche Nebenwirkungen von DMSA
(Aus: Prescribing information CHEMET/SUCCIMER, dailymed/.nlm.nih.gov/dailymed/)druginfo.cfm?id=3659)

- Häufiger: metallischer Geschmack
- Gastrointestinale Symptome in bis zu 20 % der Patienten: Erbrechen, Durchfall
- Allgemeine Symptome (Kopfschmerzen, Rückenschmerzen etc.) zirka 15 %
- GOT- und GPT-Erhöhungen in zirka 10 % der Patienten
- Moderate Neutropenie, 1 – 2 %
- Arrhythmien, zirka 2 %
- Paraesthesien

Dies gilt z. B. für das Botulinustoxin.

Abb. 9 zeigt die Aufnahme verschiedener Substanzen in das Gehirn anhand einer Klassifikation dieser Substanzen nach dem Öl/Wasser-Verteilungskoeffizienten. Für einen Quotienten < 1 gilt, dass der größere Teil in der Wasserphase vorliegt, die Substanzen also hydrophil sind, während ein Quotient > 1 lipophile Substanzen kennzeichnet.

Für wichtige Komplexbildner gelten folgende Koeffizienten: DMPS: 0,001; DMSA: 0,001; BAL: 5,1.

Diese Daten zeigen, dass BAL eine lipidlösliche Substanz ist, die in das Gehirn aufgenommen wird. DMPS und DMSA sind jedoch sehr gut wasserlösliche (und praktisch nicht lipidlösliche) Substanzen und es ist daher nicht zu erwarten, dass sie in nennenswertem Umfang die Blut-Hirn-Schranke durchdringen.

Studien **(Aposhian et al., 2003)**[1] zeigen zudem, dass weder DMPS noch DMSA allein noch in Kombination mit Vitamin

C, Liponsäure oder Glutathion den Quecksilbergehalt im Hirn bei belasteten Ratten reduzieren.

Die Gabe des eindeutig lipidlöslichen Komplexbildners BAL kann durchaus kritisch sein (**Berlin et al., 2007**)[2] „... Bei Intoxikationen mit organischen Quecksilberverbindungen ist BAL kontraindiziert, da es fettlösliche Komplexe bildet und zu einer Aufnahme von Hg in das Gehirn führt. ...". Die Untersuchung des Einflusses einer oralen Gabe verschiedener Komplexbildner wie BAL, DMPS oder DMSA auf die Arsenkonzentrationen im Gehirn von Mäusen nach s.c.-Gabe von As_2O_3 (**Schäfer et al., 1991**)[3] zeigt, dass sowohl DMPS als auch DMSA zu einer verminderten Aufnahme von Arsen in das Gehirn führten, während die Gabe von BAL die Aufnahme in das Gehirn um den Faktor 3 erhöhte.

Es kann also wie folgt ausgeführt werden:

Die vielfach postulierte Annahme „DMSA geht in das Gehirn" und eine entsprechende „Gehirndetoxifikation" von Schwermetallen wie Quecksilber durch DMSA beim Menschen gibt es keine hinreichenden Belege und schon gar keine Beweise.

5.4 Vergleich von DMPS und DMSA

Es gibt relativ wenige Studien in denen die Wirksamkeit von DMPS und DMSA beim Menschen verglichen wurden. Nach einer von **Hibberd et al. (1998)**[4] durchgeführten Studie steigerte die orale Gabe von DMPS in einer Dosierung von 10 mg/kg KG bei 20 Patienten die Quecksilberausscheidung im Harn von 5,05 auf 11,88 µg/l. Die orale Gabe von DMSA in einer Dosierung von 30 mg/kg KG steigerte bei 65 Patienten die Hg-Ausscheidung von 4,98 auf 13,11 µg/l.

Bei der oralen Gabe von DMSA wird in etwa die dreifache Dosis benötigt, um vergleichbare Effekte wie bei oraler Gabe von DMPS zu erreichen.

5.5 Toxizität und Nebenwirkungen

Untersuchungen zur letalen Dosis (LD50) von DMPS ergaben in Studien bei Maus und Ratte bei parenteraler Gabe (i.p.) eine LD50 in einem Bereich von 1.100 bis 1.500 mg/kg KG. Die Werte für Katze und Hund betragen zirka 150 mg/kg KG. Es ergeben sich damit erhebliche Speziesunterschiede. Auch bei den empfindlichsten Tierspezies liegen diese Werte erheblich über den beim Menschen üblichen Dosierungen von zirka 3 bis maximal 10 mg/kg KG.

Bei DMSA beträgt die LD50 bei parenteraler Gabe (i.p.) bei der Maus zirka 2.500 mg/kg KG. Damit ergeben sich für diese Tierspezies zumindest in der Größenordnung ähnliche Daten für DMPS und DMSA.

Eine Übertragung dieser Daten auf den Menschen dürfte jedoch unzulässig sein.

Die potentiellen Nebenwirkungen von DMPS (**Ruprecht, 2008**)[5] sind in **Tab. 4** aufgeführt.

Nach Angaben des Herstellers der in den USA zugelassenen Präparate Chemet/Succimer ist bei der DMSA-Gabe mit den in **Tab. 5** aufgeführten Nebenwirkungen zu rechnen.

5.6 Durchführung des Mobilisationstestes

Bei Mobilisationstesten wird die Konzentration von Schwermetallen im Basalharn (was jedoch nicht zwingend erforderlich ist) sowie nach oraler, intramuskulärer oder intravenöser Gabe von Komplexbildnern (wie z. B. DMPS) gemessen. Dabei kann es bei Vorliegen von Schwermetalldepots zu einem deutlichen Anstieg der Schwermetallausscheidung im Vergleich zu den Werten vor Gabe des Komplexbildners kommen. Dieser Anstieg kann im Fall des Quecksilbers durchaus einen Faktor bis zu 1.000 betragen. Erhöhte Werte werden als Parameter für eine chronische Schwermetallbelastung gewertet.

Ein prinzipielles Problem dieser Mobilisationsteste ist die fehlende Standardisierung. In **Tab. 6** sind verschiedene Variablen des Schwermetallmobilisationstestes aufgeführt.

Je nach Durchführung dieser Mobilisationsteste können daher unterschiedlichste Ergebnisse erzielt werden, so dass eine Festlegung von einheitlichen Referenzbereichen schwierig ist.

Zu verschiedenen Variablen des Mobilisationstestes wird wie folgt Stellung genommen:

Tab. 6: Variablen des DMPS-Testes

1. Unterschiedliche Komplexbildner wie DMPS und DMSA
2. Anwendung: oral oder parenteral
3. Dosierungen oral: 200 – 700 mg DMPS, parenteral: 2 – 10 mg/kg KG DMPS
4. Unterschiedliche Flüssigkeitszufuhr
5. Unterschiedliche Harnsammelzeiten
6. Spontanharn/24-Stunden-Harn
7. Bezug auf Kreatinin: ja/nein
8. Individuelle Faktoren des Patienten: Geschlecht, Ernährung, genetische Faktoren (Entgiftungsenzyme), Metabolisierungsrate des Komplexbildners, evtl. Absorptionsstörungen

Tab. 8: Mobilisationstest nach Jennrich

1. Blase vollständig entleeren
2. 1 Ampulle DMPS über zirka 15 Minuten i.v. (in 100 ml NaCl 0,9 %)
3. 10 – 15 Minuten Pause
4. 1 Ampulle Zn-DTPA über zirka 15 Minuten i.v. (in 100 ml NaCl 0,9 %)
5. Nach 2 Stunden Urinprobe nehmen.

Tab. 7: Mögliche Vorgehensweise beim DMPS-Test

1. Unmittelbar vor Gabe des Komplexbildners Blase vollständig entleeren. Gegebenenfalls 10 ml Harn sammeln zur Untersuchung von Harn 1 (vor DMPS). Bestimmung von Hg und eventuell weiteren Schwermetallen z. B. Cd, Pb und von essentiellen Spurenelementen wie Cu und Zn.
2. 3 – 4 mg DMPS/kg KG langsam (mindestens 5 Minuten) i.v. verabreichen.
3. 250 – 500 ml Flüssigkeit zuführen, Kreatinin-Werte < 0,2 g/l und > 1,0 g/l vermeiden.
4. Bei parenteraler Gabe nach 45 – 60 Minuten, bei oraler Gabe nach 2 Stunden Harnprobe gewinnen (beziehungsweise über diesen Zeitraum sammeln). 10 ml Harn für Schwermetallbestimmung als Harn 2 einsenden.
5. Weiter ausreichende Flüssigkeitszufuhr nach persönlicher Erfahrung zur Stimulierung der renalen Ausscheidung von Schwermetallen und Komplexbildnern.

Tab. 9: Referenzbereiche für die Schwermetallausscheidung im DMPS-Test (nach Daunderer)

As	25
Cd	5
Cr	3
Cu	500
Hg	50
Mn	10
Ni	8
Pb	150
Sn	15
Zn	2000

5.6.a Orale oder parenterale Anwendung, Zeitpunkt der Harnsammlung

Wie bereits in Kapitel 5.2 (**Abb. 8**) dargestellt, ergibt sich für die parenterale und orale Gabe am Beispiel des DMPS beim Menschen eine vollkommen unterschiedliche Kinetik. Bei parenteraler Gabe werden sofort sehr hohe DMPS-Konzentrationen erzeugt, wobei innerhalb von 4 Stunden 80 % der zugeführten DMPS-Menge ausgeschieden werden. Bei oraler Gabe kommt es hingegen zu einem langsamen Anfluten mit einem Plasmapeak bezüglich DMPS nach 4 Stunden.

Der Verlauf der Quecksilberausscheidung nach einer parenteralen Gabe von 3mg DMPS/kg KG nach Entfernung von acht Amalgamfüllungen wurde bei einer Patientin erhoben. Bereits nach 30 Minuten wurde ein Wert von zirka 90 % der maximalen Hg-Ausscheidung erreicht. Das Maximum lag bei etwas über einer Stunde.

Bei oraler Gabe von DMPS in Form einer Einmalgabe von 300 mg wurde bezüglich des Arsens ein Ausscheidungsmaximum nach 2 Stunden festgestellt (**Aposhian et al., 1997**).[6]

Unter Zugrundelegung der vorliegenden Daten können folgende Empfehlungen für den Zeitpunkt der Harnsammlung gegeben werden:

1. Parenterale Gabe: nach 45–60 Minuten.
2. Orale Gabe: nach 2 Stunden.

5.6.b Dosierung

Bei **parenteraler Gabe** wurde in den meisten Untersuchungen eine Dosierung von 3 bis 4 mg DMPS/kg KG eingesetzt.

Bei oraler Gabe ist zu berücksichtigen, dass die Resorption nur zirka 50 % der zugeführten DMPS-Menge beträgt, wobei gleichzeitig Unsicherheiten hinsichtlich der Resorption bestehen. Die orale Gabe von 10 mg DMPS/kg KG soll äquivalent zu einer parenteralen Gabe von 4 mg DMPS/kg KG sein und zu gleichen Maximalkonzentrationen im Urin führen. Dies entspricht tierexperimentellen Untersuchungen, nach denen für die gleiche Wirksamkeit die orale Dosis das 2,5-fache der parenteralen Dosis betragen muss.

5.6.c Vorgeschlagene Vorgehensweise beim Mobilisationstest

Unter Berücksichtigung dieser Gegebenheiten kommt folgende Vorgehensweise beim DMPS-Test in Frage:

Eine andere Vorgehensweise wird von Jennrich angegeben (**Jennrich 2012**)[7] unter Verwendung der Komplexbildner DMPS und Zn-DTPA.

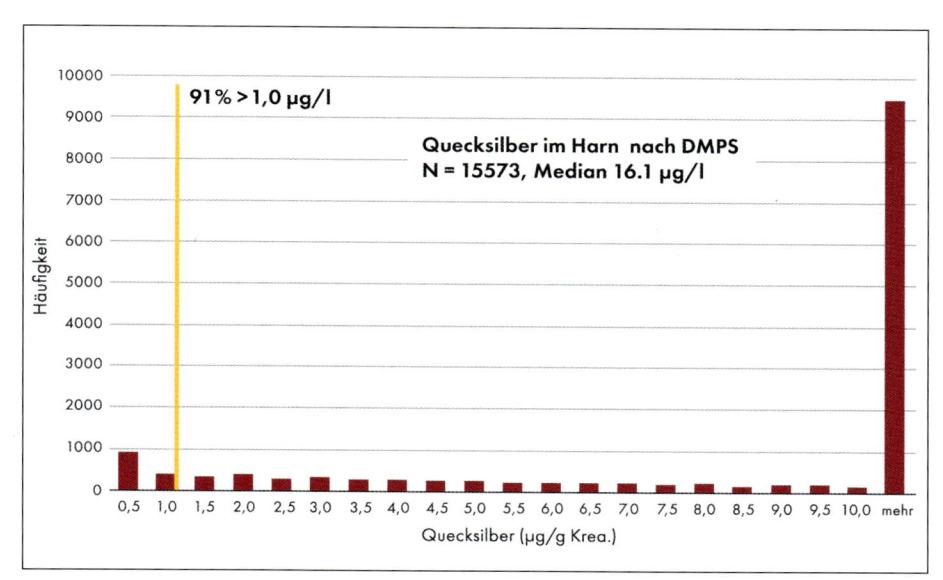

Abb. 11: Quecksilber im Harn nach DMPS

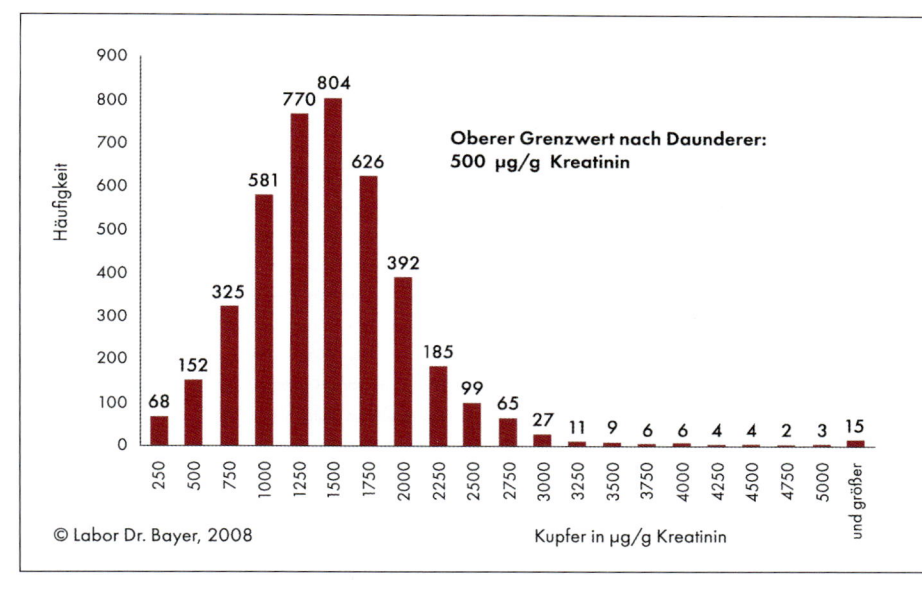

Abb. 12: Kupfer-Ausscheidung nach parenteraler DMPS-Gabe (N = 4154)

5.7 Die Problematik der Festlegung von Referenzwerten beim Mobilisationstest

Während für die Schwermetallausscheidung im Basalurin relativ gut gesicherte Referenzangaben vorliegen, liegen die Verhältnisse für die Mobilisationsteste anders. Die sehr unterschiedliche Vorgehensweise beim Test und die fehlende Standardisierung stehen einer Festlegung von Referenzbereichen entgegen.

Letztendlich sind die meisten der heute verwendeten Referenzwertangaben auf die Arbeiten von **Daunderer (1990)**,[8] **(1991a)**,[9] **(1991b)**,[10] **(1991c)**[11] zurückzuführen. Diese Werte sind jedoch hinsichtlich ihrer Datenbasis kaum nachzuvollziehen. Häufig stößt man auf Ausführungen wie „Aufgrund unserer klinischen Erfahrung können folgende Grenzwerte benannt werden." und ähnliche Formulierungen. Welche Kollektive von Daunderer in der Tat untersucht wurden und wie die statistischen Verteilungen aussehen, konnte zumindest bei unserer Datenrecherche nicht zweifelsfrei erkannt werden. Gleichzeitig liegen zu wenige Studien mit verlässlichen Daten zum Zusammenhang zwischen der Höhe der Schwermetallausscheidung und der klinischen Symptomatik vor.

Allerdings kann festgestellt werden, dass die von Daunderer gemachten Referenzbereichsangaben zumindest für eine ganze Reihe von Elementen sich in den vergangenen zwanzig Jahren seit Einführung des DMPS-Testes bewährt haben und von vielen Laboratorien als Grundlage ihrer Befunde herangezogen werden. Diese Referenzwerte, bezogen auf eine parenterale DMPS-Gabe von 3 bis 4 mg/kg KG und Gewinnung des Harns nach 45 bis 60 Minuten, sind in **Tab. 9 (zitiert bei Ruprecht, 2008)**[12] dargestellt.

Vor dem Hintergrund der dargestellten Referenzbereichsproblematik wurde von einigen Laboratorien dazu übergegangen, den Schwermetallausscheidungen im Mobilisationstest die Referenzwerte für den Basalharn gegenüberzustellen. Dies führt jedoch dazu, dass unter diesen Gegebenheiten z. B. beim Quecksilber 91 % aller untersuchten Proben die obere Referenz-bereichsgrenze überschreiten (**Abb. 11**).

Auf der Basis dieser Vorgehensweise ist es schwierig, Patienten mit hoher Quecksilberbelastung von solchen zu unterscheiden, bei denen nur eine in den industrialisierten Ländern praktisch durchgängig nachzuweisende „Hintergrundbelastung" vorliegt.

Die von Daunderer angegebenen Referenzwerte bedürften zumindest für einige Elemente einer Überarbeitung, was nachfolgend am Beispiel der Elemente Kupfer und Blei dargestellt wird.

Kupfer ist ein essentielles Spurenelement, das im menschlichen Organismus in einer Gesamtmenge von zirka 100 bis 150 mg vorkommt. Kupfer ist Bestandteil so wichtiger Enzyme wie Coeruloplasmin, Cytochrom C-Oxidase, Superoxiddismutase oder Lysyloxidase, um nur einige Beispiele zu nennen. Es dürfte ohne weiteres verständlich sein, dass die Gabe eines Komplexbildners wie DMPS, der eine hohe Bindungskonstante zu Kupfer aufweist, auch zu einer renalen Eliminierung einer mehr oder weniger großen Menge dieses essentiellen Spurenelementes führt.

Die Werteverteilung für das Element Kupfer auf der Basis von 4154 Analysen ist in **Abb. 12** dargestellt.

Legt man den von Daunderer angegebenen Grenzwert von 500 µg/g Kreatinin zugrunde, so würden 94,7 % aller untersuchten Patienten diesen Wert überschreiten. Diese Wertangabe ist daher für uns nicht plausibel. Wir würden auch der teilweise publizierten Annahme widersprechen, dass eine Harnausscheidung von über 500 µg Kupfer/g Kreatinin im Sinne einer Kupferintoxikation zu bewerten wäre. Zwar ist Kupfer z. B. Bestandteil des Zahnamalgams, doch die hieraus aufgenommenen Mengen sind im Vergleich zur täglichen Aufnahme über die Nahrung und den physiologischerweise vorliegenden Kupferspeichern in der Leber zu vernachlässigen. Wir würden daher für die Kupferausscheidung im Harn nach Mobilisationstest einen Referenzbereich von 250 bis 2.000 g/g Kreatinin vorschlagen.

Nachdem Blei als Antiklopfmittel vor über zwanzig Jahren aus dem Benzin entfernt wurde, sehen wir einen kontinuierlichen Rückgang der Bleikonzentrationen im Blut und der Bleiausscheidung im Harn. Allerdings haben zahlreiche Untersuchungen gezeigt (Kapitel 3), dass Blei bereits in vergleichsweise niedrigen Konzentrationen zu negativen klinischen Folgeerscheinungen führen kann. Die Grenzwerte für Erwachsene und insbesondere für Kinder wurden daher in den letzten beiden Jahrzehnten kontinuierlich abgesenkt.

Die Untersuchung der Bleiausscheidung im parenteralen DMPS-Test bei einem Kollektiv von 1051 Patienten zeigt die in **Abb. 13** widergegebene Verteilungskurve.

Dabei ergibt sich ein Median von 31,8 µg/g Kreatinin. Der von Daunderer angegebene Grenzwert von 150 µg/g Kreatinin dürfte aus unserer Sicht viel zu hoch angesetzt sein. Geht man davon aus, dass Werte > 100 µg/g Kreatinin im Sinne einer eindeutig erhöhten Bleibelastung aus der statistischen Bewertung auszuschließen sind, so kann eine sinnvolle obere Bereichsgrenze mit 50 µg Blei/g Kreatinin angegeben werden.

Aufgrund unserer eigenen Auswertungen anhand einer sehr großen Zahl von Einzelmessungen geben wir im nachfolgenden Befundbeispiel dargestellten Referenzbereiche für den parenteralen Mobilisationstest, durchgeführt wie in Kapitel 5.6 beschrieben, an.

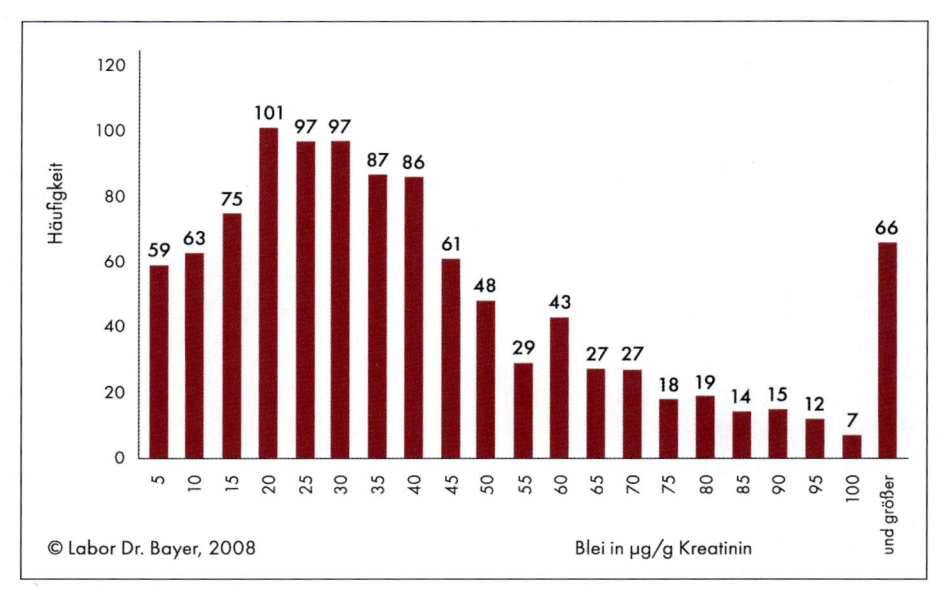

Abb. 13: Blei-Ausscheidung nach parenteraler DMPS-Gabe (N = 1051)

Untersuchung	Ergebnis	Vorbefund	Referenzbereich	Einh.
Harn 2				
Kupfer im Harn/Kreatinin (DMPS)	1250		250-2000	µg/g
Zink im Harn / Kreatinin (DMPS)	8914		2000-9000	µg/g
Quecksilber im Harn/Krea.(DMPS)	168.0 +		bis 50.0	µg/g
Cadmium im Harn/Kreatinin (DMPS)	2.44 +		bis 1.50	µg/g
Blei im Harn / Kreatinin (DMPS)	50.6 +		bis 50	µg/g
Palladium im Harn/Krea. (DMPS)	< 0.3		bis 2.0	µg/g
Zinn im Harn / Kreatinin (DMPS)	9.8		bis 15.0	µg/g
Arsen im Harn/Krea. (DMPS)	57.3		bis 60.0	µg/g
Nickel im Harn/Kreatinin (DMPS)	17.7 +		bis 5.0	µg/g
Aluminium im Harn/Krea. (DMPS)	5.7		bis 80.0	µg/g
Gold im Harn/Krea. (DMPS)	< 0.1		bis 0.6	µg/g
Bor im Harn/Krea. (DMPS)	1672		760-3430	µg/g
Bismut im Harn/Krea. (DMPS)	0.11		bis 1.60	µg/g
Cobalt im Harn/Krea. (DMPS)	0.33		bis 1.00	µg/g
Indium im Harn/Krea. (DMPS)	< 0.01		bis 0.20	µg/g
Molybdaen im Harn/Krea. (DMPS)	61.7		10.0-100.0	µg/g
Platin im Harn/Krea. (DMPS)	< 0.02		bis 1.00	µg/g
Silber im Harn/Krea. (DMPS)	1.52 +		bis 1.00	µg/g
Thallium im Harn/Krea. (DMPS)	0.33		bis 0.70	µg/g
Uran im Harn/Krea. (DMPS)	< 0.01		bis 0.10	µg/g
Kreatinin im Harn (DMPS)	0.900		0.280-2.170	g/l

Abb. 14: Kasuistik: Schwermetallprofil nach parenteraler Mobilisierung mit DMPS

5.8 Kasuistik

Siehe Abb. 14

Kasuistik: 55-jährige Frau, die mehrere Monate bei Ihrer Tochter in einer südeuropäischen Großstadt lebte. In dieser Zeit sehr häufiger Fischkonsum (2 bis 3 Mal die Woche). Aktuelle Symptomatik: Abgeschlagenheit, Konzentrationsschwäche, Depressionen, Zittern der Hände, Tachykardien und Tachyarrhythmien.

Das Schwermetallprofil nach parenteraler Mobilisation mit DMPS zeigt eine massive Erhöhung der Quecksilberausscheidung, die wahrscheinlich auf den gehäuften Fischkonsum zurückzuführen ist (keine Amalgamfüllungen, zwei Füllungen vor 15 Jahren entfernt). Massive Erhöhung der Nickelausscheidung. Gleichzeitig zeigen sich Belastungen für Cadmium, Blei und Silber. Die angegebene neurologische und kardiale Symptomatik kann in einem möglichen Zusammenhang mit den nachgewiesenen Schwermetallbelastungen stehen. Eine Ausleitungstherapie ist geplant.

5.9 Fazit: Mobilisationsteste

Komplexbildner wie DMPS, DMSA, EDTA, Zn-DTPA und andere haben einen festen Stellenwert in der Behandlung von Schwermetallintoxikationen. Sie werden auch als diagnostisches Kriterium zur Feststellung einer Schwermetallbelastung beziehungsweise zum Nachweis von Schwermetalldepots beim Menschen eingesetzt. Die Vorgehensweisen bei der Durchführung dieser Teste sind sehr unterschiedlich, so dass die Festlegung allgemein verbindlicher Referenzbereiche schwierig ist. Aufgrund unserer langjährigen Erfahrung und der Auswertung einer sehr großen Zahl entsprechender Teste haben wir auch für den Schwermetallmobilisationstest Grenzbereiche definiert. Diesen Bereichen liegt eine Vorgehensweise bei der Mobilisation gemäß 5.6 dieser Übersicht zugrunde. Diese Bereiche haben sich seit vielen Jahren bei der Bewertung der Schwermetallausscheidung im Mobilisationstest bewährt.

Modifizierter Nachdruck der Broschüre Gesunder Darm, kranker Darm.

Labor Dr. Bayer
Kompetenzzentrum für komplementärmedizinische Diagnostik
Zweigniederlassung der synlab MVZ
Leinfelden-Echterdingen GmbH
Max-Lang-Str. 58
70771 Leinfelden-Echterdingen

Mit freundlicher Genehmigung der Autoren: Dr. rer. nat. Wolfgang Bayer,
Prof. Dr. Dr. med. Karlheinz Schmidt
Dr. rer. nat. Thomas Schweizer

Weiterführende Literatur

Bayer, W. und K. Schmidt: Problematik von Grenzwertfestlegungen am Beispiel des toxischen Schwermetalls Blei. Ernährung & Medizin, 29, 152–155, 2014

Kommission Human-Bbiomonitoring: Stoffmonographie Blei – Referenz- und Human-Biomonitoring-Werte (HBM). Bundesgesundheitsblatt 39, 236–241, 1996

Kommission Human-Biomonitoring: Stoffmonographie Cadmium – Referenz- und Human-Biomonitoring-Werte (HBM). Bundesgesundheitsblatt 41, 218–226, 1998

Kommission Human-Biomonitoring: Stoffmonographie Quecksilber – Referenz- und Human-Biomonitoring-Werte (HBM). Bundesgesundheitsblatt 42, 522–532, 1999a

Kommission Human-Biomonitoring: Einsatz von Chelatbildnern in der Umweltmedizin. Bundesgesundheitsblatt 42, 823–824, 1999b

Kommission Human-Biomonitoring: Stoffmonographie Arsen – Referenzwerte für Urin. Bundesgesundheitsblatt 46, 1098–1106, 2003a

Kommission Human-Biomonitoring: Aktualisierung der Referenzwerte für Blei, Cadmium und Quecksilber in Blut und Urin von Erwachsenen. Bundesgesundheitsblatt 46, 1112–1113, 2003b

Kommission Human-Biomonitoring: Neue und aktualisierte Referenzwerte für Schadstoffgehalte in Blut und Urin von Kindern – Arsen, Blei, Cadmium und Quecksilber. Bundesgesundheitsblatt 48, 1308–1312, 2005

Kommission Human-Biomonitoring: HBM- und Referenzwerte, Stand 15.02.1008: www.umweltbundesamt.de/gesundheit/monitor/definitionen.htm; 01.03.2017

Kommission Human-Biomonitoring: Stoffmonographie Thallium – Referenz- und Human-Biomonitoring-(HBM)-Werte für Thallium im Urin. Bundesgesundheitsblatt 54, 516–524, 2011

Kommission Human-Biomonitoring: Grundsatzpapier zur Ableitung von HBM-Werten. Bundesgesundheitsblatt 57, 138–147, 2014

Mühlendahl, K. et al.: Referenzwerte, Grenzwerte, Richtwerte, HBM-Werte. Pädiatrische Allergologie 15, 24–26, 2013

Literatur

[1] Aposhian, H.V. et al.: Vitamin C, glutathione, or lipoic acid did not decrease brain or kidney mercury in rats exposed to mercury vapour. J.Toxicol.Clin.Toxicol. 41, 339–347, 2003

[2] Berlin, M. et al.: Handbook on the Toxicology of Metals, 3rd Edition. Academic Press Inc. 675–729, 2007

[3] Schäfer, B. et al.: Effect of oral treatment with BAL, DMPS or DMSA on arsenic in organs of mice injected with arsenic trioxide. Arch.Toxicol. 14, 228–230, 1991

[4] Hibbert, A.R. et al.: Mercury from dental amalgam fillings: Studies on oral chelating agents for assessing and reducing mercury burdens in humans. J.Nutr.Environ.Med. 8, 219–231, 1998

[5] Ruprecht, J.: Dimaval. Wissenschaftliche Produktmonographie. Heyl Chem.-pharm. Fabrik GmbH & Co. KG, 7. Auflage, 2008

[6] Aposhian, H.V. et al.: DMPS-Arsenic challenge test: I: Increased urinary excretion of monomethylarsonic acid in humans given dimercaptopropanesulfonate. J.Pharmacol.Exp.Ther. 282, 192–200, 1997

[7] Jennrich, P.: Seminar Schwermetallausleitung, 02.06.2012, Stuttgart

[8] Daunderer, M.: Amalgamteste. Forum Prakt. Allgem. Arzt 29, 213–214, 1990

[9] Daunderer, M.: Amalgamteste. Forum Prakt. Allgem. Arzt 30, 64–66, 1991a

[10] Daunderer, M.: Amalgam-Grenzwerte gelten nur für Gesunde! Dtsch.Z.Biol.Zahnmed. 7, 37–38, 1991b

[11] Daunderer, M.: Der amalgamvergiftete Zahnarzt. Dtsch.Zschr.f. Biol.Zahnmedizin 7, 70–72, 1991c

[12] Ruprecht, J.: Dimaval. Wissenschaftliche Produktmonographie. Heyl Chem.-pharm. Fabrik GmbH & Co. KG, 7. Auflage, 2008

SYNLAB

Kompetenzzentrum für komplementärmedizinische Diagnostik Labor Dr. Bayer
im synlab MVZ Leinfelden

Max-Lang-Str. 58 • D-70771 Leinfelden-Echterdingen
Tel. +49 (0) 711-164 18-0 • Fax +49 (0) 711-164 18-18
info@labor-bayer.de • www.labor-bayer.de

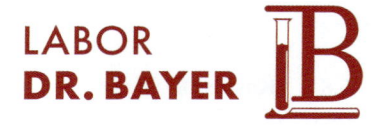

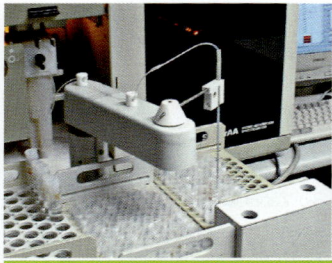

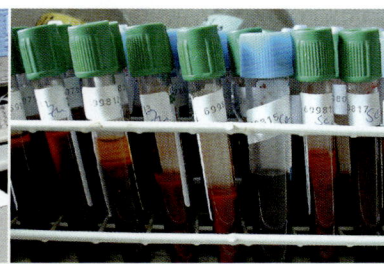

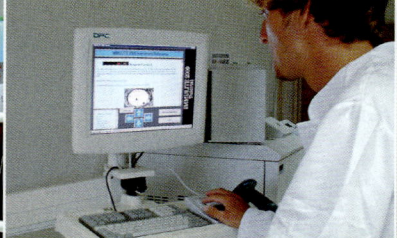

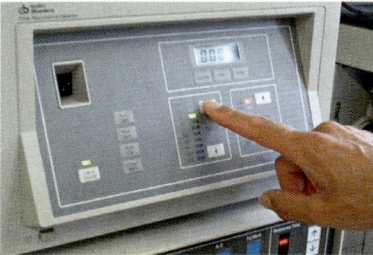

LABOR DR. BAYER

Seit 1958 Ihr Speziallabor in der naturheilkundlichen und präventivmedizinischen Diagnostik mit folgenden Schwerpunkten:

Mineralstoffe
Natrium, Kalium, Calcium, Magnesium, Phosphor, Eisen, (**Vollblut**, Serum)

Spurenelemente
Kupfer, Zink, Selen, Mangan, Chrom
Vollblut-, Serum-, Harnuntersuchungen

Schwermetalle
Blei, Cadmium, Quecksilber, Zinn, Palladium, Arsen

Vitamine
Vitamin A, C, D, E, B1, B2, B6, B12, Niacin, Biotin, Folsäure, ß-Carotin, Coenzym Q10

Fettsäureprofil
14 gesättigte, einfach ungesättigte, mehrfach ungesättigte (Omega-3- und Omega-6-) Fettsäuren

Aminosäureprofil
Profil mit 24 Aminosäuren

Säure-Basen-Haushalt
Harntitration nach SANDER (Tagesprofil)

Risikofaktoren
Homocystein, ADMA, oxidiertes LDL-Cholesterin, cardiovasculäres Risikoprofil

Immundiagnostik
Lymphozyten-Subpopulationen:
T- und B-Zellen, Helfer- und Suppressor-Zellen, Zytotoxische T-Zellen, NK-Zellen, Helfer-Zell-Subpopulationen, aktivierte Killer-Zellen
Humorales Immunprofil
NK-Zell-Teste

Nahrungsmittelunverträglichkeiten
Spezifisches IgE und spezifisches IgG4 gegen bis zu 80 Nahrungsmittel
Glutensensitive Enteropathie, Histamin-Intoleranz

Hormone/Neurotransmitter
Östradiol, Östron, Testosteron, Progesteron, DHEA-S, Cortisol, Somatomedin C, Melatonin, FSH, LH, Serotonin, Katecholamine, GABA

Stuhldiagnostik
Florastatus, Enteritis- und Toxin-Diagnostik, Spezialparameter, Profile für Reizdarmsyndrom, Maldigestionssyndrom, „Leaky-Gut-Syndrom", Metagenomische Stuhldiagnostik etc.

Unser Zusatzangebot
Ausführliche Interpretationshilfen und Kommentierungen zu unseren Befunden, laufende Praxisinformation, Seminare, Kurse

Schreiben Sie uns, rufen Sie uns an oder senden Sie uns ein Fax. Wir informieren Sie, wir helfen Ihnen weiter.

Gesunder Darm, kranker Darm -
Diagnostischer Leitfaden für Darm-assoziierte Erkrankungen

Wolfgang Bayer, Karlheinz Schmidt

Inhaltsübersicht

1 Unser diagnostisches Angebot
2 Die diagnostischen Profile
   2.1 Basisprofil Dysbiose
   2.2 Profil Reizdarm
   2.3 Profil chronisch entzündliche Darmerkrankungen
   2.4 Profil Enteritis
   2.5 Profil Maldigestions-Syndrom
   2.6 Profil okkultes Blut/Tumorverdacht
   2.7 Profil „Leaky-Gut-Syndrom"
   2.8 Profil Atopien
3 Die Einzelparameter
   3.1 Die intestinale Mikrobiota (Darmflora)
       3.1.1 Allgemeines
       3.1.2 Ernährung und Mikrobiota
       3.1.3 Keimbesiedlung des Darmes
       3.1.4 Dysbiosen und Immunsystem
       3.1.5 Indikationen zur Erhebung eines Florastatus
   3.2 pH-Wert und Verdauungsrückstände
   3.3 Spezielle Laborparameter
       3.3.1 Beurteilung der Pankreasfunktion: Pankreaselastase
       3.3.2 Entzündungsparameter: Calprotectin, Lactoferrin, Lysozym, EDN
       3.3.3 Permeabilitätsparameter: α-1-Antitrypsin, PMN-Elastase, β-Defensin, Zonulin
       3.3.4 Fäkaler Immunparameter: sekretorisches IgA
       3.3.5 Okkultes Blut/Tumorverdacht: Hämoglobin, Hämoglobin-Haptoglobin, M2-PK
       3.3.6 Weitere Spezialparameter: Helicobacter-Antigen, Histamin
4 Bakterielle und virale Enteritis-Erreger
5 Darmparasitosen

Abb. 1: Funktion der menschlichen intestinalen Mikrobiota

(Nach Prakash, S. et al.: Gut microbiota: next frontier in understanding human health and development of biotherapeutics. Biologics: Targets and Therapy 5, 71-86, 2011)

Durch Forschungen der letzten Jahre konnte gezeigt werden, dass die intestinale Mikrobiota (Darmflora) ein hohes diagnostisches Potential bei vielen Erkrankungen aufweist (Science 336, 2012). Dieses diagnostische Potential kann insbesondere dann ausgeschöpft werden, wenn die Ergebnisse der Untersuchungen der Mikrobiota im Verbund mit den Ergebnissen der Mikronährstoff-Analytik, von Hormonbestimmungen und des Immunstatus bewertet werden. Es ist daher für uns im Labor Dr. Bayer ein besonderes Anliegen, diesen neuen Erkenntnissen Rechnung zu tragen und unseren Einsendern die Diagnostik der intestinalen Mikrobiota zusammen mit der Mikronährstoff-Diagnostik und unseren vielen weiteren Untersuchungsprofilen aus einer Hand anzubieten.

Wir haben daher neben unseren bekannten Mikronährstoff-, Immun- und Hormonprofilen ein umfassendes Angebot an Untersuchungsparametern der intestinalen Mikrobiota in das Repertoire unserer diagnostischen Verfahren aufgenommen.

1. Das diagnostische Angebot

1.1 Der mikrobielle Status der intestinalen Mikrobiota

a) Bakterienstämme (E.coli, Proteus, Klebsiella, Pseudomonas, Enterobacter, Enterococcus, Staphylococcus, Streptococcus, Bifidobacterium, Bacteroides, Clostridium, Lactobacillus etc.)

b) Pilze (Candida, Schimmelpilze etc.)

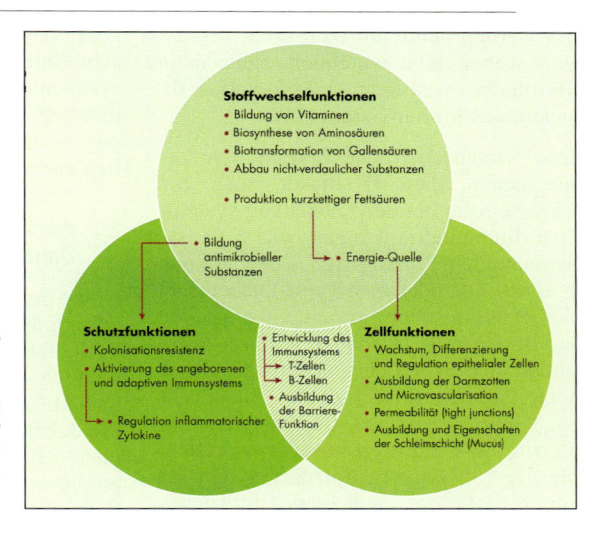

1.2 Die mikrobielle Enteritis-Diagnostik

a) Bakterien (Salmonella, Shigella, Yersinia, Campylobacter, Clostridium difficile etc.)

b) Viren (Adeno, Noro, Rota etc.)

1.3 Die Bestimmung bakterieller Toxine

Clostridium difficile Toxin, Shiga-Toxin etc.

1.4 Verdauungsrückstände in den Faeces

Fett, Stickstoff, Zucker, Wasser, pH

1.5 Weitere Faeces-Parameter

Calprotectin, Hämoglobin, α-1-Antitrypsin, sekretorisches IgA, M2-PK, Elastase, EDN (Eosinophil Derived Neurotoxin), Lysozym, Gallensäuren, Albumin, Histamin, β-Defensin 2, Zonulin etc.

1.6 Parasiten

Ascaris, Taenia, Strongyloides, Serologie von Lamblien, Amoeben, Kryptosporidien, Echinokokken, Trichinen etc.

2. Die diagnostischen Profile

Die Bestimmung der verschiedenen Parameter der intestinalen Mikrobiota bekommt ihre diagnostische Relevanz für eine Vielzahl von Erkrankungen erst durch die Bündelung in krankheitsspezifische Profile. Im Folgenden sind wesentliche Profile dargestellt:

2.1 Basisprofil Dysbiose

Dysbiose ist der Oberbegriff für Erkrankungen, die mit einer unphysiologischen Zusammensetzung der intestinalen Mikrobiota einhergehen. Dysbiosen weisen enge Beziehungen zu immunologischen, nutritiven und metabolischen Funktionen auf. Besonders entzündliche Darmerkrankungen wie Morbus Crohn oder Colitis ulcerosa werden heute als Dysbiosen verstanden, wobei eine veränderte intestinale Mikrobiota zu aberranter Stimulation des intestinalen Immunsystems führt.

Neue wissenschaftliche Erkenntnisse zeigen zudem, dass Dysbiosen auch eine Schlüsselrolle bei der Entstehung systemischer Immunerkrankungen wie z. B. der rheumatoiden Arthritis, der Encephalomyelitis oder dem Typ-I-Diabetes sowie bei allergischen Erkrankungen spielen. Das Basisprofil ‚Dysbiose' umfasst insbesondere den Status der intestinalen Mikrobiota, Verdauungsrückstände, Gallensäuren, Pankreas Elastase, Calprotectin, Lactoferrin, α-1-Antitrypsin und sekretorisches IgA. Mikronährstoff-Status und Immunprofil liefern ergänzende Informationen.

Therapeutisch lassen sich nachgewiesene Dysbiosen durch entsprechende nutritive, immunologische und metabolische Korrekturen beeinflussen, wenn eine entsprechende diagnostische Klärung erfolgt ist. Wir bieten hierzu auf der Grundlage der diagnostischen Abklärung entsprechende therapeutische Anregungen.

2.2 Profil Reizdarm

Das Reizdarm Syndrom (RDS) gehört zu den häufigsten Verdauungsstörungen überhaupt. Es ist gekennzeichnet durch ein breites Spektrum von Symptomen. In den Leitlinien der DGVS und der DGNM wird als Ursache eine instabile intestinale Mikrobiota genannt. Ganz offenbar spielen enge Beziehungen der intestinalen Mikrobiota mit immunologischen und nervalen/psychischen Funktionen bei der Entstehung der vielfältigen Symptomatik eine ursächliche Rolle, während bei den Dyspepsien die entzündliche Reaktion im Vordergrund steht. Oftmals entwickelt sich das Reizdarm Syndrom nach einer Darminfektion mit anschließender Antibiotika-Behandlung. Das Reizdarm Syndrom ist eine Bestätigung für die in vielfältigen Publikationen vertretene Hypothese einer pathophysiologisch bedeutsamen Darm-Hirn-Achse.

Das Diagnose Profil ‚Reizdarm' umfasst daher neben dem Status der intestinalen Mikrobiota, der Bestimmung von β-Defensin, Lactoferrin auch den Permeabilitätsmarker Zonulin. Die Bestimmung von Serotonin und Cortisol im Plasma, sowie die Abklärung von Nahrungsmittel-Unverträglichkeiten ergänzen diese Untersuchungen. Negatives Calprotectin erlaubt die Differenzierung zwischen organischen und funktionellen Darmerkrankungen.

Nach entsprechender diagnostischer Abklärung hat sich die Gabe von Probiotika entsprechend den Ergebnissen des Reizdarm Profils als wirksam erwiesen. Wir bieten hierzu auf der Grundlage der diagnostischen Abklärung entsprechende therapeutische Anregungen. Symptom-orientierte Begleitmaßnahmen im Sinne von Ernährungstherapie, Bewegungstherapie, Phytotherapie, Schmerztherapie etc. können zusätzlich zur Anwendung kommen.

2.3 Profil chronisch entzündliche Darmerkrankungen

Unter den chronisch-entzündlichen Darmerkrankungen (CED) sind die häufigsten Verlaufsformen Colitis ulcerosa (Deutschland: ca. 8.000 Neuerkrankungen pro Jahr) und M.Crohn (ca. 4.000 Neuerkrankungen pro Jahr). Neben genetischen Prädispositionen sind Dysbiosen, Immunregulationsstörungen, z.T. gegen die eigene Darmflora, Störungen der intestinalen Permeabilität, toxische Einflüsse und vieles mehr ursächlich beteiligt. Ernährung und psychosoziale Faktoren wie Stress spielen eine wichtige Rolle. Beide Erkrankungen sind häufig mit Autoimmunreaktionen im extraskelettären Bereich (M. Bechterew, Sakroiliitis, etc.) sowie mit Osteoporose assoziiert. In beiden Fällen liegen stadienabhängig entzündliche Veränderungen der Darmschleimhaut vor, klinisch bestehen u. a. rez. Diarrhöen und Koliken.

Die Diagnose kann letztendlich nur durch Koloskopie mit Biopsie und Histologie gesichert werden. Laboruntersuchungen können jedoch einen wichtigen Beitrag zur Unterscheidung einer CED von einem nicht-entzündlichen Reizdarmsyndrom (IBS = irritable bowel syndrome) leisten. Auch letzteres kann mit starken Schmerzen im Unterbauch und Durchfällen einhergehen. Parameter wie Calprotectin oder Lactoferrin sind in aller Regel nur bei CED, nicht jedoch bei IBS erhöht. Ist ein histologischer Nachweis einer CED bereits erfolgt, dienen diese Parameter zur Abschätzung der Krankheitsaktivität, wobei ansteigende Werte auf ein Rezidiv hinweisen. Parameter zur Abschätzung der intestinalen Permeabilität ergänzen dieses diagnostische Panel. In jedem Fall ist eine Erhebung des Florastatus wichtig.

CED gehen praktisch immer mit Absorptionsstörungen und/oder intestinalen Verlusten von Mikronährstoffen einher, so dass eine solche ergänzende Diagnostik unerlässlich ist. Zur Abschätzung der immunologischen Veränderungen dient die Erhebung eines Immunstatus.

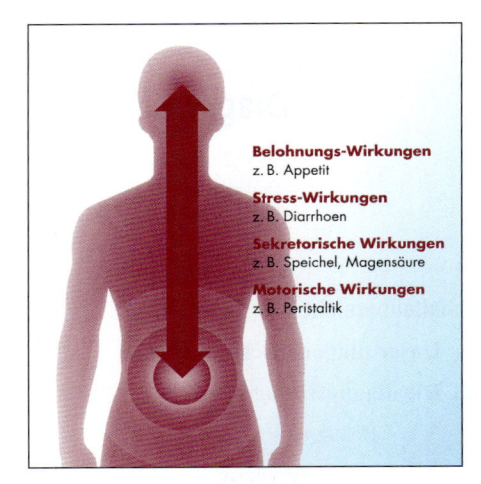

Abb. 2: Darm-Hirn-Achse (Gut-Brain-Axis)

2.4 Profil Enteritis

Unter Enteritis versteht man eine akute Entzündung des Darmes aufgrund einer Infektion mit pathogenen Mikroorganismen und deren toxischen Wirkungen auf die Darmschleimhaut (Enterotoxine). Zu den häufigsten Erregern einer bakteriellen Enteritis zählen *Campylobacter, Salmonella, Staphylococcus, Shigella, Yersinia, Clostridium* aber auch verschiedene Serotypen von Escherichia coli (z.B. EHEC). Häufige Erreger einer viralen Enteritis sind Adeno-, Noro- oder Rota-Viren. Im Vordergrund der Symptomatik steht akuter Durchfall mit schmerzhaften Darmkrämpfen, verbunden mit einem hohen Flüssigkeits- und Elektrolyt-Verlust.

Im Diagnose Profil ‚Enteritis' geht es um die Identifizierung der pathogenen bakteriellen und viralen Enteritis-Erreger. Das Profil umfasst daher neben dem Status der intestinalen Mikrobiota, die Identifizierung der Enteritis-Erreger, die PMN-Elastase und das Lactoferrin.

Die Therapie richtet sich nach den Ergebnissen der Keim-Identifizierung und umfasst neben dem Einsatz von Antibiotika den Ersatz von Flüssigkeit und Elektrolyten sowie forcierte Hygiene-Maßnahmen.

2.5 Profil Maldigestions Syndrom

Das Maldigestions-Syndrom ist gekennzeichnet durch eine unzureichende Verdauung von Nahrungsbestandteilen und hat dann oftmals ein Malabsorptions-Syndrom, d.h. eine verringerte Resorption von Nährstoffen zur Folge (Malassimilation). Ein Mangel an Pankreas-Enzymen (z.B. exokrine Pankreasinsuffizienz) ist dabei eine häufige Ursache. Auch hepatische Störungen können eine ursächliche Rolle spielen, wenn es zu unzureichender Emulgierung von Nahrungsfetten durch einen Mangel an Gallensäuren kommt (z.B. Gallensteine). Die Folge ist insbesondere eine mangelnde Verdauung von Nahrungsfetten mit Entwicklung einer Steatorrhoe. Nicht selten spielt dabei auch die Einnahme von Medikamenten eine Rolle. Unter diesen Bedingungen kann es zu massiven Veränderungen der intestinalen Mikrobiota kommen.

Das Diagnose Profil ‚Maldigestion' umfasst neben dem Status der intestinalen Mikrobiota insbesondere den Nachweis von Verdauungsrückständen, die Bestimmung von Pankreas-Elastase und von Gallensäuren. Der Mikronährstoff-Status kann zusätzliche Information über die mangelnde Resorptionsleistung liefern.

Nach entsprechender diagnostischer Abklärung hat sich die Gabe von Verdauungsenzymen als eine wirksame Maßnahme erwiesen. Ebenso kann eine erhöhte Zufuhr an Mikronährstoffen erforderlich werden, um die durch Malabsorption verursachen Defizite zu kompensieren.

2.6 Profil okkultes Blut/Tumorverdacht

Der Nachweis von Blut in den Faeces ist ein wichtiges diagnostisches Indiz im Hinblick auf eine Reihe von Erkrankungen, die mit Darmblutungen einhergehen können. Hierzu zählen neben entzündlich-hämorrhagischen Prozessen oder Einnahme bestimmter Medikamente beispielsweise auch colorectale Tumoren.

Zwar kann der Nachweis von Blut in den Faeces allein keine definitive Diagnose sichern und colorectale Tumoren gehen in vielen Fällen nicht mit einer Blutung einher, doch ist die für den Patienten wenig belastende Untersuchung im positiven Fall ein Anlass für weitergehende diagnostische Maßnahmen wie z.B. für eine Coloskopie. Insofern stellt die Untersuchung auf okkultes Blut eine empfehlenswerte diagnostische Vorfeldmaßnahme dar, wenn etwa unklare Allgemeinsymptome wie z.B. ein Gewichtsverlust bestehen.

Das Diagnose Profil ‚okkultes Blut' umfasst neben dem Nachweis von Hämoglobin und Hämoglobin/Haptoglobin auch Calprotectin und M2-PK.

Bei positivem Nachweis von okkultem Blut in den Faeces sind weitergehende diagnostische Maßnahmen erforderlich. Goldstandard der weiteren Abklärung ist die Coloskopie, da sie gleichzeitig therapeutische Maßnahmen wie z.B. die Ablation von Polypen erlaubt.

2.7 Profil „Leaky-Gut-Syndrom"

Neben einer ausgewogenen bakteriellen Besiedlung des Darms sowie einer ausreichenden Bildung von Mukosaschleim und sekretorischem IgA ist eine intakte intestinale Epithelschicht unabdingbare Voraussetzung für die Abwehr von Pathogenen und zur Verhinderung des Durchtritts unerwünschter Substanzen durch die Darmwand.

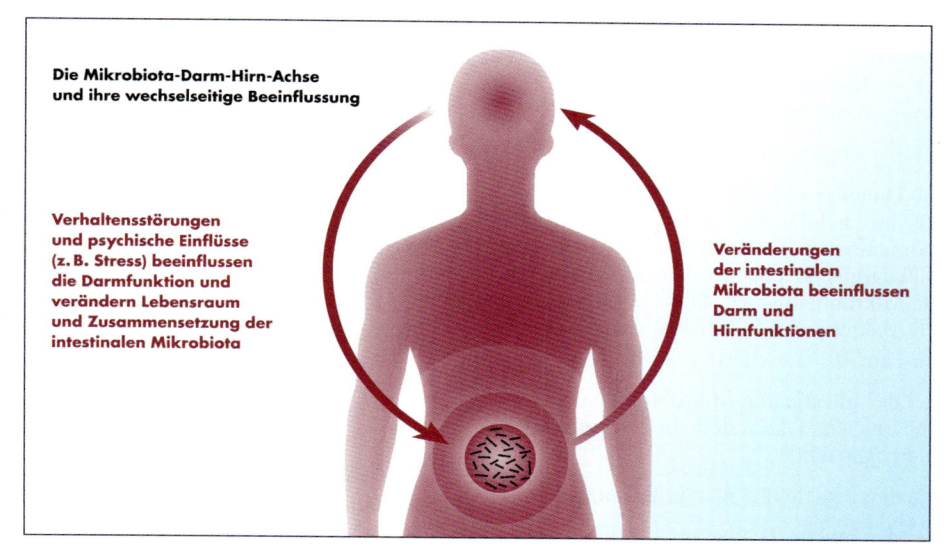

Abb. 3: Zwischen der intestinalen Mikrobiota und Hirnfunktionen bestehen ausgeprägte Wechselwirkungen.

Ein kontrollierter Durchtritt von Nährstoffen vom Darmlumen in den Blutkreislauf kann auf mehreren Wegen erfolgen:

- transcellulär, d.h. durch die Epithel-Zellen selbst (über Rezeptoren, durch Endocytose)
- paracellulär, d.h. durch die Zellzwischenräume, wobei tight junctions den Übertritt von Flüssigkeit und gelösten Stoffen regulieren.

Infolge genetischer Disposition, durch Toxine, durch Dysbiosen, bei Nahrungsmittelunverträglichkeiten und vor allem bei chronisch entzündlichen Veränderungen der Darmschleimhaut kommt es zu einer vermehrten Durchlässigkeit (Permeabilität) der Darmwand. In der Folge wird die Barrierefunktion der Darmwand beeinträchtigt und es kommt zu einem vermehrten Übertritt unerwünschter Stoffe in den Blutkreislauf. Dabei kann es sich um pathogene Keime, Schadstoffe und unzureichend abgebaute Nahrungsbestandteile handeln. Die Folge: zunächst lokale Entzündungen der Darmschleimhaut, Nahrungsmittelunverträglichkeiten und vermehrte Bildung von Autoantikörpern; später kommt es auch zu entzündlichen Veränderungen an anderen Geweben und Organen. So wird es verständlich, dass ein „Leaky-Gut-Syndrom" Korrelationen zu einer ganzen Reihe von Autoimmunerkrankungen zeigt, wie dies z.B. für Diabetes Typ-1, Multiple Sklerose oder Rheumatoide Arthritis gezeigt werden konnte.

Eine ganze Reihe fäkaler Parameter erlaubt heute die Diagnose bzw. den Ausschluss eines „Leaky-Gut-Syndrom". Von besonderer Bedeutung haben sich erwiesen: α-1-Antitrypsin, PMN-Elastase, β-Defensin, Zonulin, sIgA und Histamin.

Interaktionen mit dem Hormonsystem sind bekannt, so begünstigt eine erhöhte Produktion von Stresshormonen und Neurotransmittern die Manifestation eines „Leaky-Gut-Syndrom".

2.8 Profil Atopien

Unter dem Begriff Atopien fasst man eine Reihe von Störungen zusammen, die mit einer veränderten Immunitätslage (Th2 Dominanz) einhergehen, wie z.B. Neurodermitis, Ekzeme, Asthma bronchiale, Heuschnupfen, Lebensmittel-Allergien etc. Die Häufigkeit der atopischen Erkrankungen ist hoch und betrifft immer häufiger auch jüngere Patienten. Atopische Erkrankungen stehen in vielen Fällen mit Veränderungen der intestinalen Mikrobiota in einem ursächlichen Zusammenhang. Der Aufbau einer physiologischen Mikrobiota im Kindesalter ist ein wichtiger Schutz vor atopischen Erkrankungen.

Im Rahmen der Diagnostik von Atopien spielen neben der Verifikation einer Th2 Dominanz bei den Immunparametern besonders auch Untersuchungen der intestinalen Mikrobiota eine wichtige Rolle. Das Diagnose Profil ‚Atopien' umfasst daher neben den entsprechenden Immunparametern den Status der intestinalen Mikrobiota, die Dysbiose Parameter, die Entzündungs-Parameter sowie die Permeabilitätsparameter.

Bei entsprechenden diagnostischen Befunden im Sinne einer unphysiologischen Mikrobiota sind bei Patienten mit Atopien neben immuntherapeutischen Interventionen auch nutritive Maßnahmen wie z.B. Probiotika therapeutisch angezeigt, um über den Darm als dem größten Immunorgan zu einer Normalisierung der Immunfunktionen beizutragen.

3. Die Einzelparameter

3.1 Die intestinale Mikrobiota (Darmflora)

3.1.1 Allgemeines

Im Dünndarm befinden sich ca. 103 bis 109 im Dickdarm ca. 1011 bis 1012 Mikroorganismen pro ml. Das Lumen des Dickdarms ist ein exzellenter Bioreaktor für Mikroorganismen. Die Gesamtzahl aller Bakterien im menschlichen Körper wird auf 10^{14} geschätzt.

Bei der intestinalen Mikrobiota handelt es sich um ein Ökosystem in dynamischem Gleichgewicht.

Dabei unterscheidet man grundsätzlich:

- Allochthone Bakterien, die vorübergehend anwesend sind und
- Autochthone Bakterien, die ständig vorhanden sind und meist schleimhautnahe Biofilme bilden.

Funktionen der intestinalen Mikrobiota

- Metabolisierung von Nahrungsbestandteilen. Hierzu gehört z.B. der Abbau sog. Ballaststoffe durch die Bakterien des Dickdarms sowie die Synthese verschiedener Vitamine und Fettsäuren.
- Aufrechterhaltung der Schleimhaut-Barriere. Diese stellt auch eine mikrobielle Barriere dar und wirkt einer Vermehrung pathogener Keime entgegen und begrenzt damit das Wachstum z.B. von *Clostridien, Campylobacter* und *Candida*.
  - Entwicklung des intestinalen Immunsystems, insbesondere
  - Organisation der Peyerschen Plaques und der isolierten Lymphfollikel
  - Sekretion antimikrobieller Substanzen
  - Akkumulation von Immunzellen in der Mucosa

3.1.2 Ernährung und Microbiota

Eine der stärksten Einflussgrößen auf die Zusammensetzung der intestinalen Mikrobiota ist die Ernährung, da die Darmbakterien eine ausgeprägte Substratpräferenz aufweisen und gleichzeitig ein starker Wettbewerb um die verfügbaren Energie-Ressourcen besteht. Insbesondere der Fett- und Polysaccharid-Anteil der Ernährung bestimmt die Zusammensetzung und Funktion der intestinalen Mikrobiota.

Hohe Zufuhren an Fett und Kohlenhydraten führen zu einem Anstieg der Firmicutes und einer Abnahme der Bacteriodetes. In einer anderen Studie konnte gezeigt werden, dass eine abnehmende Zufuhr an Kohlenhydraten zu einer Abnahme bestimmter Gruppen von Firmicuten führt wie z.B. Roseburia und Eubacterium.

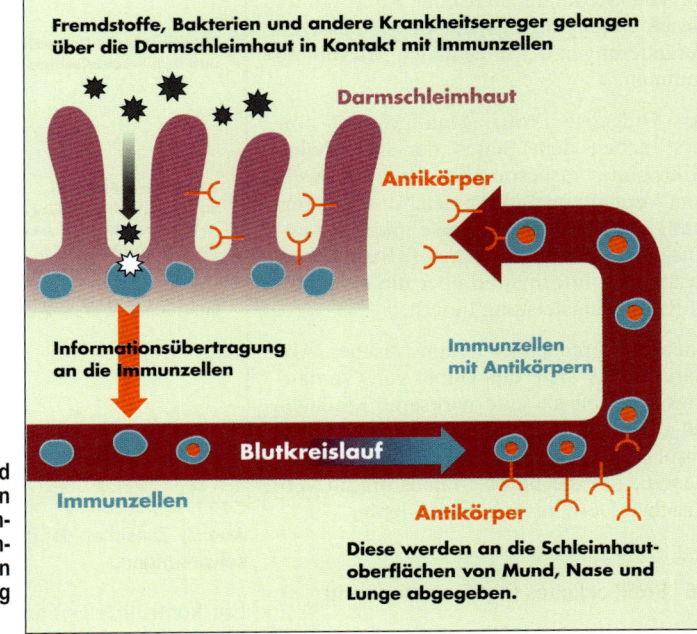

Abb. 4: Krankheitserreger und Fremdstoffe treten über die Darmschleimhaut in Kontakt mit Immunzellen und können eine Antikörperbildung induzieren.

Bei Personen, die sich über längere Zeit proteinreich und reich an tierischen Fetten ernährt hatten, überwog in der intestinalen Mikrobiota Bacteroides, während bei kohlenhydratreich ernährten Personen Prevotella dominierte. Änderungen des Ernährungsregimes und damit verbundene Verschiebungen in der Zusammensetzung der Mikrobiota führen zu entsprechenden Umstellungen der Genexpression. So kommt es bei Polysaccharid reicher Ernährung zu vermehrter Expression von Kohlenhydratabbauenden Enzymen wie Glykosidhydrolasen oder Polysaccharidlyasen. Diese Veränderungen der Genexpression stellen sicher, dass sich die Mikrobiota anpassen kann im Interesse einer möglichst hohen Energie-Effizienz zugunsten des Wirtes.

Diese Anpassungsprozesse an die Mikrobiota können sich bei Ernährungsfehlern entsprechend ungünstig auswirken z.B. im Sinne einer Perpetuierung einer bestehenden Adipositas durch verstärkte Energie-Extraktion aus der Nahrung.

Bestimmte Ernährungsformen können in Verbindung mit der daran angepassten intestinalen Keimbesiedelung auch Immunstörungen hervorrufen. So existieren beispielsweise in entsprechenden menschlichen Populationen mit niedriger Fettzufuhr und hoher Aufnahme von pflanzlichen Polysacchariden praktisch keine Allergien oder Asthma. Bei diesen Populationen wird die Mikrobiota durch Prevotella und Xylanibakter dominiert, die über die entsprechenden Enzyme zum Abbau von Zellulose und Xylan verfügen und dabei große Mengen an kurzkettigen Fettsäuren produzieren. Diese wiederum tragen zur immunologischen Homöostase im Darm bei, d.h. der Immunstatus eines Individuums bzw. ganzer Populationen wird wesentlich durch die Ernährung und die damit verbundene Darm Mikrobiota bestimmt.

3.1.3 Keimbesiedlung des Darmes

Wirt und Mikrobiota haben sich gemeinschaftlich entwickelt und bilden eine Art Superorganismus.

Anfänglich weist die Mikrobiota eine sehr einfache Zusammensetzung auf. Bei normaler Geburt wird die Mikrobiota des Neugeborenen durch die vaginale Besiedelung der Mutter bestimmt mit einer Dominanz von Lactobacillus, Prevotella und Sneathia. Bei Geburt durch Kaiserschnitt wird die Mikrobiota hingegen durch die Hautkeime der Mutter bestimmt mit einem Überwiegen von Staphylococcus, Corynebacterium und Propionibacterium. Nach der Stillzeit werden obligate Anaerobier dominant.

Beim Erwachsenen dominieren vier Bakterienstämme das menschliche intestinale Habitat.

Zu ca. 90% sind dies Bacteriodetes (z.B. Bacteroides) und Firmicutes (z.B. Clostridium) daneben Proteobakterien (z.B. Escherichia) und Aktinobakterien (z.B. Bifidus).

Während sich im Dünndarm vorwiegend Enterococcus- und Lactobacillus-Spezien finden, besteht die Dickdarmflora aus Anaerobiern wie Bacteroides, Bifidobakterium, Eubacterium, Roseburia, Clostridium, etc. Quantitativ überwiegt die Dickdarmflora die Dünndarmflora bei weitem.

Milchsäure-bildende Bakterien wie Lactobacillus und Bifidobakterium werden häufig als sog. Protektivflora bezeichnet, da sie die Ansiedlung pathogener Keime auf mehreren Wegen hemmen können:

- Wachstumshemmung durch antibakterielle Substanzen

- Absenkung des pH-Werte durch Bildung von ansäuernden Substanzen
- Kolonisationsresistenz durch Bildung eines Biofilms auf Schleimhäuten

Zu den proteolytisch aktiven Keimen, die überwiegend im Dickdarm angesiedelt sind, gehören *Escherichia, Klebsiella, Proteus und Clostridium.* Diese wurden früher als **Fäulnisflora** bezeichnet, da zu ihren Stoffwechselprodukten z.B. Amine, Phenole, Indole und Gase wie H2S gehören, die sich durch unangenehmen Geruch bemerkbar machen. Gelangen Proteine in nicht oder nur teilweise abgebauter Form in den Dickdarm, so werden sie durch die dortige Flora zersetzt, wobei neben Amino- und Fettsäuren auch potentielle toxische Stoffe gebildet werden. Diese Proteolyse verläuft am effektivsten bei pH-Werten >7, zu dass es therapeutisch sinnvoll ist, den Stuhl-pH in den sauren Bereich zu verschieben.

Die Untersuchung der intestinalen Mikrobiota sollte immer den Nachweis fakultativ pathogener Keime wie *E. coli biovare, Klebsellia, Proteus und Clostridium difficile* einschließen.

3.1.4 Dysbiosen und Immunsystem

Dysbiose ist der Oberbegriff für Erkrankungen, die mit einer unphysiologischen Zusammensetzung der Darmbakterien einhergehen. Zwischen Dysbiose und Immunstörungen bestehen enge Zusammenhänge. Insbesondere entzündliche Darmerkrankungen wie Morbus Crohn oder Colitis ulcerosa werden als Dysbiosen verstanden, wobei die veränderte Mikrobiota zu aberranter Stimulation des intestinalen Immunsystems führt.

Es zeigt sich zunehmend, dass Dysbiosen auch eine Schlüsselrolle bei der Entstehung systemischer Immunerkrankungen spielen wie z.B. bei der rheumatoiden Arthritis, der Encephalomyelitis, dem Typ I Diabetes oder bei allergischen Erkrankungen.
Die intestinale Mikrobiota beeinflusst über verschiedene Faktoren das Immunsystem des Wirtes.

Die abgegebenen Faktoren und ihre Metabolite treten insbesondere mit dem angeborenen Immunsystem in Wechselwirkung und erzeugen den Zustand einer physiologischen Entzündung mit kontinuierlicher Produktion und Freisetzung von Reparaturfaktoren, antibakteriellen Proteinen, Immunglobulin A, etc., was einerseits zur Aufrechterhaltung der Darmschleimhautbarriere und andererseits zur Aufrechterhaltung einer wünschenswerten physiologischen Mikrobiota führt. Ohne diese konstitutive Wechselwirkung zwischen Mikrobiota und Immunsystem des Wirtes kommt es zu Störungen von Krankheitswert und Penetration von Bakterien durch die Darmschleimhaut.

3.1.5 Indikationen zur Erhebung eines Florastatus

Die Untersuchung der Stuhlflora stellt ein wichtiges Kriterium zur Beurteilung der Ernährungsweise des Menschen dar. Fett- und eiweißreiche Kost über längere Zeit führt ebenso zu charakteristischen Veränderungen wie eine sehr ballaststoffreiche Ernährung. Atopische Erkrankungen sind ebenso wie chronisch-entzündliche Erkrankungen mit autoimmuner Komponente meist mit Störungen der intestinalen Mikrobiota assoziiert. Gastrointestinale Erkrankungen beeinflussen per se die Darmflora, wie z.B. exokrine Pankreasinsuffizienz, Diarrhöen, chronisch-entzündliche Darmerkrankungen und viele mehr. Iatrogene Einflüsse, wie Antibiotikatherapie, Chemotherapie oder Immunsuppressiva können ebenso zu entsprechenden Veränderungen beitragen.

Die Indikationen lassen sich wie folgt zusammen fassen:

- Beurteilung der Ernährungsgewohnheiten
- Gastrointestinale Erkrankungen
- Chronische Erkrankungen mit autoimmuner Komponente
- Atopische Erkrankungen
- Verlaufskontrolle nach Therapie mit Antibiotika, etc.

Im Rahmen des Florastatus werden folgende Keime erfasst:

Stuhlflora aerob

- E. coli
- E. coli biovare
- Enterobacter spp.
- Enterococcus spp.
- Proteus spp.
- Pseudomonas spp.
- Staphylococcus aureus
- β-häm. Streptokokken
- Klebsiella spp.

Stuhlflora anaerob

- Bacteroides spp.
- Clostridium spp.
- Bifidobacterium spp.
- Lactobacillus spp.

Hefe-Schimmelpilze

- Candida albicans
- Candida glabrata
- Candida crusei
- Geotrichum cand.
- Schimmelpilze

3.2 pH-Wert und Verdauungsrückstände

Unter gemischter Ernährung findet sich in Mitteleuropa ein pH-Wert des Stuhls zwischen 6,0 und 7,0, wobei pH-Werte zwischen 5,8 und 6,5 anzustreben sind. Eine an Kohlenhydraten reiche Ernährung stimuliert die saccharolytische Bakterienflora des Dickdarms, was zur Bildung kurzkettiger Fettsäuren und zur Ansäuerung führt. Eiweißreiche Ernährung hingegen fördert die proteolytisch aktiven Keime und induziert eine Verschiebung in Richtung des alkalischen Bereichs. Bei einem pH-Wert >7.0 können sich verschiedene Enteropathogene leichter ansiedeln. Ursache alkalischer pH-Werte ist nicht selten eine Vermehrung der anaeroben Fäulnisflora, z.B. durch Clostridien.

Die Fett- und Eiweiß-Ausscheidung im Stuhl ist normalerweise vergleichsweise niedrig. Eine Erhöhung weist auf ein pathologisches Geschehen hin. Eine erhöhte Fettausscheidung zeigt eine Maldigestion oder Malabsorption an. Ursache einer Maldigestion ist meist eine exokrine Pankreasinsuffizienz mit verminderter Bildung Fett-spaltender Enzyme (z.B. Lipase), bei Malabsorption ist an einen Gallensäuremangel zu denken. Ursächlich dafür ist eine Überwucherung der Dünndarmflora mit Keimen des Dickdarms und nachfolgendem verstärktem Abbau der Gallensäuren oder bei einer Störung der Gallensäurerückresorption im terminalen Ileum. Der resultierende Mangel von Gallensäuren führt zu einer eingeschränkten Emulgierung von Nahrungsfett und Anstieg der Fett-Konzentration im Stuhl. Ein wichtiger weiterer diagnostischer Parameter ist daher die Bestimmung der Gallensäuren im Stuhl. Eine erhöhte Konzentration an Gallensäuren im Stuhl ist wegen einer Umwandlung in toxische Metabolite ein Risikofaktor für die Entstehung eines Colon-Carcinoms. Eine erhöhte Eiweiß-Ausscheidung kann eine verminderte Bildung proteolytischer Enzyme durch die Bauchspeicheldrüse anzeigen.

3.3 Spezielle Laborparameter

3.3.1 Beurteilung der Pankreasfunktion: Pankreaselastase

Bei der Pankreaselastase handelt es sich um ein proteolytisches Glykoprotein, das im Pankreas produziert und ins Duodenum sezerniert wird. Das Enzym ist Pankreas-spezifisch.

Diagnostik der exokrinen Pankreasinsuffizienz: Auf Grund der hohen Sensitivität ist die Bestimmung der Pankreaselastase der zentrale Parameter zur nicht invasiven Diagnostik einer exokrinen Pankreasinsuffizienz, z.B. aufgrund einer chronischen Pankreatitis. In Folge der erhöhten Konzentration nicht resorbierter Nahrungsfette und Eiweiß kann es zur Überwucherung durch die Fäulnisflora im Darm kommen, die in der weiteren Folge auch die Milieu-stabilisierende Säuerungsflora verdrängen kann. Es bestehen also enge Zusammenhänge zwischen Pankreasinsuffizienz und Florastatus. Auch Mikronährstoffdefizite sind unter diesen Bedingungen häufig nachzuweisen.

Pankreaselastase und Diabetes: Eine besonders hohe Häufigkeit einer exokrinen Pankreasinsuffizienz findet sich bei Diabetikern, bei denen neben der endokrinen, auch eine exokrine Pankreasinsuffizienz bestehen kann. Davon sind zirka 50% der Diabetiker betroffen.

Pankreasinsuffizienz und IgE-Erhöhung: Bei bestehender exokriner Pankreasinsuffizienz kann es zu einem gestörten Abbau antigener Strukturen im Darm kommen, so dass eine exokrine Pankreasinsuffizienz nicht selten mit erhöhten Konzentrationen von spez. IgE- (und IgG/IgG4) im Serum korreliert ist. Korrelationen zu atopischen Erkrankungen sind damit gegeben.

Präanalytik: Im Gegensatz zur Bestimmung des Chymotrypsins wird die Pankreaselastase nicht durch eine Substitutionstherapie mit Pankreasenzymen beeinflusst.

3.3.2 Entzündungsparameter: Calprotectin, Lactoferrin, Lysozym, EDN

Eine ganze Reihe von Stuhlparametern dienen dem Nachweis einer latenten oder aber auch manifesten entzündlichen Veränderung der Darmmukosa. Bei signifikanten Veränderungen ist eine weitere endoskopische und histologische Abklärung in der Regel erforderlich. Liegt bereits eine endoskopisch oder histologisch gesicherte Diagnose einer chronisch entzündlichen Darmerkrankung wie z.B. M. Crohn oder Colitis ulcerosa vor, ermöglichen die nachfolgend dargestellten Entzündungsmarker eine Einstufung der Krankheitsaktivität und dienen zum Monitoring des Therapieerfolges.

Calprotectin

Was ist Calprotectin? Calprotectin stellt mit zirka 60% das mengenmäßig häufigste Protein im Zytosol neutrophiler Granulozyten dar, wobei sich geringere Konzentrationen auch in Monozyten finden. Bei entzündlichen Aktivierungen wird Calprotectin freigesetzt und sowohl im Stuhl als auch im Blut lassen sich stark ansteigende Werte nachweisen. Dabei kann der obere Referenzbereich um bis zum hundertfachen überschritten werden. Erhöhte Calprotectinwerte im Stuhl finden sich bei fast allen gastrointestinalen Erkrankungen mit entzündlicher Komponente und bei vielen Neoplasien.

Differenzierung zwischen organischen und funktionellen Darmerkrankungen: Bei gastrointestinalen Erkrankungen mit entzündlicher Genese oder Beteiligung kommt es als Folge der Einwanderung von Neutrophilen in das Darmlumen zu einem Anstieg des fäkalen Calprotectins. Erhöhungen ergeben sich z.B. bei Colitis ulcerosa und Morbus Crohn. Bei einem Reizdarmsyndrom beziehungsweise bei organischen Erkrankungen des Intestinaltraktes wie Divertikulitis oder Polypen fehlt hingegen in aller Regel der Anstieg von Calprotectin. Dieser Marker erlaubt damit eine Differenzierung zwischen organischen und funktionellen Darmerkrankungen.

Verlauf von Krankheitsaktivität und Therapiemonitoring: Calprotectin zeigt als entzündungsspezifischer Marker die Entzündungsaktivität bei Patienten mit Morbus Crohn und Colitis ulcerosa an und korreliert sehr gut mit histologischen und endoskopischen Befunden der Krankheitsaktivität. Ansteigende Calprotectinwerte können bereits vor Auftreten klinischer Erscheinungen ein Rezidiv anzeigen. Unter erfolgreicher therapeutischer Intervention kommt es hingegen zu einem raschen Rückgang erhöhter Calprotectinwerte.

Differentialdiagnose bei akuter infektiöser Diarrhoe: Bei einer akuten nicht entzündlichen Diarrhoe sind Marker wie Calprotectin im Stuhl in aller Regel nicht vermehrt nachweisbar. Damit ist eine Abgrenzung zu einer akuten entzündlichen Diarrhoe möglich.

Calprotectin und Tumorerkrankungen: Bei colorectalen Carcinomen sind in zirka 90% der Fälle Erhöhungen des Calprotectins nachweisbar, wobei der obere Referenzbereich um den Faktor 10 bis 20 überschritten werden kann. Auf Grund seiner fehlenden Spezifität ist Calprotectin für die Diagnosestellung eines colorectalen Carcinoms nicht geeignet.

Lactoferrin

Was ist Lactoferrin? Lactoferrin ist ein Zellmembran-Protein neutrophiler Granulozyten, das in der intestinalen Mukosa vorhanden ist und dort antibakterielle Effekte ausübt. Lactoferrin ist ein sensitiver und sehr spezifischer Parameter für den Nachweis von entzündlichen Darmerkrankungen, da im Stuhl nachweisbares Lactoferrin mit der Einwanderung von Granulozyten aus der Darmwand in das Darmlumen korreliert.

Abgrenzung entzündlicher und nicht-entzündlicher Darmerkrankungen: Bei Patienten mit chronisch-entzündlichen Darmerkrankungen steigt das Lactoferrin im Stuhl stadienabhängig an, so dass ein hoher Wert auf eine gesteigerte Krankheitsaktivität hinweist. Im Gegensatz dazu ist das Lactoferrin bei Patienten mit Reizdarmsyndrom nicht erhöht, da bei diesen Patienten intestinale Entzündungen in der Regel nicht vorliegen. Die Bestimmung von Lactoferrin im Stuhl dient daher der Abgrenzung chronisch-entzündlicher Darmerkrankungen von einem in der Regel nicht entzündlichen Reizdarmsyndrom, wobei auch hier schwere Abdominalschmerzen und Durchfall auftreten können.

Die Sensitivität zur Abgrenzung einer aktiven Colitis ulcerosa beziehungsweise eines aktiven Morbus Crohn gegen ein Reizdarmsyndrom liegen bei zirka 85%, während die Spezifität Werte von über 90% erreicht. Dabei können bei Patienten mit entzündlichen Darmerkrankungen 100fach höhere Lactoferrin-Konzentrationen und mehr im Vergleich zu Gesunden beziehungsweise zu Patienten mit Reizdarmsyndrom nachgewiesen werden.

Lactoferrin in der Verlaufskontrolle: Die Bestimmung von Lactoferrin im Stuhl eignet sich sehr gut als Aktivitätsmarker bei chronisch-entzündlichen Darmerkrankungen, da die Höhe der Werte mit der Entzündungsaktivität korreliert. Im Verlauf von aktiven Schüben kann es zu Lactoferrin-Anstiegen im Stuhl um mehrere Zehnerpotenzen kommen, während die Werte bei effizienter Therapie innerhalb von zirka einer Woche wieder auf Normalwerte zurückgehen können.

Lysozym

Lysozym ist ein weiterer leukozytärer Marker, der primär aus segmentkernigen neutrophilen Granulozyten und Monozyten stammt. Im Rahmen der unspezifischen Abwehr ist es vor allem gegen die Zellwand Gram-negativer Bakterien gerichtet. Es stellt einen Indikator für das Ausmaß der Leukozyteneinwanderung dar und ist deshalb bei bakteriell oder viral bedingten Darmschleimhautveränderungen, bei chronisch entzündlichen Erkrankungen wie Morbus Crohn und Colitis ulcerosa sowie auch bei intestinalen Neoplasien in erhöhter Konzentration im Stuhl nachweisbar.

EDN (Eosinophil Derived Neurotoxin)

Was ist EDN? EDN ist ein kationisches Glycoprotein, das von aktivierten Eosinophilen freigesetzt wird und starke zytotoxische Eigenschaften hat. Bei der Degranulierung aktivierter Eosinophiler treten hoch basische Proteine wie EDN in die umgebende Gewebe ein. Diese Granulaproteine sind zum einen in der Lage, Parasiten abzutöten, andererseits ist eine erhöhte Konzentration von EDN im Gastrointestinaltrakt in der Regel mit einer Entzündung und einer Gewebezerstörung assoziiert.

EDN und Allergien: Eine Vielzahl von Entzündungsprozessen wie atopische Dermatitis, allergische Augenentzündungen, aber auch Parasiten- und Bakterieninfektionen sowie Autoimmunerkrankungen sind mit einer eosinophilen Aktivierung assoziiert. Insbesondere bei Nahrungsmittelallergien vom Soforttyp ist eine signifikante Erhöhung von EDN im Stuhl nachzuweisen, so dass EDN-Bestimmungen auch im Rahmen allergischer Reaktionen von großer Bedeutung sind. Erhöhte EDN-Konzentrationen sollte daher eine weitere Abklärung auf Auslöser eines allergischen Geschehens nach sich ziehen.

EDN im Stuhl und Entzündungsprozesse: Sowohl subklinische als auch aktuelle klinisch evidente Entzündungsprozesse auf gastrointestinaler Ebene gehen mit einer Erhöhung von EDN im Stuhl einher. Dabei bestehen bei Morbus Crohn und Colitis ulcerosa direkte Korrelationen zwischen der Höhe dieses Stuhlparameters und der Krankheitsaktivität. Zeigen sich bei Verlaufskontrollen ansteigende Werte, so kann dies ein bevorstehendes Rezidiv anzeigen.

Iatrogene Einflüsse: Gabe von Glucocorticoiden bewirkt eine Verminderung der Eosinophilenzahl und damit zu einer Verminderung der EDN-Konzentrationen im Stuhl. ACE-Hemmer können falsch hohe EDN-Spiegel verursachen.

3.3.3 Permeabilitätsparameter: Alpha-1-Antitrypsin, PMN-Elastase, beta-Defensin, Zonulin

Eine erhöhte Durchlässigkeit der Darmmukosa (erhöhte intestinale Permeabilität, „Leaky-Gut"-Syndrom) geht mit einem verminderten Schutz des Organismus vor pathogenen Erregern und Toxinen einher. Gleichzeitig kommt es in Folge der erhöhten Durchlässigkeit der Darmmukosa zu einer vermehrten Aufnahme von nicht vollständig abgebauten Nahrungsbestandteilen, was dann zu Nahrungsmittelunverträglichkeiten und zu manifesten Allergien führen kann. Auf der Basis dieser Veränderungen kann es zu einem chronischen Entzündungsprozess mit kontinuierlich vermehrter Bildung proinflammatorischer Zytokine und anderer Entzündungsmediatoren kommen, was auch Autoimmunerkrankungen triggern kann.

Ursächlich zu nennen sind eine ganze Reihe von Grunderkrankungen wie

- chronisch entzündliche Darmerkrankungen wie Morbus Crohn und Colitis ulcerosa
- glutensensitive Enteropathie
- weitere Intoleranzen wie Laktose- oder Fruktose-intoleranz
- Pankreasinsuffizienz
- Dysbiosen
- vermehrte Belastung mit Schwermetallen und -sonstigen Toxinen
- Mangel an sekretorischem IgA
- Noxen, die die Darmschleimhaut a priori negativ beeinträchtigen können, wie z.B. Alkohol.

Für die Erkennung von Permeabilitätsstörungen sind inzwischen eine ganze Reihe moderner Stuhlparameter verfügbar, die im Folgenden besprochen werden.

Alpha-1-Antitrypsin

Was ist α-1-Antitrypsin? α-1-Antitrypsin ist ein in der Leber synthetisiertes Akut-Phase-Protein, das bis zu 90% der α-1-Globuline ausmacht. Es ist ein unspezifischer Proteaseinhibitor und hemmt (in absteigender Aktivität) Enzyme wie Elastase, Trypsin, Plasmin, Thrombin und Plasminogen. Auf Grund seiner hohen antiproteolytischen Aktivität wird es intestinal nur gering gradig abgebaut, so dass es sich im Stuhl sehr gut nachweisen lässt.

α-1-Antitrypsin und Darmpermeabilität: Erhöhte Stuhlkonzentrationen sind häufig auf passive enterale Verluste des Serum-α-1-Antitrypsins zurückzuführen, so dass dieser Marker enge Rückschlüsse auf eine erhöhte Durchlässigkeit der Darmschleimhaut und somit auf ein Leaky-Gut-Syndrom ergibt.

α-1-Antitrypsin und Allergien: Erhöhte Stuhlkonzentrationen von α-1-Antitrypsin konnten z.B. bei Kindern mit Kuhmilchallergie festgestellt werden. Generell können erhöhte Werte auf Erkrankungen des allergischen Formenkreises hinweisen, wobei auch Querbeziehungen zur Glutenunverträglichkeit nachgewiesen wurden.

PMN-Elastase

Neutrophile Granulozyten produzieren die PMN-Elastase (Poly-Morpho-Nuclear-Elastase) zum Abbau von phagozytiertem Material. Dieses Enzym wird beim gesunden Menschen nicht oder nur in sehr geringen Konzentrationen im Stuhl nachgewiesen. Erhöhte Werte weisen auf entzündliche Darmschleimhautveränderungen wie z.B. bei Morbus Crohn und Colitis ulcerosa oder auch bei intestinalen Neoplasien hin.

Beta-Defensin

Was sind Defensine? Defensine, wie das hier näher besprochene β-Defensin-2, sind körpereigene antimikrobielle Peptide, die von wesentlicher Bedeutung für die Barrierefunktion der intestinalen Mukosa sind. Sie spielen eine wichtige Rolle bei der

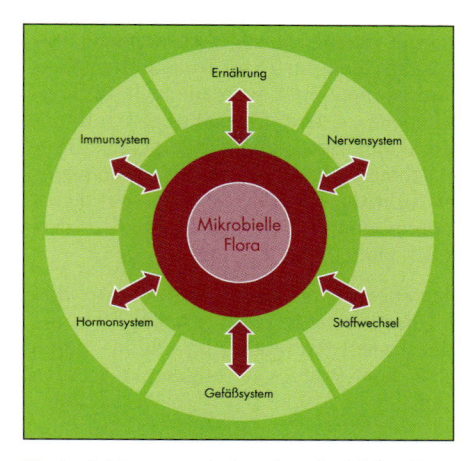

Wechselwirkungen zwischen der mikrobiellen Flora und Immun-, Hormon-, Nerven- und Gefäßsystem sowie verschiedenen Stoffwechselfunktionen.

nicht oxidativen Keimtötung und haben ein breites antimikrobielles Spektrum, das Bakterien, Pilze und behüllte Viren umfasst („körpereigenes Antibiotikum"). Produktionsort der β-Defensine sind neutrophile Granulozyten und Epithelzellen der Darmschleimhaut.

Eine verminderte Konzentration von β-Defensinen im Stuhl weist auf eine eingeschränkte Barriere-Funktion der Darmschleimhaut und eine eingeschränkte Immunfunktion hin, was mit einer erhöhten Anfälligkeit für bakterielle Infekte im Bereich der Darmschleimhaut einhergeht.

β-Defensine und chronisch entzündliche Darmerkrankungen: Ein Mangel an β-Defensinen wird als mögliche Ursache bei der Entstehung eines Morbus Crohn oder einer Colitis ulcerosa diskutiert. Da humanes β-Defensin-2 einen Entzündungsmarker bei Colitis ulcerosa darstellt, bei Morbus Crohn jedoch gering gradig ausgeprägte Veränderungen zeigt, kann dieser Parameter möglicherweise auch wichtige Hinweise zur Differenzierung von Morbus Crohn und Colitis ulcerosa geben.

Zonulin

Was ist Zonulin? Das Protein Zonulin ist ein wichtiger Regulator der intrazellulären Kontakte der Darmwand (tight junctions). Diese intestinale epitheliale Barriere spielt eine zentrale Rolle für Toleranz und Immunität gegen Fremd-Antigene. Nach Bindung an einen spezifischen Rezeptor an der Oberfläche von Darmwand-Epithelzellen induziert Zonulin eine Öffnung der tight junctions und erhöht dadurch die Durchlässigkeit der Darmepithelzellschicht. Unterschiedliches antigenes Material kann die Darmbarriere passieren, was mit lokalen und systemischen Entzündungsprozessen und Autoimmunerkrankungen intestinaler und extraintestinaler Lokalisierung assoziiert sein kann.

Zonulin und Autoimmunerkrankungen: Bei Patienten mit Zöliakie ist eine Hochregulation des Zonulins in der Darmmukosa nachzuweisen. Zusammenhänge zwischen Zonulin-Expression und erhöhter Darmpermeabilität wurden auch für verschiedene andere Erkrankungen mit autoimmuner Beteiligung gezeigt, wie Typ-1-Diabetes, Multiple Sklerose, Rheumatoider Arthritis und M. Bechterew, bei denen Zonulin einen wichtigen Biomarker darstellen kann.

Therapeutische Ansatzpunkte: Aus therapeutischer Sicht ist es wichtig, dass die Zonulin-Konzentration im Stuhl durch Gabe von Probiotika abgesenkt werden kann.

Ein ergänzender Parameter ist das **Serum-Albumin im Stuhl**, das als Haupt-Serum-Protein bei exsudativen Entzündungen und bei Blutungen ins Darmlumen in erhöhter Konzentration im Stuhl auftritt.

3.3.4 Fäkaler Immunparameter: Sekretorisches IgA (sIgA)

Sekretorisches IgA (sIgA) ist ein Schutzfaktor von Schleimhautoberflächen, dessen Synthese unabhängig von der Serum-IgA-Synthese erfolgt. Die Plasmazellen im Bereich der Lamina propria der Darmschleimhaut produzieren täglich 2–3g sIgA. Es handelt sich um ein dimeres IgA, das seht stabil ist und gut im Stuhl gemessen werden kann. Seine Wirkungen können wie folgt zusammengefasst werden:

- Bindung, Immobilisierung und Neutralisierung von Antigenen
- Verminderung der Zelladhärenz von pathogenen Keimen
- anti-entzündliche Wirkungen

Während erhöhte Stuhl-Konzentrationen von sIgA auf verstärkte Abwehrreaktionen hinweisen, weisen verminderte Werte auf eine unzureichende Produktion oder vermehrten Verbrauch hin, wie dies bei rez. Darminfektionen und humoralen Immundefekten nachzuweisen ist.

sIgA ist ein Biomarker des Darm-assoziierten Immunsystems.

3.3.5 Okkultes Blut/Tumorverdacht: Hämoglobin, Hämoglobin-Haptoglobin, M2-PK

Der immer noch weit verbreitete Guajak-Test (Hämoccult) auf okkultes Blut erfordert mehrtägige diätetische Maßnahmen, da der Test auch auf tierisches Blut reagiert und so zu falsch positiven Ergebnissen führen kann, während z.B. Vitamin C ein negatives Ergebnis vortäuschen kann.

Neuere immunologische Teste weisen nur humanes Blut als **Hämoglobin** nach. Neben einer höheren Empfindlichkeit ist besonders die verbesserte Spezifität und geringere Störanfälligkeit hervorzuheben. Durch bakteriellen Abbau des Globins und Umwandlung des Häms zu Porphyrinen können jedoch Blutungen in den proximalen Abschnitten des Colons verborgen bleiben. Hämoglobin bildet mit Haptoglobin einen stabilen Komplex, der nicht diesem bakteriellen Abbau unterliegt, sodass die Diagnostik durch die Bestimmung des **Hämoglobin-Haptoglobin-Komplexes** verbessert werden kann.

Mit der Bestimmung von **M2-PK im Stuhl** konnte in den letzten Jahren ein weiterer wichtiger Parameter für die Früherkennung eines kolorektalen Carcinoms etabliert werden. Die Pyruvatkinase (PK) ist ein Schlüsselenzym des Glucose-Stoffwechsels, wobei das Isoenzym M2 in seiner dimeren Form eine hohe Charakteristik für proliferierende Zellen aufweist. Der Nachweis ist unabhängig von okkultem Blut.

In verschiedenen Studien konnten Sensitivitäten für kolorektale Tumoren in einer Größenordnung von 75–80% bei einer Spezifität von >90% nachgewiesen werden, wobei keine Unterschiede zwischen blutenden und nicht-blutenden Tumoren bestehen. Chronisch entzündliche Darmerkrankungen wie M. Crohn und Colitis ulcerosa weisen jedoch im aktiven Schub ebenfalls zu einem hohen Prozentsatz positive Befund für M2-PK auf.

3.3.6 Weitere Spezial-Parameter: Helicobacter pylori-Antigen, Histamin

Die Infektion mit **Helicobacter pylori (Hp)** gehört zu den häufigsten gastro-enteritischen Erkrankungen. Über 70% der Gastritiden und Ulcera des Magens und Duodenums werden durch Hp verursacht mit dem Risiko schwerwiegender gastrointestinaler Folgeerkrankungen wie chron. rez. Gastritis, peptische Ulcera sowie Adenocarcinome des Magens und MALT-Lymphome.

Neben bakteriologischen, serologischen, molekularbiologischen und histologischen Nachweisen steht seit einigen Jahren ein immunologischer Test zum **Nachweis von Hp-Antigen im Stuhl** zur Verfügung. Dieser Test hat eine dem 13C-Harnstoff-Atemtest vergleichbare Spezifität und Sensitivität.

Wiederholte dreimalige Testdurchführung dient als primäres Screening, wobei negative Ergebnisse eine akute Hp-Infektion weitgehend ausschließen. Ein positiver Test spricht für eine Infektion oder Reinfektion bzw. eine symptomfreie Besiedlung. In diesem Fall sind weitere diagnostische Maßnahmen wie Serologie und ggf. Gastroskopie und histologische Diagnostik (evtl. mit Resistenz-bestimmung) anzuschließen.

Histamin ist ein biogenes Amin, das aus der Aminosäure Histidin gebildet wird. Es kommt in hoher Konzentration z.B. in Mastzellen und basophilen Granulozyten vor, aus denen es bei allergischen Reaktionen vom Typ I freigesetzt wird und eine wichtige Mediatorsubstanz der Entzündungsreaktionen darstellt.

Histamin kommt auch in Nahrungsmitteln wie geräuchertem Fisch, Salami, gereiftem Käse oder Wein vor und kann vielfältige Unverträglichkeitsreaktionen auslösen, wie gastrointestinale Störungen, Hautreaktionen, Juck- und Niesreiz, Asthma-Anfälle, Kopfschmerzen und vieles mehr. Man spricht dann von einer Histaminintoleranz. Als Screening-Test steht jetzt die Bestimmung von **Histamin im Stuhl** zur Verfügung. Die Stuhlprobe sollte am besten während einer akuten Symptomatik genommen werden.

Der Histamin-Abbau erfolgt u.a. über das Enzym Diaminooxidase (DAO), die z.B. von Enterozyten gebildet wird. Eine niedrige Aktivität oder Hemmung dieses Enzyms kann daher ebenfalls zu einer Histaminintoleranz führen, sodass bei erhöhtem Histamin im Stuhl eine ergänzende Bestimmung der DAO im Serum angeschlossen werden sollte.

4. Bakterielle und virale Enteritis-Erreger

Hierbei handelt es sich um eine akute Entzündung der Darmschleimhaut ausgelöst durch Bakterien (Campylobacter, Salmonellen, Shigellen, Yersinien, Clostridien, Staphylococcen, E. coli etc.) oder Viren (Noro, Adeno, Rota etc.) bzw. deren Toxine (Enterotoxine). Leitsymptome sind akute Diarrhoen mit starkem Wasser- und Elektrolytverlust. Hieraus ergibt sich auch die klinische Diagnose.

Der Erregernachweis hat in erster Linie epidemiologische Bedeutung und ist in aller Regel ohne therapeutische Konsequenz, da die antibiotische Behandlung der bakteriellen Enteritis nur in Ausnahmefällen indiziert ist.

Von zentraler Bedeutung bei der Therapie von Enteritiden ist der Ersatz von Flüssigkeit und Elektrolyten sowie im Rahmen der Vorbeugung eine forcierte Hygiene.

5. Darmparasitose

Darmparasiten sind trotz des zunehmenden Hygienebewusstseins in der Bevölkerung auch in der heutigen Zeit keine Seltenheit. Gründe hierfür sind beispielsweise vermehrter Tourismus, Haus- und Kleintierhaltung, moderne Essgewohnheiten (z.B. rohe Fleisch- und Fischgerichte) sowie auch bestimmte Therapien, wie z.B. mit Immunsuppressiva.

Bei Verdacht auf eine Darmparasitose sollte der Parasitennachweis im Stuhl aus drei Stuhlproben (von drei unterschiedlichen Tagen) durchgeführt werden.

Für die Labordiagnostik einer Darmparasitose aus Stuhl wird routinemäßig das Verfahren der Direktmikroskopie angeboten. Dieses erfasst das Vorhandensein von Wurmeiern (z.B. Ascaris, Taenia), Larven (z.B. Strongyloides) und Zysten (z.B. Amöben, Giardia lamblia).

Achtung: Tesafilmabklatschpräparat zum Nachweis von Oxyuren.

Auf Anforderung werden zusätzlich verschiedene Antigennachweise angeboten (Kryptosporidien, Giardia lamblia, Entamoeba histolytica).

Achtung: Bei V.a. Leberamöbiasis, Echinokokkose und Trichinose sind serologische Untersuchungen erforderlich.

Modifizierter Nachdruck der Broschüre Gesunder Darm, kranker Darm.

Labor Dr. Bayer
Kompetenzzentrum für komplementärmedizinische Diagnostik
Zweigniederlassung der synlab MVZ
Leinfelden-Echterdingen GmbH
Max-Lang-Str. 58
70771 Leinfelden-Echterdingen

Mit freundlicher Genehmigung der Autoren: Dr. rer. nat. Wolfgang Bayer, Prof. Dr. Dr. med. Karlheinz Schmidt

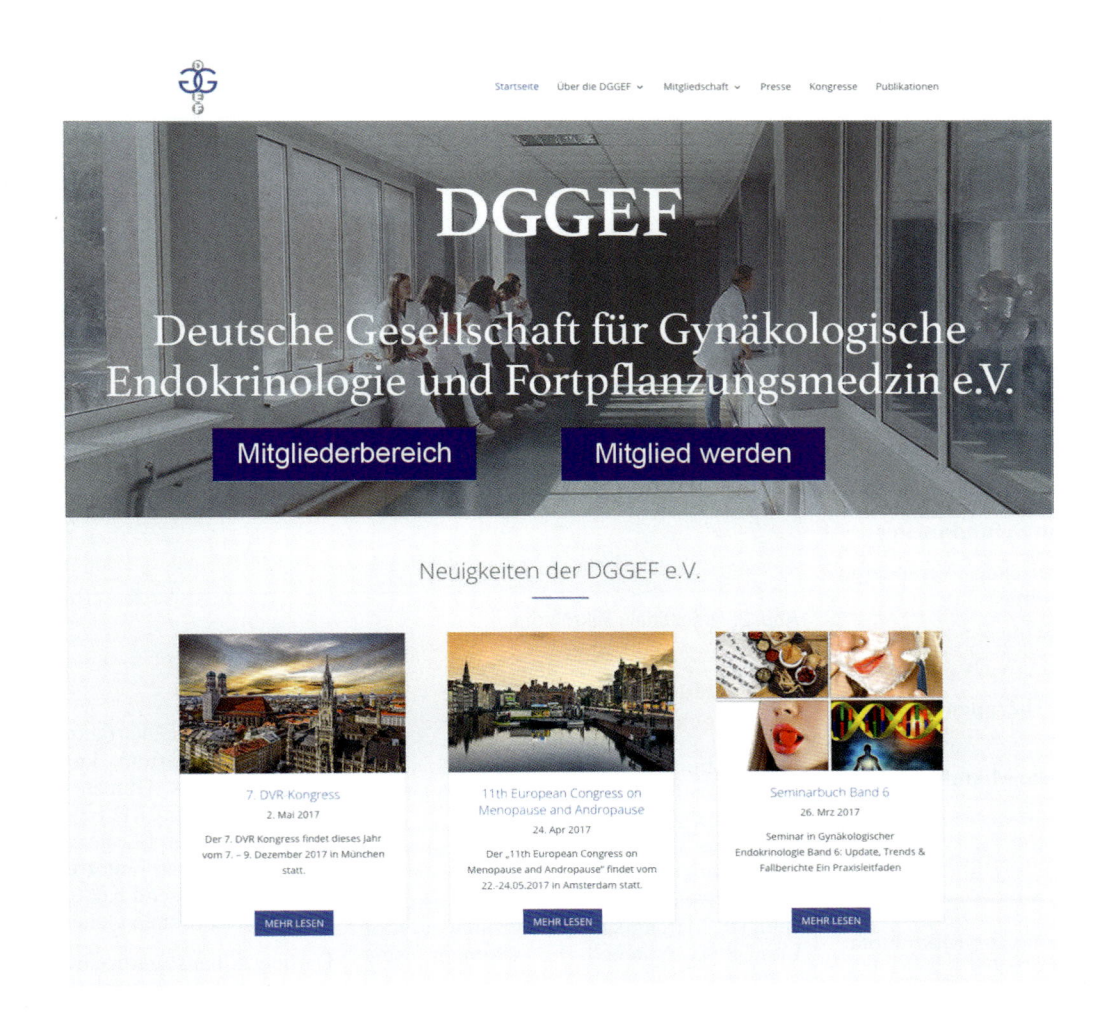

Intestinale Dysbiosen erkennen und therapieren
Diagnostische Fortschritte durch metagenomische Stuhlproben

Wolfgang Bayer, Karlheinz Schmidt

Inhaltsübersicht

1. Bedeutung und klinische Relevanz der Mikrobiota
2. Metagenomische Stuhldiagnostik
   - Vorteile metagenomischer Stuhldiagnostik
   - Der GA-Dysbiose-Test
   - Zusätzliche Stuhluntersuchungen
3. Die untersuchten Keime
   - Akkermansia muciniphila
   - Alistipes
   - Bacteroides fragilis
   - Bifidobacterium
   - Dialister invisus
   - Faecalibacterium prausnitzii
   - Lactobacillus
   - Ruminococcus albus/bromii
   - Ruminococcus gnavus
   - Shigella/Escherichia
   - Streptococcus sanguinis/Streptococcus salivarius
4. Dysbiose und chronische Erkrankungen
   - Dysbiose und entzündliche Darmerkrankungen
   - Dysbiose und Darmkrebs
   - Dysbiose und Allergien
   - Dysbiose, Adipositas und Diabetes
   - Dysbiose und ZNS
5. Charakteristische Befundmuster
   - Häufig nachzuweisende Veränderungen bestimmter Keime
   - Häufig nachzuweisende Befundkonstellationen im GA-Dysbiose-Test
6. Diätetische und therapeutische Ansatzpunkte
   - Interventionen in die Mikrobiota
   - Arzneimittel
   - Präbiotika
   - Probiotika
   - Transfer allogener fäkaler Mikrobiota

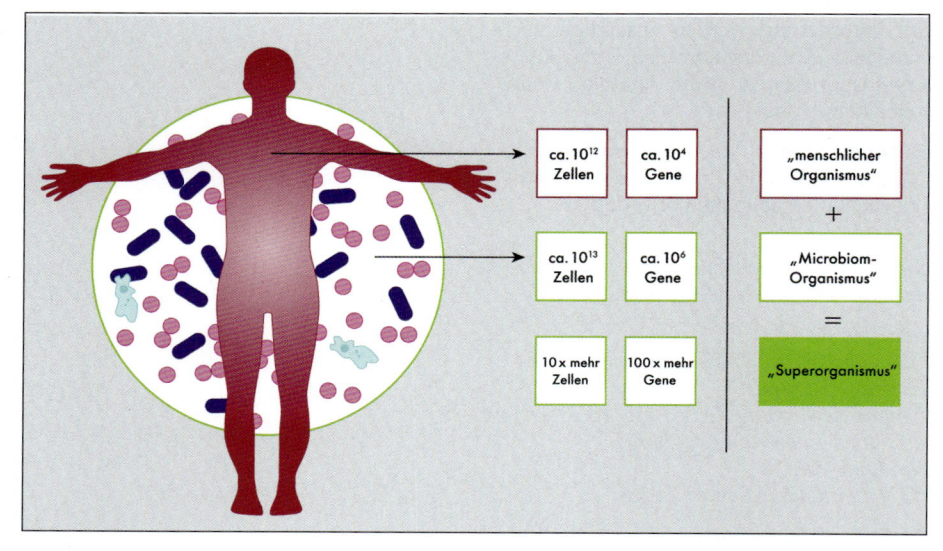

Abb. 1: Der Mensch und seine Microbiota bilden quasi einen Superorganismus und sind über vielfältigste Regelmechanismen miteinander verbunden, deren Zusammenwirken für die Aufrechterhaltung der Gesundheit unerlässlich ist.

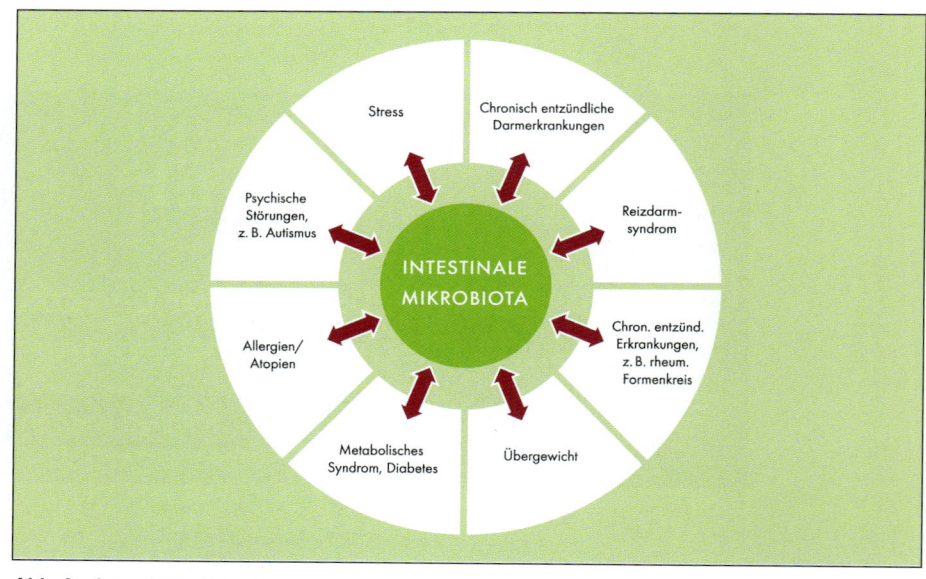

Abb. 2: Intestinale Mikrobiota

1. Bedeutung und klinische Relevanz der Mikrobiota

Das Dysbiose-Konzept wurde 1908 von E. Metchnikoff geprägt und bezeichnet im Gegensatz zur Eubiose, Normobiose oder Symbiose Veränderungen der intestinalen Mikrobiota, die mit krankhaften, insbesondere entzündlichen Symptomen korreliert sind. (E. Metchnikoff: The Prolongation of Life. P. L. Mitchell, Ed. (Putnam, New York, 1908)).

Durch moderne Verfahren der schnellen DNA-Sequenzierung konnte inzwischen im Rahmen des ‚Human Microbiome Project (HMP)' der NIH bzw. des ‚Meta-HIT Programms' der EU gezeigt werden, dass die menschliche intestinale Mikrobiota mehr als eintausend bakterielle Spezies mit mehreren Millionen Genen umfasst.

Darüber hinaus wurde in zahlreichen Korrelations-Studien vorwiegend in Tiermodellen aber auch beim Menschen die Rolle der intestinalen Mikrobiota bei verschiedenen Krankheitsbildern untersucht. Dabei konnten in gesunden Populationen einige charakteristische ‚Enterotypen' identifiziert werden, bei denen verschiedene Gruppen von Bakterien auf unterschiedlichen taxonomischen Ebenen unter- oder überrepräsentiert sind.

Für individuelle diagnostische Anwendungen im Rahmen der labordiagnostischen Routine hat sich diese Form der Sequenzierung sämtlicher Gene der intestinalen Mikrobiota mit anschließender bioinformatischer Aufarbeitung der Daten aufgrund der Kosten und des Zeitbedarfes bisher nicht etablieren können.

Eine geeignete Alternative bietet die Untersuchung der variablen Regionen des hoch konservierten bakteriellen 16S rRNA Gens als taxonomischer Marker auf unterschiedlichen Ebenen (Phylum, Klasse, Genus, Spezies) zur Bestimmung der relativen Häufigkeit ausgewählter Bakterien bzw. Gruppen von Bakterien bei Patienten im Vergleich zu einer gesunden Population. Zahlreiche derartige Korrelations-Studien auf der Basis der Bestimmung des 16S rRNA Gens als taxonomischem Marker zeigen Assoziationen verschiedenster Krankheitsbilder mit der relativen Häufigkeit bestimmter Bakterien oder Gruppen von Bakterien in der intestinalen Mikrobiota.

Der aktuelle wissenschaftliche Erkenntnisstand bezieht sich dabei überwiegend auf tierexperimentelle Untersuchungen an keimfrei aufgezogenen Mäusen mit einer nachträglich humanisierten Mikrobiota. In den meisten Fällen sind dabei allerdings die molekularen pathogenetischen Mechanismen der Wechselwirkung zwischen einer dysbiotischen intestinalen Mikrobiota und den immunologischen und metabolischen Funktionen des Wirtes noch nicht bekannt.

Durch die Koevolution des menschlichen Immunsystems mit der intestinalen Mikrobiota über Millionen von Jahren haben sich wechselseitige Abhängigkeiten entwickelt, die über Gesundheit oder Krankheit entscheiden können. Immerhin leben in unmittelbarer Nachbarschaft zur Darmoberfläche von mehr als zweihundert Quadratmetern mehr als 1013 stoffwechselaktive Bakterien, deren metabolische Leistung zugunsten des menschlichen Wirtes nicht hoch genug eingeschätzt werden kann. Gleichzeitig übt das menschliche Immunsystem Kontroll- und Schutzfunktionen zugunsten der Homöostase der intestinalen Mikrobiota aus.

Eine wesentliche Rolle bei der Abschirmung des Darmepithels vom unmittelbaren Kontakt mit der Mikrobiota spielt die dem Epithel aufliegende Schleimschicht,

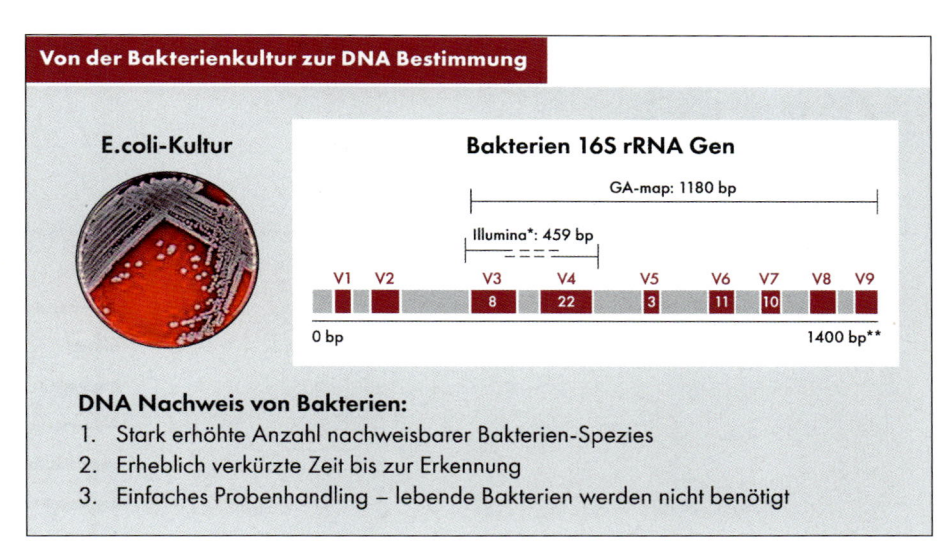

Abb. 3: Von der Bakterienkultur zur DNA-Bestimmung

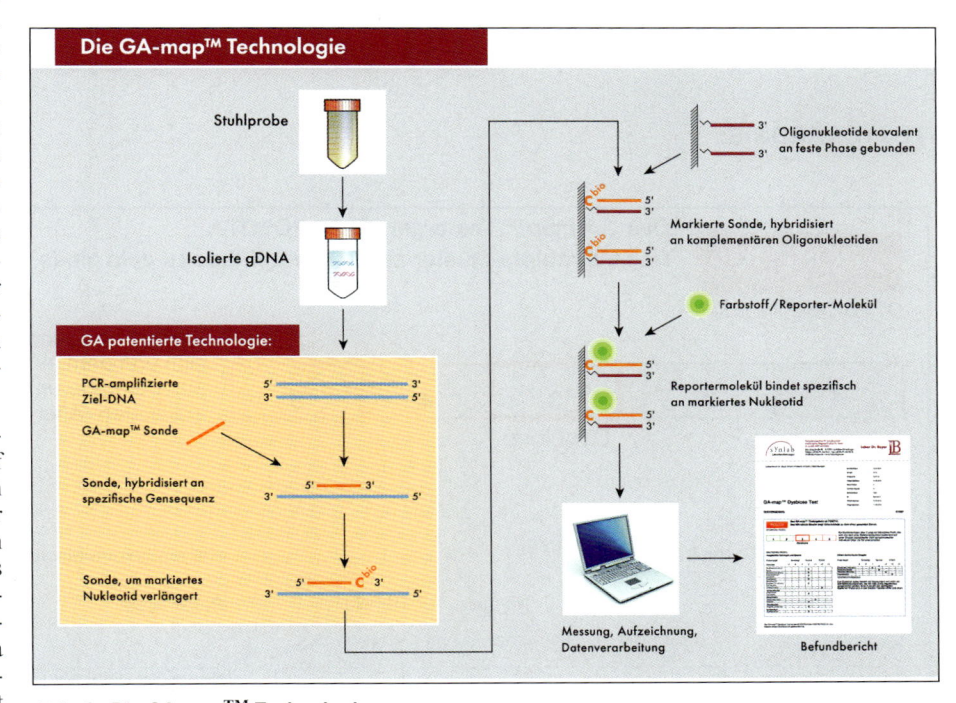

Abb. 4: Die GA-map™ Technologie

die unter anderem Immunglobulin A enthält, das zusammen mit anderen antibakteriellen Proteinen eine bakterielle Penetration des Darmepithels verhindert.

Soweit es dennoch zum Eindringen von Bakterien in die Schleimhaut kommt, werden diese von Makrophagen phagozytiert und die nachfolgenden Immunreaktionen bleiben auf die Darmschleimhaut beschränkt ohne das systemische Immunsystem des Wirtes zu tangieren. Bei erhöhter Permeabilität der Darmes („Leaky-Gut-Syndrom") kann es jedoch dazu kommen, dass Pathogene die Schleimhaut durchdringen und über eine Aktivierung von NF-κB und anderen Signalmolekülen überschießende Immunreaktionen auch jenseits der Schleimhautbarriere auslösen können.

Umgekehrt ist auch das Immunsystem des Wirtes in der Lage, die Zusammensetzung der intestinalen Mikrobiota zu beeinflussen. Eine wesentliche Rolle spielen dabei Defensine, aber auch nutritive Faktoren sind von großer Bedeutung. In einigen Studien hat sich gezeigt, dass sich bei Individuen mit gestörten Immunfunktionen eine dysbiotische Mikrobiota entwickelt, die bei Transfer-Experimenten zu Krankheitsbildern wie beispielsweise einer Insulin-Resistenz führen können.

Interessant ist auch die Tatsache, dass es in tierexperimentellen Studien zur Auslösung einer Autoimmun-Arthritis, -Encephalomyelitis oder -Colitis bei keimfrei aufgezogenen Versuchstieren zu wesentlich geringeren Krankheitsausprägungen kommt. Insofern kann die Feststellung einer Dysbiose gerade bei derartigen immu-

synlab
Labordienstleistungen

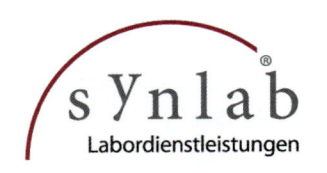

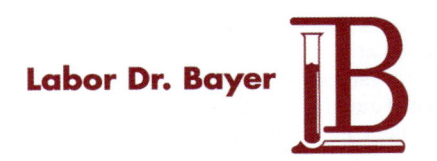

Labor Dr. Bayer

Laboratorium Dr. Bayer GmbH | Postfach 10 0444 | 70003 Stuttgart

Berichtsdatum	19.08.2015
Uhrzeit	12:29
Analyse-Nr.	1361119
Ausgangsdatum	19.08.2015
Name Patient	N.
Vorname Patient	N.
Geburtsdatum	1969
ID	Sample12
Abnahmedatum	10.08.2015
Eingangsdatum	11.08.2015

GA-map™ Dysbiose Test

TESTERGEBNIS: K1507

POSITIV

Das GA-map™ Testergebnis ist POSITIV.
Das Mikrobiota-Muster zeigt Unterschiede zu dem eines gesunden Darms.

DYSBIOSE-INDEX:

| 1 | 2 | **3** | 4 | 5 |

Dysbiose

Ein Dysbiose-Index über 2 zeigt ein Mikrobiota Profil, das sich von dem einer Referenzpopulation basierend auf einer Gruppe unselektierter nicht symptomatischer Individuen (Alter 18-70) unterscheidet.

BAKTERIEN PROFIL
Ausgewählte Gattungen und Spezies

Probe target	Erniedrigt			Normal		Erhöht	
	-3	-2	-1	0	+1	+2	+3
Firmicutes							
Ruminococcus albus / bromii				●			
Ruminococcus gnavus				●			
Faecalibacterium prausnitzii				●			
Lactobacillus				●			
Streptococcus sanguinis / S. salivarius thermophilus				●			
Dialister invisus						●	
Verrucomicrobia							
Akkermansia muciniphila				●			
Bacteroidetes							
Bacteroides fragilis					●		
Alistipes				●			
Proteobacteria							
Shigella / Escherichia				●			
Actinobacteria							
Bifidobacterium				●			

Höhere taxonomische Gruppen

Probe target	Erniedrigt			Normal		Erhöht	
	-3	-2	-1	0	+1	+2	+3
Bacteroides / Prevotella			●				
Firmicutes (Bacilli)					●		
Firmicutes (Clostridia)						●	
Proteobacteria						●	

TESTBESCHREIBUNG

Der Dysbiose-Index basiert auf Messungen von mehr als 300 Bakterienstämmen, die mit Hilfe eines Algorithmus ausgewertet werden. Eine Auswahl der wichtigsten Bakterien finden sich in den beiden Tabellen links und oben.

Der GA-map™ Dysbiose Test ist gemäß EU-Richtlinie IVDD 98/79/EC (In vitro Medical Device Direktive) CE gekennzeichnet.

nologisch ausgelösten entzündlichen Krankheitsbildern in Verbindung mit der Erhebung des Immunstatus von wesentlicher diagnostischer und therapeutischer Bedeutung sein.

Auch wenn durch klinische Interventions-Studien kausale Zusammenhänge mit einer Dysbiose noch nicht unmittelbar nachgewiesen sind, lassen sich aus der relativen Häufigkeit bestimmter Bakterien in der intestinalen Mikrobiota Assoziationen mit klinischen Krankheitsbildern statistisch nachweisen, die für eine individuelle Diagnostik und Therapie genutzt werden können.

2. Metagenomische Stuhldiagnostik

Vorteile metagenomischer Stuhldiagnostik

Die klassische kulturelle Stuhl-Diagnostik erlaubt nur den Nachweis und die Quantifizierung einer sehr begrenzten Anzahl von Keimen der Mikrobiota. Unter den Bedingungen der Routinediagnostik sind nicht mehr als 5 % der vorhandenen Keime detektier- und quantifizierbar. Erst durch die beeindruckenden Fortschritte der molekularen Genetik ist es jetzt möglich, eine große Zahl von Bakterien beziehungsweise Gruppen von Bakterien taxonomisch zu erfassen, was mit einer erheblichen Ausweitung der diagnostischen Möglichkeiten und Aussagekraft einhergeht. Im Gegensatz zu einer Sequenzierung sämtlicher Gene der intestinalen Mikrobiota, die sehr kosten- und zeitaufwendig ist, hat sich die Bestimmung des bakteriellen 16S rRNA Gens als taxonomischer Marker bewährt. Bahnbrechende Entwicklungen der Sequenziertechnik und der Bioinformatik erlauben es jetzt, zu vertretbaren Kosten ein umfassendes Bild der intestinalen Mikrobiota zu gewinnen und entsprechende Veränderungen mit verschiedensten Krankheitsbildern zu assoziieren.

Der GA-Dysbiose Test

Der GA-Dysbiose Test ist eine metagenomische Untersuchung, bei der mit Hilfe von 54 Gensonden gezielt variable Regionen der 16S rRNA von Bakterien charakterisiert werden, um diese in der Darmmikrobiota zu identifizieren. Diese Sonden wurden auf der Grundlage der jeweiligen 16S rRNA Sequenz spezifisch für bestimmte Bakterienspezies oder Bakteriengruppen entwickelt, z.B. Faecalibacterium prausnitzii (Spezies), Lactobacillus (Genus), Clostridia (Klasse) oder Proteobacteria (Phylum).

Aus Stuhlproben wird die genomische DNA der Bakterien gewonnen, relevante 16S rRNA Sequenzen werden durch eine PCR Reaktion vervielfältigt. Eine Fluoreszenzmarkierung der spezifischen Sonden und deren Bindung an kleine magnetische Träger ermöglicht die Detektion und Quantifizierung der Bakterienspezies.

Der Test stellt ein diagnostisches Kriterium für die relative Häufigkeit wichtiger Bakterien im Verhältnis zu deren Wert in einer gesunden Population dar. Diese wird auf einer Skala von -3 bis +3 dargestellt. Auf Basis der durchgeführten Studien wird über einen Algorithmus ein Dysbiose-Index errechnet, der als Summationsparameter die Abweichungen von einer gesunden Population charakterisiert. Der Test ist CE zertifiziert und durch mehrere Patente geschützt.

Zusätzliche Stuhluntersuchungen

Die metagenomische Untersuchung der intestinalen Mikrobiota kann sinnvollerweise ergänzt werden durch weitere Stuhluntersuchungen wie

- Entzündungsmarker, z.B. Calprotectin
- Permeabilitätsmarker, z.B. Zonulin
- Immunmarker, z.B. sIgA
- Marker der Pankreasfunktion, z.B. Pankreaselastase
- Marker des intestinalen Zellturnover, z.B. M2-PK
- Energetische Biomarker: kurzkettige Fettsäuren

3. Die untersuchten Keime

Akkermansia muciniphila

Vorkommen und Bedeutung

Das zur Klasse der Verrucomicrobia zählende Bakterium Akkermansia muciniphila kolonisiert die der Schleimhaut vorgelagerte Mukusschicht und baut diese ab. Dabei werden kurzkettige Fettsäuren wie Acetat und Propionat und Oligosaccharide gebildet. Diese Nährstoffe dienen als Substrat für das Bakterium Faecalibacterium prausnitzii. Dieses produziert wiederum Buttersäure, eine wichtige Energiequelle des Darmepithels. In Folge des Abbaus der Mukusschicht wird die Schleimhaut angeregt, neuen Mukus zu produzieren. A. muciniphila spielt damit eine wichtige Rolle für die Epithelbarriere der Darmschleimhaut und eine ausreichende Keimzahl dieses Bakteriums wirkt einem Leaky-Gut-Syndrom entgegen **(Belzer und de Vos, 2012)**.[1]

Krankheitsassoziierte Veränderungen

a) *Chronisch entzündliche Darmerkrankungen:*
Bei Patienten mit Colitis ulcerosa und Morbus Crohn wird häufig eine Reduktion von A. muciniphila nachgewiesen.

b) *Metabolisches Syndrom, Diabetes mellitus:*
Adipositas, metabolisches Syndrom und Diabetes mellitus gehen mit niedrigen Konzentrationen von A. muciniphila einher. Es besteht eine inverse Korrelation zwischen Körpergewicht und der Keimzahl dieses Bakteriums. In Studien an Mäusen **(Everard et al., 2012)**[2] konnte gezeigt werden, dass A. muciniphila die Auswirkungen einer fettreichen Diät auf metabolische Dysfunktionen und Zunahme der Fettmasse antagonisiert und gleichzeitig anti-inflammatorische Effekte hat.

c) *Autismus:*
Metagenomische Stuhluntersuchungen an Kindern mit Autismus haben ein vermindertes Auftreten von A. muciniphila und Bifidobakterium spp. gezeigt **(Wang et al., 2011)**.[3]

Diagnostik

A. muciniphila ist erniedrigt bei chronisch entzündlichen Darmerkrankungen, Diabetes und Adipositas.

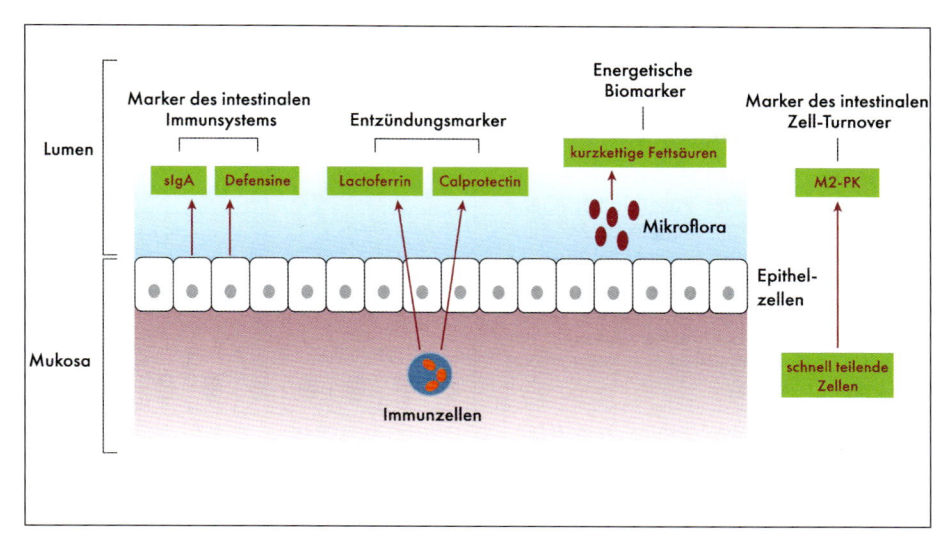

Abb. 5: Unterschiedlichste Marker können in Stuhlproben gemessen werden wie Marker des intestinalen Immunsystems, Entzündungsmarker, Marker des intestinalen Zell-Turnover und energetische Biomarker. (Modifiziert nach Pang, T. et al.: Frontiers in pediatrics, 214; 2: 6)

Intestinale Dysbiosen

A. muciniphila ist erhöht bei Reduktionsdiäten (was nicht als ungünstig angesehen werden muss).

Diätetische und therapeutische Ansatzpunkte

Gewichtsreduktion bei zusätzlicher Gabe eines Probiotikums (L. plantarum, Streptococcus thermophiles, L. acidophilus, L. rhamnosus, B. lactis, B. longum und B. breve) führt zu einer Erhöhung von Akkermansia bei gleichzeitiger Erhöhung der Diversität der intestinalen Mikrobiota (**Remeli et al., 2014**).[4]

Die Gabe eines polyphenolreichen Cranberry-Extraktes reduzierte im Tierversuch die durch eine Ernährung mit hohem Fett und hohem Zuckeranteil ausgelöste Gewichtszunahme sowie die Zunahme des Lebervolumens, verbesserte die Insulinsensitivität und verminderte oxidativen Stress. Durch metagenomische Untersuchungen konnte gezeigt werden, dass durch den Cranberry-Extrakt das Mukus-abbauende Bakterium Akkermansia stimuliert wurde (**Anhe et al., 2015**).[5]

Eine FODMAP (fermentierbare Monosaccharide, Disaccharide und Oligosaccharide)-arme Ernährung kann A. muciniphila verringern. Dies sollte bei einer längeren derartigen Ernährung berücksichtigt werden.

Erfahrungen mit dem GA-Dysbiose Test haben gezeigt, dass eine bestehende Dysbiose mit gleichzeitiger Erhöhung von A. muciniphila durch Probiotika auf der Basis von Lactobacillus rhamnosus nicht gebessert werden kann. Es sollte hier auf Probiotika ohne Lactobacillen, z.B. auf der Basis von Bifidobakterien zurückgegriffen werden.

Alistipes

Vorkommen und Bedeutung

Der zur Klasse der Bacteroidia gehörenden Gattung Alistipes werden folgende Arten zugeordnet: A. finegoldii, A. indistinctus, A. onderdonkii, A. putredinis, A. shahii und A. obesi. Bei der Gattung Alistipes handelt es sich um streng anaerobe, gram-negative Stäbchen. Sie sind gallenresistent. Eine Ernährung, die reich an tierischem Eiweiß ist, geht mit höheren Konzentrationen an Alistipes einher (**David et al., 2014**).[6]

Krankheitsassoziierte Veränderungen

Untersuchungen an pädiatrischen Patienten mit Reizdarmsyndrom haben insbesondere bei Vorliegen von chronischen Bauchschmerzen eine Erhöhung von Alistipes gezeigt (**Saulnier et al., 2011**).[7]

Bei Patienten mit nichtalkoholischer Fettleber finden sich niedrige Keimzahlen für Alistipes (und Prevotella).

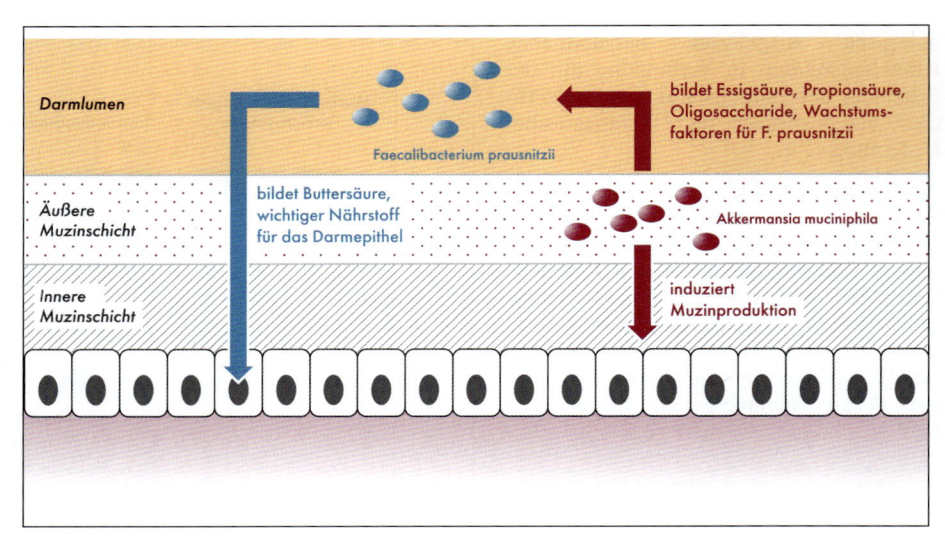

Abb. 6: Wechselwirkung von Keimen der intestinalen Mikrobiota wie Akkermansia muciniphilia und Faecalibacterium prausnitzii sind wichtig für die Nährstoffversorgung der Darmmukosa.

Diagnostik

Alistipes ist erhöht bei pädiatrischen Patienten mit Reizdarmsyndrom und wiederkehrenden Bauchschmerzen.

Alistipes ist erniedrigt bei Patienten mit nichtalkoholischer Fettleber sowie bei Patienten mit chronisch entzündlichen Darmerkrankungen.

Diätetische und therapeutische Ansatzpunkte

Eine Ernährung, die reich an tierischem Eiweiß ist, geht mit hohen Keimzahlen von Alistipes einher.

Demgemäß ist eine Ernährung, die reich an pflanzlichen Lebensmitteln und arm an tierischem Eiweiß ist, häufig mit erniedrigten Keimzahlen für Alistipes assoziiert.

Bacteroides fragilis

Vorkommen und Bedeutung

Bacteroides fragilis gehört zur Gattung Bacteroides und zur Familie der Bacteroidaceae. Es handelt sich um gram-negative obligat anaerobe Bakterien.

Bacteroides-Spezies einschließlich B. fragilis gehören zur physiologischen Flora bei Mensch und Tier und spielen eine wichtige Rolle bei der Kolonisationsresistenz.

B. fragiles ist ein wichtiges symbiotisches Bakterium der Darmmikrobiota, das im Zusammenhang mit der Prävention von Darmentzündungen von Bedeutung ist. B. fragiles gehört zu den mengenmäßig häufigsten Keimen der normalen Bakterienflora des Menschen. Die Besiedelung findet während der ersten Lebensjahre statt.

Enteropathogene Stämme von B. fragilis sind bekannt und eine häufige Ursache der Diarrhoe bei Kindern (**Ramamurthy et al., 2013**).[8]

B. fragiles spielt auch eine wichtige Rolle bei Infektionen, die durch Keimverschleppung in eigentlich sterile Körperbereiche entstehen können.

Bifidobacterium

Vorkommen und Bedeutung

Bifidobakterien gehören zur Klasse der Actinobacteria und zur Familie der Bifidobacteriaceae. Es handelt sich um grampositive, nicht Sporen bildende Bakterien, die vor allem im sauren Milieu des Gastrointestinaltraktes vorkommen. Bifidobakterien bauen Zucker über eine heterofermentative Milchsäuregärung (Bifidobakteriumgärung) ab. Als Endprodukt entstehen Lactat und Acetat.

Es handelt sich um nicht pathogene Keime, wobei im Magen-Darm-Trakt folgende Keime besonders häufig vorkommen:

- B. bifidum
- B. adolescentis
- B. breve
- B. longum
- B. infantis.

Bifidobakterien gehören zur anaeroben Protektivflora des Darms, wirken immunregulierend und haben eine Schutzfunktion gegenüber pathogenen Keimen.

Immunregulation durch Bifidobakterien

Umfangreiche Untersuchungen mit oraler Gabe von Bifidobacterium infantis 35624 (**Konieczna et al., 2012**)[9] haben eine ausgeprägte Wirkung auf dendritische Zellen und regulatorische T-Zellen gezeigt. Regulatorische T-Zellen begrenzen die Immunantwort bei überschießenden Immunreaktionen, insbesondere bei Autoimmunerkrankungen. Durch Gabe von B. infantis kam es zu einer Aktivierung regulatorischer T-Zellen mit einem Anstieg der

CD25+ Foxp3 +-Lymphozyten, was für andere Bifidobakteriumstämme nicht nachweisbar war. Neben der Hochregulation regulatorischer T-Zellen kam es zu einer vermehrten Sekretion von Interleukin 10, einem Zytokin des Th2-Weges, was ebenfalls überschießenden Immunreaktionen entgegenwirkt.

Die immunmodulierende Wirkung von B. infantis 35624 wurde in getrennten randomisierten doppelblinden placebokontrollierten Studien an Patienten mit Colitis ulcerosa und Psoriasis untersucht. Im Vergleich zu einer Kontrollgruppe hatten beide Patientengruppen deutlich erhöhte Werte für CRP. CRP wurde unter sechs- bis achtwöchiger Gabe von B. infantis signifikant abgesenkt **(Groeger et al., 2013)**.[10] Gleichzeitig kam es zu einer rückläufigen Entwicklung von TNF-α im Plasma bei den Psoriasis-Patienten, nicht jedoch bei den Patienten mit Colitis ulcerosa.

ß-Defensin und sekretorisches IgA (sIgA) sind wichtige Immunmarker des Mukosa-assoziierten Immunsystems. Die Gabe eines probiotischen Joghurts mit B. lactis Bb12 für drei Wochen führte zu einem statistisch signifikanten Anstieg von sIgA im Stuhl, während ß-Defensin keine Veränderungen zeigte **(Kabeerdoss et al., 2011)**.[11] Diese Studie zeigt eine Stimulierung des Mukosa-assoziierten Immunsystems durch die Gabe dieses Probiotikums.

Diätetische und therapeutische Ansatzpunkte

Dreimonatige Gabe von Inulin/Oligofructose bei übergewichtigen Patienten führte zu einer deutlichen Erhöhung von Bifidobakterium und Faecalibacterium prausnitzii, was die Möglichkeiten einer präbiotischen Beeinflussung dieser Keime zeigt **(Dewulf et al., 2012)**.[12] Bei Patientinnen mit gynäkologischen Carcinomen unter postoperativer Radiatio kam es zu einer deutlichen Verminderung von Lactobacillus und Bifidobakterien. Im Vergleich zu Placebo konnten diese beiden Keime durch Gabe von Inulin und Fructo-Oligosacchariden wieder erhöht werden **(Garcia-Peres et al., 2012)**.[13]

Beim Morbus Crohn ergab eine randomisierte, doppelblinde, placebokontrollierte Studie unter Gabe von Bifidobacterium longum einen Rückgang der Krankheitsaktivität mit gleichzeitiger Verminderung von TNF-α **(Steed et al., 2010)**.[14] Allerdings muss darauf hingewiesen werden, dass in anderen Studien an Patienten mit chronisch-entzündlichen Darmerkrankungen Bifidobakterium und Lactobacillus in Biopsieproben deutlich erhöht waren, während es zu einem erheblichen Abfall von Faecalibacterium prausnitzii mit Verminderung der Buttersäureproduktion kam **(Wang et al., 2014)**.[15]

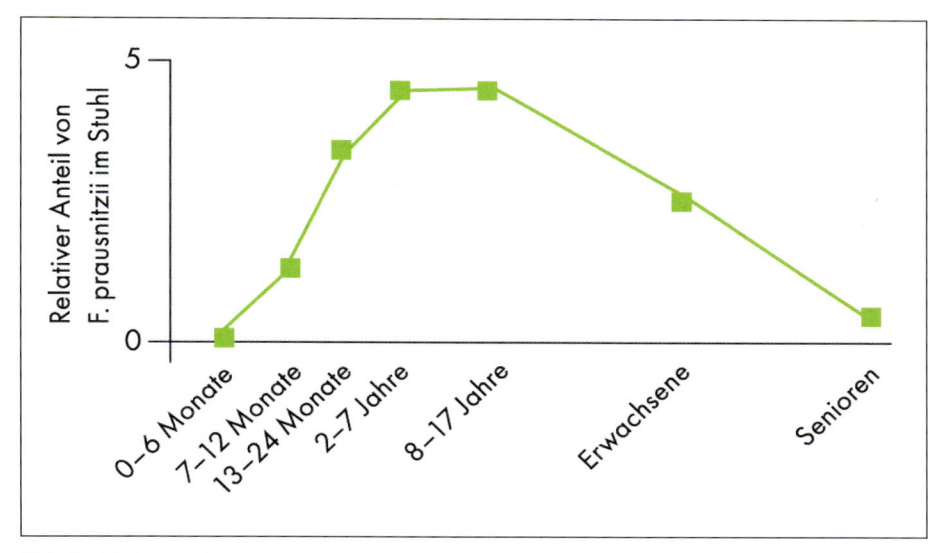

Abb. 7: Rückgang des prozentualen Anteils von F. prausnitzii im Stuhl mit dem Alter (nach Miquel et al., 2014)

Bei Patienten mit Reizdarmsyndrom konnte durch die Gabe von Bifidobacterium animalis DN173010 **(Gujonnet et al., 2007)**[16] beziehungsweise Bifidobacterium bifidum MIMBb75 **(Guglielmetti et al., 2011)**[17] eine Verbesserung von Lebensqualität, Blähungen und Verdauungsunregelmäßigkeiten erreicht werden.

Dialister invisus

Zur Gattung Dialister gehören die Arten D. invisus, D. micraerophilus, D. pneumosintes und D. propionicifaciens. Es handelt sich um anaerobe gram-negative Keime.

D. invisus spielt eine wichtige Rolle im Bereich von Infektionen des Mundes wie Periodontitis oder ulcerativer Gingivitis. Eine physiologische Bedeutung ist bisher nicht bekannt **(Morio et al., 2007)**.[18]

Erfahrungen mit dem GA-Dysbiose Test haben gezeigt, dass Dialister invisus bei Patienten mit Morbus Crohn vermindert ist.

Faecalibacterium prausnitzii

Vorkommen und Bedeutung

Das zum Phylum Firmicutes gehörende Bakterium Faecalibacterium prausnitzii ist einer der häufigeren Keime im Darm des Menschen und trägt mit zirka 5% zur bakteriellen Gesamtzahl bei. F. prausnitzii wurde als ein „zentraler Keim des menschlichen Mikrobioms mit großem Einfluss auf den Stoffwechsel des Wirts und die Erhaltung der Gesundheit" beziehungsweise als „Probiotikum der Zukunft" **(Kahn et al., 2014)**[19] bezeichnet.

F. prausnitzii gehört zu den wichtigsten Buttersäure-produzierenden Keimen im menschlichen Darm. Buttersäure stellt die Hauptenergiequelle der Epithelzellen der Darmmukosa dar, wirkt anti-inflammatorisch und spielt eine wesentliche Rolle bei der Aufrechterhaltung der Integrität der Darmbarriere und reguliert damit die intestinale Permeabilität.

Mit zunehmendem Alter findet sich eine rückläufige Entwicklung der Keimzahlen von F. prausnitzii **(Miquel et al., 2014)**.[20]

Gut dokumentiert ist die anti-inflammatorische Wirkung von F. prausnitzii (Sokol, 2008) einschließlich einer Inhibierung der NF-κB-Aktivierung, einer Verminderung der IFN-γ-Produktion und einer vermehrten Bildung anti-inflammatorischer Zytokine.

Krankheitsassoziierte Veränderungen

In einer polnischen Studie **(Galecka et al., 2013)**[21] an Patienten mit Morbus Crohn wurde eine signifikante Verminderung des prozentualen Anteils und der absoluten Zellzahl von F. prausnitzii gezeigt, korrelierend mit verminderten Buttersäure-Konzentrationen bei gleichzeitigem Anstieg der Essigsäure.

Auch in einer aktuellen Metaanalyse **(Cao et al., 2014)**[22] auf der Basis von elf Studien wurde eine Verminderung von F. prausnitzii bei Patienten mit entzündlichen Darmerkrankungen gezeigt.

Eine Verminderung von F. prausnitzii ist assoziiert mit einer erhöhten Rezidivhäufigkeit beim Morbus Crohn **(Sokol et al., 2008)**[23] und kann daher möglicherweise als Prognosefaktor in der Verlaufskontrolle dienen.

Diagnostik

F. prausnitzii ist vermindert bei chronisch entzündlichen Darmerkrankungen wie Morbus Crohn und Colitis ulcerosa, nicht selten assoziiert mit einem erhöhten Vorkommen von Ruminococcus gnavus.

Diätetische und therapeutische Ansatzpunkte

Eine Ernährungsweise, die reich an Ballaststoffen ist, korreliert mit einer höheren Häufigkeit von F. prausnitzii und höherer Buttersäureproduktion. Fruktane wie Inulin **(Miquel et al., 2014)**[24] erhöhen die Häufigkeit von F. prausnitzii.

Die Gabe von Probiotika wie z.B. Bifidobakterium longum BB536 führt zu einer vermehrten Häufigkeit von F. prausnitzii. Generell gilt, dass Acetat-produzierende Bakterien wie Bifidobakterien und Lactobacillen F. prausnitzii stimulieren, da sie eine wichtige Energiequelle für diesen Keim darstellen.

Lactobacillus

Vorkommen und Bedeutung

Unter dem Namen Lactobacillus wird eine Gattung von gram-positiven, meist stäbchenförmigen Bakterien aus der Familie der Lactobacillaceae zusammengefasst.

Lactobacillus gehört zu den Milchsäurebakterien, die durch Gärung Milchsäure erzeugen. Die Milchsäuregärung wird in der Lebensmittelindustrie vor allem bei der Herstellung von Milchprodukten wie Joghurt und Käse benutzt. Die Vertreter der Gattung Lactobacillus bilden keine einheitliche Gruppe. Homofermentative Arten produzieren aus Glucose durch Gärung praktisch ausschließlich Milchsäure, während heterofermentative Arten als weiteres Endprodukt auch Ethanol und Kohlensäure produzieren können. Zu den homofermentativen Arten gehören z.B. L. acidophilus, L. alimentarius, L. casei, L. delbrueckii, L. helveticus, L. plantarum und L. salivarius.

L. salivarius und L. ruminis zählen zur autochthonen Darmflora des Menschen. Auch L. brevis, L. fermentum, L. plantarum und L. rhamnosus können in Stuhlproben nachgewiesen werden, kommen jedoch zum Teil nur passager vor.

Lactobacillus wird in zahlreichen Probiotika angewandt, nicht selten auch als Kombinationspräparat zusammen mit Bifidobakterien und ggf. weiteren Keimen.

Krankheitsassoziierte Veränderungen

Bei Patienten mit aktiver entzündlicher Darmerkrankung (Morbus Crohn und Colitis ulcerosa) wurden erhöhte Keimzahlen für Lactobacillus und Bifidobakterium nachgewiesen **(Wang et al., 2014)**.[25] Wenn eine Erhöhung von Lactobacillus im GA-Dysbiose Test nachgewiesen wurde, sollten diese Probiotika bei Patienten mit akuter entzündlicher Darmerkrankung nur mit Vorsicht angewandt werden.

Diätetische und therapeutische Ansatzpunkte

a) *Reizdarmsyndrom:* Kontrollierte, doppelblinde und randomisierte Studien liegen zu L. plantarium 299 V (DSM 9843) vor, die eine statistisch signifikante Reduktion von Schmerzen und Blähungen und eine statistisch signifikante Verbesserung des RDS-Symptomscores im Vergleich zu Placebo nachgewiesen haben **(Ducrotte et al., 2012)**[26], **(Niedzielien et al., 2001)**.[27] Auch eine aktuelle Metaanalyse **(Tiequn et al., 2015)**[28] zeigt hoch signifikante positive Effekte hinsichtlich der Behandlung des Reizdarmsyndroms durch Lactobacillus bei Kindern und Erwachsenen.

b) *Infantile Koliken:* Die Gabe von Probiotika auf der Basis von L. reuteri (DSM 17938) verbesserte signifikant Häufigkeit und Schweregrad von Koliken bei Kindern **(Chau et al., 2015)**.[29]

c) *Rheumatoide Arthritis:* In einer randomisierten, doppelblinden placebokontrollierten Studie wurde der Einfluss von L. casei auf den klinischen Verlauf bei Patienten mit rheumatoider Arthritis untersucht. In der achtwöchigen Studie wurde ein signifikanter Rückgang der Krankheitsaktivität im Vergleich zur Placebogruppe festgestellt mit einem Rückgang der Serum-Konzentrationen pro-inflammatorischer Zytokine wie TNF-α und IL-6. Gleichzeitig wurde IL-10, ein Zytokin des TH-2-Weges, abgesenkt **(Vaghef-Mehrabany et al., 2014)**.[30]

d) *Atopische Dermatitis:* Mehrere Studien beschreiben eine positive Beeinflussung der atopischen Dermatitis bei Kindern durch Gabe von L. acidophilus beziehungsweise L. salivarius **(Niccoli et al., 2014)**.[31]

Ruminococcus albus/bromii

Vorkommen und Bedeutung

Zur Klasse der Clostridia gehört Ruminococcus, eine Gattung von Bakterien, die im Pansen und Dickdarm von Wiederkäuern sowie auch im Dickdarm des Menschen vorkommen. R. albus und R. bromii sind die wichtigsten Bakterien zum Abbau nicht verdaulicher Kohlenhydrate wie z.B. Zellulose. Nicht verdauliche Kohlenhydrate sind eine wichtige Energiequelle für die Mikrobiota im menschlichen Dickdarm. Mehrere Bakterien wie z.B. auch Bacteroides spp. haben die Fähigkeit, Zellulose abzubauen, doch dürfte R. bromii der hierfür bedeutendste Keim sein. Nach Freisetzung des Enzyms Zellulase wird Zellulose abgebaut und es entsteht Glukose, die durch die Bakterien als Energiequelle genutzt wird, wobei entstehende Stoffwechselprodukte wie kurzkettige Fettsäuren der Energieversorgung der Darmmukosa dienen.

Krankheitsassoziierte Veränderungen

Erhöhte Konzentrationen von R. albus/R. bromii wurden bei Patienten mit Reizdarmsyndrom beobachtet.

Patienten mit Morbus Crohn weisen im Vergleich zu gesunden Kontrollen niedrige Konzentrationen von R. albus/R. bromii auf **(Mondot, et al., 2011)**.[32]

Diätetische und therapeutische Ansatzpunkte

Zwischen den Konzentrationen von R. albus/R. bromii und der Aufnahme nicht verdaubarer Kohlenhydrate (Stärke) besteht ein enger Zusammenhang. Erhöhte Aufnahme von Ballaststoffen ist daher in der Regel mit hohen Konzentrationen dieses Keims assoziiert.

Ruminococcus gnavus

Vorkommen und Bedeutung

Es wird diskutiert, dass R. gnavus über seine Fähigkeit, Muzine abzubauen, eine möglicherweise wichtige Rolle bei der Aufrechterhaltung des Darm-assoziierten Immunsystems spielt.

R. gnavus kann jedoch ein ausgesprochener Problemkeim sein und eine ganze Reihe von Fällen einer Bakteriämie durch R. gnavus sind beschrieben **(Hansen et al., 2013)**.[33]

Krankheitsassoziierte Veränderungen

Bei chronisch entzündlichen Darmerkrankungen, sowohl bei Colitis ulcerosa als auch bei Morbus Crohn, wurde in verschiedenen Studien ein erhöhtes Auftreten von Ruminococcus gnavus gefunden **(Joossens, 2011)**[34], **(Willing, 2010)**.[35] Dies ist nicht selten assoziiert mit einer Verminderung von Faecalibacterium prausnitzii.

Shigella/Escherichia

Vorkommen und Bedeutung

Shigella und Escherichia coli gehören zur Familie der Enterobacteriaceae.

Bei der Gattung Shigella handelt es sich um gram-negative Bakterien, die häufig fäkal-oral übertragen werden. Sie sind medizinisch relevant als Erreger der Shigellosen mit einer Infektionsrate von weltweit zirka 160 Millionen Menschen pro Jahr. Durch eine Invasion in die Mukosazellen zerstören Shigellen die Schleimhaut des distalen Kolons, was sich in schmerzhaften Krämpfen und schleimig-blutigen Durchfällen äußert. Gleichzeitig produziert insbesondere Shigella dysenteriae das Shigatoxin, was zu schweren Intoxikationen mit hämolytischem Verlauf führen kann.

Escherichia coli hingegen ist normalerweise nicht pathogen, gehört zu den mengenmäßig häufigsten Keimen der physiologischen Darmflora des Menschen und ist z.B. in der Lage, Vitamin K zu produzieren. Im Stuhl befinden sich typischerweise 10^8 bis 10^{10} koloniebildende Einheiten pro Gramm Stuhl. Obwohl die meisten Stämme von E. coli nicht pathogen sind, gibt es eine ganze Reihe von enteropathogenen (EPEC), enterotoxischen (ETEC), enteroinvasiven (EIEC) und enterohämorrhagischen (EHEC) E. coli Stämmen. EPEC sind häufige Ursache für schwere Durchfälle bei Kleinkindern, ETEC sind häufig Erreger der Reisediarrhoe und bei EHEC kommt es zusätzlich zur Produktion von Toxinen wie Shigatoxin und Verotoxin. Besonders kritisch ist die Entwicklung eines hämolytisch-urämischen Syndroms.

Krankheitsassoziierte Veränderungen

1. Diarrhoen:
Schwere Diarrhoen durch enteropathogene E. coli Stämme. Besonders kritisch sind enterohämorrhagische E. coli.

2. *Chronisch entzündliche Darmerkrankungen:*

So genannte adhärent-invasive E. coli (AIEC) spielen offensichtlich eine wichtige Rolle bei chronisch entzündlichen Darmerkrankungen wie Morbus Crohn und Colitis ulcerosa. Sie sind in der Lage, in intestinale Epithelzellen einzuwandern, wobei eine Replikation in infizierten Makrophagen in der Lamina propria möglich ist (**Barnich et al., 2007**).[36]

3. *Tumorerkrankungen:* Einzelne Arbeiten diskutieren die Bedeutung pathogener E. coli Stämme in der Pathogenese von colorectalen Carcinomen (**Bonnet et al., 2013**).[37]

Diätetische und therapeutische Ansatzpunkte

Der apathogene Stamm E. coli Nissle 1917 (Mutaflor®) zählt zu den mit am besten untersuchten Probiotika. Er wurde während des ersten Weltkrieges aus Stuhlproben von Soldaten isoliert, die im Gegensatz zu ihren Kameraden keine schweren Durchfallerkrankungen entwickelten. Der Stamm besitzt Adhesine für eine effektive Kolonisierung und limitiert das Anhaften und Eindringen von pathogenen Bakterien in die Epithelzellen des Darms. Ein weiterer apathogener Stamm ist E. coli DSM 17252 (Symbioflor® 2).

Streptococcus sanguinis/Streptococcus salivarius spp. Thermophilus

Vorkommen und Bedeutung

S. salivarius spp. thermophilus kommt in zahlreichen probiotischen Mischungen vor und ist ebenfalls in Molkereiprodukten wie z.B. Joghurt weit verbreitet.

Die Gabe solcher probiotischer Mischungen ist z.B. beim Reizdarmsyndrom eine therapeutische Option (Ortiz-Lucas, 2013). S. salivarius K12 hat im Tierversuch bei Mäusen einen protektiven Effekt gegenüber einer Candidiasis (**Ishijima, 2012**).[38]

S. thermophilus hat aufgrund seiner Fähigkeit zur Milchsäureproduktion im Tierversuch protektive Effekte gegenüber Clostridium difficile (**Kolling, 2012**).[39]

Auf der anderen Seite sind auch schwer verlaufende Bakteriämien durch S. sanguinis bekannt wie z.B. eine infektiöse Endocarditis (**Kadovaki, 2013**).[40]

4. Dysbiose und chronische Erkrankungen

Untersuchungen an tierexperimentellen Modellen haben in den letzten Jahren enge Beziehungen zwischen einer veränderten Mikrobiota (Dysbiose) und verschiedenen, insbesondere chronisch entzündlichen Erkrankungen nachgewiesen, die zu einem Teil auch in Humanstudien bestätigt werden konnten. Dabei konnte gezeigt werden, dass Epithelzellen und Immunzellen der Darmschleimhaut über ein vielfältiges Repertoire an Rezeptoren verfügen, die mit unterschiedlichsten bakteriellen Produkten der Mikrobiota in Wechselwirkung treten können. Dazu gehören beispielsweise G-Protein gekoppelte Rezeptoren, die durch kurzkettige Fettsäuren wie Butyrat aktiviert werden können. Weitere von der Mikrobiota gebildete Produkte wie Peptidoglycane, Lipopolysaccharide, Flagellin, aber auch bakterielle RNA etc. können die entsprechenden Rezeptoren von Immun- und Epithel-Zellen der Darmschleimhaut aktivieren.

Diese Veränderungen der Darmschleimhaut und die dabei wiederum freigesetzten Folgeprodukte haben Rückwirkungen auf die qualitative und quantitative Zusammensetzung der Mikrobiota. Auf die mechanistischen Details dieser vielfältigen Wechselwirkungen zwischen Mikrobiota und Immunsystem soll an dieser Stelle nicht eingegangen werden, da dies einen gesonderten Beitrag erforderlich macht. Hier sollen in erster Linie die pathogenetischen Konsequenzen der Dysbiose im Vordergrund stehen wie sie für entzündliche Darmerkrankungen, Allergien, Adipositas, Diabetes, Tumorerkrankungen, aber auch manche neuro-degenerative Erkrankungen bekannt sind.

Dysbiose und entzündliche Darmerkrankungen

Die wesentlichen Erkenntnisse zur Pathogenese chronisch entzündlicher Darmerkrankungen (IBD) wie Morbus Crohn und Colitis ulcerosa stammen aus experimentellen Modell-Untersuchungen an Mäusen. Interessant ist dabei zunächst die Tatsache, dass keimfrei aufgezogene Mäuse eine höhere Inzidenz an entzündlichen Darmerkrankungen zeigen als Mäuse mit einer physiologischen (normobiotischen)

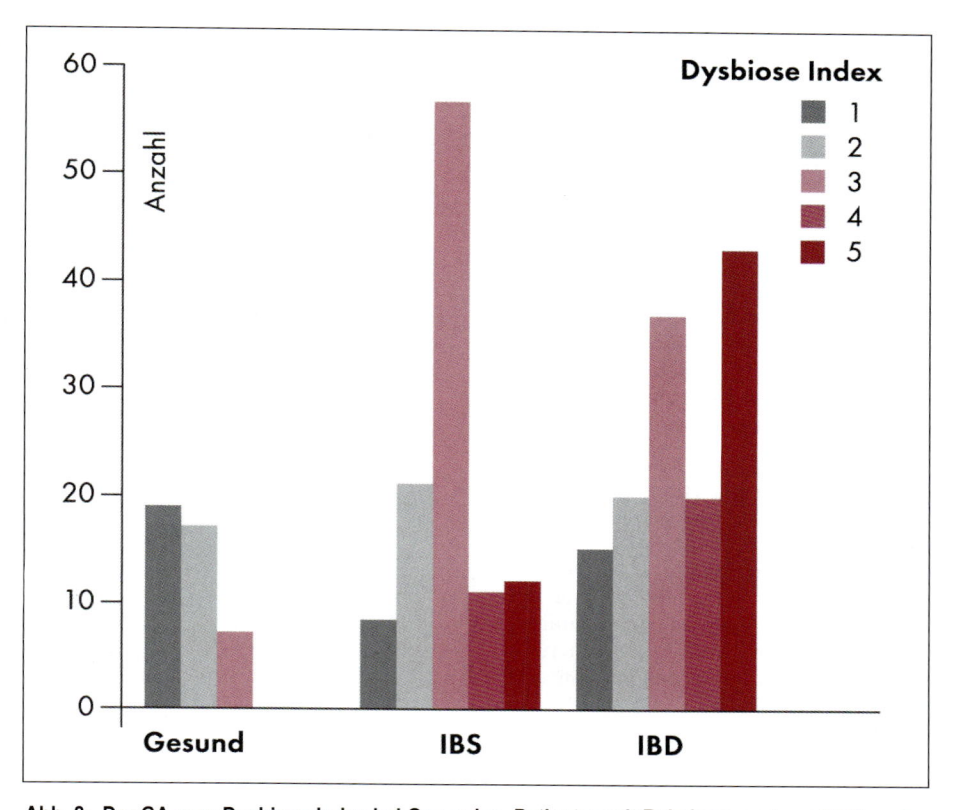

Abb. 8: Der GA-map Dysbiose-Index bei Gesunden, Patienten mit Reizdarmsyndrom (IBS) und bei Patienten mit entzündlichen Darmerkrankungen (IBD).

Mikrobiota (**Maslowski et al., 2009**).[41] Dies bedeutet, dass eine physiologische Mikrobiota auf die Darmschleimhaut eine protektive Wirkung gegen entzündliche Veränderungen ausübt. Erst eine normobiotische bakterielle Kolonisation des Darmes und die Vielzahl der darin enthaltenen Antigene veranlasst offensichtlich die Darmschleimhaut dazu, einerseits eine effiziente Barriere gegen das Eindringen pathogener Keime zu etablieren und andererseits die lokale Immunabwehr so zu gestalten, dass eine Rekolonisierung einer dysbiotischen Mikrobiota durch apathogene, kommensale Keime begünstigt wird.

Eine besonders wichtige Rolle spielt dabei die Kolonisierung mit Bakterien, die niedermolekulare Fettsäuren wie Acetat, Propionat und Butyrat produzieren. Diese niedermolekularen Fettsäuren sind wichtige Energieträger für den Stoffwechsel der Epithelzellen des Darmes und regulieren deren Proliferation und Differenzierung, sie beeinflussen die Genexpression und üben eine entzündungshemmende Wirkung auf die Darmschleimhaut aus.

Bei Patienten mit entzündlichen Darmerkrankungen enthält die Mikrobiota regelmäßig sehr niedrige Anteile an derartigen Bakterien (**Frank et al., 2007**).[42]

Von Butyrat konnte gezeigt werden, dass es mit dem Niacin-Rezeptor in Wechselwirkung tritt und über die IL-18 Sekretion entzündungshemmend wirkt. Ebenso kann Butyrat durch die Differenzierung CD4- und Foxp3-positiver regulatorischer T-Zellen Immuntoleranz bewirken (**Furusawa et al., 2013**).[43]

Eine weitere Rolle bei der anti-inflammatorischen Wirkung der kurzkettigen Fettsäuren könnte der durch Bildung freier Radikale (ROS) vermittelten Aktivierung des Inflammasoms zukommen, das die Integrität der Schleimhaut-Barriere und den Erhalt der Schleimhaut Homöostase begünstigt.

Darüber hinaus sind sowohl Butyrat als auch Acetat Inhibitoren der NF-κB Aktivierung und können auf diesem Weg eine anti-inflammatorische Wirkung ausüben.

Zusammenfassend lässt sich feststellen, dass die engen wechselseitigen Beziehungen zwischen einer dysbiotischen Mikrobiota und entzündlichen Darmerkrankungen durch entsprechende Studien hinreichend belegt sind. Hieraus ergeben sich auch präventive und therapeutische Ansatzpunkte, um durch strukturelle und funktionelle Modulation der dysbiotischen Mikrobiota die entzündlichen Aktivitäten zurückzudrängen oder ganz zu verhindern.

Dabei hat sich der GA-Dysbiose-Test als wertvolles Diagnostikum z.B. für entzündliche Darmerkrankungen (IBD) und das Reizdarm-Syndrom (IBS) etablieren lassen. Im Vergleich zu gesunden Kontrollen zeigen Patienten mit Reizdarmsyndrom gehäuft Dysbiosen, allerdings moderater Ausprägung, während sich bei Patienten mit chronisch entzündlichen Darmerkrankungen (Colitis ulcerosa und M. Crohn) in hoher Häufigkeit schwergradige Dysbiosen nachweisen lassen.

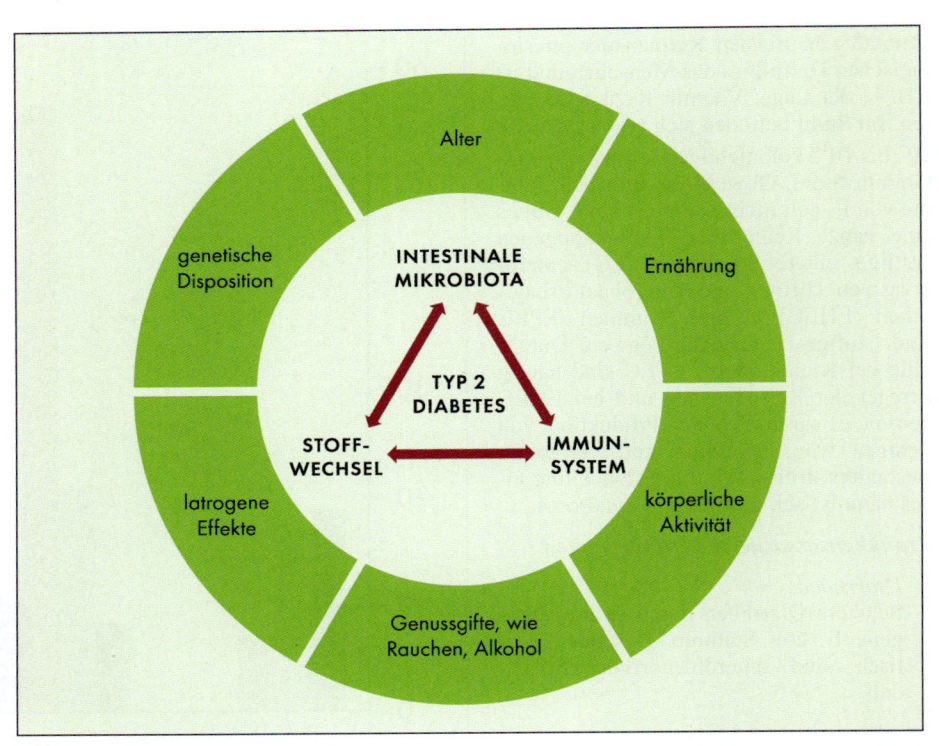

Abb. 9: Mikrobiota und Typ-2 Diabetes: Intestinale Mikrobiota sowie Stoffwechsel- und Immunfunktionen des Wirts stehen in enger Wechselwirkung und werden durch weitere Faktoren beeinflusst (nach Allin et al., 2015).

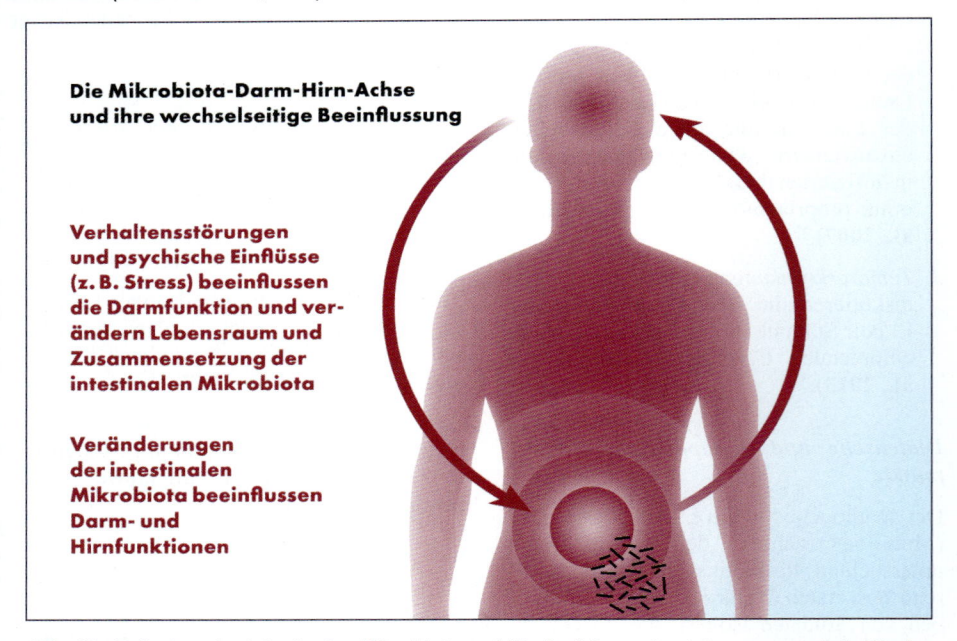

Abb. 10: Zwischen der intestinalen Mikrobiota und Hirnfunktionen bestehen ausgeprägte Wechselwirkungen.

Dysbiose und Darmkrebs

Von chronisch entzündlichen Prozessen, wie z.B. M. Crohn oder Colitis ulcerosa ist bekannt, dass sie die Entstehung von Tumoren begünstigen. Dabei haben verschiedene Studien gezeigt, dass der dysbiotischen Mikrobiota eine ursächliche Bedeutung zukommt (**Sears et al., 2014**).[44] Es wurden auch einzelne Bakterienstämme in der dysbiotischen Mikrobiota identifiziert, die das Auftreten von Colon-Tumoren begünstigen, wie beispielsweise Fusobakterien (**Kostic et al., 2013**).[45]

Eine wesentliche protektive Rolle bei der Entstehung und Progression von Colon-

Tumoren spielt das Inflammasom. Defizite im Bereich des Inflammasoms begünstigen entzündliche Darmerkrankungen und die Entwicklung von Colon-Tumoren. Onkogene Stämme von E. coli wurden dabei als eine Ursache identifiziert (**Arthur et al., 2012**).[46]

Nicht selten kommt es im Gefolge der durch die dysbiotische Mikrobiota begünstigten Colitis und der Entwicklung von Colon Tumoren auch zu einer Beteiligung der Leber etwa in der Form einer Fettleber mit dem Risiko der Entwicklung von Lebertumoren.

Auch die mit einer dysbiotischen Mikrobiota verbundene Bildung sekundärer Gallensäuren wie z.B. Desoxycholsäure kommt als Ursache für die Entstehung von Lebertumoren infrage (**Yoshimoto et al., 2013**).[47] An dieser Stelle sollte auch angemerkt werden, dass bei einer bestehenden dysbiotischen Mikrobiota die Wirksamkeit einer Chemotherapie von Tumoren erheblich eingeschränkt sein kann (**Viaud et al., 2013**).[48]

Dysbiose und Allergien

Aus epidemiologischen Untersuchungen lässt sich zweifelsfrei ableiten, dass zwischen dem Auftreten von Allergien und einer dysbiotischen Mikrobiota enge Zusammenhänge bestehen. Insbesondere konnte bei Kindern mit allergischem Asthma eine Dominanz von Clostridium difficile bei gleichzeitig verminderten Anteilen von Bifidobacterien in der Mikrobiota nachgewiesen werden (**Kalliomäki et al., 2001**).[49]

Ebenso konnte gezeigt werden, dass eine pränatale Modulation der mütterlichen Mikrobiota durch Lactobacillen zu einer effektiven Prävention von Allergien bei Kindern beitragen kann (**Kalliomäki et al., 2001**).[50]

Die überwiegende Mehrzahl der Erkenntnisse über die Beziehungen zwischen Allergien und der Mikrobiota stammt aus tierexperimentellen Studien an Mäusen, bei denen gezeigt werden konnte, dass die Keime der physiologischen Mikrobiota die Th2-Differenzierung abregulieren. Ein wesentlicher Mechanismus der Toleranz-Erzeugung ist dabei, dass die durch die Mikroben aktivierten dendritischen Zellen der Darmschleimhaut IL-10 produzieren, das die Differenzierung CD4- und Foxp3- positiver regulatorischer T-Zellen stimuliert und dadurch Toleranz erzeugt.

Unter den Bedingungen einer dysbiotischen Mikrobiota findet sich hingegen eine erhöhte Produktion der Th2 Zytokine und ein erhöhter Spiegel an Immunglobulin E im Serum und es zeigen sich die typischen allergischen Symptome (**Hill et al., 2012**).[51]

Dysbiose, Adipositas und Diabetes

Die grundlegenden Erkenntnisse über den Zusammenhang zwischen der intestinalen Mikrobiota und metabolischen Störungen wie Adipositas und Diabetes stammen aus Untersuchungen an keimfrei aufgezogenen Mäusen, die einen wesentlich geringeren Körperfett-Anteil aufweisen als konventionell gehaltene. Werden jedoch die keimfrei aufgezogenen Versuchstiere in eine konventionelle Haltung überführt, so beobachtet man einen massiven Anstieg des Anteils an Körperfett, ohne dass sich an der Nahrungsaufnahme oder der körperlichen Aktivität etwas geändert hat (**Bäckhed et al., 2004**).[52]

Auch in Humanstudien konnte gezeigt werden, dass eine dysbiotische Mikrobiota mit metabolischen Störungen wie Adipositas und Diabetes korreliert sein kann. Insbesondere wurde über eine zu geringe Kolonisierung mit Bacteroidetes und eine Dominanz von Firmicutes-Stämmen berichtet, die sich nach Gewichtsabnahme wieder normalisierte (**Ley et al., 2006**).[53] In anderen Studien mit teilweise unterschiedlicher Methodologie konnte dieser Zusammenhang allerdings nicht bestätigt werden (**Kelsen et al., 2012**).[54]

Als ein wesentlicher Mechanismus des Zusammenhangs zwischen Mikrobiota und Adipositas wurde die erhöhte Freisetzung und Resorption von Monosacchariden aus dem Darm nachgewiesen mit der Folge einer verstärkten Lipogenese in der Leber und entsprechender Fetteinlagerung (**Bäckhed et al., 2005**).[55]

Darüber hinaus konnte als ein weiterer Mechanismus gezeigt werden, dass die mit der Adipositas einhergehende Mikrobiota in der Lage ist, die Fettverbrennung im Muskelgewebe zu hemmen. Bei keimfrei aufgezogenen Versuchstieren konnte hingegen eine erhöhte Fettverbrennung in der Muskulatur und eine erhöhte Insulin-Sensitivität nachgewiesen werden. Dem mit Fasten assoziierten Adipocyten-Faktor (FIAF) könnte bei dieser durch die Mikrobiota vermittelten metabolischen Regulation eine Schlüsselrolle zukommen (**Tilg et al., 2009**).[56]

Von Bedeutung ist auch die Tatsache, dass sich nach dem Transfer der Mikrobiota von adipösen auf schlanke Versuchstiere bei diesen eine Adipositas entwickelte, was für eine kausale Rolle der dysbiotischen Mikrobiota bei der Entstehung einer Adipositas spricht (**Turnbaugh et al., 2006**).[57] Auch in Zwillings-Studien konnte der Zusammenhang bestätigt werden.

Der Zusammenhang zwischen Diabetes Typ 2 und Adipositas kann durch zahlreiche Studien als gesichert gelten, wobei sowohl in Tierversuchen als auch bei Humanstudien eine gesteigerte inflammatorische Aktivität nachgewiesen wurde. Dies steht im Zusammenhang mit erhöhten Konzentrationen an zirkulierendem Lipopolysaccharid (LPS), einem Bestandteil der Membran gram-negativer Bakterien, sowohl bei diabetischen Versuchstieren als auch bei Patienten mit Diabetes Typ 2.

Von LPS ist bekannt, dass es den Glukose-Stoffwechsel beeinträchtigt, was im Zusammenhang mit einem Diabetes Typ 2 an eine Beteiligung der Mikrobiota denken lässt.

Gleichzeitig wurde durch metagenomische Analysen nachgewiesen, dass Patienten mit Diabetes Typ 2 eine dysbiotische Mikrobiota aufweisen (**Qin et al., 2012**).[58] Insbesondere konnte gezeigt werden, dass zu geringe Anteile von Bakterien wie z.B. Faecalibacterium spp., die entzündungshemmendes Butyrat produzieren, in der dysbiotischen Mikrobiota der Diabetes Typ 2 Patienten vorhanden sind (**Karlson et al., 2013**).[59] Ein unmittelbarer Zusammenhang zwischen einer dysbiotischen Mikrobiota und dem Auftreten einer Insulin-Resistenz konnte dadurch nachgewiesen werden, dass nach der Transplantation der Mikrobiota gesunder Spender bei den Empfängern die Anteile Butyrat produzierender Bakterienstämme und die Insulin Sensitivität gleichzeitig anstiegen (**Vrieze et al., 2012**).[60]

Auch für den Typ 1 Diabetes sind Zusammenhänge mit einer dysbiotischen Mikrobiota nachgewiesen worden. Insbesondere die Diversität der Mikrobiota ist bei Patienten mit Diabetes Typ 1 vermindert (**Brown et al., 2011**).[61]

Dysbiose und ZNS

Zahllose Studien haben in den letzten Jahrzehnten die Zusammenhänge zwischen dem enteralen Nervensystem, dem enteralen Immunsystem und dem enteralen Hormonsystem untersucht (**Mayer, 2011**).[62] Erst durch den Nachweis eines Zusammenhangs zwischen einer dysbiotischen Mikrobiota und dem Krankheitsbild Autismus mittels Mikrobiom Sequenzierung wurde das Interesse auf die Bedeutung einer dysbiotischen Mikrobiota für weitere gestörte Funktionen des ZNS gelenkt (**Mayer et al., 2014**).[63] Ein erhebliches Problem bei der Untersuchung der Wechselwirkungen zwischen Mikrobiota und ZNS besteht darin, dass die für die Untersuchung der Mikrobiota etablierten sehr erfolgreichen tierexperimentellen Modelle nur unzureichend für Untersuchungen des ZNS herangezogen werden können. Dennoch lassen sich auch hinsichtlich der ZNS Funktionen aus tierexperimentellen Befunden wichtige Erkenntnisse gewinnen, wenn etwa gezeigt werden kann, dass Mäuse mit einer dysbiotischen Mikrobiota Heißhunger mit Polyphagie und Adipositas entwickeln können **(Vijay-Kumar et al., 2010)**.[64]

Nach neuesten vor allem tierexperimentellen Untersuchungen bestehen Zusammenhänge zwischen einer dysbiotischen Mikrobiota und Stress-Reaktionen, Angstzuständen sowie kognitiven Beeinträchtigungen **(Moloney et al., 2014)**[65], **(DePalma et al., 2014)**.[66]

Es ist schon länger bekannt, dass bei keimfrei aufgezogenen Versuchstieren die Reaktionen der Hypothalamus-Hypophysen-Nebennieren Stressachse verstärkt sind **(Sudo et al., 2004)**.[67] Eine Kolonisierung mit Bifidobakterien reduziert die neuroendokrinen Reaktionen, scheint aber Angstzustände zu verstärken.

Bei entsprechenden Studien hat sich auch gezeigt, dass bei keimfrei aufgezogenen Versuchstieren Beeinträchtigungen hinsichtlich der neuronalen Plastizität und kognitiver Funktionen vorliegen, die sich durch eine Normalisierung der Mikrobiota beheben lassen **(Stilling et al., 2014)**.[68]

Bisher stehen nur wenige Humanstudien zur Verfügung, um die tierexperimentellen Befunde auch beim Menschen zu verifizieren. Fortschritte wurden aber insbesondere durch die gleichzeitige Untersuchung des ZNS mittels funktioneller Kernspintomographie und der Mikrobiota erzielt. So hat sich beispielsweise gezeigt, dass es unter einer durch Einnahme von Probiotika veränderten Mikrobiota zu einer reduzierten somatosensorischen Antwort auf bestimmte Aufgaben kommt **(Tillisch et al., 2013)**.[69] Es kann erwartet werden, dass im Rahmen des ‚American Gut Project' weitere Querverbindungen zwischen neuroendokrinen Funktionen und einer veränderten Mikrobiota aufgedeckt werden.

5. Charakteristische Befundmuster

Auf Grund der mehrjährigen Erfahrungen mit dem GA-Dysbiose Test konnten für eine ganze Reihe von Keimen häufig vorkommende Veränderungen bei bestimmten Erkrankungen herausgearbeitet werden.

Gleichzeitig haben sich bei definierten Erkrankungen bestimmte Keim-Konstellationen erkennen lassen, die die gestörten Gleichgewichte innerhalb der intestinalen Mikrobiota widerspiegeln können.

Diese Veränderungen sind in den beiden folgenden Tabellen zusammengestellt.

Tab. 1: Häufig nachzuweisende Veränderungen bestimmter Keime

Keim	vermindert ↓	erhöht ↑
Akkermansia municiphilia	Chronisch entzündliche Darmerkrankungen, metabolisches Syndrom, Diabetes mellitus, Autismus	Ansteigendes Verhalten bei Gewichtsreduktion
Alistipes	Chronisch entzündliche Darmerkrankungen, nicht-alkoholische Fettleber	Pädiatrische Patienten mit Reizdarmsyndrom und chronischen Bauchschmerzen
Bacteroides/Prevotella	Obstipation	
Bacteroides fragilis	Chronisch entzündliche Darmerkrankungen	
Bifidobacterium	Inverse Korrelation mit Schmerzen beim Reizdarmsyndrom	Aktive entzündliche Darmerkrankung
Dialister invisus	Morbus Crohn	-
Faecalibacterium prausnitzii	Chronisch entzündliche Darmerkrankungen	-
Firmicutes Bacilli	-	Chronisch entzündliche Darmerkrankungen, Diabetes Typ 2
Firmicutes Clostridia	Diabetes Typ 2, Kinder mit Colitis ulcerosa	-
Lactobacillus	Verschiedene Allergien	Aktive entzündliche Darmerkrankung, Reizdarmsyndrom
Proteobacteria	-	Aktive entzündliche Darmerkrankung
Ruminococcus albus/bromii	Morbus Crohn	Reizdarmsyndrom, faserreiche Ernährung
Ruminococcus gnavus	-	Morbus Crohn
Shigella/Escherichia	-	Morbus Crohn
Streptococcus sanguinis/salivarius	-	-

Tab. 2: Häufig nachzuweisende Konstellationen im GA-Dysbiose-Test. Quellen: eigene Daten sowie Allin et al., 2015; Walters et al., 2014; Wright et al., 2015

Erkrankung	Befundkonstellation
Chronisch entzündliche Darmerkrankungen (Colitis ulcerosa/M. Crohn)	F. prausnitzii ↓ Firmicutes ↓ Bacteroidetes ↑ E. coli ↑ Proteobacteria ↑ im akuten Schub auch Lactobacillus ↑ Bifidobacterium ↑
Reizdarmsyndrom	Bifidobacterium ↓ Lactobacillus ↑
Übergewicht	Bacteroidetes ↓ Bifidobacterium ↓ Firmicutes ↑
Metabolisches Syndrom/Typ 2 Diabetes	F. prausnitzii ↓ Proteobacteria ↑ E. coli ↑ Firmicutes/Bacteroides-Ratio ↑
Nicht-alkoholische Fettleber	Alistipes ↓ Prevotella ↓ Lactobacillus ↑ Escherichia ↑ Streptococcus ↑
Autismus	Firmicutes ↓ Bacteroidetes ↑ Proteobacteria ↑
Raucher	Firmicutes ↓ Bacteroidetes ↑

6. Diätetische und therapeutische Ansatzpunkte

Interventionen in die Mikrobiota

Beim gesunden Menschen nehmen Alter, Geschlecht, Genetik, Ernährung, Lebensbedingungen, Verhaltensweisen etc. Einfluss auf die Struktur und Funktion der Mikrobiota. Ebenso kommt es unter verschiedensten Krankheitszuständen und deren Therapien zu entsprechenden Veränderungen.

Eine Vielzahl exogener Faktoren ist also in der Lage, strukturelle und funktionelle Veränderungen an der Mikrobiota herbeizuführen. Ebenso ist es unter therapeutischen Zielsetzungen möglich, durch entsprechende gezielte Interventionen in die Mikrobiota einzugreifen. Das Repertoire reicht dabei von Nahrungsmitteln (z.B. Präbiotika) und Arzneimitteln (z.B. Antibiotika) bis zur Gabe von Bakterienkulturen (z.B. Probiotika) und dem Transfer einer gesamten allogenen Mikrobiota (z.B. Stuhltransplantation).

Begleitende Maßnahmen können Lebensstilmodifikation, Ernährungsumstellung, Phytotherapeutika, Mikronährstoffe und auch psychotherapeutische Maßnahmen (z. B. beim Reizdarmsyndrom) beinhalten.

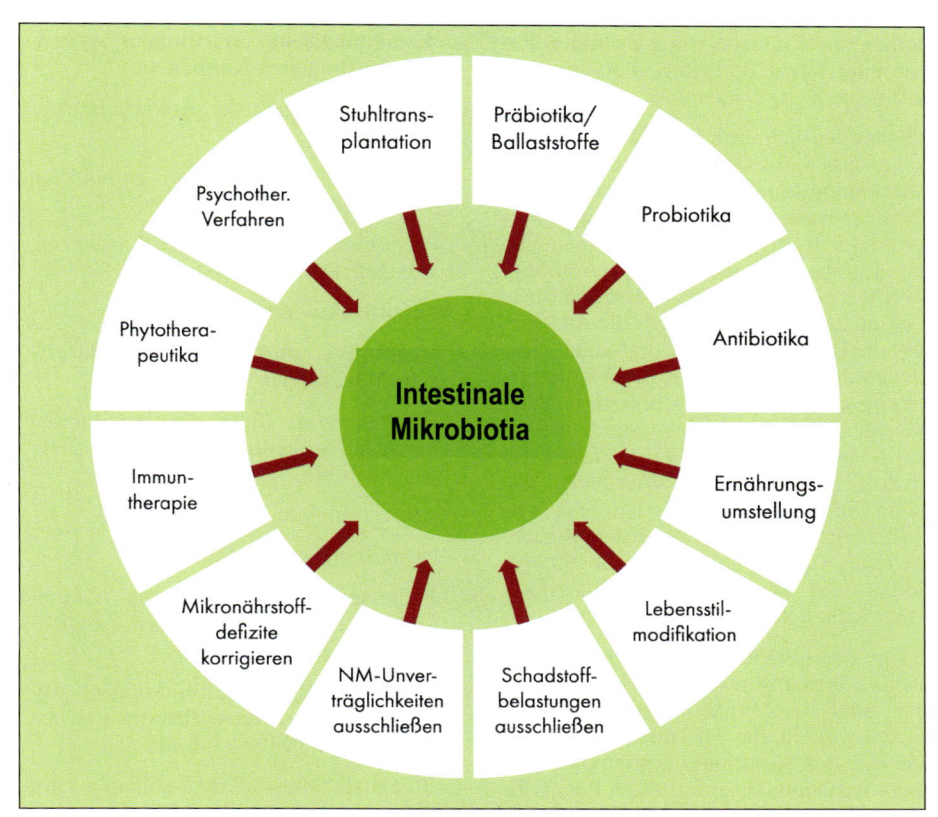

Abb. 11: Diätetische und therapeutische Ansatzpunkte zur gezielten Beeinflussung der intestinalen Mikrobiota.

Arzneimittel

Den stärksten modulierenden Einfluss auf die Mikrobiota üben sicherlich oral eingenommene Antibiotika aus, die derzeit mit großer Häufigkeit und in großen Mengen appliziert werden. In den meisten Fällen sind dabei die antibiotischen Wirkungen auf die Mikrobiota als Nebenwirkungen einer aus anderen Indikationen durchgeführten Antibiotika-Therapie zu sehen. Antibiotika werden aber durchaus auch eingesetzt, um die Mikrobiota gezielt zu verändern, wenn sich etwa pathogene Keime im Bereich des Darmes etabliert haben. Seit langem bekannt ist auch die Antibiotika-Therapie bei hepatisch ausgelösten Encephalopathien, wenn es der Leber nicht mehr gelingt, neurotoxische Produkte der Mikrobiota zu entgiften.

Leider weisen derartige antibiotische Therapien in aller Regel keine ausreichende Spezifität auf, sodass nicht nur die pathogenen, sondern auch die kommensalen Keime der Mikrobiota getroffen werden. In vielen Fällen entwickelt sich daher nach einer antibiotischen Therapie eine dysbiotische Mikrobiota, die durch entsprechende Maßnahmen wieder normalisiert werden muss. Hierzu können Präbiotika, Probiotika oder auch der Transfer einer allogenen Mikrobiota beitragen.

Für eine Vielzahl weiterer Arzneimittel ist mit Wechselwirkungen mit der intestinalen Mikrobiota zu rechnen.

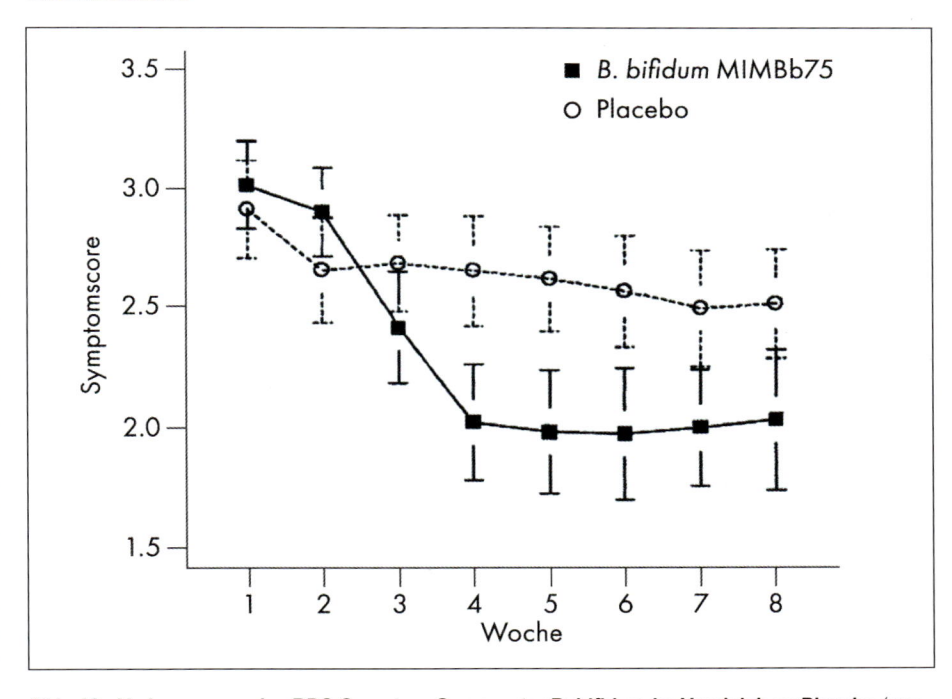

Abb. 12: Verbesserung des RDS-Symptom-Score unter B. bifidum im Vergleich zu Placebo (aus Guglielmetti et al. 2011)

Präbiotika

Das Präbiotika-Konzept wurde 1995 von Gibson et al. eingeführt. Dieses Konzept beschreibt einen Eingriff in die Zusammensetzung der Mikrobiota durch den gezielten Verzehr unverdaulicher Nahrungsbestandteile. Damit weicht die Definition der Präbiotika nicht wesentlich von der Definition der löslichen Ballaststoffe ab. Bei Präbiotika wie bei löslichen Ballaststoffen handelt es sich im Wesentlichen um Kohlenhydrat-Polymere die entweder in der Nahrung auf natürliche Weise enthalten sind, durch technologische Prozesse aus Nahrungsquellen angereichert sind oder synthetisch hergestellt werden. Typische Vertreter der löslichen Ballaststoffe bzw. Präbiotika sind Fruktane wie z.B. Inulin, Polyuronide wie z.B. Pektin, Polydextrose, Raffinose, Xylose, Lactulose etc.

Wissenschaftlich nachgewiesen ist die Tatsache, dass durch den Verzehr dieser Nahrungskomponenten die Zusammensetzung der intestinalen Mikrobiota verändert werden kann. In einigen Fällen wurden von der European Food Safety Authority (EFSA) auch positive gesundheitliche Wirkungen anerkannt. So gilt die Aussage, dass die Ballaststoffe bzw. Präbiotika beta-Glucan und Glucomannan zur Aufrechterhaltung eines normalen Cholesterin-Spiegels beitragen, als nachgewiesener und damit zulässiger ‚Health Claim'. Generelle positive gesundheitliche Wirkungen wie sie für die unlöslichen Ballaststoffe (Faserstoffe) z.B. aus Hafer oder Roggen nachgewiesen wurden, haben sich für die Präbiotika bzw. die löslichen Ballaststoffe bisher nicht belegen lassen.

Neben dem Präbiotika-Konzept, das auf positive Wirkungen löslicher Ballaststoffe setzt, sind auch Ernährungskonzepte entwickelt worden, die auf eine Eliminationsdiät, d.h. den Ausschluss bestimmter Nahrungs-Bestandteile setzen. Nach **P.R. Gibson und S.J. Sheperd (2010)**[70] sollte besonders auf fermentierbare Oligo-, Di- und Monosaccharide sowie Polyole in der Nahrung verzichtet werden (sog. FODMAP-Konzept). Dieses Konzept führt in den Komplex der Nahrungsmittel-Unverträglichkeiten, der im Rahmen dieser Broschüre nicht abgehandelt wird, sondern im Labor Bayer einen eigenen diagnostischen Schwerpunkt bildet.

Diätetische Leitlinien hinsichtlich einer optimalen Mikrobiota lassen sich aus den teilweise extrem unterschiedlichen Ernährungsempfehlungen in den verschiedenen Ländern derzeit nicht herleiten. Auch über den Einfluss bestimmter Formen der Ernährung, wie z.B. Vegetarismus, fehlen entsprechende kontrollierte Studien.

Probiotika

Probiotika sind lebensfähige Mikroorganismen, die nach oraler Aufnahme einen gesundheitsfördernden Einfluss auf den Wirtsorganismus haben können **(Salminen et al., 1998)**.[71] Probiotika kommen als Zusatzstoffe in Lebensmitteln (probiotischer Joghurt oder andere angereicherte Lebensmittel) zur Anwendung sowie in Nahrungsergänzungsmitteln bzw. ergänzenden bilanzierten Diäten. Spezifische klinische Indikationen sind den als Arzneimitteln zugelassenen Probiotika vorbehalten.

Probiotika können vielfältige positive Wirkungen ausüben wie

1. **Antagonistische Wirkungen gegenüber pathogenen Keimen**
   - Aufrechterhaltung der Kolonisationsresistenz
   - Adhäsionskonkurrenz zu pathogenen Keimen am Darmepithel
   - Produktion antimikrobieller Substanzen, wie Defensine und Bakteriozine
   - Toxin-Inaktivierung
2. **Regulative und immunmodulatorische Wirkungen**
   - Stabilisierung der Barrierefunktion durch Abregulierung von Signalstoffen wie Zonulin
   - Verbesserung der Biofilmbildung
   - Beeinflussung der Motilität
   - Verbesserung der intestinalen Immunfunktion durch Anregung der sIgA-Bildung
   - anti-inflammatorische Wirkungen, Abregulation von pro-inflammatorischen Signalmolekülen wie NF-κB
   - „Crosstalk", also Kommunikation mit Keimen der intestinalen Mikrobiota durch Austausch von Signalstoffen, damit Stabilisierung der intestinalen Mikrobiota

In den handelsüblichen Produkten kommen vorwiegend die nachfolgend aufgeführten Keime vor (ohne Anspruch auf Vollständigkeit):

1. Lactobacillen, wie L. acidophilus, L. delbrueckii subsp. bulgaricus, L. paracasei subsp. paracasei, L. plantarum, L. rhamnosus, L. reuteri
2. Bifidobacterien wie B. animalis subsp. lactis, B. bifidum, B. breve, B. infantum, B. longum
3. Streptococcus, wie S. salivarius subsp. thermophilus
4. Escherichia coli, wie E. coli Nissle 1917 oder E. coli DSM 17252
5. Saccharomyces boulardii

Bei vielen der als Nahrungsergänzungsmittel im Handel befindlichen Probiotika handelt es sich um Kombinationen, insbesondere von Lactobacillen und Bifidobacterien.

Zur Sicherheit von Probiotika: Eine umfangreiche Übersichtsarbeit auf der Basis von 622 Studien (Hempel et al., 2011) beschreibt keine statistisch signifikante Erhöhung von Nebenwirkungen bei der Gabe von Probiotika im Vergleich zu Kontrollgruppen. Bei chronisch schwerkranken Patienten sowie bei Patienten unter Immunsuppression wurden jedoch in Einzelfällen schwere Nebenwirkungen wie z.B. Bakteriämien und Fungämien beschrieben **(Didari et al., 2014)**.[72]

Bei der Abhandlung der einzelnen Keime haben wir bereits auf eine ganze Reihe von klinischen Ansatzpunkten für den Einsatz von Probiotika hingewiesen. Einige wichtige klinische Indikationen können nachfolgend zusammengefasst werden:

1. *Chronisch-entzündliche Darmerkrankungen:*
   Positive Wirkungen von Lactobacillen und Bifidobacterien vor allem bei Colitis ulcerosa, weniger bei M. Crohn bei insgesamt uneinheitlicher Studienlage **(Saez-Lara et al., 2015)**.[73]

2. *Antibiotika-induzierte Diarrhöen:*
   Statistisch signifikante Reduktion der Diarrhöen um ca. 40%. Studien meist mit Lactobacillen **(Hempel et al., 2012)**[74], aber auch günstige Ergebnisse mit S. boulardii.

3. *Infektiöse Diarrhöe:*
   Reduktion von Diarrhöen und Stuhlfrequenz durch Lactobacillen und S. boulardii **(Applegate et al., 2013)**.[75]

4. *Reizdarmsyndrom:*
   Positive Studienergebnisse mit verbessertem Allgemeinbefinden sowie Reduktion von Schmerzen, Blähungen und Stuhlhäufigkeit liegen für Lactobacillen und Bifidobacterien vor **(Ducrotte et al., 2012)**[76], **(Guglielmetti et al., 2011)**.[77]

5. *Helicobacter pylori:*
   Adjuvante Gabe von Probiotika bei der Eradikationstherapie vermindert Nebenwirkungen der Antibiotika-Behandlung und zeigt eine Tendenz zu höheren Eradikationsraten **(Ruggiero, 2014)**.[78]

6. *Infektionen der oberen Luftwege:*
   Auf der Basis von 13 randomisierten kontrollierten Studien konnte eine statistisch hoch signifikante Überlegenheit von Probiotika gegenüber Placebo bei der Verhütung von Infektionen der oberen Luftwege mit geringerer Häufung von Antibiotika-Therapien und verminderten Fehlzeiten gezeigt werden **(Hao et al., 2011)**.[79]

Fazit für die Praxis

Anzustreben ist eine individuell optimierte probiotische Therapie auf der Basis einer metagenomischen Untersuchung der intestinalen Mikrobiota. Eine unkontrollierte Gabe von Probiotika kann auch unerwünschte Wirkungen nach sich ziehen. Dies konnte z.B. gezeigt werden für die Gabe von L. rhamnosus bei Patienten mit einer Erhöhung von A. muciniphila in der metagenomischen Stuhlanalyse.

Transfer allogener fäkaler Mikrobiota

Über eine durch Einläufe zugeführte allogene fäkale Mikrobiota zur Behandlung einer Enterocolitis wurde bereits 1958 berichtet (**Eiseman et al., 1958**).[80] Im Jahr 1981 wurde auch der Transfer allogener fäkaler Mikrobiota mittels Jejunal-Sonde zur Wiederherstellung einer homöostatischen Mikrobiota nach Enterocolitis beschrieben (**Bowden et al., 1981**).[81]

Durch die Untersuchungen von **Rohlke et al. (2010)**[82] sowie **Yoon et al. (2010)**[83] wurde der Transfer allogener fäkaler Mikrobiota mittels Colonoskopie speziell zur erfolgreichen Behandlung von rezidivierenden und therapierefraktären Infektionen mit Clostridium difficile etabliert. Auch in Deutschland wird die Stuhltransplantation zur Behandlung der durch Clostridium difficile verursachten rezidivierenden Enterocolitis erfolgreich angewandt (**Kleger et al., 2013**).[84]

Konstantinov et al. (2013)[85] weisen darauf hin, dass es nach Stuhltransplantation auch zu einer Vermehrung der mit entzündlichen Veränderungen der Darmschleimhaut assoziierten Bakterien kommen kann. Hieraus wird ersichtlich, wie wichtig eine sorgfältige Spenderauswahl und ein umfassendes Screening der gespendeten Mikrobiota ist.

Inzwischen hat sich die Stuhltransplantation auch bei einer anderen Indikation als effektiv erwiesen. So konnten **Vrieze et al. (2012)**[86] zeigen, dass der Transfer von allogener fäkaler Mikrobiota von schlanken Spendern auf Patienten mit metabolischem Syndrom nach sechs Wochen zu einem Anstieg Butyrat-produzierender Darmbakterien und einer signifikanten Erhöhung der Insulin-Sensitivität führt.

Man darf gespannt sein, bei welchen Indikationen eine Stuhltransplantation in der Zukunft noch erfolgreich angewandt werden wird.

Nachdruck der Broschüre Intestinale Dysbiosen erkennen und therapieren

Labor Dr. Bayer
Kompetenzzentrum für komplementärmedizinische Diagnostik
Zweigniederlassung der synlab MVZ Leinfelden-Echterdingen GmbH
Max-Lang-Str. 58
70771 Leinfelden-Echterdingen

Mit freundlicher Genehmigung der Autoren: Dr. rer. nat. Wolfgang Bayer, Prof. Dr. Dr. med. Karlheinz Schmidt

Literatur

1. Belzer, C. and de Vos, W.M.: Microbes inside – from diversity to function: The case of Akkermansia. The ISME Journal 2012; 6: 1449–1458
2. Everard, A. et al.: Cross-talk between Akkermansia muciniphila and intestinal epithelium controlled diet-induced obesity. PNAS 2013; 110: 9066–9071
3. Wang, L. et al.: Low relative abundances of the mucolytic bacterium akkermansia muciniphila and bifidobacterium spp. in feces of children with autism. Applied and Environmental Microbiology 2011; 77: 6718–6721
4. Remely, M. et al.: Increased gut microbiota diversity and abundance of faecalibacterium prausnitzii and akkermansia after fasting: A pilot study. Wien.Klin.Wochenschr. 2015; 127: 394–398
5. Anhe, F.F. et al.: A polyphenol-rich cranberry extract protects from diet-induced obesity, insulin resistance and intestinal inflammation in association with increased Akkermansia spp. population in the gut microbiota of mice. Gut 2015; 64: 872–883
6. David L.A. et al.: Diet rapidly and reproducibly alters the human gut microbiome. Nature 2014; 505: 559–563
7. Saulnier, D.M. et al.: Gastro-intestinal microbiome signatures of pediatric patients with irritable bowel syndrome. Gastroenterology 2011; 141: 1782–1791
8. Ramamurthy, D. et al.: Case control study on the role of enterotoxigenic bacteroides fragilis as a course of diarrhea among children in Kolkata, India. PloS one, 2013; 8: e60622. doi: 10.1371/journal.pone.0060622
9. Konieczna, P. et al.: Portrait of an immuno regulatory bifidobacterium. Gut Microbes 2012; 3: 261–266
10. Groeger, D. et al.: Bifidobacterium infantis 35624 modulates host inflammatory processes beyond the gut. Gut Microbes 2013; 4: 325–229
11. Kabeerdoss, J. et al.: Effect of yoghurt-containing bifidobacterium lactis BB12 on faecal excretion of secretory immuno globulin A and human ß-defensin 2 in healthy adult volunteers. Nutr.J. 2011; 10: 138–142
12. Dewulf, E.M. et al.: Inside into the prebiotic concept: Lessons from an exploratory, double-blind intervention study with Inulin-type fructans in obese women. Gut 2013; 62: 1112–1121
13. Garcia-Peres, P. et al.: Effect of a mixture of inulin and fructose-oligosaccharide on lactobacillus and bifidobacterium intestinal microbiota of patients receiving radio therapy: A randomised, double-blind, placebo-controlled trial. Nutr.Hosp. 2012; 27: 1908–1915
14. Steed, H. et al.: Clinical trial: The microbiological and immunological effects of symbiotic consumption – a randomised, double-blind, placebo-controlled study in active Crohn's disease. Aliment.Pharmacol.Ther. 2010; 32: 872–883
15. Wang, W. et al.: Increased proportions of bifidobacterium and the lactobacillus group and loss of butyrate-producing bacteria in inflammatory bowel disease. J.Clin.Microbiol. 2014; 52: 398–406
16. Gujonnet, D. et al.: Effect of fermented milk-containing bifidobacterium animalis DN-173010 on the health related quality of life and symptoms in irritable bowel syndrome in adults in primary care: A multicentre randomised double-blind controlled trial. Aliment.Pharmacol.Ther. 2007; 26: 475–486
17. Guglielmetti, S. et al.: A randomised clinical trial: bifidobacterium bifidum MIMBb75 significantly alleviates irritable bowel syndrome and improves quality of life – a double-blind, placebo-controlled study. Aliment.Pharmacol.Ther. 2011; 33: 1123–1132
18. Morio, F. et al.: Antimicrobial susceptibility and clinical sources of dialister species. Antimicrobial agents and chemotherapy 2007; 51: 4498–4501
19. Khan, M.T. et al.: Antioxidants keep the potentially probiotic but highly oxygen sensitive human gut bacterium faecalibacterium prausnitzii alive at ambient air. Plos One 2014; 9: e96097. doi: 10.1371/journal.pone.0096097
20. Miquel, S. et al.: Ecology and metabolism of the beneficial intestinal commensal bacterium faecalibacterium prausnitzii. Gut Microbes. 2014; 5: 146–151
21. Galecka, M. et al.: Faecalibacterium prausnitzii and Crohn's disease – is there any connection? Pol. J. Microbiol. 2013; 62: 91–95
22. Cao, J. et al.: Association between faecalibacterium prausnitzii reduction and inflammatory bowel disease. A meta-analysis and systemic review of the literature. Gastroenterol.Res.Pract. 2014; 872.725. doi: 10.1155/2014/872725
23. Sokol, H. et al.: Faecalibacterium prausnitzii is an anti-inflammatory commensal bacterium identified by gut microbiota analysis of Crohn's disease patients. PNAS 2008; 105: 16731–16736
24. Miquel, S. et al.: Ecology and metabolism of the beneficial intestinal commensal bacterium faecalibacterium prausnitzii. Gut Microbes. 2014; 5: 146–151
25. Wang, W. et al.: Increased proportions of bifidobacterium and the lactobacillus group and loss of butyrate-producing bacteria in inflammatory bowel disease. J.Clin.Microbiol. 2014; 52: 398–406
26. Ducrotte, P. et al.: Clinical trial: lactobacillus plantarum 299V (DSM 9843) improved symptoms of irritable bowel syndrome. World J.Gastroenterol. 2012; 18: 4012–4018
27. Niedzielien, K. et al.: Controlled, double-blind, randomised study of the efficacy of lactobacillus plantarum 299V in patients with irritable bowel syndrome. Eur.J.Gastroenterol.Hepatol. 2001; 10: 1143–1147
28. Tiequn, B. et al.: Therapeutic effect of lactobacillus in treating irritable bowel syndrome: A meta-analysis. Intern.Med. 2015; 54: 243–249
29. Chau, K. et al.: Probiotics for infantile colic: A randomised, double-blind, placebo-controlled trial investigating lactobacillus reuteri DSM 17938. J.Pediatr. 2015; 166: 74–78
30. Vaghef-Mehrabany, E. et al.: Probiotic supplementation improves inflammatory status in patients with rheumatoid arthritis. Nutrition 2014; 30: 430–435
31. Niccoli, A. et al.: Preliminary results of clinical effects of probiotic lactobacillus salivarus LS01 in children affected by atopic dermatitis. J.Clin.Gastroenterol. 2014; 48, Supplement 1: S. 34–S. 36
32. Mondot, S. et al.: High lighting new phylogenetic specificity of Crohn's disease microbiota. Inflamm.Bowel Dis. 2011; 17: 185–192
33. Hansen, S. et al.: Two cases of ruminococcus gnavus bacteraemia associated with diverticulitis. J.Clin.Microbiol. 2013; 51: 1334–1336
34. Joossens, M. et al.: Dysbiosis of the faecal microbiota in patients with Crohn's disease and their unaffected relatives. Gut 2011; 60: 631–637
35. Willing, B.P. et al.: A pyrosequencing study in twins shows that gastrointestinal microbial profiles vary with inflammatory bowel disease phenotypes. Gastroenterology 2010; 139: 1844–1854
36. Barnich, N. et al.: Role of bacteria in the eteopathogenesis of inflammatory bowel disease. World J.Gastroenterol. 2007; 13: 5571–5576
37. Bonnet, M. et al.: Colonisation of the human gut by E. coli and colorectal cancer risk. Clin.Cancer.Res.

38. Ishijima, S.A. et al.: Effect of streptococcus salivarius K12 on the in vitro growth of candida albicans and its protective effect in an oral candidiasis model. Appl.Environ.Microbiol. 2012; 78: 2190–2199
39. Kolling, G.L. et al.: Lactic acid production by streptococcus thermophilus alters clostridium difficile infection and in vitro toxin A production. Gut Microbes 2012; 3: 523–529
40. Kadovaki, M. et al.: Radial mycotic aneurysm complicated with infective endocarditis caused by streptococcus sanguinis. Intern.Med. 2013; 52: 2361–2365
41. Maslowski, K.M. et al.: Regulation of inflammatory responses by gut microbiota and chemoattractant receptor GPR43. Nature 2009; 461: 1282–1286
42. Frank, D.N. et al.: Molecular-phylogenetic characterization of microbial community imbalances in human inflammatory bowel disease. PNAS 2007; 104, 13780–13785
43. Furusawa, Y. et al.: Commensal microbe derived butyrate induces the differentiation of colonic regulatory T cells. Nature 2013; 504: 446–450
44. Sears, C.L. et al.: Microbes, Microbiota and Colon Cancer. Cell Host Microbe 2014; 15, 317–328
45. Kostic, A.D.et al.: Fusobacterium nucleatum potentates intestinal tumorigenesis and modulates the tumor-immune microenvironment. Cell Host Microbe 2013; 14: 207–215
46. Arthur, J.C. et al.: Intestinal inflammation targets cancer-inducing activity of the microbiota. Science 2012; 338: 120–123
47. Yoshimoto, S. et al.: Obesity-induced gut microbial metabolite promotes liver cancer through senescence secretome. Nature 2013; 499, 97–101
48. Viaud ,S. et al.: The intestinal microbiota modulates the anticancer effects of cyclophosphamide. Science 2013; 342, 971–976
49. Kalliomäki, M. et al.: Distinct pattern of neonatal gut microflora in infants in whom atopy was and was not developing. J. Allergy Clin. Immunol. 2001; 107: 129–134
50. Kalliomäki, M. et al.: Probiotics in primary prevention of atopic disease: a randomized placebo-controlled trial. Lancet 2001; 357: 1076–1079
51. Hill, D.A. et al.: Commensal bacteria-derived signals regulate basophil hematopoiesis and allergic inflammation. Nature Medicine 2012; 18: 538–546
52. Bäckhed, F. et al.: The gut microbiota as an environmental factor that regulates fat storage. PNAS 2004; 101: 15718–15723
53. Ley, R.E. et al.: Microbial ecology: human gut microbes associated with obesity. Nature 2006; 444: 1022–1023
54. Kelsen, J.R. et al.: The gut microbiota, environment and the diseases of modern society. Gut Micobes 2012; 3: 374–382
55. Bäckhed, F. et al.: Host-bacterial mutualism in the human intestine. Science 2005; 307: 1915–1920
56. Tilg, H. et al.: Obesity and the microbiota. Gastroenterology 2009; 136: 1476–1483
57. Turnbaugh, P.J. et al.: An obesity-associated gut microbiome with increased capacity for energy harvest. Nature 2006; 444: 1027–1031
58. Qin, J. et al.: A human gut microbial gene catalog established by metagenomics sequencing. Nature 2012; 490, 55–60
59. Karlson, F.H. et al.: Gut metagenome in European women with normal, impaired and diabetic glucose control. Nature 2013; 498: 99–103
60. Vrieze, A. et al.: Transfer of intestinal microbiota from lean donors increases insulin sensitivity in individuals with metabolic syndrome. Gastroenterology 2012; 143: 913–916
61. Brown, C.T. et al.: Gut microbiome metagenomics analysis suggests functional model for the development of autoimmunity for type 1 diabetes. PLoS One 2011; 6: e25792
62. Mayer, E.A.: Gut feelings: the emerging biology of gut-brain communication. Nat. Rev. Neurosci. 2011; 12, 453–466
63. Mayer, E.A. et al.: Altered brain-gut axis in autism: comorbidity or causatives mechanisms? Bioessays 2014; 36: 933–939
64. Vijay-Kumar et al.: Metabolic syndrome and altered gut microbiota in mice lacking toll-like receptor 5. Science 2010; 328: 228–231
65. Moloney, R.D. et al.: The microbiome: stress, health and disease. Mamm. Genome 2014; 25: 49–75
66. DePalma, G. et al.: The microbiota-gut-brain axis in gastrointestinal disorders: stressed bugs, stressed brain or both? J. Physiol. 2014; 592: 2982–2997
67. Sudo, N. et al.: Postnatal microbial colonization programs the hypothalamic-pituitary-adrenal system for stress response in mice. J. Physiol. 2004; 558: 263–275
68. Stilling, R.M. et al.: Microbial genes, brain and behavior: epigenetic regulation of the gut-brain axis. Genes Brain Behaviour 2014; 13: 69–86
69. Tillisch, K. et al.: Consumption of fermented milk product with probiotic modulates brain activity. Gastroenterology 2013; 144: 1394–1401
70. Gibson, P.R. and Sheperd S.J.: Evidence-based dietary management of functional gastro-intestinal symptoms. J. Gastroenterol. Hepatol. 2010; 25: 252–258
71. Salminen, S. et al.: Demonstration of safety of probiotics – a review: Int. J. Food Microbiol. 1998; 44: 93–106
72. Didari, T. et al.: A syematic review of the safety of probiotics. Expert. Opin. Drug Saf. 2014; 13: 227–239
73. Saez-Lara, M. J. et al.: The role of probiotic lactic acid bacteria and bifidobacteria in the prevention and treatment of inflammatory bowel disease and other related diseases: A systematic review of randomized human clinical trials: Biomed. Res. Int. 2015; doi 10.1155/2015/505878
74. Hempel, S. et al.: Safety of probiotics used to reduce risk and prevent or treat disease. Evid. Rep. Technol. Assess 2011; 200: 1–645
75. Applegate, J.A. et al.: Systematic review of probiotics for the treatment of community-acquired acute diarrhea in children. BMC Public Health 2013; 13 (Suppl.3), S 16
76. Ducrotte, P. et al.: Clinical trial: lactobacillus plantarum 299V (DSM 9843) improved symptoms of irritable bowel syndrome. World J.Gastroenterol. 2012; 18: 4012–4018
77. Guglielmetti, S. et al.: A randomised clinical trial: bifidobacterium bifidum MIMBb75 significantly alleviates irritable bowel syndrome and improves quality of life – a double-blind, placebo-controlled study. Aliment.Pharmacol.Ther. 2011; 33: 1123–1132
78. Ruggiero, P.: Use of probiotics in the fight against helicobacter pylori. World J. Gastrointest. Pathophysiol. 2014; 15: 384–391
79. Hao, Q. et al.: Probiotics for preventing acute upper respiratory tract infections. Cochrane Database Syst. Rev. 2011; 2: CD006895
80. Eiseman B. et al.: Fecal enema as an adjunct in the treatment of pseudomembranous enterocolitis. Surgery 1958; 44: 854–859
81. Bowden T.A. et al.: Pseudomembranous enterocolitis: mechanism for restoring floral homeostasis Am. Surg. 1981; 47: 178–183
82. Rohlke, F. et al.: Fecal flora reconstitution for recurrent clostridium difficile infection: results and methodology. J. Clin. Gastroenterol. 2010; 44; 567–570
83. Yoon, S.S. et al.: Treatment of refractory/recurrent C. difficile – associated disease by donated stool transplanted via colonoscopy: a case series of 12 patients. J. Clin. Gastroenterol. 2010; 44: 562–566
84. Kleger A. et al.: Stuhltransplantation bei therapierefraktärer Clostridium difficile-assoziierter Kolitis. Deutsches Ärzteblatt 2013; 110: 108–115
85. Konstantinov S.R. et al.: Fecal microbiota transfer may increase irritable bowel syndrome and inflammatory bowel diseases-associated bacteria. Gastroenterology, 2013; 144: 19–20
86. Vrieze, A. et al.: Transfer of intestinal microbiota from lean donors increases insulin sensitivity in individuals with metabolic syndrome. Gastroenterology 2012; 143: 913–916

Bedeutung des Mikrobioms in der Gynäkologie

Jörn Reckel

Die Ärzte, die seit Jahrzehnten mit großer Erfahrung Mikroökologischen Diagnostik und Therapie betreiben, erleben zur Zeit eine wunderbare Entwicklung in der Medizin. Was wir zumeist sehr erfolgreich mehr oder weniger im Sinne der Erfahrungsheilkunde anwendeten, wird nun durch eine unerwartete Flut wissenschaftlicher Erkenntnisse untermauert und die Erfolge werden erklärbar und verständlich. Wer bisher eher mit Bakterien therapierte, als sie mit Antibiotika zu bekämpfen, fühlt sich nun in seiner bisher eher belächelten Behandlungsweise bestätigt.

Allzu lange Zeit blieben die uns nützlichen in und auf uns lebenden Bakterien in ihrer Gesamtheit von den Mikrobiologen weitestgehend unbeachtet. Gemäß des Gedankenguts von Robert Koch widmete man sich lange Zeit ausschließlich der Pathogenität diverser Erreger.

1995 hatte man erstmals den menschlichen Genpool entschlüsselt und hatte gemäß unserer Überlegenheit gegenüber anderen Lebewesen eine außerordentliche hohe Zahl von ca. 100000 Genen erwartet. Überraschender Weise fand man lediglich knapp 25000, was dem Genpool der Spitzmaus oder dem Krokodil entspricht.

Die Erklärung für diese unerwartete Diskrepanz fand sich erst Jahre später, als man im Rahmen des „Human Microbiome Project (HMP)" 2012 in den USA erkannte, dass die Gesamtheit der Bakterien in und auf uns – unser Mikrobiom – 100 – 300x mehr Gene aufweist, als wir aufbieten können. Seitdem müssen wir wohl oder übel akzeptieren, dass wir uns nur solange etwas auf unsere Spitzenposition in Fauna und Flora einbilden können, solange wir uns als Team mit dem Mikrobiom verstehen.

Auch wenn es unser mikrobiologisches Weltbild auf den Kopf zu stellen scheint, aber wir sollten endlich erkennen, dass wir unserer Mikrobiom brauchen wie die Luft zum Atmen und wir ohne das Mikrobiom ein armseliger Haufen von lediglich 25000 Genen sind – bestenfalls der Spitzmaus ebenbürtig. Da drängt sich zwangsläufig die Frage auf, wie die Bakterien, die jedes für sich nur über einen kleinen Genpool verfügen, in der Summe so nützlich sein können. Der Erklärung findet sich im Zusammenspiel der Bakterien untereinander. Bakterien sind keine Einzelkämpfer. Wenn wir uns etwas genauer in der Biologie umschauen, dann müssen wir erkennen, dass sich als oberstes Naturgesetz eigentlich alles um Arterhaltung dreht. So wie Pflanzengesellschaften zur Arterhaltung untereinander mittels Duftstoffen oder Pilzgeflechten im Boden kommunizieren, so kommunizieren unsere Bakterien mittels Photonen sowie Botenstoffen und sind somit in der Gruppe stark. So lebten noch vor einigen Jahrhunderten vermutlich einzelne Gärbakterien oder Hefen in unserem Darm eher auf verlorenem Posten, können bei unserer heutigen kohlenhydratlastigen Kost aber in größeren Kolonien ein basisches Gärmilieu in unserem Darm bilden, in dem unsere schützenden säureliebenden Kulturen schlecht existieren können und weichen.

Deshalb sollten wir Ärzte aller Fachrichtungen erkennen, dass das Mikrobiom unserer Patienten bei all unseren Behandlungen eine Rolle spielt, auch wenn uns das nicht immer bewußt wird. Denn das Mikrobiom ist überall. So ist unsere Haut ebenso besiedelt, wie die Atem- und Urogenitalwege oder ganz besonders natürlich der Darm. Aber selbst im Gehirn hat man vor kurzem gemäß italienischen Forschungen Keime gefunden, die uns nützlich sind. Wir sind ganz offensichtlich durch und durch keimbesiedelt – und das ist wohl auch gut so.

In der Gynäkologie und ganz besonders in der Geburtshilfe sollte deshalb die Existenz und die Bedeutung des Mikrobioms viel mehr Beachtung finden, denn das Mikrobiom des Neugeborenen entwickelt sich im Uterus lange vor der Geburt!

Noch bis vor wenigen Jahren ging man wie selbstverständlich davon aus, dass der Fetus steril sei und die Besiedlung insbesondere des Darmes erst unter der Geburt nach Eröffnung der Fruchtblase stattfände. Spätestens seit 2007 mittels molekulargenetischer Untersuchungen erstmals im Nabelschnurblut mütterliche physiologische Darmbakterien der Gattung Bifidobakterium nachgewiesen wurden, mußte die Vorstellung vom sterilen Fetus revidiert werden. Zumindest im letzten Trimenon, wenn nicht schon eher, beginnt die intrauterine Mikrobiomentwicklung, die durch das Stillen noch ganz erheblich gefördert wird. In diversen Untersuchungen konnten genetisch identische Bifidobakterien im mütterlichen Blut, in der Muttermilch und in den Fäzes der gestillten Säuglinge nachgewiesen werden. Bei genauerer Überlegung sollte uns Ärzten klarwerden, dass sich die Natur einen sterilen Fetus in freier Wildbahn gar nicht erlauben könnte. Wir benötigen zu Überleben vom ersten Lebenstag an eine bestimmte Zusammensetzung des Mikrobioms. Es wäre dem reinen Zufall überlassen, welches Mikrobiom wir in der Umwelt am Geburtstag vorfinden.

Wenn einem die Bedeutung der fetalen Mikrobiomentwicklung bewußt ist, dann mag man ermessen, welchen negativen Einfluss jede andere Art der Entbindung außer der natürlichen Geburt hat. Sektiokindern fehlt ganz sicher der ausgiebige Kontakt zu den Vaginalkeimen und den Bakterien aus dem Stuhl der Mutter. Letztere bilden den ersten vollständigen Kontakt mit dem gesamten mütterlichen Darmmikrobiom, wobei hier zunächst die physiologischen E.Coli-Stämme eine besondere Rolle spielen. Sie bereiten als sauerstoffverbrauchende Aerobier das Milieu u.a. für die anaeroben Bifidobakterien. Was die Sektiokinder noch leidlich kompensieren können, bleibt den Frühchen weitestgehend versagt. Hier wird ohne eine prä- und probiotische Substitutionstherapie eine physiologische Mikrobiomentwicklung dem reinen Zufall überlassen.

Unser Nutzen durch das Mikrobiom

1. Die Barrierefunktion

Da auch wir Menschen um Arterhaltung kämpfen – auch wenn es nicht immer bei unseren Mitmenschen erkennbar ist – ist eine möglichst innige Symbiose mit einem nützlichen Mikrobiom lebensnotwendig. Bedenken wir allein nur unsere unglaubliche Schleimhautoberfläche des Darmes, auf der wir uns mit 400 – 800qm der Umwelt öffnen. Dann muß uns sofort klar werden, dass wir mit Lymphozyten allein diese Fläche nicht bewachen können. Was liegt da aus Sicht der Evolution näher, als sich in friedlicher Koexistenz mit einem Heer von Bakterien zu verbünden. Der Deal lautet: ich biete euch bei gemütlichen 37 Grad Brutschranktemperatur auf meiner Schleimhaut einen schlaraffenlandartigen Nährboden und im Gegenzug wehrt ihr euch nach Kräften gegen alle unliebsamen und mich bedrohenden Keime. Und so funktioniert es wirklich. Unsere Standortflora kämpft auch nur wieder um Arterhaltung und setzt diverse Abwehrstrategien ein, die uns indirekt schützen und unser Immunsystem entlasten. Nach dem gleichen Muster siedeln natürlicherweise u.a. H_2O_2-bildende Laktobazillen und Bifidobakterien im Vaginalmilieu, schaffen ein milchsaures Milieu und verhindern damit basenliebenden Fremdkeimen die Ansiedlung. Drohende aufsteigende Infektionen in Uterus oder Blase werden so weitestgehend vermieden.

Die Barrierefunktion ist sicher mit der größte Vorteil, den wir durch das Mikrobiom haben. Dabei geht es einerseits um eine schützende Besiedlung der Schleimhautoberfläche, um Fremdkeime auf Distanz zu halten. Aber die Keime bieten uns weit mehr. So liefern z.B. bestimmte E.Coli-Stämme eiweißhaltige Stoffwechselprodukte, die wir als Kittsubstanzen zwischen Mucosazellen zur Stabiltät der Tight-Junctions und Desmosomen benötigen. Dabei muß uns klar sein, dass diese Aufgabe im Sinne eines „Outsourcings" von unserem Organismus an die Bakterien abgegeben ist, wir also von deren Existenz und deren Stoffwechsel abhängen. Dieses sollte bedacht werden, wenn wir beispielsweise bei i.d.R. durch E.coli-verursachten Harnwegsinfekten dagegen spezifische Antibiotika verordnen. Nicht selten wird als Folge die Mukosa geschwächt und damit das mukosaständige Immunsystem und der nächste Harnwegsinfekt läßt nicht lange auf sich warten. Mit der Pflege eines intakten Zellverbandes verhindert das Mikrobiom ein sog. Leaky-gut-syndrome, eine Durchlässigkeitsstörung, die Makromolekülen, Allergenen und Toxinen einen bedrohlichen parazellulären Weg in unseren Organismus ermöglichen würde. Diese Barrierefunktion erfüllen neben den E. coli u.a. Enterococcen, Bacteriodes, Laktobazillen und Bifidobakterien. Erst seit Jüngerem bekannt ist eine weitere notwendige Symbiose mit den spezialisierten Bakterienarten Akkamansia und Faecalibakterium, die die Schleimschicht auf der Darmmukosa in einem ständigen Auf-und Abbau pflegt. Es wird immer deutlicher, dass der intakte Schleim weitestgehend für Bakterien undurchdringbar ist und somit alle Keime auf Distanz hält. Neuere Untersuchungen zeigen, dass Emulgatoren in Nahrungsmitteln die Schleimhöhe mindern können und uns so pathogene Keime eher bedrohen.

2. Stärkung des Immunsystems aller Organe

Es ist eine allgemeingültige Erfahrung, dass Patienten nach gehäufter Antibiotikaanwendung an zunehmender Infektanfälligkeit leiden. Die Erklärung dafür findet sich primär im Mikrobiomschaden des Darmes. Insbesondere Enterococcen und E. coli sorgen durch ihre Präsenz auf der Mukosa für eine verstärkte Antikörperbildung. Plasmazellen in der Lamina propria, informiert u.a. durch antigenpräsentierende Zellen, bilden ca. 90% aller IgA-Antikörper primär für den Darm – aber auch für alle übrigen Schleimhäute und die Haut. Hat der Darm ein Problem, ist das Mikrobiom gestört, beansprucht der Darm die meisten IgA-AK für sich und den übrigen schleimhauttragenden Organen fehlen sie. So werden rezidivierende mit Antibiotika behandelte Infekte z.B. im Urogenitaltrakt zunehmend zu einem Darmproblem. Wird das Mikroökologische System des Darmes nicht saniert, wird die Kette der Infekte nicht abreißen. Nicht ohne Grund sind über 25% aller immunkompetenten Zellen an der Darmwand postiert. Hier entscheidet es sich, wie wir immunologisch aufgestellt sind, denn unser Mikrobiom im Darm wird von ca. 1 Trillion Bakterien gebildet. Das sind 100 – 1000x mehr Keime als wir Körperzellen haben. Und Darmbakterien sind in der Lage alle 25 -30 Minuten eine neue Generation zu bilden. Kein Wunder, dass das mucosaständige Immunsystem des Darmes an einem Tage so viel leisten muß, wie das Immunsystem des restlichen Körpers in unseren ganzen Leben!

Der immunstimulierende Effekt durch Bakterien ist offensichtlich hochsensibel, denn es reichen bereits Bruchstücke abgetöteter Bakterien dafür aus. Diesen Umstand macht man sich therapeutisch schon lange dadurch zu Nutze, indem in der probiotischen Therapie sog. Autolysate oral oder parenteral appliziert werden.

Der Vollständigkeit halber sei erwähnt, dass die Darmschleimhaut sich neben den sekretorischen IgA-AK auch mit körpereigenen Antibiotika, den alpha- und beta-Defensinen gegen bakterielle Angriffe zur Wehr setzt. Eine Strategie, die sich in der Natur immer wieder findet, denkt man z.B. an die sog. Phytonzide, parasitenabwehrende Duftstoffe vieler Pflanzen.

3. Einfluss auf den Säure-Basen-Haushalt der Mukosa

Für eine gesunde Schleimhautfunktion und deren intakte Oberfläche ist ein organspezifischer pH-Wert eine wichtige Voraussetzung. Ob das im Darm ein ph-Wert von 5,5 bis 6,5 ist oder ein Wert von ca. 4,0 im Vaginalmilieu, in jedem Fall haben die Schleimhaut besiedelnden Säurebildner einen entscheidenden Einfluss. In der Vagina sind es neben den Bifidobakterien und den H_2O_2-bildenden Laktobazillen die milchsäureproduzierenden Laktobazillen. Im Darm haben wir ebenfalls u.a. Bifidobakterien und Laktobazillen, die hier Butter-, Essig- und Propionsäure als Abfallprodukt aus der Ballaststoffverarbeitung von Obst und Gemüse übriglassen. Diese hochkalorischen kurzkettigen Fettsäuren ernähren nicht nur die Schleimhäute, sondern sie schützen sie auch sehr wirksam. Denn ein saures Milieu verhindert weitestgehend eine bedrohliche Fehlbesiedlung bzw. Infektion, da die meisten Krankheitserreger basenbildend und basenliebend sind! So verhindert die Anwesenheit milchsäureproduzierender Laktobazillen nicht nur die Vaginalmykose, sondern auch eine in die Harnwege aufsteigende Infektion. Leider bewirkt nahezu jedes Antibiotikum den gegenteiligen Effekt im Darm- und Vaginalmilieu.

Das Mikrobiom schädigende Faktoren

1. Iatrogene Ursachen

Uns Ärzten muß klar sein, dass wir mit jeder Verordnung eines per os zu applizierenden Präparat potentiell auch das Mikrobiom treffen. Denn keine Arznei, selbst kein Probiotikum gehört natürlicherweise in den Darm. Das gilt natürlich in besonderem Maße für Chemotherapeutika, Immunsuppressiva, Cortison und ganz besonders für Protonenpumpenhemmer und Antibiotika. Auch wenn es im ersten Moment nicht offensichtlich ist, die PPI´s verändern gewollt den pH ins Basische natürlich auch im Darm. Und sie blockieren durch die Minderung der Magensäure Verdauungsprozesse, was sich im Darm rächt. Unvollständig verdaute Nahrung fördert das Wachstum von Gär- und Fäulniskeimen und stört damit das ökologische Gleichgewicht. dass Antibiotika für das Mikrobiom in jedem Fall der Supergau sind, bedarf wohl keiner weiteren Erklärung. Dabei sind zwei wesentliche Konsequenzen zu beachten. Einerseits wird der Bestand physiologischer Keime geschwächt, was andererseits das Aufwuchern der pathogenen Keime ermöglicht, die das Antibiotikum nicht trifft! Nach jeder Antibiotikaanwendung bleibt am Ende immer ein verändertes Mikrobiom zurück.

Neben der Verordnung von Arzneien können wir Ärzte noch auf vielfältige andere Weise das Mikrobiom schädigen. Bedenken wir nur, was eine für den Patienten falsche Kostempfehlung für Folgen im Darm nach sich zieht. So könnte beispielsweise eine betont rohfaserreiche Kost das Aufwuchern von gasbildenden Gärbakterien bedeuten, sofern der Patient nicht über genügend balaststoffspaltende physiologische Keime verfügt.

Und wir sollten keinesfalls die extrem mikrobiombelastende „Darmspülung" vor einer Coloskopie außer Betracht lassen. Selbst die schlimmste Diarrhoe führt zu keinem derartig intensiven Drainageeffekt. Es ist absolut unphysiologisch mittels Abführmitteln 4-5 Liter Flüssigkeit spülend durch den Darm zu schicken. Nicht wenige gesunde Patienten haben nach der Vorsorge-Coloskopie Darmprobleme. Und das bedeutet möglicherweise in der Folge auch ganzkörperliche Beschwerden z.B. in Form einer erhöhten Infektanfälligkeit, Haut- oder Gelenkbeschwerden. Selbstverständlich soll hiermit nicht der Sinn der Coloskopie in Frage gestellt werden, wohl aber die Empfehlung ausgesprochen werden, zumindest 2 Wochen lang nach der Untersuchung ein Probiotikum mit Bifidobakterien und Laktobazillen zu verordnen.

2. Mikrobiologische Ursachen

Selbstverständlich ist jeder Keim, den wir täglich zu Hauf u.a. auch mit der Kost herunterschlucken eine Herausforderung an das eigene Mikrobiom. Dabei kann dieser stetige Kontakt mit unserer Umwelt auch sehr positive Effekte haben. Denn ständige Zufuhr fremder Keime fordert und fördert u.U. unser Immunsystem, denn je größer die Diversität unseres Mikrobioms, umso stabiler ist unser Organismus gegenüber der Umwelt aufgestellt. Deshalb ist unsere auf Sauberkeit und Keimfreiheit bedachte Lebensweise ein Problem. Seife, Deos und Desinfektionsmittel im Haushalt sowie Sterilisierung, Pasteurisierung oder Bedampfung der sog. „längerfrischen" Nahrungsmittel nehmen uns zunehmend die Chance, ein von hoher Diversität gekennzeichnetes Mikrobiom zu unterhalten. Stattdessen begegnen uns täglich die gegen diese Reinigungsmaßnahmen zunehmend resistenten Keime und schwächen uns. Setzen wir deshalb vermehrt Antibiotika ein, schaffen wir weitere resistente Stämme, denen unser Mikrobiom nichts entgegenzusetzen hat und unsere Gesundheit wird zunehmend geschwächt.

3. Ernährungsbedingte Ursachen

Leider gibt es nicht den geringsten Zweifel, dass die meisten Menschen die Störungen ihres Mikrobioms durch gravierende tägliche Kostfehler selbst verschulden. Man könnte auch konstatieren: Jeder hat das Mikrobiom, das er verdient. Denn selbstverständlich können sich die Kulturen in unserem Darm nur so entwickeln, wie wir sie auch füttern. Würden wir beispielsweise keinerlei Eiweiß essen, gäbe es auch keine Fäulniskeime. Andererseits brauchen wir uns bei dem maßlosen Überangebot an Kohlenhydraten nicht wundern, wenn es zu einer gewaltigen Überwucherung mit Gärungskeimen kommt und sich ca. 70% unserer westlichen Bevölkerung mit Blähbauchen herumplagt. Und da die meisten Menschen insbesondere auch abends – wenn wir alle nur noch wenig brauchen - zu viel essen, müssen wir uns über die Nährstoffflut für Gär- und Fäulniskeime nicht zu wundern. In mikroökologischen Stuhluntersuchungen lassen sich diese gravierenden Kostfehler in Form erhöhter Verdauungsrückstände regelmäßig nachweisen. An dieser Stelle sei noch einmal ausdrücklich vermerkt, dass unsere gewünschten Kulturen primär Ballaststoffe aus Obst und Gemüse benötigen, also aus den Überschüssen von Fett, Eiweiß und Kohlenhydraten kaum Gewinn haben.

4. Darmerkrankungen als Ursachen

Es bedarf schon einer besonderen Beachtung, dass unser Darm aus zwei Elementen besteht, nämlich aus dem Organ Darm und seinem Ökosystem in ihm. Da der Innenraum des Darmes für uns Außenwelt ist, kann es gut sein, dass ein gestörtes Ökosystem auch einmal in einem organisch gesunden Darm vorkommt, aber stets in einem kranken. So können wir grundsätzlich von einem gestörten Mikrobiom bei chronisch entzündlichen Darmerkrankungen oder bei chronisch rezidivierenden Gastroenteritiden ausgehen. Leider findet dieser Umstand noch immer all zu wenig Beachtung in der täglichen Gastroenterologie! Solange man das Mikrobiom nicht untersucht und gezielt probiotisch behandelt, wird die bisherige Therapie mit den Standardpräparaten nur begrenzten Erfolg bringen.

5. Verdauungsstörungen als Ursachen

Unter Kenntnis der physiologischen Verdauungsabläufe bedarf es eigentlich keiner besonderen Erwähnung, dass eine gestörte Verdauung unserer Nahrung unweigerlich durch ein verändertes Kostangebot einen Einfluss auf die Zusammensetzung des Mikrobioms hat. Sei es, dass der Magen zu wenig Magensäure oder Pepsin bildet, sei es, dass der Gallenfluss zur Fettemulgierung gestört ist oder das Pankreas nicht adäquate Enzymmengen zeitgerecht zur Mahlzeit ausschüttet. All das führt unweigerlich zu erhöhten Verdauungsrückständen, die nicht resorbiert bis in den Dickdarm gelangen und dort die Entwicklung entsprechender Dysbiosen fördern. Therapeutisch würden entsprechende gallenflußfördernde Präparate ebenso helfen, wie Pepsinpräparate oder Pankreasenzyme.

Konsequenzen für die Gynäkologie und Geburtshilfe

A. Die Gynäkologische Praxis

Alle Infektionen, so auch die Urogenitalinfektionen, sind Störungen innerhalb des Mikrobioms. Betrachten wir beispielsweise die Cystitis der Frau, die mit einem Antibiotikum erfolgreich behandelt wird, aber eine Vaginalmykose davonträgt. Was ist geschehen? Das Antibiotikum hat das sensible Gleichgewicht des Vaginalmikrobioms gestört und u.a. säurebildende Laktobazillen gemindert. Das schafft einerseits Wachstumslücken für in kleiner Zahl immer vorhandener Candidahefen, andererseits ändert sich der pH und basenliebende Kulturen blühen auf. Darunter entwickeln sich gern E. Coli, die dann im Sinne einer aufsteigenden Infektion die nächste Cystitis auslösen. Das wird um so wahrscheinlicher, als auch das Darm-Mikrobiom durch das Antibiotikum einen ähnlichen Schaden erleidet. Auch hier verschiebt sich der pH und es kommt zu Dysbiosen. Letztere belasten die Mukosa und das Lymphatisches System (GALT) mit der Folge, dass weniger sekretorisches IgA über Blut- und Lymphbahn für die Blase zur Verfügung stehen. Der Weg einer chronisch rezidivierenden Cystitis oder auch Kolpitis durch einen Mikrobiomschaden ist vorgezeichnet.

Der gleiche Pathomechanismus ist natürlich ebenso bei der Endometritis oder Salpingitis zu beobachten.

Die antibiotische Therapie läßt sich ganz sicher nicht immer vermeiden, wohl aber die Schädigung des Mikrobioms. Eine konsequente parallele Verordnung (im zeitlichen Intervall von ca. 3 Stunden Abstand) von Probiotika für mindestens 2 Wochen kann größere Schäden abwenden.

B. Die Geburtshilfliche Praxis

Will man die Bedeutung des menschlichen Mikrobioms beachten, dann sollte in der Betreuung der Schwangeren ein Paradigmenwechsel stattfinden. Denn jedem geburtshilflich tätigen Gynäkologen muß fortan bewußt sein, dass er mit der Geburt nicht die Verantwortung für die Gesundheit und Entwicklung des Neugeborenen fortan an die Pädiater abgibt. In den Monaten davor unter seiner Obhut beginnt die Entwicklung eines Mikrobioms, das in sehr hohem Maße über die Gesundheit oder Krankheit für ein ganzes Leben entscheiden kann! So stabil sich das Mikrobiom vor und nach der Geburt entwickelt, so stabil ist möglicherweise die Gesundheit in den folgenden Jahren. Viele Studien beweisen, dass trotz genetischer Disposition Neurodermitis, allergisches Asthma und Atopien bis zu 50% seltener zumindest bis zum Eintritt der Pubertät auftreten, wenn das Mikrobiom des Darmes von Geburt an intakt ist.

Das kindliche Mikrobiom kann aber immer nur so gut sein, wie das der Mutter. Wurde das vor oder in der Schwangerschaft beispielsweise durch Streß, Kostfehler oder antibiotikabehandelte Infekte geschwächt, dann trägt das Kind trotz gutem Geburtsgewicht und APGAR-Index 10-10-10 möglicherweise ein Leben lang die Hypothek.

Eine Mikroökologische Stuhldiagnostik, die neben fakultativ pathogenen auch die physiologischen Keime im Darm abbildet, kann zu Beginn des dritten Trimenons einen sehr wertvollen Einblick in das Mikrobiom der Mutter geben. So lassen sich Dysbiosen erkennen und der Bedarf für notwendige Kulturen ermitteln, die dann individuell für die Patientin mit Probiotika ausgeglichen werden können.

Eine zwingende Indikation für die Anwendung von Probiotika ist die Antibiotikagabe unter der Geburt wegen B-Streptokokken-Nachweis. Hier sollte schon prophylaktisch 1-2 Wochen vor dem Geburtstermin und 2 Wochen post partum probiotisch therapiert werden.

Nur zusammen im Team mit einem stabilen Mikrobiom können wir Menschen uns entwickeln und gesund bleiben. Wir Ärzte haben die verantwortungsvolle Aufgabe, aber auch die große Chance, unseren Patienten bei der Entwicklung und Pflege des Mikrobioms zu helfen.

Es liegt kein Interessenkonflikt des Autors vor.

Gerinnungsdiagnostik unter Gerinnungshemmern

Hannelore Rott

Allgemeine Hinweise zur Gewinnung von Gerinnungsproben

Gerinnungsphysiologische Analysen werden in der Regel aus citriertem Venenblut durchgeführt. Zur Gewinnung einer Blutprobe für Gerinnungsanalysen muß eine frische Venenpunktion mit weitlumiger Kanüle (vorzugsweise 20 G) durchgeführt werden. Auch die Blutentnahme mittels Schlauchsystemen (Butterfly) ist gut möglich und stört die Analyse nicht. Es wird am Oberarm ein Stau angelegt. Nachdem die Venen sich gut gefüllt darstellen, wird die Punktionsstelle mit einer Desinfektionslösung für 30 sec. keimarm gemacht.

Zur Vermeidung einer Kontamination der ersten gezogenen Blutprobe mit Gewebsthromboplastin empfiehlt es sich, ca. 2 ml Blut aus dem Blutentnahmesystem aufzusaugen und ggf. zu verwerfen oder zuerst ein Serumröhrchen abzunehmen, um dann mit der eigentlichen Blutentnahme für gerinnungsphysiologische Analysen zu beginnen.

Während der Blutentnahme ist unbedingt darauf zu achten, dass Schaumbildung unterbleibt und eine ausreichend schnelle Durchmischung des Venenbluts mit dem Antikoagulanz erfolgt. Andernfalls können abnorm kurze partielle Thromboplastinzeiten und erhöhte Konzentrationen an Fibrinmonomeren, Prothrombin-Fragment F1.2 und Fibrinspaltprodukten gefunden werden. Auch lassen sich aus aufgeschäumtem Blut keine Thrombozytenfunktionsteste durchführen.

Optimale Reihenfolge bei verschiedenen Blutentnahme-Medien

1. Serum
2. falls notwendig: PFA-Röhrchen (gepuffertes Citratblut für die Bestimmung der in-vitro-Blutungszeit am Platelet Function Analyzer = PFA)
3. Citrat
4. EDTA

Gerinnungsanalaysen bei Schwangeren

Das die Gerinnungsanalytik durchführende Labor sollte immer über eine vorliegende Schwangerschaft informiert werden, da sich die Normwerte für die meisten Pro- und Antikoagulatoren während der Schwangerschaft bis 6 Wochen post partum drastisch ändern (z.B. Anstieg der D-Dimere, Abfall des Protein S). Andernfalls kann es zu Fehldiagnosen kommen.

Aufbewahrung

Proben für Gerinnungsanalysen sollten nach Möglichkeit **nicht im Kühlschrank, sondern bei Raumtemperatur** aufbewahrt werden bis zur Abholung oder Versendung. Bei Kühlschranktemperatur kommt es zur Aktivierung der Gerinnung, dies gilt es zu vermeiden.

Für eine längere Aufbewahrung eignet sich eine möglichst zügige Zentrifugation und Einfrieren des Citratplasmas (Achtung: Thrombozytenfunktionsanalysen benötigen Citrat-Vollblut).

Postversand

Es ist unbedingt zu beachten, dass diverse Gerinnungsparameter **nicht auf dem Postwege** versandt werden können, da sie instabil sind, dies gilt insbesondere für:

- Faktor VIII und damit auch partielle Thromboplastinzeit (PTT)
- Protein S-Aktivität
- Homocystein: Spezialröhrchen erforderlich. Versand nur möglich, falls Blut zeitnah zentrifugiert wird und nur das Plasma versendet wird!
- Thrombozytenfunktionsanalysen
- Lupus-Antikoagulans (nicht > 24 h Versandzeit)
- Plasminogen-Aktivator-Inhibitor 1 (PAI 1)

Völlig unproblematisch dagegen ist die Versendung von EDTA-Vollblut für genetische Analysen oder auch Serum für Antikörperbestimmungen.[1,2,3]

Einnahme von Gerinnungshemmern

Das die Gerinnungsanalytik durchführende Labor sollte grundsätzlich über die aktuelle Medikation informiert sein, also über Wirkstoff, Dosierung und auch über den Zeitpunkt der letzten Einnahme. Es ist daher bei direkten Antikoagulantien vorzugsweise eine Einnahmepause von mind. 24 Stunden von der letzten Einnahme des Medikamentes bis zur Blutentnahme einzuhalten. Bei Patientinnen, die Vitamin-K-Antagonisten einnehmen, sollte eine Thrombophilie-Diagnostik vorzugsweise ca. 6 Wochen nach Beendigung der Antikoagulation vorgenommen werden, so möglich. Andernfalls kann es zu Fehlinterpretationen kommen, s.u.

Antikoagulantien

Die Vitamin-K-Antagonisten Phenprocoumon und Warfarin sowie die sog. direkten Antikoagulantien Rivaroxaban, Apixaban, Edoxaban und Dabigatran-Etexilat sind zugelassen für die Behandlung und Sekundärprophylaxe von Thromboembolien sowie zur Schlaganfallprophylaxe bei nichtvalvulärem Vorhofflimmern.

Analyse bei Patienten unter Einnahme eines direkten Anti-Xa-Antagonisten (z.B. Rivaroxaban = Xarelto, Apixaban = Eliquis, Edoxaban = Lixiana)

Die Einnahme der o.g. Substanzen beeinflusst einige funktionelle Gerinnungsteste:

- Lupus-Antikoagulans: Das Lupus-Antikoagulans gehört zu den 3 Antiphospholipid-AK (die anderen beiden sind Anti-Cardiolipin-AK und ß2-Glykoprotein-I-AK), welche bei V.a. ein Antiphospholipid-Syndrom bestimmt werden sollten lt. Vorgaben der International Society of Thrombosis and Haemostasis (ISTH). Es handelt sich um einen funktionellen Test, also klassischen Gerinnungstest, auf der Grundlage einer PTT-Bestimmung bzw. ähnlicher Teste. Die Einnahme der direkten Anti-Xa-Hemmer kann zu einem falsch positiven Ergebnis im Lupus-Antikoagulanstest führen. Es ist daher vorzugsweise eine Einnahmepause von mind. 24 Stunden von der letzten Einnahme des Medikamentes bis zur Blutentnahme einzuhalten.

- Antikoagulatoren Protein C, Protein S und Antithrombin: Die Einnahme kann zu falsch hohen Aktivitäten dieser Prokoagulatoren führen in den Aktivitätstesten, ein hereditärer Mangel kann so der Diagnose entgehen. Aber: Antigenteste sind nicht betroffen, z.B. freies Protein S-Ag.

- der Quick/INR-Wert und ggf. auch die PTT können dosisabhängig beeinflusst werden, insbesondere bei Rivaroxaban und Edoxaban.

Analyse bei Patienten unter Einnahme eines direkten Thrombin-Inhibitors (Dabigatran-Etexilat = Pradaxa)

- die Einnahme eines Thrombininhibitors beeinflusst alle koagulometrischen Teste, v.a. aber die partielle Thrombinzeit (PTZ), ein Test zur Kontrolle der Endphase der Fibrinbildung.
- eine sinnvolle Diagnostik der Aktivität von Pro- und Antikoagulatoren sowie vom Lupus-Antikoagulans sind unter der Einnahme dieses Medikamentes innerhalb der letzten 24 h nicht möglich.
- lediglich Antigen-, Antikörperteste und genetische Analysen werden nicht gestört.

Analyse bei Patienten unter Einnahme eines Vitamin-K-Antagonisten

Die Einnahme von Vitamin-K-Antagonisten stört insbesondere die Bestimmung der Vitamin-K-abhängigen Prokoagulatoren (Faktoren II, VII, IX und X) sowie der Antikoagulatoren Protein C und Protein S. Auch der Lupus-Antikoagulanstest wird falsch pathologisch bzw. es sind spezielle Nachtestungen (Mixingtest) erforderlich, um hier zu einer diagnostischen Aussage zu kommen.

Quick/INR und PTT-Wert werden pathologisch.

Lediglich Antigen-, Antikörperteste und genetische Analysen werden nicht gestört.

Niedermolekulare Heparine

Die Anwendung niedermolekularer Heparine in prophylaktischer oder therapeutischer Dosis stört die üblichen Gerinnungsteste nicht. Eine leichte PTT-Verlängerung unter der Therapie mit niedermolekularem Heparin kann vorkommen und deutet auf eine Überdosierung hin, z.B. im Rahmen einer Niereninsuffizienz.

Interessenkonflikt

Die Autorin erhielt

Rednerhonorare von: Bayer Healthcare GmbH, Baxalta Innovations, GmbH, Biotest AG, CSL Behring GmbH, Novartis Pharma GmbH, Novo Nordisk Pharma GmbH, Octapharma GmbH, LFB GmbH, Pfizer Pharma GmbH

Forschungsförderung von: Bayer Healthcare GmbH, Baxalta Innovations GmbH, Biotest AG, CSL Behring GmbH, Novo Nordisk Pharma GmbH, Octapharma GmbH, Pfizer Pharma GmbH

Tab. 1 Veränderungen der Gerinnungsparameter unter Anwendung von Antikoagulantien [4-7]

	direkte Thrombininhibition, z.B. Dabigatraetexilat	direkte Anti-Xa-Inhibitoren, z.B. Rivaroxaban, Apixaban, Edoxaban	niedermolekulare Heparine	Vitamin-K-Antagonisten
Prothrombinzeit/INR	↑	↑ (außer Apixaban)	-	↑
aPTT	↑	↑ (außer Apixaban)	geringer Einfluss, v.a. bei Überdosierung	↑
Thrombinzeit	↑↑	-	-	-
Fibrinogen n. Clauss	-	-	-	-
abgeleitetes Fibrinogen	↑	↑	-	↑
Antithrombin über Xa	geringer Einfluss	↑	-	-
Antithrombin über IIa	↑	-	-	-
intrinsische Faktoren	↓	↓	-	-
extrinsische Faktoren	↓	↓	-	↓
Faktor XIII photmetrisch	↓	-	-	-
Faktor XIII immunolog.	-	-	-	-
Protein S (clotting)	↑	↑	-	↓
Protein S freies Antigen	-	-	-	↓
Protein C clotting	↑	↑	-	↓
Protein C Antigen	-	-	-	-
Lupus-Antikoagulans	↑	↑	-	↑
D-Dimere	-	-	-	-

Tab. 2 Gerinnungs-Normwerte in und außerhalb der Schwangerschaft [8-11]

(Anmerkung: Es handelt sich um die Normwerte des Gerinnungszentrums Rhein-Ruhr/Duisburg. Die Normwerte anderer Labors können je nach verwendeten Testsystemen und Einheiten hiervon geringfügig abweichen. Die rot unterlegten Parameter unterliegen in der Schwangerschaft starken Veränderungen).

	- 20. SSW	- 28. SSW	- 34. SSW	- 40. SSW	ohne SS
Fibrinogen	290 - 532	300 - 573	324 - 569	351 - 651	220 - 400
Faktor II	80 - 118	82 - 128	88 - 121	79 - 129	70 - 130
Faktor V	57 - 122	57 - 128	48 - 129	53 - 127	60 - 130
Faktor VII	> 85	> 108	> 122		70 - 130
Faktor VIII	82 - 291	96 - 371	89 - 349	130 - 430	70 - 130
vwFAct	50 - 600	70 - 600	100 - 600		50 - 600
Faktor IX	84 - 169	81 - 187	88 - 180	92 - 215	70 - 130
Faktor X	75-125	82 - 135	82 - 143	76 - 141	70 - 130
Faktor XI	52 - 180	58 - 166	50 - 173	60 - 140	70 - 130
Faktor XII	81 - 187	66 - 222	92 - 18	88 - 197	70 - 130
Faktor XII	leichter Abfall auf ca. 55 %				70 - 130
Protein S	> 34 %				70 - 130
Protein C	> 70		> 80		> 70
Antithrombin	70 - 130 %				70 - 130
D-Dimere	< 0,9		< 1,5	< 2,2	< 0,5
Prothrombin-Fragment	69 - 481	69 - 1567	69 - 710		69 - 229

Literatur

1. Kemkes-Matthes B, Fischer R, Peetz D. Influence of 8 and 24-h storage of whole blood at ambient temperature on prothrombin time, activated partial thromboplastin time, fibrinogen, thrombin time, antithrombin and D-dimer. *Blood Coagulation & Fibrinolysis.* 2011;22(3):215-220. doi:10.1097/MBC.0b013e328343f8bf.

2. ENGBERS MJ, Cushman M, Rosendaal FR, van HYLCKAMA VLIEG A. The effect of time between venipuncture, processing and freezing on the measurement of coagulation factor levels. *Journal of Thrombosis and Haemostasis.* 2012;10(8):1691-1693. doi:10.1111/j.1538-7836.2012.04792.x.

3. Blomback M, Konkle BA, MANCO-JOHNSON MJ, Bremme K, Hellgren M, Kaaja R. Preanalytical conditions that affect coagulation testing, including hormonal status and therapy. *J Thromb Haemost.* 2007;5(4):855-858.doi:10.1111 j.15387836.2007.02401.x.

4. Dale BJ, GINSBERG JS, Johnston M, Hirsh J, Weitz JI, Eikelboom JW. Comparison of the effects of apixaban and rivaroxaban on prothrombin and activated partial thromboplastin times using various reagents. *Journal of Thrombosis and Haemostasis.* October 2014:n/a–n/a. doi:10.1111/jth.12720.

5. HILLARP A, GUSTAFSSON KM, Faxälv L, et al. Effects of the oral, direct factor Xa inhibitor apixaban on routine coagulation assays and anti-FXa assays. *Journal of Thrombosis and Haemostasis.* July 2014:n/a–n/a. doi:10.1111/jth.12649.

6. Eller T, Busse J, Dittrich M, et al. Dabigatran, rivaroxaban, apixaban, argatroban and fondaparinux and their effects on coagulation POC and platelet function tests. *Clinical Chemistry and Laboratory Medicine.* 2014;52(6):835-844.

7. HARENBERG J, MARX S, WEISS C, et al. Report of the Subcommittee of Control of Anticoagulation on the determination of the anticoagulant effects of rivaroxaban. *Journal of Thrombosis and Haemostasis.* 2012;10(7):1433-1436. doi:10.1111/j.15387836.2012.04784.x.

8. Murphy N, Broadhurst DI, Khashan AS, Gilligan O, Kenny LC, O'Donoghue K. Gestation-specific D-dimer reference ranges: a cross-sectional study. *BJOG: An Internal Journal of Obs Gyn.* 2015;122(3):395-400. doi:10.1111/1471-0528.12855.

9. Ibeh N, Okocha CE, Aneke CJ, Onah CE, Nwosu AO, Nkwazema KA. Normal pregnancy and coagulation profile: from the first through the third trimester. *Niger J Med.* 2015;24(1):54-57.

10. Ercan S, Ozkan S, Yucel N, Orcun A. Establishing reference intervals for D-dimer to trimesters. *J Matern Fetal Neonatal Med.* July 2014:1-5. doi:10.3109/14767058.2014.940891.

11. Szecsi PB, Jørgensen M, Klajnbard A, Andersen MR, Colov NP, Stender S. Haemostatic reference intervals in pregnancy. *Thromb Haemost.* 2010;103(4):718-727. doi:10.1160/TH09-10-0704.

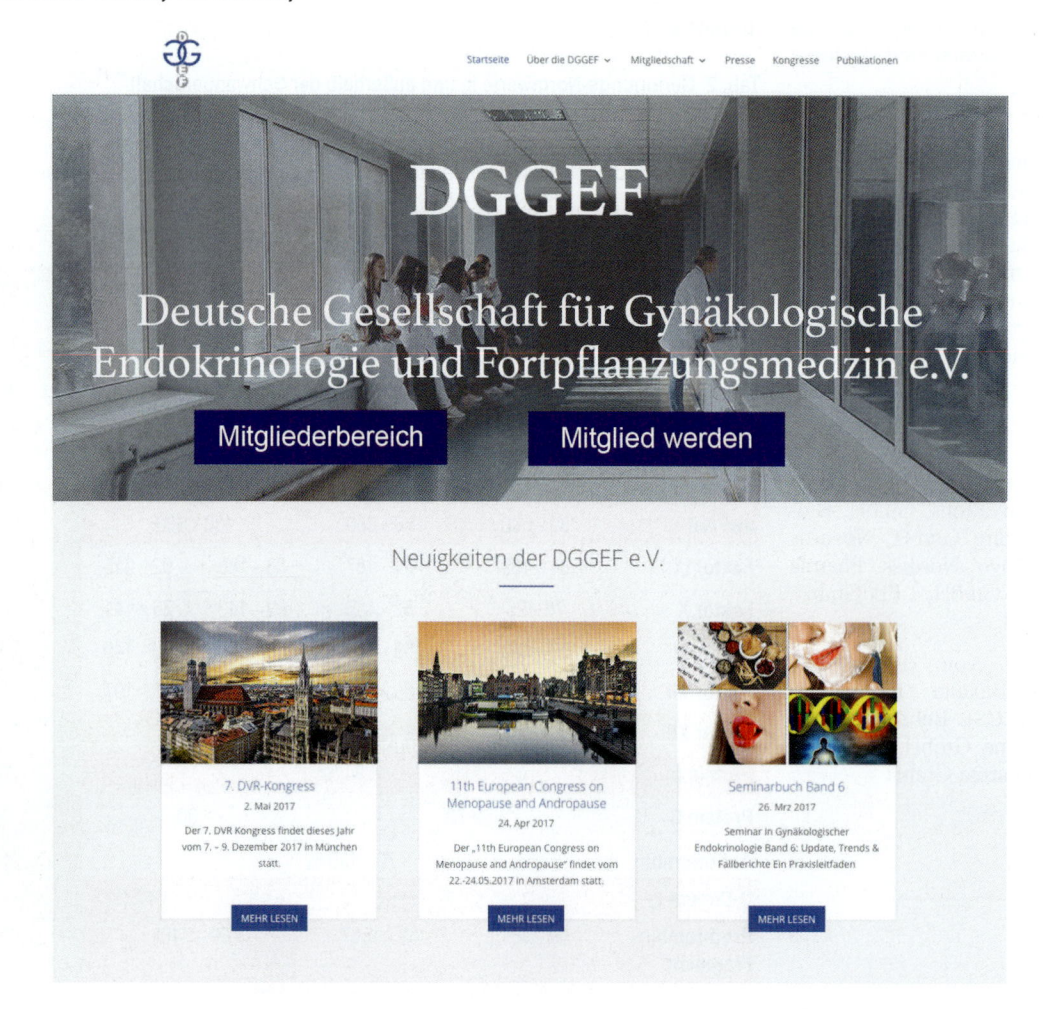

Radiologische Diagnostik
Ausgewählte Beispiele

Martin Lorenz

Prinzip Kernspintomographie

Bei der Kernspintomographie macht man sich das magnetische Dipolmoment von Wasserstoffatomen (häufigstes Atom im Universum, somit auch in Lebewesen) zunutze. Ein Wasserstoffatom besteht aus einem Proton (positiv geladen) und einem Elektron (negativ geladen). Da es um die eigene Achse rotiert, induziert es einen unvorstellbar winzigen elektrischen Strom und damit ein ebenso winziges Magnetfeld. Daher muss das Wasserstoffatom wie ein winziger Stabmagnet mit einem Nord- und einem Südpol angesehen werden. Außerhalb eines starken äußeren Magnetfeldes befinden sich alle Wasserstoffatome in einer zufälligen Ausrichtung. Werden die Atome einem starken äußeren Magnetfeld ausgesetzt, richten sie sich parallel oder antiparallel zum Magnetfeld aus. Die parallele Ausrichtung (in Richtung des Magnetfeldes) ist die energetisch etwas günstigere, daher richtet sich eine geringe Mehrzahl in Nord-Süd-Richtung aus, aber nur sieben von jeweils 1000 mehr gegenüber der Süd-Nord-Richtung. Da sich die Felder gegenseitig neutralisieren, messen wir also nur sieben Promille aller Atome - nämlich die Differenz. Durch die Tatsache, dass der Eigendrehimpuls besteht, rotieren die Protonen aber nicht streng entlang der Achse des Magnetfeldes, sondern torkeln wie ein Kreisel, dies nennt man Präzession. Die Frequenz dieser Torkelbewegung nennt man Larmorfrequenz und sie ist spezifisch für die Art des gemessenen Atomes (in der MRT also der Wasserstoff) und der Höhe des Magnetfeldes. Bei 1,5 Tesla Magnetfeldstärke (ca. 30.000 Mal stärker als das Erdmagnetfeld) beträgt die Larmorfrequenz rund 48 MHz, ist also im Radiowellenbereich. Weiß man nun die Larmorfrequenz, kann man starke Radiowellen mit dieser Frequenz einstrahlen, die die Atome anregen und in beliebig steuerbare Winkel aus der Längsrichtung auslenken. Dabei nehmen die Atome die Energie des Impulses auf - wird dieser abgeschaltet, richten sie sich wieder in Längsrichtung aus. Die Energie, die zuvor eingestrahlt wurde, wird als winziger elektromagnetischer Impuls wieder abgegeben und wird gemessen. Um zu wissen, welches Signal von welchem Ort kommt, werden zusätzliche Magnetfelder in drei Raumesrichtungen eingestrahlt (Gradienten), die an jedem beliebigen Ort das bestehende Magnetfeld verändern und damit die Larmorfrequenz. Somit kann man errechnen, aus welchem Ort das jeweilige Signal in X-Y-Z-Richtung kommt. In üblichen Kernspintomographen erreicht man somit eine Auflösung <1 mm, also Bildquader (Voxel) von minimal 0,5 x 0,5 x 0,5 mm. Die aufwendige Computertechnik kann mittels der mathematischen Operation der Fourier-Transformation aus den dreidimensionalen Signalen zweidimensionale Bilder im Sekundenbereich errechnen. Muss eine Messung besonders schnell gehen, können auch spezielle Rechenoperationen angewendet werden, bei denen nur Teile aller Signale ausgewertet werden, der Rest der Bildinformation wird vom Computer extrapoliert. Die schnell wechselnden Gradientenfelder (An- und Ausschalten) zerren an den Aufhängungen der Spulen und verursachen die typischen lauten Geräusche (Prinzip des Lautsprechers). In der klinischen Anwendung befinden sich Niederfeld- und Hochfeld-MRTs. Niederfeldgeräte (bis ca. 0,5 Tesla) werden meist mit Permanentmagneten betrieben. Der Vorteil ist, dass keine supraleitenden Magneten benötigt werden, der Nachteil ist das hohe Gewicht (bis 100 to.) und die schlechtere Bildqualität bei größeren Untersuchungsfeldern. Hochfeldgeräte haben üblicherweise 1 - 1,5 Tesla und benötigen supraleitende Magnete. Sie sind zwar leichter, aber sehr stromintensiv, weil die Spule, die das Magnetfeld erzeugt, mit flüssigem Helium auf ca. -270 °C (also nur rund 3 K oberhalb des absoluten Nullpunktes) heruntergekühlt werden muss, damit sie supraleitend wird und bleibt. Dies erfordert eine aufwendige Kühltechnik, die selbst im Leerlauf (nachts) immer noch rund 20 kW/h verbraucht. Dafür sind bei den großen Magneten äußerst exakte Großfelduntersuchungen möglich, die mit den Permanentmagneten nicht möglich sind. Die Kernspintomographie arbeitet also ohne ionisierende Strahlen. Schädigende Wirkungen sind nach mehr als 30-jähriger Anwendung nicht bekannt. Aus Sicherheitsgründen empfiehlt man aber, dass Patientinnen im ersten Trimenon nicht einer MRT ausgesetzt werden sollten (wie bei anderen bildgebenden Verfahren außer bei vitaler bzw. strenger Indikation), weil die Radiowellen eine geringe Erwärmung des durchstrahlten Gewebes bewirken ("Mikrowelle"), die sich aber deutlich unterhalb 1° C bewegt. Absolute Kontraindikationen für eine MRT sind induktive Metalle (ferromagnetische Fremdkörper - vergleichbar mit einem Löffel in der Mikrowelle), implantierte Geräte wie Herzschrittmacher, Insulinpumpen, Cochleaimplantate, Neurostimulatoren. Ausnahmen machen Herzschrittmacher der neuesten Generation, die abgeschaltet werden können bzw. Insulinpumpen, die außerhalb des Körpers sind und vorübergehend diskonnektiert werden können. Probleme können auch Permanent-Make-Ups z.B. an den Augen machen sowie Tätowierungen mit dunklen Farben. Hier kann es zu oberflächlichen Hautverbrennungen kommen, weil diese "Schönheitsveränderungen" insbesondere in preiswerten Urlaubsländern mit ferromagnetischen Farben durchgeführt werden.

Eine gänzlich neue Problematik hat sich erst in der letzten Zeit ergeben: die große Zahl der Flüchtlinge, die zunehmend auch für MRT-Untersuchungen überwiesen werden, nachdem die Kriegsgeneration in Deutschland keine so große Rolle mehr spielt. Unbekannte Mengen an Granatsplittern für aus Kriegsgebieten Kommende können eine Gefahr darstellen sowohl für die durch das Magnetfeld bedingte Migration von Fremdkörpern* mit der Gefahr der Gewebeverletzung wie auch der Hitzeentwicklung. Sie sehen ein Beispiel, wo ein Patient der Überzeugung war, alle Splitter seien entfernt worden, aber mitnichten. Sie sehen die komplette Bildvernichtung im Planungsbild und die Restsplitter im Planungsbild einer CT-Untersuchung, die alternativ zum MRT durchgeführt wurde. Man muss also bei MRTs bei Kriegsflüchtlingen, die eine Granatverletzung angeben, extrem vorsichtig sein.

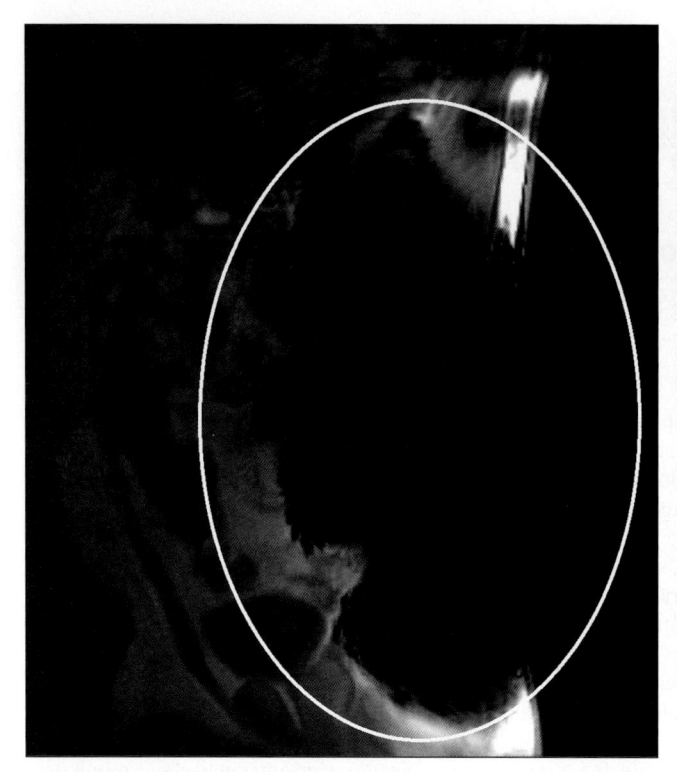

Radiologische Diagnostik - Kernspintomographie

Abb. 1 Sagittales Planungsbild im MRT mit ausgeprägten Auslöschungsartefakten durch Metallsplitter (Oval) (M. Lorenz, Idar-Oberstein)

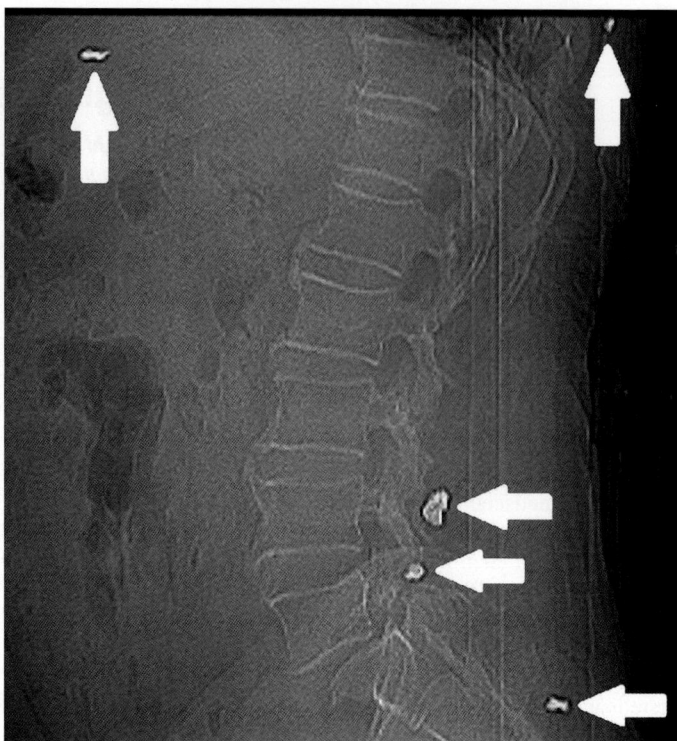

Abb. 2 Sagittal rekonstruiertes Planungsbild der anschließenden CT, in dem die recht kleinen Splitter zu erkennen sind (Pfeile) (M. Lorenz, Idar-Oberstein)

*Der Autor betritt manchmal den Messraum, um z.B. eine Nadel am Patienten zu legen und vergisst mitunter, den Schlüsselbund aus seiner Hosentasche zu legen. Ab etwa 1 m vom Eingang in den Magneten beginnt sich die Hosentasche Richtung Magnet vorzuwölben! Die Scheckkarte wäre zu diesem Zeitpunkt bereits unbrauchbar.

Hypophyse

Normale Anatomie der Sellaregion

T2 sagittal: Oberhalb des Sinus sphenoidalis, nur durch den hauchdünnen Sellaboden getrennt, erkennt man die altersentsprechende, ovalär konfigurierte Hypophyse, den schräg nach caudal verlaufenden Hypophysenstiel, darum die suprasellären Zysterne und kranial das Chiasma opticum.

Hypophysenadenome

Hypophysenadenome sind gutartige Tumoren aus den parenchymatischen Zellen des Hypophysenvorderlappens (Adenohypophyse) oder des Hypophysenhinterlappens (Neurohypophyse). Sie machen 10–15 % aller intrakraniellen Neubildungen aus. Frauen sind häufiger (3:2) als Männer betroffen.

Die **klinische Einteilung** erfolgt zum einen anhand der Größe in Makro- und Mikroadenome. Messen sie weniger als 1 cm im Durchmesser werden sie klinisch als Mikroadenom bezeichnet. Größere Tumoren bezeichnet man als Makroadenom.

Radiologische Klassifikation:

Grad 0: Kleiner Tumor innerhalb der Hypophyse

Grad I: Geringgradige Ausbeulung bei intaktem knöchernem Boden der Sella turcica

Grad II: Boden intakt, Sella turcica mehr als 10 mm vergrößert (nicht-invasiv)

Grad III: Teilweise Zerstörung des knöchernen Bodens mit Vordringen des Tumors in den Sinus sphenoidalis (invasiv)

Grad IV: Vollständige Zerstörung des Bodens mit diffuser Infiltration des Sinus.

Extraselläre Ausbreitungen nach oben werden je nach Vordringen in symmetrische (A-C) und asymmetrische (D+E) Erweiterungen klassifiziert.

Immunhistochemische Klassifikation:

Prolaktinom (Prolaktin produzierendes Adenom) 30 % der Fälle

Wachstumshormonproduzierendes (Somatotropin) Adenom 10–20 %

Mammosomatotropes Adenom (Somatotropin und Prolactin)

Azidophiles Stammzelladenom

Kortikotropes Adenom (ACTH) 10 %

Gonadotropes Adenom (FSH-LH) 10 %

Thyreotropes Adenom (TSH) 1 %

Plurihormonales Adenom

Null-Zell-Adenom / Onkozytom (mitochondrienreich)

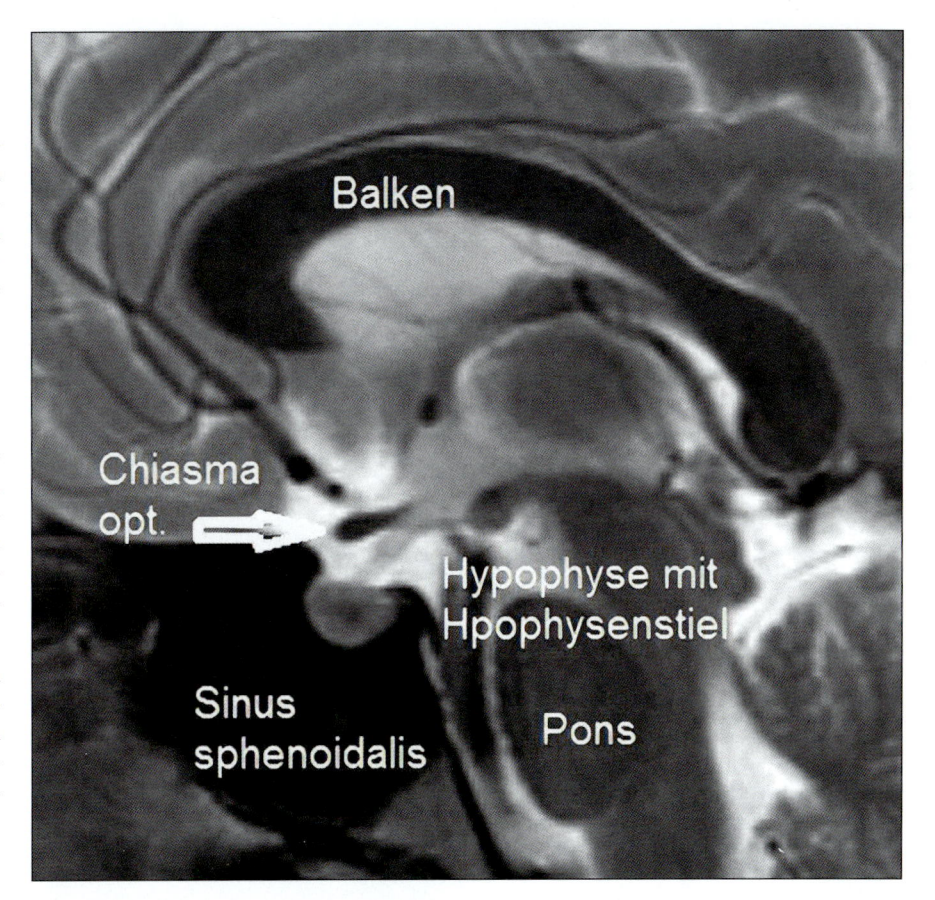

Abb. 3: Normale Hypophyse einer 18-jährigen Frau
(M. Lorenz, Idar-Oberstein)

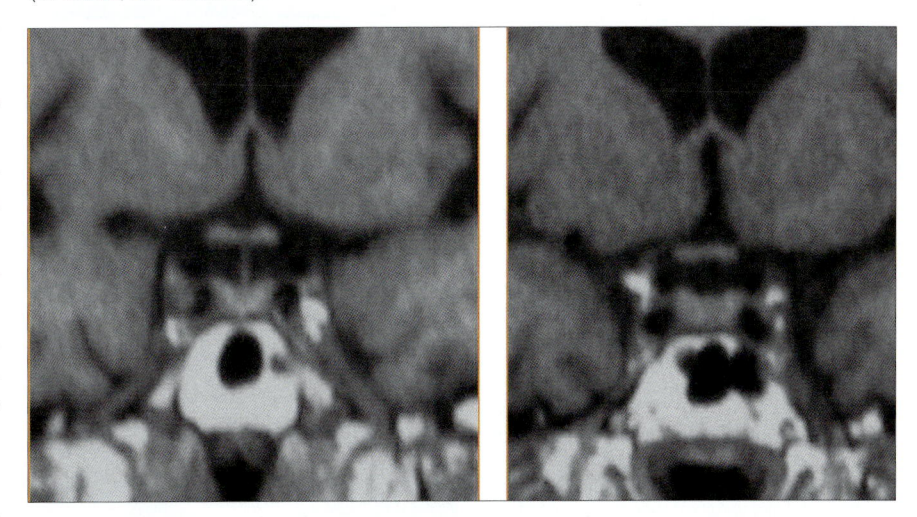

Abb. 4a: **Radiologische Befunde bei Hypophysentumoren:** Nicht erkennbare Prolaktinome mit einem Durchmesser < 2-3 mm (Mit freundlicher Genehmigung von Prof. Ruscalleda)

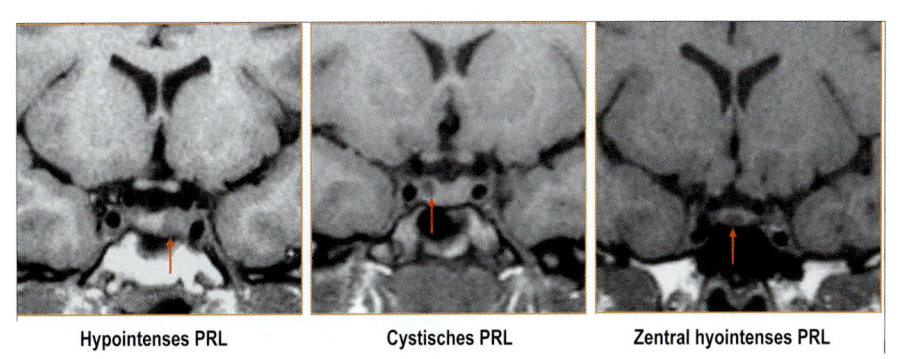

Hypointenses PRL   Cystisches PRL   Zentral hyointenses PRL

Abb. 4b: **Radiologische Befunde bei Hypophysentumoren:** Spontan, hypointens oder zystisch als klassischer MRT-Befund bei 80-85% der Hypophysentumoren.

Hypophysenadenom

Prolaktinom

Das Prolaktinom ist ein gutartiger Tumor (Adenom) des Hypophysenvorderlappens, der Prolaktin produziert. Dies führt zu einem Überschuss von Prolaktin im Blut, einer sogenannten Hyperprolaktinämie.

Das Prolaktinom ist der häufigste hypophysäre Tumor mit einem Geschlechterverhältnis von ♀ > ♂ (etwa 5:1)

Immunhistochemische Klassifikation: Prolaktinom (Prolaktin produzierendes Adenom) 30 % der Fälle.

Klinische und radiologische Einteilung siehe Seite vorher.

Abb. 5 Hypophysenadenom

Oben links: Transversale T2-FLAIR: Hyperintense Raumforderung in der Sella.
Oben rechts: Die coronare T2 zeigt die zystischen Anteile des Adenoms ("weiße Punkte").
Unten links: Coronare Dünnschichtuntersuchung der Hypophyse nach i.-v. Kontrastmittelgabe (T1): knollige, inhomogen kontrastmittelaufnehmende Raumforderung der Hypophyse. Die suprasellare Cisterne ist verlegt, das Chiasma opticum nach kranial verlagert.
Unten rechts: Sagittale T1 nach KM: der Hypophysenstiel ist noch erkennbar und nach kranial verlagert.

Radiologische Praxis Dr. Dietz & Kollegen, Dr. M. Lorenz, Idar-Oberstein

Abb. 6 Hypophysenadenom

Oben links: T2 transversal. Es ist eine paramedian rechts betonte Raumforderung in der Hypophysenregion (vor der Cisterna pontocerebellaris) erkennbar. Diese Raumforderung verhält sich isointens zum Hirnparenchym.

Oben rechts: T2 sagittal. In der Sella zeigt sich eine scharf berandete Raumforderung mit diskreter Excavation des Sellabodens (Pfeil). Die suprasellare Zisterne ist eingeengt.

Unten links: T1 coronar mit iv.-Kontrastmittel. Kräftig, aber etwas inhomogen KM-aufnehmende Raumforderung paramedian rechts in der Hypophyse (weißer Pfeil). Der Hypophysenstiel ist deutlich nach links verlagert (offener weißer Pfeil). Die suprasellare Zisterne ist eingeengt, das Chiasma opticum ist rechts angehoben (offener schwarzer Pfeil).

Unten rechts: T1 sagittal mit iv.-Kontrastmittel. Man erkennt die KM-aufnehmende Raumfoderung in der Sella (weißer Pfeil) und den Hypophysenstiel (offener weißer Pfeil).

Pfeilspitze: kleine Corpus pinealis-Zyste
Linien: Canalis caroticus
Stern: Sinus sphenoidalis
A.b.: A. basilaris
P.: Pons
P.g.: Pacchionische Granulation im
S.s.s.: Sinus sagittalis superior

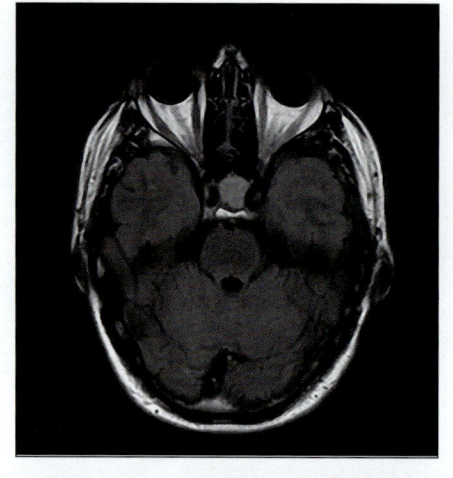

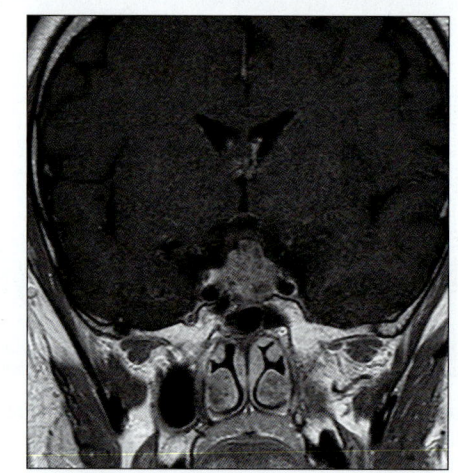

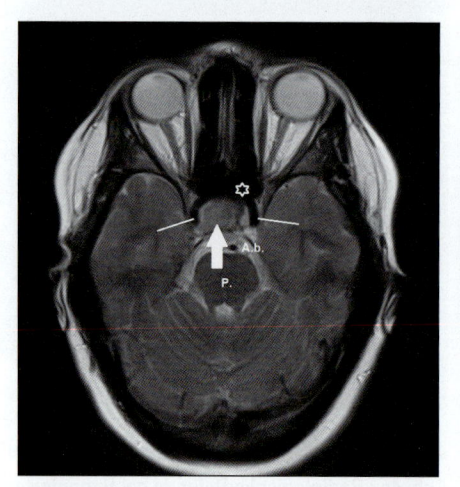

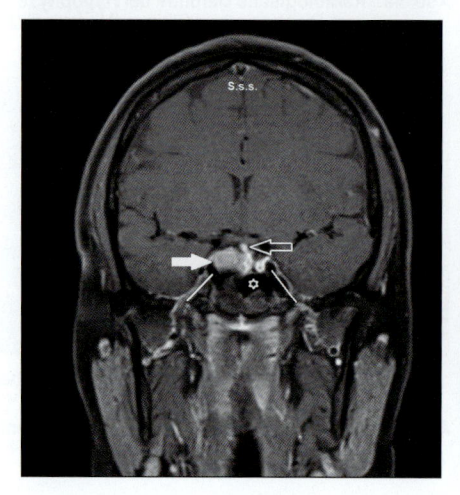

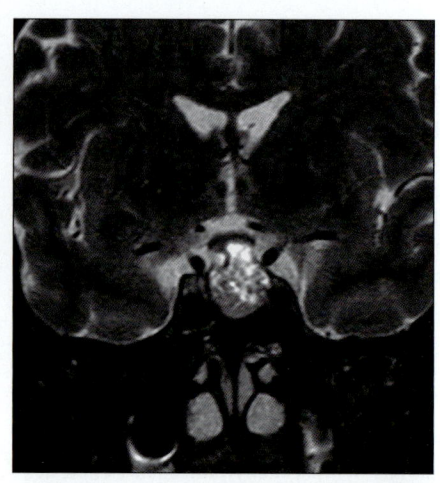

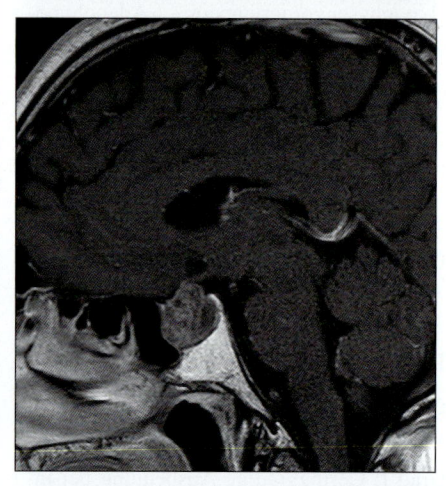

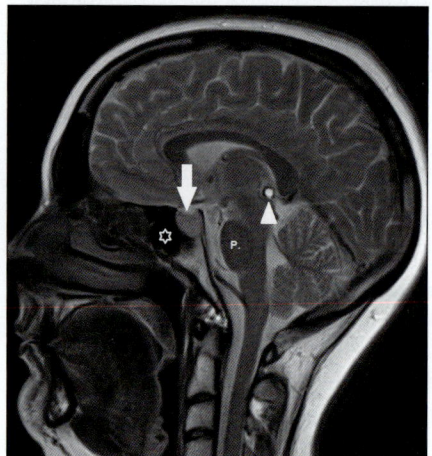

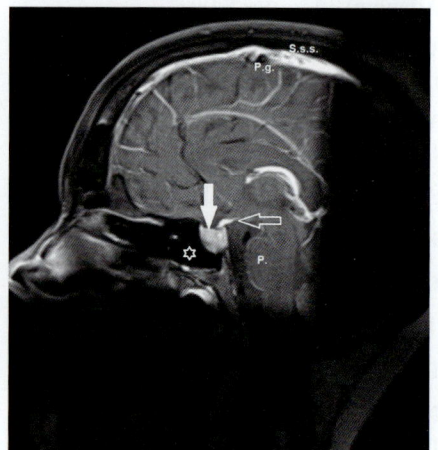

(Radiologische Praxis Dr. Dietz & Kollegen, Dr. M. Lorenz, Idar-Oberstein)

Zyste der Rathke'schen Tasche

Die nach dem Anatom Martin Rathke (1793–1860) bezeichnete Rathke-Tasche ist eine Ausstülpung des Rachendaches, aus der sich beim Fetus der Hypophysenvorderlappen entwickelt. Dieser ist somit kein hirneigenes Gewebe, aber wie das ZNS ektodermalen Ursprungs.

Diese Ausstülpung der Mundbucht wird in der weiteren Entwicklung abgeschnürt und verliert damit die Verbindung zur Mundhöhle. Der Hohlraum dieser Bucht bildet das sogenannte Hypophysenbläschen. Bei Menschen bildet sich dieser Hohlraum normalerweise vollständig zurück. Selten findet man jedoch davon abstammende Zysten zwischen Pars distalis und Pars intermedia der Hypophyse, die entsprechend als Rathke-Zyste bezeichnet werden. Das Kraniopharyngeom ist ein von der Rathke-Tasche ausgehender, gutartiger Tumor.

Kasuisik: 28-jährige Patientin, die wegen Kopfschmerzabklärung zum MRT überwiesen wird.

Zufallsbefund einer Rathke-Taschenzyste.

Kein H.a. eine Dysfunktion der Hypophyse. (DD muss immer ein zystisch degeneriertes Makroadenom der Hypophyse mit in Betracht gezogen werden.)

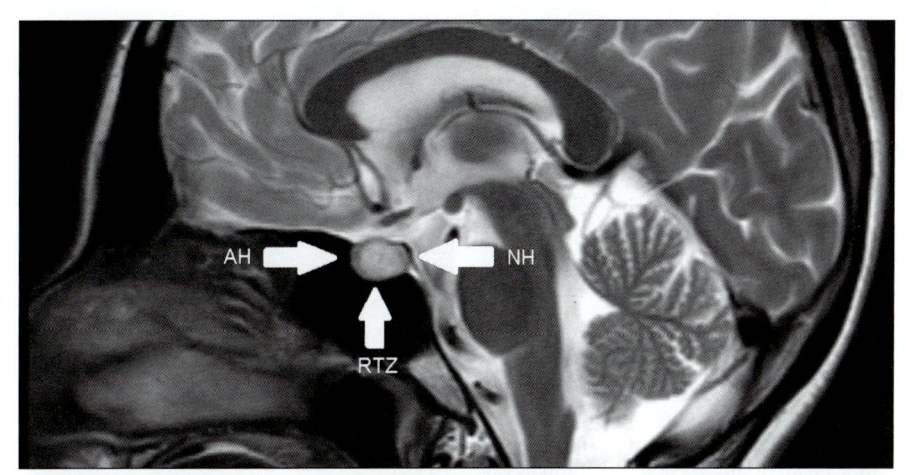

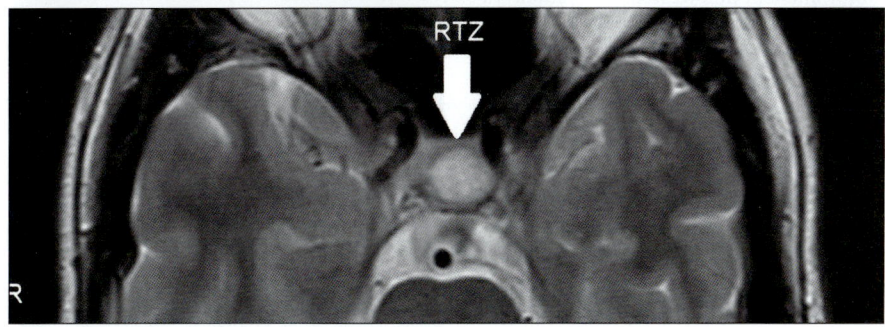

Abb. 7 Zyste der Rathke'schen Tasche

MRT: T2 sagittal und transversal. Relativ einweißreiche (etwas "dunkler" als der Liquor) Flüssigkeitskollektion zentral in der Hypophyse. Adenohypophyse komprimiert.

AH = Adenohypophyse
NH = Neurohypophyse
RTZ = Rathke-Taschenzyste

(Radiologische Praxis Dr. Dietz & Kollegen, Dr. M. Lorenz, Idar-Oberstein)

Hypophysentumoren

Kraniopharyngeom

Das Kraniopharyngeom, nach dem erstbeschreibenden Pathologen Jakob Erdheim auch Erdheim-Tumor genannt, ist ein gutartiger Tumor, der durch eine Fehlbildung von Restgewebe im Bereich der Hirnanhangdrüse entsteht. Die Fehlbildung des Restgewebes entsteht bereits embryonal, d. h. noch vor der Geburt. Die Gründe für diese Störung sind bislang nicht bekannt.

Der auf kernspintomographischen Bildern sichtbare benigne (gutartige), evtl. zystische Tumor entsteht aus Resten der Rathke-Tasche, aus der der Vorderlappen der Hirnanhangsdrüse während der Entwicklung während der Schwangerschaft entstanden ist. Der Tumor liegt deshalb im Bereich der Hypophyse.

Kasuistik: Fallbericht unter Mitarbeit von Herrn PD Dr. Jochen Tüttenberg, Chefarzt Neurochirurgie, Klinikum Idar-Oberstein.

66-jährige Patientin, die sich zum MRT wegen zunehmender ca. 50%iger linksseitiger Visusminderung und Kopfschmerzen vorstellt. MRT vom Augenarzt veranlasst.

MRT Kopf mit Hypophysenfeinschichtung: überwiegend zystischer Prozess suprasellär mit einzelnen kontrastmittelaufnehmenden soliden Komponeten und mit ausgeprägter Kompression der Hypophyse am Boden der excavierten Sella, die Wand des Prozesses nimmt ebenfalls Kontrastmittel auf. Das Chiasma ist links betont komprimiert, auch Komprimittierung des III. Ventrikels, wobei sich keine Liquorzirkulationsstörung zeigt.

Die zystischen Anteile erscheinen eiweißreich. Radiologische Verdachtsdiagnose: überwiegend zystisches Kraniopharyngeom.

Die Kompression der Hypophyse führte zu einer Hypophyseninsuffizienz (hier: Hypothyreose).

Neurochirurgische Operation über transnasalen, transsphenoidalen Zugang. Die zystische Raumforderung steht unter Druck, es entleert sich gelbliche Flüssigkeit und bröckeliges, solides Material. Postoperativ deutliche Besserung des Visus. Histologie:

Kraniopharyngeom Grad 1 WHO. Zu beachten ist, dass diese an sich gutartigen Tumoren relativ häufig rezidivieren, weil die Zystenwand nicht reseziert werden kann und aus technischen Gründen die Zystenflüssigkeit nur insoweit evakuiert werden kann, als sie unter Druck steht bzw. sie sich selbst entleert.

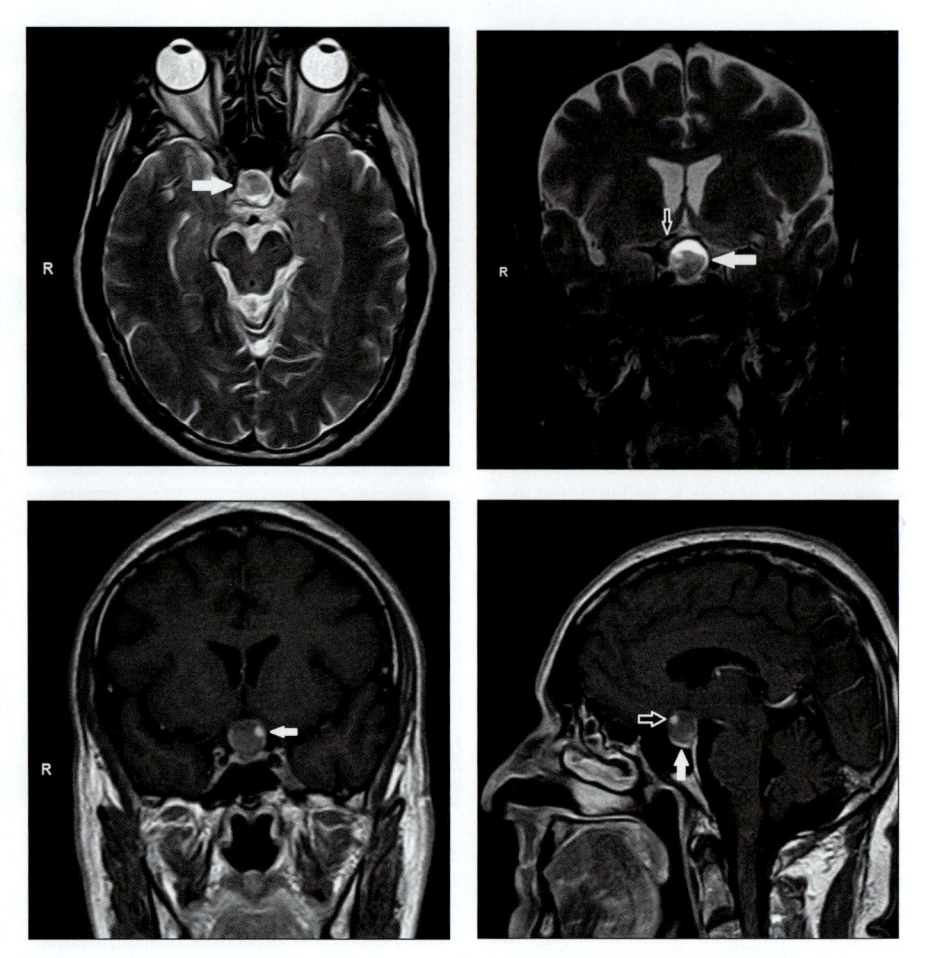

Abb. 8 Kraniopharyngeom

Oben links: T2 transversal: gemischt intense, teils zystische, teil solide imponierende Raumforderung in der Sella (Pfeil).

Oben rechts: T2 coronar: die Raumforderung zeigt sich in gleicher Weise (weißer Pfeil). Die suprasselläre Zisterne ist komprimiert, das Chiasma opticum nach rechts verdrängt (schwarzer Pfeil).

Unten links: T1 coronar mit Kontrastmittel: eiweißreiche Raumforderung suprasellär. Solider Anteil links lateral (Pfeil).

Unten rechts: 1 T1 sagittal mit Kontrastmittel: ein weiterer solider Anteil wird erkennbar (schwarzer Pfeil). Die hochgradig komprimierte Hypophyse am Sellaboden zeigt sich nur noch als eine feine, kontrastmittelaufnehmende konkave Linie (weißer Pfeil).

(Radiologische Praxis Dr. Dietz & Kollegen, Dr. M. Lorenz, Idar-Oberstein)

Lebertumoren

Lebertumoren - benigne

- Zu den benignen Lebertumoren zählen Hämangiome, die fokale noduläre Hyperplasie und Leberadenome (**Tab. 1**) (**Giedel u. Gebhardt 1981**).[1] Fokalnoduläre Hyperplasien (FNH) und Leberadenome sind benigne relativ seltene Läsionen mit unspezifischen Symptomen.

Hepatocelluläre Adenome

Siehe Übersicht: **Hartmann & Vogt, (2015)**[2]

Leberadenome sind seltene gutartige epitheliale Tumoren der Leber, die sich in einer ansonsten unauffällig erscheinenden Leber entwickeln.

- **Häufigkeit:** Die Häufigkeit gutartiger Tumore der Leber ist in den USA gering. Leberadenome kommen bei 0,004% der Bevölkerung mit Risikofaktoren vor (**Mukherjee et al. (2011)**.[3] Ohne Pille soll das Risiko 1 bis 1,3 auf 1 Million Frauen und unter der Pille bei Langzeiteinnahme 3-4 pro 100.000 betragen (**Rooks et al. 1979**).[4] Diese Daten dürften sich aber auf die älteren, deutlich höher dosierten Präparate bezogen haben.

In der amerikanischen Roten Liste, der **RxList (2012)**,[5] wird die Häufigkeit von Leberadenomen im Zusammenhang mit kombinierten oralen Kontrazeptiva (KOK) mit 3,3 Fällen pro 100.000 KOK-Anwenderinnen angegeben.

Leberadenome werden zunehmend als Zufallsbefunde bei einer Ultraschalluntersuchung, Computertomographie oder MRT bei Patienten gefunden, die keine spezifischen Symptome für Lebertumoren aufweisen.

- **Auftreten und Größe:** Die Leberadenome treten überwiegend bei jungen Frauen (20 bis 44 Jahre) auf, finden sich häufig im rechten Leberlappen und treten meist solitär auf (70-80%). Der Durchmesser liegt bei Diagnosestellung meist bei > 5 cm (**Blum 1995**).[6] Die Größe kann 1 cm bis 30 cm betragen. Es wurden auch mehrere Adenome bei Patientinnen nach längerer Verwendung von hormonalen Kontrazeptiva, bei Glykogenspeicher-Erkrankungen und bei Adenomatose der Leber beschrieben.
- **Histologie:** Das Adenom besteht aus Hepatozyten, enthält jedoch keine Portalfelder und keine Gallengänge.

Der Tumor ist durch eine monotone Proliferation von Hepatozyten, aber ohne das Vorliegen von Zentralvenen, Portalfeldern oder Gallengängen, charakterisiert. Oftmals lassen sich in einem hepatozellulären Adenom keine Kupfferschen Sternzellen nachweisen. Es können kleine Tumorarterien, kleinere Einblutungen und Nekrosen vorliegen **Kopka (2002)**.[7]

- **Entartung:** Das hepatozelluläre Adenom kann in ein HCC übergehen und muss daher als potentielles Prämalignom betrachtet werden (**Tao 1991**).[8]

Beim Nachweis einer Mutation im β-Catenin-Gen (bei 14% der Adenome) besteht ein hohes Entartungsrisiko (siehe Übersicht: **Hartmann u. Vogt, (2015)**.[9]

- **Symptome:** Bei der Hälfte der Patientinnen treten im Verlauf Symptome auf, typischerweise Schmerzen, bedingt durch eine Einblutung in den Tumor. Bei kapselnaher Lage des Adenoms kann durch eine Ruptur eine lebensbedrohliche intraabdominale Blutung auftreten.

Symptome, wie Bauchschmerzen, sind eher bei größeren Läsionen zu erwarten (**Grazioli et al. 2001**).[10]

- **Diagnostik**

Ultraschall, CT und MRT: Hartmann u. Vogt, (2015)[11] und **radiologischer Atlas: Leber**[12]

Die Diagnose kann häufig durch eine Kombination von Abbildungstechniken erreicht werden, wenn auch selten eine definitive Diagnose nur nach Resektion möglich ist.

- **Hormonabhängigkeit:** Im Gegensatz zur FNH besteht eine Hormonabhängigkeit des Tumors.

siehe Rabe T. (Hrsg.): Seminar in Gynäkologischer Endokrinologie, Band 5; Rabe T, Merkle E und Arbeitskreis "Hormone und Tumoren": Lebertumoren und Hormone, Häufigkeit, Diagnostik, Hormontherapie, Heidelberg 2016, ISBN 978-3-00-050065-7, Seite 214-221.

WHO-MEC-Empfehlungen (2015)[13], **(siehe Tab. 3 dort):**

4	Kombinierte orale hormonale Kontrazeptiva; Vaginalring/ Hormonpflaster
3	Einmonatsspritze (nur USA etc.)
3	Reine Gestagenpille
3	Depotgestagenspritzen
3	Hormonimplantate
1	Kupfer-IUD
3	Levonorgestrel-IUS

Erklärung siehe Ende **Tab. 3**.

- **Prognose:** Die Prognose der Leber-Adenome ist nicht gut etabliert. Es wurden jedoch maligne Transformationen, spontane Blutungen und Rupturen beschrieben.

Daher ist ihre Unterscheidung von anderen gutartigen Tumoren der Leber wichtig.

Operative Intervention nach einer Empfehlung der Chirurgischen Univ.-Klinik Innsbruck (2012):[14] "Da nicht ausgeschlossen werden kann, dass Adenome zu einem hepatozellulären Karzinom entarten, sollte man bei Adenomen mit einem Durchmesser größer als 5 cm die Operationsindikation stellen (**Chuang et al. 2002**),[15] (**de Wilt et al. 1998**).[16] Die Tumorruptur mit Hämoperitoneum stellt eine sofortige Operationsindikation dar. Bei nicht operablen Adenomen wird eine abwartende Haltung unter engmaschigen Kontrollen empfohlen. Die Prognose des Leberzelladenoms ist nach Resektion ausgezeichnet, bei konservativer Therapie inoperabler Herde in Anbetracht neuerer Therapiemöglichkeiten, wie der Radiofrequenzablation, nicht völlig geklärt. Die Lebertransplantation käme als therapeutische Alternative in Betracht."

Weiterführende Literatur

- Weibliche Sexualhormone und benigne Lebertumoren (**La Vecchia u. Tavani 2006**).[17]
- Management von hepatocellulären Adenomen (**van Aalten et al. 2012**).[18]

Literatur

[1] Giedel J, Gebhardt C. Kontrazeptiva und gutartige Lebertumoren. Fortschr Med 1981; 99: 165-170.

[2] Hartmann C., Vogt W. Abklärung eines Leberrundherds; www.drfalkpharma.de/uploads/tx_toccme2/FGK_4-14_Hartmann_Vogt_Web.pdf; 28.12.2015

[3] Mukherjee S, K Ingram, BS Berk. Hepatocellular Adenoma, http://emedicine.medscape.com/article/170205-overview, 25.2.2012

[4] Rooks JB, Ory HW, Ishak KG. Epidemiology of hepatocellular adenoma. The role of oral contraceptive use. JAMA. Aug 17 1979;242(7):644-8

[5] www.rxlist.com/yasmin-drug/warnings-precautions.htm; 28.12.2015

[6] Blum HE. Tumoren der Leber und des biliären Systems; in Hepatologie. Hrsg. v. Gerok W, Blum HE; Urban & Schwarzenbeck Verlag, München 1995, 635-649.

[7] Kopka L Habilitationsschrift an der Medizinischen Fakultät Charité der Humboldt-Universität zu Berlin: Spiral-CT zur Diagnostik fokaler Leberläsionen -Methodische Entwicklungen, klinische Ergebnisse und Perspektiven (2002); edoc.hu-berlin.de/habilitationen/kopka-lars-2001-07-17/HTML/kopka-ch3.html#x3.1; 13.4.2016

[8] Tao LC. Oral contraceptive-associated liver cell adenoma and hepatocellular carcinoma. Cancer 1991; 68:341-347.

[9] Hartmann C., Vogt W. Abklärung eines Leberrundherds; www.drfalkpharma.de/uploads/tx_toccme2/FGK_4-14_Hartmann_Vogt_Web.pdf; 28.12.2015

[10] Grazioli L, Federle MP, Brancatelli G, et al. Hepatic adenomas: imaging and pathologic findings. Radiographics 2001; 21:877.

[11] Hartmann C., Vogt W. Abklärung eines Leberrundherds; www.drfalkpharma.de/uploads/tx_toccme2/FGK_4-14_Hartmann_Vogt_Web.pdf; 28.12.2015)

[12] liveratlas.org/; 28.12.2015

[13] www.who.int/reproductivehealth/publications/family_planning/MEC-5/en; 14.4.2016

[14] www.chirurgie-innsbruck.at/univ_klinik_fuer_chirurgie/schwerpunkte/hepatobiliaere_chirurgie/leber_und_gallenwege/gutartige_lebertumore/adenome.html; 13.4.2016

[15] Chuang WY, Chen TC, Hsu HL, Lee WC, Jeng LB, Huang SF. Liver cell adenoma with concomitant hepatocellular carcinoma: report of two cases. J Formos Med Assoc. 2002 Nov;101(11):798-802.

[16] de Wilt JH, de Man RA, Lameris JS, Zondervan PE, Tilanus HW, IJzermans JN. Hepatocellular adenoma in 20 patients; recommendations for treatment, Ned Tijdschr Geneeskd. 1998 Nov 7;142(45):2459-63.

[17] La Vecchia C, Tavani A. Female hormones and benign liver tumours. Dig Liver Dis. 2006

Kasuistik: 35-jährige Patientin, die vor 12 Monaten beim Hausarzt wegen unspezifischer Oberbauchbeschwerden war. Im Ultraschall unklare Leberveränderungen, anschließend zur weiteren Abklärung zur MRT. Dort Diagnose von sieben unterschiedlich großen Leberadenomen. Unter Karenz des oralen Antikontrazeptivums zunächst Regredienz der Läsionen, nach weiteren sechs Monaten allerdings keine weitere Regredienz.

Das unten zitierte leberspezifische Kontrastmittel Primovist (R) (GD-EOB-DTPA, gadoliniumethoxybenzyl diethylenetriamine pentaacetic acid) ist gekennzeichnet dadurch, dass nur normale Hepatozyten das KM aufnehmen, das bedeutet, dass kranke oder entartete Areale (Metastasen, HCC etc.) "dunkel" bleiben. Im vorliegenden Fall sind also auch theoretisch ein multifokales HCC oder Metastasen denkbar, der fehlende Progress und die Morphologie spricht jedoch dagegen und eher für ein atypisches Adenom. Eine Vorstellung in einem Leberzentrum wurde dennoch empfohlen.

Abb. 9 Leberadenome

1. Reihe links: T2 transversal
1. Reihe rechts: T2 SPAIR coronar
2. Reihe links: Diffusionsgewichtete Sequenz transversal
2. Reihe rechts: T1 Dixon transversal dynamische Kontrastmittelpahse arterielle Phase
3. Reihe links: T1 Dixon transversal dynamische Kontrastmittelphase portalvenös
3. Reihe rechts: T1 transversal, leberspez. Kontrastmittel Primovist (R), Spätphase
4. Reihe links: T1 Dixon coronar Primovist (R) Spätphase
4. Reihe rechts: T1 Dixon transversal Primovist (R) Spätphase

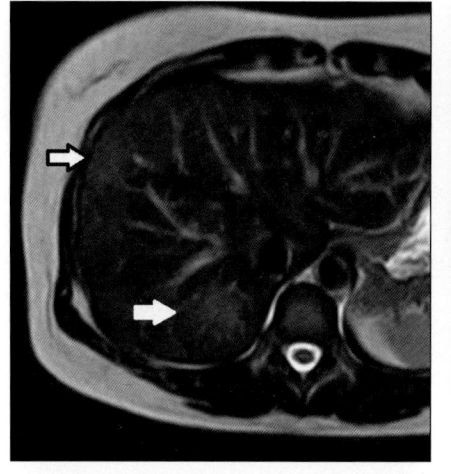

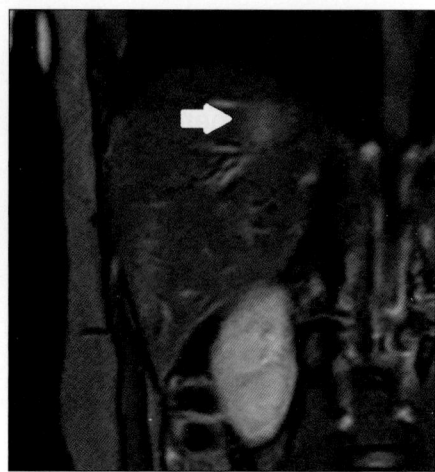

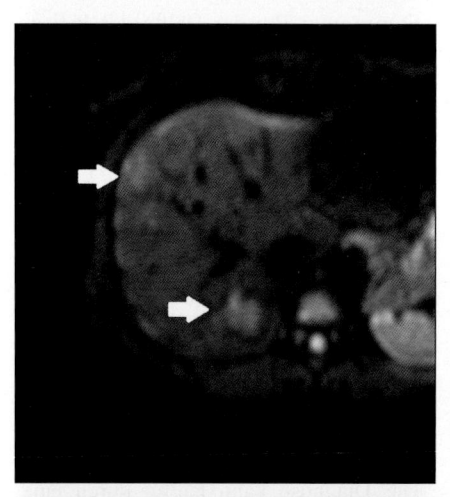

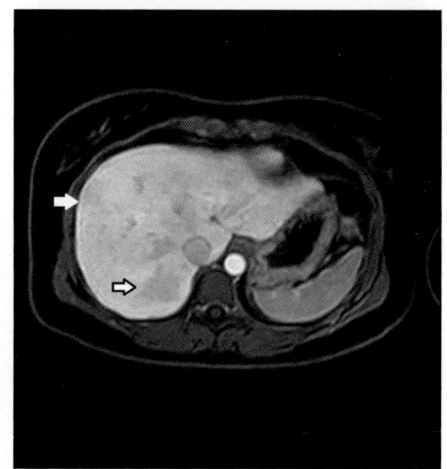

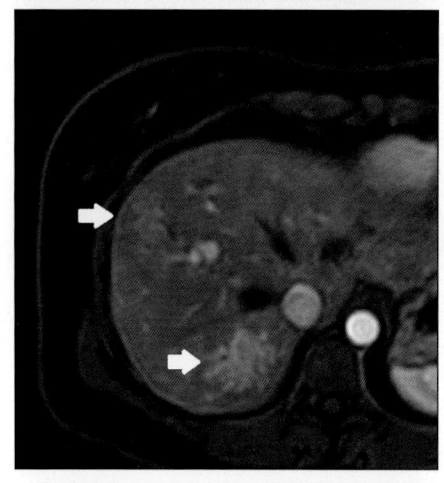

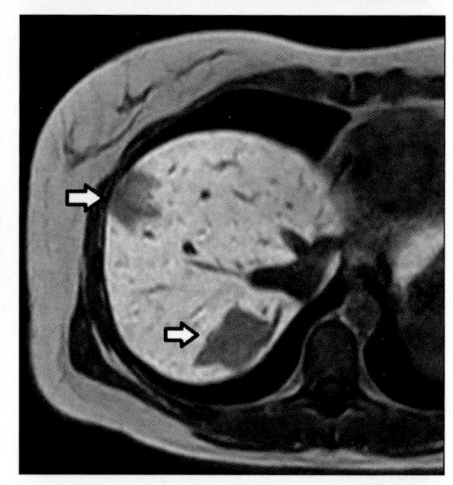

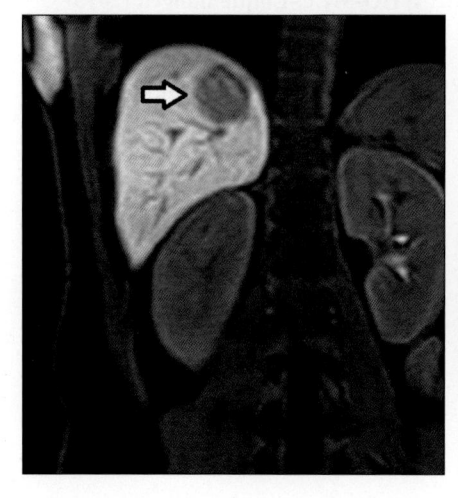

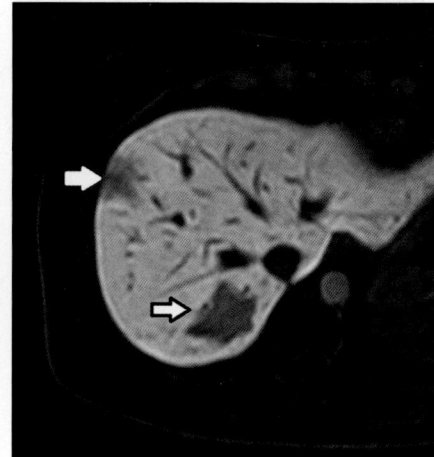

(Radiologische Praxis Dr. Dietz & Kollegen, Dr. M. Lorenz, Idar-Oberstein)

Fokale noduläre Hyperplasie (FNH)

Siehe Übersicht: **Hartmann & Vogt, (2015)**[1]

- **Prävalenz:** Mit einer Prävalenz von 3–8% ist die FNH die zweithäufigste benigne Leberraumforderung. Sie tritt vorwiegend bei Frauen im Alter zwischen 20 und 50 Jahren auf.

  Frauen sind 8-mal häufiger als Männer betroffen.

  Kopka (2002)[2] hat das Krankheitsbild wie folgt zusammengefasst: "Die fokale noduläre Hyperplasie (FNH) ist mit einer Inzidenz von 8% in einer Sektionsserie zu beobachten **(Craig et al. (1989).**[3] Es sind überwiegend Frauen zwischen 20 und 50 Jahren betroffen.

  Die Häufigkeit der FNH nimmt, möglicherweise aufgrund von Nebenbefunden bei bildgebender Diagnostik, zu **(Cherqui et al. 2008).**[4]

  Die Mehrzahl der meist solitären FNH ist kleiner als 5 cm **(Buetow et al. 1996).**[5]

- **Pathogenese:** Die Entstehung beruht auf einer hyperplastischen Reaktion des Leberparenchyms auf eine Hyperperfusion infolge einer vaskulären Malformation. Typisch ist eine zentrale sternförmige Narbe mit einer Zentralarterie, von der radiär Äste nach peripher ziehen (Radspeichenphänomen).

  Die FNH wird verschiedentlich als Neoplasie, als Hamartom, als Folge einer Ischämie oder einer fokalen Verletzung bzw. als hyperplastische Reaktion auf eine präexistente arterielle Fehlbildung angesehen **(Blum 1995).**[6]

- **Histologie:** gutartiger, bindegewebiger, knotiger Tumor. Histologisch sieht man knotig angeordnete Hepatozyten, Gefäßanomalien und Gallengangsproliferationen.

  Typisch für eine fokal noduläre Hyperplasie (FNH) ist eine zentrale sternförmige Narbe mit einer Zentralarterie, von der radiär Äste nach peripher ziehen (Radspeichenphänomen).

  Die FNH ist typischerweise ein hypervaskularisierter Tumor ohne Kapsel. Histologisch besteht dieser Prozess aus einem zentralen sternförmig verlaufenden Narbengewebe mit septierten Ausläufern zur Peripherie, die sog. Pseudolobuli unterteilen. Diese enthalten Kupffersche Sternzellen, Sinusoide, reguläre Hepatozyten, Gallengänge und entzündliche Infiltrate. Die Zentralvenen und Portalfelder fehlen im Gegensatz zu septalen arteriellen und venösen Gefäßen.

- **Entartung:** Ein malignes Transformationspotential der FNH ist nicht bekannt **(Craig et al. 1989).**[7]

- **Symptome:** Nur etwa 10 % der Patienten sind symptomatisch mit intermittierenden chronischen Oberbauchschmerzen, Appetitlosigkeit und Übelkeit. Selten tritt eine akute Schmerzsymptomatik nach einer Tumorruptur auf.

- **Diagnostik:** durch Radiologen!

  Ultraschall, CT & MRT: Hartmann & Vogt, (2015)[8] und **radiologischer Atlas: Leber.**[9]

- **Hormonabhängigkeit:** Mehr als die Hälfte der Frauen nimmt zum Zeitpunkt der Diagnosestellung orale Kontrazeptiva ein, sodass eine Hormonabhängigkeit diskutiert, aber nicht klar belegt ist.

  Das Tumorwachstum ist auch bei diesem Tumor hormoninduziert. Nach Absetzen der Hormonbehandlung kommt es häufig zur Regression der FNH. Dennoch bleibt die Pathogenese unklar.

- **Hormontherapie:** Ein Absetzen der oralen Kontrazeptiva ist nicht erforderlich, eine Größenverlaufskontrolle sollte aber ebenso wie während der Schwangerschaft erfolgen. Eine maligne Entartung ist nicht beschrieben.

- **Zusammenhang mit hormonalen Kontrazeptiva**

  Hormonale Kontrazeptiva wurden in verschiedenen Studien und Reviews als Auslöser der FNH beschrieben **(Kubota et al. 2001)**[10]**, (Scalori et al. 2002)**[11]**, (Lizardi-Cervera et al. 2006).**[12]

  siehe Rabe T. (Hrsg.): Seminar in Gynäkologischer Endokrinologie, Band 5; Rabe T, Merkle E und Arbeitskreis "Hormone und Tumoren": Lebertumoren und Hormone, Häufigkeit, Diagnostik, Hormontherapie, Heidelberg 2016, ISBN 978-3-00-050065-7, Seite 214-221.

Operative Intervention nach einer Empfehlung der Chirurgischen Univ.-Klinik Innsbruck (2012):[13] „Auch die FNH ist meist ein Zufallsbefund. Durch Sonografie, Angio-CT und MR mit typischer radiärer zentraler Narbe lässt sich die Diagnose sichern. Wenn keine wesentlichen Beschwerden vorliegen, ist eine Operationsindikation nur bei deutlichem Wachstum (regelmäßige Sonografiekontrollen) oder nichttypischen Befunden gegeben, um Komplikationen durch die Kompression zu verhindern **(Weimann et al. 1997),**[14] **(Kammula et al. 2001),**[15] **(Cherqui 2001).**[16]

Weiterführende Literatur

Mukherjee et al. (2011):[17] Hepatocellullar Adenoma.

Perkutane Radiofrequenz Ablation von fokal nodulären Hyperplasien der Leber **(Hedayati et al. 2010).**[18]

Neoplasmen der Leber: Molekulare Pathologie, Klassifikation und klinische Relevanz **(Walther u. Jain 2011).**[19]

WHO-MEC-Empfehlungen (2015)[20] (Tab. 3):

- 2 Kombinierte orale hormonale Kontrazeptiva; Vaginalring/Hormonpflaster
- 2 Einmonatsspritze (nur USA etc.)
- 2 Reine Gestagenpille
- 2 Depotgestagenspritzen
- 2 Hormonimplantate
- 1 Kupfer-IUD
- 2 Levonorgestrel-IUS

Literatur

[1] Hartmann C., Vogt W. Abklärung eines Leberrundherds; www.drfalkpharma.de/uploads/tx_toccme2/FGK_4-14_Hartmann_Vogt_Web.pdf; 28.12.2015)

[2] Kopka L Habilitationsschrift an der Medizinischen Fakultät Charité der Humboldt-Universität zu Berlin: Spiral-CT zur Diagnostik fokaler Leberläsionen -Methodische Entwicklungen, klinische Ergebnisse und Perspektiven (2002); edoc.hu-berlin.de/habilitationen/kopka-lars-2001-07-17/HTML/kopka-ch3.html#x3.1; 13.4.2016

[3] Craig GR, Peters RL, Edmonson HA. Tumors of the liver and intrahepatic bile ducts; in Atlas of tumor pathology. Hrsg. v. Craig GR, Peters RL, Edmonson HA; WB Saunders Company, Philadelphia 1989.

[4] Cherqui D, Rahmouni A, Charlotte F, et al. Management of focal nodular hyperplasia and hepatocellular adenoma in young women: a series of 41 patients with clinical, radiological, and pathological correlations. Hepatology 1995;22:1674–81.

[5] Buetow PC, Pantongrag-Brown L, Buck JL, Ros PR, Goodman ZD. From the Archives of the AFIP: Focal nodular hyperplasia of the liver, radiologic-pathologic correlation. RadioGraphics 1996; 16: 369-388.

[6] Blum HE. Tumoren der Leber und des biliären Systems; in Hepatologie. Hrsg. v. Gerok W, Blum HE; Urban & Schwarzenbeck Verlag, München 1995, 635-649.

[7] Craig GR, Peters RL, Edmonson HA. Tumors of the liver and intrahepatic bile ducts; in Atlas of tumor pathology. Hrsg. v. Craig GR, Peters RL, Edmonson HA; WB Saunders Company, Philadelphia 1989.

[8] Hartmann C., Vogt W. Abklärung eines Leberrundherds; www.drfalkpharma.de/uploads/tx_toccme2/FGK_4-14_Hartmann_Vogt_Web.pdf; 28.12.2015)

[9] liveratlas.org/; 13.4.2016

[10] Kubota T, Shimizu K, Sonoyama T, Ikeda E, Kurioka H, Ouchi T, Suyama Y, Hosokawa Y, Yamagishi H. Enlarged focal nodular hyperplasia of the liver under the influence of oral contraceptives. Hepatogastroenterology. 2001 Nov-Dec;48(42):1736-9.

[11] Scalori A, Tavani A, Gallus S, La Vecchia C, Colombo M. Oral contraceptives and the risk of focal

nodular hyperplasia of the liver: a case-control study. Am J Obstet Gynecol. 2002 Feb;186(2):195-7.

12 Lizardi-Cervera J, Cuéllar-Gamboa L, Motola-Kuba D. Focal nodular hyperplasia and hepatic adenoma: a review. Ann Hepatol. 2006 Jul-Sep;5(3):206-11. Review.

13 chirurgie.uki.at/page.cfm?vpath=schwerpunkte/hepatobiliaerechirurgie/patientenaerzte/BenigneLebertumore/HepatozellulaereAdenome; 19.2.2012

14 Weimann A, Ringe B, Klempnauer J, Lamesch P, Gratz KF, Prokop M, Maschek H, Tusch G, Pichlmayr R. Benign liver tumors: differential diagnosis and indications for surgery. World J Surg. 1997 Nov-Dec;21(9):983-90; discussion 990-1.

15 Kammula US, Buell JF, Labow DM, Rosen S, Millis JM, Posner MC. Surgical management of benign tumors of the liver. Int J Gastrointest Cancer. 2001;30(3):141-6.

16 Cherqui D. Benign liver tumors. J Chir (Paris) 2001; Feb;138(1):19-26.

17 Mukherjee S, K Ingram, BS Berk. Hepatocellular Adenoma, emedicine.medscape.com/article/170205-overview, 13.4.2016

18 Hedayati P, VanSonnenberg E, Shamos R, Gillespie T, McMullen W. Treatment of symptomatic focal nodular hyperplasia with percutaneous radiofrequency ablation. J Vasc Interv Radiol. 2010 Apr;21(4):582-5. Epub 2010 Feb 6.

19 Walther Z, Jain D. Molecular pathology of hepatic neoplasms: classification and clinical significance. Patholog Res Int. 2011 Apr 7;2011:403929.

20 www.who.int/reproductivehealth/publications/family_planning/MEC-5/en/; 13.4.2016; Seite 260

Kasuistik: Patientin, 33 Jahre, keine Beschwerden, nimmt orale Antikontrazeptiva. "Routine-Ultraschall" beim Hausarzt unklare Leberparenchymveränderung am Leberunterrand. In der MRT erkennt man in allen Bildern die in der Raumforderung gelegene Signalveränderung (zentrale Narbe mit radiären Ausläufern). Radiologische Diagnose: FNH.

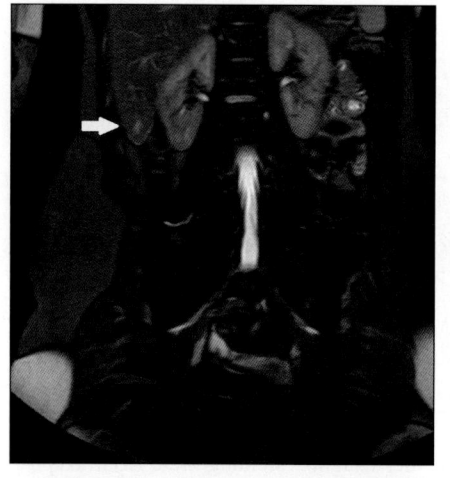

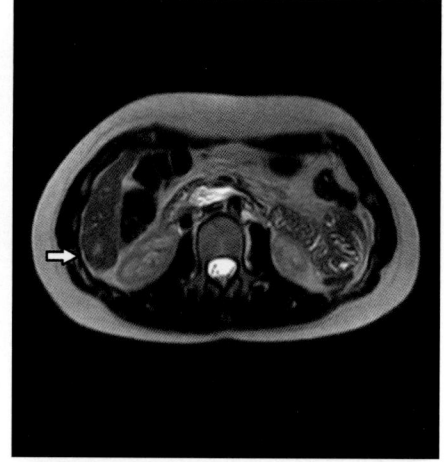

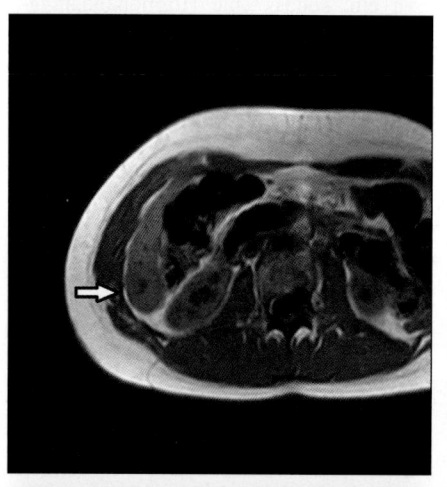

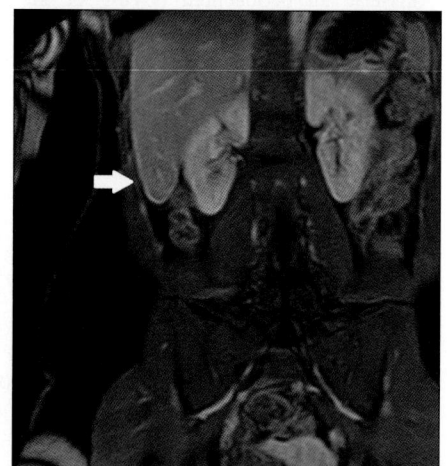

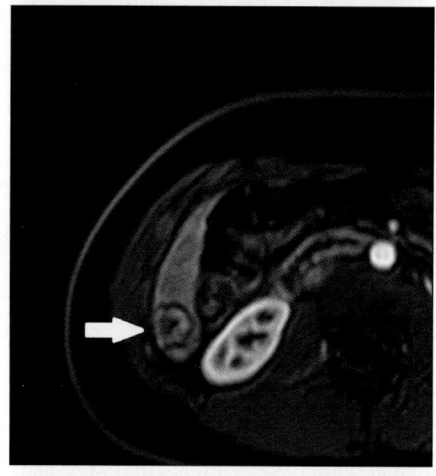

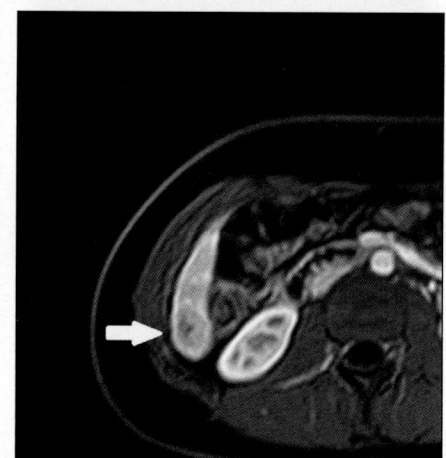

Abb. 10 Fokale noduläre Hyperplasie

1. Reihe links: T2 coronar
1. Reihe rechts: T2 transversal
2. Reihe links: T1 transversal nativ
2. Reihe rechts: T1 Dixon coronar Kontrastmittel portalvenös
3. Reihe links: T1 Dixon transversal dynamische Kontrastmittelphase arteriell
3. Reihe rechts: T1 Dixon transversal dynamische Kontrastmittelphase portalvenös
4. Reihe: T1 Dixon transversal dynamische Kontrastmittelphase venös

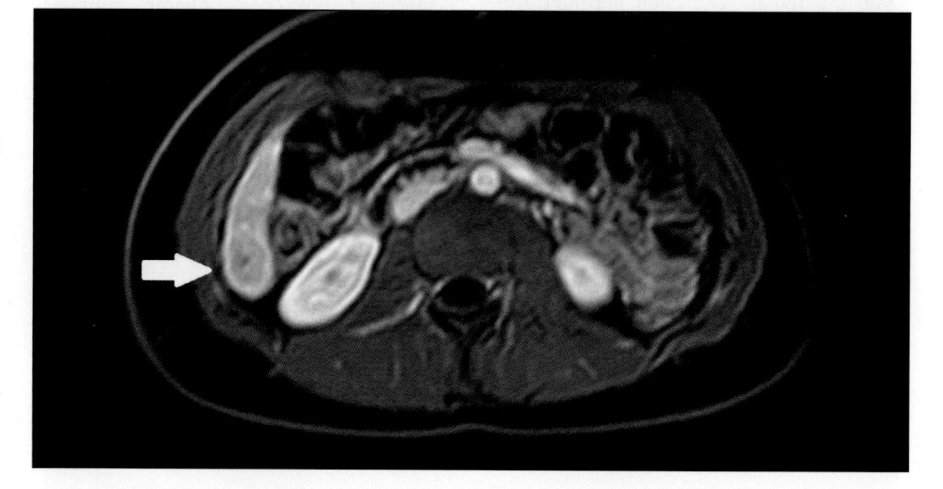

(Radiologische Praxis Dr. Dietz & Kollegen, Dr. M. Lorenz, Idar-Oberstein)

Radiologische Diagnostik - MRT - Ovarialzyste

Normalbefund des kleinen Beckens

MRT des kleinen Beckens, T2 sagittal. Der Uterus ist anteflektiert und zeigt einen kleinen Flüssigkeitsfilm im Cavum. Das Rektum ist luftgefüllt (schwarz). Die Bandscheibe L5/S1 ist altersentsprechend dargestellt mit dem "hellen" Nucleus pulposus zentral. Die Filamente im Spinalkanal entsprechen den Caudafasern.

Ovarialtumoren

Ovarialzyste

Die Ovarialzyste ist ein sackartiger, mit Flüssigkeit unterschiedlicher Konsistenz gefüllter Hohlraum oder eine Geschwulst, die in aller Regel gutartig ist. Sie wächst von einigen Millimetern bis zu über 15 Zentimetern Durchmesser an.

Die meisten Ovarialzysten sind funktionelle Zysten. Funktionelle Zysten können infolge der normalen, hormonell bedingten, zyklischen Veränderungen am Eierstock entstehen. Sie treten aber auch wegen eines gestörten Hormonhaushalts oder als Nebenwirkung einer Hormontherapie auf. Funktionelle Zysten findet man fast ausschließlich bei der geschlechtsreifen Frau, häufig kurz nach der Pubertät, und in den Wechseljahren.

Die häufigsten funktionellen Zysten sind:

- Follikelzysten
- Corpus-luteum-Zysten:
- Luteinzysten
- Polyzystische Ovarien als Sonderform funktioneller Zysten

Kasuistik: siehe mittlere und untere Abb.

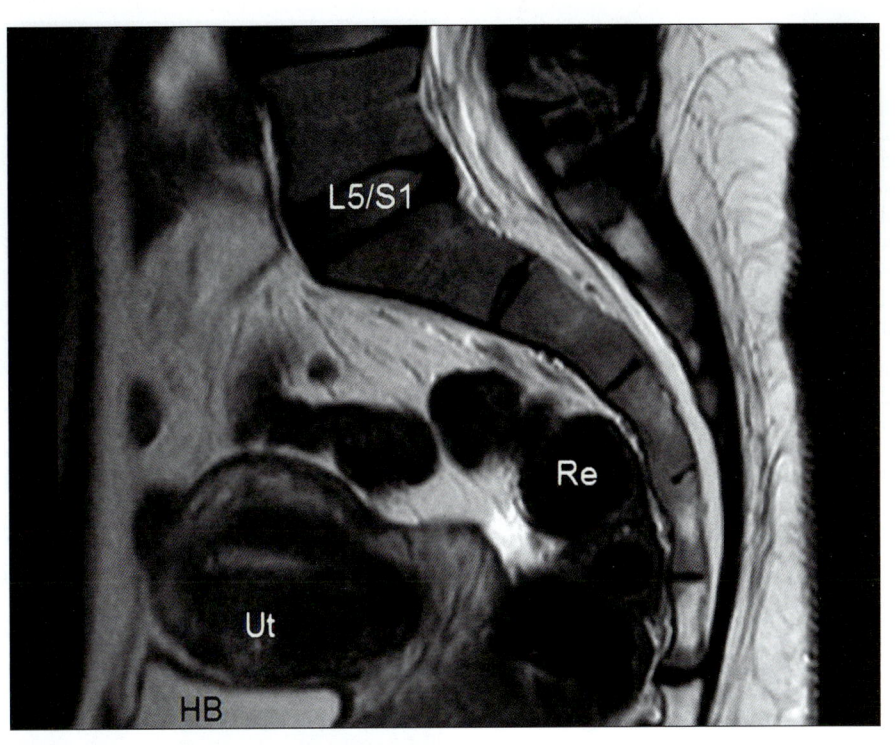

Abb. 11 Normale Anatomie des kleinen Beckens: Ut = Uterus, HB = Harnblase, Re = Rektum, L5/S1 = Lendenwirbel 5/Sakralwirbel 1

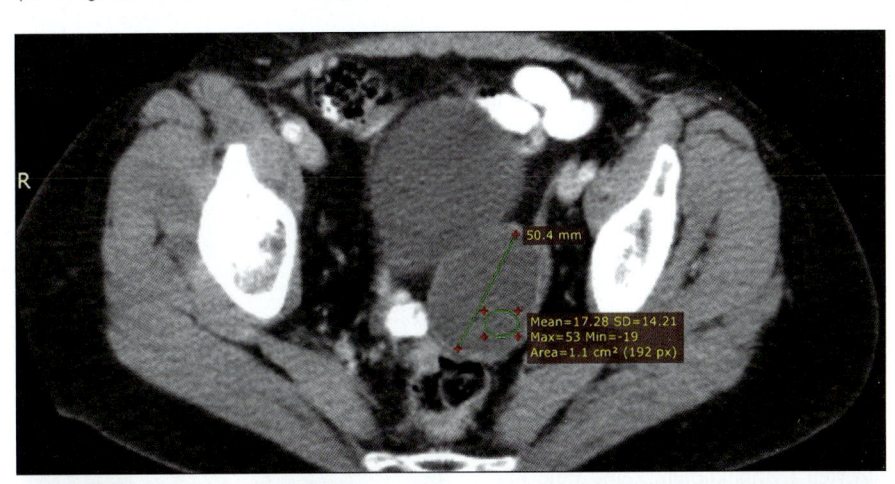

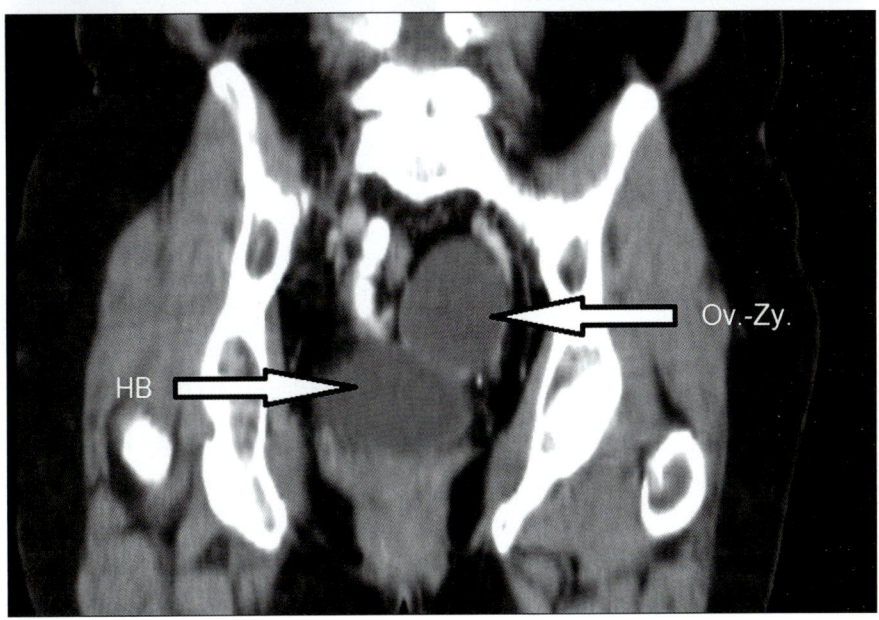

(Radiologische Praxis Dr. Dietz & Kollegen, Dr. M. Lorenz, Idar-Oberstein)

Abb. 12 Ovarialzyste

60-j. Pat., Zufallsbefund einer Ovarialzyste.

CT des Beckens mit oralem und i.-v. Kontrastmittel. Scharf berandete Raumforderung in der linken Ovarialloge, der Harnblase und dem Rektum anliegend. Die Zystenwand wirkt leicht verdickt und zeigt eine Kontrastmittelaufnahme. Der Binnenraum ist homogen mit einer leicht eiweißhaltigen Flüssigkeit aufgefüllt. Keine Septen, keine Binnenformationen: minimal komplizierte Overialzyste.

Kontrolle nach 1 J: Zyste ohne OP vollständig regredient.

HB = Harnblase, Ov-Zy. = Ovarialzyste

(Radiologische Praxis Dr. Dietz & Kollegen, Dr. M. Lorenz, Idar-Oberstein)

Ovar - Dermoidzyste

Die Dermoidzyste ist ein Keimzelltumor, ein reifes Teratom, das aus vollkommen verschiedenen Gewebearten besteht. Innerhalb der Zyste, die von Oberhautgewebe ausgekleidet ist, kann es zur Ausbildung von Gewebestrukturen wie Muskulatur, Knorpel, kleinen Knochen, Haaren und auch völlig ausgebildeten Zähnen kommen.

Im Gegensatz zu den Zysten, die während des weiblichen Regelzyklus entstehen und sich zumeist von selbst zurückbilden, ist die Dermoidzyste des Ovars eine embryonale Fehlentwicklung.

Dermoidzysten machen 10-20% aller gutartigen Ovarialtumoren aus.

Reife zystische Teratome sind überwiegend gutartig, können aber einer malignen Transformation unterliegen.

Bei großen Dermoidzysten steigt das Risiko einer Torsion. Bei einer derartigen Komplikation sowie bei einer Einblutung wird eine operative Entfernung, meist durch Laparoskopie erforderlich.

Kasuistik: 45-jährige Patientin, Z.n. Sectio vor ca. 15 Jahren, länger nicht mehr beim Frauenarzt gewesen. Jetzt Vorstellung wegen Dysmenorrhoe. Klinische Untersuchung: prallelastischer Tumor im Douglas. Sonographie: ca. 10 cm durchmessende Raumforderung, im Doppler kein Gefäßnachweis. Tumormarker CEA und CA 12-5 im Normbereich.

In der präoperativen CT zeigt sich eine scharf berandete, kugelige und mit einer Membran versehene Raumforderung im Douglas mit vornehmlich negativen Dichtewerten und überwiegend knäuelartigen, wolkig konfigurierten Binnenstrukturen. Im apikalen Anteil punktförmige ventral gelegene kalkdichte Struktur. Keine vergrößerten Lymphknoten, keine freie Flüssigkeit, kein Hinweis auf ein invasives / destruktives Wachstum gegenüber den Nachbarstrukturen. Kein Hinweis auf eine lymphogene oder hämatogene Metastasierung.

Interpretation: CT-morphologisch handelt es sich um eine Dermoidzyste mit überwiegend fettigem Inhalt, die wolkigen Binnenstrukturen entsprechen wohl Haaren, die winzige kalkdichte Struktur einer kleinen Knochenanlage.

Die radiologische Einschätzung wurde histologisch bestätigt.

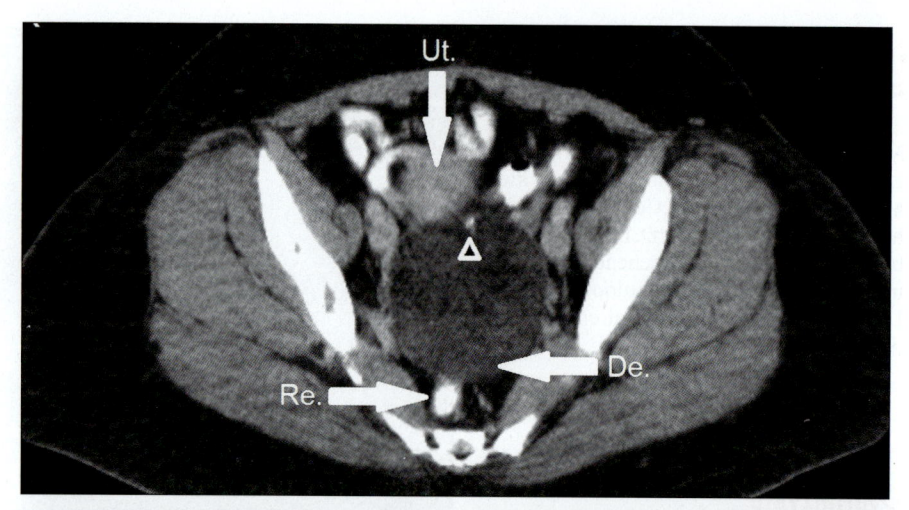

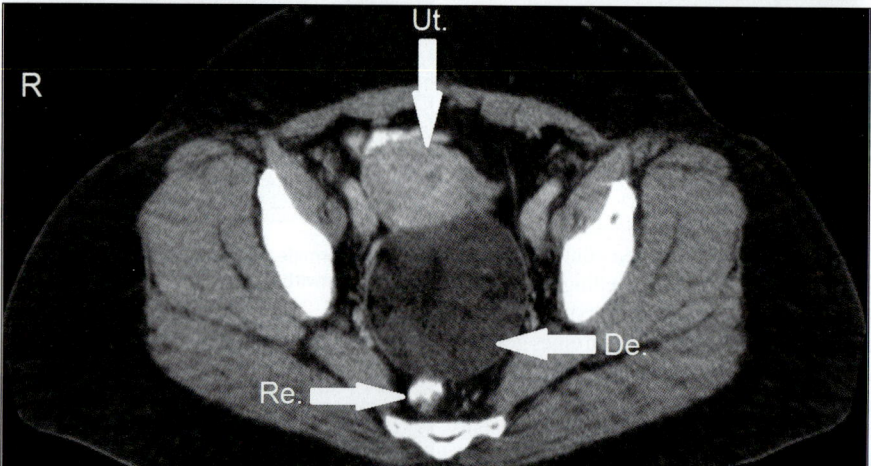

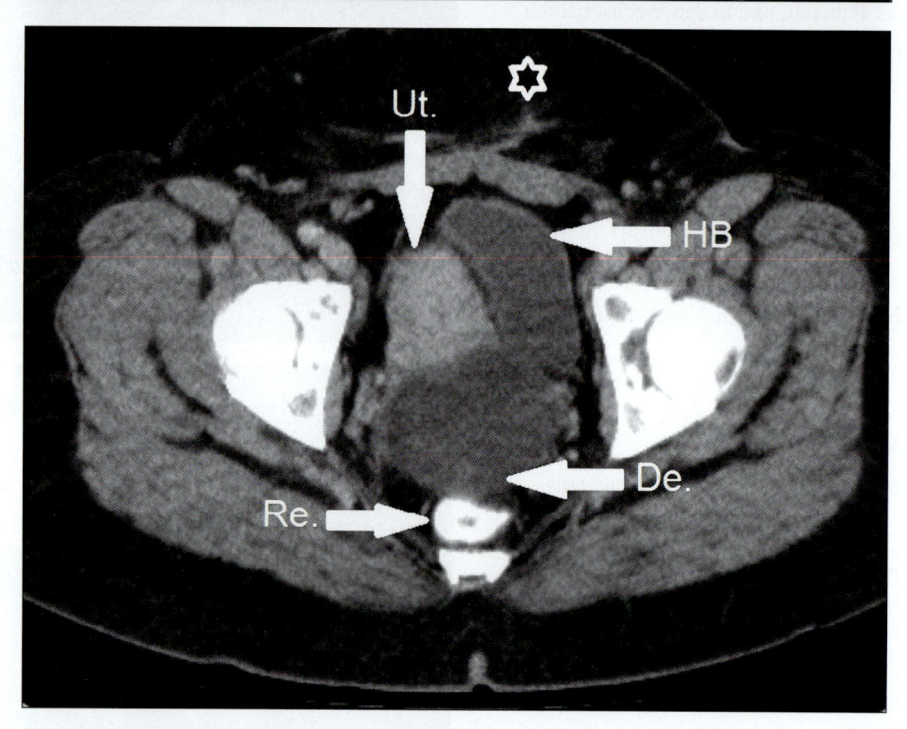

Abb. 13 Dermoidzyste des Ovars

De.: Dermoidzyste, HB: Harnblase, Re.: Rektum, Ut.: Uterus, Pfeilspitze: Verknöcherung, Stern: Sectionarbe.

(Radiologische Praxis Dr. Dietz & Kollegen, Dr. M. Lorenz, Idar-Oberstein)

Uterus myomatosus

Uterine Leiomyome finden sich bei 20 bis 40% der Frauen im gebärfähigen Alter und stellen gutartige, hormonsensitive Tumore der glatten Muskulatur dar (**Wallach u. Vlahos 2004**)[1], (**Jacoby et al. 2010**)[2]. Myome sind somit die häufigsten benignen uterinen Tumoren bei Frauen im reproduktiven Alter.

Myome können Beschwerden wie Hyper- und Dysmenorrhoen, Unterleibsschmerzen, Druckgefühl, Pollakisurie, Nykturie, Fertilitätsprobleme, Obstipation sowie Zusatzblutungen hervorrufen. Die hierdurch oftmals relevant beeinträchtigte Lebensqualität (**Practice Committee of American Society for Reproductive Medicine 2008**)[3], (**Somigliana et al. 2007**)[4], (**Kolankaya u. Arici 2006**)[5], (**Donnez u. Jadoul 2002**)[6] führt aufgrund des Leidensdrucks in vielen Fällen zur Hysterektomie: So traf bei mehr als 2/3 der Fälle (~75.000) der im Jahre 2011 in Deutschland aufgrund eines benignen Befundes durchgeführten Hysterektomien (n ~108.000) die Diagnose „Myom" zu (**AQUA Qualitätsreport 2011**).[7]

Kasuistik: 64-jährige Patientin mit häufigem Harndrang und "Druckgefühl" im Unterbauch.

Inhomogen kontrastmittelaufnehmende Raumforderung im kleinen Becken mit leichtgradiger Impression des Harnblasendaches.

Literatur

[1] Wallach EE, Vlahos NF. Uterine myomas: an overview of development, clinical features, and management. Obstet Gynecol 2004;104:393-406.

[2] Jacoby VL, Fujimoto VY, Giudice LC, Kuppermann M, Washington AE. Racial and ethnic disparities in benign gynecologic conditions and associated surgeries. Am J Obstet Gynecol 2010;202:514-21.

[3] Practice Committee of American Society for Reproductive Medicine in collaboration with Society of Reproductive Surn engl j med 366;5 nejm.420 org february 2, 2012 Ulipristal Acetate vs. Placebo for Fibroids geons. Myomas and reproductive function. Fertil Steril 2008;90:5 Suppl:S125-S130.

[4] Somigliana E, Vercellini P, Daguati R, Pasin R, De Giorgi O, Crosignani PG. Fibroids and female reproduction: a critical analysis of the evidence. Hum Reprod Update 2007;13:465-76.

[5] Kolankaya A, Arici A. Myomas and assisted reproductive technologies: when and how to act? Obstet Gynecol Clin North Am 2006;33:145-52.

[6] Donnez J, Jadoul P. What are the implications of myomas on fertility? A need for a debate? Hum Reprod 2002;17:1424-30.

[7] www.sqg.de/sqg/upload/CONTENT/Qualitaetsberichte/2011/AQUA-Qualitaetsreport-2011.pdf; 27.02.2017

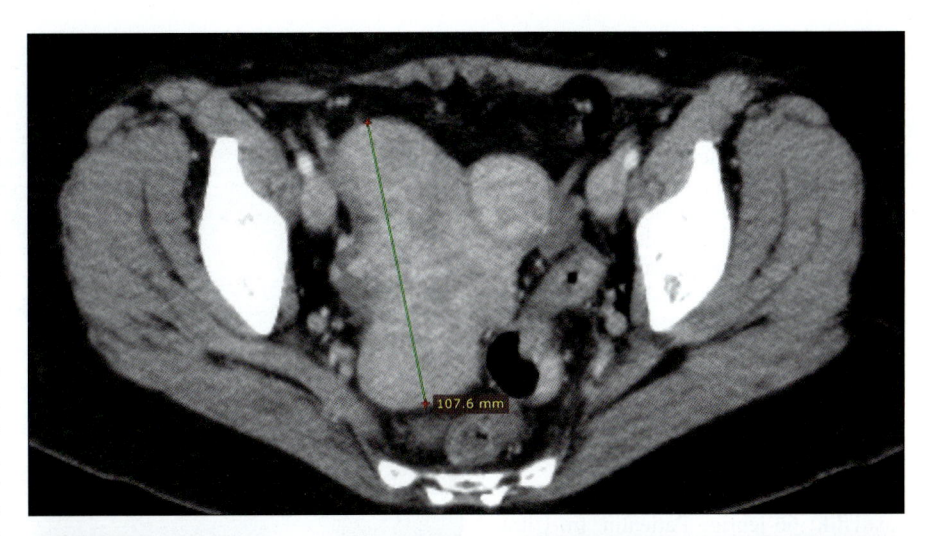

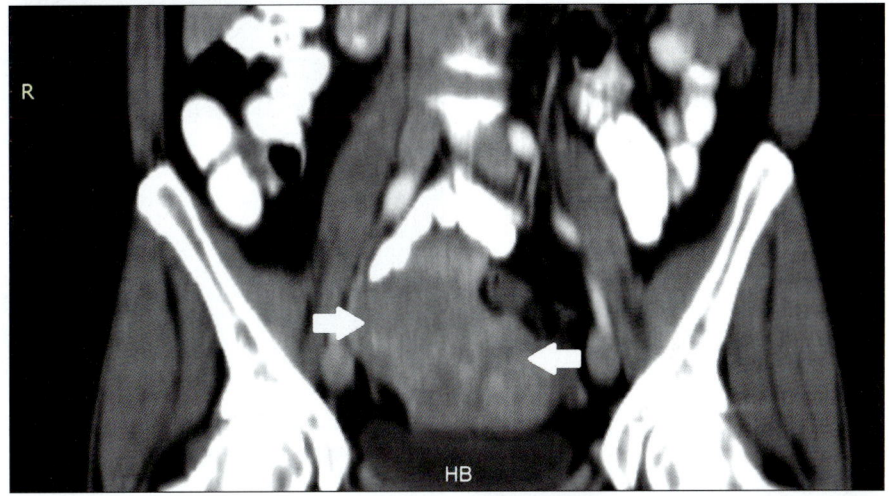

Abb.14 Uterus myomatosus im MRT

Abdomen/Becken-CT mit oralem und i.-v. Kontrastmittel und coronaren und sagittalen Rekonstruktionen.

Gut 10 cm in jeder Raumesrichtung durchmessende, knotige, inhomogen kontrastmittelaufnehmende Raumforderung vom Uterus ausgehend.

Leichtgradige Impression des Harnblasendaches: Uterus myomatosus.

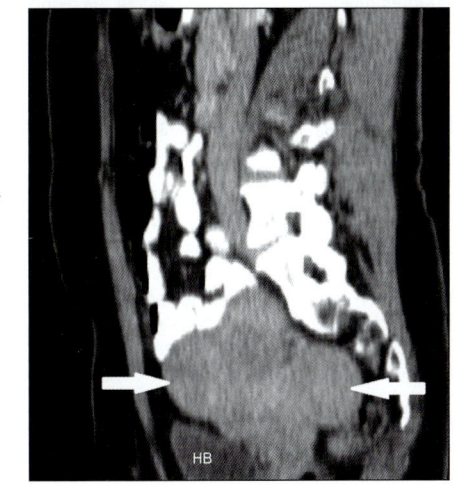

(Radiologische Praxis Dr. Dietz & Kollegen, Dr. M. Lorenz, Idar-Oberstein)

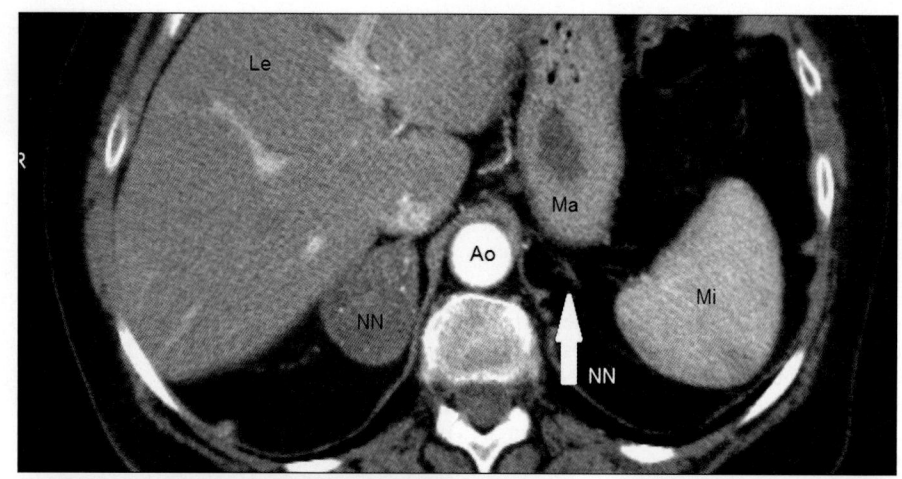

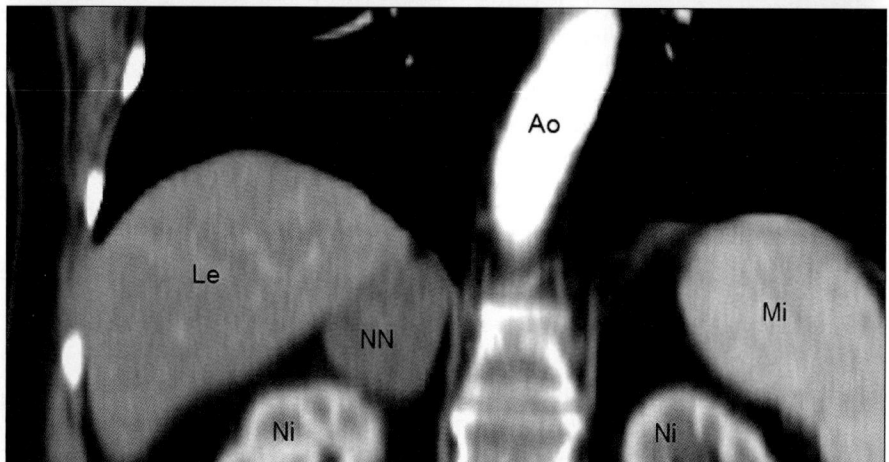

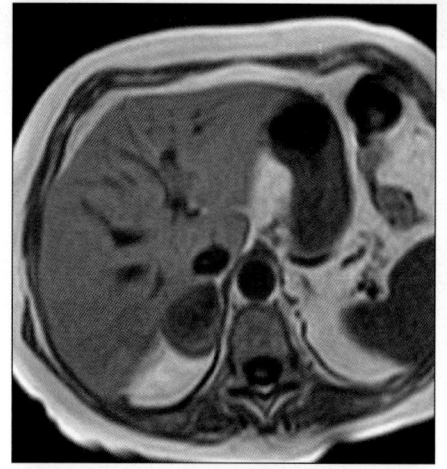

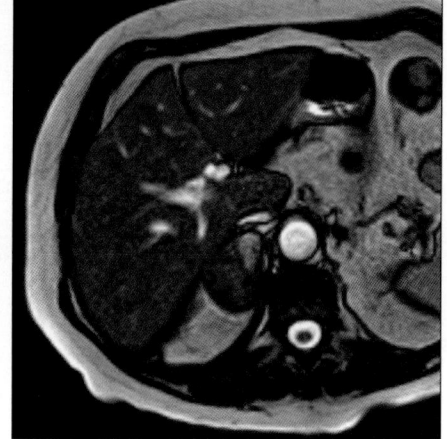

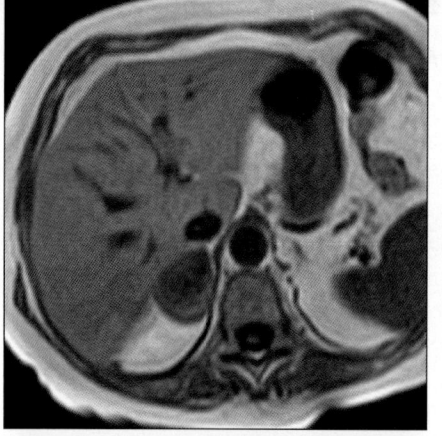

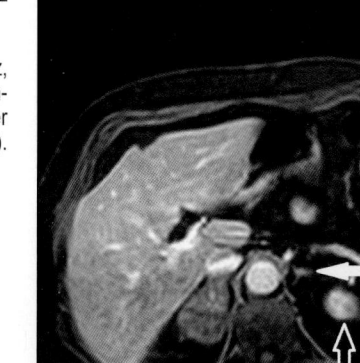

Radiologische Diagnostik - MRT - Nebennierenadenom

Nebennierenadenom

Aus chirurgischer Sicht sind jene Erkrankungen der Nebennieren von Bedeutung, die entweder eine Überfunktion oder auch eine Unterfunktion resp. –produktion der Nebennierenhormone hervorrufen. Infolge der verschiedenen in den Nebennieren gebildeten Hormone können bei Störungen der Produktion vielfältige Krankheitsbilder auftreten. Am häufigsten beobachtet man so genannte Nebennierenadenome (gutartige Geschwülste), viel seltener auch Nebennierenkarzinome, die hormonaktiv sind und entsprechend eine Überproduktion an Hormonen verursachen.

Kasuistik: 66-jährige Patientin. Im Ultraschall V.a. Nierentumor rechts. Abklärung im CT. Diagnose: wahrscheinlich hormoninaktives Nebennierenadenom. Die MRT bestätigt die Diagnose eines teilzystisch degenerierten, kaum durchbluteten Adenomes.

Abb. 15 Nebennierenadenom

Bild 1: CT mit oralem und i.-v. Kontrastmittel. Scharfberandete Raumforderung in der rechten Nebennierenloge. Praktisch keine Kontrastmittelaufnahme. Punktförmige Verkalkungen. Kein Hinweis auf ein invasives / destruktives Wachstum. Teilweise mitangeschnittene, normale, linke Nebenniere, in typischer Weise Y-förmig konfiguriert.

Bild 2: CT, koronare Rekonstruktion. Typische Lage, die Raumforderung ist gut von der Leber und der rechten Niere abgrenzbar.

Bild 3: MRT, T1 nativ. Leicht inhomogenes Signal, die punktförmigen hypointensen Veränderungen können dem im CT nachgewiesenen Kalk entsprechen.

Bild 4: MRT, B-FFE. Die T2-gewichtete Sequenz zeigt zystische Anteile der Raumforderung.

Bild 5: MRT, dynamische Kontrastmittelsequenz, portalvenöse Phase. Kaum Kontrastmittelaufnahme. Beachte die gute Kontrastmittelaufnahme der gegenseitigen Nebenniere (geschlossener Pfeil). Oberpol der linken Niere (offener Pfeil).

Legende:
Ao = Aorta
Le = Leber
Ma = Magen
Mi = Milz
Ni = Niere
NN = Nebenniere

(Radiologische Praxis Dr. Dietz & Kollegen, Dr. M. Lorenz, Idar-Oberstein)

Röntgendiagnostik

Osteoporose

Bedeutung der Osteoporose

- Weltweit 200 Millionen Menschen haben eine Osteoporose.

- Bei 7% aller 55-jährigen postmenopausalen und 19% aller 80-jährigen Frauen zeigt sich in der DXA-Knochendichtemessung eine Osteoporose.

- 95% aller Osteoporose-bedingten Oberschenkelhalsbrüche benötigen eine intensive Rehabilitation

- Ca. 20-30% aller Patienten mit Oberschenkelhalsbruch sterben innerhalb von 12 Monaten.

- Ziel der Knochendichtemessung ist es, in Verbindung mit Risikofaktoren und nach Ausschluss einer sekundären Osteoporose (DVO-Leitlinien; Minimallabor) durch Erkennen einer ggf. vorliegenden Osteoporose und des damit verbundenen erhöhten Frakturrisikos, durch eine frühzeitige Therapie die Morbidität und Mortalität zu senken. Die Knochendichtemessung ist Bestandteil der Osteoporosediagnostik

- Osteoporose-begünstigte Faktoren sind: Singuläre Wirbelkörperfraktur 1° mit Deckplattenimpression, singuläre nicht-vertebrale Fraktur nach dem 50. Lebensjahr, zwei nicht-vertebrale Frakturen nach dem 50. Lebensjahr, proximale Femurfraktur bei Vater oder Mutter, multiple intrinsische Stürze, Immobilität, Untergewicht, hs CRP erhöht, Hyponatriämie, Cushing Syndrom, subklinischer Hypercortisolismus, primärer Hyperparathyreoidismus, Wachstumshormonmangel, subklinische oder manifeste Hyperthyreose, Diabetes mellitus Typ 1 < 70 Jahre, rheumatoide Arthritis, Spondylitis ankylosans, B-II Resektion, Gastrektomie, Herzinsuffizienz, Zöliakie, Rauchen und/oder COPD, Antiepileptika, antiandrogene Therapie, Aromatasehemmer, Glukokortikoide oral, Glukokortikoide inhalativ, Glitazone, sturzbegünstigende Medikamente, Protonenpumpeninhibitoren, dopaminerge Medikamente, Schleifendiuretika.

- **Anmerkung:** Osteoporose ist eine quantitative Diagnose, die in einer qualitativen Diagnostik wie dem Röntgen oder dem CT formal nicht gestellt werden darf. Hierzu bedarf es einer Kochendichtemessung. Daher hier die Bezeichnung "Osteopenie".

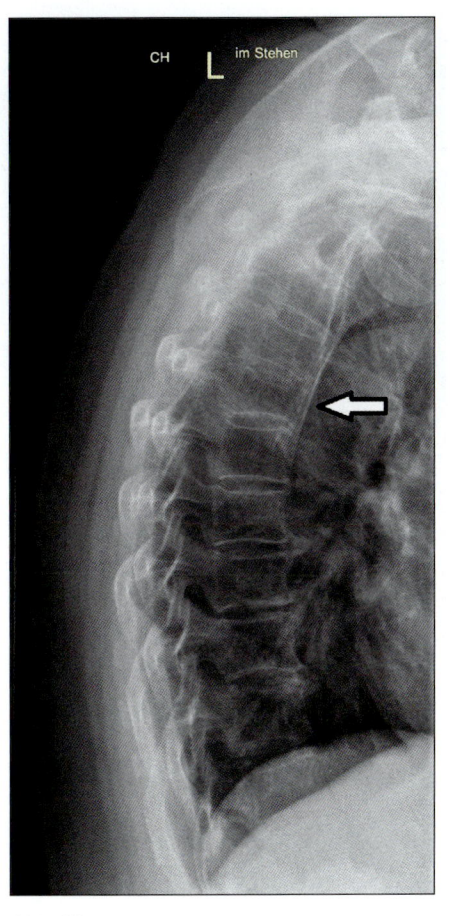

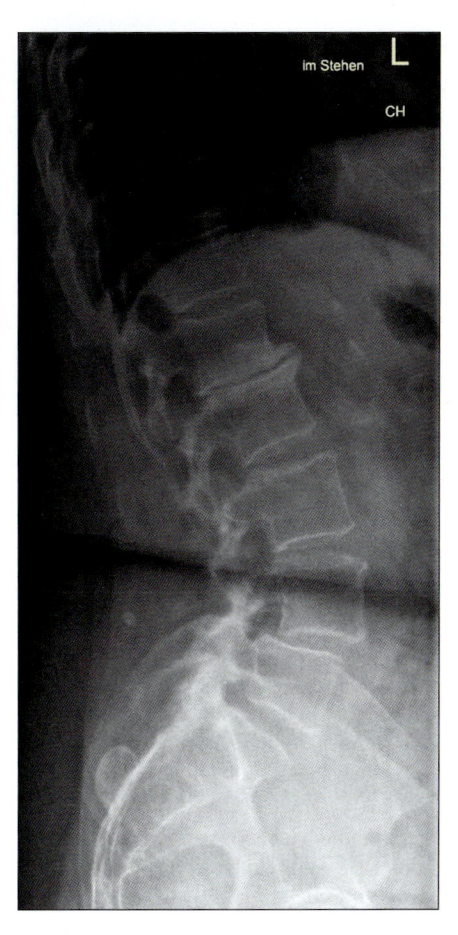

Abb. 16
Bild 1: Röntgen BWS seitlich. 74-jährige Patientin. Deutliche Osteopenie. Leichtgradig angulierende Kyphose bei diskretem Keilwirbel BWK 6. Spondylosen untere BWS.
Bild 2: Röntgen LWS seitlich. Gleiche Patientin. Deutliche Osteopenie. Keine Fraktur. Hier besser erkennbar die sogen. "Längstrabekulierung" der Wirbelkörper als Zeichen höhergradiger Dichteminderung des Knochens. Die quer verlaufenden Trabekel nehmen ab, hierdurch wirken die Wirbelkörper "strähnig". Allgemeine degenerative LWS-Veränderungen.

(Radiologische Praxis Dr. Dietz & Kollegen, Dr. M. Lorenz, Idar-Oberstein)

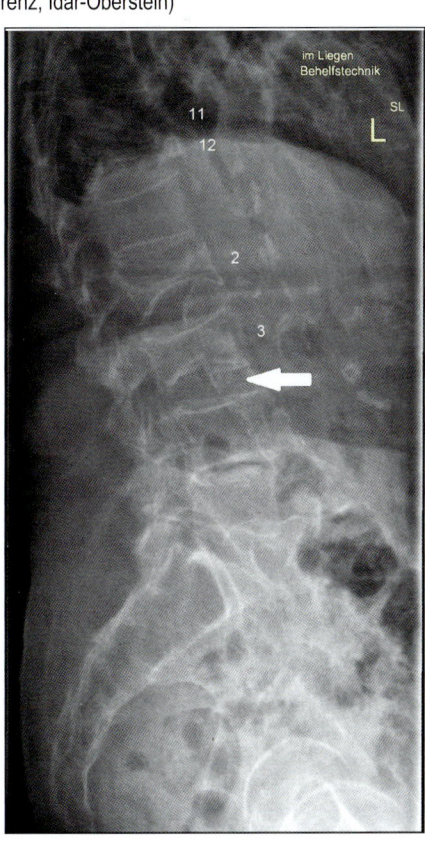

Abb. 17
Bild 3: LWS seitlich. 93-jährige Patientin, Bagatelltrauma. Multiple Frakturen: Flachwirbel BWK 11 und 12, Fischwirbel LWK 2 und 3. Die Fraktur in LWK 3 wirkt frisch. Pfeil: deutliche Aortenwandsklerose. Die Osteopenie ist viel fortgeschrittener als in den Bildern davor. Die Binnenstruktur der Wirbelkörper ist fast nicht mehr erkennbar. Diese Stufe der Osteopenie nennt sich "Rahmenwirbel": man sieht eigentlich nur noch die Kortikalis.

(Radiologische Praxis Dr. Dietz & Kollegen, Dr. M. Lorenz, Idar-Oberstein)

Röntgendiagnostik
Knochenalterbestimmung

Das Knochenalter (oder die sogenannte Skelettreife) ist ein Maß für die Entwicklung des Heranwachsenden. Normalerweise deckt sich das Knochenalter mit dem chronologischen Alter, im Falle von Entwicklungsstörungen (z. B. Pubertas praecox, Pubertas tarda, Hochwuchs, Kleinwuchs etc.) kann das Knochenalter vom chronologischen Alter abweichen, also entweder beschleunigt oder verzögert sein.

Es gibt mehrere **Methoden** zur Reifebestimmung am heranwachsenden Skelett. Gemeinsam ist der Bezug auf einen Standard, der aus einer „normalen", nordamerikanischen oder britischen (weißen) Bevölkerungsgruppe ermittelt wurde.

Neben der Erhebung des Zahnstatus erfolgt die Bestimmung des Knochenalters anhand eines Röntgenbildes. Bestimmung anhand einer Handaufnahme ist die verbreitetste Methode. Bestimmung anhand des Kniegelenkes ist jedoch auch beschrieben.

Die Strahlenexposition ist hierbei äußerst gering (ca. 0,0001 mSv. eff.*). Grundsätzlich erfolgt eine a.p.-Aufnahme der linken Hand, die dann mit entsprechenden Atlanten nach Geschlecht getrennt verglichen wird. Anhand der Entwicklung der Handwurzelknochen sowie der Epiphysenfugen kann das Knochenalter idealerweise auf 6 Monate genau bestimmt werden. Im Rahmen forensischer Altersbestimmung kann zusätzlich ein Orthopantomogramm (Panoramaaufnahme der Kiefer, OPG) und bei bereits abgeschlossener Entwicklung des Handskeletts eine Dünnschicht-CT der medialen Claviculaapophysen durchgeführt werden, da diese noch später ossifizieren und damit die Lücke der Altersbestimmung zwischen ca. 17. und 21. Lebensjahr geschlossen wird.

*) das entspricht der effektiven Dosis von weit weniger als einer Minute Flugzeit in Reiseflughöhe!

Prinzip

Die Entwicklung des Handskeletts erfolgt (eine normale Entwicklung vorausgesetzt) in der Regel einem bestimmten Muster, wobei sich Reifung beim Mädchen etwas schneller vollzieht als beim Jungen.

Bei Neugeborenen sind auf der Hand-Röntgenaufnahme in der Handwurzel beim Mädchen noch keine, beim Jungen lediglich Os capitatum und Os hamatum verknöchert (und somit sichtbar), die übrigen Handwurzelknochen sind noch nicht ossifiziert und nur knorpelig angelegt und daher auf der Röntgenaufnahme nicht zu erkennen. Im Bereich der Phalangen sind noch keine Epiphysenkerne sichtbar. Mit fortschreitendem Alter und Reifung verknöchern die oben genannten Strukturen zunehmend, in der Handwurzel in der Regel in folgender Reihenfolge: Os capitatum und Os hamatum – Os triquetrum – Os lunatum – Os trapezium – Os scaphoideum und Os trapezoideum. Im Alter von 14 (Mädchen) beziehungsweise 16 (Jungen) Jahren sind dann bis auf die Epiphysenfugen des distalen Radius und der Ulna alle Wachstumsfugen der Hand geschlossen, das Wachstum also größtenteils abgeschlossen.

Methoden

Die zwei gängigsten Methoden der Skelettalterbestimmung sind die Methoden nach Greulich und Pyle und die Methode nach Tanner und Whitehouse. Bei der Atlasmethode nach Greulich und Pyle wird das Röntgenbild der linken Hand mit Referenzbildern aus einem Atlas verglichen, das Skelettalter ergibt sich dann aus dem Bild, das der aktuellen Aufnahme am nächsten kommt. Wird die rechte Hand verwendet, ergibt sich kein signifikanter Unterschied im ermittelten Skelettalter.[2]

Aus vergleichenden Untersuchungen ist bekannt, dass die Skelettalterbestimmungen nach den beiden Methoden etwas differieren. Die Methode nach Tanner und Whitehouse gilt als präziser für deutsche Kinder, hier wird mit Hilfe vieler Referenzbilder einzelner Abschnitte der linken Hand ein Reifescore erstellt, aus dem sich dann anhand einer Tabelle das Knochenalter bestimmen lässt. Die Skelettalterbestimmung nach Tanner und Whitehouse ist somit aufwändiger.

Beide Methoden können automatisiert bestimmt werden.[3]

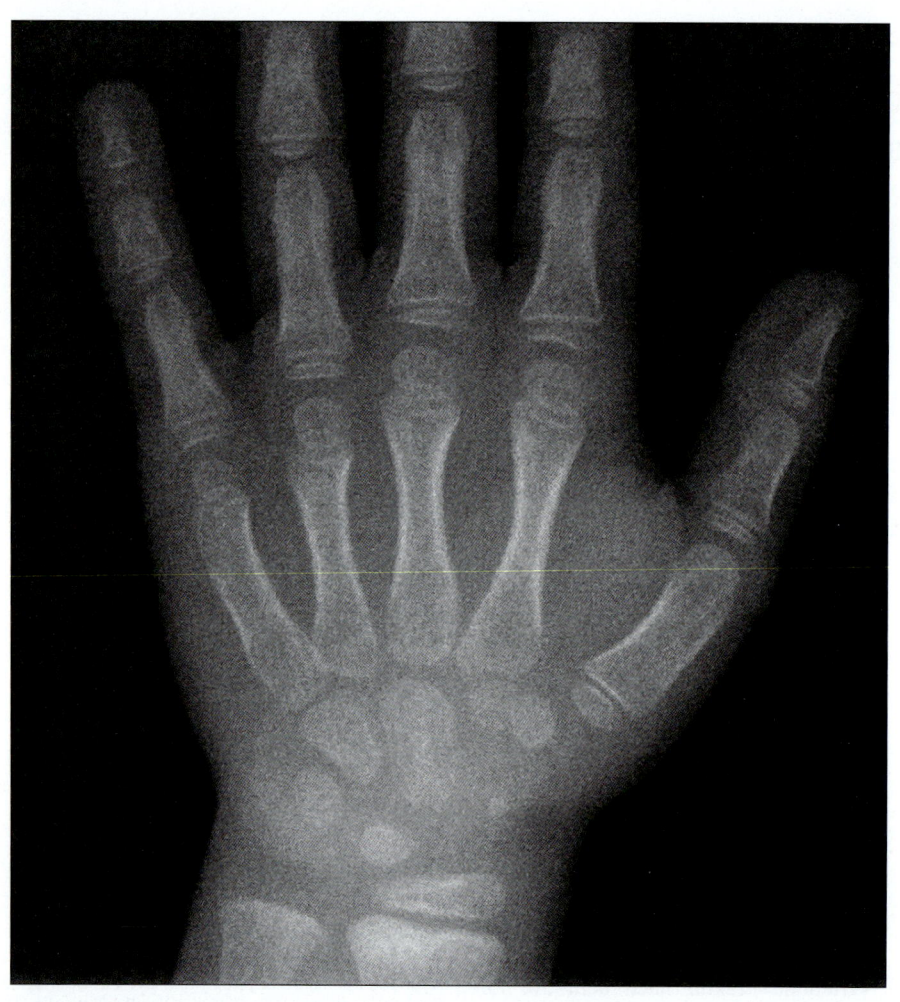

Abb. 18 Knochenalterbestimmung durch Röntgen der linken Hand a.p.

Röntgenbild eines zum Untersuchungszeitpunkt 6-jährigen Mädchens. Viele Kriterien werden zur Knochenalterbestimmung herangezogen. So ist z. B. das Os scaphoideum nur krümelig angelegt, das Os pisiforme noch gar nicht erkennbar, es fehlt auch noch die Epiphyse der Ulna. Anhand dieser und mehr Kriterien kann das Knochenalter ermittelt werden.

Anm.: dass das Bild recht "verrauscht" aussieht, liegt an der Verwendung eines speziellen vorgeschriebenen Kinderfilters. Das schränkt jedoch die Auswertbarkeit nicht ein.

(Radiologische Praxis Dr. Dietz & Kollegen, Dr. M. Lorenz, Idar-Oberstein

Aufgrund der den Buchatlanten zugrunde gelegten Population gelten die Bestimmungen im Rahmen der statistischen Zuverlässigkeit auch nur für diese Bevölkerungen. Für andere Populationen müssen die Standards angepasst werden.[4]

Indikationen

Aus medizinischer Sicht ist die Korrelation des Knochenalters mit dem chronologischen Alter angezeigt bei Störungen der Entwicklung (beschleunigt oder verzögert) und des Wachstums sowie bei bestimmten anderen endokrinologischen Krankheitsbildern.

Neben der medizinischen existiert auch noch die forensische Indikation. Werden jugendliche Straftäter gefasst, die sich nicht ausweisen können (oder wollen), muss entschieden werden, ob diese festgesetzt werden können oder nicht. Kann das Alter nicht anderweitig ermittelt werden, kann ein Gutachten zum Skelettalter herangezogen werden. Aufgrund der Standardabweichungen (nach oben und unten in der Regel mindestens ein Jahr) geht man in diesen Gutachten vom mindestens vorliegenden Skelettalter aus (Prinzip in dubio pro reo), so dass dies dem Beschuldigten meist zum Vorteil gereicht.

Die Werte gelten nur für gesunde Kinder. Ob es sich um ein gesundes Kind handelt oder ob irgendwelche Faktoren vorliegen, die zur Beschleunigung oder Verlangsamung der Skelettreifung geführt haben könnten, ist bei der Untersuchung aus forensischen Gründen in der Regel jedoch nicht bekannt und dies lässt sich dem Röntgenbild auch nicht entnehmen. Bei bestimmten Erkrankungen wäre der Rückschluss vom Skelettalter auf das Lebensalter völlig unmöglich. Schon bei länger andauernden Krankheiten oder Unterernährung kann die Skelettentwicklung deutlich zurückbleiben.

In der Kinderorthopädie verwendet man die Röntgenaufnahme der Hand als aussagekräftiges diagnostisches Hilfsmittel zur Ermittlung der Gesamtkörpergröße, den Abschluss des Längenwachstums und zur Feststellung von Abweichungen zwischen skelettalem und chronologischem Alter. An der Wirbelsäule ist auch das sogenannte Risser-Zeichen gebräuchlich.

Wichtiger jedoch ist die Festlegung des Zeitraums des zu erwartenden größten Wachstumsschubs, um so unnötige und belastende Therapiemaßnahmen auf den unbedingt erforderlichen Zeitraum zu beschränken.

Knochenalterbestimmung aus forensischen Gründen

Siehe Spezialliteratur

Es liegt kein Interessenkonflikt des Autors vor.

Literatur

J. Christopher Bertozzi, Paul M. Bunch, Cree M. Gaskin, S. Lowell Kahn: Skeletal Development of the Hand and Wrist: A Radiographic Atlas and Digital Bone Age Companion. Oxford University Press, 2011, ISBN 0-19-978205-9.

J. M. Tanner, R. H. Whitehouse: Growth and Development Reference Charts (Tanner-Whitehouse Standards). Castlemead Publications, 1984, ISBN 978-0-948555-00-8

K. C. Grave, T. Brown: Skeletal Ossification and the Adolescent Growth Spurt. In: Am. J. Orthodont. Nr. 69, 1976

Andreas Ruhland: Kieferorthopädische Diagnostik. 2. völlig überarb. u. erg. Auflage. Hanser, München / Wien 1982, ISBN 3-446-13534-0, S. 52 ff.

S. I. Pyle, N. I. Hoerr: Radiographic Atlas of Skeletal Development of the Knee. A Standard of Reference. Charles C Thomas Publ., 1955

D. D. Martin, J. Neuhof, O: G. Jenni, M. B. Ranke, H. H. Thodberg: Automatic Determination of Left- and Right-Hand Bone Age in the First Zurich Longitudinal Study. In: Hormone Research in Paediatrics, Vol. 74, 2010, S. 50–55

H. H. Thodberg, S. Kreiborg, A. Juul, K.D. Pedersen: The BoneXpert Method for Automated Determination of Skeletal Maturity. In: IEEE Trans Medical Imaging, Vol. 28, 2009, S. 52–66

S.Y. Zhang, G. Liu, C.G. Ma, Y.S. Han, X.Z.Shen, R.L. Xu, H. H. Thodberg: Automated Determination of Bone Age in a Modern Chinese Population. In: ISRN Radiology, Volume 2013.

Peter Kühne: Zur Lage der Flüchtlinge in Deutschland. Bonn 2001, ISBN 3-86077-972-9, 96 S (Gesprächskreis Migration und Integration). FEuS Library, Electronic ed., 2002, fes.de (406 kB)

TEVA Biotechnologie made in Germany

Sprung ins Leben

Kostengünstigere rFSH-Behandlung[1] mit Ovaleap®

- Biosimilar zu Gonal-f®
- Patientenfreundlicher Pen zum Mehrfachgebrauch[2,3]
- Entwickelt von Teva – Forschendes Pharmaunternehmen und Generika-Anbieter zugleich

ovaleap® follitropin alfa

TEVA

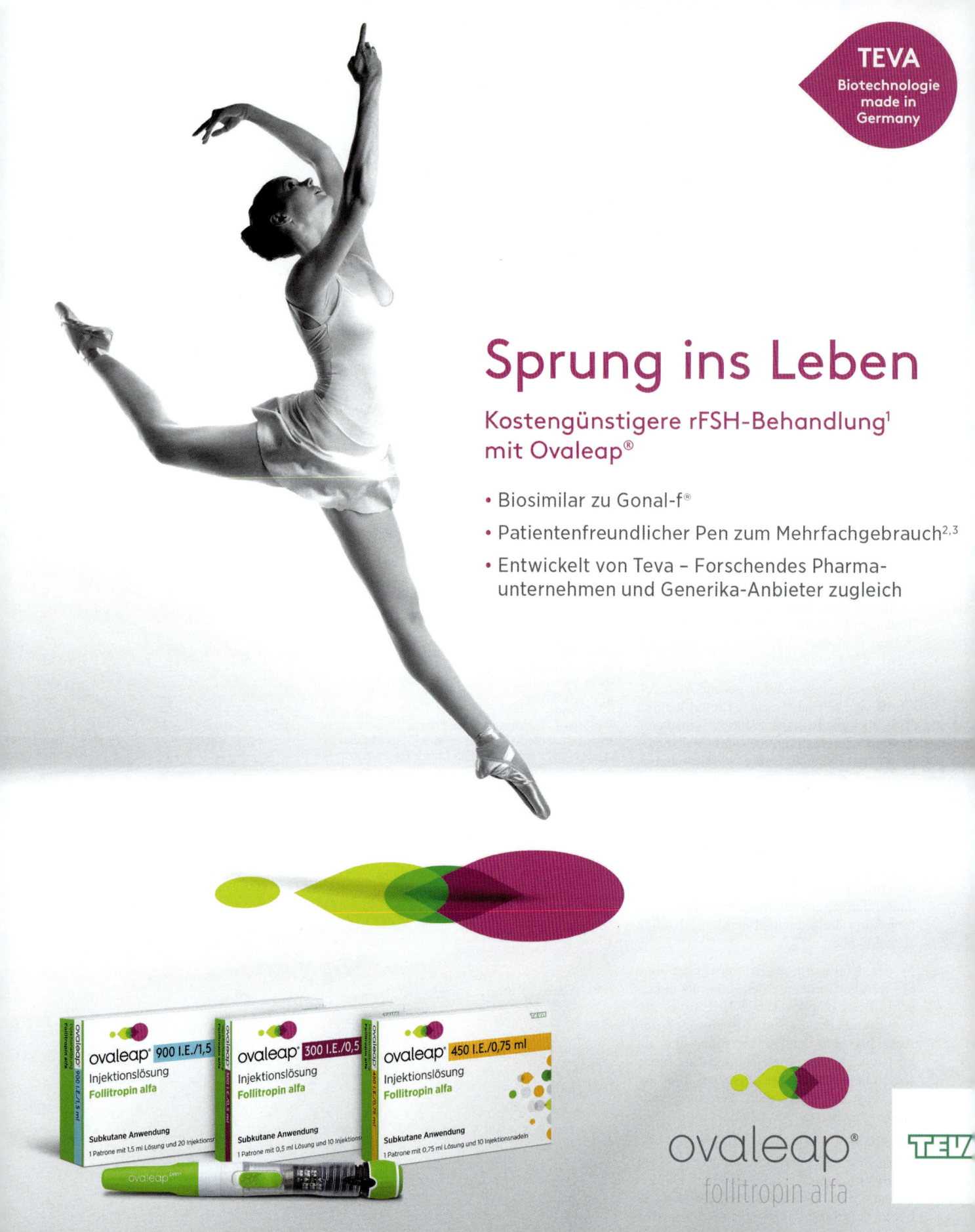

1. Vgl. AVP von Ovaleap®, Gonal-f®, Bemfola® (Lauer Taxe Stand 01. April 2016) zur Stimulationstherapie zur Erreichung einer mehrfachen Follikelreifung bei Frauen vor In-vitro-Fertilisation oder anderer ART-Methoden bei Behandlung mit täglich 150 I.E. über 10 Tage (vgl. Fachinformation Ovaleap®, Gonal-f®, Bemfola®) 2. Gertz B and Strowitzki T. Phase 3 Study of Efficacy, Safety, and Tolerability of XM17 (Ovaleap®) Compared to Gonal-f® in Women Undergoing Assisted Reproductive Technologies. Presented at the 10th Congress of the European Society of Gynecology. Brussels, Belgium, September 18–2? 2013. 3. Gebrauchsinformation Ovaleap Pen®, Stand August 2015.

Ovaleap 300 I.E./0,5 ml, Ovaleap 450 I.E./0,75 ml, Ovaleap 900 I.E./1,5 ml Injektionslösung
Ws: Follitropin alfa. **Zus.:** 300 I.E./0,5 ml: Jede Patr. enth. 300 I.E. (entspr. 22 μg) Follitropin alfa in 0,5 ml. 450 I.E./0,75 ml: Jede Patr. enth. 450 I.E. (entspr. 33 μg) Follitropin alfa in 0,75 ml. 900 I.E./1,5 ml Jede Patr. enth. 900 I.E. (entspr. 66 μg) Follitropin alfa in 1,5 ml. **Sonst. Bestandt.:** Natriumdihydrogenphosphat-Dihydrat, Natriumhydroxid (2 M), Mannitol, Methionin, Polysorbat 20, Benzylalkohol, Benzalkoniumchlorid, Wasser f. Injektionszwecke. **Anwgb.:** Anovulation (einschl. PCOS) bei Frauen, die auf eine Behandl. mit Clomifencitrat nicht angespr. haben. Stimulation einer multifollikulären Entwickl. bei Frauen, die sich einer Superovulation zur Vorbereitung auf eine ART, wie IVF, intratub. Gametentransfer od. Zygotentransfer unterziehen. Zus. mit LH zur Stimulation d. Follikelreifung bei Frauen mit schwerem LH- und FSH-Mangel. Zus. mit hCG zur Stimulation der Spermatogenese bei hypogonadotropem Hypogonadismus. **Gegena.:** Überempf. gg. Follitropin alfa, FSH od. einen der sonst. Bestandt., Tumoren des Hypothalamus od. der Hypophyse, Vergr. der Ovarien od. Ovarialzysten, die nicht auf einem PCOS beruhen, gyn. Blutungen unbek. Ursache, Ovarial-, Uterus- od. Mammakarzinom, primäre Ovarialinsuff. Missb. d. Sexualorgane od. fibröse Tumoren des Uterus, die eine Schwangerschaft unmögl. machen, prim. testik. Insuff., Schwangerschaft/Stillzeit. **NW.:** Überempfindlichkeitsrkt. einschl. anaphylaktischer Reaktionen und Schock. Exaz. od. Verst. von Asthma. Rkt. an der Injektionsstelle. Kopfschmerzen. Thromboembolien, gewöhnl. in Zusammenh. mit einem schweren OHSS. Bauchschmerzen, aufgeblähter Bauch, abd. Beschw., Übelk., Erbr., Diarrhoe. Ovarialzysten, OHSS, inkl. Komplik. Bei Männern: Akne. Gynäkomastie, Varikozele. Gewichtszunahme.
Verschrpfl. Stand: Sept. 2014. Teva B.V., Swensweg 5, 2031GA Haarlem, Niederlande.

Fertility Apps

Katharina Görner, Thomas Rabe, Christian Gnoth

Im ersten Quartal 2016 verwendeten 81% der rund 62 Millionen deutschen Internetnutzer Handys oder Smartphones, um online zu gehen **(Statistisches Bundesamt 2016)**.[1] Führte bis 2014 noch das Notebook die Statistik in der täglichen Online-Nutzung an, hat inzwischen das Smartphone die Führung übernommen. Und dieser Trend nimmt stetig zu.

Dementsprechend werden auch vermehrt Mobile Apps, Softwareanwendungen für Smartphones und Tablets, entwickelt und vertrieben. Allein im Google Play Store gibt es aktuell 2.836.938 Apps, davon fast 40.000 im Bereich Medizin **(AppBrain.com)**.[2] Da die App-Entwicklung und -verbreitung kaum Reglements unterliegen, hat sich hier eine Marktnische aufgetan, die immer mehr Anbieter zu nutzen versuchen. Gerade im Gesundheitsbereich sind Apps äußerst beliebt, da sie den Anwender dabei unterstützen, aktiv etwas für ein gesünderes Leben zu tun und sich intensiver mit dem eigenen Körper und dessen Vorgängen zu beschäftigen. Dabei helfen die Anwendungen bei der Dosierung und Einnahme von Arzneimitteln, geben Gesundheitsempfehlungen oder werten Daten zu Fitness, Gewicht und anderen Parametern wie Blutdruck oder Blutzucker aus.

Im englischen Sprachraum werden Apps in „Health Apps" und „Medical Apps" unterteilt. Die Zielgruppe von Health Apps sind gesunde Personen, die zur Krankheitsprävention positiv an ihrem Lebensstil arbeiten wollen. Medical Apps hingegen richten sich an medizinisches Personal oder Patienten, um diese bei Diagnose, Therapie oder Überwachung von Krankheiten zu unterstützen. Zwar unterscheiden sowohl der Google Play Store als auch der App Store von Apple die Kategorien „Gesundheit & Fitness" und „Medizin", doch ist die Unterteilung für den Verbraucher sehr undurchsichtig, da die Entwickler selber entscheiden, in welcher Kategorie ihre App veröffentlicht wird.

Die Definitionsfrage ist jedoch nicht das einzige Problem. Die viel entscheidendere Frage ist, ob es sich bei der Anwendung um ein Medizinprodukt handelt, denn dann unterliegt diese dem Geltungsbereich des Medizinproduktegesetzes (MPG) und der damit einhergehenden Verordnungen. Sowohl die U.S. Food and Drug Administration (FDA) als auch das Bundesinstitut für Arzneimittel und Medizinprodukte (BfArm) mussten auf den wachsenden Markt und die damit entstandenen Probleme reagieren. Sie veröffentlichen Orientierungshilfen für App-Entwickler, die diesen bei der Entscheidung helfen sollen, ob sie ihre Anwendung als Medizinprodukt einstufen und klassifizieren lassen wollen, um so eine CE-Kennzeichnung zu erhalten **(BfArM 2013)**[3], **(Center for Devices and Radiological Health 2015)**.[4] Da die Orientierungshilfen jedoch bislang nicht bindend sind, gibt es aktuell nur sehr wenige Medizin-Apps auf dem Markt, die als Medizinprodukt geprüft sind.

Fertility-Apps, Zyklus-Tracker, Menstruations-Kalender oder auch Eisprung-Rechner beschreiben im Grunde dieselbe Art von Anwendung, die der Nutzerin einen besseren Einblick in ihren Zyklus verspricht. Sie helfen bei der Beobachtung des eigenen Zyklus und können sowohl von Frauen, die eine Schwangerschaft anstreben, als auch von denen, die sie vermeiden wollen, genutzt werden. Da immer mehr Frauen nach einer hormon- und damit nebenwirkungsfreien Form der Empfängnisverhütung suchen, treffen sie genau den Zahn der Zeit. Sie sind günstiger als die meisten herkömmlichen Verhütungsmethoden, erfordern kaum zeitlichen Aufwand und ihre Nutzung ist durch Eingabe weniger Informationen überall bequem möglich. Daher verwundert es nicht, dass sich die Gruppe der Zyklus-Tracker auf Platz 4 der meist heruntergeladenen Gesundheits-Apps in den USA befindet **(Fox u. Duggan 2012)**.[5]

Die Fertility-Apps in den jeweiligen Stores lassen sich in zwei Gruppen einordnen. Die beliebteren und häufiger heruntergeladenen Apps sind jene, die nur auf Rechenregeln beruhen. Sie repräsentieren den Zyklus der Frau meist in weiblichen Farben mit blumiger Symbolik in Kalenderform und sind im Grunde nur bessere Eisprungrechner **(Abb. 1)**. Sie gehen von einem regelmäßigen Zyklus mit einer Zykluslänge von 28 Tagen aus, der Eisprung liegt genau in Zyklusmitte, sprich 14 Tage vor Beginn der nächsten Periode. Dabei scheint sich die Mehrheit an der Erkenntnis von Wilcox et al. zu orientieren, dass sich die fruchtbare Zeit im Menstruationszyklus auf insgesamt sechs Tage beschränkt: dem Tag des Eisprungs selber und die fünf vorhergehenden Tage **(Wilcox et al. 1995)**.[6] Doch inzwischen weiß man, dass nur ein geringer Prozentsatz der Frauen wirklich am Zyklustag 14 ihren Eisprung hat **(Baird et al. 1995)**.[7] Selbst bei regelmäßigen Zyklen ist das fertile Fenster deshalb nur schwer vorherzusagen **(Wilcox et al. 2000)**.[8] Sogar Frauen, die einen konstanten Zyklus von 28 Tagen aufweisen, ovulieren nicht in jedem Zyklus am selben Tag **(Creinin et al. 2004)**.[9]

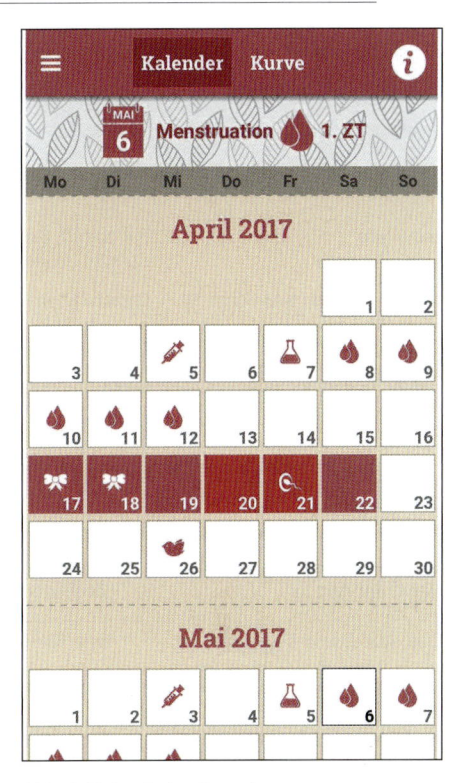

Abb. 1 Kalenderbasierte App

(Quelle: Eisprungkalender ♥ Zyklus-App)

Die zweite große Gruppe sind die Apps, die auf Natürlicher Familienplanung (NFP) basieren. „NFP ist die heute übliche Bezeichnung für Familienplanungsmethoden, mit deren Hilfe eine Schwangerschaft sowohl angestrebt als auch vermieden werden kann […]" **(Raith-Paula et al. 2013)**.[10] Dabei beobachtet und dokumentiert die Anwenderin Körperzeichen wie Basaltemperatur, Zervixschleim und Muttermund und kann anhand deren Veränderung im Laufe des Zyklus ihre fruchtbaren Tage und den Eisprung ermitteln. Wird die Methode zur Verhütung verwendet, muss das Paar an diesen Tagen im Monat entweder auf Geschlechtsverkehr verzichten oder zusätzliche Barrieremethoden verwenden. Ist eine Schwangerschaft gewünscht, können so die Tage der höchsten Fruchtbarkeit erkannt und genutzt werden. Die entsprechenden Apps bieten meist eine automatische Auswertung der eingegebenen Daten an, oft besteht für die Nutzerin jedoch auch die Möglichkeit, ihren Zyklus

Tab. 1: Getestete Fertility Apps

Name der App	Anbieter	Betriebssystem	Kosten	Website	Methode
Clue - Menstruations-Kalender*	Biowink GmbH	Android + iOS	kostenlos	www.helloclue.com/de.html	kalenderbasiert
Eisprungkalender ♥ Zyklus-App	FUNKE Zeitschriften Service GmbH	Android	kostenlos	www.9monate.de/	kalenderbasiert
Eisprungkalender von urbia.de*	G+J Digital Products GmbH	Android + iOS	kostenlos	www.urbia.de/	kalenderbasiert
ELTERN Zyklus- Kalender*	G+J Digital Products GmbH	Android + iOS	kostenlos	www.eltern.de/	kalenderbasiert
Fruchtbarkeitskalender*	babyclub.de	Android + iOS	kostenlos	www.babyclub.de/	kalenderbasiert
KiWuWeb die Kinderwunsch App	Andreas Dalebout	Android	kostenlos	www.kleinersonnenschein.eu/	kalenderbasiert
Lady Cycle	Patrizia Milz, Stephan Gerhard, Christian Oberholzer	Android	kostenlos	ladycycle.com/	NFP
MyDays X - Period & Ovulation™*	Christian Albert Mueller	Android + iOS	kostenlos; In-App-Purchase 1,99€	christian-albert-mueller.com/mydays/	kalenderbasiert
myNFP*	mynfp	Android + iOS	1,99 €/Monat	www.mynfp.de/	NFP
Myona Online Service	myona GmbH	Über Webbrowser	6,99 €/Monat	myona.de/	NFP

* Name der App im App Store von Apple kann abweichen

Tab. 2: Herstellerangaben zu den Rechenregeln der kalenderbasierten Fertility Apps

Name der App	Beginn fruchtbare Tage	Ende fruchtbare Tage	Eisprung
Clue - Menstruations-Kalender*	Berechnungen basieren auf Durchschnittswerten der Nutzerin		
Eisprungkalender ♥ Zyklus-App	Eisprung -4 Tage	Eisprung + 1 Tag	Zykluslänge - 14 Tage
Eisprungkalender von urbia.de*	Eisprung -3 Tage	Eisprung + 1 Tag	Erster Tag der letzten Periode + 14 Tage
ELTERN Zyklus- Kalender*	Eisprung -3 Tage	Eisprung + 3 Tage	Erster Tag der letzten Periode - 14 Tage
Fruchtbarkeitskalender*	Eisprung -5 Tage	Eisprung = Ende	nächste Periode -15 Tage
KiWuWeb die Kinderwunsch App	Eisprung -5 Tage	Eisprung + 3 Tage	Erster Tag der letzten Periode + 14 Tage
MyDays X - Period & Ovulation™*	Eisprung -5 Tage	Eisprung = Ende	Erster Tag der letzten Periode - 14 Tage oder 1/2 Zykluslänge

* Name der App im App Store von Apple kann abweichen

manuell auszuwerten. Hervorzuheben sind die Apps, die nach den Regeln der symptothermalen Methode der Arbeitsgemeinschaft NFP auswerten. In unserer Studie sind das Lady Cycle, myNFP und Myona. Die symptothermale Methode ist mit einem Pearl Index von 0,4 bei optimaler Anwendung (erklärt von akkreditierten Lehrern der AG NFP und standardisiertem Arbeitsmaterial) in ihrer Sicherheit vergleichbar mit anderen modernen Verhütungsmethoden **(Frank-Herrmann et al. 2007)**.[11] Die Methode ist unter dem Markenzeichen Sensiplan seit 2010 international geschützt, um sich von weniger sicheren Methoden der Natürlichen Familienplanung abzugrenzen **(Arbeitsgruppe NFP 2015)**.[12] Die Kombination von App und NFP hat den Vorteil, dass die Eingabe ohne viel Aufwand überall möglich ist, die Anwenderin benötigt lediglich ein Smartphone und ein geeignetes Thermometer zum Messen der Basaltemperatur.

Das größte Problem an der Masse an Apps ist die mangelnde Überwachung der Qualität und Sicherheit. Es ist für die Verbraucher nicht ersichtlich, auf welcher Basis die Berechnungen beruhen. Auch in den App-Beschreibungen der jeweiligen Stores mangelt es an Informationen dazu, da diese von den Anbietern selbst zur Verfügung gestellt werden. Die wenigsten Entwickler sind dahingehend transparent und legen ihre Rechenregeln offen. Außerdem gibt es im Bereich der Fertility-Apps bisher kaum prospektive Sicherheitsstudien, die sich mit Methodik und Gebrauchssicherheit beschäftigen.

Daher entschieden wir uns Anfang 2016, die derzeit in Deutschland angebotenen Apps und Computerprogramme, die sich als Fertilitätsmonitor anbieten, systematisch zu erfassen, die Eigenschaften zu katalogisieren und darauf basierend Empfehlungen für die Öffentlichkeit abzugeben. So sollen Ärztinnen und Ärzte, vor allem aber auch Patientinnen und Patienten, einen besseren Einblick in die Thematik erlangen. Aufgrund der aktuellen Entwicklungen auf dem App-Markt im Bereich der Medical Apps soll hier zunächst ein allgemeiner Überblick geschaffen werden. Ein auf einem Punktesystem basierendes Ranking sowie eine detaillierte Vorstellung unserer getesteten Apps wird an anderer Stelle veröffentlicht werden.

Ähnliche Studien im englischsprachigen Raum zeigten bereits, dass die Anwendung von Apps sich aufgrund ungenauer und unzuverlässiger Berechnungen weder zum alleinigen Verhüten, noch um schneller schwanger zu werden, eignet **(Duane et al. 2016)**[13], **(Setton et al. 2016)**[14], wobei diesen Untersuchungen keine Effektivitätsstudien, sondern nur Fragenkataloge zugrunde lagen.

Tab. 3: Eigenschaften der getesteten Fertility Apps

Name der App	NFP-basiert	Eingabe der Basaltemperatur	Eingabe von Störfaktoren	Eigenschaften Zervixschleim	Eigenschaften Muttermund	Zykluskurve	Eingabe von Ovulationstest	Datenexport	Erinnerungen
Clue - Menstruations-Kalender*	-	+	+	+	-	+	++	+	+
Eisprungkalender ♥ Zyklus-App	-	+	+	+	-	+	+	-	+
Eisprungkalender von urbia.de	-	-	-	+	-	-	++	-	-
ELTERN Zyklus- Kalender*	-	+	-	+	-	-	++	-	+
Fruchtbarkeitskalender*	-	-	-	-	-	-	-	-	+
KiWuWeb die Kinderwunsch App	-	+	-	+	+	+	+	-	-
Lady Cycle	+	+	+	+	+	+	+	+	-
MyDays X - Period & Ovulation™*	-	+	-	+	+	+	+	+	+
myNFP	+	+	+	+	+	+	+	+	+
Myona Online Service	+	+	+	+	-	+	-	-	+

++ Eingabe beeinflusst Berechnung
* Name der App im App Store von Apple kann abweichen

Methodik

Um einen objektiven Vergleich für möglichst viele Smartphone-Nutzer zu erstellen, nutzten wir ein Smartphone mit Android- und ein iPhone mit iOS-Betriebssystem für unseren Test. Im Google Play Store sowie im App Store von Apple suchten wir über die jeweilige Suchfunktion nach den Schlagwörtern „Fertility-App", „schwanger werden" und „Eisprung". Um in die Studie aufgenommen zu werden, mussten die Apps mehr Funktionen bieten als reines Zyklus-Monitoring, sie sollten also zusätzlich mindestens noch die fruchtbaren Tage und/oder den Eisprung berechnen. Alle weiteren Eingabe- und Berechnungsparameter waren optional. Außerdem musste eine E-Mail-Adresse oder alternativ ein Kontaktformular vorhanden sein, um eine Anfrage an die Anbieter zu ermöglichen. Da die Anzahl der gefundenen Apps kaum zu überblicken war und fast täglich neue hinzukommen, beschränkten wir uns auf die Apps, deren Entwickler im deutschsprachigen Raum sitzen. So sollte sichergestellt werden, dass gerade deren Qualität und Algorithmen untersucht werden. Insgesamt fanden sich mit oben genannten Suchparametern elf Apps mit deutschsprachigen Entwicklern.

Zusätzlich zu den Apps testeten wir noch den Online-Service Myona (myona.de/). Auch dort ist die Eingabe der Zyklusinformationen über den Webbrowser eines Smartphones oder Tablets möglich. Der Einfachheit halber wird der Service im Folgenden ebenfalls als „App" bezeichnet.

Wir entwickelten einen Fragebogen mit 23 Fragen zur jeweiligen App. Die Fragen deckten allgemeine Themen wie Preis und Eingabeoptionen ab, es wurde aber auch explizit nach den der App zugrundeliegenden Algorithmen gefragt. Der Fragebogen wurde den Anbietern am 30.04.2016 per Post in ausgedruckter Form und per E-Mail als PDF-Anhang zugeschickt. Mit der Erklärung unseres Studiendesigns baten wir die Entwickler, an unserer Studie teilzunehmen. Für die Rücksendung der Fragebögen wurde eine Frist von acht Wochen gesetzt. In diesem Zeitraum versendeten wir außerdem noch zwei Erinnerungsschreiben per E-Mail. Zusätzlich zu der Auswertung der eingegangenen Fragebögen wurde die Funktionsweise und Handhabung aller Apps ausgiebig getestet. Wo möglich, wurde ein Testzyklus mit Basaltemperatur und Zervixschleimbeobachtung eingegeben, um die Darstellung der Zykluskurven vergleichen zu können.

Ergebnisse

Die erste Hürde beim Finden einer geeigneten App ist bereits die Suche. Die gestaltet sich in beiden Stores schwierig. Es sind keinerlei Suchparameter einstellbar, man kann weder filtern noch gezielt nach nur einer Kategorie suchen. Bei Eingabe eines Suchbegriffs werden zwar die thematisch passenden Apps angezeigt, dazu liefert die Suche jedoch eine Vielzahl an Apps, die nichts mit dem eigentlichen Thema zu tun haben. Auch haben viele Anwendungen identische Namen, vor allem in unserem Suchbereich finden sich unzählige Apps, die ähnliche oder komplett gleiche Namen tragen. Zudem haben die Nutzer wenig Möglichkeiten, etwas über die Qualität der App herauszufinden oder zu erkennen, ob diese auf wissenschaftlichen Quellen beruht. Autoren englischsprachiger Studien zu Zyklus-Trackern und Fertility-Apps forderten bereits aufgrund der benutzerunfreundlichen Suche eine Lösung, wie man glaubhafte Quellen und evidenzbasierte Apps aus der Masse herausfiltern kann **(Aungst et al. 2014)**[15], **(Mangone et al. 2016)**[16], sowie eine generell bessere Regulierung von Informationen in medizinischen Apps **(Tripp et al. 2014)**.[17]

Auf unsere Bitte um Teilnahme erhielten wir von allen elf angeschriebenen Anbietern eine Rückmeldung. Der Anbieter der App „o.b. ® Kalender App" informierte uns, dass es sich bei seinem Produkt um eine reine Wellness-App handle, die sich momentan in Überarbeitung befinde. Daher sei die App nicht geeignet, an unserer

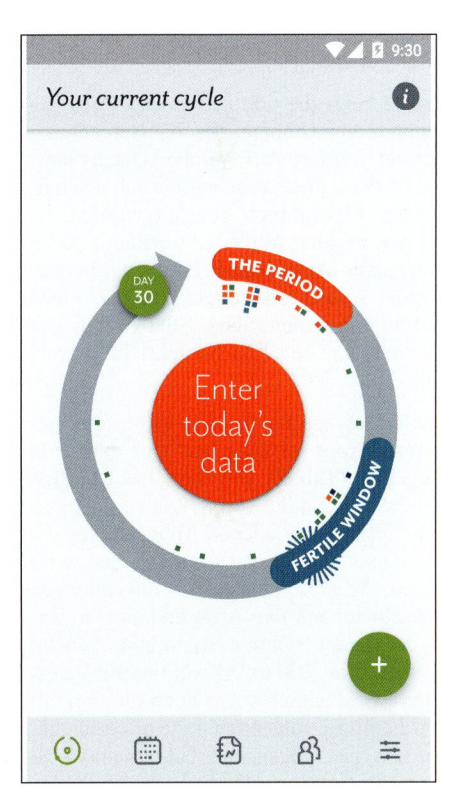

Abb. 2 Startansicht Clue-App
(Quelle: Clue, Press Kit)

Studie teilzunehmen. Dementsprechend wird auf diese Anwendung an dieser Stelle nicht weiter eingegangen und es kann keine Empfehlung ausgesprochen werden. Die Entwickler der restlichen zehn Apps füllten unseren Fragebogen innerhalb der gesetzten Frist aus und sendeten ihn uns per E-Mail zurück. Wie **Tabelle 1** zeigt, basieren sieben der getesteten Apps auf Rechenregeln und nur drei auf Natürlicher Familienplanung.

Kalenderbasierte Apps

Diese Gruppe von Apps errechnet meist allein aus der Angabe des ersten Tags der letzten Periode und der Zykluslänge die gewünschten Vorhersagen wie Zeitpunkt der nächsten Menstruation, das fruchtbare Fenster und den Tag des Eisprungs. So soll der Anwenderin geholfen werden, eine Schwangerschaft zu erzielen oder zu vermeiden. Obwohl einige Apps darauf hinweisen, dass die Anwendung nicht zur Empfängnisverhütung geeignet ist, könnten die Nutzerinnen doch genau dazu verleitet werden.

Tab. 2 zeigt die von den Entwicklern genannten Algorithmen, die zur Berechnung genutzt werden. Auf welcher Daten- bzw. Studienlage diese sehr willkürlich erscheinenden Algorithmen gewählt wurden, ist bei den meisten Apps nicht bekannt. Auch in unserer Auswertung nannten die wenigsten Anbieter konkrete Studien, meist wurde nur bejaht, dass Studien bei der Entwicklung der App berücksichtigt wurden.

Die errechnete fertile Zeit in unseren getesteten Apps ist zwischen vier und neun Tage lang **(Tab. 2)**. Ein ähnliches Ergebnis lieferte eine Studie von Setton et al.: In ihrem Test verschiedener Apps reichte die geschätzte fertile Zeit von vier bis zwölf Tagen. Von 53 getesteten Anwendungen berechneten nur drei Apps und eine Website das exakt richtige fruchtbare Fenster **(Setton et al. 2016)**.[18] Zwei unserer getesteten Apps zeigten sogar noch die drei auf den Eisprung folgenden Tage als fruchtbar an, was für Frauen mit Kinderwunsch zu einem Problem werden kann, da die Wahrscheinlichkeit, zu diesem Zeitpunkt noch schwanger zu werden, sehr gering ist **(Wilcox et al. 1995)**[19], **(Dunson et al. 1999)**.[20] Im Gegensatz zur Fruchtbarkeit sind die Berechnungen des Eisprungs weitgehend identisch. Die Mehrheit der Apps ermittelt den Zeitpunkt des Eisprungs mit 14-15 Tagen Abstand zur nächsten/letzten Periode, eine App zieht von der Zykluslänge 14 Tage ab. Auch diese Rechenregeln basieren auf veralteten Vorstellungen vom Menstruationszyklus, denn inzwischen ist längst bekannt, dass nur ein kleiner Teil der Frauen genau 14 Tage vor ihrer nächsten Menstruation ihren Eisprung hat **(Baird et al. 1995)**.[21]

Einige der kalenderbasierten Apps erlauben optional die Eingabe der Basaltemperatur und der Beschaffenheit des Zervixschleims oder des Gebärmutterhalses **(Tab. 3)**. Diese Faktoren werden auch in der Natürlichen Familienplanung berücksichtigt, fließen aber bei den kalenderbasierten Apps oft nicht mit in die Berechnung ein. Das ist besonders bedenklich, da diese Tatsache in den meisten Apps nicht gekennzeichnet ist oder erläutert wird. So könnten vor allem Frauen, die sich nicht weitergehend mit der App und der zugrundeliegenden Methodik beschäftigen, in die Irre geführt werden.

Diese Gruppe von Apps bietet oft auch umfassende Websites **(Tab. 1)**, die zum Teil direkt aus der App aufgerufen werden können. Dort finden sich Fachartikel zu Themen wie dem weiblichen Zyklus, Kinderwunsch und Schwangerschaft. Es ist jedoch nur selten ersichtlich, auf welchen Quellen diese Artikel beruhen und ob Laien oder Wissenschaftler diese verfasst haben. Auch große Online-Communities sind auf den Internetseiten zu finden, wo Experten Fragen beantworten und sich die Frauen untereinander in Foren oder Chats austauschen können.

Ein generelles Problem vieler kalenderbasierter Apps ist die mangelnde Beteiligung von Wissenschaftlern oder Medizinern. Hier zeigt sich erneut die fehlende Überwachung im Entwicklungsprozess. Jeder Entwickler kann mühelos, ohne fundiertes Wissen, sei es durch einen beratenden Arzt oder auch die geeignete Literatur und Studien, eine App mit medizinischen Fragestellungen in Umlauf bringen. So verwundert auch das Ergebnis einer Studie von Moglia et. al nicht: Die meisten Zyklus-Tracker sind zu ungenau. Bewertet wurden 20 Zyklus-Apps anhand eines Punktesystems zu verschiedenen Kriterien wie Bedienung, Sicherheit oder Passwortschutz. Nur 5% der getesteten Apps konnten mit beratenden Wissenschaftlern punkten und ebenfalls nur 5% lieferten Quellenangaben zu zitierter Literatur. Auf Platz 1 des Tests landete mit 13 von möglichen 15 Punkten die ebenfalls von uns getestete Clue-App **(Abb. 2)**. Punktabzug gab es dafür, dass in der App keine Sterilitätsbehandlungen vermerkt werden konnten und dass auch hier keine Wissenschaftler an der Entwicklung beteiligt waren **(Moglia et al. 2016)**.[22]

Von der Nutzung kalenderbasierter Apps zum schwanger werden, aber auch zur Empfängnisverhütung, kann also nur abgeraten werden. Sie sollten höchstens dazu genutzt werden, den eigenen Zyklus und körperliche Symptome zu beobachten oder den Zeitpunkt der nächsten Menstruation schätzen zu lassen. Die zugrundeliegenden Rechenregeln beruhen auf rein statistischen Werten und berücksichtigen in keiner Weise den realistischen Zyklus einer Frau, der von Monat zu Monat variieren kann **(Creinin et al. 2004)**.[23] Vielen Nutzerinnen

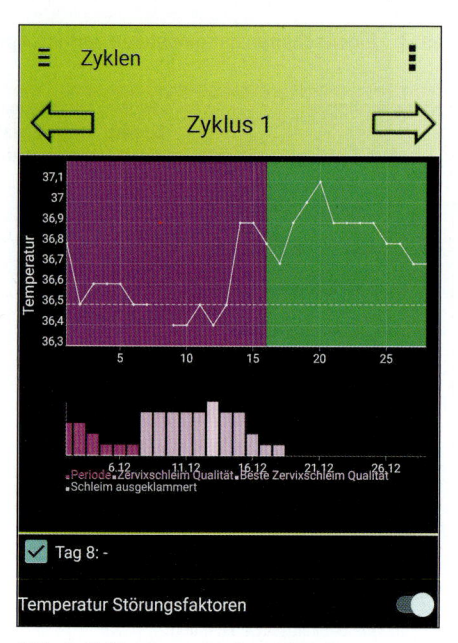

Abb. 3 Zykluskurve in einer NFP-App
(Quelle: Lady Cycle)

könnte zudem nicht klar sein, dass die Berechnungen nur Schätzungen sind und dass die Vorhersagen zur Fruchtbarkeit einen regelmäßigen Zyklus voraussetzen, den die meisten Frauen aber nicht haben **(Aungst et al. 2014)**[24], **(Creinin et al. 2004)**.[25] Deshalb sind die kalenderbasierten Apps für Frauen mit unregelmäßigen Zyklen noch ungeeigneter bzw. nicht verwendbar.

NFP-basierte Apps

Im Gegensatz zu den kalenderbasierten Apps wird hier die fertile Zeit und der Zeitpunkt des Eisprungs durch die zyklusabhängigen Veränderungen der Körperzeichen bestimmt. Die von uns getesteten NFP-Apps **(Tab. 1)** werten alle entsprechend den Angaben der Ersteller regelkonform nach der Methode der AG NFP aus **(Arbeitsgruppe NFP 2015)**.[26] Diese Aussagen müssen natürlich durch entsprechende Untersuchungen erst noch evaluiert werden. Angaben über die Sicherheit einer App sind daraus jedoch nicht zu entnehmen. Dazu müssten erst noch Effektivitätsstudien mit jeder einzelnen derartigen App erfolgen. Dabei handelt es sich nur bei Lady Cycle um eine eigenständige App. Wie Myona ist auch myNFP ein Online-Service mit monatlichen Kosten. Die myNFP-App für Android ist eine Erweiterung des Online-Angebots und dient der täglichen Dateneingabe, die App für iOS kann jedoch auch unabhängig von der kostenpflichtigen Online-Zyklusverwaltung genutzt werden.

Während bei den kalenderbasierten Apps die monatliche Eingabe des Menstruationsbeginns für nahezu alle Berechnungen ausreicht, müssen bei den NFP-basierten Apps täglich Daten eingetragen werden. Alle drei getesteten Apps liefern darauf basierend eine ausführliche Zykluskurve (**Abb. 3**) sowie eine tägliche Einschätzung der Fruchtbarkeit. Dabei bietet myNFP keine Eisprungprognose an und auch Myona bezeichnet es in der Darstellung lediglich als „wahrscheinlichen Eisprung". In der Lady Cycle-App wird der Tag der Ovulation nur auf expliziten Wunsch der Nutzerin ermittelt und angezeigt und ist in den Standardeinstellungen bei Erststart der App deaktiviert. Alle Apps benötigen darüber hinaus mehr als einen eingegebenen Zyklus, um die fertilen Tage zu bestimmen. All diese Punkte macht die Art von App für Frauen, die eine schnelle und möglichst unkomplizierte App zur Verhütung suchen oder zum schwanger werden nur eine Eisprung-Prognose wünschen, eher unattraktiv. Es ist auch eine mögliche Erklärung, warum die kalenderbasierten Apps weitaus höhere Downloadzahlen verzeichnen können, obwohl die NFP-Apps mehr Sicherheit und Seriosität bieten.

Die drei von uns getesteten Apps verfügen alle über umfangreiche Tutorials, Handbücher und Rubriken zur Wissensvermittlung, entweder in der App selber oder auf der dazugehörigen Website. Auch finden sich in allen drei Anwendungen Verweise auf tiefergehende Literatur und Studien, die die Anwenderin zum Selbststudium nutzen kann. An der Entwicklung von Lady Cycle und Myona waren zudem namhafte Wissenschaftler und Mediziner beteiligt.

Doch auch NFP-basierte Apps können ihre Tücken haben. Ohne Handbuch oder entsprechende Einweisung sind Anwenderfehler häufig nicht zu vermeiden. Nicht umsonst empfiehlt die AG NFP Einführungskurse oder eine persönliche Beratung, um die Anwendung der symptothermalen Methode zu erlernen und mögliche Fragen zu klären (**Arbeitsgruppe NFP 2015**).[27] Bei der Nutzung der Apps sind die Frauen hingegen auf sich allein gestellt, ein gutes Tutorial oder Handbuch ist daher sinnvoll und nötig. Anders als bei den drei von uns getesteten NFP-Apps mangelt es bei vielen im Ausland sitzenden Anbietern auf dem Markt sowohl an Einweisung in die Methodik als auch an wichtigen Informationen zur richtigen Anwendung. Essentielle Punkte, wie dass das Messen der Basaltemperatur nicht für jede Frau geeignet bzw. sehr störanfällig ist (Schichtdienst, Reisen, Stillen, Schlafverhalten), werden oft nicht gar nicht erwähnt oder verstecken sich in den Tiefen der Handbücher. Erwarten die Entwickler für die fehlerfreie Anwendung ihrer App, dass die Nutzerinnen sich mit der gewählten Methode näher auseinandersetzen, sollte das klarer kommuniziert werden.

Mit der Zuverlässigkeit von NFP-Apps zur Empfängnisverhütung beschäftigten sich auch Duane et al. Sie bewerteten 39 Apps anhand eines Punktesystems und fanden nur sechs Anwendungen, die entweder die fruchtbaren Tage komplett richtig prognostizierten oder keine falsch-negativen Ergebnisse lieferten (fruchtbare Tage als unfruchtbar ausgewiesen) (**Duane et al. 2016**).[28] Unter den sechs Testsiegern befanden sich zwei unserer getesteten NFP-Apps (Lady Cycle und myNFP).

Musste sich die Frau früher intensiv mit ihrem Zyklus und der gewählten Methode der Natürlichen Familienplanung beschäftigen, besteht heute die Gefahr, der App und deren Auswertung blind zu vertrauen. Das ist für beide Verwendungszwecke riskant: Frauen, die schwanger werden wollen, verpassen durch falsche Berechnungen womöglich die fruchtbaren Tage und ihren Eisprung. Frauen, die die App zur Verhütung nutzen wollen, könnten durch fehlerhafte Prognosen an den falschen Tagen auf zusätzliche Barrieremethoden zur Verhütung verzichten. Hier punkten die Apps, die neben der automatischen auch eine manuelle Auswertung ermöglichen.

Zu den auf NFP basierenden Apps kann abschließend gesagt werden, dass sie für Frauen, die bereits Erfahrung mit der symptothermalen Methode haben und schon Zykluskurven per Hand geführt und manuell ausgewertet haben, durchaus ein Gewinn sein können. Gerade die drei von uns getesteten Apps werten regelkonform nach der Methode der AG NFP aus und heben sich damit von der Masse ab. Bei allen anderen NFP-Apps auf dem Markt ist Vorsicht geboten, solange die Methode der Auswertung nicht eindeutig bekannt ist. Frauen, die neu mit dieser Methode beginnen wollen, sollten sich zunächst mithilfe weiterführender Fachliteratur mit der Thematik auseinandersetzen und gegebenenfalls einen NFP-Einführungskurs besuchen oder eine NFP-Beratung in Betracht ziehen.

Kein Interessenkonflikt

K. Görner, C. Gnoth

Interessenkonflikt

T. Rabe: 2017 keiner; bis 2016 Honorare und Reisespesen von Actavis, Aristo, Evofem, Gedeon Richter, HRA Pharma, MSD, Shionogi. Details siehe auch European Medicines Agency/London (www.ema.europa.eu/)

Literatur

1. Statistisches Bundesamt (Destatis). 81 % der Internetnutzer gehen per Handy oder Smartphone ins Internet . https://www.destatis.de/DE/PresseService/Presse/Pressemitteilungen/2016/12/PD16_430_63931pdf.pdf;jsessionid= F5CC533A38736CA3309132A528169AAD.cae4?_ _blob=publicationFile (letzter Zugriff am: 05.04.2017)

2. AppBrain.com. https://www.appbrain.com/stats/number-of-android-apps (letzter Zugriff am: 05.04.2017)

3. Bundesinstitut für Arzneimittel und Medizinprodukte. Orientierungshilfe Medical Apps. http://www.bfarm.de/DE/Medizinprodukte/Abgrenzung/medical_apps/_node.html (letzter Zugriff am: 05.04.2017)

4. Center for Devices and Radiological Health. Mobile Medical Applications. https://www.fda.gov/downloads/MedicalDevices/DeviceRegulationandGuidance/GuidanceDocuments/UCM263366.pdf (letzter Zugriff am: 05.04.2017)

5. Fox, S, Duggan M. Mobile Health 2012. http://www.pewinternet.org/~/media//Files/Reports/2012/PIP_MobileHealth2012_FINAL.pdf (letzter Zugriff am: 05.04.2017)

6. Wilcox AJ, Weinberg CR, Baird DD. Timing of sexual intercourse in relation to ovulation. Effects on the probability of conception, survival of the pregnancy, and sex of the baby. The New England journal of medicine 1995; 333: 1517–1521

7. Baird DD, McConnaughey DR, Weinberg CR, et al. Application of a Method for Estimating Day of Ovulation Using Urinary Estrogen and Progesterone Metabolites. Epidemiology 1995; 6: 547–550

8. Wilcox AJ, Dunson D, Baird DD. The timing of the "fertile window" in the menstrual cycle. BMJ (Clinical research ed.) 2000; 321: 1259–1262

9. Creinin MD, Keverline S, Meyn LA. How regular is regular? An analysis of menstrual cycle regularity. Contraception 2004; 70: 289–292

10. Raith-Paula E, Frank-Herrmann P, Freundl G, Strowitzki T. Natürliche Familienplanung heute. Berlin: Springer, 2013

11. Frank-Herrmann P, Heil J, Gnoth C, et al. The effectiveness of a fertility awareness based method to avoid pregnancy in relation to a couple's sexual behaviour during the fertile time. Human reproduction (Oxford, England) 2007; 22: 1310–1319

12. Arbeitsgruppe NFP. Natürlich & sicher - Das Praxisbuch. Stuttgart: TRIAS, 2015

13. Duane M, Contreras A, Jensen ET, White A. The Performance of Fertility Awareness-based Method Apps Marketed to Avoid Pregnancy. Journal of the American Board of Family Medicine : JABFM 2016; 29: 508–511

14. Setton R, Tierney C, Tsai T. The Accuracy of Web Sites and Cellular Phone Applications in Predicting the Fertile Window. Obstetrics and gynecology 2016; 128: 58–63

15. Aungst TD, Clauson KA, Misra S, Lewis TL, Husain I. How to identify, assess and utilise mobile medical applications in clinical practice. International journal of clinical practice 2014; 68: 155–162

16. Mangone ER, Lebrun V, Muessig KE. Mobile Phone Apps for the Prevention of Unintended Pregnancy. JMIR mHealth and uHealth 2016; 4: e6

17. Tripp N, Hainey K, Liu A, et al. An emerging model of maternity care. Women and birth : journal of the Australian College of Midwives 2014; 27: 64–67

18. Setton R, Tierney C, Tsai T. The Accuracy of Web Sites and Cellular Phone Applications in Predicting the Fertile Window. Obstetrics and gynecology 2016; 128: 58–63

19 Wilcox AJ, Weinberg CR, Baird DD. Timing of sexual intercourse in relation to ovulation. Effects on the probability of conception, survival of the pregnancy, and sex of the baby. The New England journal of medicine 1995; 333: 1517–1521

20 Dunson DB, Baird DD, Wilcox AJ, Weinberg CR. Day-specific probabilities of clinical pregnancy based on two studies with imperfect measures of ovulation. Human reproduction (Oxford, England) 1999; 14: 1835–1839

21 Baird DD, McConnaughey DR, Weinberg CR, et al. Application of a Method for Estimating Day of Ovulation Using Urinary Estrogen and Progesterone Metabolites. Epidemiology 1995; 6: 547–550

22 Moglia ML, Nguyen HV, Chyjek K, Chen KT, Castano PM. Evaluation of Smartphone Menstrual Cycle Tracking Applications Using an Adapted APPLICATIONS Scoring System. Obstetrics and gynecology 2016; 127: 1153–1160

23 Creinin MD, Keverline S, Meyn LA. How regular is regular? An analysis of menstrual cycle regularity. Contraception 2004; 70: 289–292

24 Aungst TD, Clauson KA, Misra S, Lewis TL, Husain I. How to identify, assess and utilise mobile medical applications in clinical practice. International journal of clinical practice 2014; 68: 155–162

25 Creinin MD, Keverline S, Meyn LA. How regular is regular? An analysis of menstrual cycle regularity. Contraception 2004; 70: 289–292

26 Arbeitsgruppe NFP. Natürlich & sicher - Das Praxisbuch. Stuttgart: TRIAS, 2015

27 Arbeitsgruppe NFP. Natürlich & sicher - Das Praxisbuch. Stuttgart: TRIAS, 2015

28 Duane M, Contreras A, Jensen ET, White A. The Performance of Fertility Awareness-based Method Apps Marketed to Avoid Pregnancy. Journal of the American Board of Family Medicine : JABFM 2016; 29: 508–511

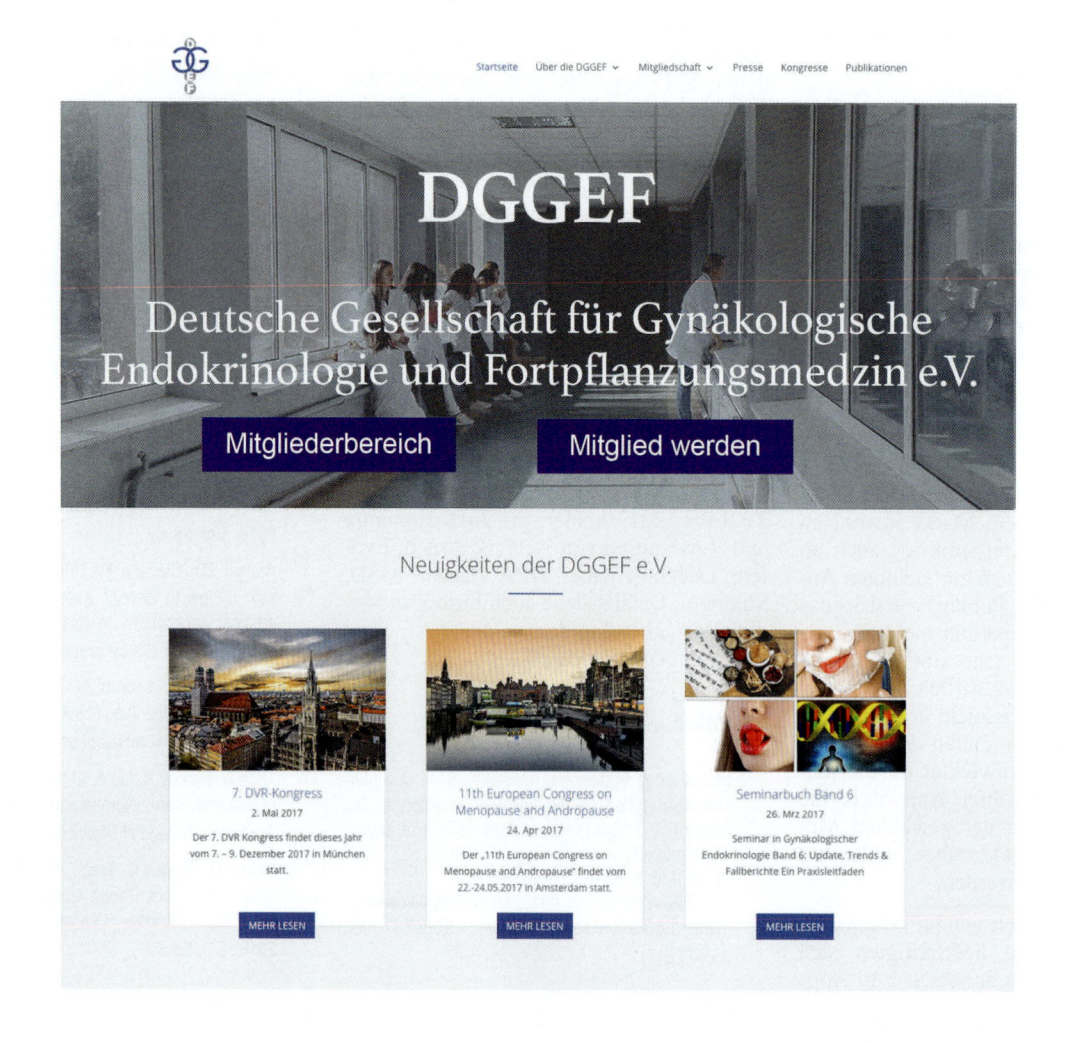

Vitamine

Wolfgang Bayer, Karlheinz Schmidt

Es existieren insgesamt dreizehn Vitamine, die traditionell in die Gruppen der fettlöslichen und der wasserlöslichen Vitamine eingeteilt werden (**Tab. 1**). Zu den fettlöslichen Vitaminen gehören die Vitamine A, D, E und K. Die wasserlöslichen Vitamine umfassen das Vitamin C sowie eine Gruppe von insgesamt acht Vitaminen, die unter dem Begriff der B-Vitamine zusammengefasst werden. Es sind dies die Vitamine B1, B2, B6, B12, Biotin, Folsäure, Niacin und Pantothensäure.

Im Bereich der Vitamindiagnostik bieten wir zwei Profile sowie ein breites Spektrum an Einzelanforderungen an (**Abb. 1**).

Auf die einzelnen Parameter wird im Folgenden eingegangen.

Antioxidativ wirksame Vitamine

Unter den antioxidativ wirksamen Vitaminen sind vor allem die Vitamine C und E sowie das ß-Carotin als Vorstufe von Vitamin A zu berücksichtigen. Beim ß-Carotin sind die Serumwerte in weiten Bereichen linear mit der Zufuhr korreliert und erniedrigte Werte zeigen eine unzureichende Versorgung beziehungsweise eine Resorptionsstörung an. Die Halbwertszeit von ß-Carotin ist vergleichsweise lang und nach Absetzen einer entsprechenden Medikation gehen die Werte nur langsam (zwei bis drei Monate) in den Normalbereich zurück. Die Bestimmung der Carotinoide kann ergänzt werden durch Lycopin und Lutein.

Beim Vitamin C weisen erniedrigte Konzentrationen im Serum/Plasma auf ein Vitamindefizit hin. Eine Überschreitung der oberen Referenzbereichsgrenze ist unter oraler Gabe kaum möglich, da bei hoch dosierter Gabe Vitamin C relativ rasch unverändert renal eliminiert wird.

Zur Erhebung des Vitamin E-Status dient die Bestimmung von α-Tocopherol im Serum. Die Werte korrelieren über weite Bereiche mit der Zufuhr. Bei hoch dosierter Vitamin E-Substitution (800 bis 1.000 mg/die) werden Vitamin E-Konzentrationen erreicht, die in etwa das drei- bis vierfache der oberen Referenzbereichsgrenze erreichen können.

Vitamin D

Vitamin D kann über die Nahrung aufgenommen werden und endogen in der Haut unter dem Einfluss von UV-B-Licht gebildet werden. Nur wenige Nahrungsmittel wie z. B. fette Fische, sind reich an Vitamin D. Die endogene Bildung von Vitamin D in der Haut trägt in der Regel zu etwa 80 bis 90 % zur Vitamin D-Versorgung bei. Aufgrund der geringeren Sonneneinstrahlung sind die Vitamin D-Konzentrationen im Winter niedriger als im Sommer. Die endogene Vitamin D-Bildung in der Haut nimmt mit zunehmendem Alter deutlich ab.

In der Leber wird das endogen gebildete sowie das mit der Nahrung aufgenommene Vitamin D zum 25-Hydroxy-Vitamin D3 (25-OH-D3) metabolisiert. **25-OH-D3 ist der zentrale Marker im Bereich der Labordiagnostik zur Feststellung des Vitamin D-Status.** Niedrige Werte zeigen einen Vitamin D-Mangel an. In der Niere erfolgt eine zweite Hydroxylierung zum 1,25-Dihydroxy-Vitamin D3 (1,25-(OH)2-D3). Wenngleich dieser Metabolit die eigentlich auf den Calciumstoffwechsel aktive Form von Vitamin D ist, so ist doch die diagnostische Bedeutung geringer. Niedrige Werte von 1,25-(OH)2-D3 können bei schweren Nierenfunktionsstörungen mit einem Mangel des Enzyms 1-α-Hydroxylase festgestellt werden. Hohe Werte sind bei Patienten nachzuweisen, bei denen eine extra-renale Aktivität der 1-α-Hydroxylase vorliegt wie z. B. bei Patienten mit Sarkoidose (**siehe Abb. 2**).

Endemischer Vitamin D-Mangel in Mitteleuropa

Die Empfehlungen der D.A.CH.-Liga nennen eine tägliche Aufnahme von 20 μg Vitamin D beziehungsweise 800 I.E. Vitamin D für erwachsene Menschen. Studien des Robert-Koch-Institutes zeigen, dass 81 % der Männer und 89 % der Frauen eine solche Vitamin D-Aufnahme nicht erreichen. Hier ist jedoch auch die endogene Synthese über die Haut zu berücksichtigen. Weitere Studien des Robert-Koch-Institutes zu den Konzentrationen von 25-OH-D3 in der Allgemeinbevölkerung zeigen jedoch, dass der Schwellenwert von 50 nmol/l (unterhalb dieses Wertes muss von einer unzureichenden Versorgungslage ausgegangen werden) bei zirka 57 % der Erwachsenen und bei zirka 63 % der Jugendlichen nicht erreicht wird. Im Winter kann diese Zahl 80 % übersteigen.

Welche Vitamin D-Konzentrationen sind optimal?

Eine große Zahl publizierter Studien (z. B. Bischoff-Ferrari et al., Am.J.Clin.Nutr. 2006; 84: 18–28) zeigen, dass Vitamin D-

Tab. 1: Fettlösliche und wasserlösliche Vitamine

Fettlösliche Vitamine	Wasserlösliche Vitamine
Vitamin A	Vitamin B1
Vitamin D	Vitamin B2
Vitamin E	Vitamin B6
Vitamin K	Vitamin B12
	Folsäure
	Biotin
	Niacin
	Pantothensäure
	Vitamin C

Vitamine
- **Antioxidative Vitamine**
  Vitamin C, E, ß-Carotin
- **B-Vitamine**
  Vitamin B1, B2, B6, B12, Folsäure

Einzelanforderungen
- Vitamin A
- RBP
- ß-Carotin
- Lutein
- Lycopin
- Vitamin E
- Vitamin D – 25-OH-D3
- Vitamin D – 1,25-(OH)2-D3
- Vitamin K1
- Vitamin K-Status: Vitamin K1 + K2 (MK-7)
- Vitamin C
- Vitamin B1
- Vitamin B2
- Vitamin B6
- Vitamin B12
- Holotranscobalamin
- Methylmalonsäure
- Folsäure – Erythrozyten
- Folsäure – Serum
- Niacin
  Nicotinsäure + Nicotinamid
- Biotin
- Pantothensäure
- Coenzym Q10
- Carnitin

Abb. 1: Laboranforderungen für Vitamine

Konzentrationen in einem Bereich von zirka 75 bis 125 nmol/l bezüglich 25-OH-D3 mit einer höheren Knochendichte, einer verminderten Frakturrate und einer verminderten Inzidenz des Colon-Carcinoms einhergehen. Weitere Studien (z. B. Publikationen zur LURIC-Studie) zeigen, dass Vitamin D-Konzentrationen in diesem Bereich auch mit einer verminderten Inzidenz von koronaren Herzerkrankungen einhergehen.

25-OH-D3 – wo liegt die sichere Obergrenze?

In unserer Laborroutine sehen wir praktisch täglich Serumkonzentrationen von 25-OH-D3 in einem Bereich von 300 bis 500 nmol/l. Diese Werte überschreiten den physiologischen Bereich bei weitem und man muss sich die Frage stellen, ob eine solch hohe Vitamin D-Zufuhr zu unerwünschten Nebenwirkungen führen kann. So haben neue Studien dann auch gezeigt, dass bei Serumkonzentrationen >125 nmol/l das Mortalitätsrisiko bezüglich kardio-vaskulärer Erkrankungen wieder ansteigt (z. B. Durup et al., J. Clin. Endocrin. Metab. 2015; 100: 2339–2346).

Aufgrund der derzeitigen Datenlage kann daher ein **vorläufiger präventivmedizinischer Optimalbereich** für die Serum-Konzentration von 25-OH-D3 definiert werden. Dieser liegt bei

75–125 nmol/l, entsprechend 30–50 µg/l.

Vitamin D: individuelle Dosisfindung erforderlich

Verschiedene Arbeiten haben sich mit der Frage befasst, welche Serumkonzentrationen von 25-OH-D3 unter bestimmten täglichen Zufuhren erreicht werden. Eine Substitution von 5.000 I.E. Cholecalciferol/die für zwölf Wochen bei Patienten mit initial niedrigen Serumkonzentrationen von 25-OH-D3 kann zu vollkommen unterschiedlichen Anstiegen der Serumkonzentrationen führen **(siehe Abb. 3)**.

So erreicht unter dieser Medikation ein Patient nur eine Serumkonzentration von 25-OH-D3 von 75 nmol/l, während ein Anderer eine Konzentration von 215 nmol/l erreicht.

Eine Einheitsdosis für Vitamin D zur Erreichung optimaler Serumkonzentrationen von 25-OH-D3 kann daher nicht definiert werden. Es gilt vielmehr die Konsequenz:

Messen, substituieren, kontrollieren

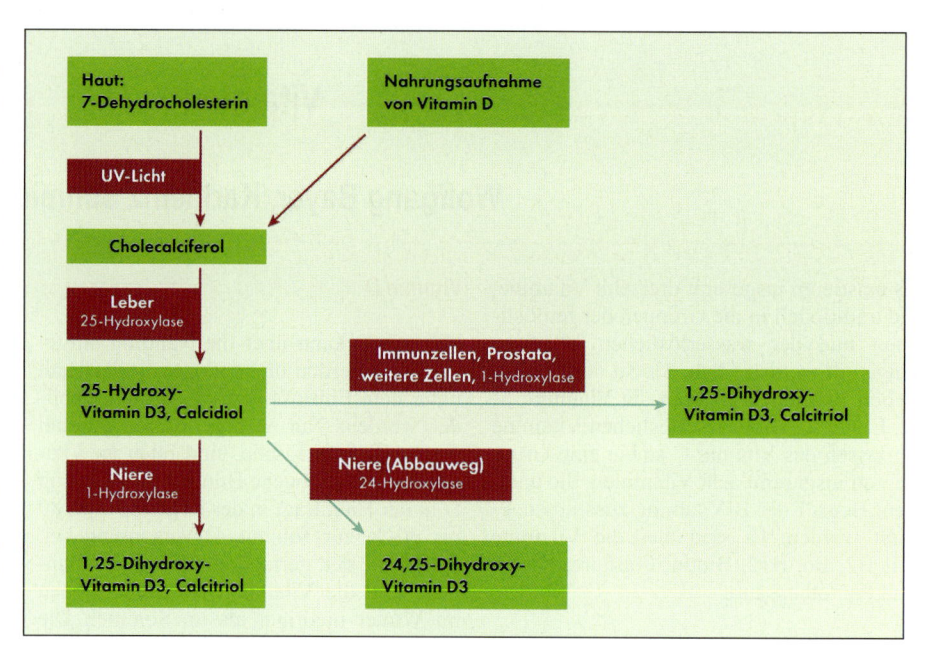

Abb. 2: Schematische Darstellung des Vitamin D-Stoffwechsels

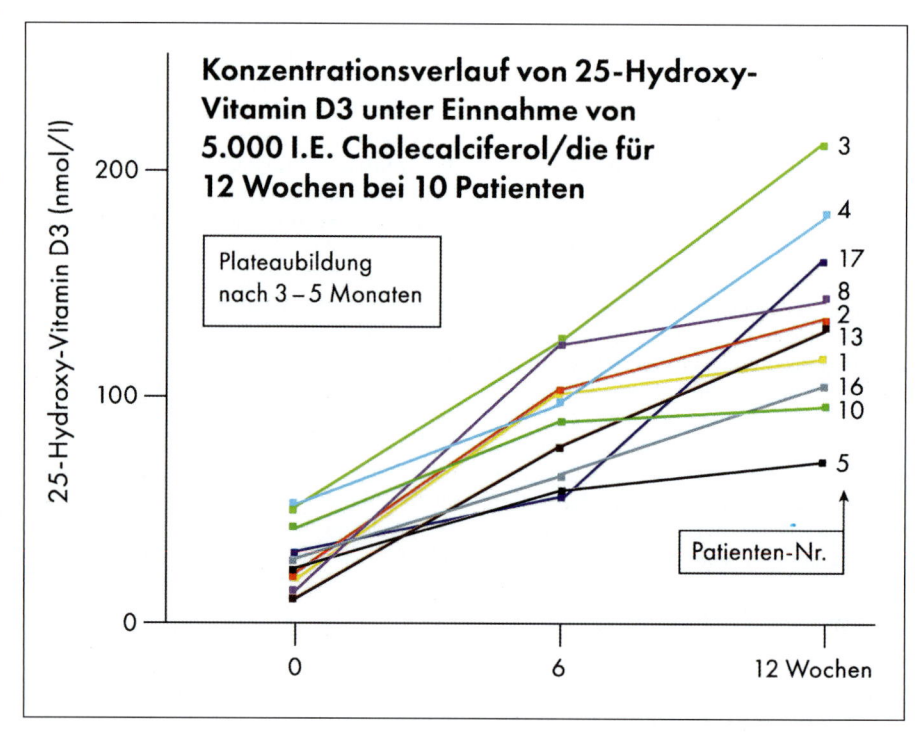

Abb. 3: Verlauf der Serum-Konzentrationen von 25-OH-D3 unter Substitution mit 5.000 I.E. Cholecalciferol bei 10 Patienten

Vitamin K

Unter dem Begriff Vitamin K werden verschiedene 2-Methyl-1,4-Naphtochinonverbindungen mit physiologischer Aktivität von Vitamin K zusammengefasst.
Die wichtigsten natürlich vorkommenden Vitamin K-Verbindungen sind

a) das in grünen Pflanzen vorkommende Phyllochinon, das als Vitamin K1 bezeichnet wird
b) die als Vitamin K2 bezeichneten Menachinone, eine Gruppe von K2-Vitameren mit unterschiedlicher Anzahl von Isoprenoid-Einheiten in der Seitenkette. Von besonderer Bedeutung ist das Menachinon-7 (MK-7).

Physiologische Funktionen

Neben der bekannten Wirkung von Vitamin K auf die Gerinnungsfaktoren sind in den letzten Jahren weitere Wirkungen von Vitamin K in den Vordergrund getreten, wobei vor allem Vitamin K2 von besonderer Bedeutung sein dürfte. Vitamin K ist erforderlich für eine ausreichende Carboxylierung von Osteocalcin und spielt damit eine wesentliche Rolle im Knochenstoffwechsel. So führte z. B. in einer dreijährigen Placebo-kontrollierten Studie an postmenopausalen Frauen eine tägliche Supplementierung von 180 µg MK-7 zu einer signifikanten Verbesserung der Knochendichte. Eine weitere Wirkung von Vitamin K betrifft das Gefäßsystem, wo Vitamin K für die Carboxylierung des Matrix-Gla-Proteins (MGP) erforderlich ist. Durch Calciumbindung wirkt MGP der Gefäßcalcifizierung entgegen. Weitere Untersuchungen haben apoptotische Wirkungen bei Tumorerkrankungen gezeigt sowie auch Zusammenhänge mit neuro-degenerativen Erkrankungen, wobei eine synergistische Wirkung von Vitamin K2 und Coenzym Q10 besteht. Hinsichtlich der Substitution ist darauf hinzuweisen, dass das K2-Vitamer MK-4 in nutritiven Dosierungen nicht zu einem Anstieg der Serumkonzentrationen führt. MK-7 hingegen stellt stabilere und höhere Blutspiegel ein, als dies z. B. bei der Gabe von Vitamin K1 der Fall ist.

Diagnostik

Die Diagnostik des Vitamin K-Status sollte daher sowohl das Vitamin K1 als auch das MK-7 erfassen.

B-Vitamine

Zu den B-Vitaminen gehören die Vitamine B1, B2, B6, B12, Folsäure, Biotin, Niacin und Pantothensäure. Die B-Vitamine üben bei zahlreichen Stoffwechselprozessen synergistische Wirkungen aus und kombinierte Defizite sind nicht selten nachweisbar (**Abb. 5**).

Im Hinblick auf die Diagnostik ist es wichtig zu wissen, dass die Vitamine B1, B2, B6, B12 und Folsäure überwiegend in den Blutzellen vorkommen. Während für Vitamin B12 derzeit noch keine Bestimmungsmethode für Vollblut vorliegt, sollten die Vitamine B1, B2, B6 und Folsäure in jedem Fall im Vollblut beziehungsweise den Erythrozyten bestimmt werden.

Bei der Folsäure ist darauf hinzuweisen, dass die Folsäurekonzentration im Serum die Nahrungszufuhr der letzten Stunden reflektiert, während die Erythrozytenfolsäure ein Langzeitparameter und damit ein besserer Indikator der Körperreserven ist.

Sonderfall Vitamin B12

Wie bereits erwähnt steht derzeit keine Methode zur Bestimmung von Vitamin B12 im Vollblut beziehungsweise den Erythrozyten zur Verfügung.

Gemessen wird daher das Vitamin B12 im Serum, wobei in allen Standardwerken ein sehr breiter Referenzbereich von zirka 200 bis 1.000 ng/l angegeben wird. Vitamin B12 wird im Plasma transportiert in Form des physiologisch nicht aktiven Haptocorrins und des physiologisch aktiven Holotranscobalamins. Nur in Form von Holotranscobalamin kann Vitamin B12 in die Zellen transportiert werden. Studien an Risikogruppen wie z. B. an Patienten, die sich vegetarisch oder insbesondere vegan ernähren haben gezeigt, dass bereits bei Vitamin B12-Konzentrationen im unteren Normalbereich ein Mangel an physiologisch aktivem Vitamin B12 vorliegen kann. Zur Bewertung der Vitamin B12-Konzentrationen im Serum kann daher folgende Einteilung gegeben werden:

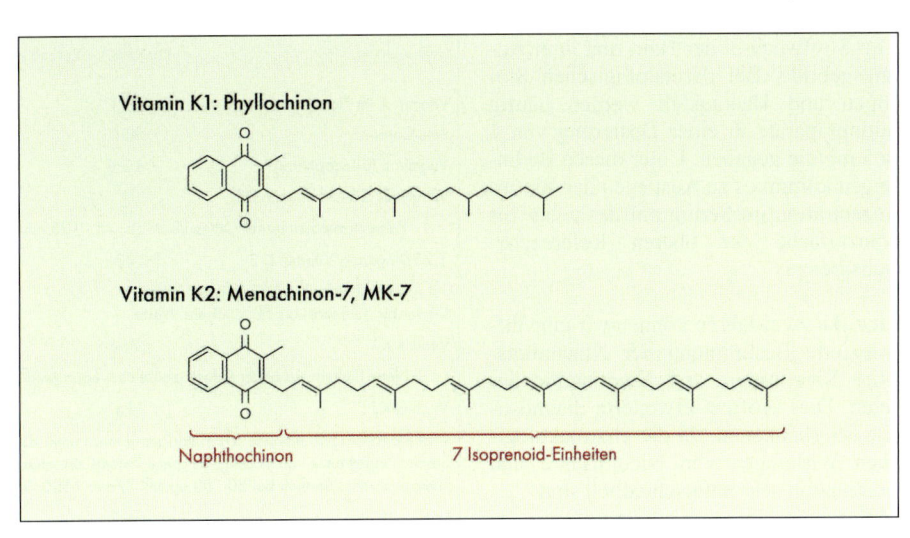

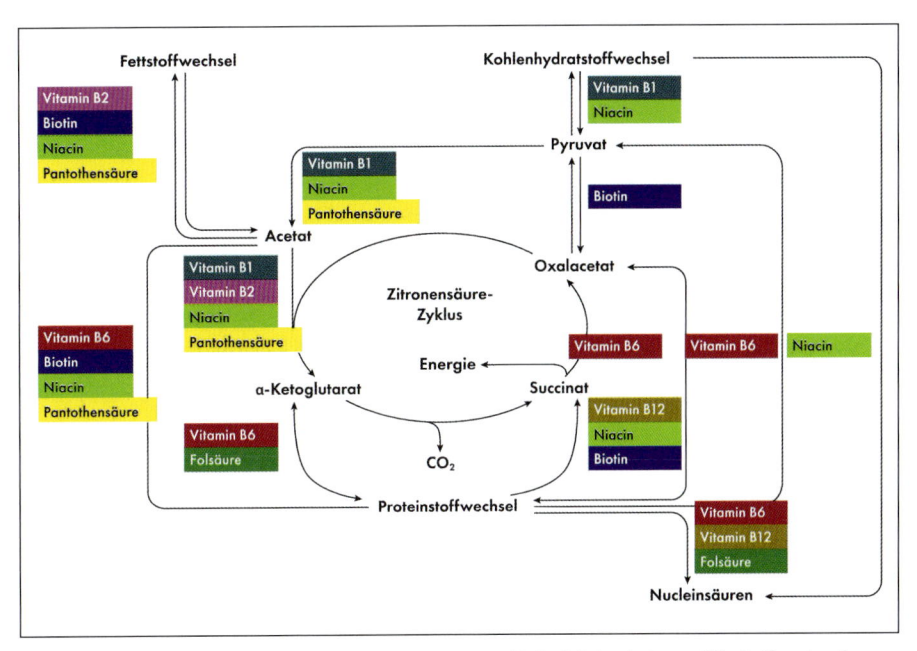

a) Vitamin B12: < 200 ng/l: Mangel hoch wahrscheinlich

b) Vitamin B12: 200 bis 400 ng/l: Graubereich, Mangel nicht auszuschließen

c) Vitamin B12: > 400 ng/l: Mangel unwahrscheinlich.

Bei Vitamin B12-Konzentrationen im Bereich zwischen 200 und 400 ng/l empfiehlt es sich in jedem Fall, das Holotranscobalamin zu messen. Dabei weisen Werte > 50 pmol/l auf eine ausreichende Vitamin B12-Versorgung hin. Manche Autoren empfehlen Werte > 70 pmol/l als Indikator für eine optimale Vitamin B12-Versorgung.

Zusätzlich kommt die Erhebung weiterer biochemischer Messgrößen infrage, die unter den Zeichen eines Vitamin B12-Mangels Anstiege zeigen. Dies ist

a) das Homocystein, das jedoch auch bei Folsäure- und Vitamin B6-Mangel ansteigen kann

b) die Methylmalonsäure.

Biotin, Niacin, Pantothensäure

Diese drei Parameter werden im Serum gemessen. Biotin spielt eine wichtige Rolle im Stoffwechsel der Haut und ihrer Anhangsgebilde. Bei dermatologischen Störungen und Haarausfall werden häufig Biotinpräparate in einer Dosierung von 1 bis 5 mg/die gegeben. Unter diesen Bedingungen kommt es zu Anstiegen der Biotinkonzentration im Serum auf das zehn- bis zwanzigfache der oberen Referenzbereichsgrenze.

Seit zirka zwei Jahren können wir eine differenzierte Bestimmung der Niacinmetabolite Nicotinsäure und Nicotinamid anbieten. Dies eröffnet erweiterte diagnostische Möglichkeiten, da die pharmakologischen Wirkungen von Nicotinsäure und Nicotinamid sehr unterschiedlich sind.

Kasuistik *(zur Abb. 6):*

Patientin, 54 Jahre, fühlt sich seit Monaten schlapp und müde, leichte Anämie (Hb: 11,2 g/dl; MCV erhöht)

Guter Antioxidantienstatus, unzureichende Versorgungslage beim Vitamin D, charakterisiert durch niedriges 25-OH-D3 bei normalem 1,25-(OH)2-D3, normales Vitamin K1 bei suboptimalem Vitamin K2. Vitamin D und Vitamin K spielen eine wichtige Rolle im Knochenstoffwechsel und die Versorgungslage bezüglich dieser beiden Vitamine sollte im Hinblick auf die Knochengesundheit optimiert werden.

Normale Werte für die Vitamine B1, B2, B6. Bei niedrig-normalem Vitamin B12 ist Holotranscobalamin bereits vermindert und zeigt einen Mangel an physiologisch aktivem Vitamin B12 an. Massive Verminderung der Erythrozyten-Folsäure. Niedrige Folsäure und niedriges physiologisch aktives Vitamin B12 können mit der leichtgradigen Anämie mit MCV-Erhöhung korrelieren.

Die differenzierte Bestimmung der Niacinmetabolite ist unauffällig.

Es kommt hier eine Substitution von Vitamin D in Form von Cholecalciferol, von Vitamin K2 sowie von Vitamin B12 und Folsäure in Frage.

Auszug Vitamine aus der Broschüre Sinnvolle Mikronährstoffdiagnostik, S. 9-16 Labor Dr. Bayer, Kompetenzzentrum für komplementärmedizinische Diagnostik. Zweigniederlassung der synlab MVZ Leinfelden-Echterdingen GmbH/Leinfelden-Echterdingen

Mit freundlicher Genehmigung von Dr. rer. nat. Wolfgang Bayer und Prof. Dr. Dr. med. Karlheinz Schmidt

Untersuchung	Ergebnis	Vorbefund	Referenzbereich	Einheit
Vitamin A im Plasma	531		402-697	µg/l
Beta-Carotin	420		176-758	µg/l
Vitamin E (α-Tocopherol)	12.6		9.4-15.0	mg/l
Vitamin D (25-OH-Vitamin D3)	31		65-175	nmol/l
Präventivmedizinischer Optimalbereich: 75 - 125 nmol/l				
1,25-Dihydroxy-Vitamin D 3	42		17-53	pg/ml
Schwangere: bis 40% höhere Werte				
Kinder bis 12 Jahre: bis 60% höhere Werte				
Vitamin K1	764		138-945	ng/l
Neue Einheit und neuer Referenzbereich wegen Methodenwechsel.				
Vitamin K2	116 -		ueber 200	ng/l
Werte physiologischerweise sehr niedrig und meist unter der Bestimmungsgrenze von 100 ng/l. Praeventivmedizinischer Bereich > 200 ng/l. Therapeutischer Bereich bei 50-100 µg MK-7/die: 1500 - 4000 ng/l.				
Vitamin C	9.3		4.0-20.0	mg/l
Antioxidativer Index	1.21		ueber 0.40	mM
Vitamin B 1	54.3		42.0-73.0	µg/l
Vitamin B 2	116.4		82.0-130.0	µg/l
Vitamin B 6 (PLP)	39.1		16.8-45.0	µg/l
Vitamin B 12 im Serum	221		200-1000	ng/l
Holotranscobalamin (HTC)(1)	32 -		ueber 50	pmol/l
Folsäure im Erythrozyt	167 -		250-800	µg/l
Nicotinsaeure im Serum	34		27-71	ug/l
Nicotinamid im Serum	14.4		9.2-46.3	ug/l
Niacin gesamt (Vitamin B3)	48		44-100	ug/l

Abb. 6: Kasuistik Laborwerte

Lipidstoffwechselstörungen

Kurt Oette

Synonyma: Hyperlipoproteinämien (HLP), Hyperlipidämien, Dyslipoproteinämien, Dyslipidämien

Physiologie

Die Lipoproteine (Lp) des Plasmas bestehen aus Lipiden (Triglyzeride bzw. Fette, Cholesterin, Cholesterinester, Phospholipiden) und Apolipoproteinen. Lipide sind Substanzen des Plasmas und der Zellen, die in hydrophoben organischen Lösungsmitteln löslich sind.

Charakterisierung durch Ultrazentrifugierung (Dichteklassen) und Elektrophorese **(Tab. 1)**.

Approximative physiologische Verteilung im Nüchternserum: Chylomikronen 0%, VLDL 10%, IDL-Spuren, LDL 70% und HDL 20%.

Beim HLP-Typ III lässt sich die Fraktion der IDL (intermediary density lipoproteins) nachweisen. IDL sind Katabolisierungsprodukte der VLDL (VLDL-Remnants) und Vorläufer der LDL.

Apolipoproteine (Apos): ApoB48 (Chylomikronen), ApoB100 (VLDL, IDL, LDL); ApoE (2, 3, 4), ApoCII und ApoCIII (VLDL, IDL, HDL); ApoAI und ApoAII (HDL), Apo(a), Lp(a); weitere.

Die HDL sind von zentraler Bedeutung für die Cholesterinhomöostase und den Cholesterinrücktransport zur Leber, aber auch wesentlich für lipolytische, antioxidative, antiinflammatorische und endothelprotektive Prozesse.

Pathogenität und Atherogenität

IDL-, LDL- und Lp(a)-Erhöhungen sowie HDL-Verminderungen erhöhen das Atheroskleroserisiko, ebenso small dense LDL (sdLDL) und Chylomikronen-Remnants. Die ausgeprägtesten Risikoerhöhungen finden sich bei extremen LDL-, IDL- und Lp(a)-Erhöhungen sowie extremen HDL-Verminderungen. Das Risiko von VLDL ist gering und schwer vorhersehbar. Die Atherosklerose wird vorwiegend als entzündliche Erkrankung betrachtet.

Ausgeprägte Hypertriglyzeridämien können, besonders wenn sich Chylomikronen nachweisen lassen, eine Pankreatitis mit Hyperviskositätssyndrom auslösen. Bei reiner VLDL-Erhöhung muss ab Werten von ca. 1.000 mg/dl mit einer Pankreatitis gerechnet werden, die jedoch auch bei sehr hohen Werten nicht obligat ist.

Tab. 1: Charakterisierung durch Ultrazentrifugierung (Dichteklassen) und Elektrophorese

Dichteklassen	Elektrophorese	Hauptfunktionen
Chylomikronen	Keine Wanderung im elektrischen Feld	Transportvehikel für exogene Triglyzeride
VLDL (very low density lipoproteins)	Prä-ß-Lipoproteine	Transportvehikel für endogene Triglyzeride, Vorläufer der IDL und LDL
LDL (low density lipoproteins)	ß-Lipoproteine	Endprodukt der VLDL nach Delipidierung - Transporteur für Cholesterin und dessen Ester - Regulator der Cholesterinhomöostase
HDL (high density lipoproteins)	α-Lipoproteine	Transportvehikel für Cholesterinester zur Leber - Regulator der Cholesterinhomöostase, Cholesterinesterbildung und Lipolyse

Tab. 2: Vereinfachte Übersicht von Lipidstoffwechselstörungen

Lipidstoffwechsel-störung	Cholesterin	Triglyzeride	LDL-Cholesterin	HDL-Cholesterin	Klassifikation nach Fredrickson
LDL-Hypercholesterinämie	↑	-	↑	-	IIa
Hypertriglyzeridämie	- / (↑)	↑	-	- / ↓	I / IV / V
Gemischte Hyperlipoproteinämie	↑	↑	↑	-	IIb / III (s.u.)
HDL-Erniedrigung	-	-	-	↓	nicht definiert
Lipoprotein(a)-Erhöhung	Kann isoliert oder zusammen mit den o.g. Lipidstoffwechselstörungen auftreten.				nicht definiert

HLP-Typ mit LP-Erhöhung: I Chylomikronen, IIa LDL, IIb VLDL+ LDL, III s.u., IV VLDL und V Chylomikronen + VLDL.

Eine Sonderform ist die Dysbetalipoproteinämie (Typ III) mit Vermehrung der IDL. Bei den Patienten findet sich überwiegend eine Apo E 2-Homozygotie. In der Elektrophorese zeigt sich eine breite Beta-LP-Bande, mit der Ultrazentrifuge ein cholesterinreiches VLDL. Cholesterin und Triglyzeride zeigen meist moderat erhöhte Werte. Handlinienxanthome (siehe unten).

Einteilung

Werden nur Triglyzeride und Cholesterin im Plasma bestimmt, unterscheidet man deskriptiv 3 Gruppen von Hyperlipidämien:

- Hypertriglyzeridämie (> 150 mg/dl bzw. 1,7 mmol/l)
- Hypercholesterinämie (> 200 mg/dl bzw. > 5,2 mmol/l)
- Kombinierte Hyperlipidämie (Erhöhung von Triglyzeriden + Cholesterin)

Einheitenkonversionen:

Triglyzeride: mg/dl = mmol/l x 88,5
Cholesterin: mg/dl = mmol/l x 38,6

- Familiäre Lipidstoffwechselstörungen werden traditionell nach der Klassifikation von Fredrickson in die Typen I - V eingeteilt **(Tab. 2)**.

Epidemiologie

- In der Altersgruppe > 40 J. haben > 50 % der Bevölkerung in den westlichen Industrieländern Cholesterinwerte > 200 mg/dl (5,2 mmol/l). Ähnlich häufig sind Hypertriglyzeridämien. Ungünstige Ernährungs- und lebensstilbedingte Einflüsse sind häufig.

Ätiologie

- Hyperlipoproteinämien bzw. Dyslipoproteinämien sind nur Symptome. Unter ätiologischen Gesichtspunkten unterscheidet man 3 Gruppen und Mischformen:

I. Reaktiv-physiologische Formen

- Stoffwechselüberlastungen. Moderate, meist temporär durch ungünstige Ernährung und ungünstigen Lebensstil induzierte Stoffwechselstörungen
- Hypertriglyzeridämien, z. B. nach ho-

hem Alkoholkonsum sowie unter kalorien-, zucker- und fruktosereicher Ernährung
- Hypercholesterinämien, z. B. unter Ernährung reich an tierischen gesättigten Fetten
- Mischformen können unter den vorangehend beschriebenen Belastungen auftreten.

II. Sekundäre Formen

- Ursachen von Hypertriglyzeridämien, z.B. Diabetes mellitus, metabolisches Syndrom, Adipositas, Schwangerschaft, hoher Alkoholkonsum, Fettleber- oder Nierenerkrankungen, Therapie mit Kortisonpräparaten und gelegentlich unter Thiaziddiuretika, Kontrazeptiva, Betarezeptorenblocker und Hormonersatztherapie bei Frauen

- Ursachen von Hypercholesterinämien, z.B. nephrotisches Syndrom, Hypothyreose, Cholestase (hier LpX-Erhöhung), Diabetes mellitus, Schwangerschaft und Medikamente, z.B. Kortisonpräparate

  Ursachen von sekundären Mischformen (Triglyzeride + Cholesterin ↑): Wie unter II

III. Primäre (hereditäre bzw. familiäre) Lipidstoffwechselstörungen

- Bei dieser Gruppe sind Familienuntersuchungen indiziert mit molekulargenetischen Analysen.

IV. Mischformen aus I, II und III

Beachte: Nicht alle hereditären Störungen manifestieren sich biochemisch und besonders klinisch bereits im Kindes- und Jugendalter. Auch können einige nur unter Stoffwechselbelastung auftreten. - Wichtig: Die klinischen Manifestationen zeigen eine große Streuung und können selbst bei mittelschweren Störungen ohne zusätzliche ungünstige Faktoren ausbleiben.

Spezielle Lipidstoffwechselstörungen

1. Hereditäre bzw. familiäre Hypercholesterinämien [E78.0]

a) Polygene Hypercholesterinämie (häufig):

- Durch Zusammenwirken endogener (Mutationen nur zum Teil bekannt) und meist auch exogener Faktoren manifestiert sie sich als leichte Hypercholesterinämie mit Gesamt-Cholesterinwerten zwischen etwa 200 - 300 mg/dl und mehrfach erhöhtem KHK-Risiko.

b) Monogene Hypercholesterinämien

- Familiäre Hypercholesterinämie (FH) mit autosomal-dominanter Vererbung: Funktionelle Mutation im LDL-Rezeptorgen.

Die Leber, Hauptsyntheseort für Cholesterin, stellt aus Cholesterin vorwiegend Gallensäuren her und verfügt über 70 % aller LDL-Rezeptoren. Von der Aktivität der LDL-Rezeptoren hängt die Fähigkeit der Leber ab, LDL-Cholesterin aus dem Blut zu eliminieren. Bei heterozygoten Merkmalsträgern besteht ein Mangel, bei Homozygoten oder gemischt Doppel-Heterozygoten ein Fehlen der LDL-Rezeptoren bzw. Rezeptoraktivität, oder es findet sich nur eine geringe Rezeptoraktivität. Häufigkeit für Heterozygote ca. 1 : 500, für Homozygote ca. 1 : 1 Mio. Einwohner. Heterozygote haben im Erwachsenenalter LDL-Cholesterinspiegel zwischen 200 - 450 mg/dl und erleiden unbehandelt häufig bereits im mittleren Lebensalter Herzinfarkte. Die KHK-Manifestation tritt bei Frauen etwa 7 - 10 Jahre später auf. Frauen unterschätzen oft ihr Infarktrisiko.

Homozygote oder gemischt Doppel-Heterozygote haben LDL-Cholesterinspiegel zwischen 500 - 1.200 mg/dl und zeigen häufig bereits im Kindes-/Jugendalter Atherosklerosemanifestationen.

- Familiär defektes Apolipoprotein B 100 (FDB):

Funktionelle Mutation im LDL-Rezeptorligandengen. Das Apolipoprotein B 100, einziges Protein der LDL, ist der Ligand des LDL-Rezeptors. Häufigkeit ca. 1 : 600 - 1 : 1.000; autosomal dominanter Erbgang, bisher fast nur heterozygote Formen beschrieben, LDL-Cholesterinwerte und KHK-Risiko vergleichbar mit einer leichten bis mittelschweren Form der familiären Hypercholesterinämie mit LDL-Rezeptormutation.

- Apolipoprotein E-Varianten:

Patienten mit dem Epsilon 4-Allel des Apolipoprotein E und dem Phänotyp E3/4 (ca. 1 : 8) oder E4/4 (ca. 1 : 60) zeigen eine mäßige LDL-Cholesterinerhöhung. Unbehandelt besitzen sie ein leicht erhöhtes KHK-Risiko. Träger des Apolipoprotein E 4 weisen ein erhöhtes Risiko für die Alzheimersche Erkrankung auf. Phenotyp E2/2 s.u.

- Weitere extrem seltene Störungen im LDL-Stoffwechsel finden sich u.a. bei Mutationen im PCSK9-Gen oder bei der familiären Phytosterolämie. PCSK9 = proprotein convertase subtilisinkexin type 9.

2. Familiäre kombinierte (gemischte) Hyperlipoproteinämie (FKHL) [E78.2]

Häufigkeit ca. 1 : 100. Wahrscheinlich Überproduktion und Abbaustörung von VLDL bei hoher Apo B-100-Bildung. Genmutation unbekannt. Cholesterinwerte bis ca. 350 mg/dl und Triglyzeridwerte zwischen 200 - 400 mg/dl. Das KHK-Risiko steigt mit der Höhe des LDL-Cholesterinwertes.

Beachte: Nicht mit Typ III-Hyperlipoproteinämie verwechseln.

3. Familiäre Hypertriglyzeridämie [E78.1]

Molekulargenetisch uneinheitlich. Häufigkeit ca. 1 - 2 : 100. Auftreten und Schwere von Stoffwechselbelastungen abhängig. HDL-Cholesterin häufig ↓; Triglyzeride 200 bis > 1.000 mg/dl, bei hohen Werten besteht Pankreatitisgefahr. Atheroskleroserisiko besonders bei vermindertem HDL-Cholesterin und/oder hohem sdLDL erhöht. Evtl. Fettleber und später Diabetes-Typ 2 möglich.

4. Familiäre Dysbetalipoproteinämie [E78.2]

Obwohl der Apolipoprotein Phänotyp E 2/2 (= Apo E 2-Homozygotie) mit ca. 1 : 100 relativ häufig ist, manifestiert sich der Typ III nur selten. Zusätzliche Störungen erforderlich. Cholesterin 300 - 800 mg/dl, Triglyzeride 400 bis > 1.000 mg/dl. IDL deutlich erhöht, LDL meist vermindert. Bei hohen Werten gelbe Handlinienxanthome charakteristisch, vorzeitige Atherosklerose. Leichte Formen mit der Basisdiagnostik nur zu vermuten. ApoE-Genotypisierung erforderlich.

5. Chylomikronämie-Syndrom [E78.3]

a) Gelegentlich im Rahmen einer ausgeprägten Hypertriglyzeridämie oder bei der sehr seltenen familiären Typ V-HLP nachweisbar. Letztere molekulargenetisch komplex.

b) Bei der extrem seltenen fettinduzierten HLP Typ I findet sich meist ein Mangel an Lipoproteinlipase oder Apolipoprotein C II (Apo CII-Kofaktor der Lipoproteinlipase).

Beachte: Der Nachweis von Chylomikronen (siehe Kühlschranktest) erhöht bei Hypertriglyzeridämien das Pankreatitisrisiko.

6. Lipoprotein (a)-Hyperlipoproteinämie = Lp(a)-Erhöhung [E78.4]

Lp(a) enthält neben LDL ApoB-100 ein variables plasminogenähnliches Apo(a). Lp(a)-Erhöhungen führen potentiell zu atherogenen und thrombogenen Störungen. Lp(a)-Konzentrationen > 30 mg/dl gelten als selbstständiger Atheroskleroserisikofaktor. Die Atherogenität ist statistisch eindeutig, aber im Einzelfall sehr unterschiedlich.

Merke: Besonders bei LDL-Cholesterinerhöhungen führt die gleichzeitige Lp(a)-Erhöhung zur Steigerung des Atheroskleroserisikos. Bei Lp(a)-Erhöhungen ist grundsätzlich eine stärkere LDL-Cholesterinsenkung indiziert.

7. HDL-Cholesterinerniedrigungen und -Erhöhungen

a) Hereditäre HDL-Erniedrigungen [E78.6]

Selten sind genetische Störungen z.B. im Apo AI-Gen und ABCA1-Gen mit HDL-Cholesterinerniedrigung < 40 mg/dl (1,0 mmol/l). Häufiger finden sich sekundäre HDL-Verminderungen bei Adipositas, metabolischem Syndrom, Diabetes mellitus, Hypertriglyzeridämien, Zigarettenkonsum, unter Gestagenen, Androgenen und Anabolika sowie bei körperlicher Inaktivität.

Beachte: Ein hoher Anteil der KHK-Patienten zeigt HDL-Cholesterinverminderungen.

b) HDL-Cholesterinerhöhungen > 65 mg/dl, die bes. bei Frauen vorkommen, stellen kein Atheroskleroserisiko dar und kompensieren leichte LDL-Cholesterinerhöhungen. Epidemiologische Studien weisen auf die inverse Beziehung zwischen Atheroskleroseentwicklung und HDL hin. Deshalb sollte bei der Bewertung der Atherogenität des LDL-Cholesterins das HDL-Cholesterin berücksichtigt werden. Seltene extreme HDL-Cholesterinerhöhungen können jedoch atherogen sein.

Klinik

Atherosklerose mit Folgeerkrankungen (siehe Pathogenität und Atherogenität)

- Koronare Herzkrankheit (KHK) und Herzinfarkt
- Periphere arterielle Verschlusskrankheit (PAVK)
- AVK der Hirnarterien und Schlaganfall (Hirninfarkt)

Beachte: Für die Beurteilung der Atherogenität sind alle Risikofaktoren zu berücksichtigen. Risikoprofil erstellen (siehe Kapitel KHK).

Erhöhungen von LDL-Cholesterin, IDL-Cholesterin, Lp(a) und ApoB sowie Erniedrigungen von HDL-Cholesterin sind mit kardiovaskulären Ereignissen assoziiert.

Hypercholesterinämie und koronare Herzkrankheit (KHK):

Bei normalem HDL-Cholesterin steigt oberhalb von 200 mg/dl (5,2 mmol/l) Gesamtcholesterin durch LDL-Cholesterinerhöhungen die Infarktmorbidität steil an und zeigt bei 250 mg/dl (6,5 mmol/l) eine Verdopplung, bei 300 mg/dl (7,8 mmol/l) eine Vervierfachung im Vergleich zum Risiko bei 200 mg/dl (= anzustrebender Grenzwert). Aber auch bei diesem Grenzwert ist das Infarktrisiko erhöht, wenn die Cholesterinfraktionen folgende Konstellation zeigen: HDL-Cholesterin < 35 mg/dl (0,91 mmol/l) bzw. LDL-Cholesterin > 150 mg/dl (3,9 mmol/l) (PROCAM-Studie). Auch erhöhte Triglyzeride, insbesondere in Verbindung mit HDL-Cholesterinverminderungen erhöhen das Infarktrisiko.

Langfristige LDL-Senkungen durch Statine vermindern das Herzinfarktrisiko bis ca. 40 % und die Gesamtmortalität um ca. 25 %: Die Primärprävention ist bei Hochrisikopatienten besser als die Sekundärprävention. Die Bedeutung der Primärprävention zeigt sich erst bei langen Behandlungszeiträumen. Bei optimaler LDL-Cholesterin-Absenkung kann es vor allem bei jüngeren Patienten auch zu teilweiser Rückbildung atherosklerotischer Plaques und generell zur Umwandlung von instabilen (Gefahr der Plaqueruptur) zu stabilen Plaques kommen.

Pankreatitis

Vorkommen: Bei ausgeprägten Hypertriglyzeridämien, oft mit zusätzlicher Vermehrung der Chylomikronen

Xanthome

- Sehnenxanthome (z.B. Achilles- und Fingerstrecksehnen)

- Plane Xanthome (z.B. Zwischenfingerfalten), tuberöse Xanthome (z.B. Knie, Ellbogen)

  Xanthelasmen (Augenlider)

  Vo.: Hereditäre Hypercholesterinämien

- Eruptive Xanthome (z.B. Gesäß, Unterarmstreckseiten)

  Vo.: Bei ausgeprägter Hypertriglyzeridämie

- Handlinienxanthome: Für Typ III-HLP bzw. Dysbetalipoproteinämie charakteristisch

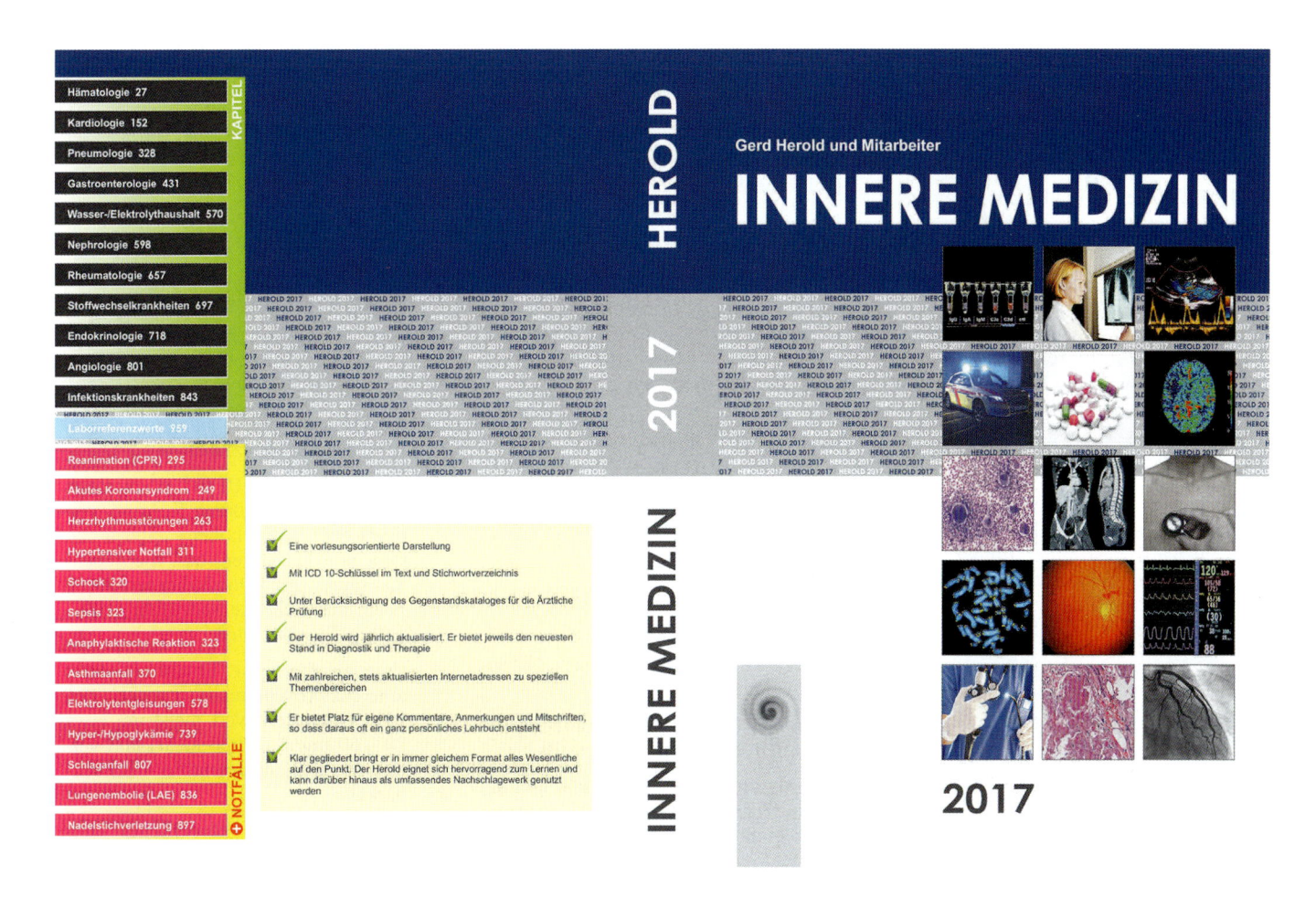

Arcus lipoides corneae

Vorkommen: Bei Hypercholesterinämien und bei extremen HDL-Verminderungen

DD: Arcus senilis corneae bei alten Menschen (ohne Krankheitswert)

Fettleber

Vorkommen: Hypertriglyzeridämien, Adipositas, Diabetes mellitus, hoher Alkoholkonsum u.a.

Diagnostik

Labor/Basisparameter

- Triglyzeride nüchtern, bei Erhöhung evtl. auch postprandial
- Gesamtcholesterin, LDL- und HDL-Cholesterin

Ergänzende Untersuchungen

- Lipoprotein(a) (zeigt lebenslang meist nur geringe Schwankungen)
- Bei Serumtrübung (Lipämie) Kühlschranktest zur Erfassung von Chylomikronen durchführen. Nach 24 h setzen sich die Chylomikronen als Rahmschicht ab.

Das LDL-Cholesterin kann direkt bestimmt oder approximativ nach der Friedewald-Formel berechnet werden: LDL-Cholesterin = Gesamtcholesterin minus [0,2 x Triglyzeride] minus HDL-Cholesterin. Bei deutlich erhöhten Triglyzerid- und Lp(a)-Werten sowie bei der Typ III-Hyperlipoproteinämie sind die Werte nach der Friedewald-Formel nicht mehr verwendbar.

Beachte: Für die Triglyzeridbestimmung sollte die Blutentnahme nach etwa 12stündiger Nahrungskarenz oder fettfreier Mahlzeit erfolgen. Die übrigen Parameter (Gesamtcholesterin, LDL-Cholesterin, HDL-Cholesterin und Lipoprotein(a)) werden nur gering von der letzten Mahlzeit beeinflusst.

Differenzierung zwischen reaktiv-physiologischen, sekundären, hereditären und gemischten Lipidstoffwechselstörungen: Diagnostik auf metabolisches Syndrom, Diabetes mellitus, Leber- und Gallenwegserkrankungen, Pankreatitis, Schilddrüsen- und Nierenerkrankungen sowie Hyperurikämie; Erfassung von Ernährungs-, Lebensstil-, Alkohol- und Medikamentenanamnese unter Einbeziehung von Hormonen, Antikonzeptiva, Anabolika, von BMI und Taillenumfang. Hyperthyreosen führen zu LDL-Senkungen, Hypothyreosen erhöhen das LDL.

Ermittlung des Atherosklerose-Risikoprofils (siehe Kapitel Hypertonie sowie KHK)

Genetische Untersuchungen und Familienuntersuchungen: Pathogene Mutationen nachweisbar, z.B. bei hereditären Hypercholesterinämien im ApoB 100- und LDL-Rezeptorgen. Bei der Typ III-HLP ApoE-Genotypisierung erforderlich.

Merke: Hyperlipoproteinämie ist ein Symptom und keine Diagnose! Diagnosebeispiele: Sekundäre diabetische Hypertriglyzeridämie; heterozygote Hypercholesterinämie mit Mutation im LDL-Rezeptorgen.

Therapie

Therapieziele

Das individuelle Atheroskleroserisiko lässt sich nur unpräzise vorhersagen, sollte jedoch abgeschätzt werden. Gesichert ist aber: Bei LDL-Cholesterinwerten lebenslang unter 70 mg/dl, unauffälligem HDL-Cholesterin und Lp(a) sowie Fehlen anderer kardiovaskulärer Risikofaktoren findet sich selten eine Atherosklerose. Bei sehr hohen LDL-Cholesterinwerten (FH-Homozygotie) kann sich die Atherosklerose ohne Risikofaktoren bereits im Kindes- oder Jugendalter entwickeln.

- Triglyzeride < 150 mg/dl (< 1,7 mmol/l)
- LDL-Cholesterin-Zielwerte unter Berücksichtigung der Atherosklerose-Risikokategorie (ESC, EAS 2011) **(Tab. 3)**

Anm.: Die neuen US-Leitlinien (ACC und AHA 2013), die die Indikation für Statine zur Primärprävention ausweiten, wurden bei uns nicht übernommen.

- HDL-Cholesterin > 40 mg/dl (> 1,0 mmol/l) bei Männern, > 50 mg/dl (1,3 mmol/l) bei Frauen
- Weitere Therapieziele:

  Vermeidung und Behandlung einer Pankreatitis; Verhinderung und Elimination von Xanthomen, Leberverfettungen u.a.

Therapeutisches Vorgehen

Beachte: Primärprävention besser als Sekundärprävention!

1. **Verbesserung der Ernährungsgewohnheiten und des Lebensstils**

2. **Beseitigung auslösender Ursachen bei sekundären Formen,** z.B. optimale Einstellung eines Diabetes mellitus, Behandlung einer Hypothyreose, Gewichtsnormalisierung, Alkoholkarenz (evtl. Alkoholtoleranz durch Belastungs- und Auslassversuch testen). Vermeidung von kalorien-, fett-, zucker- und salzreicher Ernährung.

3. **Beseitigung bzw. Behandlung zusätzlicher Risikofaktoren,** z.B. Diabetes mellitus, Hypertonie, Zigarettenrauchen, Adipositas, körperliche Inaktivität

4. **Ernährungstherapie,** Lipidkontrollen nach 4 und 8 Wochen

a) LDL-cholesterinsenkende Kost und ausgewogene Ernährung

- Fettreduktion auf unter 30 % der Gesamtkalorien = Kal%

- Fettaustausch: Gesättigte tierische Fette meiden, pflanzliche Fette mit mono- und polyungesättigten Fettsäuren bevorzugen, auf trans-Fettsäurefreie bzw. -arme Produkte achten.

- Kohlenhydrate: 50 - 60 Kal%, komplexe KH bevorzugen, obst- und gemüsereich essen.

- Eiweiß: bis 15 Kal% und höher, vor allem unter körperlichem Training mit Muskelaufbau

- Ballaststoffe: 20 - 30 g pro Tag

- Cholesterineinschränkung (< 300 mg/d) senkt das LDL-Cholesterin jedoch nur gering.

- Übergewicht durch kalorisch ausgewogene Kost reduzieren.

- Unabhängig vom HLP-Typ empfiehlt sich ein regelmäßiger Konsum von Seefischen mit hohem Gehalt an Omega 3-Fettsäuren (bes. Eicosapentaensäure und Docosahexaensäure). Auch ausreichende Jodzufuhr (100 - 150µg/Tag) beachten.

Eine ausgewogene Ernährung wirkt atheroskleroseprotektiv, senkt den LDL-Cholesterinwert meist um etwa 20 - 60 mg/dl (selten mehr) und verbessert die medikamentöse Ansprechbarkeit.

Ein regelmäßiges körperliches Trai-

Tab. 3: LDL-Cholesterin-Zielwerte unter Berücksichtigung der Atherosklerose-Risikokategorie

CV-Risiko		ESC-Score*)	LDL-Cholesterin-Zielwert mg/dl (mmol/l)
Moderat	0-1 Risikofaktor	1 - 4	< 115 (< 3,0)
Hoch	≥ 2 Risikofaktoren	5 - 9	< 100 (< 2,6)
Sehr hoch	KHK oder KHK-Risikoäquivalente**)	≥ 10	< 70 (< 1,8)

*) Ermittlung des 10-Jahrerisikos für tödliche kardiovaskuläre Ereignisse mit Hilfe des Risikokalkulators SCORE (Systemic Coronary Risk Evaluation)

**) Manifeste kardiovaskuläre Erkrankung (Schlaganfall, Karotisstenose, PAVK, abdominelles Aortenaneurysma) Diabetes mellitus, chronische Nierenerkrankung

ning (wenn möglich 30 Min/d entspr. ca. 2.000 Kcal/Woche) führt zu einer zusätzlichen LDL-Cholesterinsenkung, HDL-Cholesterinerhöhung und Triglyzeridsenkung. Weitere günstige Wirkungen, z.B. auf Herz-Kreislauf, Körpergewicht und Diabetes mellitus.

b) Triglyzeridsenkende Kost

Die Kost unter a) bleibt die Basis und wird wie unter b) angegeben modifiziert.

Alkoholkarenz (evtl. Testung der Alkoholtoleranz)

Strenge Übergewichtreduktion

Diabetes mellitus optimal behandeln

- Ohne Chylomikronämie:

  Gesamtfettmenge reduzieren auf unter 30 % des Kalorienbedarfs. Einfluss der Fettmenge kann variieren (evtl. Testung)

  Fettaustausch: Pflanzliche ungesättigte Fette bevorzugen, Seefischkonsum erhöhen, evtl. Omega 3-Fettsäuresupplementierung: Präparate siehe Rote Liste

  Mono- und Disaccharide meiden, komplexe Kohlenhydrate einsetzen.

  Mahlzeitenzahl erhöhen (z.B. auf 5) und kalorienreiche Mahlzeiten meiden.

  Bei schlechter Ansprechbarkeit und ausgeprägter Triglyzeriderhöhung regelmäßig kalorienarme Tage (z. B. < 800 Kcal/d) 1 x/Woche und kleine Abendmahlzeiten.

  Beachte: Triglyzeridsenkungen führen meist zu HDL-Cholesterinerhöhungen und evtl. zu sdLDL-Senkungen.

- Mit Chylomikronämie:

  Hereditäre Formen sind sehr selten oder passager bei entgleister schwerer Hypertriglyzeridämie nachweisbar. Fettzufuhr deutlich einschränken (z.B. unter < 10 - 15 Kal%, bevorzugt pflanzliche ungesättigte Fette). Postprandiale Triglyzeride kontrollieren. Evtl. mittelkettige Fettsäuren einsetzen.

  Bei Pankreatitis (Oberbauchbeschwerden etc.) mehrere Fastentage, im Notfall sofortiger Plasmaaustausch. Bei häufig wiederkehrender extremer Hypertriglyzeridämie, sorgfältige Ernährungsberatung und regelmäßig streng kalorienarme Tage dringend empfehlenswert.

c) HDL-cholesterinerhöhende Kost

Evtl. Kost wie unter a). Bei Hypertriglyzeridämien: wie unter b) - Alkohol in Maßen günstig

5. Medikamentöse lipidsenkende Therapie

Beachte: Meist Dauertherapie indiziert - deshalb besondere Sorgfalt erforderlich!

- **Statine** = Cholesterin-Synthese-Enzymhemmer = CSE-Hemmer = HMG-CoA-Reduktasehemmer

Wirkung: Hemmen das Schlüsselenzym der Cholesterinsynthese → Absinken der intrazellulären Cholesterinkonzentration → gegenregulatorische Zunahme der LDL-Rezeptoraktivität vor allem an den Leberzellen → Absinken des LDL-Cholesterins im Blut. Zusätzlich atheroskleroseprotektive Wirkung, z.B. durch Verbesserung der Endothelfunktion und Entzündungshemmung.

Merke: Statine sind wirksame LDL-cholesterinsenkende Medikamente (siehe hierzu PCSK9-Hemmer) und können auch bei der Typ III-Hyperlipoproteinämie eingesetzt werden. Sie vermindern das Herzinfarktrisiko und die Gesamtmortalität bei der Sekundärprävention. Bei der Primärprävention senken Statine langfristig die Zahl kardiovaskulärer Ereignisse. Sie empfehlen sich für alle mit Atherosklerose einhergehenden Erkrankungen.

Freiname	Handelsname	Dosis (mg/d)
Atorvastatin	Generika	10-80
Fluvastatin	Generika 2)	20-80
Lovastatin	Generika 1) 2)	20-80
Pravastatin	Generika 2)	10-40
Rosuvastatin	Crestor® 1) 3)	5-20 (-40)
Simvastatin	Generika 1) 2)	10-80

1) Dosisreduktion bei Niereninsuffizienz

2) Einnahme abends, da körpereigene Cholesterinsynthese nachts am höchsten. Übrige Statine aufgrund längerer Wirkungsdauer Einnahme jeden Tag zur gleichen Zeit!

3) Beginn mit 5 mg - Dosiserhöhung frühestens nach 4 Wochen

Die Höchstdosen von 40 - 80 mg sollten möglichst vermieden werden.

Statine senken nicht nur das LDL-Cholesterin, sondern auch IDL und geringfügig die VLDL-Triglyzeride. Leichte HDL-Cholesterinanstiege sind häufig. Atorvastatin und Rosuvastatin sind die am stärksten wirksamen Statine mit langer Halbwertszeit. Die Statintherapie führt bei richtiger Auswahl und Dosierung nur selten zum Abbruch. Die maximale Wirkung pro mg Statin wird bei niedriger Dosierung erreicht. Anschließende Dosisverdopplungen senken das LDL-Cholesterin nur um jeweils etwa 6 % (6 %-Regel). In der Einstellungsphase Therapiekontrollen nach jeweils drei Wochen durchführen. Statine können bei unzureichender Cholesterinsenkung mit Anionenaustauschern, Ezetimib oder PCSK9-Hemmern kombiniert werden. Bei gleichzeitiger Triglyzeridvermehrung ist auch eine Kombination von Statinen in niedriger Dosierung mit Fibraten (Fenofibrat) möglich.

NW: Dosisabhängig - Myopathie (bis 10 %) mit Muskelschwäche und/oder Muskelschmerzen, evtl. mit CK-Anstieg bis zum Mehrfachen der Norm (SAMS = Statin-assoziiertes Muskelsyndrom). Sehr selten (1 : 100.000) extremer CK-Anstieg durch lebensbedrohliche Rhabdomyolyse. Häufig zu Beginn gastrointestinale Beschwerden, selten Transaminasenanstieg. Andere NW: Siehe Herstellerinformationen.

Maßnahmen zur Risikominderung

- Mit niedriger Dosierung beginnen.
- Optimale Dosisanpassung, evtl. Medikamentenkombination wählen.
- Gefährliche Begleitmedikation vermeiden (siehe WW).
- Statine bei Muskelschmerzen absetzen bzw. Dosis versuchsweise reduzieren oder anderes Statin vorsichtig testen. Auf rote Urinverfärbung achten: Myoglobinurie durch Rhabdomyolyse? Hb-Streifentest einsetzen.
- Auf CK-Werte achten; aber geringer Anstieg keine Kontraindikation.
- Keine extreme Belastung (z.B. Marathonlauf)
- Vorsicht bei Hypothyreose, eingeschränkter Nierenfunktion, Sarkopenie, Alkoholabusus
- Regelmäßig NW-Kontrollen durchführen.

Wechselwirkungen: Da Statine zum Teil über Enzyme der Cytochrom-P450-Gruppe metabolisiert werden, kann es zu Arzneimittelinteraktionen mit Medikamenten kommen, die über diese Enzyme abgebaut werden. Herstellerangaben beachten! Das Risiko für Rhabdomyolyse wird erhöht, z.B. bei gleichzeitiger Einnahme von Ciclosporin, Fibraten, Makroliden und Amiodaron, Verapamil, Azolantimykotika und HIV-Therapeutika.

Kontraindikationen: Leber- und Muskelerkrankungen, Schwangerschaft, Stillzeit und schwere Stoffwechselstörungen

- **Anionenaustauscherharze (Gallensäurebinder):**

Falls CSE-Hemmer unzureichend, werden Austauscher meist in Kombination mit Statinen eingesetzt.

Wirkung: Nicht resorbierbare Anionenaustauscherharze binden im Dünndarm Gallensäuren (Gallensäurebinder) und entziehen diese dem enterohepatischen Kreislauf. Dadurch wird die LDL-Rezeptoraktivität in der Leber stimuliert, wodurch es zum Absinken des LDL-Cholesterins um ca. 25 % kommt. Eine Senkung der koronaren Morbidität und Letalität konnte belegt werden, jedoch fehlen neuere Studienergebnisse.

Präparate: Colestyramin (Generika), Colesevelam (Cholestagel®): Einnahme vor dem Essen

NW: Häufig gastrointestinale NW: Völlegefühl, Aufstoßen und Obstipation. Bei richtiger Einnahme meist tolerabel. Leichte Triglyzeridanstiege sind möglich.

Beachte: Da Arzneimittel mit Säuregruppen an Austauscherharze gebunden werden, müssen diese Substanzen entweder 3 h vor oder frühestens 3 h nach der Einnahme der Austauscherharze eingenommen werden. Hierzu gehören z.B. Aspirin, bestimmte Statine, Thyroxin, Cumarine, Digitalispräparate und Vitamin C.

Wichtig: Zur Verminderung der Obstipation Trinkmenge erhöhen; Dosis langsam steigern.

- **Cholesterinabsorptionshemmer**

Ezetimib: Senkt LDL-Cholesterin bis 20 %. Inzwischen liegen Evidenzbelege für einen geringen günstigen prognostischen Wert vor. KHK-Rate vermindert, Mortalitätsrate unverändert. Ezetimib wird in Kombination mit Statinen eingesetzt. Kombinationspräparate stehen zur Verfügung.

- **Fibrate (Fenofibrat)**

Indikationen: Leichte Hypertriglyzeridämien, bes. mit erniedrigtem HDL-Cholesterin und Typ III-Hyperlipoproteinämie. Ernährungsumstellung ist Voraussetzung.

Wirkung: Fibrate führen zur Senkung von VLDL- und LDL-Cholesterin - letzteres bis etwa 20 % und zum moderaten Anstieg des HDL-Cholesterins. Prognostischer Nutzen nicht sicher belegt.

Nebenwirkungen: Gel. gastrointestinale Störungen, Transaminasenanstieg, Haarausfall, Potenzstörungen, Myopathie mit Muskelschmerzen und CK-Anstieg (erhöhtes Risiko bei Kombination mit CSE-Hemmern), Rhabdomyolyse sehr selten; erhöhtes Risiko einer Gallensteinbildung u.a.

Wechselwirkung: Verstärkung der Wirkung von Sulfonylharnstoffen und Cumarine.

Kontraindikationen: Niereninsuffizienz, Lebererkrankungen, Gravidität, Stillzeit u.a.

- **Lomitapid (Lojuxta®)**

Ind: Homozygote oder gemischt Doppel-Heterozygote Hypercholesterinämie. In der BRD wenig verwendet.

Wirkung: Hemmung des mikrosomalen Trigylzerid-Transferproteins → Verminderung von LDL-Cholesterin und Triglyzeriden (Einzelheiten siehe Herstellerinformation).

- **PCSK9-Inhibitoren:** Evolocumab (Repatha®) und Alirocumab (Praluent®): Intensive LDL-Cholesterinsenker. Verstärken die LDL-Rezeptoraktivität. Anwendung in Kombination mit Statinen, falls diese unzureichend wirken. Subkutane Injektion (mit Pens) erforderlich. Günstige Studienergebnisse. Glagov-, Fourier- und Odyssey-Studien. PCSK9-Hemmer reduzieren Lp(a) um etwa 25%.

NW: Hersteller-Infos beachten.

6. Extrakorporale LDL-Elimination (LDL-Apherese)

Das spezifischste und effektivste Verfahren ist die immunspezifische Adsorption von Apo-B-tragenden Lipoproteinen. Hierbei werden auch Lp(a), eine LDL-Subfraktion sowie IDL und weniger ausgeprägt VLDL eliminiert. Die häufig eingesetzte Plasmafiltration ist unspezifischer, daher für schwere Hypercholesterinämien als Dauertherapie weniger empfehlenswert. Sie verbessert effektiv die Hämorheologie.

1. Elimination von LDL aus dem Plasma

- Immunadsorption von LDL- und Lp(a) (an der Univ. Köln entwickelte LDL-Apherese)
- Adsorption von LDL und Lp(a) an Dextransulfatsäulen (in Japan entwickelt)
- Heparininduzierte extrakorporale LDL-Präzipitation = H.E.L.P.: Elimination von LDL, Fibrinogen und Lp(a) (an der Univ. Göttingen entwickelt)
- Adsorption an Polyacrylat auf Kieselgel

2. Adsorption von LDL aus dem Vollblut

- DALI-Verfahren (Fa. Fresenius) = Direct Adsorption of Lipoproteins on Polyacrylat
- Verfahren mit Dextransulfat (in Japan entwickelt)

Ind: Hypercholesterinämien mit unzureichender medikamentöser LDL-Senkung und hohem Atheroskleroserisiko bzw. bereits manifester KHK sowie Lp(a)-Erhöhungen mit KHK. Die LDL-Elimination (60-80% Senkung) wird wöchentlich oder zweiwöchentlich durchgeführt.

Zusammenfassung der Therapien

Hypercholesterinämien

Körpergewichtsreduktion, Ernährungsumstellung, Lebensstilverbesserung, Behandlung der zugrunde liegenden Ursachen und Ausschaltung von Risikofaktoren. Danach medikamentöse Behandlung bei unzureichender Senkung. Indikation zur LDL-Apherese s.o.

Stoffgruppe	Max. Senkung von LDL-Cholesterin	
Statine	bis 55%	Kombination effektiver
Gallensäurebinder	bis 25%	
Ezetimib	bis 20%	
PCSK9-Hemmer	> 50%	
LDL-Elimination extrakorporal	60-80%	

Merke: Die individuelle Ansprechbarkeit ist unterschiedlich.

Hypertriglyzeridämien

Gewichtsreduktion, Ernährungsumstellung, Lebensstilverbesserung und Behandlung der zugrunde liegenden Ursachen bringen in den meisten Fällen Erfolg. Regelmäßige kalorienarme Tage empfehlenswert. Statine zur Risikominderung sinnvoll. Evtl. Omega-3-Fettsäuren (siehe Rote Liste) oder Fenofibrat testen.

Therapie bei schwerer meist durch zu hohen Alkoholkonsum oder entgleisten Diabetes mellitus ausgelöster Lipämie-induzierter Pankreatitis: Drastische Fett- und Kalorieneinschränkung; Diabeteseinstellung; absolute Alkoholabstinenz; unverzüglich Plasmaaustausch im Notfall

Typ III-Hyperlipoproteinämie / Dysbetalipoproteinämie:

Ernährungs- und Lebensstilumstellung wie bei Hypertriglyzeridämie.

Medikamentöse Therapie mit Statinen oder Fenofibrat meist erfolgreich.

Kombinierte Hyperlipidämie (Mischformen):

Vorgehen wie bei Hypercholesterinämien und Hypertriglyzeridämien.

Lp(a)-Erhöhungen

LDL-Cholesterin mit Statinen niedrig einstellen. Bei gleichzeitiger KHK Indikation zur Apherese prüfen. Medikamente nur moderat wirksam. Dauertherapie problematisch.

Niedriges HDL-Cholesterin

Auslösende Faktoren berücksichtigen. Triglyzeride und vor allem LDL-Cholesterin niedrig einstellen.

Internet-Infos: www.lipid-liga.de

Quelle: Kurt Oette und Gerd Herold / Lehrbuch Innere Medizin 2017; ISBN 978-1-291-72733-3

Es liegt kein Interessenkonflikt des Autors vor.

Mit freundlicher Genehmigung des Autors und des Herausgebers Herrn Dr. Gerd Herold.

Endometriumablation
Indikationen, Techniken, Ergebnisse, Komplikationen

Thomas Römer

1. Einleitung

Die Hypermenorrhoe und Menorrhagie sind häufige klinische Probleme, die oft zu einer sekundären Anämie führen können, was wiederum zu einer erheblichen Beeinträchtigung der Lebensqualität der Patienten führen kann (**Göretzlehner et al. 2010**)[1], (**Römer 2009**)[2], (**Milsom 2009**).[3] Da die Ursachen der Hypermenorrhoe sehr vielfältig sind, ergeben sich zahlreiche unterschiedliche therapeutische Ansätze, wobei medikamentöse Therapien oft die 1. Wahl darstellen (**Neis et al. 2016**)[4], (**Göretzlehner et al. 2010**)[5], (**Römer 2009**).[6] Die Prävalenz der objektiv nachgewiesenen Hypermenorrhoe beträgt zwischen 9 und 14 % (**Milsom 2009**).[7] Ca. 15 % aller gynäkologischen Konsultationen sind auf eine Hypermenorrhoe zurückzuführen (**Römer 2009**).[8] Das Problem der Hypermenorrhoen nimmt mit dem Alter zu, so ist bei 15-Jährigen der Anteil geringer als bei 50jährigen Frauen. In der Altersgruppe zwischen 23 und 45 Jahren gibt es nur einen geringen Unterschied in der Prävalenz (**Milsom 2009**).[9]

2. Diagnostik und medikamentöse Therapie der Hypermenorrhoe

Die Diagnose Hypermenorrhoe ist immer sehr subjektiv, weil viele Frauen auch eine Blutung über 80 ml durchaus als tolerabel empfinden, während für andere Frauen bereits deutliche Einschränkungen der Lebensqualität bestehen (**Milsom 2009**)[10], (**Hurskainen et al. 2007**).[11] In klinischen Studien werden sogenannte Picturial Bleeding Assessments Cards (PBAC) verwendet, um die Blutungsstärke zu definieren. Im Rahmen von klinischen Zulassungsstudien wird auch die Alkalin-Hematin-Methode angewandt, die eine noch objektivere Aussage trifft, aber sehr aufwendig ist (**Fraser et al. 2011**).[12]

In der klinischen Praxis muss man sich auf die Aussagen der Patientin verlassen und nach der Häufigkeit der Anwendung von Tampons und Vorlagen fragen. Zur Diagnostik bei einer Hypermenorrhoe muss auch an eine sekundäre Anämie oder eine Eisenmangelanämie gedacht werden (**Hurskainen et al. 2007**)[13], (**Römer 2013**)[14], (**Neis et al. 2016**).[15] Die Hämoglobin- und Ferritin-Bestimmung gehören daher zur Basisdiagnostik (**Göretzlehner et al. 2010**)[16], (**Römer 2013**).[17] Auch an mögliche Gerinnungsstörungen muss differenzialdiagnostisch gedacht werden (**Rodeghiero 2008**).[18] Im Rahmen der Diagnostik wird neben der Anamnese eine gynäkologische Untersuchung durchgeführt. Bei einer Vaginalsonographie wird nach organischen Ursachen, wie Myomen oder Polypen gefahndet (**Göretzlehner et al. 2010**).[19] Nach Ausschluss von organischen Ursachen erfolgt zunächst eine hormonelle Therapie (**Römer 2013**).[20] Auch entsprechend der neuen S3-Leitlinien der Deutschen Gesellschaft für Gynäkologie und Geburtshilfe zur Hysterektomie ist bei Blutungsstörungen eine systemische oder auch lokal hormonelle Therapie vor Hysterektomien zwingend als Alternative anzubieten (**Neis et al. 2016**).[21] Anwendung finden vor allem kombinierte orale Kontrazeptiva, wobei nur das Präparat Qlaira® (4-Phasen-Präparat mit Estradiolvalerat und Dienogest) für die Therapie der Hypermenorrhoe zugelassen und besonders effektiv ist (**Fraser et al. 2011**).[22] Weitere Therapieoptionen sind neben der Tranexamsäure Gestagene und Mirena® (**Römer 2013**).[23]

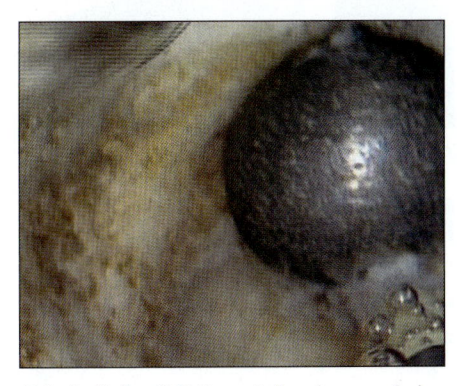

Abb. 1: Roller-Ball-Koagulation (monopolar)

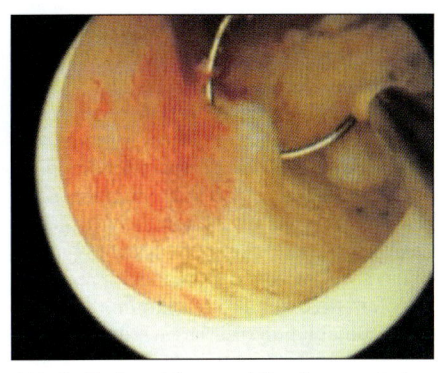

Abb. 2: Endometriumresektion (monopolar)

Tab. 1: Vergleich Mirena® versus Endometriumablation

	Mirena	Endometriumablation
Initiale Blutungsstörung	ja (3-6 Monate)	nein
Dauer der Therapie	5 Jahre	evtl. lebenslang
Op mit Narkose	nein, nur Insertion	ja
Erfolgsrate	70,0 %	80,0 %
Amenorrhoerate	25,0 %	35,0 %
reversibel	ja	nein
abgeschl. Familienplanung erforderlich	nein	ja
zusätzliche Kontrazeption erforderlich	nein	ja, (Risiko: 0,7 %)
Alternative	Endometriumablation	Hysterektomie

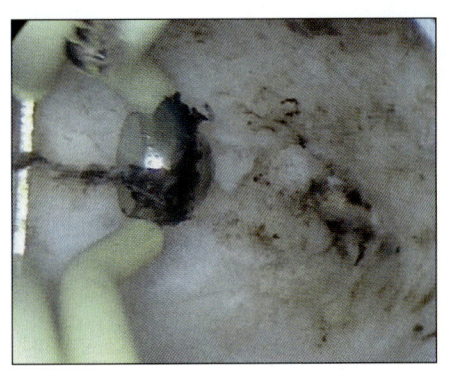

Abb. 3: Endometriumkoagulation (bipolar)

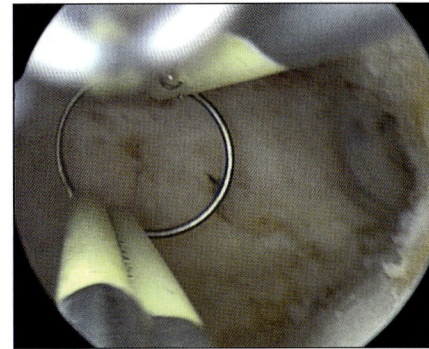

Abb. 4: Endometriumresektion (bipolar)

Wenn es zu keiner Verbesserung der Hypermenorrhoe unter einer oralen oder lokal hormonellen Therapie kommt oder medikamentöse Therapien kontraindiziert sind, müssen operative Therapien in Betracht gezogen werden (**Göretzlehner et al. 2010**)[24], (**Römer 2010**)[25], (**Neis et al. 2016**).[26]

Während eine operative Therapie früher hauptsächlich in der Durchführung der Hysterektomie bestand, schließt man heute auch minimale invasive Verfahren mit ein. Während Myome und Polypen hysteroskopisch problemlos reseziert werden können (6), stellt sich auch oft die Situation dar, dass keine fokale Pathologie vorliegt. Wenn dann auch therapieresistente Hypermenorrhoen bestehen, kann der Patientin als Alternative zur Hysterektomie die Endometriumablation offeriert werden.

3. Endometriumablation / Endometriumresektion

3.1. Allgemeines

Die Endometriumablation ist eine minimal invasive Methode, bei der über einen hysteroskopischen Zugang das Endometrium abgetragen bzw. koaguliert wird (**Römer 2010**)[27], (**Lethaby et al. 2000**)[28], (**Lethaby et al. 2005**)[29] (**Abb. 1, 2**). Da diese Methode irreversibel ist, ist hier eine abgeschlossene Familienplanung eine wesentliche Voraussetzung (**Römer 2010**).[30] Es müssen auch in jedem Fall vorher prämaligne und maligne Endometriumveränderungen ausgeschlossen werden (**Römer 2010**).[31] Bei der klassischen Methode wird elektrochirurgisch mit der Schlinge oder einer Koagulationsmethode das Endometrium abgetragen bzw. verschorft. Es gibt auch einige sogenannte Zweitgenerationsmethoden, wobei bei den thermischen Ballonverfahren (Thermachoice®) oder den bipolaren Netzen (NovaSure®) das Endometrium ausschließlich koaguliert wird (**Römer 2010**)[32], (**Römer et al. 2010**).[33] Die Langzeitergebnisse bei der Endometriumablation zeigen sehr gute Erfolgsraten von bis zu 90 % (**Tab. 3, 6**). Unter Erfolg der Therapie wird die Reduktion der pathologischen Blutungen verstanden, nicht eine Amenorrhoe. Die spätere Hysterektomierate wird im Durchschnitt auf unter 10 % gesenkt (**Römer 2010**)[34], (**Lethaby et al. 2005**)[35], (**Kaunitz et al. 2009**)[36], (**Römer u. Bühling 2014**).[37] Im Vergleich zur Mirena® ist die Endometriumablation geringfügig erfolgreicher (**Tab. 4**). Insofern sollte individuell entschieden werden, ob bei Patientinnen mit Hypermenorrhoen, bei denen eine systemische Therapie versagt, eine Mirena® oder eine Endometriumablation Anwendung findet. Beide Methoden bieten unterschiedliche Vorteile (**Tab. 1**) (**Römer 2010**)[38], (**Lethaby et al. 2005**).[39] Allerdings sollte ein Hauptaugenmerk auf die Familienplanung gerichtet sein. Bei

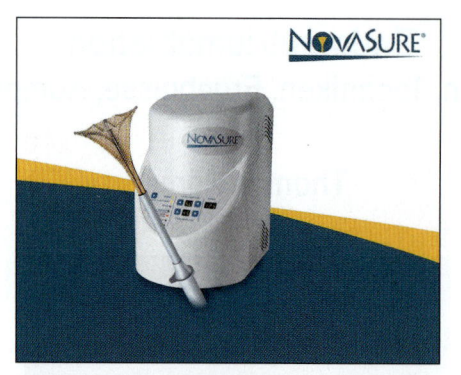

Abb. 5: NovaSure®-Equipment

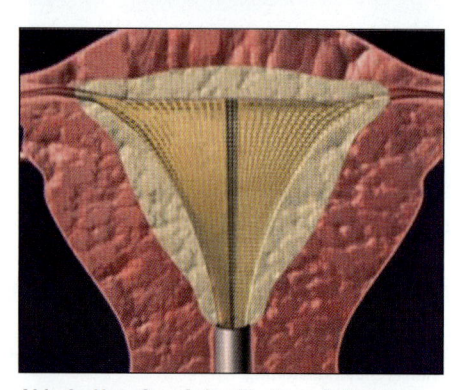

Abb. 6: NovaSure®-Applikations-Schema

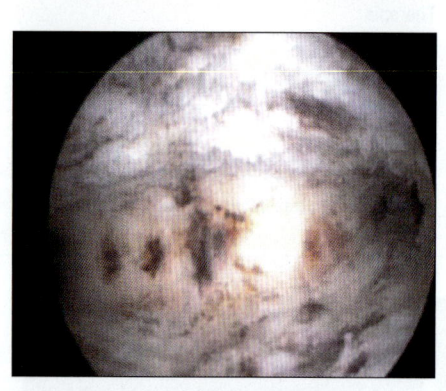

Abb 7: Hysteroskopischer intrauteriner Befund nach NovaSure®-Behandlung

Patientinnen, die bezüglich der Familienplanung noch ambivalent sind, sollte in jedem Fall Mirena® bevorzugt werden. Die Durchführung einer Endometriumablation setzt in jedem Fall einen definitiven Abschluss der Familienplanung voraus (**Römer 2010**).[40] Bei Patientinnen, die unter einer Adenomyosis uteri leiden, ist die Erfolgsrate der Endometriumablation allerdings eingeschränkt (**Römer 2010**).[41] Diese Patientinnen, bei denen als klinisches Leitsymptom neben der Hypermenorrhoe, vor allem die Dysmenorrhoe, im Vordergrund steht, sollten primär eine medikamentöse Therapie mit Qlaira® oder mit anderen oralen Kontrazeptiva im Langzyklus oder Gestagenen erhalten bzw. eine Mirena® anwenden (**Römer 2013**)[42], (**Marjoribanks et al. 2003**).[43]

Tab. 2: Indikationen zur Endometriumablation

- therapieresistente rezidivierende Hypermenorrhoen
- therapieresistente periklimakterische Blutungsstörungen
- Menorrhagien bei Koagulopathien und bei Patienten unter Antikoagulantiendauertherapie
- anästhesiologische Risikogruppen mit Kontraindikationen zur Hysterektomie
- therapieresistente Hypermenorrhoe unter einer Hormonsubstitution

Tab. 3: Endometriumablation – Einschlusskriterien

- rezidivierende therapieresistente Hypermenorrhoe
- abgeschlossene Familienplanung
- unauffälliger Genitalbefund
- Uterus-SL < 10 cm
- Ausschluss prämaligner oder maligner Endometriumveränderungen

Tab. 4: Möglichkeiten der Endometriumablation /-resektion

1. Generation
• ND: YAG-Laser
• Resektion mit der Resektionsschlinge
• Koagulation mit der Roller-Ball-Elektrode
Ausschluss prämaligner oder maligner Endometriumveränderungen

2. Generation
• Uterinballon-Methode zur Wärmekoagulation des Endometriums
• Hydrothermablation
• bipolares Netz (Novasure®)
• Microwave

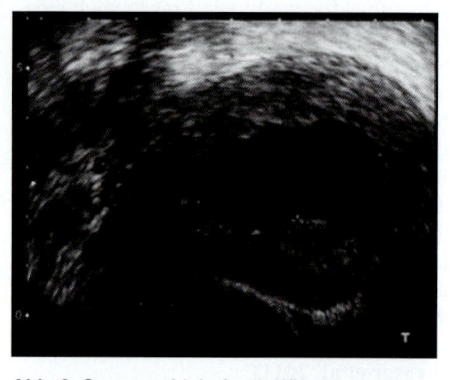

Abb. 8: Sonographiebefund: Hämatometra

3.2 Indikationen und Einschlusskriterien der Endometriumablation

Die exakte Indikationsstellung für die Endometriumablation ist sehr wichtig (**Tab. 2**). Es sollten nur Patienten für diese Methoden in Frage kommen, bei denen hormonelle Therapieversuche fehlgeschlagen sind oder nicht möglich waren. Dazu gehört auch die Anwendung einer Mirena.® Patienten mit pathologischen Veränderungen (z.B. multiplen Uterusmyomen) sind nicht geeignet. Auch der Verdacht auf eine

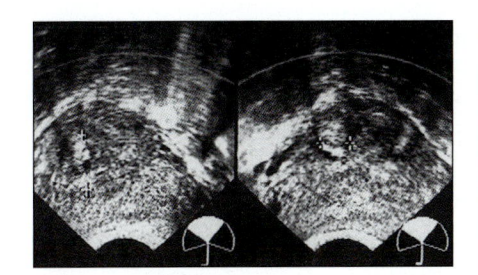

Abb. 9: Postablationssyndrom (Sonographiebefund)

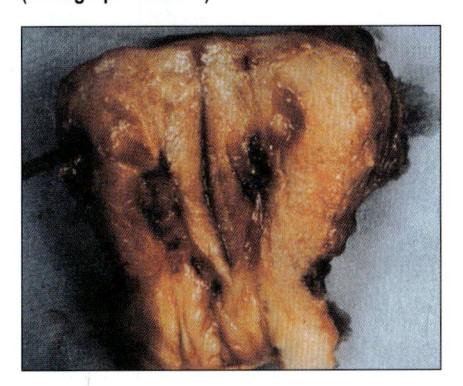

Abb. 10: Postablationssyndrom (Hysterektomie-Befund)

Tab. 5: Vor- und Nachteile der Endometriumablation und -resektion

	(Roller-Ball)	(Resektionsschlinge)
Intraoperative Histologie	keine	vorhanden
Perforationsrisiko	geringer	erhöht
Blutungen	minimal	deutlich mehr
Intraoperative Übersicht	gut	erschwert durch flottierende Resektate
Vorbehandlung	erforderlich	empfehlenswert

Tab. 6: Langzeitergebnisse der Endometriumablation

		Follow-up	Patienten	HE-Rate
Boe-Engelsen (2006)	Norwegen	4 – 10 Jahre	386	0,166
Fürst (2007)	Dänemark	10 Jahre	120	0,22
Cooper (2001)	Schottland	5 Jahre	90	0,19
Litta (2006)	Italien	6 – 12 Jahre	106	0,113
Römer (2009)	Deutschland	6 Jahre	36	0,114

Tab. 7: Vergleich der Ergebnisse von Mirena® und Ablationstechniken

Autor	Jahr	Vergleichsmethode	Patienten n/n	Mirena	Vergleichsmethode %
Crosignani	1997	Endometriumresektion	35/35	85	94
Römer	2000	Endometriumablation	15/15	73	93
Istre	2001	Endometriumresektion	30/29	67	90
Pellicano	2002	Endometriumresektion	41/41	70	85
Rauramo	2004	Endometriumresektion	30/29	63	76
Gupta	2006	Endometriumresektion	25/25	97	94

Adenomyosis mit dem Leitsymptom Dysmenorrhoe führt nur zu eingeschränkten oder temporären Therapieerfolgen der Endometrumablation **(Römer 2010)**.[44] Die Uterussondenlänge sollte nicht über 10 cm betragen, da dann die Erfolgsrate deutlich abnimmt. Die wichtigste Voraussetzung ist der Ausschluss prämaligner oder maligner Veränderungen des Endometriums **(Tab. 3)**. Dies muss dann aktuell histologisch erfolgen, wenn bei der Patientin nicht von den letzten 6 Monaten ein histologischer Befund des Endometriums vorliegt **(Abb. 4)**. Nur wenn ein regelrechtes Endometrium nachgewiesen wurde, können Koagulationsmethoden problemlos angewendet werden. Ansonsten ist bei jeder Methode, sei es durch die Anwendung einer Endometriumresektion oder einer Strichcurettage eine Histologiegewinnung vor einer Koagulationsmethode (z.B. NovaSure®) zwingend notwendig. Entscheidend ist für alle Methoden, dass eine sicher abgeschlossene Familienplanung besteht, da der Eingriff zu einer irreversiblen Schädigung des Endometriums führt. Bei Patientinnen, die bezüglich ihrer Familienplanung ambivalent sind, sollte eine Endometriumablation keinesfalls durchgeführt werden **(Römer 2010)**.[45]

3.3 Möglichkeiten der Endometriumablation/-resektion

Man unterscheidet die Methoden der 1. und 2. Generation **(Tab. 4)**. Goldstandard der 1. Generation ist die elektrochirurgische Methode der Resektion an der Vorder- und Hinterwand sowie an den Seitenwänden, kombiniert mit Koagulation im Fundusbereich und den Tubenecken. Letzteres soll die Perforationsgefahr reduzieren. Von den Zweitgenerationsmethoden hat sich in Deutschland im Wesentlichen, neben einigen Ballonmethoden, wie z.B. Thermachoice, vor allem die NovaSure®-Methode als Thermokoagulation mit einem bipolaren Netz durchgesetzt **(Römer et al. 2010)**.[46] Alle anderen Zweitgenerationsmethoden spielen in Deutschland keine relevante Rolle im klinischen Alltag.

Eine Vorbehandlung zur Endometriumablation ist für die meisten Methoden nicht erforderlich. Koagulationsmethoden der 2. Generation, wie z.B. NovaSure®, sind zyklusunabhängig durchführbar. Für die Resektionsmethode ist eine Planung der Operation in der ersten Zyklushälfte sinnvoll, da hier eine bessere intraoperative Übersicht vorliegt. Wenn eine Vorbehandlung erfolgt, sind GnRH-Analoga effektiver als Gestagene **(Römer 2013)**.[47] Meist ist eine Vorbehandlung über 2, max. 3 Monate ausreichend. Allerdings verbessert dies nicht wesentlich die postoperativen Ergebnisse bezüglich der Blutungsrate, lediglich eine geringfügige Erhöhung der postoperativen Amenorrhoerate wird erreicht **(Römer 2010)**.[48] Bei der Endometriumablation kam es zu einem Technikwechsel. Während zunächst die Resektion und Koagulation monopolar durchgeführt wurde, wurde mit der Einführung der bipolaren Technik, die zum Standard geworden ist, auch das Risiko von Komplikationen

Abb. 11: Alternativen zur Hysterektomie bei Blutungsstörungen

(S3 Leitlinie Hysterektomie)

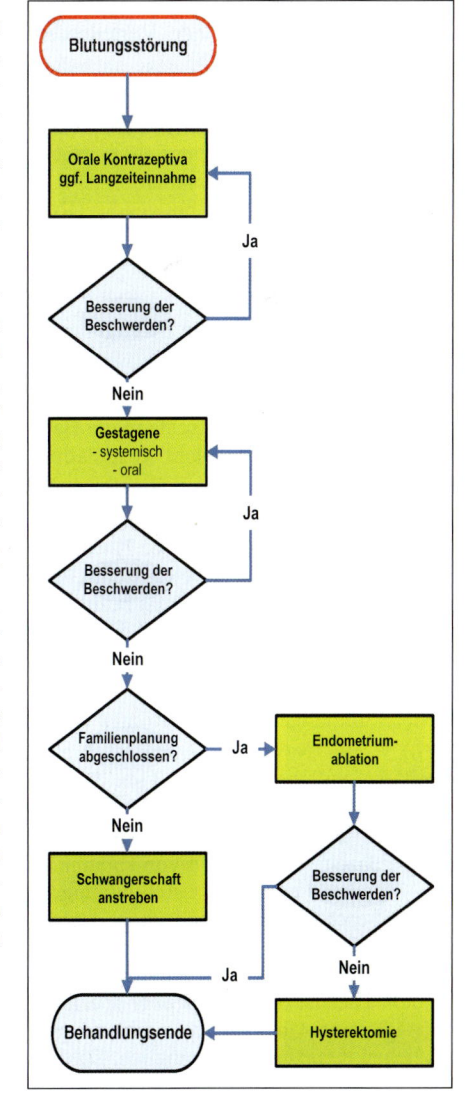

bei gleicher Effektivität der Methode gesenkt **(Abb. 3, 4)**. Endometriumkoagulations- und resektionsmethoden haben unterschiedliche Vor- und Nachteile **(Tab. 5)**. Bei der Koagulationstechnik sind die Komplikationsrisiken geringer. Wesentliche Vorteile der Resektion sind die Gewinnung einer aktuellen intraoperativen Histologie und die Möglichkeit der Resektion von eventuell vorliegenden submukösen Myomen und/oder Corpuspolypen **(Römer 2010)**[49], **(Rovio et al. 2009)**.[50]

3.4 Ergebnisse der Endometriumablation

In Langzeitstudien konnte gezeigt werden, dass bei einer sorgfältigen Indikationsstellung die Erfolgsrate bei 80-90 % liegt **(Tab. 6)**. Im Vergleich zur Anwendung von Mirena® ist hier die Erfolgsrate um 10-20 % höher **(Bourdrez et al. 2004)**[51], **(Kaunitz et al. 2009)**[52], **(Lethaby et al. 2005)**[53], **(Marjoribanks et al. 2003)**[54] **(Tab. 7)**. Die Endometriumablation ist gegenüber der Mirena® zu bevorzugen, wenn eine sicher abgeschlossene Familienplanung vorliegt **(Römer 2010)**[55], **(Römer 2013)**[56], **(Kaunitz et al. 2009)**.[57] Auch die Amenorrhoerate, die allerdings nicht das Ziel der Endometriumablation ist, liegt ebenfalls um 10-20 % höher. Vorteile der Mirena®-Anwendung sind, dass auch bei Versagen der Mirena® eine Endometriumablation durchgeführt werden kann, während es umgekehrt kaum möglich ist. Nach Versagen der Endometriumablation ist zumeist eine Hysterektomie notwendig **(Römer 2010)**[58], **(Lethaby et al. 2000)**.[59] **(Tab. 5)**.

3.5 Vor- und Nachteile der Zweitgenerationsmethoden

Von den Zweitgenerationsmethoden haben sich hauptsächlich in Deutschland die Ballonmethoden und die bipolare Koagulation mit NovaSure® durchgesetzt. Zur Behandlung mit NovaSure®, einem bipolaren Koagulationssystem **(Abb. 5, 6, 7)** existieren Daten aus einer Vergleichsstudie, die zeigen, dass hier die Effektivität bezüglich der Amenorrhoerate besser ist, d.h. nach NovaSure® findet sich eine signifikant höhere Amenorrhoerate und eine niedrige Hysterektomierate **(Tab. 8) (Römer et al. 2010)**.[60] Die NovaSure®-Methode bietet somit wesentliche Vorteile **(Tab. 9, 10) (Römer 2010)**[61], **(Römer et al. 2010)**.[62] Lediglich lokale Kontraindikationen, wie das gleichzeitige Vorliegen von submukösen Myomen oder Uterusfehlbildungen sind zu beachten. Problematisch ist derzeit noch die Frage der Kostenübernahme, da es sich hierbei um ein Einmalinstrument handelt. Hier ist derzeit nur über spezielle Verträge eine Übernahme durch die gesetzlichen Krankenkassen möglich. Da das Risiko aufgrund der kurzen Eingriffszeit für die Patienten insgesamt geringer ist, sollte diese Methode großzügig, insbesondere bei Patientinnen aus internistischen und anästhesiologischen Risikogruppen angeboten werden **(Abb. 11) (Römer 2010)**[63], **(Lethaby et al. 2005)**.[64] Auch bei Patientinnen, die Blutungsstörungen unter einer Antikoagulantien-Dauertherapie haben und möglichst eine postoperative Amenorrhoe wünschen, wäre NovaSure® zu bevorzugen. Die Techniken der 2. Generation haben eine insgesamt geringere Komplikationsrate, da hier kaum Fehler durch den Operateur möglich sind, und eine kürzere Operationszeit **(Römer 2010)**.[65] Allerdings ist die technische Fehlerrate höher als bei den traditionellen Methoden. Man sollte der Patientin daher möglichst auch alle verfügbaren möglichen Methoden offerieren können.

Tab. 8: Vergleich NovaSure – Endometriumablation nach 24 Monaten

	Novasure	Endometriumablation
Patienten	147	102
Alter	39,8	41
Ergebnisse		
Amenorrhoe	53,7 %	32,4 %
Spottings	36,7 %	11,8 %
Hypomenorrhoe	4,0 %	40,2 %
Eumenorrhoe	4,0 %	4,9 %
Hypermenorrhoe	1,3 %	2,0 %
Hysterektomie	0	8,8 %

Tab. 9: Vor- und Nachteile Endometriumablation und -resektion im Vergleich zur NovaSure-Methode (1)

	Endometriumablation/-resektion	Novasure®
Amenorrhoerate (%)	30-35 %	55,0 %
Erfolgsrate (%)	80-85 %	95,0 %
Hysterektomierate (%)	10-20 %	0-5 %
Intraoperative Histologie	ja	nein
Vorbehandlung	bei OP post menstruationem nicht notwendig	nicht notwendig
Perforationsrisiko	gering	nahezu ausgeschlossen

Tab. 10: Vor- und Nachteile Endometriumablation und –resektion im Vergleich zur NovaSure – Methode (2)

	Endometriumablation/-resektion	Novasure®
Zyklusabhängigkeit des Erfolges	ja	nein
Kostenübernahme	ja	keine Materialkosten (gesetzl. Kassen)
Op-Risiken	abhängig vom Operateur	unabhängig vom Operateur
Anwendung bei submukösen Myomen	möglich (+ Myomresektion)	nicht möglich
Anwendung bei Uterus- fehlbildungen	möglich	nicht möglich

Tab. 11: Komplikationshäufigkeit der operativen Hysteroskopie

	Perforation (monopolar)	Blutung	TUR-Syndrom	Infektionen
Myomresektion				
Grad 2	+++	+++	+++	+
Grad 0	+	+	++	+
Polypresektion	+	+	+	+
Endometriumablation	+	Ø	+	+
Endometriumresektion	++	+	++	+
Septumdissektion	+	+	+	+
intrauterine Adhäsiolyse Grad III/IV	+++	+	++	+

3.6 Allgemeine Komplikationen der Endometriumablation

Alle Komplikationen der operativen Hysteroskopie treffen auch auf die Endometriumablation zu **(Tab. 11)**. Die Komplikationshäufigkeit ist aber insgesamt deutlich geringer als beispielsweise bei Myomresektionen oder einer intrauterinen Adhäsiolyse **(Römer 2010)**.[66] Bei Koagulationsmethoden ist die Gefahr von Komplikationen (insbesondere Perforationen) nochmals deutlich geringer als bei Resektionstechniken.

3.7 Spezielle Komplikationen der Endometriumablation

Es gibt allerdings einige spezifische Komplikationen der Endometriumablation **(Tab. 12)**. Eine postoperative Hämatometra entsteht meistens durch eine unnötige Cervixkoagulation, so dass es zur Verklebung des Cervikalkanals kommt und sich nachfolgend Blut staut **(Abb. 8)**. Hier ist in den meisten Fällen dann eine Dilatation der Cervix erforderlich. Infektionen, wie z.B. Endometritiden sind extrem selten. Ein typisches Problem der Endometriumablation ist das sogenannte Post-Ablations-Syndrom **(Abb. 14)**. Hier kommt es zur Ausbildung einer Serometra durch eine nicht ausreichende Koagulation in den Tubenecken, was der Patientin bei eigentlich günstigem postoperativen Blutungsverhalten rezidivierende Schmerzen bereiten kann **(Abb. 9)**. In Einzelfällen kann hier nur eine intrauterine Adhäsiolyse und Nachkoagulation erfolgen **(Römer u. Müller 1998)**.[67] In den meisten Fällen ist dann jedoch eine Hysterektomie unumgänglich **(Abb. 10)**. Die Verschleierung der Symptomatik eines Endometriumkarzinoms ist eher selten. Endometriumkarzinome nach Endometriumablationen sind in der Regel auf eine unzureichende präoperative Diagnostik zurückzuführen. Ein weiteres Problem sind mögliche postoperative Schwangerschaften. Das Risiko für postoperative Graviditäten nach Endometriumablationen liegt zwischen 0,24 und 0,7 % **(Römer 2010)**.[68] Patienten sollten darüber aufgeklärt werden, dass die Endometriumablation keine Kontrazeptionsmethode ist. Hier sind zusätzliche Maßnahmen der Kontrazeption erforderlich, was in der Regel eine simultane laparoskopische Tubensterilisation erfordert. In Einzelfällen kann auch eine unmittelbare postoperative Mirena®-Einlage erfolgen. Problematisch beim Auftreten von Schwangerschaften nach Endometriumablationen ist, dass diese oft zu spät diagnostiziert werden, da die Patientin meist eine Hypo- oder Amenorrhoe haben **(Römer 2010)**.[69] Des Weiteren sind die Schwangerschaften nach Endometriumablationen mit hohen Komplikationsraten behaftet **(Tab. 13)**. Eine Aufklärung zur Kontrazeption bei Endometriumablation ist unabhängig von der Art der durchgeführten Methode unbedingt notwendig.

3.8 HRT nach Endometriumablation

Bei peri- oder postmenopausalen Patienten nach Endometriumablationen, die klimakterische Beschwerden haben und bei denen eine Hormonsubstitution indiziert ist, stellt sich die Frage, ob diese als Östrogen-Mono-Therapie oder als Kombinationstherapie durchgeführt werden muss **(Römer u. Bojahr 2009)**[70], **(Istre et al. 1996)**.[71] Es ist bekannt, dass sich, auch bei Patientinnen, die eine Amenorrhoe nach Endometriumablation haben, noch in 70 % der Fälle Restendometrium nachweisen lässt **(Istre 1997)**.[72] Das bedeutet, wenn eine Östrogen-Mono-Therapie erfolgt, führt dies zu einer höheren Rate an Endometriumhyperplasien und Blutungsstörungen **(Istre et al. 1996)**[73] **(Tab. 14)**. Eine kombinierte Östrogen-Gestagen-Therapie oder die Anwendung von Tibolon ist daher nach Endometriumablation zwingend notwendig, um Endometriumhyperplasien oder -karzinome zu vermeiden **(Römer u. Bojahr 2009)**[74], **(Istre et al. 1996)**.[75]

4. Stellenwert der Endometriumablation

Die Endometriumablation hat einen hohen Stellenwert in der Therapie von Blutungsstörungen nach Versagen hormoneller Therapien und vor einer Hysterektomie **(Abb. 11)**. Bei einer sorgfältigen Indikationsstellung kann hier vielen Frauen mit Hypermenorrhoen eine Hysterektomie erspart bleiben. Dies findet sich auch in den aktuellen S-3-Leitlinien zur Hysterektomie wieder, wo die Endometriumablation ausdrücklich als alternative Form bei Blutungsstörungen vor einer Hysterektomie empfohlen wird **(Tab. 13)** **(Neis et al. 2016)**.[76] Vor der Durchführung des Eingriffes ist eine umfassende präoperative Aufklärung der Patientin über Vor- und Nachteile der Methoden notwendig **(Tab. 15) (Römer 2010)**.[77]

Interessenkonflikt

T. Römer hat Honorare für Vorträge und Reisekostenerstattungen von folgenden Firmen erhalten: Gedeon Richter, Karl Storz GmbH, Hologic GmbH.

Literatur

1. Göretzlehner G, Römer T, Göretzlehner U. Blutungsstörungen. Walter de Gruyter Verlag Berlin – New York, 2010

2. Römer T. Treatment of heavy menstrual bleeding. Gynaecology Forum 2009; 14: 16-20

3. Milsom I. Heavy menstrual bleeding: prevalence, epidemiology and influence on health-related quality of life. Gynaecology Forum 2009; 14: 4-7

Tab. 12: Spezifische Komplikationen der Endometriumablation

- Hämatometra
- Endometritiden
- Postablationssyndrom
- Verschleiern der Erstsymptome eines Endometriumkarzinoms
- Graviditäten
- Rezidive (Adenomyosis)

Tab. 13: Schwangerschaftsverläufe nach Endometriumablation

31 ausgetragene Schwangerschaften mit hoher Komplikationsrate	
Frühgeburtenrate	0,42
Plazenta adhärens	0,26
Retardierungen	0,39
Sectio caesarea	71,0 %

Literatur: Hare AA, Olah KS: Pregnancy following endometrial ablation: a review article. J Obstet Gynaecol 2005; 25: 108–14

Tab. 14: HRT nach Endometriumablation

	ERT (2 mg Estradiol)	HRT (2 mg Estradiol + 1mg NETA)
Patienten	31	31
Endometriumhyperplasie ohne Atypie	6	0
Proliferatives Endometrium	8	0
Blutungsrate + Endometriumdicke	höher	-

Tab. 15: Präoperative Aufklärung der Patientin vor der Endometriumablation

- Alternative zur Hysterektomie (vaginal, LASH, LAVH)
- Amenorrhoerate etwa 35 %
- Erfolgsrate (Reduktion des pathologischen Blutflusses): 80-90 %
- Versagerquote 10-20 %
- fehlende Langzeitergebnisse
- intraoperative Komplikationsmöglichkeiten (Perforation, TUR- Syndrom, Nachblutung, Infektion)
- postoperative Komplikationsmöglichkeiten (Hämatometra, Postablationssyndrom, Graviditäten, Rezidive, Endometritiden)
- Notwendigkeit der zusätzlichen Kontrazeption (ggf. simultane laparoskopische Tubensterilisation)

4. Neis K, Zubke, W, Fehr, M, Römer, T, Tamussino K, Nothacker M. Hysterektomie bei benignen Gebärmuttererkrankungen. Deutsches Ärzteblatt 2016; 113:242-9

5. Göretzlehner G, Römer T, Göretzlehner U. Blutungsstörungen. Walter de Gruyter Verlag Berlin – New York, 2010

6. Römer T. Treatment of heavy menstrual bleeding. Gynaecology Forum 2009; 14: 16-20

7. Milsom I. Heavy menstrual bleeding: prevalence, epidemiology and influence on health-related quality of life. Gynaecology Forum 2009; 14: 4-7

8. Römer T. Treatment of heavy menstrual bleeding. Gynaecology Forum 2009; 14: 16-20

9. Milsom I. Heavy menstrual bleeding: prevalence, epidemiology and influence on health-related quality of life. Gynaecology Forum 2009; 14: 4-7

10. Milsom I. Heavy menstrual bleeding: prevalence, epidemiology and influence on health-related quality of life. Gynaecology Forum 2009; 14: 4-7

11. Hurskainen R, Grenman S, Komi I, Kujansuu E, Luoto R, Orrainen M, Patja K, Penttinen J, Silventoinen S, Tapanainen J, Toivonen J. Diagnosis and treatment of menorrhagia. Acta Obstet Gynecol Scand 2007; 86: 749-57

12. Fraser IS, Römer T, Parke S, Zeun S, et al. Effective treatment of heavy and/or prolonged menstrual bleeding with an oral contraceptive containing estradiol valerate and dienogest: a randomized, double-blind Phase III trial. Hum Reprod 2011; 26: 2698-708

13. Hurskainen R, Grenman S, Komi I, Kujansuu E, Luoto R, Orrainen M, Patja K, Penttinen J, Silventoinen S, Tapanainen J, Toivonen J. Diagnosis and treatment of menorrhagia. Acta Obstet Gynecol Scand 2007; 86: 749-57

14. Römer T. Hypermenorrhoe, Med. Monatsschr. Pharm. 2013;36:4-10

15. Neis K, Zubke, W, Fehr, M, Römer, T, Tamussino K, Nothacker M. Hysterektomie bei benignen Gebärmuttererkrankungen. Deutsches Ärzteblatt 2016; 113:242-9 0

16. Göretzlehner G, Römer T, Göretzlehner U. Blutungsstörungen. Walter de Gruyter Verlag Berlin – New York, 2010

17. Römer T. Hypermenorrhoe, Med. Monatsschr. Pharm. 2013;36:4-10

18. Rodeghiero F. Management of menorrhagie in women with inherited bleeding disorders: general principles and use of desmopressin. Haemophilla 2008; 14 (suppl): 21-30

19. Göretzlehner G, Römer T, Göretzlehner U. Blutungsstörungen. Walter de Gruyter Verlag Berlin – New York, 2010

20. Römer T. Hypermenorrhoe, Med. Monatsschr. Pharm. 2013;36:4-10

21. Neis K, Zubke, W, Fehr, M, Römer, T, Tamussino K, Nothacker M. Hysterektomie bei benignen Gebärmuttererkrankungen. Deutsches Ärzteblatt 2016; 113:242-9

22. Fraser IS, Römer T, Parke S, Zeun S, et al. Effective treatment of heavy and/or prolonged menstrual bleeding with an oral contraceptive containing estradiol valerate and dienogest: a randomized, double-blind Phase III trial. Hum Reprod 2011; 26: 2698-708

23. Römer T. Hypermenorrhoe, Med. Monatsschr. Pharm. 2013;36:4-10

24. Göretzlehner G, Römer T, Göretzlehner U. Blutungsstörungen. Walter de Gruyter Verlag Berlin – New York, 2010

25. Römer T. Operative Hysteroskopie. de Gruyter-Verlag Berlin – New York 2010, 2. Auflage

26. Neis K, Zubke, W, Fehr, M, Römer, T, Tamussino K, Nothacker M. Hysterektomie bei benignen Gebärmuttererkrankungen. Deutsches Ärzteblatt 2016; 113:242-9

27. Römer T. Operative Hysteroskopie. de Gruyter-Verlag Berlin – New York 2010, 2. Auflage

28. Lethaby A, Shepperd S, Cooke I, Farquhar C. Endometrial resection and ablation versus hysterectomy for heavy menstrual bleeding. Cochrane Database Syst Rev 2000; 4: CD000329

29. Lethaby A, Hickey M, Garry R. Endometrial destruction techniques for heavy menstrual bleeding. Cochrane Database Syst Rev 2005; 4: CD001501

30. Römer T. Operative Hysteroskopie. de Gruyter-Verlag Berlin – New York 2010, 2. Auflage

31. Römer T. Operative Hysteroskopie. de Gruyter-Verlag Berlin – New York 2010, 2. Auflage

32. Römer T. Operative Hysteroskopie. de Gruyter-Verlag Berlin – New York 2010, 2. Auflage

33. Römer T, Socko P, Kreuz G. Hochfrequenzablation versus transzervikale Endometriumresektion, Frauenarzt 2010; 51:942-949

34. Römer T. Operative Hysteroskopie. de Gruyter-Verlag Berlin – New York 2010, 2. Auflage

35. Lethaby AE, Cooke I, Rees M. Progesterone or progestogen-releasing intrauterine systems for heavy menstrual bleeding. Cochrane Database Syst Rev 2005; 4: CD002126

36. Kaunitz AM, Meredith S, Inki P, Kubba A, Sanchez-Ramos L. Levonorgestrel-releasing intrauterine system and endometrial ablation in heavy menstrual bleeding: a systematic review and meta-analysis. Obstet Gynecol 2009; 113: 1104-16

37. Römer T, Bühling K. Konsensuspapier – intrauterine hormonelle Verhütung. Geburtshilf. Frauenheilkd. 2014

38. Römer T. Operative Hysteroskopie. de Gruyter-Verlag Berlin – New York 2010, 2. Auflage

39. Lethaby A, Hickey M, Garry R. Endometrial destruction techniques for heavy menstrual bleeding. Cochrane Database Syst Rev 2005; 4: CD001501

40. Römer T. Operative Hysteroskopie. de Gruyter-Verlag Berlin – New York 2010, 2. Auflage

41. Römer T. Operative Hysteroskopie. de Gruyter-Verlag Berlin – New York 2010, 2. Auflage

42. Römer T. Hypermenorrhoe, Med. Monatsschr. Pharm. 2013;36:4-10

43. Marjoribanks J, Lethaby A, Farquhar C. Surgery versus medical therapy for heavy menstrual bleeding. Cochrane Database Syst Rev 2003; 2: CD003855.

44. Römer T. Operative Hysteroskopie. de Gruyter-Verlag Berlin – New York 2010, 2. Auflage

45. Römer T. Operative Hysteroskopie. de Gruyter-Verlag Berlin – New York 2010, 2. Auflage

46. Römer T, Socko P, Kreuz G. Hochfrequenzablation versus transzervikale Endometriumresektion, Frauenarzt 2010; 51:942-949

47. Römer T. Hypermenorrhoe, Med. Monatsschr. Pharm. 2013;36:4-10

48. Römer T. Operative Hysteroskopie. de Gruyter-Verlag Berlin – New York 2010, 2. Auflage

49. Römer T. Operative Hysteroskopie. de Gruyter-Verlag Berlin – New York 2010, 2. Auflage

50. Rovio PH, Helin R, Heinonen PK. Long-term outcome of hysteroscopic endometrial resection with or without myomectomy in patients with menorrhagia. Arch Gynecol Obstet 2009; 279: 159-63

51. Bourdrez P, Bongers MY, Mol BW: Treatment of dysfunctional uterine bleeding: patient preferences for endometrial ablation, a levonorgestrel-releasing intrauterine device, or hysterectomy. Fertil Steril 2004; 82: 160-6

52. Kaunitz AM, Meredith S, Inki P, Kubba A, Sanchez-Ramos L. Levonorgestrel-releasing intrauterine system and endometrial ablation in heavy menstrual bleeding: a systematic review and meta-analysis. Obstet Gynecol 2009; 113: 1104-16

53. Lethaby A, Hickey M, Garry R. Endometrial destruction techniques for heavy menstrual bleeding. Cochrane Database Syst Rev 2005; 4: CD001501

54. Marjoribanks J, Lethaby A, Farquhar C. Surgery versus medical therapy for heavy menstrual bleeding. Cochrane Database Syst Rev 2003; 2: CD003855.

55. Römer T. Operative Hysteroskopie. de Gruyter-Verlag Berlin – New York 2010, 2. Auflage

56. Römer T. Hypermenorrhoe, Med. Monatsschr. Pharm. 2013;36:4-10

57. Kaunitz AM, Meredith S, Inki P, Kubba A, Sanchez-Ramos L. Levonorgestrel-releasing intrauterine system and endometrial ablation in heavy menstrual bleeding: a systematic review and meta-analysis. Obstet Gynecol 2009; 113: 1104-16

58. Römer T. Operative Hysteroskopie. de Gruyter-Verlag Berlin – New York 2010, 2. Auflage

59. Lethaby A, Shepperd S, Cooke I, Farquhar C. Endometrial resection and ablation versus hysterectomy for heavy menstrual bleeding. Cochrane Database Syst Rev 2000; 4: CD000329

60. Römer T, Socko P, Kreuz G. Hochfrequenzablation versus transzervikale Endometriumresektion, Frauenarzt 2010; 51:942-949

61. Römer T. Operative Hysteroskopie. de Gruyter-Verlag Berlin – New York 2010, 2. Auflage

62. Römer T, Socko P, Kreuz G. Hochfrequenzablation versus transzervikale Endometriumresektion, Frauenarzt 2010; 51:942-949

63. Römer T. Operative Hysteroskopie. de Gruyter-Verlag Berlin – New York 2010, 2. Auflage

64. Lethaby A, Hickey M, Garry R. Endometrial destruction techniques for heavy menstrual bleeding. Cochrane Database Syst Rev 2005; 4: CD001501

65. Römer T. Operative Hysteroskopie. de Gruyter-Verlag Berlin – New York 2010, 2. Auflage

66 Römer T. Operative Hysteroskopie. de Gruyter-Verlag Berlin – New York 2010, 2. Auflage

67 Römer T, Müller. Konservatives Management eines Postablationsyndroms, Gyn Spectrum, 1998

68 Römer T. Operative Hysteroskopie. de Gruyter-Verlag Berlin – New York 2010, 2. Auflage

69 Römer T. Operative Hysteroskopie. de Gruyter-Verlag Berlin – New York 2010, 2. Auflage

70 Römer T, Bojahr B. HRT nach Endometriumablation und LASH, Geburtshilf. Frauenheilkund. 2009

71 Istre O, Holm-Nielsen P, Bourne T. Forman A. Hormone replacement therapy after transcervical resection of the endometrium. Obstet Gynecol. 1996; 88(5):767-70

72 Istre O. Second look Hysteroscopy after endometrial ablation, Gynecological Surgery, 1997

73 Istre O, Holm-Nielsen P, Bourne T. Forman A. Hormone replacement therapy after transcervical resection of the endometrium. Obstet Gynecol. 1996; 88(5):767-70

74 Römer T, Bojahr B. HRT nach Endometriumablation und LASH, Geburtshilf. Frauenheilkund. 2009

75 Istre O, Holm-Nielsen P, Bourne T. Forman A. Hormone replacement therapy after transcervical resection of the endometrium. Obstet Gynecol. 1996; 88(5):767-70

76 Neis K, Zubke, W, Fehr, M, Römer, T, Tamussino K, Nothacker M. Hysterektomie bei benignen Gebärmuttererkrankungen. Deutsches Ärzteblatt 2016; 113:242-9

77 Römer T. Operative Hysteroskopie. de Gruyter-Verlag Berlin – New York 2010, 2. Auflage

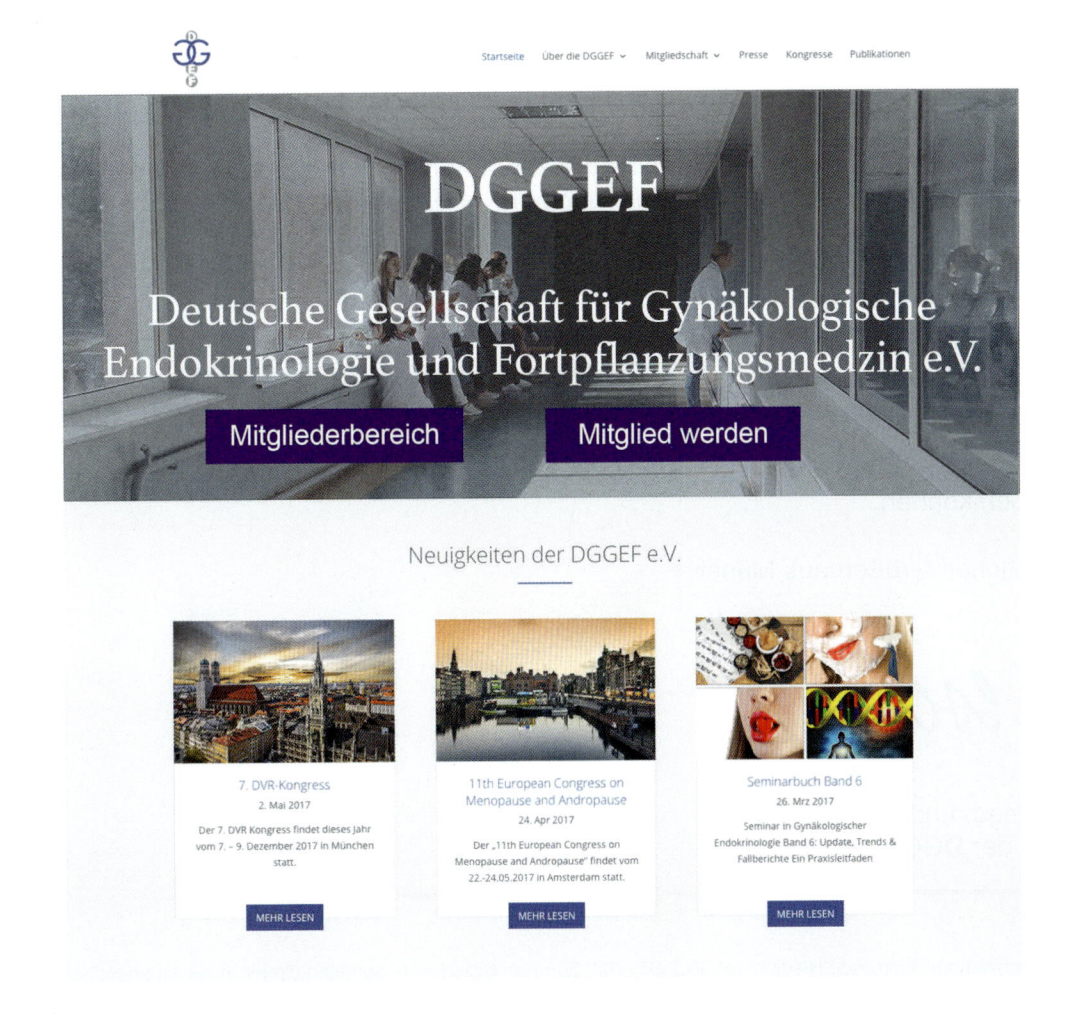

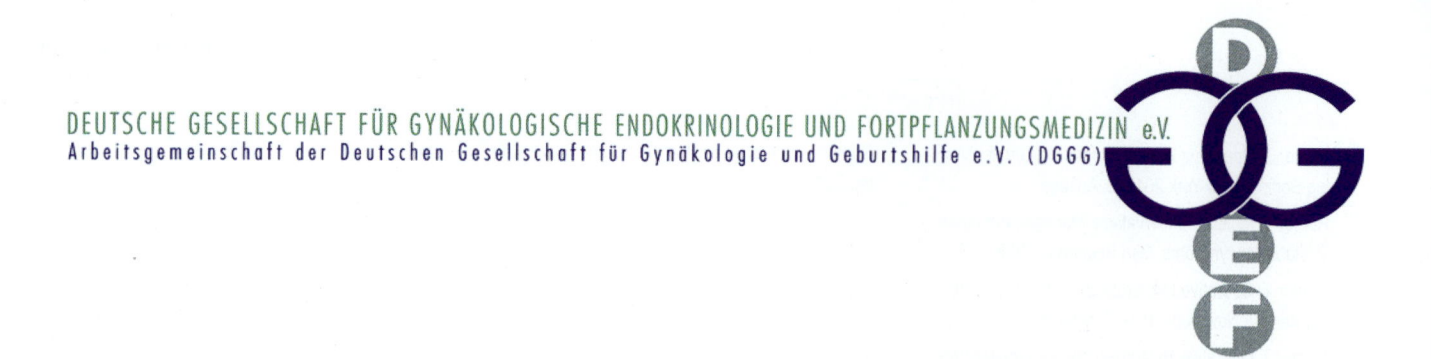

Mitgliedschaft in der Deutschen Gesellschaft für Gynäkologische Endokrinologie und Fortpflanzungsmedizin (DGGEF) e.V.

Sehr geehrte Kolleginnen,
sehr geehrte Kollegen,

die Deutsche Gesellschaft für Gynäkologische Endokrinologie und Fortpflanzungsmedizin ist eine der drei Säulen im Fach Frauenheilkunde und über ihren Präsidenten im Vorstand der Deutschen Gesellschaft für Gynäkologie und Geburtshilfe (DGGG) vertreten.

Eine Mitgliedschaft ist möglich für Frauenärzte, die an Gynäkologischer Endokrinologie und Fortpflanzungsmedizin interessiert und gleichzeitig Mitglied bei der Deutschen Gesellschaft für Gynäkologie und Geburtshilfe (DGGG) sind.

Jahresbeitrag: 100,- €

Leistungen der DGGEF:

1. Kostenloses elektronisches Abo des Journals für Reproduktionsmedizin und Endokrinologie (JRE) als PDF.
2. Regelmäßiger Versand eines E-Mail-Newsletters mit aktuellen Stellungnahmen und Publikationen zur Gynäkologischen Endokrinologie und Fortpflanzungsmedizin, Berufspolitik, Neuentwicklungen, Arztrecht.
3. 20% Rabatt auf das Abonnement der Zeitschrift Gynäkologische Endokrinologie
4. Stellungnahmen und Leitlinien der DGGEF in Form von PDF-Dateien.

Wenn Sie weitere Informationen über die wissenschaftliche und klinische Arbeit der DGGEF erhalten möchten, nehmen Sie bitte Kontakt mit der Geschäftsstelle der DGGEF e.V. auf.

Ich hoffe, dass wir Ihr Interesse geweckt haben und Sie als neues Mitglied der DGGEF in Kürze begrüßen können.

Mit freundlichen Grüßen aus Münster

Kiesel

Prof. Dr. med. Ludwig Kiesel
Präsident der DGGEF e.V.

Myomsprechstunde
Neue diagnostische und therapeutische Optionen bei Patientinnen mit Myomen: Hochintensiver fokussierter Ultraschall

Michael K. Bohlmann, Peter Hunold, Thomas Rabe

und der **Arbeitskreis: "Myomtherapie":** Christian Albring, Klaus König, Elisabeth Merkle, Stefan Rimbach, Thomas Römer, Nicole Sänger, Hans-Rudolf Tinneberg, Thomas Strowitzki, Markus Wallwiener

---

Zusammenfassung

Hintergrund: Symptomatische Uterusmyome stellen einen häufigen und bedeutsamen Morbiditätsgrund für Frauen in der reproduktiven Lebensphase dar. Aufgrund bis dato eingeschränkter konservativer Therapieoptionen erfolgten zur Symptomkontrolle operative Interventionen, wobei in einem hohen Prozentsatz Hysterektomien erfolgten. Mit der Methode des hochintensiven fokussierten Ultraschalls („HIFU") steht seit einiger Zeit eine nicht-invasive Alternative zur Myombehandlung zur Verfügung.
Methoden: Im Rahmen dieser Übersicht werden Indikationen, Voraussetzungen, Durchführung, Nebenwirkungen und Outcome einer „HIFU"-Behandlung dargestellt, wobei insbesondere auf fertilitätsrelevante Aspekte eingegangen wird.
Ergebnis: Bis dato wurden weltweit mehr als 8.000 Frauen mit symptomatischem Uterus myomatosus mittels HIFU behandelt. Diese Therapieform wird dabei von den Patientinnen gut toleriert und führt zu einer hohen Patientenzufriedenheit. Nach bisheriger Datenlage scheinen im Vergleich zu einer Myomembolisation prä- und peripartale Komplikation weniger häufig aufzutreten.
Schlussfolgerung: Die Behandlung mittels HIFU kann in ausgewählten Fällen eine effektive, gut verträgliche, nicht-invasive Therapieoption bei symptomatischem Uterus myomatosus darstellen.

Einleitung

Uterine Leiomyome finden sich bei 20 bis 40% der Frauen im gebärfähigen Alter und stellen gutartige, hormonsensitive Tumore der glatten Muskulatur dar **(Wallach u. Vlahos 2004)**[1], **(Jacoby et al. 2010)**[2]. Myome sind somit die häufigsten benignen uterinen Tumoren bei Frauen im reproduktiven Alter.

Myome können Beschwerden wie Hyper- und Dysmenorrhoen, Unterleibsschmerzen, Druckgefühl, Pollakisurie, Nykturie, Fertilitätsprobleme, Obstipation sowie Zusatzblutungen hervorrufen. Die hierdurch oftmals relevant beeinträchtigte Lebensqualität **(Practice Committee of American Society for Reproductive Medicine 2008)**[3], **(Somigliana et al. 2007)**[4], **(Kolankaya u. Arici 2006)**[5], **(Donnez u. Jadoul 2002)**[6] führt aufgrund des Leidensdrucks in vielen Fällen zur Hysterektomie: So traf bei mehr als 2/3 der Fälle (~75.000) der im Jahre 2011 in Deutschland aufgrund eines benignen Befundes durchgeführten Hysterektomien (n ~108.000) die Diagnose „Myom" zu **(AQUA Qualitätsreport 2011)**.[7] (Anmerkung: wird seit 2012 für die Hysterektomie nicht mehr durchgeführt.)

Aktuelle, etablierte Behandlungsstrategien für Myome bestehen aus chirurgischen (laparoskopisch, hysteroskopisch, per laparotomiam) und radiologischen (Embolisation und fokussierter Ultraschall) sowie medikamentösen Verfahren. Die fokussierte Ultraschallbehandlung gewinnt dabei zunehmend an Bedeutung. Im Rahmen dieser Übersicht sollen daher Möglichkeiten und Grenzen der Myom-Therapie mittels fokussiertem Ultraschall („HIFU") vorgestellt werden.

Hochintensiver fokussierter Ultraschall

Die MR-gesteuerte fokussierte Ultraschall-Behandlung („high-intensity focused ultrasound" = HIFU, Synonym MRgFUS = „Magnetic Resonance-guided Focused Ultrasound Surgery") wurde für die symptomatische uterine Leiomyom-Behandlung erstmals im Jahr 2000 eingesetzt und als wirksame und sichere Methode zur Therapie von myombedingten Symptomen beschrieben. **(Stewart et al. 2003)**,[8] **(Hindley et al. 2004)**,[9] **(Fennessy u. Tempany 2005)**,[10] **(Stewart et al. 2006)**,[11] **(Rabinovici et al. 2007)**,[12] **(Stewart et al. 2007)**.[13] Genau wie bei der Embolisation ist die Volumenreduktion der Myome nicht das primäre Behandlungsziel, sondern die Therapie myombedingter Beschwerden.

Vorbedingungen

Gemäß einem internationalen Konsensus-Treffen **(David et al., eingereicht)**[14] ist vor einer HIFU-Behandlung eine gynäkologische Untersuchung inkl. Ultraschall (vaginal oder abdominal in Abhängigkeit von der Uterusgröße) zu fordern. Für die HIFU-Durchführung ist die Erstellung einer vorbereitenden MRT mit Kontrastmittel (KM), möglichst in Bauchlage, Voraussetzung, da sich nur hierdurch die genaue Lage der umliegenden Organe, insbesondere Darmschlingen, ausreichend darstellen lässt. Die anatomischen Verhältnisse sind insbesondere zur Feststellung eines geeigneten Schallfensters als Zugangsweg für die Therapie wichtig. Zudem gibt die KM-Darstellung wichtige Hinweise darauf, wie und von wo das Myom perfundiert ist. Vor jeder HIFU-Therapie muss weiterhin die Indikation zur histologischen Absicherung in Abhängigkeit von Blutungsmuster, Endometriumdicke und -struktur kritisch erwogen werden. Zudem soll ein nicht länger als 1 Jahr alter, unauffälliger zytologischer zervikaler Abstrichbefund vorliegen.

Die HIFU-Therapie ist nur an solchen Einrichtungen durchzuführen, die neben der nötigen interdisziplinären Expertise und Erfahrung mit der Therapie an sich, auch das konservative und ggf. operative Management von Nebenwirkungen und Komplikationen beherrschen. Es sollten außerdem die Möglichkeiten zur Einleitung einer postinterventionellen Schmerztherapie gegeben sein.

HIFU-Voraussetzung ist weiterhin, dass die Myomlage einen sicheren Zugang über ein geeignetes Schallfenster (keine Darminterposition, keine Narben im Schallfenster etc.) ermöglicht. Zudem sind Anzahl und Größe der Myome von Bedeutung, da mehr als fünf Myome sowie größer als 10 cm durchmessende Befunde aufgrund des zu behandelnden Myomvolumens und der notwendigen Behandlungszeit ebenfalls kritisch zu sehen sind **(David et al., eingereicht)**.[15]

Technische Voraussetzungen

Die wichtigste technische Voraussetzung ist natürlich die Verfügbarkeit eine HIFU-Systems, das zu einem MR-Scanner kompatibel ist. Derzeit sind zugelassene Systeme zweier verschiedener Hersteller auf dem Markt: Seit 2002 ist das ExAblate®-System der israelischen Firma InSightec (Tirat Carmel, Israel) für die Myombe-

ZEIT ZU HANDELN.
ZEIT FÜR ESMYA®.

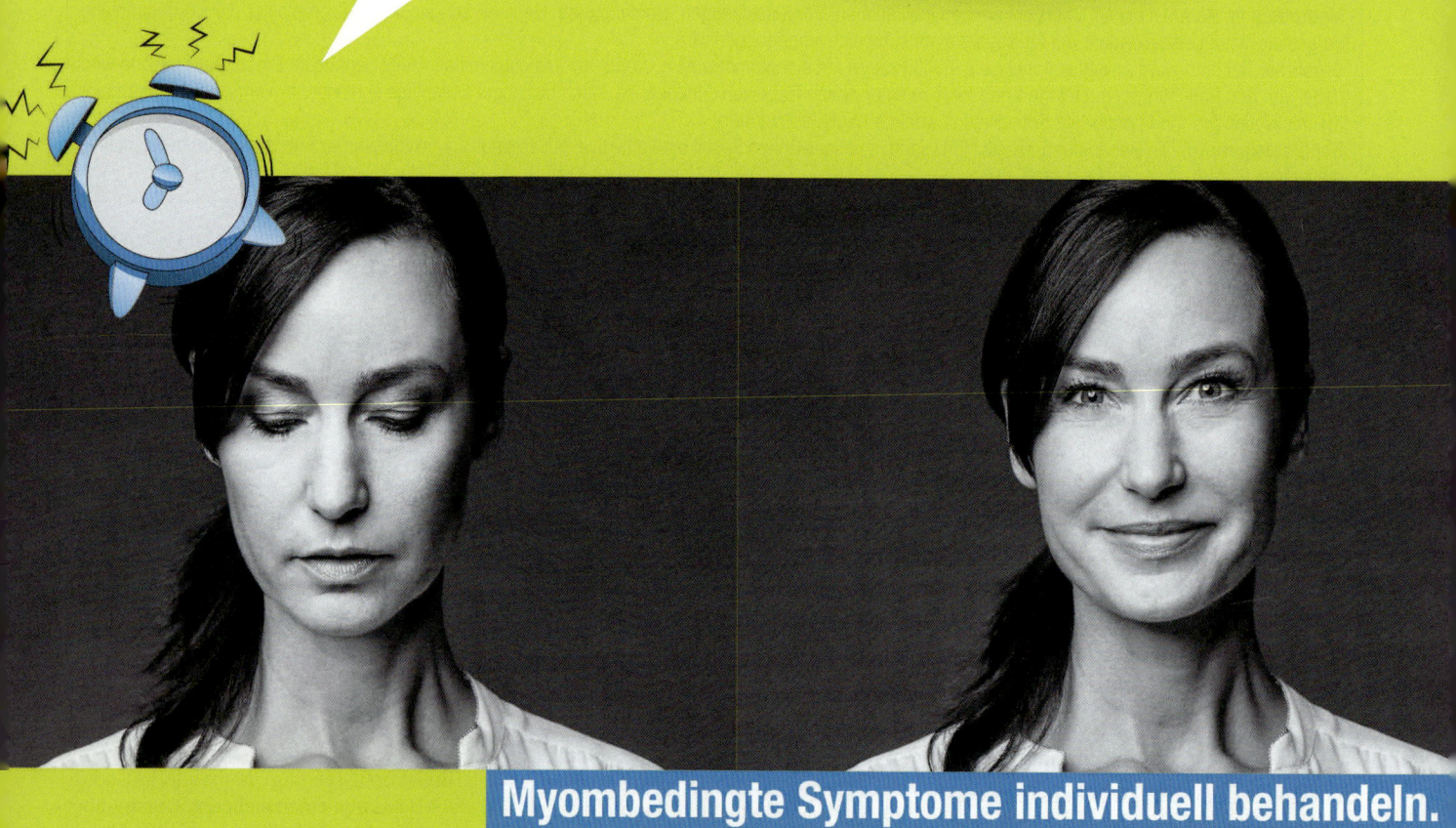

Myombedingte Symptome individuell behandeln.

- **Schnelle** und **effektive** Blutungskontrolle – in nur 5 Tagen[1]*
- **Flexible** Therapie und **nachhaltige** Wirkung[2,3]
- **Hormonabhängige** Tumoren **zielgerichtet** behandeln – mit kausalem Wirkansatz

* Bei 8 von 10 Frauen
1 Donnez, J. et al. N. Engl. J. Med. 366, 421–32 (2012). 2 Römer, T. Der Priv. Gynäkologie 7, 22–23 (2016). 3 Donnez, J. et al. Minerva Ginecol. 68, 313–22 (2016).

ESMYA® 5 mg Tabletten
Wirkstoff: Ulipristalacetat. **Zus.:** Jede Tablette enthält 5 mg Ulipristalacetat. Sonstige Bestandteile: Mikrokristalline Cellulose, Mannitol, Croscarmellose-Natrium, Talkum, Magnesiumstearat. **Anw.:** Ulipristalacetat ist indiziert zur präoperativen Behandlung mittlerer bis starker Symptome durch Gebärmutter-Myome in erwachsenen Frauen im fortpflanzungsfähigen Alter, für die eine Operation vorgesehen ist. Ulipristalacetat ist indiziert zur Intervall-Therapie mittlerer bis starker Symptome durch Gebärmutter-Myome bei erwachsenen Frauen im fortpflanzungsfähigen Alter. **Gegenanz.:** Überempfindlichkeit gegen den Wirkstoff oder einen der sonstigen Bestandteile; Schwangerschaft und Stillzeit; Genitalblutung von unbekannter Ursache oder aus anderen Gründen als den Gebärmutter-Myomen; Gebärmutter-, Gebärmutterhals-, Eierstock- oder Brustkrebs. **Nebenw.:** Sehr häufig: Amenorrhoe, endometriale Verdickung. Häufig: Kopfschmerzen, Schwindel, Bauchschmerzen, Übelkeit, Akne, Muskelschmerzen, Hitzewallungen, Unterbauchschmerzen, Ovarialzyste, Schmerz/Druckempfindlichkeit der Brüste, Müdigkeit, Gewichtszunahme. Gelegentlich: Angst, Stimmungsschwankungen, Schwindelgefühl, trockener Mund, Obstipation, Alopezie, trockene Haut, Hyperhidrose, Rückenschmerzen, Harninkontinenz, Gebärmutterblutungen, Metrorrhagie, Scheidenausfluss, Beschwerden der Brust, Ödem, Asthenie, erhöhter Blutcholesterinspiegel, erhöhter Triglyceridspiegel. Selten: Epistaxis, Verdauungsstörungen, Flatulenz, rupturierte Ovarialzyste, Anschwellen der Brust. **Verkaufsabgr.:** Verschreibungspflichtig. **Stand der Information:** November 2016. **Pharmaz. Unternehmer:** Gedeon Richter Plc., Gyömröi út 19-21, 1103 Budapest, Ungarn. Örtlicher Vertreter: Gedeon Richter Pharma GmbH, Eller Straße 3W, 51107 Köln, Tel.: 0221 888 90444, Fax: 01803433366, E-Mail.: service@gedeonrichter.de, www.gedeonrichter.de.

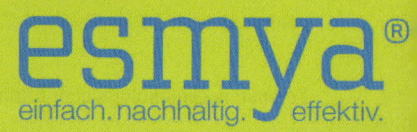

RG GEDEON RICHTER

esmya®
einfach. nachhaltig. effektiv.

handlung zugelassen. Es handelt sich dabei um einen mobilen Patiententisch, der ausschließlich mit Scannern der Firma GE Healthcare (General Electric) kompatibel ist. Seit 2010 ist das Sonalleve®-System der Fa. Philips zugelassen, entsprechend ist es nur mit Philips-Scannern kompatibel. Beide Systeme bestehen aus einem speziellen Patiententisch mit dem darin eingelassenen Ultraschall-Transducer, auf dem die Patientin gelagert wird (Abb. 1a). Dieser Tisch wird an den Scanner mechanisch und elektronisch angedockt und schließlich wie die üblichen Patientenliegen in den Scanner eingefahren. Außerdem gehört dazu eine Rechner-Konsole, die an die Scanner-eigene Konsole gekoppelt wird und die HIFU-Behandlung steuert. Inzwischen sind beide Systeme für die 1,5- und 3 Tesla-Scanner der entsprechenden Hersteller verfügbar.

Grundsätzlich wird die MRT für drei verschiedene Aspekte während der HIFU-Therapie verwendet: Erstens spielen die zuverlässige Identifikation des Zielvolumens - des Myoms selbst - und die Festlegung eines sicheren Schallfensters eine sehr wichtige Rolle für die Therapieplanung. Zweitens wird während der eigentlichen Ablation ("Sonifikation") über die Änderung der Protonenresonanzfrequenz eine nicht-invasive Temperaturmessung innerhalb des Zielvolumens in Echtzeit durchgeführt. Damit wird die Temperaturentwicklung innerhalb der Therapiezelle überwacht und über einen Feedback-Mechanismus die Dauer der Energieabgabe gesteuert. Außerdem können, um Nebenwirkungen und Komplikationen zu vermeiden, Erhitzungen bspw. der Bauchdecke und präsakralem Plexus dargestellt und bemerkt werden. Drittens wird zum Abschluss der Therapie eine bildgebende Kontrolle durchgeführt, um den unmittelbaren Therapieerfolg zu dokumentieren.

Die Feldstärke des verwendeten Scanners (1,5 oder 3T) spielt für die genannten Teilaspekte der Bildgebung und Therapieüberwachung keine relevante Rolle. Allerdings ist dadurch gewährleistet, dass eine größere Anzahl von Scannern für die HIFU genutzt werden kann. Zu bedenken ist, dass für den Kauf eines HIFU-Systems mehrere 100.000 Euro zu investieren sind.

Nicht zuletzt ist natürlich geschultes Personal (MTA und Arzt) eine der wichtigsten Voraussetzungen, um die komplexe Technik effizient und korrekt zu bedienen.

Ablauf des Behandlungsvorgangs

Zunächst wird die Bauchhaut der Patientin über dem Uterus rasiert. Üblicherweise bekommen die Patientinnen vor Beginn der Therapie eine milde orale oder intravenöse Analgesie appliziert, z.B. mit Novalgin, Paracetamol oder Ibuprofen. In manchen Zentren wird zusätzlich ein Blasenkatheter gelegt, um den Füllungszustand der Harnblase kontrollieren zu können. Das ist insbesondere dann wichtig, wenn bei entleerter Blase Darmschlingen nach präuterin prolabieren und somit das Schallfenster verlegen. Die Patientin wird dann bäuchlings auf den Tisch gelegt und der Uterus zentral über dem Plexiglasfenster zum Ultraschall-Transducer platziert. (Abb. 1b) Zwischen Plexiglasfenster und Bauchhaut wird ein Gel-Pad gelegt, das die Ultraschall-Ankopplung sicherstellen soll. Dazu sind Lufteinschlüsse zwischen den Grenzflächen Haut-Pad und Pad-Plexiglasfenster zu vermeiden. Für die korrekte Lage des Uterus zum Transducer und die Luftfreiheit in der Ultraschall-Passage werden einige Kontrollsequenzen akquiriert.

Das Ziel der Behandlung mit der fokussierten Ultraschalltherapie besteht darin, nicht-invasiv, ohne chirurgischen Eingriff, die Temperatur innerhalb der Uterusmyome fokal so zu erhöhen, dass eine Denaturierung bzw. weitgehende Schädigung des Myoms stattfindet, ohne Nachbar-Ggewebe oder die Haut zu verletzen. Dazu wird zunächst das komplette Zielvolumen definiert, d.h. das zu behandelnde Myom identifiziert und markiert. Innerhalb des festgelegten Zielvolumens werden nun einzelne kleinere "Zellen" geplant. Letztlich ist das Zielvolumen mit zahlreichen nebeneinander liegenden oder überlappenden Ablationszellen auszufüllen, die sukzessive einzeln abladiert werden. Die Überwachung und Kontrolle (Echtzeitbildgebung und Thermometrie) der Behandlung erfolgt mit Hilfe eines Kernspintomografen (MRT). Mittels Darstellung der Myome durch eine MRT werden fokussierte Ultraschallwellen direkt auf das Myom (Abb. 2) gerichtet (Eckey et al. 2011).[16]

Die fokussierte hochintensive Ultraschalltherapie von Myomen wird in Deutschland an ausgewählten Zentren (Berlin, Dachau, Lübeck) seit mehreren Jahren durchgeführt. Es hat sich gezeigt, dass das Verfahren wirksam zur Abnahme von myombedingten Beschwerden führt und effektiv eine Größenreduktion des dann thermoabladierten Myomgewebes bedingt.

Bislang wurden weltweit mehr als 8.000 Patienten mittels fokussiertem Ultraschall behandelt.

Mit der neuesten Gerätegeneration ExAblate 2100 (Insightec Ltd.) bzw. Sonalleve (Philips) können Ablationsraten von im Schnitt mehr als 85% des vitalen Myomgewebes erreicht werden (eigene Daten, Matzko, FUS Center Klinikum Dachau). Immer vorausgesetzt für das Erzielen eines guten Therapieergebnisses ist die Eignung der Patientin für das Verfahren, was mit einer Kernspintomographie des Beckens durch das HIFU-Behandlungszentrum im Vorfeld des Eingriffes festgestellt wird. Hierbei ist auf die Lage, Durchblutung und Anzahl der Myomknoten zu achten. Insbesondere eignet sich die Methode zur Ablation von intramuralen und submukösen Myomen, ohne dabei das Myometrium narbig zu schädigen und damit eine Prädilektionsstelle für Uterusrupturen unter Distensionen in der Schwangerschaft herbeizuführen.

Auch großflächige und vaskuläre Myome sowie die Adenomyose können auf diese

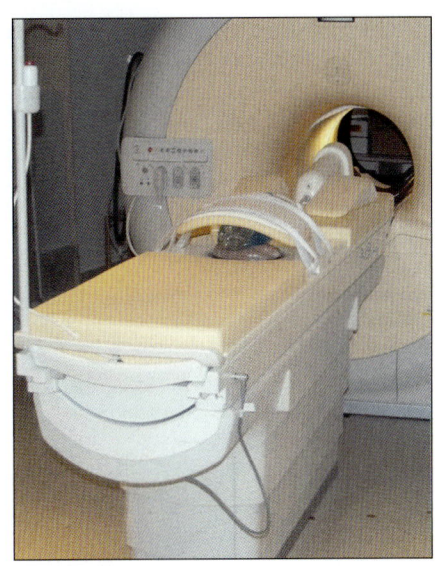

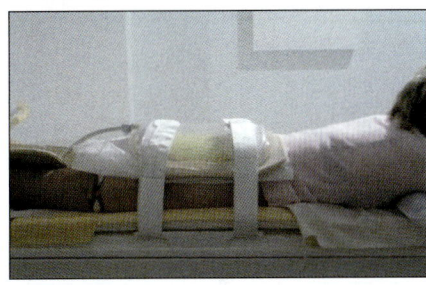

Abb. 1a: Darstellung einer HIFU-Behandlungseinheit

Abb. 1b: Patientinnen-Positionierung in notwendiger Bauchlage

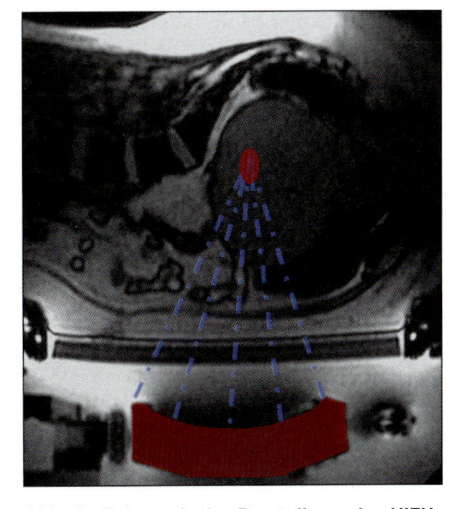

Abb. 2: Schematische Darstellung der HIFU-Technik. Die von dem in rot dargestellten Transducer ausgehenden Ultraschallwellen treffen fokussiert auf das Myom der in Bauchlage befindlichen Patientin.

Tab 1: Schwangerschaften nach Myombehandlung durch hochintensiven fokussierten Ultraschall (n.a. = nicht angegeben; SGA = small for gestational age; IUGR = intrauterine Wachstumsrestriktion)

Literaturstelle	Behandelte Patientinnen	Frauen mit Kinderwunsch	Schwangerschaften	Anzahl der Fehlgeburten	Ausgetragene Schwangerschaften	Alter (Jahre) der Schwangeren	Frühgeburtsrate	Sectiorate	Besonderheiten
Gavrilova-Jordan et al. (2007)	1	1	1	0	1 (100 %)	40	0 %	0	Kasuistik
Hanstede et al. (2007)	1	1	1	0	1 (100 %)	40	0 %	0	Kasuistik
Morita et al. (2007)	1	1	1	0	n.a.	n.a.	0 %	n.a.	Kasuistik
Funaki et al. (2009)	80	n.a.	4	2 (50%)	2 (50%)	n.a.	0 %	n.a.	Fallserie
Rabinovici et al. (2010)	n.a.	n.a.	54 (bei 51 Frauen)	14 (25,9%)	22 (41 %)	28-49 (zum Zeitpunkt der HIFU-Behandlung)	7 %	36,0 %	11 laufende Schwangerschaften > 20.SSW 7 elektive Abtreibungen 0 SGA / IUGR
Zaher et al. (2010)	1	1	1	0	1	39	0	0 %	Kasuistik
Zaher et al. (2011)	1	1	1 (1. IVF-Zyklus nach HIFU)	0	1	45	0	100 % (Notsectio)	Kasuistik
Qin et al. (2012)	435	8	24 (16 Frauen mit ungeplanter Gravidität)	2	7	n.a.	n.a.	n.a.	15 elektive Abtreibungen (Chinesische Arbeitsgruppe)
Kamp et al. (2013)	54	n.a.	8	0	7	n.a.	n.a.	0,43	1 lost to follow up

Weise behandelt werden (uterusmyome.de)[17], (Morita u. Nakamura 2000).[18] Der Zyklustag zum Zeitpunkt der HIFU-Behandlung scheint dabei für den Therapieerfolg keine Rolle zu spielen (So et al. 2006).[19] Die Behandlung mittels HIFU führt zu hoher Patientenzufriedenheit (Stovall 2011):[20] Postinterventionell werden Raten klinischer Beschwerdefreiheit mit 86 %, 93 % bzw. 88% nach drei, sechs bzw. zwölf Monaten angegeben (Gorny et al. 2011).[21]

Die Bedeutung einer GnRH-Behandlung vor einer HIFU-Therapie ist bis dato nicht vollständig geklärt: Zwar kann hierdurch das zu behandelnde Myomvolumen präinterventionell relevant verringert werden und auch die thermischen Effekte der HIFU-Behandlung pro appliziertem Joule erscheinen höher (Smart et al. 2006)[22], weitere Daten zu prospektiven Studien einer Kombination aus beiden Therapie-Ansätzen liegen jedoch nicht vor.

Kontraindikationen

Zu den absoluten Kontraindikationen zählen ein malignomverdächtiger Befund, eine bestehende Gravidität, akute entzündliche pelvine Prozesse, Kontraindikationen gegen eine MRT sowie MRT-Kontrastmittel und Darmüberlagerungen im Schallfenster. Als relative Kontraindikationen werden eine hohe Anzahl an Myomen (> 5), große Myome (> 10 cm), sacrumnahe Befunde, sowie gestielte Myome angesehen (David et al., eingereicht).[23]

Komplikationen

Sehr selten finden sich leichte bis mittelgradige thermische Verletzungen der Hautoberfläche, in Einzelfällen sind thermische Schädigungen des Dünndarms mit konsekutiver Notwendigkeit einer chirurgischen Sanierung aufgetreten. Schmerzen während der Behandlung sind meist gering und kurz anhaltend. Es zeigen sich ebenfalls selten geringe Entzündungen des Unterhautfettgewebes und der Abdominal-Muskulatur. Parästhesie des Beines aufgrund von Nervenreizung oder -schädigungen sind ebenfalls denkbar. Ähnlich wie nach einer Embolisation der Uterarterien (UAE) wurden auch nach HIFU-Behandlung vaginale Spontanexpulsionen des Myomgewebes beschrieben (Kim et al. 2011).[24]

Nachuntersuchung nach HIFU-Therapie

Eine fachärztliche Nachuntersuchung wird generell empfohlen, die bei Beschwerderückgang etwa 6 Monate nach Behandlung, z.B. mittels Sonographie, erfolgen sollte. Komplikationen bzw. Beschwerdepersistenz sollten naturgemäß eine frühzeitige Re-Evaluation nach sich ziehen, wobei ebenfalls bildgebende Untersuchungen (Sonographie, ggf. MRT) durchgeführt werden sollten. Bei diesbezüglichen Auffälligkeiten kann eine histologische Abklärung indiziert sein (David et al., eingereicht).[25]

Schwangerschaft nach fokussiertem Ultraschall

Insbesondere submuköse sowie intramurale, das Cavum uteri verformende Myome gelten als Fertilitätshindernisse. Ihr Vorhandensein verringert Implantations- und klinische Schwangerschaftsraten, während ihre chirurgische Entfernung mit einem signifikanten Anstieg der Implantations- und Austragungsraten einhergeht (Pritts et al. 2009).[26] Bis dato galt ein noch bestehender Kinderwunsch als Ausschlusskriterium für eine HIFU-Behandlung (Bohlmann et al. 2014).[27]

Tabelle 1: (Gavrilova-Jordan et al. (2007)[28], Hanstede et al. (2007)[29], Morita et al. (2007)[30], Funaki et al. (2009)[31], Rabinovici et al. (2010)[32], Zaher et al. (2010)[33], Zaher et al. (2011)[34], Qin et al. (2012)[35], Kamp et al. (2013).[36]

Bei insgesamt als eingeschränkt anzusehender Datenlage erscheint die postinterventionelle Fertilität nicht verringert (Rabinovici et al. 2010).[37] Über Fälle von eingetretener Schwangerschaft nach der Therapie wurde berichtet. (Rabinovici et al. 2006),[38] (Gavrilova-Jordan et al. 2007),[39] (Morita et al. 2007),[40] (Hanstede et al. 2007)[41], (Bohlmann et al. 2014).[42]
Im Gegensatz zu Entbindungen nach Myomtherapie mittels Embolisation der uterinen Arterien (Homer u. Saridogan, 2010)[43] finden sich nach einer HIFU-Behandlung gemäß der bisherigen Datenlage keine erhöhten Raten einer peripartalen

Hämorrhagie, die nach UAE durch signifikant häufiger auftretende Placentationsstörungen begründet sind **(Tropeano et al. 2008)**.[44]

Vorteile: Nicht-operative und nicht-invasive, komplett ambulant durchführbare Behandlungsmethode bei Myomen, Adenomyosis und zahlreichen benignen Tumoren. Fehlende Strahlenbelastung, kein Risiko eines akzidentiellen Verschlusses ovarieller Gefäße durch Partikelabstrom; keine relevante Schmerzsymptomatik **(Tropeano et al. 2008)**[45], in der Regel nach 24 Stunden wieder normaler Tagesablauf möglich.

Nachteile: Die mehrstündige Behandlungsdauer in Bauchlage kann von einigen Patientinnen als unangenehm empfunden werden. Für sehr adipöse Patientinnen ist eine HIFU-Behandlung ungeeignet, weil sie erstens oftmals nicht in die MR-Röhre passen und zweitens die Eindringtiefe der therapeutischen Ultraschallwellen beschränkt ist. Auch Frauen mit sonstigen MR-Kontraindikationen oder Klaustrophobie können nicht behandelt werden. Über posttherapeutische Ädhäsionsbildung liegen bis dato keine ausreichenden Daten vor. Eine histologische Sicherung auffälliger Befunde ist mittels HIFU nicht möglich. Unklar ist auch, ob die induzierte Myomnekrose zu weiteren Stoffwechselreaktionen einschließlich immunologischer Reaktionen führt und ob eine Co-Karzinogenese ausgelöst werden könnte. Obwohl Langzeitdaten hierzu bisher fehlen, existieren keine diesbezüglichen Hinweise.

Bis dato zählt eine HIFU-Behandlung nicht zu den Regelleistungen gesetzlicher Krankenkassen.

Kasuistik (Bohlmann, Mannheim, Hunold, Lübeck)

Vorstellung einer 50-jährigen, normgewichtigen Patientin bei bekanntem Uterus myomatosus mit einem submukös-intramuralem Hinterwand-Myom (88x80x70mm), das durch eine Hypermenorrhoe sowie druckbedingte Unterbauchbeschwerden symptomatisch war **(Abb. 3a)**. Es lag eine anamnestische Sectio caesarea vor, die Familienplanung war abgeschlossen. Nach Diskussion möglicher Optionen wünschte die selbständig tätige Patientin aus Gründen der zeitlichen Planbarkeit bei körperlich belastender Tätigkeit keine initiale Operation, sondern zunächst einen medikamentösen Therapieansatz.

Es erfolgte eine dreimonatige Behandlung mit Ulipristalacetat (5mg/Tag - oral) vor einer geplanten weiteren Intervention. Die Patientin wies nach Therapie-Ende eine rückläufige Symptomatik auf. Im Rahmen der Befundkontrolle mittels MRT nach Abschluss der Therapie mit Ulipristalacetat ließ sich eine etwa 23%ige Volumenreduktion des Myoms (-60 cm³) auf eine Größe von nun 75x63x80 mm nachweisen **(Abb. 3b)**.

Die Patientin entschied sich nach erneuter ausführlicher Aufklärung nun gegen eine operative Intervention und wünschte eine HIFU-Behandlung.

Die Therapie wurde dorsoapikal und im Myomzentrum begonnen. Hierzu wurden multiple, teils einander überlappende 8 und 12 mm große Feedback-Zellen in das Myom gelegt und mit guter Energieab-

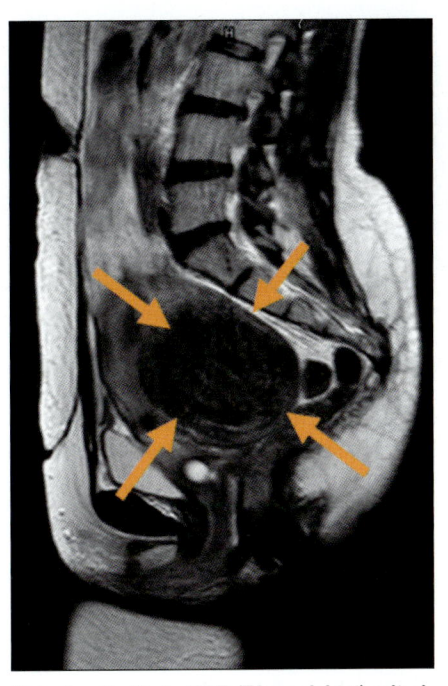

Abb. 3a: Sagittale MRT (T2-gewichtet) mit einem homogen zur Darstellung kommenden, submukös-intramuralen Hinterwandmyom (Pfeile) vor Behandlungsbeginn.

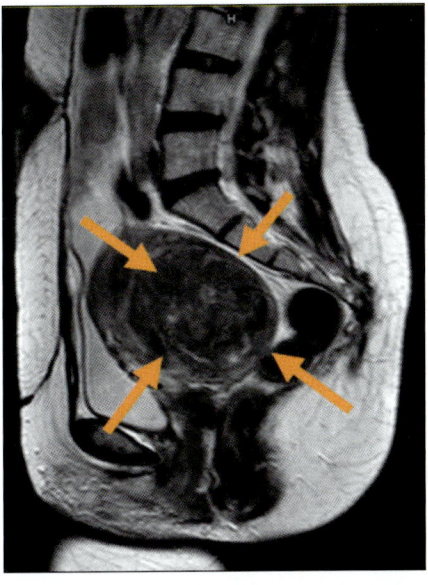

Abb. 3b: Sagittale MRT (T2-gewichtet) mit dem nach Ulipristalacetat nun zentral deutlich hyperintens zur Darstellung kommenden, submukös-intramuralen Hinterwandmyom (Pfeile).

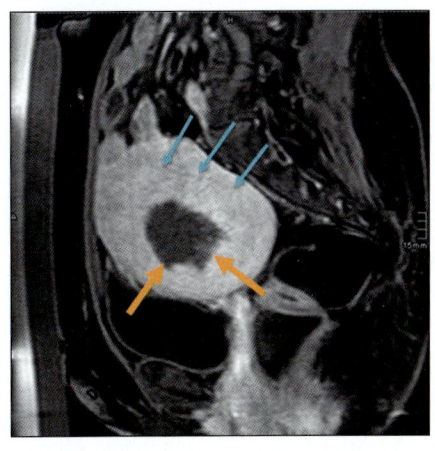

Abb. 3c: Sagittale Kontrastmittel-MRT (T1-gewichtet) direkt nach HIFU-Behandlung mit Nachweis des zentralen, hypointens zur Darstellung kommenden Perfusionsdefektes des Myoms (orangene Pfeile). Differenzierung der Kapsel des submukös-intramuralen Myoms vom normalen Myometrium durch eine feine Trennschicht (blaue Pfeile).

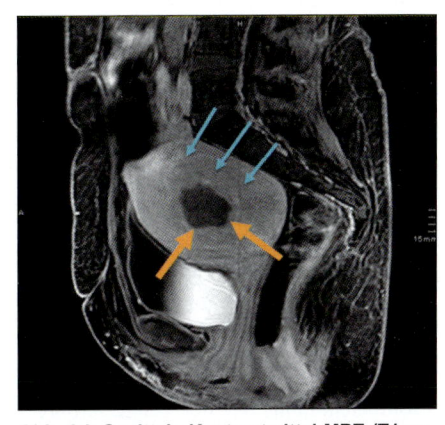

Abb. 3d: Sagittale Kontrastmittel-MRT (T1-gewichtet) vier Wochen nach HIFU-Behandlung mit Nachweis des zentralen, hypointens zur Darstellung kommenden Perfusionsdefektes des Myoms (orangene Pfeile). Differenzierung der Kapsel des submukös-intramuralen Myoms vom normalen Myometrium durch eine feine Trennschicht (blaue Pfeile).

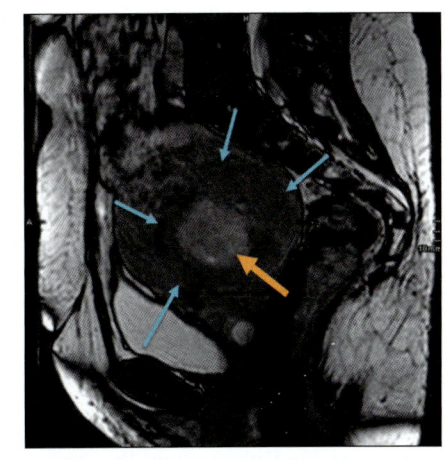

Abb. 3e: Sagittale MRT (T2-gewichtet, balanced fast-field echo) vier Wochen nach HIFU-Behandlung mit Nachweis des inhomogen hyperintens zur Darstellung kommenden Ablationsdefektes des Myoms (orangener Pfeil) im Sinne eines nekrotischen Ödems (orangener Pfeil). Differenzierung der Kapsel des submukös-intramuralen Myoms vom normalen Myometrium durch eine feine Trennschicht (blaue Pfeile).

sorption und entsprechend ausreichender Wärmedosis therapiert. Während der knapp drei Stunden andauernden Therapie erfolgte eine mehrfache Übersichtsdarstellung mittels T2w-3D-Scan, wobei eine größere Positionskorrektur der Patientin aufgrund der nur geringen Dynamik nicht notwendig war.

Nach Abschluss der HIFU-Behandlung wurde zur Einschätzung des nun induzierten Perfusionsdefizits des Myoms u.a. eine sagittale T1-gewichtete MRT-Sequenz nach intravenöser Kontrastmittelgabe durchgeführt **(Abb. 3c)**.

In der MRT-Kontrolle nach einem Monat postinterventionell ließ sich die zentrale Myomnekrose etwas organisierter und zusammengezogener darstellen. Es ergab sich durch die HIFU-Behandlung allein eine bisherige Reduktion des Myoms um 22% (-45 cm^3) auf nun 57x72x71 mm **(Abb. 3d und 3e)**, die Gesamtreduktion des Myomvolumen durch die Sequenz Ulipristalacetat und HIFU-Behandlung betrug bisher 40%. Aufgrund der zu erwartenden Myomschrumpfung ist von einer weiteren Größenreduktion des Myoms auszugehen. Die MRT-Kontrolle nach sechs Monaten (post HIFU) steht aktuell noch aus. Die Patientin ist zum jetzigen Zeitpunkt (9 Monate nach Therapiebeginn) beschwerdefrei.

Abschließende Bewertung

Von den medikamentösen Ansätzen zur Myombehandlung hat der Progesteronrezeptormodulator Ulipristalacetat seit seiner Einführung 2011 einen festen Platz gewonnen. Aufgrund von zwei groß angelegten internationalen randomisierten Studien (PEARL I-Studie **(Donnez et al. 2012)**[46] und PEARL II-Studie **(Donnez et al. 2012b)**[47] erhielt Esmya® (5mg Ulipristalacetat) für die Indikation einer präoperativen Behandlung zur Myomreduktion und Blutungskontrolle im Frühjahr 2012 die europäische Zulassung. Im Vergleich zu den GnRH-Analoga zeichnet sich UPA zur Myomtherapie durch eine rasche Blutungskontrolle bei myombedingten Hypermenorrhoen aus, weiterhin nahm bei einer Nachbeobachtungsperiode über 6 Monate das Myomvolumen nicht mehr zu - anders nach Behandlung mit einem GnRH-Analogon. Die Therapie mit UPA über 3 Monate wird gut vertragen und bis auf spezifische reversible Endometriumveränderungen, die als PAEC bezeichnet werden, sind keine wesentlichen Nebenwirkungen aufgetreten. Zur Verbesserung des Therapieerfolgs wird derzeit eine intermittierende Langzeittherapie untersucht.

Die Behandlungsoption mittels HIFU erweitert das therapeutische Spektrum bei symptomatischem Uterus myomtosus. In ausgewählten Fällen stellt sie dabei eine effektive, gut verträgliche und nicht-invasive Therapieoption dar. Analog zu einer Myomembolisation steht bei der HIFU-Behandlung nicht die vollständige Myomrückbildung sondern die Symptomkontrolle im Vordergrund. Eine gute interdisziplinäre Zusammenarbeit zwischen Gynäkologie und Radiologie ist im Hinblick auf Patientinnenauswahl und Behandlung von besonderer Bedeutung. Bei Frauen mit Uterus myomatosus und nicht abgeschlossener Familienplanung liegen bis dato keine Hinweise auf fertilitätskompromittierende Effekte der HIFU-Behandlung vor, dennoch sollte bei Frauen mit Kinderwunsch und Myomen aufgrund des Fehlens randomisierter Studien weiterhin dem bisherigen Goldstandard „Enukleation" der Vorzug gegeben werden.

Sowohl die singuläre Therapie mit Ulipristalacetat als auch mittels hochintensivem fokussiertem Ultraschall stellen innovative nicht-invasive Behandlungsoptionen dar, die bei Frauen mit symptomatischem Uterus myomatosus zur Anwendung kommen können. In ausgewählten Fällen kann eine sequenzielle Abfolge der beiden Therapie-Ansätze auch bei eher ungünstig gelegenen, großen Myomen eine deutliche Volumenreduktion bewirken und mit einer sehr guten Symptomkontrolle einhergehen.

Weitere Literatur zum Thema Myome siehe **Rabe et al. (2012a)**[48] **und Rabe et al. (2012b)**[49] sowie **Rabe et al. (2012)**[50] **im Seminarbuch Band 1: "Seminar in Gynäkologischer Endokrinologie"** (www.seminarbuch-gyn-endo.de; ISBN: 978-3-00-039077-7.

Kein Interessenkonflikt

M. K. Bohlmann, C. Albring, K. König, S. Rimbach, T. Strowitzki, M. Wallwiener

Interessenskonflikt

T. Rabe: bis 2016 Honorare und Reisespesen von Gedeon Richter, 2017 keiner

P. Hunold erhält Vortragshonorare der Fa. Philips

E. Merkle: Honorar und Reisespesen von folgenden Firmen: MSD, Omega Pharma, Pfizer, Procter & Gamble, HRA Pharma, Shionogi.

T. Römer hat Honorare für Vorträge und Reisekostenerstattungen von folgenden Firmen erhalten: Gedeon Richter, Karl Storz GmbH, Hologic GmbH

N. Sänger: Beratertätigkeit für Gedeon Richter, Referentin für Gedeon Richter, MSD und Kade.

H.-R. Tinneberg hat Vortragshonorare von Gedeon Richter und Bayer erhalten und ist Berater der Fa. Olympus.

Literatur

1. Wallach EE, Vlahos NF. Uterine myomas: an overview of development, clinical features, and management. Obstet Gynecol 2004;104:393-406.

2. Jacoby VL, Fujimoto VY, Giudice LC, Kuppermann M, Washington AE. Racial and ethnic disparities in benign gynecologic conditions and associated surgeries. Am J Obstet Gynecol 2010;202:514-21.

3. Practice Committee of American Society for Reproductive Medicine in collaboration with Society of Reproductive Surn engl j med 366;5 nejm.420 org february 2, 2012 Ulipristal Acetate vs. Placebo for Fibroids geons. Myomas and reproductive function. Fertil Steril 2008;90:5 Suppl:S125-S130.

4. Somigliana E, Vercellini P, Daguati R, Pasin R, De Giorgi O, Crosignani PG. Fibroids and female reproduction: a critical analysis of the evidence. Hum Reprod Update 2007;13:465-76.

5. Kolankaya A, Arici A. Myomas and assisted reproductive technologies: when and how to act? Obstet Gynecol Clin North Am 2006;33:145-52.

6. Donnez J, Jadoul P. What are the implications of myomas on fertility? A need for a debate? Hum Reprod 2002;17:1424-30.

7. www.sqg.de/sqg/upload/CONTENT/Qualitaetsberichte/2011/AQUA-Qualitaetsreport-2011.pdf; 27.02.2017

8. Stewart EA, Gedroyc WM, Tempany CM, Quade BJ, Inbar Y, Ehrenstein T, et al. Focused ultrasound treatment of uterine fibroid tumors: safety and feasibility of a noninvasive thermoablative technique. Am J Obstet Gynecol 2003; 189: 48-54

9. Hindley J, Gedroyc WM, Regan L, Stewart E, Tempany C, Hynnen K, et al. MRI guidance of focused ultrasound therapy of uterine fibroids: early results. Am J Roentgenol 2004; 183: 1713-1719

10. Fennessy FM, Tempany CM. MRI-guided focused ultrasound surgery of uterine leiomyomas. Acad Radiol 2005; 12: 1158-1166

11. Stewart EA, Rabinovici J, Tempany CM, Inbar Y, Regan L, Gastout B, et al. Clinical outcomes of focused ultrasound surgery for the treatment of uterine fibroids. Fertil Steril 2006; 85: 22-29

12. Rabinovici J, Inbar Y, Revel A, Zalel Y, Gomori JM, Itzchak Y, et al. Clinical improvement and shrinkage of uterine fibroids after thermal ablation by magnetic resonance-guided focused ultrasound surgery. Ultrasound Obstet Gynecol 2007; 30: 771-777

13. Stewart EA, Gostout B, Rabinovici J, Kim HS, Regan L, Tempany CM. Sustained relief of leiomyoma symptoms by using focused ultrasound surgery. Obstet Gynecol 2007; 110: 279-287

14. David M, Matzko M et al.. Magnetresonanz-geführter fokussierter Ultraschall zur Myombehandlung - Ergebnisse des 3. radiologisch-gynäkologischen Expertentreffens. eingereicht

15. David M, Matzko M et al.. Magnetresonanz-geführter fokussierter Ultraschall zur Myombehandlung - Ergebnisse des 3. radiologisch-gynäkologischen Expertentreffens. eingereicht

16. Eckey T, Neumann A, Bohlmann MK, Barkhausen J, Hunold P. Nicht-invasive Thermoablation von symptomatischen Uterusmyomen mit MR-gesteuertem hochenergetischem Ultraschall. Radiologe 2011; 51: 610-619.

17. www.uterusmyome.de/?catID=40826&siteLang=8; 27.02.2017

18. Morita Y, Nakamura T. Introduction of ExAblate(R) 2000 dramatically increases revenues of OB/GYN department in one year. InSightec Clinical Report 2006; Vol. 2, No. 1

19. So MJ, Fennessy FM, Zou KH, McDannold N, Hynynen K, Jolesz FA, Stewart EA, Rybicki FJ, Tempany CM. Does the phase of menstrual cycle affect MR-guided focused ultrasound surgery of uterine leiomyomas? Eur J Radiol 2006; 59: 203-207

20. Stovall DW. Alternatives to hysterectomy: focus on global endometrial ablation, uterine fibroid embolization, and magnetic resonance-guided focused ultrasound. Menopause 2011; 18: 437-444

21. Gorny KR, Woodrum DA, Brown DL, Henrichsen TL, Weaver AL, Amrami KK, Hangiandreou NJ, Edmonson HA, Bouwsma EV, Stewart EA, Gostout BS, Ehman DA, Hesley GK. Magnetic resonance-guided focused ultrasound of uterine leiomyomas: review of a 12-month outcome of 130 clinical patients. J Vasc Interv Radiol 2011; 22: 857-864

22. Smart OC, Hindley JT, Regan L, Gedroyc WM. Magnetic resonance guided focused ultrasound surgery of uterine fibroids - the tissue effects of GnRH agonist pre-treatment. Eur J Radiol 2006; 59: 163-167

23. David M, Matzko M et al.. Magnetresonanz-geführter fokussierter Ultraschall zur Myombehandlung - Ergebnisse des 3. radiologisch-gynäkologischen Expertentreffens. eingereicht

24. Kim KA, Yoon SW, Yoon BS, Park CT, Kim SH, Lee JT. Spontaneous vaginal expulsion of uterine myoma after magnetic resonance-guided focused ultrasound surgery. J Minim Invasive Gynecol 2011; 18: 131-134

25. David M, Matzko M et al.. Magnetresonanz-geführter fokussierter Ultraschall zur Myombehandlung - Ergebnisse des 3. radiologisch-gynäkologischen Expertentreffens. eingereicht

26. Pritts EA, Parker WH, Olive DL. Fibroids and infertility: an updated systematic review of the evidence. Fertil Steril 2009; 91:1215-1223

27. Bohlmann MK, Hoellen F, Hunold P, David M. Myombehandlung mittels hochintensiviertem fokussiertem Ultraschall – mögliche Auswirkung auf Fertilität und Schwangerschaftsausgang. Geburtsh Frauenheilk 2014; 74: 139-145

28. Gavrilova-Jordan LP, Rose CH, Traynor KD, Brost BC, Gostout BS. Successful term pregnancy following MR-guided focused ultrasound treatment of uterine leiomyoma. J Perinatol 2007; 27: 59-61

29. Hanstede MM, Tempany CM, Stewart EA. Focused ultrasound surgery of intramural leiomyomas may facilitate fertility: a case report. Fertil Steril 2007; 88: 497

30. Morita Y, Ito N, Ohashi H. Pregnancy following MR-guided focused ultrasound surgery for a uterine fibroid. Int J Gynaecol Obstet 2007; 99: 56-57

31. Funaki K, Fukunishi H, Sawada K. Clinical outcomes of magnetic resonance-guided focused ultrasound surgery for uterine myomas: 24-month follow-up. Ultrasound Obstet Gynecol 2009; 34: 584-589

32. Rabinovici J, David M, Fukunishi H, Morita Y, Gostout BS, Stewart EA, for the MRgFUS Study Group. Pregnancy outcome after magnetic resonance-guided focused ultrasound surgery (MRgFUS) for conservative treatment of uterine fibroids. Fertil Steril 2010; 93: 199-209

33. Zaher S, Lyons D, Regan L. Uncomplicated term vaginal delivery following magnetic resonance-guided focused ultrasound surgery for uterine fibroids. Biomed Imaging Interv J 2010; 6: e28

34. Zaher S, Lyons D, Regan L. Successful in vitro fertilization pregnancy following magnetic resonance-guided focused ultrasound surgery for uterine fibroids. J Obstet Gynaecol Res 2011; 37: 370-373

35. Qin J, Chen JY, Zhao WP, Hu L, Chen WZ, Wang ZB. Outcome of unintended pregnancy after ultrasound-guided high-intensity focused ultrasound ablation of uterine fibroids. Int J Gynaecol Obstet 2012; 117: 273-277

36. Kamp JE, David M, Scheurig-Muenkler C, Hengst S, Beck A. Clinical outcome of magnetic-resonance-guided focused ultrasound (MRgFUS) in the treatment of symptomatic uterine fibroids. Rofo 2013; 185: 136-143

37. Rabinovici J, David M, Fukunishi H, Morita Y, Gostout BS, Stewart EA, for the MRgFUS Study Group. Pregnancy outcome after magnetic resonance-guided focused ultrasound surgery (MRgFUS) for conservative treatment of uterine fibroids. Fertil Steril 2010; 93: 199-209

38. Rabinovici J, Inbar Y, Eylon SC, Schiff E, Hananel A, Freundlich D. Pregnancy and live birth after focused ultrasound surgery for symptomatic focal adenomyosis: a case report. Hum Reprod 2006; 21: 1255-1259

39. Gavrilova-Jordan LP, Rose CH, Traynor KD, Brost BC, Gostout BS. Successful term pregnancy following MR-guided focused ultrasound treatment of uterine leiomyoma. J Perinatol 2007; 27: 59-61

40. Morita Y, Ito N, Ohashi H. Pregnancy following MR-guided focused ultrasound surgery for a uterine fibroid. Int J Gynaecol Obstet 2007; 99: 56-57

41. Hanstede MM, Tempany CM, Stewart EA. Focused ultrasound surgery of intramural leiomyomas may facilitate fertility: a case report. Fertil Steril 2007; 88: 497

42. Bohlmann MK, Hoellen F, Hunold P, David M. Myombehandlung mittels hochintensiviertem fokussiertem Ultraschall – mögliche Auswirkung auf Fertilität und Schwangerschaftsausgang. Geburtsh Frauenheilk 2014; 74: 139-145

43. Homer H, Saridogan E. Uterine artery embolization for fibroids is associated with an increased risk of miscarriage. Fertil Steril 2010; 94: 324-330

44. Tropeano G, Amoroso S Scambia G. Non-surgical management of uterine fibroids. Hum Reprod Update 2008; 14: 259-274

45. Tropeano G, Amoroso S Scambia G. Non-surgical management of uterine fibroids. Hum Reprod Update 2008; 14: 259-274

46. Donnez J, Tatarchuk T., Bouchard P, Puscasiu L, Zakharenko NF, Ivanova T, Ugocsai G, Mara M, Jilla MP, Bestel E, Terrill P, Osterloh I, Loumaye E, for the PEARL I Study Group. Ulipristal Acetate versus Placebo for Fibroid Treatment before Surgery. N Engl J Med 2012;366:409-20.

47. Donnez J, Tomaszewski J, Vázquez F, Bouchard P, Lemieszczuk B, Baró F, Nouri K, Selvaggi L, Sodowski K, Bestel E, Terrill P, Osterloh I, Loumaye E, for the PEARL II Study Group. Ulipristal Acetate versus Leuprolide Acetate for Uterine Fibroids. N Engl J Med 2012b;366:421-32.

48. Rabe T, Ahrendt H-J, Albring C, Bitzer J, Bouchard P, Cirkel U, Egarter C, Harlfinger W, König K, Mueck AO, Römer T, Schollmeyer T, Sinn HP, Strowitzki T, Tinneberg HR, Wallwiener M, DeWilde RL. Ulipristalacetat zur konservativen Myomtherapie und Blutungskontrolle bei Hypermenorrhoe durch Uterus myomatosus. FRAUENARZT 2012; 53(4): 322-332.

49. Rabe T, Ahrendt HJ, Albring C, Bitzer J, Bouchard P, Egarter C, Harlfinger W, König K, Matzko M, Mueck AO, Römer T, Schollmeyer T, Sinn HP, Strowitzki T, Tinneberg HR, Wallwiener M, DeWilde RL. Ulipristalacetat bei symptomatischem Uterus myomatosus und bei myombedingter Hypermenorrhoe. Journal of Reproductive Medicine and Endocrinology 2012; 9 (2): 106-126

50. Rabe T. Ahrendt H-J, Albring C, Bitzer J, Bouchard P, König K, Harlfinger W, Matzko M, Mueck AO, Römer T, Schollmeyer T, Sinn, P, Strowitzki T,Wallwiener M, de Wilde RL. Ulipristalacetat bei symptomatischem Uterus myomatosus und bei myombedingter Hypermenorrhoe In: Rabe T (Hrsg.) Seminarbuch Gynäkologische Endokrinologie. Baier Digitaldruck GmbH Heidelberg 2012, S.445-471.

Myomsprechstunde
Neue diagnostische und therapeutische Optionen bei Patientinnen mit Myomen: Myomembolisation

Michael K. Bohlmann, Peter Hunold, Thomas Rabe

und der **Arbeitskreis: "Myomtherapie":** Christian Albring, Klaus König, Elisabeth Merkle, Stefan Rimbach, Thomas Römer, Nicole Sänger, Andreas Umlandt, Hans Tinneberg

Zusammenfassung

Hintergrund: Symptomatische Uterusmyome stellen einen häufigen und bedeutsamen Morbiditätsgrund für Frauen in der reproduktiven Lebensphase dar. Aufgrund bis dato eingeschränkter konservativer Therapieoptionen erfolgten zur Symptomkontrolle operative Interventionen, wobei in einem hohen Prozentsatz Hysterektomien erfolgten. Mit der Methode der kathetergestützten Myomembolisation steht seit einiger Zeit eine nicht-invasive Alternative zur Myombehandlung zur Verfügung.

Methoden: Im Rahmen dieser Übersicht werden Indikationen, Voraussetzungen, Durchführung, Nebenwirkungen und Outcome einer Embolisationsbehandlung dargestellt, wobei insbesondere auf fertilitätsrelevante Aspekte eingegangen wird.

Ergebnis: Die Therapieform der Embolisation weist gute Erfolgsraten in Bezug auf eine Verbesserung der Hypermenorrhoe (etwa 85% der Versuche) auf, wohingegen myombedingten Verdrängungs- und Druckbeschwerden zu 30-60% erfolgreich behandelt werden. Die ischämiebedingten Beschwerden im Rahmen einer Intervention bedürfen einer adäquaten Analgesie.

Schlussfolgerung: Die Behandlung mittels Embolisation kann in ausgewählten Fällen eine effektive und nicht-invasive Therapieoption bei symptomatischem Uterus myomatosus darstellen.

Einleitung

Uterine Leiomyome finden sich bei bis zu 40% der Frauen in der reproduktiven Phase. Myome stellen gutartige, hormonsensitive Tumore der glatten Muskulatur dar (**Wallach u. Vlahos 2004**)[1] (**Jacoby et al. 2010**).[2] Sie Myome sind somit die häufigsten benignen uterinen Tumoren bei Frauen im reproduktiven Alter.

Myome können zu Beschwerden wie Hyper- und Dysmenorrhoen, Unterleibsschmerzen, Druckgefühl, Pollakisurie, Nykturie, Fertilitätsprobleme, Obstipation sowie Zusatzblutungen führen hervorrufen, wodurch die Lebensqualität oftmals relevant beeinträchtigt wird (**Practice Committee of American Society for Reproductive Medicine 2008**)[3], (**Somigliana et al. 2007**)[4], (**Kolankaya u. Arici 2006**)[5], (**Donnez u. Jadoul 2002**).[6] Diese Symptome führen aufgrund des Leidensdrucks oftmals zur Hysterektomie: Bei mehr als 2/3 der Fälle (~75.000) der im Jahre 2011 in Deutschland aufgrund eines benignen Befundes durchgeführten Hysterektomien (n ~108.000) fand sich die Diagnose „Myom" (**AQUA Qualitätsreport 2011**).[7] (Anmerkung: Wird seit 2012 für die Hysterektomie nicht mehr durchgeführt.)

Aktuelle, etablierte Behandlungsstrategien für Myome bestehen aus chirurgischen (laparoskopisch, hysterskopisch, per laparatomiam) und radiologischen (Embolisation und fokussierter Ultraschall) sowie medikamentösen Verfahren. Im Rahmen dieser Übersicht sollen daher Möglichkeiten und Grenzen der Myom-Therapie mittels kathetergestützter Embolisation vorgestellt werden.

Radiologische Interventionen

Die Methode der Myomembolisation sollte Frauen mit abgeschlossener Familienplanung vorbehalten sein, da es aufgrund der Myomnekrose und potentiellen Infektionen zu Cavumveränderungen, einschließlich einer Adhäsionsbildung kommen kann, die die Fertilität beeinträchtigen könnten. Zudem gilt als unstrittig, dass die Abortrate nach einer Myomembolisation erhöht ist. Daher sollte diese Methode nur bei ausgewählten Patientinnen ohne Kinderwunsch in Betracht kommen (**Kröncke et al., eingereicht**).[8] Genau wie bei der Behandlung mittels fokussierter Ultraschalls ist bei einer Therapie mittels Embolisation die Volumenreduktion der Myome nicht das primäre Behandlungsziel, sondern die Therapie myombedingter Beschwerden.

Uterus-Arterien-Embolisation (UAE)

Es handelt sich bei der UAE um ein katheterbasiertes minimal-invasives Verfahren. Bei diesem Vorgehen werden über einen femoralen arteriellen Zugang bilateral Partikel oder Mikrosphären in die Äste der jeweiligen Arteria uterina injiziert. Dadurch wird die Blutversorgung des Myoms reduziert.

Seit der Erstbeschreibung einer UAE im Jahre 1995 (**Ravina et al. 1995**)[9] liegen umfangreiche Ergebnisse aus Europa und den USA vor, wo bis heute mehr als 100.000 Embolisationen der Arteria uterina durchgeführt wurden. Kontrollierte Studien belegen eine primäre technische Erfolgsrate der Methode von ca. 98%. Die myomassoziierten Beschwerden der Patientinnen werden in einem Großteil der Fälle reduziert (**Rossmanith u. Strecker 2008**).[10] Dabei ist zwischen einer Verbesserung der Hypermenorrhoe (im Schnitt etwa 85% der UAE-Versuche) sowie der myombedingten Verdrängungs- und Druckbeschwerden (Erfolgsraten 30-60%) zu unterscheiden (**Usadi & Marshburn**).[11] Die allgemeinen Raten der Symptomkontrolle werden zwischen 84-97% nach einem Jahr bzw. 73-85% nach fünf Jahren angegeben (**Tropeano et al., 2008**).[12] Die uterine Arterien-Embolisation wird somit eingesetzt, um symptomatische Myome (**Ravina et al. 1995**),[13] (**Spies et al. 2005**),[14] (**Goodwin et al. 2008**)[15] zu behandeln.

Die Größe der behandelten Myome nimmt nach UAE um etwa 50-60 % ab (**Tropeano et al., 2008**)[16], wobei, wie oben gesagt, nicht die Größenabnahme des Myoms, sondern die Besserung der myomassoziierten Symptome als primäres Therapieziel anzusehen ist.

Indikationen: Nach einem Konsensuspapier von **Kröncke et al. (eingereicht)**[17]

besteht die Indikation für eine UAE in einem symptomatischen Uterus myomatosus. Die UAE stellt als Alternative zum operativen Vorgehen auch eine Option bei multiplen Myomen, großen Myomen, Patientinnen mit eingeschränkter Operabilität und Patientinnen mit mehrfachen Voroperationen im Bauchraum dar. Auch Patientinnen, die anämiebedingt eine ggf. notwendige Transfusion aus religiösen Gründen oder eine Operation generell ablehnen, können für eine UAE in Frage kommen.

Absolute Kontraindikationen sind eine bestehende Schwangerschaft, eine floride Infektion, den vaskulären Zugang behindernde Adnexprozesse, schwere Gerinnungstörungen, malignitätsverdächtige Raumforderungen und Kinderwunsch. Zu den relativen Kontraindikationen zählen Niereninsuffizienz, Immunschwäche, Kontrastmittelunverträglichkeit, manifeste Hyperthyreose und GnRH-Analogon-Vorbehandlung in den vorausgegangenen drei Monaten (Risiko von Gefäßspasmen). Als limitierend für die UAE gelten derzeit subserös gestielte Myome und submuköse Myome Typ 0 und 1 nach ESGE. Für die Therapie von Zervixmyomen und parametranen Myomen ist die Datenlage derzeit offen. Hinsichtlich der Myomanzahl gibt es keine Beschränkung. Bis hin zur diffusen leiomyomatösen Durchsetzung des Uterus ist mit guten Therapieerfolgen zu rechnen. Aus radiologisch-technischer Sicht gibt es keine Obergrenze der Myomgröße für die Behandlung. Postmenopausale Patientinnen sollten nur in Ausnahmefällen behandelt werden.

Im Vorfeld einer erwogenen UAE sind somit eine gynäkologische Vorstellung, Untersuchung (incl. Sonographie sowie ggf. Schnittbildgebung) und histologische Abklärung eventueller Auffälligkeiten zu fordern.

Technisches Vorgehen

Technische Voraussetzung ist eine DSA- (digitale Subtraktions-Angiografie) Anlage mit gepulster Durchleuchtung. Wegen der möglichen Varianten und Besonderheiten in der Gefäßanatomie muss eine Auswahl an verschieden konfigurierten Kathetern vorgehalten werden. Diese unterscheiden sich allerdings nicht von in anderen Gefäßterritorien angewandten Kathetern, so dass sie in einer gewöhnlichen, gut ausgestatteten Angiografie-Abteilung ohnehin verfügbar sind.

Zunächst wird in lokaler Anästhesie mittels einer arteriellen Schleuse ein inguinaler Zugang, aus praktischen Gesichtspunkten bevorzugt über die rechte A. femoralis communis, geschaffen. Zunächst muss die arterielle Versorgung von Uterus, Myom und Ovarien geklärt werden. Dazu erfolgt die selektive Darstellung der Gefäße aus der A. iliaca interna heraus; die ipsilaterale A. iliaca interna wird mit einem scharf gekurvten Katheter dargestellt, die Gefäße der Gegenseite werden in der sog. Cross over-Technik sondiert, d.h. über die Aortenbifurkation wird der Katheter auf die Gegenseite geführt. Ziel ist es dann, die beiden Aa. uterinae selektiv darzustellen. Dies gelingt entweder mit einem 4F-Katheter (1,33 mm Außendurchmesser) direkt oder mit einem koaxial durch den 4F oder 5F Führungskatheter eingeführten Mikrokatheter, z.B. des Kalibers 2,7F. Nach entsprechender Darstellung, Klärung der anatomischen Verhältnisse und Identifizierung der Aa. uterinae wird der Katheter fixiert.

Vor Beginn der Embolisation erfolgt die Analgesie, die meist intravenös, in einigen Zentren aber auch spinal durchgeführt wird. Es erfolgt dann die beidseitige Gefäßembolisation der Aa. uterinae mittels Polyvenyl-Alkohol-Partikeln, Stärke-Mikrosphären oder gelatinebeschichteter Acryl-Polymere. Dabei weisen Embolisations-Partikel mit einem Durchmesser >500 µm einen geringeren Grad des unerwünschten Verschlusses ovarieller und endometrialer Gefäße auf **(Berkane & Moutafoff-Borie, 2010).**[18] Ziel ist die komplette arterielle Stase in der A. uterina und ihren Ästen, so dass das Myom komplett von der arteriellen Versorgung abgeschnitten ist. Eine einseitige Embolisation der A. uterina ist mit schlechteren Erfolgsraten vergesellschaftet und gilt als insuffiziente Behandlung. So ist nach unilateraler UAE die Notwendigkeit einer sekundären Hysterektomie innerhalb von 5 Jahren zur suffizienten Symptomkontrolle im Vergleich zur bilateralen Embolisation um den Faktor 2,2 erhöht **(Gabriel-Cox et al., 2007).**[19]

Technische Schwierigkeiten der Embolisation können durch arterielle Spasmen, Gefäßvariationen, eine GnRH-Vorbehandlung oder eine dominierende Gefäßversorgung via Kollateralen aus der A. ovarica bedingt sein **(Usadi & Mashburn).**[20] Als durchschnittliche Dauer der Intervention werden 45 bis 135 Minuten angenommen; die ovarielle Strahlenbelastung liegt bei etwa 20 Rad **(Gupta et al., 2012).**[21] Interessanterweise scheint das normale Myometrium eher in der Lage zu sein, über die Eröffnung von (ovariellen und vaginalen) Kollateralgefäßen eine suffiziente Re-Perfusion zu erzielen, während dies bei vor allem durch Endarterien versorgten Myomen in der Regel nicht der Fall ist **(Gupta et al. 2012).**[22]

Nebenwirkungen: Die aufgrund der entstehenden Gewebsischämie auftretenden Schmerzen müssen suffizient therapiert werden. Dazu sind schon während der Intervention entsprechende Analgetika und ggf. auch Sedative vorzuhalten. Insbesondere bei verlängerter oder starker Symptomatik kann ein stationärer Aufenthalt von mehreren Tagen notwendig sein.

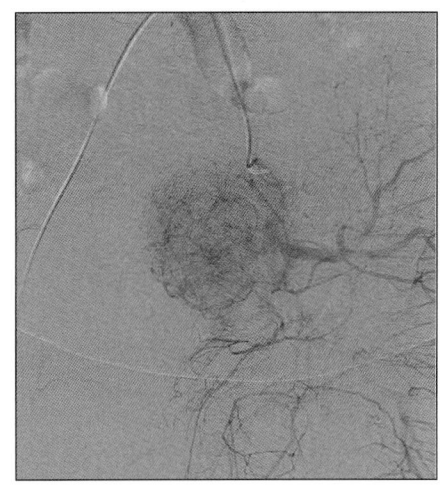

Abb. 1a: Kontrastmittel-Darstellung der Uterusgefäße mittels digitaler Substraktionsangiographie (Katheter in der linken A. iliaca interna; Cross over-Technik)

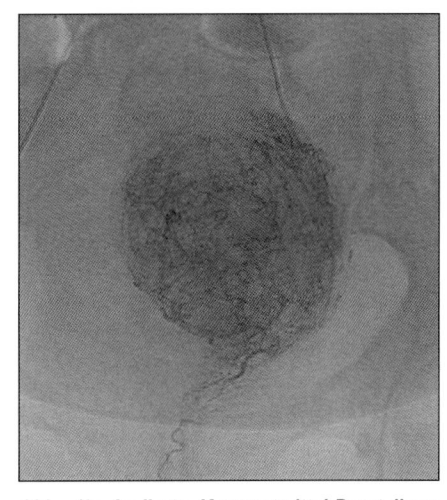

Abb. 1b: Isolierte Kontrastmittel-Darstellung der „Wollknäuel-artigen" myomatösen Gefäße (Cross over-Technik)

Komplikationen

Es wird bei einer UAE von einer direkten Komplikationsrate von etwa 10% - und dabei etwa 1,5% „major Komplikationen" - ausgegangen, wovon ein Großteil der direkten postinterventionellen Komplikationen auf eine inadäquate Schmerztherapie zurückzuführen ist **(Gupta et al., 2012)**[23] und zu einer stationären Wiederaufnahme führt.

Die Rate an „major"-Komplikationen nach UAE ist insgesamt vergleichbar mit der nach operativer Intervention.

Innerhalb eines Jahres wird gemäß der aktuellen Cochrane-Analyse jedoch eine Rate von 42% „minor Komplikationen" (Übelkeit, Schmerzen, vaginaler Ausfluss) nach UAE beschrieben, während die vergleichbare Rate nach operativer Intervention bei etwa 25,2% - und damit signifikant niedriger – liegt **(Gupta et al., 2012)**[24]**, (van der Kooij et al., 2012).**[25]

So findet sich bei etwa 5% der mittels UAE behandelten Patientinnen ein persistierender – teils fötide riechender - vagina-

Tab. 1: Schwangerschaftsoutcome nach UAE (n.a. = nicht angegeben; SGA = small-for-gestational age; PPH = peripartale Hämorrhagie; EUG = Extrauteringravidität; * aus Daten der Originalpublikation berechnet)

Literaturstelle	Behandelte Patientinnen	Frauen mit Kinderwunsch	Schwangerschaften	Anzahl der Fehlgeburten	Ausgetragene Schwangerschaften	Alter (Jahre) der Schwangeren	Frühgeburtenrate	Sectiorate	Besonderheiten
Ravina et al. 2000	184	n. a.	12 (bei 9 Frauen)	5 (42%)	7	22-41	3 (43%)	4 (57%)	
McLucas et al. 2001a, 2001b	400	139	17 (bei 14 Frauen)	5 (29%)	10	< 40	1 (10%)	7 (70%)	2 laufende Schwangerschaften 3 Einstellungsanomalien
Pron et al. 2005	555	164	24 (bei 21 Frauen)	4 (17%)	18	27-42 (Median 36)	4 (22%)	9 (50%)	4 SGA 3 Placentationsstörungen 3 PPH 2 elektive Abtreibungen
Carpenter u. Walker 2005	470	79	26 (bei 19 Frauen)	7 (27%)	16	Median 37	5 (31%)	14 (88%)	1 SGA 1 Placentationsstörung 3 PPH 2 elektive Abtreibungen 1 EUG
Walker u. McDowell 2006	1200	108	56 (bei 33 Frauen)	17 (30%)	33	Median 37	6 (18%)	24 (73%)	1 SGA 1 Placentationsstörung 5 PPH 2 IUFT 2 Einstellungsanomalien 3 elektive Abtreibungen 1 EUG
Holub et al. 2008	112	39	28 (bei 20 Frauen)	14 (50%)	10	Median 32	2 (20%)	8 (80%)	1 laufende Schwangerschaft 1 SGA 1 Placentationsstörung 2 PPH 2 elektive Abtreibungen 1 EUG
Redecha et al. 2013	98	21	7 (bei 6 Frauen)	1 (vanishing twin)	7	27-38 (Median 34,4)	0	1 (14,2%)	0 SGA 1 Einstellungsanomalie 1 Placentationsstörung
Mara et al. 2008	58	26	17 (bei 13 Frauen)	9 (52,9%)	5	22-40 (Median 32,8)	0	3 (60%)	1 PPH 0 SGA 1 laufende Schwangerschaft 1 elektive Abtreibung 1 EUG
Pinto Pablon et al. 2008	100	57	11 (bei 10 Frauen)	3 (27,3%)	8	34-41 (Median 36,6)*	1	4 (40%)	1 Präeklampsie 0 SGA 0 Placentationsstörung
Firouznia et al. 2009	102	23	15 (bei 14 Frauen)	2 (13,3%) (je 1 Früh- und Spätabort)	13	27-41 (Median 33,8)	0	13 (100%)	1 PPH 1 SGA

ler Ausfluss, der durch eine Flüssigkeitsabsonderung des nekrotisierenden Myoms in das Cavum uteri erklärt wird (Godfrey & Zbella).[26] Dieser in einem Großteil der Fälle selbstlimitierende Ausfluss bedarf dennoch in etwa 5% einer operativ-hysteroskopischen Intervention. In etwa 10 % der Fälle kommt es nach UAE zu einer vaginalen Spontanexpulsion des nekrotischen Myoms (Goodwin u. Walker 1998)[27], (Goodwin et al. 1999)[28], (Godfrey u. Zbella 2001).[29] In manchen Fällen, insbesondere bei submukösen Myomen, kann zudem eine hysteroskopische Abtragung von nach UAE nekrotischem Myomgewebe notwendig werden (Usadi & Marshburn, 2001).[30] Insbesondere nach der Behandlung submuköser Myomen finden sich häufiger intrauterine Adhäsionen, die zu Regelstörungen und Fertilitätseinschränkung führen können.

Eine zwar seltene (< 1%), aber gefürchtete Komplikation nach UAE ist das Auftreten einer intrauterinen Infektion, die im therapierefraktären Setting zu einer Sepsis und notfallmäßiger Hysterektomie führen kann. Es liegen Kasuistiken über sepsisbedingte Todesfälle nach UAE vor (Vashist et al. 1999)[31], (de Block et al. 2003)[32], diese müssen jedoch ebenso wie tödliche Lungenarterien-Embolien (Lanocita et al. 1999)[33] sowie Todesfälle unklarer Ursache nach UAE vor dem Hintergrund der mehr als 100.000 durchgeführten Interventionen gesehen werden (Tropeano et al. 2008).[34] Als Ausgangspunkt für postinterventionelle Infektionen werden Erreger des Uro-Genitaltraktes angenommen, weswegen in Übersichtsarbeiten ein präinterventionelles topisches Screening auf solche Keime gefordert wird (Tropeano et al. 2008).[35]

Im Vergleich zum operativen Vorgehen, insbesondere einer Hysterektomie, weist die UAE signifikant kürzere stationäre Belegungstage, eine kürzere Interventionszeit und schnellere Rekonvaleszenz auf (Gupta et al. 2012).[36] Allerdings werden diese Vorteile durch eine im Vergleich zum

Tab. 2: Outcome von 227 abgeschlossenen Schwangerschaften nach UAE im Vergleich zu altersgleichen Frauen mit unbehandelten Myomen analoger Lokalisation (modifiziert nach Homer u. Saridogan 2010); IUGR = intrauterine Wachstumsrestiktion; PPH = peripartale Hämorrhagie)

(Homer H, Saridogan E. Uterine artery embolization for fibroids is associated with an increased risk of miscarriage. Fertil Steril 2010; 94: 324-330)

	Patientinnen nach UAE	Kontroll-Patientinnen mit vergleichbar gelegenen Myomen	Odds ratio	Konfidenzintervall
Fehlgeburten	35,2%	16,5%	2,8	2,0-3,8
Sectio caesarea als Entbindungsmodus	66 %	48,5%	2,1	1,4-2,9
Peripartale Hämorrhagie	13,9%	2,5%	6,4	3,5-11,7
Frühgeburtlichkeit	14 %	16%	0,9	0,5-1,5
IUGR	7,3%	11,7%	0,6	0,3-1,3
Einstellungsanomalien	10,4%	13%	0,8	0,4-1,5

operativen Vorgehen signifikant erhöhte Notwendigkeit einer Re-Intervention relativiert: Gemäß der aktuellen Cochrane-Analyse ist die Wahrscheinlichkeit einer Re-Intervention innerhalb von 2 Jahren um den Faktor 5,09, (95% Konfidenzintervall: 2.82 - 9.18), innerhalb von 5 Jahren um den Faktor 5.79 (KI: 2.65 - 12.65) erhöht **(Gupta et al. 2012).** [37] Diese Daten sind für den Vergleich mit einer selektiven Myomenukleation noch eindrucksvoller: Hier lag die Interventionsnotwendigkeit nach UAE innerhalb von zwei Jahren um den Faktor 6,89 (KI 2,6-18.27) höher **(Gupta et al. 2012).**[38]

Eine transiente oder gar persistierende Ovarinsuffizienz – bedingt durch einen Partikelabstrom mit konsekutiver, auch histologisch nachweisbarer **(Payne et al. 2002)**[39] Embolisation der Ovargefäße – findet sich nach UAE in bis zu 15% der Fälle **(Chrisman et al. 2000)**[40], **(Spies 2003)**.[41] Dabei wird von einer Altersabhängigkeit des Auftretens einer ovariellen Insuffizienz ausgegangen, was sich vor allem in einer postinterventionellen Erhöhung der FSH-Werte bei über 45jährigen Frauen manifestiert **(Spies u. Roth, 2001)**.[42] Die postinterventionelle Amenorrhoe-Rate wird mit bis zu 5% angegeben **(Tropeano et al. 2008)**.[43]

Schwangerschaft nach UAE

Berichte über erfolgreiche Schwangerschaften nach UAE erschienen in der Literatur kurz nach der Einführung dieser Behandlungsmethode **(Ravina et al. 2000)**,[44] **(McLucas et al. 2001)**.[45] In Fallberichten wurde jedoch über eine Reihe von fertilitätsrelevanten Komplikationen berichtet, in größeren Serien traten altersabhängig nach UAE wie dargestellt eine vorzeitige Ovarialinsuffizienz, aber auch ein erhöhtes Risiko für Plazentationsanomalien in einer Folgegravidität auf **(ACOG 2008)**,[46] **(Goodwin et al. 2008)**,[47] **(Pron et al. 2003)**,[48] **(Pron et al. 2005)**,[49] **(Walker et al. 2006)**.[50]

Die Rate an Fehlgeburten nach UAE wird zwischen 17 und 50% angegeben **(Tropeano et al., 2008)**[51], wobei hier das mütterliche Alter als Risikofaktor beachtet werden sollte (Tabelle 1). Die bis dato einzig prospektiv randomisierte Studie (UAE vs. Myomenukleation) weist nach UAE ein signifikant höheres Risiko für eine Sterilität (RR 2.22; KI 1.11-4.44) sowie für Fehlgeburten (RR 2,79; KI: 1.25-6.22) auf **(Mara et al. 2008)**.[52] Ein besonderes Augenmerk muss bei der Betreuung von Schwangerschaften nach UAE auch Komplikationen wie small-for-gestational-age (SGA)-Schwangerschaften, Placentationsstörungen sowie einer peripartalen Hämorrhagie gelten, die sich überdurchschnittlich häufig nach UAE finden (Tabelle 1). Daher sollten Placentalokalisation und -funktion bei Schwangeren nach UAE besonders eingehend überwacht werden **(Pron et al. 2005)**.[53]

Das Risiko spezifischer Schwangerschaftskomplikationen nach UAE, insbesondere von Placentationsstörungen und einer peripartalen Hämorrhagie, ist selbst im Vergleich mit denjenigen altersgleichen Frauen erhöht, die ein unbehandeltes Myom gleicher Lokalisation wie das ehemals embolisierte aufweisen **(Homer u. Saridogan 2010)**.[54]

Als weitere Risiken einer Schwangerschaft nach UAE müssen im Vergleich zu einer durchgeführten Myomenukleation erhöhte Raten an Frühgeburtlichkeit (OR 6,2) sowie Poleinstellungsanomalien (OR 4,3) beachtet werden **(Goldberg u. Pereira 2006)**.[55]

Strahlenbelastung

Eine UAE wird unter angiografischer Durchleuchtung durchgeführt, woraus sich eine Strahlenbelastung ergibt. Bis dato sind die Folgen der Strahlenbelastung der Primordialfollikel bei einer UAE in Hinblick auf eine mögliche Kanzerogenität oder Fehlbildungen bei Nachkommen nicht speziell untersucht, sondern werden in Bezug zu Vergleichskollektiven (z.B. Abdomenbestrahlung bei M. Hodgkin) gesetzt **(Nikolic et al. 2000)**.[56]

Die ovarielle Strahlenbelastung an sich wurde bei mittleren Durchleuchtungszeiten im median auf etwa 60 mGy berechnet, die effektive Dosis liegt bei etwa 12mSv und damit im Bereich einer Computer-Tomographie des Abdomens **(David u. Kröncke 2013)**.[57] Bei Durchleuchtungszeiten von durchschnittlich etwa 15 Minuten ist die Belastung durch ionisierende Strahlung von der Expertise des durchführenden Radiologen abhängig **(Lucas et al. 2001)**[58], **(nach David u. Kröncke 2013)**.[59] Berechnungen aufgrund aktueller Studien und Experimente kommen unter Einbeziehung der Geräte-Optimierungen der letzten Jahre zu dem Schluss, dass bei einer standardmäßigen UAE eine ovarielle Schädigung sowie Erhöhung des Krebsrisikos nicht zu erwarten sind **(Tse u. Spies 2010)**.[60] In Bezug auf kindliche Fehlbildungen wurde nach UAE statistisch ein zusätzlicher Fall pro 1700 Geburten berechnet **(nach David u. Kröncke 2013)**.[61]

Die UAE kommt nach allgemeinem Konsens bei Frauen mit Kinderwunsch nicht als Elektivmethode in Betracht, da Langzeitdaten fehlen.

Vorteile: Kurze minimal-invasive Behandlungsmethode bei Myomen, keine Risiken einer Vollnarkose; kurze Rekonvaleszenz; Uteruserhalt auch bei denjenigen Fällen prinzipiell möglich, die gegen ein organerhaltendes operatives Vorgehen sprechen.

Nachteile: Risiko durch Strahlenbelastung **(s. Vetter et al. 2005)**.[62] Unklar ist auch, ob die induzierte Myomnekrose zu weiteren Stoffwechselreaktionen einschließlich immunologischer Reaktionen führt und ob eine Kokarzinogenese ausgelöst werden könnte. Es besteht ein deutliches Infektionsrisiko, weiterhin kann eine vorzeitige Menopause auftreten. Es findet sich eine erhöhte Rate an Re-Intervention nach UAE im Vergleich zu Hysterektomie bzw. selektive Myomenukleation. Für Frauen mit Kinderwunsch ist die Methode aktuell nicht zu empfehlen.

Selektive Myomarterienembolisation (UFE)

Neben der Uterus Arterien-Embolisation (UAE) gibt es die selektive Myomarterienembolisation (UFE), in welcher die Partikel nicht unspezifisch über die Arteria uterina (über die gesamte Gebärmutter und ggf. Ovarialarkaden) verteilt werden, sondern hoch selektiv in die einzelnen Myomfelder abgegeben werden. Dies hat deutlich geringere Nebenwirkungen in Bezug auf die Schädigung der Ovarien, auf Fertilität und Hormonproduktion und eine Schädigung der gesunden Gebärmutterwand zur Folge. Bei Frauen mit Kinderwunsch ist diese Methode zu erwägen, sollten keine Alternativen für die Myomtherapie der einzelnen Patientin möglich sein (**Pisco et al. 2011**).[63] Allerdings fehlen auch hier die entsprechenden Langzeitdaten in Hinblick auf das Risiko der Strahlenbelastung der Gonaden.

Transvaginale temporäre Okklusion der Aa. uterinae

Diese Methode des temporären Verschluss der Uterinarterien durch die dopplergesteuerte, vaginale Einlage einer Gefäßklemme über etwa sechs Stunden hat sich bis dato nicht im klinischen Alltag durchgesetzt (**Tropeano et al. 2008**).[64] Es ist im Gegenteil so, dass aufgrund der hohen Rate schwerer Komplikationen- insbesondere Verletzungen bzw. Verschlüsse der Ureter – entsprechende prospektive Studien abgebrochen werden mussten. Daher wird die Methode des transvaginalen Verschlusses der Aa. uterinae aktuell als obsolet angesehen (**van der Kooij et al. 2012**).[65]

Laparoskopische Okklusion der A. uterinae (LUAO)

Bei dieser Methode werden die Uterinarterien laparoskopisch aufgesucht und dauerhaft unterbunden, koaguliert bzw. geklippt. Die Datenlage bzgl. Effektivität und postinterventioneller Fertilität beschränkt sich bis dato auf Studien mit geringen Fallzahlen (**Holub et al. 2008**)[66], so dass aktuell eine weitergehende Beurteilung noch nicht möglich erscheint. Für ein solches Vorgehen können beispielsweise Patientinnen in Frage kommen, bei denen aufgrund der Anzahl der Myome sonst ein organerhaltendes Vorgehen nicht in Frage käme. Ein weiterer Vorteil dieser Methode dürfte in der fehlenden Strahlenbelastung liegen.

Kasuistik (Umlandt, Bremen)

Vorstellung der 51-jährigen Patientin 2G/2P mit anamnestisch laparoskopischer Myomektomie (2004), seither keine weitere Therapie. Erneute Symptomatik seit

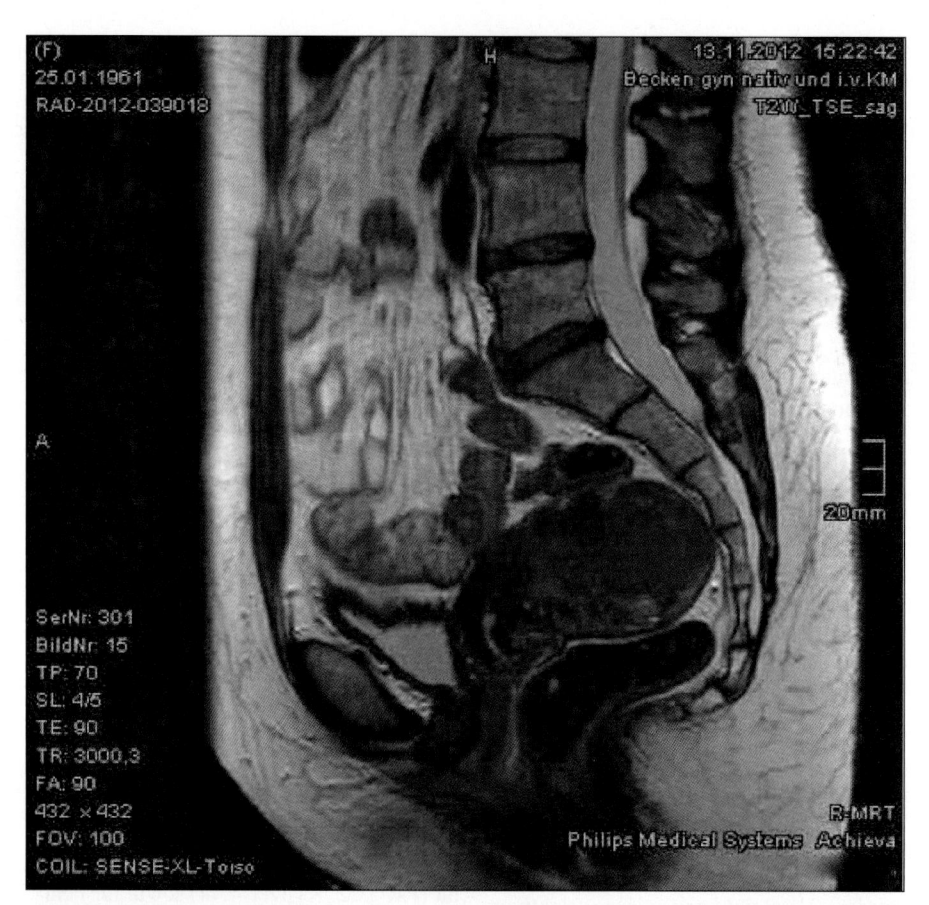

Abb. 2a: Uterus myomatosus mit in der sagittalen MR-Darstellung nachweisbarem, intramuralem Fundus-/Hinterwand-Myom.

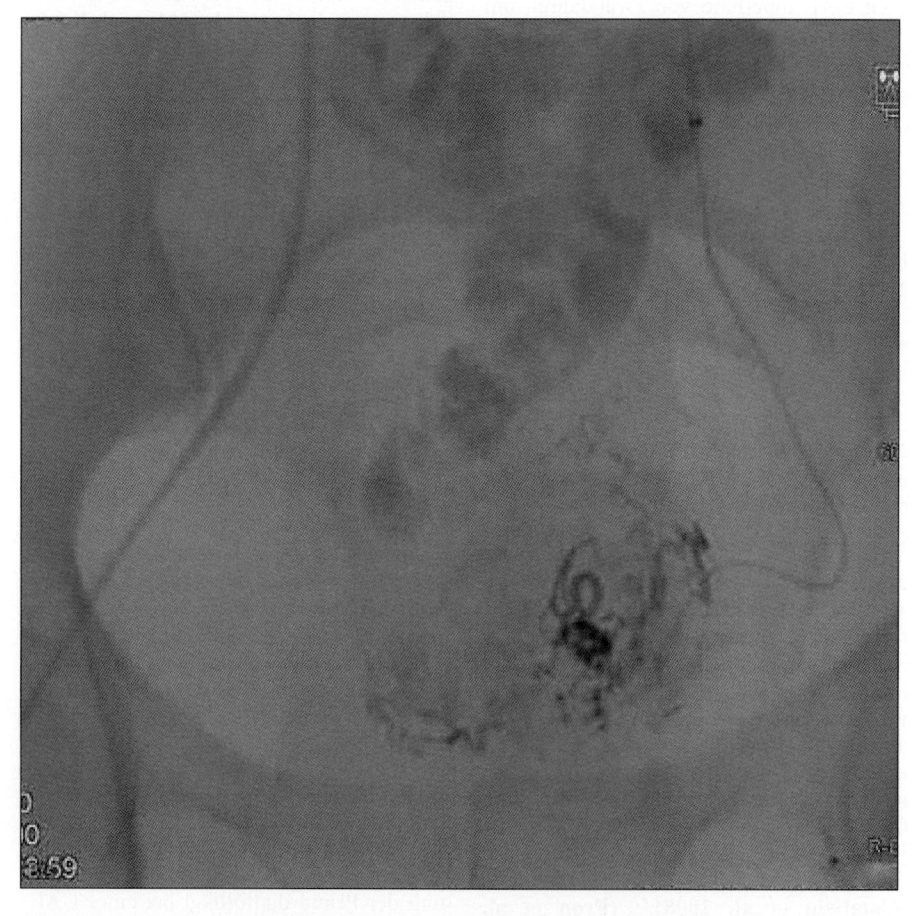

Abb. 2b: Digitale Subtraktionsangiographie der Embolisation mit Führungskatheter in der linken A. uterina (Cross over-Technik)

2011 mit zunehmender Blutungsstärke bei Rezidivmyom, Hypermenorrhoen mit sekundärer Anämie und minimalem Hb-Wert von 8,9 g/dl, progredienten Verdrängungsbeschwerden, erheblicher Dysmenorrhoe mit Erwartungsangstzuständen im Hinblick auf die nächste anstehende Menstruation, Leistungsmangel. In der Transvaginal-Sonographie sowie MRT-Diagnostik Nachweis von drei Myomen (15 bzw. 20 mm durchmessende subseröse Vorderwand-Myome, Hauptmyom intramural fundal 48x40x50 mm, **Abb. 2a)**.

Nach frustranen hormonellen Behandlungsversuchen sowie histologischem Ausschluss eines endometrialen Malignoms mittels Hysteroskopie und fraktionierter Abrasio wurde die Indikation zur Myomembolisation - bei definitivem Wunsch der Patientin nach organerhaltendem Vorgehen und Vermeidung einer weiteren Operation - gestellt.

Zuvor erfolgte eine Therapie mit Ulipristalacetat (UPA) zur Befundstabilisierung und „autologer Transfusion". Es sollte insbesondere zunächst eine schnelle, zeitlich begrenzte Blutungsfreiheit auch zur psychischen Stabilisierung hergestellt werden. Nach Therapiebeginn mit UPA zeigte sich initial noch eine starke Regelblutung, danach die Amenorrhoe. Während der dreimonatigen UPA-Behandlung war die Patientin weitgehend beschwerdefrei und wies eine deutliche Verbesserung ihrer Lebensqualität auf. Der Hb-Wert stieg nach Abschluss der UPA-Behandlung auf 12,2 g/dl an, nunmehr subjektives körperliches Wohlbefinden, komplette physische und psychische Stabilisierung. Im 1. und 2. Zyklus nach Therapieabschluss kam es im normalen Zyklusintervall zu zwei schwachen Regelblutungen mit minimaler Dysmenorrhoe. Daraufhin Entschluss zur Durchführung der UFE. MRT-morphologisch zeigte sich eine Volumenreduktion des Myoms um ca. 10%.

Die Embolisation **(Abb. 2)** verlief technisch problemlos; der postinterventionelle Verlauf war während einer viertägigen stationären Betreuung komplikationslos. Die patientenkontrollierte perkutane Morphinanalgesie konnte am 2. Tag komplett durch nichtsteroidale Antiphlogistika ersetzt werden. Das unter UPA um etwa 10% geschrumpfte Leitmyom war postinterventionell um weitere 10% verkleinert. Bei einer dopplersonografischen Kontrolle, vier Monate nach der Embolisation, fand sich keine nachweisbare Myom-Perfusion mehr. Die prätherapeutisch deutlich beeinträchtigte Lebensqualität der Patientin hat sich komplett und nachhaltig normalisiert.

Zusammenfassung

Von den medikamentösen Ansätzen zur Myombehandlung hat der Progesteronrezeptormodulator Ulipristalacetat seit seiner Einführung 2011 einen festen Platz gewonnen. Aufgrund von zwei groß angelegten internationalen randomisierten Studien (PEARL I-Studie **(Donnez et al. 2012)**[67] und PEARL II-Studie **(Donnez et al. 2012b)**[68] erhielt Esmya® (5 mg Ulipristalacetat) für die Indikation einer präoperativen Behandlung zur Myomreduktion und Blutungskontrolle im Frühjahr 2012 die europäische Zulassung. Im Vergleich zu den GnRH-Analoga zeichnet sich UPA zur Myomtherapie durch eine rasche Blutungskontrolle bei myombedingten Hypermenorrhoen aus, weiterhin nahm bei einer Nachbeobachtungsperiode über 6 Monate das Myomvolumen nicht mehr zu - anders nach Behandlung mit einem GnRH-Analogon. Die Therapie mit UPA über 3 Monate wird gut vertragen und bis auf spezifische reversible Endometriumveränderungen, die als PAEC bezeichnet werden, sind keine wesentlichen Nebenwirkungen aufgetreten. Zur Verbesserung des Therapieerfolgs wird derzeit eine intermittierende Langzeittherapie untersucht.

Diese Arbeit zeigt sowohl das Schwangerschaftsoutcome nach uteriner arterieller Embolisation als auch die Möglichkeit, große Myome vor der Embolisation durch Behandlung mit UPA zu verkleinern, um hierdurch die postoperative Nekrose und die hiermit verbundenen möglichen Sekundärkomplikationen zu vermeiden.

Weitere Literatur zum Thema Myome, siehe **Rabe et al. (2012a)**[69] und **Rabe et al. (2012b)**[70] sowie **Rabe et al. (2012)**[71] im Seminarbuch Band 1: "Seminar in Gynäkologischer Endokrinologie" (www.seminarbuch-gyn-endo.de; ISBN: 978-3-00-039077-7.

Kein Interessenkonflikt

M. K. Bohlmann, C. Albring, K. König, S. Rimbach

Interessenkonflikt

T. Rabe: bis 2016 Honorare und Reisespesen von Gedeon Richter, 2017 keiner

P. Hunold erhält Vortragshonorare der Fa. Philips

E. Merkle: Honorar und Reisespesen von folgenden Firmen: MSD, Omega Pharma, Pfizer, Procter & Gamble, HRA Pharma, Shionogi.

T. Römer hat Honorare für Vorträge und Reisekostenerstattungen von folgenden Firmen erhalten: Gedeon Richter, Karl Storz GmbH, Hologic GmbH

N. Sänger: Beratertätigkeit für Gedeon Richter, Referentin für Gedeon Richter, MSD und Kade.

H.-R. Tinneberg hat Vortragshonorare von Gedeon Richter und Bayer erhalten und ist Berater der Fa. Olympus.

Literatur

[1] Wallach EE, Vlahos NF. Uterine myomas: an overview of development, clinical features, and management. Obstet Gynecol 2004;104:393-406.

[2] Jacoby VL, Fujimoto VY, Giudice LC, Kuppermann M, Washington AE. Racial and ethnic disparities in benign gynecologic conditions and associated surgeries. Am J Obstet Gynecol 2010;202:514-21.

[3] Practice Committee of American Society for Reproductive Medicine in collaboration with Society of Reproductive Surn engl j med 366;5 nejm.420 org february 2, 2012 Ulipristal Acetate vs. Placebo for Fibroids geons. Myomas and reproductive function. Fertil Steril 2008;90:5 Suppl:S125-S130.

[4] Somigliana E, Vercellini P, Daguati R, Pasin R, De Giorgi O, Crosignani PG. Fibroids and female reproduction: a critical analysis of the evidence. Hum Reprod Update 2007;13:465-76.

[5] Kolankaya A, Arici A. Myomas and assisted reproductive technologies: when and how to act? Obstet Gynecol Clin North Am 2006;33:145-52.

[6] Donnez J, Jadoul P. What are the implications of myomas on fertility? A need for a debate? Hum Reprod 2002;17:1424-30.

[7] www.sqg.de/sqg/upload/CONTENT/Qualitaetsberichte/2011/AQUA-Qualitaetsreport-2011.pdf; 27.02.2017

[8] Kröncke T, David M et al. Uterusarterienembolisation (UAE) zur Myombehandlung - Ergebnisse des 6. radiologisch-gynäkologischen Expertentreffens.

[9] Ravina JH, Herbreteau D, Ciraru-Vigneron N, Bouret JM, Houdart E, Aymard A, Merland JJ. Arterial embolisation to treat uterine myomata. Lancet 1995; 346: 671-672

[10] Rossmanith WG und Strecker EP. Stellenwert der Myomembolisation in der individualisierten Myomtherapie. Frauenarzt 2008; 49: 608-614

[11] Usadi RS, Marshburn PB. The impact of uterine artery embolization on fertility and pregnancy outcome. Curr Opin Obstet Gynecol 2007; 19: 279-283

[12] Tropeano G, Amoroso S Scambia G. Non-surgical management of uterine fibroids. Hum Reprod Update 2008; 14: 259-274

[13] Spies JB, Bruno J, Czeyda-Pommersheim F, Magee ST, Ascher SA, Jha RC. Long-term outcome of uterine artery embolization of leiomyomata. Obstet Gynecol 2005; 106: 933-939

[14] Spies JB, Bruno J, Czeyda-Pommersheim F, Magee ST, Ascher SA, Jha RC. Long-term outcome of uterine artery embolization of leiomyomata. Obstet Gynecol 2005; 106: 933-939

[15] Goodwin SC, Spies JB, Worthington-Kirsch R, Peterson E, Pron G, Li S, et al. Uterine artery embolization for treatment of leiomyomata: long-term outcomes from the FIBROID Registry. Obstet Gynecol 2008; 111: 22–33

[16] Tropeano G, Amoroso S Scambia G. Non-surgical management of uterine fibroids. Hum Reprod Update 2008; 14: 259-274

[17] Kröncke T, David M et al. Uterusarterienembolisation (UAE) zur Myombehandlung - Ergebnisse des 6. radiologisch-gynäkologischen Expertentreffens.

[18] Berkane N, Moutafoff-Borie C. Impact of previous uterine artery embolization on fertility. Curr Opin Obstet Gynecol 2010; 22: 242-247

[19] Gabriel-Cox K, Jacobson GF, Armstrong MA, Hung YY, Learman LA. Predictors of hysterectomy after uterine artery embolization for leiomyoma. Am J Obstet Gynecol 2007; 196: 588.e1-588.e6.

[20] Usadi RS, Marshburn PB. The impact of uterine artery embolization on fertility and pregnancy outcome. Curr Opin Obstet Gynecol 2007; 19: 279-283

[21] Gupta JK, Sinha A, Lumsden MA, Hickey M. Uterine artery embolization for symptomatic uterine

21. fibroids. Cochrane Database Syst Rev 2012; 5: CD005073
22. Gupta JK, Sinha A, Lumsden MA, Hickey M. Uterine artery embolization for symptomatic uterine fibroids. Cochrane Database Syst Rev 2012; 5: CD005073
23. Gupta JK, Sinha A, Lumsden MA, Hickey M. Uterine artery embolization for symptomatic uterine fibroids. Cochrane Database Syst Rev 2012; 5: CD00507
24. Gupta JK, Sinha A, Lumsden MA, Hickey M. Uterine artery embolization for symptomatic uterine fibroids. Cochrane Database Syst Rev 2012; 5: CD00507
25. van der Kooij SM, Ankum WM, Hehenkamp WJ. Review of nonsurgical/minimally invasive treatments for uterine fibroids. Curr Opin Obstet Gynecol 2012; 24: 368-375
26. Godfrey CD, Zbella EA. Uterine necrosis after uterine artery embolization for leiomyoma. Obstet Gynaecol 2001; 98: 950-952
27. Goodwin SC, Walker WJ. Uterine artery embolization for the treatment of uterine fibroids. Curr Opin Obstet Gynecol 1998; 10: 315-320
28. Goodwin SC, McLucas B, Lee M, et al. Uterine artery embolization for the treatment of uterine leiomyomata midterm results. J Vasc Interv Radiol 1999; 10: 1159-1165
29. Godfrey CD, Zbella EA. Uterine necrosis after uterine artery embolization for leiomyoma. Obstet Gynaecol 2001; 98: 950-952
30. Usadi RS, Marshburn PB. The impact of uterine artery embolization on fertility and pregnancy outcome. Curr Opin Obstet Gynecol 2007; 19: 279-283
31. Vashist A, Studd J, Carey A, Burn P. Fatal septicaemia after fibroid embolization. Lancet 1999; 354: 307-308
32. de Block S, de Vries C, Prinssen HM, Blaauwgeers HL, Jorna-Meijer LB. Fatal sepsis after uterine artery embolization with microspheres. J Vasc Interv Radiol 2003; 14: 779-783
33. Lanocita R, Frigerio LF, Patelli G, Di Tolla G, Spreatico C. A fatal complication of percutaneous transcatheter embolization for treatment of uterine fibroids. In: SMIT/CIMIT 11th Annual Scientific Meeting. Boston, MA, USA, 1999
34. Tropeano G, Amoroso S Scambia G. Non-surgical management of uterine fibroids. Hum Reprod Update 2008; 14: 259-274
35. Tropeano G, Amoroso S Scambia G. Non-surgical management of uterine fibroids. Hum Reprod Update 2008; 14: 259-274
36. Gupta JK, Sinha A, Lumsden MA, Hickey M. Uterine artery embolization for symptomatic uterine fibroids. Cochrane Database Syst Rev 2012; 5: CD005073
37. Gupta JK, Sinha A, Lumsden MA, Hickey M. Uterine artery embolization for symptomatic uterine fibroids. Cochrane Database Syst Rev 2012; 5: CD005073
38. Gupta JK, Sinha A, Lumsden MA, Hickey M. Uterine artery embolization for symptomatic uterine fibroids. Cochrane Database Syst Rev 2012; 5: CD005073
39. Payne JF, Robboy SJ, Haney AF. Embolic microspheres within ovarian arterial vasculature after uterine artery embolization. Obstet Gynecol 2002; 100: 883-886
40. Chrisman HB, Saker MB, Ryu RK, et al. The impact of uterine fibroid embolization on resumption of menses and ovarian function. J Vasc Interv Radiol 2000; 11: 699-703
41. Spies JB. Recovery after uterine artery embolization: understanding and managing short-term outcomes. J Vasc Interv Radiol 2003; 14: 1219-1222
42. Spies JB, Roth AR, Gonsalves SM, Murphy-Skrzyniarz KM. Ovarian function after uterine artery embolization for leiomyomata: assessment with use of serum follicle stimulating hormone assay. J Vasc Interv Radiol 2001; 12: 437-442
43. Tropeano G, Amoroso S Scambia G. Non-surgical management of uterine fibroids. Hum Reprod Update 2008; 14: 259-274
44. Ravina JH, Herbreteau D, Ciraru-Vigneron N, Bouret JM, Houdart E, Aymard A, Merland JJ. Arterial embolisation to treat uterine myomata. Lancet 1995; 346: 671-672
45. McLucas B, Goodwin S, Adler L, Rappaport A, Reed R, Perrella R. Pregnancy following uterine fibroid embolization. Int J Gynaecol Obstet 2001; 74: 1–7
46. American College of Obstetricians and Gynecologists. ACOG practice bulletin. Alternatives to hysterectomy in the management of leiomyomas. Obstet Gynecol 2008; 112: 387-400
47. Goodwin SC, Spies JB, Worthington-Kirsch R, Peterson E, Pron G, Li S, et al. Uterine artery embolization for treatment of leiomyomata: long-term outcomes from the FIBROID Registry. Obstet Gynecol 2008; 111: 22–33
48. Pron G, Bennett J, Common A, Wall J, Asch M, Sniderman K. The Ontario Uterine Fibroid Embolization Trial. Part 2. Uterine fibroid reduction and symptom relief after uterine artery embolization for fibroids. Fertil Steril 2003; 79: 120–127
49. Pron G, Mocarski E, Bennett J, Vilos G, Common A, Vanderburgh L. Pregnancy after uterine artery embolization for leiomyomata: the Ontario multicenter trial. Obstet Gynecol 2005; 105: 67–76
50. Walker WJ, McDowell SJ. Pregnancy after uterine artery embolization for leiomyomata: a series of 56 completed pregnancies. Am J Obstet Gynecol 2006; 195: 1266–1271
51. Tropeano G, Amoroso S Scambia G. Non-surgical management of uterine fibroids. Hum Reprod Update 2008; 14: 259-274
52. Mara M, Maskova J, Fucikova Z, Kuzel D, Belsan T, Sosna O. Midterm clinical and first reproductive results of a randomized controlled trial comparing uterine fibroid embolization and myomectomy. Cardiovasc Intervent Radiol 2008; 3: 73-85
53. Pron G, Mocarski E, Bennett J, Vilos G, Common A, Vanderburgh L. Pregnancy after uterine artery embolization for leiomyomata: the Ontario multicenter trial. Obstet Gynecol 2005; 105: 67-76
54. Homer H, Saridogan E. Uterine artery embolization for fibroids is associated with an increased risk of miscarriage. Fertil Steril 2010; 94: 324-330
55. Goldberg J, Pereira L. Pregnancy outcomes following treatment for fibroids: uterine fibroid embolization versus laparoscopic myomectomy. Curr Opin Obstet Gynecol 2006; 18: 402-406
56. Nikolic B, Spies JB, Lundsten MJ, Abbara S. Patient radiation dose associated with uterine artery embolization. Radiology 2000; 214: 121-125
57. David M, Kröncke T. Uterine Fibroid Embolisation - Potential Impact on Fertility and Pregnancy Outcome. Geburtshilfe Frauenheilkd. 2013 Mar;73(3): 247-255.
58. McLucas B, Adler L, Perella R. Uterine fibroid embolization: Nonsurgical treatment for symptomatic fibroids. J Am Coll Surg 2001; 192: 95–105
59. David M, Kröncke T. Uterine Fibroid Embolisation - Potential Impact on Fertility and Pregnancy Outcome. Geburtshilfe Frauenheilkd. 2013 Mar;73(3): 247-255.
60. Tse G, Spies JB. Radiation exposure and uterine artery embolization: current risks and risk reduction. Tech Vasc Interv Radiol 2010; 13: 148–153
61. David M, Kröncke T. Uterine Fibroid Embolisation - Potential Impact on Fertility and Pregnancy Outcome. Geburtshilfe Frauenheilkd. 2013 Mar;73(3): 247-255.
62. Vetter S, Schultz FW, Strecker EP, Zoetelief J. Optimisation strategies and justification: an example in uterine artery embolisation for fibroids. Radiation Protection Dosimetry 2005; 117: 50-53
63. Pisco JM, Duarte M, Bilhim T, Cirurgião F, Oliveira AG. Pregnancy after uterine fibroid embolization. Fertil Steril 2011; 95: 1121.e5-8
64. Tropeano G, Amoroso S Scambia G. Non-surgical management of uterine fibroids. Hum Reprod Update 2008; 14: 259-274
65. van der Kooij SM, Ankum WM, Hehenkamp WJ. Review of nonsurgical/minimally invasive treatments for uterine fibroids. Curr Opin Obstet Gynecol 2012; 24: 368-375
66. Holub Z, Mara M, Kuzal D, Jabor A, Maskova J, Eim J. Pregnancy outcomes after uterine artery occlusion: prospective multicentric study. Fertil Steril 2008; 90: 1886-1890
67. Donnez J, Tatarchuk TF, Bouchard P, Puscasiu L, Zakharenko NF, Ivanova T, Ugocsai G, Mara M, Jilla MP, Bestel E, Terrill P, Osterloh I, Loumaye E, for the PEARL I Study Group. Ulipristal Acetate versus Placebo for Fibroid Treatment before Surgery. N Engl J Med 2012;366:409-20.
68. Donnez J, Tomaszewski J, Vázquez F, Bouchard P, Lemieszczuk B, Baró F, Nouri K, Selvaggi L, Sodowski K, Bestel E, Terrill P, Osterloh I, Loumaye E, for the PEARL II Study Group. Ulipristal Acetate versus Leuprolide Acetate for Uterine Fibroids. N Engl J Med 2012b;366:421-32.
69. Rabe T, Ahrendt H-J, Albring C, Bitzer J, Bouchard P, Cirkel U, Egarter C, Harlfinger W, König K, Mueck AO, Römer T, Schollmeyer T, Sinn HP, Strowitzki T, Tinneberg HR, Wallwiener M, DeWilde RL. Ulipristalacetat zur konservativen Myomtherapie und Blutungskontrolle bei Hypermenorrhoe durch Uterus myomatosus. FRAUENARZT 2012; 53: 322-332.
70. Rabe T, Ahrendt H-J, Albring C, Bitzer J, Bouchard P, Egarter C, Harlfinger W, König K, Matzko M, Mueck AO, Römer T, Schollmeyer T, Sinn HP, Strowitzki T, Tinneberg HR, Wallwiener M, DeWilde RL. Ulipristalacetat bei symptomatischem Uterus myomatosus und bei myombedingter Hypermenorrhoe. Journal of Reproductive Medicine and Endocrinology 2012; 9 : 106-126
71. Rabe T. Ahrendt H-J, Albring C, Bitzer J, Bouchard P, König K, Harlfinger W, Matzko M, Mueck AO, Römer T, Schollmeyer T, Sinn, P, Strowitzki T, Wallwiener M, de Wilde RL. Ulipristalacetat bei symptomatischem Uterus myomatosus und bei myombedingter Hypermenorrhoe In: Rabe T (Hrsg.) Seminarbuch Gynäkologische Endokrinologie. Baier Digitaldruck GmbH Heidelberg 2012, S.445-471.

Vulvo-vaginale Atrophie (VVA): CO2-Lasertherapie als neues Konzept

Harald Meden, Christoph Zeller

Aktuelle Therapiekonzepte bei vulvo-vaginaler Atrophie

Vor dem Einsetzen des Klimakteriums besteht die Vagina aus dicken Lagen gesunder Zellen. Das Wachstum und die Entwicklung dieser Zellen wird durch Östrogene beeinflusst. Das vaginale Epithel bleibt mehrschichtig und die Vagina bleibt insgesamt elastisch (**Suckling et al. 2003**),[1] (**Sturdee u. Panay 2010**).[2]

Die zunehmende Verminderung des zirkulierenden Östrogens infolge der veränderten Ovarialfunktion während der Menopause induziert verschiedene metabolische Veränderungen und auch Veränderungen des Gewebes. Diese zeigen sich in erster Linie im Genitaltrakt aufgrund der speziellen Sensitivität gegenüber Veränderungen der Hormonspiegel (**Sturdee u. Panay 2010**),[3] (**Fredman 2008**).[4]

Die vulvo-vaginale Atrophie (VVA) ist eine progressive, chronische Veränderung, die sich als Involution des vulvo-vaginalen Gewebes infolge der menopausal absinkenden Östrogenspiegel entwickelt (**Castel-Branco et al. 2005**),[5] (**Archer 2010**).[6]

Zu den typischen Symptomen der VVA gehören vaginale Trockenheit, Brennen, Jucken, Irritation des Gewebes, Dysurie und Dyspareunie. Diese vulvo-vaginalen Veränderungen sind Ausdruck der morphologischen und funktionellen Veränderungen (**Panay u. Maamari 2012**),[7] (**Parish et al. 2013**).[8]

Die Haut der Vagina wird dünner und weniger elastisch, verbunden mit einem Verlust der Rugae vaginales. Die Vagina wird insgesamt enger und kürzer. Die Oberfläche der Vagina erscheint trocken und es können Blutungen nach minimalem Trauma entstehen. Die Vulva wird atrophisch und leichter vulnerabel, insbesondere im Bereich der Klitoris (**Mehta u. Bachmann 2008**).[9] Die Atrophie der Vagina kann mit der Zeit zunehmen und die Lebensqualität negativ beeinflussen (**Leiblum et al. 1983**).[10]

Etwa 50 % der postmenopausen Frauen entwickeln eine VVA (**Nappi u. Kokot-Kierepa 2010**),[11] (**Nappi u. Kokot-Kierepa 2012**).[12] Dabei kann die Intensität variieren und zwischen mild und sehr ausgeprägt liegen.

Die genannten Symptome können einen erheblichen emotionalen Stress erzeugen und zu sexuellen Funktionsstörungen führen. Die individuelle Belastung infolge der VVA ist oft größer als ärztlicherseits realisiert wird, insbesondere aufgrund soziokultureller Hindernisse und dem fehlenden Zugang zur Gesundheitsversorgung in bestimmten Ländern (**Goldstein 2010**).[13]

Da die Lebenserwartung immer mehr zunimmt, können die Beschwerden für die Dauer von mehr als einem Drittel der Lebenszeit bestehen (**NAMS 2013**).[14]

Zur Behandlung der Symptome der VVA stehen mehrere Behandlungsoptionen zur Verfügung. Hierzu gehören hormonfreie Produkte für Frauen mit geringen Beschwerden, eine vaginale Hormontherapie bei Frauen mit persistierenden Symptomen und eine systemische Hormonersatztherapie (HRT) als breiterer Ansatz für Frauen mit sehr ausgeprägten Symptomen (**Sturdee u. Panay 2010**),[15] (**Johnston et al. 2004**).[16]

Mittel zur Befeuchtung können die vaginale Irritation wärend sexueller Aktivitäten reduzieren, stellen jedoch keine langfristige Lösung dar (**Bygdeman et al. 1996**).[17]

Es gibt nur wenige klinische Daten, die zeigen, dass vaginale Befeuchtungsmittel die Symptome der VVA lindern (**Rees et al. 2012**).[18] Die systemische HRT kann bei Frauen mit klimakterischen Symptomen in Betracht gezogen werden, wenn keine Kontraindikationen bestehen. Allerdings ist diese Form der Behandlung mit mehr Nebenwirkungen verbunden im Vergleich zur lokalen HRT. Daher sollte die systemische HRT eingesetzt werden, wenn vasomotorische Symptome im Vordergrund stehen und andere Maßnahmen nicht erfolgreich waren oder nicht infrage kommen (**Sturdee u. Panay 2010**),[19] (**Johnston et al. 2004**).[20] Mehrere klinische Studien haben die Wirksamkeit einer niedrig dosierten lokalen Östrogentherapie bei Frauen mit nur leichten Symptomen der VVA gezeigt.

Allerdings gibt es nur wenig Daten zur Langzeitsicherheit dieser Behandlungen und es gibt kaum Informationen bei Hochrisikopatienten (**Sturdee u. Panay 2010**),[21] (**Johnston et al. 2004**),[22] (**Ronconi u. Galli 2012**).[23]

Weitere Besonderheiten dieses Therapiekonzepts sind das erneute Auftreten der Symptome nach Beendigung der Therapie und die Wirksamkeit allein in der oberflächlichen Schicht der Vaginalhaut (**Ong u. Bashir 2012**).[24]

Seit mehreren Jahren gibt es einen wachsenden Bedarf für eine sichere und langfristig wirksame Therapieoption, die auch die tieferen Schichten der Vaginalhaut erreicht, ergänzend zur Wirksamkeit auf die oberflächliche Schicht der Vaginalhaut.

Aus den Erfahrungen der Lasermedizin im Bereich der Anti-Aging-Medizin resultierte der Ansatz einer CO2-Lasertherapie bei Patientinnen mit VVA (**Tierney u. Hanke 2011**).[25]

Dieses Konzept induziert die lokale Modellierung von Bindegewebe sowie die Bildung von Kollagen und elastischem Gewebe (**Peterson u. Goldman 2011**),[26] (**Berlin et al. 2009**),[27] (**Tierney u. Hanke**

Tab. 1 Mikroablative CO2-Lasertherapie

Mikroablative CO2-Lasertherapie	
Akute thermale Phase (48-72 Std.) Ödem Freisetzung chemischer Mediatoren Kollagenschrumpfung **Proliferations-Phase** (30 Tage) Fibroblastenbildung Neue dermale Matrixmoleküle Neue Kollagenfasern **Remodellierungs-Phase** Ende der inflamm. Infiltration Reife Kollagenfasern Neues elastisches Bindegewebe	CO2-Laser induziert • Hitzeschock-Reaktion • Produktion von Hitzeschock-Proteinen (HSP70) • Aktivierung von growth factor-beta • Aktivierung von Fibroblasten ⬇ Bildung von Kollagen und extrazellulärer Matrix

SINCT – Swiss Institute for New Concepts and Treatments

ZUFALLS-BEKANNTSCHAFT?

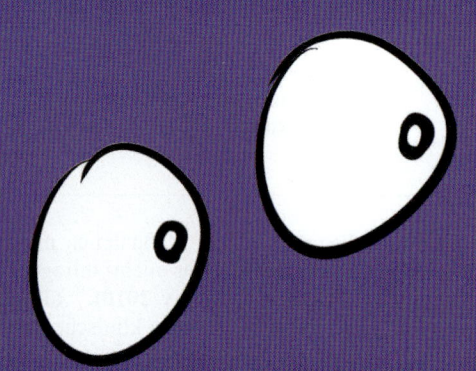

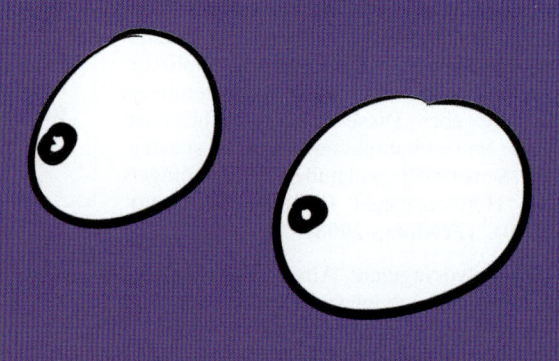

BENUTZT KONDOME.

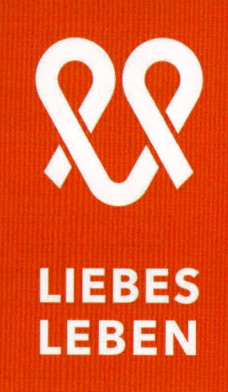

www.liebesleben.de

LIEBES LEBEN

PKV Verband der Privaten Krankenversicherung

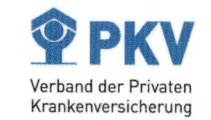

Eine Aktion der Bundeszentrale für gesundheitliche Aufklärung (BZgA), mit Unterstützung des Verbandes der Privaten Krankenversicherung e.V., gefördert durch die Bundesrepublik Deutschland.

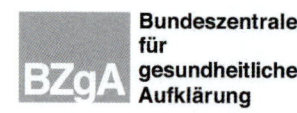

BZgA Bundeszentrale für gesundheitliche Aufklärung

Es ist deins. Schütze es.

2009),[28] (Capon u. Mordon 2003),[29] (DeMaio 2011).[30]

Studienergebnisse zur vaginalen CO2-Lasertherapie

Innerhalb der letzten zehn Jahre wurde der CO2-Laser zunehmend in der Medizin eingesetzt, insbesondere in der Dermatologie und in der plastischen Chirurgie (Peterson u. Goldman 2011),[31] (Berlin et al. 2009),[32] (Tierney u. Hanke 2009),[33] (Capon u. Mordon 2003),[34] (DeMaio 2011),[35] (Snoeckx et al. 2002).[36]

Dieser Laser besteht aus infraroten Strahlen, die Hitze erzeugen und das Wasser in den Zellen des behandelten Gewebes vaporisieren.

Diese Wirkung ist auf die oberflächliche Schicht der Haut begrenzt und erzeugt keinen Schaden im umliegenden Gewebe.

Im Jahr 2003 identifizierten Capron et al. den grundsätzlichen Mechanismus des Lasereffekts, der auf der Bildung supraphysiologischer Hitze basiert und eine lokale Hitzeschockreaktion erzeugt (Snoeckx et al. 2002).[37]

Diese Reaktion besteht in einer temporären und schnellen Veränderung im zellulären Stoffwechsel, die durch eine massive Bildung von Hitzeschockproteinen (HSP) charakterisiert ist. Hitzeschockproteine sind eine Gruppe von Proteinen die in den Zellen aller Organismen vorhanden sind. Hitzeschockproteine schützen die extrazelluläre Umgebung vor thermischen Schäden (Yamasaki et al. 2008).[38]

Das Expressionsmuster von HSP ändert sich, wenn die Zellen erhöhter Temperatur oder anderen Stressfaktoren ausgesetzt sind (Chen et al. 2002),[39] (Wang et al. 2003).[40] Hitzestress führt dazu, dass mehrere Proteine in der Zelle denaturieren. Hitzeschockproteine schützen Zellen durch Translokation oder Restrukturierung von Proteinen, die durch Stress denaturiert wurden und verhindern dadurch eine zu starke Aggregation (Verrico et al. 2001),[41] (Jiang et al. 2014).[42]

Diese Proteine spielen eine Rolle in der koordinierten Expression zahlreicher Wachstumsfaktoren, wie TGF-beta, welches eine Schlüsselrolle bei der entzündlichen Reaktion hat und für den fibrogenen Prozess relevant ist (Stenberg et al. 1995).[43]

Das fraktionierte CO2-Lasersystem führt zu Veränderungen in zwei Phasen: akute thermo-ablative Veränderungen, gefolgt von Proliferation. Die Lasertherapie stimuliert die Synthese von neuem Kollagen und neuer Komponenten der Matrix in dem behandelten Gebiet (Tab.1).

Die CO2-Lasertechnologie wird in der vaginalen Therapie eingesetzt, um eine Regeneration mit minimalem invasiven Aufwand zu erreichen. Auf diese Weise wird die Elastizität und die Hydratation der Vaginalwand verbessert, was dann zu einer Linderung der Beschwerden bei Frauen in der Menopause führt.

Rund 50 % von im übrigen gesunden Frauen im Alter von über 60 Jahren haben Symptome einer vaginalen Atrophie (Castel-Branco et al. 2005),[44] (Ganz et al. 2000).[45]

Lokale Trockenheit, Schmerzen und Dyspareunie haben einen negativen Einfluss auf die Vita sexualis, was zu einer Verminderung der Lebensqualität führt (Gaspar et al. 2011).[46]

Im Jahr 2011 waren es Gaspar et al., die als erste signifikante histologisch nachweisbare Verbesserungen in Gewebeproben aus der Vagina nachweisen konnten, nachdem eine fraktionierte mikroablative CO2-Lasertherapie durchgeführt worden war.

Die Arbeitsgruppe beobachtete günstige Effekte in den drei Schichten der Vaginalwand, im Gegensatz zur Behandlung mit Östrogenen oder mit anderen lokalen Therapien, die ausschließlich eine Wirkung auf das Epithel fraktionierte zeigten (Tierney u. Hanke 2005).[47]

Das fraktionierte Lasersystem kann in tieferen Schichten der Haut der Vagina wirken und sowohl die extrazelluläre Matrix reaktivieren als auch die Bildung von Kollagen, was zu einer Erholung des Gewebes in der Scheide führt, mit nur minimalem Trauma der oberflächlichen Schicht.

Salvatore und Mitarbeiter veröffentlichten eine Pilotstudie zur Behandlung der VVA bei postmenopausalen Frauen, wobei ein fraktionierter CO2-Laser eingesetzt wurde (Salvatore et al. 2014).[48] Die Ergebnisse zeigten, dass die Laserbehandlung erfolgreich war und die Symptome der VVA gebessert wurden. Die Linderung der Symptome der vaginalen Trockenheit, des vaginalen Brennens und des vaginalen Juckens, der Dyspareunie und der Dysurie war statistisch signifikant ($p < 0{,}001$).

Auch die Analyse des Vaginal Health Scores (VHS) zeigte 12 Wochen nach Beginn der Therapie eine statistisch signifikante Verbesserung im Vergleich zur Situation vor der Laserbehandlung ($p < 0{,}001$).

Wie lange dieser Effekt andauert, ist noch unklar. Salvatore und Mitarbeiter bestätigten, dass die Wirkung auf die Wiederherstellung des Kollagens ähnlich war wie bei Behandlungen der Haut (Salvatore et al. 2011),[49] (Ettinger et al. 2008).[50] Die neue Modellierung des Kollagens in der Haut ließ sich auch drei Monate nach der letzten Laserapplikation nachweisen (Longo et al. 2013).[51]

Diese Daten weisen auf eine langfristige Wirkung der Behandlung hin.

Eine Schwäche der Studien besteht darin, dass eine Kontrollgruppe mit lokaler Östrogentherapie fehlt. Eine weitere Schwä-

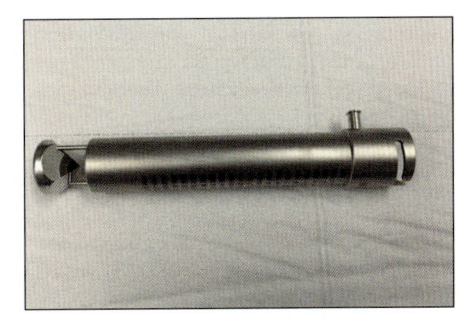

Abb. 1 Vaginalsonde zur Lasertherapie

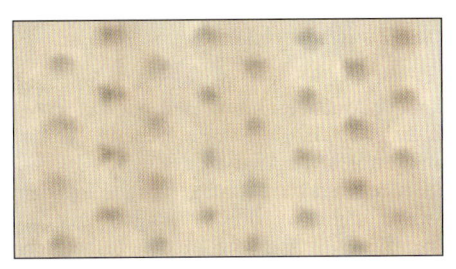

Abb. 2 Verteilungsmuster der Laserstrahlen im Modell

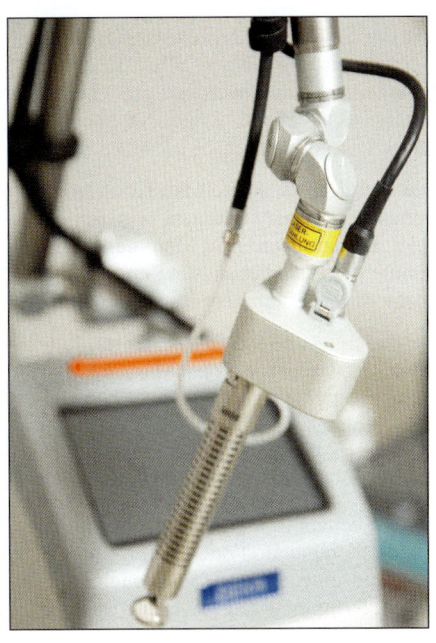

Abb. 3 Vaginalsonde am Gerät

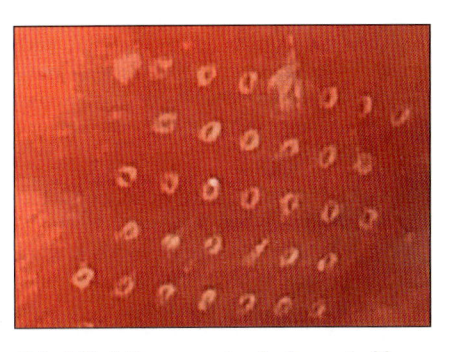

Abb. 4 Verteilungsmuster der Laserstrahlen in vivo

che der Studien ist darin zu sehen, dass es sich zumeist um kleine Kollektive handelt. Langzeitresultate werden im Moment durch entsprechend lange Nachbeobachtungszeiten erarbeitet.

Insbesondere für Frauen mit Kontraindikationen gegenüber Östrogen, wie zum Beispiel Patientinnen mit Mammakarzinom, könnte die Laserbehandlung eine wichtige hormonfreie Alternative sein.

Besondere Aufmerksamkeit sollte Patientinnen gewidmet werden, die eine östrogenabhängige Krebserkrankung haben und die ein hohes Risiko für eine VVA und für eine sexuelle Dysfunktion haben **(Sadovsky et al. 2010)**.[52]

Es ist bekannt, dass Frauen nach einer Chemotherapie und/oder antihormonellen Therapie eine erhöhte Wahrscheinlichkeit haben, Symptome der VVA zu entwickeln.

Etwa 50-75 % der Patientinnen mit Mammakarzinom entwickeln mindestens ein urogenitales Symptom. Wegen des Risikos der reduzierten Lebensqualität und wegen des Risikos der verminderten Compliance ist die Linderung der Symptome ein elementarer Bestandteil der Versorgung dieser Patientinnen.

Die lokale Therapie mit Östrogenen ist für diese Patientinnen im Moment der häufigste Ansatz. Hierbei ist zu beachten, dass bei Patientinnen mit Mammakarzinom und bei Patientinnen mit genitalen Krebserkrankungen die Behandlung mit Östrogenen kontraindiziert ist **(Sturdee u. Panay 2010)**,[53] **(Pfeiler et al. 2011)**.[54]

Für diese Patientinnen könnte die Lasertherapie eine valable Option sein.

Die beschriebenen günstigen Ergebnisse zur lokalen Lasertherapie bei VVA konnten von der Arbeitsgruppe um Perino und durch eigene Resultate bestätigt werden **(Perrino et al. 2015)**,[55] **(Meden u. Zeller 2017)**.[56]

Eine weitere innovative Perspektive für die lokale CO_2-Lasertherapie ist die assistierte lokale Applikation von Medikamenten. Mit einem solchen Konzept könnte der therapeutische Effekt der lokalen Behandlung erhöht werden **(Oni et al. 2012)**.[57]

Lasertherapie bei vulvo-vaginaler Atrophie (VVA): erste eigene Erfahrungen und praktische Aspekte

Die Symptome der vulvo-vaginalen Atrophie (VVA) können sehr ausgeprägt sein. Konventionelle Behandlungen sind nicht immer erfolgreich. Hierdurch kann eine deutliche Einschränkung der Lebensqualität und ein erheblicher Leidensdruck entstehen. Durch den Paradigmenwechsel beim Einsatz der Hormontherapie zur Behandlung von Frauen mit klimakterischem Syndrom ist der Einsatz von Hormonen deutlich in den Hintergrund getreten. Dies machte es erforderlich, neue Therapiestrategien zu entwickeln. Durch die Weiterentwicklung der Lasermedizin sind neue Möglichkeiten zur Behandlung in der Gynäkologie entstanden, konkret auch zur Behandlung der VVA.

Die vaginale Lasertherapie bei VVA wurde ab 1.1.2016, nach entsprechenden Vorbereitungen und Mitarbeiterschulungen, als Therapiekonzept in der gynäkologischen Sprechstunde in der Praxis am Bahnhof in Rüti / Zürich angeboten.

Es erfolgte eine systematische Dokumentation der Anamnesen und Befunde auf standardisierten Bögen. Anschließend wurde eine retrolektive Analyse der ersten 10 behandelten Frauen durchgeführt. Ziel der Auswertung war die Prüfung folgender Frage: Lassen sich die in den bisherigen Studien publizierten Resultate unter den Bedingungen der frauenärztlchen Sprechstunde bestätigen?

Bei 10 postmenopausalen Frauen mit symptomatischer vulvo-vaginaler Dystrophie wurde eine vaginale Lasertherapie durchgeführt. Folgende Symptome wurden systematisch erfasst: Dyspareunie, Juckreiz, vaginales Brennen, Trockenheit, Schmerzen bei der Miktion. Die Intensität der Beschwerden wurde mit einer linearen Analogskala mit einer Skalierung von 0 bis 10 erfasst. Die Erfassung der Beschwerden erfolgte vor der ersten Laseranwendung sowie 4 Wochen nach jeder Sitzung.

Bei allen Patientinnen wurden 3 Laserapplikationen im Abstand von 4 Wochen geplant und durchgeführt. Die Therapie erfolgte mit dem für diese Indikation zugelassenen CO_2-Laser MonaLisa Touch (Fa. Cynosure, Hamburg).

Bei allen Patientinnen konnte die Lasertherapie wie geplant und gemäß Behandlungsprotokoll durchgeführt werden. In keinem Fall wurde die Therapie abgebrochen. Eine Vorbehandlung zur Durchführung der Lasertherapie war nicht erforderlich. Die vaginale Therapie konnte ohne begleitende Narkose, Sedierung oder Analgesie durchgeführt werden. Schmerzen während der Laserapplikation wurden nicht angegeben. Eine lokale oder systemische analgetische oder antiphlogistische Nachbehandlung war nicht erforderlich. Keine Patientin hatte eine Hormontherapie begleitend zur Lasertherapie. Alle Patientinnen hatten nach der ersten Lasertherapie eine Linderung von mindestens einem der genannten Symptome. Keine der ersten 10 Patientinnen wurde durch die Lasertherapie vollständig beschwerdefrei.

Die vaginale Lasertherapie bei Frauen mit VVA ist sicher und effektiv. Sie eignet sich als Alternative zur Hormonersatzerstherapie, insbesondere für Frauen, bei denen eine Hormonersatztherapie kontraindiziert ist oder nicht gewünscht wird.

Interessenkonflikt

Von C. Zeller liegt kein Interessenkonflikt vor.

H. Meden hat von der Firma Cynosure GmbH Hamburg Referentenhonorare und Reisekostenerstattungen erhalten.

Literatur

[1] Suckling J, Lethaby A, Kennedy R. Local oestrogen for vaginal atrophy in post-menopausal women. Cochrane Database Syst Rev 2003:CD001500.

[2] Sturdee DW, Panay N, International Menopause Society Writing Group. Recommendations for the management of postmenopausal vaginal atrophy. Climacteric 2010;13(6):509–22.

[3] Sturdee DW, Panay N, International Menopause Society Writing Group. Recommendations for the management of postmenopausal vaginal atrophy. Climacteric 2010;13(6):509–22.

[4] Fredman M. Vaginal pH, estrogen and genital atrophy. Menopaus Manage 2008;17:9–13.

[5] Castelo-Branco C, Cancelo MJ, Villero J, Nohales F, Julià MD. Management of post-menopausal vaginal atrophy and atrophic vaginitis. Maturitas 2005;52:S46–52.

[6] Archer DF. Efficacy and tolerability of local estrogen therapy for urogenital atrophy. Menopause 2010;17:194–203.

[7] Panay N, Maamari R. Treatment of postmenopausal vaginal atrophy with,10 g estradiol vaginal tablets. Menopaus Int 2012;18:15–9.

[8] Parish SJ, Nappi RE, Krychman ML, Kellogg-Spadt S, Simon JA, Goldstein JA, et al. Impact of vulvovaginal health on postmenopausal women: a review of surveys on symptoms of vulvovaginal atrophy. Int J Women's Health 2013;5: 437–47.

[9] Mehta A, Bachmann G. Vulvovaginal complaints. Clin Obstet Gynecol 2008;51(3):549–55.

[10] Leiblum S, Bachman G, Kemmann E, Colburn D, Swartzman L. Vaginal atrophy in the postmenopausal woman. The importance of sexual activity and hormones. JAMA 1983;249(16):2195–8.

[11] Nappi RE, Kokot-Kierepa M. Women's voices in the menopause: results from an international survey on vaginal atrophy. Maturitas 2010;67:233–8.

[12] Nappi RE, Kokot-Kierepa M. Vaginal health: insights, views & attitudes (VIVA). Results from an international survey. Climacteric 2012;15:36–44.

[13] Goldstein I. Recognizing and treating urogenital atrophy in postmenopausal women. J Women's Health (Larchmt) 2010;19(3):425–32.

[14] NAMS. Management of symptomatic vulvovaginal atrophy: 2013 position statement of The North American Menopause Society. Menopause 2013;20(9):888–902.

[15] Sturdee DW, Panay N, International Menopause Society Writing Group. Recommendations for the management of postmenopausal vaginal atrophy. Climacteric 2010;13(6):509–22.

[16] Johnston SL, Farrell SA, Bouchard C, Farrell SA, Beckerson LA, Comeau M, et al. The detection and management of vaginal atrophy. J Obstet Gynaecol Can 2004;26:503–15.

[17] Bygdeman M, Swahn M. Replens versus dienoes-

18. Rees M, Pérez-López FR, Ceasu I, Depypere H, Erel T, Lambrinoudaki I, et al. EMAS clinical guide: low-dose vaginal estrogens for postmenopausal vaginal atrophy. Maturitas 2012;73:171–4.
19. Sturdee DW, Panay N, International Menopause Society Writing Group. Recommendations for the management of postmenopausal vaginal atrophy. Climacteric 2010;13(6):509–22.
20. Johnston SL, Farrell SA, Bouchard C, Farrell SA, Beckerson LA, Comeau M, et al. The detection and management of vaginal atrophy. J Obstet Gynaecol Can 2004;26:503–15.
21. Sturdee DW, Panay N, International Menopause Society Writing Group. Recommendations for the management of postmenopausal vaginal atrophy. Climacteric 2010;13(6):509–22.
22. Johnston SL, Farrell SA, Bouchard C, Farrell SA, Beckerson LA, Comeau M, et al. The detection and management of vaginal atrophy. J Obstet Gynaecol Can 2004;26:503–15.
23. Ronconi L, Galli M. MonaLisa Touch$_{TM}$. The latest frontier in the treatment of vaginal atrophy. Scientific Series, September, vol. 2. DEKA ed.; 2012.
24. Ong MW, Bashir SJ. Fractional laser resurfacing for acne scars: a review. Br J Dermatol 2012;166:1160–9.
25. Tierney EP, Hanke CW. Fractionated carbon dioxide laser treatment of photoag- ing: prospective study in 45 patients and review of the literature. Dermatol Surg 2011;37:1279–90.
26. Peterson JD, Goldman MP. Rejuvenation of the aging chest: a review and our experience. Dermatol Surg 2011;37:555–71.
27. Berlin AL, Hussain M, Phelps R, Goldberg DJ. A prospective study of fractional scanned nonsequential cabon dioxide laser resurfacing: a clinical and histopathologic evaluation. Dermatol Surg 2009;35:222–8.
28. Tierney EP, Hanke CW. Ablative fractionated CO^2, laser resurfacing for the neck: prospective study and review of the literature. J Drugs Dermatol 2009;8:723–31.
29. Capon A, Mordon S. Can thermal lasers promote skin wound healing ? Am J Clin Dermatol 2003;4(1):1–12.
30. De Maio A. Extracellular heat shock proteins, cellular export vesicles, and the Stress Observation System: a form of communication during injury, infection, and cell damage. It is never known how far a controversial finding will go! Dedicated to Ferruccio Ritossa. Cell Stress Chaperones 2011;16(3): 235–49.
31. Peterson JD, Goldman MP. Rejuvenation of the aging chest: a review and our experience. Dermatol Surg 2011;37:555–71.
32. Berlin AL, Hussain M, Phelps R, Goldberg DJ. A prospective study of fractional scanned nonsequential cabon dioxide laser resurfacing: a clinical and histopathologic evaluation. Dermatol Surg 2009;35:222–8.
33. Tierney EP, Hanke CW. Ablative fractionated CO^2, laser resurfacing for the neck: prospective study and review of the literature. J Drugs Dermatol 2009;8:723–31.
34. Capon A, Mordon S. Can thermal lasers promote skin wound healing ? Am J Clin Dermatol 2003;4(1):1–12.
35. De Maio A. Extracellular heat shock proteins, cellular export vesicles, and the Stress Observation System: a form of communication during injury, infection, and cell damage. It is never known how far a controversial finding will go! Dedicated to Ferruccio Ritossa. Cell Stress Chaperones 2011;16(3): 235–49.
36. Snoeckx LHEH, Cornelussen RN, Van Neiuwenhoven FA, Reneman RS, Van derVusse GJ. Heat shock proteins and cardiovascular pathophysiology. Physiol Rev 2002;81:1461–97.
37. Snoeckx LHEH, Cornelussen RN, Van Neiuwenhoven FA, Reneman RS, Van derVusse GJ. Heat shock proteins and cardiovascular pathophysiology. Physiol Rev 2002;81:1461–97.
38. Yamasaki A, Tamamura K, Sakurai Y, Okuyama N, Yusa J, Ito H. Remodeling of the rat gingiva induced by CO^2 laser coagulation mode. Lasers Surg Med 2008;40:695–703.
39. Chen WR, Lu H, Nordquist RE. Mechanism of laser immunotherapy – role of immunoadjuvant and selective photothermal laser – tissue interaction. Proc SPIE 2002;4536:82–9.
40. Wang S, Diller KR, Aggarwal SJ. Kinetics study of endogenous heat shock protein70 expression. J Biomech Eng 2003;125:794–7.
41. Verrico AK, Haylett AK, Moore JV. In vivo expression of the collagen related heat shock protein HSP47, following hyperthermia or photodynamic therapy. Lasers Med Sci 2001;16:192–8.
42. Jiang X, Ge H, Zhou C, Chai X, Deng H. The role of transforming growth factor 1 in fractional laser resurfacing with a carbon dioxide laser. Lasers Med Sci 2014;29:681–7.
43. Stenberg A, Heimer G, Ulmsten U. The prevalence of urogenital symptoms in postmenopausal women. Maturitas 1995;22(Suppl.):S17–20.
44. Castelo-Branco C, Cancelo MJ, Villero J, Nohales F, Julià MD. Management of post-menopausal vaginal atrophy and atrophic vaginitis. Maturitas 2005;52:S46–52.
45. Ganz PA, Greendale GA, Petersen L, Zibecchi L, Kahn B, Belin TR. Managing menopausal symptoms in breast cancer survivors: results of a randomized controlled trial. J Natl Cancer Inst 2000;92:1054–64.
46. Gaspar A, Addamo G, Brandi H. Vaginal fractional CO^2 laser: a minimally invasive option for vaginal rejuvenation. Am J Cosmet Surg 2011;28: 156–62.
47. Tierney EP, Hanke CW. Fractionated carbon dioxide laser treatment of photoag- ing: prospective study in 45 patients and review of the literature. Dermatol Surg 2011;37:1279–90.
48. Salvatore S, Nappi RE, Zerbinati N, Calligaro A, Ferrero S, Candiani M, et al. A 12-week treatment with fractional CO2 laser for vulvovaginal atrophy: a pilot study. Climacteric 2014;17:363–9.
49. Salvatore S, Digesu G, Siesto G, Serati M, Zerbinati N, Cappellano F, et al. Vaginal collagen remodeling after fractional carbon dioxide laser surgery [abstract 233]. In: Presented at Annual Meeting of the International Continence Society. 2011.
50. Ettinger B, Hait H, Reape KZ, Shu H. Measuring symptom relief in studies of vaginal and vulvar atrophy: the most bothersome symptom approach. Menopause 2008;15:885–9.
51. Longo C, Galimberti M, De Pace B, Pellacani G, Bencini PL. Laser skin rejuvenation: epidermal changes and collagen remodeling evaluated by in vivo confocal microscopy. Lasers Med Sci 2013;28:76–9.
52. Sadovsky R, Basson R, Krychman M, Morales AM, Schover L, Wang R, et al. Cancer and sexual problems. J Sex Med 2010;7:349–73.
53. Sturdee DW, Panay N, International Menopause Society Writing Group. Recommendations for the management of postmenopausal vaginal atrophy. Climacteric 2010;13(6):509–22.
54. Pfeiler GP, Glatz C, Königsberg R, Geisendorfer T, Fink-Retter A, Kubista E, et al. Vaginal estriol to overcome side-effects of aromatase inhibitors in breast cancer patients. Climacteric 2011;14:339–44.
55. Perino A, Calligaro A, Forlani F,, Tiberio C, Cucinella G, Svelato A, Saitta s, Calagna G. Vulvovaginal atrophy: A new treatment modality using thermo-ablative fractional CO2 Laser. Maturitas 2015; 80(3):296-301.
56. Meden H, Zeller C. Lasertherapie bei vulvo-vaginaler Atrophie (VVA): erste eigene Erfahrungen. Gynäkologische Endokrinologie 2017;15:97–98.
57. Oni G, Brown SA, Kenkel JM. Can fractional lasers enhance transdermal absorption of topical lidocaine in an in vivo animal model. Lasers Surg Med 2012;44:168–74.

Fertilitätserhalt bei onkologischen und anderen Erkrankungen von Kindern, Jugendlichen und Erwachsenen

Sofia Csöri-Kniesel

1. Einführung

Ziel dieses Beitrages soll es sein, einen Überblick über die Beratung zu und die Anwendung von fertilitätserhaltenden Maßnahmen bei Präpubertären und Patienten/-innen im reproduktiven Alter unter Berücksichtigung ihrer Lebensumstände und ihres Risikoprofils zu geben.

Die Einbindung der Patienten/-innen in Therapieentscheidungen unter Berücksichtigung ihrer individuellen fertilitätserhaltenden Bedürfnisse und Ihres Alters sollte oberste Prämisse sein.

Bereits heute gibt es die Möglichkeit der flächendeckenden Versorgung der betroffenen Patienten/-innen in multidisziplinären und qualitätsgesicherten Zentren. Eine bedarfsgerechten Zuweisung dieser Patienten zu fertilitätserhaltende Maßnahmen ist auch im Hinblick auf die nachfolgende psychosoziale Betreuung und Rehabilitation erstrebenswert.

Je nach Alter der Patientinnen gibt es unterschiedlich häufig auftretende maligne Erkrankungen, deren zytotoxische Behandlung zu einem bisher irreversibel erscheinenden Verlust der Fruchtbarkeit geführt hat.

Aufgrund der Optimierung und zunehmende Individualisierung der Chemo- und Strahlentherapien hat sich die Überlebensrate bei malignen Erkrankungen signifikant verbessert, allerdings führen Chemotherapie und/ oder Radiatio bekanntermaßen nach wie vor noch als Folge der Behandlung zu einer lebenslangen Infertilität.

Treten bösartige Erkrankungen im Kindesalter auf, ist bislang wenig auf die **lebenslang** damit einhergehende Infertilität hingewiesen worden. Neuerdings führen die signifikant besseren Überlebenschancen nach einer zytotoxischen Behandlung jedoch dazu, dass die gynäkologischen Endokrinologen und Reproduktionsmediziner immer häufiger mit der Frage des Kinderwunsches in den frühen 20-er bzw. 30-er Lebensjahren dieser Patienten/innen konsultiert werden.

Der ausbleibende Eintritt in die Pubertät eines Kindes oder die vorzeitige ovarielle Insuffizienz bei einer Frau mit Kinderwunsch sowie die Zeugungsunfähigkeit beim Mann nach zytotoxischer Therapie ist sowohl für die Betroffenen als auch für ihre Partner eine sehr belastende, mitunter lebensverändernde Situation. Wenn die Gewissheit besteht keine Nachkommen zeugen zu können, führt dieser Umstand die Betroffenen und ihre Partner häufig zunächst in tiefe Sinnkrisen.

Nach aktueller Studienlage fühlen sich Patienten /-innen bisher bezüglich des drohenden Fertilitätsverlusts und der Möglichkeiten des Fertilitätserhalts nicht genügend informiert.

Gründe für die lückenhafte Aufklärung seitens des medizinischen Fachpersonals sind meist unzureichendes reproduktionsmedizinisches Wissen und der häufig bestehende Zeitdruck. Bis zum Beginn der notwendigen zytotoxischen Behandlung vergehen nach Diagnose mitunter lediglich nur wenige Tage.

Im Bereich des Fertilitätserhalts ist eine Vielzahl an Informations- und Aufklärungsmaterialien erhältlich, deren Qualität überwiegend als unzureichend bewertet wird. Hier wird demnächst eine Leitlinie im Zusammenarbeit mit dem Netzwerk Fertiprotekt® erarbeitet.

1.1 Krebserkrankungen im Kindesalter

Im Kindes- und Jugendalter sind Krebserkrankungen generell sehr selten. Sie machen insgesamt nur 1 % aller Erkrankungen in dieser Altersgruppe aus. Dennoch ist Krebs die am häufigsten auftretende tödliche Krankheit bei Kindern und Jugendlichen.

In Deutschland sind jedes Jahr etwa 1.800 junge Patienten unter 15 Jahren davon betroffen. Hinzu kommen noch ca. 700 Fälle jährlich im Alter von 15 bis 18 Jahre.

Die häufigsten Krebserkrankungen sind Leukämien mit 31 %, gefolgt von Tumoren des Zentralnervensystems (Hirntumoren) mit etwa 24 % und Lymphomen mit ungefähr 14 %.

Verhältnismäßig häufig sind auch das Neuroblastom (circa 6 %) und das Nephroblastom (Wilms-Tumor, 5 %).

Bezüglich der einzelnen Erkrankungsarten und ihrer relativen Häufigkeit bestehen grundlegende Unterschiede zwischen Kindern und Jugendlichen beziehungsweise Erwachsenen **(RKI 2010)**.[1]

1.2 Überlebenswahrscheinlichkeit nach Erkrankung

Tabelle 1 gibt einen Überblick über die verschiedenen Erkrankungen im Kindes- und Jugendalter sowie ihre prozentuelle Verteilung.

Wie aus der oben abgebildeten Tabelle erkennbar, ist die Überlebenswahrscheinlichkeit hoch. Betrachtet man alle zur Registerpopulation des Robert Koch- Institutes (RKI) gehörenden zwischen 1999 und 2008 diagnostizierten Patienten mit Follow-up, so ist insgesamt eine Überlebenswahrscheinlichkeit von 83 Prozent nach fünf Jahren, von 81 Prozent nach zehn Jahren sowie von 79 Prozent nach 15 Jahren zu verzeichnen **(RKI, 2010)**.

Aufgrund dieser hohen Überlebensrate ist es heute durchaus legitim, sich über die Lebensqualität nach überstandener Erkrankung Gedanken zu machen, da die Modifikationen der Behandlung maligner Erkrankungen sowie Techniken der assistierten Reproduktionsmedizin erfolgreich die Fertilität dieser jungen Patientinnen und Patienten, die aufgrund nichtmaligner Erkrankungen einen Verlust der Keimzellen erleiden könnten, erhalten oder wiederherstellen.

2. Behandlungsmöglichkeiten, speziell bei jungen Mädchen und Frauen

Um für die annährend 80 Prozent dieser Kinder und Jugendlichen nach Radio-Chemotherapie die Infertilität durch operative Entfernung der Gonaden oder durch gonadotoxischen Therapie zu vermeiden, gilt es folgende Behandlungsabläufe zu bedenken.

Über die verschiedenen fertilitätserhaltende Maßnahmen hinaus ist es wesentlich, das Bewusstsein bei den medizinischen Vertrauenspersonen der betroffenen Patienten und Patientinnen zu schärfen, diese Maßnahmen auch wirklich anzubieten.

Schwerpunktmäßig wird im Folgenden auf den Fertilitätserhalt bei Mädchen eingegangen, die vorhandenen Möglichkeiten für Jungen werden in Grundzügen dargestellt.

2.1 Gefahr der Unfruchtbarkeit nach onkologischer Behandlung

Sowohl Radiotherapie als auch Chemotherapie verursachen Gonadenschädigungen bei Jungen und Mädchen, jedoch in einem unterschiedlichen Ausmaß.

2.1.1 Gonadotoxizität bei Jungen und Männern nach Chemotherapie

Auch bei Männern ist nach einer Chemotherapie eine Sterilität möglich, da auch hier die meisten Behandlungsoptionen eine gonadenschädigende Wirkung aufweisen. Die genauen Mechanismen der Schädigung der Spermatogenese durch eine zytotoxische Behandlung sind bis heute noch unklar, aber es kommt nicht nur zu einer Schädigung der proliferierenden Keimzellen im Stadium der Spermatogonien sondern auch zu einer Schädigung der Keimzellen selbst und somit tritt die Schädigung auch bei Kindern auf.

Alkylierende Substanzen, wie Cyclophosphamid, sind auch bei Männern mit einer hohen Gefahr der Keimzellschädigung verbunden und führen zu einer Keimzellentleerung im Germinalepithelium sowie zu einer schweren Oligo- oder sogar Azoospermie innerhalb von 90 bis 120 Tagen nach Verabreichung.

Eine Azoospermie ist darüber hinaus kaum reversibel. Andere Chemotherapeutika wie Cisplatin, andere Platinverbindungen, Vincaalkaloide und Antimetabolite führen demgegenüber meist nur zu einer vorübergehenden Störung der Spermatogenese.

Generell kommt es eher zu einem Verlust der Keimzellen als zu einem Verlust der hormonellen Aktivität.

2.1.2 Gonadentoxizität durch Strahlentherapie bei Jungen und Männern

Die Spermienproduktion kommt bereits bei einer Gonadenbestrahlung mit 1,2 Gy zum Erliegen, die hormonelle Aktivität der Leydig'schen Zwischenzellen bleibt jedoch noch bei einer Bestrahlung von 20 Gy erhalten. Präpubertäre Jungen scheinen insgesamt empfindlicher gegenüber einer Bestrahlung zu reagieren als erwachsene Männer. In einer Studie, in welcher männliche Kinder, die zwischen dem zweiten und 16. Lebensjahr die Diagnose einer Krebserkrankung erhalten hatten und nachverfolgt wurden, kam es bei einem Median von 11,6 Jahren nach Behandlung bei 30 Prozent der dann Erwachsenen zu einer Azoospermie.

2.1.3 Gonadentoxizität durch Strahlentherapie bei Frauen

Eine Organdosis von 8 Gy am Ovar führt zu einer Sterilität der behandelten Frauen. Das Ausmaß der Schädigung ist dabei jedoch stark altersabhängig. Bei Kindern vertragen die Ovarien eine höhere Strahlendosis, bis es zu einem vollständigen Verlust der Gonadenfunktion kommt. Eine Ganzkörperbestrahlung vor einer Stammzelltransplantation führt bei 90 Prozent der Patientinnen zu einer Gonadenfunktionsstörung, besonders bei Mädchen in einem Alter von über zehn Jahren.

Die Bestrahlung des Beckens kann den Uterus ebenfalls schädigen. Dies ist für die intrapartale Betreuung von Bedeutung. Es ist bekannt, dass Kinder von Frauen mit bestrahltem Uterus prämature Schwangerschaftsverläufe und untergewichtig Kinder zur Welt bringen (AWMF).[2]

2.1.4 Gonadotoxizität durch Chemotherapie bei Frauen

Bei Frauen ist das Risiko der durch Chemotherapie induzierten Amenorrhö abhängig vom Alter der Patientin, den spezifischen Chemotherapeutika und der verabreichten kumulativen Dosis.

Chemotherapeutika und/oder Radiotherapie im Bereich der Ovarien schädigen die Granulosazellen und damit die Follikelbildung erheblich.

Tab. 1: Gesamte Kinderonkologie: Überlebensraten (Quelle: Brenner H., Spix C.: Combing cohort and period Methods for retrospective time trend analyses of long-term cancer patient survival rates)

Erkrankung		5a	15a	Therapieprotokoll
Leukämien		88%	85%	
Akute lymphatische Leukämie (ALL)		92%	89%	AIEOP-BFM ALL 2009, ALL SCTped 2012 FORUM, CoALL-08-09, EsPhALL, IntReAll SR 2010, Interfant 06, HR-Blinatumomab, Rialto-Study, Bortezomib, CD19 TPALL
Akute myeloische Leukämie (AML)		73%		AML-BFM Register 2012, AML-BFM 2012, AML Relapsed 2009, AML SCT-BFM 2007, ML-DS 2006, Clofarabin and GO in refractory AML
Chronische myeloische Leukämie (CML)		87%	87%	CML-paed II
Myelodysplastisches Syndrom (MDS)		79%	75%	EWOG-MDS 2006, AZA-JMML-001
Lymphome	14%	94%	92%	
Non-Hodgkin-Lymphom			97%	ALCL-Relapse, NHL-BFM Registry 2012
Hodgkin-Lymphom		99%	97%	EuroNet-PHL-C1, EuroNet-PHL-C2, EuroNet-PHL-LP1, HD-Spätfolgen
ZNS-Tumoren	24%	78%	71%	
Niedrigmaligne Gliome		90%	60-87%	SIOP-LGG 2004 Register, SIOP-LGG 2004
Hochmaligne Gliome		10-19%	0-3%	HIT-HGG-2007
Medulloblastom/ZNS-PNET / Pineoblastom		67%	56%	I-HIT-MED, HIT-REZ-REGISTER, SIOP PNET 5 MB
Ependymom		81%	69%	HIT-REZ-REGISTER, HIT 2000 und HIT 2000 Interim
Weitere Solide Tumoren				
Neuroblastom	5,9%	79%	76%	NB2004, NB 2004-HR, CLEE011X2102, Langzeitinfusions Studie (LTI) ch14.18, RIST-rNB
Wilms-Tumor (Nephroblastom)	5%	90%	86%	SIOP 2001 / GPOH
Ewing-Sarkom	5,2 %	72%	67%	EWING 2008
Osteosarkom		idem	idem	EURAMOS 1
Weichteilsarkom/-tumor				CWS-SoTiSaR, CWS-Guidance, CWS-2007-HR
Keimzelltumor	4,1%	95%	94%	MAHO 98, MAKEI 96, SIOP CNS GCT II
Lebertumor		-	-	Lebertumorregister
Retinoblastom		97%	95%	Retinoblastom-Register
Rhabdoidtumor		64%	58%	EU-RHAB, CLEE011X2102

Unabhängig vom Alter werden 40 bis 60 Prozent aller prämenopausalen Frauen eine Ovarialinsuffizienz (premature ovarian failure [POF]) erfahren.

Besonders Anthrazykline oder alkylierende Substanzen, wie zum Beispiel das Cyclophosphamid, zerstören die ovarielle Reserve und minimieren die Wahrscheinlichkeit auf eine Schwangerschaft.

3. Strategien des Fertilitätserhalts

3.1 Strategien des Fertilitätserhalts bei Jungen und Männern

Die erste Strategie für den Fertilitätserhalt bei jungen Männern ist die Reduktion der gonadenschädigenden Therapie, zum Beispiel durch die Auswahl weniger gonadentoxischer Chemotherapeutika.

Als sekundäre Maßnahme gibt es für postpubertäre Jungen die Möglichkeit der Spermienkryokonservierung. Nach entsprechender Aufklärung verstehen die Jungen durchaus die Bedeutung dieses Verfahrens für ihre spätere Zukunft. Auch wenn bei Jungen in diesem Alter die Spermienparameter eingeschränkt sind, besteht doch die Möglichkeit, mit Methoden der assistierten Reproduktionstechnologie einen späteren Kinderwunsch zu erfüllen.

Schwieriger ist es für Jungen, die noch nicht in der Lage sind, reife Spermien zu bilden. Hier gibt es neue Ansätze, beispielsweise Hodengewebe zu konservieren, um dieses danach zu retransplantieren oder reife Spermien nach Xenotransplantation in der Maus zu gewinnen.

Die letztgenannten Methoden stehen noch im Stadium der experimentellen Evaluierung.

Es sollte daher frühzeitig an eine Kryokonservierung von Hodengewebe zusätzlich zu den kryokonservierten Samenzellen gedacht werden (**Tab. 3**).

3.2 Strategien des Fertilitätserhalts bei Mädchen und weiblichen Jugendlichen

Die Optionen für den Fertilitätserhalt bei jungen Mädchen sind in **Tabelle 4** zusammengefasst und umfangreicher.

Bei Tumoren des Ovars kann unilateral ovariektomiert werden (konservative Operationstechniken). Ebenfalls kann auf extensive operative Maßnahmen und extensive Bestrahlung bei Beteiligung der Geschlechtsorgane wenn möglich verzichtet werden (wie zum Beispiel bei Rhabdomyosarkomen oder Keimzelltumoren).

Bei Stage-I-Borderline-Tumoren verschlechtert sich die Prognose bezüglich der Überlebensrate durch eine unilaterale Adnexektomie nicht.

Bei Patientinnen mit Hodgkin oder Non-Hodgkin-Lymphomen, Zervixkarzinom, Kolonkarzinom oder anderen Karzinomen, die einer Strahlentherapie im Becken bedürfen, können die Ovarien vor einer Strahlentherapie aus dem strahlentherapeutischen Feld operativ herausverlagert werden (Transposition).

Diese Methode wurde schon in den 1970er-Jahren durchgeführt. Die Ovarien werden laparoskopisch nach Durchtrennen der Ligamenta ovarii propria mobilisiert und dann meist mit resorbierbarem Faden lateral außerhalb des Bestrahlungsfeldes fixiert.

Zur Lokalisationskontrolle während der Therapie kann eine Ovarialmarkierung mit röntgenologisch sichtbaren Metallclips vorgenommen werden.

3.3 Medikamentöser Ovarschutz durch GnRH-Analoga

Seit Längerem wird angenommen, dass GnRH-Analoga während der Chemotherapie die Gonaden vor einer Schädigung schützen. Es wird dabei vermutet, dass GnRH-Analoga durch die Ruhigstellung des Ovars die Primordialfollikel vor einer Zerstörung schützen. Wenngleich es einige Studien über erwachsene Frauen gibt, die vielversprechend sind, wurden noch keine Untersuchungen diesbezüglich bei Kindern durchgeführt.

Bei präpubertären Mädchen sind die FSH-Werte sowieso niedrig, und eine zusätzliche Gabe von GnRH-Analoga sollte daher keinen weiteren protektiven Effekt besitzen.

Bei Jungen und Männern scheinen GnRH-Analoga zum Schutz der Testes ungeeignet.

Tab. 2: Ovartoxische Wirkung verschiedener Chemotherapeutika. Diese Aufstellung zeigt die unterschiedliche Gonadentoxizität verschiedener Chemotherapeutika. Für alkylierende Substanzen besteht das höchste Risiko einer Infertilität. Dies ist begründet durch die Tatsache, dass alkylierende Substanzen zellzyklusunabhängig eine zytotoxische Wirkung ausüben und daher auch die Primordialfollikel schädigen können (Quelle: Dittrich C., Bokemeyer C., Kollannsberger L., Lotz M. W., Beckmann M.,: Gonadotoxizität nach medikamentöser Therapie und Radiatio: Gonadotoxizität nach Chemotherapie 2013)

Substanzen mit einem hohen Risiko für eine vorzeitige Ovarialinsuffizienz:
Cyclophosphamid, Chlorambucil, Melphalan, Busulfan, Procarbazine, Nitrourea, Stickstoff-Lost, Mustin, Cytosinarabinosid, Ifosophamid
Substanzen mit einem mittlerem Risiko:
Cisplatin, Adriamycin, Epirubicin
Substanzen mit unklarem Risiko:
Taxane, Oxaliplatin, Irinotecan, monoklonale Antikörper (zum Beispiel Trastuzumab), Tyrosinkinaseinhibitoren (zum Beispiel Erlotinib)
Substanzen mit niedrigem oder keinem Risiko:
Methotrexat, 5-Fluorouracil, Vincristin, Vinblastin, Bleomycin, Actinomycin

Tab. 3: Methoden des Fertilitätserhalts bei Jungen und Männern.

Gängige Methoden
Wahl gering gonadotoxischer Chemotherapeutika
Kryokonservierung eines Hodens bei präbutärten Jungs
Kryokonservierung von Spermien postpubertärer Jungen

Tab. 4: Methoden des Fertilitätserhaltes bei Frauen und präpubertären Mädchen

Gängige Methoden
Wahl gering gonadentoxischer Chemotherapeutika
Ovaropexie
Kryokonservierung von Embryonen, imprägnierter Eizellen und reifer Eizellen (nach Pubertät)
Kryokonservierung von Ovargewebe mit späterer Retransplantation
Experimentelle Methoden
GnRH-Gabe (nach Pubertät)
In-vitro-Reifung reifer Eizellen aus kryokonserviertem Gewebe

3.4 Kryokonservierung von Eizellen und Pronukleuszellen

Die Gewinnung von mehreren reifen Eizellen bedarf der Stimulation mit Gonadotropinen. Die durch ultraschallgesteuerte transvaginale aus dem Ovar abpunktierten Eizellen (nach Stimulation circa zehn Stück) werden entweder direkt – als reife Eizellen – oder nach Befruchtung mit den Spermien des Partners eingefroren (IVF oder ICSI Verfahren). Wenngleich diese Methode als fertilitätserhaltende Maßnahme bei Erwachsenen durchaus praktiziert wird, gibt es bisher keine Anwendung bei Kindern!

Bei präpubertären Kindern schließt sich die Methode generell aus, da hier nur unreife Eizellen gewonnen werden können. Die durch die Stimulationsbehandlung bedingte Notwendigkeit der Verschiebung der Radio- und/oder Chemotherapie belastet die Patientinnen. Viele Patientinnen lehnen eine wochenlange Pause zwischen der Diagnosestellung der malignen Erkrankung und deren Behandlung aus Angst vor einer möglichen Prognoseverschlechterung ab. (Anm.: es ist im Einzelfall zu überlegen, ob dieses wochenlange Abwarten vor der Therapie der malignen Erkrankung aus onkologischer Sicht zu verantworten ist!)

4. Empfehlung zur Durchführung fertilitätserhaltender Maßnahmen in Ermangelung von S3-Leitlinien

Kryokonservierung von Ovarialgewebe

Die Kryokonservierung von Ovarialgewebe bietet demgegenüber derzeit etliche Vorteile. Selbst in sehr kleinen Stücken von Ovarialgewebe befinden sich Hunderte Eizellen.

Die Gewinnung von Ovarialgewebe erfolgt mithilfe einer Laparoskopie und ohne zeitliche Verzögerung.

Eine Therapie muss nicht verschoben werden. In den entsprechenden Zentren, die eine Kryokonservierung vornehmen, kann bereits einen Tag nach Vorstellung der Patientin der Eingriff vorgenommen werden.

Bei den bisher an den unterschiedlichsten universitären Frauenkliniken über 150 durchgeführten Entnahmen von Ovarialgewebe kam es zu keiner einzigen postoperativen Komplikation.

Das entnommene Ovarialgewebe - häufig ein halbes oder ein ganzes Ovar - sollte innerhalb von 4 Stunden in der Depotlagerung der Kryobank angekommen sein. Es gibt auch über Nacht Transporte, mittels slow freezing Verfahren wird das Gewebe dann eingefroren.

Dieses Verfahren versucht, ein Äquilibrium zwischen intrazellulärem Wasser und dem nicht gefrorenen Wasser im Gefriermedium herzustellen und zu erhalten. Ziel aller Verfahren ist eine vollständige Dehydrierung der Zellen. Wenn kein freies Wasser in der Zelle mehr vorhanden ist, findet keine zellschädigende intrazelluläre Kristallisation statt, und die Zelle überlebt das Einfrieren. Über 80 Prozent der so eingefrorenen Eizellen im Ovarialgewebe überleben die Kryokonservierung.

Bei der Operation sollte darauf geachtet werden, nicht aus dem zyklusaktiven Gewebe Ovaranteile oder das komplette Ovar zu entnehmen. Sollte sich bereits ein Corpus luteum in der zweiten Zyklushälfte gebildet haben, ist es ratsam entweder aus dem Cortexbereich um das Corpus luteum herum zu agieren oder die kontralaterale Seite zu verwenden.

Es sollten keine bipolaren Instrumente verwendet werden. Das Ovar bzw. die Ovarialanteile sind sofort in das Medium und nicht zuerst auf den OP-Tisch zu legen.

Wie entsteht aus dem kryokonservierten Ovarialgewebe die Schwangerschaft?

Hier gibt es prinzipiell drei Möglichkeiten. Die erste ist die Reifung in vitro mit anschließender IVF. Das gelingt beim Menschen noch nicht, da sich die Entwicklung vom Primordialfollikel im kryokonservierten Ovarialgewebe bis zur reifen Eizelle über ein halbes Jahr hinzieht.

Eine weitere Methode ist die Xenotransplantation des Gewebes in SCID-Mäusen. Die Reifung von Eizellen bis zum Metaphase- II-Stadium in der SCID-Maus ist möglich. Ob diese Methode jedoch bei einer ethischen Überprüfung Akzeptanz findet, ist eher unwahrscheinlich.

Die dritte Methode, die ovarielle Retransplantation, stellt ein weiteres Mittel dar, die Fertilität wiederherzustellen. Weltweit gibt es bisher elf dokumentierte Geburten nach Retransplantation von kryokonserviertem Ovarialgewebe.

In Deutschland wurden bisher vier Transplantationen an Patientinnen nach überstandener Krebsbehandlung durchgeführt, zwei davon an der Frauenklinik des Universitätsklinikums Erlangen. Bei der Patientin stellten sich normale Zyklen ein, und die Patientin ist nun in der Lage, Kinder zu bekommen.

Die Kryokonservierung von Ovarialgewebe stellt somit eine realistische Option des Fertilitätserhalts für Patientinnen vor einer zytotoxischen Behandlung dar.

5. Fertilitätserhalt bei nichtmalignen Erkrankungen

Es gibt auch eine Reihe von Erkrankungen außerhalb des Bereichs maligner Neoplasien, die einer zytotoxischen Behandlung bedürfen und so ebenfalls behandlungsbedingt zu einem Verlust an Keimzellen führen können. Aber auch genetische Erkrankungen kommen für eine Fertilitätsprotektion infrage.

Für jugendliche Mädchen mit Turner-Syndrom kann beispielsweise unter gewissen Umständen Ovarialgewebe eingefroren werden. In einer Studie aus dem Karolinska-Institut in Stockholm konnten in einem Kryokonservierungsprogramm für Turner-Patientinnen in 26 Prozent Follikel gefunden werden.

Von den Mädchen mit einem genetischen Mosaik konnten in 86 Prozent der Proben Follikel gefunden werden. Auch wenn Schwangerschaftskomplikationen berücksichtigt werden müssen, stellt die Kryokonservierung bei Turner- Patientinnen vom Mosaiktypus durchaus eine Option des Fertilitätserhalts dar (**Borgstrom et al. 2009**).[3]

6. Empfehlungen zur Durchführung fertilitätserhaltender Maßnahmen

Bis jetzt gibt es keine Leitlinien für fertilitätserhaltende Maßnahmen. Die DGGG strebt eine S3-Leitlinie für den Fertilitätserhalt bei Frauen an. Das deutsche Netzwerk FERTIProtekt (www.fertiprotekt.de) hat Empfehlungen von einer Expertengruppe aus FERTIProtekt-Mitgliedern auf ihrer Homepage veröffentlicht, die jedoch nicht Kinder und Jugendliche betreffen.

Unabhängig von Leitlinien sollten fertilitätserhaltende Maßnahmen bei einer kumulativen Verabreichung von 7,5 g/m² Cyclophosphamid, 1– 3 Gy abdomineller/ pelviner Bestrahlung bei Männern oder 6 –10 Gy bei Frauen oder 24 Gy spinaler Bestrahlung durchgeführt werden.

7. Fazit für die Praxis

Fertilitätserhalt sollte bei Kindern, d.h. bei Jungen und Mädchen vor Eintritt in die Pubertät, die vor einem möglichen Verlust Ihrer Fortpflanzungsfähigkeit stehen, unbedingt durchgeführt werden.

Dies betrifft besonders diejenigen, die mit Chemo oder Strahlentherapie in gonadotoxischen Dosen behandelt werden.

Fertilitätserhaltende Maßnahmen sollten bei einer kumulativen Verabreichung von 7,5 g/m² Cyclophosphamid, 1– 3 Gy abdomineller/ pelviner Bestrahlung bei Männern oder 6 –10 Gy bei Frauen oder 24 Gy spinaler Bestrahlung durchgeführt werden.

Neben den Strategien, die Fertilität während der Behandlung zu schützen, ist die Kryokonservierung, zumeist unter slow freezing, zunehmend aber auch unter Vitrifikationverfahren, die Option der Wahl.

Bei präpubertären Jungen kann nur Hodengewebe entnommen werden. Dies stellt bisher noch einen experimentellen Ansatz dar. Nach Eintritt in die Pubertät ist die Kryokonservierung von Spermien die am längsten praktizierte und vermutlich auch die bekannteste Methode.

Bei Mädchen ist die Kryokonservierung von Ovarialgewebe indiziert. Die Methode sollte nur in spezialisierten Zentren durchgeführt werden, die sich in Deutschland, Österreich und der Schweiz in Netzwerken zusammengeschlossen haben.

Die Gewinnung und Kryokonservierung von Oozyten im unbefruchteten Zustand bei ledigen Frauen bzw. die Kryokonservierung von Embryonen im Vorkernstadium bei verheirateten oder in Partnerschaft lebenden Frauen ist ein etabliertes und erfolgreiches Verfahren in allen reproduktionsmedizinischen Zentren Deutschlands.

Die anschließenden Therapiemaßnahmen, ob Retransplantation des Ovars oder IVF/ICSI oder Transfer der kryokonservierten Vorkernstadien, zeigen unterschiedlich hohe Erfolgsergebnisse. Es ist ein schwieriger, jedoch lohnender Weg auch nach potentiell lebensbedrohlichen Erkrankungen die Chance auf eine Familiengründung zu erhalten.

Bei der Autorin liegt kein Interessenkonflikt vor.

Literatur

[1] RKI 2010

[2] AMWF Leitlinien 025/030, Grem DM 2009, Reulen RC 2009

[3] Borgstrom B., Hreinsson J., Rasmussen C. et al.,: FerZlity preservaZon in girls with Turner Syndrom : PrognosZc Signs of presence of ovarian follicles. The journal of endocrinology and metabolism 2009. 94: 74-80

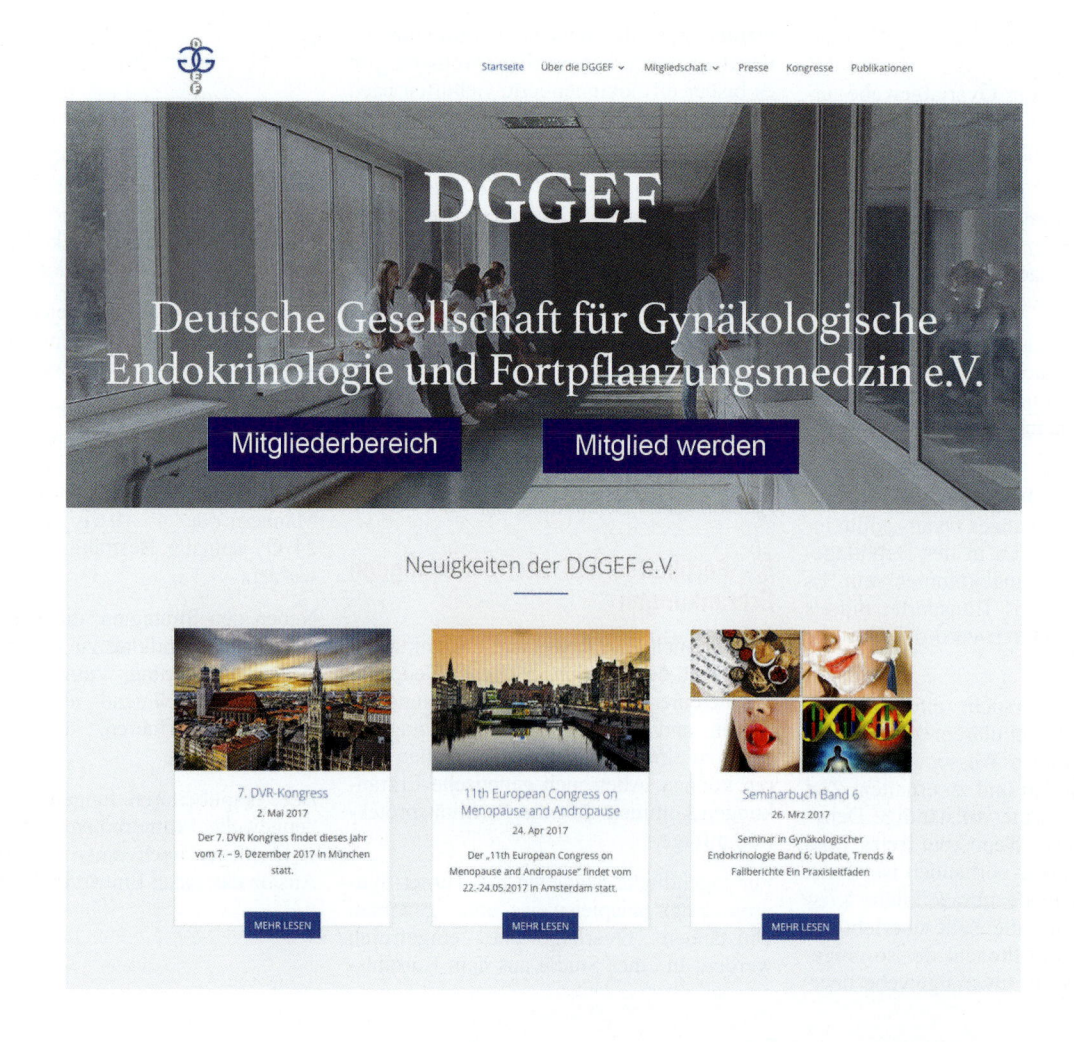

Neue Aspekte zur „Triade der sporttreibenden Frau - relativer Energiemangel (RED'S) als Grundproblematik

Ulrike Korsten-Reck

Zusammenfassung

Das Internationale Olympische Komitee (IOC) hat sich zum Ziel gesetzt, die Gesundheit von Athleten generell zu schützen. Dazu gehört es, im Frauensport ein regelmäßiges „Consensus Statement" bezüglich der „Female Athlete Triad" zu verfassen. Es liegen aktuell neue Empfehlungen zur Risikoabschätzung, zur Behandlung und zur Wiederaufnahme des Wettkampfsports („Return–to-Play") vor. In der Version von 2014 (**Mountjoy et al. 2014**)[1] wird der Begriff „Female Athlete Triad" insofern erweitert, dass ein „Relativer Energiemangel im Sport" (Relative Energy Deficiency in Sport (RED-S) als Grundproblematik thematisiert wird und somit auch betroffene Männer miteinschließt. Unter relativem Energiemangel wird hierbei eine Imbalance von zu niedriger Energieaufnahme im Vergleich zum Energieverbrauch verstanden. Eine ausreichende Energieversorgung ist allerdings notwendig, um gesund zu sein, das tägliche Leben bestreiten zu können, das Wachstum zu ermöglichen, sportliche Aktivitäten durchführen und Höchstleistungen erbringen zu können. Psychologische Konsequenzen können entweder dem RED-S vorangehen oder das Ergebnis sein. Das klinische Phänomen ist nicht nur eine „Triade" von Energieverfügbarkeit, menstrueller Dysfunktion und abfallender Knochengesundheit, sondern eher ein komplexes Syndrom, welches physiologische, psychologische, gesundheitliche und somit leistungsbestimmende Faktoren beeinflusst. Über die Erweiterung des bis dahin bestehenden Modells der Triade hinaus gibt das „Consensus Statement" Empfehlungen zu praktischen Therapieoptionen, die von betroffenen AthletInnen durchgeführt werden können. Innerhalb des „Return to Play Modells" werden unter Einbezug des Risikoverhaltens der AthletInnen Einteilungen in drei Gruppen vorgegeben, die in klinische Empfehlungen münden.

Einführung

2005 veröffentlichte das IOC erstmalig das Consensus Statement und das „Position Stand" Papier zur „Female Athlete Triad" (www.olympic.org). Basierend auf wissenschaftlich evidenten Studien wurden Empfehlungen für Athletinnen und deren Betreuer erarbeitet, um eine Risikoeinschätzung vornehmen zu können, zu behandeln und Entscheidungen hinsichtlich der Wiederaufnahme von Training und Wettkämpfen treffen zu können (Return-to-Play). Neue Aspekte werden hier berücksichtigt (**Korsten-Reck 2016**).[2]

Gender bedingte Leistungsfähigkeit

Die Leistungsgrenzen werden bei Frauen vermutlich durch die gleichen Mechanismen bedingt wie bei Männern. Es gibt allerdings Unterschiede bei bestimmten Anpassungsreaktionen, die das Training an der Grenze der Belastbarkeit für Frauen problematischer erscheinen lassen. Hauptsächlich betrifft dies die hormonelle Regulation des reproduktiven Systems und der hiermit verbundenen Regelkreise.

Die unterschiedliche hormonelle Ausstattung von Männern und Frauen hat - neben den genannten Nachteilen - auch einen gewichtigen Vorteil für die Frauen. So ist gut dokumentiert, dass Funktionalität und Leistungsfähigkeit von Organen bis zur Menopause einen geringeren Abfall aufweisen als bei Männern. Dies könnte in der Evolution ein stabilisierender Faktor und ein Vorteil für die Aufzucht und Betreuung des Nachwuchses gewesen sein. Frauen werden nicht nur älter, sondern bleiben im Alter vermutlich auch länger leistungsfähig.

Hinzu kommt eine ebenfalls weitgehend genetisch mitbestimmte Trainierbarkeit sowie eine hohe psychische Stabilität und Leistungsbereitschaft. Bedingt durch die bei Frauen durchschnittlich etwas geringere Leistungsfähigkeit und Belastbarkeit im Bereich des Stütz- und Bewegungsapparats sowie einiger Organfunktionen ist in Sportdisziplinen, in denen diese Leistungsfähigkeit und Belastbarkeit wichtige Voraussetzungen darstellen, ein geschlechtsspezifischer Unterschied festzustellen (**Berg u. Keul 1983**).[3]

Sport in der Pubertät

Die Phase der Pubertät muss aus sportmedizinischer Sicht besondere Beachtung finden. Extreme körperliche Belastungen führen zu individuellen Veränderungen im endokrinen System und zu unterschiedlichen Anpassungsvorgängen.

Zu den Störungen des Menstruationszyklus gehören u.a. eine um 1-2 Jahre verspätete Menarche, welche junge Mädchen für eine spätere Osteoporose prädisponiert. Allerdings konnte gezeigt werden, dass beim Eintreten der Menarche vor dem 18. Lebensjahr, keine Schäden oder eine verminderte Fertilität durch intensives Training zu erwarten sind. Weitere Störungen sind die primäre und sekundäre Amenorrhö und die Oligomenorrhö, aber auch laborchemisch schwerer erfassbare Störungen wie Lutealphaseninsuffizienzen, eine verlängerte Follikelphase und anovulatorische Zyklen, die mit weiteren Alterationen einhergehen können (**Constantini u. Warren 1994**).[4] Diese endokrinen Störungen und Probleme im Essverhalten sollten rechtzeitig erkannt und adäquat behandelt werden, bevor die Triade manifest wird. Meist sind sie bei Trainingsreduktion und ausreichender kalorischer Energiezufuhr reversibel (**Hoch et al. 2009**)[5], (**Manore et al. 2007**)[6], (**Rowland 1993**).[7]

Oligomenorrhö-Amenorrhö

Im Rahmen des Menstruationszyklus können erhebliche hormonelle Schwankungen und vegetative Veränderungen auftreten, die u.a. an einer erhöhten Basaltemperatur in der zweiten Zyklushälfte kenntlich sind. Trotz dieser Schwankungen ist eine eindeutige Zuordnung von leistungsmindernden- oder steigernden Abschnitten nicht ohne weiteres möglich.

Zusammenhänge lassen sich lediglich tendenziell erkennen, wobei individuelle Schwankungen sehr groß sein können. Da prämenstruell gehäuft Allgemeinsymptome wie Unterbauchbeschwerden, Völlegefühl, vermehrte Flüssigkeitseinlagerung mit Gewichtszunahme und psychische Instabilität auftreten können, haben diese Phase und die sich anschließende Menstruation für Sportlerinnen eine besondere Be-

Tab. 1 Faktoren, die die Hormonantwort auf körperliche Belastung beeinflussen

- Trainingszustand
- Trainingsumfang
- Belastungsdauer
- Belastungsform (aerob, anaerob, Anzahl der beteiligten Muskelgruppen)
- Ernährung (Anteil an Fett, Kohlenhydraten und Eiweiß) und ihre Defizite
- Körperkerntemperatur
- Zeitpunkt der Belastung im Menstruationszyklus
- Psyche (Wettkampf- und Trainingsbedingungen, Konflikt zwischen Leistung und Erwartung)

deutung (**Constantini et al. 2005**).[8]

Von Bedeutung ist die Rückwirkung intensiver, körperlicher Aktivität auf die hormonelle Regulation. Vergleichbare Einflüsse sind auch durch Hunger oder psychische und physische Belastung anderer Genese bekannt, so dass die Stressbelastung und deren Verarbeitung als gemeinsame Endstrecke angesehen werden können. Aufgrund dieser gegenseitigen Bedingtheit ist eine Trennung der Einflussfaktoren nur schwer möglich.

Insgesamt beeinflusst die Hormonantwort eine Reihe von Faktoren, die in **Tab. 1** aufgelistet sind.

Seit Langem ist bekannt, dass in Sportarten wie Langlauf, Skilanglauf, Radfahren, Turnen und Ballett Mädchen und Frauen gehäuft unter Zyklusstörungen leiden (**Torstveit et al. 2008**).[9] Der physiologische Ablauf kann durch Störungen der pulsativen Gn-RH Ausschüttung zur Amenorrhö wechseln, da er sehr empfindlich auf äußere Stressfaktoren und metabolische Störungen zu reagieren scheint. Vor allem durch eine nicht ausgeglichene Energiebilanz kommt es zu einer Hemmung der Gn-RH-Freisetzung, was wiederum zu einer reduzierten Ausschüttung von LH und FSH und damit zu einer mangelnden Östradiolproduktion führt. Diese hormonelle Down-Regulation bewirkt schließlich eine Minderung der Knochendichte, weshalb diese Mangelzustände von Anfang an beachtet werden müssen (**Enatsu 2010**).[10] Neuere Untersuchungen unterstützen die Annahme, dass der primäre Grund für die durch körperliche Aktivität induzierte Fehlfunktion des reproduktiven Systems die mangelnde Energieaufnahme (Makronährstoffen) bei erhöhtem täglichen Bedarf ist (**Nattiv et al. 2007**).[11]

Aktuelle Untersuchungen weisen darauf hin, dass der Grundumsatz (Resting metabolic rate, RMR) mit einer negativen Energiebilanz und mit Störungen des Menstruationszyklus zusammenhängt. Selbst Frauen mit normalem Gewicht können an einem Energiedefizit leiden. Ihr normales Gewicht wird nur über einen niedrigeren Grundumsatz aufrechterhalten.

Die Ätiologie der hypothalamisch bedingten Amenorrhö wird nach wie vor nicht ganz verstanden, obwohl die Hemmung der Gn-RH-Freisetzung als Hauptursache genannt werden kann. Das Adipozytenhormon Leptin scheint unabhängig den Grundumsatz zu regulieren und die pulsatile Gn-RH-Ausschüttung zu kontrollieren. Niedrige Leptinspiegel weisen einen Zusammenhang mit Amenorrhö und Essstörungen auf. Beim Absinken der Leptinkonzentration unter eine kritische Schwelle, kann das Ausbleiben der Menstruation die Folge sein. Leptin beeinflusst zudem die Schilddrüsenfunktion und den Pubertätsbe-

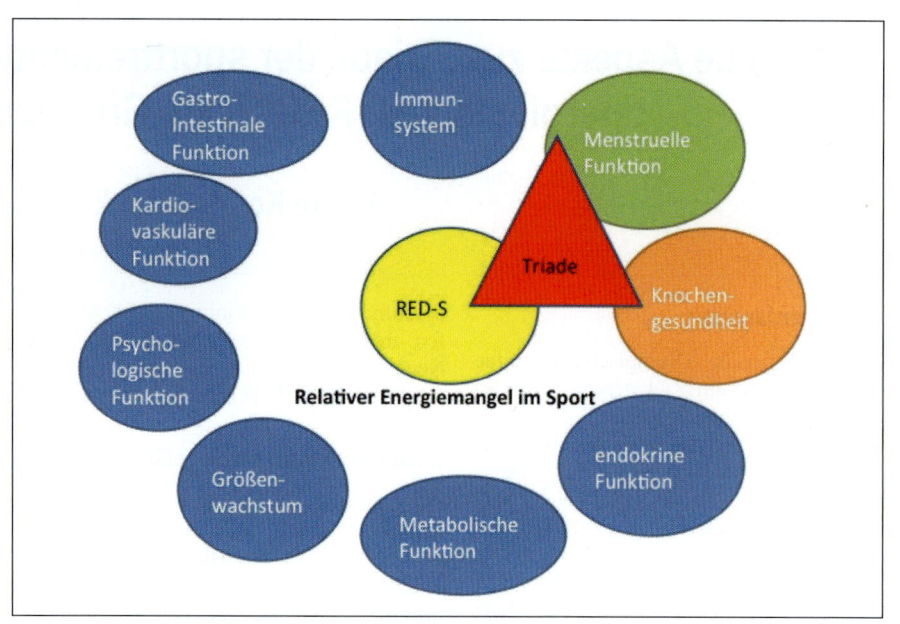

Abb. 1 Gesundheitskonsequenzen aufgrund des Relativen Energiemangels im Sport.
(Quelle: Mountjoy et al. Br J Sports Med 2014, mod. nach Constantini 2002)

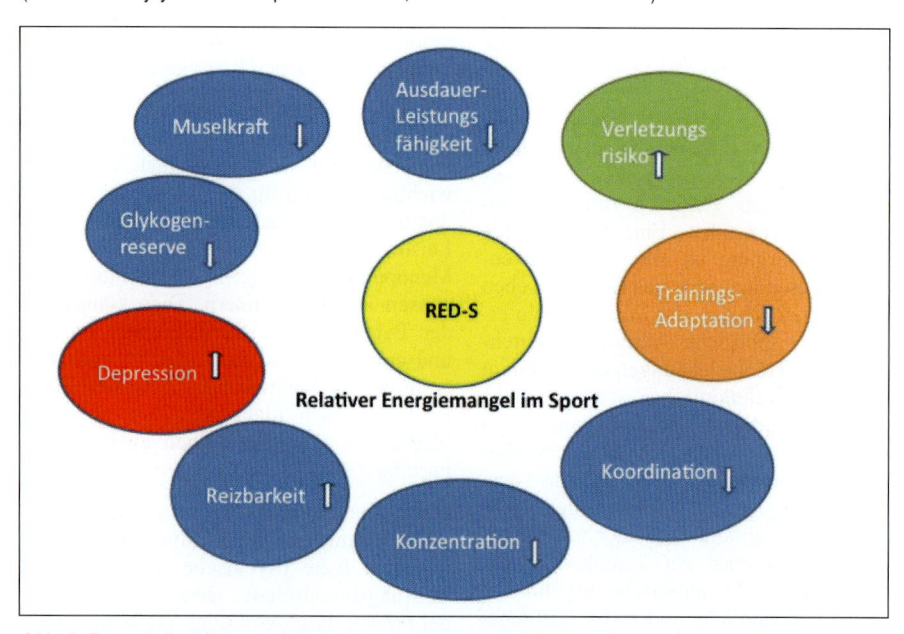

Abb. 2 Potentielle Effekte auf die Leistungsfähigkeit durch den Relativen Energiemangel
(Quelle: Mountjoy et al. Br J Sports Med 2014, mod. nach Constantini 2002)

ginn. Es konnte gezeigt werden, dass Veränderungen des Leptinspiegels direkt mit Konzentrationsveränderungen der Schilddrüsenhormone (erniedrigter Spiegel des freien Trijodtyronins, T3) und weiterer metabolischer Hormone wie Insulin und Ghrelin bei Mangelernährung zusammenhängen (**De Souza et al. 2007**).[12] In diesem Zusammenhang ist ein weiteres Hormon zu erwähnen. Kortisol, das den Glukosespiegel mitreguliert, wird bei niedrigen Blutglukosespiegeln vermehrt ausgeschüttet und weist sowohl bei hypothalamischer, durch eine Anorexia nervosa bedingter Amenorrhö als auch beim Ausbleiben der Regelblutung aufgrund körperlicher Aktivität erhöhte Konzentrationen auf (**Constantini et al. 2005**)[13], (**Loucks 2000**).[14]

Die Behandlung mittels Hormontherapie oder Kontrazeptiva ist nicht endgültig geklärt. Längerfristige Amenorrhöen bedürfen einer diagnostischen Abklärung und einer Therapie. Die Häufigkeit in der Normalbevölkerung wird mit 2% - 6%, die Häufigkeit bei Sportlerinnen mit 3,4% - 66% angegeben (**Nattiv et al. 2007**).[15]

Osteoporose

Die grundsätzliche positive Wirkung körperlicher Aktivität auf das Skelettsystem ist unumstritten. Der Knochenumbau wird durch ein Zusammenspiel von Osteoklasten, Osteoblasten, Osteozyten und vaskulären Zellen koordiniert. Über elektrische Potentiale kommt es zu einer Feinabstimmung mit der Folge eines Knochenanbaus auf der Druckseite und Knochenabbaus auf der Zugseite. Neben dieser mechanischen Veränderung besteht eine endokrine Regulation des Knochenstoffwechsels über Parathormon sowie über Sexual-, Schilddrüsen- und Wachstumshormone **(Shangold 1986)**.[16] Es liegen nur wenige Untersuchungen und zudem widersprüchliche Ergebnisse zu Veränderungen bei akuter und chronischer Belastung vor. Über die Osteodensitometrie können Veränderungen in Abhängigkeit von Intensität, Dauer und Häufigkeit der körperlichen Aktivität, aber auch im Zusammenhang mit Zyklusstörungen und Essstörungen dargestellt werden. Neuere Untersuchungen zeigen den Zusammenhang mit Stressfrakturen auf **(Knobloch et al. 2007)**[17], **(Koenig et al. 2008)**[18], **(Rauh et al. 2010)**.[19]

Osteopenie-Osteoporose

Ein länger andauernder hypoöstrogener Zustand führt zu einer Verminderung (Osteopenie) bzw. zu einem Verlust an Knochenmasse mit erhöhter Brüchigkeit. Dies gilt weniger für die spät pubertierenden Mädchen mit primärer Amenorrhö, sondern v. a. für Frauen mit sekundärem Ausbleiben der Regelblutung. Insbesondere bei Laufsportarten werden Ermüdungsbrüche und Stressfrakturen hiermit in Verbindung gebracht, obwohl andererseits der Belastungsreiz die Knochendichte der belasteten Strukturen erhöht, sodass der Zusammenhang nicht gesichert scheint **(Zanker 1999)**.[20] Unbestritten ist der Vorteil des Erreichens einer möglichst hohen Knochendichte im jungen Erwachsenalter, da bis zu diesem Zeitpunkt 40 % der Knochenmasse aufgebaut werden können. Sie nimmt vom 20.-30. Lebensjahr an physiologischerweise kontinuierlich ab und kann bei niedriger Ausgangsknochendichte v.a. im höheren Alter zum ausgeprägten Krankheitsbild der Osteoporose führen. Regelmäßige körperliche Aktivität (nicht Leistungssport) scheint die Entwicklung einer Osteoporose zu verzögern und gilt als therapeutisches Prinzip **(Nattiv et al. 2007)**.[21] Athletinnen mit Amenorrhö weisen gegenüber Frauen mit normalem Menstruationszyklus eine um 10-20% geringere Knochendichte auf, die nicht durch körperliche Aktivität kompensiert werden kann. Es kann durch das Wiedereinsetzen der Menstruation zu einer Zunahme der Knochendichte kommen, ohne dass eine Normalisierung erreicht werden kann. Eine entsprechend der Belastung zu niedrige Energieaufnahme an Makronährstoffen mit dadurch bedingter niedriger Kalziumaufnahme über einen längeren Zeitgang scheint schwer kompensierbar zu sein **(Burrows et al. 2007)**[22], **(Fredericson u. Kent 2005)**[23], **(Fredericson et al. 2005)**[24], **(Warren et al. 2002)**.[25] Dies unterstreicht die Notwendigkeit bei Frauen mit Amenorrhö, präventiv oder therapeutisch einzugreifen.

Tab. 2 Relativer Energiemangel im Sport, Modell zur Einschätzung des Risikos (modifiziert nach Skarderud et al. 2012)

Hohes Risiko	Moderates Risiko	Niedriges Risiko
kein Start - rotes Licht Anorexia nervosa und andere ernste Essstörungen	Möglichkeit - gelbes Licht, lange abnormal niedriges Körperfett	grünes Licht, gesundes Essen mit Essstörungen ausreichender Energie
Reduzierte Knochendichte	Noch gesunde BMD	Gesunde BMD
Andere erste medizinische Bedingungen verbunden mit geringer Energieverfügbarkeit	Wachstumsstopp, Menarche > 16 Jahre, Abnormaler Menstruationszyklus: Amenorrhoe > 6 Monate	
Extreme Techniken zum Gewichtsverlust	Abnormale Hormonprofile bei Männern, Stressfrakturen (1 oder mehr) verbunden mit hormoneller/ metabolischer Dysfunktion	Normale hormonelle metabolische Funktion, gesundes muskuloskeletales System

Quelle: Mountjoy et al. The IOC consensus statement: beyond the Female Athlete Triad – Relative Energy Deficiency in Sport (RED-S). Br J Sports Med 2014; 48: 491-497.

Tab. 3 Relativer Energiemangel im Sport, Return-to-Play Modell (modifiziert nach Skarderud et al. 2012)

Hohes Risiko	Moderates Risiko	Niedriges Risiko
rotes Licht Kein Wettbewerb Überwachtes Training, wenn medizinisch angepasst, Einhalten eines Vertrags	gelbes Licht, Wettkampf bedingt unter medizinischer Kontrolle erlaubt, wenn der Plan eingehalten wird.	grünes Licht, volle Sporttauglichkeit

Quelle: Mountjoy et al. The IOC consensus statement: beyond the Female Athlete Triad – Relative Energy Deficiency in Sport (RED-S). Br J Sports Med 2014; 48: 491-497.

Relativer Energiemangel im Sport

Im „Consensus Statement" 2005 wurde die Kombination Essstörung (disordered Eating (DE) und veränderte Menstruationszyklen, die zu niedrigeren endogenen Östrogenen und anderen Hormonstörungen und damit zu niedriger Knochendichte führen, wie schon 1986 von B. Drinkwater beschrieben, als „Female Athlete Triad" definiert **(Drinkwater et al. 1986)**.[26] 2007 wurde vom American College of Sports Medicine (ACSM) die Triade erneut als klinischer Zusammenhang definiert, der auf die abhängige Beziehung zwischen Energieverfügbarkeit, Menstruationszyklus und Knochengesundheit hinweist **(Nattiv et al. 2007)**.[27] Dabei wurde ein pathophysiologisches Kontinuum beschrieben, das von der gesunden Athletin mit optimaler Energieverfügbarkeit (EV), normalem Zyklus und gesunder Knochendichte bis hin zur Athletin mit Amenorrhoe, niedriger EV und Osteoporose am anderen Ende charakterisiert ist.

Seit 2007 gibt es ausreichende Evidenz und klinische Erfahrung, die zeigt, dass ein relativer Energiemangel (Bilanz zwischen Energieaufnahme und Energieverbrauch) der entscheidende ätiologische Faktor ist, der die Triade begünstigt. Energie ist notwendig, um die Homöostase, Gesundheit und täglichen Aktivitäten, als auch das Wachstum und sportliche Aktivitäten gewährleisten zu können. Aufgrund des Energiemangels entsteht ein Syndrom, welches viele Funktionen beeinträchtigt: Stoffwechselprozesse, sexuelle Funktionen, Knochengesundheit, immunologische Funktionen, Proteinsynthese, kardiovaskuläre und psychologische Funktionen. Das Neue im „IOC Consensus Statement" von 2014 ist die Thematisierung des relativen Energiemangels als Grundproblematik, durch die auch Männer in das Blickfeld der Betrachtung rücken. Daher ist eine umfassendere Terminologie des Syndroms von Nöten, welches bis dato als „Triade der sporttreibenden Frau" bekannt war: „Relativer Energiemangel im Sport" (RED-S).

Eine inadäquate Energieaufnahme wird berechnet als Energieaufnahme - Energieverbrauch durch körperliche Aktivität (KA) relativ zur fettfreien Masse (FFM). Bei gesunden Erwachsenen hält ein Wert von 45kcal/kg FFM/ Tag die Energiebilanz aufrecht **(Mountjoy et al. 2014)**.[28] Bei Unterschreitung kommt es zu Störungen hormoneller, metabolischer und funktioneller Art. Nicht nur Essstörungen, sondern auch alle Maßnahmen zur schnellen Gewichtsreduktion, oder eine extreme KA können dazu führen. Dies ereignet sich somit auch bei Männern in Ausdauer,- Gewichtsabhängigen und ästhetischen Sportarten (**Sundgot-Borgen et al. 2013**).[29]

Die komplexe Dosis-Wirkungs-Beziehung zwischen Energieverfügbarkeit und der Störung von verschiedenen Hormonen und Markern des Knochenaufbaus variiert je nach Individuum und Schwellen.

Der Grundumsatz bei Athleten mit kleiner Körpergröße wird in der linearen Skala von Energieverfügbarkeit relativ zur FFM unterschätzt. Es gibt keine klar determinierten Schwellen weiterer bestehender Faktoren wie psychologischem Stress, tägliche oder von Tag zu Tag unterschiedliche Energieverfügbarkeit, die den Effekt von insgesamt niedriger EA ausmachen.

Essstörungen, Kontinuum

Eine kurze Zeitspanne mit restriktiver Ernährung (< 30 kcal/kg FFM/ Tag) kann zum RED-S-Syndrom führen, ohne dass weitere psychiatrisch definierte Essstörungen (DSM-5) auftreten (**Areta et al. 2013**).[30] Das DSM-5 von 2013 (**Diagnostic and Statistical Manual of Mental Disorders, 5th edn. Washington, DC: American Psychiatric Association, 2013**)[31] gibt die Bestimmung für Essstörungen wie folgt an: Anorexia nervosa, Bulimia nervosa, Binge Eating Disorder und andere nicht weiter spezifizierte Ernährungsstörungen. Diese Störungen sind sowohl bei der Normalbevölkerung als auch bei Athleten zu finden. Die Pathogenese ist multifaktoriell zu sehen: familiär, individuell, kulturell, genetisch und biologisch.

Spezielle Faktoren im Sport können wie folgt zusammengefasst werden.

Zusammenfassung der Sportspezifischen Faktoren

- Ernährungsrestriktion zur Leistungssteigerung
- Persönlichkeitsfaktoren
- Schlankheitsdruck
- Druck des „Gewichtsmachens", häufiges „Weight Cycling"
- Früher Start eines sportspezifischen Trainings
- Übertraining (hier muss unterschieden werden, Ursache oder Folge)
- Häufige und nicht ausgeheilte Verletzungen
- unsensibles Trainerverhalten
- Regularien in manchen Sportarten

Die Häufigkeit beträgt 20% bei Erwachsenen und 13 % bei jugendlichen weiblichen Athletinnen, 8% bei männlichen Erwachsenen und 3% bei jugendlichen männlichen Athleten, wobei zwischen den Sportarten große Unterschiede manifest sind (**Sundgot-Borgen u. Torstveit 2010**).[32]

Hormonelle und metabolische Imbalance

Eine Gewichtszunahme bei jungen untersuchten Collegeathletinnen mit bereits gestörtem Zyklus (Zeitraum: 15,6 ± 2,6 Monate) (**Arends et al. 2012**)[33] ist der stärkste Prädiktor für eine normale Menstruation. Für einen Aufbau des Leberglykogens ist eine adäquate Protein- und Kohlehydrataufnahme von Nöten, um die Pulsation des LH-Hormons zu erleichtern (**Korsten-Reck 2010**)[34], (**Wade u. Jones 2004**).[35]

Das Ausbleiben der Menarche bis zum 15 Lebensjahr wird als primäre Amenorrhoe und das Ausbleiben von 3 aufeinander folgenden Zyklen als sekundäre Amenorrhoe definiert. Diese sollten spätestens als Zeichen eines abnormen Hormonspiegelverlaufs abgeklärt werden. Die Energieverfügbarkeit, der Körperfettgehalt oder Stress durch die Sportausübung müssen als ätiologische Faktoren in Betracht gezogen werden. Eine schnelle Körperfettreduktion und geringe Energieverfügbarkeit führen zu unterschiedlicher Downregulation von metabolischen Hormonen wie Insulin, Kortisol, Wachstumshormon, Leptin und anderen damit verbundenen Stoffwechselvorgängen. Die Gabe von Kontrazeptiva kann die ungenügende Energieverfügbarkeit maskieren und ist somit nicht zu empfehlen. An erster Stelle steht die Sicherstellung der erhöhten Energieverfügbarkeit.

Es konnte gezeigt werden, dass transdermal zugeführtes Östradiol bei anorektischen Patienten zu einer gewissen Erhöhung der Knochendichte (BMD) führt (**Misra u. Klibanski 2011**).[36]

Gesundheit und Leistungsfähigkeit als Konsequenz der RED-S

Unter einer Energieverfügbarkeit von unter 30 kcal/kg FFM/ Tag ist die Muskelproteinsynthese reduziert (**Mountjoy et al. 2014**).[37] Die maximale Knochendichte ist bei Frauen mit 19 Jahren und Männern mit 20,5 Jahren erreicht (**Baxter-Jones et al. 2011**).[38]

Die niedrige Energieverfügbarkeit ist ein unabhängiger Risikofaktor für die Knochengesundheit, bedingt durch einen niedrigen IgF-1-Spiegel und weiteren niedrigen Knochenaufbaumarkern.

Veränderungen der Knochendichte führen zu erhöhter Neigung von Stressfrakturen bei beiden Geschlechtern. Andere Kontrollmethoden des Gewichtes wie Fasten, Erbrechen, Diuretika und Laxantienabusus verstärken die Probleme der Mineralienversorgung, der Dehydration und von gastrointestinalen Problemen (siehe www.wada-ama.org).

Insgesamt geben die **Abb. 1 und 2** sowohl die gesundheitlichen Konsequenzen des RED-S, als auch die möglichen Effekte auf die Leistungsfähigkeit wieder.

Männliche Athleten

Es konnte gezeigt werden, dass sehr gut trainierte Radfahrer, die an der Tour de France teilnahmen, eine ernsthaft reduzierte Energieverfügbarkeit von 8 kcal/kg/FFM/Tag aufwiesen und Skispringer im Grenzbereich der Untergewichtigkeit sind (**Vogt et al. 2005**).[39] Somit ist auch bei Männern das Risiko für eine niedrige Knochenmasse gegeben.

Empfehlungen aus dem Concensus Statement bezüglich des RED-S lauten wie folgt:

- Etablierung von Programmen, die eine gesunde Ernährung, die Energieaufnahme, das Risiko von Diäten und deren Beeinflussung der Gesundheit und Leistungsfähigkeit, beinhalten;
- Reduzierte Betonung des Gewichts bei gleichzeitiger Fokussierung einer gesunden Ernährung;
- Entwicklung realistischer Ziele bezüglich Gewicht und Körperkomposition;
- Vermeidung von kritischen Bemerkungen bezüglich der Figur und des Gewichtes der AthletInnen;
- Präsentation von nützlichen Informationen. Hier könnte z. B. ein Essensplan mit einer zusätzlichen Energieaufnahme von 300-600 kcal/Tag und eine genaue Spezifizierung des durch Training aufgewendeten Energieverbrauchs nützlich sein.
- Förderung des Bewusstseins, dass die geforderte Leistung nicht immer mit der Gesundheit des Athleten verbunden ist;
- Suche nach professioneller Hilfe (hier gibt es bereits vernetzte Strukturen in Olympiastützpunkten, die diesbezüglich noch besser genutzt werden sollten).

Die beiden Tabellen (**Tab. 2 und 3**) geben die Einschätzung des Risikos und der Möglichkeit wieder, in das Training zurückzukehren.

Zusammenfassend bringt dieses Consensus Statement folgende neue Aspekte für die klinische Praxis

Wissenschaftliche Evidenz und klinische Erfahrungen bezüglich der niedrigen Energieverfügbarkeit zeigen, dass verschiedene körperliche Systeme, u.a. die reproduktiven und muskoloskeletalen, geschlechterübergreifend betroffen sind.

Basierend auf dieser Evidenz ist eine weiter gefasste Begrifflichkeit des Syndroms notwendig, nämlich der relative Energiemangel im Sport (RED-S) und nicht nur die Triade der sporttreibenden Frau (Mountjoy et al. 2014).[40]

In Anbetracht der potentiellen ernsthaften Gesundheitskonsequenzen dieses Syndroms besteht eine dringende Notwendigkeit zur Etablierung des „Sport Risiko Modells" in der Praxis.

Die Leitlinien „Return to Play" dienen als Unterstützung für Betreuer betroffener AthletInnen, damit diese wieder gesund in den Sport zurückkommen können.

Die ausgesprochenen Empfehlungen sollen das Bewusstsein für ein besseres Verständnis des RED-S-Sysndroms fördern bzw. schärfen.

Interessenkonflikt

Von der Autorin U. Korsten-Reck liegt kein Interessenkonflikt vor.

Literatur

1. Mountjoy M, Sundgot-Borgen J, Burke L, Carter S, Constantini N, Lebrun C, Meyer N, Sherman R, Steffen K, Budgett R, Ljungqvist A: The IOC consensus statement: beyond the Female Athlete Triad-Relative Energy Deficiency in Sport (RED-S). Br J Sports Med 2014;48:491-497.
2. Korsten-Reck U: Das IOC Consensus Statement: Neue Aspekte zur "Triade der sporttreibenden Frau"- Relativer Energiemangel als Grundproblematik. Dtsch Z Sportmed 2016;3/2016:68-71.
3. Berg A, Keul J: Frauen im Leistungssport. Belastbarkeit und Anpassungsfähigkeit der weiblichen Organismus; Sport: Leistung und Gesundheit. Köln, Deutscher Ärzte-Verlag, 1983, pp 102-111.
4. Constantini NW, Warren MP: Physical activity, fitness and reproductive health in women: clinical observations; in Bouchard C, Shepard RJ, Stephens T, (eds): Physical Activity, Fitness and Health: International Proceedings and Consensus Statement. Champaign, Human Kinetics, 1994, pp 955-966.
5. Hoch AZ, Pajewski NM, Moraski L, Carrera GF, Wilson CR, Hoffmann RG, Schimke JE, Gutterman DD: Prevalence of the female athlete triad in high school athletes and sedentary students. Clin J Sport Med 2009;19:421-428.
6. Manore MM, Kam LC, Loucks AB: The female athlete triad: components, nutrition issues, and health consequences. J Sports Sci 2007;25 Suppl 1:S61-S71.
7. Rowland TW: The physiological impact of intensive training on the prepubertal athlete; in Cahill BR, Pearl AJ, (eds): Intense Participation in Children's Sport. Champaign, IL: Human Kinetics Publication, 1993, pp 167-8
8. Constantini NW, Dubnov G, Lebrun CM: The menstrual cycle and sport performance. Clin Sports Med 2005;24:51-82.
9. Torstveit MK, Rosenvinge JH, Sundgot-Borgen J: Prevalence of eating disorders and the predictive power of risk models in female elite athletes: a controlled study. Scand J Med Sci Sports 2008;18:108-118.
10. Enatsu A: [Musculoskeletal rehabilitation and bone. Abnormal bone metabolism in female elite athletes]. Clin Calcium 2010;20:543-550.
11. Nattiv A, Loucks AB, Manore MM, Sanborn CF, Sundgot-Borgen J, Warren MP: American College of Sports Medicine position stand. The female athlete triad. Med Sci Sports Exerc 2007;39:1867-1882.
12. De Souza MJ, Hontscharuk R, Olmsted M, Kerr G, Williams NI: Drive for thinness score is a proxy indicator of energy deficiency in exercising women. Appetite 2007;48:359-367.
13. Constantini NW, Dubnov G, Lebrun CM: The menstrual cycle and sport performance. Clin Sports Med 2005;24:51-82.
14. Loucks AB: Exercise training in the normal female; in Warren MP, Constantini NW, (eds): Sports Endocrinology. Tatowa, NJ Humana Press Inc., 2000, pp 165-180.
15. Nattiv A, Loucks AB, Manore MM, Sanborn CF, Sundgot-Borgen J, Warren MP: American College of Sports Medicine position stand. The female athlete triad. Med Sci Sports Exerc 2007;39:1867-1882.
16. Shangold MM: Special concerns for exercise in women. Curr Concepts Nutr 1986;15:99-103.
17. Knobloch K, Schreibmueller L, Jagodzinski M, Zeichen J, Krettek C: Rapid rehabilitation programme following sacral stress fracture in a long-distance running female athlete. Arch Orthop Trauma Surg 2007;127:809-813.
18. Koenig SJ, Toth AP, Bosco JA: Stress fractures and stress reactions of the diaphyseal femur in collegiate athletes: an analysis of 25 cases. Am J Orthop (Belle Mead NJ) 2008;37:476-480.
19. Rauh MJ, Nichols JF, Barrack MT: Relationships among injury and disordered eating, menstrual dysfunction, and low bone mineral density in high school athletes: a prospective study. J Athl Train 2010;45:243-252.
20. Zanker CL: Bone metabolism in exercise associated amenorrhoea: the importance of nutrition. Br J Sports Med 1999;33:228-229.
21. Nattiv A, Loucks AB, Manore MM, Sanborn CF, Sundgot-Borgen J, Warren MP: American College of Sports Medicine position stand. The female athlete triad. Med Sci Sports Exerc 2007;39:1867-1882.
22. Burrows M, Shepherd H, Bird S, MacLeod K, Ward B: The components of the female athlete triad do not identify all physically active females at risk. J Sports Sci 2007;25:1289-1297.
23. Fredericson M, Kent K: Normalization of bone density in a previously amenorrheic runner with osteoporosis. Med Sci Sports Exerc 2005;37:1481-1486.
24. Fredericson M, Ngo J, Cobb K: Effects of ball sports on future risk of stress fracture in runners. Clin J Sport Med 2005;15:136-141.
25. Warren MP, Brooks-Gunn J, Fox RP, Holderness CC, Hyle EP, Hamilton WG: Osteopenia in exercise-associated amenorrhea using ballet dancers as a model: a longitudinal study. J Clin Endocrinol Metab 2002;87:3162-3168.
26. Drinkwater BL, Nilson K, Ott S, Chesnut CH, III: Bone mineral density after resumption of menses in amenorrheic athletes. JAMA 1986;256:380-382.
27. Nattiv A, Loucks AB, Manore MM, Sanborn CF, Sundgot-Borgen J, Warren MP: American College of Sports Medicine position stand. The female athlete triad. Med Sci Sports Exerc 2007;39:1867-1882.
28. Mountjoy M, Sundgot-Borgen J, Burke L, Carter S, Constantini N, Lebrun C, Meyer N, Sherman R, Steffen K, Budgett R, Ljungqvist A: The IOC consensus statement: beyond the Female Athlete Triad-Relative Energy Deficiency in Sport (RED-S). Br J Sports Med 2014;48:491-497.
29. Sundgot-Borgen J, Meyer NL, Lohman TG, Ackland TR, Maughan RJ, Stewart AD, Muller W: How to minimise the health risks to athletes who compete in weight-sensitive sports review and position statement on behalf of the Ad Hoc Research Working Group on Body Composition, Health and Performance, under the auspices of the IOC Medical Commission. Br J Sports Med 2013;47:1012-1022.
30. Areta JL, Burke LM, Ross ML, Camera DM, West DW, Broad EM, Jeacocke NA, Moore DR, Stellingwerff T, Phillips SM, Hawley JA, Coffey VG: Timing and distribution of protein ingestion during prolonged recovery from resistance exercise alters myofibrillar protein synthesis. J Physiol 2013;591:2319-2331.
31. American Psychiatric Association, 2013: American Psychiatric Association. Diagnostic and Statistical Manual of Mental Disorders: DSM 5.Arlington, VA: American Psychiatric Association; 2013.
32. Sundgot-Borgen J, Torstveit MK: Aspects of disordered eating continuum in elite high-intensity sports. Scand J Med Sci Sports 2010;20 Suppl 2:112-121.
33. Arends JC, Cheung MY, Barrack MT, Nattiv A: Restoration of menses with nonpharmacologic therapy in college athletes with menstrual disturbances: a 5-year retrospective study. Int J Sport Nutr Exerc Metab 2012;22:98-108.
34. Korsten-Reck U: "Female Athete triad" und Stressfrakturen. Gynäkologische Endokrinologie 2010;4:230-235.
35. Wade GN, Jones JE: Neuroendocrinology of nutritional infertility. Am J Physiol Regul Integr Comp Physiol 2004;287:R1277-R1296.
36. Misra M, Klibanski A: Bone health in anorexia nervosa. Curr Opin Endocrinol Diabetes Obes 2011;18:376-382.
37. Mountjoy M, Sundgot-Borgen J, Burke L, Carter S, Constantini N, Lebrun C, Meyer N, Sherman R, Steffen K, Budgett R, Ljungqvist A: The IOC consensus statement: beyond the Female Athlete Triad-Relative Energy Deficiency in Sport (RED-S). Br J Sports Med 2014;48:491-497.
38. Baxter-Jones AD, Faulkner RA, Forwood MR, Mirwald RL, Bailey DA: Bone mineral accrual from 8 to 30 years of age: an estimation of peak bone mass. J Bone Miner Res 2011;26:1729-1739.
39. Vogt S, Heinrich L, Schumacher YO, Grosshauser M, Blum A, Konig D, Berg A, Schmid A: Energy intake and energy expenditure of elite cyclists during preseason training. Int J Sports Med 2005;26:701-706.
40. siehe Literaturstelle 37

Gentherapie
Methodik - Anwendungen - Chancen - Risiken

Wolfgang Rupprecht, Hanns-Georg Klein

Der Anfang der molekularen Medizin wird häufig mit Vernon Ingram in Verbindung gebracht, der in den 50er Jahren die der Sichelzellanämie zugrundeliegende Mutation aufklärte. Die Sichelzellanämie wurde so zur ersten genetischen Erkrankung, bei der die genaue molekulare Ursache ergründet werden konnte. Das Wissen über die molekularen Ursachen von monogenen Erkrankungen initiierte die Suche nach neuen Ansätzen zur Behandlung bzw. Heilung der betroffenen Patienten. In den 1960er Jahren entwickelte sich das Konzept der Gentherapie mit dem Ziel ein defektes Gen durch eine funktionelle Kopie zu ersetzen. Im Jahr 1972 wurde dazu erstmals ein ausführlicher Artikel in Science veröffentlicht, in dem gentherapeutische Ansätze diskutiert werden **(Friedmann u. Roblin 1972)**.[1] Die zentrale Frage, die sich bei der Entwicklung einer Gentherapie stellte, war dabei wie das funktionelle Gen gezielt in die betroffenen Zellen eingeschleust werden kann. Auf der Suche nach der Antwort musste man sich nur an bereits existierenden natürlichen biologischen Systemen ein Beispiel nehmen. Es war bekannt, dass Viren ihr Erbmaterial in Zellen einschleusen, um diese so umzuprogrammieren, dass sie nicht mehr ihre normale Funktion erfüllen, sondern stattdessen neue Viren produzieren. Die Herausforderung, die sich stellte, war Viren so zu verändern, dass sie ihre Replikationskompetenz verlieren und nur noch als Transportvehikel für Gene (Vektor) fungieren. Darüber hinaus sollte der Gentransfer gezielt erfolgen, d.h. die Vektoren sollten möglichst nur in einen bestimmten Zelltyp beziehungsweise in ein bestimmtes Organ das gewünschte Gen einschleusen (Transduktion). Einer der ersten Versuch Viren als therapeutisches Mittel einzusetzen wurde 1973 von Rogers et al. durchgeführt **(Rogers et al. 1973)**.[2] Er isolierte Zellen von Patienten mit Arginase-Mangel und infizierte diese mit dem Shope-Papillom-Virus. Aus früheren Experimenten war er der Annahme, dass der Shope-Papillom-Virus in seinem Genom ein Gen trägt, welches für eine Arginase codiert. Durch die Infektion der Zellen erhoffte er sich den Arginase-Mangel korrigieren zu können. Eine anschließende Studie von Terheggen et al., bei der 3 Patienten das Virus intravenös verabreicht wurde, zeigte jedoch keinen therapeutischen Effekt **(Terhagen et al. 1975)**.[3] Viele Jahre später, nach der Sequenzierung des Genoms des Shope-Papillom-Virus, zeigte sich, dass das Virusgenom kein Gen trägt, welches für eine Arginase codiert.

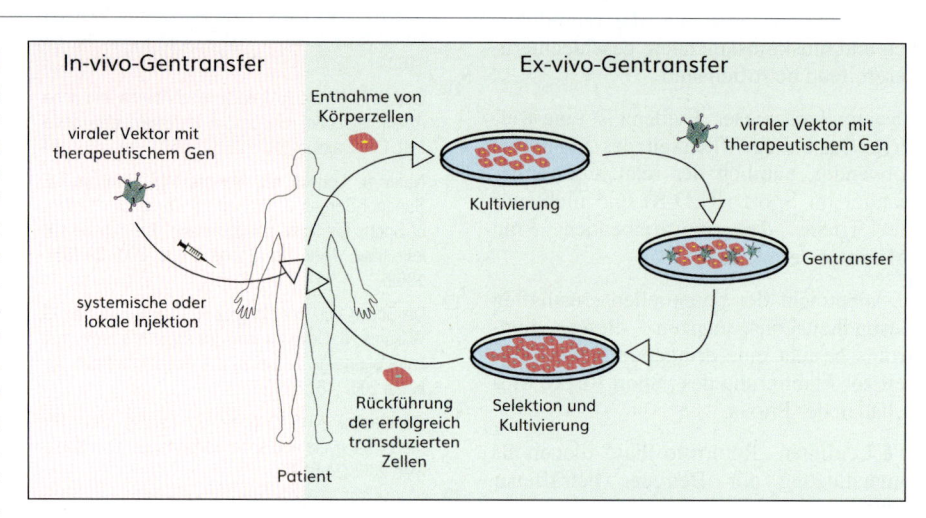

Abb. 1: Schematische Darstellung des In-vivo- und Ex-vivo-Gentransfers. Beim In-vivo-Gentransfer wird dem Patienten der Vektor direkt systemisch oder lokal injiziert (je nach therapeutischem Ansatz). Der Ex-vivo-Gentransfer erfolgt über mehrere Schritte. Zuerst werden dem Patienten Körperzellen entnommen und im Labor kultiviert. Anschließend werden die Zellen mit dem Vektor transduziert. Die erfolgreich transduzierten Zellen werden über Kultivierung angereichert und in den Patienten zurückgeführt.

Tab. 1: Vor- und Nachteile des Ex-vivo- und In-vivo-Gentransfers

	Vorteile	Nachteile
Ex-vivo-Gentransfer	• Körper ist nicht direkt dem Vektor ausgesetzt, dadurch erhöhte Sicherheit • Gentransfer kann gezielt in bestimmte Zellen erfolgen • hohe Effizienz • erfolgreich transduzierte Zellen können vor der Rückführung isoliert und vermehrt werden • Vektor ist nicht dem Immunsystem des Patienten ausgesetzt	• nur für bestimmte Gewebe möglich, bei denen Zellen isoliert und kultiviert werden können • zwei invasive Eingriffe nötig um Zellen zu gewinnen und wieder rückzuführen • aufwendige Methode, da komplette Prozedur streng steril durchgeführt werden muss
In-vivo-Gentransfer	• kann für viele verschiedene Gewebe eingesetzt werden • keine aufwendige Isolierung und Kultivierung von Zellen nötig • nur ein invasiver Eingriff nötig (Injektion des Vektors) • ist theoretisch für alle Zellen eines Gewebes / Organs möglich	• Probleme Gentransfer spezifisch auf bestimmte Zelltypen bzw. bestimmtes Gewebe / Organ zu begrenzen • Vektoren können schwere Immunreaktionen beim Patienten auslösen • neutralisierende Antikörper oder Immunreaktionen können Effizienz des Gentransfers erheblich beeinträchtigen

Grundsätzlich unterscheidet man bei der Gentherapie zwei Arten der Behandlung. Die Therapie kann in vivo, also direkt durch die Injektion der Vektoren in den Körper, stattfinden, wie in der Studie von Terheggen et al., oder ex vivo, wobei die zu behandelnden Zellen zuerst aus dem Körper gewonnen und kultiviert werden, um sie anschließend mit den Vektoren zu transduzieren und danach in den Patienten wieder zurückzuführen **(siehe Abb. 1)**. In der Regel erfolgt vor der Rückführung noch eine Anreicherung der erfolgreich transduzierten Zellen. Die Vor- und Nachteile der jeweiligen Methode sind in **Tab.1** zusammengefasst.

Ende der 1970er Jahre nahm man an, dass es nur noch wenige Jahre dauern würde, um Gentherapien erfolgreich beim Menschen einsetzen zu können. Die erste von der FDA zugelassene klinische Studie wurde jedoch erst 1990 an zwei Kindern mit einer schweren kombinierten Immundefizienz (Adenosin-Desaminase (ADA)-Mangel) durchgeführt **(Blaese et al. 1995)**.[4] Die ersten Ergebnisse waren vielversprechend, jedoch waren die Effekte vorübergehend und es konnte keine Heilung erzielt werden. Die Patienten mussten weiterhin mit einer Enzymersatztherapie behandelt werden. In den neunziger Jahren intensivierte sich die Forschung und es wurden zahlreiche klinische Studien zur gentherapeutischen Behandlung von verschiedenen Erkrankungen gestartet. Im Jahr 1999 wurde der Erforschung der Gentherapie der erste herbe Rückschlag versetzt. Der 18-jährige Jesse Gelsinger verstirbt in Folge einer klinischen Studie zur Behandlung seiner partiellen Ornithin-Transcarbamylase-Defizienz. Nach der Gabe einer sehr hohen Dosis an rekombinanten Adenoviren reagiert sein Immunsystem so stark, dass er vier Tage nach der Behandlung an multiplen Organversagen verstirbt **(Raper et al. 2003)**.[5] Ein weiterer Rückschlag wird 2002 bekannt als zwei von neun Kindern, die zwischen 1999 und 2000 an einer klinischen Studie zur Behandlung des X-SCID (X-gebundener schwerer kombinierter Immundefekt) teilgenommen haben, durch die Gentherapie eine Leukämie entwickeln. Auch bei dieser Studie waren die ersten Ergebnisse vielversprechend. Insgesamt acht der behandelten Kinder entwickelten eine normale Immunabwehr und konnten dadurch ihre keimfreie Isolationszelte verlassen. Bei vier Kindern entwickelte sich jedoch im Laufe der Jahre eine Leukämie, an der eines der Kinder verstarb **(Hacein-Bey-Abina et al. 2010)**[6], **(Hacein-Bey-Abina et al. 2002)**.[7] Bei einer ähnlichen Studie in England, bei der insgesamt zehn Kinder mit X-SCID behandelt wurden, erkrankte ebenfalls eines der Kinder an einer Leukämie **(Gaspar et al. 2004)**[8], **(Gaspar et al. 2011)**.[9] Auch bei einer Studie in Deutschland, die zwischen 2006 und 2009 lief, wurde nach der erfolgreichen gentherapeutischen Behandlung von zehn Jungen mit Wiskott-Aldrich-Syndrom bei acht Jungen im späteren Verlauf eine Leukämie diagnostiziert **(Boztug et al. 2010)**[10], **(Braun et al. 2014)**.[11] Bei diesen Studien wurden Retroviren als Vektoren eingesetzt, die ihre genetische Information in das Genom der Zelle integrieren. Die Integration findet dabei zufällig statt wodurch ein Risiko besteht, dass dadurch Tumorsuppressorgene inaktiviert oder Onkogene aktiviert werden und die behandelten Zellen im Laufe der Zeit entarten.

Die ersten klinischen Studien konnten somit einerseits belegen, dass die Heilung von genetisch bedingten Erkrankungen möglich war. Andererseits zeigten sie, mit welchen Risiken eine Gentherapie einhergehen kann und das ein großer Optimierungsbedarf in Bezug auf Sicherheit und Effizienz bestand, bevor Gentherapien breit eingesetzt werden können.

In den letzten Jahren konnten vor allem im Vektordesign Fortschritte erzielt werden. Die neuen Vektoren weisen durch verschiedene Modifikationen ein höheres Sicherheitsprofil auf und wurden bereits in verschiedenen klinischen Studien getestet **(Hacein-Bey-Abina et al. 2014)**.[12] Zudem wurde 2012 durch die europäische Arzneimittelbehörde EMA die erste kommerzielle Gentherapie (Glybera®) zugelassen, mit der Patienten behandelt werden können, die an einer Lipoproteinlipase-Defizienz leiden. In den vergangenen Jahren wurden zwei weitere Gentherapien zugelassen. Im Jahr 2015 erfolgte die Zulassung von IMLYGIC®, das zur Behandlung von Erwachsenen mit nicht resezierbarem, lokal oder entfernt metastasiertem Melanom (Stadium IIIB, IIIC und IVM1a) ohne Knochen-, Hirn-, Lungen- oder andere viszerale Beteiligung eingesetzt werden kann **(Andtbacka et al. 2015)**.[13] Ein paar Monate später folgte im Mai 2016 die Zulassung von Strimvelis® zur gentherapeutischen Behandlung von Kindern mit Adenosin-Desaminase (ADA)-Mangel.

Die Zulassung der ersten Gentherapie Glybera® hat zu Diskussionen bezüglich deren begrenzter Wirksamkeit und der Kostenübernahme durch die Krankenkassen geführt. Mit Glybera wurde seit der Zulassung erst ein Patient in der Berliner Charité behandelt, bei dem die ausgehandelten Kosten von ca. 900.000 € von der DAK übernommen wurden. Für den holländischen Hersteller ist Glybera durch die hohen Entwicklungskosten ein Verlustgeschäft, aber durch die Entwicklung und Zulassung wurde der Weg für nachfolgende Gentherapien geebnet, die bessere Aussicht auf Erfolg haben.

Vektoren

Bei der Gentherapie können prinzipiell zwei verschiedene Arten von Vektoren (Genfähren) zum Einsatz kommen. Es gibt einerseits die Möglichkeit das gewünschte Gen inklusive regulatorischer Sequenzen in einen Plasmid (zirkularisiertes, doppelsträngiges DNA Molekül) zu integrieren, wodurch man einen einfachen Plasmid DNA (pDNA)-Vektor erhält. Andererseits können Viren so modifiziert werden, dass sie nicht mehr replikationskompetent sind und nur noch als Genfähren zum einschleusen der gewünschten genetischen Information in die Zielzellen dienen.

Begriffsdefinition

Transfektion: Transfer von DNA oder RNA mittels chemischer bzw. physikalischer Methoden

Transduktion: Transfer von DNA oder RNA mit Hilfe eines viralen Vektors

Plasmidvektoren

Plasmidvektoren basieren auf bakteriellen, doppelsträngigen Plasmiden und bestehen aus einer eukaryotischen Expressionskassette und einer bakteriellen Replikationskassette. Die Expressionskassette besteht aus einem Promotor, der die Transkription reguliert, dem therapeutischen Gen und einer Signalsequenz zum Transkriptionsstopp. Die bakterielle Replikationskassette wird für die Vervielfältigung der pDNA benötigt, damit diese später in ausreichender Menge zur Verfügung steht.

Der Plasmidvektor kann entweder ex vivo über chemische bzw. physikalische Verfahren (z.B. Elektroporation) in die zuvor isolierten Zellen geschleust werden oder mittels unterschiedlicher Techniken unmittelbar in vivo injiziert werden. Der Körper weist jedoch verschiedene Eigenschaften bzw. Mechanismen auf, um sich vor fremder DNA zu schütze, die einen Gentransfer mittels Plasmidvektoren erschweren:

- Nukleasen im Blut und in der extrazellulären Matrix können freie und ungeschützte DNA schnell abbauen.
- Die Zellmembran ist für Nukleinsäuren nicht frei passierbar.
- Über Endozytose in die Zelle aufgenommene Makromoleküle werden in der Regel abgebaut.

Um den Erfolg der Transfektion zu erhöhen, gibt es verschiedene Lösungsansätze. Die pDNA kann mit kationischen Lipiden bzw. Polymeren behandelt werden, wodurch sie gegen Nukleasen geschützt wird und leichter die Zellmembran passieren kann. Durch verschieden physikalische Methoden kann die Permeabilität der Zellmembran verändert bzw. temporär Poren induziert werden, wodurch die pDNA in die Zellen gelangen kann. Der intrazelluläre Abbau kann ebenfalls durch chemische Modifikationen der pDNA verhindert werden. Trotz der vielfältigen Fortschritte bei der Optimierung von Plasmidvektoren, ist die Effizienz des Gentransfers bei viralen Vektoren immer noch deutlich höher.

Vorteile von Plasmidvektoren:

- einfache Produktion
- geringe Immunogenität
- keine Größenlimitierung

Nachteile von Plasmidvektoren:
- geringe Effizienz
- schwierig gezielt bestimmte Zelltypen zu transfizieren
- in der Regel zeitlich begrenzte Expression

Virale Vektoren

Bei Viren handelt es sich im Grunde um natürlich vorkommende Genfähren, die effizient und gezielt Zellen mit ihrer genetischen Information verändern können. Über seine Oberflächenproteine kann der Virus spezifisch an bestimmte Rezeptoren der Zielzelle binden und dadurch seine Aufnahme in die Zelle mittels Endozytose induzieren. Anschließend wird das Virale Genom in den Zellkern geschleust, in dem dann die virale Genexpression stattfindet, die es dem Virus ermöglicht sich zu replizieren. Um Viren als Vektoren für eine Gentherapie einsetzen zu können, müssen sie in der Regel so modifiziert werden, dass sie nur das therapeutische Gen übertragen, aber selbst nicht mehr replikationsfähig sind (**Abb. 2**).

Der ideale virale Vektor für die klassische Gentherapie sollte eine sehr geringe Immunogenität, eine hohe Effizienz, eine hohe Spezifität und geringe Nebenwirkungen aufweisen. Je nach therapeutischen Ansatz kommen verschiedene Virustypen für die Verwendung in Frage. Zu den häufigsten viralen Vektoren, die in der Forschung eingesetzt werden, zählen:

- Gammaretroviren
- Lentiviren
- Adenoviren
- Adeno-assoziierte Viren (AAV)
- Herpes-simplex-Viren (HSV)

Gammaretroviren/Lentiviren

Bei den Gammaretroviren und Lentiviren handelt es sich um Retroviren, die ein RNA Genom besitzen und nach der Transduktion ihre virale DNA in das Wirtsgenom einbauen. Gammaretroviren können nur sich teilende Zellen transduzieren. Lentiviren hingegen sind flexibler und können sowohl sich teilende als auch ruhende Zellen transduzieren, wodurch sie bei vielen Anwendungen bevorzugt eingesetzt werden. Die in der viralen Hülle eingebetteten Glykoproteine können modifiziert werden um den Tropismus des Virus zu beeinflussen. Der Tropismus besagt welchen Zelltyp bzw. welches Gewebe der Virus infizieren kann. Die Integration des viralen Genoms in das Wirtsgenom hat den Vorteil, dass das therapeutische Gen sowie dessen Expression stabil ist und auch nach der Zellteilung in beiden daraus hervorgehenden Zellen enthalten ist. Der große Nachteil besteht im zufälligen Einbau in das Wirtsgenom und dem damit verbundenen Risiken ein potentielles Tumorsuppressorgen zu zerstören oder ein Onkogen zu aktivieren, wodurch die Zellen entarten können. In den letzten Jahren konnte die Sicherheit der verwendeten Vektoren erheblich verbessert werden, so dass in einer der ersten zugelassenen Gentherapien (Strimvelis®) Gammaretorviren zum Einsatz kommen.

Adenoviren

Adenoviren besitzen im Gegensatz zu den Retroviren ein DNA-Genom, welches nach der Transduktion nicht in das Wirtsgenom eingebaut wird sondern eigenständig im Nukleus als sogenannte episomale DNA vorliegt. Adenoviren können sowohl sich teilende als auch ruhende Zellen transduzieren. Ein interessantes Einsatzgebiet in der Onkologie erschließt sich durch die Möglichkeit Adenoviren so zu modifizieren, dass sie nur in Tumorzellen replikationskompetent sind. Werden Tumorzellen mit diesen Adenoviren infizierten, können diese sich in der Tumorzelle replizieren und führen dazu, dass im späteren Verlauf die infizierten Tumorzellen über die induzierte Lyse zerstört werden (**Wold u. Toth 2013**).[14] Adenoviren weisen eine hohe Immunogenität auf, die 1999 bei einer Studie sogar zum Tode eines Patienten führte (**Raper et al. 2003**).[15] Für die klassische Gentherapie stellt die hohe Immunogenität eine große Hürde da, aber in anderen Bereichen ist sie von Vorteil. Bei der Erforschung neuer Impfstoffe macht man sich die starke Aktivierung des Immunsystems durch Adenoviren zu Nutze. Das transduzierte Gen kodiert in diesem Fall das gewünschte Antigen, welches über die infizierten Zellen dem Immunsystem präsentiert wird (**Majhen et al. 2014**).[16] Ein Problem für den Einsatz von Adenoviren ist, das viele Menschen bereits eine Infektion mit den häufigsten Serotypen durchlaufen haben und gegen diese neutralisierende Antikörper aufweisen, die eine effiziente Transduktion verhindern. Es werden derzeit verschiedene Strategien erforscht um diese Problematik zu umgehen.

AAV (Adeno-assoziierte Viren)

Bei den Adeno-assoziierten Viren handelt es sich um kleine einfache Viren, die alleine nicht fähig sind sich in einer Zelle zu replizieren. Für die Replikation ist eine Koinfektion mit einem sogenannten Helfervirus nötig, der über sein Genom essentielle Proteine für die Replikation codiert. AAV können sowohl sich teilende Zellen wie auch ruhende Zellen infizieren. Es gibt viele verschiedene Serotypen, die unterschiedliche Tropismen aufweisen. Der Serotyp AAV9 kann zum Beispiel die Blut-Hirn-Schranke überwinden und Zellen des ZNS transduzieren, was diesen Serotypen für die gentherapeutische Behandlung von neurologischen Erkrankungen interessant macht (**Hocquemiller et al. 2016**).[17] Durch Modifikationen des Capsids kann der Tropismus verändert werden. Das normale AAV Genom kann im

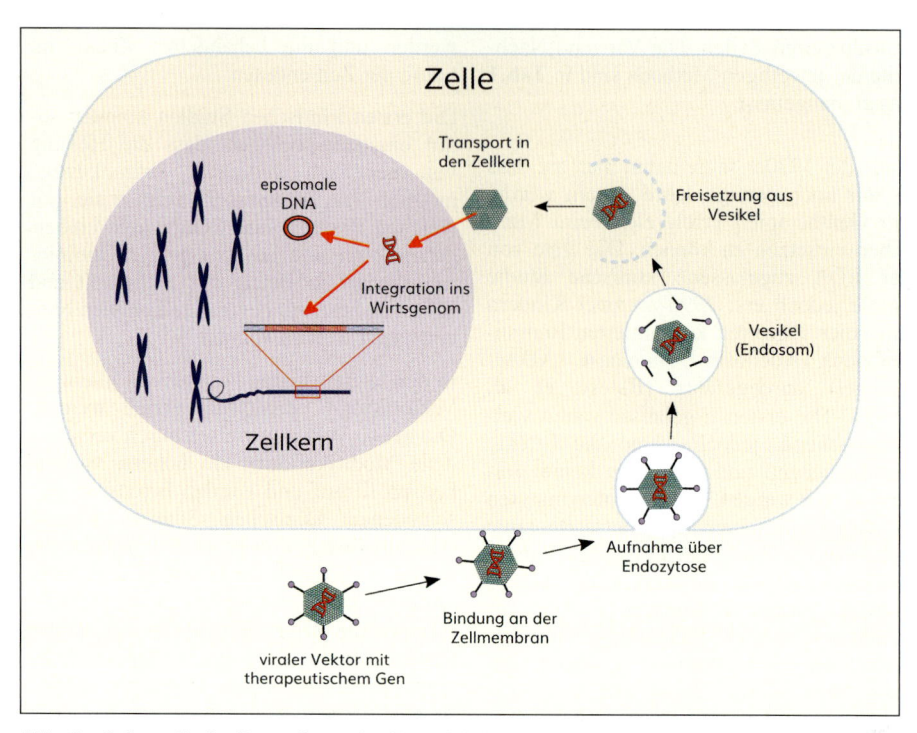

Abb. 2: Schematische Darstellung der Transduktion einer Zelle mit einem viralen Vektor. Der virale Vektor, der in seinem Genom das gewünschte therapeutische Gen trägt, bindet an die Zellmembran und wird über Endozytose in die Zelle aufgenommen. Es bildet sich ein Endosom, aus dem der virale Vektor freigesetzt wird. Anschließend erfolgt die Einschleusung der Vektor-DNA in den Zellkern, wo sie je nach Vektortyp in das Wirtsgenom eingebaut wird oder als episomale DNA vorliegt.

Tab. 2: Übersicht Vektoren

	Plasmid	Gammaretroviren	Lentiviren	Adenoviren	Adeno-assoziierte Viren (AAV)	Herpes-simplex-Viren
Genom	dsDNA	ssRNA	ssRNA	dsDNA	ssDNA	dsDNA
Tropismus	teilende und ruhende Zellen können transfiziert werden	kann nur teilende Zellen transduzieren; Tropismus kann durch die Modifikation der Glykoproteinen in der Hülle verändert werden	können teilende und ruhende Zellen transduzieren; Tropismus kann durch die Modifikation der Glykoproteinen in der Hülle verändert werden	können teilende und ruhende Zellen transduzieren; breiter Tropismus, aber benötigt speziellen Rezeptor auf Zielzelle	können teilende und ruhende Zellen transduzieren; es gibt viele verschiedene AAV Serotypen, die unterschiedliche Tropismen aufweisen; Capside können modifiziert werden, um Tropismus zu beeinflussen	können teilende und ruhende Zellen transduzieren; breiter Tropismus (inkl. Neurotropismus)
Integration	liegt episomal vor, keine Integration	integriert in das Genom	integriert in das Genom	liegt episomal vor, keine Integration	liegt bei rAAV hauptsächlich episomal vor, aber ein geringer Anteil kann ins Genom integrieren	liegt episomal vor, keine Integration
Immunogenität	gering	moderat	gering	hoch	gering	gering
Verpackungskapazität	theoretisch unbegrenzt	~8 kb	~8 kb	~7,5 kb	~4,5 kb	>30kb
Kommerzielle Anwendung		weltweit erstes zugelassenes korrigierendes Gentherapeutikum (Strimvelis®) basiert auf einem Gammaretrovirus		erste zugelassene Gentherapie (Gendicine®) basiert auf rekombinanten Adenovirus	erste in der westlichen Welt zugelassene Gentherapie (Glybera®) basiert auf rAAV	erste in den USA und Europa zugelassene onkolytische Immuntherapie (IMLYGIC®) basiert auf modifizierten Herpes-simplex-Viren (Typ 1)

Wirtsgenom spezifisch in einem bestimmten Bereich des Chromosom 19 integrieren. Die rekombinanten AAV (rAAV), die zum Einsatz kommen, sind jedoch in der Regel so modifiziert, das das AAV Genom im Nukleus der Wirtszelle hauptsächlich episomal vorliegt (**Deyle u. Russell 2009**).[18] Beim Einsatz von rAAV zeigt sich nur eine geringe Immunogenität, aber es besteht das Problem, dass viele Menschen durch vorangegangene Infektionen neutralisierende Antikörper gegen häufige Serotypen aufweisen, die eine gentherapeutische Behandlung mit rAAV erschweren. Ein weiterer Nachteil ist die im Vergleich geringe Verpackungskapazität, so dass man mittels rAAV keine allzu großen Gene in eine Zelle einschleusen kann. Zahlreiche klinische Studien zur Gentherapie unter Verwendung von rAAV wurden bereits durchgeführt, unter anderem zur Behandlung von Hämophilie B, Cystische Fibrose, Parkinson, rheumatoider Arthritis und Muskeldystrophie Duchenne. Die in der westlichen Welt erste zugelassene Gentherapie (Glybera) basiert auf rAAV. Sie wurde 2012 von der europäischen Arzneimittelbehörde EMA zur Behandlung von Patienten mit einer Lipoproteinlipase-Defizienz zugelassen.

Herpes-simplex-Virus (HSV)

Herpesviren gehören zu den größten und komplexesten Viren und können viele verschiedene Zelltypen infizieren (**Karasneh et al. 2011**).[19] Herpes-simplex-Viren haben die Fähigkeit Zellen des ZNS zu infizieren, was sie zu interessanten Kandidaten für die gentherapeutische Behandlung von neurologischen Erkrankungen macht (**Manservigi et al. 2010**).[20] Sie können sowohl sich teilende als auch ruhende Zellen infizieren und verfügen über eine hohe Verpackungskapazität, so dass auch große Gene für eine Gentherapie eingesetzt werden können. Ähnlich der Adenoviren, können modifizierte Herpes-simplex-Viren zur Behandlung von Tumoren eingesetzt werden (**Fukuhara et al. 2016**).[21] Im Jahr 2015 wurde die erste onkolytische Immuntherapie (IMLYGIC®) zugelassen, die auf modifizierten Herpes-simplex-Viren Typ 1 basiert. Eingesetzt wird sie zur Behandlung von erwachsenen Patienten mit inoperablem metastasiertem Melanom, sofern keine inneren Organe, Knochen oder Lunge befallen sind (**Andtbacka et al. 2015**)[22] (**Tab. 2**).

Gentherapie: aktuelle Forschung und Anwendungen

Ursprünglich steckte hinter dem Konzept der Gentherapie die Idee eine monogene Erkrankung zu heilen, in dem man das defekte Gen durch ein funktionelles Gen ersetzt. Durch das immer größer werdende Verständnis der molekularen Ursachen und komplexen Vorgängen bei verschiedensten Erkrankungen, haben sich die potentiellen Anwendungsmöglichkeiten für den Einsatz einer Gentherapie erheblich erweitert. Zu den derzeit erforschten Anwendungen zählen:

- Genersatz-Therapie bei monogenen Erkrankungen

- Hinzufügen eines Gens zur Behandlungen von multifaktoriellen Erkrankungen und Infektionskrankheiten

- Herunterregulierung toxischer Genprodukte mittels Gen-Knockdown

- Gene Editing

Obwohl die Forschung an Genersatz-Therapien bereits seit den 1970er Jahren besteht, kommen erst seit kurzem die ersten kommerziellen Gentherapien zum Einsatz. Die in Europa erste zugelassene Gentherapie Glybera wurde entwickelt, um Patienten mit der sehr seltenen Lipoproteinlipase- (LPL)-Defizienz zu behandeln. Patienten mit LPL-Defizienz müssen eine sehr strikte fettarme Diät einhalten und weisen ein stark erhöhtes Risiko für teils lebensbedrohliche Pankreatitiden auf. Die Gentherapie basiert auf rekombinanten AAV die durch Injektionen in die Oberschenkelmuskulatur Muskelzellen transduzieren, so dass diese funktionelle Lipoproteinlipase produzieren. Die Wirksamkeit der Therapie ist jedoch beschränkt. Die Zahl der schweren Pankreatitiden nimmt ab, aber die Patienten müssen weiterhin eine strenge Diät einhalten, da eine moderate Senkung der Blutfettwerte nach der Therapie nur vorübergehend zu beobachten ist **(Scott 2015)**.[23] Bisher wurde nur eine Patientin außerhalb einer Studie mit Glybera behandelt. Der mit der Krankenkasse ausgehandelte Preis für die Therapie belief sich dabei auf ca. 900.000 Euro. Aufgrund der begrenzten Wirksamkeit und des hohen Preises, ist die Zukunft von Glybera ungewiss. Bessere Aussichten bestehen für die im Jahr 2016 zugelassene Gentherapie Strimvelis®, die zur Behandlung von Patienten mit ADA-SCID (Schwere kombinierte Immundefizienz durch Adenosin-Desaminase (ADA)-Mangel) eingesetzt wird **(Hoggatt 2016)**.[24] Es handelt sich um eine ex vivo Therapie, bei der den Patienten Knochenmark entnommen wird, um daraus bestimmte Stammzellen zu gewinnen. Diesen wird über einen rekombinanten Gamaretrovirus ein funktionelles ADA-Gen eingefügt und anschließend dem Patienten zurück infundiert. Die erste Ergebnisse sind sehr vielversprechend. Die Rate der schweren Infektionen wurde durch die Therapie deutlich gesenkt und bisher konnten keine schweren Nebenwirkungen festgestellt werden **(Cicalese et al. 2016)**.[25] Im Jahr 2016 waren weltweit 248 klinische Studien zur gentherapeutischen Behandlung von monogenen Erkrankungen registriert **(Gene Therapy Trials Worldwide)**.[26] Unter anderem zur Behandlung von Lebersche kongenitale Amaurose (LCA), Sichelzellanämie, Beta-Thalassämie, Hämophilie, Mukoviszidose und schwerer kombinierter Immundefekte.

Die meisten monogenen Erkrankungen zählen zu den seltenen Erkrankungen, wodurch das Forschungsinteresse an Gentherapien zu deren Behandlung begrenzt ist. Die Mehrzahl der Studien konzentriert sich auf häufige Erkrankungen, wie Krebs, kardiovaskuläre Erkrankungen und Infektionserkrankungen. In Zusammenhang mit der Behandlung von Krebserkrankungen waren im Jahr 2016 über 1.500 verschiedene Studien registriert **(Gene Therapy Trials Worldwide)**.[27] Die erste in den USA und Europa zugelassene onkolytische Immuntherapie (IMLYGIC®) basiert auf modifizierten Herpes-simplex-Viren (Typ 1) und wird zur Behandlung von Erwachsenen mit nicht resezierbarem, lokal oder entfernt metastasiertem Melanom eingesetzt. Die Therapie zielt darauf Tumorzellen direkt zu zerstören und dabei eine Immunantwort gegen den Tumor auszulösen. Wie sich diese Therapie in Zukunft entwickelt ist derzeit ungewiss. Im Nutzenbewertungsverfahren durch den Gemeinsamen Bundesausschuss (G-BA) konnte der Zusatznutzen gegenüber der zweckmäßigen Vergleichstherapie aufgrund fehlender Studien nicht belegt werden **(Gemeinsamer Bundesausschuss 2017)**.[28] Weitere vielversprechende onkologische Studien laufen unter anderem zur Behandlung von Glioblastomen, Hepatozellulären Karzinomen, Harnblasenkarzinomen und Kopf-Hals-Tumoren **(Fukuhara et al. 2016)**.[29]

Ein weiteres Forschungsgebiet, in das große Erwartungen gesetzt werden, ist die Bekämpfung von Infektionskrankheiten mittels gentherapeutischen Ansätzen. Impfungen durch den Einsatz von viralen Vektoren wurden bereits gegen verschiedene Infektionskrankheiten wie Malaria, HIV, Tuberkulose und Influenza entwickelt **(Majhen et al. 2014)**[30], **(Coughlan et al. 2015)**.[31] Bisher konnte jedoch noch kein Durchbruch erzielt werden. In einer klinischen Studie zur Impfung gegen HIV konnte sogar ein gegenteiliger Effekt beobachtet werden. Trotz der verträglichen Impfung und der aktivierten T-Zell-Antwort gegen HIV Antigene, zeigte die Impfung keine Schutz vor einer HIV Infektion, sondern ging sogar mit einem erhöhten Infektionsrisiko einher **(Fauci et al. 2014)**.[32]

Vor wenigen Jahren wurde die Gentechnik durch das sogenannte Gene Editing (auch Genome Editing) revolutioniert. Mit dem sogenannten CRISPR/Cas9 Verfahren, das aus einem natürlich vorkommenden System in Bakterien stammt, ist es auf einfache Weise möglich sehr spezifisch einzelne Gene oder DNA Abschnitte mittels einer Sonde und einer dazugehörigen Nuklease zu verändern **(Cong et al. 2013)**[33], **(Mali et al. 2013)**.[34] Die individuell designte RNA-Sonde wird dabei benutzt, um die zu verändernde DNA-Sequenz im Genom zu finden. Nach der Bindung schneidet genau an dieser Stelle die Nuklease den DNA-Doppelstrang. Die zelleigene DNA-Reparatursystem werden anschließend dazu ausgenutzt ein Gen zu inaktivieren oder komplette Gene auszutauschen. Mittels Gene Editing lässt sich theoretisch das Erbgut jeder beliebigen Zelle gezielt verändern. Im Oktober 2016 wurde in China der erste Mensch mit körpereigenen Zellen behandelt, die mittels dem CRISPR/Cas9 Verfahren verändert wurden **(Cyranoski 2016)**.[35] Bei dem an Lungenkrebs erkrankten Patienten wurden T-Zellen isoliert, um in diesen ein bestimmtes Gen zu inaktivieren, das eine Immunantwort bremst. Nach der Rückführung der durch Gene Editing modifizierten Zellen erhoffen sich die Wissenschaftler bei dem Patienten eine verstärkte Tumorabwehr.

In den letzten Jahren konnten große Fortschritte bei der Entwicklung von Gentherapien gemacht werden. Die Anwendungsmöglichkeiten haben sich stetig erweitert, so dass es für viele verschiedene Erkrankungen gentherapeutische Ansätze gibt, die in klinischen Studien getestet werden. Neue Techniken, wie das Gene Editing, haben die molekulare Medizin revolutioniert und es besteht die Hoffnung, dass dadurch auch komplexe und schwer zu behandelnde Erkrankungen, wie Krebs oder HIV, bekämpft werden können. Bis dahin sind noch einige Hürden zu meistern, aber es ist nur eine Frage der Zeit, bis Gentherapien standardmäßig bei der Behandlung von Patienten eingesetzt werden können.

Es liegen keine Interessenkonflikte der Autoren vor.

Literatur

1. Friedmann T, Roblin R. Gene Therapy for Human Genetic Disease? Science (80-. 1972;175(4025):949–55.

2. Rogers S, Lowenthal A, Terheggen HG, Columbo JP. Induction of arginase activity with the Shope papilloma virus in tissue culture cells from an argininemic patient. J Exp Med. 1973 Apr 1;137(4):1091–6.

3. Terheggen HG, Lowenthal A, Lavinha F, Colombo JP, Rogers S. Unsuccessful trial of gene replacement in arginase deficiency. Z Kinderheilkd. 1975;119(1):1–3.

4. Blaese RM, Culver KW, Miller AD, Carter CS, Fleisher T, Clerici M, et al. T lymphocyte-directed gene therapy for ADA- SCID: initial trial results after 4 years. Science. 1995 Oct 20;270(5235):475–80.

5. Raper SE, Chirmule N, Lee FS, Wivel NA, Bagg A, Gao G, et al. Fatal systemic inflammatory response syndrome in a ornithine transcarbamylase deficient patient following adenoviral gene transfer. Mol Genet Metab. 2003 80(1–2):148–58.

6. Hacein-Bey-Abina S, Hauer J, Lim A, Picard C, Wang GP, Berry CC, et al. Efficacy of Gene Therapy for X-Linked Severe Combined Immunodeficiency. N Engl J Med. 2010 Jul 22;363(4):355–64.

7. Hacein-Bey-Abina S, Le Deist F, Carlier F, Bouneaud C, Hue C, De Villartay J-P, et al. Sustained Correction of X-Linked Severe Combined Immunodeficiency by ex Vivo Gene Therapy. N Engl J Med. Massachusetts Medical Society; 2002 Apr 18;346(16):1185–93.

8. Gaspar HB, Parsley KL, Howe S, King D, Gilmour KC, Sinclair J, et al. Gene therapy of X-linked severe combined immunodeficiency by use of a pseudotyped gammaretroviral vector. Lancet. 2004 Dec;364(9452):2181–7.

9. Gaspar HB, Cooray S, Gilmour KC, Parsley KL, Adams S, Howe SJ, et al. Long-Term Persistence of a Polyclonal T Cell Repertoire After Gene Therapy for X-Linked Severe Combined Immunodeficiency. Sci Transl Med. 2011 Aug 24;3(97):97ra79-97ra79.

10. Boztug K, Schmidt M, Schwarzer A, Banerjee PP, Díez IA, Dewey RA, et al. Stem-Cell Gene The-

rapy for the Wiskott–Aldrich Syndrome. N Engl J Med. Massachusetts Medical Society; 2010 Nov 11;363(20):1918–27.

11. Braun CJ, Boztug K, Paruzynski A, Witzel M, Schwarzer A, Rothe M, et al. Gene Therapy for Wiskott-Aldrich Syndrome—Long-Term Efficacy and Genotoxicity. Sci Transl Med. 2014;6(227).

12. Hacein-Bey-Abina S, Pai S-Y, Gaspar HB, Armant M, Berry CC, Blanche S, et al. A Modified γ-Retrovirus Vector for X-Linked Severe Combined Immunodeficiency. N Engl J Med. 2014 Oct 9;371(15):1407–17.

13. Andtbacka RHI, Kaufman HL, Collichio F, Amatruda T, Senzer N, Chesney J, et al. Talimogene laherparepvec improves durable response rate in patients with advanced melanoma. J Clin Oncol. 2015;33(25):2780–8.

14. Wold WSM, Toth K. Adenovirus vectors for gene therapy, vaccination and cancer gene therapy. Curr Gene Ther. NIH Public Access; 2013 Dec;13(6):421–33.

15. Raper SE, Chirmule N, Lee FS, Wivel NA, Bagg A, Gao G, et al. Fatal systemic inflammatory response syndrome in a ornithine transcarbamylase deficient patient following adenoviral gene transfer. Mol Genet Metab. 2003 80(1–2):148–58.

16. Majhen D, Calderon H, Chandra N, Fajardo CA, Rajan A, Alemany R, et al. Adenovirus-Based Vaccines for Fighting Infectious Diseases and Cancer: Progress in the Field. Hum Gene Ther. 2014 Apr;25(4):301–17.

17. Hocquemiller M, Giersch L, Audrain M, Parker S, Cartier N. Adeno-Associated Virus-Based Gene Therapy for CNS Diseases. Hum Gene Ther. Mary Ann Liebert, Inc.; 2016 Jul;27(7):478–96.

18. Deyle DR, Russell DW. Adeno-associated virus vector integration. Curr Opin Mol Ther. 2009;11(4):442–7.

19. Karasneh GA, Shukla D, Alencastro F, Spors F, Zhao Y, Tiwari V, et al. Herpes simplex virus infects most cell types in vitro: clues to its success. Virol J. BioMed Central; 2011;8(1):481.

20. Manservigi R, Argnani R, Marconi P. HSV Recombinant Vectors for Gene Therapy. Open Virol J. Bentham Science Publishers; 2010 Jun 18;4:123–56.

21. Fukuhara H, Ino Y, Todo T. Oncolytic virus therapy: A new era of cancer treatment at dawn. Cancer Sci. Wiley-Blackwell; 2016 Oct;107(10):1373–9.

22. Andtbacka RHI, Kaufman HL, Collichio F, Amatruda T, Senzer N, Chesney J, et al. Talimogene laherparepvec improves durable response rate in patients with advanced melanoma. J Clin Oncol. 2015;33(25):2780–8.

23. Scott LJ. Alipogene Tiparvovec: A Review of Its Use in Adults with Familial Lipoprotein Lipase Deficiency. Drugs. Springer International Publishing; 2015 Feb 6;75(2):175–82.

24. Hoggatt J. Gene Therapy for "Bubble Boy" Disease. Cell. 2016 Jul 14;166(2):263.

25. Cicalese MP, Ferrua F, Castagnaro L, Pajno R, Barzaghi F, Giannelli S, et al. Update on the safety and efficacy of retroviral gene therapy for immunodeficiency due to adenosine deaminase deficiency. Blood. 2016 Jul 7;128(1):45–54.

26. Gene Therapy Trials Worldwide (Internet). The Journal of Gene Medicine. 2017 (cited 2017 Mar 7). Available from: www.abedia.com/wiley/

27. Gene Therapy Trials Worldwide (Internet). The Journal of Gene Medicine. 2017 (cited 2017 Mar 7). Available from: www.abedia.com/wiley/

28. Bekanntmachung eines Beschlusses des Gemeinsamen Bundesausschusses über eine Änderung der Arzneimittel-Richtlinie (AM-RL): Anlage XII – Beschlüsse über die Nutzenbewertung von Arzneimitteln mit neuen Wirkstoffen nach § 35a des Fünften Buches Sozialgesetzb. 2016; www.g-ba.de/informationen/richtlinien/anlage/169/;14.03.2017

29. Fukuhara H, Ino Y, Todo T. Oncolytic virus therapy: A new era of cancer treatment at dawn. Cancer Sci. Wiley-Blackwell; 2016 Oct;107(10):1373–9.

30. Majhen D, Calderon H, Chandra N, Fajardo CA, Rajan A, Alemany R, et al. Adenovirus-Based Vaccines for Fighting Infectious Diseases and Cancer: Progress in the Field. Hum Gene Ther. 2014 Apr;25(4):301–17.

31. Coughlan L, Mullarkey C, Gilbert S. Adenoviral vectors as novel vaccines for influenza. J Pharm Pharmacol. 2015;67(3):382–99.

32. Fauci AS, Marovich MA, Dieffenbach CW, Hunter E, Buchbinder SP. Immunology. Immune activation with HIV vaccines. Science. NIH Public Access; 2014 Apr 4;344(6179):49–51.

33. Cong L, Ran FA, Cox D, Lin S, Barretto R, Habib N, et al. Multiplex Genome Engineering Using CRISPR/Cas Systems. Science (80-). 2013 Feb 15;339(6121):819–23.

34. Mali P, Yang L, Esvelt KM, Aach J, Guell M, DiCarlo JE, et al. RNA-Guided Human Genome Engineering via Cas9. Science (80-). 2013 Feb 15;339(6121):823–6.

35. Cyranoski D. CRISPR gene-editing tested in a person for the first time. Nature. 2016 Nov 24;539(7630):479.

Venöse Thromboembolien nach Langstreckenflügen
Inzidenz, Risikofaktoren und Prävention

Werner Rath, Georg-Friedrich von Tempelhoff

Seit dem plötzlichen Tod einer jungen Frau infolge einer fulminanten Lungenembolie unmittelbar nach einem 20-stündigen Flug auf dem Flughafen Heathrow/London im Jahre 2000 und einer Deklaration der WHO (**2001**)[1] über die Assoziation von Flugreisen und venösen Thromboembolien (VTE) ist dieses Problem zunehmend in den Fokus des öffentlichen Interesses gerückt. Auf welcher Grundlage kann das individuelle Risiko eingeschätzt und eine adäquate Prävention durchgeführt werden?

Die Zunahme an Fernreisen aus beruflichen oder touristischen Gründen hat zu einer steigenden Zahl von Langstreckenflügen geführt. Nach der WHO (**WRIGHT Project 2007**)[2] wird eine Flugreise von mehr als 4 Stunden Dauer als Langstreckenflug bezeichnet. In diesem Zusammenhang wird immer wieder (und vor allem in Urlaubszeiten) das Risiko von „Reisethrombosen" diskutiert.

Unabhängig davon, ob es sich um eine Reise mit Auto, Bahn, Bus oder Flugzeug handelt, wird von Reisethrombosen (bei Flugreisen auch „Economy-Class-Syndrom") bei deren Manifestation bis zu 4 Wochen (**Schobersberger et al. 2008**)[3] oder nach dem British Committee for Standards in Haematology (**Watson u. Baglin 2011**)[4] bis zu 6 Wochen nach Langstreckenflügen gesprochen. Schätzungsweise treten 5–15 % aller nachgewiesenen VTE im Zusammenhang mit Langstreckenflügen auf (**Samama 2000**),[5] (**Hughes et al. 2006**).[6] Das Risiko ist am höchsten in der ersten Woche und nimmt dann kontinuierlich ab (**Gallus 2005**),[7] (**Kelman et al. 2003**);[8] die Mehrzahl (etwa 60–75 %) aller Reisethrombosen sind asymptomatische/symptomarme, isolierte Thrombosen in der Unterschenkelmuskulatur (**Watson u. Baglin 2011**),[9] (**Belcaro et al. 2001**),[10] (**Schwarz et al. 2005**),[11] die von den Betroffenen – als „unangenehme Beinschwellung/Ödem" wahrgenommen – auf das lange Sitzen mit herunterhängenden Beinen im Flugzeug zurückgeführt werden. Die klinische Relevanz dieser Thrombosen ist fraglich, sie können aber Ausgangspunkt für tiefe Beinvenenthrombosen sein (**Schwarz et al. 2005**).[12]

Inzidenz venöser Thromboembolien

Bisher gibt es keine prospektive kontrollierte Studie mit ausreichender Fallzahl (adäquater statistischer Power), die eine evidenzbasierte Assoziation zwischen Flugreisen und dem Risiko für VTE beweist. Um ein signifikant erhöhtes Risiko nachzuweisen, wäre eine Untersuchung von etwa 1 Million Passagieren (+ Kontrollen) notwendig (**Adi et al. 2004**).[13]

Ungeachtet einer erheblichen Heterogenität (z. B. Alter, Risikofaktoren) und großer methodologischer Unterschiede (z. B. fehlende Kontrollgruppen) in Studien (Diskussion bei (**Schwarz et al. 2005**)[14] wird in **Tabelle 1** eine Übersicht zur Inzidenz von VTE nach Flugreisen wiedergegeben. In die prospektiven Studien wurden mehrheitlich Passagiere mit niedrigem bis mittlerem Risiko aufgenommen. Entsprechende Übersichten finden sich bei **Schwarz et al. (2005)**,[15] **Kuipers et al. 2007 (2007)**[16] und **Watson u. Baglin (2011)**.[17]

Fest steht, dass das Risiko für VTE vor allem von der Flugdauer, der Anzahl der Flüge innerhalb von 3–4 Wochen und von individuellen zur VTE prädisponierenden Risikofaktoren abhängig ist (**Gallus 2005**),[18] (**Perez-Rodriguez et al. 2003**),[19] (**Bartholomew et al. 2011**),[20] (**Lehmann et al. 2009**).[21] Nach Metaanalysen aus Fall-Kontroll-Studien erhöhen Langstreckenflüge das Risiko für VTE um das 2bis 4-Fache innerhalb der ersten 4 Wochen (**Kuipers et al. 2007**),[22] (**Chandra et al. 2009**);[23] pro 2 Stunden verlängerte Flugzeit soll das VTERisiko um jeweils 26 % ansteigen (16). Bei gesunden Passagieren ohne Risikofaktoren und einer Flugdauer unter 3–4 Stunden ist das VTE-Risiko nicht erhöht (**Adi et al. 2004**).[24]

Zu berücksichtigen in diesem Zusammenhang ist das Basisrisiko für VTE. Dieses wurde bei gesunden Frauen unter 35 Jahren ohne Hormoneinnahme mit 1–2/10.000/Jahr angegeben und steigt jenseits des 40. Lebensjahres um das 4-Fache an (**Birkhäuser 2012**).[25] Junge Frauen (< 30 Jahre) sind bis zu 3-mal häufiger von VTE betroffen als junge Männer (**Santosa et al. 2014**).[26]

Eine Beobachtungsstudie aus Frankreich analysierte über einen Zeitraum von 13 Jahren 116 Lungenembolien (LE), die unmittelbar nach der Landung auftraten (**Lapostolle et al. 2001**),[27] (**Lapostolle et al. 2009**).[28] Bei annähernd gleicher Geschlechterverteilung der Passagiere betrafen 78 % dieser LE Frauen. Insgesamt lag die Inzidenz der LE bei 0,61/1.000.000

Tab. 1: Prospektive kontrollierte Studien mit einer Fallzahl, die ausreicht, um eine evidenzbasierte Assoziation zwischen Flugreisen und VTE-Risiko nachzuweisen, gibt es bisher nicht. Die vorliegenden Zahlen stammen aus methodologisch unterschiedlichen Studien an heterogenen Personengruppen.

Inzidenz venöser Thromboembolien (VTE) nach Flugreisen
Fall-Kontroll-Studien (n=10)
- symptomatische VTE unabhängig von Flugdauer: OR: 1,4 (95 % KI 0,9–2,0)
- > 8 Std. Flugdauer: OR 1,3–7,9; gepoolte OR: 3,9 (95 % KI 1,4–10,7)
Prospektive Beobachtungsstudien (n=6)*
asymptomatische Beinvenenthrombose (BVT) bei Flugreisen > 8 Std.:
- absolutes Risiko: im Mittel 1,4–1,7 %
- symptomatische VTE: 0,2–0,4 %
- Kontrollgruppe ohne Flugreise (n=2): 0–0,2 %
60–70 % der BVT sind isolierte Thrombosen in der Wadenmuskulatur.
Beobachtungsstudien (n=4)
symptomatische Lungenembolie nach Landung:
- Flugdauer 6–8 Std.: 0,3–0,5/1 Mio. Passagiere
- Flugdauer 8– >12 Std.: 1,7–4,8/1 Mio. Passagiere
tödliche Lungenembolie (n=6):
- Flugdauer >3 Std.: 0–0,5/1 Mio. Passagiere
- Flugdauer >8 Std.: 1,3/1 Mio. Passagiere (OR: 7,9; 95 % KI 1,1–55,1)
Randomisierte, kontrollierte Studien*
LONFLIT-Studien (asymptomatische tiefe BVT, Flugdauer > 10/> 12 Std.):
- LONFLIT 1: niedriges versus hohes Risiko: 0 vs. 2,8 %
- LONFLIT 2: ohne und mit Kompressionsstrümpfen 4,5 vs. 0,24 %
- LONFLIT 3: hohes Risiko: keine Prophylaxe vs. ASS vs. NMH: 4,8 vs. 3,6 vs. 0 %
n = Zahl der Studien
* sonografische Untersuchung vor und/oder 24–48 Std. nach der Flugreise gesammelte Daten aus: (4, 11, 16)

weibliche Passagiere (0,2/1.000.000 männliche Passagiere). Bei einer Flugstrecke von mehr als 10.000 km stieg dieses Risiko auf 7,2/1.000.000 weibliche Passagiere an (Lapostolle et al. 2009),[29] einer anderen Untersuchung zufolge auf 4,8/1.000.000 weibliche Passagiere bei einer Flugdauer über 12 Stunden (Kuipers et al. 2007).[30]

Die Gesamtrate an VTE bei gesunden Frauen ohne orale Kontrazeptiva soll unabhängig von der Flugdauer 1/5.000 betragen (Kuipers et al. 2014).[31]

Individuelle Risikofaktoren

Bei über 80 % aller Passagiere (unabhängig vom Geschlecht) liegt mindestens ein identifizierbarer Risikofaktor für VTE (insbesondere LE) vor (Lehmann et al. 2009),[32] (Paganin et al. 2003),[33] (McQuillan et al. 2003).[34] Als wichtigste individuelle Risikofaktoren gelten (Gavish u. Brenner 2011):[35]

- vorangegangene VTE,
- kürzliche größere Operationen/ Trauma,
- Thrombophilien,
- Karzinome,
- kongestive Herzerkrankungen,
- ausgeprägte Varikosis,
- orale Kontrazeptiva/Hormonersatztherapie,
- Schwangerschaft und Wochenbett.

In einer großen, bevölkerungsbasierten Studie (MEGA) wurden verschiedene Risikofaktoren im Zusammenhang mit Flugreisen (> 4 Std.) analysiert (Cannegieter et al. 2006).[36] Flugreisen allein erhöhten das VTE-Risiko um das 1,8 (Flugdauer 8–12 Stunden) bis 2,8-Fache (> 12 Stunden), Faktor-V-Leiden-Mutation um das 13,6-Fache und orale Kontrazeptiva sogar um das bis zu 40-Fache; BMI > 30 kg/m2 steigerten bei Flugreisen das Risiko nicht signifikant. Bereits 2003 hatten Martinelli et al. (Martinelli et al. 2003)[37] auf die Erhöhung des VTE-Risikos bei Langstreckenflügen (> 8 Stunden) im Zusammenhang mit angeborenen und erworbenen Thrombophilien (Risikoerhöhung um das 16-Fache) und oralen Kontrazeptiva (Risikoerhöhung um das 14-Fache) hingewiesen. Nach einem jüngsten Kalkulationsmodell von Kuipers et al. (2014),[38] basierend auf den Daten einer früheren Kohortenstudie unter Teilnahme von Angestellten internationaler Konzerne (Kuipers et al. 2007),[39] betrug das geschätzte absolute Risiko für symptomatische VTE bei Frauen nach Langstreckenflügen (> 4 Stunden) und Einnahme oraler Kontrazeptiva 1/259 Flüge und mit Hormonersatztherapie 1/405 Flüge.

Tab. 2: Für eine adäquate Prävention – gerade auch bei Schwangeren - ist es wichtig, die individuellen Risikofaktoren vor Antritt der Flugreise zu erfassen. Dies liefert die Grundlage für eine risikoadaptierte Thromboembolie-Prophylaxe.

Risikoklassifikation für VTE nach Flugreisen: Zusammenfassung aus internationalen Leitlinien
A: niedriges Risiko
- keine individuellen Risikofaktoren außer Langstreckenflug (ACCP: >6 Std., BCSH: >6 Std., BTS: > 8 Std./mehrere Flüge in kurzer Zeit (ca. 4 Wochen))
B: mittleres Risiko
- vorangegangene provozierte VTE - Thrombophilien - BMI > 30 kg/m$_2$ - positive Familienanamnese für VTE - ausgeprägte Varikosis - kombinierte orale Kontrazeptiva - Hormonersatztherapie - Schwangerschaft - Wochenbett: innerhalb von 2 Wochen (BTS) bzw. bis 6 Wochen (BCSH) post partum - Körpergröße > 190 cm/< 160 cm (BTS)
C: hohes Risiko
- vorangegangene idiopathische VTE - Karzinom - größere Operationen/Trauma innerhalb der letzten 4–6 Wochen - schwere Grunderkrankungen - Immobilisierung (z. B. Gipsverband) - homozygote oder kombinierte angeborene Thrombophilien – ≥ 2 Risikofaktoren unter B
ACCP: American College of Chest Physicians 2012 (90) BCSH: British Committee for Standards in Haematology 2011 (4) BTS: British Thoracic Society 2011 (89) Traveller's thrombosis: International Consensus Statement, Wien 2008 (3)

Tab. 3: Mehrheitlich auf Konsensus von Experten basierende Präventionsempfehlungen

Empfehlungen zur Prävention von tiefen Beinvenenthrombosen bei Langstreckenflügen (Grad 2C–D)
niedriges Risiko Allgemeine Maßnahmen (Grad D): - körperliche Aktivität: regelmäßiges Umherlaufen auf dem Gang alle 2–3 Std., Bewegung der Beine (Wadenmuskeln, z. B. „Fußwippen") am Sitzplatz alle 30 min, isometrische Übungen - Sitzen am Gang (Bewegungsfreiheit): Füße sollten den Boden erreichen. Cave: Abknicken der Poplitealvenen - Dehydratation vermeiden: regelmäßige Flüssigkeitszufuhr (mindestens 250 ml alle 2 Std.), kein exzessiver Alkohol-/Kaffeegenuss - keine Einnahme von Tranquilizern/Schlafmitteln. Cave: längeres Schlafen in verkrampfter Haltung
mittleres Risiko (z. B. Schwangerschaft, Wochenbett) zusätzlich (Grad 2B/2C): - angepasste, graduierte Kompressionsstrümpfe bis zum Knie (15–30 mmHg Kompression in Knöchelhöhe)
hohes Risiko (z. B. vorangegangene VTE, symptomatische Thrombophilie) zusätzlich (Grad 2C/2D): - niedermolekulares Heparin (z. B. 5.000 IE Dalteparin s.c.) 6–12 Std. vor dem Flug ➔ 1–3 Tage nach dem Flug (individuelle Entscheidung) - kein Aspirin

VTE-Risiko und Schwangerschaft

Schätzungsweise kommt auf 1.000 Flugreisende eine Schwangere (Sammour et al. 2012).[40]

Exakte Angaben über die Inzidenz von VTE bei Schwangeren mit Langstreckenflügen liegen bisher nicht vor (Izadi et al. 2015).[41] Unter Berücksichtigung eines etwa 5-fach erhöhten Risikos für VTE in der Schwangerschaft (im Vergleich zu Nichtschwangeren) ergaben verschiedene Kalkulationsmodelle von Cannegieter und Rosendaal (Cannegieter u. Rosendaal 2013)[42] eine geschätzte Inzidenz venöser Thrombosen von 0,03–0,1 % nach einer

Flugreise in graviditate. Ausweislich einer Kohortenstudie mit allerdings kleiner Fallzahl (26 Thrombosen, davon 3 bei Schwangeren) ergab sich eine OR für tiefe Beinvenenthrombosen für Flugreisen und Schwangerschaft von 14,3 (95 % KI 1,7–121,0, (**Cannegieter 2012**)[43]) bzw. ein geschätztes absolutes Risiko von 1/109 Flüge (**Kuipers et al. 2014**).[44]

Insgesamt liegt das absolute Risiko für VTE in der Schwangerschaft bei 1–2/ 1.000 Schwangerschaften. Dieses Risiko erhöht sich im Wochenbett noch einmal um das 5-Fache (**Mc Lintock 2014**).[45] 20,4 % der VTE manifestieren sich im 1. Trimenon, 20,9 % im 2. und 58,7 % im 3. Trimenon (**Mc Lintock 2014**),[46] (**Sultan et al. 2011**).[47] 95 % aller postnatalen VTE treten innerhalb von 6 Wochen post partum auf (33, 34), das Risiko für VTE ist im Wochenbett um das 20bis 80-Fache höher als bei Nichtschwangeren (**Jacobsen et al. 2008**),[48] (**Pomp et al. 2008**).[49]

Durch die gesteigerte Produktion von Gerinnungsfaktoren und eine Verminderung der fibrinolytischen Aktivität kommt es in der physiologischen Schwangerschaft zur Hyperkoagulabilität, die bei einer gesunden Schwangeren durch die schwangerschaftsinduzierte Hämodilution und die Perfusionssteigerung in der Mikrozirkulation im Allgemeinen gut kompensiert wird. Nach der Risikoklassifikation für VTE von Andersen und Spencer (**Heit et al. 2005**)[50] wurden Schwangerschaft und Wochenbett als mäßiges Risiko für VTE (OR zwischen 2 und 9) eingestuft, auch im Zusammenhang mit Langstreckenflügen (**Watson u. Baglin 2011**).[51]

Nach der RCOG-Leitlinie Nr. 37a 2015 4 Stunden als unabhängiger Risikofaktor für VTE (Evidenzlevel III). Dieses Risiko erhöht sich bei zusätzlichen individuellen Risikofaktoren für VTE, die in der Beratungspraxis zu berücksichtigen sind (Übersicht bei (**RCOG 2015**)[52].

Mit Flugreisen assoziierte Risikofaktoren für VTE

Unabhängig von der Schwangerschaft wurden im Zusammenhang mit Langstreckenflügen folgende „thrombogene" Faktoren diskutiert (**Kuipers et al. 2007**),[53] (**Kuipers et al. 2014**),[54] (**Gavish u. Brenner 2011**),[55] (**Cannegieter et al. 2006**),[56] (**Izadi et al. 2015**),[57] (**Kevane et al. 2014**):[58]

Immobilisierung

Langdauernde Immobilisierung mit Sitzen über Stunden in „verkrampfter" Haltung (vor allem Abknicken der Beine und Druck der Sitzkante auf die Poplitealvenen). Besonders gefährdet sind Flugreisende über 190 cm bzw. unter 160 cm Körpergröße. In diesem Zusammenhang ist zu erwähnen, dass das Sitzen am Fenster mit einem 2-fach höheren Risiko für VTE assoziiert ist als das Sitzen am Gang, bei einem BMI über 30 sogar um das 6-Fache (**Izadi et al. 2014**).[59] Signifikante Unterschiede hinsichtlich des Thromboserisikos (Messung der D-Dimere) zwischen der First/ Business Class und der Economy Class konnten bisher nicht nachgewiesen werden (**Schreijer et al. 2009**),[60] allerdings ist die Datenlage unzureichend.

Mechanische Faktoren der Immobilisierung (s. o.) können zu einer signifikanten Verminderung der Strömungsgeschwindigkeit in den Venen der unteren Extremität führen und damit zu einer venösen Stase mit konsekutiver Hämokonzentration und Verminderung der fibrinolytischen Aktivität (**Jacobsen et al. 2003**).[61] Allerdings kamen verschiedene Studien zu den Auswirkungen von Langstreckenflügen(/-reisen) auf das Gerinnungssystem (Thrombinbildung, fibrinolytisches System), durchgeführt bei gesunden, freiwilligen Passagieren mit unterschiedlichen Flugzeiten, zu diskrepanten Ergebnissen (Übersichten bei (**Kuipers et al. 2007**)[62] und (**Kevane et al. 2014**)[63]); derartige Untersuchungen wurden bisher bei Schwangeren nicht durchgeführt.

Als weitere mit Flugreisen assoziierte Risikofaktoren wurden Dehydratation, erniedrigter Luftdruck und erniedrigte Luftfeuchtigkeit in der Flugzeugkabine, Störung der zirkadianen Rhythmik und hypobare Hypoxie diskutiert und deren Auswirkungen auf Veränderungen im Gerinnungssystem untersucht (Übersichten bei (**Kuipers et al. 2007**),[64] (**Jacobsen et al. 2003**),[65] (**Sandor 2008**).[66]

Hypobare Hypoxie

Unter diesen Einflussfaktoren soll dem Abfall des Luftdrucks und der Induktion einer relativen Hypoxie (hypobare Hypoxie) noch am ehesten Bedeutung für die Entstehung einer Thrombose bei Langstreckenflügen zukommen (**Bagshaw 2001**)[67] (**Bendz et al. 2000**),[68] (**Cannegieter 2012**),[69] (**Schreijer et al. 2010**).[70]

Diskutiert wird in diesem Zusammenhang eine durch hypobare Hypoxie ausgelöste, systemische inflammatorische Reaktion und Plättchenaktivierung, die zu einer gesteigerten Thrombinbildung und Degranulation von Plättchen führen kann; möglicherweise stimuliert die Hypoxie auch das Endothel in Venenklappen mit konsekutiver Aktivierung von Leukozyten und Freisetzung prokoagulatorischer Gerinnungsfaktoren (**Toff et al. 2006**).[71] Bisherige Untersuchungen zum Einfluss der hypobaren Hypoxie auf das Gerinnungssystem lieferten allerdings widersprüchliche Ergebnisse (**Bagshaw 2001**),[72] (**Schreijer et al. 2010**),[73] (**Mackman 2012**),[74] (**Schobersberger et al. 2002**),[75] (**Schobersberger et al. 2006**).[76] Neuere Untersuchungen (**Schreijer et al. 2010**),[77] (**Schobersberger et al. 2002**)[78] ergaben keine Hinweise für eine gesteigerte Thrombinaktivierung unter hypobarer Hypoxie nach Langstreckenflügen.

Dehydratation

Niedrige Luftfeuchtigkeit um im Mittel 15 % im Flugzeug, nachweisbar nach 3–4 Stunden Flugdauer (z. B. trockene Schleimhäute), Steigerung der Diurese durch erhöhten Alkoholoder Kaffeegenuss, starkes Schwitzen und eine verminderte Flüssigkeitszufuhr können zur Dehydratation und Hämokonzentration führen und damit eine Thromboseentwicklung fördern (**Jacobsen et al. 2003**),[79] (**Schreijer et al. 2006**).[80]

Nach Untersuchungen von Schrejer et al. (**Chee u. Watson 2005**)[81]bei gesunden Passagieren führt Dehydratation bei Langstreckenflügen (8 Stunden) nicht zu einer signifikanten Gerinnungsaktivierung und Beeinflussung der Endothelfunktion, wohl aber zu einer mäßiggradigen Plättchenaktivierung (**Cannegieter 2012**).[82] Allerdings wurden diese Studien hinsichtlich ihrer Untersuchungsmethoden kritisiert (**Schreijer et al. 2008**).[83]

Empfehlungen zur Prävention

Es gibt bisher keine evidenzbasierten Empfehlungen zur Prävention von VTE bei Flugreisen, wohl aber auf Konsensus von Experten basierende (mehrheitlich Grad-D-)Empfehlungen in verschiedenen internationalen Leitlinien (**Schobersberger et al. 2008**),[84] (**Watson u. Baglin 2011**),[85] (**Brenner 2009**),[86] (**AWMF 2009**),[87] (**RCOGS 2013**),[88] (**Shrikrishna u. Coker 2011**),[89] (**Kahn et al. 2012**).[90] Dabei bezieht sich nur das RCOG Scientific Impact Paper No. 1 aus dem Jahr 2013 (**RCOGS 2013**)[91] und die ACOG Committee Opinion No. 443 von 2009 (**AWMF 2009**)[92] explizit auf Flugreisen und Schwangerschaft.

Entscheidende Voraussetzung für eine adäquate Prävention (insbesondere bei Schwangeren) ist eine sorgfältige individuelle Erfassung von Risikofaktoren vor Antritt der Flugreise durch den Arzt (Frauenarzt/Hausarzt). Dies liefert die Grundlage für eine risikoadaptierte Thromboembolie-Prophylaxe. In insgesamt fünf Leitlinien werden risikobezogene Empfehlungen ausgesprochen (**Schobersberger et al. 2008**),[93] (**Watson u. Baglin 2011**),[94] (**RCOGS 2013**)⟨[95] (**Shrikrishna u. Coker 2011**)⟨[96] (**Kahn et al. 2012**)⟨[97] In Tabelle 2 (auf S. 1134) findet sich eine Risikoklassifikation für VTE nach Flugreisen, zusammengestellt aus internationalen Leitlinien.

Nach der AWMF-Leitlinie 003/001 (S3, **(Brenner 2009)**[98]) erfordern langdauernde Flug- oder Busreisen außer allgemeinen Basismaßnahmen (s. Tab. 3) keine speziellen Prophylaxe-Maßnahmen, im Einzelfall sind bei Risikofaktoren wadenlange Kompressionsstrümpfe zu erwägen. In **Tabelle 3** finden sich detailliertere Empfehlungen zur Prävention von tiefen Beinvenenthrombosen nach Langstreckenflügen aus internationalen Leitlinien. Bei niedrigem Risiko sind allgemeine Maßnahmen ausreichend. Bei mittlerem Risiko, z. B. Schwangerschaft/ Wochenbett, werden neben den allgemeinen Maßnahmen ab einer Flugdauer von 4 Stunden **(RCOGS 2013)**[99] das Tragen von angepassten graduierten Kompressionsstrümpfen bis zum Knie empfohlen. Die Bedeutung von Kompressionsstrümpfen zur ThromboseProphylaxe bei Langstreckenflügen (> 4 Stunden) geht auch aus einer Cochrane-Analyse 2006 (überarbeitet 2010) hervor, in die 10 randomisierte Studien (n=2.856) mit mäßiger Qualität und unterschiedlichem Risikoprofil für tiefe Beinvenenthrombosen eingeschlossen wurden **(Clarke et al. 2006)**.[100] Primäres Zielkriterium dieser Analyse war die Rate symptomatischer und asymptomatischer (mittels Sonografie oder Phlebografie diagnostizierter) tiefer Beinvenenthrombosen. Das Tragen von angepassten Kompressionsstrümpfen reduzierte die Rate asymptomatischer tiefer Beinvenenthrombosen von 3,6 auf 0,2 % (OR 0,10; 95 % KI 0,04–0,25; p<0,00001), darüber hinaus auch signifikant die Häufigkeit von Beinödemen wie die LONFLIT-4 Studie **(Cesarone et al. 2003)**[101] zeigte.

Bei hohem Risiko für VTE sollte neben Kompressionsstrümpfen die prophylaktische Gabe von niedermolekularem Heparin (NMH) nach individueller Risikoerfassung erwogen werden **(Morof u. Carol 2016)**,[102] Aspirin ist in diesen Fällen nicht indiziert **(Watson u. Baglin 2011)**,[103] **(AWMF 2009)**.[104] In der LONFLIT-3-Studie wurden Passagiere mit hohem Risiko randomisiert einer Prophylaxe mit Aspirin (400 mg/Tag 12 Std. vor dem Flug beginnend und dann über 3 Tage) oder einer körpergewichtsadaptierten Applikation von Enoxaparin subkutan 2–4 Stunden vor dem Langstreckenflug versus Placebo unterzogen. In der Placebogruppe traten 4,8 %, nach Aspirin 3,6 % und nach NMH keine tiefen Beinvenenthrombosen auf **(Cesarone et al. 2002)**.[105]

Evidenzbasierte Handlungsempfehlungen zur Anwendung von Antikoagulanzien bei Langstreckenflügen gibt es bisher nicht. Nach Expertenmeinung (Grad-D-Empfehlung) ist Risikopatientinnen unmittelbar vor (z. B. 6–12 Stunden) sowie nach (1–3 Tage) niedermolekulares Heparin zur Prävention anzuraten **(Schobersberger et al. 2008)**,[106] **(Bendz et al. 2000)**,[107] **(Shrikrishna u. Coker 2011)**.[108] Bei Schwangeren im Hochrisikobereich (z. B. nach vorangegangener VTE, symptomatischer Thrombophilie) ist nach Leitlinienempfehlungen ohnehin eine Indikation zur antenatalen VTE-Prophylaxe mit NMH gegeben, dies gilt auch für ein entsprechendes Risikoprofil im Wochenbett **(Anderson u. Spencer 2003)**,[109] **(Rath et al. 2016)**.[110]

Eine Analyse von 107 Webseiten internationaler Fluggesellschaften ergab, dass nur jede vierte über das Risiko von VTE nach Langstreckenflügen informiert **(Scurr et al. 2010)**.[111] Die Lufthansa thematisiert die Reisethrombose auf ihrer Webseite (www.lufthansa.com/de/de/Reisethrombose), weist auf spezielle Risikofaktoren hin und empfiehlt für diese Risikogruppen Kompressionsstrümpfe sowie die Teilnahme an einem aktiven Bewegungsprogramm („Flyrobic") während Langstreckenflügen. Eine Umfrage aus England zeigte, dass die Beratung von Schwangeren vor Flugreisen durch ihre Geburtshelfer und die Qualität entsprechender Empfehlungen häufig unzureichend ist **(Voss et al. 2004)**.[112]

Fazit

Reisethrombosen im Zusammenhang mit Langstreckenflügen (> 4 Stunden Flugdauer) sind selten (etwa 1/4.500 Passagiere) und betreffen mehrheitlich die tiefen Venen der Wadenmuskulatur. Der Anteil an Lungenembolien ist bei weiblichen Passagieren deutlich höher als bei männlichen (Flugdauer > 12 Stunden: 4,8–7,2/1 Mio.). Das Risiko für venöse Thromboembolien hängt vor allem von der Flugdauer, der Anzahl der Flüge innerhalb von 4 Wochen und individuellen thrombogenen Risikofaktoren ab. Infolge Hyperkoagulabilität und venöser Stase ist das Risiko für Schwangere erhöht, es wird auf 0,03–0,1 % geschätzt. Dabei ist die langdauernde Immobilisierung der wichtigste prädisponierende Faktor, die Bedeutung der hypobaren Hypoxie und der Dehydratation werden kontrovers beurteilt.

Vor Antritt der Flugreise ist vor allem Schwangeren eine sorgfältige ärztliche Risikoerfassung anzuraten. Zur Risikoverminderung wird neben allgemeinen Maßnahmen (z. B. körperliche Aktivität) das Tragen von graduierten, gut sitzenden Kompressionsstrümpfen empfohlen, bei hohem individuellem Risiko (z. B. vorangegangene VTE) die prophylaktische Gabe von niedermolekularem Heparin vor und unmittelbar nach der Flugreise.

Interessenkonflikte

Die Autoren W. Rath und H.-G. von Tempelhoff geben an, dass keine Interessenkonflikte vorliegen.

Nachdruck

Nachdruck aus dem Frauenarzt 2016 (57):1130 mit freundlicher Genehmigung der Schriftleitung und der Autoren.

Literatur

1. Consultation on air travel and venous thromboembolism. WHO 12.-13. März 2001, Gent, Schweiz.

2. WHO Research Into Global Hazards of Travel (WRIGHT) project: 2007. http://www.who.int/cardiovascular_diseases/publications/WRIGHT_INOAION/en/Consultation on air travel and venous

3. Schobersberger W, Toff W, Eklöf B et al. Traveller's thrombosis. International Consensus Statement. Vasa 2008; 37: 311–7.

4. Watson HG, Baglin TP: Guidelines on travel-related venous thrombosis. Br J Haematol 2011; 152: 31–4.

5. Samama MM. An epidemiologic study of risk factors for deep vein thrombosis in medical outpatients: the Sirius study. Ann Intern Med 2000; 160: 3415–20.

6. Hughes R, Heuser T, Hill S et al. Recent air travel and venous thromboembolism resulting in hospital admission. Respirology 2006; 11: 75–9.

7. Gallus AS. Travel, venous thromboembolism, and thrombophilia. Semin Thromb Hemost 2005; 31: 90–6.

8. Kelman CW, Kortt MA, Becker NG et al. Deep vein thrombosis and air travel: record linkage study. BMJ 2003; 327: 1072–80.

9. Watson HG, Baglin TP: Guidelines on travel-related venous thrombosis. Br J Haematol 2011; 152: 31–4.

10. Belcaro G, Geroulakos G, Nicolaides AN et al. Venous thromboembolism from air Travel. The LONFLIT study. Angiology 2001; 52: 369–74.

11. Schwarz T, Schellong SM, Schwarz S. Thrombose nach Langstreckenflügen. Dt Aerztbl 2005; 102 (25): A1813-A1816.

12. Schwarz T, Schellong SM, Schwarz S. Thrombose nach Langstreckenflügen. Dt Aerztbl 2005; 102 (25): A1813-A1816.

13. Adi Y, Bayliss S, Rouse A, Taylor R. The association between air travel and deep vein thrombosis: Systematic review and meta-analysis. BMC Cardiovasc Disord 2004; 4: 7.

14. Schwarz T, Schellong SM, Schwarz S. Thrombose nach Langstreckenflügen. Dt Aerztbl 2005; 102 (25): A1813-A1816.

15. Schwarz T, Schellong SM, Schwarz S. Thrombose nach Langstreckenflügen. Dt Aerztbl 2005; 102 (25): A1813-A1816.

16. Kuipers S, Schreijer A, Cannegieter SC et al. Travel and venous thrombosis: A systematic review. J Intern Med 2007; 262: 615–34.

17. Watson HG, Baglin TP: Guidelines on travel-related venous thrombosis. Br J Haematol 2011; 152: 31–4.

18. Gallus AS. Travel, venous thromboembolism, and thrombophilia. Semin Thromb Hemost 2005; 31: 90–6.

19. Perez-Rodriguez E, Jimenez D, Diaz G, Perez-Walton J et al. Incidence of air-travel-related pulmonary embolism at the Madrid-Barajas airport. Arch Intern Med 2003; 163: 2766–70.

20. Bartholomew JR, Schaffer JL, Mc Cormick GF. Air travel and venous thromboembolism. Minimizing the risk. Cleve Clin J Med 2011; 78: 111–20.

21. Lehmann R, Suess C, Leus M et al. Incidence, clinical

21. characteristics, and long-term prognosis of travel-associated pulmonary embolism. Eur Heart J 2009; 30: 233–41.
22. Kuipers S, Schreijer A, Cannegieter SC et al. Travel and venous thrombosis: A systematic review. J Intern Med 2007; 262: 615–34.
23. Chandra D, Parisini E, Mozaffarian D. Meta-analysis: Travel and risk for venous thromboembolism. Ann Intern Med 2009; 181: 180–90.
24. Adi Y, Bayliss S, Rouse A, Taylor R. The association between air travel and deep vein thrombosis: Systematic review and meta-analysis. BMC Cardiovasc Disord 2004; 4:7.
25. Birkhäuser M. Risiko venöser Thromboembolien unter hormonalen Kontrazeptiva. info@gynäkologie_04_2012: 11–3.
26. Santosa F, Moysidris T, Moerchel C et al. Pulmonary embolism in young people: Trends in Germany from 2005 to 2011. Hämostaseologie 2014; 34: 88–92.
27. Lapostolle F, Surget V, Borron V et al. Severe pulmonary embolism associated with air travel. N Engl Med J 2001; 345: 779–83.
28. Lapostolle F, Le Toermalin P, Chassery C et al. Gender as a risk factor for pulmonary embolism after air travel. Thromb Haemost 2009; 102: 1165–8.
29. Lapostolle F, Le Toermalin P, Chassery C et al. Gender as a risk factor for pulmonary embolism after air travel. Thromb Haemost 2009; 102: 1165–8.
30. Kuipers S, Schreijer A, Cannegieter SC et al. Travel and venous thrombosis: A systematic review. J Intern Med 2007; 262: 615–34.
31. Kuipers S, Venemans A, Middeldorp S et al. The risk of venous thrombosis after air travel: contribution of clinical risk factors. Br J Haematol 2014; 165: 412–13.
32. Lehmann R, Suess C, Leus M et al. Incidence, clinical characteristics, and long-term prognosis of travel-associated pulmonary embolism. Eur Heart J 2009; 30: 233–41.
33. Paganin F, Bourdé A, Yvin I-L et al. Venous thromboembolism in passengers following a 12-h flight: a case-control study. Aviat Space Environ Med 2003; 74: 1277–80.
34. McQuillan AD, Eikelboom JW, Baker R. Venous thromboembolisms in travelers: can we identify those at risk. Blood Coagul Fibrinolysis 2003; 14: 671–5.
35. Gavish I, Brenner B. Air travel and the risk of thromboembolism. Intern Emerg Med 2011; 6: 113–6.
36. Cannegieter SC, Doggen CJ, van Houwelinge HC et al. Travel-related venous thrombosis: results from a large population-base case control study (MEGA study): PLoS Med 2006; 3: e307.
37. Martinelli J, Taioli E, Battaglioli T et al. Risk of venous thromboembolism after air travel: interactions with thrombophilia and oral contraceptives. Arch Intern Med 2003; 163: 2271–4.
38. Kuipers S, Venemans A, Middeldorp S et al. The risk of venous thrombosis after air travel: contribution of clinical risk factors. Br J Haematol 2014; 165: 412–13.
39. Kuipers S, Cannegieter SC, Middeldorp S et al. The absolute risk of venous thrombosis after air travel: a cohort study of 8755 employees of international organisations. PLoS Med 2007; 4: e290.
40. Sammour RN, Bahous R, Grupper M et al. Pregnancy course and outcome in women traveling to developing countries. J Trav Med 2012; 19: 283–93.
41. Izadi M, Alemzadeh-Ansari MJ, Kazemisaleh D et al. Do pregnant women have a higher risk for venous thromboembolism following air travel? Adv Biomed Res 2015; 4: 60–7.
42. Cannegiete SC, Rosendaal FR. Pregnancy and travel-related thromboembolism. Thromb Res 2013; 131 (Suppl. 1): S55–S58.
43. Cannegieter SC: Travel-related thrombosis. Best Pract Res Clin Haematol 2012; 25: 345–50.
44. Kuipers S, Venemans A, Middeldorp S et al. The risk of venous thrombosis after air travel: contribution of clinical risk factors. Br J Haematol 2014; 165: 412–13.
45. Mc Lintock C. Thromboembolism in pregnancy: Challenges and controversies in the prevention of pregnancy-associated thromboembolism and management of anticoagulation in women with mechanical prothetic heart values. Best Pract Res Clin Obstet Gynaecol 2014; 29: 519–36.
46. Mc Lintock C. Thromboembolism in pregnancy: Challenges and controversies in the prevention of pregnancy-associated thromboembolism and management of anticoagulation in women with mechanical prothetic heart values. Best Pract Res Clin Obstet Gynaecol 2014; 29: 519–36.
47. Sultan AA, West J, Tata LJ et al. Risk of first venous thromboembolism in and around pregnancy: a population-based cohort study. Br J Haematol 2011; 156: 366–73.
48. Jacobsen AF, Skjeldestad FE, Sandset PM. Incidence and risk patterns of venous thromboembolism in pregnancy and puerperium: a register-based case-control study. AJOG 2008; 198: 233e1-233e7.
49. Pomp ER, Lenselink AM, Rosendaal FR et al. Pregnancy, the postpartum period and prothrombotic defects: risk of venous thrombosis in the MEGA study. J Thromb Haemost 2008; 6: 632–7.
50. Heit JA, Kobbervig CE, James AH et al. Trends in the incidence of venous thromboembolism during pregnancy or postpartum: a 30-year population-based study. Ann Intern Med 2005; 143: 697–706.
51. Watson HG, Baglin TP: Guidelines on travel-related venous thrombosis. Br J Haematol 2011; 152: 31–4.
52. RCOG Green-top Guideline No. 37a: Reducing the risk of venous thromboembolism during pregnancy and the puerperium, RCOG April 2015.
53. Kuipers S, Schreijer A, Cannegieter SC et al. Travel and venous thrombosis: A systematic review. J Intern Med 2007; 262: 615–34.
54. Kuipers S, Venemans A, Middeldorp S et al. The risk of venous thrombosis after air travel: contribution of clinical risk factors. Br J Haematol 2014; 165: 412–13.
55. Gavish I, Brenner B. Air travel and the risk of thromboembolism. Intern Emerg Med 2011; 6: 113–6.
56. Cannegieter SC, Doggen CJ, van Houwelinge HC et al. Travel-related venous thrombosis: results from a large population-base case control study (MEGA study): PLoS Med 2006; 3: e307.
57. Izadi M, Alemzadeh-Ansari MJ, Kazemisaleh D et al. Do pregnant women have a higher risk for venous thromboembolism following air travel? Adv Biomed Res 2015; 4: 60–7.
58. Kevane B, Donnelly J, Alton M et al. Risk factors for pregnancy-associated venous thromboembolism: a review. J Perinat Med 2014; 42: 417–25.
59. Izadi M, Alemzadeh-Ansari MJ, Kazemisaleh D, Jonidi N: Venous thromboembolism following travel. Int J Trav Med Glob Health 2014; 2: 23–30.
60. Schreijer AJ, Cannegieter SL, Doggen CJ et al. The effect of flight-related behavior on the risk of venous thrombosis after air travel. Br J Haematol 2009; 144: 425–8.
61. Jacobson BF, Münster M, Smith A et al. The BEST study: a prospective study to compare business class versus economy class air travel as a cause of thrombosis. S Afr Med J 2003; 93: 522–8.
62. Kuipers S, Schreijer A, Cannegieter SC et al. Travel and venous thrombosis: A systematic review. J Intern Med 2007; 262: 615–34.
63. Kevane B, Donnelly J, Alton M et al. Risk factors for pregnancy-associated venous thromboembolism: a review. J Perinat Med 2014; 42: 417–25.
64. Kuipers S, Schreijer A, Cannegieter SC et al. Travel and venous thrombosis: A systematic review. J Intern Med 2007; 262: 615–34.
65. Jacobson BF, Münster M, Smith A et al. The BEST study: a prospective study to compare business class versus economy class air travel as a cause of thrombosis. S Afr Med J 2003; 93: 522–8.
66. Sandor T: Travel thrombosis: Pathomechanisms and clinical aspects. Pathophysiology 2008; 15: 243–52.
67. Bagshaw M. Traveller's thrombosis: A review of deep vein thrombosis associated with travel. Aviat Space Environ Med 2001; 72: 848–51.
68. Bendz B, Rostrup M, Sevre K et al. Association between acute hypobaric hypoxia and activation of the coagulation in human beings. Lancet 2000; 356: 1657–8.
69. Cannegieter SC: Travel-related thrombosis. Best Pract Res Clin Haematol 2012; 25: 345–50.
70. Schreijer AJM, Hoylaerts MF, Meijers JCM et al. Explanation for coagulation activation after air travel. J Thromb Haemostol 2010; 8: 971–8.
71. Toff WD, Jones C, Ford I et al. Effect of hypobaric hypoxia, simulating conditions during long-hand air travel, on coagulation, fibrinolysis, platelet function, and endothelial activation. JAMA 2006; 295: 2251–61.
72. Bagshaw M. Traveller's thrombosis: A review of deep vein thrombosis associated with travel. Aviat Space Environ Med 2001; 72: 848–51.
73. Schreijer AJM, Hoylaerts MF, Meijers JCM et al. Explanation for coagulation activation after air travel. J Thromb Haemostol 2010; 8: 971–8.
74. Mackman N: New insights into mechanisms of venous thrombosis. J Clin Invest 2012; 122: 2231–6.
75. Schobersberger W, Fries D, Mittermayr M et al. Changes of biochemical markers and functional tests for clot formation during long-haul flights. Thromb Res 2002; 108: 11–24.
76. Schobersberger W, Schobersberger B, Mittermayr M et al. Air travel, hypobaric hypoxia, and prothrombotic changes. JAMA 2006; 296: 2313–4.
77. Schreijer AJM, Hoylaerts MF, Meijers JCM et al. Explanation for coagulation activation after air travel. J Thromb Haemostol 2010; 8: 971–8.
78. Schobersberger W, Fries D, Mittermayr M et al. Changes of biochemical markers and functional tests for clot formation during long-haul flights. Thromb Res 2002; 108: 11–24.
79. Jacobson BF, Münster M, Smith A et al. The BEST study: a prospective study to compare business class versus economy class air travel as a cause of thrombosis. S Afr Med J 2003; 93: 522–8.
80. Schreijer AJM, Cannegieter SC, Maijers ICM et al.: Activation of the coagulation system during air travel: a crossover study. Lancet 2006; 367: 832–8.
81. Chee YL, Watson H: Air travel and thrombosis. Br J Haematol 2005; 130: 671–80.
82. Cannegieter SC: Travel-related thrombosis. Best Pract Res Clin Haematol 2012; 25: 345–50.
83. Schreijer AJM, Cannegieter SC, Caramella M et al.: Fluid loss does not explain coagulation activation during air travel. Thromb Haemost 2008; 99: 1053–9.
84. Schobersberger W, Toff W, Eklöf B et al. Traveller's

85. Watson HG, Baglin TP: Guidelines on travel-related venous thrombosis. Br J Haematol 2011; 152: 31–4.
86. Brenner B: Prophylaxis of travel-related thrombosis in women. Thromb Res 2009; 123 (Suppl. 3): S26–S29.
87. AWMF-Leitlinie 003/001 (S3): Prophylaxe der venösen Thromboembolie. 2. Komplett überarbeitete Auflage. 15.10.2015. ACOG Committee on Obstetric Practice. ACGO Committee Opinion No. 443: Air travel during pregnancy. Obstet Gynecol 2009; 114: 954–5.
88. Royal College of Obstetricians and Gynecologists Scientific Impact Paper No. 1: Air travel and pregnancy, May 2013.
89. Shrikrishna D, Coker RK. Managing passengers with stable respiratory disease planning air travel: British Thoracic Society recommendations. Thorax 2011;66: 831–3.
90. Kahn SR, Lim W, Dunn Al et al. Prevention of VTE in nonsurgical patients: Antithrombotic therapy and prevention of thrombosis. 9th ed. American College of Chest Physicians evidence-based clinical practice guidelines. Chest 2012; 141 (2 Suppl.): e195S-e226S.
91. Royal College of Obstetricians and Gynecologists Scientific Impact Paper No. 1: Air travel and pregnancy, May 2013.
92. AWMF-Leitlinie 003/001 (S3): Prophylaxe der venösen Thromboembolie. 2. Komplett überarbeitete Auflage. 15.10.2015. ACOG Committee on Obstetric Practice. ACGO Committee Opinion No. 443: Air travel during pregnancy. Obstet Gynecol 2009; 114: 954–5.
93. Schobersberger W, Toff W, Eklöf B et al. Traveller's thrombosis. International Consensus Statement. Vasa 2008; 37: 311–7.
94. Watson HG, Baglin TP: Guidelines on travel-related venous thrombosis. Br J Haematol 2011; 152: 31–4.
95. Royal College of Obstetricians and Gynecologists Scientific Impact Paper No. 1: Air travel and pregnancy, May 2013.
96. Shrikrishna D, Coker RK. Managing passengers with stable respiratory disease planning air travel: British Thoracic Society recommendations. Thorax 2011;66: 831–3.
97. Kahn SR, Lim W, Dunn Al et al. Pre- vention of VTE in nonsurgical patients: Antithrombotic therapy and prevention of thrombosis. 9th ed. American College of Chest Physicians evidence-based clinical practice guidelines. Chest 2012; 141 (2 Suppl.): e195S-e226S.
98. Brenner B: Prophylaxis of travel-related thrombosis in women. Thromb Res 2009; 123 (Suppl. 3): S26–S29.
99. Royal College of Obstetricians and Gynecologists Scientific Impact Paper No. 1: Air travel and pregnancy, May 2013.
100. Clarke MJ, Hopewell S, Juszczak E et al. Compression stockings for preventing deep vein thrombosis in airline passengers (review). Cochrane Database Syst Rev 2006 (2010); CD 004002.
101. Cesarone MR, Belcaro G, Errichi BM et al.: The LONFLIT4 Concorde Deep Venous Thrombosis and Edema Study: prevention with travel stockings. Angiology 2003; 54:143–54.
102. Morof DF, Caroll ID: Pregnant travelers. In: CDC Health information for international travel. Yellow Book. Oxford University Press 2016. https://global.oup.com/aca- demic/product/cdc-health.
103. Watson HG, Baglin TP: Guidelines on travel-related venous thrombosis. Br J Haematol 2011; 152: 31–4.
104. AWMF-Leitlinie 003/001 (S3): Prophylaxe der venösen Thromboembolie. 2. Komplett überarbeitete Auflage. 15.10.2015. ACOG Committee on Obstetric Practice. ACGO Committee Opinion No. 443: Air travel during pregnancy. Obstet Gynecol 2009; 114: 954–5.
105. Cesarone MR, Belcaro G, Nicolaides AN et al. Venous thrombosis from air travel: the LONFLIT3 study – prevention with aspirin vs low-molecular-weight heparin (LMWH) in high-risk subjects: a randomized trial. Angiology 2002; 53: 1–6.
106. Schobersberger W, Toff W, Eklöf B et al. Traveller's thrombosis. International Consensus Statement. Vasa 2008; 37: 311–7.
107. Bendz B, Rostrup M, Sevre K et al. Association between acute hypobaric hypoxia and activation of the coagulation in human beings. Lancet 2000; 356: 1657–8.
108. Shrikrishna D, Coker RK. Managing passengers with stable respiratory disease planning air travel: British Thoracic Society recommendations. Thorax 2011;66: 831–3.
109. Anderson FA, Spencer FA: Risk factors for venous thromboembolism. Circulation 2003; 107 (Suppl. 1): I-9-I-16.
110. Rath W, Tsikouras P, van Tempelhoff G-F. Medikamentöse Thromboembolieprophylaxe in Schwangerschaft und Wochenbett: neue Leitlinienempfehlungen und kritisierter Leitlinienvergleich. Z Geburtsh Neonatol 2016; 220: 95–105.
111. Scurr JRH, Ahmad N, Thavarajan D, Fisher RK. Traveller's thrombosis: airlines still not giving passengers the WRIGHT advice! Phlebology 2010; 25: 257–60.
112. Voss M, Cole R, Moriarty T et al. Thromboembolic disease and air travel in pregnancy: a survey of advice given by obstetricians. J Obstet Gynaecol 2004; 24: 859–62.

TardyFeron®

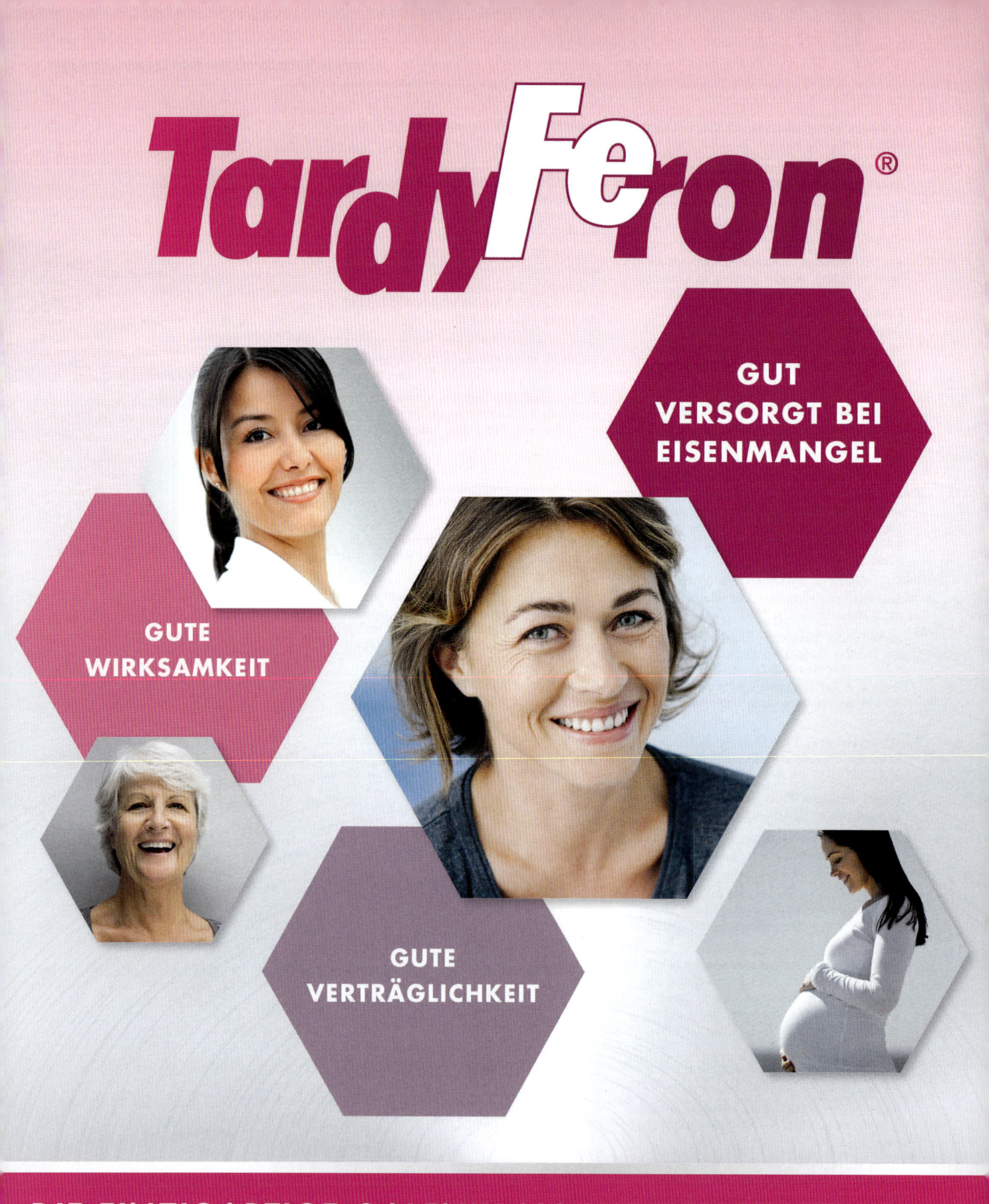

GUT VERSORGT BEI EISENMANGEL

GUTE WIRKSAMKEIT

GUTE VERTRÄGLICHKEIT

DIE EINZIGARTIGE GALENIK MACHT DEN UNTERSCHIED

Tardyferon® Depot-Eisen(II)-sulfat. Wirkstoff: Eisen(II)-sulfat. Zus.: 1 Retardtablette enthält: Arzneilich wirksamer Bestandteil: 247,25 mg getrocknetes Eisen(II)-sulfat (entsprechend 80 mg Fe^{2+}). Sonstige Bestandteile: Tablettenkern: Maltodextrin, mikrokristalline Cellulose, Ammoniummethacrylat-Copolymer Typ B (Eudragit RS 30D), Ammoniummethacrylat-Copolymer Typ A (Eudragit RL 30D), Talkum, Triethylcitrat, Glyceroldibehenat (Ph. Eur.). Tablettenüberzug: Sepifilm LP010 (Hypromellose, mikrokristalline Cellulose, Stearinsäure), Eisen(III)-oxid gelb (E 172), Eisen(III)-oxid rot (E 172), Titandioxid, Triethylcitrat. Anw.: Therapie von Eisenmangelzuständen. Gegenanz.: Überempfindlichkeit gegen Bestandteile, Hämochromatosen, Eisenverwertungsstörungen (Bleianämie, sideroachrestische Anämien, Thalassämie). Kinder < 10 Jahren. Nebenwirk.: Häufig: Verstopfung, Durchfall, aufgeblähter Bauch, Bauchschmerzen, verfärbte Stühle, Übelkeit. Gelegentlich: Kehlkopfentzündungen, abnormale Stühle, Dyspepsie, Erbrechen, Gastritis, Pruritus, erythematöser Ausschlag. Nicht bekannt: Zahnverfärbungen, Mundulzera, Hypersensibilität, Urtikaria. Falsch positive Reaktionen bei Benzidinprobe oder ähnlichen Tests zum Nachweis okkulter Blutungen im Stuhl sind möglich. Tardyferon® drei Tage vor der Untersuchung absetzen. Stand: Oktober 2016

Pierre Fabre Pharma GmbH • 79111 Freiburg • tardyferon_de@pierre-fabre.com • www.pierre-fabre.de

Pierre Fabre Pharma

Eisenmangelzustände in der weiblichen Bevölkerung – Notwendigkeit einer gezielten Anamnese und Diagnostik in der gynäkologischen und geburtshilflichen Versorgung

Wolf Kirschner

1. Einführung

Eisenmangel ist weltweit der häufigste Nährstoffmangel. Zwar sind in Entwicklungsländern deutlich mehr Menschen vom Eisenmangel betroffen als in industrialisierten Ländern, gleichwohl liegen auch hier erhebliche Prävalenzen vor. Obwohl die vielfältigen Ursachen des Eisenmangels gut bekannt sind, diagnostische Verfahren hier breit verfügbar sind und effektive Therapiemöglichkeiten bestehen, werden viele Eisenmangelzustände nicht oder zu spät erkannt **(Miller 2013)**.[1] Der Gynäkologe ist für Frauen ab dem gebärfähigen Alter bis zur Menopause ein zentraler Ansprechpartner in medizinischen Fragen, womit auch gegebenenfalls mögliche Eisenmangelzustände der Abklärung bedürfen. Im vorliegenden Beitrag werden zunächst die Prävalenzen sowie die gesundheitlichen Risiken der Eisenmangelanämie und des Eisenmangels für die weibliche Bevölkerung dargestellt. Anschließend wird ein gestuftes Vorgehen in der Anamnese und Diagnostik durch den Frauenarzt vorgeschlagen. Dabei steht die Betreuung von Frauen im gebärfähigen Alter bis zur Postmenopause im Mittelpunkt, da im höheren Alter die Inanspruchnahme des Frauenarztes deutlich zurückgeht.

2. Häufigkeit von Eisenmangelzuständen in der weiblichen Bevölkerung

Trotz der erheblichen Bedeutung des Eisenmangels für den Gesundheitszustand der Bevölkerung ist die epidemiologische Datenlage insgesamt und auch gerade in Deutschland defizitär. Nach den Daten des National Health and Nutrition Examination Surveys der USA (1999-2000) haben insgesamt 8 % der weiblichen Bevölkerung eine Anämie (Hb (g/dl) <11 bzw. > 11,5 für Kinder <5 Jahre bzw. Kinder 5 bis 12 Jahre; <12 für Kinder 12 bis 15 Jahre und Nichtschwangere, vgl. **Abb. 1**) **(Patel 2008)**.[2] Bei Frauen im gebärfähigen Alter liegt die Prävalenz über 10 %. Nach der Menopause sinken die Prävalenzen zunächst, um dann mit zunehmendem Alter auf ca. 20 % bei der ältesten Altersgruppe anzusteigen. Neben der Anämie sind aber auch weitere Eisenmangelzustände zu berücksichtigen, die als Eisenmangel charakterisiert werden und nicht über den Hb-Wert, sondern z.B. über Ferritin oder die Transferrinsättigung bestimmt werden können. In der Altersgruppe der 12 bis 49-Jährigen weisen hier 12 % einen Eisenmangel auf (Transferrinsättigung < 15%; Serum-Ferritin < 12 ng/mL (kontrolliert für CRP) oder Freies Erythrozyten-Protoporphyrin > 1,24 uM; Eisenmangel, wenn zwei Parameter zutreffend, vgl. **Abb. 2**), **(Iron-Deficiency-United States 2002)**.[3]

Insgesamt weisen damit ca. 25 % der Frauen im gebärfähigen Alter Eisenmangelzustände auf. Noch höhere Prävalenzen ergeben sich bei Schwangeren. Hier sind 48 % vom Eisenmangel und 9 % von einer Eisenmangelanämie betroffen **(Kirschner et al. 2011)**.[4] Dabei steigt die Häufigkeit dieser Erkrankungen mit zunehmendem Gestationsalter deutlich an. Nach den Angaben von Teilnehmerinnen am BabyCare-Programm weisen im 3. Trimenon 31 % Blutarmut bzw. Eisenmangel auf **(vgl. Tab. 1)**.[5]

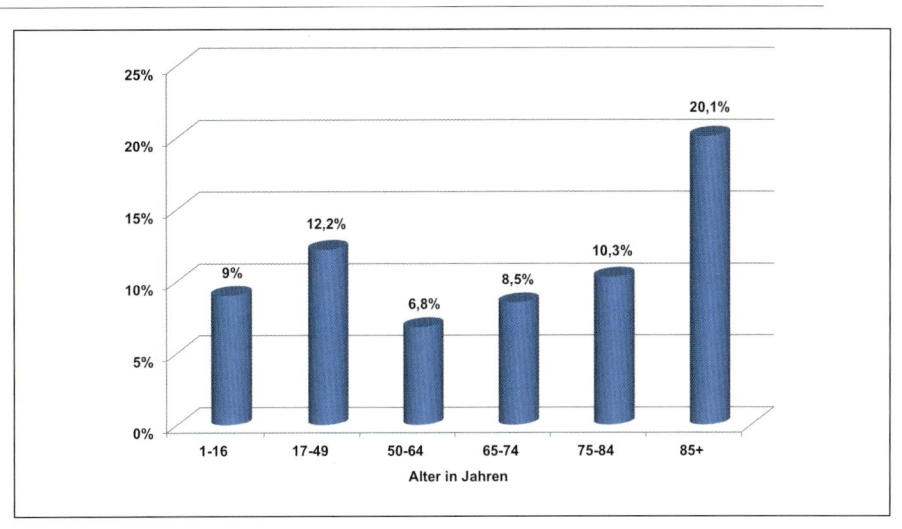

Abb. 1: Häufigkeit der Anämie in der weiblichen Bevölkerung nach Alter [2]

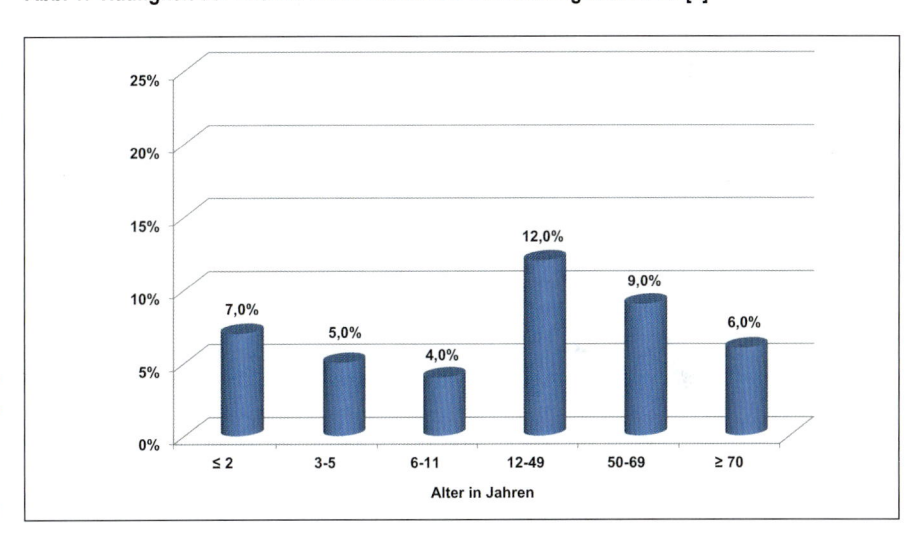

Abb. 2: Häufigkeit des Eisenmangels in der weiblichen Bevölkerung nach Alter [3]

Tab. 1 Häufigkeit von Blutarmut bzw. Eisenmangel (Diagnostizierte und berichtete Prävalenz) – Quelle: BabyCare-Daten

< 15.SSW	15. bis 28. SSW	≥ 29.SSW
24649 (n)	19106 (n)	3103 (n)
4,2%	11,7%	30,9%

Infolge der unzureichenden Ferritin-Diagnostik in der Schwangerschaft - nur bei 25 % der Schwangeren wird Serum-Ferritin bestimmt - sind die tatsächlichen Prävalenzen noch viel höher **(Kirschner et al. 2016)**.[6] Die Analyse von Labordaten zeigt, dass im 3. Trimenon 24 % der Schwangeren eine Anämie (Hb<11 g/dl) und 78 % einen Eisenmangel (Serum-Ferritin <30 ng/ml) aufweisen.[ebd.]

3. Gesundheitliche Risiken des Eisenmangels

Eisenmangel kann die Ursache einer Vielzahl von allerdings recht unspezifischen Beschwerden und Zuständen sein, zu denen z.B. auch Leistungsabfall, Müdigkeit und Fatigue gehören, die insgesamt die Lebensqualität nachhaltig beeinträchtigen können. Zusätzlich hat der Eisenmangel in bestimmten Lebensphasen spezifische Folgen, wobei das Evidenzniveau vorliegender Studienergebnisse aber unterschiedlich ist. „Bei Kindern in der Entwicklung führt ein Eisenmangel zu Wachstumsverzögerungen und Entwicklungsstörungen." **(Lozoff et al. 2006)**[7], **(Brunner-Agten et al. 2013)**[8] Im gebärfähigen Alter kann Eisenmangel eine Ursache von Fertilitätsstörungen sein **(Chavarro et al. 2006)**.[9] In der Schwangerschaft ist eine Anämie ein durch Metaanalysen gesicherter Risikofaktor für Frühgeburten und geringem Geburtsgewicht **(Haider et al. 2013)**[10] wie auch für den Eisenmangel beim Neugeborenen **(Allen 2000)**.[11] „In menopausal women there is an elevated risk for climacteric syndrome, sexual dysfunction and depression" **(Bitzer 2016)**.[12] Bei älteren Menschen führt der Eisenmangel zu einem erhöhten Hospitaliserungs- und einem erhöhten Sterblichkeitsrisiko **(Kushang et al. 2009)**.[13]

4. Anamnestisches Vorgehen

4.1 Prüfung der Zugehörigkeit zu Risikogruppen und Evaluation der klinischen Symptomatik

Bei Verdacht auf einen Eisenmangel sollte zunächst geprüft werden, ob die Patientin bestimmten Gruppen angehört, die nachweislich ein erhöhtes Risiko für einen Eisenmangel aufweisen. Neben Schwangeren sind Frauen der in **Tabelle 2** genannten Gruppen überdurchschnittlich von einem Eisenmangel betroffen.

Nach der Klärung der möglichen Zugehörigkeit zu einer Risikogruppe sollten die klinischen Symptome abgeklärt werden. Dabei kann ggf. die Nutzung des Kurzfragebogens IDS (Iron Deficiency Syndrome)[14] hilfreich sein, obgleich Publikationen zum prädiktiven Wert unseres Wissens nicht vorliegen. Auch für den mit 57 Fragen sehr umfangreichen allerdings nur englischsprachigen Assessmentbogen der Firma Right Diagnosis[15] liegen ebenfalls keine Daten zum Prädiktionswert vor.

4.2 Evaluation der Eisenzufuhr

Da die unzureichende Eisenzufuhr neben den Eisenverlusten einer der Hauptgründe für einen Eisenmangel darstellt, sollte zunächst die nutritive Eisenzufuhr sorgfältig evaluiert werden. Hierzu eignet sich z.B. ein 7 Tage Ernährungsprotokoll. Ernährungsprotokolle gelten als Goldstandardinstrumente in der Analyse der Nahrungszufuhr **(National Obesity Observatory 2010)**.[16] Im Internet findet sich dazu eine Vielzahl von Angeboten, darunter auch ein Programm unseres Instituts (BabyCare-Nutrition). Die Ergebnisse zeigen regelmäßig, dass Schwangere die hohen Aufnahmemengen von Eisen von täglich 30 mg in großer Mehrzahl nicht erreichen. Aber schon vor der Schwangerschaft ist nahezu ein Drittel der Frauen unterversorgt und erreicht über die normale Ernährung nur weniger als 70 % der empfohlenen Aufnahmemengen von 15 mg.

Nicht zu vergessen ist dabei auch die Frage, ob bereits eine Eisensubstitution praktiziert wird. Dabei sollte aber nach dem Namen des verwendeten Präparats gefragt werden, um die Eisendosis bestimmen zu können. Vielfach wird eine Eisensubstitution mit Kombinationspräparaten vorgenommen, deren Eisendosis viel zu gering ist, um einen sich entwickelnden Eisenmangel aufzuhalten oder einen bestehenden Mangel zu beheben.

4.3 Evaluation von Eisenverlusten

Der Umfang von Eisenverlusten sollte durch eine eingehende Anamnese abgeschätzt werden, wobei auch Teile des genannten Assessmentbogens[17] verwendet werden können. Für Schwangere haben wir einen Screeningfragebogen mit einem durchaus zufriedenstellenden Prädiktionswert entwickelt. „Using the questionnaire as a screening instrument, we further estimated the probability of disease in terms of a positive likelihood ratio (LR +). The positive LR for the group below 21 th

Tab. 2. Risikogruppen für Eisenmangel

Vegetarier, Veganer, reduzierte Ernährung (Diäten)
Geringe Vitamin C Aufnahme
Hoher Kaffee- oder Teekonsum
Geringer BMI
Geringe Bildung
Leistungssport
Blutspender
Starke Menstruationsblutungen (hormonelle Störungen, Myom, Karzinom, Intrauterinpessar)
Lange Menstruationsperiode
Multigravidae mit rasch aufeinander folgenden Schwangerschaften
Gastrointestinale Blutverluste (Karzinome, Varizen, Zwerchfellhernien, Gastritis)
Medikamente (z.B. Acetylsalicylsäure, Cortison, Antibiotika, Laxantien, Diuretika, Barbiturate)
Chronische Krankheiten (Herz, Niere, Chronisch-entzündliche Darmerkrankungen)
Gendefekte (Thalassämie, Sichelzell-Anämie)
Unfälle, Operationen

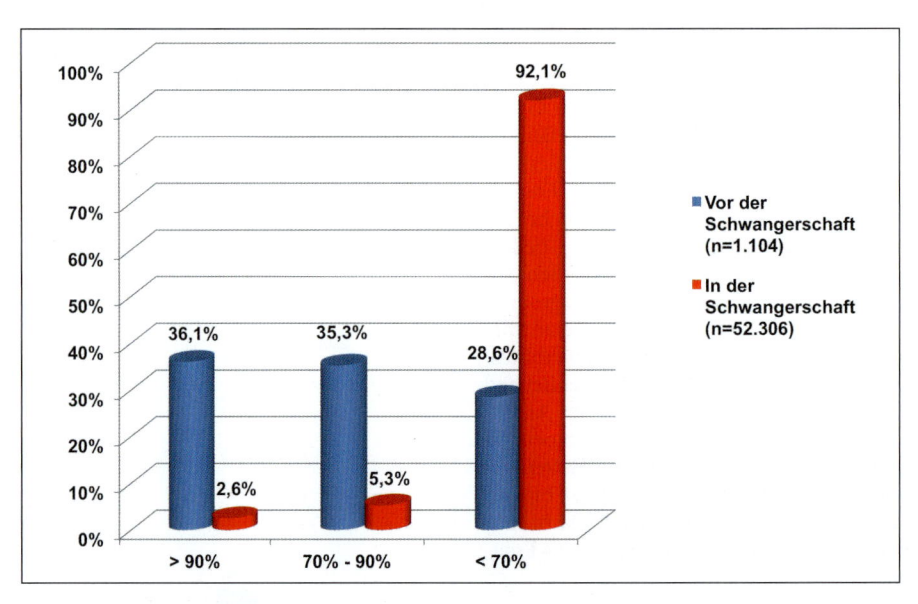

Abb. 3 Nutritive Eisenaufnahme vor und in der Schwangerschaft in % vom Sollwert der Deutschen Gesellschaft für Ernährung (Ergebnisse der Ernährungsanalysen)

week of gestation is 1.9 thus, increasing the post-test probability to 52 % from 36 % as before" **(Kirschner et al. 2015).**[18] Dieses Screening ist Teil des BabyCare-Fragebogens und der seit März 2017 vorliegenden BabyCare-APP.

5. Diagnostisches Vorgehen

Eine Hb-Bestimmung ergibt bei positivem Befund die Diagnose einer Anämie. Diese Diagnostik ist jedoch für die Feststellung eines Eisenmangels, der viel häufiger ist und regelmäßig einer Anämie vorausgeht nicht ausreichend bzw. nicht aussagefähig. Ergänzend zum Hb sollte deshalb als Basisdiagnostik der Ferritinwert im Serum bestimmt werden. Abhängig von den Werten sind zusätzlich ggf. die Bestimmung von CRP und/oder löslichem Transferrinrezeptor erforderlich. Ist CRP erhöht, liegen Entzündungsprozesse vor, bei denen der Ferritin Wert falsch negativ sein kann. Als alternative Bestimmung bietet sich der lösliche Transferrinrezeptor an, der nicht durch Entzündungsprozesse beeinflusst wird. Das diagnostische Vorgehen in der Schwangerschaft ist in Abb. 4 skizziert. Ggf. müssen v.a. bei älteren Patientinnen insbesondere zur Abgrenzung der Eisenmangelanämie gegenüber einer Anämie bei chronischer Entzündung noch weitere Parameter bestimmt werden **(Pasricha et al. 2010).**[19] Hinzuweisen ist auch darauf, dass die Serum-Ferritin Spiegel ab der Menopause ansteigen **(Jinlong et al. 2009).**[20]

6. Therapeutische Optionen

Die orale Eisensubstitution ist bei Patienten mit Eisenmangel die Therapie der Wahl. Eine intravenöse Eisentherapie wird nur bei schweren Anämieformen oder absoluter Unverträglichkeit der oralen Therapie empfohlen. Dies gilt insbesondere auch für Schwangere. Die Compliance bei oraler Therapie ist aber wegen der häufigen gastrointestinalen Nebenwirkungen oft deutlich eingeschränkt. Deshalb sollten v.a. Präparate mit geringen Nebenwirkungsprofilen verordnet werden. Eine Untersuchung zu den Nebenwirkungen und der Verträglichkeit verschiedener oraler Eisenpräparate zeigte, dass Depot-Eisen(II)-sulfat die geringsten Nebenwirkungen aufweist **(Cancelo-Hidalgo et al. 2013)**[21], **(Milman et al. 2016).**[22] Die erforderliche Dosis kann über die Ganzoni Formel ermittelt werden. Die Wirksamkeit der Therapie ist durch weitere Hb- und Ferritin Bestimmungen zu überprüfen. Nach vier Wochen steigt der Hb-Wert in der Regel deutlich an. Nach drei bis sechs Monaten sollten sich Hb und Serumferritin normalisiert haben **(Gombotz et al. 2013).**[23] Der lange Zeitraum bis zur Normalisierung der Werte zeigt und unterstreicht, dass die Diagnostik des Eisenmangels mit Hilfe von Ferritin in den Mittelpunkt gestellt werden muss. Dies gilt nicht nur aber gerade auch für Schwangere. Derzeit wird in der Schwangerenvorsorge Ferritin allerdings nur bei 25 % der Schwangeren bestimmt **(Kirschner et al. 2016).**[24]

7. Empfehlungen

Bei Schwangeren sollte mit Feststellung der Schwangerschaft nicht nur der Hb-Wert, sondern auch Serum-Ferritin bestimmt werden. Dies ermöglicht eine individuelle bedarfsgerechte und rechtzeitige Eisensubstitution häufig im niedrigeren Dosisbereich. Auch bei Nichtschwangeren sollte bei Verdacht auf Eisenmangel nicht nur der Hb-Wert, sondern auch Serum-Ferritin bestimmt werden.

Es liegt kein Interessenkonflikt des Autors vor.

Literatur

[1] Miller, J.L., Iron Deficiency Anemia: A Common and Curable Disease, Cold Spring Harb Perspect Med 2013;3:a011866

[2] Patel, K.V.: Epidemiology of anemia in older adults, Semin Hematol. 2008 Oct;45(4):210-7.

[3] Iron Deficiency-United States, 199-2000; Morbidity and Mortality Weekly Report, October 11, 2002 / Vol. 51 / No. 40, 897-899

[4] Kirschner, W., Friese, K., Dudenhausen, J.W.: Eisenmangel in der Schwangerschaft, Der Gynäkologe 2011, 44, S. 759-766

[5] www.baby-care.de

[6] Kirschner, W., Altenkirch, H.U., Dudenhausen, J.W. et al.: Diagnostik der Anämie und des Eisenmangels in der Schwangerschaft - Eine Analyse auf der Basis von Labordaten. Der Frauenarzt, 2016, 1146-1154

[7] Lozoff, B. et al., Long-Lasting Neural and Behavioral Effects of Iron Deficiency in Infancy, Nutr Rev. 2006 May ; 64(5 Pt 2): S34–S91.

[8] Brunner-Agten, S. et al.: Eisenmangel, Gehirnentwicklung und kognitive Leistungsfähigkeit, ARS MEDICI DOSSIER I, 2013. S. 40-46

[9] Chavarro, J.E. et al.: Iron intake and risk of ovulatory infertility, Obstet Gynecol. 2006

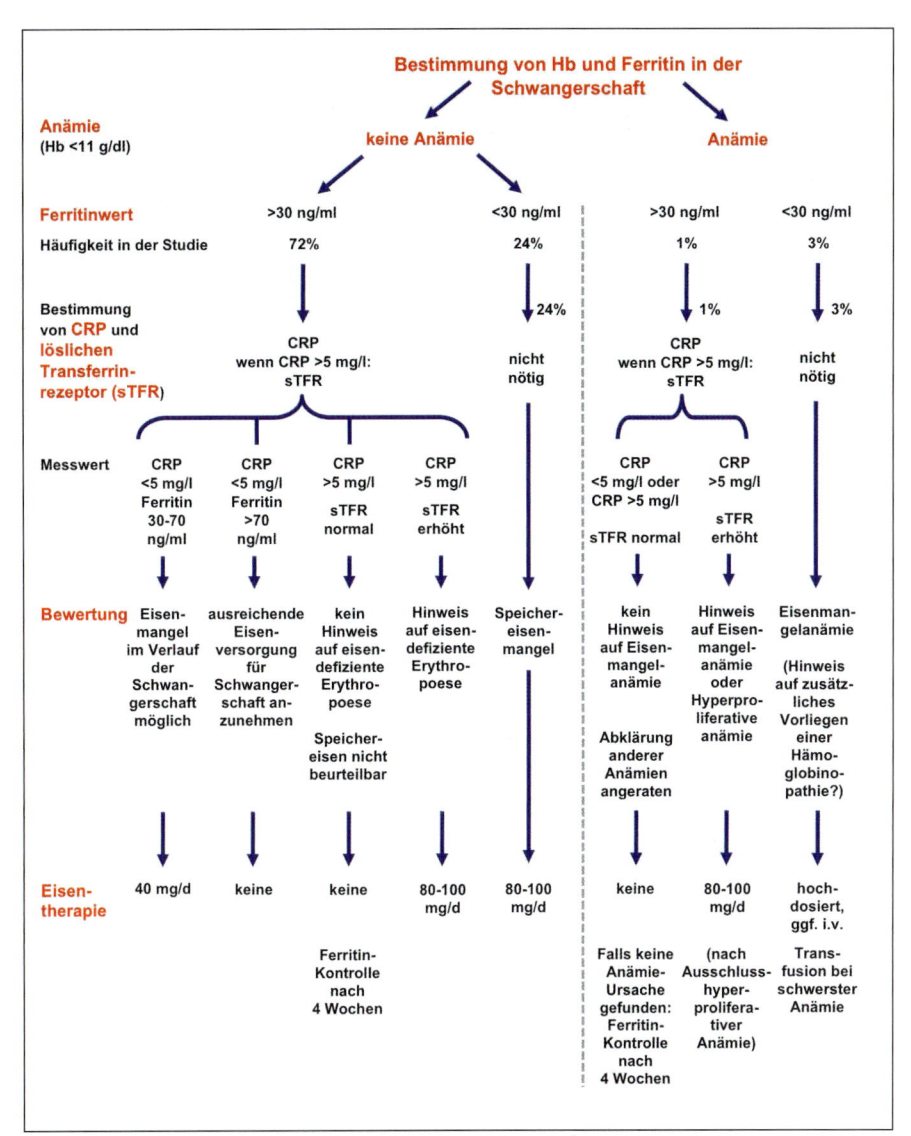

Abb. 4: Stufendiagnostik zum Eisenmangel in der Schwangerschaft (Mit freundlicher Genehmigung durch den Frauenarzt)

Nov;108(5):1145-52.

10. Haider BA., et al.: Anemia, prenatal iron use, and risk of adverse pregnancy outcomes: systematic review and meta-analysis. BMJ. 2013; 346: f3443

11. Allen, L.H.: Anemia and iron deficiency: effects on pregnancy outcome, Am J ClinNutr May 2000, vol. 71 no. 5 1280s-1284s

12. Bitzer, J.: 40-55 years of age: a period of woman life to be monitored carefully, Presentation.15th World Congress on Menopause , Prague, October 29th 2016; In Publication Gynecological Endocrinology

13. Kushang, V. et al., Prognostic implications of anemia in older adults, haematologica , 2009; 94(1)

14. www.coaching-for-health.net/posiron/index-Dateien/Page1258.htm

15. www.rightdiagnosis.com/symptoms/anemia/questions.htm

16. National Obesity Observatory. Dietary Surveillance and Nutritional Assessment in England: What is measured and where are the gaps? March 2010

17. www.rightdiagnosis.com/symptoms/anemia/questions.htm

18. Kirschner, W., Dudenhausen, J.W., Henrich, W.: Are there anamnestic risk factors for iron deficiency in pregnancy? Results from a feasibility study, Journal of Perinatal Medicine. ISSN (Online) 1619-3997, ISSN (Print) 0300-5577, DOI: 10.1515/jpm-2014-0308, March 2015

19. Pasricha, SRS. et al., Diagnosis and management of iron deficiency anaemia: a clinical update, MJA Volume 193 Number 9, 2010

20. Jinlong Jian, et al.: Iron and Menopause: Does Increased Iron Affect the Health of Postmenopausal Women?: Antioxid Redox Signal. 2009 Dec; 11(12): 2939–2943.

21. Cancelo-Hidalgo MJ, Castelo-Branco C, Palacios S, et al.Tolerability of different oral iron supplements: a systematic review. Curr Med Res Opin 2013;29:291–303

22. Milman, N. et al.: Supplementation during pregnancy: beliefs and science, Journal Gynecological Endocrinology Volume 32, 2016 - Issue 7

23. Gombotz H, et al. Patient Blood Management, Thieme, Stuttgart 2013,S. 107-108

24. Kirschner, W., Altenkirch, H.U., Dudenhausen, J.W. et al.: Diagnostik der Anämie und des Eisenmangels in der Schwangerschaft - Eine Analyse auf der Basis von Labordaten. Der Frauenarzt, 2016, 1146-1154

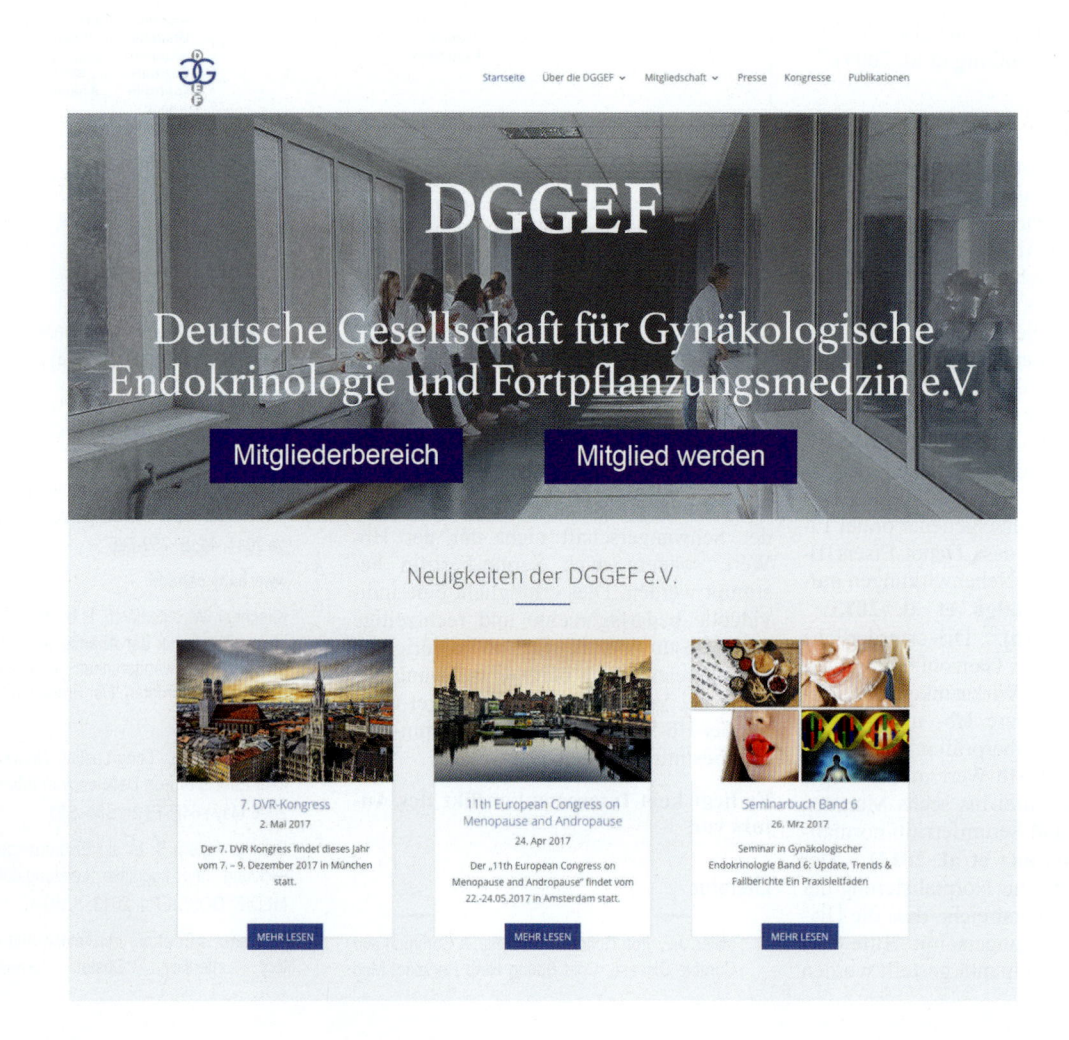

Kontrazeption und Reisen
Reisen in Risikogebiete und über mehrere Zeitzonen

Annette Bachmann, Thomas Rabe, Elisabeth Merkle, Nicole Sänger

Zusammenfassung

Hintergrund: Die Weltgesundheitsorganisation (WHO) hat im Februar 2016 aufgrund der Assoziation von Zika-Virus-Infektionen bei Schwangeren mit schweren fetalen Gehirnfehlbildungen eine gesundheitliche Notlage von internationaler Tragweite festgestellt. Der Sicherheit und Wirksamkeit der Kontrazeption bei Reisen in unterschiedliche Risikogebiete wird große Aufmerksamkeit geschenkt.

Fragestellung: Welche kontrazeptiven Maßnahmen sind im Hinblick auf unterschiedliche Reiseziele notwendig und geeignet? Was ist bei Reisen über mehrere Zeitzonen zu beachten?

Ergebnis

Vor Reisebeginn sollten aktuelle Sicherheitshinweise des Auswärtigen Amtes für das Reiseziel beachtet werden und bei der Botschaft des Reiselandes aktuelle Einfuhrbedingungen für Medikamente erfragt werden. Bei Tropenreisen sollte eine tropenmedizinische Facharztberatung erfolgen.

Nach Exposition mit **Zikaviren** sollten Frauen mindestens 8 Wochen warten, bevor eine Kontrazeption abgesetzt werden kann. Aufgrund der möglichen sexuellen Transmission wird für Männer nach einer möglichen Exposition in den Ausbruchsgebieten Kondomgebrauch für 6 Monate empfohlen.

Gewährleistung sicherer Kontrazeption ist auch bei Reisen in **Malariagebiete** erforderlich.

Bei **Reisen über mehrere Zeitzonen** sollte bei einem Zeitunterschied von mehr als 10 Stunden der Einnahmerhythmus bei kombinierten oralen Kontrazeptiva und Gestagenen mit Ovulationshemmung an die Ortszeit des Reiselandes angepasst werden.

Bei der klassischen Minipille muss ab einem Zeitunterschied von mehr als 3 Stunden nach 12 h eine Zwischeneinnahme erfolgen.

Der Langzyklus (Off-Label-Use) beachten kann auf Reisen von Vorteil sein.

Reisevorbereitungen

Reisen erfordern häufig eine Anpassung der Kontrazeption an veränderte Risikokonstellationen, während die kontrazeptive Sicherheit unter veränderten Bedingungen erhalten und in manchen Fällen, wie z.B.in Zikavirusgebieten sogar erhöht sein muss. Eine kompetente Beratung erfordert auch immer die Kenntnis aktueller reisemedizinischer Entwicklungen.

Bei der Planung der Kontrazeption auf Reisen sollten **aktuelle Sicherheitshinweise** nationaler und internationaler Einrichtungen, wie Auswärtiges Amt, Robert Koch Institut (rki) oder Centers for Disease Control and Prevention (cdc), beachtet werden. Sie informieren über spezifische Risiken des Reiseziels, die eine sichere Kontrazeption erforderlich machen. Informationen zu Tropenreisen sind bei Tropeninstituten und anderen entsprechenden reisemedizinischen Beratungsstellen erhältlich. Siehe Infobox.

Wenn möglich sollten mindestens 3 Monate vor Abreise eine Überprüfung der **Eignung der aktuellen Verhütungsmethode** erfolgen hinsichtlich:

- des **Klimas** (Lagerbedingungen für orale, vaginale oder transdermale hormonelle Kontrazeptiva und Kondome)
- zu erwartender Probleme (Durchfallerkrankungen, Chloasma-Neigung bei UV Licht- Exposition etc.)
- der Abwägung des spezifischen **Thromboserisikos** (Langstreckenflüge) etc.
- mögliche **Wechselwirkungen** (Malariaprophylaxe, Antibiotika etc.)
- der **Länge der Reise**: Verfügbarkeit von Verhütungsmitteln im Ausland

Zeitverschiebungen sind abhängig vom Präparat unterschiedlich kritisch zu berücksichtigen. Es empfiehlt sich auch Einnahmepausen zu planen oder zu umgehen.

Bestehen Bedenken, während einer Reise schwanger zu werden?

Zikavirusgebiete

Die Weltgesundheitsorganisation hat aufgrund der deutlichen Zunahme der primär durch Mücken (Aedes aegypti und albopictus) übertragbaren Zika-Virus-Infektionen und einer wahrscheinlichen Assoziation mit schweren kindlichen Fehlbildungen und anderen neurologischen Erkrankungen (z.B. Guillain Barre Syndrom) bei Erwachsenen unter anderem in mehreren Staaten Amerikas am 1. Februar 2016 eine gesundheitliche Notlage von internationaler Tragweite festgestellt **(RKI 2016)**,[1] **(RKI 2016)**,[2] **(WHO 2016)**.[3] Der Flavivirus wurde 1947 in Uganda erstmals beschrieben, 2015 wurde die erste Zikavirusinfektion beim Menschen in Brasilien bestätigt. Eine Impfung, eine Chemoprophylaxe oder eine spezifische Therapie stehen in nächster Zeit nicht zur Verfügung. Neben dem Übertragungsweg über Mückenstiche sind intrauterine, perinatale und sexuelle Übertragbarkeit bekannt. Die Inkubationszeit ist 3-14 Tage. Patienten sind meist asymptomatisch, die Symptome sind mild und ähnlich dem Dengue-Fieber, das im Unterschied zur Zikavirusinfektion nicht

---

Infobox

Allgemeine aktuelle Sicherheitshinweise

www.auswaertiges-amt.de/DE/Laenderinformationen/Sicherheitshinweise A-Z-Laenderauswahlseite_node.html

Zikavirus

www.dtg.org ecdc.europa.eu/en/publications/

www.rki.de/zikavirus

www.cdc.gov/zika/

travelhealthpro.org.uk

www.dggg.de/startseite/nachrichten/risikofaktor-zika-virus-fuer-ungeborene/

www.paho.org/hq/index.php?option=com_content&view=article&id=11585&Itemid=41688&lang=en

Malaria

Deutsche Gesellschaft für Tropenmedizin und Internationale Gesundheit (DTG): www.dtg.org bzw. www.dtg.org/malaria.html

Bernhard-Nocht-Institut Hamburg: www.bni-hamburg.de/

Stand: 05.05.2016

Party mit Marie!

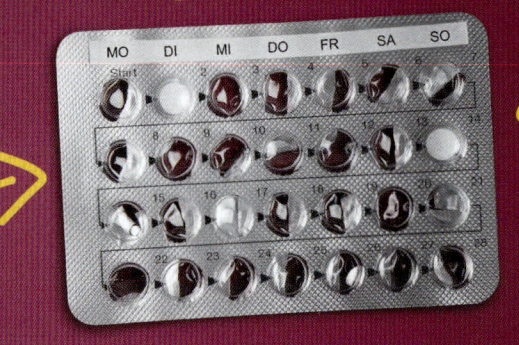

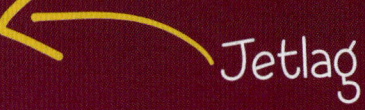

Jetlag

Magendarm

Zeit zu wechseln

NuvaRing®, eine unkomplizierte Alternative bei vielen Pillenproblemen.

- Nur 1x monatlich
- Geringe Hormondosis[1]
- Hohe Patientenzufriedenheit[2]

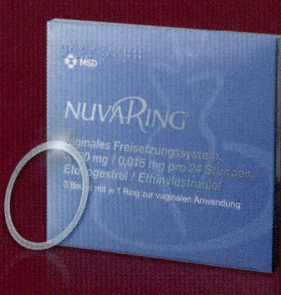

NuvaRing

1 Van den Heuvel MW et al.: Comparison of ethinylestradiol pharmacokinetics in three hormonal contraceptive formulations: the vaginal ring, the transdermal patch and an oral contraceptive. Contraception 2005;72:168-174.
2 Novák A et al.: The combined contraceptive vaginal ring, NuvaRing: an international study of user acceptability. Contraception 2003;67:187-194.

MSD

NuvaRing®

NuvaRing® vaginales Freisetzungssystem, 0,120 mg/0,015 mg pro 24 Stunden
Wirkstoff: Etonogestrel und Ethinylestradiol. **Zus.:** Arzneil. wirks. Bestandt.: 1 NuvaRing® enth. 11,7 mg Etonogestrel u. 2,7 mg Ethinylestradiol u. setzt üb. e. Zeitraum v. 3 Wo. üb. 24 h im Durchschnitt 0,120 mg Etonogestrel u. 0,015 mg Ethinylestradiol frei. Sonst. Bestandt.: Poly(ethylen-co-vinylacetat) (72 : 28), Poly(ethylen-co-vinylacetat) (91 : 9), Magnesiumstearat (Ph.Eur.). **Anw.:** Kontrazeption b. Frauen im gebärf. Alter. Verträglichk. u. Wirksamk. zw. 18 u. 40 J. nachgewiesen. **Gegenanz.:** Vorliegen/Risiko für e. VTE: besteh. (auch unter antikoag. Ther.) od. vorausge. VTE (z. B. TVT od. Lungenembolie); bek. erbl. od. erworb. Prädisp. für VTE, wie APC-Resistenz (einschl. Faktor-V-Leiden), Antithrombin-III-, Protein-C- od. Protein-S-Mangel; größere OP mit läng. Immobilisier. (siehe „Vorsicht bei"); Vorliegen mehrerer Risikofakt. (siehe „Vorsicht"). Vorliegen/Risiko für e. ATE: besteh./vorausgeg. od. Prodromalstadium einer ATE (z. B. Myokardinfarkt bzw. Angina pectoris); zerebrovask. Erkrank. (besteh./vorausgeg. Schlaganfall od. vorausgeg. prodromale Erkrank. [z. B. TIA]); bek. erbl. od. erworb. Prädisp. für ATE, wie Hyperhomocysteinämie u. Antiphospholipid-AK (Antikardiolipin-AK, Lupusantikoagulans); anamn. bek. Migräne mit fok. neurolog. Sympt.; Vorliegen mehrerer Risikofakt. (siehe „Vorsicht bei") od. e. schwerwieg. Faktors (wie Diabetes mellitus mit Gefäßschäd., schw. Hypertonie; schw. Dyslipoproteinämie). Folgende besteh./vorausgeg. Erkrank.: Pankreatitis mit schw. Hypertriglyzeridämie; schw. Lebererkrank. (solange abnorme Leberfunkt.-parameter bestehen); benigne od. maligne Lebertumoren. Besteh./vermut. sexualhormonabhäng. maligne Erkrank. (z. B. d. Genitale od. d. Mammae). Nicht abgeklärte vag. Blutungen. Überempf.-keit gg. d. Wirkstoffe od. e. d. sonst. Bestandt.; Schwangersch. **Vorsicht bei:** Akuten/chron. Leberfunkt.-stör.; Risikofakt. für VTE (zunehm. [> 35 J.] Alter, pos. Familienanamn., längerer Immobilisier., größerer OP, jede OP an Beinen od. Hüfte, neurochirurg. OP, schw. Trauma; vorübergehende Immobilisier. einschl. Flugreise > 4 h, insb. b. Vorliegen weiterer Risikofakt.; Adipositas [BMI > 30 kg/m²], and. Erkrank. [Krebs, SLE, HUS, chron. entzündl. Darmerkrank. (M. Crohn od. Colitis ulcerosa) u. Sichelzellkrankh.], möglicherw. Varizen u. oberfl. Thrombophlebitis) od. ATE od. apoplekt. Insult (zunehm. [> 35 J.] Alter; Rauchen; Hypertonie; Adipositas [BMI > 30 kg/m²]; fam. Vorbelastung; Migräne; and. mit unerwünschten Gefäßereignissen assoziierte Erkrank. [Diabetes mellitus, Hyperhomocysteinämie, Erkrank. d. Herzklappen u. Vorhofflimmern, Dyslipoproteinämie, SLE]); Wochenbett; besteh./fam. Hypertriglyzeridämie; Diabetes mellitus; anamn. bek. Chloasma gravidarum/Chloasmaneigung. Uterusprolaps; Cysto- u./od. Rectocele; schw/chron. Obstipation. Gleichz. Anwend. v. AM, d. d. Plasmakonz. v. Ethinylestradiol u./od. Etonogestrel senk. Nicht empf.: Stillzeit. **Nebenw.:** Häufig: Vag. Infekt. Depression; vermind. Libido. Kopfschm.; Migräne. Bauchschm.; Übelk. Akne. Brustspannen; genital. Pruritus b. d. Anwenderin; Dysmenorrhö; Schm. i. Beckenber.; vag. Ausfl. Gewichtszunahme. Ausstoßung d. Rings; Unbehagen b. Tragen d. Rings. Gelegentlich: Zervizitis; Zystitis; Infekt. d. Harnw. Appetizunahme. Affektlabilität; Stimmungsänd.; Stimmungsschwank. Schwindel; Hypästhesie. Sehstör. Hitzewall. Bauchbläh.; Diarrhö; Erbr.; Obstipation. Alopezie; Ekzem; Pruritus; Ausschl. Rückenschm.; Muskelkrämpfe; Schm. i. d. Extremitäten. Dysurie; Harndrang; Pollakisurie. Amenorrhö; Brustbeschw.; Vergröß. d. Brüste; Brustgewebsveränd.; zervikale Polypen; Blutungen währ. d. Geschlechtsverkehrs; Dyspareunie; Ektropion d. Zervix; fibrozyst. Mastopathie; Menorrhagie; Metrorrhagie; Beschw. i. Beckenber.; PMS; Gebärmutterkrampf; Gefühl v. Brennen i. d. Vagina; vag. Geruch od. Schm.; vulvovag. Beschw. od. Trockenh. Müdigk.; Reizbark.; Unwohlsein; Ödeme; Fremdkörpergefühl. Blutdruckerhöh. Komplikationen b. d. Anw. d. Rings; Brechen d. Rings. Selten: Ven. Thromboemb.; arterielle Thromboemb. Galaktorrhö. Nicht bekannt: Überempf.-keit. Chloasma; Urtikaria. Penisbeschw. Außerdem: Sehr selten versehentl. Einführ. in d. Harnröhre od. Anhaftung an Vaginalhaut. Gelegentl.: Vaginitis. Unregelmäß. Blutungen (Schmier- u. Durchbruchblut.); Akute/chron. Leberfunkt.-stör. Außerdem unter KHK: Hormonabh. Tumoren (z. B. Lebertumoren, Brustkrebs). Sehr selten Thrombosen in and. Blutgefäßen (Venen u. Arterien v. Leber, Mesenterium, Nieren od. Retina); ATE/VTE (einschl. Myokardinfarkt, Schlaganfall, transitorische ischämische Attacken, Venenthrombose u. Lungenembolie). Außerdem unter horm. Kontrazept.: Neuerkrank. an od. Verschlimm. v. M. Crohn u. Colitis ulcerosa. Erhöh. Risiko für Pankreatitis b. Pat. mit besteh. od. fam. Hypertriglyzeridämie mögl. Außerdem b. Schwangersch. u. unter horm. Kontrazept. (ohne gesicherten Kausalzusammenh.): Auftr./Aggr. v. cholest. Ikterus u./od. Pruritus, Cholelithiasis, Porphyrie, SLE, HUS, Chorea minor, Herpes gestationis, Otosklerose-bedingter Hörverlust, (heredit.) Angioödem. Weitere Nebenw. b. Einn. v. KOK: Selten gutartige, noch seltener bösartige Lebertumoren, in Einzelfällen mit lebensbedrohlichen intraabdominalen Blutungen. Leicht erhöh. relat. Risiko für Brustkrebs. Außerdem unter oralen Kontrazeptiva: Risiko für Zervixkarzinom b. Langzeitanw. b. HPV-infizierten Frauen mögl. Aufgrund v. Wechselw. m. enzymindzz. AM Durchbruchblut. u./od. Versagen d. Kontrazept. mgl. **Warnhinw.:** Vor Verschreibung aktuelle, individ. Risikofakt. (insb. hins. VTE) berücksichtigen u. mit and. KHK vergleichen. **Verschreibungspflichtig.**
Stand: 11/2016

Bitte lesen Sie vor Verordnung von NuvaRing® die Fachinformation!

Pharmazeutischer Unternehmer:
MSD SHARP & DOHME GMBH, Lindenplatz 1, 85540 Haar

Mitvertrieb:
DIECKMANN ARZNEIMITTEL GMBH, 85530 Haar

MSD Infocenter

Tel. 0800 673 58 38
Fax 0800 673 673 329
E-Mail infocenter@msd.de

mit kindlichen Fehlbildungen assoziiert wird. Fieber, maculopapuläres Exanthem, Konjunktivitis, Arthralgien, Myalgien und Kopfschmerzen können bis zu einer Woche anhalten. Die Deutsche Gesellschaft für Tropenmedizin und Internationale Gesundheit (DTG) empfiehlt (in Übereinstimmung mit dem Auswärtigen Amt) neben Schwangeren auch Frauen, die schwanger werden wollen von vermeidbaren Reisen in Zikavirus-Ausbruchgebiete abzuraten, da das Risiko frühkindlicher Fehlbildungen wie Mikroenzephalopathien und weiterer neurologischer Defekte bei einer Infektion derzeit nicht ausgeschlossen werden kann. Bei unvermeidbaren Reisen muss auf einen konsequenten ganztägigen Mückenschutz geachtet werden (**Auswärtiges Amt 2015**),[4] (**DTG 2015**),[5] (**ECDC 2016**).[6]

Die sexuelle Transmission kann vor, während und nach Auftreten der Krankheitssymptome auftreten. Es ist derzeit nicht bekannt, ob asymptomatische Männer das Virus sexuell übertragen können. Es ist ebenfalls nicht bekannt, wie lange das Übertragungsrisiko über das Ejakulat besteht. Eine Übertragung von infizierten Frauen auf ihre Sexualpartner wurde bisher noch nicht beschrieben (**ARSM 2016**).[7]

Die WHO gibt eine eindeutige Empfehlung für den Einsatz der sichersten möglichen Kontrazeptiva in Ländern mit bekanntem Risiko für eine Zikavirusinfektion und rät Frauen nach ungeschütztem Verkehr zur Notfallkontrazeption.

Nach einer möglichen Exposition in den Ausbruchgebieten wird bei Sexualverkehr mit Schwangeren und Frauen, die schwanger werden können, Kondomgebrauch für 6 Monate empfohlen. Eine mögliche Exposition besteht nach Aufenthalt in Ausbruchsgebieten oder sexuellem Kontakt (vaginaler, analer, oraler Verkehr) ohne Kondom mit einem Mann, der sich in einem Ausbruchsgebiet aufgehalten hat.

Es muß überlegt werden, ob die Dauer des Aufenthaltes und das persönliche Risikoprofil vor Ort es rechtfertigen, ggf. nach Rückkehr generell seinen Sexualpartner für den o.g. Zeitraum durch Kondomgebrauch zu schützen (**Auswärtiges Amt 2015**).[8]

Die amerikanische Gesellschaft für Reproduktionsmedizin (ASRM) und das Centers for Disease control and Prevention (cdc) rät Frauen sowohl nach einer Infektion mit klinischen Symptomen als auch nach einer möglichen Exposition mit Zikaviren 8 Wochen zu warten, bevor eine Schwangerschaft angestrebt, das heißt eine Kontrazeption abgesetzt werden kann. Diese Angaben könnten den aktuellen Entwicklungen folgend, kurzfristig verändert werden (**ARSM 2016**).[9] Siehe Infobox.

Malaria

Eine individuelle tropenmedizinische Beratung durch Ärzte mit der Zusatzweiterbildung Tropenmedizin sollte unbedingt erfolgen. Das zu erwartende Malariarisiko muss nach Tätigkeit, Region, Jahreszeit, Vorerkrankungen, Lebensalter, Resistenz der Erreger und Verträglichkeit der Expositionsprophylaxe sowie der möglichen Medikamente beurteilt werden. Unterschiedliche Resistenzlagen haben unterschiedliche Empfehlungen zur medikamentösen Vorbeugung bzw. Behandlung in den verschiedenen Malariaregionen weltweit zur Folge. Jährlich aktualisierte Empfehlungen sind unter anderem auf der Homepage der Deutschen Gesellschaft für Tropenmedizin und Internationale Gesundheit (DTG) abrufbar. Siehe Infobox.

Eine Malariainfektion in der Schwangerschaft bedeutet ein schwerwiegendes Risiko für Mutter und Kind, sodass schwangeren Frauen von einer Reise in Malariagebiete grundsätzlich abgeraten wird. Eine sichere Kontrazeption ist anzuraten, da eine medikamentöse Malariaprophylaxe angepasst an die Resistenzlage in einer (Früh-)Schwangerschaft nur unter Vorbehalt möglich ist (**RKI 2017**).[10]

Mefloquin ist derzeit in Deutschland nicht mehr im Handel. Noch vorhandene Packungen sind aber bis zum Ablauf der Haltbarkeit verkehrsfähig und weiterhin im Ausland zu erhalten. In der deutschen Fachinformation wird dazu geraten, während der Malariaprophylaxe mit Mefloquin und 3 Monate nach der Einnahme eine sichere Kontrazeption durchzuführen. Es gibt keine medizinische Indikation für einen Schwangerschaftsabbruch nach Einnahme im 1. Trimenon. Die Unbedenklichkeit im ersten Trimenon wird kontrovers diskutiert (**Nevin 2012**).[11] Bei entsprechender Aufklärung ist laut Robert Kochinstitut ein "off-label-use" nach dem 1. Trimenon prinzipiell möglich und bei Aufenthalten in Hochrisikogebieten auch sinnvoll (**RKI 2017**).[12] Für weitere Informationen zu Indikation, Risiken und Nebenwirkungen siehe Fachinformation.

Zu **Atovaquon/Proguanil** liegen keine ausreichenden Daten vor. Eine Anwendung während der Schwangerschaft und Stillzeit darf nur unter strenger Risikoabwägung erfolgen. Das gilt auch für die Therapie mit **Artemether/Lumefantrin** (**DTG 2017**).[13] Für weitere Informationen zu Indikation, Risiken und Nebenwirkungen, siehe Fachinformation.

Dihydroartemisinin/Piperaquintetraphosphat sollte in der Schwangerschaft und ohne Kontrazeption nicht angewendet werden, sofern andere geeignete und wirksame Antimalariamedikamente zur Verfügung stehen. Tierexperimentelle Studien legen den Verdacht nahe, dass die Anwendung im ersten Trimenon schwerwiegende Schäden verursachen kann. Darüber hinaus sollen Frauen während der Behandlung nicht stillen (**DTG 2017**).[14] Für vollständige Angaben zu Indikation, Risiken und Nebenwirkungen, siehe Fachinformation.

Doxycyclin ist in Deutschland als Mittel zur Malariaprophylaxe zwar grundsätzlich nicht zugelassen, wird aber von der WHO, in anderen Ländern wie z.B. USA und Australien und seit 2003 der DTG zur Prophylaxe im off-label use in bestimmten Fällen empfohlen. Es ist in der Schwangerschaft sowie in der Stillzeit kontraindiziert. Es muss zudem beachtet werden, dass Doxycyclin zu einer klinisch relevanten Reduktion der Wirksamkeit oraler Kontrazeptiva führen kann (**DTG 2017**).[15] Für weitere Informationen zu Indikation, Risiken und Nebenwirkungen, wie Diarrhoe und Risiko einer Sonnenallergie siehe Fachinformation.

Chloroquin und **Proguanil** können nach bisherigem Erkenntnisstand in der Schwangerschaft und Stillzeit prophylaktisch eingesetzt werden, allerdings oft bei geringerer Effektivität im Vergleich zu anderen Malariamedikamenten (**DTG 2017**).[16] Für vollständige Angaben zu Indikation, Risiken und Nebenwirkungen, siehe Fachinformation.

2. Eignung von Kontrazeptiva in bestimmten Regionen weltweit

Reisende sollten gemeinsam mit dem betreuenden Frauenarzt prüfen, ob die aktuelle Empfängnisverhütung für die geplante Reise geeignet ist und welche Dienstleistungen am Reiseziel zur Verfügung stehen. Einige Länder wie zum Beispiel die Vereinigten Arabischen Emirate erfordern die Mitfuhr eines Rezepts und erlauben für Besucher nur die Einfuhr einer beschränkten Medikamentenmenge für maximal 3 Monate. Es ist zu empfehlen, im Zweifelsfall bei der Botschaft des Reiselandes nach aktuellen Bestimmungen zur Einfuhr von Medikamenten nachzufragen, da nur hier rechtsgültige Empfehlungen gegeben werden können.

Eine Änderung der Empfängnisverhütung sollte mit ausreichendem zeitlichen Abstand (idealerweise mindestens 3 Monate) zum Antritt der Reise erfolgen, um die Eignung der neuen Methode zu gewährleisten und im Falle hormoneller Kontrazeptiva ein erhöhtes Risikoprofil zu vermeiden.

Hormonelle Kontrazeption

Nicht alle Kontrazeptiva, die im Handel zur Verfügung stehen, können im Land des Reiseziels gekauft werden oder sie werden unter anderen Handelsnamen vertrieben.

Lagerung

Grundsätzlich sollten Hormonpräparate

nicht zu heiß und vor Feuchtigkeit und Licht geschützt gelagert werden. Die meisten Hersteller geben an, dass orale Präparate langfristig nicht über 30 Grad aufbewahrt werden sollten. Bei Temperaturen über 50 °C besteht die Gefahr einer verminderten Wirksamkeit.

Es sollte daher darauf geachtet werden, dass Pillenpräparate nicht in der prallen Sonne liegen und an einem möglichst kühlen Ort (gegebenenfalls Kühlschrank) aufbewahrt werden.

Vorgehen bei zu erwartenden Problemsituationen

Diarrhoe

Wird für das entsprechende Reiseziel vor Durchfallerkrankungen gewarnt oder gehört Diarrhoe zum Nebenwirkungsspektrum der Reisemedikation, muss damit gerechnet werden, dass die Wirksamkeit oraler Kontrazeptiva herabgesetzt sein kann. Steroidhormone oraler Kontrazeptiva werden in den oberen Dünndarmabschnitten resorbiert. Bei „reisbreiartigen„ bzw. „choleraartigen" Durchfällen kann es zu einer Abschwächung der Wirkung der Pille kommen.

Depotgestagenspritzen, Hormonimplantate, Kupfer-Intrauterinpessare (IUD), Intrauterinsysteme (IUS), kombinierter Vaginalring und kombinierte Kontrazeptionspflaster sind nicht von gastrointestinalen Störungen betroffen.

Übelkeit und Erbrechen

Kombinierte orale Kontrazeptiva (KOK) und Gestagene mit Ovulationshemmung:

Bei Erbrechen innerhalb von 2 Stunden nach Einnahme der Pille, muss eine erneute Tablette eingenommen werden. Sollte das nicht sofort möglich sein, muss innerhalb der nächsten 12 Stunden eine weitere Tablette eingenommen werden. Dies ist möglich, sofern das Zeitfenster zur letzten Tabletteneinnahme nicht länger als 24 Stunden war. Andernfalls und bei Persistenz, ist die Wirksamkeit der Pille nicht mehr gewährleistet. Es ist dann nach den Anweisungen zum Vorgehen bei Vergessen der Einnahme der Pille laut Beipackzettel vorzugehen: Bei ethinylestradiolhaltigen KOK und Gestagenen mit Ovulationshemmung sind in der Regel für die Dauer von 7 Tagen zusätzliche Verhütungsmaßnahmen zu treffen, für Präparate mit Estradiolvalerat 9 Tage.

Gestagene ohne Ovulationshemmung: „klassische Minipille"

Bei Erbrechen innerhalb von 2 Stunden nach Einnahme sollte eine andere Pille so schnell wie möglich eingenommen werden. Wenn ein Ersatz POP innerhalb von 3 Stunden nicht genommen wird (12 Stunden für Desogestrel) der üblichen Zeit der POP-Einnahme, oder in Fällen von anhaltendem Erbrechen oder sehr schwerem Durchfall, sollte eine Barrieremethode während der Krankheit und für 2 Tage nach Genesung verwendet werden.

Als Notfallmedikamente bei Reisedurchfall werden häufig Fluorochinolone eingesetzt. Für Ciprofloxacin und Azithromycin existieren Studien, die darauf hinweisen, dass keine Einschränkung der Wirksamkeit oraler Kontrazeptiva zu erwarten ist **(Scholten et al. 1998)**,[17] **(BMJ 2010)**.[18] Von einer Antibiotikaprophylaxe wird in den meisten Fällen allerdings abgeraten.

Wechselwirkungen mit Reisemedikamenten

Durch Unterbrechung des enterohepatischen Kreislaufs können folgende antibakterielle bzw. tuberkulostatische Substanzen (z.B. bei Einnahme aufgrund von entzündlichen Hauterkrankungen, pulmonalen Infekten, Durchfallerkrankungen) zu einer klinisch relevanten Reduktion der Wirksamkeit oraler Kontrazeptiva führen:

- Cephalosporine
- Chloramphenicol
- Metronidazol
- Neomycin
- Nitrofurantoin
- Sulfonamide
- Tetracycline (z.B. Doxycyclin)
- Rifampicin

Laxantien können unter Umständen, v.a. bei nicht bestimmungsgemäßem Gebrauch, die Wirksamkeit oraler Kontrazeptiva herabsetzen.

Weitere Substanzen, die im Verdacht stehen, mit Sexualsteroiden zu interagieren, sind das Antiemetikum und Prokinetikum Metoclopramid sowie das Antiemetikum Aprepitant, die bei starker Reise – oder Seekrankheit eingesetzt werden können.

Ist für ein Medikament eine Wechselwirkung mit Sexualsteroiden gesichert, sollte möglichst auf ein Alternativpräparat ohne Interaktionspotential ausgewichen werden. Ist dies nicht möglich muss eine zusätzliche Barrieremethode während der Einnahme des interagierenden Medikamentes und bis zu 28 Tage darüber hinaus gewählt werden. Falls das Absetzen des Medikamentes in den letzten 7 Tagen vor dem oder im pillenfreien Intervall liegt, sollte man die Pillenpause auslassen und das KOK über zwei Zyklen hinweg (2 Packungen hintereinander) im Langzyklus einnehmen.

Muss ein Medikament, für das Wechselwirkungen vermutet werden, über einen längeren Zeitraum eingenommen werden, und eine orale hormonelle Kontrazeption unbedingt beibehalten werden, sollte dies mittels einer Kombinationspille mit einer Gestagenkomponente in mindestens doppelter Ovulationshemmdosis – möglichst im Langzyklus – erfolgen. Bei derartigen KOK ist bei Reduktion der Gestagenwirkung um 50% immer noch ein Minipilleneffekt vorhanden. In einer sorgfältigen Risikoaufklärung sollte aber eine zusätzliche mechanisch/chemische Kontrazeption mit Kondom bzw. Diaphragma (z.B. Caya) und Spermiziden empfohlen werden, um Haftungsprobleme bei ungewollter Schwangerschaft zu vermeiden.

Falls Durchbruchblutungen auftreten oder Medikamente mit bekannter gesicherter Wechselwirkung mit KOK über einen sehr langen Zeitraum hinweg eingenommen werden müssen, sollte besser auf ein Intrauterinsystem mit oder ohne Gestagen-Abgabe umgestellt werden **(Lupp 2011)**.[19]

Blutungstörungen

Amenorrhoe ist bei regelmäßiger Einnahme der Pille unproblematisch. Im Zweifelsfall ist vor Abreise ein Schwangerschaftstest zu empfehlen. Bei **Schmierblutungen** besteht je nach Reisedauer keine gesundheitliche Gefahr, sie können aber störend sein. Ausreichend Sanitärprodukte (Tampons oder Binden) sollten mitgenommen werden. Blutungsstörungen aller Art (V.a. Schmierblutungen/Durchbruchblutungen) sind unter reinen Gestagenpräparaten (> 40%) und in den ersten 3-6 Anwendungszyklen von KOK häufig. Bei der Wahl des Präparates und bei Umstellung der Kontrazeptionsmethode vor Reisebeginn sollte das beachtet werden.

Auswahl einer kontrazeptiven Methode nach VTE-Risiko

Ein **erhöhtes Risiko für venöse Thromboembolien (VTE)** auf Reisen ergibt sich in Abhängigkeit von der Reisedauer und des Transportmittels durch Immobilisierung, möglichen Flüssigkeitsverlust bei höheren Umgebungstemperaturen, gleichzeitig auftretende Entzündungsreaktionen (z.B. Fieber aufgrund von Durchfallerkrankungen) zusätzlich zu bestehenden Risikofaktoren (Zigarettenrauchen, Alter; Übergewicht). Es ist zu beachten, dass das Thromboserisiko hormoneller Kontrazeptiva innerhalb der ersten 3 Monate nach Einnahmebeginn am größten ist.

Das VTE-Risiko kontrazeptiver Methoden stellt sich nach **Rabe et al. 2012, Aktualisierung 2016**, wie folgt dar **(Rabe et al. 2011)**,[20] **(Rabe 2016)**.[21]

Wichtiger Hinweis: Die folgende Klassifikation **weicht in einigen Punkten vom Rote Hand Brief des BfArM ab.** Für regelmäßige Aktualisierung der Angaben sind Fachinformationen sowie Stellungnahmen der Fachgesellschaften (z.B. Frauenarzt) zu beachten.

Die Angaben erfolgen in VTE-Fälle pro 10.000 Frauenjahre **(Rabe et al. 2011)**,[22] **(Rabe 2016)**:[23]

- **Kein methodenbedingter Risikoanstieg (3-4 Fälle):** Nicht-hormonale Kontrazeptiva (z.B. Tubensterilisation, Kondome, Spermizide, Verhaltensmethoden, Kupfer-IUDs).
- **Unverändert oder geringgradig erhöht (3-4 Fälle):** Levonorgestrel-IUS, klassische Minipille, estrogenfreie Ovulationshemmer, Hormonimplantate und Depotgestagene als Spritzen mit Norethisteronenanthat.
- **Mäßig erhöhtes Risiko, Stufe 1 (6-10 Fälle):**

  (5-7 Fälle) nach BfArm: KOK mit weniger als 50µg Ethinylestradiol (EE) und als Gestagen Levonorgestrel, Norgestimat oder Norethisteron.

  Für KOK mit weniger als 50µg EE und Dienogest (DNG) sowie DNG und Estradiolvalerat (EV) ist laut BfArM die Datenlage schwach; laut Fachinformation (DNG/EE Stand 02/2016; DNG/EV Stand 11/2015) ist bisher nicht bekannt, wie hoch das Risiko im Vergleich zu Arzneimitteln mit dem geringsten Risiko ist.

  Begrenzte epidemiologische Daten lassen vermuten, dass das Risiko für eine VTE bei Dienogest-haltigen KOK ähnlich wie bei Levonorgestrel-haltigen KOK ist **(Rabe 2016)**.[24]
- **Mäßig erhöhtes Risiko, Stufe 2 (6 bis 12 Fälle):** kombinierter Vaginalring (Etonogestrel & EE); kombiniertes Hormonpflaster (Norelgestrimin & EE)
- **Mäßig erhöhtes Risiko, Stufe 3 (6-14 Fälle), (9-12 Fälle) nach BfArM:** KOK mit weniger als 50µg EE und als Gestagen Desogestrel, Gestoden, Cyproteronacetat, Drospirenon
- **Nicht bekanntes Risiko:** Chlormadinonacetat und EE, Nomegestrolacetat (NMG) & Estradiol (E2); Drospirenon (DRSP) 24+4; DRSP & EE als Langzykluspille; Kontrazeptionspflaster mit Gestoden & EE.

In einer **Schwangerschaft** besteht ein **stark erhöhtes Risiko: (5-20 Fälle)**; ebenso wie in den ersten **drei Monaten nach Entbindung: (40-65 Fälle).**

Allgemeine Empfehlungen: Bei entsprechender Veranlagung Stützstrümpfe, eventuell Heparinisierung vor Reisebeginn (insbesondere bei positiver Eigen- oder Familienananmnese in Bezug auf VTE).

Auf ausreichende Bewegung der Beine während der Reise achten; gelegentliches Aufstehen; ausreichende Flüssigkeitszufuhr; keine Schlaftabletten; auf frühe Symptome von venösen Thromboembolien achten.

Kontrazeptionspflaster

Das Pflaster wird einmal pro Woche gewechselt.

Lagerung: bei normaler Raumtemperatur erforderlich, eine Veränderung des Klebeverhaltens ist bei hohen Umgebungstemperaturen möglich.

Klebeverhalten: Das Klebeverhalten von Kontrazeptionspflastern kann unter feuchten oder nassen Bedingungen beeinträchtigt sein.

Verfügbarkeit: Nicht weit verbreitet - zum Beispiel ist die Verfügbarkeit auf dem afrikanischen Kontinent nur in Südafrika gegeben.

NuvaRing

Anwendung: Der Vaginalring wird nur einmal im Monat gewechselt (Liegedauer 21 Tage; 7 Tage Pause).

Reisen über mehrere Zeitzonen sind unproblematisch.

Lagerung: Ein Vaginalring muss innerhalb von 4 Monaten nach dem Abgabedatum aus der Apotheke verwendet werden und sollte nicht über Raumtemperatur gelagert werden, was bei einigen Reisezielen schwierig sein kann.

Depotgestagenspritzen

Depogestagenspritzen werden je nach Präparat einmal alle drei Monate (intramuskulär) bzw. jeden Monat (subkutan) verabreicht.

Zur i.m. Injektion der 3 Monatsspritze muss ein Arzt oder eine Krankenschwester aufgesucht werden. Die subkutane Injektion der Einmonatsspritze mit Gestagen kann erlernt werden, ein Desinfektionsmittel ist erforderlich. Wenn man als Reserve weitere Depogestagenspritzen ins Ausland nehmen möchte, ist es sinnvoll, diese originalverpackt zu lassen und das Rezept beizufügen.

Hormonimplantate

Anwendung: Subdermale Einlage an der Oberarminnenseite. Die Wirkdauer eines Hormonimplantats beträgt drei Jahre.

Reisen über mehrere Zeitzonen sind unproblematisch.

Nebenwirkungen: bei liegendem Hormonimplantat können Schmierblutungen auftreten; gegebenenfalls kann eine Packung 1 mit einem reinen Gestagenspräparat (Desogestrel) mitgenommen werden und während der Zeit der Schmierblutung für 7-10 Tage eine bis maximal zwei Tabletten zusätzlich oral eingenommen werden (Off-Label).

Verfügbarkeit: weit verbreitet; in Entwicklungsländern sind möglicherweise andere Präparate als in Deutschland verfügbar.

Je nach Reiseplanung und Dauer ist es sinnvoll die Entfernung bzw. den Wechsel des Hormonimplantats noch vor der Abreise oder gleich nach Rückkehr in Deutschland durchführen zu lassen.

Einlage: durch einen Arzt oder in Entwicklungsländern in sogenannten Familienplanungszentren und auch durch spezialisierte Krankenschwestern.

Notfallkontrazeption

Ist nicht zwingend erforderlicher Bestandteil der Reisapotheke, kann aber in Abhängigkeit vom Reiseziel sinnvoll sein. Ulipristalacetat ist der Standard in der Notfallverhütung: Insbesondere innerhalb der ersten 24 Stunden ist nach ungeschütztem Geschlechtsverkehr die schwangerschaftsverhütende Wirkung im Vergleich zu Levonorgestrel etwa dreimal so hoch **(Rabe et al. 2013)**.[25]

Barrieremethoden

Kondome

Weltweit werden 250 Millionen Fälle von durch Geschlechtsverkehr übertragenen Infektionen geschätzt. Die sichere Aufbewahrung und Anwendung von Kondomen ist von großer Bedeutung. Je nach Umgebungstemperatur und Luftfeuchtigkeit kann die Wirksamkeit von Kondomen beeinträchtigt werden.

Eine kritische Grenze wird bei 65 Grad Celsius (z.B. bei Aufbewahrung im Auto Handschuhfach oder Campingzelt) erreicht. Bei Aufbewahrung unter extremen Minustemperaturen von unter 70 Grad Celsius ist die Sicherheit, vor allem bei Kondomen ohne Gleitgel (trockene Kondome), nicht mehr gewährleistet. Gleitgelbeschichtete Kondome vertragen extreme Kälte aufgrund ihrer Silikonbeschichtung besser als trockene Kondome.

Bei Erwerb von Kondomen im Ausland müssen Qualitätsmerkmale und Zusatzstoffe beachtet werden. Kondome, die mit dem Spermizid Nonoxynol-9 beschichtet sind, können die Empfänglichkeit für HIV und andere sexuell übertragbare Krankheiten erhöhen. Es empfiehlt sich Kondome besser vor Reisantritt zu kaufen. Bei Latexallergie sollten Kondome aus Polyurethan oder Polyisopren gewählt werden.

Es sollte darauf hingewiesen werden, dass Umwelteinflüsse (Chlor im Swimmingpool, fetthaltige Gleitmittel) die Sicherheit, v.a. hinsichtlich des Infektionsschutzes, ebenfalls beeinträchtigen können, ohne dass das Kondom offensichtlich defekt erscheint. Eine Beratung hinsichtlich der generell eingeschränkten Wirksamkeit zum Schutz vor Übertragung von bestimmten Erkrankungen, z.B. von HPV, sollte ebenfalls erfolgen.

Kondom für die Frau

Frauenkondome sind in bestimmten Entwicklungsländern (z. B. Afrika) über Familienplanungszentren verfügbar.

Ein gewisser Schutz vor sexuell übertragbaren Erkrankungen ist gegeben; hierbei ist aber zu beachten dass einige sexuell übertragbare Infektionen extragenital übertragen werden (z.B. HPV).

Symptothermale und alternative Methoden

Methoden, die unter anderem auf einer Messung der Aufwachtemperatur und einer Beurteilung der Zervikalschleimbildung beruhen, können durch Umwelteinflüsse, veränderte Schlafgewohnheiten (Zeitverschiebung) und Infekte beeinträchtigt werden und sind daher nur sehr eingeschränkt zu empfehlen.

Membran- und Portiokappen

Eine Membran oder Gebärmutterhalskappe ist leicht anzuwenden, Spermizide, die mit ihr verwendet werden, weniger.

Membranen, Kappen und Spermizide müssen in einem kühlen, trockenen Ort gelagert werden, was unter Umständen schwierig sein kann. Ein luftdichter Behälter ist ebenfalls erforderlich.

Spermizide

Spermizide sind in Entwicklungsländern zum Teil nur eingeschränkt verfügbar. Eine Anwendung bei höheren Umgebungstemperaturen und hoher Luftfeuchtigkeit ist schwieriger, da die Viskosität beeinträchtigt sein kann.

Die alleinige Anwendung von Spermiziden wird nicht empfohlen.

Intrauterinpessar

Aufgrund seiner Langzeitwirkung stellt ein Intrauterinpessar eine ideale Verhütungsmethode bei Reisen dar.

Die Wirkdauer beträgt abhängig vom Modell des Kupfer-IUD 5 bis 10 Jahre; bei Levonorgestrel (LNG) haltigen IUS fünf Jahre (52 mg LNG) und bei dem kleineren Modell (13,5 mg LNG) drei Jahre.

Nebenwirkungen sind selten; Die Patientin muss darüber aufgeklärt sein, dass bei unklaren Unterbauchschmerzen ein Arzt aufgesucht werden muss.

Zwischenblutungen sind bei Anwendungsbeginn vor allem in den ersten 3 Monaten häufiger und nehmen mit der Anwendungsdauer ab.

Bei LNG haltigen IUS nehmen mit der Anwendungsdauer Amenorrhöen zu.

Tab. 1: Vorgehen abhängig vom Reiseziel bei Reisen mit Ausgangsort Deutschland

KOK und Gestagene mit Ovulationshemmung	
Alle Reiseziele von Deutschland aus (außer Ost-Asien, Ost-Australien, Neuseeland, Westpazifik)	Einnahme vor der Abreise z.B. morgens 7.00 Uhr Ortszeit Abreiseort
	Nächste Pilleneinnahme am Reiseziel um 7.00 Uhr Ortszeit Reiseziel
Reiseziele in Ost-Asien, Ost-Australien, Neuseeland, Westpazifik (> 10 Stunden Zeitverschiebung)	Einnahme vor der Abreise z.B. morgens 7.00 Uhr Ausgangsort
	Einnahme der Zwischenpille z.B. 12 Stunden nach der letzten Einnahme
	Am Reiseziel um 7.00 Uhr Ortszeit weitere Einnahme
Gestagene ohne Ovulationshemmung ("klassische „Minipille")	
Alle Reiseziele bis zu 3 Stunden Zeitverschiebung (Europa, Afrika, Vord. Orient, Atlantik)	Einnahme vor der Abreise z.B. morgens 7.00 Uhr
	Nächste Pilleneinnahme am Reiseziel um 7.00 Uhr Ortszeit (wie zu Hause)
Reiseziele mit > 3 Std. Zeitverschiebung und Flug nach Osten (Asien, Pazifik)	Einnahme vor der Abreise z.B. morgens 7.00 Uhr
	Einnahme der Zwischenpille beim nächsten Tagesanbruch
	Nächste Pilleneinnahme am Reiseziel um 7.00 Uhr Ortszeit
Reiseziele mit > 3 Std. Zeitverschiebung und Flug nach Westen (Amerika, Karibik, Pazifik)	Einnahme vor der Abreise z.B. morgens 7.00 Uhr
	Einnahme der Zwischenpille bei Ankunft oder Zwischenlandung auf dem anderen Kontinent
	Nächste Pilleneinnahme am Reiseziel um 7.00 Uhr Ortszeit

Modifiziert nach Schrörs [17]

4. Anwendung oraler Kontrazeptiva bei Fernreisen mit Zeitverschiebung

Die vorgeschriebenen Einnahmeintervalle der Pille müssen auch auf Reisen eingehalten werden, um eine sichere Verhütung zu gewährleisten. Frauen sind bei Reisen über mehrere Zeitzonen oft unsicher, wie sie den Einnahmerhythmus ihres Präparates anpassen müssen. Eine Uhr, die die Zeit am Heimat- und Zielort angibt kann hilfreich sein.

Prinzipiell muss der Einnahmerhythmus nur dann an die Ortszeit des jeweiligen Urlaubslandes angepasst werden, wenn diese bei Kombinationspräparaten und Gestagenen mit Ovulationshemmung um mehr als 12 Stunden und bei Gestagenen ohne Ovulationshemmung („Minipille") um mehr als 3 Stunden von der Zeit am Ausgangsort abweicht. Prinzipiell muß die Einnahme nicht angepasst werden, dies ist lediglich zu empfehlen. Sofern die Patientin es wünscht, kann sie auch in der Zeit des Heimatorts bleiben und die Pille zum gleichen Zeitpunkt wie zuhause nehmen.

Es wird jedoch empfohlen, bereits bei Zeitunterschieden von 10 Stunden den Einnahmezeitpunkt der Pille anzupassen, um zusätzliche Zeitverschiebungen auszugleichen. Für **Reisen nach Westen** kann man zusätzlich zur Sicherheit die Regel anwenden: Wenn sich ein Tag durch eine Flugreise um mehr als 7 Stunden verlängert, sollte eine zusätzliche Pille aus einer Reservepackung ca. 12 bis 15 Stunden nach der letzten Pille eingenommen werden.

Bei **Reisen über die Datumsgrenze** sollte die KOK alle 24 Stunden unabhängig von der jeweiligen Zeitzone eingenommen werden.

Liegen zwischen 2 Einnahmen eines **KOK und Gestagens mit Ovulationshemmung** mehr als 36 Stunden müssen zusätzliche Verhütungsmaßnahmen getroffen werden.

Das Vorgehen ist wie bei Vergessen der Pilleneinnhame nach Beipackzettel. Für Präparate mit EE 0,02mg /DRSP (24+4) und E2//NMG (24+4) ist das Zeitfenster 48 Stunden.

Bei **Gestagenen ohne Ovulationshemmung** darf die übliche Einnahmezeit nicht mehr als 3 Stunden überschritten werden, d.h. der Zeitabstand zwischen zwei Dragees darf nicht größer als 27 Stunden sein. Deshalb sollte bei einer Zeitverschiebung von mehr als 3 Stunden nach 12 Stunden eine Zwischenpille genommen und die Einnahme zur gewohnten Einnahmezeit nach Ortszeit fortgesetzt werden. Bei **Reisen über die Datumsgrenze** sollte die Einahme alle 24 Stunden unabhängig von der jeweiligen Zeitzone erfolgen.

Planung oder Umgehung von Einnahmepausen

Besteht die Sorge, dass fernab vom Alltag die Pilleneinnahme besonders nach einer siebentägigen Einnahmepause vergessen wird, aber eine orale hormonale Kontrazeption in Form einer "Pille" beibehalten werden soll, kann diese auch ohne Pause im **Langzyklus** genommen werden. Es muss beachtet werden, ob eine Zulassung des individuellen Präparates vorliegt, sonst muss gegebenenfalls über einen off-label use aufgeklärt werden.

Der Langzyklus ist auch geeignet zur Behandlung von Beschwerden in i der Pillenpause bzw. beim Wunsch einer Patientin, keine Abbruchblutung zu bekommen. Die Steroidbelastung ist pro Monat um etwa 33% erhöht **(Kuhl 2004)**.[26]

Die klassische Minipille (Gestagene ohne Ovulationshemmung) sowie Desogestrel (Gestagen mit Ovulationshemmung) werden immer ohne Pillenpause eingenommen.

Falls die Patientin eine monatliche Blutung wünscht, aber die Compliance vereinfacht werden soll, ist ein Umstieg auf Präparate möglich, die an vier bis sieben Tagen im Zyklus Placebotabletten enthalten (24+4 bzw. 21+7).

Fazit für die Praxis

- Aktuelle Reise und Sicherheitshinweise des Auswärtigen Amtes, internationaler Behörden und Leitlinien der Botschaften zur Einfuhr von Medikamenten beachten.
- Individuelle Beratung durch Ärzte mit der Zusatzweiterbildung Tropenmedizin vor Reisen in Risikogebiete (z.B. Malaria) erforderlich. Anpassung der Kontrazeption je nach Wahl der Malariaprophylaxe und Reiseapotheke erforderlich.
- **Neu:** Während und nach Zikavirusexposition für Frauen sichere Kontrazeption für mindestens 8 Wochen und für Männer Kondomgebrauch für 6 Monate
- Falls eine Umstellung und Anpassung der Kontrazeptionsmethode notwendig ist, Abstand von mindestens 3 Monaten vor Reiseantritt anstreben. Alternative Einnahmeschemata 24+4 oder Langzyklus (unter Beachtung der Zulassungsvoraussetzungen) diskutieren.
- **Reisen über mehrere Zeitzonen**: Einnahmerhythmus bei kombinierten oralen Kontrazeptiva und Desogestrel muß an die Ortszeit des Reiselandes angepasst werden, wenn der Zeitunterschied mehr als 10 Stunden beträgt.
- Bei der klassischen Minipille muss ab einem Zeitunterschied von mehr als 3 Stunden nach 12h eine Zwischeneinnahme erfolgen.
- Besonders bei Verlängerung des Tages bei Reisen Richtung Westen beachten: Das Einnahmeintervall von 36 Stunden für KOK und Desogestrel für Präparate mit EE 0,02mg /DRSP 24+4 und E2/ NMG 24+4 48 Stunden, und 27 Stunden für die klassische Minipille darf nicht überschritten werden, sonst sind zusätzliche kontrazeptive Maßnahmen erforderlich.

Kein Interessenkonflikt

A. Bachmann

Interessenkonflikt

T. Rabe: 2017 keiner; bis 2016 Honorare und Reisespesen von Actavis, Aristo, Evofem, Gedeon Richter, HRA Pharma, MSD, Shionogi. Details siehe auch European Medicines Agency/London (www.ema.europa.eu/)

E. Merkle: Honorar und Reisespesen von folgenden Firmen: MSD, Omega Pharma, Pfizer, Procter & Gamble, HRA Pharma, Shionogi.

N. Sänger: Beratertätigkeit für Gedeon Richter, Referentin für Gedeon Richter, MSD und Kade.

Literatur

1. Robert Koch Institut, Häufung von Mikrozephalie in Südamerika stellt gesundheitliche Notlage von internationaler Tragweite dar, Epidemiologisches Bulletin Nr. 5 2016, p 40-41, DOI 10.17886/EpiBull-2016-009
2. Robert Koch-Institut: Zikavirus - Weitere Ausbreitung und fraglicher Zusammenhang mit Hirn-Fehlbildungen bei Neugeborenen. Epid Bull 2016;2:16–19
3. World Health Organization (WHO): statement on Zika virus and observed increase in neurological disorders and neonatal malformations. www.who.int/mediacentre/news/statements/2016/1st-emergency-com- mittee-zika/en/
4. Auswärtiges Amt. Merkblatt für Beschäftigte und Reisende Zika-Virus-Infektion (Stand 12/2015). www.auswaertiges-amt.de/cae/servlet/cont- entblob/722280/publicationFile/212139/Zika-Virus.pdf
5. Deutsche Tropenmedizinische Gesellschaft (DTG): Reisen von schwangeren Frauen in Länder, in denen Zikavirus-Infektionen vorkommen 2015. www.dtg.org/24.html?&tx_ttnews[tt_news]=135&cHash=a1472a4 1911d6bb4e-cec2bbbc7cc55d4%29
6. European Centre for Disease Prevention and Control (ECDC): RAPID RISK ASSESSMENT. Zika virus epidemic in the Americas: potential association with microcephaly and Guillain-Barré syndrome (first update) 21. January 2016. ecdc.europa.eu/en/publications/Publications/ rapid-risk-assessment-zika-virus-first-update-jan-2016.pdf
7. ASRM Office of Public Affairs American Society for Reproductive Medicine Issues Guidance Document on ZikaVirus, April 7,2016, ASRM Bulletin Volume 18, Number 18
8. Auswärtiges Amt. Merkblatt für Beschäftigte und Reisende Zika-Virus-Infektion (Stand 12/2015). www.auswaertiges-amt.de/cae/servlet/cont- entblob/722280/publicationFile/212139/Zika-Virus.pdf
9. siehe Literaturstelle 7
10. www.rki.de/DE/Content/Infekt/EpidBull/Merkblaetter/Ratgeber_Malaria.html#doc2392924bodyText12
11. Nevin RL: Biol Reprod. 2012 Sep 21;87(3):65. Print 2012 Sep. .
12. www.rki.de/DE/Content/Infekt/EpidBull/Merkblaetter/Ratgeber_Malaria.html#doc2392924bodyText12
13. www.dtg.org und www.dtg.org/schwangere.html
14. www.dtg.org und www.dtg.org/schwangere.html
15. www.dtg.org und www.dtg.org/schwangere.html
16. www.dtg.org und www.dtg.org/schwangere.html
17. Scholten PC, Droppert RM, Zwinkels MG, Moesker HL, Nauta JJ, Hoepelman IM. No Interaction between Ciprofloxacin and an Oral Contraceptive. Antimicrob Agents Chemother. 1998 Dec; 42(12): 3266–3268. PMCI D: PMC106032
18. Letters Chlamydia infection. Don't forget contraception. BMJ 2010;340:c2496
19. Lupp A. Pharmakokinetik von Sexualsteroiden: Welche Wechselwirkungen zwischen Hormon-Präparaten und anderen Medikamenten sind zu beachten? Der Privatarzt Gynäkologie 2011;3:27-29
20. Rabe T, Luxembourg B, Ludwig M, Dinger JC, Bauersachs R, Rott H, Mueck AO, Albring C. Kontrazeption & Thrombophilie. Journal für Reproduktionsmedizin und Endokrinologie 2012; 9 (1): pp 20-63.
21. Rabe T (Herausg) Seminarband Gynäkologische Endokrinologie Band 5 (2016) pp 177-191
22. Rabe T, Luxembourg B, Ludwig M, Dinger JC, Bauersachs R, Rott H, Mueck AO, Albring C. Kontrazeption & Thrombophilie. Journal für Reproduktionsmedizin und Endokrinologie 2012; 9 (1): pp 20-63.
23. Rabe T (Herausg) Seminarband Gynäkologische Endokrinologie Band 5 (2016) pp 177-191
24. siehe Literaturstelle 23
25. Rabe T, Albring C zusammen mit dem Arbeitskreis Postkoitale Kontrazeption: Ahrendt H.-J., Merkle E, König K, Merki G. DGGEF-Mitteilungen. Notfallkontrazeption - ein Update. J Reproduktionsmed Endokrinol 2013; 10(1): 59-64
26. Kuhl H., Vor- und Nachteile des Langzyklus, Frauenarzt 45 (2004) Nr.4,pp 325-329

ellaOne®
überlegene Wirksamkeit

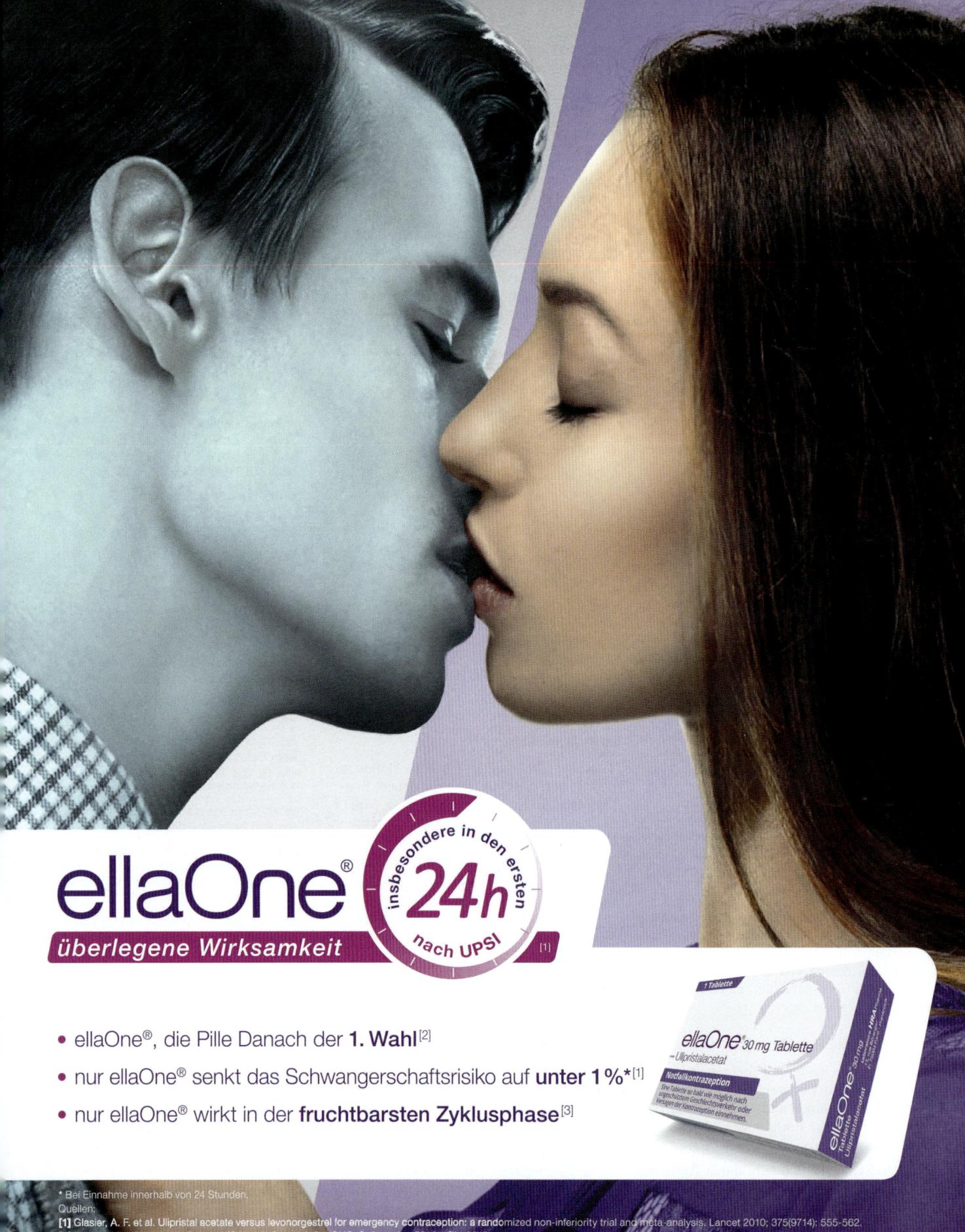

insbesondere in den ersten 24h nach UPSI[1]

- ellaOne®, die Pille Danach der **1. Wahl**[2]
- nur ellaOne® senkt das Schwangerschaftsrisiko auf **unter 1%***[1]
- nur ellaOne® wirkt in der **fruchtbarsten Zyklusphase**[3]

* Bei Einnahme innerhalb von 24 Stunden.
Quellen:
[1] Glasier, A. F. et al. Ulipristal acetate versus levonorgestrel for emergency contraception: a randomized non-inferiority trial and meta-analysis. Lancet 2010; 375(9714): 555-562.
[2] Marktzahlen 2014-2016; Daten: IMS Health GmbH & Co. OHG; Sell out Jan 2014 – Okt 2016.
[3] Brache, V. et al. Ulipristal acetate prevents ovulation more effectively than levonorgestrel: analysis of pooled data from three randomized trials of emergency contraception regimens. Contraception 2013; 88: 611-618.

ellaOne® 30 mg Tablette Zusammensetzung: 30 mg Ulipristalacetat. **weit. Bestandteile:** Lactose-Monohydrat, Povidon K30, Croscarmellose-Natrium, Magnesiumstearat. **Anwendungsgebiet:** Notfallkontrazeption schnellstmöglich innerhalb von höchstens 120 Stunden (5 Tagen) nach ungeschütztem Geschlechtsverkehr bzw. im Fall des Versagens einer Kontrazeptionsmethode einnehmen. **Gegenanzeige:** Überempfindlichkeit gegen den Wirkstoff oder einen der sonstigen Bestandteile. **Nebenwirkungen:** *Häufig:* Übelkeit, abdominals (Bauch-)Schmerzen oder Unwohlsein in der Bauchgegend, Erbrechen, Menstruationsschmerzen, Unterleibsschmerzen, Spannungsgefühl in der Brust, Kopfschmerzen, Schwindelgefühl, Stimmungsschwankungen, Muskel-, Rückenschmerzen, Müdigkeit. *Gelegentlich:* Diarrhö, Sodbrennen, Blähungen, Mundtrockenheit, abnorme oder unregelmäßige Vaginalblutungen, starke/verlängerte Perioden, prämenstruelles Syndrom, Vaginalentzündung oder Ausfluss, abgeschwächte oder verstärkte Libido, Hitzewallungen, wechselndes Hungergefühl, Stimmungsschwankungen, Angst, allgemeine körperliche Unruhe, Schlafstörungen, Schläfrigkeit, Migräne, Sehstörungen, Influenza, Akne, Hautausschlag, Juckreiz, Fieber, Schüttelfrost, Krankheitsfühligkeit. *Selten:* Schmerzen oder Juckreiz im Genitalbereich, Schmerzen beim Geschlechtsverkehr, Ablösen einer Ovarzyste, ungewöhnlich leichte Periode, Konzentrationsverlust, Schwindel, Zittern, Verwirrung, Ohnmachtsanfälle, ungewöhnliches Gefühl in den Augen, rotes Auge, Lichtempfindlichkeit, trockener Hals, Beeinträchtigung des Geschmackssinns, Nesselausschlag, Durstgefühl. **Warnhinweise und Vorsichtsmaßnahmen für die Anwendung:** So bald wie möglich nach dem ungeschützten Geschlechtsverkehr einnehmen. Beachten Sie die bereitgestellten Informationen zur möglicherweise verringerten Wirksamkeit bei gleichzeitiger Anwendung bestimmter Arzneimittel. Für alle Frauen im gebärfähigen Alter geeignet, auch für Jugendliche. Nicht für die regelmäßige Empfängnisverhütung. Nicht wirksam bei einer bereits bestehenden Schwangerschaft. Nicht in allen Fällen wirksam. Verschiebt den Eisprung. **Apothekenpflichtig.** Stand: 01/2017. Laboratoire HRA Pharma, F-75003 Paris, http://www.hra-pharma.com

Kontrazeption bei Sportlerinnen

Maren Goeckenjan, Thomas Rabe, Elisabeth Merkle, Annette Bachmann, Nicole Sänger, Alfred Wolf
Arbeitskreis "Kontrazeption und Sport": Petra Platen, Johannes Bitzer, Christian Egarter, Klaus König, Gabriele Merki, Alfred O. Mueck

Zusammenfassung

Körperliche Bewegung und Hormonhaushalt der Frau im reproduktivem Lebensalter sind eng miteinander verbunden. Besonders bei Sportlerinnen mit hohen Trainingszeiten und Leistungsorientierung kann es durch den Sport zu Veränderungen des Zyklus kommen. Der menstruelle Zyklus kann jedoch auch Auswirkungen auf die Leistungsfähigkeit haben. Zyklusabhängige Beschwerden wie Schmerzen, Blutungsstörungen bis hin zur Anämie beeinträchtigen die Leistung. Hormonelle Kontrazeption kann durch direkte und indirekte Wirkungen die Leistungsbereitschaft verändern. Diese Aspekte sollten bei der kontrazeptiven Beratung berücksichtigt werden.

Einführung

Bei der Beratung zur Pilleneinnahme werden auch Aspekte des Lebensalltags der beratenen Frau berücksichtigt. Das Bewegungsverhalten und sportliche Betätigung der Frau beeinflussen die Beratung zur Auswahl der Kontrazeptionsmethode in vielfältiger Weise. In dieser Zusammenfassung soll, basierend auf einer Empfehlung des „Arbeitskreises Kontrazeption und Sport" den beratenden Frauenärztinnen und –ärzten eine Übersicht über alle relevanten Themen zur Kontrazeption bei Sportlerinnen gegeben werden. Im Alter von 15-18 Jahren sind 46,8% der Mädchen und zwischen 19-26 Jahren 24,4% der Frauen in deutschen Sportvereinen angemeldet (de.statistica.com).[1] Zusätzlich wird ein Großteil der Sportarten des Breitensports auch zunehmend außerhalb von Vereinen praktiziert. Die Unterschiede zwischen Breiten- und Spitzensport sind höhere Trainingszeit, gezieltes und professionelles Training sowie Erfolgs- bzw. Leistungsorientierung mit Teilnahme an Wettkämpfen. Berücksichtigt man, dass in Deutschland etwa die Hälfte aller 18-49-jährigen Frauen hormonelle Kontrazeptiva anwenden, wenn man die Zahlen der letzten Umfrage der BZgA zur Verhütung bei Erwachsenen (**BZgA 2011**)[2] zugrunde legt, wird die besondere Beratungssituation deutlich. **Burrows und Peters (2007)**[3] vermuten, dass die Rate der Sportlerinnen, die orale Kontrazeptiva einnehmen, der Rate in der Allgemeinbevölkerung entspricht.

1. Sport und Hormone

Beeinflussung des Menstruationszyklus durch Sport

Es ist schon lange bekannt, dass Leistungssport zu Veränderungen des Menstruationszyklus führen kann (**Kusche et al. 1987**)[4], (**Arena et al. 1995**).[5] Leistungssportlerinnen, die schon im präpubertären Alter mit dem Training beginnen, haben in signifikant höherem Alter ihre Menarche (**Kishali et al. 2006**).[6] Hierbei kann es sich sowohl um eine genetisch bedingt verspätete Menarche handeln, als auch um eine belastungsinduzierte Entwicklungsverzögerung. Leistungssportlerinnen haben häufiger anovulatorische Zyklen, Zyklen mit Lutealinsuffizienz und primäre oder sekundäre Amenorrhoe. Ursächlich dafür ist die metabolische Dysbalance zwischen Kalorienaufnahme und -verbrauch. Dieser „caloric stress" kann zu einer Suppression der Hypothalamus-Hypophysen-Gonaden-Achse und in der Folge zu den genannten Zyklusstörungen führen (**Warren u. Perlroth 2001**).[7] Die Entwicklung einer Amenorrhoe durch Sport und Kalorienrestriktion mit der Folge einer Osteoporose wird als „female athlete triad" bezeichnet (**Yeager et al. 1993**).[8] Zyklusstörungen finden sich jedoch nicht nur im Leistungs- oder Hochleistungssport. Auch bei Breitensportlerinnen können sich Zyklusunregelmäßigkeiten bis hin zur Triade entwickeln, insbesondere, wenn auch hier ein kalorisches Defizit besteht (**de Souza et al. 2010**).[9]

Neben der Kalorienbilanz wirken sich auch die Sportart sowie Intensität und Umfang der Belastung auf den Zyklus aus. Sportarten lassen sich in Ausdauersport, Kraftsport, Schnellkraftsport, Spielsport und Kampfsport einteilen. Besonders Leistungssportarten, bei denen ein niedriges Körpergewicht bzw. ein optimales Kraft-/Lastverhältnis erwünscht oder notwendig sind wie Turnen, Ballett, Langstreckenlauf, Gewichtsklassesportarten, sind mit einem hohen Risiko für späte Menarche und Amenorrhoe verbunden (**Torstveit u. Sundgot-Borgen 2005**).[10] Andere Sportarten haben ein geringeres Risiko für Gewichts- und Hormonveränderungen aufzuweisen, wie Schwimmen und Spielsportarten wie Fußball oder Handball (**Faunøe et al. 1991**).[11]

Folgende Zyklusveränderungen und Auswirkungen auf den Sport können im Beratungsgespräch bei Sportlerinnen zum Thema werden:

- Hygiene-Aspekte mit Nutzung von Vorlagen, Tampons; organisatorische Planung der Reisen, des Trainings und der Wettkämpfe.
- Bei verstärkter Menstruation Eisenmangel und verminderte sportliche Leistungsfähigkeit.
- Bei ausgeprägtem Eisenmangel Anämie mit kompensatorisch erhöhtem Atemminutenvolumen bis hin zu Kurzatmigkeit, Schwindel, Palpitationen und deutlich verschlechterter sportlicher Leistungsfähigkeit.
- Salz- und Flüssigkeitsretention prämenstruell mit Gewichtszunahme und möglicherweise schlechterer Leistung in Sportarten, in denen das Körpergewicht getragen werden muss.
- Gefäßdilatation und möglicherweise verminderte Perfusion der Muskeln unter Gestageneinfluss.
- Erhöhte Körperkerntemperatur unter Gestageneinfluss und damit Gefahr der Hyperthermie besonders in Ausdauersportarten unter Hitzebedingungen.

Beeinflussung der körperlichen Leistungsfähigkeit durch Hormone

Es gibt eine ganze Reihe von Studien über den Einfluss des Menstruationszyklus auf die Leistungsfähigkeit von Athletinnen (**Übersichten: Janse de Jonge 2003**[12], **Oosthuyse und Bosch 2010**[13]). Die Ergebnisse der vorliegenden Studien sind uneinheitlich und teilweise widersprüchlich. Nach derzeitigem Wissensstand sind Kraft- und Schnellkraftleistungen unbeeinflusst von der Phase des Menstruationszyklus. Gleiches gilt für das wichtigste Kriterium der Ausdauerleistungsfähigkeit, die maximale Sauerstoffaufnahme (VO_{2max}). Allerdings scheint die Wettkampfleistung in länger dauernden Ausdauerdisziplinen unter heißen oder schwül-warmen Umgebungsbedingungen, wenn die Thermoregulation maximal stimuliert ist, in der Lutealphase unter Gestageneinfluss reduziert zu sein. Daher kann es sinnvoll sein, dass Sportlerinnen, die an derartigen Veranstaltungen teilnehmen wollen, entweder ihren Wettkampfkalender nach ihrem Zyklus ausrichten, oder aber ihren Menstruationszyklus hormonell entsprechend verschieben. Eine Trainingsstudie mit eumenorrhöischen Frauen weist darauf hin, dass ein gleichmäßiges Maximalkrafttraining während des gesamten Menstruationszyklus weniger effektiv zu sein scheint als ein verstärktes Krafttraining in der ersten Zyklushälfte. Dabei variierte der Trainingserfolg bei den einzelnen Frauen jedoch erheblich (**Reis et al. 1995**).[14] In einer Studie mit 20 Sportlerinnen wurde der seitengetrennte Effekt des vorwiegend in der Follikelphase durchgeführten Trainings an einem Bein mit dem Lutealphasen-basierten Training des anderen Beines verglichen (**Sung et al. 2014**).[15] Muskelbiopsien, Messungen der Kraft und Hormonbestimmungen wurden durchgeführt. Das Training in der Follikelphase führte zu einem signifikant stärkeren Zuwachs an maximaler isometrischer Kraft und Muskeldurchmesser, während die Muskelhistologie keinen Unterschied zeigte.

Zu den Effekten oraler Kontrazeptiva auf die körperliche Leitungsfähigkeit liegen ebenfalls eine Reihe von - überwiegend - Querschnittstudien vor. Zunächst gab es die Hoffnung, dass orale Kontrazeptiva die Leistungsfähigkeit von Frauen erhöhen, dies ließ sich jedoch nicht beweisen (**Schelkun 1991**).[16] Die Ergebnisse der Untersuchungen sind jedoch nicht zuletzt auch aufgrund der Vielzahl möglicher Präparate uneinheitlich (**Lebrun 1993**)[17], (**Lebrun 1994**).[18] Viele frühe Studien sind mit höher dosierten oralen hormonellen Kontrazeptiva durchgeführt worden, als heute genutzt werden. Insgesamt zeigten die meisten Querschnittstudien keine grundsätzliche Beeinflussung der verschiedenen Parameter der körperlichen Leistungsfähigkeit, wie Ausdauer, Muskelkraft, Schnelligkeit etc., unter oraler Kontrazeption. „*Medaillen und Weltrekorde wurden in jeder Phase des Menstruationszyklus gewonnen, und auch von Frauen mit oraler Kontrazeption*" (**Lebrun 1994**).[19] Allerdings konnte vor wenigen Jahren in einer Placebo-kontrollierten und verblindeten Interventionsstudie bei einigen der eingeschlossenen Athletinnen unter Einnahme eines Drei-Stufenpräparates eine Verschlechterung ihrer Ausdauerleistungsfähigkeit, gemessen an der VO_{2max}, nachgewiesen werden (**Lebrun et al. 2003**).[20] Dies erscheint bedeutsam, da die oralen Kontrazeptiva aufgrund der Suppression der Hypothalamus-Hypophysen-Gonadeachse auch die Bildung der ovariellen Androgene supprimieren (**Labrie et al. 2003**).[21] Durch die partielle Androgenwirkung der synthetischen Gestagene in hormonellen Kontrazeptiva verändert sich wahrscheinlich die maximale Muskelstärke nicht. In einer kleinen Studie mit 12 jungen Sportlerinnen wurde die isokinetische Muskelkraft in Abhängigkeit von der Einnahme einer monophasischen oralen Kombinationspille mit 30 µg EE und 250 µg Norgestimat oder 150 µg LNG verglichen (**Peters und Burrows 2006**).[22] Es ließen sich in dieser kleinen Studie keine signifikanten Unterschiede in der maximalen isokinetischen Streckungs- und Beugungskraft in Abhängigkeit vom Zyklus und des eingenommenen synthetischen Gestagens finden.

Die Nebenwirkungen und Risiken der hormonellen Kontrazeption wie Gewichtszunahme, Übelkeit, Schwäche, Kopfschmerzen, höheres Risiko für arterielle Hypertonie, Thromboembolie und Veränderungen im Zucker- und Fettstoffwechsel müssen in der Kosten-Nutzen-Wirkung auf die „Performance" auch mitberücksichtigt werden. Während eine mögliche Beeinflussung der Leistungsfähigkeit und der Trainierbarkeit in Abhängigkeit von der Phase des Menstruationszyklus bzw. der Einnahme hormoneller Kontrazeptiva nicht zuletzt auch aufgrund einer unzureichenden Studienlage teilweise kontrovers diskutiert wird, können Sportlerinnen mit zyklusbedingten Beschwerden und verminderter „Performance" in bestimmten Zyklusphasen von der Einnahme hormoneller Kontrazeption profitieren (**Constantini et al. 2005**).[23] Besonders bei zyklischer Migräne, Kopf- und Rückenschmerzen können orale Kontrazeptiva durch Ausgleich des Zyklus die Beschwerden reduzieren (**Kaunitz et al. 2000**).[24]

Veränderungen des Bewegungsapparates während des Menstruationszyklus

Verschiedene Untersuchungen haben eine Häufung von Rupturen des vorderen Kreuzbandes sowohl an den ersten Zyklustagen in der Follikelphase und zum Zeitpunkt der Ovulationsphase nachgewiesen. In Abhängigkeit vom Allgemeinbefinden, das möglicherweise während der Menstruation beeinträchtigt ist, und in Abhängigkeit der hohen Östrogenspiegel könnte eine höhere Verletzungsgefahr vermutet werden (**Übersicht in Platen 2006**).[25] Ein Erklärungsmechanismus könnte eine hormonell bedingte Verringerung der Festigkeit des vorderen Kreuzbandes sein. Variationen der Serumkonzentrationen von Östrogenen führen wahrscheinlich zu Veränderungen der Struktur und Zusammensetzung der Kreuzbänder und somit ihrer Festigkeit (**Liu et al. 1997**).[26] Ob durch die Einnahme hormoneller Kontrazeptiva präventiv das Verletzungsrisiko reduziert werden kann, muss in weiteren Studien untersucht werden. Möglicherweise kann es bei Sportlerinnen, die die zyklischen Auswirkungen der Hormonschwankungen als negativ empfinden oder sogar darunter leiden (PMS etc.) durch Einnahme oraler Kontrazeptiva zu einer Besserung der Symptomatik und damit zu einer Reduktion des Verletzungsrisikos kommen. Da andererseits aber die Auswirkungen der Einnahme niedrig dosierter oraler Kontrazeptiva auf die Trainierbarkeit der Sportlerin bisher unzureichend untersucht sind, sollten Empfehlungen zur Einnahme oraler Kontrazeptiva eher zurückhaltend ausgesprochen werden, solange eine ausgeprägte Symptomatik nicht per se leistungsreduzierend wirkt (**Platen 2006**).[27] Diese Aussage wird auch durch eine weitere Studie unterstützt, in der nachgewiesen wurde, dass die Kollagensynthese in Sehnen und Muskeln möglicherweise sogar durch orale Kontrazeption negativ beeinflusst sein könnte (**Hansen et al. 2009**).[28] Wie häufig die negative Beeinflussung des Alltags durch den Zyklus von Frauen wahrgenommen wird, zeigt eine internationale online-Befragung von 4039 Frauen im Alter zwischen 15 und 49 (**Szarewski et al. 2012**). Fast ein Drittel der Frauen gab eine negative Beeinflussung des Alltags durch die Monatsblutung an, insbesondere die Sexualität und den Sport betreffend. Etwa 60% der befragten Frauen wünschten sich eine Flexibilität, den Menstruationszyklus zeitlich zu beeinflussen und die Anzahl der Blutungen zu verringern.

Rückenschmerz wird häufig mit Zyklusgeschehen und hormoneller Kontrazeption assoziiert. In einer schwedischen Registerstudie sollte dieser postulierte ätiologische Zusammenhang analysiert werden (**Wreie et al. 1997**).[29] Frauen mit Rückenschmerz wurden bzgl. Pillenanwendung in einer Fall-Kontroll-Studie verglichen. In dieser Studie zeigte sich ein signifikanter Zusammenhang mit Erhöhung der Rückenschmerz-Prävalenz bei Frauen und Mädchen mit Pilleneinnahme. Weitere Faktoren wie Lebensstil, Arbeitsbedingungen, Übergewicht oder Sport ließen sich jedoch in dieser Studie nicht erheben. In einer Befragungsstudie untersuchten **Brynhildsen et al. (1997)**[30] 726 Sportlerinnen, Volleyball-, Basketball- und Fußballspielerinnen und 113 altersvergleichbare Frauen ohne Leistungssport. Bei einer hohen Responserate von 85% zeigte sich, dass 42% der Sportlerinnen und 52% der Kontrollen orale Kontrazeptiva einnahmen. Die Prävalenz von Rückenschmerzen betrug in der Gruppe der Sportlerinnen 30% und lag damit signifikant höher als in der Kontrollgruppe (18%) $p<0,01$. Pilleneinnahme führte nicht zu einer Veränderung der Rückenschmerzprävalenz.

2. Besondere Aspekte der hormonellen Kontrazeption bei Sportlerinnen im Einzelnen

Gewichtszunahme als Problematik der hormonellen Kontrazeption bei Sportlerinnen

Eine Gewichtszunahme ist bei Sportlerinnen häufig eine unerwünschte, weil leistungsrelevante Problematik. Dies betrifft diverse Sportarten, wie Tanz, Kunstturnen, Gymnastik, Langstreckenlauf, Turnerinnen, Gymnastik und alle Gewichtsklassesportarten wie z. B. auch das Leichtgewichtsrudern. Die subjektiv häufig berichtete Gewichtszunahme bei Frauen mit oralen Kontrazeptiva resultiert aus der Kombination von Ödemneigung und Stimulation des Appetits. Große Studien zeigen eine leichte Gewichtszunahme bei hormoneller oraler Kontrazeption von etwa 2 kg besonders bei oralen Kombinationspräparaten. Dies hat im Leistungssport jedoch bereits eine hohe Leistungsrelevanz. Bei Depotgestagenen kommt es häufiger zu einer stärkeren Gewichtszunahme von etwa 6 kg (**Beksinska et al. 2010**)[31], so dass derartige Präparate im Hochleistungssport zumindest in den genannten Sportartengruppen vorsichtig eingesetzt werden sollten. Bei unveränderter Ernährung und gleichbleibender körperlicher Belastung ist bei anderen Präparategruppen (kombinierte orale Kontrazeptiva mit verschiedenen Östrogendosierungen, gestagenhaltige Ovulationshemmer) keine Gewichtszunahme zu erwarten. Besonders die modernen niedrig dosierten oralen Kontrazeptiva sind bei Sportlerinnen nicht eindeutig mit einer Gewichtszunahme verbunden (**Bennell et al. 1999**).[32] Problematisch ist jedoch möglicherweise die Appetitzunahme, die zu einer Änderung der bisherigen Ernährungsgewohnheiten und damit zur Gewichtszunahme führen kann. Wenn dies deutlich besprochen wird und von der Anwenderin antizipiert werden kann, kann einer Gewichtszunahme aktiv entgegengewirkt werden.

Hormonelle Kontrazeption und Knochen- bzw. Größenwachstum

Für die normale Funktion und Stabilität des Knochens ist der regelrechte Aufbau der Knochenmasse und -struktur während der Wachstumsphase in der Jugend bis zum 25. Lebensjahr erforderlich. Orale hormonelle Kontrazeptiva, die aus therapeutischen Gründen bzw. zur Kontrazeption von 12- bis 14-jährigen Mädchen (insbesondere auch Sportlerinnen) eingenommen werden, beeinflussen nach aktueller Datenlage den Knochenaufbau und das Größenwachstum nicht. Bei Jugendlichen ist nach der Etablierung des menstruellen Zyklus durch die Einnahme einer oralen Kontrazeption nicht mit einer nachteiligen Wirkung auf das Größenwachstum zu rechnen. Möglicherweise wird durch die orale Kontrazeption bei Mädchen die maximale Peak-Bone-Mass eines Kontrollkollektivs ohne Pille nicht erreicht. Die Nutzen-Kosten-Analyse bzgl. Knochenmasse und oraler Kontrazeption muss im Einzelfall abgewogen werden. Die Anwendung von Depotgestagenen, z.B. Dreimonatsspritze bei Jugendlichen, wird jedoch nicht empfohlen, da bei der alleinigen Gabe von Gestagenen langfristig doch möglicherweise die Knochendichte und das Frakturrisiko negativ beeinflusst werden können.

Tab. 1 Thromboserisiko bei jungen Frauen in Abhängigkeit vom Gestagen (nach Vinogradova et al. 2015)

Art der Kontrazeption	CPRD Anzahl der Fälle/ Kontrollen	CPRD Angepasstes Odds Ratio (95% CI)*	QResearch Anzahl der Fälle/ Kontrollen	QResearch Angepasstes Odds Ratio (95% CI)*	Kombinierte Analyse Pooled Odds Ratio (95% CI)	P
Frauen, die mit Antikoagulantien behandelt werden						
Gesamtzahl	2533/9882	-	2956/11933	-	-	-
Frauen: 15-24 Jahre						
Gesamtzahl	636/2496	-	493/2135	-	-	-
Keine Anwendung im vorherigen Jahr	-	1.00	-	1.00	1.00	-
Aktuelle Anwendung						
Norethisteron	15/61	1,10 (0,57-2,10)	16/39	3,83 (1,94-7,57)	1,99 (1,24-3,18)	0,004
Levonorgestrel	150/431	2,42 (1,87-3,13)	88/314	2,28 (1,66-3,13)	2,36 (1,93-2,89)	<0,001
Norgestimat	31/88	2,25 (1,40-3,61)	36/76	4,83 (2,97-7,84)	3,26 (2,32-4,58)	<0,001
Desogestrel	30/49	4,37 (2,57-7,44)	24/49	3,52 (1,97-6,29)	3,96 (2,67-5,86)	<0,001
Gestoden	11/24	2,56 (1,14-5,73)	13/25	4,67 (2,21-9,88)	3,53 (2,04-6,12)	<0,001
Drospirenon	38/64	3,90 (2,37-6,40)	17/49	2,69 (1,40-5,17)	3,41 (2,29-5,05)	<0,001
Cyproteron	37/63	3,77 (2,34-6,07)	31/51	4,95 (2,79-8,78)	4,21 (2,92-6,08)	<0,001

Wie bei nicht Sport treibenden Frauen ist auch bei jungen Sportlerinnen eine gesunde Ernährung mit ausgeglichener Kalorienbilanz und einer ausreichenden Kalzium- und Vitamin D-Zufuhr für den regelrechten Knochenaufbau wichtig. Bei chronisch hypokalorischer Ernährung können vermehrt Störungen des Menstruationszyklus mit chronischer Reduktion der Östrogenblutspiegel auftreten, die sich ungünstig auf den Knochenstoffwechsel auswirken. Bei betroffenen Sportlerinnen wird neben der dringenden Empfehlung zur Erhöhung der Kalorien- und Kalziumzufuhr mit der Ernährung die hormonelle Kontrazeption mit einem Kombinationspräparat im Hinblick auf die Prävention einer Osteopenie bzw. einer Osteoporose empfohlen. Eine hypokalorische Ernährung bis hin zu einer klinisch relevanten Essstörung ist der dritte Bestandteil der sogenannten „Triade der Sport treibenden Frau": Störungen des Essverhaltens, Störungen des Menstruationszyklus und Osteopenie oder Osteoporose. Diese Symptomen-Trias tritt vor allem in den oben bereits genannten Sportarten auf, in denen ein niedriges Körpergewicht ästhetisch oder aus Sicht eines optimalen Kraft-/Last-Verhältnisses erwünscht oder notwendig ist (**Lebenstedt et al. 2004**).[33] Hier sollten in einer interdisziplinären Zusammenarbeit sowohl eine Normalisierung des Körperbildes als auch des Essverhaltens angestrebt werden. Eine ausreichende Zunahme der Kalorienzufuhr führt konsekutiv zu einer Normalisierung des Zyklus ohne Notwendigkeit zu weiterer medikamentöser Therapie (**Joy et al. 1997**).[34]

Thromboserisiko bei Sportlerinnen und hormoneller Kontrazeption

Ein wichtiger Aspekt zur Beratung vor Pilleneinnahme ist grundsätzlich das Thromboserisiko. Es gibt jedoch Besonderheiten bei Leistungssportlerinnen. Wenngleich selten, dann aber bedrohlich tritt bei Sportlerinnen die tiefe Venenthrombose zumeist in den oberen Extremitäten auf, teilweise in Kombination mit der Lungenembolie. Diese Beobachtung hat zur Bezeichnung der Thrombosierung der V. subclavia und axillaris als „Thrombose par effort" oder Anstrengungsthrombose geführt. Besondere Risiken sind Einnahme der oralen Kontrazeption, Sportlerin, Vorliegen einer zervikalen Rippe und Trauma (**Aquino und Barone 1989**).[35]

Zunehmend wird gezielt bei Sportlerinnen das Thromboserisiko mit und ohne orale Kontrazeption untersucht. **Cauci et al. (2017)**[36] beschrieben eine Gruppe von 205 italienischen Sportlerinnen mit einem mittleren Alter von 24± 5,3 Jahren und einem mittleren BMI von 21±2,2 kg/m². Im Vergleich von Sportlerinnen mit Einnahme von oralen Kontrazeptiva (n=53) mit denen ohne OC zeigten sich signifikant höhere Spiegel des hochsensitiven CRP als Marker für ein erhöhtes kardiovaskuläres Risiko bei den Pillenanwenderinnen. Mehr als jede 4. Frau hatte Spiegel des Markers im Risikobereich, während dies bei Frauen ohne Pilleneinnahme nur bei 2,6% gemessen wurde. Die Autoren der Studie vermuten, dass chronische Inflammation bei Sportlerinnen insbesondere bei Anwendung von oralen Kontrazeptiva das kardiovaskulären Risiko erhöht. Eine weitere Studie der Arbeitsgruppe untersuchte das kardiovaskuläre Risiko gemessen durch Werte des oxidativen Stress im Stresstest im Vergleich von Sportlerinnen mit und ohne Pille, auch hier zeigten sich signifikant auffälligere Werte bei Pillenanwendung (**Cauci et al. 2016**).[37] Eine kleine Studie an 30 Frauen zeigt, dass die Pilleneinnahme zu einer signifikanten Erhöhung des systolischen Blutdrucks unter Belas-

IHR LASST NICHTS ANBRENNEN?

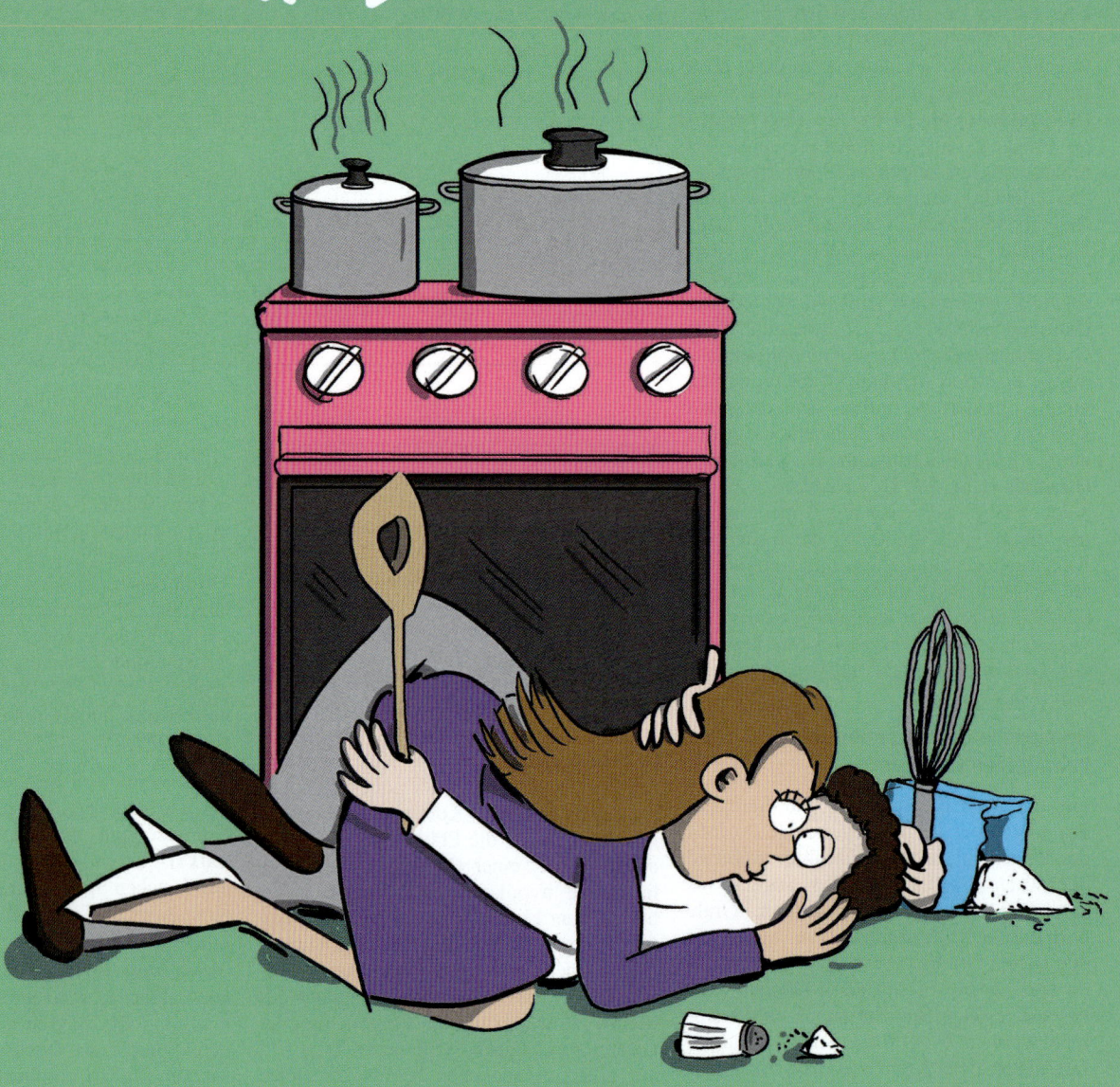

BENUTZT KONDOME.

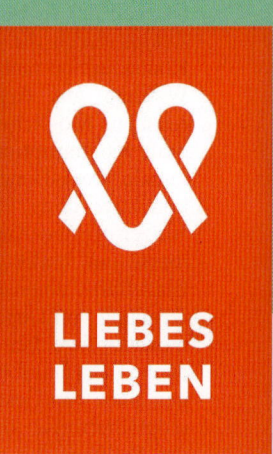

www.liebesleben.de

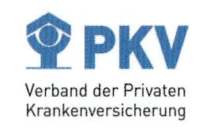

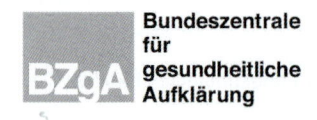

LIEBES LEBEN

PKV – Verband der Privaten Krankenversicherung

Eine Aktion der Bundeszentrale für gesundheitliche Aufklärung (BZgA), mit Unterstützung des Verbandes der Privaten Krankenversicherung e.V., gefördert durch die Bundesrepublik Deutschland.

BZgA – Bundeszentrale für gesundheitliche Aufklärung

Es ist deins. Schütze es.

tung führte, während andere Parameter der kardiovaskulären Anpassung an die körperliche Belastung bei der Gruppe mit und ohne Pilleneinnahme nicht verändert waren **(Teixera et al. 2015)**.[38] Diese aktuellen Untersuchungen weisen auf das mögliche kardiovaskuläre Risiko durch Pilleneinnahme gerade bei Sportlerinnen hin.

Anti-Dopingrichtlinien und Verordnung hormoneller Kontrazeptiva

Bei medizinischer Behandlung von Sportlerinnen müssen die Anti-Dopingrichtlinien der Nationalen Anti-Doping Agentur Deutschlands **(NADA)**[39] berücksichtigt werden. Zitat: *„Alle Antibabypillen sind erlaubt. Dies gilt auch für vaginale Freisetzungssysteme wie den Nuva Ring, Implantate zur Empfängnisverhütung wie Implanon, Dreimonatsspritzen oder Hormonpflaster zur Verhütung."* Die Ausscheidung von Nandrolon-Metaboliten als Marker für Doping mit Androgenen wurde bei 28 jungen Frauen im Zyklusverlauf, unter oralen Kontrazeptiva und bei Training untersucht **(Enea et al. 2010)**.[40] Die Nandrolon-Ausscheidung war unbeeinflusst durch den Menstruationszyklus, Training oder gängige orale Kontrazeptiva.

3. Beratung zu kontrazeptiven Methoden bei Sportlerinnen und Leistungssportlerinnen

Im Folgenden sollen einige besondere Aspekte zur Kontrazeption bei Sportlerinnen und insbesondere bei Leistungssportlerinnen thematisiert werden. Dabei gelten die allgemeinen Aspekte zur Kontrazeptions- und Verhütungsberatung grundsätzlich mit.

Voruntersuchungen:

- Klinischer Status mit BMI-Berechnung und Beurteilung der körperlichen Entwicklung nach Tanner, Blutdruckmessung
- Anamnese bezüglich Sport und Auswirkungen auf den Alltag und die Gesundheit
- Inspektion des Körpers zur Beurteilung von Androgenisierungserscheinungen, Verletzungen, Haltung
- Zytologischer Abstrich, Nachweis von Infektionen, Beurteilung von Östrogenmangel
- Vaginaler Ultraschall mit Darstellung der Ovarien, PCO-typische Morphologie?
- Labordiagnostik bei V.a. Anämie Blutbild, Eisen, Ferritin, ggfs. Vitamin B12, ggfs. Homocystein
- Bei Leistungsknick: basale Hormone TSH, LH, FSH, Östradiol, SHBG, Testosteron, DHEAS, Prolaktin

Die kontrazeptive Beratung muss die Interessen und Vorerfahrungen des Mädchens mitumfassen und den Entscheidungsprozess im Sinne des „shared decision making" nach Aufklärung über die Physiologie des Zyklus, Leistungsfähigkeit, Vor- und Nachteile der verschiedenen Kontrazeptiva ermöglichen.

Hierbei werden hormonale Kontrazeptiva aus drei Gründen eingesetzt:

- Wunsch nach sicherer Kontrazeption
- Vermeidung eines langfristigen Östrogenmangels bei sekundärer Amenorrhoe mit niedrigem Serumestradiol
- Wunsch nach Behandlung bestimmter Krankheitsbilder (z.B. PCO-Syndrom, PMS oder PMDD) oder Symptome wie Akne vulgaris, Dysmenorrhoe, Blutungsstörungen mit und ohne Anämie.

Übersicht über kontrazeptive Methoden mit Berücksichtigung besonderer Aspekte bei Sportlerinnen

Bei gesunden Sportlerinnen ohne Grunderkrankungen und mit regelmäßigem Menstruationszyklus können alle kontrazeptiven Methoden Anwendung finden. Barrieremethoden sind generell eher unsichere Methoden zur Schwangerschaftsverhütung, intrauterine Kupferspiralen jedoch mit einem höheren Infektionsrisiko verbunden. Intrauterine Hormonspiralen sind eine Option, orale Kontrazeptiva im individuellen Fall abzustimmen und auszuwählen und auch parenterale hormonelle kontrazeptive Methoden wie Gestagen-Implantate, Vaginalring oder kontrazeptives Hormonpflaster stellen eine Alternative dar.

Bei dem Aufklärungsgespräch sollten die möglichen Nebenwirkungen der hormonellen Kontrazeption, die die Leistungsfähigkeit von Sportlerinnen einschränken können, diskutiert werden. Außerdem sollte das Risiko der Thrombose und des kardiovaskulären Risikos angesprochen und für die einzelne Frau abgeschätzt werden. Problematisch ist auch das häufige Vergessen der Einnahme der Pille im Zyklus, das zu Zyklusunregelmäßigkeiten und Verhütungsversagen führen kann. Gerade bei Reisen und Anspannung wegen Wettkämpfen bei Sportlerinnen muss dieser Aspekt thematisiert werden.

Als nicht-hormonelle Methoden können **Barrieremethoden** wie Kondom, Portiokappe und Scheidendiaphragma oder das Kondom für die Frau (Femidom oder V-Amour) angesprochen werden. Sie werden bei Bedarf genutzt und beeinträchtigen die Gesundheit der Frau nicht direkt. Problematisch sind jedoch grundsätzlich für diese Methoden die Verfügbarkeit und das Fehlen der Spontaneität bei Nutzung. Gerade Portiokappe und Scheidendiaphragma brauchen eine gute Erfahrung im Umgang mit der Methode und gute Kenntnis der eigenen Anatomie. Die zunehmende Nutzung von Menstruationskappen bei Mädchen und jungen Frauen verringert wahrscheinlich die Berührungsängste für diese Methoden. Die geringe und von der Anwendung abhängige Sicherheit der kontrazeptiven Methode muss jedoch gerade für Leistungssportlerinnen diskutiert werden. Zeitlichen Vorgaben für Wettkämpfe und die langfristige Karriere würden durch den Eintritt einer nicht erwünschten Schwangerschaft gestört.

Die **intrauterinen Spiralen** ermöglichen die langfristige sichere Kontrazeption welche gerade von Sportlerinnen gewünscht wird. Bei niedrigen Kosten und langer möglicher Liegedauer von 5-10 Jahren ist die Kupferspirale eine Möglichkeit für Frauen nach der ersten Geburt eines Kindes. Problematisch ist der fehlende Schutz vor aszendierenden Infektionen z.B. bei Schwimmerinnen, Turmspringerinnen und Frauen mit wechselnden Geschlechtspartnern. Sinnvoller sind für jungen Frauen die Gestagen-freisetzenden Intrauterinsysteme. Durch Amenorrhoe bei ausreichenden Östrogenspiegeln profitieren gerade Mädchen und junge Frauen von der Anwendung der Hormonspirale. Das Gestagenfreisetzende Intrauterinsystem, mittlerweile in verschiedenen Größen für Nullipara und Frauen nach Geburt zugelassen, ist ebenfalls eine langfristige Methode der Kontrazeption. Die Sicherheit und Effektivität mit signifikanter Senkung der Dysmenorrhoe bei Mädchen konnte in einer multizentrischen Studie gezeigt werden **(Gemzell-Danielsson et al. 2016)**.[41] Eine besondere Indikation mit der Möglichkeit der Kostenübernahme durch die gesetzlichen Krankenkassen ist die Hypermenorrhoe.

Frauen können auch auf die Nutzung der Selbstbeobachtung mit **Methoden der natürlichen Familienplanung** hingewiesen werden. Hierbei ist die Schulung auf die Methode von großer Bedeutung. Die kombinierte Zervixschleim- und Temperaturmethoden (Sensi-Plan®) oder der Einsatz von Temperaturcomputern zur Auswertung der Zykluskurve (z.B. OvulaRing®) sind so sicher wie die Auswertung und der vernünftige Umgang mit der Methode. Die Methoden der natürlichen Familienplanung sind besonders geeignet für Frauen mit regelmäßigem Zyklus und Lebensumständen und daher für Sportlerinnen weniger geeignet, die Hochleistungssport mit Wettkämpfen, Reisen und dem damit verbundenen Stress ausgesetzt sind.

Hauptvorteile der **hormonellen Kontrazeption** sind hohe Effizienz, Reversibilität und leichte Nutzbarkeit. Hypermenorrhoe, zyklusabhängige Rückenschmerzen, Dysmenorrhoe sowie prämenstruelle Beschwerden bessern sich meist deutlich unter hormoneller Kontrazeption. Alle diese

Das neue Diaphragma.

Passt ohne Anpassen!*

In 34 Ländern erfolgreich!

Von Frauen für Frauen entwickelt!

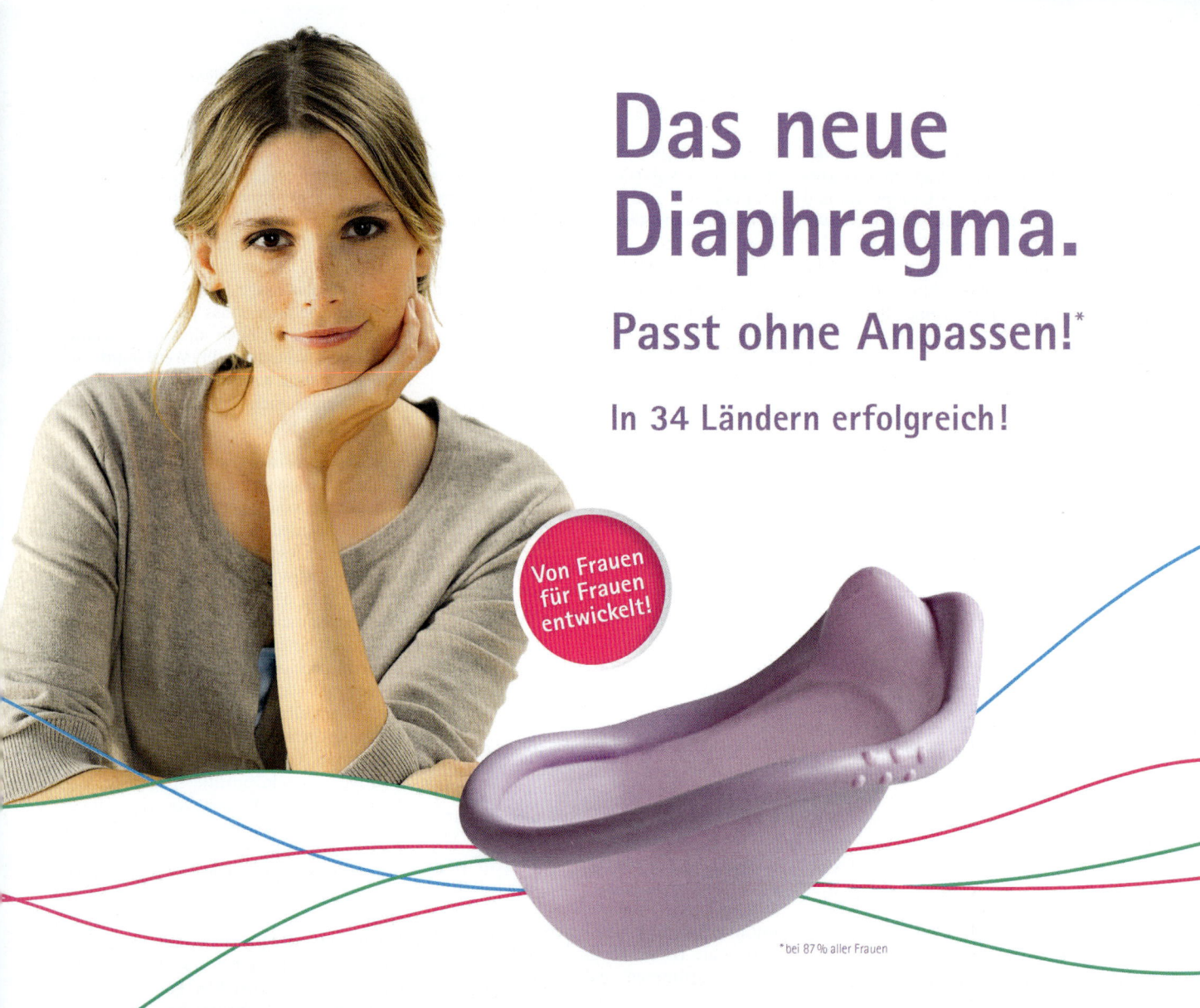

*bei 87 % aller Frauen

caya® *contoured diaphragm*

hormonfrei
sicher
leicht anzuwenden

– Wenn hormonfreie Kontrazeption erwünscht oder medizinisch erforderlich ist.

– Dreifache Sicherheit in Kombination mit kontrazeptivem Gel.

– Sicherheit und hohe Compliance in unabhängiger, klinischer Studie[1] bewiesen.

Fachinformation und Muster auf Anfrage!

1) SCHWARTZ, J.L. et al.: Contraceptive Efficacy, Safety, Fit, and Acceptability of a Single-Size Diaphragm Developed With End-User Input 2015

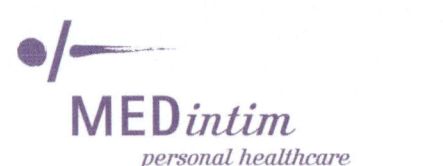

CE 0483
Medical Device Made in Germany
KESSEL medintim GmbH, Nordendstr. 82 – 84, 64546 Mörfelden
Tel. (06105) 20 37 20, Fax (06105) 20 37 221

www.caya.eu

www.facebook.com/cayadiaphragm

MEDintim
personal healthcare

Beschwerden selbst können sich negativ auf die Leistung der Sportlerinnen auswirken. Mithilfe der hormonellen Kontrazeption kann die Zeit der Menstruationsblutung individuell angepasst werden. Die Nutzung von monophasischen Präparaten im Langzyklus ist sicher.

Auch bei Sportlerinnen muss das Thromboserisiko individuell abgeschätzt und für die Auswahl der Kontrazeptiva berücksichtigt werden. Auch bei Mädchen und jungen Frauen führen OC zu einer messbaren Erhöhung des Thromboserisikos mit einer gepoolten odds-ratio zwischen 2 und 4,4 (**Vinogradova et al. 2015**)[42] in Abhängigkeit von der Auswahl des Präparates. Die Auswahl der Ethinylöstradioldosis sollte in Abhängigkeit von Vorerfahrungen der Frau erfolgen und zwischen 20-30µg/die liegen. Es wird vermutet, dass Pillenpräparate mit Östradiol ein weniger hohes Thromboserisiko aufweisen. Auch bei Auswahl des Gestagens sollte das unterschiedliche Thromboserisiko bei Pillenanwendung berücksichtigt werden.

Die Sicherheit der kontrazeptiven Wirkung ist abhängig von der Einnahme. In einer Studie an US-amerikanischen jungen Frauen haben 47 % der Frauen pro Zyklus eine Pille und 22 % 2 Pillen vergessen (**Rosenberg et al. 1998**).[43] Die Verlässlichkeit der Einnahme kann durch die Erfahrung positiver Nebeneffekte der hormonellen Kontrazeption erhöht werden (**Lazorwitz et al. 2015**).[44] Aktuelle Studien zeigen, dass die Erinnerungsfunktion am Handy oder Dispenser der Pille mit Erinnerungsfunktion die Einnahme steigern können (**Elliesen und Trummer 2016**).[45] Auch die Nutzung der vaginalen Verhütungsringe bei denen eine tägliche Anwendung nicht nötig ist, sollte angeboten werden. Der Vaginalring bietet eine gute Zyklusstabilität, hat fehlende antiandrogenen Effekte bei sehr einfacher Handhabung (**Roumen und Mishell 2012**).[46] Auch kontrazeptive Pflaster mit kontinuierlicher kombinierter Hormonfreisetzung könnten die Einnahme erleichtern und somit die Sicherheit erhöhen. Für Sportlerinnen mit Schwitzen, enger Sportkleidung und mechanischer Belastung an Hautstellen an denen das Pflaster klebt sowie Wasserkontakt eignet sich das Pflaster vermutlich nicht. Für die kontrazeptiven Pflaster und die vaginalen Ringe gilt ein höheres Thromboserisiko als für Pillen mit den gleichen Wirkstoffinhalten (**Lidegaard et al. 2012**).[47]

Die reine Gestagenpille ohne Ovulationshemmung (Minipille) wirkt durch Veränderung der Spermienaszension im Bereich der Zervix und Verhindert die Nidation des Embryos. Reine Gestagenpillen führen in einem hohen Prozentsatz mit bis zu 40% bei den Anwenderinnen zu vermehrten Zwischenblutungen; dies schränkt die Akzeptanz bei den Anwenderinnen ein. Außerdem müssen die Tabletten täglich sehr zeitgerecht eingenommen werden, sonst sinkt die Verhütungssicherheit und die Zyklusstörungen treten noch häufiger auf. Daher eignen sich die Minipillen für Sportlerinnen, die eine vaginale Blutung vermeiden wollen und sich nicht so streng an die Zeitkonstanz halten können, eher nicht.

Die Gestageninjektionen s.c. oder i.m. stellen eine Anwenderinnen-unabhängige Methode der länger wirksamen Kontrazeption dar. Für junge Mädchen muss für die Injektionen das möglicherweise langfristig erhöhte Osteoporoserisiko diskutiert werden. Gestagenimplantate gehören zu den langwirksamen reversiblen Kontrazeptiva, die besonders für Frauen mit dem Wunsch nach längerer sicherer Verhütung beraten werden. Das Hormonimplantat wird für 3 Jahre gelegt. Obwohl es in den Oberarm gelegt wird, ist die Bewegung uneingeschränkt. In seltenen Fällen kommt es jedoch zur Verlagerung. Seit das Kontrazeptionsstäbchen röntgendicht ist und leichter eingesetzt werden kann, lässt es sich auch bei Dislokation leichter wiederauffinden und entfernen. Berührungsempfindlichkeit, Schmerzen beim Sport oder sogar Dislokation bei Belastung sind theoretisch denkbar, werden jedoch in Studien und im klinischen Alltag nicht berichtet. Bei Jugendlichen wurde das Implantat in einer Studie aus den USA mit 58 Mädchen und jungen Frauen bei 22% wegen Blutungsstörungen entfernt (**Deokar et al. 2011**).[48] Auch diese Nebenwirkung muss gerade bei jüngeren Frauen berücksichtigt werden.

Gesundheitlicher Zusatznutzen (sog. "non contraceptive benefits") der hormonalen Kontrazeption

Verschiedene Wirkungen auf den Zyklus können insbesondere bei Sportlerinnen bei Nutzung der oralen Kontrazeption positive Wirkung auf Sport und Leistung haben:

Zyklusnormalisierung und Steuerung des Zyklus: Während der Pilleneinnahme kommt es in den meisten Fällen zu einer Zyklusnormalisierung, obgleich bei Einnahmebeginn innerhalb der ersten 3 Monate Zwischenblutungen auftreten können. Auftreten der Menstruation und Länge der blutungsfreien Intervalle können sich effektiv steuern lassen.

Senkung des Blutverlustes durch Menstruation: Bei vorbestehender Anämie und Leistungsminderung kann dies gut genutzt werden. Insbesondere die flexible Nutzung der Pilleneinnahme und der Langzyklus führen zu einer Senkung der Blutungsmenge. Auch rein gestagenhaltige Ovulationshemmer lassen sich zur Senkung des Blutverlustes effektiv einsetzen.

Dysmenorrhoe: Während der Pilleneinnahme kommt es typischerweise zu einer deutlichen Abnahme (bis 90%) der Dysmenorrhoe.

Brustschmerzen: Die meisten oralen Kontrazeptiva führen zu einer Abnahme von zyklischen Brustschmerzen, einige Pillenpräparate können jedoch auch besonders Brustschmerzen erhöhen, z.B. Dienogest.

Aufsteigende Genitalinfektionen: Aufsteigende Genitalinfektionen nehmen durch den Gestageneffekt auf den zervialen Mukus, der dickflüssig und klebrig bleibt und somit die Spermienaszension verhindert.

Prämenstruelles Syndrom: Insbesondere Drospirenon-haltige OC können effektiv zur Behandlung beim prämenstruellem Syndrom eingesetzt werden.

Prävention der Osteoporose: Bei Hochleistungssportlerinnen kommt es vielfach durch die sportliche Trainingsintensität aber auch bei Untergewicht zu einer sekundären Amenorrhoe. Zur Prävention einer Osteopenie und zur Induktion regelmäßiger Abbruchblutungen ist nach Ausschluss endokriner Störungen (z.B. Hyperprolaktinämie, Hypothyreose etc.) die Einnahme der Pille im Normal- bzw. Langzyklus möglich.

Einsatz hormoneller Kontrazeptiva im Langzyklus

Nach einer Untersuchung der Bundeszentrale für gesundheitliche Aufklärung möchten 42% der befragten deutschen Frauen im reproduktiven Alter einen regelmäßigen Zyklus (**BZgA 2007**).[49] Sportlerinnen wurden nicht explizit in Studien zu ihren Erwartungen an die Kontrazeption und die Vermeidung oder das Einplanen der Zyklusblutung gefragt. Es ist jedoch zu erwarten, dass viele Leistungssportlerinnen aus praktikablen Gründen gerne auf ihre Periodenblutung verzichten würden. Aus rein hygienischen und organisatorischen Aspekten während des intensiven Trainings oder bei Wettkämpfen ist die Blutung häufig unerwünscht. Orale Kontrazeptiva (rein gestagenhaltige Ovulationshemmer und kombinierte orale Kontrazeptiva im Langzyklus) führen häufig zu einer Amenorrhoe. Besonders die durchgängige Einnahme der oralen Kontrazeptiva oder das Einsetzen des vaginalen Verhütungsrings ohne Pause kontinuierlich über längere Intervalle oder die flexible Einnahme mit Pausen nach Bedarf ermöglichen längere Blutungsfreiheit, z.B. während der Wettkampfsaison. Die kontrazeptive Sicherheit der hormonellen Kontrazeption ist durch den Langzyklus nicht eingeschränkt. Die Risiken des Langzyklus insbesondere das Thromboserisiko sind anhand der vorliegenden Daten mit denen der intermittierenden Gabe von kombinierten Kontrazeptiva vergleichbar (**Machado et al. 2017**).[50]

GEDEON RICHTER

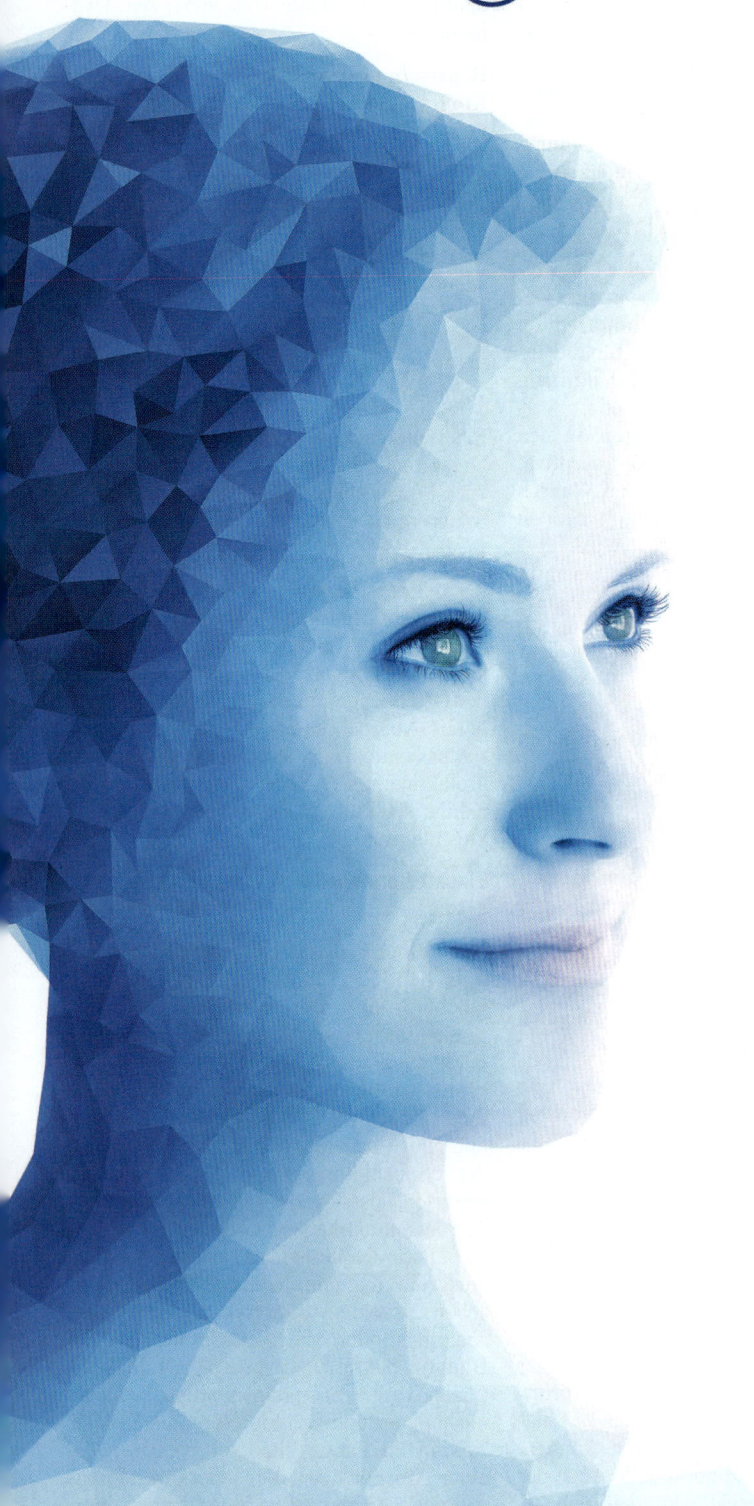

Für alle Facetten einer FRAU

Moderne Frauengesundheit bedarf individueller Versorgung in jeder Lebensphase.

Wir von Gedeon Richter unterstützen Sie Tag für Tag, Frauen kompetent und vertrauensvoll zu begleiten.

Mehr unter www.gedeonrichter.de

Myomtherapie

Hormonersatztherapie

Kontrazeption

Perspektiven für SIE

Bei ärztlicher Aufklärung zum Langzyklus sollten folgende praktische Maßgaben eingehalten werden:

- Aufklärung, dass es sich bei der Einnahme eines hormonellen Kontrazeptivums im Langzyklus um eine "off-label" Empfehlung handelt.
- Aufklärung darüber, dass es nur wenige Studien zur Anwendung des Langzyklus oder flexiblen Zyklus gibt.
- Hinweis zum Management von Blutungsstörungen, besonders am Ende der ersten Blister mit 21 Pillen können Schmierblutungen auftreten. Bei kurzfristigen Schmierblutungen kann die Einnahme fortgesetzt werden, bei stärkeren Blutungen sollte eine 7-tägige Pause erfolgen.

"Die Pille danach" – postkoitale Kontrazeption

Nach ungeschütztem Verkehr oder einer Verhütungspanne kann eine Sportlerin die postkoitale Kontrazeption nach den gleichen Prinzipien anwenden wie Frauen die keinen Sport betreiben. Unerwünschte Nebenwirkungen wie Kopfschmerzen Übelkeit, Zyklusunregelmäßigkeiten sind selten.

Durch die rezeptfreie Vergabe in Apotheken in Deutschland seit März 2015 hat sich die Möglichkeit der Gynäkologinnen und Gynäkologen verschlechtert, Frauen zur weiteren Kontrazeption zu beraten, wenn ein „Verhütungsnotfall" eingetreten ist. Aufgrund der Kostenübernahme der „Pille danach" bis zum 20. Geburtstag werden immerhin Mädchen zumeist in Praxen durch Ärztinnen und Ärzte auch präventiv beraten. Die „Pille danach" ist eine Möglichkeit der Kontrazeption bei „Notfall", jedoch nicht bei Bedarf.

Zusammenfassung

Die kontrazeptive Beratung von Sportlerinnen muss individuelle Vorgaben berücksichtigen und im Sinne des „informed consent" zu einer persönlichen Entscheidung der Patientin führen. Liegen Dysmenorrhoe, Hypermenorrhoe oder Amenorrhoe vor, welche Sportarten werden trainiert, wie sind persönliche Vorlieben? Eine Verschiebung der Periodenblutung kann mit hormoneller Kontrazeption erfolgen, zum Beispiel in der Wettkampfsaison. Bislang gibt es keinen eindeutigen Hinweis auf generelle Verschlechterung oder Verbesserung der Leistung von Sportlerinnen durch orale Kontrazeptiva, doch auch nicht signifikante Unterschiede können im Einzelfall besonders im Bereich des Spitzensports große Auswirkungen haben.

Die Beratung muss wie bei allen anderen Frauen auch das individuelle Thromboserisiko, vorbestehende Erkrankungen, z.B. Migräne oder Leberfunktionsstörungen und die Familienanamnese (besonders Thrombose, Apoplex, Myokardinfarkt, KHK, Brustkrebs) berücksichtigen. Bei Sportlerinnen sollte die jeweilige kontrazeptive Methode aufgrund der zu erwartenden möglichen Nebenwirkungen (z.B. Blutungsstörungen, Übelkeit, Gewichtszunahme, Brustspannen, depressive Verstimmung im Sinne eines PMS) nicht die Leistungsfähigkeit beeinflussen.

Ein besonders kritischer Punkt für Sportlerinnen ist das Risiko von Gewichtsveränderungen. Eine Gewichtszunahme wird fast in allen Sportarten, mit Ausnahme möglicherweise von einigen Kraftsportarten, nicht gewünscht. Eine Beeinflussung des Größenwachstums ist bei Beginn der oralen Kontrazeption ab zwei Jahren nach erfolgter Menarche nicht zu erwarten. Die geringe negative Beeinflussung der Peak-Bone-Mass führt später wahrscheinlich nicht zu einem erhöhten Frakturrisiko. Umgekehrt kann eine sekundäre Amenorrhoe durch Leistungssport mit niedriger Östradiolbildung die Knochenmasse und -struktur ungünstig beeinflussen.

Bei der medikamentösen Behandlung von Leistungssportlerinnen müssen die Anti-Dopingrichtlinien berücksichtigt werden. Hormonelle Kontrazeptiva, auch bei Anwendung im Langzyklus, sind zulässig.

Web-Links
(zuletzt abgefragt am 16.3.2017)

de.statista.com/statistik/daten/studie/37043/umfrage/sportvereine-mitgliedschaft-nach-altersgruppen-und-geschlecht/

www.forschung.sexualaufklaerung.de/fileadmin/fileadmin-forschung/pdf/BZGA-11-00988_Verhue_tungsverhalten_Erwachsener_DE_low.pdf

/www.nada.de/de/nc/medizin/nadamed/suche/#med

Kein Interessenkonflikt

A. Bachmann, Klaus König, A.O. Mueck, P. Platen, A. Wolf

Interessenkonflikt

J. Bitzer war als Berater und Referent tätig und erhielt Honorare für Advisory Boards von Teva, MSD, Bayer Health Care, Gedeon Richter, Lilly, Pfizer, Actavis, HRA, Abbott, Exeltis, Mithra, Allergan, Libbs.

C. Egarter erhielt von verschiedenen pharmazeutischen Firmen wie MSD, Bayer/Schering, Actavis, Exeltis, Gedeon Richter und Pfizer Honorare für Studien, Vorträge sowie Expertentreffen.

Tab. 2 Kontrazeptive Methode und Thromboserisiko (nach Lidegaard et al. 2012, LARC = long-acting reversible contraceptive mit anwendungsunabhängiger Effektivität)

Kontrazeptive Methode	Thromboserisiko	Kommentar
Barrieremethode	Kein	Anwendungsabhängige Fehler, Sicherheit der Schwangerschaftsverhütung gering, jedoch Schutz vor sexuell übertragbaren Infektionen
Kupferspirale	Kein	Cave: Risiko von Infektionen, Blutungsstörungen, Dysmenorrhoe, LARC
Gestagenfreisetzendes intrauterines System	Kein	Anwendung bei Dysmenorrhoe und Hypermenorrhoe möglich, LARC
Mini-Pille	Vermutlich nicht erhöht	Blutungsstörungen, Verhütungssicherheit sehr stark von Anwendung abhängig
Rein Gestagen-haltige Ovulationshemmer	Vermutlich nicht erhöht	Selten Blutungsstörungen
Gestagenimplantat	Vermutlich nicht erhöht	Dislokation, möglicherweise Beeinflussung durch Muskelbewegung, LARC
Gestageninjektate	Vermutlich nicht erhöht	s.c. und i.m.-Anwendung, LARC, relative häufig Blutungsstörungen
Kombinierte orale Kontrazeption (Ethinylestradiol)	Deutlich erhöht	In Abhängigkeit von Ethinylestradioldosis und Gestagenkomponente, Einnahmefehler
Kombinierte Kontrazeption mit Östradiol	Erhöht, jedoch wahrscheinlich weniger als KOK mit EE	Einnahmefehler
Vaginaler Verhütungsring und kontrazeptives Pflaster	Erhöht	Vermutlich höher als orale Kontrazeption

M. Goeckenjan erhält Honorare für Vortragstätigkeit von der Firma Gedeon Richter.

E. Merkle: Honorare und Reisespesen von folgenden Firmen: HRA Pharma, MSD, Omega Pharma, Pfizer, Procter & Gamble, Shionogi.

G. Merki: Beraterin und Referentin für HRA Pharma.

N. Sänger: Beratertätigkeit für Gedeon Richter, Referentin für Gedeon Richter, MSD und Kade.

T. Rabe: 2017 keiner; bis 2016 Honorare und Reisespesen von Actavis, Aristo, Evofem, Gedeon Richter, HRA Pharma, MSD, Shionogi. Details siehe auch European Medicines Agency/London
(www.ema.europa.eu/)

Literaturverzeichnis

1. de.statista.com/statistik/daten/studie/37043/umfrage/sportvereine-mitgliedschaft-nach-altersgruppen-und-geschlecht/16.03.2017

2. www.forschung.sexualaufklaerung.de/fileadmin/fileadmin-forschung/pdf/BZGA-11-00988_Verhue_tungsverhalten_Erwachsener_DE_low.pdf; 16.03.2017

3. Burrows M, Peters CE. The influence of oral contraceptives on athletic performance in female athletes. Sports Med. 2007;37(7):557-74.

4. Kusche M, Henrich W, Bolte A. (1987): Effect of competitive sports on the menstrual cycle and sexuality--results of a survey of the West German team for the Olympic games in Los Angeles. Geburtshilfe Frauenheilkd. 47(11):808-11.

5. Arena B, Maffulli N, Maffulli F, Morleo MA. Reproductive hormones and menstrual changes with exercise in female athletes. Sports Med.1995; 19(4):278-87.

6. Kishali NF, Imamoglu O, Katkat D, Atan T, Akyol P. (2006): Effects of menstrual cycle on sports performance. Int J Neurosci. 116(12):1549-63.

7. Warren MP, Perlroth NE. The effects of intense exercise on the female reproductive system. J Endocrinol. 2001;170(1):3-11.

8. Yeager KK, Agostini R, Nativ A, Drinkwater B. The female athlete triad: disordered eating, amenorrhea, osteoporosis. Med Sci Sports Exerc. 1993;25(7):775-777

9. De Souza MJ, Toombs RJ, Scheid JL, O'Donnell E, West SL, Williams NI. High prevalence of subtle and severe menstrual disturbances in exercising women: confirmation using daily hormone measures. Hum Reprod. 2010 Feb;25(2):491-503.

10. Torstveit MK, Sundgot-Borgen J. Participation in leanness sports but not training volume is associated with menstrual dysfunction: a national survey of 1276 elite athletes and controls. Br J Sports Med. 2005 Mar;39(3):141-7.

11. Faunøo P, Kålund S, Kanstrup IL. Menstrual patterns in Danish elite swimmers. Eur J Appl Physiol Occup Physiol. 1991;62(1):36-9.

12. Janse de Jonge XA. (2003): Effects of the menstrual cycle on exercise performance. Sports Med. 2003;33(11):833-51.

13. Oosthuyse T, Bosch AN. The effect of the menstrual cycle on exercise metabolism: implications for exercise performance in eumenorrhoeic women. Sports Med.2010;1;40(3):207-27

14. Reis, E., Frick, U./ Schmidtbleicher, D.: Frequency variations of strength training sessions triggered by the phases of the menstrual cycle. Int. J. Sports Med;16(8): 545-550, 1995.

15. Sung E, Han A, Hinrich T, Platen P (2009): Strength training and the menstrual cycle: effects of follicular- and luteal phase-based training on muscular strength and muscle diameter in subjects without oral contraception. ECSS Abstract Book. S. Loland, K. Bø, K. Fasting, J. Hallén, Y. Ommundsen, G. Roberts and E. Tsolakidis (Eds.) Oslo: ECSS, 592.

16. Schelkun PH (1991): Exercise and "the pill": putting a rumor to rest. Phys Sportsmed. 19(3):143-4

17. Lebrun CM. Effect of the different phases of the menstrual cycle and oral ontraceptives on athletic performance. Sports Med.1993;16(6):400-30.

18. Lebrun CM. The Effect of the Phase of the Menstrual Cycle and the Birth Control Pill on Athletic Performance. Clin Sports Med 1994 Apr; 13(2): 419-21.

19. Lebrun CM. The Effect of the Phase of the Menstrual Cycle and the Birth Control Pill on Athletic Performance. Clin Sports Med 1994 Apr; 13(2): 419-21.

20. Lebrun CM, Petit MA, McKenzie DC, Taunton JE, Prior JC: Decreased maximal aerobic capacity with use of a triphasic oral contraceptive in highly active women: a randomised controlled trial. Br J Sports Med. 2003;37(4):315-20.

21. Labrie F, Luu-The V., Labrie C, Be´Langer A, Simard J, Sheng-Xiang L Pelletier G. Endocrine and intracrine sources of androgens in women: Inhibition of breast cancer and other roles of androgens and their precursor dehydroepiandrosterone. Endocrine Reviews 2003;24(2): 152–182.

22. Peters C, Burrows M. Androgenicity of the progestin in oral contraceptives does not affect maximal leg strength. Contraception 2006; 74(6):487-91

23. Constantini NW; Dubnov G; Lebrun CM. The menstrual cycle and sport performance. Clin Sports Med 2005 Apr;24(2):e51-82, xiii-xiv.

24. Kaunitz AM. Menstruation: choosing whether, and when. Contraception 2000; 62(6):277-284

25. Platen P. Sportunfallprävention im Leistungssport - hormonelle Aspekte. In: Henke, T., Schulz, D. & Platen, P. (Hrsg.). Sicherheit im Sport. Ein Leben mit Sport – aber sicher. Köln, Sport & Buch Strauß. 2006 S. 235-247.

26. Liu, S.H., Al-Shaikh, R.A., Panossian, V., Finerman, G.A. & Lane, J.M. Estrogen affects the cellular metabolism of the anterior cruciate ligament. A potential explanation for female athletic injury. Am J Sports Med, 1997;25 (5), 704-709.

27. Platen P. Sportunfallprävention im Leistungssport - hormonelle Aspekte. In: Henke, T., Schulz, D. & Platen, P. (Hrsg.). Sicherheit im Sport. Ein Leben mit Sport – aber sicher. Köln, Sport & Buch Strauß. 2006 S. 235-247.

28. Hansen M, Miller BF, Holm L, Doessing S, Petersen SG, Skovgaard D, Frystyk J, Flyvbjerg A, Koskinen S, Pingel J, Kjaer M, Langberg H. Effect of administration of oral contraceptives in vivo on collagen synthesis in tendon and muscle connective tissue in young women. J Appl Physiol. 2009 Apr;106(4):1435-43.

29. Wreje U. Isacsson D, Aberg H. Oral contraceptives and back pain in women in a Swedish community. Int J Epidemie. 1997;26(1):71-74

30. Brynhildsen J, Lennartsson H, Klemetz M, Dahlquist P, Hedin B, Hammar M. Oral contraceptive use among female elithe athletes and age-matched controls and ist relation to low back pain. Acta Obstet Gynecol Scand 1997; 76(9): 873-8.

31. Beksinska ME, Smit JA, Kleinschmidt I, Milford C, Farley TM. Prospective study of weight change in new adolescent users of DMPA, NET-EN, COCs, nonusers and discontinuers of hormonal contraception. Contraception 2010;81(1):30-4.

32. Bennell K, White S, Crossley K. The oral contraceptive pill: a revolution for sportswomen? Br J Sports Med. 1999;33(4):231-8.

33. Lebenstedt, M., G. Bußmann, and P. Platen. Essstörungen im Leistungssport. Bonn: BISP, 2004.

34. Joy E, Clark N, Ireland ML, Martire J, Nattiv A, Varechok S. Team management of the female athlete triad part 2: optimal treatment and prevention tactics. Phys Sportsmed.1997;25(4):55-69.

35. Aquino BC, Barrone EJ. „Effort" thrombosis of the axillary and subclavian vein associated with cervical rib and oral contraceptives in a young women athlete. J AM Board Fam Pract. 1989;2(3):208-2011.

36. Cauci S, Francescato MP, Curcio F: Combined oral contraceptives increase high-sensitivity C-reactive protein but not haptoglobin in female athletes. Sports Med 2017; 47: 175-185. Doi: 10.1007/s40279-016-0534-9

37. Cauci S, Buligan C, Marangone M, Francescato MP. Oxidative stress in female athletes using combined oral contraceptives. Sports Med Open 2016; 2:40. Epub 2016 Sep 21

38. Teixeira AL, Ramos PS, Vianna LC, Ricardo DR. Effects of ovarian hormones and oral contraceptive pills on cardiac vagal withdrawal at the onset of dynamic exercise. PLos One. 2015;10(3):e0119626. Doi:10.1371/journal.pone.0119626.eCollection 2015.

39. www.nada.de/de/nc/medizin/nadamed/suche/#med; 16.03.2017

40. Enea C, O´Boisseau N, Bayle ML, Flament MM, Grenier-Loustalot MF, Denjean A, Diaz V, Dugue B. Nandrolone excretion in sedentary vs. physically trained young women. Scan J Med Sci Sports. 2010;20(1):909. Doi 10.1111/j.1600-0838.2008.00877.x.

41. Gemzell-Danielsson K, Bühling KJ, Dermout SM et al. A Phase III, single-arm study of LNG-IUS 8, a low-dose levonorgestrel intrauterine contraceptive system (total content 13.5 mg) in postmenarcheal adolescents. Contraception. 2016 Feb 9. pii: S0010-7824(16)00036-6. doi: 10.1016/j.contraception.2016.02.004.

42. Vinogradova Y, Coupland C, Hippisley-Cox J. Use of combined oral contraceptives and risk of venous thromboembolism: nested case-control studies using the QResearch and CPRD databases. BMJ. 2015 May 26;350:h2135. doi: 10.1136/bmj.h2135.

43. Rosenberg MJ, Waugh MS, Burnhill MS. Compliance, counseling and satisfaction with oral contraceptives: a prospective evaluation. Fam Plann Per-

spect 1998;30(2):89-92, 104.

44 Lazorwitz A, Sheeder J, Teal S et al. Does the expectation or perception of noncontraceptive benefits lead to higher rates of short-acting reversible contraceptive continuation for adolescents and young adult women? Contraception. 2015 May;91(5):380-5. doi: 10.1016/j.contraception.2015.02.003.

45 Elliesen J, Trummer D. Adherence to a flexible extended regimen for oral hormonal contraception provided in blister packaging compared with an adherence supporting digital tablet dispenser: historical comparison of data from two clinical studies. Int J Womens Health. 2016;8:351-6. doi:10.2147/IJWH.S107516.

46 Roumen FJ, Mishell DR Jr. The contraceptive vaginal ring, NuvaRing, a decade after its introduction. Eur J Contracept Reprod Health Care 2012; 17:415-27. doi: 10.3109/132625187.2012.713535.

47 Lidegaard O, Nielson LH, Skovlund CW, Lökkegaard E. Venous thrombosis in users of non-oral hormonal contraception: follow-up study, Denmark 2001-10. BMJ. 201; 344:e2990. Doi:10.1136/bmj.e2990.

48 Deokar AM, Jackson W, Omar HA. Menstrual bleeding patterns in adolescents using etonogrestrel (ENG) implant. Int J Adolesc Med Health. 2011;23(1):75-7

49 BZgA: Broschüre zum „Verhütungsverhalten Erwachsener, Ergebnis einer Repräsentativbefragung 2007

50 Machado RB, Pompei LM, Badalotti M, Ferriani R, Cruz AM, Nahas E, Maia HR. Effects of an extended flexible regimen of an oral contraceptive pill containing 20 μg ethinylestradiol and 3 mg drospirenone on menstrual-related symptoms: a randomized controlled trial. Eur J Contracept Rerod Health Care. 2017; 22:11-16. doi 10.1080/13625187.2016.1239077.

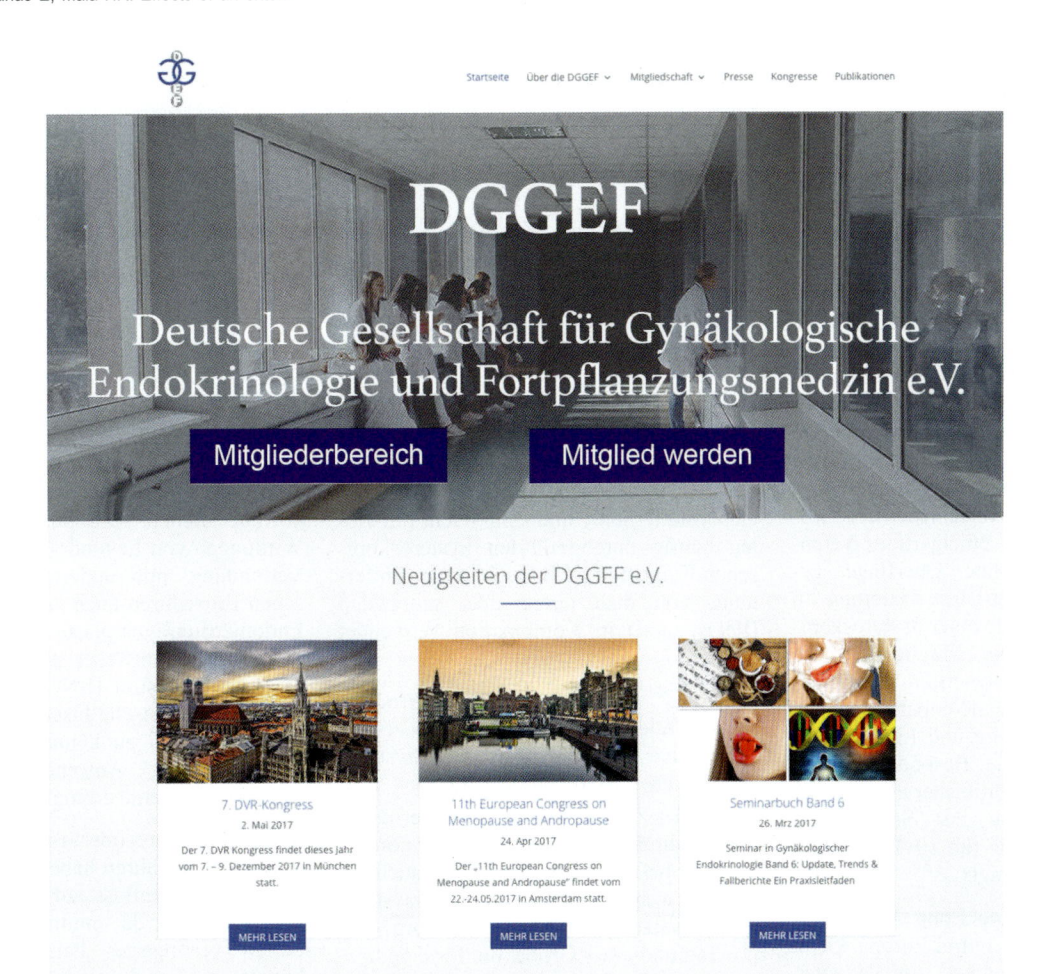

Kontrazeptionssprechstunde - Langzeitkontrazeption

ReLARC®, eine neue hysteroskopische Technik zur reversiblen Langzeitkontrazeption, eine Alternative zur laparoskopischen Sterilisation und zu Essure®

Thomas Hasskamp, Dirk Wildemeersch

Zusammenfassung

Eine neues Langzeitkontrazeptivum (ReLARC®) wird beschrieben, welches durch ein Hysteroskop unter direkter Visualisierung inseriert wird. Die Methode ist einfach, sicher und schnell, und eignet sich für die Anwendung im Operationssaal oder in der Praxis bzw. Tagesklinik. Das Verfahren ist eine reversible Alternative zur hysteroskopischen intratubaren, bzw. laparoskopischen Sterilisation. Es ist das weltweit erste hysteroskopisch applizierbare intrauterine Langzeitverhütungssystem, welches reversibel ist. Dieses kupferbasierte Verhütungsmittel hat eine Wirkungsdauer von 10 Jahren und länger und ist im Gegensatz zu existierenden hysteroskopischen Methoden sofort wirksam. Einige Beispiele werden kurz beschrieben, um das neue Verfahren und die Verwendung des Kontrazeptivums zu veranschaulichen.

Einführung

Langwirkende reversible Verhütungsmethoden (LARC) werden häufig für den Einsatz bei jungen Frauen (P0) empfohlen, die noch nicht geboren haben (**American College für Geburtshelfer und Gynäkologen 2012**).[1] Allerdings haben die derzeitigen konventionellen IUPs Nachteile (Schmerzen, abnorme Blutungen, Dislokation), da die meisten für viele Frauen zu groß sind. Dies ist die Ursache für erhöhte Abbruchraten bei vielen herkömmlichen T-förmigen IUPs. Nur noch 50-60% erreichen die geplante Anwendungszeit von 5 Jahren (**Wildemeersch et al. 2016**).[2] Da ReLARC keinen festen Kunststoffträger hat, passt es optimal in Gebärmutterhöhlen der verschiedensten Größen und Formen. Ihr einzigartiges Verankerungsverfahren, ohne Querflügel, gewährleistet eine langfristige Fixierung im Cavum uteri mit Hilfe einer hysteroskopischen Insertion. Die Möglichkeit, die Uterushöhle vor der Insertion zu visualisieren, und die Uterus-Kompatibilität und die richtige Platzierung und Fixierung zu gewährleisten, ist die Besonderheit von ReLARC, der weltweit bisher einzigen reversiblen Alternative zur Sterilisation. (Zulassung seit 2016 für 10 Jahre, 12,5 Jahre für 2017 beantragt).

ReLARC ® (Reversible Long Acting Reproductive Control, Contrel Europa, Gent, Belgien) wurde entwickelt, um Patienten und Ärzten diese neue Insertionstechnologie unter direkter Sicht zu erleichtern. Die hysteroskopische Technik ist auch vorteilhaft bei Anomalien des Uterus oder der Gebärmutterhöhle und kann leicht mit vielen häufig durchgeführten hysteroskopischen Eingriffen (z. B. auch nach Entfernung von dislozierten oder embedded (IUDs, usw.) in Kombination verwendet werden.

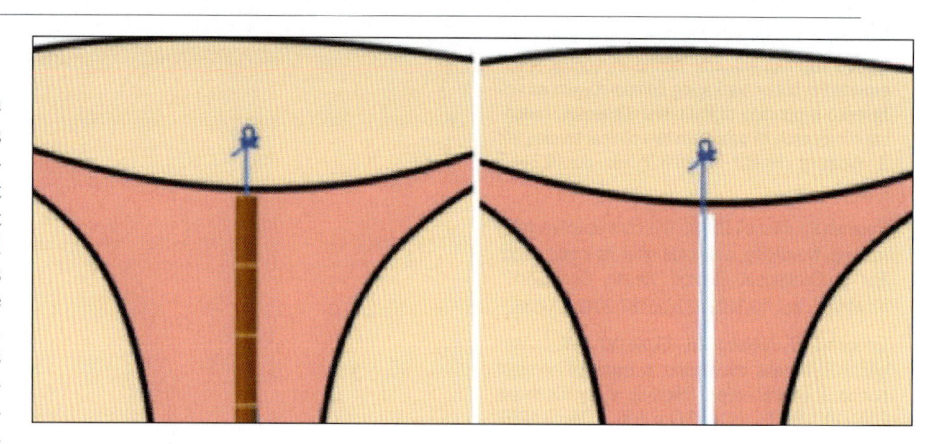

Abb. 1: Illustration des Verankerungskonzepts. Polypropylen-Faden ist mit verankertem Knoten im Fundus uteri fixiert.

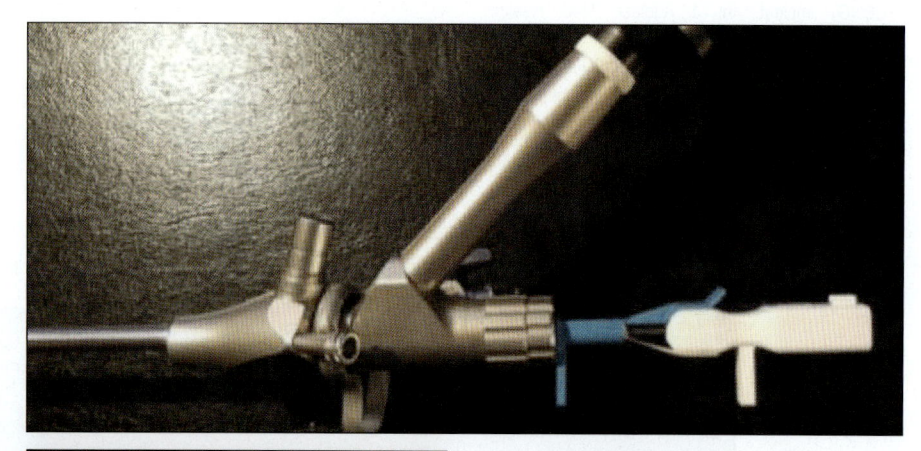

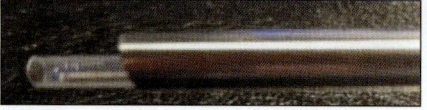

Abb. 1a: Hysteroskop mit ReLARC®

ReLARC® wurde zunächst für langfristige hormonfreie Kontrazeption als reversible Alternative zur nicht reversiblen hysteroskopischen Sterilisation (z. B. Essure®) oder zu laparoskopischen Sterilisationsverfahren entwickelt. Eine hormonelle Version, bestehend aus einem schlauchförmigen, weichen Wirkstoffabgabesystem, mit Freisetzung von 14 µg Levonorgestrel pro Tag und einer Größe, die für eine hysteroskopische Insertion geeignet ist, befindet sich derzeit in der Entwicklungsphase. Das Hormonfreisetzungssystem wird nicht nur zur Empfängnisverhütung, sondern auch zur Therapie bei Hypermenorrhoe dienen. Die pharmakologischen Wirkungen von Levonorgestrel können, in Verbindung mit anderen hysteroskopischen Prozeduren auch zur Protektion der Endometriumhyperplasie dienen. Die Möglichkeit, entweder ein Kupfer- oder ein Levonorgestrel (LNG)-Abgabesystem für hysteroskopische Insertion je nach Bedarf auswählen zu können, würde lange kontinuierliche Anwendungsraten der ReLARC-Systeme ermöglichen.

Office-procedure oder Tagesklinik-Hysteroskopie-Verfahren haben weltweit einen wachsenden Einfluss auf die gynäkologische Chirurgie, da minimal-invasive Verfahren verringertes Patientenrisiko und kürzere Erholungsphasen ermöglichen. Wir beschreiben eine neue hysteroskopische Technik, die eine langfristige kontinuierliche Empfängnisverhütung ermöglicht, jedoch mit dem großen Vorteil, vollständig reversibel zu sein. Das Verfahren kann Frauen eine bequeme und komfortable Alternative im Falle von Problemen mit üblichen IUDs bieten und auch eine sichere Alternative zur Sterilisation sein.

Beschreibung der Methode und Insertionstechnik

ReLARC® besteht aus einem biologisch nicht abbaubarem Polypropylenfaden mit blauem Monofilament, auf dem 6 Kupferzylinder befestigt sind. Diese Zylinder sind 5mm lang und beweglich, so dass ReLARC® weich und biegsam ist und seine Form anpassen kann. Der obere und untere Kupferzylinder ist auf den Faden gecrimpt, um alle Zylinder auf dem Faden zu fixieren. Mehrere Arten werden abhängig von der Kupferlast verfügbar sein, 240 mg, 350 mg und 420 mg, jeweils mit einer Kupferoberfläche von 250 mm^2, 300 mm^2 und 380 mm^2. Die Anwendungszeit variiert von 5 bis zu 10 (12,5) Jahren.

Das Levonorgestrel-Freisetzungssystem hat die gleiche Knotentechnik zur Verankerung, anstelle von Kupferzylindern aber ein 3,3 cm langes und dünnes Hormonfreisetzungssystem mit einem Durchmesser von 1,2 mm, das etwa 14 µg LNG pro Tag freisetzt. Es ist am Verankerungsfaden mit einem Edelstahlclip 1 cm vom Verankerungsknoten entfernt befestigt.

Das obere Ende des Fadens, sowohl in der Kupfer- als auch in der LNG-Version, endet in einem Knoten **(Abb.1)**, der in das Myometrium des Uterusfundus unter Verwendung eines speziell gestalteten Inserters implantiert wird. Dieser Inserter muss durch den Arbeitskanal eines Hysteroskops eingeführt werden, dann muss die Nadel bis zum Stopp durch die Inserterhülse/Hysteroskop vorgeschoben werden, die nur ein Eindringen von Nadel und Knoten in das Myometrium von 7-8 mm zulässt. Hierdurch ist ReLARC® dauerhaft in der Gebärmutterhöhle fixiert **(Abb. 2)**. Der Knoten und darunter ein kleiner stainless steel clip) ist im Ultraschall deutlich sichtbar und ermöglicht eine präzise Positionskontrolle unmittelbar nach der Insertion und bei späteren Lagekontrollen **(Abb. 3)**. Die Abbildungen 3B und 3C zeigen auch deutlich die optimale Harmonie von ReLARC® in engen Gebärmutterhöhlen.

ReLARC® muss durch ein spezielles Hysteroskop mit einem 3 mm Arbeitskanal eingesetzt werden. Die Eindringtiefe wird visuell durch direktes hysteroskopisches Sehen und postoperativ durch die Verwendung von Vaginal- oder Abdominal-Ultraschall kontrolliert, um die exakte Platzie-

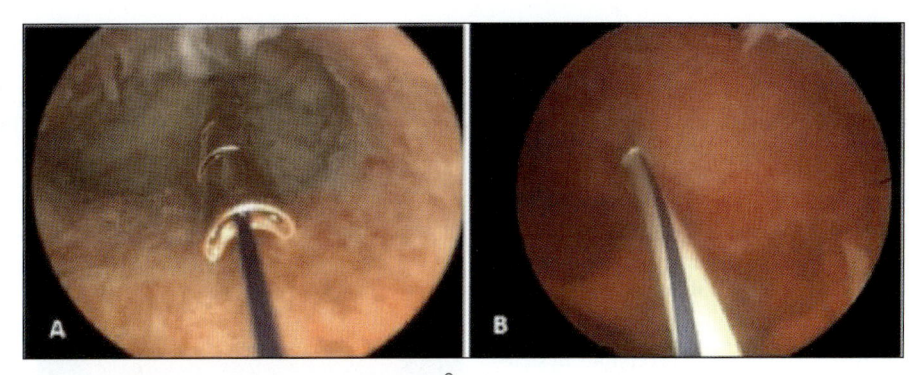

Abb. 2A: Hysteroskopie Ansicht von ReLARC® Kupfer verankert im Fundus uteri

Abb. 2B: ReLARC® LNG. Der geringe Platzbedarf der Systeme im cavum uteri führt zu einer optimalen Verträglichkeit und ungestörten Langzeitanwendung

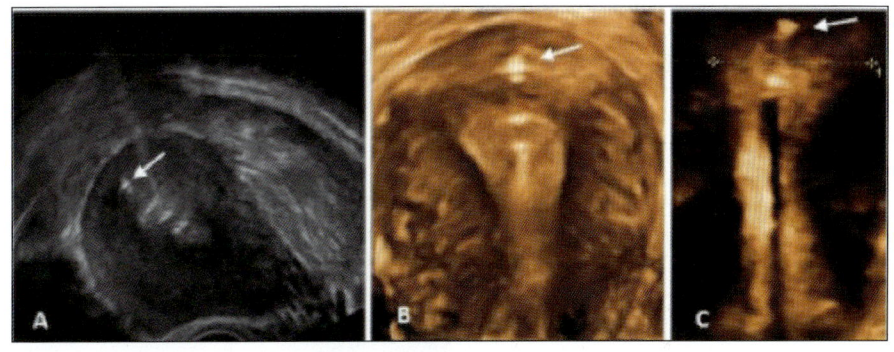

Abb. 3: A) 2D-Ultraschall des Ankers (Pfeil), in korrekter Position im Fundus uteri
B) 3D-Ultraschall ReLARC®, Kupfer im Fundus (Pfeil) verankert
C) 3D-Ultraschall von ReLARC® LNG mit visualisiertem Anker (Pfeil).

Tab. 1 Zusammenfassung von 5 ReLARC®-Fällen

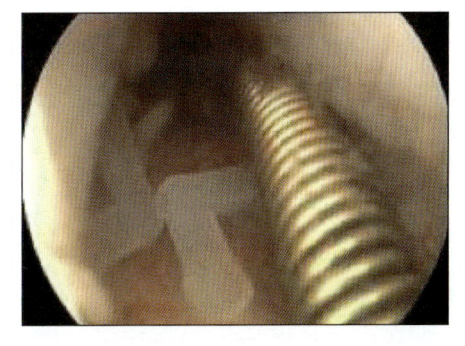

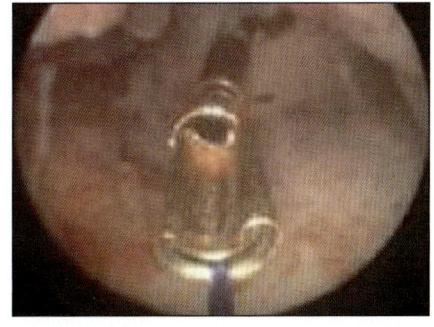

Fall 1: 28-jährige Nulligravida mit disloziertem MLCu375 IUP. Bei der 2D-Ultraschalluntersuchung wurde das IUD im Gebärmutterhals und bei der hysteroskopischen Untersuchung (links) im Zervikalkanal dargestellt. ReLARC wurde in der Mitte des Fundus (rechts) inseriert.

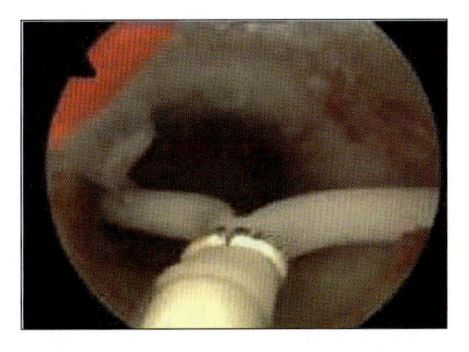

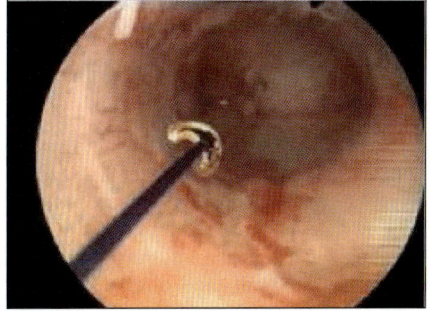

Fall 2: Junge 22-jährige Nulliparae mit beiden Flügeln von Jaydess® / Skyla® in dem Gebärmutterhals eingebettet. Die Gebärmutterhöhle ist leer. Die Breite der Uterushöhle beträgt ~ 24 mm. Das LNG-IUS wurde entfernt und ReLARC® wurde in der Mitte des Fundus (rechts) verankert.

rung von ReLARC zu bestätigen, wie in **Abb. 2** und **3** gezeigt. Obwohl die Kupferzylinder sehr klein sind, weisen sie eine höhere Wirksamkeit im Vergleich zu anderen Verhütungsmethoden und anderen IUDs auf **(Wildemeersch et al. 2016)**.[3] Die Kupferzylinder ermöglichen die Freisetzung von Kupferionen sowohl von außen als auch von der Innenseite der Kupferröhrchen **(Wildemeersch et al. 2014)**.[4]

ReLARC ist die erste reversible hysteroskopisch durchgeführte Verhütungsmethode, die mit irreversiblen Sterilisationsmethoden in Bezug auf Wirksamkeit und Verträglichkeit konkurrieren kann. Einer der wichtigen Vorteile des Verfahrens ist, dass der Fundus uteri viel einfacher erreicht werden kann als die Tubenostien. Die Fixierung von ReLARC® im Fundus ist wesentlich ungefährlicher als der hysteroskopische Verschluss der Eileiter (Essure®), da dieses Verfahren ab dem Zeitpunkt des Eintritts des Inserters in die Tubenostien ein blinde Methode ist, anders als ReLARC®, das während des gesamten Insertionsvorgangs im cavum uteri beobachtet werden kann.

Fallberichte

Fünf Fallberichte sind in **Tabelle 1** als Beispiele zusammengefasst, die die Position des ReLARC® und seine Kompatibilität mit der Gebärmutterhöhle veranschaulichen. ReLARC®-Insertionen wurden unter Sedierung oder totaler intravenöser Anästhesie durchgeführt (TIVA, Disoprivan®, Ultiva® und Larynxmaske) oder mit para-/intrazervikalem Block.

Schlussfolgerung

ReLARC® ist einfach und sicher ambulant in der Tagesklinik oder in der Klinik einzusetzen, wenn die Kompetenz mit einem Insertionstraining erworben wurde. Der im Ultraschall sichtbare Knoten und der Edelstahlmarker ermöglicht dem Kliniker die richtige Position im Myometrium des Fundus uteri zu überprüfen. ReLARC® kann leicht durch kräftigen Zug am Faden mit minimalem Unbehagen des Patienten entfernt werden. Dabei tritt keine Verletzung der Gebärmutterwand auf, es tritt eine sofortige Rückkehr der Fruchtbarkeit ein **(Delbarge et al. 2002)**.[5]

Vor der Insertion von ReLARC® können jegliche Uterusanomalien, die Anwesenheit von Myomen, Septen und die Größe und Form des Cavums, diagnostiziert und behandelt werden. Die hysteroskopische Insertion ermöglicht eine direkte Visualisierung und kontrollierte und präzise Insertion, auch nach einem intrauterinem Eingriff, z.B. Curettage, Septum-, Polyp- oder Myomentfernung.

Tab. 1 Zusammenfassung von 5 ReLARC®-Fällen (Forts).

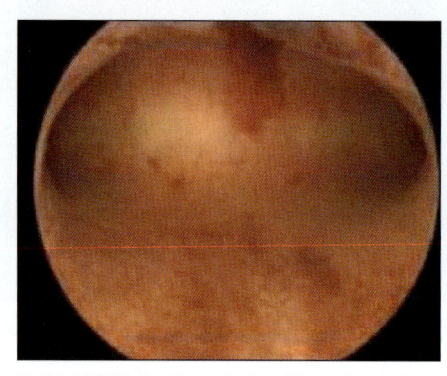

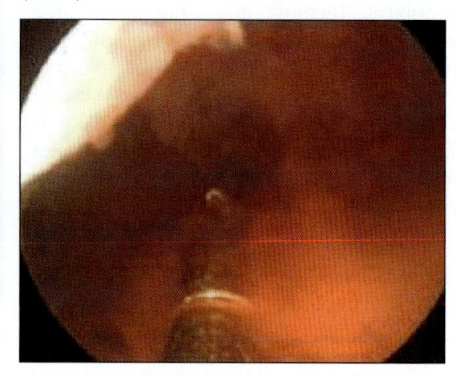

Fall 3: 36-jährige Frau, 3. Gravida, 1. Para, 18 Wochen nach der Geburt mit breiter Gebärmutterhöhle von ~ 40 mm (links). Sie verlor ein T-förmiges IUP. Die Patientin wünschte eine langfristige intrauterine Empfängnisverhütung und entschied sich für ReLARC®, das in der Mitte des Uterusfundus inseriert wurde (rechts).

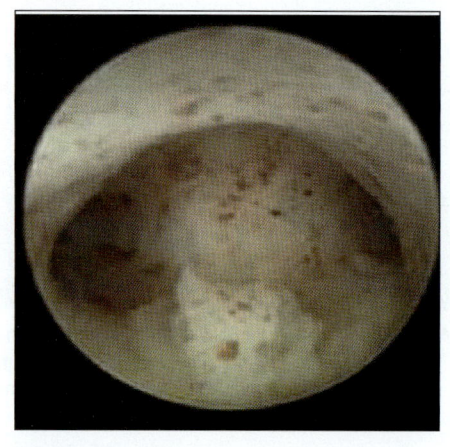

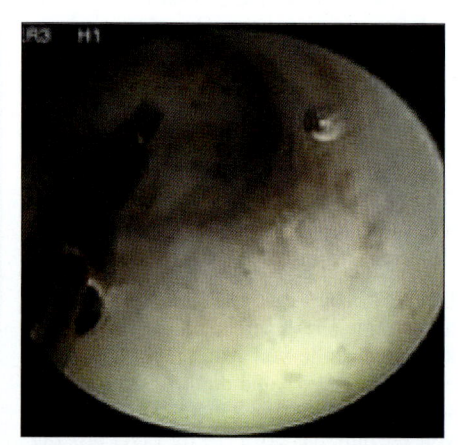

Fall 4: junge, 18-jährige Nulligravida mit Uterus arcuatus, die eine hormonfreie ReLARC Kontrazeption wünschte. Die Gebärmutterhöhle war schmal (21 mm) (links). ReLARC® wurde in die Mitte des Fundus uteri (rechts) eingesetzt.

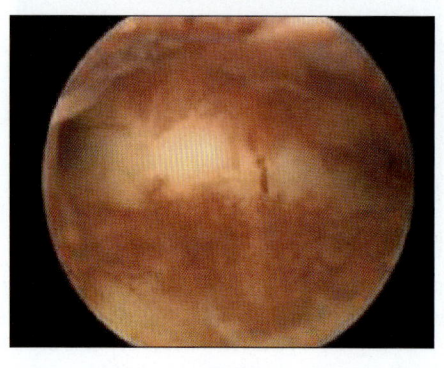

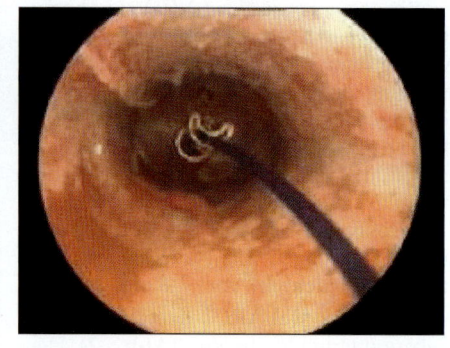

Fall 5: 38-jährige 1. Gravida, 1. Para, die 2 Jahre vorher ein Mirena IUS hatte. Nach 1 Jahr Amenorrhoe traten Dauerschmierblutungen auf. Mirena lag inzwischen mit der Öse und dem Hormonzylinder teilweise in der Vagina. Das cavum uteri war ~ 24 mm breit. ReLARC® (10 Jahre) wurde in der Fundusmitte des uterus arcuatus (rechts) eingefügt.

ReLARC® bietet eine neue hysteroskopische Möglichkeit, Patientinnen eine sichere, einfache und langwirksame Kontraptionsmethode anzubieten, die reversibel ist. Diese neue Methode ist eine gute zeitgemäßere Alternative zur Sterilisation, bedenkt man, dass das mütterliche Alter bis zur 1. und auch zur letzten Geburt in den letzten Jahren deutlich gestiegen ist und auch aus sozioökonomischen Gründen weiter steigen wird.

Interessenerklärung

Thomas Hasskamp, Dr. med.: keine angegeben.

Dirk Wildemeersch, MD, PhD, ist der Entwickler von intrauterine devices und Systemen. Zudem war er an der Entwicklung und Optimierung von innovativen Wirkstoffabgabesystemen für den Uterus beteiligt. Er erhielt keine finanzielle Entschädigung jeglicher Art. Derzeit ist er als Berater tätig bei der Entwicklung neuer Konzepte in der kontrollierten Freisetzung von Hormonen für Empfängnisverhütung und gynäkologische Behandlung.

Literatur

[1] American College für Geburtshelfer und Gynäkologen. Stellungnahme des Ausschusses 539: Jugendliche und langwirksame reversible Empfängnisverhütung: Implantate und intrauterine Geräte. 2012. Erhältlich unter: https://www.acog.org/Resources_And_Publications/Committee_Opinions/Committee_on_Adolescent_Health_Care/Adolescents_and_Long-Acting_Reversible_Contraception. Zugänglich am 29. Mai 2014.

[2] Wildemeersch D, Goldstuck ND, Hasskamp T (2016) Intrauterine Systeme: eine rahmenlose Zukunft? *Expert Opin Drug Lief* 13: 911-918.

[3] Wildemeersch D, Goldstuck ND, Hasskamp T (2016) Intrauterine Systeme: eine rahmenlose Zukunft? *Expert Opin Drug Lief* 13: 911-918.

[4] Wildemeersch D, Sabbe PJ, Dowsett MG, Flexer V, Thompson P, et al. (2014) Bewertung der Kupferkorrosion aus rahmenlosen Kupfer-IUDs nach Langzeit-utero-Residenz. *Contraception* 90: 454-459. [CrossRef]

[5] Delbarge W, Bátár I, Bafort M, Bonnivert J, Colmant C, et al. (2002) Rückkehr zur Fruchtbarkeit bei Nullipara und Para nach Entfernung des GyneFix®-intrauterinen Kontrazeptivumsystems. *Eur J Reprod verhüten Health Care* 7: 24-30.

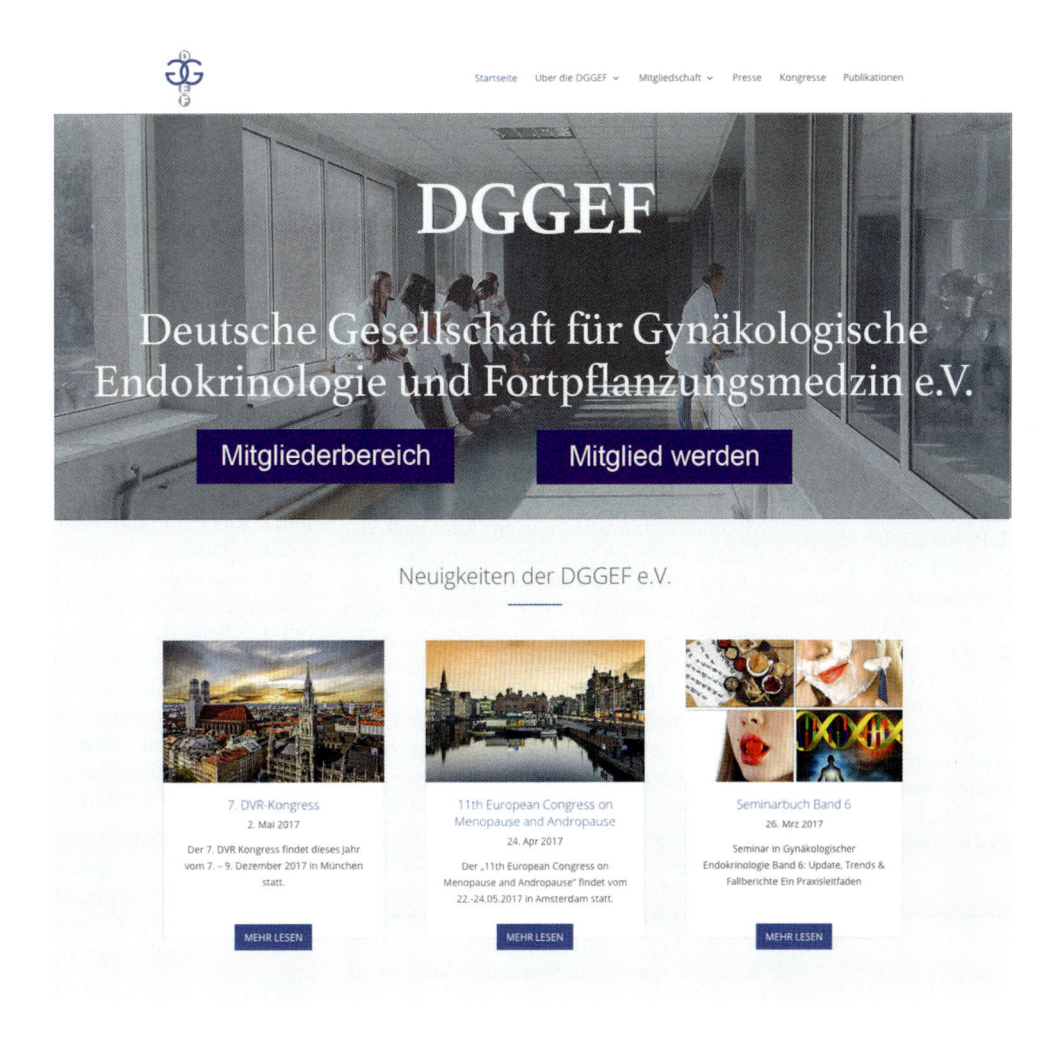

Fundusbreite des Cavum uteri
Multicenter-Studie mit 3D-Vaginalsonographie bei Nulliparae mit einem IUD oder dem Wunsch nach Insertion eines IUD

Dirk Wildemeersch, Kilian Nolte, Sohela Jandi, Oliver Julen

Zusammenfassung

Hintergrund: Bei der Auswahl eines geeigneten IUP wurde die Messung der Breite und Form des Cavum uteri meistens vernachlässigt. Dabei ist davon auszugehen, dass nur ein gut angepasstes IUD geeignet ist, die geplante Liegedauer ohne Beschwerden zu erreichen.

Methoden: Eine Mulicenter-Studie an drei Zentren zur Bestimmung der Fundusbreite der Gebärmutterhöhle von 152 Frauen (P0 = Nullipara) mittels 3D-Vaginalsonographie.

Ergebnisse: Die Messungen wurden mittels 3D-Vaginalsonographie durchgeführt. Die Durchschnittsbreite der Gebärmutterhöhle im Fundus betrug 21,6 mm (6,0 – 40,0 mm). Der Mittelwert lag bei 22,0 mm und der IQR bei 18,0 – 24,8 mm. 82% der Frauen hatten eine Fundusbreite zwischen 15 mm und 28 mm, 40% unter 20 mm und 6,6% unter 15 mm.

Diskussion: Die Form der Gebärmutterhöhle von Frauen (P0) ist eher schmal und selten weit genug, um einen adäquaten Sitz konventioneller IUP zu gewährleisten. Ein deutliches Missverhältnis zwischen der Größe eines IUP und der Größe der Gebärmutterhöhle führt zu Nebenwirkungen (Ausstoßung, Eindringen in das Myometrium, embedment, Zwischenblutungen und Schmerzen). Diese Nebenwirkungen zwingen zu einer Entfernung des IUP, so dass die geplante Anwendungsdauer von 3 bzw. 5 Jahren durchschnittlich in nur 40-50 % der Fälle erreicht wird. Die Beobachtung, dass die Breite der Gebärmutterhöhle im Fundusbereich der meist jüngeren Frauen, die nicht geboren haben deutlich schmaler ist als die Mehrheit der auf dem Markt befindlichen IUP, wird auch durch diese Studie eindeutig belegt. Die 3-D-Sonographie ist eine präzise Methode, um die Breite und Form der Gebärmutterhöhle zu bestimmen (auch wenn in vielen Fällen die 2-D-Sonographie ausreichend ist). Die Breitenbestimmung des Cavum uteri ist das wichtigste Entscheidungskriterium zur Auswahl eines IUP. Außerdem muss auch die Form des Fundus uteri berücksichtigt werden (uterus arcuatus, uterus (sub-)septus, entsprechend ESHRE/ ESGE class U2 /septate uterus).

Einleitung

Seit ihrer Einführung wurde vor der Einlage einer Spirale nur wenig auf die Breite des Cavum uteri oder die Form geachtet. Erst seit kurzem und als Konsequenz aus der weit verbreiteten Verfügbarkeit innovativer 2D- und 3D-Ultraschalltechnik, besteht zunehmendes Interesse an der Kompatibilität von IUP und Cavum uteri und wie sich dieses auf die Beschwerden und Tragedauer auswirkt.

Das Nebenwirkungsprofil und die Patientenakzeptanz eines IUP hängen maßgeblich von seinen physikalischen Eigenschaften und dem Größenverhältnis zur Gebärmutterhöhle der Trägerin ab **(Hasson 1984)**.[1]

Die Größe und Form von Gebärmutterhöhlen lässt sich mit den unterschiedlichen Größen und Formen unserer Füße vergleichen. Eine Spirale, die zu groß ist für das Cavum uteri steht unter Druck, infiltriert das Myometrium, kann langsam perforieren, teilweise oder vollständig dislozieren. Schlechtsitzende IUP können von Patientinnen gespürt werden und Krämpfe, Schmerzen und Meno-/Metrorrhagien auslösen **(Goldstuck u. Wildemeersch 2014)**.[2] Die Gebärmutter ist ein aktiver Muskel, der in der Lage ist, signifikanten Druck aufzubauen der 70 Newton übersteigen kann. Falls eine Spirale ungünstig sitzt, kann es die Gebärmutterwand oder Cervix penetrieren **(Wildemeersch et al. 2015)**.[3] Ship et al. (2010)[4] konnten zeigen, dass Patientinnen mit ungünstig positioniertem oder ins Myometrium eingebettetem IUP häufiger Schmerzen oder Schmierblutungen hatten als Patientinnen mit gutsitzendem IUP. Einbettung in das Myometrium findet meistens kurz nach der Einlage einer im Verhältnis zu breiten Spirale statt. In einer Studie an über 400 Frauen zeigten über 50% der Teilnehmerinnen eine Einbettung oder eingedrückte Ärmchen der T-förmigen Spiralen in der vaginalen 3D-Ultraschallkontrolle **(van Schoubroeck et al. 2013)**.[5] Auf der anderen Seite haben Frauen, deren Transversaldurchmesser der Gebärmutterhöhle im Fundusbereich (FUD) größer als die Breite der Spirale ist, ein höheres Risiko eine Expulsion oder Dislokation des Systems zu erfahren. Dies konnte für die Trägerinnen eines MLCu375 bei einer FUD von ≥ 27 mm bzw. von ≥ 37 mm bei einem TCu380A bewiesen werden **(Liang et al. 2014)**.[6]

Die überwiegend negativen Ergebnisse vieler IUP-Studien an jungen Frauen resultieren am ehesten aus der Verwendung von relativ zu großen Spiralen mit suboptimalem Sitz. Aber genau diese Gruppe von Frauen ist von den Nachteilen einer ungewollten Schwangerschaft durch das Versagen einer IUP-Verhütung am stärksten betroffen **(Teal u. Sheeder 2012)**[7], **(Brockmeyer et al. 2008)**[8], **(Garbers et al. 2013)**[9], **(Berenson et al. 2013)**[10], **(Rasheed u. Abdelmonem 2011)**[11], **(Aoun et al. 2014)**.[12] Im Gegensatz zu den vielen Vorteilen einer IUP-Verhütung, liegt die Anwendungsdauer der beiden marktanteilsmäßig am stärksten vertretenen 32 mm breiten 5-Jahres-Spiralen (Mirena und TCu380A) nur bei 50% bzw. 40% über die gesamte Dauer **(Diedrich et al. 2015)**.[13] Eine Optimierung der individuellen Auswahl eines IUP ist offensichtlich notwendig. Die Intention dieser Studie ist es, durch das Bestimmen der Gebärmutterhöhlenbreite bei Nullipara die geometrische Grundlage für typische IUP-Nebenwirkungen zu erklären, die oftmals zu vorzeitiger Beendigung der gewählten Verhütungsmethode führt.

Material und Methoden

Diese nicht-interventionelle Ultraschallstudie wurde von 3 unterschiedlichen Untersucher-Innen in Deutschland und der Schweiz durchgeführt. Alle Patientinnen wurden aus einer Gruppe von überwiegend jungen Frauen rekrutiert, die den Wunsch nach intrauteriner Verhütung hatten, diese bereits durchführen und einen Wechsel des Systems vorhatten oder mit Beschwerden unter einer intrauterinen Verhütung vorstellig wurden. Transvaginale 3D-Ultraschallmessungen wurden an beliebigen Tagen im Zyklus durchgeführt. Die koronare Schnittebene des 3D Volumens des Uterus ist für die Weitenmessung besonders geeignet, um die Relation des gesamten Intrauterinsystems und der Gebärmutterhöhle zu demonstrieren **(Ship et al. 2010)**.[14] Die Gebärmutterhöhlenbreite ist die Distanz zwischen den beiden internen Tubenostien.

Die Studie soll die Variabilität der maximalen Gebärmutterhöhlenbreite an einer großen Gruppe nulliparer Frauen, unabhängig von Alter, Körpergewicht oder anderer demographischer Fraktoren, untersuchen.

Auswertung

Alle koronaren 3D-Bilder wurden zur Begutachtung gespeichert. Die einzelnen Untersucherinnen bestimmten die maximale transversale Fundusbreite in ihrem eigenen Patientinnenkollektiv. Die Ergebnisse wurden zusammengetragen und alle relevanten Daten in eine Exceltabelle übertragen. Zur Auswertung wurden die Untersuchungsergebnisse einer statistischen Analyse eines unabhängigen Statistikers unterzogen unter Benutzung von V3.3.0 (R Foundation for Statistical Computing, Wien, Österreich). Neben den deskriptiven Parametern wurden die Daten mit dem nicht parametrischen Mann-Whitney U-Test und dem Kruskal-Wallis-Test sowie parametrischen ANOVA analysiert. Die Signifikanzgrenze wurde auf $\alpha = 0,05$ festgelegt **(Dean u. Nielsen 2007)**.[15]

Ergebnisse

152 Frauen (Nullipara) nahmen an dieser Studie teil. Der Altersmittelwert betrug 25,5 Jahre (SD 5,9 Jahre, Spannweite 15-48 Jahre). **Abb. 1** zeigt die individuellen Patientinnendaten. Die maximale Gebärmutterhöhlenbreite variiert zwischen 6 und 40 mm.

Die mittlere maximale Gebärmutterhöhlenbreite betrug 21,6 mm (SD 5,1 mm). 40% der Gebärmutterhöhlen waren weniger als 20 mm breit bzw. 6,6 % kleiner als 15 mm und 0,7% kleiner als 10 mm. Nur 3 Patientinnen oder 2,0 % hatten eine Gebärmutterhöhlenbreite von mehr als 32 mm. Die interquartile Spannbreite zeigt, dass 50 % der FUD in dieser Gruppe zwischen 18,0 mm und 24,8 mm liegen. In unserem Kollektiv hatten 82 % der Patientinnen eine Gebärmutterhöhlenbreite zwischen 15 mm und 28 mm.

Abb. 2 zeigt den transversalen Fundusdurchmesser und Spannweite pro Untersucher. Zwischen den Untersuchern bestanden geringe, nicht signifikante Unterschiede (Kruskal-Wallis ANOVA, P = 0,575 (NS)).

Tab. 1 zeigt die 3D-Untersuchungsergebnisse.

Diskussion

Der Gebrauch von sogenannten LARC (long-acting reversible contraceptive methods) spielt eine wichtige Rolle in der Verhinderung unerwünschter Schwangerschaften, insbesondere bei jungen Frauen. Der Vorteil liegt in ihrer hohen kontrazeptiven Sicherheit und der fehlenden Notwendigkeit, jeden Tag daran denken zu müssen **(Blumenthal et al. 2011)**.[16] Im Vergleich zu anderen Verhütungsmethoden sehen viele Gynäkologen die Intrauterinpessarverhütung als nahezu ideales Verhütungssystem. Wenn dies wirklich der Fall wäre, würden sich nicht 10-15 % der Frauen pro Jahr aus medizinischen Gründen ihr IUP vorzeitig wieder entfernen lassen **(Diedrich et al. 2015)**.[17] Gründe hierfür sind hauptsächlich Unterleibskrämpfe, Blutungsstörungen und Schmerzen. Auch wenn dies bisher nicht allgemein anerkannt bzw. ernst genommen wird, liegt es nahe, dass die Inkompatibilität des IUP mit der Gebärmutterhöhle die Ursache dieser Beschwerden ist.

Schon vor knapp 50 Jahren haben Forscher bereits die Wichtigkeit eines optimalen Sitzes einer Spirale in der Gebärmutterhöhle hervorgehoben, da geringere Nebenwirkungen mit einer höheren Akzeptanz der Methode einhergehen **(Tejuja u. Malkani**

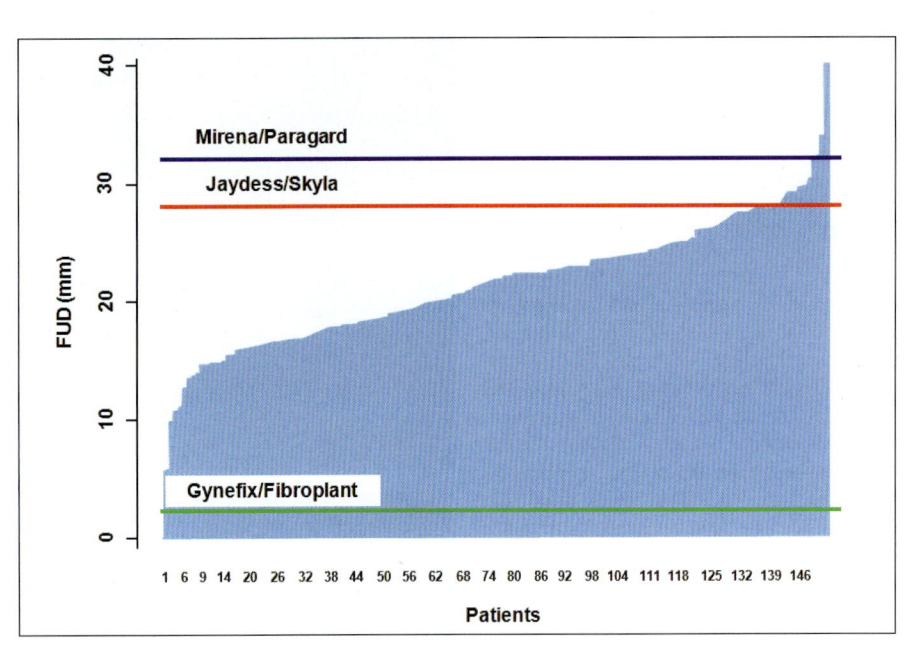

Abb. 1 Individuelle maximale Fundusbreite, gemessen durch vaginalen 3D-Ultraschall bei 152 nulliparen Frauen, die sich zur IUP-Einlage oder zum IUP-Wechsel vorstellten. Zum Vergleich die Transversaldurchmesser von Mirena/Paragard (TCU380A), 32 mm, Jaydess/Skyla, 28 mm und das rahmenlose Gynefix® (Kupfer)/Fibroplant® (LNG) und ReLARC®* 2 mm.

*ReLARC® ist ein seit 2016 zugelassenes hysteroskopisch applizierbares intrauterines Cu-Implantat.

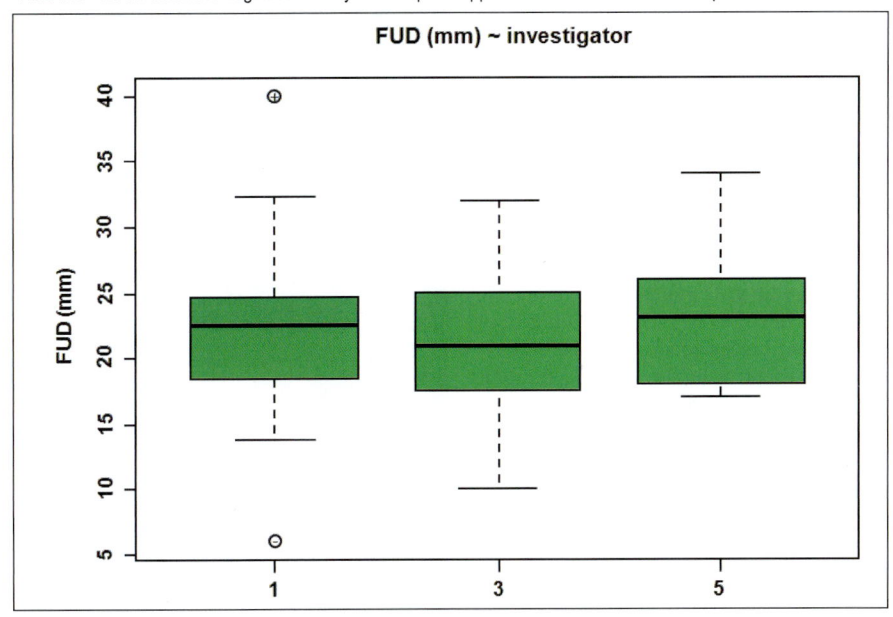

Abb. 2 Standard-Balkendiagramme der unterschiedlichen maximalen Fundusbreite pro Untersucher.

Tab. 1 Maximale Fundusbreite (FUD) bei 152 nulliparen Frauen, gemessen mittels vaginaler 3D-Sonographie.

Max. Fundusbreits (mm)	3D
N	152
Mittelwert	21,6
SD	5,1
Median	22,0
IQR	18,0 - 24,8
Spannweite	6,0 - 40,0

1969).[18] Diese Studie demonstriert die große Variabilität der Fundusbreite des Cavum uteri (Abb. 3).

Eine große Differenz zwischen IUP- und Gebärmutterhöhlengröße führt häufig zu einer vorzeitigen Entfernung des Systems (Abb. 4).

Vorzeitiges Entfernen des IUP aufgrund von Unterleibskrämpfen und -schmerzen findet bei jungen Frauen bzw. Nullipara wesentlich häufiger statt als bei älteren Frauen. Es ist nicht selten, dass sich 40-50 % der Frauen die Spirale bereits nach 6-12 Monaten wieder ziehen lassen (Wildemeersch et al. 2013).[19] Die Größe bzw. die Breite des IUP sollte natürlich nicht größer als die der Gebärmutterhöhle sein.

Eine zunehmende Anzahl an Studien und klinischer Erfahrungen belegen, dass das Cavum uteri der meisten Frauen deutlich kleiner ist als der überwiegende Teil der verwendeten Spiralen. Eine kürzlich veröffentlichte 2D-Ultraschall-Studie bei nulliparen Frauen zeigte, dass 2/3 eine Gebärmutterhöhlenbreite von weniger als 24,4 mm hatten. Der Messbereich in dieser Gruppe von 165 Nullipara reichte von 13 mm bis 35 mm (Kaislasuo et al. 2014).[20]

Deutsche Studien von Kurz aus den 1980ern, der ein Messinstrument benutzte, das in die Gebärmutter eingeführt wurde, zeigte bei nulliparen Frauen zwischen 15 und 39 Jahren eine durchschnittliche transversale Breite im Fundusbereich von 24-25 mm (Kurz 1984).[21] Unsere Studie bestätigt diese bisherigen Ergebnisse mit einer Durchschnittsbreite von 21,6 mm. Überraschenderweise fanden wir aber auch Cavumbreiten von nur 6 mm und 6,6 % der Teilnehmerinnen hatten eine Distanz von unter 15 mm. Diese Ergebnisse sind bisher bei den IUD-Herstellern und den anwendenden Gynäkologen noch nicht ausreichend bekannt. Die Cavumbreite wird nicht regelmäßig vor der Insertion eines IUP gemessen.

Selbst unsere Durchschnittswerte von 21,6 mm bedeuten, dass über 50% der Frauen eine maximale uterine Cavumbreite von über einem Zentimeter weniger als die Größe einer Mirena oder TCu380A, Paragard 32 mm beträgt. Leider ist eine optimale Größe für jede Frau nicht vorhanden. Die Beschaffenheit der Muskulatur der Gebärmutter lässt eine gewisse Überschreitung der eigentlichen Uterusgröße aufgrund ihrer Dehnungseigenschaften zu. Ein deutliches Überschreiten dieser Größe führt zu negativen Nebenwirkungen, die medizinische Interventionen nach sich ziehen. In unserer Studie hatten nur 3 Frauen eine Gebärmutterhöhlenbreite von mehr als 32 mm.

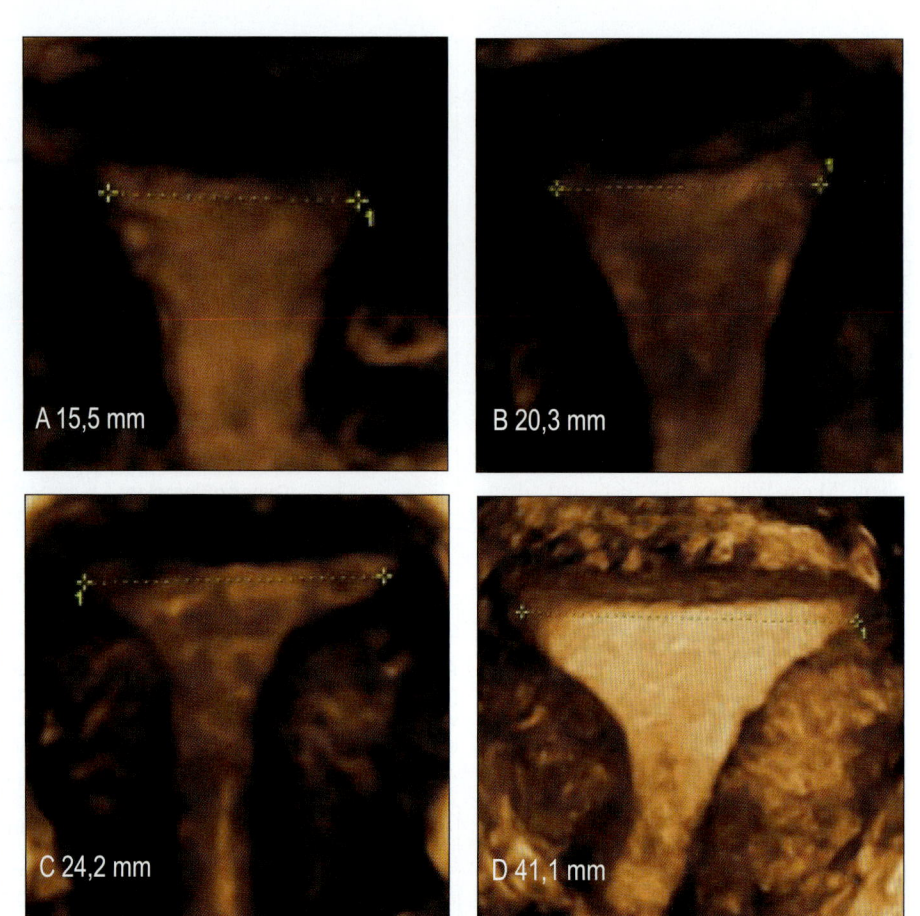

Abb. 3: 3D-Messungen des Cavum uteri auf Fundushöhe bei nulliparen Frauen: Die ersten 3 Bilder (A-C) repräsentieren die Größe von über 70% der Frauen. Das rechte Bild (D) zeigt ein Uterus cavum, das außergewöhnlich groß ist.

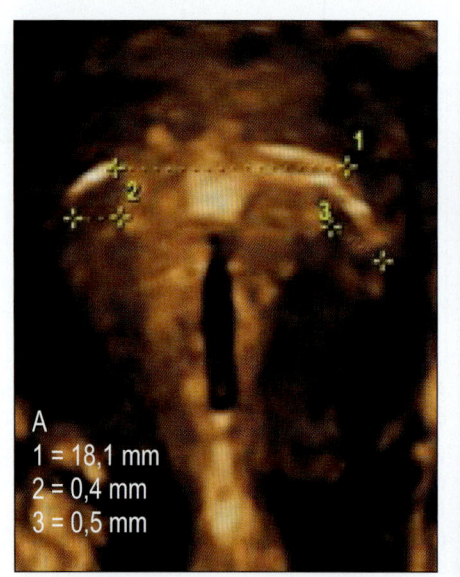

Abb. 4: Beispiele von Inkompatibilität zwischen IUP- und Gebärmutterhöhlengröße, die zu Beschwerden und früher, vorzeitiger Entfernung geführt haben.

A) und B) 3D-Bild einer T-förmigen Spirale, deren Arme beidseits im Tubenwinkel bzw. oberen Cervikalkanal in die Muskularis eingebettet sind.

B) 3D-Bild mit freundlicher Genehmigung von Dres. Benacerraf & Shipp.

C) 3D-Bild einer T-förmigen Spirale

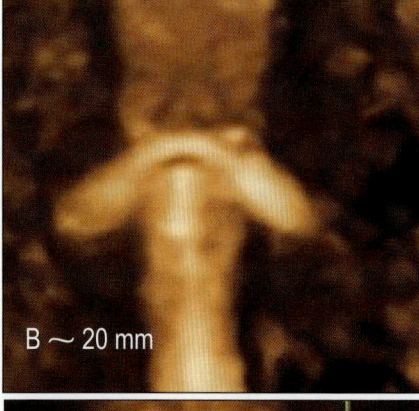

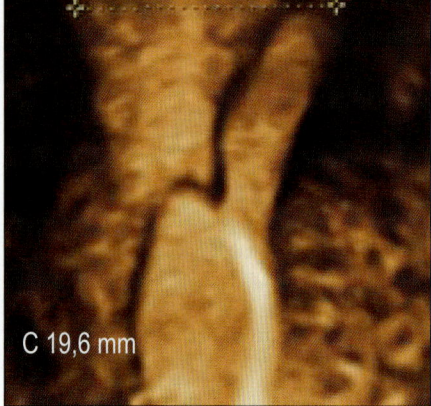

Die **Abb. 5** zeigt Gebärmütter sehr unterschiedlicher Cavumbreite, IUP-benutzender Frauen (Nullipara) aus unserer täglichen Praxis. Die meisten Frauen (80%) hatten in unserer Studie eine Cavumbreite zwischen 15 mm und 28 mm. Was sehr klar im 3D-Ultraschall zur Darstellung kommt ist, dass nicht nur die Größe sondern auch die Form der Gebärmütter bei Frauen, die noch nicht geboren haben, sehr unterschiedlich ist. Ein Teil hatte uterine Formen wie sie nicht in klassischen Lehrbüchern oder in der Werbung abgebildet sind.

Konventionelle T-Form IUP haben den Nachteil, dass sie seitliche Flügel benötigen, die es in der Gebärmutterhöhle in Position halten müssen. **Abb. 6A** zeigt ReLARC® (Contrel, Ghent, Belgien), ein Kupfer-Implantat, das hysteroskopisch eingesetzt wird und hohe Verhütungseigenschaften gewährleistet. Es nutzt mehrere frei bewegliche Kupferzylinder an einem nicht-resorbierbaren chirurgischen Faden, um den Einsatz in verschiedenen Uterusgrößen und -formen zu ermöglichen. **Abb. 6** zeigt hysteroskopische Bilder von ReLARC® in einer schmalen Gebärmutterhöhle im Vergleich zu einer Mirena-Spirale in einer ausreichend großen Gebärmutterhöhle. Aus diesen Bildern wird klar, das ein T-Trägersystem eher verformt, herausgedrückt oder eingebettet wird, wenn es in ein zu enges Cavum uteri eingesetzt wird. Unterschiede zwischen der Größe der Gebärmutterhöhle und dem des IUP erklären die hohe Diskontinuitätsraten aus klinischen Studien an jungen Frauen **(Teal u. Sheeder 2012)**[22], **(Brockmeyer et al. 2008)**[23], **(Garbers et al. 2013)**[24], **(Berenson et al. 2013)**[25], **(Rasheed u. Abdelmonem 2011)**[26], **(Aoun et al. 2014)**.[27] In unserer Studie hatten einige Frauen (0,7 %) mit einer maximalen Fundusbreite von weniger als 10 mm ein rahmenloses IUP.

Es gibt nur minimale Unterschiede zwischen unseren Messungen der durchschnittlichen Gebärmutterhöhlenbreite und den Messungen vorangegangener 2D-Ultraschallstudien sowie den Studien mit dem Cavimeter®-Messinstrument **(Kaislasuo et al. 2014)**[28], **(Kurz 1984)**.[29] Es gibt deshalb keinen Zweifel, dass die maximale uterine Fundusbreite der meisten Frauen deutlich geringer ist als zunächst gedacht. Die Übereinstimmung der Messergebnisse in den verschiedenen, voneinander unabhängigen, teilnehmenden Zentren untermauert die Reproduzierbarkeit unserer Daten. Unsere Erfahrungen legen nahe, dass sowohl 2D- als auch 3D-Ultraschall für die Messung der Cavumbreite möglich sind.

Vaginaler 3D-Ultraschall und Hysteroskopie sind die geeignetsten Methoden zur Visualisierung und Evaluation geeigneter Spiralen, wenn Fehlbildungen oder Myome vorhanden sind. Im Bezug auf die Ein-

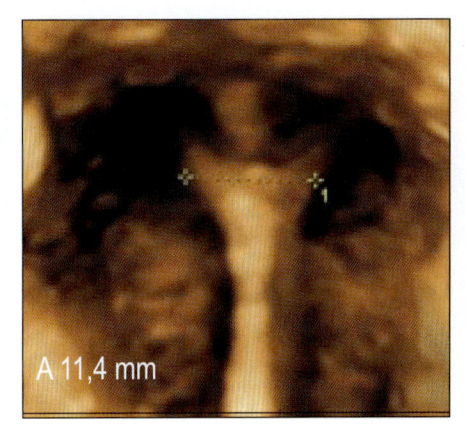

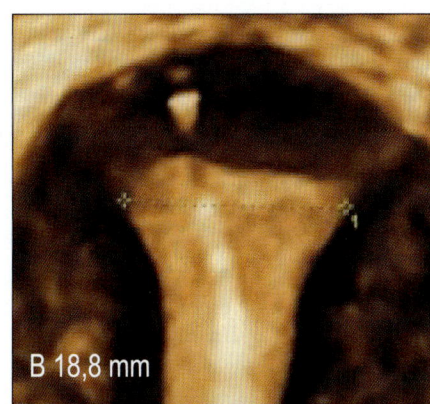

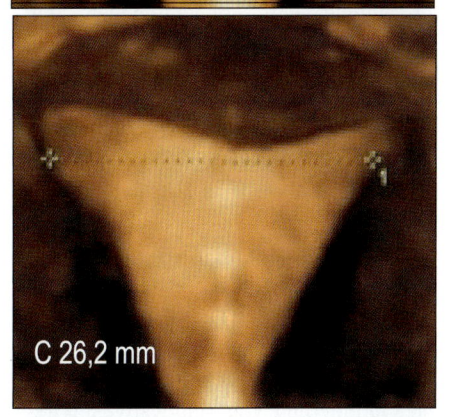

Abb. 5: A-C: Uterus cavum von nulliparen Frauen mit unterschiedlicher Breite und Form (3D-Ultraschallbilder).

Die Größen variieren von 11 mm bis 26 mm, welches die Größe von 80% der Frauen repräsentiert.

Alle Abbildungen zeigen das intracvitär gut positionierte und im Myometrium verankerte ReLARC®-Cu Implantat. Aufgrund der schmalen Form (2 mm) harmonisiert es sowohl mit extrem kleinen, schmalen als auch mit breiten Gebärmutterhöhlen.

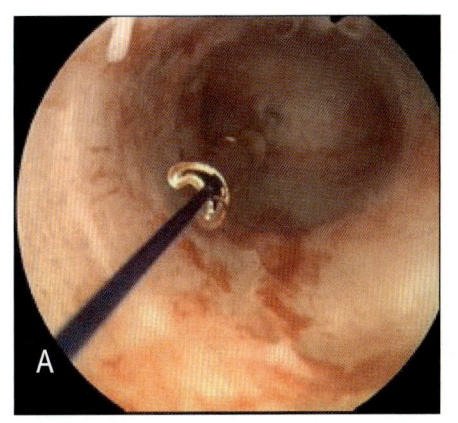

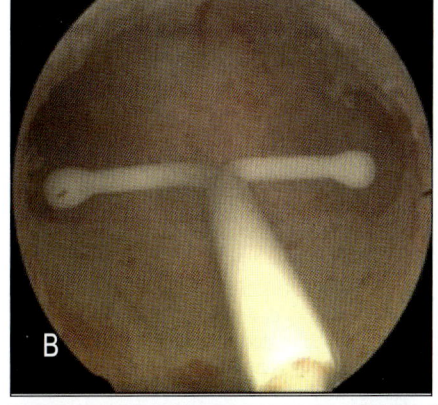

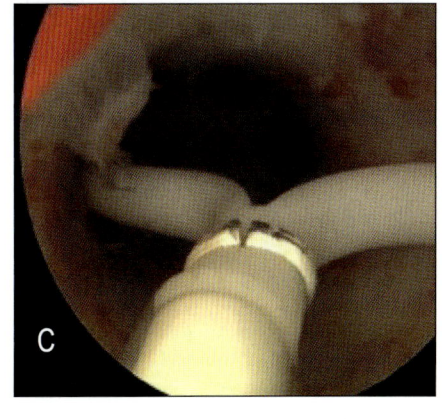

Abb. 6: Hysteroskopische Bilder mit einem rahmenlosen ReLARC®-Implantat

A) Hysteroskopische Sicht auf ein rahmenloses ReLARC®-Implantat, eingesetzt in einer sehr schmalen Gebärmutterhöhle.

B) Hysteroskopische Sicht auf ein Mirena® IUP in einer ausreichend großen Gebärmutterhöhle.

C) Hysteroskopische Sicht auf ein Jaydess® IUP, das disloziert und im Cervikalkanal eingebettet ist, bei einer Cavumbreite von 25 mm.

satzmöglichkeit einer Spirale bergen uterine Anomalien wie ein Uterus arcuatus oder ein partial septierter Uterus Einschränkungen des benötigten Platzes in der Gebärmutterhöhle für ein konventionelles IUP **(Abb. 8)**. Diese Anomalien der Müllerschen Gänge treten wahrscheinlich häufiger auf als die in der Literatur beschriebenen 5% **(Chan et al. 2011)**[30], **(Jurkovic et al. 1997)**.[31] Besonders häufig tritt bei jungen Nullipara ein Uterus arcuatus auf, der die nutzbare Cavumbreite durch die Vorwölbung des mittleren Fundusbereiches zusätzlich reduziert. Es bleibt zu erwähnen, dass die bimanuelle Untersuchung nicht geeignet ist, die Größe der Gebärmutterhöhle zu ermitteln, da es keinen Bezug zwischen der Gebärmuttergröße und der Größe der Gebärmutterhöhle gibt (Chan et al. 2011).[32] Ebenso besteht keine eindeutige Relation zwischen Uterussondenlänge und Cavumbreite.

Zusammenfassung

Konventionelle IUP sind nicht selten zu groß für das Cavum uteri. 2D- oder 3D-Ultraschallsysteme sollten in jeder IUP-legenden Praxis zur Verfügung stehen, da die Beurteilung der Breite und Form des Cavum uteri essentiell für die Auswahl des optimalen Kontrazeptivums ist. Bei der Verwendung von konventionellen IUP sollte die Kompatibilität unbedingt vorab beachtet werden. Routinemäßige Ultraschallkontrollen sollten zur IUP-Lagekontrolle im Uterus per Ultraschall regelmäßig erfolgen.

Interessenkonflikte

Keine Interessenkonflikte von Kilian Nolte, Sohela Jandi und Olivier Julen

Dirk Wildemeersch, MD, PhD, ist der Entwickler von intrauterine devices und Systemen. Zudem war er an der Entwicklung und Optimierung von innovativen Wirkstoffabgabesystemen für den Uterus beteiligt. Er erhielt keine finanzielle Entschädigung jeglicher Art. Derzeit ist er als Berater bei der Entwicklung neuer Konzepte in der kontrollierten Freisetzung von Hormonen für Empfängnisverhütung und gynäkologische Behandlung tätig.

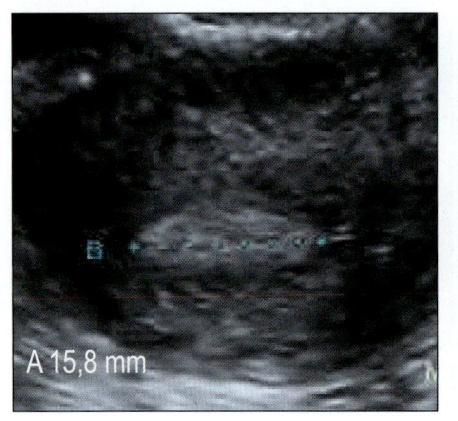

Abb. 7: Ultraschallbilder des Cavum uteri:

A) 2D-Ultraschall Transversalschnitt des Cavum uteri in Fundushöhe mit einer Breite von 15,8 mm, aufgenommen in der 2. Zyklushälfte.

B) Transversalschnitt mit einer Breite von 22,9 mm Fundusbreite, aufgenommen in der 1. Zyklushälfte vor und

C) nach Injektion von Instillagel, welches eine bessere Abgrenzbarkeit der Wand des Cavum uteri ermöglicht.

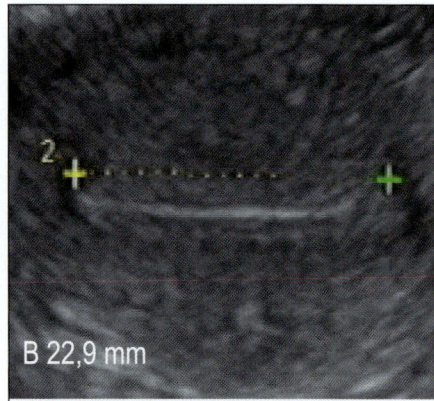

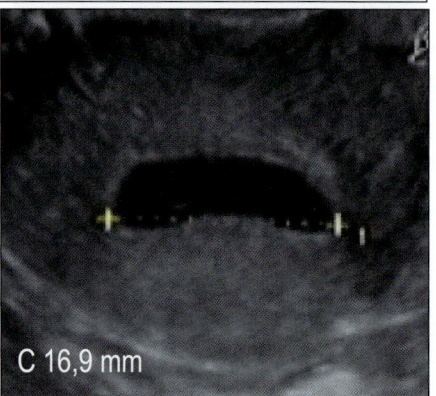

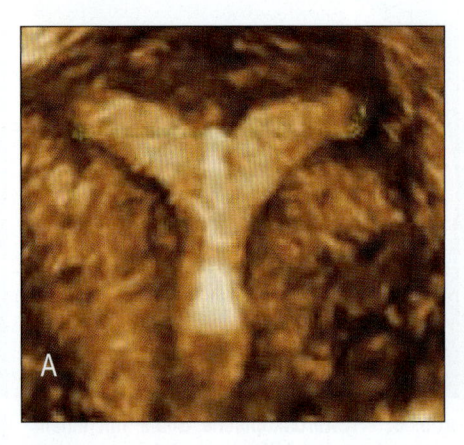

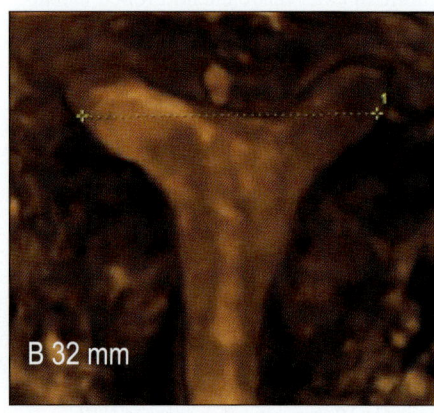

Abb. 8:

A) 3D-Ultraschallbild eines Uterus subseptus bzw. arcuatus mit einem ReLARC® in Fundusmitte hysteroskopisch verankert (Verankerung im Septum). Das Einsetzen eines konventionellen IUP wäre in diesem Fall problematisch.

B) 3D-Ultraschallbild eines Uterus arcuatus mit einer intercornualen Distanz von 32 mm **mit einem median optimal fixierten ReLARC®.**

Literatur

[1] Hasson HM (1984) Clinical studies of the Wing Sound II metrology device. In: Zatuchni GI, Goldsmith A, Sciarra JJ, editors. Intrauterine Contraception: Advances and Future Prospects. Philadelphia: Harper and Row, 126–141.

[2] Goldstuck ND, Wildemeersch D (2014) Role of uterine forces in intrauterine device embedment, perforation, and expulsion. Int J Women's Health 6: 735–744.

[3] Wildemeersch D, Hasskamp T, Goldstuck N (2015) Intrauterine devices that do not fit well cause side effects, become embedded, or are expelled and can even perforate the uterine wall. J Minim Invasive Gynecol 22: 309-310.

[4] Shipp TD, Bromley B, Benacerraf BR (2010) The width of the uterine cavity is narrower in patients with an embedded intrauterine device (IUD) compared to a normally positioned IUD. J Ultrasound Med 29: 1453-1456.

[5] Van Schoubroeck D, Van den Bosch T, Ameye L, Veldman J, Hindryckx A, et al. (2013) Pain and bleeding pattern related to levonorgestrel intrauterine system (LNG-IUS) insertion. Eur J Obstet Gynecol Reprod Biol 171: 154-156.

[6] Liang H, Li L, Yuan W, Zou Y, Gao ES, et al. (2014) Dimensions of the endometrialcavity and intrauterine device expulsion or removal for displacement: a nested casecontrol study. BJOG 121: 997-1004.

[7] Teal SB, Sheeder J (2012) IUD use in adolescent mothers: retention, failure and reasons for discontinuation. Contraception 85: 270-274.

[8] Brockmeyer A, Kishen M, Webb A (2008) Experience of IUD/IUS insertions and clinical performance in nulliparous women--a pilot study. Eur J Contracept Reprod Health Care 13: 248-254.

[9] Garbers S, Haines-Stephan J, Lipton Y, Meserve A, Spieler L, et al. (2013) Continuation of copper-containing intrauterine devices at 6 months. Contraception 87:101-106.

[10] Berenson AB, Tan A, Hirth JM, Wilkinson GS (2013) Complications and continuation of intrauterine device use among commercially insured teenagers. Obstet Gynecol 121:95-958.

[11] Rasheed SM, Abdelmonem AM (2011) Complications among adolescents using copper intrauterine contraceptive devices. Int J Gynaecol Obstet 115: 269–272.

[12] Aoun J, Dines VA, Stovall DW, Mete M, Nelson CB, et al. (2014) Effects of age, parity, and device type on complications and discontinuation of intrauterine devices. ObstetGynecol123: 585-592.

[13] Diedrich JT, Madden T, Zhao Q, Peipert JF (2015) Long-term utilization and continuation of intrauterine devices. Am J Obstet Gynecol 213: 822.

[14] Shipp TD, Bromley B, Benacerraf BR (2010) The width of the uterine cavity is narrower in patients with an embedded intrauterine device (IUD) compared to a normally positioned IUD. J Ultrasound Med 29: 1453-1456.

[15] Dean CB, Nielsen JD (2007) Generalized linear

16. Blumenthal PD, Voedisch A, Gemzell-Danielsson K (2011) Strategies to prevent unintended pregnancy increasing use of long-acting reversible contraception. Hum Reprod Update 17: 121-137.
17. Diedrich JT, Madden T, Zhao Q, Peipert JF (2015) Long-term utilization and continuation of intrauterine devices. Am J Obstet Gynecol 213: 822.
18. Tejuja S, Malkani PK (1969) Clinical significance of correlation between size of uterine cavity and IUCD: a study by planimeter-hysterogram technique. Am J Obstet Gynecol 105: 620–627.
19. Wildemeersch D, Pett A, Jandi S, Hasskamp T, Rowe P, et al. (2013) Precision intrauterine contraception may significantly increase continuation of use: a review of long-term clinical experience with frameless copper-releasing intrauterine contraception devices. Int J Women's Health 5:215–225.
20. Kaislasuo J, Heikinheimo O, Lähteenmäki P, Suhonen S (2014) Predicting painful or difficult intrauterine device insertion in nulligravid women. Obstet Gynecol 124: 345-353.
21. Kurz KH (1984) Cavimeter uterine measurements and IUD clinical correlation. In: Zatuchni GI, Goldsmith A, Sciarra JJ, editors. Intrauterine Contraception: Advances and Future Prospects. Philadelphia: Harper and Row, 142–162.
22. Teal SB, Sheeder J (2012) IUD use in adolescent mothers: retention, failure and reasons for discontinuation. Contraception 85: 270-274.
23. Brockmeyer A, Kishen M, Webb A (2008) Experience of IUD/IUS insertions and clinical performance in nulliparous women--a pilot study. Eur J Contracept Reprod Health Care 13: 248-254.
24. Garbers S, Haines-Stephan J, Lipton Y, Meserve A, Spieler L, et al. (2013) Continuation of copper-containing intrauterine devices at 6 months. Contraception 87:101-106.
25. Berenson AB, Tan A, Hirth JM, Wilkinson GS (2013) Complications and continuation of intrauterine device use among commercially insured teenagers. Obstet Gynecol 121:95-958.
26. Rasheed SM, Abdelmonem AM (2011) Complications among adolescents using copper intrauterine contraceptive devices. Int J Gynaecol Obstet 115: 269–272.
27. Aoun J, Dines VA, Stovall DW, Mete M, Nelson CB, et al. (2014) Effects of age, parity, and device type on complications and discontinuation of intrauterine devices. ObstetGynecol123: 585-592.
28. Kaislasuo J, Heikinheimo O, Lähteenmäki P, Suhonen S (2014) Predicting painful or difficult intrauterine device insertion in nulligravid women. Obstet Gynecol 124: 345-353.
29. Kurz KH (1984) Cavimeter uterine measurements and IUD clinical correlation. In: Zatuchni GI, Goldsmith A, Sciarra JJ, editors. Intrauterine Contraception: Advances and Future Prospects. Philadelphia: Harper and Row, 142–162.
30. Chan YY, Jayaprakasan K, Zamora J, Thornton JG, Raine-Fenning N, et al. (2011) The prevalence of congenital uterine anomalies in unselected and high-risk populations: a systematic review. Hum Reprod Update 17: 761-771.
31. Jurkovic D, Gruboeck K, Tailor A, Nicolaides KH (1997) Ultrasound screening for congenital uterine anomalies. Br J Obstet Gynaecol 104: 1320-1321.
32. Chan YY, Jayaprakasan K, Zamora J, Thornton JG, Raine-Fenning N, et al. (2011) The prevalence of congenital uterine anomalies in unselected and high-risk populations: a systematic review. Hum Reprod Update 17: 761-771.

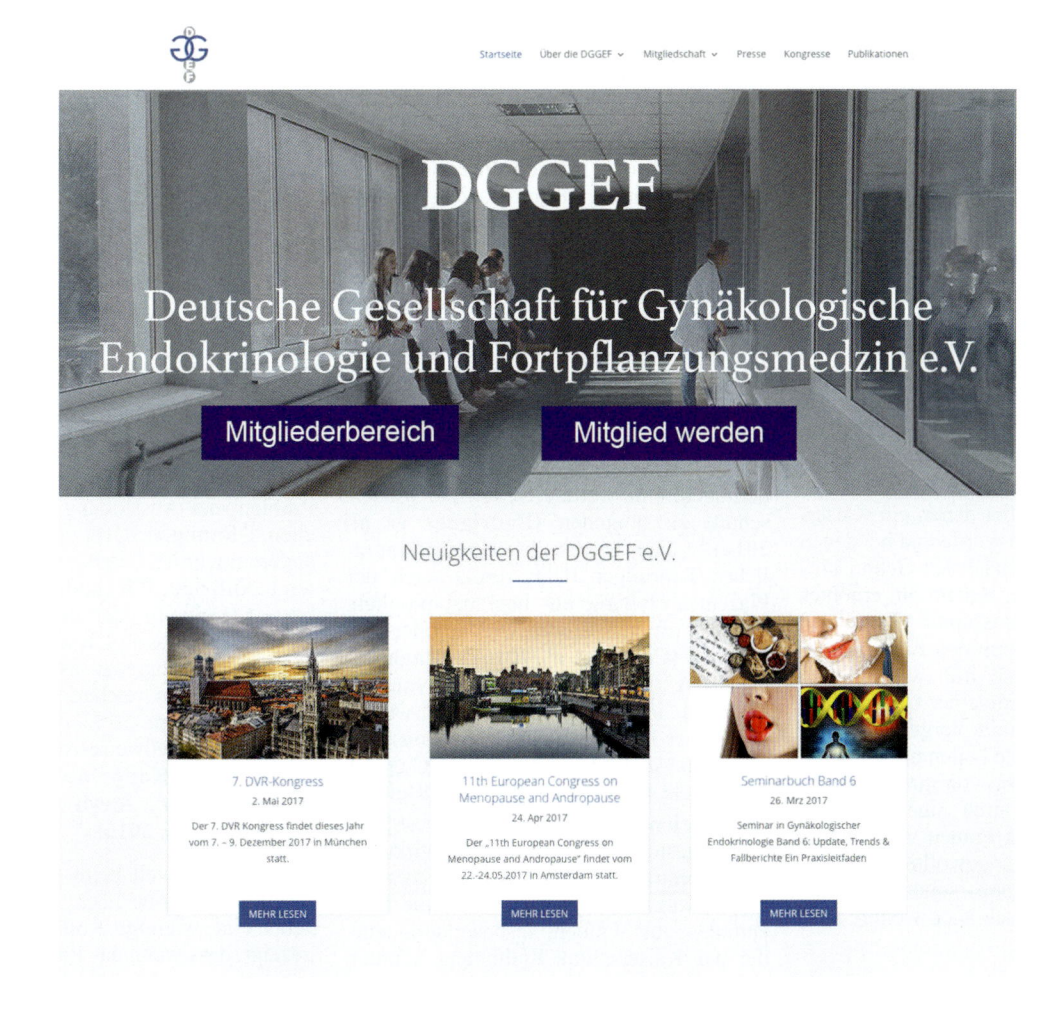

Einsetzen und Fixieren eines rahmenlosen IUD/IUS während eines Kaiserschnitts

Dirk Wildemeersch

Der ideale Zeitpunkt für die post partum Empfängnisverhütung, entweder als Vorsichtsmaßnahme nach einem Kaiserschnitt (extrem selten in Deutschland) oder zur Familienplanung, ist direkt nach der Entbindung. Eine sofortige Empfängnisverhütung ist bequem und zeitnah, da eine Frau ihre Familienplanung aktiv abwägt. Wann eine Frau nach einer Entbindung wieder fruchtbar ist, lässt sich nicht immer vorhersagen. Beispielsweise kann es sein, dass nicht stillende Frauen bereits nach 3-6 Wochen wieder fruchtbar sind. Dabei muss es nicht unbedingt zur Menstruation kommen. Die Schwangerschaft ist der nahezu ideale Zeitpunkt, um mit Patientinnen, die eine Verhütung benötigen, über die verschiedenen Möglichkeiten und deren Vorteile und Risiken zu sprechen.

Risiko einer Uterusruptur

Frauen stehen nach der Geburt verschiedene Verhütungsmethoden zur Verfügung. Darunter auch hormonale, nicht-hormonale, mechanische und injizierbare Formen. Untersuchungen von **Trussell et al. (2011)**[1] ergaben, dass viele dieser Methoden, obwohl sie effektiv sind, ein hohes Maß an Fehleranfälligkeit aufweisen, wenn sie nicht korrekt genutzt werden. Die meisten Mediziner und die Weltgesundheitsorganisation empfehlen gebärenden Frauen, zwischen zwei Geburten einen zeitlichen Abstand von 18 bis 24 Monaten einzuhalten. Denn folgt eine zweite Schwangerschaft zu schnell auf die erste, kann dies negative Auswirkungen auf die Frau selbst, die Austragungsdauer der Schwangerschaft und die Lebensfähigkeit des Kindes sowie sein Wachstum / seine Entwicklung allgemein haben **(Zhu et al. 1999)**.[2] Bei Frauen, bei denen ein Kaiserschnitt vorgenommen wurde und bei denen der Zeitraum bis zur nächsten Geburt kürzer als 18 Monate ist, besteht ein erhöhtes Risiko für eine Uterusruptur **(Bujold u. Gauthier 2010)**.[3] Durch den Einsatz einer Verhütungsmethode so früh wie möglich nach der Geburt, würde einer Uterusruptur nach dem Kaiserschnitt vorgebeugt werden, die Wunde könnte heilen und die Frau könnte sich vollständig von ihrer Schwangerschaft erholen. Durch eine wirksame Verhütung bei diesen Frauen würde nicht nur das Risiko von ungewollten Schwangerschaften verringert, sondern vielen Frauen würden dadurch auch weitere Kaiserschnitte erspart.

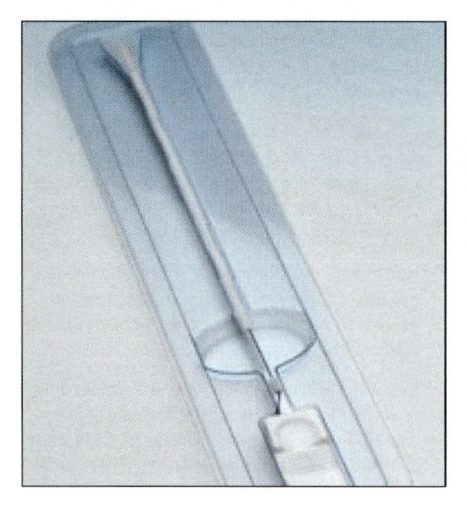

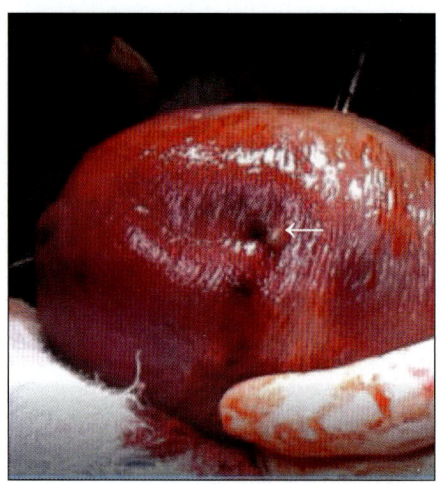

Abb. 1: Rahmenloses IUD:
Links: Ein Insertionsapparat für das Einsetzen eines rahmenlosen IUDs nach einer Entbindung per Kaiserschnitt.
Rechts: Die IUD-Verankerung wurde eingesetzt und befestigt, der Verankerungsknoten des rahmenlosen IUDs befindet sich direkt unterhalb der Serosa und wurde mit einem biologisch abbaubaren Faden (Pfeil) an der Serosa befestigt.

Sofortiges Einsetzen des IUDs

Unter allen verfügbaren Methoden zur Geburtenkontrolle empfinden viele Frauen und Ärzte IUDs als nahezu ideale Verhütungsform. Sie wird von Interessengruppen, Ärzten und gynäkologischen Verbänden weltweit empfohlen. Intrauterinpessare haben den Vorteil, dass sie äußerst wirksam sind und eine geringe Fehlerquote aufweisen. Dies liegt zum Teil daran, dass kein Zutun der Patientin erforderlich ist. Das Einsetzen eines Intrauterinpessars, direkt nach der Geburt, verdient mehr Aufmerksamkeit, denn es bietet sofortige Verhütung, verhindert eine erneute, nicht geplante Schwangerschaft und kann dazu beitragen, eine weitere Geburt per Kaiserschnitt zu umgehen **(Rodriguez et al. 2014)**.[4] Leider ist das Einsetzen herkömmlicher T-förmiger IUDs direkt nach der Plazentaabstoßung nur begrenzt möglich, da diese oft ausgestoßen werden oder verrutschen **(Cohen et al. 2016)**[5], **(Ragab et al. 2015)**.[6] Eine Studie, die 2011 von Çelen et al. in Ankara durchgeführt wurde, ergab über 12 Monate eine Expulsionsrate von 17,6 %. Hierbei wurde das TCu380A IUD direkt nach dem Kaiserschnitt eingesetzt **(Çelen et al. 2011)**.[7] Da diese Spiralen ausgestoßen werden, ist die Wirksamkeit beeinträchtigt. Dies wirkt sich auch negativ auf die Akzeptanz durch die Patientinnen aus. Frauen, insbesondere jene, die per Kaiserschnitt entbinden, könnten von dem Einsetzen des IUD direkt nach dem Ablösen der Plazenta profitieren. Dank einer äußerst wirksamen und lang anhaltenden Verhütungsmethode hätten sowohl der Uterus als auch die Patientin ausreichend Zeit, sich von dem chirurgischen Eingriff zu erholen. Für diese Frauen ist das geringe Ausstoßungsrisiko daher ebenso wichtig, wie der weitere Vorteil, dass das IUD leicht entfernt werden kann und sich die Fruchtbarkeit danach schnell wieder einstellt.

Die Herausforderung: das Problem der Ausstoßung

In den vergangenen Jahrzehnten wurden viele Versuche unternommen, um das Problem der Ausstoßung von herkömmlichen T-förmigen IUDs zu beheben. Unter anderem wurden bereits vorhandene Spiralen modifiziert. Rückholfäden wurden verbessert (Delta-T) oder zusätzliche Kupfer-Glieder angebracht. Diese Versuche erwiesen sich nur begrenzt als erfolgreich. Die Expulsionsraten reichen von 5 % bei 12 Monaten bis zu 50 % oder noch höher, wenn man Teilweise-Ausstoßungen berücksichtigt **(Kapp u. Curtis 2009)**[8], **(Goldstuck u. Steyn 2013)**[9], **(Wildemeersch et al. 2016)**.[10]

Das Timing spielt beim Einsetzen von T-förmigen Spiralen nach Ablösen der Plazenta eine wichtige Rolle. Studien haben gezeigt, dass wenn das Einsetzen später als

10 Minuten nach dem Ablösen erfolgt, die Ausstoßungsrate höher als bei anderen Frauen ist.

Verankerung eines rahmenlosen IUDs direkt nach der Plazentaablösung

Die Verankerung eines rahmenlosen IUDs, ohne die üblichen T-förmigen Flügel, im Uterusfundus ist in Europa seit vielen Jahren medizinisch erprobt und in Form des GyneFix® (Contrel Research, Belgien) erhältlich. Die Platzierung ist einfach und für die Patientin nur minimal unangenehm. Die langfristige Patientenakzeptanz ist aufgrund der hohen Uteruskompatibilität dank der geringen Größe und der besonderen Form gut. Seit ihrer Einführung wurde die Technologie mehrmals weiterentwickelt. Es wurden Änderungen am Design vorgenommen und klinische Tests durchgeführt, um den Komfort und die Verträglichkeit für die Patientinnen weiter zu verbessern. Dies führte dazu, dass diese Spirale in mehr als 90 % der Fälle fünf Jahre eingesetzt bleiben kann. Klinische Studien wurden durchgeführt, um die Auswirkungen des sofortigen Einsetzens eines rahmenlosen IUDs bei einem Kaiserschnitt zu bewerten, sowie nach einer vaginalen Entbindung. Berücksichtigt wurden hierbei das Blutungsverhalten, die Dauer des Wochenflusses und die Heilung des Uterus. Es gab keinen erheblichen Unterschied bei der Blutung nach der Geburt sowie der Dauer des Wochenflusses und die Heilung des Uterus verlief normal **(Zhang et al. 2004)**.[11] Es wurde ein neuer minimal invasiver Ansatz für das Einsetzen des rahmenlosen Kupfer-IUDs bei einem Kaiserschnitt entwickelt. Dabei wird von der guten Sicht und dem Zugriff auf den Uterus profitiert, die während eines Kaiserschnitts möglich sind. Die Technik besteht aus der präzisen Platzierung des Verankerungsknotens direkt unterhalb der Serosa des Uterusfundus mit einem speziell konzipierten Inserter, direkt intraoperativ durch die Sectionarbe. Danach wird der Knoten mit einem herkömmlichen resorbierbaren Faden im Myometrium unterhalb der Serosa befestigt **(Abbildung 1)**. Innerhalb einiger Wochen erlangt der Uterus seinen normalen Muskeltonus zurück, der Zusatz-Faden wird resorbiert und der Verankerungsknoten bleibt an seinem Platz, wie bei Frauen, die sich einer klassischen Insertion im schwangerschaftsfreien Intervall unterziehen. Dieser Vorgang ist einfach und dauert weniger als 4 Minuten. Für die Patientin ist dies nicht unangenehm und das chirurgische Risiko ist minimal. Das Ende des IUD-Fadens wird in den Zervikalkanal gelegt oder auf Höhe des Gebärmutterhalses abgeschnitten. In Pilotversuchen erwies sich die Verankerungstechnik als einfach, schnell und sicher. In 12 Monaten kam es zu keinen Ausstoßungen. Laufende Studien in der Türkei bestätigen die Wirksamkeit der Technik und die hohe Akzeptanz des rahmenlosen IUDs durch Frauen. Um die Platzierung des IUDs zu überprüfen, kann nachfolgend eine Ultraschalluntersuchung durchgeführt werden, um die Edelstahlmarkierung zu lokalisieren, die am Verankerungsknoten angebracht ist **(Abb. 2)**. Das Entfernen des IUDs erfolgt nach klassischer Methode. Es wird einfach durch einen Zug am Faden entfernt. Sofern sich das Ende in der Gebärmutterhöhle befindet, kann es mithilfe einer dünnen Alligatorpinzette (3 mm) erreicht werden, falls/wenn ein Entfernen erforderlich ist. Rahmenlose IUDs haben Vorteile gegenüber T-förmigen IUDs mit Rahmen. Letztere können zu Problemen in der Gebärmutterhöhle führen und während der Rückbildung des Uterus einwachsen. Dies trifft insbesondere bei einer ausgedehnten Stillzeit zu, da eine Hyperinvolution bei diesen Frauen nicht selten ist **(El-Minawi u. Foda 1971)**.[12] Die Entwickler arbeiten auch an der Fertigstellung eines rahmenlosen Systems, das Levonorgestrel freisetzt. Dies könnte für einige Frauen zusätzliche Vorteile bieten. Die neue Technik bietet der Patientin und ihrem Arzt eine neue, sichere und wirksame Option für eine langfristige Empfängnisverhütung.

Dirk Wildemeersch, MD, PhD, ist der Entwickler von intrauterine devices und Systemen. Zudem war er an der Entwicklung und Optimierung von innovativen Wirkstoffabgabesystemen für den Uterus beteiligt. Er erhielt keine finanzielle Entschädigung jeglicher Art. Derzeit ist er als Berater bei der Entwicklung neuer Konzepte in der kontrollierten Freisetzung von Hormonen für Empfängnisverhütung und gynäkologische Behandlung tätig.

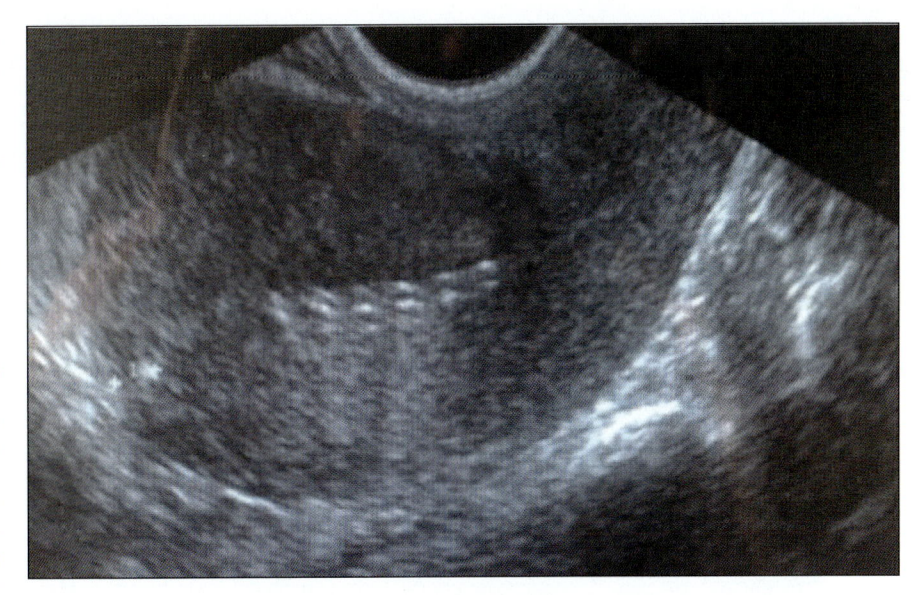

Abb. 2: Intrauterine Position eines rahmenlosen IUDs it der Verankerungsmarkierung im Fundus nach der Rückbildung des Uterus m (2D-Ultraschallbild)(Pfeil)
(Mit bestem Dank an Dr Çeren Unal).

Literatur

[1] Trussell J. Contraceptive failure in the United States. Contraception. 2011;83:397–404.

[2] Zhu B-P, Rolfs RT, Nangle BE, Horan JM. Effect of the interval between pregnancies on perinatal outcomes. N Engl J Med 1999; 340: 589–94.

[3] Bujold E, Gauthier RJ. Risk of Uterine Rupture Associated with an Interdelivery Interval Between 18 and 24 Months. Obstet Gynecol 2010;115: 1003-6.

[4] Rodriguez MI, Even M, Espey E. Advocating for immediate postpartum LARC: increasing access, improving outcomes, and decreasing cost. Contraception 2014;99:468–471.

[5] Cohen R, Sheeder J, Arango N, Teal SB, Tocce K. Twelve-month contraceptive continuation and repeat pregnancy among young mothers choosing post-delivery contraceptive implants or postplacental intrauterine devices. Contraception 2016;93:178-183.

[6] Ragab A, Hamed HO, Alsammani MA, Shalaby H, Nabeil H, Barakat R, Fetih AN. Expulsion of Nova-T380, Multiload 375 and Copper-T380A contraceptive devices inserted during cesarean section. Int J Gynecol Obstet 2015;130: 174–178.

[7] Çelen S, Sucak A, Yıldız Y, Danışman N. Immediate postplacental insertion of an intrauterine contraceptive device during cesarean section. Contraception 2011;84:240–243

[8] Kapp N, Curtis KM. Intrauterine device insertion during the postpartum period: a systematic review. Contraception 2009;80:327–336.

[9] Goldstuck ND, Steyn PS. Intrauterine contraception after cesarean section and during lactation: a systematic review. Int J Women's Health 2013;5:811–818.

[10] Wildemeersch D, Goldstuck ND, Hasskamp T. Current status of frameless anchored IUD for immediate intracesarean insertion. *Dev Period Med* 2016; 20: 7-15.

[11] Zhang H; Fang G; Zhou C. Study on GyneFix PP IUD insertion during cesarean section. Chinese Journal of Family Planning. 2004; 12(8):481–482.

[12] El-Minawi MF; Foda MS. Postpartum lactation amenorrhea: endometrial pattern and reproductive ability. Am J Obstet Gynecol 1971; 111:17–21.

"Ich gebe meinem Körper was ihm fehlt. Und es geht mir gut."

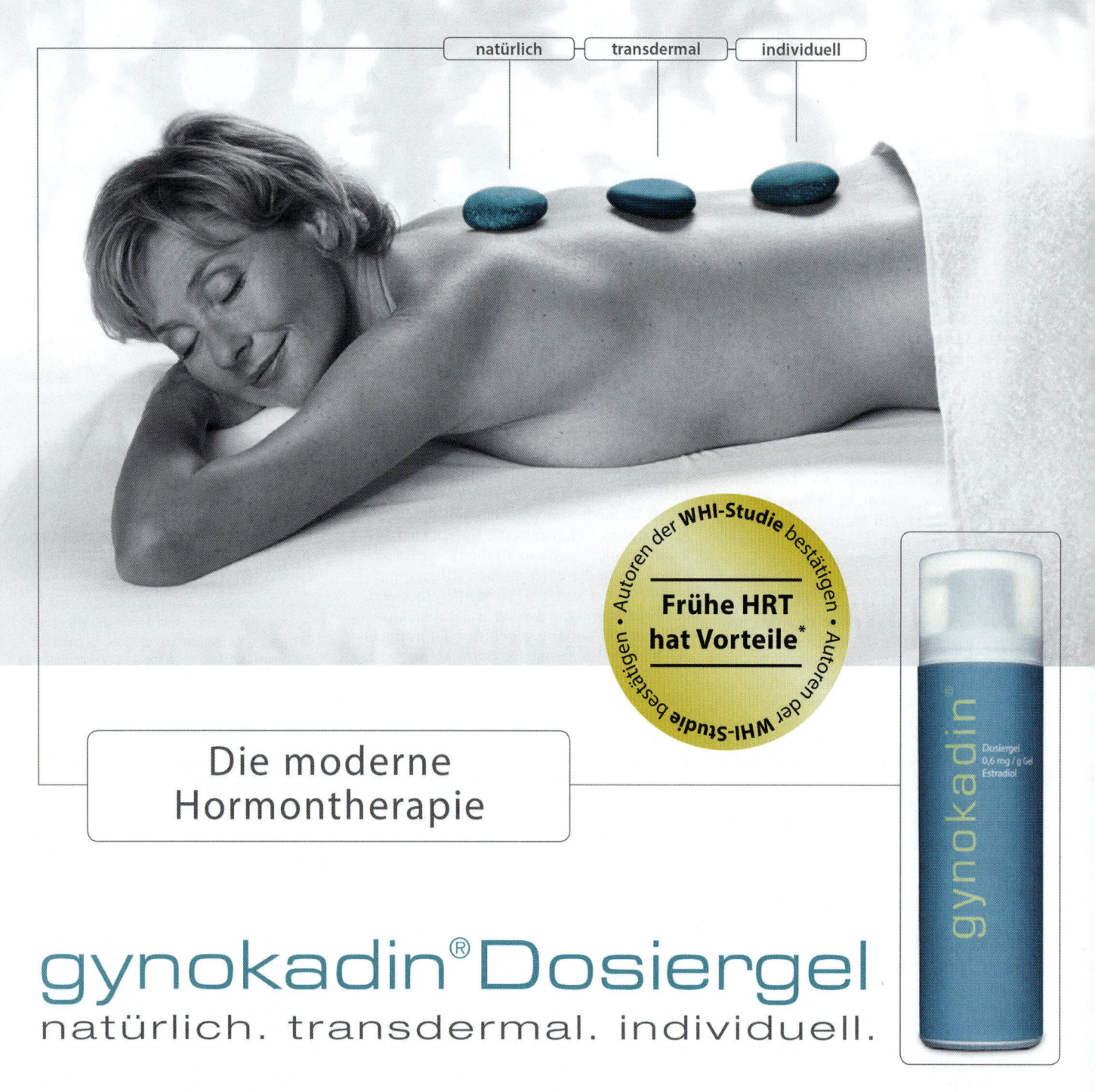

natürlich — transdermal — individuell

Frühe HRT hat Vorteile*
Autoren der WHI-Studie bestätigen

Die moderne Hormontherapie

gynokadin® Dosiergel
natürlich. transdermal. individuell.

* Manson JE und Kaunitz AM. N Engl J Med 2016; 374(9):803-6.

DR. KADE/BESINS Pharma GmbH, Berlin
Gynokadin® Dosiergel. Wirkstoff: Estradiol. Verschreibungspflichtig. **Zus.:** 1 g Gel enthält 0,62 mg Estradiol-Hemihydrat (entspr. 0,6 mg Estradiol). Sonst. Bestandt.: Carbomer 980 NF, Ethanol 96 %, Trolamin, gereinigtes Wasser. **Anw.:** Beschwerden bei nachlassender Estradiolproduktion der Eierstöcke in und nach den Wechseljahren bzw. nach Ovarektomie (klimakterisches Syndrom), estrogenmangelbedingte Rückbildungserscheinungen an den Harn- und Geschlechtsorganen. (Hinweis: Die Anwendung dieses Arzneimittels ohne regelmäßigen Zusatz von Gestagenen darf nur bei hysterektomierten Frauen erfolgen). **Gegenanz.:** Bestehender od. früherer Brustkrebs bzw. entspr. Verdacht; estrogenabhängiger maligner Tumor bzw. entspr. Verdacht (v. a. Endometriumkarzinom); nicht abgeklärte Blutung im Genitalbereich; unbehandelte Endometriumhyperplasie; frühere od. bestehende venöse thromboembolische Erkrankungen (v.a. tiefe Venenthrombose, Lungenembolie); bekannte thrombophile Erkrankungen (z.B. Protein-C-, Protein-S- oder Antithrombin-Mangel [s. Fachinfo Abschn. 4.4]); bestehende od. erst kurze Zeit zurückliegende arterielle thromboembolische Erkrankungen (z. B. Angina pectoris, Myokardinfarkt); akute Lebererkrankung/zurückliegende Lebererkrankungen, solange sich relevante Leberenzymwerte nicht normalisiert haben; Porphyrie; bekannte Überempfindlichkeit gg. Wirkstoff od. sonst. Bestandteile. **Nebenw.:** Lokale Hautreizungen (Juckreiz, Hautrötung, Hautausschlag); Chloasma; Brustspannen; Fluor vaginalis; extrazelluläre Wassereinlagerung; Ödembildung; Gewichtsanstieg; migräneartige Kopfschmerzen; Magen-Darm-Beschwerden (z. B. Übelkeit, Blähungen); Erkrankungen der Gallenblase; Mastopathie; Kontaktlinsenunverträglichkeit; Verschlimmerung od. Entzündung von Krampfadern; Blutdruckanstieg; Cholestase; erhöhtes Risiko für Cholelithiasis; Leberfunktionsstörungen; Brustkrebs; Endometriumkarzinom; Ovarialkarzinom; venöse Thromboembolien; koronare Herzkrankheit; Schlaganfall; Erythema multiforme; Erythema nodosum; vaskuläre Purpura; wahrscheinliche Demenz bei Frauen über 65 Jahre. Weit. Hinw. s. Fach- u. Gebrauchsinfo. Stand: 05/2016

DR. KADE BESINS

Wechseljahre - Gibt es etwas Neues?

Vanadin Seifert-Klauss

Zum Thema Wechseljahre gibt es Neuigkeiten, denn zahlreiche Studien haben überraschende Ergebnisse erbracht, die unsere alten Vorstellungen vom „Klimakterium" umkrempeln und erhebliche Auswirkungen auf die Interpretation von Themen zu Frauengesundheit haben. Dies ist ein relevantes Beratungsthema, auch weil aktuell in jedem Jahrzehnt doppelt so viele Frauen noch berufstätig sind wie jeweils 10 Jahre zuvor (und diese Entwicklung wird sich fortsetzen). Aufbauend auf zahlreiche wissenschaftliche Arbeiten aus USA und Kanada, sowie Australien, wo es die 1990er Jahre waren, in denen die dortigen „Baby-Boomer" - Generationen diese Lebens-Phase durchlebten, sind seit dieser Zeit große Frauengesundheits-Studien mit langer Beobachtungszeit durchgeführt worden, u.a. z.B. die Study of Women's Health Across the Nation (SWAN). Deren 2015 publizierte Auswertung zur Dauer von vasomotorischen Beschwerden um die Menopause hat eine klare Unterscheidung von zwei Gruppen ergeben: die Frauen, die klimakterische Beschwerden bereits vor der Final mentrual period (FMP) hatten, und diejenigen, bei denen diese Beschwerden erst danach begannen (siehe Abschnitt SWAN und KEEPS).

Babylonische Sprachverwirrung durch oft widersprüchliche Definitionen

Im Gegensatz zu Männern, deren Leben nur eine von heftigen hormonellen Schwankungen geprägte Lebensphase mit sich bringt – die Pubertät -, durchleben Frauen eine zweite derartige Lebensphase: die Perimenopause, deren Beginn nach neueren Untersuchungsergebnissen der Menopause um bis zu 10 Jahre vorausgehen kann.

Schon der Begriff Menopause wird sehr unterschiedlich verwendet. Streng genommen bezeichnet er die letzte spontane Menstruation im Leben einer Frau, als Gegenstück zur Menarche. Doch in weiten Teilen der Welt wird mit Menopause der gesamte Lebensabschnitt nach den reproduktiven Jahren bezeichnet. Um in dieser Sprachverwirrung eines gewisse Standardisierung zu erreichen, die eine internationale Vergleichbarkeit von Studien an Frauen im mittleren Lebensalter überhaupt ermöglicht, wurde von der WHO 2001 ein „Stages of Reproductive Aging" - Workshop einberufen. Die resultierenden STRAW-Kriterien sind in **Abb. 1** schematisch dargestellt.

Danach wird von der frühen Perimenopause oder dem Beginn der menopausalen Transition gesprochen, wenn (nach zuvor regelmäßigen Zyklen) Schwankungen von mehr als 7 Tagen Zykluslänge auftreten. Kennzeichen der mittleren und späten Perimenopause sind anfangs ein, später 2 oder mehr „ausgefallene" Menstruationen mit Zykluslängen von 60 Tagen und länger.

Auch das Jahr nach der Menopause gehört definitionsgemäß noch zur Perimenopause. Erst nach dieser 12-monatigen Amenorrhoe beginnt die Postmenopause.

Kanadische Wissenschaftlerinnen haben die Terminologie „reproductive adulthood" (reproduktives Erwachsenenalter) für die Prä-Menopause und „mature adulthood" (reifes Erwachsenenalter) für die Post-Menopause aufgebracht, eine für moderne Frauenbiographien angemessenere Beschreibung als manche älteren Lehrbücher, in denen Postmenopause auch mit Senium gleichgesetzt wurde.

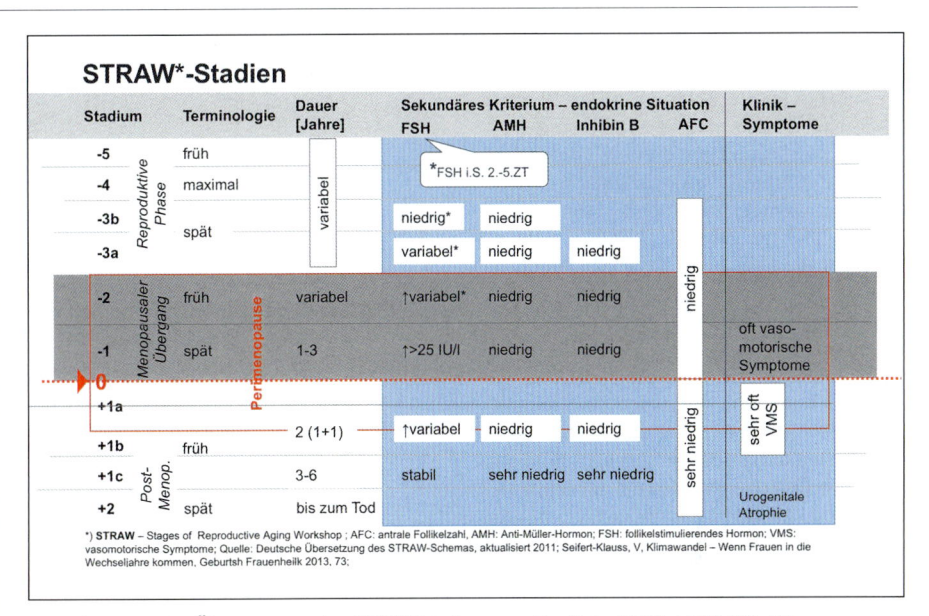

Abb. 1: Deutsche Übersetzung des STRAW-Schemas, aktualisiert 2011 (STRAW+10)
Aus: Harlow SD, Gass M, Hall JE, Lobo R, Maki P, Rebar RW, Sherman S, Sluss PM, de Villiers TJ; STRAW 10 Collaborative Group. Executive summary of the Stages of Reproductive Aging Wokrshop + 10: addressing the unfinished agenda of staging reproductive aging. Menopause 2012; 19 (4):387-95.

Wechseljahre: phasentypische Beschwerden und ihre Differentialdiagnosen

Die typischen vegetativen Symptome der Wechseljahre sind Hitzewallungen, Schweißausbrüche, Schlafstörungen, Nervosität und Reizbarkeit, sowie Abgeschlagenheit und Müdigkeit. Dabei können die letzten 4 Erscheinungen sehr oft auf die Schlafstörungen zurückgeführt werden. Wichtig ist die Frage, ob die Schlafstörungen unabhängig von, oder gerade wegen nächtlicher Hitzewallungen und Schweißausbrüche auftreten. Sowohl perimenopausal wie auch postmenopausal werden solche Beschwerden geäußert, ebenso wie Schmerzen in Muskeln und Gelenken und Schwindelgefühle.

Während nun früh perimenopausale Frauen häufig über phasenweises Brustspannen, gefolgt von unregelmäßigen, oft verlängerten und überperiodenstarken Blutungen klagen und dabei auch u.U. neu Dysmenorrhoe erleben, kommt es fast nur bei spät perimenopausalen und postmenopausalen Frauen zu Schleimhaut-Trockenheit, die Augen, Mund, Vulva, Vagina und auch Harnröhre und Blase anfälliger gegen Infektionen machen kann.

Als Differentialdiagnosen haben sowohl Schilddrüsen-Funktionsstörungen wie auch eine Überfunktion der Nebenschilddrüse (primärer Hyperparathyreoidismus) Bedeutung (jeweils in ca. 5% der Fälle). Durch Bestimmung des Serumkalziums und des TSH-Wertes lässt sich beides ausschließen.

Zugrunde liegende Physiologie

1. Östrogen-Dominanz

Der intensiven Beschäftigung der Reproduktionsmedizin mit dem weiblichen Zyklus in den neunziger Jahren verdanken wir die Erkenntnis, dass im älter werdenden Ovar weniger hemmende Hormone - genannt Inhibine gebildet werde – welche die Kontrolle über FSH, das Follikelstimulierende Hormon aus der Hypophyse ausüben. Das nun verstärkt produzierte FSH stimuliert im Ovar auftragsgemäß mehr Follikel, wodurch es zum Beispiel zu einer höheren Rate an spontanen zweieiigen Zwillingen kommt. Aber damit nicht genug: diese endogene Überstimulation führt durch die Östrogenproduktion in den Follikel-wandständigen Granulosazellen im Verlauf des Zyklus (meist mit Maximum in der zweiten Zyklushälfte), auch zu vermehrter Östrogenproduktion. Brustspannen, Wassereinlagerungen, ein Spannungsgefühl im ganzen Körper – diese Zeichen von Hyperöstrogenämie korrelieren mit erhöhten endogenen Estradiol-Spiegeln, die bis zu 1000 pg/ml erreichen können (normal sind 150-250 pg um die Ovulation herum). Inzwischen ist bekannt, dass es die plötzlichen starken Änderungen der Östrogenspiegel sind und weniger ein kontinuierlicher Mangel, die die vegetativen Haupt-Beschwerden Hitzewallungen und Schweißausbrüche auslösen. So starke Schwankungen in Östrogen-Konzentrationen können bekanntermaßen auch anfallsbegünstigend hinsichtlich neurologischer Erregbarkeit (perimenopausale Epilepsie bei prädisponierten Patientinnen) und kardiovaskulärer Vasokonstriktion (pectanignöse Beschwerden) sein.

2. Anovulation

Gleichzeitig nimmt die Rate und Ovulationen jedoch ab – von 60% etwa 7 Jahre vor der Menopause bis auf 5% in den letzten 6 Monaten vor dem Sistieren der Menstruation (siehe **Abb. 2** mit schematischer Darstellung der hormonellen Vorgänge im perimenopausalen Zyklus). Auch danach werden noch Östrogene gebildet, nur erreichen die Blutspiegel nur noch seltener über mehrere Wochen hinweg so hohe Konzentrationen, dass mit dem Nachlassen wiederum eine Blutung ausgelöst wird. Unter Umständen aber genügen die perimenopausalen und früh-postemnopausalen Wirkspiegel jedoch, um Atypien im Endometrium des Uterus zu begünstigen – wegen dieser körpereigenen, unopponierten Östrogendominanz wird die Perimenopause heute von manchen Autoren als Risikofenster für östrogenabhängige Erkrankungen angesehen.

Derartige Erkrankungen sind nicht nur Karzinome wie das Endometrium- und Mamma-Karzinom sowie deren Vorstufen, sondern zahlenmäßig noch weitaus häufiger Myome, Polypen, Endometriose, Adenomyosis uteri, etc., die sich vor allem uterin manifestieren und daher häufige Hauptgründe für Hysterektomien darstellen.

Die fehlende Opposition des körpereigenen Gestagens Progesteron, das im Endometrium antiproliferativ und differenzierend wirkt, das durch Erhöhung der Körpertemperatur Kalorien verbraucht und schlaffördernd (in Studien sogar bei jungen Männern) wirkt, ist einer der Vorgänge, der für die Gesundheit von Frauen in dieser Lebensphase Bedeutung hat. Das Ausbleiben der Ovulation selbst, gepaart mit der verstärkten Follikelstimulation, bringt vermehrt die typischen perimenopausalen Zystenbildungen hervor, die – stark abhängig von der Zugänglichkeit von Bildgebung wie vaginalem Ultraschall, CT, MRT – bei Befundern, welche mit der Physiologie der Perimenopause nicht vertraut sind, nicht selten in den Rat zur operativen Abklärung münden, und ebenso bei endoskopisch tätigen Operateuren häufig in eine Operations-Indikation münden. Viele dieser Zysten wären auch ohne Operation nach wenigen Wochen nicht mehr nachweisbar gewesen, manche sind bereits bei der Ultraschall-Kontrolle am Tag der Operation nicht mehr darstellbar und der Patientin kann eine OP erspart werden.

Wechseljahre – Hormone auf Achterbahnfahrt

Über Jahrzehnte hinweg hat das Bild der nachlassenden, und daher substitutionsnotwendigen Hormonproduktion im Ovar das Denken über die adäquate Therapie von Beschwerden in dieser Lebensphase bestimmt. Auch war die Physiologie stark in der Gegenüberstellung gefangen, Androgene seien die männlichen, Östrogene die weiblichen Hormone. Für die Rolle und Funktion des zweiten weiblichen Hormons Progesteron war kein Platz – und dies auch aus methodischen Gründen. Wegen der für Studien erwünschten Vergleichbarkeit und Standardisierung hat ebenfalls Jahrzehntelang die Regel gegolten, Hormonbestimmungen bei Frauen sollten vorzugsweise zwischen Tag 2 und 7 des Zyklus stattfinden. Da in der gesamten ersten Zyklushälfte Progesteron kaum messbar niedrig ist, wurde es so zur vernachlässigbaren Größe.

Dass sich in der zweiten Zyklushälfte dramatische Hormonveränderungen und daraus oft diagnostische Konstellationen erkennen lassen, ist eine noch junge Erkenntnis. Sowohl die Vorstellung eines phasenweise auftretenden „Zuviel des Guten" an Östrogen, als auch die Unterscheidung in ovulatorische und anovulatorische Zyklen mit charakteristischen Kurz- und Langzeit-Auswirkungen auf die Gesundheit von Frauen ist bei Weitem noch nicht in den ärztlichen Alltag eingedrungen. Noch immer suchen viele Kollegen die Ursache von Beschwerden vor allem in einem Hormon-Mangel, den es auszugleichen gilt. Damit aber kann - besonders in der Perimenopause - Frauen womöglich geschadet werden.

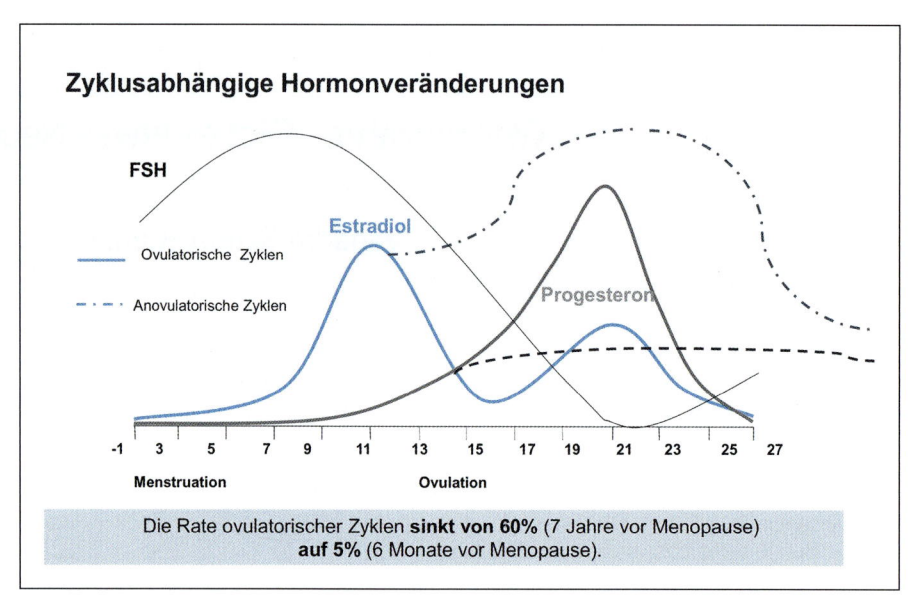

Abb. 2: Zyklusabhängige Hormonveränderungen (Vorlesungsfolie Seifert-Klauss)

Die Rate ovulatorischer Zyklen **sinkt von 60%** (7 Jahre vor Menopause) **auf 5%** (6 Monate vor Menopause).

Therapie von Beschwerden in der Perimenopause

Durch Studien als hilfreich bezeichnete nicht-hormonelle Maßnahmen bei perimenopausalen Beschwerden

- Entspannungsverfahren
- Vermeidung von Koffein, Alkohol, scharfen Speisen
- regelmäßige Bewegung
- Cimicifuga racemosa
- Johanniskraut
- Tocopherol (Vitamin E) 800IE/d
- Salbei-Extrakte
- Phytoestrogene
- SSRIs
- Gabapentin

Bei ca. einem Drittel aller Frauen werden Lebensstil-Änderungen nicht ausreichen (oder sind schlecht möglich), nicht-hormonelle Therapie-Versuche bringen nicht den erhofften Erfolg und/oder viele wollen zu Recht keine Psychopharmaka einnehmen. Wenn sich Frauen dann durch die anhaltenden Beschwerden in ihrer Leistungsfähigkeit stark beeinträchtigt sehen, entsteht nicht selten auch Angst um den Arbeitsplatz oder Sorge, dass durch evtl. nötige Arbeitszeit-Reduktion in den letzten Renten-relevanten Berufsjahren erhebliche Verluste für die Altersversorgung entstehen. Hier kann Hormontherapie helfen, die nach den hochwertigen Cochrane-Datenanalysen auf Hitzewallungen und Schweißausbrüche mit 80% Reduktion von Frequenz und Ausprägung den mit großem Abstand von allen anderen Methoden stärksten Effekt hat. Dagegen kommen die vorgenannten Maßnahmen selten über den Placebo-Effekt hinaus (der bei Wechseljahresbeschwerden relativ hoch ist und 30-50% beträgt).

Ein Hauptgrund für Therapie-Abbrüche von Hormontherapie sind unerwartete Blutungen. Auch in den großen US-Frauengesundheitsstudien brachen 40% der Teilnehmerinnen aus diesem Grund die Einnahme ab. Je nach Situation ist dies durch gute Beratung und Aufklärung über Nebenwirkungen, sowie geeignete Wahl des Präparates vermeidbar.

Die Angst vor anderen Nebenwirkungen ist jedoch gerade bei Hormontherapie so ausgeprägt wie bei kaum einer anderen Substanzklasse von Medikamenten. Dabei steht die Furcht vor einer Erhöhung des Brustkrebs-Risikos ganz oben im Bewusstsein vieler Frauen. Das *absolute* Risiko für eine Brustkrebs-Diagnose steigt bei Frauen, die für mehrere Jahre Hormontherapie genommen haben um 1/1000 pro Jahr. Das heißt eine von tausend Frauen,

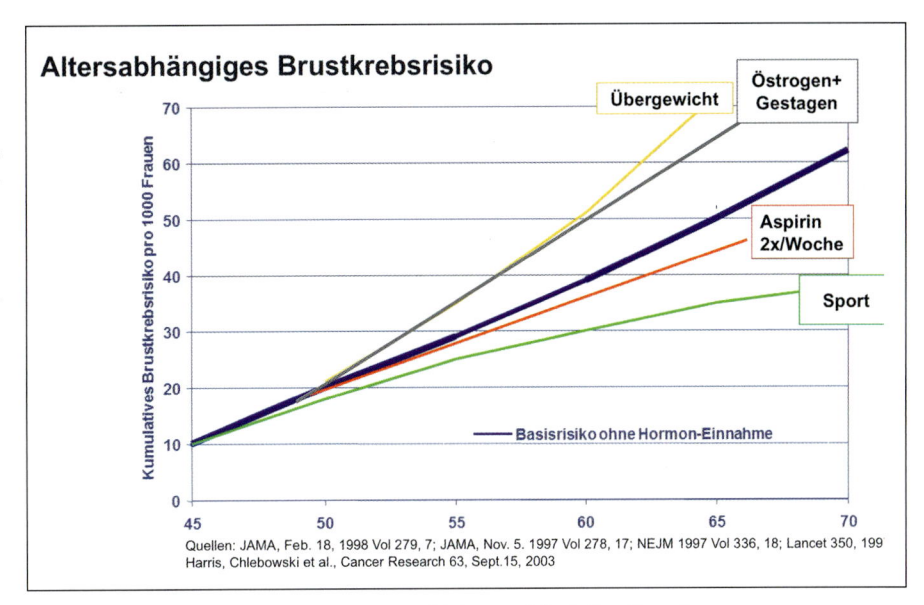

Abb. 3: Altersabhängiges Brustkrebsrisiko (Vorlesungsfolie Seifert-Klauss)

die alle über mehrere Jahre Hormontherapie genommen haben, erhält durch die Therapie eine Brustkrebs-Diagnose, die sie ohne die Hormontherapie nicht (oder noch nicht) erhalten hätte. Dies entspricht einer *relativen* Erhöhung des Risikos um 26%. Denn auch ohne jemals Hormontherapie eingenommen zu haben, erkranken Patientinnen an Brustkrebs, kumulativ betrifft dies 50 von 1000 Frauen in der Bevölkerung bis zum Alter von 65 Jahren. Nach zehn Jahren kombinierter Hormontherapie für alle tausend Frauen sind es in diesem Alter hochgerechnet 13 Frauen mehr. Weitere Einflüsse auf das Brustkrebs-Risiko verdeutlicht **Abb. 3**. Weitere Risiken, die in den bislang größten Frauengesundheitsstudien unter Hormontherapie vermehrt gefunden wurden, sind Thrombosen, Lungenembolien, Gallenblasen-Entzündungen, und - sehr selten, aber unter Umständen mit dramatischen Folgeschäden - Schlaganfälle. Hierbei darf der Einfluß von Hypertonus nicht unerwähnt bleiben, denn ein nicht eingestellter (weil möglicherweise zuvor nicht bekannter) Hypertonus erhöht das Schlaganfall-Risiko um doppelt so viel, wie es für Hormontherapie belegt ist. Daher sollte eine Blutdruck-Messung *vor* und die Kontrolle des Blutdrucks unter Hormontherapie Routine sein. Etwas 5% aller Frauen können unter Estradiol auch eine Blutdruckerhöhung entwickeln, die zuvor nicht bestand.

Eine viel seltenere als vermutete Nebenwirkung ist Gewichtszunahme. Die Jahre um die Menopause selbst sind bei vielen Frauen mit einer Gewichtszunahme verbunden. Hier spielen zum einen wiederum die oben erwähnte Schlaflosigkeit und daraus resultierende Antriebslosigkeit, sowie die nachlassende Stoffwechselaktivität ohne beide weiblichen Hormone eine Rolle. Andererseits sinkt der Kalorienbedarf bereits ab dem 35. Lebensjahr und diesem sinkenden Bedarf wird selten Rechnung getragen. Bis die ganz allmählich resultierende Gewichtszunahme störend wirkt, vergehen manchmal durchaus 10-15 Jahre. Und dann treten die oben erwähnten Schwierigkeiten auf, oft verbunden mit erhöhten Anforderungen in Familie und Beruf.

Neue Erkenntnisse durch Studien: SWAN und KEEPS

Die eingangs bereits erwähnte SWAN-Studie war eine multizentrische US-Studie zur Frauengesundheit an 3.302 Frauen, davon 1.449 Frauen mit Hitzewallungen. Von 1996 - 2013 fanden durchschnittlich 13 Visiten pro Frau in 16 Jahren statt. Zielsetzung der 2015 in JAMA (Quelle 16) publizierten Auswertung war es, die Gesamtdauer häufiger Hitzewallungen während der Peri- und frühen Postmenopause zu erfassen, sowie Risikofaktoren für lang andauernde Hitzewallungen und deren Persistenz nach der letzte Menstruation (Final Menstrual Period = FMP) zu charakterisieren. Als Ergebnisse fanden die Forscher:

1. Eine mediane Gesamtdauer von Hitzewallungen 7,4 Jahre, bei einer medianen Post-FMP-Dauer von 4,5 Jahren, also deutlich länger als bisher in Lehrbüchern angeführt.

2. Frauen mit ersten Hitzewallungen in der Prämenopause oder frühen Perimenopause erlebten eine längere Gesamtdauer der Beschwerden (Median > 11,8 Jahre) und Post-FMP-Persistenz (Median 9,4 Jahre)

3. Frauen mit ersten Hitzewallungen in der Postmenopause erlebten eine kürzere VMS-Gesamtdauer (Median 3,4 Jahre)

Damit wird eine klare Trennung in 2 Gruppen deutlich, die möglicherweise

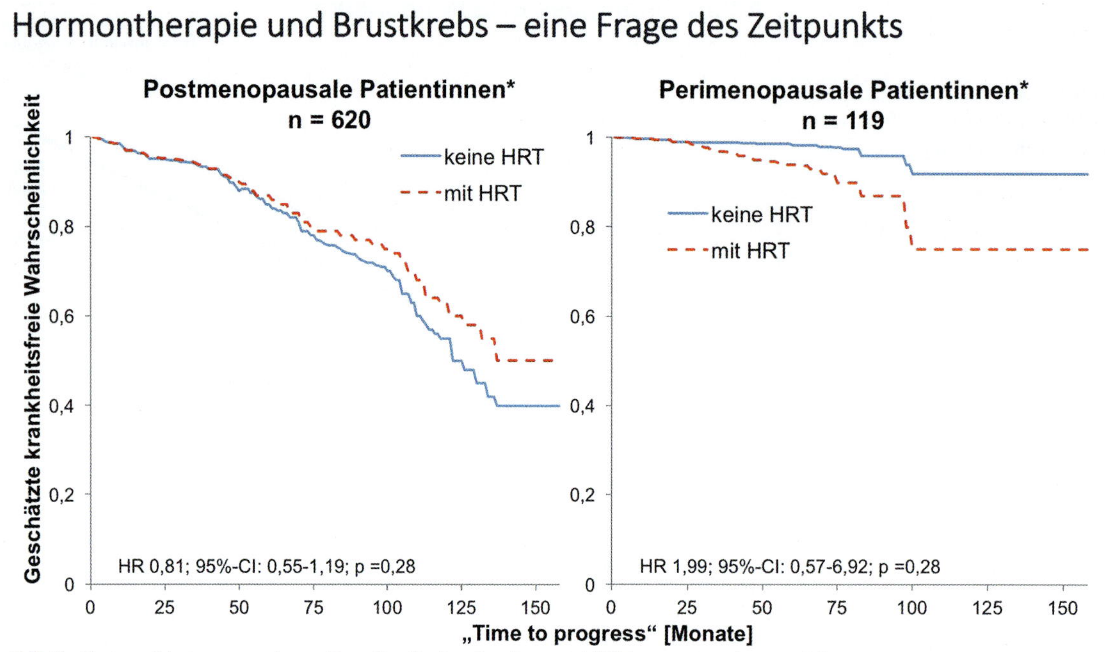

Hormontherapie und Brustkrebs – eine Frage des Zeitpunkts

Postmenopausale Patientinnen* n = 620
HR 0,81; 95%-CI: 0,55-1,19; p =0,28

Perimenopausale Patientinnen* n = 119
HR 1,99; 95%-CI: 0,57-6,92; p =0,28

y-Achse: Geschätzte krankheitsfreie Wahrscheinlichkeit
x-Achse: „Time to progress" [Monate]

*) Patientinnen mit hormonrezeptorpositiven Brustkrebserkrankungen, HRT: hormone replacement therapy
Quelle: Schematische Darstellung nach: Breast, vol. 20, issue 5, Baumgärtner AK et al., Breast cancer after hormone replacement therapy – does prognosis differ in perimenopausal and postmenopausal women?, pp. 448-54, 2011,

Abb. 4: Total Time to Progression (TTP) bei perimenopausalen und bei postmenopausalen Frauen, die eine Brustkrebsdiagnose nach Hormontherapie (HRT) oder ohne vorangegangene Hormontherapie (no HRT) erhielten. Aus Baumgärtner et al. (s. Literaturliste, 2.)

---

auch auf verschiedene kausale Mechanismen hindeutet. So könnte die Gruppe der Patientinnen mit frühem Beginn ihrer Hitzewallungen eine erhöhte FSH-Sensitivität aufweisen.

Die KEEPS-Studie (Kronos Early Estrogen Prevention Study 2014) (Quelle 17), hatte in einem aufwändigen Studiendesign die Frage untersucht, ob eine früh begonnene Hormontherapie die Entwicklung einer Arteriosklerose verhindern könnte. Dazu waren die jährliche Veränderungsrate der Carotis-Intima-Media-Dicke (CIMT) mittels sonografischer Bestimmung (Primärer Endpunkt), sowie die Veränderung kardiovaskulärer Risikofaktoren und des Koronarkalks (CAC) mittels CT-Bestimmung (Sekundäre Endpunkte) über 4 Jahre an zu Beginn im Mittel 52,7 Jahre alten Frauen in der frühen Postmenopause untersucht worden. Als Fazit zeigte sich, dass eine vierjährige Hormontherapie während der frühen Postmenopause keinen Einfluss auf die Progression der Arteriosklerose hatte (siehe **Abb. 5 a und b**). Als Erklärung sahen die Autoren, dass zum einen die Studienpopulation ein sehr niedriges Basisrisiko für kardiovaskuläre Erkrankungen hatte, zum anderen seien 4 Jahre möglicherweise ein zu kurzer Beobachtungszeitraum und die Carotis-Intima-Media-Dicke (CIMT) nicht ausreichend als repräsentative Messgröße für Veränderung der Koronararterien.

Für die Interpretation der Risiken von Hormontherapie hat die Perimenopause bisher keine Rolle gespielt....

Obwohl vielfach summarisch so genannt, haben viele Studien zu postmenopausalen Frauen keine klaren Kriterien hierfür angewandt. In sehr vielen Studien, allen voran der WHI-Studie, wurden Frauen ab dem Moment, indem sie Hormontherapie erhielten, als postmenopausal gewertet. Geplant und begonnen wurde die WHI-Studie Anfang der neunziger Jahre, lange vor 2001 (dem Jahr des STRAW-Workshops) und in einer Zeit, in der die korrekte Definition von Postmenopause für Frauen nur für manche Studienteilnahmerinnen anwendbar war. Obwohl sich nach Aussage der Autoren die Studie auf postmenopausale Frauen über 50 Jahre bezog, wurde als „Zeit seit der Menopause" sowohl das Alter bei Auftreten von Beschwerden („menopausal Symptoms") als auch das Alter von erster Hormoneinnahme deswegen als „Menopause" zugrundegelegt.

Wie die oben beschriebenen methodischen Ursachen hierfür und die zuvor beschriebenen neueren wissenschaftlichen Erkenntnisse zur relativen Östrogendominanz in der Perimenopause zeigen, haben unter Umständen zahlreiche (Experten schätzen im zweistelligen %-Bereich) Frauen Hormontherapie mit Östrogenen zusätzlich zu ihren eigenen endogen erhöhten Spiegeln erhielten, was das Risiko für manche Erkrankungen in dieser Lebensphase mehr als erforderlich erhöhte. Hinweise hierauf liefern erste differenzierte Publikationen, wie eine Analyse aus unserer Klinik zeigte, die die Prognose einer Brustkrebserkrankung nach Hormontherapie für perimenopausale und postmenopausale Frauen getrennt betrachtete (**s. Abb. 4**), und für perimenopausal erkrankte Frauen nach Hormontherapie eher einen Nachteil, für postmenopausal erkrankte Frauen nach Hormontherapie eher einen Vorteil gegenüber den jeweils anders behandelten Altergenossinnen fand.

Näherungsweise in dieser Richtung gehend wurden inzwischen auch die Daten der WHI-Studie reanalysiert. Dabei zeigten sich deutliche Unterschiede zwischen Frauen, die innerhalb der ersten 5 Jahre nach ihrer „Menopause" (wie unscharf das auch damals definiert wurde) Hormontherapie einnahmen, gegenüber Frauen, die mehr als 5 Jahre nach der WHI- „Menopause" (die eben in vielen Fällen erst die Perimenopause war) mit Hormotherapie begannen. Das Brustkrebs-Risiko war bei diesen Frauen niedriger als in der ersteren Gruppe.

....ebensowenig wie in der Onkologie

Auch für onkologische Therapien ist unter Umständen von erheblicher Bedeutung, ob eine Frau peri- oder postmenopausal ist. Besonders in der endokrinen Therapie des Mammakarzinoms ist die Therapie mit Aromatase-Hemmern eigentlich streng der Postmenopause vorbehalten. Weil Aromatasehemmer zu einer FSH-Erhö-

KEEPS* – Zielsetzung und Studiendesign

Ziel: Verhindert HRT die Arteriosklerose?

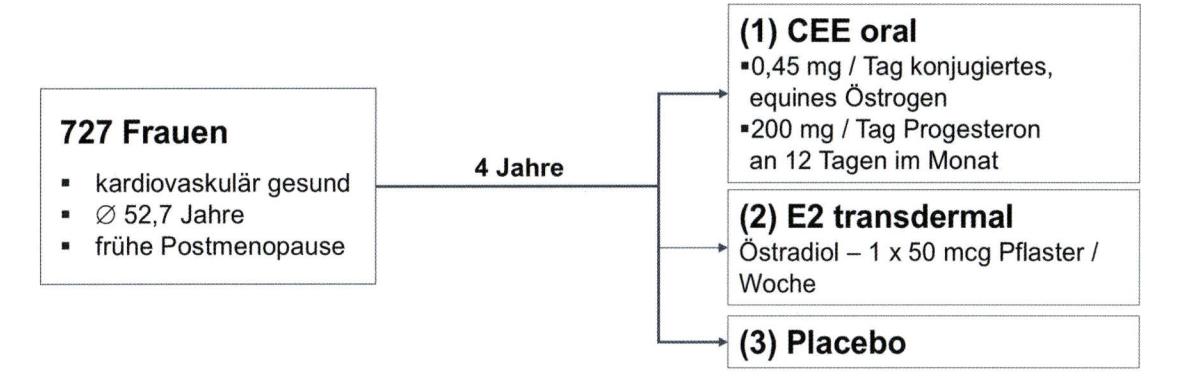

727 Frauen
- kardiovaskulär gesund
- ∅ 52,7 Jahre
- frühe Postmenopause

4 Jahre

(1) CEE oral
- 0,45 mg / Tag konjugiertes, equines Östrogen
- 200 mg / Tag Progesteron an 12 Tagen im Monat

(2) E2 transdermal
Östradiol – 1 x 50 mcg Pflaster / Woche

(3) Placebo

Primärer Endpunkt: Jährliche Veränderungsrate der Carotis-Intima-Media-Dicke (CIMT) – sonografische Bestimmung

Sekundärer Endpunkt: Veränderung kardiovaskulärer Risikofaktoren wie Koronarkalk (CAC) – CT-Bestimmung

*) KEEPS: Kronos Early Estrogen Prevention Study, http://keepstudy.org ;
Quelle: Harman, SM et al., Ann Intern Med. 2014; 161 (4): 249-260. LoE I.

KEEPS* – die bisherigen Ergebnisse

	Mittlere CIMT[1] – baseline [mm]	∅ CIMT-Zunahme [mm / Jahr]	CAC[2]-Score – Zunahme nach 4 Jahren [%]
(1) o-CEE	0,7268	Kein signifikanter Unterschied	17,4 — Kein signifikanter Unterschied
(2) t-E2	0,7176	0,0076	18,9
(3) Placebo	0,7213		21,0

Fazit: Eine vierjährige Hormontherapie während der frühen Postmenopause hat **keinen Einfluss** auf die **Progression der Arteriosklerose**.

- **Studienpopulation** mit sehr niedrigem Basisrisiko für kardiovaskuläre Erkrankungen
- Zu kurzer **Beobachtungszeitraum**
- CIMT[1] nicht ausreichend repräsentative **Messgröße** für Veränderung der Koronararterien?
- **Miteinbeziehung der Perimenopause in das Zeitfenster**

*) KEEPS: Kronos Early Estrogen Prevention Study, http://keepstudy.org ; [1]) CIMT: Carotis-Intima-Media-Dicke,
[2]) CAC: Koronarkalk ; Quelle: Harman, SM et al., Ann Intern Med. 2014; 161 (4): 249-260. LoE I.

Abb. 5 a) und b): KEEPS (Kronos Early Estrogen Prevention Study)-Studie (Quelle: 16)

hung führen, und diese bei noch nicht postmenopausalen Frauen die ovarielle Östrogenproduktion noch steigern kann, wurden bei fälschlicherweise zu früh als postmenopausal eingestuften Patientinnen durchaus Estradiol-Spiegel von bis zu 500 und 600pg/ml gemessen – durch ein Medikament, das eigentlich den Östrogeneinfluss auf eventuell im Körper schlummernde Tumorzellen unterbinden sollte. Sicherheitshalber kann in Zweifelsfällen Tamoxifen gegeben werden, das auch prä- und perimenopausal wirkt.

Wer kommt wann in die Wechseljahre?

Der Altersdurchschnitt für die Menopause lag sowohl in den USA wie auch Mitteleuropa lange bei 52 Jahren. Kürzlich wurde publiziert, dass bei Frauen mit späten Geburten das Menopause-Alter noch höher liegt, und sich zu einem Altersdurchschnitt von 54 Jahren zu verschieben scheint. Die Perimenopause kann vom Auftreten erster Veränderungen an bis zu 10 Jahre dauern.

Ob eine Frau früher oder später in die Wechseljahre kommt, ist zu einem gewissen Grad auch genetisch bedingt, das Alter der Mutter bei der Menopause korreliert mit dem Alter der Töchter bei der letzten Menstruation. Allerdings tritt bei Raucherinnen und Diabetikerinnen die Menopause um ca. 2 Jahre früher ein und auch zytotoxische Medikamente, Strahlenexposition, und manche Operationen sind bekannte Faktoren, die hier Einfluss haben. Ca. 1% bis 5% aller Frauen erleben eine vorzeitige oder sogar frühzeitige Menopause (premature ovarian insuffiency). Entsprechend früh könnnen bei Ihnen perimenopausale Beschwerden wie Ovarialzysten und Hypermenorrhoen sogar schon mit Ende zwanzig oder Anfang dreißig auftreten, in einem Lebensalter, in dem an diese Möglichkeit selten gedacht wird.

Zusammenfassung

Wie es inzwischen auch der 115. Deutsche Ärztetag in seinen Entschließungen verabschiedet hat, existieren zunehmend Studien zu geschlechts- und lebensphasenabhängigen Unterschieden in Diganostik und Therapie diverser Erkrankungen. Diese finden sich bisher nur unzureichend in der Aus-, Weiter- und Fortbildung wieder. Ein breiteres Verständnis der perimenopausalen Veränderungen und ihrer Auswirkungen kann zukünftig die Gesundheit von Frauen positiv beeinflussen.

Von der Autorin liegt kein Interessenkonflikt vor.

Literatur

1. Prior JC, Seifert-Klauss V, Hale G: The endocrinology of perimenopause - new definitions and understandings of hormonal and bone changes. In: Current topics in menopause Bentham Science Publishers, E-Book 2012

2. Baumgärtner AK, Häusler A, Seifert-Klauss V, Schuster T, Schwarz-Boeger U, Kiechle M. Breast cancer after hormone replacement therapy - does prognosis differ in perimenopausal and postmenopausal women? Breast. 2011 Oct;20(5):448-54.

3. Seifert-Klauss V: Störungen des menstruellen Zyklus. In: Kiechle M. (Hrsgb.): Gynäkologie und Geburtshilfe. Verlag Elsevier Urban & Fischer, München (2. Auflage 2010) S. 105-116

4. Seifert-Klauss V: Peri- und Postmenopause. In: Kiechle M. (Hrsgb.): Gynäkologie und Geburtshilfe. Verlag Elsevier Urban & Fischer, München (2. Auflage 2010), S. 117-126

5. Luppa PB, Seifert-Klauss V.: Laboratoriumsmedizinische Strategien in der endokrinologischen Diagnostik ovarieller Störungen Ther Umsch. 2008;65(9):551-7. Review. German.

6. Seifert-Klauss V, Link T, Heumann C, Luppa P, Haseitl M, Laakmann J, Rattenhuber J, Kiechle M. Influence of pattern of menopausal transition on the amount of trabecular bone loss. Results from a 6-year prospective longitudinal study. Maturitas. 2006;55(4):317-324.

7. Seifert-Klauss V, Kiechle M.: Neue Erkenntnisse zur Hormonersatztherapie. Bayerisches Ärzteblatt 2006;542-546

8. Seifert-Klauss V, Schumm-Draeger PM. Hormone therapy in menopause. A current update. [Hormontherapie um die Menopause: Ein aktueller Blick. Schwerpunkt: Was ist gesichert in der Therapie?] Der Internist (Berl). 2003;44(12):1500-1507. Review. German.

9. Seifert-Klauss V, Prechtl E: Dysmenorrhoe. In: Kiechle M., Gerhard I. (Hrsgb.): Medizin Integrativ: Gynäkologie. Verlag Elsevier Urban & Fischer, München (1. Auflage 2006) S. 684-686

10. Seifert-Klauss V: , Rattenhuber J.:Androgenisierungserscheinungen. In: Kiechle M., Gerhard I. (Hrsgb.): Medizin Integrativ: Gynäkologie. Verlag Elsevier Urban & Fischer, München (1. Auflage 2006) S. 486-489

11. Seifert-Klauss V: Postmenopause und Osteoporose. In: Kiechle M., Gerhard I. (Hrsgb.): Medizin Integrativ: Gynäkologie. Verlag Elsevier Urban & Fischer, München (1. Auflage 2006) S. 464-470

12. Seifert-Klauss V: Zyklusstörungen. In: Kiechle M., Gerhard I. (Hrsgb.): Medizin Integrativ: Gynäkologie. Verlag Elsevier Urban und Fischer, München (1. Auflage 2006) S. 422-430

13. Seifert-Klauss V: Perimenopause und Hormontherapie. In: Kiechle M., Gerhard I. (Hrsgb.): Medizin Integrativ: Gynäkologie. Verlag Elsevier Urban und Fischer, München (1. Auflage 2006) S. 442-447

14. Kiechle M, Seifert-Klauss V, Neumann B: Wechseljahre als Chance. Verlag Droemer und Knaur, 2003

15. Seifert-Klauss V, Schumm-Draeger PM. Hormone therapy in menopause. A current update. [Hormontherapie um die Menopause: Ein aktueller Blick. Schwerpunkt: Was ist gesichert in der Therapie?] Der Internist (Berl). 2003;44(12):1500-1507. Review. German.

16. Avis NE. et al.; JAMA Intern Med 2015; 175(4):531-9

17. Harman, SM et al., Ann Intern Med. 2014; 161 (4): 249-260

Beratung der BRCA-positiven Patientin in der Perimenopause
Entwirrung einer komplexen Ausgangssituation

Dorothee Speiser

Trägerinnen einer genetischen Mutation müssen sich mit vielen Risiken auseinandersetzen. In der perimenopausalen Situation stehen sie oft einem komplexen Konstrukt an Fragen, Antworten und Empfehlungen gegenüber, das schwer zu durchschauen ist. Ist eine Mutationsträgerin bereits an Brust- oder Eierstockkrebs erkrankt gewesen oder aktuell erkrankt, wird die Situation noch unübersichtlicher.

Auch für den beratenden Arzt ist die Situation vielschichtig, ist doch die oberste Prämisse einerseits die Ratsuchende nicht zu verunsichern, sie aber dennoch umfassend aufzuklären. Auf die individuelle Situation der Ratsuchenden einzugehen ist hierbei genauso wichtig wie das Recht auf Nichtwissen zu beachten. Im Ergebnis soll die Ratsuchende ihr individuelles Risiko besser verstehen können und in die Lage versetzt sein, präferenz-sensitive Entscheidungen hinsichtlich Screeningmaßnahmen oder prophylaktischer Operationen zur Risikoreduktion treffen zu können.

5-10% aller Mammakarzinome und ca. 10-15% aller Ovarialkarzinome entstehen aufgrund einer genetischen Disposition. Nicht zuletzt durch den medialen „Jolie-Effekt" der vergangenen Jahre ist das Thema einer breiten Öffentlichkeit bekannt geworden **(Borzekowski et al. 2014)**.[1]

Deutsches Konsortium für Familiären Brust- und Eierstockkrebs

In Deutschland gibt es das Konsortium für Familiären Brust- und Eierstockkrebs, dem mittlerweile 17 universitäre Zentren und viele kooperierende zertifizierte Brustzentren und gynäkologische Tumorzentren angehören **(Abb. 1)**. Hier werden Ratsuchende und Patientinnen leitliniengerecht nach ständig aktuell überarbeiteten Verfahrensanweisungen beraten und behandelt. Viele Krankenkassen unterstützen diese spezialisierte Versorgung von Hochrisikopatientinnen im Rahmen des §140 SGB V (Besondere Versorgung und Sektorenübergreifende Zusammenarbeit).

Beteiligte Gene und deren Funktion

Nach wie vor die bedeutsamsten Hochrisikogene für eine Prädisposition zu Brust- und/oder Eierstockkrebs sind *BRCA1* und *BRCA2* (breast cancer gene 1 und 2). Sie wurden 1993 und 1994 erstmalig beschrieben und liegen auf dem langen Arm von Chromosom 17 (*BRCA1*) respektive dem kurzen Arm von Chromosom 13 (*BRCA2*) **(Miki et al. 1994)**[2], **(Wooster et al. 1995)**.[3] Eine Mutation in einem dieser Gene kommt zahlenmäßig am häufigsten vor. Auch die mit einer Mutation in einem dieser Gene assoziierten Risikoerhöhungen sind die höchsten bisher bekannten.

Zu diesen bekannten Hochrisikogenen kamen in den letzten Jahren mehrere Gene, deren Mutation mit moderaten oder niedrigem Risiko assoziiert ist, hinzu. Die wichtigsten sind *ATM, CDH1, CHEK2, PALB2, RAD51C, RAD51D, NBN* und *TP53*. Auch eine Mutation in einem dieser Gene ist mit einem Risikoanstieg vergesellschaftet, allerdings fällt dieser meist moderater aus und betrifft oft nur die Mammae **(Dohertyet al. 2015)**.[4] Diese Gene werden zur Paneldiagnostik im Deutschen Konsortium für Familiären Brust- und Eierstockkrebs zusammengeführt und als TruRisk-Panel™ in der Routinediagnostik untersucht **(Abb. 2)**.

Unter Einbeziehung dieser Hoch- und Niedrigrisikogene klafft dennoch weiter eine Lücke im Wissen um tumorprädisponierende Gene – auf die bekannte Gene sind nur ca. 40% aller genetischen Tumorsyndrome zurückzuführen, der Großteil der auslösenden Gene ist also weiter unbekannt **(Meindl et al. 2011)**.[5]

Alle genannten Gene sind in die homologe Rekombination eingebunden, ein Reparationsweg der Zelle um DNA-Doppelstrangbrüche zu beheben. Durch komplexe Interaktionen sorgen die Gene dafür, dass die defekte DNA-Struktur wieder korrekt ablesbar wird. Neben der DNA-Reparatur sind die Gene direkt an Vorgängen innerhalb des Zellzyklus' und der Apoptose beteiligt. Gemeinsames Ziel dieser Prozesse ist die Verhinderung der Tumorigenese **(Meindl et al. 2011)**.[6] Liegt eine pathogene Mutation in einem an der homologen Rekombination beteiligten Gene vor, wird die eigentlich schützende Funktion der im Normalzustand als Tumorsuppressoren fungierenden Gene umgekehrt – es kommt zur vermehrten Tumorentstehung vor allem im Bereich der Mammae, Ovarien, aber auch im Bereich des Magen-Darm-Trakts, der Haut oder des Blutes **(Roy et al. 2011)**.[7]

Vererbung

In diesem Zusammenhang relevante genetische Mutationen sind vor allem Keimbahnmutationen, die in allen Körperzellen vorkommen. Die Vererbung erfolgt autosomal-dominant – somit geschlechtsunabhängig - mit inkompletter Penetranz

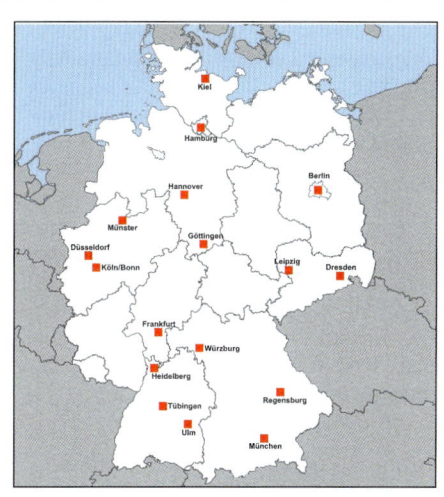

Abb. 1: Zentren des Deutschen Konsortiums für Familiären Brust- und Eierstockkrebs

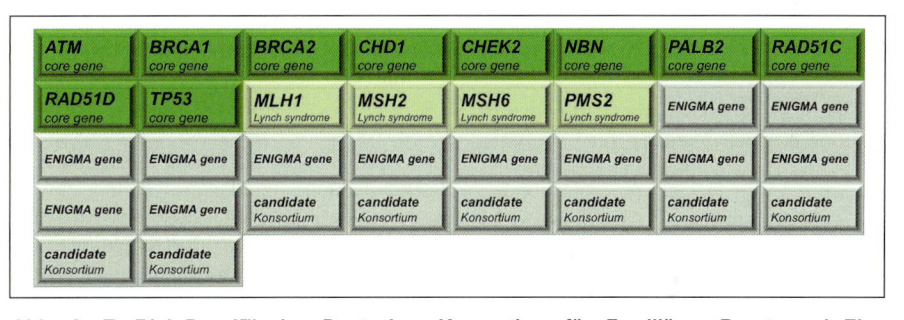

Abb. 2: TruRisk-Panel™ des Deutschen Konsortium für Familiären Brust- und Eierstockkrebs 2015.

(Abb. 4). Damit haben durchschnittlich 50% aller Nachkommen eines Mutationsträgers oder einer Mutationsträgerin das Risiko, ebenfalls die genetische Veränderung zu tragen. 50% der Nachkommen sind nicht betroffen und haben damit auch kein erhöhtes Tumorrisiko. Der Faktor einer möglichen Entlastung ist für die Beratung besorgter Angehöriger von Mutationsträgerinnen von entscheidender Bedeutung. Auch Mutationsträger erkranken nicht zu 100% – Faktoren wie Alter, Familienanamnese, Lebensstil und andere Modifier beeinflussen die Penetranz und auch die Pathologie der entstehenden Karzinome **(Mavaddat et al. 2012)**.[8]

Mutationshäufigkeiten

In der Normalbevölkerung kommt eine Mutation im *BRCA1*-Gen bei 12 von 1000 Personen vor, eine *BRCA2*-Mutation bei 2 von 1000 Personen. Liegen eine Brust- oder Eierstockkrebserkrankung und eine belastete Familienanamnese vor, steigt der Anteil an *BRCA*-Mutationen auf bis zu 20-40 von 100 **(Antoniou et al. 2008)**.[9]

Mutationen in moderaten und Niedrigrisikogenen sind wesentlich seltener, auch bei belasteter Familienanamnese. Mit Ausnahme von *CHEK2* liegen sie unter 1% Häufigkeit **(Schmidt et al. 2016)**.[10]

Einschlusskriterien

Ob einer Ratsuchenden oder Patientin eine Beratung in einem Zentrum für Familiären Brust- und Eierstockkrebs angeboten werden sollte, hängt von der familiären Situation ab. Sind eines oder mehr der entsprechenden Einschlußkriterien erfüllt **(siehe Tabelle 1)**, liegt die empirische Mutationswahrscheinlichkeit über 10%. Damit steht die Indikation zur Beratung und gegebenenfalls auch zur genetischen Testung. Zu den bislang geltenden acht Kriterien sind in den letzten Monaten zwei weitere Einschlußkriterien hinzugekommen. Bereits ein singuläres Ovarialkarzinom vor dem 79. Lebensjahr in der Familie sowie ein triple-negatives Mammakarzinom (TNBC) vor dem 50. Lebensjahr berechtigt zur Aufnahme in das von den meisten Krankenkassen unterstützte Programm der Zentren für Familiären Brust- und Eierstockkrebs. Hintergrund ist die Tatsache, dass in der Altersgruppe zwischen 20 und 29 Jahren TNBC in 38.8% aufgrund einer Mutation in *BRCA1/2* auftreten. In der Altersgruppe von 30-39 Jahren sind es 24,1% und zwischen 40 und 49 Jahren 19,1%. Demgegenüber sind nur 10.8% aller TNBC nach dem 50. Lebensjahr mit einer *BRCA*-Mutation assoziiert **(Rhiem et al. 2016)**.[11] Der Anteil von ca. 16% *BRCA*-abhängig entstandener Ovarialkarzinome ist nicht altersabhängig. Zudem wurden bei 44% aller erkrankten Mutationsträgerinnen keine belastete Familienanamnese nachgewiesen. Daher wurde entschieden, auch singulär erkrankten Ovarialkarzinompatientinnen eine Testung anzubieten, da ein Mutationsnachweis eventuell therapeutische Konsequenzen für sie haben könnte **(Alsop et al. 2012)**.[12]

Assoziierte Erkrankungsrisiken

Erste prospektive Daten zu Erkrankungsrisiken ergaben Risikozahlen, die deutlich unter den medial in der Laienpresse kommunizierten Risiken liegen. Das mittlere Lebenszeiterkrankungsrisiko für Brustkrebs liegt für eine *BRCA1*-Mutationsträgerin demnach bei 60% (95% KI 44-75%), für Eierstockkrebs bei 59% (95% KI 43-76%). *BRCA2*-Mutationsträgerinnen erkranken mit einer mittleren Wahrscheinlichkeit von 55% (95% KI 51-70%) im Laufe ihres Lebens an Brustkrebs, mit 16% (95% KI 7,5% - 34%) an Eierstockkrebs **(Mavaddat et al. 2013)**.[13] Die altersspezifischen Erkrankungsrisiken weichen davon teilweise stark ab. Daher ist es wichtig, den Ratsuchenden für die Entscheidungsfindung zu weiteren Maßnahmen auch unbedingt die individuellen altersspezifischen Risiken zu kommunizieren. Mithilfe des web-basierten Computerprogramms BOADICEA (Breast and Ovarian Analysis of Disease Incidence and Carrier Estimation Algorithm) gelingt eine Risikokalkulation, die Familienanamnese und Mutationsstatus basierend auf Segregationsanalysen einbeziehen **(Antoniou et al. 2004)**.[14] Auch eventuell schon aufgetretene eigene Krebserkrankungen können hier berücksichtigt werden und in die Risikokalkulation eingehen.

Intensiviertes Früherkennungs- und Nachsorgeprogramm des Konsortiums

Ratsuchenden mit einer statistischen Hochrisikokonstellation oder einem Mutationsnachweis wird im Konsortialzentrum ein standardisiertes intensiviertes Früherkennungs- oder Nachsorgeprogramm angeboten. Je nach Risikokonstellation und Alter werden klinische Untersuchung, Mammosonographie, Mamma-MRT und ggf. auch Mammographie bestimmten Algorithmen folgend in halbjährlichen oder jährlichen Intervallen angeboten. Die Untersuchung mit der höchsten Sensitivität vor allem für *BRCA*-Mutationsträgerinnen ist die Mamma-MRT. Mit dieser Untersuchung wird ab dem Alter von 25 Jahren oder 5 Jahre vor Ersterkrankung in der Familie begonnen. Halbjährlich wird sie von einer Mammasonographie ergänzt. Eine Mammographie wird nach diagnostischer Notwendigkeit ab dem Alter von 40 Jahren alle ein bis zwei Jahre ergänzt **(Bick 2015)**.[15]

Risikoreduzierende Maßnahmen

Ratsuchenden oder Patientinnen, bei denen im Rahmen der genetischen Testung eine Mutation in einem der zehn Core-Gene des TruRisk™-Panels nachgewiesen wurde, wird eine weitere Beratung zur Erläuterung der Möglichkeiten der Risikoprävention angeboten.

Chemoprävention

Obwohl es schon einige Ansätze zur medikamentösen Risikoreduktion für Ratsuchende mit hohem Risiko für Brustkrebs gegeben hat, konnte bislang noch keine Studie restlos überzeugen. In der IBIS II-Studie für Frauen mit erhöhtem Brustkrebsrisiko wurden 1920 Patientinnen doppelblind im Rahmen eines RCT auf die präventive Wirksamkeit des Aromatasehemmers Anastrozol untersucht **(Cuzick et al. 2014)**.[16] Die Studie hatte eine Laufzeit von fünf Jahren, gefolgt von einem ebenso langen Follow-up. Die Brustkrebsinzidenz lag in der in Anastrozol-Gruppe bei 2% versus 4% Brustkrebser-

Tab. 1: Aktuelle Einschlusskriterien

1. ≥ 2 Brustkrebserkrankungen, eine vor dem 51. Lj.
2. ≥ 3 Brustkrebserkrankungen unabhängig vom Alter?
3. ≥ 1 Brustkrebserkrankung vor dem 36. Lj.
4. Eine Frau beidseitig erkrankt, erstmals vor dem 51. Lj?
5. Gibt es im Stammbaum Brust- **und** Eierstockkrebs?
6. Männliche **und** weibliche Verwandte mit Brustkrebs?
7. Zwei oder mehr Frauen mit Eierstockkrebs?
8. Ein Mann mit Brustkrebs?
9. Eine Frau mit TNBC vor dem 50. Lebensjahr
10. Eine Frau mit Ovarialkarzinom vor dem 80. Lebensjahr

➜ in einer genetischen Linie

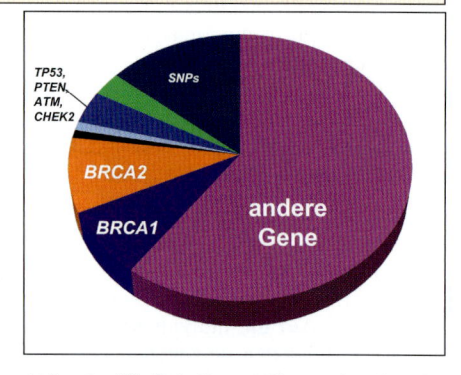

Abb. 3: Häufigkeitsverteilung der bereits bekannten relevanten Gene beim Mammakarzinom.

krankungen in der Placebo-Gruppe (p < 0.0001). Großes Manko der Studie waren die vielfältig auftretenden Nebenwirkungen durch den Östrogenentzug, die nicht erkrankten Ratsuchenden nicht zugemutet werden sollten. In Deutschland ist das Medikament nach wie vor nicht zur Prävention zugelassen.

Prophylaktische beidseitige Salpingoovarektomie (PBSO)

Je nach Art der Mutation und altersspezifischem Risiko ist die prophylaktische Ovarektomie die Methode der Wahl zur Reduktion eines erhöhten Eierstockkrebsrisikos. Leider sind die Möglichkeiten der Früherkennung von Eierstockkrebs nach wie vor sehr begrenzt (**Menon et al. 2014**).[17] Daher ist die Empfehlung, Ratsuchenden mit einer Hochrisikomutation zu einer prophylaktischen Salpingoovarektomie vor dem 40. Lebensjahr oder fünf Jahre vor Ersterkrankung in der Familie zu raten (**Domchek et al. 2006**).[18] Sollte die Frau noch nicht an Brustkrebs erkrankt sein, ist ihr unbedingt bis zum natürlichen Menopausenalter zur niedrig-dosierten, möglichst natürlichen Hormonersatztherapie zu raten, um Langzeitfolgen der frühen Menopause wie Osteoporose oder kardio- und zerebrovaskuläre Probleme zu vermeiden (**Finch et al. 2012**).[19]

Prophylaktische beidseitige subkutane Mastektomie (PBSM)

Gerade für Hochrisiko-Mutationsträgerinnen, die bislang nicht erkrankt sind, stellt auch die prophylaktische Mastektomie eine valide Option der Risikoreduktion dar. Die Intensivierten Früherkennungsmaßnahmen haben zwar einen hohen Anteil an früh, in heilbaren Stadium erkannten Karzinomen, die Erkrankung zu verhindern gelingt damit jedoch nicht. Daher votieren Mutationsträgerinnen für die Entfernung des Drüsengewebes, weil damit – vor allem auch in Kombination mit einer zeitgerechten Salpingoovarektomie – die optimale Risikoreduktion erreicht werden kann (**Kurian et al. 2010**).[20]

Eine häufige Fragestellung ist die nach sekundär prophylaktischer, kontralateraler Mastektomie bei bereits erkrankten Hochrisikomutationsträgerinnen. Ob eine kontralaterale Erkrankung für eine Mammakarzinompatientin relevant werden könnte, ist vor allem von der Art der nachgewiesenen Keimbahnmutation und dem Alter bei Ersterkrankung abhängig: Frauen mit Hochrisikomutation, die vor dem 40. Lebensjahr an Brustkrebs erkrankt sind, profitieren unter Umständen durchaus von einer sekundär prophylaktischen Operation der kontralateralen Mamma. Im Gegensatz dazu scheint das bei Frauen, die erst später an Brustkrebs erkrankt sind, nicht der Fall zu sein (**Graeser et al. 2009**).[21] Auch Frauen, bei denen keine Hochrisikomutation vorliegt, haben kein erhöhtes kontralaterales Erkrankungsrisiko (**Rhiem et al. 2012**).[22] Demzufolge ist die individuelle Darstellung der Daten zu kontralateralen Risiken zur Entscheidungsfindung für sekundär prophylaktische Operationen sehr relevant.

Nicht jede Ratsuchende und Patientin profitieren gleichermaßen von prophylaktischen Operationen. Nicht-direktive, differenzierte und individuelle Beratungen sind essentiell, um präferenz-sensitive Entscheidungen für die Ratsuchenden zu ermöglichen.

Literatur

[1] Borzekowski DL, Guan Y, Smith KC, Erby LH, Roter DL. The Angelina effect: immediate reach, grasp, and impact of going public. Genet Med. 2014 Jul;16(7):516-21.

[2] Miki Y, Swensen J, Shattuck-Eidens D, Futreal PA, Harshman K, Tavtigian S, Liu Q, Cochran C, Bennett LM, Ding W. A strong candidate for the breast and ovarian cancer susceptibility gene BRCA1.Science. 1994 Oct 7;266(5182):66-71.

[3] Wooster R, Bignell G, Lancaster J, Swift S, Seal S, Mangion J, Collins N, Gregory S, Gumbs C, Micklem G. Identification of the breast cancer susceptibility gene BRCA2. Nature. 1995 Dec 21-28;378(6559):789-92.

[4] Doherty J, Bonadies DC, Matloff ET. Testing for Hereditary Breast Cancer: Panel or Targeted Testing? Experience from a Clinical Cancer Genetics Practice. J Genet Couns. 2015 Aug;24(4):683-7.

[5] Meindl A, Ditsch N, Kast K, Rhiem K, Schmutzler RK. Hereditary breast and ovarian cancer: new genes, new treatments, new concepts. Dtsch Arztebl Int. 2011 May;108(19):323-30.

[6] Meindl A, Ditsch N, Kast K, Rhiem K, Schmutzler RK. Hereditary breast and ovarian cancer: new genes, new treatments, new concepts. Dtsch Arztebl Int. 2011 May;108(19):323-30.

[7] Roy R, Chun J, Powell SN. BRCA1 and BRCA2: different roles in a common pathway of genome protection. Nat Rev Cancer. 2011 Dec 23;12(1):68-78.

[8] Mavaddat N, Barrowdale D, Andrulis IL, Domchek SM, Eccles D, Nevanlinna H, Ramus SJ, Spurdle A, Robson M, Sherman M, Mulligan AM, Couch FJ, Engel C, McGuffog L, Healey S, Sinilnikova OM, Southey MC, Terry MB, Goldgar D, O'Malley F, John EM, Janavicius R, Tihomirova L, Hansen TV, Nielsen FC, Osorio A, Stavropoulou A, Benítez J, Manoukian S, Peissel B, Barile M, Volorio S, Pasini B, Dolcetti R, Putignano AL, Ottini L, Radice P, Hamann U, Rashid MU, Hogervorst FB, Kriege M, van der Luijt RB; HEBON, Peock S, Frost D, Evans DG, Brewer C, Walker L, Rogers MT, Side LE, Houghton C; EMBRACE, Weaver J, Godwin AK, Schmutzler RK, Wappenschmidt B, Meindl A, Kast K, Arnold N, Niederacher D, Sutter C, Deissler H, Gadzicki D, Preisler-Adams S, Varon-Mateeva R, Schönbuchner I, Gevensleben H, Stoppa-Lyonnet D, Belotti M, Barjhoux L; GEMO Study Collaborators, Isaacs C, Peshkin BN, Caldes T, de la Hoya M, Cañadas C, Heikkinen T, Heikkilä P, Aittomäki K, Blanco I, Lazaro C, Brunet J, Agnarsson BA, Arason A, Barkardottir RB, Dumont M, Simard J, Montagna M, Agata S, D'Andrea E, Yan M, Fox S; kConFab Investigators, Rebbeck TR, Rubinstein W, Tung N, Garber JE, Wang X, Fredericksen Z, Pankratz VS, Lindor NM, Szabo C, Offit K, Sakr R, Gaudet MM, Singer CF, Tea MK, Rappaport C, Mai PL, Greene MH, Sokolenko A, Imyanitov E, Toland AE, Senter L, Sweet K, Thomassen M, Gerdes AM, Kruse T, Caligo M, Aretini P, Rantala J, von Wachenfeld A, Henriksson K; SWE-BRCA Collaborators, Steele L, Neuhausen SL, Nussbaum R, Beattie M, Odunsi K, Sucheston L, Gayther SA, Nathanson K, Gross J, Walsh C, Karlan B, Chenevix-Trench G, Easton DF, Antoniou AC; Consortium of Investigators of Modifiers of BRCA1/2. Pathology of breast and ovarian cancers among BRCA1 and BRCA2 mutation carriers: results from the Consortium of Investigators of Modifiers of BRCA1/2 (CIMBA). Cancer Epidemiol Biomarkers Prev. 2012 Jan;21(1):134-47.

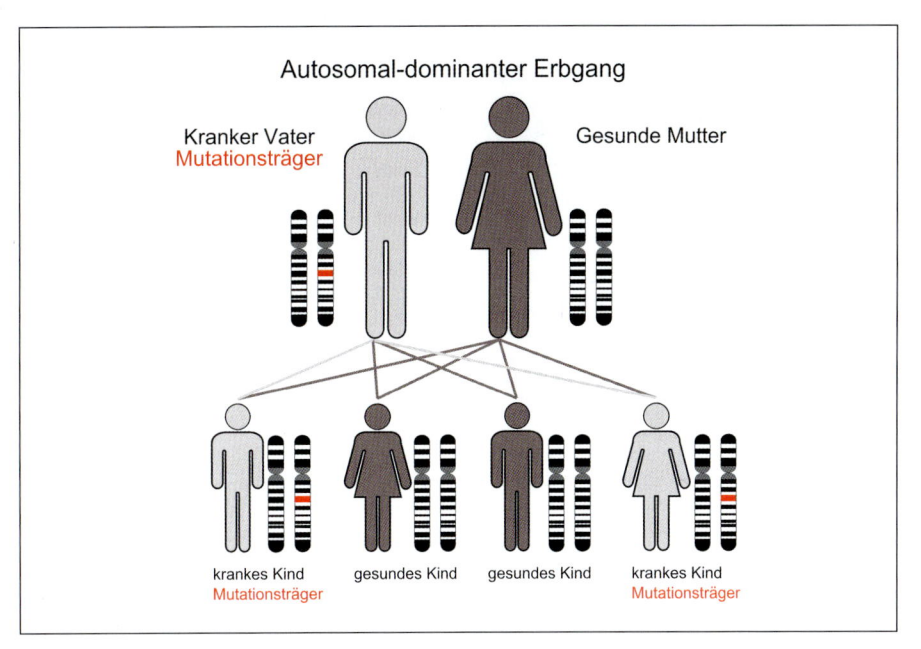

Abb. 4: Autosomal-dominanter Erbgang

(Quelle: Von Kuebi = Armin Kübelbeck - own work, people taken from Image:Autorecessive.svg made by en:User:Cburnett, made with InkScape. PNG-File derived from SVG master, CC BY-SA 3.0, https://commons.wikimedia.org/w/index.php?curid=3755089)

9. Antoniou AC, Hardy R, Walker L, Evans DG, Shenton A, Eeles R, Shanley S, Pichert G, Izatt L, Rose S, Douglas F, Eccles D, Morrison PJ, Scott J, Zimmern RL, Easton DF, Pharoah PD. Predicting the likelihood of carrying a BRCA1 or BRCA2 mutation: validation of BOADICEA, BRCAPRO, IBIS, Myriad and the Manchester scoring system using data from UK genetics clinics. J Med Genet. 2008 Jul;45(7):425-31.

10. Schmidt MK, Hogervorst F, van Hien R, Cornelissen S, Broeks A, Adank MA, Meijers H, Waisfisz Q, Hollestelle A, Schutte M, van den Ouweland A, Hooning M, Andrulis IL, Anton-Culver H, Antonenkova NN, Antoniou AC, Arndt V, Bermisheva M, Bogdanova NV, Bolla MK, Brauch H, Brenner H, Brüning T, Burwinkel B, Chang-Claude J, Chenevix-Trench G, Couch FJ, Cox A, Cross SS, Czene K1 Dunning AM, Fasching PA, Figueroa J, Fletcher O, Flyger H, Galle E, García-Closas M, Giles GG, Haeberle L, Hall P, Hillemanns P, Hopper JL, Jakubowska A, John EM, Jones M, Khusnutdinova E, Knight JA, Kosma VM, Kristensen V, Lee A, Lindblom A, Lubinski J, Mannermaa A, Margolin S, Meindl A, Milne RL, Muranen TA, Newcomb PA, Offit K, Park-Simon TW, Peto J, Pharoah PD, Robson M, Rudolph A, Sawyer EJ, Schmutzler RK, Seynaeve C, Soens J, Southey MC, Spurdle AB, Surowy H, Swerdlow A, Tollenaar RA, Tomlinson I, Trentham-Dietz A, Vachon C, Wang Q, Whittemore AS, Ziogas A, van der Kolk L, Nevanlinna H, Dörk T, Bojesen S, Easton DF. Age- and Tumor Subtype-Specific Breast Cancer Risk Estimates for CHEK2* 1100delC Carriers. J Clin Oncol. 2016 Aug 10;34(23):2750-60.

11. Rhiem K, Engel C, Engel J, Niederacher D, Sutter C, Varon-Mateeva R, Steinemann D, Arnold N, Dworniczak B, Wang-Gohrke S, Gehrig A, Wappenschmidt B, Meindl A, Schmutzler RK. BRCA1/2 mutation prevalence in triple-negative breast cancer patients without family history of breast and ovarian cancer. J Clin Oncol 34, 2016 (suppl; abstr 1090)

12. Alsop K, Fereday S, Meldrum C, deFazio A, Emmanuel C, George J, Dobrovic A, Birrer MJ, Webb PM, Stewart C, Friedlander M, Fox S, Bowtell D, Mitchell G. BRCA mutation frequency and patterns of treatment response in BRCA mutation-positive women with ovarian cancer: a report from the Australian Ovarian Cancer Study Group. J Clin Oncol. 2012 Jul 20;30(21):2654-63.

13. Mavaddat N, Peock S, Frost D, Ellis S, Platte R, Fineberg E, Evans DG, Izatt L, Eeles RA, Adlard J, Davidson R, Eccles D, Cole T, Cook J, Brewer C, Tischkowitz M, Douglas F, Hodgson S, Walker L, Porteous ME, Morrison PJ, Side LE, Kennedy MJ, Houghton C, Donaldson A, Rogers MT, Dorkins H, Miedzybrodzka Z, Gregory H, Eason J, Barwell J, McCann E, Murray A, Antoniou AC, Easton DF; EMBRACE. Cancer risks for BRCA1 and BRCA2 mutation carriers: results from prospective analysis of EMBRACE. J Natl Cancer Inst. 2013 Jun 5;105(11):812-22.

14. Antoniou AC, Pharoah PP, Smith P, Easton DF. The BOADICEA model of genetic susceptibility to breast and ovarian cancer. Br J Cancer. 2004 Oct 18;91(8):1580-90.

15. Bick U. Intensified surveillance for early detection of breast cancer in high-risk patients. Breast Care (Basel). 2015 Feb;10(1):13-20.

16. Cuzick J, Sestak I, Forbes JF, Dowsett M, Knox J, Cawthorn S, Saunders C, Roche N, Mansel RE, von Minckwitz G, Bonanni B, Palva T, Howell A; IBIS-II investigators. Anastrozole for prevention of breast cancer in high-risk postmenopausal women (IBIS-II): an international, double-blind, randomised placebo-controlled trial. Lancet. 2014 Mar 22;383(9922):1041-8.

17. Menon U, Griffin M, Gentry-Maharaj A. Ovarian cancer screening--current status, future directions. Gynecol Oncol. 2014 Feb;132(2):490-5.

18. Domchek SM, Friebel TM, Neuhausen SL, Wagner T, Evans G, Isaacs C, Garber JE, Daly MB, Eeles R, Matloff E, Tomlinson GE, Van't Veer L, Lynch HT, Olopade OI, Weber BL, Rebbeck TR. Mortality after bilateral salpingo-oophorectomy in BRCA1 and BRCA2 mutation carriers: a prospective cohort study. Lancet Oncol. 2006 Mar;7(3):223-9.

19. Finch A, Evans G, Narod SA. BRCA carriers, prophylactic salpingo-oophorectomy and menopause: clinical management considerations and recommendations. Womens Health (Lond). 2012 Sep;8(5):543-55.

20. Kurian AW, Sigal BM, Plevritis SK. Survival analysis of cancer risk reduction strategies for BRCA1/2 mutation carriers. J Clin Oncol. 2010 Jan 10;28(2):222-31.

21. Graeser MK, Engel C, Rhiem K, Gadzicki D, Bick U, Kast K, Froster UG, Schlehe B, Bechtold A, Arnold N, Preisler-Adams S, Nestle-Kraemling C, Zaino R, Loeffler M, Kiechle M, Meindl A, Varga D, Schmutzler RK. Contralateral breast cancer risk in BRCA1 and BRCA2 mutation carriers. J Clin Oncol. 2009 Dec 10;27(35):5887-92

22. Rhiem K, Engel C, Graeser M, Zachariae S, Kast K, Kiechle M, Ditsch N, Janni W, Mundhenke C, Golatta M, Varga D, Preisler-Adams S, Heinrich T, Bick U, Gadzicki D, Briest S, Meindl A, Schmutzler RK. The risk of contralateral breast cancer in patients from BRCA1/2 negative high risk families as compared to patients from BRCA1 or BRCA2 positive families: a retrospective cohort study. The risk of contralateral breast cancer in patients from BRCA1/2 negative high risk families as compared to patients from BRCA1 or BRCA2 positive families: a retrospective cohort study. Breast Cancer Res. 2012 Dec 7;14(6):R156.

Transsexualität (Transidentität, Gender-Dysphorie, Transgender, Gender-Inkongruenz)

Christian Egarter

Die bisher gebräuchlichen Begriffe Transsexualität, Transidentität, „Gender-Dysphorie" oder „Transgender" unterliegen in den letzten Jahren einer gewissen Kritik vor allem von Seiten der Betroffenen sowie Selbsthilfegruppen. Man wird dies möglicherweise in der kommenden WHO Version 11 der „International Classification of Diseases" (ICD 11) berücksichtigen und den Begriff „Gender-Inkongruenz" einführen. Da das aber noch nicht definitiv absehbar ist, werden hier weiter die medizinisch häufigen und leicht verständlichen Begriffe Transsexualität und Transidentität verwendet, die aber in keinster Weise pathologisierend oder abwertend gemeint sind. Bei Transsexualität ein Mensch eindeutig genetisch und/oder anatomisch bzw. hormonell einem Geschlecht zugewiesen, fühlt sich in diesem Geschlecht aber falsch oder unzureichend beschrieben bzw. lehnt gelegentlich auch jede Form der Geschlechtszuweisung und -kategorisierung ab. Das psychische Geschlecht bzw. die Geschlechtsidentität stimmt also nicht mit dem biologischen Geschlecht überein bzw. möchte die Person überhaupt nicht eindeutig einem Geschlecht zugeordnet werden.

Dieses paradoxe Zugehörigkeitsgefühl führt meist im Laufe des Lebens zu zunehmend größerem Leidensdruck, der letztlich in vielen Fällen die Betroffenen veranlasst, ihr Äußeres entsprechend ihrer inneren Empfindung zu verändern bzw. dieser anzugleichen. Transidentität bezieht sich aber auch auf das persönliche Körperempfinden und andere Ausdrucksformen von Geschlecht wie z. B. Kleidung, Sprache und Verhalten. Transidente Menschen können das Verlangen verspüren, ihren physischen, sozialen oder juristischen Status (bzw. Teile davon) zu verändern, damit ihre Geschlechtsidentität damit in Einklang gebracht wird. Eine Veränderung des körperlichen Erscheinungsbildes oder von Körperfunktionen durch Kleidung, hormonelle, operative oder kosmetische Eingriffe gehört oft zur persönlichen Erfahrung von Geschlecht bei transidenten Menschen.

Die Prävalenz der Transsexualität nimmt laut einschlägigen Untersuchungen offenbar in den letzten Jahren zu, was vermutlich auf den in vielen westlichen Ländern mittlerweile sehr viel liberaleren Umgang mit dieser Thematik zurückzuführen ist. Insgesamt wird die Prävalenz auf etwa 5,5 in 100.000 Individuen und zwar 6,8 für Mann-zu-Frau (MzF) und 2,6 für Frau-zu-Mann (FzM) Transsexualität geschätzt **(Meyer zu Hoberge 2009)**.[1] Eine nicht klinische Stichprobe aus den Niederlanden (4052 Männer, 4012 Frauen) zeigt jedoch sogar, dass sich 4,6% der Männer und 3,2% der Frauen - allerdings in sehr unterschiedlichem Ausmaß - zumindest teilweise ambivalent gegenüber dem eigenen Geschlecht erleben **(Kuyper 2012)**.[2]

In der neuen Ausgabe des „Diagnostic and Statistical Manual of Mental Disorders" (DSM-V)[3] der „American Psychiatric Association" werden Menschen, die angeben, dass ihr Geburtsgeschlecht dem tatsächlich empfundenen Geschlecht nicht entspricht, mit „Gender-Dysphorie" diagnostiziert. In dem dzt. gültigen internationalen Diagnoseschlüssel ICD-10 fällt diese Diagnose in die Klassifikation Transsexualismus, sollte jedoch nicht als „pathologisch", sondern schlicht als Norm-Variante konnotiert werden. Von der Transsexualität strikt abzugrenzen sind jedenfalls die verschiedenen Formen der Intersexualität („Disorders of Sexual Development" DSD) sowie die sexuelle Orientierung, die die sexuelle und emotionale Hinwendung von einer Person auf eine andere Person

Tab. 1: Effekte von männlichen Hormonen

Effekt	Ø Dauer bis Eintritt	Ø Dauer bis Eintritt des maximalen Effekts
Amenorrhoe	2-6 Monate	
Seborrhoe/Akne	1-6 Monate	1-2 Jahre
Haarwuchs Gesicht/Körper	3-6 Monate	3-5 Jahre
Haarverlust Kopf	>12 Monate	Variabel
Erhöhte Muskelmasse/Kraft	6-12 Monate	2-5 Jahre (abhängig von Belastung)
Fett-Verteilung	3-6 Monate	2-5 Jahre
Klitoris-Vergrößerung	3-6 Monate	1-2 Jahre
Vaginale Atrophie	3-6 Monate	1-2 Jahre
Tiefere Stimme	3-12 Monate	1-2 Jahre

Tab. 2: Effekte von weiblichen Hormonen

Effekt	Ø Dauer bis Eintritt	Ø Dauer bis Eintritt des maximalen Effekts
Hodenvolumen ↓	3-6 Monate	2-3 Jahre
Spermienproduktion ↓	unterschiedlich	unterschiedlich
Brustwachstum	3-6 Monate	2-3 Jahre
Spontane Erektionen ↓	1-3 Monate	3-6 Monate
Muskelmasse/Kraft ↓	3-6 Monate	1-2 Jahre (abhängig von Belastung)
Fett-Verteilung	3-6 Monate	2-5 Jahre
Haut/Seborrhoe ↓	3-6 Monate	1-2 Jahre
Libido ↓	1-3 Monate	1-2 Jahre
Körper- und Gesichtsbehaarung vermindert, dünnere Haare	6-12 Monate	>3 Jahre
Männliche Glatzenbildung, Haarverlust	Keine Verbesserung, Haarverlust vermindert 1-3 Monate	1-2 Jahre

bezeichnet, mit ihren Phänomenen der Hetero-, Homo- oder Bisexualität.

Beim Phänomen Transsexualität geht es jedenfalls um einem besonders sensiblen und verletzbaren Bereich des Menschen, seine geschlechtliche Identität, die von den üblichen gesellschaftlichen Normvorstellungen abweicht, was immer wieder zu Diskriminierung von Betroffenen und zu einem gewissen Anpassungsdruck an die heterosexuelle Norm führen kann. Die Medizin und Gesellschaft stehen daher vor der Herausforderung, überkommene pathologische Einstufungen zu hinterfragen, grundsätzlich ein Recht auf Anderssein anzuerkennen, die subjektive Selbsteinschätzung Betroffener ernst zu nehmen und so zu einem neuen Verständnis dessen zu gelangen, was es in diesem Kontext bedeutet, das Recht der Betroffenen auf Sorge um ihre - auch sexuelle - Selbstbestimmung, auf körperliche Integrität, auf Privatsphäre und auf Nichtdiskriminierung zu respektieren.

In allen Überlegungen und Entscheidungen im Umgang mit Transsexualität muss daher die bestmögliche Förderung des Wohls der Betroffenen im Vordergrund stehen. Dieses Wohl umfasst im Besonderen nicht nur den medizinischen Erfolg von Maßnahmen, sondern die nachhaltige Zufriedenheit Betroffener mit dem eigenen Körper und der eigenen Geschlechtsidentität. Es umfasst auch die Frage der sexuellen Empfindungsfähigkeit, die Möglichkeit, geglückte sexuelle Beziehungen eingehen zu können sowie den Erhalt der Fortpflanzungsfähigkeit. Bei Transsexualität erschließt sich das Wissen, was dem Wohl dieser Personen dient, nur unter Einbezug der Selbsterfahrung Betroffener sowie der Meinung von Selbsthilfegruppen und Interessensverbänden.

Diagnostische Evaluierung

Die medizinische Diagnostik und der daraus resultierende Behandlungsprozess bei Transsexualität sind relativ komplex und erfordern nicht nur die Koordination mehrerer Berufsgruppen, sondern üblicherweise auch die langzeitige Betreuung der betreffenden Personen. Deshalb erfolgt dieser Prozess heute meist in entsprechenden Kompetenzzentren, wo qualitativ hochwertige Betreuungs- und Behandlungsangebote zur Verfügung stehen.

Die Behandlungsstandards für Personen mit Transidentität wurden von der WPATH (World Association for Transgender Health) **(Coleman et al. 2011)**[4], **(Coleman et al. 2012)**[5] zusammengefasst. Sie geben gewisse Rahmenbedingungen vor, sind aber flexibel gestaltet, sodass die individuellen Bedürfnisse der transidenten Personen bedacht werden können. Um das Ziel der individuell optimierten physischen und auch psychischen Anpassung zu erreichen, wer-

Tab. 3: Medizinische Risiken einer Hormontherapie

	Feminisierende Hormone	Maskulinisierende Hormone
Evtl. erhöhtes Risiko	Venöse thrombembolische Komplikationen[a]	Polyzythämie[e]
	Gallensteine	Gewichtszunahme
	Erhöhte Leberenzyme	Akne
	Triglyzeride ↑	Androgene Alopezie
	Gewichtszunahme	Schlafapnoe
		Klitoris-Vergrößerung
Ev. erhöhtes Risiko bei zusätzlichen Risikofaktoren	Hypertension[b]	Erhöhte Leberenzyme
	Hyperprolaktinämie[c]	Hyperlipidämie[f]
	Typ 2 Diabetes	Hypertension?
		Typ 2 Diabetes?
		Psychiatrische Erkrankungen[g]
Kein erhöhtes Risiko oder unklar	Brustkrebs	Knochendichte
	Libido[d]	Brustkrebs
		Zervixkarzinom
		Ovarialkarzinom
		Uteruskarzinom

[a] vermutlich höher mit oraler im Gegensatz zu transdermaler Applikation
[b] möglicherweise mit bestimmten zusätzlichen Gestagenen erhöht oder erniedrigt (Spironolacton)
[c] evtl. im 1. Jahr, danach unwahrscheinlich
[d] evtl. Verminderung der Libido und nächtlicher Erektionen
[e] Hämatokrit > 50%, transdermale Applikation vermutlich mit geringerem Risiko
[f] Testosteron erniedrigt v.a. HDL, variable Effekte auf LDL und Triglyzeride, Dosis-abhängig
[g] vermutlich assoz. mit höheren bzw. supraphysiologischen Dosierungen

den die betreffenden Personen zunächst zur grundsätzlichen Feststellung des Vorliegens einer Gender-Dysphorie - und zwar z.B. durch eine psychiatrische, klinisch psychologische, urologisch-gynäkologische und/oder endokrinologische Diagnostik durch entsprechend geschulte Fachkräfte - evaluiert. Bei Vorliegen koexistenter psychiatrischer oder somatischer Störungen erfolgt meist die weiterführende Behandlung durch diesbezügliche Spezialisten.

Das Ergebnis der Evaluierung kann dann die formelle Diagnose Transsexualität/Transidentität sein und sollte vor allem andere psychologisch/psychiatrische Ursachen ausschließen. Manchmal zeigen transidente Personen aufgrund des gesellschaftlichen Umfelds chronische Stresssituationen, Ängstlichkeit, depressive Aspekte, Alkohol- oder Drogen-Abusus, erhöhte Selbstmordgedanken oder Zwangs- bzw. auch Persönlichkeitsstörungen bis hin zum autistischen Formenkreis. Diese koexistierenden Veränderungen sollten entsprechend diagnostiziert und behandelt werden, da sie den Transitionsprozess ungünstig beeinflussen können **(Kevan et al. 2016)**.[6]

Diagnostischer Prozess bei Kindern und Jugendlichen

Eine besondere Herausforderung der letzten Zeit stellen Kinder und jugendliche Personen mit Gender-Dysphorie dar. Es gibt keine klaren Zahlen zur Inzidenz; man geht in etwa von < 1:2000 aus. Bei den meisten Betroffenen handelt es sich um eine passagere Erscheinung und nur bei einem kleinen Teil persistiert die Gender-Dysphorie und es entwickelt sich ein entsprechender Leidensdruck. Deshalb wird zunächst von hormonellen und natürlich von irreversiblen operativen Strategien Abstand genommen und eine (interdisziplinäre) medizinische Betreuung angeboten; bei großem Leidensdruck in der Pubertät kann ab etwa 12 Jahren eine Pubertätsunterdrückung mit Hormon-Antagonisten zum Zeitgewinn sinnvoll sein **(Hembree et al. 2009)**[7], **(Kreukels u. Cohen-Kettenis 2011)**.[8]

In den meisten westlichen Ländern können irreversible Eingriffe erst ab dem Alter der Volljährigkeit durchgeführt werden. Vor allem Länder wie Niederlande und Kanada bieten Betroffenen aber die frühzeitige Behandlung mit Pubertätsunterdrückung durch GnRH Analoga frühestens allerdings erst mit 12 Jahren und meist ab einem Tanner Stadium 2-3 an. Mit 16 Jahren kann dann mit der gegengeschlechtlichen Hormontherapie in aufsteigender Dosierung begonnen werden, um die Ausprägung der unerwünschten Geschlechtsmerkmale zu unterdrücken. Die diesbezüglichen Erfahrungen sind durchaus positiv (**Kreukels u. Cohen-Kettenis 2011**).[9] Eine kontinuierliche psychiatrische Re-Evaluation der Diagnose und eine entsprechende psychologische Betreuung und begleitende Psychotherapie sollten aber jedenfalls angeboten werden. Diese Therapieoption sollte auch entsprechenden Zentren vorbehalten bleiben und die Betroffenen in wissenschaftliche Studien einbezogen werden (**Coleman et al. 2012**).[10]

Gegengeschlechtliche Hormontherapie

Nach dem diagnostischen Prozess kann auf Wunsch der Beginn der gegen-geschlechtlichen Hormontherapie nach Ausschluss von medizinischen Kontraindikationen erfolgen. Wegen des nach wie vor existenten Stigmas bei Transidentität kann es in der Phase, in der die Person bereits über weite Strecken im gewünschten Geschlecht lebt, zu sozialen Reaktionen kommen, die zu Stress oder anderen psychischen Reaktionen führen oder es können irreale Erwartungen und Vorstellungen der Betroffenen evident werden. Deshalb wird diesen generell vor weiteren, irreversiblen Schritten empfohlen, eine in etwa 12monatige „Alltagstest"-Phase einzuhalten. Eventuell auftretende Probleme und Konflikte können von begleitender psychologischer Therapie behandelt werden (**Coleman et al. 2012**)[11], (**Kevan et al. 2016**).[12]

Manche Betroffene möchten grundsätzlich eine maximale feminisierende bzw. maskulinisierende Hormontherapie, andere wiederum vielleicht nur eine Minimierung der bestehenden sekundären Geschlechtsmerkmale und damit eine geringere hormonelle Dosierung. Die Hormontherapie ist deshalb individuell auf die Wünsche oder sozialen Umstände der/des Betroffenen und v.a. auf die individuelle Risikosituation abzustimmen. Voraussetzungen für die Initiierung einer potentiell mit irreversiblen Folgen verbundenen Hormontherapie sind eine persistierende, gut dokumentierte Gender-Dysphorie und die bestehende Einsichtsfähigkeit bezüglich der Behandlung nach ausführlicher Beratung hinsichtlich aller Vorteile und potentieller Nebenwirkungen („Informed Consent") sowie das Erreichen der Altersgrenze von 18 Jahren (Ausnahmen siehe oben).

Nach Initiierung der Hormontherapie kommt es naturgemäß zu graduellen physischen Veränderungen, wobei diese durchaus individuell variabel sein können und klarerweise auch von der Dosierung, den verwendeten Substanzen sowie der Applikationsart abhängen. **Tab. 1 und 2** geben sowohl die durchschnittliche Dauer bis zum Eintritt der entsprechenden Effekte als auch die durchschnittliche Dauer bis zum Eintritt des maximal erzielbaren Effektes wieder (**Hembree et al. 2009**).[13]

Bekanntermaßen kann eine Hormontherapie mit entsprechenden Nebenwirkungen einhergehen, wobei das Ausmaß der Nebenwirkungen von verschiedenen Faktoren wie beispielsweise der Dosierung, der Verabreichungsart sowie von klinischen Charakteristika wie Alter der Person, bestehende Komorbiditäten aber auch der individuellen und der Familienanamnese abhängt. Einen groben Überblick über die Risiken, die mit einer Hormontherapie verbunden sein können, gibt **Tab. 3**.

Üblicherweise werden sowohl die Initiierung einer Hormontherapie als auch die - meist langjährige - Überwachung von diesbezüglich spezialisierten Ärztinnen und Ärzten in entsprechenden Zentren durchgeführt, was aber nicht heißen muss, dass nicht auch niedergelassene Ärzte mit Kenntnissen auf dem Gebiet der Hormontherapie begleitend tätig werden können. Eine Kommunikation mit den ExpertInnen des Zentrums ist dabei aber sicherlich wünschenswert und entsprechende Neuentwicklungen bzw. eventuell auftretenden Probleme können diskutiert werden. Dies gilt natürlich auch für weitere Kontakte der Betroffenen bezüglich psychologisch/psychiatrischer Kolleginnen.

Die Hormonersatztherapie wird normalerweise lebenslang nach Entfernungen der Gonaden durchgeführt, wobei eine Adjustierung bezüglich der Dosis vom Alter und anderen Komorbiditäten oder Lebensstiländerungen abhängen kann.

Tab. 4a: Aktuelle hormonelle Therapie bei Mann-zu-Frau und Frau-zu Mann Transsexualität an der Med. Universität Wien

♂ → ♀	Handelsname	Applikation	Dosierung	Bemerkung
Oral				
Estradiol	Estrofem®	1-2 x 1 tgl.	2-4 mg	Zielwert E2 > 40 pg/ml
Spironolacton	Spironolacton Ratiopharm®	½ -2 x 1 tgl.	25-200 mg	50 oder 100 mg Tabletten (selten eingesetzt)
Cyproteron-acetat	Androcur®	½ - 1 x 1 tgl.	50mg	
	Androdiane		10mg	
Transdermal				
Estradiol	Estrogel®	2 - 5 Hübe tgl.	0,75 mg/Dosis	
Estradiol Pflaster	Estradot®	2 - 3 x wöchentlich	50 mcg/24h, 75 mcg/24h	
	FemSeven® Depot	1 x wöchentlich	50 mcg/24h	(eher selten eingesetzt, da meist nicht ausreichend dosiert)
	Climara®			
Parenteral				
E2-valerat oder E2-cypionat		alle 2 Wochen	5-20 mg i.m. (s.c.)	(ölige) Injektion
		jede Woche	2-10 mg i.m. (s.c.)	(in Österreich nicht erhältlich)
E2-Valerat + Prasteronenantat (DHEA)	Gynodian Depot®	1 x monatlich	4 mg E2V + 200 mg DHEA	(sehr selten, ev. post operationem, auch DHEA enthalten!)
GnRH Triptorelinacetat	Decapeptyl®	alle 4-6 Wochen	3,75 mg s.c.	je nach LH, FSH

alle 2 Jahre Knochendichte (bei normaler Knochendichte ev. auch längere Abstände)
> 40a → ev. PSA Bestimmung
bei Haarausfall bzw. Alopezia androgenica ev. Finasterid 5mg ½ Tabl. jeden 2. Tag

Es existiert eine große Variabilität an verfügbaren Hormonregimen sowie -konzentrationen, jedoch praktisch keine randomisierten klinischen Studien bezüglich eines Vergleiches der Sicherheit und Effizienz der einzelnen Regime. Trotz dieser Tatsache bestehen jedoch vielfältige Erfahrungen mit der hormonellen Therapie bei hypogonadalen Personen aber auch beispielsweise der Hormonersatztherapie bei menopausalen Frauen. Die derzeit üblichen hormonellen Therapie-Regime an der Transsexuellen-Ambulanz der medizinischen Universität Wien sind in **Tab. 4** zusammengefasst. Es bestehen relativ wenige absolute Kontraindikationen bezüglich der Initiierung einer Hormontherapie wie beispielsweise hormonsensitive Karzinome oder schwere chronische Lebererkrankungen. Vor einer Initiierung einer Therapie werden üblicherweise noch entsprechende Laborwerte und sonstige klinische Untersuchungen insbesondere im Hinblick auf bereits bestehende Risikofaktoren **(siehe Tab. 3)** durchgeführt.

Fertilität

Da es durch die Initiierung einer gegengeschlechtlichen Hormontherapie auch zu einer Beeinträchtigung der Fertilität und durch die operative Entfernung der Gonaden zur kompletten Zeugungsunfähigkeit kommt, wird in letzter Zeit verstärkt die Möglichkeit eines Erhalts der Fertilität durch Kryo-Konservierung der Gonaden diskutiert **(Ethics Committee of the American Society for Reproductive Medicine)**.[14] Die entsprechenden Informationen sollten den Betroffenen jedenfalls nicht vorenthalten werden; allerdings gibt es zu den theoretischen Optionen noch sehr wenig wissenschaftliche Literatur; die meiste Erfahrung stammt aus Studien zum Erhalt der Fertilität bei malignen Erkrankungen vor Chemotherapie oder chirurgischer Entfernung der Gonaden.

Spermien, Oozyten oder auch Embryonen können heute relativ problemlos kryokonserviert werden; aber auch Eierstock- und Hodengewebe kann heute z.T. durchaus erfolgreich für eine spätere Fertilisierung nach Kryo-Konservierung herangezogen werden. Allerdings sind derartige Vorgangsweisen nur an manchen Kliniken überhaupt durchführbar und oft mit entsprechenden Kosten verbunden.

Die wenigen bisher vorliegenden Daten zur psychosozialen Situation von Kindern von Transidenten lassen keinen Schluss darauf zu, dass durch diese Personen aufgezogene Kinder in irgendeiner Weise beeinträchtigt sind **(Chiland et al. 2013)**.[15] Bei Kindern gleichgeschlechtlicher Partner sind diese Daten wesentlich umfangreicher und zeigen ebenfalls keinerlei Beeinträchtigung **(Rupp 2009)**.[16] Deshalb sollten heute jedenfalls die Möglichkeiten des Fertilitätserhalts mit den betroffenen Personen unbedingt besprochen werden. Die Angebote sollten alle Arten der heute möglichen assistierten Reproduktion beinhalten und die Resultate entsprechender Behandlungen aufgrund der noch nicht ausreichenden Datenlage unbedingt in wissenschaftliche Untersuchungen eingebracht werden.

Auf Basis eines klaren Konsensus aller beteiligten Fachkräfte bezüglich der Kontinuität und Unbeeinflussbarkeit des transidenten Wunsches bzw. der angestrebten Geschlechterrolle ergibt sich nach einer gegengeschlechtlichen Hormontherapie meist dann die Indikation für eine operative Behandlung der Geschlechtsanpassung, die klarerweise ebenfalls nur von entsprechend spezialisierten Zentren durchgeführt werden sollte. Eine adäquate postoperative Nachsorge erfolgt meist ebenfalls in diesen Zentren **(Coleman et al. 2012)**[17], **(Kevan et al. 2016)**.[18]

Geschlechtsanpassende Operationen

Zunächst ist festzuhalten, dass manche transidente Personen durchaus auch ohne Operation(en) mit ihrem Status zufrieden sind. Bei anderen wiederum steht nach hormoneller Einstellung die weitere Geschlechtsangleichung, die grundsätzlich zunächst aus dem operativen Teil der Entfernung der Organe des bestehenden Geschlechts besteht. Beim Mann bedeutet dies die Entfernung von Hoden und Penis, bei der Frau die Entfernung der Eierstöcke, Eileiter und Gebärmutter und (teilweise) der Scheide sowie der Brüste mit eventueller Mamillen-Transplantation. Im nächsten Teil der operativen Geschlechtsanpassung wird versucht, die Organe des angenommenen Geschlechts nachzubilden und dies erfolgt heute meist in weiteren separaten Schritten, da gegebenenfalls auch mehrfache operative Eingriffe nötig sind und bei überlangen Operationen die Morbidität zunimmt. Und schließlich sind noch weitere operative Eingriffe wie Liposuktion, Lipofilling, Gesichts-, Schilddrüsen-, Stimmband- oder Gesäßoperationen sowie verschiedene plastisch-ästhetische Eingriffe mit kosmetischen Aspekten denkbar.

Bei transidenten Personen kann es grundsätzlich für geplante operative Schritte zu einem Konflikt zwischen dem Prinzip des Rechts auf Selbstbestimmung und dem Nichtschadensprinzip von Seite der behandelnden Ärzte kommen, wenn die Voraussetzungen in Form verschiedener Fachgutachten und/oder zu durchlaufenden Phasen wie z.B. langzeitige Hormontherapie als Bevormundung durch Medizin und Gesellschaft empfunden wird. Hier ist einerseits zu beachten, dass es mit zunehmender Irreversibilität der (operativen) Eingriffe eine zunehmende Verantwortung der durchführenden Operateure gibt. Medizinethisch bedarf jeder operative Eingriff einer Indikation, die dadurch gegeben ist, dass der Eingriff in der Lage ist, das umfassende Wohl der betroffenen Person oder zumindest bestimmte Aspekte davon wirksam zu fördern. Auf der anderen Seite sollten alle diagnostischen und gutachterlichen Vorkehrungen eine erfolgreiche Transition ins andere Geschlecht positiv ermöglichen und gleichzeitig Betroffene vor unüberlegten und vorschnellen Interventionen schützen, die diese später möglicherweise be-

Tab. 4b: Aktuelle hormonelle Therapie bei Mann-zu-Frau und Frau-zu Mann Transsexualität an der Med. Universität Wien

♀→♂	Handelsname	Applikation	Dosierung	Bemerkung
Transdermal				
Testosteron	Testogel®	50 mg tgl.	½ - 1 Sache tgl.	**Zielwert** Testosteron 3-8 ng/ml
Testosteron	Creme (magistraliter)	50 mg tgl.	≥ 4 Hübe tgl.	geringere tgl. Menge, nicht alkoholisch→ Hauttrockenheit↓
Parenteral				
Testosteronundecanoat	Nebido®	alle 8-12 Wochen	1000 mg in 4 ml Injektionslösung	1.Kontrolle nach 7-8 Wochen
Regelunterdrückung				
Oral				
Desogestrel	Cerazette®, Desirett® Diamilla® Moniq®	1x1 tgl.	75 mcg	
Lynestrenol	Orgametril®	1x1 tgl.	5 mg	
Parenteral				
GnRH Triptorelinacetat	Decapeptyl®	monatlich	3,75 mg s.c.	

reuen. Dies setzt eine umfangreiche Auseinandersetzung mit dem Thema Transidentität voraus und sollte keine paternalistische Bevormundung auf der Basis überkommener Anschauungen sein. Darüber hinaus kann das Recht auf Selbstbestimmung bekanntermaßen nur erfolgreich ausgeübt werden, wenn Personen umfassend aufgeklärt sind. Es braucht in diesem Sinn ein umfassendes Wissen der Betroffenen über die Bedingungen einer erfolgreichen Transition, das auf verständliche Weise vermittelt werden muss. Erfolgreiche Selbstbestimmung braucht aber auch die Möglichkeit von „Selbstaufklärung" und damit Angebote für Betroffene, sich ihrer eigenen Wünsche kritisch zu vergewissern.

Seit 2011 liegen die „Standards of Care" zur Diagnostik und Behandlung von Transsexuellen von der WPATH **(World Professional Association for Transgender Health)**[19] in der erweiterten 7. Version vor. Die Indikation bei persistenter und dokumentierter Transidentität zur operativen Genitalangleichung sollte laut diesen Empfehlungen von 2 unabhängigen und auf dem Gebiet erfahrenen Gutachtern bescheinigt werden. In den meisten Ländern ist auch die Volljährigkeit der betreffenden Person notwendig; eine obere Altersgrenze besteht hingegen meist nicht. Speziell für Genitaloperationen wird nach wie vor eine etwa 12-monatige Erfahrung mit einer gegengeschlechtlichen Hormontherapie (falls nicht kontraindiziert) empfohlen, bevor irreversible operative Verfahren angewendet werden. Üblicherweise wird - wie in Österreich - auch eine Kostenübernahmeerklärung der gesetzlichen Krankenversicherungen gefordert. Die ausführliche präoperative Aufklärung mit ausreichendem Abstand zur Operation und eine realistische Einschätzung der Ergebnisse und v.a. die eingehende Erörterung der signifikanten Komplikationsraten mit den Betroffenen gehören klarerweise heute zum Standard.

Langzeitstudien haben jedenfalls die unzweifelhaften Vorteile von operativen Angleichungen an das gewünschte Geschlecht in Bezug auf das subjektive Wohlbefinden, kosmetische Ergebnisse und sexuelle Funktionen ergeben **(Gijs u. Brewaeys 2007)**[20], **(Klein u. Gorzalka 2009)**.[21]

Tab. 5: Komplikationsraten bei operativer Genitalangleichung Mann-zu-Frau Transsexualität

	Rossi et al.[28] n = 332	Lawrence[23] n = 232	Goddard et al.[24] n = 233	Baranyi et al.[25] Review
Genitalregion				
Striktur Vaginaleingang	15%			22%
Entfernung Reste Schwellkörper	15%			
Vaginalstenosen	12%	8%	6%	
Verlust Vaginaltiefe	8%		6%	11%
Dyspareunie	2%	9%		9%
Part. Klitorisnekrose		3%		10%
Vaginalprolaps	1%			
Harntrakt				
Harnröhrenstenose	40%	25%	18%	
Stenoserezidiv	15%	18%	23%	
Urethrafisteln				11%
Darmtrakt				
rektale Verletzung	3%			
Wundheilungsstörung	33%			
anhaltende genitale Schmerzen	3%			9%

Tab. 6: Komplikationsraten bei operativer Genitalangleichung Frau-zu-Mann Transsexualität

	Dabernig et al.[31] n = 34	Monstrey et al.[34] Review
Mastektomie		
Hämatome, Infektionen, Dehiszenzen		12,5%
Genitalregion		
Blutungen	14,7%	
Nervenkompression		0,7%
Lappen		
Lappenverlust komplett	11,8%	0,7%
Partielle Nekrosen		7,3%
Revision der Anastomose		12,0%
Harntrakt		
Harnröhrenverlust komplett		
Harnröhrenstriktur	20,6%	7,3%
Urethrafisteln	14,7%	17,7%
Harnröhrenanschluss fehlend	5,9%	
Sonstige		
Pulmonalembolie		1,0%
Wundheilungsstörung		11,1%
Hodenprothesen		
Infektion	5,9%	
Erektionsprothesen		
Revisionsoperationen		44,6%
Unmöglichkeit des GV		20,0%

Operative Genitalangleichung bei Mann-zu-Frau Transsexualität

Die Operationen sollten klarerweise von einer Person durchgeführt werden, die auf diesem Gebiet erfahren ist und grundsätzlich mehr als nur eine Operationsmethode beherrscht, um eventuell vorliegenden Besonderheiten gerecht zu werden. Individuell kann natürlich auf Wunsch des Patienten z. B. in höherem Lebensalter auf manche Aspekte der Operation verzichtet werden (wie beispielsweise der Anlage einer Neovagina).

Die operative Vorgangsweise ist in den unterschiedlichen Zentren durchaus in Teilaspekten verschieden; heute erfolgt meist zunächst die beidseitige Orchiektomie wobei Hoden und Samenstränge möglichst im Bereich des Leistenkanals abgesetzt werden **(Sohn et al. 2013)**.[22] Weiter werden die Corpora cavernosae nach Durchtrennung der Urethra im unteren Penisschaftbereich möglichst vollständig reseziert. Aus einem Teil oder der gesamten Glans wird häufig die Neoklitoris formiert. Das dorsale Gefäßnervenbündel wird idealerweise meist zusammen mit der Neoklitoris unter mikrochirurgischen Bedingungen von den Corpora gelöst und erhalten.

Zur Schaffung einer ausreichend tiefen und weiten Neovagina wird dann bei dieser Variante im Bereich des Zentrum tendineums der Musculus recto urethralis durchtrennt und auf der Dorsalseite der Prostata eine Höhle geschaffen, wobei die Intaktheit des Rektums kontrolliert werden muss. Schließlich wird unter Einlage von Drainagen die penile Haut als Auskleidung der Neovaginalhöhle eingestülpt und von dorsal die hintere Kommissur durch Einnaht des perineal/skrotalen Lappens rekonstruiert. An typischer Stelle wird der Penishautschlauch zum Durchzug der Neoklitoris eröffnet und über eine weitere Eröffnung zum Durchzug der gekürzten Urethra. Die noch vorhandene Skrotalhaut kann dann zur Rekonstruktion der großen und ggf. kleinen Schamlippen herangezogen werden.

Die überwiegende Mehrzahl der Autoren befürwortet grundsätzlich die Verwendung des penilen Hautschlauchs für die Auskleidung der Vagina, da dieser sensibel und in der Regel ohne Haare sowie gut durchblutet ist. Freie Hauttransplantate, die früher öfter verwendet wurden, haben hingegen eine höhere Schrumpfungstendenz als vaskularisierte Haut. Probleme mit dem penilen Hautschlauch kann es allerdings bei jugendlichen Patienten nach pubertätsstoppender und früher gegengeschlechtlicher Hormontherapie geben, da sich hier häufig hypotrophe juvenile Genitalien ohne ausreichend lange Penishaut finden.

Genitalangleichende Operationen sind grundsätzlich komplexe und zeitaufwendige Beckenoperationen mit einem nicht unerheblichen Thrombose- und Embolie-Risiko und es empfiehlt sich eine präoperative Unterbrechung der Östrogentherapie sowie klarerweise eine suffiziente perioperative Thromboseprophylaxe.

Nachblutungen sind ebenfalls häufig und Hämatome im Schamlippenbereich können zu Wundheilungsstörungen oder Nekrosen führen. Eine Übersicht über die doch insgesamt häufigen postoperativen Komplikationen bei Genitalangleichung der Mann-zu-Frau Transsexualität gibt **Tab. 5 (Lawrence 2006)**[23], **(Goddard et al. 2007)**[24], **(Baranyi et al. 2009)**.[25]

Revisionsoperationen sind also eine häufige Folge, sodass einzelne Autoren primär schon ein 2-zeitiges Vorgehen propagieren [16]. Vor allem die häufig notwendigen Korrekturoperationen wegen Meatusstenosen und/oder Unzufriedenheit mit dem Erscheinungsbild der Vulva sind hervorzuheben. Eine Optimierung des Erscheinungsbildes des äußeren Genitales war und ist Gegenstand zahlreicher Publikationen. Bis heute existieren jedoch keine evidenzbasierten Empfehlungen oder Leitlinien hierzu **(Sohn et al. 2013)**.[26] Die Verwendung peniler Haut für die Urethra-Rekonstruktion wird von einigen Autoren propagiert, beeinflusst jedoch die Verfügbarkeit für die Auskleidung der Vagina. Im Einzelfall ist hier immer ein Kompromiss erforderlich.

Da es sowieso in der Mehrzahl der Fälle zu Korrekturoperationen kommt, bevorzugen viele führende Zentren primär die Anlage einer verlässlichen Vaginaltiefe und -auskleidung; die Feingestaltung des äußeren Erscheinungsbildes der Vulva kann dann in einer zweiten Sitzung in der Mehrzahl der Fälle zufriedenstellend gelöst werden **(Sohn et al. 2013)**[27], **(Rossi et al. 2012)**.[28]

Zusammenfassend kann insgesamt bestätigt werden, dass die Sinnhaftigkeit genitalangleichender Operationen bei Mann-zu-Frau Transsexuellen durch die Evidenzlage der aktuellen Literatur gegeben ist. Die prinzipiellen Schritte der Operation sind ebenfalls weitgehend standardisiert; Feinheiten zur Gestaltung des äußeren Genitale sowie zur 1- oder 2-zeitigkeit des operativen Vorgehens sind jedoch noch Gegenstand von Diskussionen. Bei Anwendung der aktuellen operativen Techniken sind letztlich mehr als 80 % der betroffenen Patienten mit dem erreichten Ergebnis subjektiv zufrieden **(Sohn et al. 2013)**.[29]

Operative Genitalangleichung bei Frau-zu-Mann Transsexualität

In der Vergangenheit wurden hier ebenfalls zahlreiche operative Varianten versucht und es existieren nach wie vor keine einheitlichen operativen Behandlungsschemata. Vor allem die Konstruktion der Neo-Harnröhre und des Neophallus sind relativ risikoreiche operative Maßnahmen, wobei meistens das Urinieren im Stehen und die Fähigkeit zur sexuellen Interaktion von den Betroffenen gewünscht werden. Die erste Penoidkonstruktion wurde 1936 von Bogoras mit einem abdominalen Rundstiellappen durchgeführt **(Bogoras 1936)**.[30] Später modifizierte man das Verfahren mit einem Leistenlappen. Mit der Entwicklung der Mikrochirurgie verbesserten sich insgesamt die Resultate. Heute erfolgen die verschiedenen Operationsschritte meist ebenfalls nicht einzeitig. Üblicherweise wird als erster Schritt die subkutane Mastektomie mit einer eventuellen Mamillen-Transplantation und eine *laparoskopische* Hysterektomie und Salpingo-Ovarektomie zur Vermeidung einer „Kaiserschnitt"-Narbe kombiniert **(Dabernig et al. 2007)**.[31] In weiteren operativen Schritten wird später dann die Kolpektomie, die Rekonstruktion der Neo-Urethra, die Skrotektomie und anschließend die Phalloplastik durchgeführt. Gegebenenfalls zu einem späteren Zeitpunkt werden dann noch die Hodenprothesen und eventuell eine Erektionprothese eingesetzt **(Monstrey et al. 2011)**.[32]

Bezüglich der Mastektomie und Mamillen-Transplantation bestehen viele unterschiedliche Techniken, die auch von der Brustgröße sowie der Hautelastizität beeinflusst sind. Komplikationen können dabei trotz Drainagen und Kompressionsbandagen in Form von Hämatomen oder Seromen auftreten, aber auch Mamillennekrosen und Abszedierungen sind möglich. Auch ohne unmittelbare postoperative Komplikationen können weitere Eingriffe zur Verbesserung des ästhetischen Resultats notwendig werden und dies sollte jedenfalls vorab besprochen werden.

Die Techniken der Phalloplastik sind klarerweise komplex und es wurden – oft nur als Fallbeispiele – vielfache Lappen-Varianten wie z.B. Fibulalappen beschrieben **(Dabernig et al. 2007)**.[33] Die umfangreichste Serie über fast 300 Patienten berichteten **Monstrey et al. (2009)**[34] mit einem freien, vaskularisierten radialen Unterarm-Lappen bei dem eine mikrochirurgische End-zu-End-Anastomose der Arteria radialis mit der Arteria femoralis sowie Anastomosen mit ilio-inguinalen und klitoralen Nerven erfolgt und die denudierte Klitoris unterhalb des Neophallus zu liegen kommt. Der Unterarmdefekt wird dann mit Leisten- oder Oberschenkeltransplantaten gedeckt. Die Implantation von Hodenprothesen erfolgt meist in einem weiteren operativen Schritt eventuell zusammen mit einer Erektionsprothese mit einem mehrmonatigen Abstand.

Das Erreichen eines zufriedenstellenden kosmetischen Ergebnisses sowie insbesondere einer taktilen Sensitivität und der Orgasmusfähigkeit stehen neben der Möglichkeit im Stehen zu Urinieren in diesem Kollektiv meist im Vordergrund. Mit den geschilderten Operationstechniken sind diese Ziele laut Autoren trotz einer meist hohen Komplikationsrate **(siehe Tab. 6)** wie insbesondere Fistelbildungen, Wundheilungsstörungen, Blutungen, etc. in einem relativ großen Prozentsatz erreichbar.

Auch bei den hydraulischen erektilen Implantaten gibt es klarerweise eine hohe Rate an postoperativen Komplikationen, Revisionen und/oder Prothesen-Entfernungen; trotzdem stellen sie wahrscheinlich noch die beste Option zur Erreichung der Penetrationsfähigkeit dar und funktionieren nach einem längeren Zeitraum noch bei mehr als der Hälfte der Patienten **(Hoebeke et al. 2010)**.[35]

Medizinischer und gesellschaftlicher Umgang mit Transidentität

Grundsätzlich sollte heute jeglicher Form der Diskriminierung von transidenten/transsexuellen Personen in allen medizinischen, aber auch sonstigen Lebensbereichen wie Schule, Arbeitsleben, Gesellschaft usw. entgegengewirkt werden und zur Vermeidung von Ausgrenzung bereits im Erziehungsbereich v.a. aber bei der Ausbildung von medizinischem Personal eine entsprechende Aufklärung erfolgen.

Betroffene Personen müssen einen Anspruch auf umfassende interdisziplinäre Beratung und Betreuung haben sowie Zugang zu medizinischen Maßnahmen der Geschlechtsumwandlung – idealerweise in entsprechenden Kompetenzzentren. Die Kosten sollten als Behandlungskosten von den gesetzlichen Versicherungen übernommen werden. Die derzeit meist praktizierte Zweistufigkeit der Behandlung, die nach einer hormonellen Behandlung und vor operativen Eingriffen eine Bewährungsprobe im Alltag vorsieht, ist medizinisch vernünftig und wird von einschlägigen Experten befürwortet [12]. Eine Geschlechtsumwandlung bei minderjährigen Personen vor Erreichen der Einwilligungsfähigkeit bzw. Volljährigkeit ist jedenfalls aus ethischem Blickwinkel schwierig, als sich hier medizinisch oftmals noch Änderungen der Selbsteinschätzung ergeben können.

Juristisch ist in vielen europäischen Ländern die Situation für transidente Personen ebenfalls noch nicht optimal. Man denke dabei etwa an die Notwendigkeit einer Abfrage des Geschlechts bei alltäglichen Registrierungen usw., bei der transidente Personen Schwierigkeiten haben können. Namensänderungen sollten darüber hinaus nicht von einer Eintragung des Geschlechts im Geburtenbuch und schon gar nicht von einer operativen Behandlung abhängig gemacht werden, sondern die Umschreibung des Geschlechts ausschließlich auf das persönliche Geschlechtsempfinden abgestellt werden.

Interessenkonflikt

C. Egarter erhielt von verschiedenen pharmazeutischen Firmen wie MSD, Bayer/Schering, Actavis, Exeltis, Gedeon Richter und Pfizer Honorare für Studien, Vorträge sowie Expertentreffen.

Literatur

1. Meyer zu Hoberge S. Prävalenz, Inzidenz und Geschlechterverhältnis der Transsexualität anhand der bundesweit getroffenen Entscheidungen nach dem Transsexuellengesetz in der Zeit von 1991 bis 2000. In: Sektion für Sexualmedizin. Kiel: Christian-Albrechts-Universität zu Kiel; 2009.

2. Kuyper L. Transgenders in Nederland: prevalentie en attitudes. Tijdschrift voor Seksuologie 2012; 36: 129–135.

3. www.psychiatry.org/psychiatrists/practice/dsm; 19.01.2017

4. Coleman E, et al. Harry Benjamin International Gender Dysphoria Association's standards of care for gender identity disorders, 2011, www.wpath.org/site_page.cfm?pk_association_webpage_menu=1351&pk_association_webpage=3926; 19.01.2017

5. Coleman E, Bockting M, Botzer P, et al. Standards of care for the health of transsexual, transgender, and gender-nonconforming people, version 7. Int J Transgender 2012; 13: 165–232

6. Kevan Wylie, et al. Serving transgender people: clinical care considerations and service delivery models in transgender health. Lancet 2016; 388: 401–11

7. Hembree WC, et. al. Endocrine treatment of transsexual persons: an Endocrine Society clinical practice guideline. J Clin Endocrinol Metab 2009;94:3132-54.

8. Kreukels BP, Cohen-Kettenis PT 2011 Puberty suppression in gender identity disorder: the Amsterdam experience. Nat Rev Endocrinol. 2011; 17(7):466-72

9. Kreukels BP, Cohen-Kettenis PT 2011 Puberty suppression in gender identity disorder: the Amsterdam experience. Nat Rev Endocrinol. 2011; 17(7):466-72

10. Coleman E, Bockting M, Botzer P, et al. Standards of care for the health of transsexual, transgender, and gender-nonconforming people, version 7. Int J Transgender 2012; 13: 165–232

11. Coleman E, Bockting M, Botzer P, et al. Standards of care for the health of transsexual, transgender, and gender-nonconforming people, version 7. Int J Transgender 2012; 13: 165–232

12. Kevan Wylie, et al. Serving transgender people: clinical care considerations and service delivery models in transgender health. Lancet 2016; 388: 401–11

13. Hembree WC, et. al. Endocrine treatment of transsexual persons: an Endocrine Society clinical practice guideline. J Clin Endocrinol Metab 2009;94:3132-54.

14. Ethics Committee of the American Society for Reproductive Medicine. Access to fertility services by transgender persons: an Ethics Committee opinion. Fertil Steril 2015 Nov;104(5):1111-5.

15. Chiland C, et al. A new type of family: transmen as fathers thanks to donor sperm insemination. A 12-year follow up exploratory study of their children. Neuropsychiatrie de l'enfance et de l'adolescence 2013;61:365–70.

16. Rupp (Hrsg.) Die Lebenssituation von Kindern in gleichgeschlechtlichen Lebenspartnerschaften. Rechtstatsachenforschung, 2009

17. Coleman E, Bockting M, Botzer P, et al. Standards of care for the health of transsexual, transgender, and gender-nonconforming people, version 7. Int J Transgender 2012; 13: 165-232

18. Kevan Wylie, et al. Serving transgender people: clinical care considerations and service delivery models in transgender health. Lancet 2016; 388: 401–11

19. Standards of Care for the Health of Transsexual, Transgender and Gender Nonconforming People. WPATH, 7 th version 2011; www.wpath.org; 19.01.2017

20. Gijs, L., Brewaeys, A. Surgical treatment of gender dysphoria in adults and adolescents: Recent developments, effectiveness, and challenges. Ann Rev Sex Research 2007, 18, 178-224.

21. Klein, C., Gorzalka, B. B. Sexual functioning in transsexuals following hormone therapy and genital surgery: A review (CME). J Sex Med 2009, 6(11), 2922-2939

22. Sohn MH et al. Operative Genitalangleichung bei Mann-zu-Frau-Transsexualität. Handchir Mikrochir Plast Chir 2013; 45: 207-210

23. Lawrence AA. Patient-Reported Complications and Functional Outcomes of Male-to-Female Sex-Reassignment Surgery . Arch Sex Behav 2006 ; 35 : 717 – 727

24. Goddard J C , Vickery R M , Qureshi A et al. Feminizing genitoplasty in adult transsexuals: early and long-term surgical results . BJU Int 2007 ; 100 : 607 – 613

25. Baranyi A , Piber D , Rothenhäusler H D . Mann-zu-Frau Transsexualismus: Ergebnisse geschlechtsangleichender Operationen in einer biopsychialen Perspektive. Wien Med Wochenschr 2009 ; 159 : 548 – 557

26. Sohn MH et al. Operative Genitalangleichung bei Mann-zu-Frau-Transsexualität. Handchir Mikrochir Plast Chir 2013; 45: 207-210

27. Sohn MH et al. Operative Genitalangleichung bei Mann-zu-Frau-Transsexualität. Handchir Mikrochir Plast Chir 2013; 45: 207-210

28. Rossi Neto R, Huitz F, Krege S et al. Gender Reassignment Surgery – a 13 year review of surgical outcomes. JBJU 2012; 38: 97-107

29. Sohn MH et al. Operative Genitalangleichung bei Mann-zu-Frau-Transsexualität. Handchir Mikrochir Plast Chir 2013; 45: 207-210

30. Bogoras N. Über die volle plastische Wiederherstellung eines zum Koitus fähigen Penis. Z Chir 1936, 22: 1271–1276

31. Dabernig J., Schumacher O., Lenz C., Rickard R., Turner A., Dabernig W. , Schaff J. Modernes Behandlungskonzept bei Frau-zu-Mann-Transsexualismus. Urologe 2007;46:656-661

32. Monstrey SJ., Ceulemans P., Hoebeke P. Sex Reassignment Surgery in the Female-to-Male Transsexual. Sem Plast Surg 2011, 25:229-244

33. Dabernig J., Schumacher O., Lenz C., Rickard R., Turner A., Dabernig W. , Schaff J. Modernes Behandlungskonzept bei Frau-zu-Mann-Transsexualismus. Urologe 2007;46:656-661

34. Monstrey S, Hoebeke P, Selvaggi G, et al. Penile reconstruction: is the radial forearm flap really the standard technique? Plast Reconstr Surg 2009;124(2):510–518

35. Hoebeke PB, Decaestecker K, Beysens M, Opdenakker Y, Lumen N, Monstrey SM. Erectile Implants in Female-to-Male Transsexuals: Our Experience in 129 Patients. Eur Urol 2010, 57, 334-341

Fallbericht Frau-zu-Mann Transsexualität

Ulrike Kaufmann

Der 28-jährige, russisch sprechende Patient (Flüchtling aus Georgien) wurde erstmalig am 10.6.2002 in der Transsexuellen-Ambulanz vorstellig mit dem Verlangen nach „Weiterbehandlung" bei FzM-Transsexualität

Anamnese: Auftreten männlich; lt. vorgelegten Papieren wurde 02/2001 eine gegengeschlechtliche Hormontherapie mit Sustanon 250 mg alle 4 Wochen initiiert und 6 Monate später eine Mastektomie beidseits durchgeführt.

Es wird ein Risikoscreening inkl. Chromosomenanalyse durchgeführt und eine Befundbesprechung mit einem Dolmetscher vereinbart.

2 Wochen später werden dem Patienten gemeinsam mit einem Dolmetscher der Flüchtlingshilfe die damals in Österreich geltenden Behandlungsrichtlinien erklärt. Eine psychiatrische Diagnosestellung wird in englischer Übersetzung vorgelegt.

Für die Namens- und Personenstandsänderung wurde damals noch eine Hysterektomie und Adnexektomie gefordert. Die gegengeschlechtliche Therapie wurde mit Testoviron alle 3 Wochen i.m. weitergeführt und zusätzlich Orgametril 2x1 verordnet.

Die Entfernung der inneren Genitalien konnte erst nach abgeschlossenem Asylverfahren und einer zusammenfassenden Indikationsstellung durch die Gerichtsmedizin durchgeführt werden und erfolgte am 22.09.2004 an der Universitäts-Frauenklinik Wien (Abteilung für Gynäkologische Endokrinologie und Reproduktionsmedizin).

Nach erfolgter Entfernung von Gebärmutter und Eierstöcken konnte der Pat. schließlich seinen Namen und Personenstand auf „männlich" ändern. Er wurde dann in den Jahren 2007 sowie 2014 wieder zur Kontrolluntersuchung vorstellig. Eine Penoidaufbau-Operation wurde bis heute auf Wunsch des Patienten nicht durchgeführt! Mittlerweile lebt und arbeitet der Patient in der Steiermark. Er hat dort eine Familie gegründet, ist verheiratet und das Paar hat ein Kind adoptiert!

Gegengeschlechtliche Hormonbehandlung bei Frau-zu-Mann Transsexualität

Wie beschrieben, ist es das Ziel der Behandlung bei Frau-zu-Mann-Transsexuellen, eine Virilisierung zu erreichen. Dies geschieht zunächst durch Applikation von Testosteron. Die Androgen-Therapie (1) erfolgt meistens durch Depotpräparate oder transdermal anzuwendender Systeme. Der Testosteronspiegel im Blut sollte unbedingt im physiologischen männlichen Normbereich liegen.

Nach ca. 6-12 Wochen sind üblicherweise bereits körperliche Veränderungen objektivierbar. Es kommt meist durch Zunahme der Muskelmasse zu einer generellen Gewichtszunahme und zu einem männlichen Behaarungsmuster. Beeindruckend ist auch das irreversible Tieferwerden der Stimme, einem männlichen Stimmbruch gleichkommend (2). Die weibliche Brust verändert sich durch die Androgene ähnlich wie in der Menopause: Abnahme des Drüsenkörpers und Zunahme des Bindegewebes (3).

Unter alleiniger Testosterontherapie sistiert die Menstruation meist nach einigen Monaten; sollte dies nicht der Fall sein oder ist dies bereits vor Behandlungsbeginn erwünscht, können Gestagene oder noch effektiver GnRH-Analoga verabreicht werden (1)

Geschlechtsangleichende Operationen bei Frau-zu-Mann Transsexualität

Die Eliminierung der sekundären Geschlechtsmerkmale ist durch die alleinige Testosteron-Therapie nicht möglich. Deshalb wird insbesondere die Mastektomie von den meisten Betroffenen möglichst frühzeitig angestrebt. Üblicherweise wird diese gleichzeitig mit der Hysterektomie und bilateralen Adnexektomie per Laparoskopie als ein-zeitige Operation durchgeführt (4).

Die Penis-Aufbauoperationen im Sinne einer Phalloplastik stellen auch weiterhin eine große Herausforderung dar und es gibt nur sehr wenige Zentren, die diese Operationen durchführen. Eine Methode ist die Metaidoioplastik (5): hierbei wird die durch die Testosterontherapie in unterschiedlichem Ausmaße hypertrophierte Klitoris vorverlegt, die Harnröhre verlängert und aus den Labien ein Skrotum formiert, in welches Hodenprothesen implantiert werden können.

Weiterhin gibt es noch diverse Techniken für Phalloplastiken, welche je nach Erfahrung des Operateurs angewendet werden können (6,7).

Behandlungsrichtlinien

Da die Behandlung von Trans-Personen im medizinischen Alltag relativ selten vorkommt, ist der Bedarf an standardisiertem Vorgehen seitens der Behandelnden meist groß. Die „Word Professional Association for Transgender Health" (WPATH: früher Harry Benjamin International Gender Dysphoria Association, HBIGDA) hat solche „Standards of Care" 1979 publiziert, welche als Orientierung für psychotherapeutischer sowie medizinischer Beratung dienen sollte.

Da sich seither das Phänomen der Transsexualität und dessen Heterogenität deutlich verändert hat, wurden diese neu überarbeitet und 2011 publiziert (8).

Eine angepasste Version für deutschsprachige Länder gibt es nicht und es hat somit jedes Land seine eigenen „Behandlungsrichtlinien". In Österreich können diese - allerdings in Fachkreisen kontrovers diskutierten - „Empfehlungen für den Behandlungsprozess bei Geschlechts-Dysphorie bzw. Transsexualismus" auf der Homepage des Bundesministeriums für Gesundheit nachgelesen werden.

Literatur

1) Hembree WC, Cohen-Kettenis P, Delemarre-van de Waal HA, Gooren LJ, Meyer WJ 3rd, Spack NP et al. Endocrine treatment of transsexual persons: an Endocrine Society clinical practice guideline. J Clin Endocrinol Metab. 2009 Sep;94(9):3132-54.

2) Gooren LJ, Giltay EJ. Review of studies of androgen treatment of female-to-male transsexuals: effects and risks of administration of androgens to females. J Sex Med. 2008 Apr;5(4):765-76.

3) Slagter MH, Gooren LJ, Scorilas A, Petraki CD, Diamandis EP. Effects of long-term androgen administration on breast tissue of female-to-male transsexuals. J Histochem Cytochem. 2006 Aug;54(8):905-10.

4) Ott J, van Trotsenburg M, Kaufmann U, Schrögendorfer K, Haslik W, Huber JC, Wenzl R. Combined hysterectomy/salpingo-oophorectomy and mastectomy is a safe and valuable procedure for female-to-male transsexuals. J Sex Med. 2010 Jun;7(6):2130-2138

5) Hage JJ. Metaidoioplasty: an alternative phalloplasty technique in transsexuals. Plast Reconstr Surg. 1996 Jan;97(1):161-7.

6) Monstrey SJ, Ceulemans P, Hoebeke P. Sex Reassignment Surgery in the Female-to-Male Transsexual. Semin Plast Surg. 2011 Aug;25(3):229-244

7) Pototschnig H, Schaff J, Kovacs L, Biemer E, Papadopulos NA. The free osteofasciocutaneous fibula flap: Clinical applications and surgical considerations. Injury. 2013 Mar; 44(3): 366-369

8 Standards of Care for the Health of Transsexual, Transgender, and Gender Nonconforming People The World Professiona Association for Transgender Health, 7th Version, Atlanta/USA 2011 www.wpath.org

9) www.bmg.gv.at/home/Schwerpunkte/Psychische_Gesundheit/Transsexualismus_Geschlechtsdysphorie/

Lesbische und bisexuelle Patientinnen in der gynäkologischen Praxis

Helga Seyler

Die Zahl der Menschen, die nicht heterosexuell leben, wird in aktuellen Studien aus verschiedenen westlichen Ländern auf 3 % bis 10 % der Bevölkerung geschätzt **(Hayes 2012)**[1], **(Copen 2016)**.[2] Daher sind Frauen, die mit Frauen sexuell aktiv sind oder sich als lesbisch bzw. bisexuell bezeichnen, schon rein zahlenmäßig eine wichtige Gruppe von Patientinnen in der gynäkologischen Versorgung.

In der Praxis gehen trotzdem viele Ärztinnen und Ärzte davon aus, dass sie nie oder nur selten lesbische oder bisexuelle Patientinnen behandeln. Das ist erstaunlich, da doch gerade in der gynäkologischen Versorgung Sexualität, Partnerschaft und Familienplanung zentrale Themen sind. Erklären lässt sich dieser scheinbare Widerspruch damit, dass – wie Befragungen zeigen - nicht-heterosexuelle Frauen ihre Lebensweise oft nicht von sich aus ansprechen **(Dennert 2005)**[3], **(Hunt 2008)**[4], außerdem werden sie selten aktiv darauf angesprochen. Die Lebensweise wird so oftmals nicht sichtbar und Ärzte/Ärztinnen gehen weiter davon aus, ausschließlich heterosexuelle Frauen zu behandeln. Das kann die gesundheitliche Versorgung beeinträchtigen und zu Fehlversorgung führen. Und es signalisiert lesbischen und bisexuellen Patientinnen, dass ihre Lebensweise eben nicht automatisch mitgedacht wird und sie nicht dieselbe Akzeptanz und Anerkennung erfahren wie heterosexuelle Frauen.

Es gibt mehrere Gründe für lesbische und bisexuelle Frauen, ihre sexuelle Orientierung zu verschweigen oder nicht aktiv anzusprechen. Oft bekommen sie im Kontakt mit den Behandelnden schlicht keine Gelegenheit. Diese sprechen ihr Gegenüber selbstverständlich als heterosexuell an, die Patientin müsste das Gespräch unterbrechen und dieser Annahme explizit widersprechen. Oft befürchtet sie dabei negative Reaktionen und eine Beeinträchtigung des Kontaktes. Dass diese Sorge nicht unbegründet ist, zeigen zwei Studien aus Deutschland: ein Fünftel aller befragten lesbischen und bisexuellen Frauen hatte im Kontakt mit Ärzten/Ärztinnen und medizinischem Personal aufgrund der sexuellen Orientierung negative Erfahrungen gemacht, z. B. ungläubige Reaktionen, respektlose Behandlung, unangemessene (voyeuristische) Fragen, distanzierendes Verhalten bis zur Verweigerung medizinischer Hilfe oder der Ratschlag, mit Hilfe einer Psychotherapie heterosexuell zu werden **(Dennert 2005)**[5], **(LesMigraS 2012)**.[6]

Tab. 1: Offene Anamnesefragen

Heterosexuelle Vorannahme	Offen in Bezug auf sexuelle Orientierung
Haben Sie Geschlechtsverkehr?	Sind Sie sexuell aktiv? Mit Frauen, mit Männern oder beiden Geschlechtern?
Haben Sie einen Partner?	Leben Sie in einer Partnerschaft? Mit einer Frau oder einem Mann?
Wie verhüten Sie?	Ist Verhütung ein Thema für Sie?

Und es gehört für lesbisch lebende Frauen nach wie vor zum Alltag eines Besuchs in einer Praxis, dass Anamnesefragen nur auf eine heterosexuelle Lebensweise ausgerichtet sind oder selbstverständlich davon ausgegangen wird, dass Verhütungsbedarf besteht.

Diese Erfahrungen bzw. Sorgen führen bei einem Teil lesbischer und bisexueller Frauen sogar dazu, im Krankheitsfall den Arztbesuch zu vermeiden. Außerdem nehmen diese Frauen seltener an Früherkennungsuntersuchungen teil **(Dennert 2005)**.[7] Dieses Phänomen ist als „delay of care" beschrieben und kann zu schwer wiegenden gesundheitlichen Konsequenzen beitragen **(Dennert 2016)**.[8] Insbesondere lesbische und bisexuelle Frauen, die in einem wenig akzeptierenden Umfeld bzw. sehr versteckt leben, sind davon betroffen.

Die Mehrzahl der Ärzte und Ärztinnen jedoch möchte alle Patientinnen fachkompetent und akzeptierend versorgen. Einige machen die akzeptierende Haltung ihrer Praxis bzw. Klinik und der Beschäftigten auch z.B. auf ihren Webseiten deutlich. Solche Hinweise erleichtern den Zugang und das offene Ansprechen der sexuellen Orientierung. Auch Informationsmaterial im Wartezimmer oder der selbstverständliche Einschluss von nicht-heterosexuellen Lebensweisen in die Anamnesebögen und Fragen sind dazu geeignet **(siehe Tab. 1)**.

Zu diesem und den vorangehenden Absätze, siehe auch **Dennert u. Seyler 2016**.[9]

Minderheitenstress als Gesundheitsrisiko

Stigmatisierung bzw. die Angst davor werden in der Forschung als Minderheitenstress betrachtet, der die körperliche und psychische Gesundheit beeinträchtigt. Zahlreiche Studien aus dem englischen Sprachraum belegen, dass diese Belastung mit einem höheren Risiko für Herz-Kreislauferkrankungen, Angststörungen, Depressionen und Suchterkrankungen verbunden ist **(Dennert 2006)**[10], **(IOM 2011)**[11], **(Dennert 2016)**.[12] Lesben rauchen mehr als doppelt so häufig wie heterosexuelle Frauen, wohl ebenfalls infolge von Stress. Allerdings hat auch die Tabakindustrie diese spezifische Zielgruppe erkannt und bewirbt sie geschickt, indem sie weibliche Emanzipation und Unabhängigkeit mit dem Bild der rauchenden Frau verknüpft.

Dass Diskriminierung auch heute noch in Deutschland zum Alltag lesbisch und bisexuell lebender Frauen gehört, belegen einige Studien **(Stein-Hilbers 1999)**[13], **(LesMigraS 2012)**[14], **(Hanafi El Siofi 2012)**.[15] 80-90 % der Befragten haben verbale Angriffe, Beschimpfungen und Beleidigungen erlebt. Körperliche Angriffe aufgrund der Lebensweise werden immerhin von etwa einem Viertel bis einem Drittel der Frauen berichtet. Sexualisierte verbale oder körperliche Übergriffe von knapp 45 %. Die Diskriminierungserfahrungen beziehen sich auf alle Lebensbereiche wie Familie, Schule, berufliches Umfeld, Wohnbereich, Öffentlichkeit und auch auf den Gesundheitsbereich.

Insbesondere das Coming-Out ist eine krisenhafte und vulnerable Lebensphase; ganz besonders gilt das für Jugendliche, die in der Pubertät ohnehin verunsichert sind. Diese Jugendlichen erleben oft gerade im nahen Umfeld von Familie oder peers massive Ablehnung und Ausgrenzung. Das hat für sie schwerwiegende Folgen und ist zum Beispiel mit vermehrt riskantem Konsum von Alkohol und Drogen verbunden sowie mit einem deutlich höheren Suizid-Risiko **(Dennert 2006)**[16], **(Dennert 2016)**.[17] Gerade in dieser Lebensphase sind verständnisvolle Erwachsene zur Unterstützung wichtig – in Jugendeinrichtungen, der Schule, aber auch Ärzte/Ärztinnen.

Gleichzeitig zeigen Studien jedoch, dass ein erfolgreich bewältigtes Coming-Out zu einer Stärkung und Stabilisierung der Persönlichkeit und Zunahme der Resilienz führt. Psychische Probleme werden offensichtlich bewältigt und es gibt Hinweise, dass Krisen im späteren Leben (zum Beispiel Wechseljahre, Beeinträchtigungen im Alter) besser bewältigt werden **(Winterich 2003)**[18], **(Howell 2004)**.[19] So zeigten einige Studien zwar eine höhere Lebenszeitprävalenz von psychischen Erkrankungen, die aktuelle Erkrankungsrate lag jedoch im Durchschnitt **(Dennert 2006)**.[20]

Wichtige Ressourcen für psychosoziales Wohlbefinden sind an erster Stelle die Partnerschaft, dann das Netz aus Freunden/Freundinnen, das die Funktion einer Wahlfamilie hat, sowie soziale Netzwerke in Form von psychosozialen und kulturellen Treffpunkten.

Gynäkologische Krebserkrankungen

Lebensstilfaktoren sowie die reproduktive Biografie haben Einfluss auf die Häufigkeit von Krebserkrankungen. Daher ist anzunehmen, dass mit der sexuellen Orientierung verbundene Faktoren ebenfalls relevant sind. Es gibt allerdings nur wenige Daten dazu, ob die sexuelle Orientierung tatsächlich Einfluss auf die Häufigkeit und den Verlauf von Krebserkrankungen hat.

Für das Mammakarzinom belegen einige Studien mehr Risikofaktoren bei lesbisch lebenden im Vergleich zu heterosexuellen Frauen – vorwiegend in der reproduktiven Biografie. Ob sich dies auch in höheren Erkrankungszahlen ausdrückt, ist unklar, es gibt allerdings einige Hinweise darauf **(Cochran 2012)**.[21]

In Bezug auf das Zervixkarzinom wurde in der Vergangenheit ein geringeres Risiko bei Lesben angenommen. Inzwischen belegen zahlreiche Daten vergleichbare Prävalenzen von HPV-Infektionen **(Marrazzo 2001)**.[22] Daher ist auch ein vergleichbares Risiko der Entwicklung von Zervixkarzinomen anzunehmen.

Für Ovarial- und Endometriumkarzinom gibt es keine Daten zum Einfluss der sexuellen Orientierung. Reproduktive Faktoren wie die seltenere Anwendung hormonaler Kontrazeptiva könnten ein höheres Risiko bedeuten.

Nicht-heterosexuell lebenden Frauen sollten Früherkennungsuntersuchungen im gleichen Umfang angeboten werden, wie heterosexuellen Frauen. Da eine relevante Gruppe lesbisch und bisexuell lebender Frauen gynäkologische Untersuchungen vermeidet, brauchen sie möglicherweise spezifische Informationen und Ansprache. Diese sollte Akzeptanz für ihre Lebensweise und Verständnis für mögliche Sorgen und Ängste signalisieren.

Wenn Frauen an Krebs erkrankt sind, hat die Unterstützung durch nahe Bezugspersonen (Partnerin, enge Freundinnen) eine große Bedeutung bei der Betreuung. Es sollte explizit und offen nach solchen Bezugspersonen gefragt werden, um sie entsprechend dem Wunsch der Patientin in die Betreuung einzubeziehen.

Sexuell übertragbare Krankheiten

Zur Häufigkeit von sexuell übertragbaren Krankheiten (STD), den Übertragungsrisiken und Schutzmöglichkeiten bei lesbischen und bisexuellen Frauen gibt es deutlich weniger gesichertes Wissen, als für heterosexuell lebende Menschen sowie schwule Männer. Meist wird zumindest für lesbisch lebende Frauen von einem sehr geringen Risiko ausgegangen. Aktuelle Studien stellen das jedoch zumindest teilweise in Frage – auch wenn sie meist kein repräsentatives Kollektiv untersuchten und/oder kleine Fallzahlen hatten.

Dass eine Übertragung beim Sex zwischen Frauen möglich ist, gilt für alle klassischen STD einschließlich HIV auf der Basis von überprüften und gut dokumentierten Fallberichten als gesichert **(Gorgos 2011)**[23], **(Chan 2014)**[24], **(Muzny 2012)**.[25] Die Prävalenz der meisten STD scheint jedoch – zumindest bei Frauen, die ausschließlich mit Frauen sexuell aktiv sind - deutlich geringer zu sein, als bei heterosexuell aktiven Frauen.

Dimensionen der sexuellen Orientierung

- Sexuelle Attraktion (sexuelles Begehren gerichtet auf das gleiche und/oder das Gegengeschlecht)
- Sexuelle Identität (Selbstbezeichnung als lesbisch, bisexuell, queer, etc.)
- Sexuelles Verhalten (sexuelle Aktivität mit Frauen, Männern oder beiden)

Wichtig ist in diesem Zusammenhang, dass die sexuelle Identität nicht deckungsgleich mit dem sexuellen Verhalten ist. Die Mehrzahl der Frauen mit lesbischer Identität hatte zumindest in der Vergangenheit männliche Sexualpartner, eine signifikante Minderheit (in verschiedenen Studien zwischen 6-20 %) hat auch aktuell Sex mit Männern **(Gorgos 2011)**.[26] Es gibt Hinweise darauf, dass diese Frauen mehr Infektionsrisiken eingehen und sich weniger schützen, als heterosexuelle Frauen und infolge dessen ein höheres Risiko für STD haben. Für bisexuelle Frauen sind die Daten heterogen. In der Praxis ist also wichtig, genauer nach Sexualpartnern oder -partnerinnen und Infektionsrisiken zu fragen.

Zur Häufigkeit von Chlamydieninfektionen gibt es widersprüchliche Daten. In älteren Studien war die Häufigkeit zumindest bei Frauen, die in den letzten 12 Monaten nur Sex mit Frauen hatten, mit etwa 1 % gering. Eine aktuelle Studie fand jedoch auch in dieser Gruppe höhere Prävalenzen von 5-7 %, zumindest für Frauen im Alter von 15-24 Jahren **(Gorgos 2011)**[27], **(Singh 2010)**.[28]

HIV, Gonorrhoe und Lues scheinen bei Frauen, die im vorangegangenen Jahr nur Sex mit Frauen hatten, selten diagnostiziert zu werden **(Gorgos 2011)**.[29] In Bezug auf HIV-Infektionen spielen für lesbisch lebende Frauen Übertragungswege wie Needle-sharing bei IV-Drogen-Gebrauch sowie Sex mit Männern eine deutlich größere Rolle als die Übertragung beim Sex zwischen Frauen.

Bakterielle Vaginosen wurde in einigen Studien bei Frauen mit einer gleichgeschlechtlichen Partnerin häufiger diagnostiziert, als bei Frauen mit gegengeschlechtlichen Partnern und es bestand häufig eine gleichzeitige Infektion bei beiden Partnerinnen. Auch longitudinale Beobachtungen legen eine Übertragung beim Sex zwischen Frauen nahe **(Gorgos 2011)**[30], **(Vodstrcil 2015)**.[31]

Ein großes Problem für die Beratung und Betreuung lesbischer Patientinnen hinsichtlich sexuell übertragbarer Infektionen ist das mangelnde Wissen zu den Übertragungsrisiken bei einzelnen Sex-Praktiken (z. B. bei Oralsex, manueller vaginaler Stimulation oder der gemeinsamen Verwendung von Sexspielzeug) und zum Nutzen von Schutzmöglichkeiten. Das erschwert die Beratung, bei welchen Sex-Praktiken und in welchen Situationen die Benutzung von Handschuhen oder Latex-Tüchern sinnvoll erscheint. Und es erschwert Lesben einen angemessenen Umgang mit Infektionsrisiken.

Kinderwunsch

Das häufigste Anliegen, das lesbisch lebende Frauen in eine gynäkologische Praxis führt, ist der Wunsch nach einer Schwangerschaft. Für die Erfüllung ihres Kinderwunsches müssen Frauen in gleichgeschlechtlichen Partnerschaften hohe rechtliche und praktische Hürden überwinden. Sie sind mit vielen Fragen und Entscheidungen konfrontiert, der Weg zu einer Schwangerschaft ist für sie oft kompliziert und vor allem teuer. Daher können viele dieser Frauen ihren Wunsch nicht realisieren. Für die Unterstützung und Betreuung sind psychologische, rechtliche und praktische Informationen hilfreich **(Seyler 2012)**.[32]

Rechtliche Fragestellungen der donogenen Insemination

In Bezug auf die donogene Insemination in gleichgeschlechtlichen Partnerschaften ist die rechtliche Situation komplex und widersprüchlich. Gesetzliche Beschränkungen gibt es zwar nicht, es müssen jedoch berufsrechtliche Regelungen bedacht werden. Die Richtlinie zur Durchführung von Maßnahmen zur assistierten Reproduktion der Musterberufsordnung der Bundesärztekammer beschränkt diese Maßnahmen auf heterosexuelle Paare. Zwar ist die einfache intrauterine Insemination explizit von den Regelungen ausgeschlossen, nach der derzeit vorherrschenden rechtlichen Interpretation muss die Richtlinie jedoch auch darauf angewendet werden. Rechtlich bindend sind allerdings die Berufsordnungen der einzelnen Landesärztekammern. Die sind wiederum in diesem Punkt sehr unterschiedlich, sodass in verschiedenen Regionen Deutschlands unterschiedliche Regelungen gelten.

Darüber hinaus gibt es jedoch nicht wenige Juristen, die diesen Teil der Richtlinie als gesetzeswidrige Benachteiligung aufgrund der sexuellen Orientierung beurteilen, die dem Allgemeinen Gleichbehandlungsgesetz widerspricht und damit als rechtlich nicht bindend angesehen werden kann (Eberlein 2011)[33], (Thorn 2010).[34]

Eine weitere rechtliche Unsicherheit besteht in der Sorge von Samenbanken oder inseminierenden Ärzten/Ärztinnen vor einer Klage auf Unterhaltszahlungen durch Jugendämter. Für die donogene Insemination in heterosexuellen Beziehungen ist dies ausgeschlossen, da gesetzlich festgelegt ist, dass beide Partner die Vaterschaft des sozialen Vaters nicht anfechten können, wenn sie in die Behandlung eingewilligt haben. Die Anerkennung der Vaterschaft ist bereits vor der Geburt möglich, so dass das Kind dann zwei unterhaltspflichtige Eltern hat.

Bei einer Behandlung von Frauen in gleichgeschlechtlichen Partnerschaften sind solche Ansprüche bis zur abgeschlossenen Stiefkind-Adoption nicht auszuschließen, da das Kind bis dahin rechtlich nur einen Elternteil hat. Dieses Verfahren dauert zwischen 6 und 24 Monaten. Haftungsrisiken sind in diesem Zeitraum denkbar, wenn es zu einer Trennung der Mütter kommt. Auch notarielle Vereinbarungen zum Einverständnis in die Behandlung und zu unterhaltsrechtlichen Verpflichtungen können dieses Risiko nicht vollständig ausschließen.

Stiefkind-Adoption

Die seit 2005 für Frauen in einer eingetragenen Partnerschaft mögliche Stiefkind-Adoption hat zu einer deutlich besseren rechtlichen Absicherung dieser Familien geführt. Dennoch ist das Verfahren für lesbische Mütter unangemessen bürokratisch und langwierig. Es ist gedacht für Kinder aus einer früheren (heterosexuellen) Beziehung, die in eine neue Partnerschaft eingegliedert werden sollen und berücksichtigt nicht, dass das Kind in eine bestehende Beziehung der beiden Elternteile hineingeboren wird.

Die Stiefkind-Adoption kann erst nach der Geburt des Kindes beim Vormundschaftsgericht beantragt werden. Die Einwilligung aller Beteiligten, der beiden Mütter und – falls bekannt – auch des Samenspenders, kann frühestens 8 Wochen nach der Geburt erfolgen. Das Jugendamt prüft dann die Eignung des zukünftigen Stiefelternteils, unter anderem die wirtschaftlichen und gesundheitlichen Verhältnisse. Oft wird eine unterschiedlich bemessene „Adoptionspflegezeit" festgelegt, um zu prüfen, ob sich zwischen dem Kind und dem Stiefelternteil eine stabile, für das Kind förderliche Beziehung entwickelt. Schließlich wird in einer gerichtlichen Anhörung über den Antrag entschieden. Das Verfahren ist belastend, da mehrfache Behördentermine wahrgenommen und zahlreiche Unterlagen und notariell beglaubigte Erklärungen beschafft werden müssen.

Fragen und Entscheidungsprozesse

Die beiden zentralen Fragen im Zusammenhang mit dem Kinderwunsch lesbischer Frauen sind: Welche der Partnerinnen soll (als erste) biologische Mutter werden und die Erfahrung der Schwangerschaft und Geburt machen, welche wird die Rolle der sozialen Mutter übernehmen? Und welche Rolle soll der Samenspender in der zukünftigen Familie spielen? Die Auseinandersetzung mit diesen Fragen und die Suche nach einem passenden Samenspender dauern meist viele Monate bis Jahre, in einer Studie wurde ein durchschnittlicher Zeitraum von gut 2 Jahren ermittelt (Green 2006).[35]

Die Paare müssen sich damit auseinandersetzen, dass die Bindung zum Kind für die biologische Mutter möglicherweise enger ist als für die soziale Mutter. Die soziale Mutter kann sich in Konkurrenz mit dem biologischen Vater sehen. Die Rolle des Samenspenders in der zukünftigen Familie spielt daher nicht nur für das Kind sondern auch für die Familienkonstellation eine große Rolle.

Zentrale Überlegungen bei der Entscheidung für einen privaten Samenspender oder Samen von einer Samenbank sind, welche Rolle der Samenspender für die Familie und das Kind spielen soll. Soll das Kind die Möglichkeit haben, ihn irgendwann kennen zu lernen? Soll es unregelmäßigen oder regelmäßigen Kontakt mit ihm haben und ihn als Vater kennen? Oder soll der Samenspender als Vaterfigur in der Familie leben? Neben persönlichen Wünschen spielt bei dieser Entscheidung allerdings eine wesentliche Rolle, welche Möglichkeiten überhaupt verfügbar und zugänglich sind.

Außerdem setzen sich zukünftige lesbische Mütter damit auseinander, wie sich das Aufwachsen mit zwei Müttern auf die Entwicklung der Kinder auswirkt, und wie die Kinder mit möglichen Diskriminierungserfahrungen in ihrem sozialen Umfeld umgehen werden. Die Sorge um die psychische Entwicklung von Kindern, die mit gleichgeschlechtlichen Eltern aufwachsen, wurde durch zahlreiche Studien aus den letzten zwanzig Jahren ausgeräumt. Diese belegen, dass es im Vergleich zu heterosexuellen Paaren keine Unterschiede hinsichtlich der Entwicklung von Kindern gibt (Thorn 2010).[36] Auch zur Situation in Deutschland wurde eine Studie veröffentlicht, die eine unauffällige Entwicklung der Kinder belegt (Rupp 2009).[37]

Suche nach einem privaten Samenspender

Die meisten Frauen wünschen sich für das Kind die Möglichkeit, den biologischen Vater kennenzulernen oder zumindest gelegentlichen Kontakt zu ihm zu haben und würden daher einen privaten Samenspender bevorzugen. Die Suche danach gestaltet sich aber oft schwierig. Es ist nicht leicht, sich mit einer so persönlichen Anfrage an Männer im eigenen Umfeld zu wenden. Dabei ist mit emotionalen und möglicherweise ablehnenden Reaktionen zu rechnen, die ausgehalten und verarbeitet werden müssen, um trotz solcher Fehlschläge neue Anläufe starten zu können.

Wenn die Anfrage auf grundsätzliche Bereitschaft beim potentiellen Samenspender stößt, müssen Wünsche und Vorstellungen in Bezug auf die Elternrolle aller Beteiligten möglichst konkret besprochen und in Einklang gebracht werden. Sichere rechtliche Regelungen sind für keine der Seiten möglich. Die lesbischen Mütter können nicht ausschließen, dass der Vater den Umgang mit dem Kind einklagt, umgekehrt kann sich aber auch der Samenspender nicht vollständig gegen Unterhaltsansprüche absichern. Beide Seiten sind daher auf gegenseitiges Vertrauen angewiesen. Auch in dieser Phase der Gespräche kommt es oft zu Rückzügen auf der einen oder anderen Seite.

Inzwischen gibt es zahlreiche Möglichkeiten, in den spezifischen Medien Samenspender zu finden. Dieser Weg birgt andere Schwierigkeiten als die Suche im privaten Umfeld. Zwar ist die Bereitschaft zur Samenspende geklärt, aber dafür müssen mit völlig fremden Männern sehr persönliche Fragen zu Vaterschaft und Mutterschaft diskutiert und in Bezug auf die Infektionsrisiken die sexuellen Gewohnheiten des potentiellen Samenspenders angesprochen werden. Auch mit diesem Weg machen einige Lesben positive Erfahrungen, andere haben unangenehme Begegnungen.

Die Bereitschaft zur Samenspende erfordert praktisches Engagement des Spenders. Er sollte sich auf durch die Samenspende übertragbare Infektionen untersuchen lassen und am besten auch die Samenqualität testen lassen. Er muss, möglicherweise über Monate, kurzfristig zum richtigen Zeitpunkt für die Samenspende verfügbar sein, was entsprechende Flexibilität und räumliche Nähe voraussetzt. Außerdem muss er in dieser Zeit das Risiko sexuell übertragbarer Infektionen nicht nur für sich und seine Sexualpartner und -partnerinnen sondern auch für die Empfängerin der Samenspende bedenken.

Nutzung von Samenbanken

Viele Lesben brechen die Suche nach einem privaten Samenspender nach einigen Monaten bis Jahren erfolglos ab und wenden sich den Angeboten von Samenbanken zu. Andere scheuen den privaten Weg gänzlich und bevorzugen von Anfang an professionelle Angebote. Diese bieten Sicherheit in Bezug auf Infektionsrisiken und die Qualität des Spermas, sowie klare Regelungen zum Kontakt zwischen Kind und Samenspender. Die Spenderdaten werden in deutschen Samenbanken dokumentiert und sollen 30 Jahre lang aufbewahrt werden. Ab dem 16. Lebensjahr kann das Kind Informationen zur Identität des Spenders bekommen. Im Dezember 2016 wurde ein Gesetz zur Einrichtung eines zentralen Spendersamenregisters verabschiedet, wo die Daten gesammelt und aufbewahrt werden sollen und an das sich die Kinder wenden können.

Inzwischen bieten laut einer Umfrage des DI-Netzwerks 7 von 10 befragten deutschen Samenbanken ihre Leistungen auch Frauen in gleichgeschlechtlichen Partnerschaften an **(Brügge 2016)**.[38] Die meisten geben den Samen jedoch nur an Kinderwunschpraxen ab. Von diesen führen bisher nur wenige Inseminationen auch bei lesbischen Frauen durch und Informationen über diese Zentren sind schwer zugänglich. Daneben bleibt in grenznahen Regionen der Weg ins Ausland, vorwiegend nach Dänemark oder in die Niederlande, wo schon seit vielen Jahren offene Angebote bestehen. In der Regel müssen die Frauen für die Inseminationen sowohl in deutschen Kinderwunschzentren als auch im Ausland lange Anreisen auf sich nehmen, die zusätzliche Kosten und erheblichen zeitlichen Aufwand bedeuten.

Eine viel genutzte dänische Samenbank verschickt auch Samen nach Deutschland, üblicherweise an Arztpraxen, aber auch direkt an Privatpersonen.

Die Kosten für die Nutzung der Angebote von Samenbanken sind sehr unterschiedlich. Da sie sich aus verschiedenen Posten zusammensetzen (Grundgebühr für Beratung, Auswahl des Spenders und Reservierung von Proben, Gebühren für die Samenproben, Versandkosten), sind die Gesamtkosten im Voraus schwer kalkulierbar.

Tab. 2: IUI (intrauterine Insemination), unstimulierte Zyklen, Kryosperma, klinische Schwangerschaften (Michgelsen 2014)

Alter	21-45	< 25	25-30	30-35	35-40	> 40
Pro Zyklus	8,2 %	10 %	13,5 %	10,0 %	8,5 %	2,8 %
Kumuliert nach 6 Zyklen	40,2 %	46,9 %	58,1 %	46,9 %	41,3 %	15,7 %

Insemination zu Hause oder in der Praxis

Den optimalen Zeitpunkt für die Insemination können die Frauen mit Hilfe von LH-Teststreifen selbst bestimmen. Einige Tage vor dem erwarteten Eisprung wird mit dem Testen begonnen und die maximale Anzeige abgewartet. An diesem und dem folgenden Tag kann inseminiert werden, da der Eisprung meist 24-36 Stunden nach dem LH-Anstieg stattfindet. Auch die Schleimbeobachtung ist zur Bestimmung der fruchtbaren Tage geeignet und kann zusammen mit den LH-Tests durchgeführt werden. Die Basaltemperaturmessung ist nicht hilfreich, da sie lediglich rückblickend den Eisprung bestätigt.

Ob darüber hinaus ein Zyklusmonitoring per Ultraschall und Hormonbestimmungen sinnvoll ist, wird unterschiedlich beurteilt. Der finanzielle und organisatorische Aufwand im Zusammenhang mit den Inseminationen kann diese Untersuchungen auch schon bei den ersten Inseminationen rechtfertigen, spätestens nach einigen erfolglosen Versuchen sind weitergehende Untersuchungen in jedem Fall hilfreich.

Mit frischem Samen ist das Zeitfenster für die Inseminationen größer, da die Spermien länger befruchtungsfähig sind als bei kryokonserviertem Sperma. Daher kann auch schon drei Tage vor dem erwarteten Eisprung inseminiert werden sowie, wenn möglich, zweimal im Abstand von ein bis zwei Tagen. Mit einem privaten Samenspender inseminieren die meisten Frauen zu Hause. Für den Transport des Spermas kann ein Urinbecher mit Deckel verwendet werden. Das Sperma muss beim Transport möglichst körperwarm gehalten werden und ist so einige Stunden lang befruchtungsfähig. Zur Insemination wird der Samen mit einer normalen Spritze möglichst tief in die Vagina in die Nähe des Muttermunds gespritzt.

Kryokonserviertes Sperma ist maximal 24 Stunden befruchtungsfähig, es muss also möglichst nah am Zeitpunkt des Eisprungs inseminiert werden. Die Schwangerschaftsrate mit kryokonserviertem Samen ist bei einer intrauterinen Insemination (IUI) höher als bei der Insemination vor den Muttermund. Die Kliniken in Dänemark und den Niederlanden bieten die IUI für Lesben an. Auch in Deutschland wird diese Behandlung in einzelnen Praxen durchgeführt, das Angebot ist aber, wie beschrieben, für die meisten Paare schwer zugänglich.

Grundsätzlich kann auch mit kryokonserviertem Sperma zu Hause inseminiert werden, wenn es direkt nach Hause geschickt oder aus einer Arztpraxis mitgenommen wird. Es hat nur ein Volumen von 0,5 -1 ml, daher ist eine entsprechend englumige Spritze hilfreich. Um das Sperma vollständig aus der Spritze in die Vagina zu befördern, sollte nach der Insemination mit Luft nachgespült werden.

Schwangerschaftsraten

Angaben zur Schwangerschaftsrate sind schwierig, da die vorhandenen Daten sich auf die IUI mit Kryosperma bei heterosexuellen Paaren mit männlicher Infertilität und möglicher Subfertilität der Frau beziehen. Für lesbische Frauen existieren Daten nur in geringen Fallzahlen. Mit frischem Sperma ist die Chance auf eine Schwangerschaft auch bei Insemination in die Vagina größer. **Tabelle 2** zeigt Schwangerschaftsraten bei 4415 IUI-Zyklen mit Kryosperma in unstimulierten Zyklen bei heterosexuellen Paaren mit männlicher Infertilität sowie lesbischen Frauen **(Michgelsen 2014)**.[39]

Ausbleibende Schwangerschaft

Der Weg zu einer Schwangerschaft ist für lesbische Paare in der Regel aufwändiger als für heterosexuelle Paare. Die oft lange Planungsphase bringt es mit sich, dass viele Frauen schon in einem Alter mit abnehmender Fruchtbarkeit sind, wenn sie mit den Inseminationen beginnen.

Wie körperlich und psychisch belastend eine Kinderwunschbehandlung ist, ist von heterosexuellen Paaren bekannt. Dies sollte bei der Betreuung der Paare bedacht werden. Zwischen den Inseminationszyklen sollte zu Pausen geraten werden, um Gefühle von Enttäuschung und Trauer bearbeiten zu können. Darüber hinaus ist es sinnvoll, sich frühzeitig damit auseinanderzusetzen, dass sich der Kinderwunsch möglicherweise nicht verwirklichen lässt. Ohne diese Reflektion besteht die Gefahr, nach jedem misslungenen Versuch möglichst rasch den nächsten Anlauf zu starten, um der Enttäuschung mit neuer Hoffnung zu begegnen.

Darüber hinaus stellt sich die Frage nach der Nutzung von weitergehenden Techniken der Reproduktionsmedizin. Eine Diagnostik zur Abklärung möglicher Beeinträchtigungen der Fruchtbarkeit sollte genau so wie bei heterosexuellen Frauen erfolgen. Bei Behandlungsoptionen wie IVF/ICSI bestehen die oben beschriebenen rechtlichen Unklarheiten. Hormonelle Stimulationen bei Frauen, die zu Hause Inseminationen durchführen, werden in einigen Praxen angeboten. Aber auch weitergehende Maßnahmen der assistierten Reproduktion stehen inzwischen für lesbische Frauen nicht mehr nur im Ausland zur Verfügung. Da diese Angebote meist nicht öffentlich bekannt gemacht werden, sollten lesbischen Paare einen Termin in einer Kinderwunschpraxis vereinbaren, um ihre Situation darzustellen und persönlich nach Behandlungsmöglichkeiten zu fragen.

Literatur

[1] Hayes J, Chakraborty AT, et al. Prevalence of same-sex behavior and orientation in England: results from a national survey. Arch Sex Behav 2012; 41: 631-9.

[2] Copen CE, Chandra A, et al. Sexual behavior, sexual attraction, and sexual orientation among adults aged 18-11 in the United States: data from the 2011-2013 National Survey of Family Growth. Natl Health Stat Report 2016; 88: 1-14.

[3] Dennert G. Die gesundheitliche Situation lesbischer Frauen in Deutschland – Ergebnisse einer Befragung. 2005; Herbolzheim: Centaurus.

[4] Hunt R, Fish J. Prescription for change. Lesbian and bisexual women's health check. 2008. Stonewall De Montfort University. http://www.stonewall.org.uk/sites/default/files/Prescription_for_Change__2008_.pdf (letzter Zugriff 21.1.2017)

[5] Dennert G. Die gesundheitliche Situation lesbischer Frauen in Deutschland – Ergebnisse einer Befragung. 2005; Herbolzheim: Centaurus.

[6] LesMigraS, Antigewalt- und Antidiskriminierungsbereich der Lesbenberatung Berlin e.V. „Nicht so greifbar und doch so real". Eine quantitative und qualitative Studie zu Gewalt- und (Mehrfach-) Diskriminierungserfahrung von lesbischen, bisexuellen Frauen und Trans* in Deutschland. 2012. http://www.lesmigras.de/tl_files/lesbenberatung-berlin/Gewalt%20(Dokus,Aufsaetze...)/Dokumentation%20Studie%20web_sicher.pdf (letzter Zugriff 21.1.2017)

[7] Dennert G. Die gesundheitliche Situation lesbischer Frauen in Deutschland – Ergebnisse einer Befragung. 2005; Herbolzheim: Centaurus.

[8] Dennert G. Gesundheit lesbischer und bisexueller Frauen. in: Kolip, P & Hurrelmann, K (Hrsg). Handbuch Geschlecht und Gesundheit Männer und Frauen im Vergleich 2016; Bern: Hogrefe.

[9] Dennert G, Seyler H. Lesbische und bisexuelle Patientinnen. Gyn-Kongress DGGG 2016. Kongresszeitung Nr. 1, Mittwoch 19.10.2016, S. 20

[10] Dennert G. Die psychische Gesundheit von Lesben und Schwulen – eine Übersicht europäischer Studien. Verhaltenstherapie und Psychosoziale Praxis 2006; 38: 559-76.

[11] IOM Institute of Medicine. The health of lesbian, gay, bisexual, and transgender people. Building a foundation for better understanding. The National Academies Press Washington DC 2011.

[12] Dennert G. Gesundheit lesbischer und bisexueller Frauen. in: Kolip, P & Hurrelmann, K (Hrsg). Handbuch Geschlecht und Gesundheit Männer und Frauen im Vergleich 2016; Bern: Hogrefe.

[13] Stein-Hilbers M, Holzenbecher M. Gewalt gegen lesbische Frauen. Studie über Diskriminierungs- und Gewalterfahrungen. Ministerium für Frauen, Jugend, Familie und Gesundheit des Landes Nordrhein-Westfalen (Hrsg.), 40190 Düsseldorf 1999

[14] LesMigraS, Antigewalt- und Antidiskriminierungsbereich der Lesbenberatung Berlin e.V. „Nicht so greifbar und doch so real". Eine quantitative und qualitative Studie zu Gewalt- und (Mehrfach-) Diskriminierungserfahrung von lesbischen, bisexuellen Frauen und Trans* in Deutschland. 2012. http://www.lesmigras.de/tl_files/lesbenberatung-berlin/Gewalt%20(Dokus,Aufsaetze...)/Dokumentation%20Studie%20web_sicher.pdf (letzter Zugriff 21.1.2017)

[15] Hanafi El Siofi M, Wolf G. Gewalt- und Diskriminierungserfahrungen von lesbischen/bisexuellen Frauen und Trans*Menschen in der BRD und Europa – eine Studienübersicht. 2012. http://www.vlsp.de/files/pdf/gewaltdiskriminierung_von_lsb_ft.pdf (letzter Zugriff 8.2.2017)

[16] Dennert G. Die psychische Gesundheit von Lesben und Schwulen – eine Übersicht europäischer Studien. Verhaltenstherapie und Psychosoziale Praxis 2006; 38: 559-76.

[17] Dennert G. Gesundheit lesbischer und bisexueller Frauen. in: Kolip, P & Hurrelmann, K (Hrsg). Handbuch Geschlecht und Gesundheit Männer und Frauen im Vergleich 2016; Bern: Hogrefe.

[18] Winterich J. Sex, menopause, and culture. Sexual orientation and the meaning of menopause for women's sex lives. Gender & Society 2003; 17: 627-42.

[19] Howell LC, Beth A. Pioneers in our own lives: grounded theory of lesbians' midlife developement. J Women Aging 2004; 16: 133-47.

[20] Dennert G. Die psychische Gesundheit von Lesben und Schwulen – eine Übersicht europäischer Studien. Verhaltenstherapie und Psychosoziale Praxis 2006; 38: 559-76.

[21] Cochran SD, Mays VM. Risk of breast cancer mortality among women cohabiting with same sex partners: findings from the National Health Interview Survey, 1997-2003. J Womens Health 2012; 21: 528-33.

[22] Marrazzo JM, Koutsky LA, et al. Papanicolaou test screening and prevalence of genital human papillomavirus among women who have sex with women. Am J Public Health 2001; 91: 947-52.

[23] Gorgos LM, Marrazzo JM. Sexually transmitted infections among women who have sex with women. Clin Infect Dis 2011; 53 Suppl 3: S84-91.

[24] Chan SK, Thornton LR, et al. Likely female-to-female sexual transmission of HIV — Texas, 2012. Morb Mortal Wkly Rep 2014; 63: 209-12.

[25] Muzny CA, Rivers CA, et al. Genotypic characterization of Trichomonas vaginalis isolates among women who have sex with women in sexual partnerships. Sex Transm Dis 2012; 39: 556-8.

[26] Gorgos LM, Marrazzo JM. Sexually transmitted infections among women who have sex with women. Clin Infect Dis 2011; 53 Suppl 3: S84-91.

[27] Gorgos LM, Marrazzo JM. Sexually transmitted infections among women who have sex with women. Clin Infect Dis 2011; 53 Suppl 3: S84-91.

[28] Singh D, Fine DN, et al. Chlamydia trachomatis infection among women reporting sexual activity with women screened in Family Planning Clinics in the Pacific Northwest, 1997 to 2005. Am J Public Health 2011; 101: 1284-90.

[29] Gorgos LM, Marrazzo JM. Sexually transmitted infections among women who have sex with women. Clin Infect Dis 2011; 53 Suppl 3: S84-91.

[30] Gorgos LM, Marrazzo JM. Sexually transmitted infections among women who have sex with women. Clin Infect Dis 2011; 53 Suppl 3: S84-91.

[31] Vodstrcil LA, Walker SM, et al. Incident bacterial vaginosis (BV) in women who have sex with women is associated with behaviors that suggest sexual transmission of BV. Clin Infect Dis 2015; 60: 1042-53.

[32] Seyler H. Beratung und Betreuung von Lesben mit Kinderwunsch. Pro familia Medizin. Der Familienplanungsrundbrief 2012; Nr. 3/4: 1-9. http://www.profamilia.de/fileadmin/dateien/fachpersonal/familienplanungsrundbrief/profa_medizin_3-2012-WEB.pdf (letzter Zugriff 21.1.2017)

[33] Eberlein H. Beratung homosexueller Paare bei Kinderwunsch. Gynäkol Geburtsmed Gynäkol Endokrinol 2010; 7: 198-211.

[34] Thorn P. Geplant lesbische Familien. Ein Überblick. Gyn Endo 2010; 8: 73-81.

[35] Green L. Unconventional conceptions. Family planning in lesbian-head families created by donor insemination. TUD Press, Dresden 2006

[36] Thorn P. Geplant lesbische Familien. Ein Überblick. Gyn Endo 2010; 8: 73-81.

[37] Rupp M. Die Lebenssituation von Kindern in gleichgeschlechtlichen Lebenspartnerschaften. Rechtstatsachenforschung. Herausgegeben vom Bundesministerium der Justiz 2009.

[38] Brügge C. DI-Netz e.V. Familiengründung mit Spendersamen. Ergebnisse der DI-Netz-Umfrage zur Spendersamenbehandlung in Deutschland 2016. http://www.di-netz.de/wp-content/uploads/2016/09/DI-Netz-Samenspende-Umfrage-Webseite-2016.pdf (letzter Zugriff 8.2.2017)

[39] Michgelsen H, Nijs M, et al. P-244. Intra-uterine insemination with donor semen in non-stimulated cycles: a large retrospective cohort study. Abstracts of the 30th Annual Meeting of ESHRE, Munich, Germany, 29 June – 2 July, 2014.

Gesprächsführung in der Onkologie

Kommunikation, die heilt

Annette Rexrodt von Fircks

Zum empathischen Kontakt zwischen Arzt und Patient in der Onkologie – Erfahrungen einer Krebspatientin

Die Kommunikation mit Tumorpatienten und deren Angehörigen bedeutet für Ärzte eine große Herausforderung. Krebspatienten fühlen sich existenziell bedroht, sind hoch verwundbar und stehen in Entscheidungskonflikten. Eine patientenzentrierte Kommunikation, die in einer von Respekt und Empathie geprägten Beziehung die Perspektive des Patienten einbezieht, erlaubt eine gelungene Balance zwischen Aufrichtigkeit und realistischer Hoffnung. Die Erfahrung von Sicherheit und Vertrauen in der Beziehung zum Arzt unterstützt Patienten wirksam bei der Verarbeitung von Verlusten, Ungewissheit und Ängsten und ermöglicht die Rückgewinnung von Autonomie und Selbstwirksamkeit.

Jetzt ist es 17 Jahre her, seitdem das Leben meiner Familie und mir seine uns bis dahin verschlossenen Türen des Leids öffnete und uns herausforderte. Völlig unvorbereitet wurden wir aus unserem vertrauten Alltag gerissen. Niemand hatte damit gerechnet, dass der Tod seine Krallen nach mir, die ich gerade erst 35 Jahre alt war, ausstrecken wollte. Ich hatte Brustkrebs im fortgeschrittenen Stadium. Meine Kinder waren gerade einmal drei, fünf und sieben Jahre alt. Meine Chancen standen schlecht, man gab mir eine Wahrscheinlichkeit von 15 Prozent zu überleben. Noch nie zuvor war mir so klar geworden, wie allein man sein kann, wenn man am Abgrund steht.

Alle 65 Sekunden ...

Alle 65 Sekunden erfährt ein Mensch in Deutschland die Diagnose, dass er Krebs hat. Sind wir betroffen, steht unsere Welt auf einmal Kopf. Es entstehen furchtbare Bilder des Leids, der Hoffnungslosigkeit und der Endlichkeit und es stellen sich einem Fragen, für die es meistens keine sicheren und schnellen Antworten gibt. Plötzlich wird alles anders: die Liebe ist nicht mehr „selbstverständlich", gemeinsame Pläne zerbrechen.

Von jetzt auf gleich gilt es, eine ganz neue Sprache, nämlich die der Krebserkrankung und der Therapie, zu erlernen und ein gänzlich fremdes Land zu betreten – die Krebsstation in der Klinik, das onkologische Zentrum am Ort, aber auch ein Land der Ängste, der Ungewissheit, der Traurigkeit und der Einsamkeit.

Die Lücke

Seit vielen Jahren, ja bereits seit meiner Kindheit beschäftige ich mich ganz bewusst mit dem Thema Verständigung. Als Schülerin begeisterten mich Fremdsprachen, ich verbrachte viel Zeit im Ausland und nach meinem Studium für Dolmetscher- und Übersetzerwesen setzte ich mich auch beruflich weiterhin intensiv mit dem gesprochenen und dem geschriebenen Wort auseinander.

Bei meiner Tätigkeit als Dolmetscherin stellte ich immer wieder fest, dass Verständigung auf vielen Ebenen geschieht und auch geschehen muss, damit sie zufriedenstellend gelingt. Wissen, Weitsicht, Einsicht, Achtsamkeit, Einfühlungsvermögen, Mitgefühl, Erfahrung und natürlich der bedachte Umgang mit Sprache waren Voraussetzung für ein befriedigendes Gespräch aller Parteien.

In rasendem Tempo wird Kommunikation immer schneller und einfacher; Übersetzer werden heute vielfach durch Computerprogramme ersetzt, Konferenzen laufen medial ab, mit Handy, Laptop, Tablet sind wir jederzeit und überall erreichbar. Ziel ist es, dass der Mensch möglichst schnell an Informationen gelangt, sie weitergibt und austauscht – sich einfach und unmittelbar mitteilen kann.

Und trotzdem, es gibt diese eine Lücke, wenn es wirklich um unser Leben geht – das Leben und das Sterben, um schwere Krankheit. In diese Lücke fallen haltlos die größten Ängste des schwerkranken Patienten: Angst vor der Schwere der Erkrankung, dem möglichen Kontrollverlust, der psychischen und sozialen Isolation, vor Einsamkeit, Siechtum und Schmerzen und einem qualvollen Ende, gepaart mit der Hoffnung, wieder gesund zu werden, der Sehnsucht nach menschlicher ärztlicher Hilfe, unterstützender Anteilnahme und Empathie. Und in dieser Lücke versickern die Ängste des Arztes und des Pflegepersonals davor, dem Patienten eine schlechte Diagnose mitteilen zu müssen, seine Gefühle zu verletzen, den hohen Erwartungen des Patienten und seiner Angehörigen nicht gerecht werden zu können, sich selbst mit den Ängsten des Patienten "anzustecken", als Arzt zu versagen und emotional auszubrennen.

Es entsteht eine „hörbare" wechselseitige Sprachlosigkeit, die ein stilles Leiden mit sich bringt und dem Heilberuf des Arztes sowie der Heilung des Patienten entgegensteht. Mehr denn je brauchen wir in der hochmodernen Medizin einen wertschätzenden Umgang miteinander: Menschlichkeit! Der Patient ist Mensch und der Arzt ist Mensch.

Nachdem ich selbst in diese Lücke gefallen war und das unendlich große Brachland kennenlernen „durfte", bin ich nicht mehr in meinen früheren Beruf zurückgekehrt, sondern begann zu schreiben, Vorträge zu halten und gründete die Rexrodt von Fircks Stiftung für krebskranke Mütter und ihre Kinder – um einen Teil dazu beizutragen, diese Lücke zu schließen.

Lebenselixier Hoffnung

Häufig werde ich heute gefragt, warum ich glaube, überlebt zu haben. Viele Menschen möchten am liebsten einen Leitfaden von mir. Sie wollen hören, wie man es schaffen kann, den Krebs zu besiegen.

Natürlich gibt es auf diese Frage keine einzelne und sichere Antwort. Heilung ist immer ein multifaktorielles Geschehen wie die Krankheitsentstehung auch. Ich hatte damals nach dem neuesten Stand der Wissenschaft alle notwendigen Therapien erhalten: Operation, Hochdosis-Chemotherapien, Antihormontherapie. Meine Familie war da, meine Freundin ... Ich denke jedoch, dass die Hoffnung eine sehr wichtige, ja entscheidende Rolle gespielt hat, im Prozess wieder stark zu werden. Obwohl ich statistisch gesehen auf der Verliererseite stand, hatte ich mich für die Hoffnung entschieden. „Vielleicht schaffst du es ja!", diesen Gedanken „drehte" ich laut und begann ihn zu pflegen. Ich wurde aktiv, suchte nach Lösungen und entwickelte ganz eigene Strategien, um die Zügel für das Leben wieder in meinen Händen zu halten.

Die Hoffnung ist über die Jahre hinweg zu meinem ganz eigenen inneren Wegbegleiter geworden, den ich behütete wie einen Schatz und den mir auch niemand mehr wegnehmen konnte. Dieser Wegbegleiter war es, der mich hat kritisch, wissbegierig, achtsam, wachsam und fürsorglich zu mir selbst werden lassen. Und mit ihm ist mein Leben lebendig geblieben.

Es sind gerade die Ärzte, die es so sehr fürchten, dem Patienten möglicherweise falsche Hoffnungen zu machen, vor allem dann, wenn dieser ihnen mit einer schlechten Prognose und angsterfüllt die Frage stellt: „Wie viel Zeit bleibt mir noch?" oder wenn der Patient all seine Hoffnung auf die Heilkräfte des Arztes projiziert und sagt: „Sie machen mich schon gesund". Es ist für Mediziner durchaus eine schwierige Situation, wenn wir ihnen hoffnungsvolle Worte abverlangen, sie in die Rolle des allmächtigen Heilers drängen möchten, obwohl sie nicht über die Wunderwaffe gegen Krebs verfügen.

Ärzte sagten mir, dass sie dem Erkrankten wie auch seinen Angehörigen gegenüber verpflichtet seien, ehrlich über die Prognose Auskunft zu geben, damit der Erkrankte noch rechtzeitig seine ihm wichtigen Angelegenheiten regeln und auch die Familie sich darauf einstellen könne. Natürlich sollte die Diagnose ehrlich übermittelt werden, aber die Wahrheit lässt sich eben auch mit Hoffnung verbinden. Es mag sicher sinnvoll sein, dass wir uns Gedanken über die Versorgung unserer Kinder oder über den Nachlass machen, wenn wir lebensbedrohlich erkranken, dennoch brauchen wir Hoffnung – Hoffnung für den Augenblick, der unsere Gegenwart mitbestimmt. Und ich denke, dass wir den Moment, in dem wir nicht mehr hoffen mögen, selbst bestimmen sollten. Aus „Das Recht der Sterbenden" von David Kessler möchte ich zitieren: „Die Hoffnung ist ein Weg und kein Ziel. Ihr Wert liegt in der Erforschung. Die Hoffnung macht die Art und Weise aus, wie wir leben, und der Weg der Hoffnung sollte uns bis zu unserem Ende begleiten."

Die Therapie – Feind oder Freund

Ausführlich besprachen die Ärzte mit mir die bevorstehende monatelange intensive Behandlung; es würde die Hölle werden, meinten sie. Und viele redeten von „Zellgift", das ich fortan bekommen sollte. Manchmal habe ich gedacht, jetzt fehlt eigentlich nur noch der Totenkopf auf der Ampulle. Die Bezeichnung „Zellgift" ist derart negativ, dass man allein schon durch sie eine Abneigung gegen die Therapie entwickeln kann. Und mit der Aufforderung „Jetzt müssen Sie den Kampf aufnehmen" zieht der Patient schwer belastet in den Krieg. Gegen wen aber soll er kämpfen, gegen das Zellgift oder gegen den Krebs? Ach ja, gegen beides wohl. Ich weiß nicht, wie viele Ärzte und Angehörige mir damals gesagt haben: „Du musst jetzt kämpfen". Aber wollte ich wirklich kämpfen? Was würde es für mich bedeuten, einen Kampf zu führen? Passt Kämpfen überhaupt zu mir? Wenn über Monate Krieg in mir ist, werde ich dann nicht allzu schnell müde, weil ein Krieg immer schwächt? Gibt es dann nicht auch große Verluste auf der guten Seite? Bleibt mir Lebensqualität, wenn ich kämpfe?

Ein Hochleistungssportler sagte mir einmal: „Aber wir kämpfen auch", und ich erwiderte: „Doch nicht unentwegt". Kämpft ein Krebskranker, dann Tag und Nacht, immer in der Angst, dass ihn nicht doch der Feind hinterhältig niedermacht. Wenn ich kämpfe und nicht siege, dann sterbe ich. Das wäre zumindest die logische Schlussfolgerung. Die „Kriegsstrategie" behagte mir ganz und gar nicht. Ich wollte nicht auf Leben und Tod kämpfen, nicht auf ein Ziel, auf einen Tag hinarbeiten. Nein, ich wollte leben um des Lebens Willen und nicht, um nicht sterben zu müssen!

Viele Ärzte sagen dem Patienten „Augen zu und durch. Das schaffen Sie schon. Und wenn dann in einem halben Jahr alles vorbei ist, beginnt wieder Leben, Sie werden sehen." Die Angehörigen stimmen dem meistens fleißig zu. Das ist ja gut gemeint, aber: In einem halben Jahr erst wieder leben? Wer sagt mir überhaupt, dass ich in einem halben Jahr noch lebe? Was ist mit der kostbaren Zeit dazwischen? Ist nicht das Heute mitentscheidend für das Morgen? Ist der Augenblick nicht das Wertvollste, das wir haben? Wenn ich heute nicht „lebe", wie soll ich dann morgen „leben" und wie in einem halben Jahr? Habe ich nicht eine viel größere Chance, dass es mir nach der Therapie schnell wieder gut geht, wenn es mir gelingt, bereits während der Behandlung zu „leben"?

Ich wollte aus Schwarz Weiß machen, aus der Hölle einen Himmel, so wählte ich statt Krieg Frieden. Statt Gift würde ich einen Freund bekommen: Eines Nachts, ungefähr eine Woche bevor ich in das Tumorzentrum verlegt werden sollte, traf ich die Entscheidung, mir die Therapie zu meinem Verbündeten zu machen und war zuversichtlich und großen Mutes hinsichtlich dessen, was auf mich zukommen sollte. Und so geschah es, dass ich wider die Erwartung aller diese Behandlung gut vertragen habe. All die schlimmen Nebenwirkungen, die man mir vorausgesagt hatte, waren so gut wie gar nicht eingetreten. Und wenn dann doch einige spürbar wurden, ersuchte ich Rat und Tipps bei meinen Ärzten, Selbsthilfegruppen und durch Bücher – und sie ließen sich eingrenzen. Diese Strategie funktionierte gut. Schon vor Beginn der Therapie können wir beschließen, auf welcher Seite wir uns unter der Behandlung sehen: auf der Seite des Lebens oder des Leidens. Diese inneren Bilder sind mit entscheidend für den Verlauf der Therapie und unser Wohlergehen. Dass wir diese Wahlmöglichkeit für das Leben haben, ist vielen von uns gar nicht bewusst.

Das gesprochene Wort eines Arztes ist mächtig

Und wenn ein Arzt sagt: „Sie bekommen Gift, Zellgift", kann allein das schon schlimme Nebenwirkungen in uns auslösen, nämlich Ängste, die wir wiederum auf körperlicher Ebene spüren. Ich habe Patienten kennengelernt, denen schon im Fahrstuhl des Krankenhauses übel wurde, weil ihnen die nächste „Chemo" bevorstand. Eine Frau erzählte mir, dass sie nach der Chemotherapie die Farbe Rot nicht mehr ertragen könne; der bloße Anblick von Erdbeeren brachte sie zum Würgen, da sie unverzüglich an die rotfarbigen Infusionen denken musste und dann deren Geschmack auf der Zunge hatte.

Ein weiteres Beispiel, was die Vorstellungskraft zu bewirken vermag, habe ich bei einer Patientin erlebt, die meine Bettnachbarin war. Sie sollte ihren ersten Chemokurs bekommen und als die klare Flüssigkeit in ihre Vene lief, wurde ihr schlecht und sie erbrach mehrmals. Ich klingelte nach der Schwester, die ganz verwundert meiner Bettnachbarin sagte, dass sie gerade nichts anderes als eine harmlose Kochsalzlösung bekäme. „Davon hat sich bisher noch niemand übergeben müssen", meinte sie und gab ihr nun ein Mittel gegen Übelkeit. Unsere Vorstellungsbilder sind mächtiger als wir glauben, und es ist unsere Vorstellungskraft, die unser Jetzt maßgeblich zu beeinflussen vermag.

Ich denke, dass es wesentlich heilsamer wäre, „Zellgift" einfach durch "Medikament" zu ersetzen. Eine konstruktive Vorbereitung auf die Therapie durch den Arzt kann für den Patienten mehr als nur hilfreich sein und Heilung fördern. So kann der Arzt den Patienten motivieren, sich eine Therapie zum Verbündeten zu machen. Das kann Nebenwirkungen verringern und die Compliance erhöhen. Es macht auf jeden Fall Sinn, denn die Therapie soll ja schließlich dem Patienten helfen. Ja, es gibt eine ganze Menge Unwörter und Floskeln, die aus dem Sprachgebrauch im Klinikalltag verbannt werden müssten, wie: Zellgift, aggressiver Tumor/aggressive Therapie (macht vielen Angst!), austherapiert, durchmetastasiert, falsche Hoffnung; „mit dieser Therapie sind Sie kastriert", „wir können nichts mehr für Sie tun", „der Patient ist hier aufgeschlagen" …

Menschlichkeit als heilsame Kraft

Unglaublich erleichtert und dankbar war ich dann, wenn ein Arzt, eine Krankenschwester oder ein Physiotherapeut mir Achtsamkeit und menschliche Anteilnahme entgegenbrachten, sei es durch eine Mut machende Geschichte eines Patienten, der schwer krebskrank überlebt hatte, durch einen Augenblick mit echtem

Blickkontakt, durch ein Lächeln, eine Berührung, durch Zuhören, ein wirkliches Gespräch ... Ich denke da noch an die einfühlsame, menschliche Art des Stationsarztes. Eines Tages kam er außerhalb der sonst üblichen Visitenzeit in mein Zimmer, setzte sich zu mir aufs Bett, nahm meine Hand und sagte: „Ich war bei der Operation mit dabei. Sie haben so sehr geblutet. Ich habe immer wieder ihre Wange gestreichelt, mit ihnen gesprochen und gewünscht, die Blutung möge doch aufhören." Das hatte mir so gut getan, es war einfach sehr tröstlich, diese menschliche Anteilnahme zu erfahren.

Niemals werde ich die Ärztinnen und Ärzte wie auch Krankenschwestern, Pfleger und Physiotherapeuten vergessen, die mir Hoffnung geschenkt und Mut gemacht haben. Diesen menschlichen Helfern bin ich bis heute unglaublich dankbar. Wie heilsam Anteilnahme seitens des Arztes, aber auch der Schwestern, Pfleger oder Physiotherapeuten sein kann, beschreiben all die Patienten, die dies erleben durften. Manchmal sind es „nur" kurze Augenblicke, die so viel bewirken können: die Schwester, die mit einem Lächeln oder einem freundlichen Gruß das Essenstablett auf den Betttisch stellt; der Arzt, der sich einen Stuhl an das Bett des Patienten schiebt, um sitzend, auf gleicher Augenhöhe, mit ihm zu sprechen; die Pfleger und Schwestern, die achtsam, das Schamgefühl nicht verletzend, den Patienten nach der OP waschen oder die Bettpfanne unter den Po schieben; die Ärzte, die mit dem Patienten sprechen und sich für ihn als Mensch interessieren, während sie zum Beispiel Infusionen anlegen; die Ärzte, die die Angst eines Patienten spüren und ihn auf diese ansprechen, ach, und ich könnte hier noch unendlich fortfahren.

Ein Erlebnis möchte ich noch erzählen: Als mich mein jüngerer Sohn Sebastian eines Morgens ins Krankenhaus begleitete, weil er so große Angst hatte, mich zu verlieren, sah der Chirurg, der mich operieren sollte, zu allererst mein Kind. Er sah die Angst in seinen Augen und sprach sofort mit ihm: „Du machst dir gerade Sorgen um deine Mama?" Sebastian nickte. „Ja – doch deine Mama ist bei uns in besten Händen, wir kümmern uns gut um sie", fuhr er fort. „Aber wenn du dennoch Angst hast, kannst du mich immer anrufen", fügte er hinzu. Auf ein Papier schrieb er Sebastian seine Handynummer auf.

Mein Sohn wird sich sein Leben lang an diese Situation, an diese menschliche Zuwendung dieses Arztes erinnern können. Gut aufgehoben hat er heute, 14 Jahre später, immer noch das Papierstück mit der Handynummer des Arztes. Das Engagement dieses Arztes kam spontan von Herzen und es war unglaublich wichtig und heilsam für mein Kind und für mich als Mutter. Es geht doch im Grunde genommen immer wieder um Menschlichkeit. Frei aus Afrika überliefert: "Es braucht einen Menschen, um einen Menschen zu heilen."

Natürlich gibt es dieses Zeitproblem, von dem jedermann spricht. Niemand mehr hat heute Zeit. Im Klinikbetrieb führen die Politik, die immer knapper werdenden Geldmittel, das Bestreben nach mehr Wirtschaftlichkeit und der daraus resultierende Bürokratismus mit Zertifizierungen, Rechtfertigungen für Behandlungen und so weiter dazu, dass Ärzten und Schwestern keine Zeit mehr für den Patienten bleibt. Visiten dauern etwa vier Minuten pro Patient; nach elf bis 24 Sekunden wird der Erzählfluss des Patienten vom Arzt unterbrochen.

Vier Minuten Lebenszeit ...

Aber ein gutes Gespräch zwischen Arzt und Patient – und hier geht es gar nicht um das Viel-Reden, sondern um die psychische Präsenz, Empathie, einen achtsamen Sprachgebrauch, um das Zuhören und Nachfragen – erfordert nicht mehr Zeit als ein schlechtes Gespräch oder gar keines! Im Gegenteil: Es gibt dann gleich zwei Zeitgewinner. Zeit wird dem Arzt eingespart, denn der Patient muss dann nicht mehr so viel und so oft nachfragen, und der Patient selbst braucht seine Zeit nicht mehr mit unnötigen Grübeleien und Ängsten zu vergeuden. Darüber hinaus hat er eine größere Chance, wieder gesund zu werden, und gewinnt möglicherweise noch Lebenszeit.

Das Vertrauen in den Arzt und folglich in die Behandlung ist überaus wichtig für den Heilungsprozess und mitentscheidend für die Lebensqualität. Und ich bin überzeugt, dass umgekehrt das Echo des Patienten das Leben des Arztes bereichern kann. Es ist doch eine unendliche Dankbarkeit, eine Form von Liebe, die zu ihm zurückfließt, wenn sich der Patient verstanden und gut behandelt fühlt. Und ich denke, dass eine heilsame Kommunikation zwischen Arzt und Patient nur möglich ist, wenn der Arzt in gewisser Weise verwundbar bleibt und ein tiefes, inneres eigenes Mitfühlen zulässt, das dann in seinem Wort zu schwingen und ihm Authentizität zu verleihen vermag – ist er doch ein genauso verletzliches Menschenwesen wie wir alle.

Es liegt kein Interessenkonflikt der Autorin vor.

Nachdruck aus FRAUENARZT 56 (2015), Nr. 2. Mit freundlicher Genehmigung des Verlags und der Autorin.

Schlafstörungen

Michael Feld

Schlafstörungen stellen eine häufig beklagte Problemgruppe in der gynäkologischen Tätigkeit dar. Ein- und Durchschlafstörungen (Insomnien) nehmen gesamtgesellschaftlich zu, genauso wie schlafbezogene Atmungsstörungen (Schnarchen, Upper-Airway-Resistance-Syndrom, Obstruktive Schlafapnoe) und Motorische Unruhestörungen (Restless-Legs-Syndrom, Periodische Extremitätenbewegungen im Schlaf). Frauen neigen stärker als Männer zu Insomnien und schieben Schlafstörungen eher auf die Psyche. Zyklusbedingte sowie prä-, peri- und postmenopausale Schlafstörungen bilden eine besondere Schnittstelle von Gynäkologie und Schlafmedizin.

Die Schlafmedizin ist eine relative junge Disziplin, die sich seit Anfang der 1980er Jahre in Deutschland zunehmend professionalisiert. Die Deutsche Gesellschaft für Schlafmedizin (DGSM) zählt aktuell etwa 2300 Mitglieder, es gibt derzeit etwa 350 von der DGSM akkreditierte und in etwa noch einmal so viele nicht-akkreditierte Schlaflabore in Deutschland. Als Qualifikationen bestehen die Zusatzbezeichnung „Schlafmedizin" der Ärztekammern und der Titel „Somnologe/Somnologin" der DGSM. Schlafmedizin ist ein interdisziplinäres Querschnittsfach, das so gut wie sämtliche andere Facharztdisziplinen tangiert. Die International Classification of Sleep Disorders (ICSD-2) unterscheidet inzwischen über 80 Schlafstörungsarten. Aus historischen Gründen ist die Schlafmedizin in ihrer klinischen Anwendung weltweit recht stark pneumologisch orientiert. 80% aller Schlaflabore behandeln schwerpunktmäßig schlafbezogene Atmungsstörungen. Die professionelle Behandlung von Insomnien wird trotz ihrer hohen Prävalenz bisher von nur wenigen Zentren wahrgenommen und befindet sich meistens unter Ägide von Psychologen. Aufgrund der hohen Komorbidität von menopausalen Veränderungen mit Störungen des Schlafs, ist die Frauenheilkunde ein sehr wichtiges Fachgebiet für die Schlafmedizin. Forschungen an eben dieser Schnittstelle sind aber bisher rar.

Erholsamer Nachtschlaf ist die einzige nachhaltige Regenerationsphase des Organismus und ist - etwas vereinfacht gesprochen - mit der Akku-Aufladung des Smartphones vergleichbar: Hängt das Handy (der Organismus) zu wenig Stunden am Ladegerät (Schlaf) entspricht dies einer Ein- und Durchschlafstörung (quantitative Schlafstörung), ist aber das Ladekabel defekt, entspricht dies einer qualitativen Schlafstörung (z.B. Obstruktive Schlafapnoe oder RLS), bei der es trotz ausreichender Schlafdauer nicht zu Erholung und Entmüdung kommt und die Patienten über teils ausgeprägte Tagesmüdigkeit, Sekundenschlaf und Leistungsverlust berichten. Insomnien und schlafbezogene Atmungsstörungen machen den Großteil der in der ärztlichen Praxis relevanten Schlafstörungen aus und treten nicht selten komorbid auf. Männer leiden häufiger unter Schnarchen und Schlafapnoe, Frauen häufiger unter Insomnien.

Schlaf ist ein starkes Frauenthema. Frauenschlaf ist genetisch bedingt leichter durch Geräusche störbar, als der Schlaf von Männern, damit Mütter nachts die Kinder hören können, wenn sie Hunger haben oder sonst was ist. Die Nacht ist mythologisch weiblich, La Luna, der Mond, das Leitgestirn der Nacht, ist fast nur im Deutschen männlich, in den meisten anderen Sprachen weiblich. 80% der Männer mit schlafbezogenen Atmungsstörungen werden von ihren Partnerinnen zum Arzt geschickt, weil Frauen den schnarchenden Partner leichter hören, Frauen ihren eigenen Schlaf heute wichtiger nehmen, als früher, und weil schlafbezogene Atmungsstörungen im Laufe der Zeit vom Kavaliersdelikt zur Krankheit wurden.

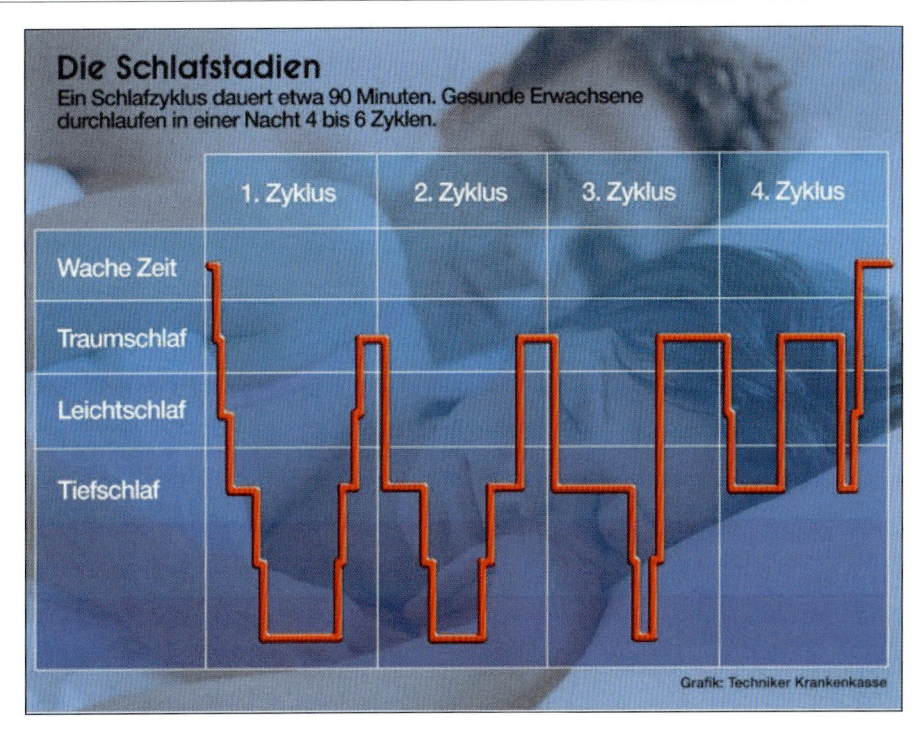

Abb. 1: Die Schlafstadien (Quelle: Techniker Krankenkasse)

Grundlagen des Schlafs

Schlaf läuft nicht linear ab, sondern wellenförmig in Form von ca. 90minütigen Zyklen, den Schlafphasen. Vier bis fünf solcher Zyklen werden im gesunden Schlaf pro Nacht durchlaufen, wobei sich Leichtschlaf (Non-REM-Stadien 1 und 2), Tiefschlaf (Non-REM-Stadium 3, früher 3 und 4) sowie REM-Schlaf abwechseln. In der ersten Nachthälfte dominiert Tiefschlaf, der aufgrund der hier auftretenden niederfrequenten und hochamplitudigen Deltawellen im EEG auch Deltaschlaf oder Slow-Wave-Sleep (SWS) genannt wird. Im Tiefschlaf ist das Bewusstsein am stärksten „offline" geschaltet. Wachwerden aufgrund innerer oder äußerer Reize ist in den ersten beiden Stunden nach Einschlafen, in denen der Tiefschlaf vorherrscht, deutlich unwahrscheinlicher, als ab der Nachtmitte. Ab dann dominieren Leichtschlaf und REM-Schlaf, die durch höherfrequente und niederamplitudige EEG-Wellen definiert sind. Im REM-Schlaf, auch paradoxer Schlaf genannt, ist die Muskelspannung des Körpers am stärksten relaxiert, die Hirndurchblutung und die EEG-Frequenzen sind in REM am stärksten von allen Schlafphasen hochreguliert und es treten die charakteristischen sakkadenartigen schnellen Augenbewegungen auf. Im Tiefschlaf regeneriert eher der biologische Teil unseres Organismus und es werden hier deklarative Gedächtnisinhalte gespeichert, im REM-Schlaf regeneriert – cum grano salis – eher der nervliche und psychische Teil des Organismus und es werden motorische und prozedurale Gedächtnisinhalte gespeichert. Das Traumerleben ist in REM am intensivsten, bildhaftesten und buntesten.

Diagnostische Methoden der Schlafmedizin

Neben schlafrelevanten Anamnesedaten gibt es verschiedene standardisierte Fragebögen, von denen die Epworth Sleepiness Scale (ESS) bei Tagesmüdigkeit und der Pittsburgh Sleep Quality Index (PSQI) bei Insomnien die bekanntesten sind (herunter zu laden auf der Website der DGSM). Gerätetechnisch findet die Polygraphie (sog. kleines Schlaflabor) breite Verwendung vor allem bei Pneumologen und HNO-Ärzten, teilweise auch Kardiologen. Goldstandard zur professionellen Beurteilung des Schlafes ist die Polysomnographie (sog. großes Schlaflabor), bei der neben Atmungsparametern auch Hirnströme, Augenbewegungen, Muskelaktivität uvm. gemessen werden. Leider bewegen sich die Wartezeiten auf Schlaflabortermine im Bereich von mehreren Monaten. Im Privat- und Selbstzahlerbereich kann die Polysomnographie auch komplett mobil angeboten werden.

Hormone und Transmitter im Schlaf

Schlaf wird sowohl über den sich am Tage anstauenden Schlafdruck (u.a. Adenosin als ATP-Abbauprodukt), als auch über den circadianen Oszillator im suprachchiasmatischen Nucleus gesteuert, ein kleines, nur wenige Zehntausend Neuronen umfassendes Knötchen oberhalb der Sehnervenkreuzung. Licht und Dunkelheit sind die Haupt-Taktgeber der inneren Uhr, Temperatur, Nahrungsaufnahme und soziale Aktivitäten die nächst stärkeren Trigger.

In den Tiefschlafphasen der ersten Nachthälfte wird verstärkt Wachstumshormon (Somatotropin) aus dem Hypohysenvorderlappen sezerniert, welches u.a. Reparatur, Regeneration und Neuaufbau von Muskeln, Haut und Knochen steuert sowie die immunale Antwort pusht. Die Bildung, Reifung und Auswanderung immunkompetenter Zellen ist im Tiefschlaf am stärksten. Kraftsport intensiviert den Tiefschlafanteil und Tiefschlaf wiederum verbessert Kraft und Muskelaufbau. Ausdauersport wirkt ebenfalls stimulierend auf den Tiefschlaf, allerdings nicht so stark, wie Muskeltraining. Non-REM-Schlaf (NREM) wird im ZNS aminerg vermittelt (Serotonin, Noradrenalin, Dopamin) und REM-Schlaf cholinerg (Acetylcholin). Beide stehen in reziproker Wechselwirkung zueinander. Je länger NREM anhält, desto mehr aminerge Transmitter stauen sich an und irgendwann springt dadurch die cholinerge REM-Transmission an, bis hier wiederum ebenfalls vermehrt Acetylcholin an den Synapsen anflutet und dieses ab einer gewissen Schwelle wiederum den aminergen NREM-Schlaf startet (Reziprokes Interaktionsmodell).

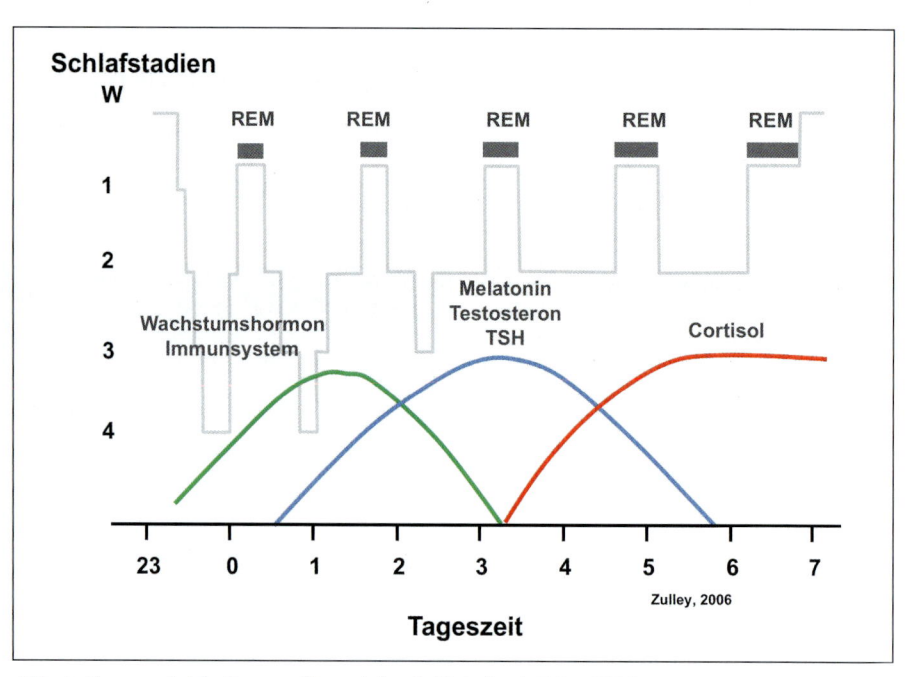

Abb. 2: Hormonale Rhythmen während des Schlafs (nach Zuley, 2006)

Von Beginn der abendlichen Dunkelheit an, sezerniert die Zirbeldrüse Melatonin. Die circadiane Abend/Nachtphase und Dunkelheit müssen zusammenfallen, damit die Melatoninliberation merklich ansteigt. Die Vorläufersubstanz ist L-Tryptophan, welches über die Zwischenschritte des 5-Hydroxytryptophans und Serotonins über die dunkelheitsabhängige N-Acetyl-Transferase Melatonin bildet. Melatonin ist ein hydrophiles Molekül, dass in nahezu alle Zellen dringt und dort die Dunkelheitsinformation abgibt. Melatonin ist somit ein Chronobiotikum, quasi Dunkelheit in chemischer Form. Am Tage wird so gut wie kein Melatonin im Pinealorgan produziert und am Tag ist auch extern verabreichtes Melatonin - außer beim Jetlag zur Phasenadaptation - kaum wirksam. Melatonin führt u.a. zu einer Erweiterung peripherer Blutgefäße, wodurch in der Körperperipherie vermehrt Wärme abgegeben werden kann, was wiederum zu einer Abkühlung des Körperkerns führt. Diese Abkühlung ist Voraussetzung zum Einleiten von Schlaf im Hypothalamus. Der Begriff des abendlichen „Runterkommens" hat damit auch eine handfeste biologische Grundlage. Außerdem scheint die Thermoregulation eine wichtige Schnittstelle für die menopausalgetriggerten Schlafstörungen zu sein, da die weiblichen Sexualhormone in die Temperatursteuerung eingebaut sind.

TSH hat ebenfalls in der Nachtmitte seinen Peak, sowie auch das Testosteron. Es gibt eine hohe Komorbidität zwischen Schlafstörungen und Schilddrüsenstörungen, wobei hier zahlenmäßig eindeutig die (auch bereits latenten, TSH > 2,5) Hypothyreosen dominieren. Überzufällig häufig finden wir in der schlafmedizinischen Praxis Gleichzeitigkeiten von (polysomnographisch verifizerten) insomnischen Problemen und z.B. einer (durchaus auch bereits behandelten) Hashimoto-Thyreoiditis, wobei die pathophysiologischen Zusammenhänge sowie mögliche Kausalitätsfaktoren bisher wenig erforscht sind.

Der Nucleus suprachiasmaticus besitzt als Master-Clock des Körpers u.a. neuronale Verbindungen mit Östrogenrezeptoren, zu GnRH-liberierenden Zellen sowie auch Prolaktin-getriggerte Verbindungen. Der Abfall von Östrogenen und Gestagenen im Klimakterium wirkt komplex auf diese Verbindungen ein, es kommt aber auch zu einem Wegfall der durch die weiblichen Sexualhormone aufrecht gehaltenen parasympathischen Stimulation und damit vegetativen und psychophysiologischen Dämpfung, wodurch sich bereits ein Teil der klimakterischen Schlafstörungen durch ein sympathotones Überwiegen erklärt.

Cortisol verhält sich im circadianen Verlauf quasi spiegelbildlich zu Melatonin und kann als hormoneller Haupt-Takt-Geber des Tages angesehen werden. Nachts hat Cortisol seinen Nadir und steigt in den frühen Morgenstunden wieder an, um beim Aufstehen – nach mehreren Stunden ohne Nahrung - für genug Blutzucker im Hirn zu sorgen. Nebenbei wirkt Cortisol aber auch stimmungsaufhellend. Längere nächtliche Wachphasen werden u.a. deshalb als psychisch so belastend erlebt, weil das stimmungsstabilisierende Cortisol fehlt.

Ein- und Durchschlafstörungen (Insomnien)

Temporäre Ein- und Durchschlafstörungen kommen in vielen beruflichen, privaten und krankheitsbedingten Stressphasen vor und sind häufig selbstlimitierend, wenn der Stressor abebbt. Etwa 30% der deutschen Bevölkerung geben auf Nachfrage Ein- und Durchschlafprobleme an, handfeste Insomnien, die länger als drei Monate dauern, bestehen bei 10% aller Bundesbürger, womit die Insomnie zu den häufigsten Störungsbildern gehört. Reine primäre (= psychophysiologische) Insomnien finden sich bei etwa 3% der Bevölkerung. Untersucht man insomnische Patientinnen und Patienten mittels professioneller Polysomnographie, finden sich in 30-40% aller Fälle organische Ursachen oder zumindest Komorbiditäten für die Schlafprobleme. Dies ist bedeutsam, da gerade Frauen dazu neigen, Schlafprobleme eher auf die Psyche zu schieben, als auf den Körper. Ebenso spielt hier eine wichtige Rolle, dass Insomniker nur sehr selten den Weg in ein Schlaflabor finden, da die - von den GKVen – verpflichtend geforderte Voruntersuchung der Polygraphie beim Pneumologen oder HNO-Arzt fast nur bei manifesten schlafbezogenen Atmungsstörungen als pathologisch auffällt. Etliche Insomniker kommen so erst gar nicht im Schlaflabor an, weil sie durch den viel zu groben Vorfilter der Polygraphie fallen.

Durchschlafstörungen werden insgesamt häufiger beklagt, als Einschlafstörungen. Als normale Einschlafdauer gelten 5-25 Minuten. Pro Nacht treten beim Gesunden zwischen 5 und 20 sehr kurze, nur Sekunden dauernde Wachphasen auf, sog. Arousals. Diese sind zentralnervös generiert und sind evtl. Überbleibsel evolutionärer Überlebensvorteile dadurch, dass es über Jahrtausende brandgefährlich war, nachts komplett durchzuschlafen. Feuer, Fressfeinde, Räuber und Schlangen warteten auf leichte Beute. Etwa 80% aller Deutschen geben als Wunsch 8-8,5 Stunden Schlafdauer an, wobei sich die objektiv gemessene Schlafdauer häufig von der subjektiven Einschätzung unterscheidet. Insgesamt verkürzt sich die Dauer des Nachtschlafs in westlichen Industrienationen immer mehr. In vielen Ländern Europas liegt die durchschnittliche Schlafdauer unter der Woche bei nur noch 6-7 Stunden, am Wochenende mehr. Singles schlafen länger als Paare und Paare schlafen länger als Familien mit Kindern.

Ab einer Dauer von etwa 2 Minuten nächtlichen Wachseins können wir uns ans Wachsein erinnern. Für Wachphasen unter 2 Minuten besteht meist eine Amnesie. Psychophysiologische Insomniker nehmen kurze Wachphasen intensiver und bedeutsamer wahr und bewerten sie häufig negativ. Je häufiger schlecht geschlafen wird, desto dysfunktionaler die Gedanken um den Schlaf und desto stärker wird der Druck auf die nächste Nacht. Damit ist der Boden für einen Teufelskreis gelegt. Schlaf verträgt keinen Druck. Wird der Schlaf aber immer schlechter, die Tagesbefindlichkeit immer mieser, ist es irgendwann schwer, von selbst wieder aus diesem Circulus vitiosus auszusteigen.

Ein Restless-Legs-Syndrom (RLS) sollte immer ausgeschlossen werden. Die anamnestische Frage nach abendlicher Unruhe oder Dysästhesien in den Unterschenkeln ist meist wegweisend. Allerdings gibt es auch viele Patienten, die nur nachts symptomatisch werden und häufig erst durch eine Polysomnographie entlarvt werden. Man nennt dies dann Periodic Limb Movement Disorder (PLMS). RLS-und PLM-Symptome treten häufig bei Eisenmangel auf. Da das Serumseisen nahrungsabhängige Tagesschwankungen aufweist, sollte hier immer auch der Ferritinspiegel bestimmt werden, der mind. 50 mg/dl. betragen sollte. Schilddrüsenstörungen oder ein unzureichend eingestellter Hypertonus und Diabetes können ebenfalls Schlafstörungen verursachen und vice versa.

Pharmakologische Behandlung von Insomnien

Ab einer kontinuierlichen Dauer von drei bis vier Wochen (Faustformel „Dreierregel": länger als drei Wochen, häufiger als dreimal pro Woche und länger als drei Stunden pro Nacht) sollte ärztlich behandelt werden, da sich sonst die Gefahr einer Maladaptation des Schlafverhaltens und einer Chronifizierung erhöht. Für mildere Ein- und Durchschlafstörungen eignen sich pflanzliche Schlafhilfen wie Baldrian, Hopfen, Melisse, Passionsblume und Lavendel. Kombinationspräparate wirken oftmals besser, als die Einzelsubstanzen. Auch die abendliche Gabe von 500-1000 mg L-Tryptophan (z.B. von ratiopharm, oder Präparat „Kalma") ist möglich. L-Tryptophan wirkt besser in Kombination mit Niacin und etwas Dextrose, da L-Tryptophan an der Blut-Hirn-Schranke mit langkettigen Aminosäuren konkurriert, diese aber durch Insulin (via Dextrose) vermehrt in die Muskulatur gebracht werden, womit insgesamt mehr L-Tryptophan ins Gehirn gelangt. Frei verkäufliche Antihistaminika wie Doxylamin (z.B. Hoggar Night) oder Diphenhydramin (Vivinox, Betadorm) sind Alternativen, aber generell nicht allgemein zu empfehlen, da sie individuell unterschiedlich wirken und vertragen werden.

Primäre (= psychophysiologische) Insomnien sprechen in der Regel gut auf die kurzzeitige Gabe von Z-Substanzen (Zolpidem 10 mg, Zopiclon 7,5 mg) an, die Behandlungsdauer sollte zunächst 14 Tage am Stück nicht überschreiten, bei hohem Leidensdruck sind vier Wochen möglich. Schlafhygienische Beratung gehört immer dazu. Ab einer Behandlungsnotwendigkeit länger als zwei bis vier Wochen kann auf niedrig dosierte Trizyklika wie Amitryptilin (5-20 Tropfen oder 25-75mg)), Trimipramin (20-40 Tropfen) oder Doxepin (5-20 Tropfen), umgestellt werden, um die Gewöhnungs- und Absetzprobleme der Z-Substanzen nicht zu forcieren. Die Tropfen sollten bei Einschlafstörungen eine Stunde, bei Durchschlafstörungen 30 min vor Zubettgehen in ein Glas Wasser eingeträufelt eingenommen werden. Trizyklika führen zu Beginn der Behandlung oft zu einem morgendlichen Overhang, der aber meist nach 1-2 Wochen abflacht. Opipramol (50-100 mg oder Mirtazapin (3,75-15 mg) sind mögliche Alternativen bei Unverträglichkeit von Trizyklika, die z.B. bei RLS/PLMS die Symptome verstärken können.

In Deutschland ist Circadin (2 mg retard) als einziges Melatoninpräparat rezeptpflichtig zugelassen. In den USA und anderen Ländern gilt Melatonin als Nahrungsergänzungsmittel und wird in rauen Mengen, unretardiert, als Lifestyle-Präparat konsumiert. Melatonin hat neben seiner chronobiotischen und schlaffördernden Wirkung auch eine starke antioxidative Kapazität. Als reines Schlafmittel ist Melatonin eher schwach wirksam, kann aber gerade bei klimakterischen Schlafstörungen gute Dienste leisten und hat ein sehr günstiges Nebenwirkungsprofil. Melatonin scheint gerade bei Patientinnen mit Schlafstörungen parallel zu oder aufgrund von hormonellen Dysfunktionen positive Effekte auf die Schlafkontinuität und tiefe zu haben.

Progesteron (z.B. Utrogest) zeigt bei einigen menopausalen und postmenopausalen Patientinnen gute Wirkungen auf den Schlaf, hier ist die vorherige frauenärztliche Einschätzung des Hormonstatus wichtig. In den USA wird Progesteron sehr häufig gegen Schlafstörungen eingesetzt, auch wird z.B. schnarchenden Frauen Progesterongel zur lokalen Applikation auf Uvula und Gaumensegel verordnet, wodurch das Gewebe abschwillt und sich das Schnarchen bessert. Hierzulande ist der Einsatz von Progesteron in der genuinen Schlafmedizin aufgrund des Eingriffs in den Hormonhaushalt bisher wenig erprobt, bietet aber sicherlich einen spannenden Ansatz für weitergehende Erfahrungs- und Forschungswerte.

Alle Insomnien, die nicht binnen sechs Monaten wieder verschwinden, sollten zum Schlafmediziner überwiesen und polysomnographiert werden, da man bei bis zu 40% aller länger bestehenden Insomnien bei genauem Hinsehen (Polysomnographie) organische Komorbiditäten (meist SBAS oder Restless Legs) findet, die die Insomnie triggern und/oder unterhalten. Stellt sich in der Polysomnographie eine nichtorganische Insomnie heraus, sollten psychotherapeutische Maßnahmen in Kombination mit längerfristiger Medikation erfolgen, bis diese ggf. nicht mehr nötig ist.

Nicht-pharmakologische Behandlung von Insomnien

Schlafhygienische Beratung sollte immer Bestandteil einer Behandlung sein, hierzu gehören die Einhaltung halbwegs konstanter Zubettgeh- und Aufstehzeiten, die Beachtung der nur scheinbar profanen Tatsache, dass das Schlafzimmer ausreichend dunkel, kühl und leise sein sollte und die Motivation dazu, den eigenen Schlaf zumindest eine Zeit lang wichtiger zu nehmen, als den des Partners und zur Not mal 6 Wochen lang getrennte Schlafzimmer einzurichten, sofern räumlich möglich. Viele Insomniker verbringen aus Angst vor zu wenig Schlaf zuviele Stunden im Bett, weshalb sich auch die Technik der Schlafrestriktion sinnvoll sein kann, dies meint die Verkürzung der Bettzeit auf weniger Stunden, um den Schlafdruck zu erhöhen. Stimuluskontrolle meint, das Bett nur zum Schlafen und für die Liebe zu benutzen, und dort nicht zu essen oder fernzusehen. Schlafempfindlichen Menschen ist zu raten, Smartphone, PC und TV mind. eine Stunde vor Zubettgehen nicht mehr zu benutzen, da der erhöhte blauwellige Lichtanteil aus den Monitoren die Melatoninausschüttung bremsen kann.

Schlafbezogene Atmungsstörungen (Schnarchen, Upper Airway Resistance Syndrom, Schlafapnoe)

Jeder zweite Mann ab 40 schnarcht, jede zweite Frau ab Mitte 50 und jeder 5. unbehandelte starke Schnarcher bekommt im Laufe des Lebens eine Obstruktive Schlafapnoe, die erhebliche Implikationen auf Herz, Gefäße, Stoffwechsel Kognition und Psyche hat. Die Obstruktive Schlafapnoe (OSAS) ist das führende Krankheitsbild in deutschen Schlaflaboren, Insomnien werden schwerpunktmäßig nur in ca. 10 Einrichtungen bundesweit behandelt. 70% der Schlafapnoiker sind übergewichtig, 30% nicht. Kommt es zur Akkumulation von Adipositas, Bluthochdruck, Diabetes und Fettstoffwechselstörungen, tritt in über 80% der Fälle ein OSAS im Rahmen der anatomisch-funktionell-metabolischen Problematik dazu. Sämtliche Faktoren verstärken sich gegenseitig. Henne und Ei.

Durch viele polysomnographische Daten aus der niedergelassenen Schlafpraxis wissen wir, dass es eine große Menge an unerkannten Upper Airway Resistance Syndromen (UARS) gibt, die weder einen pathologischen Apnoe-Hypopnoe-Index aufweisen (AHI = Anzahl der Apnoen und Hypopnoen von mind. 10 Sek. Dauer pro Stunde), noch nennenswert in der Pulsoxymetrie entsättigen. Diese Patienten klagen aber trotzdem über teils ausgeprägte Tagesmüdigkeit und Erschöpfung. Sind AHI und SaO2 nicht pathologisch, werden die Patienten aufgrund mehr oder weniger unauffälliger Voruntersuchungen (Polygraphie) aber so gut wie nie in ein Schlaflabor überwiesen, und laufen so teilweise jahrelang unbehandelt von Arzt zu Arzt. Es führen bereits moderate Atemflussverminderungen, die aufgrund von pharyngealen Engstellen entstellen, zu häufigen Mikroarousals und Fragmentationen des Schlafprofils, zu Schwankungen der nächtlichen Herzfrequenz, des Blutdrucks und der Erholsamkeit.

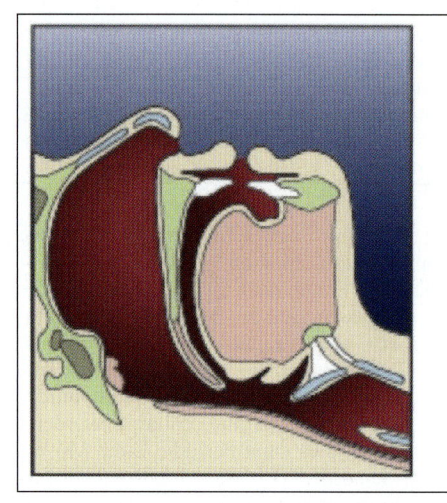

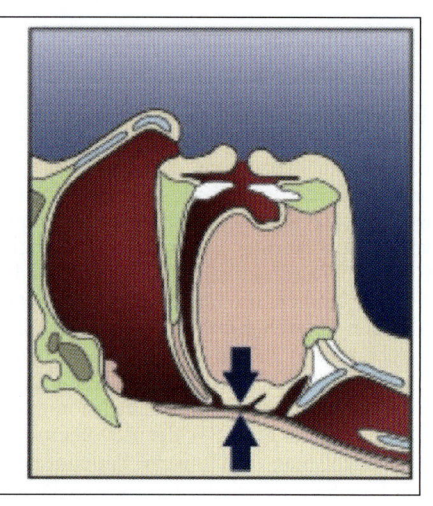

Abb. 3: Normaler (li) und bei Schlafapnoe verlegter Atemweg (blaue Pfeile) (Quelle: Vera Zimperfeld, media-maedel.de, Köln)

Durch die Abnahme von Östrogen und Gestagen im Klimakterium kommt zu einem relativen Überwiegen androgener Hormone und damit auch zu einer verstärkten nächtlichen Erschlaffung des Rachengewebes. Frauen neigen daher ab den Wechseljahren ebenfalls zu häufigeren schlafbezogenen Atmungsstörungen. Diese werden bei Frauen seltener als bei Männern erkannt, führt der respiratorische Stress bei Frauen eher zu insomnischen Beschwerden und demaskieren sich Frauen häufig nicht durch lautes Schnarchen, sondern eher leise Geräusche (sog. Silent Upper Airway Resistance Syndrom).

Es gibt inzwischen preisgünstige Zweikanalscreener für die Praxis, die neben Atemfluss und Pulsoximetrie auch Herzfrequenzveränderungen und/oder Schwankungen der Pulswellenlaufzeitgeschwindigkeit messen. Diese Parameter können als indirekte Arousalmarker herangezogen werden, da sie die bei fast allen Mikroweckreaktionen mit auftretenden vegetativen Arousals anzeigen. Bislang können die einfach zu handhabenden Geräte nur als GOÄ- und Selbzahlerleistung abgerechnet werden, sie bieten aber eine relativ hohe Trefferwahrscheinlichkeit, um die Patienten danach einer Polysomnographie zuzuführen. Neben automatischen CPAP-Geräten (APAP) setzen sich bei starkem Schnarchen, UARS und leichter bis moderater Schlafapnoe auch immer mehr individuell angefertigte Unterkieferprotrusionsschienen durch.

Interessenkonflikt

M. Feld erhält Vortragshonorare von der Firma Orthomol

Literatur

Buzsaki G: Rhythms of the Brain, Oxford University Press, 2006

Crönlein T, Galetke W, Young P: Schlafmedizin 1x1, Springer, 2016

Endres K, Schaad W: Biologie des Mondes. Mondperiodik und Lebensrhythmen, S. Hirzel-Verlag, 1997

Ekirch R., At Day's Close. Night in Times Past. W. W. Norton & Co., 2005

Feld M., Schlafen für Aufgeweckte: Mehr Lebensenergie durch guten Schlaf, Südwest, 2012

Feld M, So schläft die Welt, 5-teilige TV-Dokumentation, ARTE 2016

Freud S: Die Traumdeutung, Studienausgabe, S. Fischer, 1989

Kruger M: Principles and Practice of Sleep Medicine, Saunders, 2010

Jung CG: Die Traumanalyse, Gesammelte Werke, Walter-Verlag, 1991

Ohayon MM, Caulet M (1996) Psychotropic medication and insomnia complaints in two epidemiological studies. Canadian Journal of Psychiatry 41:457–464

Peter H, Penzel T, Peter JH: Enzyklopädie der Schlafmedizin, Springer, 2007

Schlack R. et al., Häufigkeit und Verteilung von Schlafproblemen und Insomnie in der deutschen Erwachsenenbevölkerung, Bundesgesundheitsblatt, Robert Koch-Institut, 2013, 56(5/6):740-748 · DOI 10.1007/s00103-013-1689-2

Siegel J., Natural Sleep and its seasonal variations in three pre-industrial societies. In: Current Biology, Volume 25, Issue 21, p2862–2868, 2 November 2015

Stuck B, Maurer T, Schredl M, Weeß HG: Praxis der Schlafmedizin, Springer, 2013
Weeß H.-G., Die schlaflose Gesellschaft, Schattauer, 2016

Wiater A, Lehmkuhl G: Handbuch Kinderschlaf, Schattauer, 2011

Wolf-Meyer M: The Slumbering Masses: Sleep, Medicine and Modern American Life, University of Minnesota Press, 2012

Die Mädchensprechstunde

Uterusanomalien
Ein Fallbericht aus der Praxis
Allessandra Tramontana

22-jährige Patientin, G1, P0

Die Patientin wird in ihrer ersten Schwangerschaft in der Schwangerschaftswoche (SSW) 12+4 zur Geburtsanmeldung vorstellig. Die Anamnese ist unauffällig, der Zyklus ist regelmäßig, die Konzeption ist spontan erfolgt und der bisherige Schwangerschaftsverlauf ist unauffällig. Es erfolgt die Geburtsanmeldung und das First-Trimester-Screening. Dabei wird ein partielles Uterusseptum von 17,3 mm x 13,7 mm gefunden und die Diagnose eines Uterus subseptus gestellt (Abb. 1).

Epidemiologie

Uterusanomalien haben in der Allgemeinbevölkerung unter fertilen Frauen eine Prävalenz von 3,8%. Die Prävalenz steigt allerdings in unterschiedlichen Kollektiven und ist unter infertilen Frauen 6,3% und unter Kinderwunschpatientinnen 8,1%. **(Raga et al. 1997)**[1], **(Saravelos et al. 2008)**.[2] Die Studienergebnisse zeigen, dass die Prävalenz mit der Anzahl von Aborten signifikant zunimmt und unter Frauen mit habituellem Abortus sogar bei 16,7% liegt **(Saravelos et al. 2008)**.[3]

Embryologie

Uterusanomalien sind sogenannte Hemmungsfehlbildungen der Müller'schen Gänge. So führen unterschiedliche Differenzierungsstörungen der Müller'schen Gänge zu unterschiedlichen Zeitpunkten während der embryonalen Entwicklung der weiblichen inneren Geschlechtsorgane zu unterschiedlichen Uterusfehlbildungen. Da die embryonale Entwicklung der inneren Geschlechtsorgane zeitlich im engen Zusammenhang mit der Entwicklung des Urogenitaltraktes steht, sind Uterusanomalien komplexe Fehlbildungen, häufig mit Missbildungen des Urogenitalsystems assoziiert und in 20-30% mit Nierenfehlbildungen kombiniert **(Lin et al. 2002)**[4], **(Oppelt et al. 2006)**.[5]

Einteilung

Uterusfehlbildungen werden entsprechend ihrer Pathophysiologie in verschiedene Gruppen eingeteilt und nach diesem Prinzip von einer Vielzahl an Klassifikationssystemen beschrieben. Die Klassifikation der American Fertility Society ist mit einer Unterteilung in 6 Gruppen am meisten akzeptiert und am weitesten verbreitet **(American Fertility Society 1988)**.[6] Sie berücksichtigt allerdings weder zusätzliche gynäkologische noch assoziierte urogenitale Fehlbildungen.

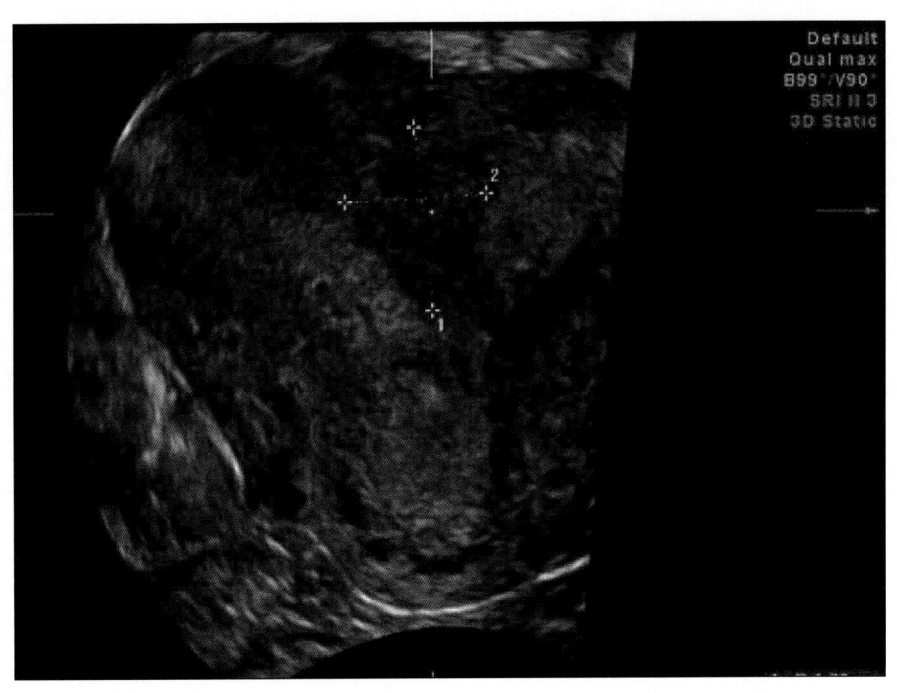

Abb. 1 Sonographische Darstellung des Uterusseptum im Rahmen des First-Trimester-Screenings.

Gruppe 1: Uterusaplasie/hypoplasie, 3% **(Grimbizis et al. 2001)**[7]

Die Ursache ist eine Differenzierungsstörung vor der 9. Schwangerschaftswoche mit gestörtem Wachstum beider Müller'schen Gänge und Aplasie/Hypoplasie des Uterus und der Tuben. Zu dieser Gruppe gehört das Mayer-Rokitansky-Küster-Hauser-Syndrom (1 : 45 000). Die Patientinnen haben eine Uterusaplasie, eine Zervixaplasie, eine Vaginalaplasie, in 80% rudimentäre Uterusknospen, in 40% eine assoziierte Nierenfehlbildung und in 20-30% zusätzlich Skelettfehlbildungen **(Oppelt et al. 2006)**.[8]

Gruppe 2: Uterus unicornis, 10% **(Grimbizis et al. 2001)**[9]

Die Ursache ist auch eine Differenzierungsstörung vor der 9. SSW mit gestörtem Wachstum aber nur eines Müller'schen Gangs und Aplasie/Hypoplasie eines Uterushornes und einer Tube. In den meisten Fällen entwickelt sich allerdings ein rudimentäres Uterushorn, das mit dem regelrechten Uterushorn häufig kommuniziert und ein rudimentäres Cavum mit funktionsfähigem Endometrium enthalten kann. Von allen Uterusanomalien geht der Uterus unicornis am häufigsten mit renalen Missbildungen einher und ist in 40 % mit einer Nierenfehlbildung kombiniert **(Fedele et al. 1996)**.[10]

Gruppe 3: Uterus duplex und Uterus didelphys bicollis, 8% **(Grimbizis et al. 2001)**[11]

Die Ursache ist eine Differenzierungsstörung zwischen der 10. und der 12. SSW mit gestörter Verschmelzung der Müller'schen Gänge. Es kommt zu keiner Fusion der Müller'schen Gänge und zur Doppelbildung des Uterus (Uterus duplex) und der Zervix (Uterus didelphys bicollis). Selten kommt es auch zur Doppelbildung der Vagina, der Vulva, der Blase, der Urethra oder des Anus. Häufig entwickelt sich zusätzlich ein Vaginalseptum, das in 15-20 % zu einer unilateralen obstruktiven Fehlbildung (Hemivagina) führt und auch mit einer ipsilateralen Nierenfehlbildung assoziiert ist **(Vercellini et al. 2007)**.[12]

Gruppe 4: Uterus bicornis, 26% **(Grimbizis et al. 2001)**[13]

Die Ursache ist wieder eine Differenzierungsstörung zwischen der 10. und 12. SSW mit gestörter Verschmelzung und inkompletter Fusion der Müller'schen Gänge und getrennten Uterushörnern. Nierenfehlbildungen sind relativ selten.

Gruppe 5: Uterus septus und Uterus arcuatus, 35% **(Grimbizis et al. 2001)**[14]

Der Uterus septus ist die häufigste Uterusfehlbildung. Die Ursache ist eine Differenzierungsstörung nach der 12. SSW mit gestörter Kanalisierung der Müller'schen Gänge und inkompletter Resorption des uterinen Septums und einem geteilten Uteruscavum. Ist die Resorption vollständig ausgeblieben, entwickelt sich ein Uterus septus. Ist die Resorption nur teilweise ausgeblieben, entwickelt sich ein Uterus subseptus. Und ist die Resorption größtenteils abgeschlossen, aber bleiben Reste des uterinen Septums am Uterusfundus zurück, entwickelt sich ein Uterus arcuatus. Da zu diesem Zeitpunkt die embryonale Entwicklung des Urogenitaltraktes bereits abgeschlossen ist, kommt es in dieser Gruppe zu keiner assoziierten Nierenfehlbildung.

Gruppe 6: Uterusanomalien verursacht durch Diethylstilbstrol

Diethylstilbestrol ist ein synthetisches Östrogen, ein nichtsteroidaler selektiver Östrogenrezeptormodulator (SERM). Diethylstilbestrol wurde zwischen 1949 und 1971 in der Schwangerschaft eingesetzt, ist plazentagängig, teratogen und verursacht während der Organogenese Fehlbildungen des Genitaltraktes. Beim weiblichen Fetus führt die Exposition zu kongenitalen Uterusanomalien. Es kommt dabei zu einem hypoplastischen Uterus, zu einem verengten T-förmigen Uteruscavum und zu Endometriumadhäsionen.

Fertilität und Schwangerschaft

Insgesamt führen Uterusanomalien häufiger zu Infertilität und Schwangerschaftskomplikationen und werden daher vor allem im Rahmen des Kinderwunsches relevant **(Raga et al. 1997)**.[15] Die Patientinnen sind in der Kindheit überwiegend asymptomatisch, werden in der Pubertät teilweise mit primärer Amenorrhoe, Dysmenorrhoe oder Hämatometra symptomatisch und fallen oft erst in der reproduktiven Phase durch Sterilität und Infertilität auf. Unter Frauen mit Uterusfehlbildungen bestehen generell höhere Infertilitäts-, Endometriose- und Abortusraten **(Grimbizis et al. 2001)**.[16] Im Verlauf einer Schwangerschaft kommt es außerdem vermehrt zur Wachstumsretardierung und schwangerschaftsinduzierter Hypertonie, zur Zervixinsuffizienz und Frühgeburt, zu Lageanomalien, zu postpartalen Blutungen und auch häufiger zur Sectio **(Raga et al. 1997)**.[17] Die wichtigste und gefährlichste Komplikation beim **Uterus unicornis** ist die ektope Schwangerschaft in einem rudimentären Uterushorn. Aufgrund der Rupturgefahr und assoziierter Plazentahaftungsstörungen (Plazenta increat/percreta) wird eine ektope Schwangerschaft per LSK und Entfernung des rudimentären Uterushorns beendet **(Reichman et al. 2009)**[18], **(Jayasinghe et al. 2005)**[19], **(Fedele et al. 1987)**[20], **(O'Leary u. O'Leary 1963)**[21], **(Samuels u. Awonuga 2005)**[22], **(Daskalakis et al. 2002)**[23], **(Contreras et al. 2008)**[24], **(Henriet et al. 2008)**.[25] Die Schwangerschaftsprognose des **Uterus duplex**, des **Uterus didelphys bicollis** und des **Uterus bicornis** ist relativ gut und ähnlich dem Schwangerschaftsoutcome der Normalbevölkerung. Obwohl hier die Rate an Zervixinsuffizienzen und Frühgeburten erhöht ist, wird in der Literatur keine prophylaktische Cerclage empfohlen **(Grimbizis et al. 2001)**[26], **(Daly et al. 1989)**.[27] Der **Uterus septus**, als die häufigste Uterusfehlbildung, hat die schlechteste Schwangerschaftsprognose. Die Patientinnen haben mit 79% nicht nur eine sehr hohe Abortusrate, sondern auch die höchste Rate an habituellen Aborten **(Lin et al. 2002)**[28], **(Homer et al. 2000)**[29], **(Troiano u. McCarthy 2004)**.[30] Mittels hysteroskopischer Septumresektion kann aber die Abortusrate um bis zu 74% reduziert und die Baby-Take-Home-Rate deutlich gesteigert werden. Die Leitlinien empfehlen dabei das Belassen des zervikalen Septumanteils um in einer nachfolgenden Schwangerschaft einer Zervixinsuffizienz vorzubeugen **(Deutsche Gesellschaft für Gynäkologische Endokrinologie und Fortpflanzungsmedizin 2010)**.[31] Im Unterschied dazu, hat der **Uterus arcuatus** ein normales Schwangerschaftsoutcome.

22-jährige Patientin, Uterus subseptus, G1, P0

Die Patientin wird aufgrund einer Schmierblutung in der SSW 15+1 vorstellig. Bei der gynäkologischen Spiegeluntersuchung ist eine regelstarke vaginale Blutung aus der Zervix festzustellen. Im Vaginalultraschall zeigt sich eine Zervixlänge von 25 mm. Die Patientin wird stationär aufgenommen und eine Cerclage geplant. Im Verlauf kommt es in der SSW 15+2 zu einer Fehlgeburt (Abb. 2).

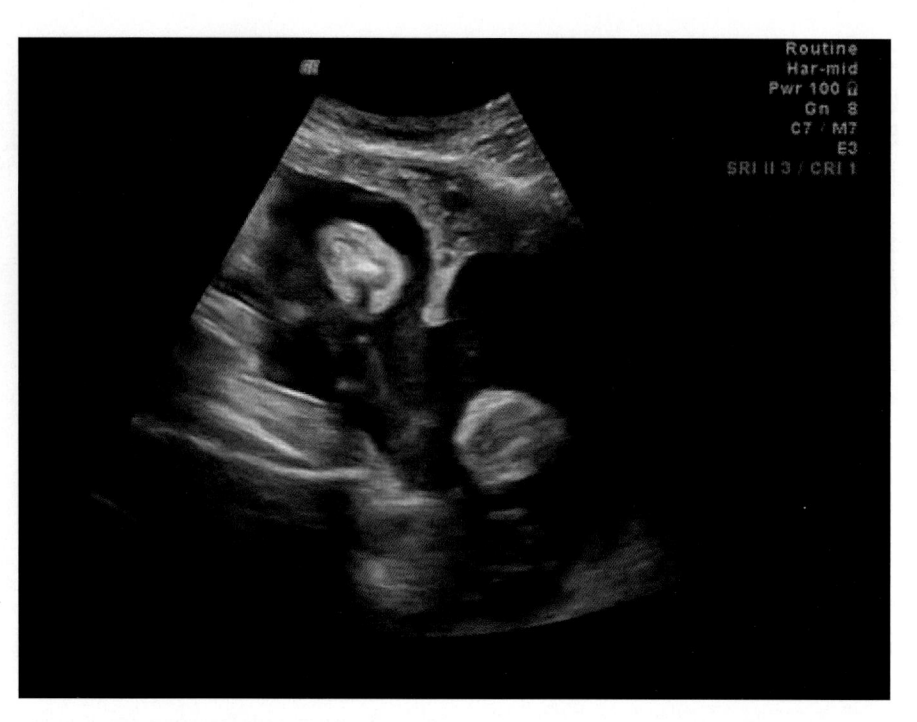

Abb. 2 Uterusseptum bei intakter Schwangerschaft: 22-jährige Patientin, Uterus subseptus, G1, P0. Sonographische Darstellung

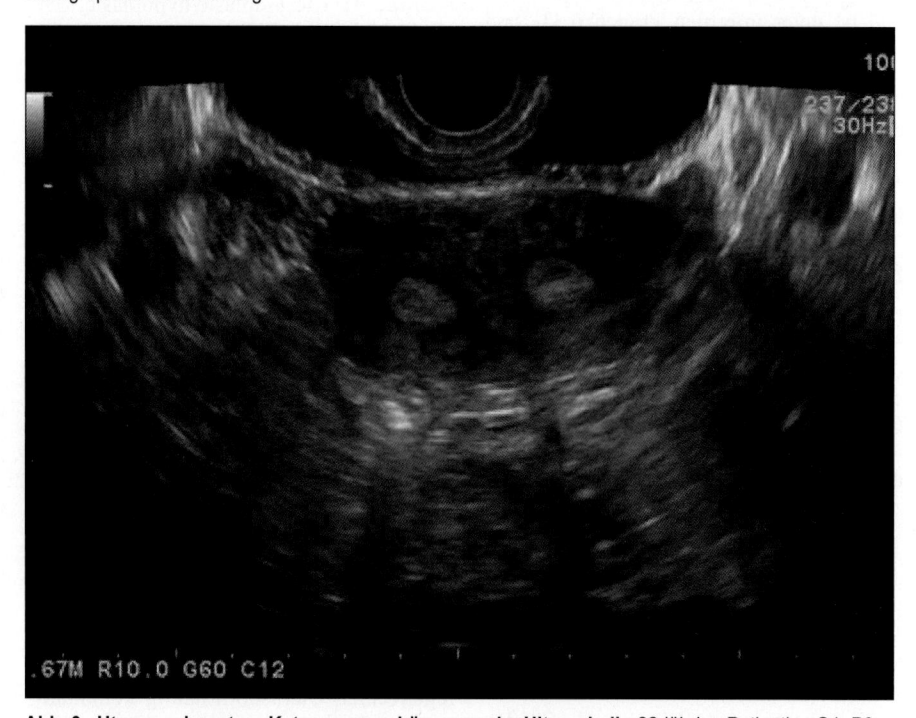

Abb. 3 Uterus subseptus: Katzenaugenphänomens im Ultraschall: 22-jährige Patientin,, G1, P0, St.p. Abortus in der 16. SSW.

Diagnose

Uterusanomalien sind oft Zufallsbefunde und werden häufig bei einer Hysterosalpingographie im Rahmen der Kinderwunschabklärung oder auch erst im Routineultraschall in der Schwangerschaft diagnostiziert **(Pui 2004)**.[32] Zur Abklärung gibt es viele verschiedene diagnostische Möglichkeiten. Die wichtigste Untersuchungsmethode ist heute die Sonographie, bei der prämenstruell, bei hoch aufgebautem Endometrium in der zweiten Zyklushälfte, die inneren Uteruskonturen gut beurteilbar sind und das typische Bild des sogenannten Katzenphänomens bei getrennten Uterushörner oder einem Uetrusseptum mit geteiltem Uteruscavum zu sehen ist **(Shatzkes et al. 1991)**[33], **(Valdes et al. 1984)**[34], **(Blask et al. 1991)**[35], **(Blask et al. 1991)**[36], **(Raga et al. 1996)**.[37] Obwohl das MRT mit hoher Sensibilität und Spezifität als Goldstandard gilt, wird es heute mehr als Ergänzung, vor allem im Rahmen komplexer Fehlbildungen, eingesetzt **(Markham et al. 1987)**[38], **(Fedele et al. 1990)**[39], **(Pellerito et al. 1992)**[40], **(Bakri et al. 1992)**.[41] Immer wichtiger wird zudem der 3D-Ultraschall, mit dem differentialdiagnostisch nicht invasiv zwischen Uterus bicornis und Uterus septus unterschieden werden kann **(Deutsche Gesellschaft für Gynäkologische Endokrinologie und Fortpflanzungsmedizin 2010)**,[42] **(Raga et al. 1996)**[43], **(Alborzi et al. 2002)**[44], **(Wu et al. 1997)**[45], **(Jurkovic et al. 1995)**[46], **(Bermejo et al., 2010)**.[47] Allerdings sind weiterhin sowohl die HSK als auch die LSK nicht nur diagnostisches sondern vor allem auch therapeutisches Mittel der Wahl **(Markham et al. 1987)**[48], **(Pellerito et al. 1992)**.[49]

Therapie

Das Ziel einer Therapie ist die Herstellung annähernd normaler uteriner Anatomie zur Erhaltung der Fertilität. Als Limitierung gilt allerdings die Art der Fehlbildung – da ein Teil der Uterusfehlbildungen nicht operiert werden kann, die uterine Vaskularisation – da die Gefäßversorgung im Rahmen der Fehlbildung meist auch verändert ist, und die myometriale und zervikale Funktion – da sie trotz anatomisch korrigierter Voraussetzungen weiter beeinträchtigt bleibt. Beim **Uterus unicornis** ist bei bei Ausbildung einer Hämatometra die Indikation zur laparoskopischen Resektion des rudimentären Uterushorn gegeben. Beim **Uterus duplex** und **Uterus didelphys bicollis** wird bei Vorliegen einer Hemivagina oder Hämatometra eine hysteroskopische Resektion des Vaginalseptum empfohlen. Beim **Uterus bicornis** ist es mit der sogenannten abdominellen Metroplastik, der Operation nach Strassman, Jones oder Tompkins, möglich die beiden Uterushörner miteinander zu einem Uterus zu vereinen. Die Operation unterliegt allerdings laut Leitlinien sehr strenger Indikationsstellung und ist nur bei bestehendem Kinderwunsch und schwerwiegender schwangerschaftsassoziierter Komplikationen gerechtfertigt **(Deutsche Gesellschaft für Gynäkologische Endokrinologie und Fortpflanzungsmedizin 2010)**.[50] Für den **Uterus septus** ist die hysteroskopische Resektion des Uterusseptum, insbesondere nach habituellem Abortus oder Frühgeburten, die Therapie der Wahl und wird in den Leitlinien bei Kinderwunschpatientinnen immer vor Maßnahmen der assistierten Reproduktion empfohlen **(Deutsche Gesellschaft für Gynäkologische Endokrinologie und Fortpflanzungsmedizin 2010)**.[51]

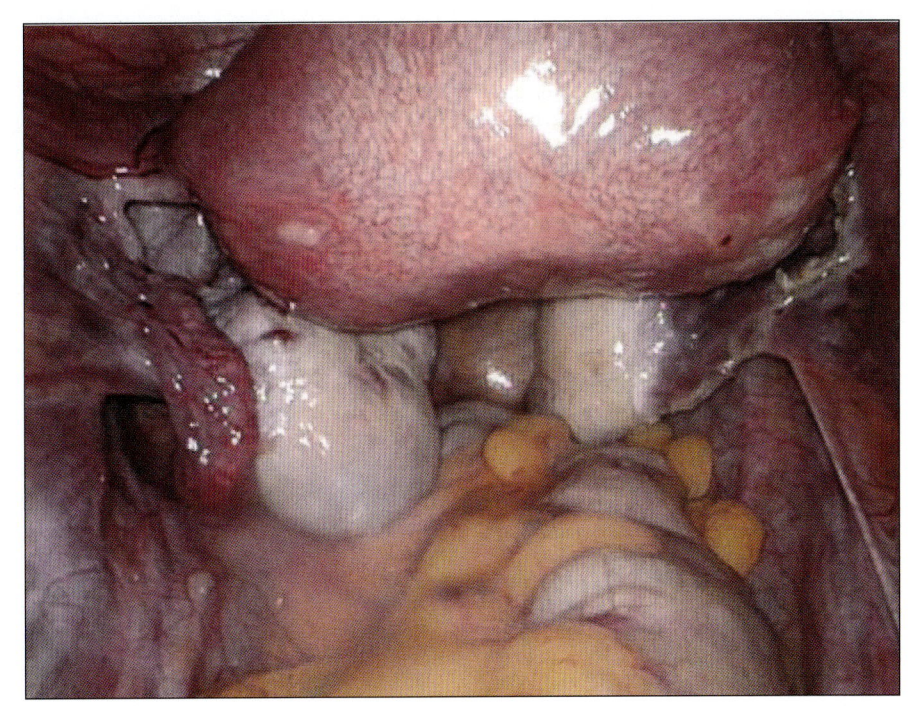

Abb. 4 Uterus subseptus - Laparoskopischer Situs: 25 Jahre, G2, P0, St.p. Abortus in der 16 SSW, St.p. hysteroskopischer Septumresektion, Kinderwunschbehandlung.

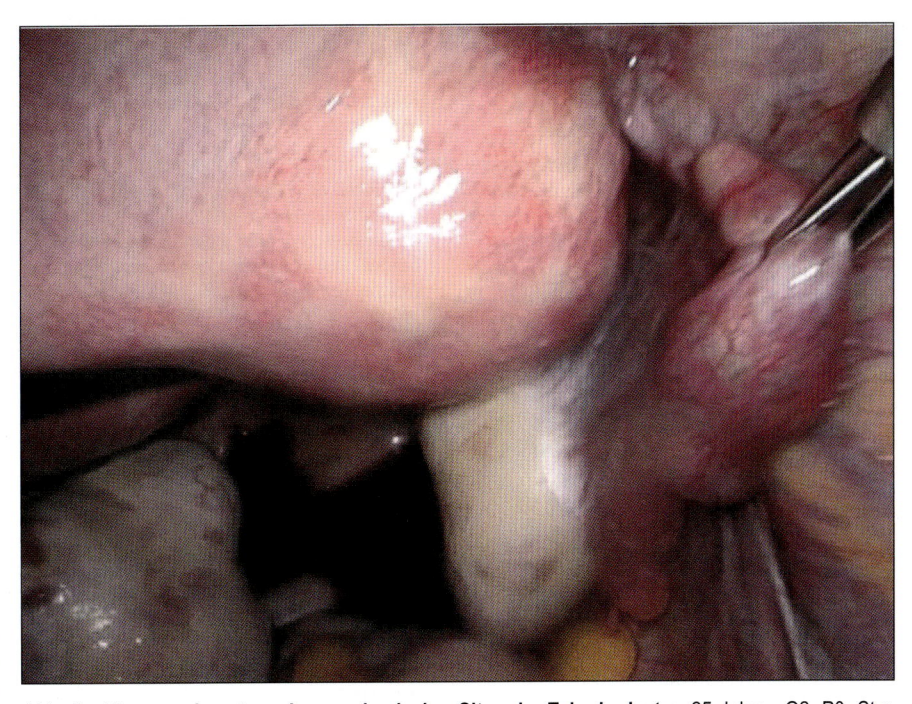

Abb. 5 Uterus subseptus - Laparoskopischer Situs der Tubaria dextra. 25 Jahre,, G2, P0, St.p. Abortus in der 16 SSW, Status nach hysteroskopischer Septumresektion, Kinderwunschbehandlung.

22 Jahre, Uterus subseptus, G1, P0, St.p. Abortus in der 16 SSW

*Bei bestehendem Kinderwunsch wird die Patientin beraten und über eine operative Therapie aufgeklärt. Es wird eine hysteroskopische Septumresektion geplant und komplikationslos durchgeführt **(Abb. 3)**.*

Hysteroskopische Septumresektion

Mittels Nadelelektrode des Resektoskopes wird das Septum elektrochirurgisch entfernt. Von einer Schlingenresektion wird generell abgeraten. Die Kontrolle durch den Ultraschall oder eine simultane LSK ist dabei immer empfohlen. Eine postoperative Fremdkörpereinlage bringt keinen Vorteil, da Synechien ohnehin selten entstehen. Eine postoperative Östrogenisierung ist allerdings sinnvoll, bei Endometriose aber kontraindiziert. Besonders wichtig ist, dass es nach einer Septumresektion in einer folgenden Schwangerschaft häufiger zu Plazentakomplikationen kommt und eine tiefere Plazentation mit assoziierter Plazentalösungsstörungen und Plazentahaftungsstörungen (Plazenta increta) häufiger auftritt **(Deutsche Gesellschaft für Gynäkologische Endokrinologie und Fortpflanzungsmedizin 2010)**.[52]

25 Jahre, Uterus subseptus, G2, P0, St.p. Abortus in der 16 SSW, St.p. hysteroskopischer Septumresektion, Kinderwunschbehandlung

Die Patientin wird 3 Jahre später vom niedergelassenen Facharzt mit Verdacht auf eine extrauterine Gravidität nach Stimulation und Ovulationsinduktion in der SSW 5+3 zugewiesen. Die Vaginalsonographie zeigt eine hohes Endometrium von 17 mm, einen fraglich intrauterinen Gestationssack, unauffällige Ovarien und keine freie Flüssigkeit. Die Patientin ist beschwerdefrei. Das Beta-HCG ist 5303 IU/L. Im Verlauf wird die Patientin mit Schmerzen im rechten Unterbauch symptomatisch. Regelmäßige sonographische Kontrollen zeigen ein weiter hoch aufgebautes Endometrium von 27 mm und einen extrauterinen Gestationssack neben dem rechten Ovar mit positivem "sliding sign" und Ringecho. Das Beta-HCG steigt weiter auf 5604 IU/L. Daher wird eine laparoskopische Tubektomie rechts komplikationslos durchgeführt. Der histologische Befund bestätigt eine Tubengravidität (Abb. 4).

Zusammenfassung

Die komplexen Fallkonstellationen der Uterusanomalien profitieren insbesondere hinsichtlich eines bestehenden Kinderwunsches von einer frühzeitigen Abklärung und erfordern eine rechtzeitige Therapie durch fachkompetente Betreuung und interdisziplinäre Zusammenarbeit zur Optimierung des Behandlungserfolges.

25 Jahre, Uterus subseptus, G2, P0, St.p. Abortus in der 16 SSW, St.p. hysteroskopischer Septumresektion, Kinderwunschbehandlung, St.p. Tubaria dext. – Tubektomie per LSK

Postoperativ ist die Patientin beschwerdefrei. In der Sonographie zeigt sich ein Endometrium von 22 mm. In der Verlaufskontrolle sinkt das Beta-HCG auf 1146 IU/l. (Abb. 5).

Nachdruck aus dem Journal für Gynäkologische Endokrinologie (Ausgabe Österreich) 2016; 10 (2). Tramontana A. Die Mädchensprechstunde: Uterusanomalien - Ein Fallbericht. Mit freundlicher Genehmigung des Verlags Krause & Pachernegg

und der Autorin.

Interessenkonflikt: Es besteht kein Interessenkonflikt der Autorin.

Literatur

1 Raga F, Bauset C, Remohi J, Bonilla-Musoles F, Simon C, Pellicer A. Reproductive impact of congenital Mullerian anomalies. Human reproduction (Oxford, England). 1997 Oct;12(10):2277-81. PubMed PMID: 9402295. Epub 1997/12/24. eng.

2 Saravelos SH, Cocksedge KA, Li TC. Prevalence and diagnosis of congenital uterine anomalies in women with reproductive failure: a critical appraisal. Human reproduction update. 2008 Sep-Oct;14(5):415-29. PubMed PMID: 18539641. Epub 2008/06/10. eng.

3 Saravelos SH, Cocksedge KA, Li TC. Prevalence and diagnosis of congenital uterine anomalies in women with reproductive failure: a critical appraisal. Human reproduction update. 2008 Sep-Oct;14(5):415-29. PubMed PMID: 18539641. Epub 2008/06/10. eng.

4 Lin PC, Bhatnagar KP, Nettleton GS, Nakajima ST. Female genital anomalies affecting reproduction. Fertility and sterility. 2002 Nov;78(5):899-915. PubMed PMID: 12413972. Epub 2002/11/05. eng.

5 Oppelt P, von Have M, Paulsen M, Strissel PL, Strick R, Brucker S, et al. Female genital malformations and their associated abnormalities. Fertility and sterility. 2007 Feb;87(2):335-42. PubMed PMID: 17126338. Epub 2006/11/28. eng.

6 The American Fertility Society classifications of adnexal adhesions, distal tubal occlusion, tubal occlusion secondary to tubal ligation, tubal pregnancies, mullerian anomalies and intrauterine adhesions. Fertility and sterility. 1988 Jun;49(6):944-55. PubMed PMID: 3371491. Epub 1988/06/01. eng.

7 Grimbizis GF, Camus M, Tarlatzis BC, Bontis JN, Devroey P. Clinical implications of uterine malformations and hysteroscopic treatment results. Human reproduction update. 2001 Mar-Apr;7(2):161-74. PubMed PMID: 11284660. Epub 2001/04/04. eng.

8 Oppelt P, Renner SP, Kellermann A, Brucker S, Hauser GA, Ludwig KS, et al. Clinical aspects of Mayer-Rokitansky-Kuester-Hauser syndrome: recommendations for clinical diagnosis and staging. Human reproduction (Oxford, England). 2006 Mar;21(3):792-7. PubMed PMID: 16284062. Epub 2005/11/15. eng.

9 Grimbizis GF, Camus M, Tarlatzis BC, Bontis JN, Devroey P. Clinical implications of uterine malformations and hysteroscopic treatment results. Human reproduction update. 2001 Mar-Apr;7(2):161-74. PubMed PMID: 11284660. Epub 2001/04/04. eng.

10 Fedele L, Bianchi S, Agnoli B, Tozzi L, Vignali M. Urinary tract anomalies associated with unicornuate uterus. The Journal of urology. 1996 Mar;155(3):847-8. PubMed PMID: 8583590. Epub 1996/03/01. eng.

11 Grimbizis GF, Camus M, Tarlatzis BC, Bontis JN, Devroey P. Clinical implications of uterine malformations and hysteroscopic treatment results. Human reproduction update. 2001 Mar-Apr;7(2):161-74. PubMed PMID: 11284660. Epub 2001/04/04. eng.

12 Vercellini P, Daguati R, Somigliana E, Vigano P, Lanzani A, Fedele L. Asymmetric lateral distribution of obstructed hemivagina and renal agenesis in women with uterus didelphys: institutional case series and a systematic literature review. Fertility and sterility. 2007 Apr;87(4):719-24. PubMed PMID: 17430731. Epub 2007/04/14. eng.

13 Grimbizis GF, Camus M, Tarlatzis BC, Bontis JN, Devroey P. Clinical implications of uterine malformations and hysteroscopic treatment results. Human reproduction update. 2001 Mar-Apr;7(2):161-74. PubMed PMID: 11284660. Epub 2001/04/04. eng.

14 Grimbizis GF, Camus M, Tarlatzis BC, Bontis JN, Devroey P. Clinical implications of uterine malformations and hysteroscopic treatment results. Human reproduction update. 2001 Mar-Apr;7(2):161-74. PubMed PMID: 11284660. Epub 2001/04/04. eng.

15 Raga F, Bauset C, Remohi J, Bonilla-Musoles F, Simon C, Pellicer A. Reproductive impact of congenital Mullerian anomalies. Human reproduction (Oxford, England). 1997 Oct;12(10):2277-81. PubMed PMID: 9402295. Epub 1997/12/24. eng.

16 Grimbizis GF, Camus M, Tarlatzis BC, Bontis JN, Devroey P. Clinical implications of uterine malformations and hysteroscopic treatment results. Human reproduction update. 2001 Mar-Apr;7(2):161-74. PubMed PMID: 11284660. Epub 2001/04/04. eng.

17 Raga F, Bauset C, Remohi J, Bonilla-Musoles F, Simon C, Pellicer A. Reproductive impact of congenital Mullerian anomalies. Human reproduction (Oxford, England). 1997 Oct;12(10):2277-81. PubMed PMID: 9402295. Epub 1997/12/24. eng.

18 Reichman D, Laufer MR, Robinson BK. Pregnancy outcomes in unicornuate uteri: a review. Fertility and sterility. 2009 May;91(5):1886-94. PubMed PMID: 18439594. Epub 2008/04/29. eng.

19 Jayasinghe Y, Rane A, Stalewski H, Grover S. The presentation and early diagnosis of the rudimentary uterine horn. Obstetrics and gynecology. 2005 Jun;105(6):1456-67. PubMed PMID: 15932844. Epub 2005/06/04. eng.

20 Fedele L, Zamberletti D, Vercellini P, Dorta M, Candiani GB. Reproductive performance of women with unicornuate uterus. Fertility and sterility. 1987 Mar;47(3):416-9. PubMed PMID: 3556620. Epub 1987/03/01. eng.

21 O'Leary JL, O'Leary JA. RUDIMENTARY HORN PREGNANCY. Obstetrics and gynecology. 1963 Sep;22:371-5. PubMed PMID: 14065514. Epub 1963/09/01. eng.

22 Samuels TA, Awonuga A. Second-trimester rudimentary uterine horn pregnancy: rupture after labor induction with misoprostol. Obstetrics and gynecology. 2005 Nov;106(5 Pt 2):1160-2. PubMed PMID: 16260554. Epub 2005/11/02. eng.

23 Daskalakis G, Pilalis A, Lykeridou K, Antsaklis A. Rupture of noncommunicating rudimentary uterine horn pregnancy. Obstetrics and gynecology. 2002 Nov;100(5 Pt 2):1108-10. PubMed PMID: 12423824. Epub 2002/11/09. eng.

24 Contreras KR, Rothenberg JM, Kominiarek MA, Raff GJ. Hand-assisted laparoscopic management of a midtrimester rudimentary horn pregnancy with placenta increta: a case report and literature review. Journal of minimally invasive gynecology.

25. Henriet E, Roman H, Zanati J, Lebreton B, Sabourin JC, Loic M. Pregnant noncommunicating rudimentary uterine horn with placenta percreta. JSLS : Journal of the Society of Laparoendoscopic Surgeons / Society of Laparoendoscopic Surgeons. 2008 Jan-Mar;12(1):101-3. PubMed PMID: 18402750. Pubmed Central PMCID: PMC3016034. Epub 2008/04/12. eng.

26. Grimbizis GF, Camus M, Tarlatzis BC, Bontis JN, Devroey P. Clinical implications of uterine malformations and hysteroscopic treatment results. Human reproduction update. 2001 Mar-Apr;7(2):161-74. PubMed PMID: 11284660. Epub 2001/04/04. eng.

27. Daly DC, Maier D, Soto-Albors C. Hysteroscopic metroplasty: six years' experience. Obstetrics and gynecology. 1989 Feb;73(2):201-5. PubMed PMID: 2911427. Epub 1989/02/01. eng.

28. Lin PC, Bhatnagar KP, Nettleton GS, Nakajima ST. Female genital anomalies affecting reproduction. Fertility and sterility. 2002 Nov;78(5):899-915. PubMed PMID: 12413972. Epub 2002/11/05. eng.

29. Homer HA, Li TC, Cooke ID. The septate uterus: a review of management and reproductive outcome. Fertility and sterility. 2000 Jan;73(1):1-14. PubMed PMID: 10632403. Epub 2000/01/13. eng.

30. Troiano RN, McCarthy SM. Mullerian duct anomalies: imaging and clinical issues. Radiology. 2004 Oct;233(1):19-34. PubMed PMID: 15317956. Epub 2004/08/20. eng.

31. Gemeinsame Stellungnahme der Deutschen Gesellschaft für Gynäkologische Endokrinologie und Fortpflanzungsmedizin in Zusammenarbeit mit dem Berufsverband der Frauenärzte 2010

32. Pui MH. Imaging diagnosis of congenital uterine malformation. Computerized medical imaging and graphics : the official journal of the Computerized Medical Imaging Society. 2004 Oct;28(7):425-33. PubMed PMID: 15464882. Epub 2004/10/07. eng.

33. Shatzkes DR, Haller JO, Velcek FT. Imaging of uterovaginal anomalies in the pediatric patient. Urologic radiology. 1991;13(1):58-66. PubMed PMID: 1853509. Epub 1991/01/01. eng.

34. Valdes C, Malini S, Malinak LR. Ultrasound evaluation of female genital tract anomalies: a review of 64 cases. American journal of obstetrics and gynecology. 1984 Jun 1;149(3):285-92. PubMed PMID: 6731506. Epub 1984/06/01. eng.

35. Blask AR, Sanders RC, Gearhart JP. Obstructed uterovaginal anomalies: demonstration with sonography. Part I. Neonates and infants. Radiology. 1991 Apr;179(1):79-83. PubMed PMID: 2006307. Epub 1991/04/01. eng.

36. Blask AR, Sanders RC, Rock JA. Obstructed uterovaginal anomalies: demonstration with sonography. Part II. Teenagers. Radiology. 1991 Apr;179(1):84-8. PubMed PMID: 2006308. Epub 1991/04/01. eng.

37. Raga F, Bonilla-Musoles F, Blanes J, Osborne NG. Congenital Mullerian anomalies: diagnostic accuracy of three-dimensional ultrasound. Fertility and sterility. 1996 Mar;65(3):523-8. PubMed PMID: 8774280. Epub 1996/03/01. eng.

38. Markham SM, Parmley TH, Murphy AA, Huggins GR, Rock JA. Cervical agenesis combined with vaginal agenesis diagnosed by magnetic resonance imaging. Fertility and sterility. 1987 Jul;48(1):143-5. PubMed PMID: 3595911. Epub 1987/07/01. eng.

39. Fedele L, Dorta M, Brioschi D, Giudici MN, Candiani GB. Magnetic resonance imaging in Mayer-Rokitansky-Kuster-Hauser syndrome. Obstetrics and gynecology. 1990 Oct;76(4):593-6. PubMed PMID: 2145530. Epub 1990/10/01. eng.

40. Pellerito JS, McCarthy SM, Doyle MB, Glickman MG, DeCherney AH. Diagnosis of uterine anomalies: relative accuracy of MR imaging, endovaginal sonography, and hysterosalpingography. Radiology. 1992 Jun;183(3):795-800. PubMed PMID: 1584936. Epub 1992/06/01. eng.

41. Bakri YN, al-Sugair A, Hugosson C. Bicornuate nonfused rudimentary uterine horns with functioning endometria and complete cervical-vaginal agenesis: magnetic resonance diagnosis. Fertility and sterility. 1992 Sep;58(3):620-1. PubMed PMID: 1387852. Epub 1992/09/01. eng.

42. Gemeinsame Stellungnahme der Deutschen Gesellschaft für Gynäkologische Endokrinologie und Fortpflanzungsmedizin in Zusammenarbeit mit dem Berufsverband der Frauenärzte 2010

43. Raga F, Bonilla-Musoles F, Blanes J, Osborne NG. Congenital Mullerian anomalies: diagnostic accuracy of three-dimensional ultrasound. Fertility and sterility. 1996 Mar;65(3):523-8. PubMed PMID: 8774280. Epub 1996/03/01. eng.

44. Alborzi S, Dehbashi S, Parsanezhad ME. Differential diagnosis of septate and bicornuate uterus by sonohysterography eliminates the need for laparoscopy. Fertility and sterility. 2002 Jul;78(1):176-8. PubMed PMID: 12095509. Epub 2002/07/04. eng.

45. Wu MH, Hsu CC, Huang KE. Detection of congenital mullerian duct anomalies using three-dimensional ultrasound. Journal of clinical ultrasound : JCU. 1997 Nov-Dec;25(9):487-92. PubMed PMID: 9350567. Epub 1997/11/14. eng.

46. Jurkovic D, Geipel A, Gruboeck K, Jauniaux E, Natucci M, Campbell S. Three-dimensional ultrasound for the assessment of uterine anatomy and detection of congenital anomalies: a comparison with hysterosalpingography and two-dimensional sonography. Ultrasound in obstetrics & gynecology : the official journal of the International Society of Ultrasound in Obstetrics and Gynecology. 1995 Apr;5(4):233-7. PubMed PMID: 7600203. Epub 1995/04/01. eng.

47. Bermejo C, Martinez Ten P, Cantarero R, Diaz D, Perez Pedregosa J, Barron E, et al. Three-dimensional ultrasound in the diagnosis of Mullerian duct anomalies and concordance with magnetic resonance imaging. Ultrasound in obstetrics & gynecology : the official journal of the International Society of Ultrasound in Obstetrics and Gynecology. 2010 May;35(5):593-601. PubMed PMID: 20052665. Epub 2010/01/07. eng.

48. Markham SM, Parmley TH, Murphy AA, Huggins GR, Rock JA. Cervical agenesis combined with vaginal agenesis diagnosed by magnetic resonance imaging. Fertility and sterility. 1987 Jul;48(1):143-5. PubMed PMID: 3595911. Epub 1987/07/01. eng.

49. Pellerito JS, McCarthy SM, Doyle MB, Glickman MG, DeCherney AH. Diagnosis of uterine anomalies: relative accuracy of MR imaging, endovaginal sonography, and hysterosalpingography. Radiology. 1992 Jun;183(3):795-800. PubMed PMID: 1584936. Epub 1992/06/01. eng.

50. Gemeinsame Stellungnahme der Deutschen Gesellschaft für Gynäkologische Endokrinologie und Fortpflanzungsmedizin in Zusammenarbeit mit dem Berufsverband der Frauenärzte 2010

51. Gemeinsame Stellungnahme der Deutschen Gesellschaft für Gynäkologische Endokrinologie und Fortpflanzungsmedizin in Zusammenarbeit mit dem Berufsverband der Frauenärzte 2010

52. Gemeinsame Stellungnahme der Deutschen Gesellschaft für Gynäkologische Endokrinologie und Fortpflanzungsmedizin in Zusammenarbeit mit dem Berufsverband der Frauenärzte 2010

Arzneimitteltherapie in der Chinesischen Medizin (TCM)

Yumiko Lindgard von Hasselbach

Die Akupunktur ist zwar die bei uns bekannteste Therapieform der Chinesischen Medizin, die Wichtigste der fünf Therapiesäulen der TCM ist aber die Chinesische Arzneimitteltherapie. Ungefähr 80% der Anwendungen der TCM (Traditionelle Chinesische Medizin) bestehen aus der Arzneimitteltherapie. Die anderen Anwendungen entfallen auf die Therapiesäulen Akupunktur, Diätetik, Qigong / Taiji und Tuina (Manuelle Medizin).

Kein anderes traditionelles Medizinsystem hat eine so detaillierte und umfangreiche systematische Pharmakopöe der einzelnen Arzneimittel. Es existieren viele klassische Rezepturenwerke, die seit 2.000 Jahren angewendet werden und auch heute immer noch aktuell sind. Die bekannteste erhaltene Materia Medica aus dem 16. Jahrhundert ist das „Bencao gangmu" des Altarztes Li ShiZhen mit 347 einzelnen Arzneimitteln und 4.000 Rezepturen. Insbesondere die Synergien der Kräuter in den klassischen Rezepturen zeugen von einer langen Erfahrung, Beobachtung und Tradition **(Abb. 1)**.

Gerade in der Gynäkologie ist der Einsatz der Chinesischen Arzneimitteltherapie sehr wichtig, da nicht nur durch die Akupunktur reguliert sondern auch mit Hilfe der Kräuter viel gestützt, bewegt und substantiell aufgebaut werden muss.

Schon die Klassiker beschreiben die Besonderheiten der Gynäkologie:

„Der Grund für die Existenz von separaten Rezepturen für Frauen liegt darin, dass sie anders sind wegen Schwangerschaft, Geburt und Schäden durch die vaginalen Fluten. Darum sind sie 10-mal so schwer zu behandeln...." (so der Altarzt und Gelehrte Sun Si-Miao, 7. Jh. nach Chr., in seiner medizinischen Enzyklopädie: *„Bei Ji Qian Jin Yao Fang"* - „Essentielle Rezepturen für jede Notlage, die Tausend Goldstücke wert sind") **(Wilms 2008)**[1] **(Abb. 2)**.

Die Chinesische Medizin als empirische Wissenschaft verfügt über ein eigenes Bezugssystem, das alle Symptome und Funktionen des Organismus den fünf Wandlungsphasen, den Funktionskreisen und den energetischen Entsprechungen systematisch zuordnet.

Gesundheit besteht, sofern die Lebensenergie Qi (individualspezifisches aktives energetisches Potential) und das Xue (individualspezifische struktive Energie) frei fließen können, sowie die Wandlungsphasen und Funktionskreise ausgeglichen

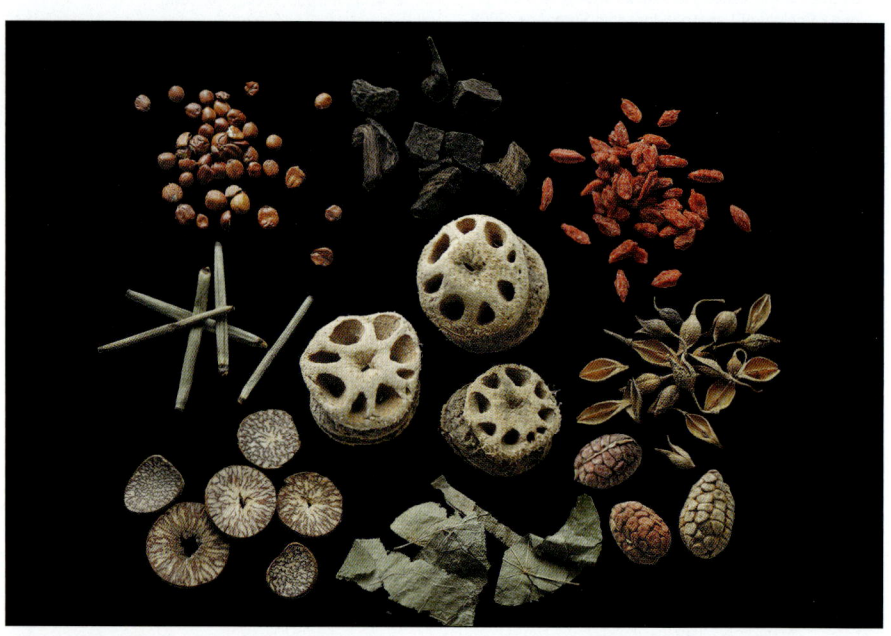

Abb. 1: Die Vielfalt und Schönheit der Chinesischen Arzneitherapie umfasst vorwiegend phytotherapeutische Substanzen aus verschiedenen Pflanzenteilen: Wurzeln, Rinden, Stengel, Blätter, Samen und Früchte ... (Foto: mit freundlicher Genehmigung von Complemedis /Schweiz))

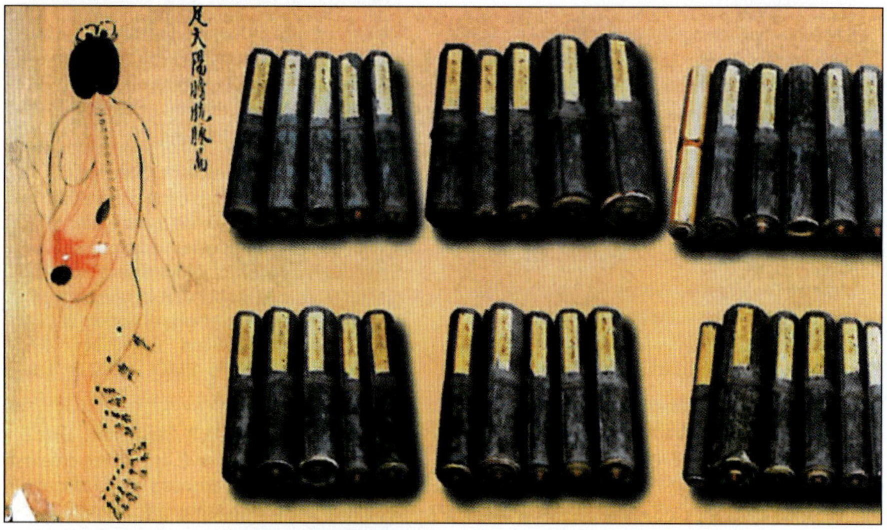

Abb. 2: Sun Si Miao's Medizinische Enzyklopädie 7. Jh. nach Chr. (Foto: Wilms)

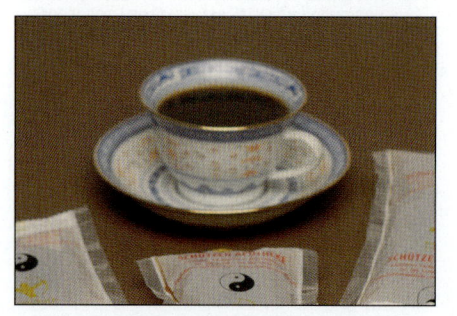

Abb. 3: Die Darreichungsformen der TCM- Phytotherapeutika sind traditionell Dekokte (wässrige Auskochungen) (Foto: mit freundlicher Genehmigung der Schützen-Apotheke München)

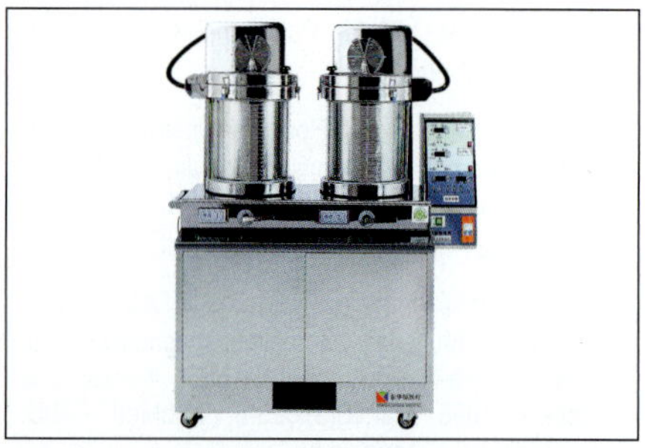

Abb. 4: Die Dekoktiermaschine kocht die Kräuter unter Druck und extrahiert so mehr aus den Pflanzenteilen, anschließend füllt sie das fertige Dekokt auch in praktische Portionsbeutel ab. (Foto: mit freundlicher Genehmigung der Schützen-Apotheke München)

sind. Eine Störung des geradläufigen Qi (Orthopathie), das die physiologischen Kreisläufe erhält, durch pathogene (exogene und endogene) Faktoren führt zu Blockaden, Störungen im Gleichgewicht und damit zu Krankheiten und Schmerzen.

Die Chinesische Arzneimitteltherapie verwendet in erster Linie Pflanzen in Form von Blüten, Blättern, Wurzeln, Rinden oder Früchten. Es gibt einige mineralische Arzneien und sehr selten tierische Substanzen. Die klassische Darreichungsform ist die wässrige Auskochung (Dekokt) aus den getrockneten Kräutern zur oralen Einnahme. Dieses Konzentrat (Dekokt) wird mit heißem Wasser verdünnt und über den Tag verteilt wie ein Tee getrunken. Es gibt aber auch Granulate (gefriergetrocknetes Dekokt), Tabletten, Kapseln, Vaginalzäpfchen, Salben, Sitzbäder, Einläufe und besonders für Kinder geeignete hydrophile Konzentrate **(Abb. 3-5)**.

Für jedes Arzneimittel werden die therapeutischen Wirkungen, Indikationen, Kontraindikationen, die Geschmacksrichtung, das Temperaturverhalten, der Funktionskreis- und Leitbahnbezug, die Wirkrichtung, die Toxizität und die Kochzeit in der Materia Medica beschrieben **(Hempen et al. 2006)**[2] **(Bensky et al. 2004)**[3] **(Chen u. Chen 2014)**.[4]

So kann man Rezepturen entweder aus einzelnen Kräutern individuell zusammenstellen oder man verwendet eine klassische Rezeptur und modifiziert sie gegebenenfalls.

Spätestens seitdem die chinesische Pharmakologin Frau Professor Youyou Tu 2015 den Nobelpreis für Medizin erhielt, sollte man den Schatz der chinesischen Medizin und insbesondere das seit Jahrtausenden gesammelte Wissen zur Phytotherapie in den alten Schriften wertschätzen. Frau Professor Tu wurde wegen der zunehmenden Resistenzen bei der Malariatherapie (Plasmodium falciparum) beauftragt, eine Forschungsgruppe zu leiten und die traditionelle chinesische Phytotherapie nach wirksamen Malariamitteln zu erforschen.

In den Klassikern der TCM-Phytotherapie hat Herba Artemisia annua (*qinghao*) eine Wirkung bei Wechselfieber und tatsächlich konnte Malaria damit behandelt werden, allerdings nicht immer reproduzierbar. Erst durch die weitere Suche in der klassischen Literatur fand Frau Professor Tu den entscheidenden Hinweis in dem Werk von Ge Hong (284-346 n. Ch.): *Ein Handbuch für Notfallrezepturen*: „Eine Handvoll *Qinghao* (Herba Artemisia annua) in 2 Liter Wasser einweichen und dann die Flüssigkeit auswringen und trinken" **(Tu 2011)**.[5]

Das übliche Auskochen der Kräuter hatte den hitzelabilen Wirkstoff teilweise zerstört. Aber jetzt konnte sie aus dem Kaltextrakt den Wirkstoff Artemisinin aus den

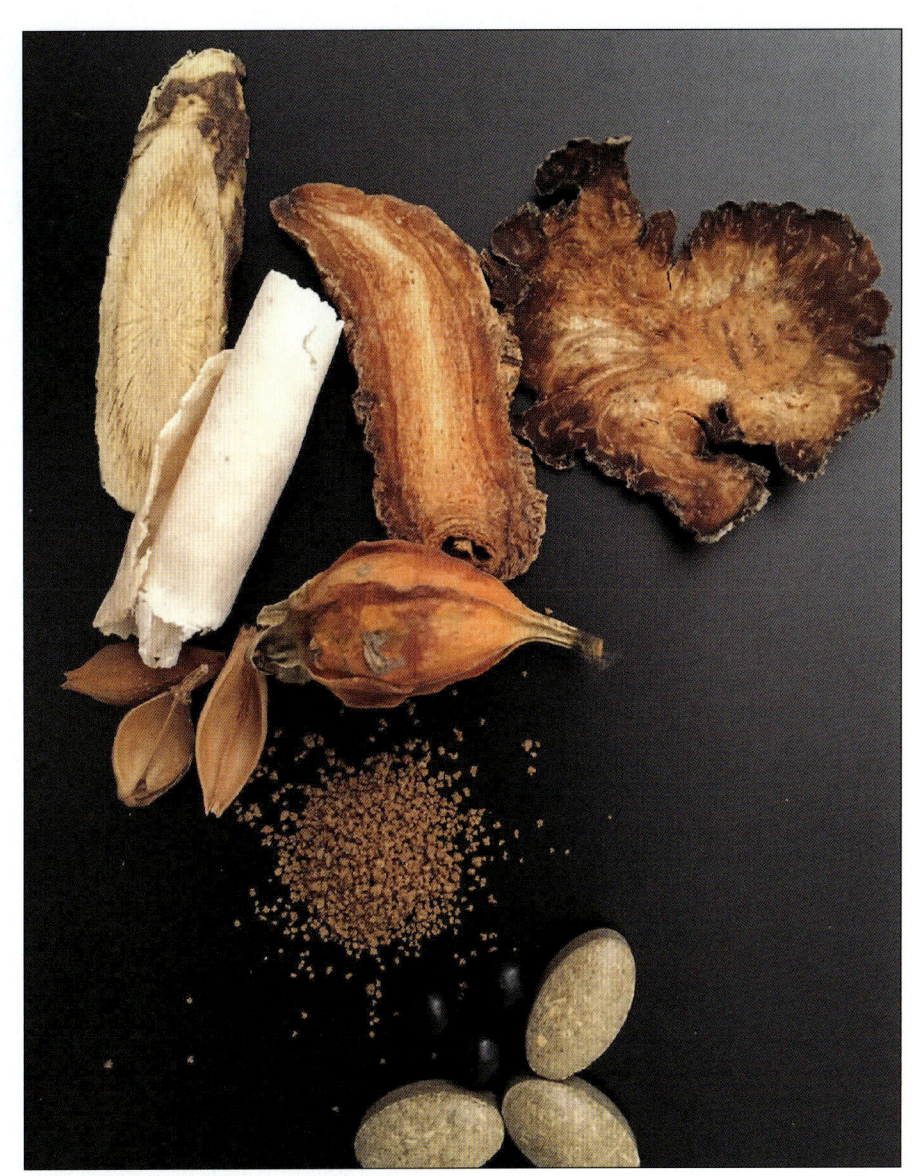

Abb. 5: Darreichungsformen: Das Original sind die Pflanzenteile, die wässrig ausgekocht werden. Mit etwas Wirkungsverlust gibt es auch gefriergetrocknete Pulver aus den Dekokten. Diese Granulate können auch zu Pillen und Tabletten gepresst werden.
(Foto: von Hasselbach)

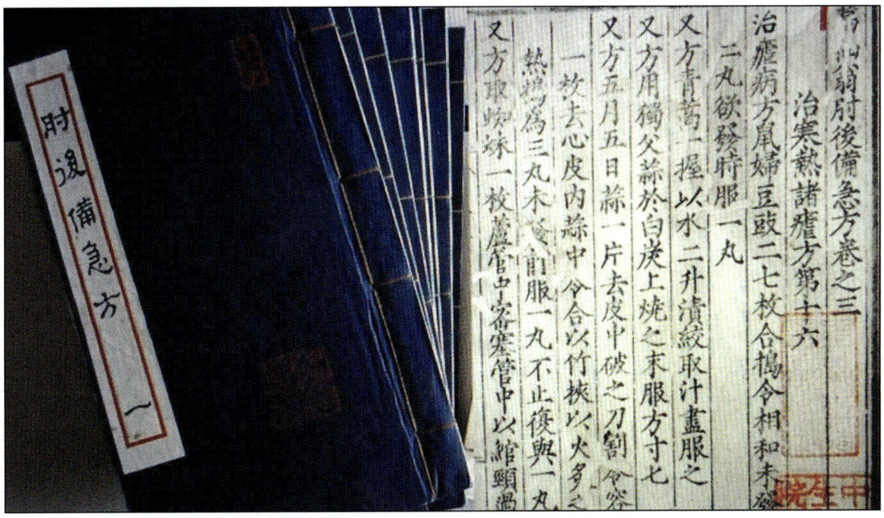

Abb. 6 Die Nobelpreisträgerin Frau Professor Tu findet den entscheidenden Hinweis in dem Werk von Ge Hong (284-346 n. Ch.): Ein Handbuch für Notfallrezepturen
(Quelle: Tu Y. The discovery of artemisinin (qinghaosu) and gifts from Chines Medicine. Nature Medicine 2011; 17(10):1217-1220. Mit freundlicher Genehmigung von Copyright Clearing Center)

Blättern von Herba Artemisia annua (qinghao) extrahieren. Das Derivat Dihydroartemisinin ist 2005 von der WHO zur Malariatherapie empfohlen worden und hat seither vielen Menschen das Leben gerettet **(Tu 2009)**[6], **(Bryant et al. 2015)**.[7]

Da es sehr viele Artemisiaarten gibt, ist es wichtig die richtige Art auszuwählen: Herba Artemisia **annua (*qinghao*)**. Frau Prof. Tu fand den höchsten Artemisiningehalt in Pflanzen aus der Provinz Sichuan **(Abb. 6)**.

Der Pharmazeut Prof. Dr. Thomas Efferth leitet die Abteilung für Pharmazeutische Biologie am Institut für Pharmazie und Biochemie an der Johannes-Gutenberg-Universität Mainz und begeisterte in seinem Vortrag durch seine jahrzehntelange Erforschung chinesischer Arzneimittel. Auf Grundlage des traditionellen Wissens in der klassischen Literatur und der traditionellen Anwendung untersuchte er verschiedene chinesische Arzneimittelpflanzen auf ihre anticancerogenen Eigenschaften bei verschiedenen Krebszellkulturen. **(Efferth et al. 2011)**[8] (Vortrag Prof. Efferth bei der OMV der SMS – Internationale Gesellschaft für Chinesische Medizin e.V. 2015).

Das Derivat Artesunate aus Herba Artemisiae annuae (qinghao) ist gegen eine Reihe von Krebsarten wirksam.

Es konnte an den verschiedenen Krebszelllinien eine starke Aktivität bei Leukämie und Coloncarcinom festgestellt werden, sowie eine mittlere Aktivität bei Ovarial- und Mammacarcinom, beim Melanom und bei Prostata- und ZNS-Tumoren **(Efferth et al. 2001)**.[9]

Artesunate kann zum Beispiel bei Brustkrebszellen über die membrangebundenen Lysosomen den Zelltod der Krebszellen auslösen. Auch sind die Derivate bei anderen Protozoen und Viren wirksam **(Efferth et al. 2011)**.[10]

Es gibt Hinweise, dass die Anwendung der ganzen Pflanze als Vielstoffgemisch eine höhere Effektivität als der einzelne isolierte Wirkstoff aufweist **(van der Kooy u. Sullivan 2013)**.[11] Dies stärkt die traditionelle Anwendung der Phytotherapeutika.

Für Rhizoma Coptidis, ein anderes Arzneimittel der Chinesischen Medizin, das traditionell bei Entzündungen und Diabetes angewendet wird, fand man für den klassischen wässrigen Extrakt anti-oxidative, anti-inflammatorische, antidiabetische und insbesondere neuroprotektive und neuroregenerative Eigenschaften. Hier gibt es Möglichkeiten der Therapie bei Neuropathie und den neurodegenerativen Erkrankungen wie M. Alzheimer **(Friedemann et al. 2014)**.[12]

Rhizoma Coptidis sollte allerdings nicht in der Schwangerschaft angewendet werden.

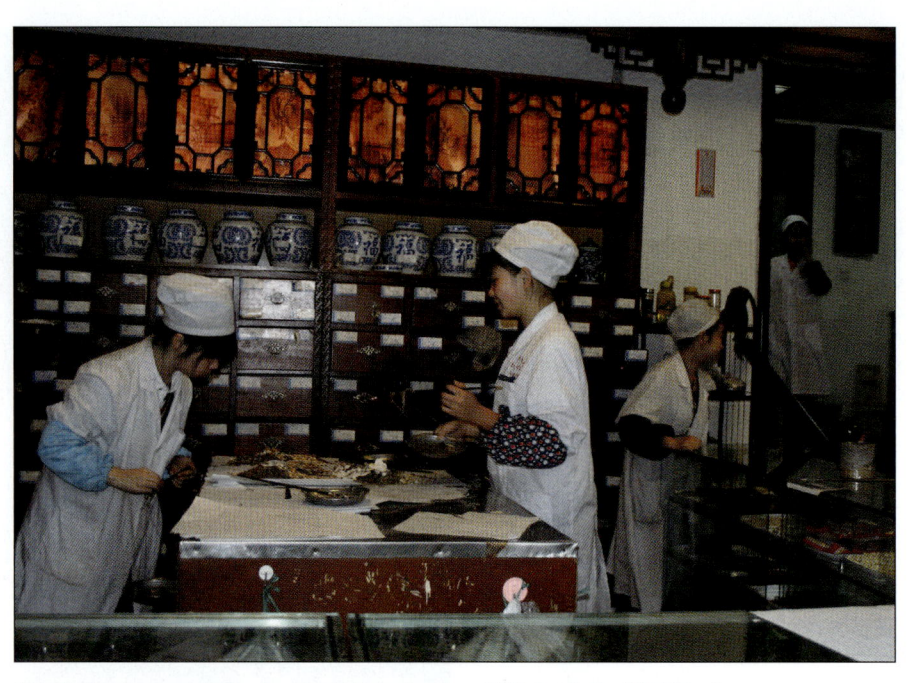

Abb. 7: Abwiegen und Mischen der Kräuter in einer TCM-Apotheke (VR China) (Foto: Dr. med. J. Hummelsberger, mit freundlicher Genehmigung)

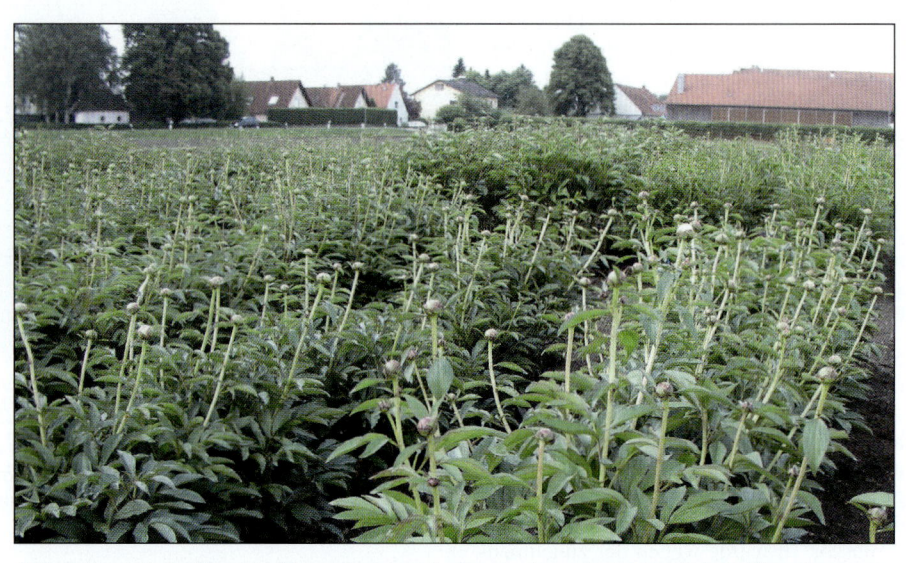

Abb. 8: Paeonia lactiflora im Versuchsanbau in Bayern. In erster Linie wird die Wurzel verwendet. (Foto: LfL-Bayerische Landesanstalt für Landwirtschaft, mit freundlicher Genehmigung)

Häufige Diskussionen über eine mögliche Belastung der chinesischen Arzneikräuter mit Pestiziden und Schwermetallen kann man vermeiden, indem man die chinesischen Arzneimittel nur über spezialisierte Apotheken bezieht. Die Apotheker überprüfen die Kräuter mit einem Infrarotspektrometer auf Identität und beziehen sie von Großhändlern, die für jede Charge ein Zertifikat eines Prüflabors besitzen, das die Testergebnisse auf Pestizide, Schwermetalle und Aflatoxine zeigt. Sie garantieren so für die Identität, die Qualität, die Reinheit der Kräuter und den Artenschutz **(Hempen et al. 2014)**.[13] Spezialisierte Apotheken führen die 300-400 wichtigsten Chinesischen Arzneimittel (Arbeitsgemeinschaft deutscher TCM-Apotheken: www.tcm-apo.com) **(Abb. 7)**.

Als Referenz gibt es Monographien und pharmakologische Analysen, die an der LMU München und an der Uni Graz erstellt werden, sowie die Übersetzung der Monographien des Arzneibuches der Volksrepublik China **(Wagner et al. 1997)**[14], **(Bauer u. Chan 2010)**[15], **(Stöger 2007)**.[16]

Seit 1999 gibt es dank der jahrelangen Forschungen von Herrn Prof. Bomme und Frau Dr. Heuberger am LfL (Institut für Pflanzenbau und Pflanzenzüchtung, Bayerische Landesanstalt für Landwirtschaft) in Zusammenarbeit mit der Universität München (LMU), der Universität Graz und der SMS (Societas Medicinae Sinensis - Internationale Gesellschaft für Chinesische Medizin e.V.) auch Chinesische Arzneikräuter aus Bayern.

Inzwischen sind schon zehn Kräuter aus

bayerischem Anbau verfügbar. Apotheken können diese in Bayern kultivierten Kräuter über die Großhändler Sinophyto und Chinamedica bestellen. Weitere Kräuter sind noch im Versuchsanbau der LfL und kommen bald auf den Markt **(Heuberger et al. 2010)**[17] **(Abb. 8)**.

Mit diesen „bayerischen" Kräutern haben wir eine Therapiebeobachtung bei chronischer Rhinosinusitis und Infektanfälligkeit durchgeführt. Es zeigte sich eine gleichwertige Wirkung für die in Bayern angebauten Kräuter gegenüber den Kräutern aus China und nur ein geringes Nebenwirkungsprofil. Die chronischen Beschwerden verbesserten sich genauso gut mit den bayerischen Kräutern **(Hummelsberger et al. 2015)**[18] **(Hummelsberger et al. 2015)**.[19]

Der richtige Umgang mit den chinesischen Arzneimitteln erfordert ein gründliches Studium der Kräuter und Erfahrung. Dies kann man berufsbegleitend im Rahmen des zweijährigen Ausbildungszyklus Chinesische Arzneimitteltherapie der SMS (Internationale Gesellschaft für Chinesische Medizin e.V. (www.tcm.edu)) erlernen oder im berufsbegleitenden TCM-Masterstudiengang an der Technischen Universität München (www.tcm.sg.tum.de).

Bei den folgenden Kasuistiken ist ein wichtiger Therapieanteil die Anwendung der phytotherapeutischen TCM-Dekokte.

Literatur

1. Wilms S: „Bei Ji Qian Jin Yao Fang" - „Sun Si-Miao. Essential prescriptions worth a thousand in gold for every emergency". ISBN 978-0-9799552-0-4, The Chinese Medicine Database 2008.
2. Hempen, C-H, Fischer T, Wagner, H. Leitfaden Chinesische Phytotherapie. Elsevier Verlag München 2006, ISBN: 3-437-55991-5
3. Bensky D, Clavey S, Stöger E. Chinese Herbal Medicine Materia Medica Eastland Press 3. Aufl. 2004
4. Chen KJ, Chen TT. Gesamtausgabe Chinesische Pharmakologie Band 1 (2012) und Band 2 (2014) Verlag Systemische Medizin Kötzting
5. Tu Youyou. The discovery of artemisinin (qinghaosu) and gifts from Chinese medicine. Nature medicine Volume 17, Number 10, October 2011
6. Tu YY. Qinghao Ji Qinghaosulei Yaowu (Artemisia annua L., Artemisinin and its Derivatives) [in Chinese] (ed. Tu, Y.Y.) (Publisher of Chemical Industry, Beijing, 2009).
7. Bryant L, Flatley B, Patole C, Brown GD, Cramer R. Proteomic analysis of Artemisia annua – towards elucidating the biosynthetic pathways of the antimalarial pro-drug artemisinin. BMC Plant Biology (2015) 15:175 DOI 10.1186/s12870-015-0565-7
8. Efferth T, Herrmann F, Tahrani A, Wink M. Cytotoxic activity of secondary metabolites derived from Artemisia annua L. towards cancer cells in comparison to its designated active constituent artemisinin. Phytomedicine 2011, Aug 15;18(11):959-69. doi: 10.1016/j.phymed.2011.06.008. Epub 2011 Aug 9
9. Efferth T, Dunstan H, Sauerbrey A, Miyachi H, Chitambar CR. The anti-malarial artesunate is also active against cancer. Int J Oncol. 2001 Apr;18(4):767-73.
10. Efferth T, Herrmann F, Tahrani A, Wink M. Cytotoxic activity of secondary metabolites derived from Artemisia annua L. towards cancer cells in comparison to its designated active constituent artemisinin. Phytomedicine 2011, Aug 15;18(11):959-69. doi: 10.1016/j.phymed.2011.06.008. Epub 2011 Aug 9
11. van der Kooy F, Sullivan SE. J. The complexity of medicinal plants: the traditional Artemisia annua formulation, current status and future perspectives. J Ethnopharmacol. 2013 Oct 28;150(1):1-13. doi: 10.1016/j.jep.2013.08.021. Epub 2013 Aug 20.
12. Friedemann T, Otto B, Klätschke K, Schumacher, Tao Y, Leung AK, Efferth T, Schröder S. Coptis chinensis Franch. exhibits neuroprotective properties against oxidative stress in human neuroblastoma cells. Ethnopharmacol. 2014 Aug 8;155(1):607-15. doi: 10.1016/j.jep.2014.06.004. Epub 2014 Jun 12.
13. Hempen N, Huber R. Qualität und Sicherheit chinesischer Arzneidrogen in Deutschland – ein Update. Forschende Komplementärmedizin 2014; 21:401-412
14. Wagner H, Bauer R, Peigen X, Jianming C, Offermann F. Chinese drug monographs and analysis - Radix bupleuri (Chaihu). Verlag für ganzheitliche Medizin Dr. Erich Wühr, Bad Kötzting, 1997
15. Bauer R, Chan K. Special issue: Traditional Chinese Medicine. Planta Med. 2010 Dec;76(17):1947. doi: 10.1055/s-0030-1250543. Epub 2010 Dec 3.
16. Stöger E. Arzneibuch der chinesischen Medizin. Monographien des Arzneibuches der Volksrepublik China 2000 und 2005. Deutscher Apotheker Verlag, Stuttgart 2007, ISBN 978-3-7692-4317-8.
17. Heuberger H, Bauer R, Friedl F, Heubl G, Hummelsberger J, Nögel R, Seidenberger R, Torres-Londoño P. Cultivation and breeding of Chinese medicinal plants in Germany. Planta Med. 2010 Dec;76(17):1956-62. doi: 10.1055/s-0030-1250528.
18. Hummelsberger J, Friedl F, Gaus W, Kohnen R, Heuberger H, Seidenberger R, Aidelsburger P, Bauer R, Heubl G. Traditionelle chinesische Arzneitherapie bei Patienten mit chronischer Rhinitis und Sinusitis – eine Therapiebeobachtung mit Berücksichtigung der Herkunft der verwendeten Arzneimittel. Forschende Komplementärmedizin 2015;22:312–319. DOI: 10.1159/000440658
19. Hummelsberger J, Friedl F, Gaus W, Kohnen R, Heuberger H, Seidenberger R, Aidelsburger P, Bauer R, Heubl G. Chinesische Arzneimittel bei Patienten mit chronischer Rhinosinusitis – Therapiebeobachtung zum Vergleich der Wirksamkeit der Arzneikräuter aus bayerischem und chinesischem Anbau. Chin Med 2015;30:259-274

Kasuistiken

1. Kasuistik

Infertilität

Mit einem seit 3 Jahren bestehenden unerfüllten Kinderwunsch stellte sich die 39 jährige Patientin erstmalig im November 2014 vor. Zuvor hatte sie in einem Kinderwunschzentrum zum ersten Mal eine stimulierte IVF/ICSI-Behandlung ohne Erfolg. Trotz 14 tägiger hoher Stimulation konnten nur 4 Eizellen punktiert werden, die sich alle nicht befruchten ließen. Dieser Misserfolg veranlasste sie nach weiterer Unterstützung zu suchen und sie entschied sich für eine begleitende TCM-Behandlung.

In der Vorgeschichte bestand eine Hypertonie, im Juli 2013 erfolgte eine Vorderwandmyomentfernung, eine Endometriose I° wurde saniert, ein Cavumpolyp entfernt. Die Chromopertubation zeigte, dass beide Tuben durchgängig waren und auch das Spermiogramm war normal.

Weitere anamnestische Daten: Größe 175 cm, Gewicht 80 kg, Rückenverspannungen, Kopfschmerzen, PMS, rezidivierende Cystitiden und Sinusitiden, Allergien, häufige Müdigkeit, mit 29 Jahren Abort in der 8. SSW.

Die begleitende TCM-Behandlung erfolgte mit wöchentlicher Akupunktur, Moxibustion, chinesischer Phytotherapie und Diätetik-Empfehlungen.

In dem folgenden TCM-unterstützten Stimulationszyklus (Januar 2015) haben sich die Follikel schöner und schneller entwickelt. Es konnte schon nach 10 Stimulationstagen (statt zuvor nach 14 Tagen) punktiert werden. Vier von fünf Eizellen ließen sich befruchten und es wurden zwei schöne Blastozysten transferiert. Der Schwangerschaftstest war positiv und die Patientin hatte eine erfolgreiche komplikationslose Schwangerschaft. Maximilian (51cm, 3120g, APGAR 9/9) wurde im Oktober 2015 geboren.

Diagnose aus TCM-Sicht

Depletio orbis lienalis (energetische Schwäche des Qi des Funktionskreis „Milz", *piqi xu*)

Depletio orbis renalis (energetische Schwäche des Funktionskreis „Niere", *shenxu*)

Humor („Feuchtigkeit", *shi*)

Pituita („Schleim", *tan*)

Stagnation des Qi hepatici (Blockaden des Qi des Funktionskreis „Leber", *ganqi xu*)

Stagnation des Xue (Xue-Stase, *xueyu*)

Depletio des Xue (energetische Schwäche des Xue, *xuexu*)

Unter anderen wurden aus folgenden Akupunkturpunkten abwechselnd angewendet:

L4 (MP4), Pc6 (Pe6)

P7 (Lu7), R6 (Ni6),

V17 (Bl17), V23 (Bl23). V20 (Bl20)

L6 (MP6), L8 (MP8), L9 (MP9), L10 (MP10)

Rg20 (Du20), H3 (Le3)

Rs3 + Moxa (Ren3), Rs4 + Moxa (Ren4), zigong (Extrapunkt Uterus)

S36 (Ma36), S29 (Ma29), R3 (Ni3)

T6 (3E6), IC4 (Di4), Yintang (Extrapunkt),

Ohrakupunkturpunkte

Die Patientin kam 5 Monate lang wöchentlich zur Akupunktur bis zur 16. Schwangerschaftswoche und zusätzlich direkt vor und nach dem Transfer.

Zunächst erfolgte eine allgemeine Stützung der Funktionskreise orbis lienalis und orbis renalis und des Xue, sowie eine Lösung der Qi-Stagnation und Immunmodulation mit dem folgenden phytotherapeutischen Dekokt:

Cuscutae Semen (Tusizi) 10g

Ligustri lucidi Fructus (Nüzhenzi) 10g

Ecliptae Herba (Hanliancao) 10g

Lycii Fructus (Gouqizi) 10g

Bupleuri Radix (Chaihu) 6g

Paeoniae lactiflora Radix (Baishao) 10g

Atractylodis macrocephalae Rhizoma (Baizhu) 10g

Dioscoreae Rhizoma (Shanyao) 10g

Scutellariae Radix (Huangqin) 5g

Angelicae sinensis Radix (Danggui) 9g

Rehmanniae praeparata Radix (Shudihuang) 10g

Im Stimulationszyklus erhielt die Patientin folgende Dekokte:

1.-4. Zyklustag:

Angelicae sinensis Radix (Danggui) 6 g

Paeoniae lactiflorae Radix (Baishao) 9 g

Rehmanniae praeparata Radix (Shudihuang) 12 g

Ligustici Rhizoma (Chuanxiong) 3 g

Polygoni multiflori Radix (Heshouwu) 10 g

Cyperi Rhizoma (Xiangfu) 3 g

Persicae Semen (Taoren) 4 g

Glycyrrhizae Radix (Gancao) 3 g

Typhae Pollen (Puhuang) 4 g

5. Zyklustag bis 2 Tage nach Punktion:

Salvia miltiorrhizae Radix (danshen) 6g

Angelica sinensis Radix (danshen) 6g

Chuanxiong Rhizoma (chuanxiong) 3g

Lycii fructus (Gouqizi) 6 g

Cuscutae semen (Tusizi) 6 g

Ligustri lucidi Fructus (Nüzhenzi) 6 g

Morindae Radix (Bajitian) 10 g

Dipsaci Radix (Xuduan) 6 g

Sappan lignum (Sumu) 4 g

Epimedii Herba (Yinyanghuo) 6g

ab Embryotransfer:

Dioscoreae oppositae Rhizoma (Shanyao) 8 g

Paeoniae lactiflorae Radix (Baishaoyao) 8 g

Lycii Fructus (Gouqizi) 6 g

Cuscutae Semen (Tusizi) 6 g

Rehmanniae praeparata Radix (Shudihuang) 10 g

Corni Fructus (Shanzhuyu) 3 g

Bupleuri Radix (Chaihu) 3 g

Dipsaci Radix (Xuduan) 6 g

Poria alba (Fuling) 6 g

ab positivem Schwangerschaftstest für weitere 14 Tage:

Dioscoreae oppositae Rhizoma (Shanyao) 8 g

Paeoniae lactiflorae Radix (Baishaoyao) 8 g

Lycii Fructus (Gouqizi) 6 g

Rehmanniae praeparata Radix (Shudihuang) 10 g

Corni Fructus (Shanzhuyu) 3 g

Bupleuri Radix (Chaihu) 3 g

Dipsaci Radix (Xuduan) 6 g

Poria alba (Fuling) 6 g

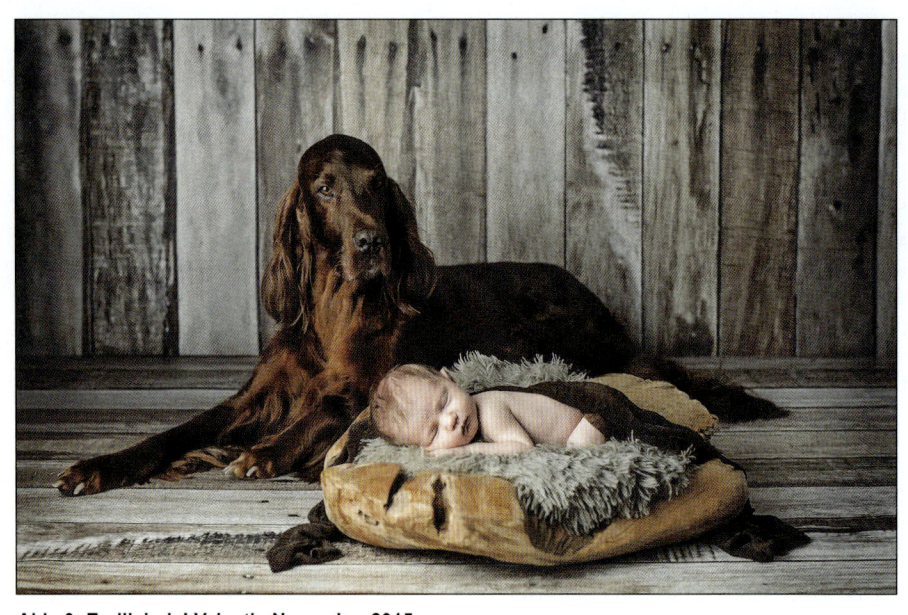

Abb. 9: Endlich da! Valentin November 2015
(Foto: Yvonne Grimmeis Fotografie, Rosenheim, mit freundlicher Genehmigung)

2. Kasuistik

Habituelle Aborte

Die 36-jährige Patientin (G5 P0) stellte sich wegen rezidivierender Aborte in der Spezialsprechstunde der Universitäts-Frauenklinik vor. Der Kinderwunsch bestand seit 4 Jahren. Der erste Abort (02/2012) fand in der 10. SSW statt. Die genetische Untersuchung des Abortmaterials war blande. Die folgende Schwangerschaft endete in einem Abortus completus in der 5. SSW (10/2013). Beim dritten Mal (02/2014) musste wegen einer Extrauteringravidität eine laparoskopische Salpingotomie rechts durchgeführt werden. Die vierte Schwangerschaft mit positiver Herzaktion dauerte bis zur 8. SSW (05/2014). Leider war nach der Abortkürettage noch eine Nachkürettage notwendig geworden.

Die Hämostasiologie, die autoimmunologischen Parameter sowie der humangenetische Befund der Eheleute waren unauffällig.

Lediglich eine latente Hypothyreose (TSH 2,11) ohne Schilddrüsen-Antikörper und eine heterozygote MTHFR-Mutation wurden festgestellt.

Weitere anamnestische Daten: Größe 167 cm, Gewicht 69 kg, 1992 Abruptio, regelmäßige 28 bis 31-Tage-Zyklen mit prä- und perimenstrueller Dysmenorrhoe, dunkelrote Blutung mit Klumpen, Dyspareunie, Rückenverspannungen, Nikotinabusus 10 Zigaretten täglich.

Da es diagnostisch keinen Anhalt für das rezidivierende Abortgeschehen gab, wurde der Versuch einer TCM-Behandlung empfohlen. Die Patientin begann Anfang Januar 2015 mit wöchentlicher Akupunktur, phytotherapeutischen Dekokten und einer Ernährungsumstellung nach TCM-Empfehlungen. Hiermit schaffte sie es sehr schnell das Rauchen aufzuhören.

Bereits im zweiten Zyklus wurde sie

schwanger.

Die Akupunktur erfolgte begleitend während der ganzen Schwangerschaft: zunächst wöchentlich bis zur 15. Schwangerschaftswoche und dann nur noch 2-wöchentlich. Ab der 36. Schwangerschaftswoche erhielt sie wieder wöchentliche Behandlungen zur Geburtsvorbereitung. Im November 2015 (41. Schwangerschaftswoche) ist der kleine Valentin spontan wohlauf geboren (Abb. 9).

Diagnose aus TCM-Sicht

Depletio orbis lienalis (energetische Schwäche des Qi des Funktionskreis „Milz", *piqi xu*)

Depletio orbis renalis (energetische Schwäche des Funktionskreis „Niere", *shenxu*)

Humor („Feuchtigkeit", *shi*)

Stagnation des Xue (Xue-Stase, *xueyu*)

Depletio des Xue (energetische Schwäche des Xue, *xuexu*)

Zunächst erhielt die Patientin eine stützende Rezeptur für die Mitte, den orbis renalis und das Xue als Dekokt:

Dioscoreae oppositae rhizoma (Shanyao) 8 g

Paeoniae lactiflorae radix (Baishaoyao) 8 g

Lycii fructus (Gouqizi) 6 g

Cuscutae semen (Tusizi) 6 g

Rehmanniae radix praeparata (Shudihuang) 10 g

Corni fructus (Shanzhuyu) 3 g

Bupleuri radix (Chaihu) 3 g

Dipsaci radix (Xuduan) 6 g

Poria alba (Fuling) 6 g

Asparagi radix (Tiānméndōng) 10 g

Angelicae sinensis radix (Dānguī) 6 g

Für den 1. bis 4. Tag der Menstruation nahm sie mehr Xue-bewegende und Xue-stützende Kräuter zur Vorbereitung des Uterus ein:

Angelicae sinensis radix 6 g

Paeoniae lactiflorae radix 9 g

Rehmanniae radix praeparata (Shudihuang) 12 g

Ligustici rhizoma (Chuanxiong) 3 g

Polygoni multiflori radix (Heshouwu) 10 g

Cyperi rhizoma (Xiangfu) 3 g

Leonuri herba (Yimucao) 8 g

Persicae semen (Taoren) 4 g

Glycyrrhizae radix (Gancao) 3 g

Typhae pollen (Puhuang) 4 g

In der ersten Zyklushälfte trank sie ein Dekokt, das Xue-aufbauende, bewegende und den orbis renalis stützende Kräuter enthält:

Salviae miltiorrhizae radix (dan shen) 6g

Angelicae sinensis radix 9 g

Lycii fructus (Gouqizi) 6 g

Ligustici rhizoma (Chuanxiong) 3 g

Cuscutae semen (Tusizi) 6 g

Ligustri lucidi fructus (Nüzhenzi) 6 g

Morindae radix (Bajitian) 10 g

Dipsaci radix (Xuduan) 6 g

Sappan lignum (Sumu) 4 g

Epimedii herba (Yinyanghuo) 6g

Asparagi radix (Tiānméndōng) 10 g

In der zweiten Zyklushälfte wiederum mehr stützende und haltende Kräuter:

Dioscoreae oppositae rhizoma (Shanyao) 8 g

Paeoniae lactiflorae radix (Baishaoyao) 8 g

Lycii fructus (Gouqizi) 6 g

Cuscutae semen (Tusizi) 6 g

Rehmanniae radix praeparata (Shudihuang) 10 g

Corni fructus (Shanzhuyu) 3 g

Bupleuri radix (Chaihu) 3 g

Dipsaci radix (Xuduan) 6 g

Poria alba (Fuling) 6 g

Asparagi radix (Tiānméndōng) 10 g

Ab positivem Schwangerschaftstest bis zur 12. SSW nahm die Patientin die folgende stützende und haltende Rezeptur als Dekokt ein:

Dioscoreae oppositae rhizoma (Shanyao) 8 g

Paeoniae lactiflorae radix (Baishaoyao) 8 g

Lycii fructus (Gouqizi) 6 g

Rehmanniae radix praeparata (Shudihuang) 10 g

Corni fructus (Shanzhuyu) 3 g

Bupleuri radix (Chaihu) 3 g

Dipsaci radix (Xuduan) 6 g

Poria alba (Fuling) 6 g

Zusätzlich wurden bis zur 10. SSW Mesima- (Phellinus linteus, *song gen*) Kapseln eingenommen. Dieser traditionell medizinisch angewandte Pilz hat eine antitumoröse, antiallergische, antientzündliche und immunmodulatorische Wirkung (Kim et al. 1996), (Yan et al. 2014).

Diskussion zu den Kasuistiken 1 und 2:

Infertilität und Kinderwunsch sind ein wichtiges Thema in der chinesischen Medizin.

Schon der Arzt und Gelehrte **Sun Si-Miao (7. Jh. n. Chr.)** widmete die ersten 3 klinischen Bände seiner 30 Schriftrollen umfassenden medizinischen Enzyklopädie der Gynäkologie. Diese Enzyklopädie hat den schönen Namen „*Bei Ji Qian Jin Yao Fang*" - „Essentielle Rezepturen für jede Notlage, die 1000 Goldstücke wert sind". Das erste Kapitel und damit der erste „Notfall" ist dem Kinderwunsch gewidmet!

Warum er die Gynäkologie an den Anfang gestellt hat, erschließt sich aus dem folgenden Zitat:

„Der Grund für die Existenz von separaten Rezepturen für Frauen liegt darin, dass sie anders sind wegen Schwangerschaft, Geburt und Schäden durch die vaginalen Fluten. Darum sind sie 10-mal so schwer zu behandeln...."

Besonders die Funktionskreise orbis renalis und orbis lienalis „schwächeln" häufig bei den Kinderwunschpatientinnen. Auch die außerordentlichen Leitbahnen, die den Uterus „versorgen", müssen reguliert werden (sinarteria impedimentalis (*chongmai*) und sinarteria respondens (*renmai*)). Sehr häufig zeigen sich bei den Kinderwunschpatientinnen algor und stagnationen von qi und xue im Unterleib sowie ein Mangel an xue.

Eine Vorbehandlung mit dem gesamten Spektrum der TCM von mindestens 2-3 Monaten vor der nächsten ART-Stimulation wäre wünschenswert. In jedem Falle ist eine begleitende Therapie mit TCM in der gesamten Kinderwunschzeit sinnvoll. Erfahrungsgemäß sind die Patientinnen entspannter, vertragen die Stimulationen besser, haben mehr Energie und halten länger durch. Viele sagen, dass sie ohne die TCM-Unterstützung schon viel früher aufgegeben hätten...Der Zyklus kann reguliert werden und es zeigen sich auch Verbesserungen der Eizellqualität und des Spermiogramms.

Dies bestätigen auch folgende Untersuchungen:

Hullender Rubin et al. (2015) fanden, dass die Anwendung der gesamten TCM („wholesystem tcm") in Kombination mit IVF eine signifikant höhere Lebendgeburtsrate brachte als nur Akupunktur zum Zeitpunkt des Transfers und IVF beziehungsweise IVF allein.

In ihrem systematischen Review kamen **Ried et al. (2011)** zu dem Schluss, dass die Chinesische Phytotherapie die Schwangerschaftsrate um das Zweifache erhöhen kann.

Im folgenden **Update** der Metaanalyse ergänzte **K. Ried (2015)** noch, dass sich die Fruchtbarkeitsindikatoren Ovulationsrate, Cervixschleimscore, Basaltemperatur und die Dicke des Endometriums unter der Behandlung mit Chinesischer Phytotherapie verbessern.

Dieses sind Hinweise, dass die Verbesserung der Physiologie zu einer erfolgreichen Schwangerschaft führen kann.

Tan et al. (2012) analysierten in ihrem Review chinesische Studien mit chinesischer

Erlernen Sie Chinesische Medizin aus erster Hand!

Fundierte Ausbildungen bei der SMS – Internationale Gesellschaft für Chinesische Medizin

Die SMS – Societas Medicinae Sinensis – ist eine der ältesten deutschsprachigen Ärztegesellschaften für Traditionelle Chinesische Medizin. Seit fast 40 Jahren bildet sie Ärzte in allen Disziplinen der Chinesischen Medizin aus.

Das Angebot der Ärztlichen Schule richtet sich an Ärzte und Medizinstudenten:

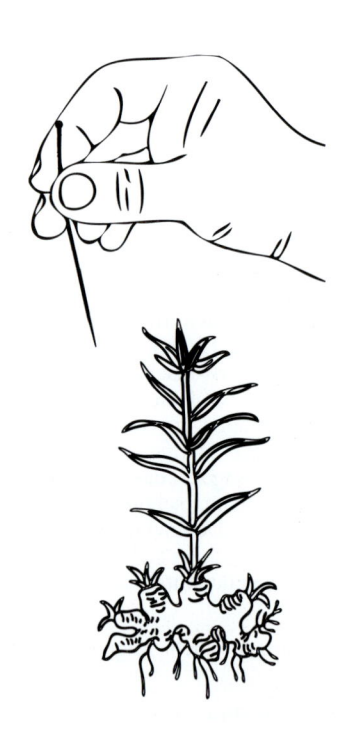

- AKUPUNKTUR
- DIAGNOSTIK & PHYSIOLOGIE
- ARZNEITHERAPIE
- KURSE FÜR FORTGESCHRITTENE
- KLINISCHE SEMINARE

CME-Punkte auf alle Kurse – Günstige Studententarife!

Das Angebot der Offenen Schule richtet sich an Therapeuten und Interessierte:

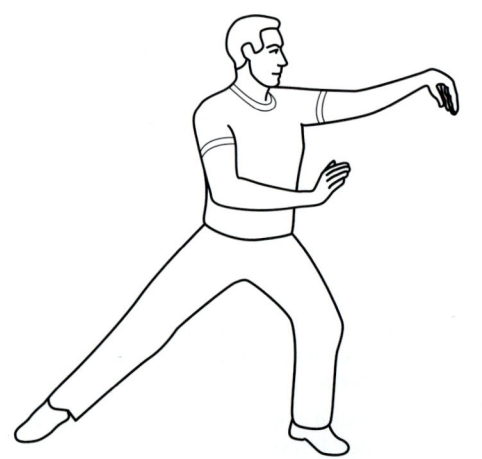

- QIGONG & TAIJI
- DIÄTETIK
- TUINA
- SONDERSEMINARE

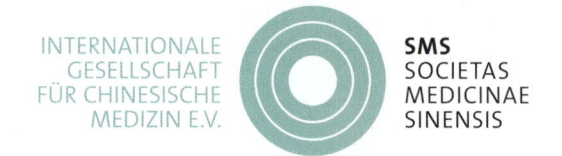

INTERNATIONALE GESELLSCHAFT FÜR CHINESISCHE MEDIZIN E.V.

SMS SOCIETAS MEDICINAE SINENSIS

Besuchen Sie unsere Webseite
www.tcm.edu

Arzneimitteltherapie bei Infertilität mit Anovulation und sahen signifikante Ergebnisse: mit chinesischer Arzneimitteltherapie gab es höhere Schwangerschaftsraten, höhere Ovulationsraten, einen besseren Cervixschleim-Score und niedrigere Fehlgeburtsraten als mit Clomiphen, sowie weniger Nebenwirkungen.

Auch **Cao et al. (2013)** sahen in ihrem systematischen Review und der Metaanalyse von randomisierten, kontrollierten Studien, dass die adjuvante Therapie mit Chinesischer Phytotherapie eine signifikant höhere klinische Schwangerschaftsrate und Rate erfolgreicher Schwangerschaftsverläufe bewirkte.

Weiterführende Literatur

Hwan MK, Sang BH, Goo TO, Young HK, Dong HH, Nam DH, Ick DY. Stimulation of humoral and cell mediated immunity by polysaccharide from mushroom Phellinus linteus. Int J Immunopharmacol. 1996 May;18(5):295-303.

Yan GH, Choi YH. Phellinus linteus Extract Exerts Antiasthmatic Effects by Suppressing NF-κB and p38 MAPK Activity in an OVA-induced Mouse Model of Asthma. Immune Netw. 2014 Apr;14(2):107-15. doi: 10.4110/in.2014.14.2.107. Epub 2014 Apr 21.

Sabine Wilms: „Bei Ji Qian Jin Yao Fang" - „Sun Si-Miao: Essential prescriptions worth a thousand in gold for every emergency". ISBN 978-0-9799552-0-4, The Chinese Medicine Database 2008.

Hullender Rubin LE, Opsahl MS, Wiemer KE, Mist SD, Caughey AB. Impact of whole systems traditional Chinese medicine on in-vitro fertilization outcomes. Reprod Biomed Online. 2015 Jun;30(6):602-12. doi: 10.1016/j.rbmo.2015.02.005. Epub 2015 Feb 24.

Tan L, Tong Y, Sze SC, Xu M, Shi Y, Song XY, Zhang TT. Chinese herbal medicine for infertility with anovulation: a systematic review. J Altern Complement Med. 2012 Dec;18(12):1087-100. doi: 10.1089/acm.2011.0371.

Ried K, Stuart K. Complement. Efficacy of Traditional Chinese Herbal Medicine in the management of female infertility: a systematic review. Ther Med. 2011 Dec;19(6):319-31. doi: 10.1016/j.ctim.2011.09.003. Epub 2011 Oct 5.

Ried K. Chinese herbal medicine for female infertility: an updated meta-analysis. Complement Ther Med. 2015 Feb;23(1):116-28. doi: 10.1016/j.ctim.2014.12.004. Epub 2015 Jan 3.

Cao H, Han M, Ng EH, Wu X, Flower A, Lewith G, Liu JP. Can Chinese herbal medicine improve outcomes of in vitro fertilization? A systematic review and meta-analysis of randomized controlled trials. PLoS One. 2013 Dec 10;8(12):e81650. doi: 10.1371/journal.pone.0081650. eCollection 2013.

3. Kasuistik

Polycystisches Ovarialsyndrom (PCOS)

Die 28-jährige Patientin stellte sich wegen einer Oligomenorrhoe (Zyklusdauer bis zu 3 Monaten) nach Absetzen der homonellen Kontrazeption (Nuvaring) in der endokrinologischen Sprechstunde vor. Dort wurde ein Polycystisches Ovarialsyndrom diagnostiziert mit den typischen Symptomen: PCO, Oligomenorrhoe (bis 3 Monate), Hirsutismus an Oberlippe und Bauch, diffuser Haarausfall, Akne, laborchemische Hyperandrogenämie, leichtgradige Insulinresistenz, Erhöhung des basalen Cortisols, subklinische Hypothyreose. Körpergröße: 167cm, Gewicht: 60 kg. EBV-Infektion am Abklingen.

Unter der Behandlung mit Akupunktur (alle 2 Wochen), chinesischen Phytotherapie-Dekokten und Empfehlungen aus der TCM-Diätetik hat sich die Menstruation normalisiert mit regelmäßigen 26-Tage-Zyklen und Cervixschleim in der Zyklusmitte. Der Haarausfall hat aufgehört und das Hautbild ist geklärt. Das Testosteron ist von 0,58 ng/ml auf 0,49 ng/ml und der F. Androgenindex von 3,5 auf 2,8 gesunken. Das TSH hat sich normalisiert. Die Patientin fühlt sich insgesamt sehr wohl.

Diagnose aus TCM-Sicht

Depletio Qi (energetische Schwäche des Qi, qixu)

Depletio orbis lienalis (energetische Schwäche des Qi des Funktionskreis „Milz", *piqi xu*)

mit Humor- („Feuchtigkeit", *shi*) und Pituita- („Schleim", *tan*) Ansammlungen.

Depletio orbis renalis (energetische Schwäche des Funktionskreis „Niere", *shenxu*)

Stagnation des Xue (Xue-Stase, *xueyu*)

Residualer calor („Hitze", re)

Unter anderen wurden aus folgenden Akupunkturpunkten abwechselnd angewendet:

L9 (MP9), L6 (MP6), L8 (MP8), L10 (MP10)

L4 (MP4), Pc6 (Pe6)

P7 (Lu7), R6 (Ni6)

V20 (Bl20), H13 (Le13), V23 (Bl23)

Rs3 (Ren3), Rs4 (Ren4), zigong (Extrapunkt Uterus)

S40 (Ma40), S36 (Ma36)

IC11 (Di11), IC4 (Di4), T5 (3E5),

Ohrakupunkturpunkte

Es erfolgte eine allgemeine Stützung der Funktionskreise orbis lienalis und orbis renalis, sowie eine Stützung und Bewegung von Qi und Xue mit dem folgenden phytotherapeutischen Dekokt:

Rehmanniae radix praeparata (Shúdìhuáng) 12 g

Dioscoreae rhizoma (Shānyào) 10 g

Persicae semen (Táorén) 6 g

Epimedii herba (Yínyánghuò) 10 g

Psoraleae semen (Bǔgǔzhī) 6 g

Cuscutae semen (Tùsīzǐ) 10 g

Polygonati rhizoma (Huángjīng) 6 g

Gleditsiae spina (Zàojiǎocì) 6 g

Paeoniae radix lactiflorae (Báisháo) 9 g

Angelicae sinensis radix (Dāngguī) 9 g

(+ Coptidis rhizoma (Huánglián) 2 g solange kein Kinderwunsch besteht)

Diskussion

Bereits in ihrem Akupunkturstudien-Review konnten Frau Stener-Victorin et al. zeigen, dass allein durch Akupunktur bei PCOS die endogenen Regulationssysteme und somit das vegetative Nervensystem, das endokrine und neuroendokrine System moduliert werden können. Sie fanden eine Verbesserung der Ovulation und des Metabolismus (**Stener-Victorin et al. 2008**). In der randomisierten Akupunkturstudie (**Jedel et al. 2011**) reduzierte sich das Testosteron um -25%, Androsteron glucoronid um -30%, der Aknescore um -32% und die Menstruationshäufigkeit stieg von 0,28/Monat auf 0,69/Monat.

Dass auch die Ovulationsfrequenz steigt und zahlreiche ovarielle und adrenale Sexualsteroidhormone sich verbessern, belegt die randomisierte Akupunkturstudie von **Johansson et al. (2013)**.

Auch für einige ausgewählte Kräuter der chinesischen Phytotherapie haben **Arentz et al. (2014)** in ihrem Review Hinweise auf eine Verbesserung der Laborparameter bei PCOS und Hyperandrogenämie gefunden. Es konnte die Ovulation reguliert und das metabolische Hormonprofil und die Fertilität verbessert werden.

Insgesamt sieht man, dass auch bei diesem Krankheitsbild eine Behandlung mit dem gesamten Spektrum der TCM sinnvoll ist. Auch ohne den Einsatz von Hormonen kann sich für eine PCO-Patientin so der Kinderwunsch erfüllen.

Weiterführende Literatur

Stener-Victorin E, Jedel E, Manneräs L. Acupuncture in polycystic ovary syndrome: current experimental and clinical evidence. J Neuroendocrinol. 2008 Mar;20(3):290-8. Epub 2007 Nov 28.

Jedel E, Labrie F, Odén A, Holm G, Nilsson L, Janson PO, Lind AK, Ohlsson C, Stener-Victorin E. Impact of electro-acupuncture and physical exercise on hyperandrogenism and oligo/amenorrhea in women with polycystic ovary syndrome: a randomized controlled trial. Am J Physiol Endocrinol Metab. 2011 Jan;300(1):E37-45. doi: 10.1152/ajpendo.00495.2010. Epub 2010 Oct 13.

Johansson J, Redman L, Veldhuis PP, Sazonova A, Labrie F, Holm G, Johannsson G, Stener-Victorin E. Acupuncture for ovulation induction in polycystic ovary syndrome: a randomized controlled trial. Am J Physiol Endocrinol Metab. 2013 May 1;304(9):E934-43. doi: 10.1152/ajpendo.00039.2013. Epub 2013 Mar 12.

Arentz S, Abbott JA, Smith CA, Bensoussan A. Herbal medicine for the management of polycystic ovary syndrome (PCOS) and associated oligo/amenorrhoea and hyperandrogenism; a review of the laboratory evidence for effects with corroborative clinical findings. BMC Complement Altern Med. 2014 Dec 18;14(1):511. doi: 10.1186/1472-6882-14-511.

Es liegt kein Interessenkonflikt der Autorin vor.

Systemische Autoregulationstherapie (SART) bei der Behandlung von Endometriose-assoziierten Beschwerden

Annemarie Schweizer-Arau

Die Endometriose gilt bisher als sehr mysteriös. Besonders die fehlende Korrelation zwischen der Schwere der Erkrankung und dem klinischen Befund lässt Kliniker und Forscher gleichermaßen über die Ursachen rätseln. In den letzten Jahren gibt es jedoch immer mehr Hinweise, dass vor allem psychische Traumata in der Vorgeschichte bei Patientinnen mit Endometriose häufig gefunden werden und eine zentrale Rolle bei der Genese von Unterbauchbeschwerden spielen (**As-Sanie et al. 2014**)[1], (**Pope et al. 2015**).[2]

Diese Beobachtung konnte auch die Autorin (SA) in der täglichen Arbeit mit Endometriosepatientinnen machen. Für die Behandlung entwickelte sie eine Kombinationsbehandlung aus tiefenpsychologischer Psychotherapie und chinesischer Medizin, genannt Systemische Autoregulationstherapie (SART). Nachdem eine retrospektive Auswertung gezeigt hatte, dass diese neuartige Kombinationsbehandlung aus Psychotherapie und chinesischer Medizin sehr erfolgreich die Schmerzen von Endometriosepatientinnen reduzieren konnte (**Meissner et al. 2010**)[3], konnten wir nun in einer prospektiven randomisierten kontrollierten Studie diese Ergebnisse bestätigen, aber auch die Frage untersuchen, wie SART möglicherweise wirkt. Das Hauptziel der Studie (**Meissner et al. 2016**)[4], (**Beissner et al. 2017**)[5] lag daher auf den Auswertungen der Daten eines bildgebenden Verfahrens, der funktionellen Magnetresonanztomographie (fMRT). Der zweite Zielparameter waren die klinischen Ergebnisse (Schmerzen, Ängstlichkeit, Depressivität, körperliches und seelisches Wohlbefinden).

Die klinischen Ergebnisse zeigten einen signifikanten, lang anhaltenden Rückgang (Follow-up: 2 Jahre) sowohl der Schmerzen, der Ängstlichkeit und der depressiven Symptomatik der betroffenen Patientinnen als auch eine Erhöhung der Lebensqualität nach SART (**Meissner et al. 2016**).[6] Siebenundsechzig Patientinnen mit schwerer schmerzhafter Endometriose (maximale Schmerzen: 7.6 ± 2.0, durchschnittliche Schmerzen: 4.5 ± 2.0 auf einer 11-Punkte numerischen Schmerzskala) nahmen an der Studie teil. Zwischen März 2010 und März 2012 wurden die Patientinnen zufällig zwei Gruppen zugeteilt, entweder einer Behandlungsgruppe (n=35) oder einer Kontrollgruppe (n=32). Im Unterschied zur Warteliste zeigten die mit SART behandelten Patientinnen nach drei Monaten eine signifikante Reduktion der maximalen (mittlere Gruppendifferenz: -2,1, 95% Konfidenz-Intervall (CI): -3,4 zu -0.8, P = 002), durchschnittlichen Schmerzen (-2,5, 95%, CI: -3,5 zu -1,4, P < .001), Unterbauchschmerzen (-1,4, 95% CI: -2,7 zu -0,1, P =.036), Dyschezie (-3,5, 95 % CI: -5,8 zu -1,3, P = .003), sowie eine Verbesserung der physischen Lebensqualität (3.8, 95% CI: -0,5 zu -7,1, P = .026) und mentalen Lebensqualität (5,9, 95% CI: 0,6 zu 11,3, P = .031). Die Dyspareunie verbesserte sich nicht signifikant (-1.8, 95% CI: -4.4 zu 0.7; P = .150). Die Verbesserungen waren auch nach 6 Monaten sowie nach zwei Jahren stabil. Die Kontrollgruppe zeigte ähnliche Verbesserungen nach einem verzögerten Therapiebeginn (3 Monate später).

Bei SART spielt die Erinnerung, Verarbeitung und Neubewertung schmerzhafter Lebensereignisse eine zentrale Rolle. Die häufigsten Traumata der Studienpatientinnen stellten familiäre Gewalt dar, wie z. B. Gewalt eines alkoholisierten Vaters gegenüber der Mutter oder den Geschwistern, wobei die Patientinnen ohnmächtig zusehen mussten. Die frühe Übernahme der Mutterrolle aufgrund schwerer Krankheit oder Tod der eigenen Mutter und eine damit verbundene Überforderung und Einschränkung der eigenen Entwicklung stellten häufige weitere traumatisierende Lebensereignisse dar. Eher selten lag direkte physische Gewalt gegen die Patientinnen oder sexueller Missbrauch durch enge Verwandte (Vater, Großvater) vor. Viele Erinnerungen waren häufig erst in Trance über die somatischen Marker (Schmerz, Anspannung etc.) zugänglich. Dies könnte erklären, warum Fragebogenuntersuchungen keine Assoziation zwischen sexueller oder physischer Gewalt und dem Risiko, Endometriose zu entwickeln, fanden, da mit Fragebögen nur bewusste Erinnerungen abgefragt werden können (**Schliep et al. 2016**).[7]

Auch wenn der Schmerz lokalisiert im Unterleib empfunden wird, beruht die Schmerzempfindung auf einer komplexen Wechselwirkung mit Aktivierung und Hemmung, bei der verschiedene neuronale Netzwerke interagieren (**Abb.1**).

Diese Netzwerke können mittels fMRT sichtbar gemacht werden.

Wir haben daher vor der Therapie (Baseline) nach 3 Monaten und nach 6 Monaten fMRT-Aufnahmen gemacht, um mögliche neurobiologische Mechanismen zu identifizieren, die der hohen Wirksamkeit der SART-Therapie zu Grunde liegen.

Bei der Auswertung der Daten identifizierten wir ein kortikales Netzwerk, das den rechten anterolateralen Hippocampus - eine Region, die die Aktivität der Hypothalamus-Hypophyse-Nebennieren-Achse (HPA-Achse) moduliert - und somatosensorische, viszerosensorische und introzeptive Hirnregionen umfasst. Regressionsanalysen zeigten, dass die Reduktion der Verbindung die therapie-induzierte Verbesserung der Ängstlichkeit der Patienten vorhersagen konnte. Da ein wesentlicher Fokus der Therapie in der Verarbeitung und Neubewertung emotionaler Traumata besteht, bieten die Veränderungen in diesem Netzwerk eine plausible Erklärung.

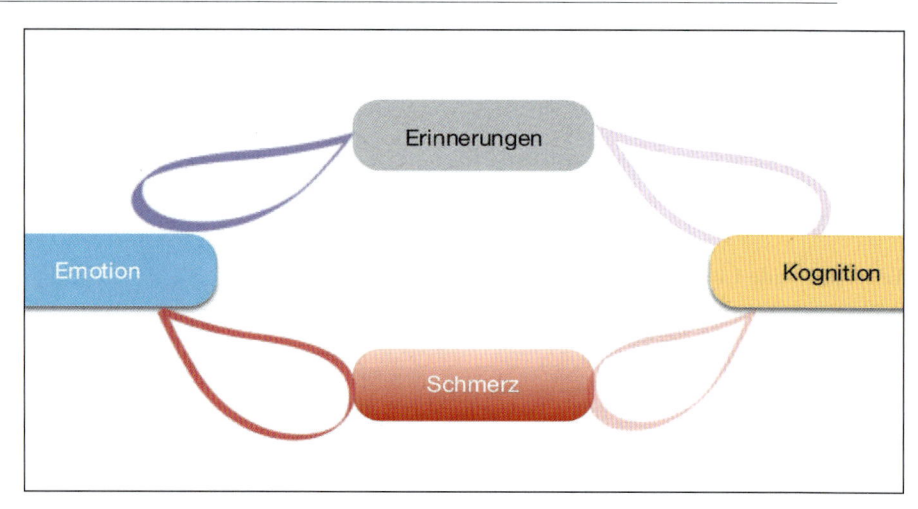

Abb. 1: Wechselwirkungen mit Aktivierungen und Hemmungen zwischen Erinnerungen, Kognition und Emotion bei einer Schmerzwahrnehmung.

Der vordere Hippocampus ist wesentlich für das emotionale Gedächtnis und Vermittlung der Stressantwort zuständig. Zudem stellt das autobiographische Gedächtnis eine zentrale Funktion dieser Region dar **(Zeidman et al. 2016)**[8], **(LeBar u. Cabeza 2006)**[9], **(LeDoux 1993)**.[10] Da ein zentraler Anteil von SART das Äußern von schmerzhaften Erinnerungen ist, zeigten sich, wie vermutet, nur im vorderen Anteil des Hippocampus therapierelevante Veränderungen. Wir fanden, dass der rechte anterolaterale Hippocampus (rAL) die therapie-assoziierte Reduktion der Ängstlichkeit vermittelt. Ängstlichkeit stellt einen Persönlichkeitszug mit großer Bedeutung bei chronischen Unterleibsschmerzen dar **(Latthe et al. 2006)**.[11]

Diese Ergebnisse stimmen mit einer Studie **(Shackman et al. 2013)**[12] überein, die den rAL Hippocampus als neuronales Substrat der Auswirkungen von Ängstlichkeit auf die Aktivierung der HPA-Achse fand. Hypokortisolismus als Biomarker einer HPA-Achsen-Dysfunktion stellt einen weiteren wichtigen Faktor in der Pathophysiologie von stressvermittelten körperlichen Störungen dar **(Heim et al. 2000)**[13] und wurde bei Patientinnen mit Endometriose und Unterleibsschmerzen in verschiedenen Studien gefunden **(Quiñones et al. 2015)**.[14]

In unserer Studie fand sich vor Therapiebeginn (Baseline) eine starke Konnektivität des anterolateralen Hippocampus mit septalen Hirnkernen. Dieses sog. septohippocampale System reagiert vermutlich auf Konflikte oder Unsicherheit **(Gray u. MacNaugton 2000)**[15] und hilft bei der Konfliktlösung. Dies kann durch erhöhte Erregung, Hemmungen komplexer Reaktionsmuster oder Modulation der Aufmerksamkeit geschehen. Ängstlichkeit bedeutet in diesem Kontext eine Antwort auf mögliche Gefahren. Wir fanden ein kortikales Netzwerk, das weite Teile des primären und sekundären somatosensorischen Cortex, die rechte anteriore und mittlere Insula und angrenzende operkulare Strukturen umfasste. Dessen Verbindung zum anterolateralen Hippocampus war vermindert, wenn die Patientinnen nach der Therapie weniger Ängstlichkeit empfanden.

Die Beteiligung somatosensorischer Areale gibt einen ersten Hinweis, warum eine Kombinationstherapie aus Psychotherapie und somatosensorischer Stimulation (Akupunktur, Moxibustion, Schröpfen) nützlich sein könnte. Das therapeutische Vorgehen bei SART nutzt die Verwobenheit von körperlichen Empfindungen und traumatischen, schmerzhaften Erinnerungen und wendet die somatosensorische Stimulation an, um diese somatischen Marker zu modifizieren und Konfliktlösungen zu ermöglichen. Die begleitende somatische Stimulation, während sich die Patientin an trauma-

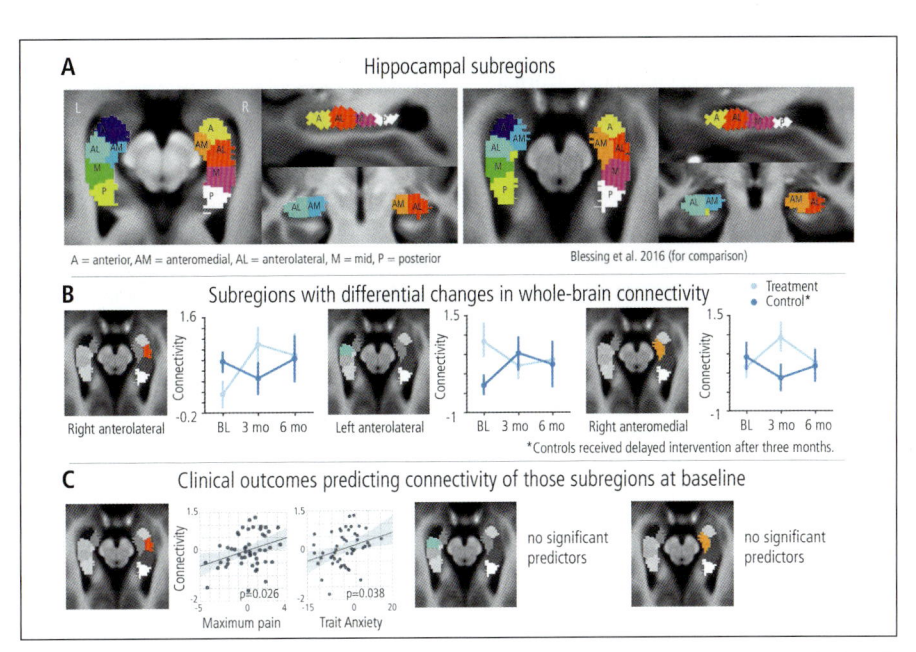

Abb. 2a: Funktionelle Konnektivität des Hippocampus und die Darstellung von Behandlungseffekten nach SART

(A) Darstellung der bilateralen Hippocampi in funktional unabhängige Unterregionen
(B) Hippocampale Unterregionen, deren Konnektivität zum Gesamthirn sich zwischen der Behandlungsgruppe und Kontrollgruppe unterschieden (Baseline und nach 3 Monaten). Bemerkenswert: Alle drei Subregionen liegen im vorderen Hippocampus. Die Gruppenunterschiede verschwinden, nachdem auch die Kontrollgruppe mit SART behandelt wurde.
(C) Eine multiple Regressionsanalyse mit den klinischen Parametern zeigte, dass nur die Verbindung des rechten anterolateralen Hippocampus zum Gesamthirn einen Zusammenhang mit Schmerzen und Ängstlichkeit vor Therapiebeginn zeigten. BL, Baseline; mo, Monate.
(Quelle: Biological Psychiatry, Elsevier, London; mit freundlicher Genehmigung)

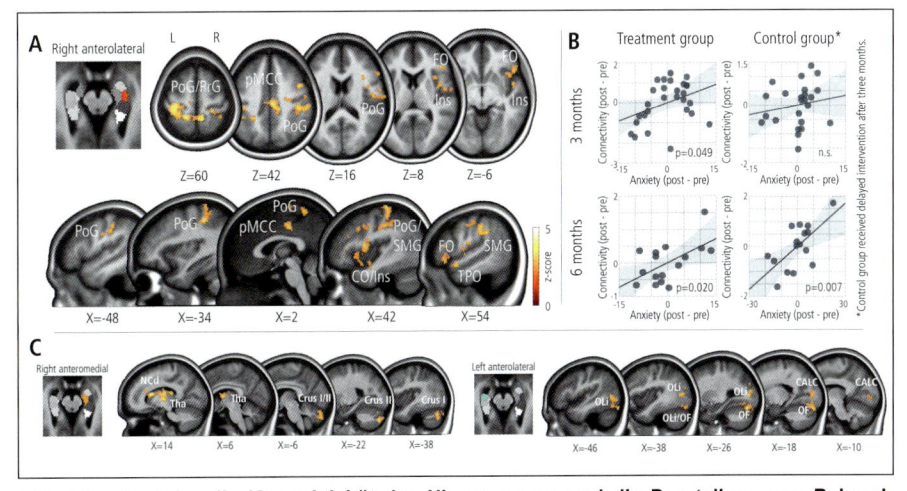

Abb. 2b: Funktionelle Konnektivität des Hippocampus und die Darstellung von Behandlungseffekten nach SART

(A) Kortikale Netzwerke, die mit dem rechten anterolateralen Hippocampus assoziiert sind und eine unterschiedliche Konnektivität zwischen beiden Gruppen zeigten. Beteiligte Regionen: primärer und sekundärer somatosensorischer Cortex, Gyrus supramarginalis (SMG), posteriorer medialer Gyrus cinguli (pMCC), rechter frontoinsulärer Cortex (FO+ Ins) und temporaler Pol (TPO)
(B) Die geringere funktionelle Konnektivität zwischen diesen Netzwerken und dem rechten anterolateralen Hippocampus war mit dem Rückgang der Ängstlichkeit nach SART assoziiert. Nach 3 Monaten zeigte nur die Behandlungsgruppe einen Rückgang, nach 6 Monaten auch die mittlerweile behandelte Kontrollgruppe Die Assoziation war signifikant.
(C) Die kortikalen Netzwerke, die mit dem rechten anteromedialen und linkem anterolateralen Hippocampus assoziiert sind, zeigten eine unterschiedliche Konnektivität zwischen der SART Gruppe und der Kontrollgruppe.
CALC, intracalcariner Cortex; CO, zentraler operculärer Cortex; FO, frontaler operculärer Cortex; Ins, Insula; L, links; NCd, Nucleus caudatus; OF, Gyrus occipitalis fusiformis ; OLi, lateraler occipitaler Cortex, inferiorer Anteil; PoG, Gyrus postcentralis; PrG, Gyrus precentralis ; R, rechts; Tha, Thalamus.
(Quelle: Biological Psychiatry, Elsevier, London; mit freundlicher Genehmigung)

tische Lebensereignisse erinnert, hilft, die Erinnerung von der begleitenden Körperreaktion zu entkoppeln. Das Leitbahnsystem, das die chinesische Medizin entwickelt hat, wird wie eine Landkarte verwendet, um Modulationen gezielt einzusetzen.

Neben den Schmerzen verbesserte sich in unserer Studie auch die Fruchtbarkeit. Sechzig Prozent der teilnehmenden Patientinnen mit teilweise jahrelang unerfülltem Kinderwunsch wurden Mutter. Andere körperliche Symptome, wie Kopfschmerzen, Zyklusunregelmäßigkeiten, Infektanfälligkeit und Allergien gingen ebenfalls häufig zurück.

Patientinnen, die an Endometriose leiden, können durch eine Kombination aus tiefenpsychologischer Psychotherapie und gleichzeitiger somatosensorischer Stimulation eine langfristige Verbesserung ihrer Lebensqualität erfahren. Die Betrachtungsweise der chinesischen Medizin bietet dabei eine verlässliche Pathophysiologie und verschiedene effektive Therapieansätze an.

Es liegt kein Interessenkonflikt der Autorin vor.

Literaturverzeichnis

[1] As-Sanie S, Clevenger LA, Geisser ME, Williams DA, Roth RS (2014): History of abuse and its relationship to pain experience and depression in women with CPP. Am J Obstet Gynecol 210:317. e1–8.

[2] Pope CJ, Sharma V, Sharma S, Mazmanian D (2015): A systematic review of the association between psychiatric disturbances and endometriosis. J Obstet Gynaecol Can 37:1006–1015.

[3] Meissner K, Bohling B, Schweizer-Arau A (2010): Long-term effects of traditional Chinese medicine and hypnotherapy in patients with severe endometriosis – A retrospective evaluation. Forsch Komplementmed 17:314–320.

[4] Meissner K, Schweizer-Arau A, Limmer A, Preibisch C, Popovici RM, Lange I, et al. (2016): Psychotherapy with somatosensory stimulation for endometriosis-associated pain: A randomized controlled trial. Obstet Gynecol 128:1134–1142.

[5] Beissner, Christine Preibisch, Annemarie Schweizer-Arau, Roxana M. Popovici, and Karin Meissner Psychotherapy With Somatosensory Stimulation for Endometriosis-Associated Pain: The Role of the Anterior Hippocampus Biological Psychiatry], 2017 in press

[6] Meissner K, Schweizer-Arau A, Limmer A, Preibisch C, Popovici RM, Lange I, et al. (2016): Psychotherapy with somatosensory stimulation for endometriosis-associated pain: A randomized controlled trial. Obstet Gynecol 128:1134–1142.

[7] Schliep K.C., Sunni L. Mumford Erica B. Johnstone C. Matthew Peterson Howard T. Sharp Joseph B. Stanford Zhen Chen Uba Backonja Maeve E. Wallace Germaine M. Buck Louis. Sexual and physical abuse and gynecologic disorders. Hum Reprod (2016) 31 (8): 1904-1912.

[8] Zeidman P, Maguire EA (2016): Anterior hippocampus: the anatomy of perception, imagination and episodic memory. Nat Rev Neurosci 17: 173–182.

[9] LaBar KS, Cabeza R (2006): Cognitive neuroscience of emotional memory. Nat Rev Neurosci 7:54–64.

[10] LeDoux JE (1993): Emotional memory systems in the brain. Behav Brain Res 58:69–79.

[11] Latthe P, Mignini L, Gray R, Hills E, Khan K (2006): Factors predis- posing women to chronic pelvic pain: Systematic review. BMJ 332: 749.

[12] Shackman AJ, Fox AS, Oler JA, Shelton SE, Davidson RJ, Kalin NH (2013): Neural mechanisms underlying heterogeneity in the presentaion of anxious temperament. Proc Natl Acad Sci U S A 110: 6145–6150.

[13] Heim C, Ehlert U, Hellhammer DH (2000): The potential role of hypocortisolism in the pathophysiology of stress-related bodily dis- orders. Psychoneuroendocrinology 25:1–35.

[14] Quiñones M, Urrutia R, Torres-Reverón A, Vincent K, Flores I (2015): Anxiety, coping skills and hypothalamus-pituitary-adrenal (HPA) axis in patients with endometriosis. J Reprod Biol Health 3:2.

[15] Gray JA, McNaughton N (2000): 2nd ed.In: The Neuropsychology of Anxiety: An Enquiry into the Functions of the Septo-Hippocampal System, 2nd ed. Oxford, UK: Oxford University Press.

Bekämpfung von Korruption im Gesundheitswesen
Neues Strafgesetz ist seit 2016 in Kraft

Beate Bahner

Das „Gesetz zur Bekämpfung von Korruption im Gesundheitswesen" ist seit 4. Juni 2016 in Kraft – seither ist für alle Beteiligten im Gesundheitswesen nichts mehr, wie es war. Denn nun ist Bestechung und Bestechlichkeit im Gesundheitswesen nicht nur für „Amtsträger" und „Beauftragte" strafbar; künftig können auch niedergelassene Ärzten und Klinikärzte mit Geldstrafe sowie mit Freiheitsstrafe bis zu 5 Jahren bestraft werden. Alle Beteiligten des Gesundheitswesens, insbesondere jedoch die Ärzte und Kliniken einerseits sowie die Unternehmen der Pharma- und Medizinprodukteindustrie andererseits sollten sich im eigenen Interesse mit dem Gesetz zur Bekämpfung von Korruption im Gesundheitswesen zügig vertraut machen. Sie müssen wissen, was künftig verboten ist, was erlaubt bleibt und welche Risiken bestimmte Handlungsweisen bergen, um nachteilige Konsequenzen zu vermeiden. Denn jedes Strafverfahren gegen ein Unternehmen zieht verheerende Konsequenzen nach sich. Insbesondere die damit verbundene Rufschädigung kann den Erfolg einer Praxis um viele Jahre zurückwerfen.

Der Gesetzeswortlaut im Einzelnen

§ 299a StGB: Bestechlichkeit im Gesundheitswesen

Wer als Angehöriger eines Heilberufs, der für die Berufsausübung oder die Führung der Berufsbezeichnung eine staatlich geregelte Ausbildung erfordert, im Zusammenhang mit der Ausübung seines Berufs einen Vorteil für sich oder einen Dritten als Gegenleistung dafür fordert, sich versprechen lässt oder annimmt, dass er

(1) bei der Verordnung von Arznei-, Heil- oder Hilfsmitteln oder von Medizinprodukten,

(2) bei dem Bezug von Arznei- oder Hilfsmitteln oder von Medizinprodukten, die jeweils zur unmittelbaren Anwendung durch den Heilberufsangehörigen oder einen seiner Berufshelfer bestimmt sind, oder

(3) bei der Zuführung von Patienten oder Untersuchungsmaterial ihn oder einen anderen im inländischen oder ausländischen Wettbewerb in unlauterer Weise bevorzuge, wird mit Freiheitsstrafe bis zu drei Jahren oder mit Geldstrafe bestraft.

§ 299b StGB: Bestechung im Gesundheitswesen

Wer einem Angehörigen eines Heilberufs im Sinne des § 299a im Zusammenhang mit dessen Berufsausübung einen Vorteil für diesen oder einen Dritten als Gegenleistung dafür anbietet, verspricht oder gewährt, dass er

(1) bei der Verordnung von Arznei-, Heil- oder Hilfsmitteln oder von Medizinprodukten,

(2) bei dem Bezug von Arznei- oder Hilfsmitteln oder von Medizinprodukten, die jeweils zur unmittelbaren Anwendung durch den Heilberufsangehörigen oder einen seiner Berufshelfer bestimmt sind, oder

(3) bei der Zuführung von Patienten oder Untersuchungsmaterial ihn oder einen anderen im inländischen oder ausländischen Wettbewerb in unlauterer Weise bevorzuge, wird mit Freiheitsstrafe bis zu drei Jahren oder mit Geldstrafe bestraft.

§ 300 StGB: Besonders schwere Fälle

In besonders schweren Fällen wird die Tat nach § 299, 299a oder § 299b mit Freiheitsstrafe von drei Monaten bis zu fünf Jahren bestraft. Ein besonders schwerer Fall liegt in der Regel vor, wenn

1. die Tat sich auf einen Vorteil großen Ausmaßes bezieht oder

2. der Täter gewerbsmäßig handelt oder als Mitglied einer Bande, die sich zur fortgesetzten Begehung solcher Taten verbunden hat.

Die Voraussetzungen der Strafbarkeit

Der Straftatbestand gilt für Sachverhalte sowohl innerhalb als auch außerhalb des Bereichs der gesetzlichen Krankenversicherung. Ärzte sind vom Adressatenkreis ausdrücklich umfasst.

Der Tatbestand der Bestechlichkeit erfasst das Fordern, Sich-Versprechen-Lassen oder Annehmen eines Vorteils.

Unter dem Begriff „Vorteil" sind grundsätzlich **sämtliche denkbaren Vorteile** zu verstehen, wie etwa Geld, sonstige Zuwendungen und Geschenke, Rabatte, Vertragsbeziehungen (etwa Beraterverträge), oder gar Auszeichnungen und Ehrungen. Zu nennen sind weiter **Prämienzahlungen von Unternehmen an Ärzte**, mit denen das **Bezugsverhalten** zugunsten eines bestimmten Produkts **beeinflusst werden soll**. Besonders typisch sind ferner diejenigen Fallkonstellationen, in denen **für die Zuführung von Patienten oder von Untersuchungsmaterial**, beispielsweise an einen Fachkollegen, eine Klinik oder an ein Labor, als „Gegenleistung" **Zuwendungen** an die Ärzte gezahlt werden bzw. von den Ärzten ausdrücklich eingefordert werden.

Vorteile umfassen somit nicht nur materielle (meist geldwerte) Vorteile, sondern auch immaterielle Zuwendungen. Die Vorteile müssen sich nicht nur auf den Täter selbst (also beispielsweise auf einen Arzt) beziehen, als Vorteile gelten auch Vorteile für einen Dritten (etwa das Praxisteam, Kollegen, Labormitarbeiter oder Familienmitglieder).

Im Fall des „Forderns eines Vorteils" reicht für die Erfüllung des Straftatbestandes übrigens schon ein - von nur einer Seite - **beabsichtigter** Vorteil aus. Der Tatbestand des Forderns ist daher auch dann erfüllt, wenn das damit verbundene Ansinnen erfolglos bleiben sollte.

Keine Geringwertigkeits- oder Bagatellgrenze

Eine Geringwertigkeits- oder Bagatellgrenze ist nicht vorgesehen. Wo es aber an einer objektiven Eignung fehlt, konkrete Bezugs- oder Zuführungsentscheidungen zu beeinflussen, ist von einer sozialadäquaten Zuwendung auszugehen, die den Tatbestand der Vorschrift nicht erfüllt. Dies ist bei geringfügigen und allgemein üblichen Werbegeschenken der Fall. Bei Geschenken von Patienten als Dank für eine erfolgreiche Behandlung handelt es sich um nachträgliche Zuwendungen, die ohnehin nicht vom Tatbestand erfasst sind. Nicht sozialadäquat sind allerdings Vorteile, deren Annahme den Eindruck erwecken, dass die Unabhängigkeit der ärztlichen Entscheidung beeinflusst wird, und die damit bereits berufsrechtlich unzulässig sind.

Vorteilsannahme für unlautere Bevorzugung im Wettbewerb

Das bloße Fordern oder Annehmen eines Vorteils ist zur Tatbestandsverwirklichung allerdings nicht ausreichend. Der Täter muss den Vorteil vielmehr als Gegenleistung für eine zumindest beabsichtigte **unlautere Bevorzugung** im Wettbewerb fordern, sich versprechen lassen oder annehmen. Die damit verbundene inhaltliche Verknüpfung von Vorteil und Gegenleistung, die auch als „Unrechtsvereinbarung" bezeichnet wird, ist sämtlichen Korruptionstatbeständen des Strafgesetzbuchs immanent und begründet die besondere Strafwürdigkeit von Korruption. Danach bedeutet „Bevorzugung" die **sachfremde Entscheidung** zwischen mindestens zwei Bewerbern, setzt also Wettbewerb und Benachteiligung eines Konkurrenten voraus. Eine Bevorzugung ist unlauter, wenn sie geeignet ist, Mitbewerber durch die Umgehung der Regelungen des Wettbewerbs und durch Ausschaltung der Konkurrenz zu schädigen. Nicht erforderlich ist, dass die Bevorzugung tatsächlich erfolgt. Vielmehr reicht es aus, dass sie Gegenstand der (zumindest angestrebten) Unrechtsvereinbarung ist.

Vorteilsannahme im Interesse des Patienten zulässig

Vorteile, die dem Patienten zugutekommen, wie etwa an den **Patienten weiterzureichende Preisnachlässe**, erfüllen den Tatbestand daher nicht. Demgegenüber sind Preisnachlässe, die gezielt in verdeckter Form gewährt werden, um sie dem Patienten vorzuenthalten, vom Tatbestand erfasst, wenn sie als Gegenleistung für eine unlautere Bevorzugung im Wettbewerb gewährt werden.

Rabatte und Skonti sind zulässig

Bei branchenüblichen und allgemein gewährten Rabatten und Skonti liegt ebenfalls keine Unrechtsvereinbarung vor, da diese nicht als Gegenleistung für eine konkrete Bezugsentscheidung gewährt, sondern allgemein gegenüber jedermann angeboten werden. Dies entspricht im Übrigen auch der Regelung des § 7 Abs. 1 Nr. 2 HWG, wonach Zugaben in Form von Nachlässen und Rabatten (außer bei preisgebundenen Arzneimitteln) auch als Werbemaßnahme grundsätzlich zulässig ist.

Weitergabe von Rabatten und Skonti an Patienten?

Hochproblematisch ist allerdings die Frage, wann, wie und in welchem Umfang Rabatte und Skonti an die Patienten bzw. an die Krankenkassen weiterzugeben sind. Dieser Aspekt ist mit größter Sorgfalt und Differenziert zu betrachten. Insbesondere ist hierbei scharf zu trennen zwischen der unternehmerischen Bezugs- und Einkaufsentscheidung jedes Heilberuflers einerseits, einer eventuellen vertraglichen oder gesetzlichen Verpflichtung zur Weitergabe von Rabatten andererseits und schließlich einer eventuellen Strafbarkeit bei Nichtweitergabe von Rabatten und Skonti.

Problematisch sind angesichts des Gesetzeswortlauts beispielsweise Rabatte bei Implantaten, Zahnersatz oder anderen Laborarbeiten sowie all solchen Medizinprodukten, die „zur unmittelbaren Anwendung beim Patienten" durch den Arzt oder Zahnarzt gedacht sind. Nach der reinen Auslegung des Gesetzeswortlautes sind diese Rabatte dann an die Patienten weiterzugeben, wenn mit der Annahme des Rabatts zugleich eine unlautere Bevorzugung im Wettbewerb durch den Arzt verbunden ist.

Die Autorin vertritt hierzu allerdings eine **andere Rechtsauffassung**, insbesondere dann, wenn für bestimmte Behandlungen ein **Pauschalpreis** angeboten und vereinbart wurde. Dann sind die Kosten für Behandlung, Material und Labor gerade nicht mehr einzeln aufzuschlüsseln und nachzuweisen: Der Patient weiß vielmehr, was die von ihm gewünschte oder benötigte medizinische Leistung ganz konkret kostet, der Arzt oder Zahnarzt kann einen entsprechenden Preis – und damit auch einen entsprechenden Gewinn für sich zulässigerweise kalkulieren. Genau dies zeichnet ja den Wettbewerb aus, der von Politik, Gesetzgebung und Rechtsprechung ausdrücklich gewünscht wird.

Vorteile im Rahmen allgemeiner Praxisführung zulässig

Der Bezug von Arznei-, Heil- oder Hilfsmitteln oder von Medizinprodukten, die nicht zur unmittelbaren Anwendung am Patienten bestimmt sind, ist indessen nicht vom Straftatbestand erfasst. Beim Bezug von allgemeinen Praxisgegenständen, beispielsweise beim Erwerb eines Behandlungsstuhls oder von sonstigen Medizinprodukten (Röntgengerät, Sterilisator etc.) zur allgemeinen Ausstattung der Praxis und der Behandlungsräume, handelt es sich um Entscheidungen, bei denen der Arzt seine eigenen wirtschaftlichen Interessen verfolgen darf. Patienteninteressen sind dadurch grundsätzlich auch dann nicht betroffen, wenn bei dem Bezug von Gegenständen für den eigenen Bedarf ausnahmsweise eine unlautere Bevorzugung erfolgen sollte.

Keine Strafbarkeit bei zulässiger beruflicher Zusammenarbeit

Die Gewährung von Vorteilen, die ihren Grund ausschließlich in der Behandlung von Patienten oder anderen heilberuflichen Leistungen finden, erfüllt den Tatbestand ebenfalls nicht. Soweit Verdienstmöglichkeiten im Rahmen der beruflichen Zusammenarbeit eingeräumt werden, ist zu berücksichtigen, dass die berufliche Zusammenarbeit gesundheitspolitisch grundsätzlich gewollt ist und auch im Interesse des Patienten liegt.

Ohne Hinzutreten weiterer Umstände begründet die angemessene und übliche Honorierung heilberuflicher Leistungen bei zulässiger beruflicher Zusammenarbeit nicht den Verdacht, dass diese als Gegenleistung für die Zuweisung des Patienten erfolgen soll und damit eine Unrechtsvereinbarung vorliegt. Etwas anderes gilt nur dann, wenn festgestellt wird, dass das Honorar nicht entsprechend dem Wert der erbrachten heilberuflichen Leistung in wirtschaftlich angemessener Höhe nachvollziehbar festgelegt worden ist und es eine verdeckte „Zuweiserprämie" enthält.

Fortbildungen und Sponsoring sind zulässige Vorteile

Ein zulässiger Vorteil, der sowohl nach der Regelung des § 7 HWG als auch nach der Musterberufsordnung der Ärzte und dem Kodex Medizinprodukteindustrie und Kodex Pharmaindustrie (derzeit) noch zulässig ist, ist die Annahme von Fortbildungsmaßnahmen. Wird einem Arzt von einem Kollegen, einer Klinik oder einem Unternehmen die Teilnahme an einer Fortbildung angeboten einschließlich der Übernahme der Teilnahmegebühr sowie der Reisekosten inklusive Unterkunft und Verpflegung, so ist dies ein Vorteil, dessen Annahme (nach aktuell geltender Rechtslage) nicht strafbar ist. Die Kosten haben sich allerdings im angemessenen Rahmen zu halten und dürfen sich nur auf die Ärzte, nicht jedoch auf Begleitpersonen oder Verwandte erstrecken.

Auch das Sponsoring von Veranstaltungen einer Arztpraxis durch ein Unternehmen oder ein Labor ist derzeit noch ein zulässiger Vorteil. Hierbei erhofft sich auch der Sponsor eine Gegenleistung, nämlich die Werbung für sein Unternehmen durch den Gesponserten. Die Bedingungen sollten vertraglich und schriftlich festgehalten werden. Wichtig ist hierbei stets, dass die vier folgenden Prinzipien eingehalten werden: Trennungsprinzip, Transparenzprinzip, Dokumentationsprinzip, Äquivalenzprinzip.

Die vier Prinzipien bei der Zusammenarbeit mit der Industrie

Das **Trennungsprinzip** bedeutet, dass Zuwendungen nicht im Zusammenhang mit Beschaffungsentscheidungen stehen dürfen.

Das **Transparenzprinzip** bedeutet, dass jede Zuwendung und Vergütung offengelegt werden muss.

Das **Dokumentationsprinzip** bedeutet, dass alle Leistungen schriftlich festgehalten werden müssen.

Das **Äquivalenzprinzip** bedeutet, dass Leistung und Gegenleistung in einem angemessenen Verhältnis stehen müssen.

Studien und Anwendungsbeobachtungen

Auch für eventuelle Studien und Anwendungsbeobachtungen sind diese Prinzipien der Zusammenarbeit mit der Industrie dringend einzuhalten, damit einer eventuellen Vergütung des Arztes für solche Tätigkeiten nicht eine „unerlaubte Zuwendung mit Bestechungscharakter" vorgeworfen wird. Darüber hinaus sind bei Anwendungsbeobachtungen die Vorgaben des § 67 Abs. 6 Arzneimittelgesetz dringend einzuhalten. Für alle Studien und Anwendungsbeobachtungen sind auch die Regelungen der Pharma- und Medizinproduktekodizes ausgesprochen hilfreich: Denn diese Kodizes fassen die Rechtslage und Rechtsprechung zutreffend und kompakt zusammen, die Beachtung und Einhaltung der Kodizes ist daher ein wichtiges Indiz dafür, dass es sich hierbei nicht um unzulässige Zuwendungen (und damit um eine mögliche Bestechung) handelt, sondern tatsächlich um notwendige medizinische Studien und Anwendungsbeobachtungen, die sich im gesetzlichen Rahmen halten.

Besonders schwere Fälle mit Strafverschärfung

Das Gesetz sieht eine Strafverschärfung vor, wenn sich die Tat auf einen Vorteil großen Ausmaßes bezieht oder wenn der Täter gewerbsmäßig handelt oder als Mitglied einer Bande, die sich zur fortgesetzten Begehung solcher Taten verbunden hat.

Ein Vorteil großen Ausmaßes liegt vor, wenn sich die Zuwendung in deutlichem Maße vom Durchschnitt der wettbewerbswidrigen Zuwendungen abhebt. Eine feste Wertbemessungsgrenze für einen Vorteil großen Ausmaßes hat sich bisher nicht durchgesetzt. In der Praxis wird dieser frühestens ab einem Betrag von 10.000,- € bis 50.000,- € angenommen.

Gewerbsmäßig handelt, wer sich aus der wiederholten Tatbegehung eine fortlaufende Einnahmequelle von einigem Umfang und einer gewissen Dauer verschaffen will. Eine einmalige Gesetzesverletzung kann dabei bereits für eine solche Annahme ausreichen, sofern diese mit der Absicht einer wiederholten Tatbegehung vorgenommen wird.

Bei einer Strafverschärfung kommt keine Geldstrafe mehr, sondern nur noch Freiheitsstrafe von mindestens drei Monaten bis zu fünf Jahren in Betracht.

Zusammenfassung

Das neue Antikorruptionsgesetz kann im Falle unzulässiger Zuwendungen durch oder an Ärzte und Kliniken zu sehr unangenehmen Folgen führen. Die Voraussetzungen der Strafbarkeit sind jedoch leider unkonturiert und schwer verstehbar. Sie sind auch stets im Zusammenspiel mit den berufs- und sozialrechtlichen Regelungen zu sehen. Es empfiehlt sich für Ärzte und Kliniken daher dringend, ab sofort etwaige Kooperationen, Zuwendungen oder sonstige Vereinbarungen mit der Industrie vorab anwaltlich überprüfen zu lassen, um die äußerst negativen Folgen eines Strafrechtsverfahren zu vermeiden. Spätestens im Falle eines Ermittlungsverfahrens sollten sofort spezialisierte Anwälte zu Rate gezogen werden! Auch die Autorin Beate Bahner steht mit ihrer Expertise und ihrer Fachanwaltskanzlei für Medizinrecht in Heidelberg anwaltlich begleitend zur Verfügung.

Weiterführende Literatur zum Thema

Bahner: Gesetz zur Bekämpfung von gegen Korruption im Gesundheitswesen. Das Praxishandbuch, 1. Aufl. Febr. 2017, 374 Seiten, € 49,95, MedizinRechtVerlagHeidelberg, zu beziehen über info@medizinrechtverlag.de

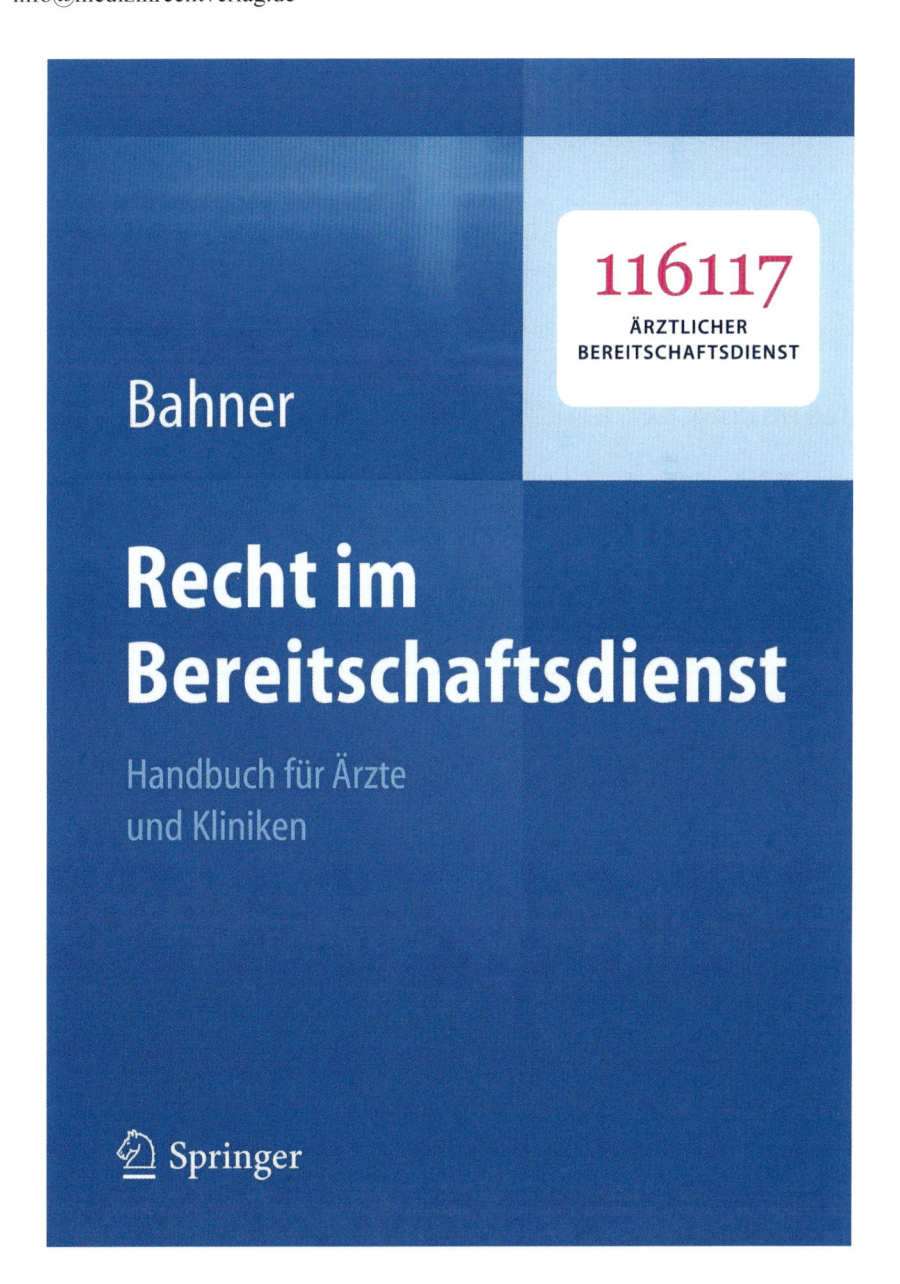

MedizinRechtVerlagHeidelberg

Das neue Buch von Beate Bahner zum Gesetz zur Bekämpfung von Korruption im Gesundheitswesen

Bahner
Gesetz zur Bekämpfung von Korruption im Gesundheitswesen

Das neue Buch von Beate Bahner beleuchtet umfassend die verschiedenen juristischen Aspekte, mit denen insbesondere Ärzte, Zahnärzte, Kliniken, Reha-Zentren sowie die Pharma- und Medizinprodukte-Industrie durch das neue Gesetz zur Bekämpfung von Korruption im Gesundheitswesen konfrontiert sein können. Es enthält ferner notwendigen Rechtsvorschriften zur Beurteilung entsprechender Sachverhalte. Das Buch ist daher ein unverzichtbares Nachschlagewerk für alle Player im Gesundheitswesen und deren juristische Berater, die über die neue Rechtslage zur Korruptionsbekämpfung im Gesundheitswesen informiert sein wollen.

1. Was ist Korruption?
2. Das neue Gesetz zur Bekämpfung von Korruption im Gesundheitswesen
3. Voraussetzungen der Strafbarkeit nach §§ 299a, 299b StGB
4. Übersicht der weiteren Korruptionstatbestände
5. Berufliche Normen zur Wahrung der Unabhängigkeit
6. Sozialrechtliche Normen zur Wahrung der Unabhängigkeit
7. Weitere Normen der Unabhängigkeit
8. Medizinische Kooperationen im Gesundheitswesen
9. Unternehmensbeteiligungen im Gesundheitswesen
10. Rabatte, Preisnachlässe und Zugaben im Gesundheitswesen
11. Grundsätze der Zusammenarbeit mit der Industrie
12. Formen der Zusammenarbeit mit der Industrie
13. Weitere Zuwendungen durch die Industrie
14. Rechtsfolgen korrupten Verhaltens
15. Strategien zur Vermeidung eines Strafbarkeitsvorwurfs
16. Relevante Rechtsvorschriften

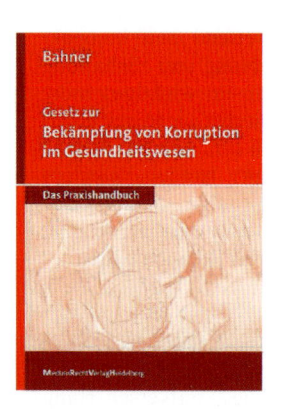

1. Aufl. Februar 2017, 374 S.
Preis   **49,95 €**
Sofort lieferbar

Bestellung per Email: info@medizinrechtverlag.de   per Fax: 06221/339 36 89

Hiermit bestelle ich verbindlich _____ Exemplar/e zu 49,95 € je Buch.

_____
Vorname, Name

_____
Unternehmen, Praxis

_____
Firmenadresse

_____
E-Mail/Fax

_____
Datum, Unterschrift, Stempel

MedizinRechtVerlagHeidelberg
inh. b. bahner
voßstr. 3, 69115 heidelberg
Ust.-ID 32011/30304

0 62 21 / 33 93 68 0 tel
0 62 21 / 33 93 68 9 fax
info@medizinrechtverlag.de

MedizinRechtVerlagHeidelberg
commerzbank
IBAN DE85 6724 0039 0194 4115 00

Wettbewerbsrecht

Werberecht für Kliniken und Ärzte
Rechtliche Möglichkeiten und Grenzen

Beate Bahner

Noch immer herrscht gelegentlich die Auffassung, Ärzte dürften nicht oder nur beschränkt werben. Zwar war das „ärztliche Werbeverbot" mehr als 100 Jahre eine der maßgeblichen ärztlichen Standespflichten, deren Einhaltung von den jeweils zuständigen Ärztekammern oftmals streng überprüft und auch sanktioniert wurde. Werbung für die Klinik oder die Arztpraxis ist heute jedoch nicht nur erlaubt, sie ist heute auch aus vielen Gründen notwendig: Denn die Patienten wünschen eine seriöse und sachliche Information über den Arzt und dessen Praxis oder über eine Klinik. Umgekehrt möchten sich die Ärzte bzw. die Kliniken nach außen präsentieren und den (potentiellen) Patienten adäquat vorstellen. Beide Anliegen sind heute umfassend realisierbar.

Was ist Werbung?

Begrifflich ist Werbung zunächst **Information und Kommunikation über das Leistungsangebot und die Leistungsfähigkeit eines Unternehmens**. Der Europäische Gerichtshof für Menschenrechte definiert Werbung als „Möglichkeit für den Bürger, sich über ihm angebotene Dienstleistungen und Waren zu informieren". Das Bundesverfassungsgericht spricht insoweit zutreffend von „**Informationswerbung**".

Der **eigentliche Zweck der Werbung** liegt allerdings nicht nur in der Information über die eigenen Dienstleistungen und Produkte, er geht typischerweise weit darüber hinaus: Denn wer wirbt, will mehr Patienten gewinnen – und dies funktioniert oftmals nur zu Lasten der Konkurrenz. Auch dieser Zweck ist Ärzten nach der Rechtsprechung des Bundesverfassungsgerichts ausdrücklich gestattet und gerade nicht berufswidrig oder „unkollegial".

Ärzte haben heute somit grundsätzlich ein **Recht zur sachlichen Information über sich, ihre Praxis** und ihre **ärztlichen Leistungen**. Dieses Recht ist Ausdruck der Berufsfreiheit und der Informationsfreiheit nach Art. 12 und Art. 5 Grundgesetz.

Welche Angaben sind zulässig?

Zulässig sind sämtliche Angaben über die **ärztlichen Qualifikationen, Zusatzqualifikationen** oder **besondere Ausbildungs- und Fortbildungsmaßnahmen**. Zulässig sind auch Angaben über die in der Klinik oder der Praxis durchgeführten Untersuchungs- und Behandlungsmethoden. Ärzte dürfen auch auf ihre besonderen Erfahrungen in einem bestimmten Behandlungsgebiet hinweisen, ebenso wie auf ihre **berufliche Entwicklung**, ihre **Studienorte, besondere Studien- und Fortbildungsaufenthalte** oder **Publikationen**.

Werbung soll zwar sachlich sein, sie muss aber nicht zugleich nüchtern sein! Zulässig ist daher auch eine **Sympathiewerbung** oder die Werbung mit **Sprachwitz**.

Welche Werbeträger sind zulässig?

Ärzte und Kliniken dürfen für ihre Werbeaktionen grundsätzlich **alle Werbeträger** bzw. Kommunikationsmittel einsetzen, soweit diese in der allgemeinen Geschäftswelt **üblich** sind. Informationswerbung kann daher durch Zeitungsanzeigen veröffentlicht werden – und zwar ohne jegliche **Beschränkung** hinsichtlich der **Anzahl**, der **Größe** oder des **Anlasses** für die Schaltung von Zeitungsanzeigen. Zulässig ist natürlich auch die Werbung auf einer **Homepage**, dies ist vermutlich eine der besten und wichtigsten Plattformen zur Darstellung der Klinik oder Arztpraxis. Denn auf der Homepage sind die umfassendsten Informationen möglich.

Zulässig ist selbstverständlich auch die Darstellung durch eine Broschüre oder die Publikation einer eigenen **Klinikzeitung**. Broschüren können hierbei nicht nur in der eigenen Praxis oder in der Klinik ausgelegt werden; sie können auch versandt, in anderen Geschäften oder Unternehmen ausgelegt oder als **Zeitungsbeilage** beigelegt werden.

Einige Kommunikationsmittel sind nach dem allgemeinen **Wettbewerbsrecht** allerdings **unzulässig**, da sie eine „unzumutbare Belästigung" nach § 7 UWG darstellen. So ist es beispielsweise im allgemeinen Geschäftsverkehr grundsätzlich unzulässig, neue Kunden (bzw. neue Patienten) per **Telefonwerbung** durch unerbetene Anrufe zu akquirieren. Dasselbe gilt für die **Telefaxwerbung** und die Werbung **per E-Mail**, sofern hierdurch neue Patienten gewonnen werden sollen. Informationsschreiben an die eigenen Patienten dürfen hingegen auch per Telefax oder E-Mail versandt werden.

Auch Recall-Systeme sind zulässig

Ärzte dürfen auch **Rundschreiben** an ihre eigenen Patienten versenden und etwa an weitere Termine im Sinne eines Recall-Systems erinnern oder zum Geburtstag gratulieren. Nicht erforderlich ist hierzu eine ausdrückliche schriftliche Zustimmung der Patienten. Schließlich kann insbesondere bei Kassenpatienten ein erheblicher Nachteil drohen, wenn regelmäßige Untersuchungstermine von den Patienten versehentlich nicht wahrgenommen werden. Will der Patient ausdrücklich keine Post mehr vom Arzt, muss dies freilich respektiert werden.

Ärzte dürfen auch Vorträge oder Kurse anbieten und hierauf in entsprechenden **Zeitungsanzeigen** oder sonstigen Werbeträgern hinweisen. Die Kurse können **extern** oder **intern** in der Praxis oder in der Klinik angeboten werden. Ärzte dürfen sich schließlich in **Verzeichnisse, Datenbanken** oder sonstige Informationsmedien eintragen lassen.

Über den Arzt dürfen auch **Presseberichte** in den lokalen oder überregionalen Zeitungen erscheinen, sofern Journalisten oder Zeitungen ein entsprechendes Interesse an den Aktivitäten der Arztpraxis oder der Klinik haben und bereit sind, hierüber in der Presse (vor allem wohl in der Lokalpresse) berichten. Ärzte dürfen hierbei selbstverständlich - auch mehrfach - **namentlich** genannt werden. Ärzte dürfen ferner - ebenso wie das gesamte Praxisteam – auf **Fotos** abgebildet werden, ohne dass die ärztlichen Kollegen oder die Ärztekammer hiergegen einschreiten könnten.

Zulässig ist schließlich auch die Werbung in **Film, Funk** und **Fernsehen**, auf **Autobussen, Straßenbahnen** oder **Litfasssäulen**. All dies wurde in einer Vielzahl von Entscheidungen durch das Bundesverfassungsgericht ausdrücklich bestätigt.

Die Grenzen ärztlicher Werbung

Die ärztliche Informations- und Werbefreiheit gilt allerdings nicht uneingeschränkt. Auch ärztliche Werbung unterliegt – ebenso wie die Werbung im allgemeinen Geschäftsverkehr – bestimmten Grenzen, die zu beachten sind. Seit der Aufhebung des strengen Werbeverbotes sind für die Kliniken und Ärzte die allgemeinen gesetzlichen Regelungen des **Wettbewerbsrechts** und die Beschränkungen des **Heilmittelwerberechts** in den Vordergrund getreten.

Das **allgemeine Wettbewerbsrecht** ist geprägt und beherrscht vom Wahrheitsgrundsatz und dem entsprechenden **Irreführungsverbot**. Eine Irreführung liegt vor, wenn unwahre oder zur Täuschung geeignete Angaben über die Person, Vorbildung, Befähigung oder Erfolge gemacht werden.

Häufig gelangten so genannte **unzulässige Titel** zur Beurteilung der Gerichte. Sofern ein Doktor- oder Professorentitel im Ausland erworben wurde, muss das Führen dieses Titels in Deutschland explizit **durch die jeweilige Ärztekammer bzw. das zuständige Ministerium** genehmigt werden. Irreführend ist beispielsweise die Werbung mit einem Professorentitel im Gesundheitswesen, obwohl ein solcher Titel in Deutschland nicht anerkannt ist oder dieser sich auf fachfremde Qualifikation (z.B. Vogelheilkunde) bezieht. Auch die Werbung mit Qualifikationen oder Zusatzbezeichnungen nach der Weiterbildungsordnung, die tatsächlich nicht erworben wurden, sind irreführend und damit wettbewerbswidrig.

Auch andere Werbe- und Wettbewerbshandlungen können wettbewerbswidrig und damit berufswidrig sein. In Betracht kommen insbesondere die (als redaktioneller Beitrag) getarnte Werbung, die berufswidrige Ausnutzung von Vertrauen und Autorität oder die unzumutbare Belästigung.

Unzulässig sind auch **pauschale Vergleiche**, etwa die Behauptung "*Wir machen die bessere Medizin*". Denn diese Aussage ist **nicht objektiv** und bezieht sich auch **nicht auf nachprüfbare** oder typische Eigenschaften oder Dienstleistungen. Sie ist daher nicht vergleichbar und sowohl in berufsrechtlicher als auch in wettbewerbsrechtlicher Hinsicht nach § 6 UWG rechtswidrig.

Es ist Ärzten nach der Berufsordnung schließlich auch nicht gestattet, ihre ärztliche Berufsbezeichnung für **gewerbliche Zwecke** zu verwenden oder ihre Verwendung zu gewerblichen Zwecken zu gestatten. Hier kommt beispielsweise eine Arzneimittelwerbung durch den Arzt in Betracht, für die der Arzt Vorteile (insbesondere eine finanzielle Zuwendung) erhält. Ein solches „Ausnutzen der ärztlichen Autorität" ist jedoch nach dem ärztlichen Standesrecht nicht gestattet.

Die Grenzen des Heilmittelwerbegesetzes

Beschränkungen der ärztlichen Werbefreiheit ergeben sich ferner maßgeblich aus dem **Heilmittelwerbegesetz** (HWG). Sofern Ärzte und Kliniken auf ihrer Homepage oder auf sonstigen Werbeträgern nicht nur ihre eigenen ärztlichen Leistungen und Kompetenzen darstellen, sondern auch für ein sogenanntes „Heilmittel" werben wollen, das sie anwenden, kommen sie in Berührung mit dem Heilmittelwerbegesetz. Heilmittel sind nach der Definition des § 1 HWG Arzneimittel, Medizinprodukte sowie andere Mittel, Verfahren, Behandlungen und Gegenstände, soweit sich die Werbeaussage auf die Erkennung, Beseitigung oder Linderung von Krankheiten, Leiden, Körperschäden oder krankhaften Beschwerden bei Mensch oder Tier bezieht. Heilmittel sind ferner operative plastisch-chirurgische Eingriffe, soweit sich die Werbeaussage auf die Veränderung des menschlichen Körpers ohne medizinische Notwendigkeit bezieht.

Auch beim Heilmittelwerbegesetz spielt das **Verbot der Irreführung** eine zentrale. So dürfen beispielsweise **keine irreführenden Heilversprechen** abgegeben werden. Ein solches liegt vor, wenn Arzneimitteln, Medizinprodukten, Verfahren, Behandlungen, Gegenständen oder anderen Mitteln eine therapeutische Wirksamkeit oder Wirkungen beigelegt werden, die sie nicht haben. Eine irreführende Werbung liegt auch vor, wenn fälschlich der Eindruck erweckt wird, dass ein Erfolg mit Sicherheit erwartet werden kann, oder dass bei bestimmungsgemäßem oder längerem Gebrauch des Heilmittels keine schädlichen Wirkungen eintreten, § 3 HWG.

Außerhalb der Fachkreise – also gegenüber den Patienten - darf darüber hinaus für Arzneimittel, Verfahren, Behandlungen, Gegenstände oder andere Mittel nicht mit bestimmten Maßnahmen oder Aussagen geworben werden:

Unzulässig ist beispielsweise eine Patientenwerbung für Heilmittel durch **Wiedergabe von Krankengeschichten** oder Hinweisen darauf, wenn dies in missbräuchlicher, abstoßender oder irreführender Weise erfolgt, § 11 Abs. 1 Nr. 3 HWG.

Unzulässig ist ferner eine Werbung mit einer **bildlichen Darstellung**, die in missbräuchlicher, abstoßender oder irreführender Weise **Veränderungen des menschlichen Körpers** auf Grund von Krankheiten oder Schädigungen oder die Wirkung eines Arzneimittels im menschlichen Körper oder in Körperteilen verwendet, § 11 Abs. 1 Nr. 5 HWG.

Rechtswidrig sind ferner Werbeaussagen, die nahelegen, dass die Gesundheit durch die Nichtverwendung des Arzneimittels beeinträchtigt oder durch die Verwendung verbessert werden könnte, § 11 Abs. 1 Nr. 7 HWG

Unzulässig ist auch eine Heilmittelwerbung mit Äußerungen Dritter, insbesondere mit **Dank-, Anerkennungs- oder Empfehlungsschreiben**, oder mit Hinweisen auf solche Äußerungen, wenn diese in missbräuchlicher, abstoßender oder irreführender Weise erfolgen.

Für Arzneimittel zur Anwendung bei Menschen darf außerhalb der Fachkreise auch nicht mit Angaben geworben werden, die nahe legen, dass die Wirkung des Arzneimittels einem anderen Arzneimittel oder einer anderen Behandlung entspricht oder überlegen ist, § 11 Abs. 2 HWG.

Aufgehoben ist jedoch das Verbot, sich in **Berufskleidung** abbilden zu lassen. **Vorher-Nachher-Fotos** sind jedenfalls im **kosmetischen** Bereich zulässig, weil kosmetische Maßnahmen keine Heilmaßnahmen sind, sofern diese keinen operativen Eingriff erfordern. Das Heilmittelwerbegesetz enthält eine **Vielzahl weiterer** – teilweise schwer durchschaubarer - **Werbeverbote**, weshalb es empfehlenswert ist, entsprechende Werbung vorab **rechtlich** durch entsprechende **spezialisierte Anwaltskanzleien überprüfen** zu lassen.

Zusammenfassung und Tipps

Ärzten und Kliniken steht seit der Aufhebung des Werbeverbotes aufgrund der liberalen Rechtsprechung des Bundesverfassungsgerichtes heute ein breites Spektrum an Werbemöglichkeiten zur Verfügung.

Allerdings empfiehlt es sich hierbei grundsätzlich, die Werbemaßnahmen mit Sorgfalt vorzubereiten und durch Werbe- und Rechtsexperten prüfen zu lassen. Denn oftmals sind solche Werbemaßnahmen teuer und sollten folglich einen entsprechenden Nutzen bieten. Dieser Nutzen kann allein durch eine unglückliche Gestaltung verloren gehen oder wegen einer rechtlich unzulässigen Wortwahl sogar rechtliche Konsequenzen nach sich ziehen. (Freilich gilt auch hier das Prinzip: „Wo kein Kläger, da kein Richter"). Dennoch gehören Werbung, Marketing und Öffentlichkeitsarbeit zu einem modernen Unternehmen im Gesundheitswesen inzwischen einfach dazu. Auch die *Autorin*, Fachanwältin für Medizinrecht und Expertin im ärztlichen Werberecht steht für eine rechtliche Prüfung geplanter Werbemaßnahmen gerne anwaltlich zur Verfügung.

Weiterführende Literatur

Bahner, Beate: Das neue Werberecht für Ärzte. Auch Ärzte dürfen werben. Springer Verlag Heidelberg, 2. Aufl. 2004

Das Patientenrechtegesetz: Eine gute Sache!

Beate Bahner

Nach langjährigen Diskussionen ist im Februar 2013 das „Gesetz zur Verbesserung der Rechte von Patientinnen und Patienten" - kurz Patientenrechtegesetz - in Kraft getreten.

Kodifizierung der Rechte und Pflichten im Rahmen einer medizinischen Behandlung

Diese Kodifikation ist - trotz aller Kritik - eine wirklich gute Sache, selbst wenn das bisherige Arzthaftungsrecht in rechtlicher Hinsicht keinesfalls verändert oder gar revolutioniert wurde. Positiv ist jedoch, dass mit dem Patientenrechtegesetz nun erstmalig beschrieben wird, welche Rechte und Pflichten aufgrund einer medizinischen Behandlung zwischen Behandler und Patient entstehen. Dies bedeutet Klarheit und Transparenz für alle Beteiligten.

Das Patientenrechtegesetz schafft mehr Transparenz und Klarheit für Ärzte und Patienten.

Denn bislang war das Arzt- und Arzthaftungsrecht reines „Richterrecht" und wurde einzig und allein durch die Rechtsprechung der Oberlandesgerichte und insbesondere des Bundesgerichtshofs (im Folgenden BGH) geprägt und weiter entwickelt. Angesichts einer Vielzahl von Tausenden von Gerichtsurteilen war es für Nichtexperten nahezu unmöglich, ohne anwaltliche Unterstützung einen schnellen Überblick der wesentlichen Rechte und Pflichten des Arzt-Patienten-Verhältnisses zu bekommen. Dies hat das Patientenrechtegesetz nun geändert, was durchaus als Meilenstein des Medizinrechts zu bezeichnen ist.

Verankerung des Behandlungsvertrages in §§ 630 e – h BGB

Der Behandlungsvertrag wurde im Bürgerlichen Gesetzbuch (BGB) als neues besonderes dienstvertragliches Schuldverhältnis im Anschluss an die Regelungen des Dienstvertrags unter den §§ 630 e – h BGB integriert und umfasst die acht folgenden Paragrafen:

- Vertragstypische Pflichten beim Behandlungsvertrag (§ 630 a BGB),
- Anwendbare Vorschriften (§ 630 b),
- Mitwirkung der Vertragspartei, Informationspflichten (§ 630 c);
- Einwilligung (§ 630 d),
- Aufklärungspflichten (§ 630 e);
- Dokumentation der Behandlung (§ 630 f);
- Einsichtnahme in die Patientenakte (§ 630 g)
- Beweislast bei Haftung für Behandlungs- und Aufklärungsfehler (§ 630 h).

Der Gesetzeswortlaut des Patientenrechtegesetzes ist nach diesem Beitrag gesondert abgedruckt.

Die Neuregelung des Behandlungsvertrages bezieht sich nicht nur auf die ärztliche und zahnärztliche Behandlung, sondern umfasst nach dem ausdrücklichen Willen des Gesetzgebers auch die Behandlung durch Angehörige anderer Gesundheitsberufe, etwa von Psychotherapeuten, Physiotherapeuten, Heilpraktikern oder Hebammen. Es wird daher vom „Behandler" gesprochen (§ 630 a BGB).

Das Patientenrechtegesetz gilt für alle Personen, die eine medizinische Behandlung anbieten.

Die vier wesentlichen Grundsätze der medizinischen Behandlung

Der Behandlungsvertrag nach § 630 a – h ff BGB regelt zunächst die vier wesentlichen Grundsätze der Behandlung, die zur Vermeidung von Arzthaftungsansprüchen von allen Behandlern stets zu beachten sind: Diese vier Grundsätze sind:

1. ordnungsgemäße Aufklärung,
2. wirksame Einwilligung,
3. fachgerechte Behandlung,
4. ordnungsgemäße Dokumentation

Die Aufklärung des Patienten

Der Aufklärung des Patienten kommt eine ganz maßgebliche Bedeutung zu: Nur der aufgeklärte Patient ist imstande, die notwendige Einwilligung zur Durchführung der medizinischen Behandlung zu erteilen. Der Anspruch des Patienten auf Aufklärung durch seinen Behandler ist Ausfluss des Selbstbestimmungsrechts des Patienten über seine Person.

Die Pflicht zur Aufklärung resultiert aus dem Selbstbestimmungsrecht des Patienten.

Die Aufklärung soll allerdings kein medizinisches Detailwissen vermitteln, sondern dem Patienten lediglich die Schwere und Tragweite des Eingriffs vermitteln, so dass er eine ausreichende Entscheidungsgrundlage für die Ausübung seines Selbstbestimmungsrechts erhält.

Der Patient ist daher – allerdings nur im Großen und Ganzen – über die häufigsten, die typischen und die schwersten Risiken aufzuklären. Die Aufklärung muss mündlich erfolgen, wobei ergänzend auch auf schriftliche Aufklärungsunterlagen Bezug genommen werden darf (§ 630 e BGB).

Aufzuklären ist über die häufigsten, die typischsten und die schwersten Risiken.

Die Aufklärung muss im Übrigen nicht durch den behandelnden Arzt selbst erfolgen. Es reicht aus, dass die Aufklärung durch einen Arzt erfolgt, der über die notwendige Ausbildung verfügt, dies kann also durchaus auch ein junger unerfahrener Facharzt sein.

Die Aufklärung hat so rechtzeitig zu erfolgen, dass der Patient seine Entscheidung wohlüberlegt treffen kann, wobei der Gesetzgeber auf feste Zeitvorgaben ausdrücklich verzichtet hat. In Übereinstimmung mit der Rechtsprechung hat die Aufklärung bei Operationen und anderen schweren Eingriffen jedoch im Zweifel mindestens einen Tag zuvor zu erfolgen.

Die Aufklärung muss rechtzeitig erfolgen.

Die Aufklärung muss dokumentiert werden. Ausreichend ist hierbei nicht nur die Unterschrift des Patienten und des Arztes unter ein entsprechendes Aufklärungsformular. Sehr empfehlenswert und hilfreich sind – vor allem im Rahmen eines oftmals Jahre später stattfinden Prozess - insbesondere auch handschriftliche Vermerke auf diesem Aufklärungsformular, welche belegen, dass tatsächlich individuell auf die persönliche Situation des Patienten eingegangen wurde.

Die Einwilligung des Patienten

Nach entsprechender Aufklärung des Patienten, hat der Patient seine Einwilligung zu erteilen (§ 630 d BGB). Die Einwilligung ist und bleibt das Herzstück der medizinischen Behandlung: Ohne Einwilligung des Patienten ist nach ständiger Rechtsprechung, die bereits durch ein Urteil des Reichsgerichts im Jahr 1894 begründet wurde, die medizinische Behandlung eine strafbare Körperverletzung.

Art und Umfang der medizinischen Behandlung wird durch die Einwilligung des Patienten bestimmt.

Es ist somit gerade nicht der Arzt und auch nicht der Angehörige oder der Betreuer,

Patientenrechtegesetz

der darüber entscheidet, ob bestimmte medizinische Maßnahmen vorzunehmen oder zu unterlassen sind. Es ist einzig und allein der Patient selbst, der nach entsprechender Aufklärung darüber entscheidet, ob und welche medizinischen Maßnahmen vorgenommen werden dürfen oder zu unterlassen sind, auch wenn der Patient hierdurch eine Verschlechterung seines Gesundheitszustandes oder gar den Tod erleidet.

Das Selbstbestimmungsrecht der Patienten ist ein wesentliches Prinzip der medizinischen Behandlung und grundsätzlich zu respektieren.

Die Notwendigkeit der Einwilligung des Patienten ist ein unumstößliches und wesentliches Prinzip der ärztlichen Behandlung, welches im Patientenrechtegesetz auf Basis einer jahrzehntelangen Rechtsprechung verankert wurde.

Das Gesetz enthält ergänzende Regelungen für den Fall, dass der Patient – etwa aufgrund von Bewusstlosigkeit oder Demenz – nicht entscheidungsfähig ist oder eine Patientenverfügung verfasst hat.

Die fachgerechte Behandlung

Wenn und soweit der Patient seine Einwilligung in die Behandlung erteilt hat, darf der Behandler diese vornehmen und hat dies fachgerecht, also nach den zum Zeitpunkt der Behandlung bestehenden, allgemein anerkannten fachlichen Standards zu tun (§ 630 a Abs. 2 BGB). Der Arzt schuldet somit eine Behandlung nach jeweiligem Facharztstandard. Die fachgerechte Behandlung unterliegt allerdings keiner juristischen Wertung, sondern ist grundsätzlich durch medizinische Sachverständige zu beurteilen.

Die Beurteilung der medizinischen Behandlung erfolgt durch einen medizinischen Sachverständigen.

Im Hinblick auf etwaige Behandlungsfehler wird zwischen einfachen und groben Behandlungsfehlern unterschieden, was im Arzthaftungsprozess aufgrund der damit verbundenen Beweislast bedeutend ist.

Die ordnungsgemäße Dokumentation

Schließlich ist der Arzt zur ordnungsgemäßen Dokumentation verpflichtet (§ 630 f BGB). Die Dokumentation dient in erster Linie dem Zweck, durch die Aufzeichnung des Behandlungsgeschehens eine sachgerechte therapeutische Weiterbehandlung zu gewährleisten und unnötige Doppeluntersuchungen zu vermeiden. Zu dokumentieren sind alle aus fachlicher Sicht für die derzeitige und künftige Behandlung wesentlichen Maßnahmen und deren Ergebnisse. Dies sind insbesondere die Anamnese, Diagnosen, Untersuchungen, Untersuchungsergebnisse, Befunde, Therapien und ihre Wirkungen sowie schließlich die Aufklärung und Einwilligung (§ 630 f Abs. 2 BGB).

Eine gute Dokumentation kann im Arzthaftungsprozess entscheidend sein!

Die Dokumentation kann sowohl handschriftlich in Papierform als auch elektronisch erfolgen. Berichtigungen und Änderungen von Eintragungen in der Patientenakte sind allerdings nur zulässig, wenn neben dem ursprünglichen Inhalt erkennbar bleibt, wann die Änderungen oder Ergänzungen vorgenommen wurden. Dies muss auch für elektronisch geführte Patientendaten sichergestellt werden.

Änderungen und Ergänzungen der Dokumentation sind zulässig, müssen aber als solche erkennbar sein.

Ärzte müssen daher mit Inkrafttreten des Patientenrechtegesetzes dafür sorgen, dass sie ihre Patientendokumentation mit einem Computerprogramm führen, welches eventuell spätere Änderungen auch nachweislich kennzeichnet und sicherstellt, dass diese Änderungen nicht manipuliert werden können.

Das Recht auf Einsichtnahme in die Patientenakte

Patienten haben ein Recht auf Einsichtnahme in die Patientenakte. Die Einsichtnahme hat grundsätzlich in der Praxis des Arztes zu erfolgen. Der Arzt ist also nicht verpflichtet (und sollte dies auch in keinem Fall tun), Originalunterlagen zu versenden. Er muss dem Patienten die Originalbehandlungsunterlagen lediglich in der Praxis zur Einsichtnahme zur Verfügung stellen.

Originalunterlagen müssen nicht an den Patienten versandt werden.

Der Patient kann allerdings die Übersendung einer Kopie seiner Patientenakte verlangen. In diesem Fall hat der Arzt jedoch Anspruch darauf, dass ihm eventuelle Kopierkosten (0,50 € je Seite) erstattet werden. Er kann insoweit sogar Vorkasse verlangen und bis zum Zahlungseingang die Übersendung der Kopie verweigern. Im Falle des Todes des Patienten haben auch die Angehörigen grundsätzlich ein Einsichtsrecht in die Patientenakte.

Die Beweislast beim Vorwurf des Behandlungsfehlers

Schließlich enthält die Kodizfizierung des Behandlungsvertrages noch eine Reglung zur Beweislast und Beweisverteilung im Prozess bei Behandlungs- und Aufklärungsfehlern (§ 630 h BGB). Fragen der Beweislast können prozessentscheidend sein, da eine Klage dann abgewiesen wird, wenn der Anspruch durch den Kläger nicht zur Überzeugung des Gerichts bewiesen werden konnte. Die reine Behauptung, der Arzt habe einen Behandlungsfehler begangen, reicht also für eine Arzthaftungsklage nicht aus.

Vielmehr ist es grundsätzlich Aufgabe und Pflicht des Patienten, den von ihm behaupteten Behandlungsfehler seines Behandlers zu beweisen.

Grundsätzlich muss der Patient den Behandlungsfehler und dessen Kausalität für den erlittenen Gesundheitsschaden beweisen.

Darüber hinaus muss der Patient auch beweisen, dass dieser Fehler auch ursächlich war für den beim Patienten eingetretenen Gesundheitsschaden. Es handelt sich hierbei um ein allgemeines und grundlegendes prozessuales Prinzip, welches auch durch das Patientenrechtegesetz nicht verändert wurde.

Beweislastumkehr zu Gunsten des Patienten

Allerdings gelingt es dem Patienten unter bestimmten Umständen nur schwer oder gar nicht, bestimmte Klagevoraussetzungen zu beweisen. Dies gilt insbesondere für Situationen und Maßnahmen, die sich in der „Sphäre" des Arztes oder der Klinik abspielen und auf die der Patient somit keinen Zugriff hat. Die Rechtsprechung hat daher im Laufe der vergangenen Jahrzehnte verschiedene Fallgruppen entwickelt, in denen zu Gunsten des Patienten die Beweislast umgekehrt wurde.

Das Patientenrechtegesetz hat die Grundsätze und Fallgruppen der Rechtsprechung zur Beweislast übernommen.

Dies bedeutet, dass in solchen Situationen die Kausalität zwischen dem Behandlungsfehler und dem Gesundheitsschaden nicht vom Patienten bewiesen werden muss. Vielmehr wird zu Gunsten des Patienten diese Kausalität vermutet, was eine erhebliche prozessuale Erleichterung für den Patienten darstellt.

Beweislastumkehr bei vom Arzt zu beherrschenden Risiken

Eine solche Beweislastumkehr tritt beispielsweise dann ein, wenn es sich um ein Behandlungsrisiko handelt, welches für den Behandelnden „voll beherrschbar" war (§ 630 h Abs. 1 BGB). Zu solchen „voll beherrschbaren Risiken" zählt die Rechtsprechung den Einsatz medizinisch-technischer Geräte. Ist ein Gerät defekt und erleidet der Patient hierdurch einen Schaden, so ist davon auszugehen, dass der Schaden aufgrund dieses Fehlers eingetreten ist. Einen entsprechenden Beweis muss der Patient nicht mehr führen. Gleiches gilt für Hygienemängel sowie für die Organisation der Praxis oder der Klinik.

Der Einsatz technischer Geräte, die Praxis- und Klinikorganisation sowie die Hygienesituation zählen zu den vom Arzt „beherrschbaren Risiken".

Beweislastumkehr bei grobem Behandlungsfehler

Ein grober Behandlungsfehler liegt vor bei einem eindeutigen Verstoß gegen bewährte ärztliche Behandlungsregeln, der nicht verständlich scheint und „schlichtweg nicht passieren darf".

Auch ein solcher Fehler führt zur Beweislastumkehr mit der Folge, dass ein eventuell eingetretener Gesundheitsschaden vermutlich auf genau diesen groben Behandlungsfehler zurückzuführen ist, (§ 630 h Abs. 5 BGB). Die Kausalität zwischen Fehler und Schaden muss der Patient nicht mehr beweisen.

Beweislastumkehr bei fehlender fachlicher Eignung

Eine Beweislastumkehr tritt auch dann ein, wenn die Behandlung durch einen Behandler durchgeführt wird, der für die von ihm vorgenommene Behandlung „nicht befähigt" war (§ 630 h Abs. 4 BGB). Dies kommt in Betracht, wenn die Behandlung durch einen Anfänger oder durch einen Arzt ohne entsprechende Facharzteignung durchgeführt wird. Auch dann wird vermutet, dass die mangelnde Befähigung für den Eintritt der Verletzung des Lebens, des Körpers oder der Gesundheit ursächlich war.

Der Einsatz von „Anfängern" und fachfremden Behandlern führt zur Beweislastumkehr.

Diese verschiedenen Fallkonstellationen führen somit zu einer Umkehr der Beweislast und zu einer Erschwerung der Beweisführung zu Lasten des betroffenen Arztes.

Beweislast für Aufklärung, Einwilligung und Dokumentation

Schließlich trägt der Behandler die Beweislast dafür, dass er den Patienten ordnungsgemäß aufgeklärt hat und dieser wirksam seine Einwilligung in die Behandlung erteilt hat (§ 630 h Abs. 2 BGB). Hier ist eine sorgfältige Dokumentation der mündlichen Aufklärung sowie die Aufbewahrung weiterer schriftlicher Unterlagen nebst schriftlicher Einwilligungserklärung im späteren Streitfall unabdingbar. Dies gilt schon deshalb, weil das Gesetz schließlich bestimmt, dass Maßnahmen, die nicht in der Patientendokumentation vermerkt sind, auch nicht als erbracht gelten (§ 630 h Abs. 3 BGB). Schon aus diesen Gründen der Beweislastverteilung sollte der Behandler eine peinlichst genaue Dokumentation führen, auch wenn dies stets eine erheblicher Zusatzaufwand ist.

Zusammenfassung

Zusammenfassend ist festzustellen, dass die Kodifikation der medizinischen Behandlung in den §§ 630 a – h BGB durch das Patientenrechtegesetz im Wesentlichen die bisherige höchstrichterliche Rechtsprechung der vergangenen Jahrzehnte zum Arzthaftungsrecht in acht Vorschriften zusammenfasst. Abgesehen von geringfügigen Änderungen und Verschärfungen wurde – trotz entsprechender Forderungen von Patientenverbänden - die Arzthaftung zu Lasten der Ärzte jedoch nicht weiter verschärft. Dies ist eine richtige Entscheidung des Gesetzgebers, da die Rechtsprechung ohnehin schon sehr hohe Anforderungen an eine juristisch einwandfreie medizinische Behandlung samt Aufklärung, Einwilligung und Dokumentation stellt.

Das Patientenrechtegesetz enthält keine Verschärfung der bisherigen Arzthaftungsgrundsätze.

Noch strengere Regelungen hätten die Ärzteschaft weiter verunsichert, was keine gute Basis für eine vertrauensvolle Arzt-Patienten-Beziehung darstellt. Positiv ist insgesamt, dass die Rechte und Pflichten aus dem Behandlungsvertrag sowie die Regelungen zur Beweislast nun endlich als Gesetzestext für alle nachlesbar sind! Das Patientenrechtegesetz ist daher sehr zu begrüßen und sollte von allen Behandlern gelesen werden!

Nachfolgend ist der **Gesetzestext** abgedruckt.

§ 630a Vertragstypische Pflichten beim Behandlungsvertrag

(1) Durch den Behandlungsvertrag wird derjenige, welcher die medizinische Behandlung eines Patienten zusagt (Behandelnder), zur Leistung der versprochenen Behandlung, der andere Teil (Patient) zur Gewährung der vereinbarten Vergütung verpflichtet, soweit nicht ein Dritter zur Zahlung verpflichtet ist.

(2) Die Behandlung hat nach den zum Zeitpunkt der Behandlung bestehenden, allgemein anerkannten fachlichen Standards zu erfolgen, soweit nicht etwas anderes vereinbart ist.

§ 630b Anwendbare Vorschriften

Auf das Behandlungsverhältnis sind die Vorschriften über das Dienstverhältnis, das kein Arbeitsverhältnis im Sinne des § 622 ist, anzuwenden, soweit nicht in diesem Untertitel etwas anderes bestimmt ist.

§ 630c Mitwirkung der Vertragsparteien; Infor-mationspflichten

(1) Behandelnder und Patient sollen zur Durchführung der Behandlung zusammenwirken.

(2) Der Behandelnde ist verpflichtet, dem Patienten in verständlicher Weise zu Beginn der Behandlung und, soweit erforderlich, in deren Verlauf sämtliche für die Behandlung wesentlichen Umstände zu erläutern, insbesondere die Diagnose, die voraussichtliche gesundheitliche Entwicklung, die Therapie und die zu und nach der Therapie zu ergreifenden Maßnahmen. Sind für den Behandelnden Umstände erkennbar, die die Annahme eines Behandlungsfehlers begründen, hat er den Patienten über diese auf Nachfrage oder zur Abwendung gesundheitlicher Gefahren zu informieren. Ist dem Behandelnden oder einem seiner in § 52 Absatz 1 der Strafprozessordnung bezeichneten Angehörigen ein Behandlungsfehler unterlaufen, darf die Information nach Satz 2 zu Beweiszwecken in einem gegen den Behandelnden oder gegen seinen Angehörigen geführten Straf- oder Bußgeldverfahren nur mit Zustimmung des Behandelnden verwendet werden.

(3) Weiß der Behandelnde, dass eine vollständige Übernahme der Behandlungskosten durch einen Dritten nicht gesichert ist oder ergeben sich nach den Umständen hierfür hinreichende Anhaltspunkte, muss er den Patienten vor Beginn der Behandlung über die voraussichtlichen Kosten der Behandlung in Textform informieren. Weitergehende Formanforderungen aus anderen Vorschriften bleiben unberührt.

(4) Der Information des Patienten bedarf es nicht, soweit diese ausnahmsweise aufgrund besonderer Umstände entbehrlich ist, insbesondere wenn die Behandlung unaufschiebbar ist oder der Patient auf die Information ausdrücklich verzichtet hat.

§ 630d Einwilligung

(1) Vor Durchführung einer medizinischen Maßnahme, insbesondere eines Eingriffs in den Körper oder die Gesundheit, ist der Behandelnde verpflichtet, die Einwilligung des Patienten einzuholen. Ist der Patient einwilligungsunfähig, ist die Einwilligung eines hierzu Berechtigten einzuholen, soweit nicht eine Patientenverfügung nach § 1901a Absatz 1 Satz 1 die Maßnahme gestattet oder untersagt. Weitergehende Anforderungen an die Einwilligung aus anderen Vorschriften bleiben unberührt. Kann eine Einwilligung für eine unaufschiebbare Maßnahme nicht rechtzeitig eingeholt werden, darf sie ohne Einwilligung durchgeführt werden, wenn sie dem mutmaßlichen Willen des Patienten entspricht.

(2) Die Wirksamkeit der Einwilligung setzt voraus, dass der Patient oder im Falle des Absatzes 1 Satz 2 der zur Einwilligung Berechtigte vor der Einwilligung nach Maßgabe von § 630e Absatz 1 bis 4 aufgeklärt worden ist.

(3) Die Einwilligung kann jederzeit und ohne Angabe von Gründen formlos widerrufen
werden.

§ 630e Aufklärungspflichten

(1) Der Behandelnde ist verpflichtet, den Patienten über sämtliche für die Einwilligung wesentlichen Umstände aufzuklären. Dazu gehören insbesondere Art, Umfang, Durchführung, zu erwartende Folgen und Risiken der Maßnahme sowie ihre Notwendigkeit, Dringlichkeit, Eignung und Erfolgsaussichten im Hinblick auf die Diagnose oder die Therapie. Bei der Aufklärung ist auch auf Alternativen zur Maßnahme hinzuweisen, wenn mehrere medizinisch gleichermaßen indizierte und übliche Methoden zu wesentlich unterschied-

lichen Belastungen, Risiken oder Heilungschancen führen können.

(2) Die Aufklärung muss

1. mündlich durch den Behandelnden oder durch eine Person erfolgen, die über die zur Durchführung der Maßnahme notwendige Ausbildung verfügt; ergänzend kann auch auf Unterlagen Bezug genommen werden, die der Patient in Textform erhält,

2. so rechtzeitig erfolgen, dass der Patient seine Entscheidung über die Einwilligung wohlüberlegt treffen kann,

3. für den Patienten verständlich sein. Dem Patienten sind Abschriften von Unterlagen, die er im Zusammenhang mit der Aufklärung oder Einwilligung unterzeichnet hat, auszuhändigen.

(3) Der Aufklärung des Patienten bedarf es nicht, soweit diese ausnahmsweise aufgrund besonderer Umstände entbehrlich ist, insbesondere wenn die Maßnahme unaufschiebbar ist oder der Patient auf die Aufklärung ausdrücklich verzichtet hat.

(4) Ist nach § 630d Absatz 1 Satz 2 die Einwilligung eines hierzu Berechtigten einzuholen, ist dieser nach Maßgabe der Absätze 1 bis 3 aufzuklären.

(5) Im Fall des § 630d Absatz 1 Satz 2 sind die wesentlichen Umstände nach Absatz 1 auch dem Patienten entsprechend seinem Verständnis zu erläutern, soweit dieser aufgrund seines Entwicklungsstandes und seiner Verständnismöglichkeiten in der Lage ist, die Erläuterung aufzunehmen, und soweit dies seinem Wohl nicht zuwider läuft. Absatz 3 gilt entsprechend.

§ 630f Dokumentation der Behandlung

(1) Der Behandelnde ist verpflichtet, zum Zweck der Dokumentation in unmittelbarem zeitlichen Zusammenhang mit der Behandlung eine Patientenakte in Papierform oder elektronisch zu führen. Berichtigungen und Änderungen von Eintragungen in der Patientenakte sind nur zulässig, wenn neben dem ursprünglichen Inhalt erkennbar bleibt, wann sie vorgenommen worden sind. Dies ist auch für elektronisch geführte Patientenakten sicherzustellen.

(2) Der Behandelnde ist verpflichtet, in der Patientenakte sämtliche aus fachlicher Sicht für die derzeitige und künftige Behandlung wesentlichen Maßnahmen und deren Ergebnisse aufzuzeichnen, insbesondere die Anamnese, Diagnosen, Untersuchungen, Untersuchungsergebnisse, Befunde, Therapien und ihre Wirkungen, Eingriffe und ihre Wirkungen, Einwilligungen und Aufklärungen. Arztbriefe sind in die Patientenakte aufzunehmen.

(3) Der Behandelnde hat die Patientenakte für die Dauer von zehn Jahren nach Abschluss der Behandlung aufzubewahren, soweit nicht nach anderen Vorschriften andere Aufbewahrungsfristen bestehen.

§ 630g Einsichtnahme in die Patientenakte

(1) Dem Patienten ist auf Verlangen unverzüglich Einsicht in die vollständige, ihn betreffende Patientenakte zu gewähren, soweit der Einsichtnahme nicht erhebliche therapeutische Gründe oder sonstige erhebliche Rechte Dritter entgegenstehen. Die Ablehnung der Einsichtnahme ist zu begründen. § 811 ist entsprechend anzuwenden.

(2) Der Patient kann auch elektronische Abschriften von der Patientenakte verlangen. Er hat dem Behandelnden die entstandenen Kosten zu erstatten.

(3) Im Fall des Todes des Patienten stehen die Rechte aus den Absätzen 1 und 2 zur Wahrnehmung der vermögensrechtlichen Interessen seinen Erben zu. Gleiches gilt für die nächsten Angehörigen des Patienten, soweit sie immaterielle Interessen geltend machen. Die Rechte sind ausgeschlossen, soweit der Einsichtnahme der ausdrückliche oder mutmaßliche Wille des Patienten entgegensteht.

§ 630h Beweislast bei Haftung für Behandlungs- und Aufklärungsfehler

(1) Ein Fehler des Behandelnden wird vermutet, wenn sich ein allgemeines Behandlungsrisiko verwirklicht hat, das für den Behandelnden voll beherrschbar war und das zur Verletzung des Lebens, des Körpers oder der Gesundheit des Patienten geführt hat.

(2) Der Behandelnde hat zu beweisen, dass er eine Einwilligung gemäß § 630d eingeholt und entsprechend den Anforderungen des § 630e aufgeklärt hat. Genügt die Aufklärung nicht den Anforderungen des § 630e, kann der Behandelnde sich darauf berufen, dass der Patient auch im Fall einer ordnungsgemäßen Aufklärung in die Maßnahme eingewilligt hätte.

(3) Hat der Behandelnde eine medizinisch gebotene wesentliche Maßnahme und ihr Ergebnis entgegen § 630f Absatz 1 oder Absatz 2 nicht in der Patientenakte aufgezeichnet oder hat er die Patientenakte entgegen § 630f Absatz 3 nicht aufbewahrt, wird vermutet, dass er diese Maßnahme nicht getroffen hat.

(4) War ein Behandelnder für die von ihm vorgenommene Behandlung nicht befähigt, wird vermutet, dass die mangelnde Befähigung für den Eintritt der Verletzung des Lebens, des Körpers oder der Gesundheit ursächlich war.

(5) Liegt ein grober Behandlungsfehler vor und ist dieser grundsätzlich geeignet, eine Verletzung des Lebens, des Körpers oder der Gesundheit der tatsächlich eingetretenen Art herbeizuführen, wird vermutet, dass der Behandlungsfehler für diese Verletzung ursächlich war. Dies gilt auch dann, wenn es der Behandelnde unterlassen hat, einen medizinisch gebotenen Befund rechtzeitig zu erheben oder zu sichern, soweit der Befund mit hinreichender Wahrscheinlichkeit ein Ergebnis erbracht hätte, das Anlass zu weiteren Maßnahmen gegeben hätte, und wenn das Unterlassen solcher Maßnahmen grob fehlerhaft gewesen wäre."

Änderungen des SGV V

Nach § 13 Absatz 3 SGB V wird folgender Absatz 3a eingefügt:

„(3a) Die Krankenkasse hat über einen Antrag auf Leistungen zügig, spätestens bis zum Ablauf von drei Wochen nach Antragseingang oder in Fällen, in denen eine gutachtliche Stellungnahme, insbesondere des Medizinischen Dienstes der Krankenversicherung (Medizinischer Dienst), eingeholt wird, innerhalb von fünf Wochen nach Antragseingang zu entscheiden. Wenn die Krankenkasse eine gutachtliche Stellungnahme für erforderlich hält, hat sie diese unverzüglich einzuholen und die Leistungsberechtigten hierüber zu unterrichten. Der Medizinische Dienst nimmt innerhalb von drei Wochen gutachtlich Stellung. Wird ein im Bundesmantelvertrag für Zahnärzte vorgesehenes Gutachterverfahren durchgeführt, hat die Krankenkasse ab Antragseingang innerhalb von sechs Wochen zu entscheiden; der Gutachter nimmt innerhalb von vier Wochen Stellung. Kann die Krankenkasse Fristen nach Satz 1 oder Satz 4 nicht einhalten, teilt sie dies den Leistungsberechtigten unter Darlegung der Gründe rechtzeitig schriftlich mit. Erfolgt keine Mitteilung eines hinreichenden Grundes, gilt die Leistung nach Ablauf der Frist als genehmigt. Beschaffen sich Leistungsberechtigte nach Ablauf der Frist eine erforderliche Leistung selbst, ist die Krankenkasse zur Erstattung der hierdurch entstandenen Kosten verpflichtet. Die Krankenkasse berichtet dem Spitzenverband Bund der Krankenkassen jährlich über die Anzahl der Fälle, in denen Fristen nicht eingehalten oder Kostenerstattungen vorgenommen wurden. Für Leistungen zur medizinischen Rehabilitation gelten die §§ 14, 15 des Neunten Buches zur Zuständigkeitsklärung und Erstattung selbst beschaffter Leistungen."

Änderung der Bundesärzteordnung

In § 6 Absatz 1 der Bundesärzteordnung in der Fassung der Bekanntmachung vom 16. April 1987 (BGBl. I S. 1218), die zuletzt durch Artikel 29 des Gesetzes vom 6. Dezember 2011 (BGBl I S. 2515) geändert worden ist, wird in Nummer 3 das Wort „oder" durch ein Komma ersetzt, wird in Nummer 4 der Punkt durch das Wort „oder" ersetzt und wird folgende Nummer 5 angefügt: „5. sich ergibt, dass der Arzt nicht ausreichend gegen die sich aus seiner Berufsausübung ergebenden Haftpflichtgefahren versichert ist, sofern kraft Landesrechts oder kraft Standesrechts eine Pflicht zur Versicherung besteht."

Patientenorientiertes Beschwerdemanagement in Arztpraxen und Kliniken

Beate Bahner

Kliniken sind seit Inkrafttreten des Patientenrechtegesetzes am 26.02.2013 zur Einrichtung eines patientenorientierten Beschwerdemanagements verpflichtet. Auch niedergelassene Ärzte sind hierzu nach neuester Rechtslage in ihren Arztpraxen verpflichtet. Das Beschwerdemanagement ermöglicht die strukturierte und professionelle Bearbeitung von Beschwerden. Der Beitrag zeigt auf, dass Patientenbeschwerden nicht als zusätzliche Last empfunden werden sollten. Sie sind vielmehr eine echte Chance für die Klinik: Denn Beschwerden offenbaren eventuelle Schwachpunkte in den Klinikabläufen, in der Versorgung oder im zwischenmenschlichen Umgang, die nun erkannt, verbessert und beseitigt werden können. Struktur und Bausteine zur erfolgreichen Etablierung eines patientenorientierten Beschwerdemanagements werden nachfolgend vorgestellt.

1. Was ist patientenorientiertes Beschwerdemanagement?

1.1 Was ist Beschwerdemanagement?

Beschwerdemanagement im Gesundheitswesen bedeutet die systematische Erfassung, Bearbeitung und Auswertung aller Aktivitäten im Zusammenhang mit Unzufriedenheit, Kritik, Vorschlägen oder Anregungen von Patienten. Ziel des Beschwerdemanagements ist es, diese Patienten wieder zufrieden zu stellen und die negativen Auswirkungen unzufriedener Patienten (wie etwa Rufschädigung oder Abwanderung) zu vermeiden.

Beschwerdemanagement ist zugleich ein Instrument der **internen Qualitätssicherung**: Oftmals enthalten Beschwerden Hinweise auf betriebliche Schwächen, die genutzt und zur Verbesserung der Qualität eingesetzt werden können. Das Beschwerdemanagement erhöht somit die Wettbewerbsfähigkeit und dient damit in Zeiten der politisch beabsichtigten Reduzierung der Anzahl von Kliniken und der geplanten Einziehung von Vertragsarztsitzen auch deren Überleben.

Kliniken sind rechtlich zur Einrichtung und Weiterentwicklung eines internen Qualitätsmanagements verpflichtet. Hierdurch sollen Erkenntnisse über Qualitätsdefizite in bestimmten Leistungsbereichen systematisch identifiziert und die Qualität von Krankenhausleistungen gesichert werden (vgl. § 135 a Abs. 2 SGB V sowie die Richtlinie über Maßnahmen der Qualitätssicherung in Krankenhäusern, Stand 16.08.2012). Mit dem Inkrafttreten des **Patientenrechtegesetzes** wurde diese Pflicht des Qualitätsmanagements um die Einführung eines sogenannten „patientenorientierten Beschwerdemanagements" erweitert:

> „…zugelassene Krankenhäuser … sind nach Maßgabe der §§ 137 und 137d verpflichtet, … einrichtungsintern ein Qualitätsmanagement einzuführen und weiterzuentwickeln, **wozu in Krankenhäusern auch die Verpflichtung zur Durchführung eines patientenorientierten Beschwerdemanagements gehört.**" (§ 135 a Abs. 2 Nr. 2 SGB V).

1.2 Orientierung auf den Patienten

1.2.1 Sichtweise der Patienten und Angehörigen

Mit der Pflicht zur Einrichtung eines patientenorientierten Beschwerdemanagements hat der Gesetzgeber insbesondere die Belange der Patienten und ihrer Angehörigen in den Blick genommen. Deren Erfahrungen sollen zur Stärkung der Patientensicherheit beitragen und im weiteren Verlauf auch in das Risiko- und Fehlermanagement des Krankenhauses einfließen (vgl. Begründung des Gesetzentwurfes zum Patientenrechtegesetz vom 15.08.2012, Drucksache 17/10488, S. 33).

„Patientenorientiert" bedeutet zunächst, dass Patienten frühzeitig und in geeigneter Form über ihre Beschwerdemöglichkeit vor Ort zu informieren sind. Beschwerden sollen sodann zügig und transparent bearbeitet werden. Die Patienten sind schließlich zeitnah über das Ergebnis und über mögliche Konsequenzen zu unterrichten.

Der Gesetzgeber fordert ferner klare und transparente Regelungen bezüglich der Stellung und der Kompetenzen der mit dem Beschwerdemanagement betrauten Personen (etwa Patientenfürsprecher, Patientenvertrauensperson, Ombudsleute, Qualitätsbeauftragte, Beschwerdemanager), um die nötige Akzeptanz der Ansprechpartner für Patientinnen und Patienten zu gewährleisten.

1.2.2 Herausforderungen für die Klinikleitung

Die Einzelheiten der Umsetzung und Organisation des Beschwerdemanagements hat der Gesetzgeber der Verantwortung des einzelnen Krankenhauses überlassen. Jede Klinik kann und muss das Beschwerdemanagement somit an ihren individuellen und spezifischen Verhältnissen ausrichten.

Die Einführung eines Beschwerdemanagementsystems stellt somit eine besondere Herausforderung dar. Denn jede Beschwerde bedeutet eine Konfrontation mit Patientenproblemen und erfordert - unter teilweise erheblichem Einsatz von Personal, Geld und Zeit - ein lösungsorientiertes Handeln. Insbesondere bedarf es der uneingeschränkten Unterstützung des gesamten Klinikteams, was eine entsprechende **Schulung** und **Weiterbildung aller Mitarbeiter** sowie eine gute interne Kommunikation erfordert.

1.2.3 Patientenbeschwerden als Chance begreifen

Beschwerden sollten trotz der damit verbundenen Arbeit nicht als Last, sondern aus folgenden Gründen als Chance für die Klinik gesehen werden:

- Die Einrichtung erhält aufgrund der Art und Anzahl der Beschwerden wertvolle Hinweise darüber, welche pflegerischen, medizinischen oder sonstigen Klinikleistungen nicht mit den Erwartungen der Patienten übereinstimmen.

- Die Klinik oder die Arztpraxis erhält von den Patienten oftmals konkrete Verbesserungsvorschläge, ohne hierfür kostspielige Unternehmensberater beauftragen zu müssen.

- Der Patient ist im Falle einer professionellen Bearbeitung der Beschwerde und einer hierauf basierenden zeitnahen Lösung oftmals sogar zufriedener als zuvor. Er wird dies gerne auch Dritten weitersagen, was die Wettbewerbsfähigkeit der Klinik oder der Praxis erhöht.

1.3 Was ist eine Beschwerde?

1.3.1 Definition und Fehlannahmen

Es gibt verschiedene Definitionen des Begriffs „Beschwerde", die jedoch oftmals sprachlich schwerfällig und damit kaum verständlich sind. Nachfolgend wird daher folgende Definition vorgeschlagen:

> *„Eine Beschwerde ist jede Äußerung von Unzufriedenheit,*
> *die verbunden ist mit der Erwartung auf Abhilfe, Besserung oder Wiedergutmachung."*

Man begegnet einer Beschwerde meist zurückhaltend, abwehrend oder gar ablehnend. Denn sie bedeutet einerseits Kritik an den Zuständen in der Klinik oder der Praxis oder am Verhalten ihrer Mitarbeiter. Andererseits erfordert eine Beschwerde konkrete Reaktionen, die zusätzliche Zeit, Energie und sogar Geld kosten. Hinzu kommen folgende Fehlannahmen:

- **Fehlannahme**: Es seien vor allem Nörgler und Querulanten, die sich beschweren, man empfindet sie daher als „Gegner". Tatsächlich ist der Anteil der Nörgler und Querulanten meist gering. Diese sind eher die Ausnahme und an ihrem Auftreten und ihrer Anspruchshaltung oft leicht zu identifizieren. Die meisten Menschen, die sich beschweren, haben demgegenüber durchaus einen triftigen Grund zur Unzufriedenheit.

- **Fehlannahme**: Es gibt in der Einrichtung wenige Beschwerden, also sind die Patienten zufrieden. Tatsächlich bedeutet eine geringe Anzahl von Beschwerden nicht zwingend eine hohe Patientenzufriedenheit. Eventuell haben Patienten bislang keine oder nur schwer zugängliche Möglichkeiten zur Beschwerde. Patienten könnten auch aus Höflichkeit, aus Bequemlichkeit oder aus Sorge vor Nachteilen schweigen und das nächste Mal einfach eine andere Klinik aufsuchen.

- **Fehlannahmen**: Es gibt zu viele Beschwerden, die Anzahl muss reduziert werden. Tatsächlich gilt es nicht, die Anzahl der Beschwerden zu reduzieren, vielmehr sind deren Ursachen zu beseitigen. Nur eine nachhaltige, patientenorientierte Optimierung der internen Abläufe in der jeweiligen Einrichtung erzeugt auch auf Dauer größere Patientenzufriedenheit. Zu reduzieren ist somit die Unzufriedenheit der Patienten.

1.3.2 Enttäuschte Erwartungen

Beschwerden entstehen dann, wenn die Erwartungen, Vorstellungen oder Wünsche des Patienten an die Leistungen der jeweiligen Einrichtung enttäuscht werden. Hierbei geht es allerdings nicht darum, ob diese Erwartungen tatsächlich berechtigt und die Beschwerde daher sachlich begründet ist oder nicht. Die Ursache der Beschwerde liegt vielmehr allein darin, dass die empfangenen Leistungen nicht den subjektiven Erwartungen des Patienten oder seiner Angehörigen entsprechen. Es geht folglich um einen **Prozess des Vergleichens** zwischen den Erwartungen des Patienten und den tatsächlichen Leistungen.

- **Grunderwartungen**: Die Erfüllung von Grunderwartungen ist für den Patienten eine Selbstverständlichkeit. Werden diese nicht erfüllt, wird der Patient zu Recht enttäuscht oder verärgert sein und vermutlich nicht wiederkommen.

- **Persönliche Erwartungen**: Die Erfüllung persönlicher Erwartungen geht über die Grunderwartungen hinaus und ist für den Patienten subjektiv wichtig. Die Gründe hierfür sind vielfältig, sie mögen berechtigt sein oder nicht – die Nichterfüllung dieser persönlichen Erwartungen führt ebenfalls zu Enttäuschung und Unzufriedenheit. Es besteht auch in diesem Fall ein ernstes Risiko, dass der Patient nicht wiederkommt.

Hingegen spricht man von sogenannten „Begeisterungsfaktoren", wenn die Art oder die Qualität bestimmter Leistungen vom Patienten gerade nicht erwartet werden. Der Patient wird also nicht etwa enttäuscht, sondern umgekehrt begeistert, weil er Leistungen erhält, die für ihn überraschend sind. Dies führt zu hoher Zufriedenheit, der Patient wird daher gerne wieder kommen. Erstrebenswert ist es also für jedes Unternehmen, diese Begeisterungsfaktoren zu erhöhen.

2. Professioneller Umgang mit Patientenbeschwerden

Zum professionellen Umgang mit Beschwerden gehört ein **strukturiertes Beschwerdemanagement**, das branchenunabhängig im Wesentlichen aus den folgenden Bausteinen besteht:

- Stimulation von Beschwerden
- Annahme von Beschwerden
- Bearbeitung von Beschwerden
- Nachbereitung von Beschwerden

2.1 Stimulation von Beschwerden

2.1.1 Notwendigkeit der Stimulation von Beschwerden

Die Stimulation von Beschwerden ist deshalb erforderlich, weil sich üblicherweise nur ein **sehr kleiner Prozentsatz** der unzufriedenen Patienten oder Kunden überhaupt **beschwert**. Der weitaus größere Teil „schluckt" eine eventuelle Unzufriedenheit oder äußert diese zumindest nicht gegenüber der Klinikleitung oder dem Praxisteam. Häufig sprechen solch unzufriedene Patienten dann aber außerhalb der Einrichtung über ihre negativen Erfahrungen. Untersuchungen haben hierbei gezeigt, dass **negative Kritik** um ein **vielfaches häufiger verbreitet** wird als positive Kritik.

Umso wichtiger ist es, dass eine eventuelle Unzufriedenheit des Patienten nur innerhalb der Klinik oder der Praxis geäußert und sodann auch intern gelöst wird. Denn wenn die Patientenkritik nach außen gelangt, ohne dass die Geschäftsleitung hiervon erfährt und ohne dass sie folglich reagieren kann, droht die Gefahr einer **Rufschädigung**. Daher müssen die Patienten und ihre Angehörigen wissen, dass Kritik im Interesse der Klinik sowie im Interesse der zukünftigen Patienten ausdrücklich erwünscht ist, um die Abläufe und die Qualität in der Klinik oder der Praxis verbessern zu können.

2.1.2 Möglichkeiten der Stimulation von Beschwerden

Folgende Möglichkeiten zur Stimulierung von Beschwerden kommen in Betracht:

- Auslegen eines „Feedback"-Bogens im Wartebereich oder im Klinikzimmer
- „Beschwerde-Briefkasten" in der Klinik oder der Praxis
- Angebot einer regelmäßigen „Beschwerde-Sprechstunde"
- Bekanntgabe einer „Beschwerde-Adresse" per Post oder E-Mail
- Möglichkeit der anonymen Beschwerde auf der Homepage oder per Brief
- Angabe einer Telefonnummer der Beschwerdestelle mit Sprechzeiten
- Möglichkeit einer telefonischen Beschwerde auf den Anrufbeantworter
- Möglichkeit eines Gesprächs mit einem namentlich genannten Beschwerdemanager

2.2 Professionelle Annahme von Beschwerden

2.2.1 Verantwortung aller Mitarbeiter

Entscheidend ist, dass die Beschwerde des Patienten wahrgenommen, angenommen und ernst genommen wird. Sodann ist die Beschwerde **professionell zu bearbeiten**. Denn ein unzufriedener Patient will seine Beschwerde nur einmal äußern müssen - und er will auch sofort Gehör finden. Wesentlich aufwändiger ist es, wenn der Patient eine sogenannte „**Folgebeschwerde**" erhebt, weil auf seine Erstbeschwerde nicht reagiert wurde. Um dies zu vermeiden, müssen sich alle Mitarbeiter der Klinik, die mit einem unzufriedenen Patienten oder Angehörigen konfrontiert werden, hierfür unmittelbar **zuständig fühlen**.

Kein Mitarbeiter der Klinik oder der Praxis, vom Arzt bis hin zur Reinigungskraft, darf den Patienten oder die Angehörigen daher „abwimmeln" oder auf unbenannte Dritte abschieben. Vielmehr muss jeder angesprochene Mitarbeiter die Beschwerde ernst nehmen und den Sachverhalt entweder unmittelbar selbst klären oder **zuverlässig weiterleiten**.

2.2.2 Vollständige Aufnahme der notwendigen Informationen

Bei der schriftlichen, persönlichen oder elektronischen Annahme der Beschwerde hat der zuständige Beschwerdemanager nun alle notwendigen Informationen vollständig abzufragen und aufzunehmen.

Hilfreich ist hierbei ein entsprechendes **Aufnahmeformular**, anhand dessen die folgenden Informationen erfasst werden sollten:

- Eingang der Beschwerde mit Datum und Uhrzeit
- Name und Funktion des Mitarbeiters, der die Beschwerde entgegengenommen hat
- Name, Adresse, Telefon und Mailadresse des Beschwerdeführers (wenn gewünscht, auch anonym möglich)
- Angabe, ob der Beschwerdeführer der Patient selbst, ein Angehöriger oder ein Dritter ist
- Prüfung einer Vollmacht oder Schweigepflichtentbindung bei Beschwerden durch Dritte (Angehörige, Freunde oder Krankenkassen)
- Form der Beschwerde (schriftlich, mündlich, telefonisch)
- Beschwerdegrund (z.B. medizinische Behandlung, Pflege, Essen, Räumlichkeiten, Organisation oder andere Aspekte)
- Art und Weise der eingeleiteten Maßnahmen und der hierin eingebundene Personen
- Datum und Form eines Zwischen- und Abschlussberichts an den Beschwerdeführer

2.3 Das persönliche Beschwerdegespräch mit dem Patienten

Das Herzstück der erfolgreichen und zufriedenstellenden Bearbeitung ist das persönliche Gespräch mit dem Patienten und/oder seinen Angehörigen. Dies stellt den Beschwerdemanager allerdings vor besondere Anforderungen, da er unmittelbar mit den Patienten umgehen und – stellvertretend für die Klinik – „den Kopf hinhalten muss". Der Beschwerdemanager wird dabei unter Umständen mit negativen Emotionen, Beschimpfungen oder gar Beleidigungen konfrontiert. Er benötigt daher in persönlicher und in kommunikativer Hinsicht das notwendige Rüstzeug, um die Situation zu beruhigen und zu einer guten Lösung zu führen. Ein erfolgreiches Gespräch muss also in jeder Hinsicht gut vorbereitet werden.

Für das Beschwerdegespräch sollte unbedingt ein **ruhiger und angenehmer Ort** zur Verfügung stehen, eventuell sogar außerhalb des Klinik- oder Praxisbereichs. Denn eine gute und respektvolle Atmosphäre ist eine wesentliche Voraussetzung für ein Gespräch auf gleicher Augenhöhe.

Sodann ist es wichtig, dem Patienten **uneingeschränkte Gesprächsbereitschaft** und Aufmerksamkeit zu signalisieren. Der Beschwerdemanager sollte daher zunächst einmal gut zuhören und im weiteren Verlauf stets langsam, unaufgeregt und verständlich sprechen.

2.3.1 Sorgfältige Klärung des Sachverhalts

Wesentlich ist es nun, den Sachverhalt sorgfältig zu klären, damit sich der Beschwerdemanager ein möglichst umfassendes Bild von der Situation verschaffen kann. Der Patient sowie eventuelle Begleitpersonen sollten daher zunächst die Möglichkeit haben, die Situation aus ihrer Sicht ungestört zu schildern. Als Gesprächsregel sollte gegebenenfalls vereinbart werden, dass Unterbrechungen (etwa durch Angehörige) nicht erwünscht sind, damit der Patient seine persönliche Sicht der Dinge umfassend schildern kann, die Angehörigen gegebenenfalls im Anschluss daran.

Nach Klärung des Sachverhaltes sollte der Beschwerdemanager die Situation und die hierdurch verursachten Gefühle nochmals mit eigenen Worten zusammenfassen und sodann nachfragen, ob alles richtig verstanden, wiedergegeben und notiert wurde. Gegebenenfalls wird der Patient die Angaben noch ergänzen. Auch in diesem Fall sollten die weiteren Angaben nochmals mit eigenen Worten zusammengefasst werden. Die Gefühle der Patienten dürfen offen angesprochen werden, wobei gerade hierbei höchste Sensibilität gefordert ist.

2.3.2 Bedeutung der Bedürfnisse des Patienten

Nach der sorgfältigen Klärung des Sachverhaltes sollte der Beschwerdemanager nicht gleich eine Lösung anbieten oder verhandeln. Vielmehr empfiehlt es sich, zunächst die hinter der Beschwerde liegenden tieferen Interessen oder Bedürfnisse des Patienten oder der Angehörigen zu hinterfragen. Die Autorin, zugleich Fachanwältin für Medizinrecht und Mediatorin im Gesundheitswesen, erlebt es häufig, dass Mandanten erregt oder erbost eine Rechtsberatung wünschen, aber nicht wirklich wissen, welches Ziel sie mit der Rechtsberatung tatsächlich verfolgen und was sie vom „bösen Gegner" eigentlich überhaupt wollen.

Oftmals sind lediglich Missverständnisse oder fehlende Wertschätzung die Ursache von Beschwerden und Streitigkeiten, die leicht ausgeräumt werden können.

2.3.3 Klärung der Ziele des Patienten

Was genau sind also die Interessen und Bedürfnisse des Patienten? Dies herauszufinden und zu klären, erfordert – ähnlich wie in einer Mediation – Geduld, Fingerspitzengefühl, Empathie und Erfahrung.

- Wurde der Patient nicht wertschätzend behandelt?
- Wurden die Wünsche des Patienten nicht respektiert?
- Will er sich „nur" Luft verschaffen und „Missstände" aufdecken, damit ihm und anderen Patienten nicht dasselbe wieder passiert?
- Will er eine Erklärung dafür, wie es zu den beklagten Fehlern oder Mängeln kam?
- Will der Patient Verständnis für seinen Ärger oder zumindest eine ehrliche Entschuldigung?
- Will er einen finanziellen Ausgleich oder gar Schadensersatz – wenn ja, wie hoch?
- Will er die Reduzierung oder Stornierung der Rechnung?
- Will er die Wiederholung der Behandlung oder eine ergänzende Behandlung auf Kosten der Klinik oder der Praxis?

2.3.4 Lösungsmöglichkeiten und gemeinsame Vereinbarung

Erst wenn ein bestmöglicher Zustand des gegenseitigen Verstehens erreicht ist, sollten Lösungen zur Beseitigung des Beschwerdegrundes oder zur Wiedergutmachung gesucht werden.

Meist sind im Falle einer professionellen und intensiven Gesprächsführung gute Lösungen dann auch relativ leicht zu finden. Hierbei empfiehlt es sich, zunächst konkret nachzufragen, ob der Patient eventuell schon eine **eigene Vorstellung** oder einen konkreten **Vorschlag** habe, der ihn persönlich zufriedenstellen würde. Möglicherweise sieht dieser Vorschlag zur Lösung und Wiedergutmachung ganz anders aus, als die Idee des Beschwerdemanagers. Andernfalls kann auch durch gemeinsames „Brainstorming" eine akzeptable Lösung entwickelt werden.

Am Ende des Beschwerdegesprächs sollten **konkrete Vereinbarungen** getroffen werden, die sowohl für den Patienten als auch für die Geschäftsleitung verbindlich und zufriedenstellend sind. Wenn und soweit definitive Lösungen zugesagt werden, sind diese schriftlich zu fixieren sowie in zeitlicher und inhaltlicher Hinsicht umfassend einzuhalten. Andernfalls müssen weitere Schritte zur Klärung des Sachverhaltes oder zur Vereinbarung einer Lösung festgelegt werden.

2.3.5 Handlungsspielraum des Beschwerdemanagers

Wesentlich ist, dass der **Beschwerdemanager** einen **eigenen Handlungsspielraum** hat und zugleich über ein angemessenes **finanzielles Budget** verfügen kann, innerhalb dessen er selbstverantwortlich Lösungen anbieten und Ergebnisse verbindlich vereinbaren kann.

Es ist ärgerlich und nervenaufreibend, wenn der Mitarbeiter gezwungen ist, für jedes mögliche Angebot zunächst mit der Klinikleitung oder seinem Vorgesetzten Rücksprache halten zu müssen. Ohne eigene Handlungsbefugnisse des Beschwerdemanagers, die es ihm gestatten, in einem gewissen Rahmen Lösungen verbindlich zu vereinbaren, wird die Bearbeitung einer Beschwerde unnötig verzögert und erschwert.

Freilich kann die Klinik oder die Praxis nicht in jedem Fall den Vorstellungen des Patienten voll umfänglich entsprechen und dessen Wünsche erfüllen. Dies sollte jedoch gut erläutert werden, damit der Patient auch die Interessen der Geschäftsleitung versteht und die (teilweise) Ablehnung nachvollziehen kann. In diesem Fall sollte gemeinsam nach einer Alternativlösung gesucht werden, die sowohl für den Patienten als auch für die Klinik akzeptabel ist.

2.3.6 Notwendigkeit weiterer Klärung

Oftmals bedarf es zunächst der weiteren Klärung des Sachverhaltes, der ja bislang nur aus Sicht des Patienten dargestellt wurde. Insbesondere beim **Vorwurf eines Behandlungsfehlers** sind (abgesehen von medizinisch notwendigen Sofortmaßnahmen) schnelle Lösungen meist nicht realisierbar, sondern bedürfen der weiteren Aufklärung.

Je nach Art und Intensität des Vorwurfs ist die Einbeziehung der Geschäftsleitung sowie im Zweifel der **Haftpflichtversicherung** erforderlich. Bei schweren Vorwürfen - etwa im Falle bleibender Schäden oder gar im Todesfall des Patienten - empfiehlt sich dringend die Beauftragung einer auf das **Medizinrecht spezialisierten Kanzlei**.

Die Erfahrung zeigt jedoch, dass sich allenfalls 10 bis 15 Prozent aller Beschwerden auf die medizinische Behandlung und einen damit erhobenen Behandlungsfehlervorwurf beziehen. Die meisten Beschwerden haben demgegenüber die Unterbringung, die Verpflegung sowie den Umgang und die Kommunikation zwischen Patienten und Mitarbeitern oder Ärzten zum Gegenstand.

2.4 Schriftliche Bearbeitung von Beschwerden

2.4.1 Struktur durch Checklisten, Vorlagen und Termine

Nicht immer ist es möglich oder seitens des Patienten bzw. seiner Angehörigen gewünscht, ein persönliches Gespräch zu führen. Dann erfolgt die Bearbeitung der Beschwerde auf schriftlichem Weg.

Die schriftliche Beschwerdebearbeitung sollte ebenfalls normiert und strukturiert werden, um den Mitarbeitern hierdurch entsprechende Hilfestellung zu geben. Dies kann durch folgende Hilfsmittel und Strukturen erfolgen:

- Bereitstellung von Formularen, Vorlagen und Textbausteinen
- Bereitstellung von Checklisten
- Erstellen von Organigrammen und Festlegung von Zuständigkeiten
- Vorgabe von Terminen zur Bearbeitung
  - zur Bestätigung des Beschwerdeeingangs
  - zur Bearbeitung der Beschwerde
  - zur Stellungnahme durch Mitarbeiter
  - für Erinnerungen und Mahnungen
  - zur Weitergabe an den Klinikvorstand bei unzulänglicher Beschwerdebearbeitung
  - zur Rückmeldung an den Patienten oder Beschwerdeführer

2.4.2 Persönliche und individuelle Bearbeitung

Vorlagen und Textbausteine zur Bearbeitung der Beschwerde durch den Beschwerdemanager sind grundsätzlich hilfreich. Freilich muss das Schreiben dennoch individuell und persönlich bleiben, damit sich der Patient ernst genommen fühlt. Eventuelle Schreiben können auch telefonisch angekündigt werden, um einen persönlichen Kontakt herzustellen und auf einfache Weise Rückfragen zu ermöglichen. Sodann muss der Beschwerdevorgang durch Wiedervorlagen so lange bearbeitet werden, bis er vollständig geklärt und erledigt ist.

Möglich ist auch eine Kombination: Die schriftliche Vorbereitung zur Sachverhaltsklärung und das anschließende persönliche Gespräch oder Telefonat, um gemeinsam eine zufriedenstellende Lösung zu herbeizuführen.

Im Falle der schriftlichen Beschwerdebearbeitung sollten die Schreiben des Beschwerdemanagers jedenfalls zu Beginn unbedingt durch professionelle Berater oder zumindest durch die Geschäftsleitung begleitet und überprüft werden.

2.4.3 Vermeidung typischer Fehler

Folgende typische Fehler sollten bei der persönlichen oder schriftlichen Bearbeitung der Beschwerden im Umgang mit den Patienten oder ihren Angehörigen unbedingt vermieden werden, um eine Verschlechterung der Situation zu vermeiden:

- Der Beschwerdemanager hört nicht sorgfältig zu
- Der Patient wird unterbrochen und kann nicht ausreden
- Der Beschwerdemanager vermutet Gründe und sucht Rechtfertigungen, ohne den Sachverhalt und die Sichtweise des Patienten genau erfasst zu haben
- Die Beschwerde wird verniedlicht oder anderweitig heruntergespielt
- Die Aussagen des Patienten oder der Angehörigen sowie deren Kompetenz werden angezweifelt
- Der Patient und seine Angehörigen werden über eigene Fehler „belehrt"
- Der Beschwerdemanager schiebt die Schuld auf andere
- Dem Patienten werden Zusagen gegeben, die nicht eingehalten werden

2.4.4 Großzügigkeit lohnt sich

Geht die Klinik mit der Beschwerde aufgeschlossen, empathisch und lösungsorientiert um, so werden die Patienten dies sehr zu schätzen wissen. Sie werden gegenüber der Klinik oder der Praxis künftig möglicherweise besonders loyal sein, sowie als Multiplikatoren wirken. Wenn die Klinik den Patienten also nicht verlieren will, muss sie dessen Beschwerde ernst nehmen, sie „auf Herz und Nieren" prüfen und mit dem Patienten eine gute Lösung finden.

Die größte Zufriedenheit des Patienten wird freilich immer dann erreicht, wenn die Klinik die Beschwerde des Patienten möglichst großzügig behandelt. Dies gilt selbst dann, wenn der Patient im konkreten Fall unter keinen Umständen einen rechtlichen Anspruch auf Entschädigung oder Wiedergutmachung geltend machen könnte und die Geschäftsleitung dies – beispielsweise nach rechtlicher Prüfung – auch weiß.

Dennoch empfiehlt sich auch in diesen Fällen eine gewisse Großzügigkeit, denn sie zahlt sich jedenfalls nach Erfahrung der Autorin meist aus, selbst wenn dies nicht sofort nachprüfbar oder messbar ist. Eindrücklich beschreibt dies auch Marshall Rosenberg, Begründer der sogenannten Gewaltfreien Kommunikation:

„Willst Du recht behalten oder willst Du glücklich sein? Beides geht nicht."

2.5 Professionelle Nachbereitung von Beschwerden

Bei der Nachbereitung der Beschwerden geht es darum, in bestimmten Zeitabständen – unabhängig von der konkreten Beschwerde und deren Bearbeitung – intern zu prüfen, was die Ursachen der Kritik sind.

Handelt es sich lediglich um einen Ausnahmefall, der individuell gelöst werden konnte? Gibt es eine Häufung von Beschwerden in bestimmten Bereichen oder im Arbeitsfeld bestimmter Personen? Liegen eventuell strukturelle, personelle oder fachliche Mängel vor, die zukünftig mit geeigneten Maßnahmen zu beheben sind? All dies lässt sich nur aufklären, wenn die eingegangenen Beschwerden und Kritikpunkte regelmäßig ausgewertet und statistisch analysiert werden.

Die Auswertung von Beschwerden ist also eine wesentliche Voraussetzung zur kontinuierlichen Verbesserung der Qualität und sollte in regelmäßigen Abständen (etwa einmal monatlich oder quartalsweise) erfolgen. Denn nur durch die systematische Auswertung können die Schwerpunkte der Beschwerden und deren eventuelle Ursachen analysiert werden. Diese Erkenntnisse bieten die Möglichkeit der Änderung, Verbesserung oder Weiterentwicklung der durch die Beschwerden erkannten Schwachstellen.

Konnten im Rahmen der Auswertung die wesentlichen Beschwerdeursachen ermittelt werden, sind konkrete Maßnahmen zu überlegen, wie diese Beschwerdeursachen und die damit verbundene Unzufriedenheit der Patienten künftig vermieden werden können. Es empfiehlt sich hierbei einerseits, das Potenzial und die Ideen der Mitarbeiter zu nutzen und andererseits, eventuelle Verbesserungsvorschläge der Patienten zu berücksichtigen.

Am Ende steht die Vereinbarung von Maßnahmen, die klinikintern (oder auch durch Beauftragung externer Dritter) zu unternehmen sind, um die Beschwerdeursachen zu beseitigen und künftige Unzufriedenheit der Patienten zu vermeiden.

3. Einrichtung eines Beschwerdemanagements

Der Umgang mit Beschwerden ist eine wichtige und hochrangige Managementaufgabe. Denn deutlicher als mit einer Beschwerde kann ein Patient seine Unzufriedenheit nicht mitteilen – und deutlicher als durch desinteressierte oder gar abweisende Reaktionen auf Beschwerden können Kliniken nicht ausdrücken, dass sie an Patientenzufriedenheit tatsächlich gar nicht interessiert sind. Die Klinikleitung muss dem Beschwerdemanagement daher eine hohe Priorität einräumen und alle zur Einrichtung des Beschwerdemanagements notwendigen Ressourcen zur Verfügung stellen. Sie muss die Bedeutung des Beschwerdemanagements auch gegenüber den Mitarbeitern klar und deutlich kommunizieren.

Weniger relevant ist es demgegenüber, in welcher Abteilung das Beschwerdemanagement angesiedelt wird. So kann das Beschwerdemanagement in den Bereich Qualitätsmanagement, in die Rechtsabteilung, in die Marketingabteilung oder auch direkt an die Geschäftsleitung eingegliedert werden. Dies ist letztlich eine unternehmerische Entscheidung der Klinikleitung.

3.1 Analyse der Beschwerde-Situation in der Klinik

Da es in einigen Kliniken bereits ein entsprechendes Beschwerdemanagement gibt, empfiehlt sich zunächst eine Analyse der aktuellen Beschwerde-Situation in der Klinik.

- Ist die Verwaltungsleitung oder die Ärztliche Leitung der Klinik mit vielen Beschwerden von Patienten oder deren Angehörigen konfrontiert? Um welche Themen geht es dabei?
- Sind die wahren Hintergründe für die Beschwerden bekannt, falls sich diese zu einem bestimmten Thema häufen?
- Gibt es in der Klinik eine klare Struktur, anhand derer die Mitarbeiter mit den Beschwerden umgehen?
- Werden alle Beschwerden von den Mitarbeitern systematisch dokumentiert?
- Wie und wann erfährt die Abteilungsleitung oder die Klinikleitung von einer Beschwerde?
- Sind die durch Beschwerden verursachten Folgekosten bekannt?
- Wie werden die Haftungs- und Prozessrisiken aus Beschwerden eingeschätzt?
- Gibt es ein Controlling und eine Auswertung des Beschwerdemanagements?

3.2 Beschwerdemanagement-Konzept

Es empfiehlt sich sodann anhand dieser Analyse, ein einfaches und übersichtliches Beschwerdemanagement-Konzept zu erstellen, das auf einer eventuell bereits bestehenden Struktur aufbauen kann. Dieses Konzept sollte folgende Aspekte klären:

- Grund für die Einführung des Beschwerdemanagement
- Zielsetzung des Beschwerdemanagements
- Geplante Maßnahmen
- Umfang und Bereich der geplanten Maßnahmen
- Personeller und sachlicher Einsatz
- Kosten für Planung und Umsetzung (sachbezogen, personell, einmalig/dauerhaft)
- Zeitplanung für die Umsetzung des Beschwerdemanagements

3.3 Rahmenfaktoren des Beschwerdemanagements

3.3.1 Einsatz qualifizierter und kompetenter Mitarbeiter

Die Einrichtung eines für alle Seiten erfolgreichen Beschwerdemanagements hängt entscheidend von denjenigen Personen ab, die für die Bearbeitung der Beschwerden zuständig sind. Diese Mitarbeiter müssen nicht nur entsprechend gut geschult sein, sie benötigen darüber hinaus bestimmte persönliche Eigenschaften und Qualitäten, ohne die jedes noch so aufwändig installierte Beschwerdemanagement-System zum Scheitern verurteilt ist. Die Eignung eines Mitarbeiters bemisst sich hierbei weniger an den fachlichen Kompetenzen als vielmehr an dessen persönlichen Kompetenzen im Umgang mit anderen Menschen.

Grundsätzlich müssen die für das Beschwerdemanagement zuständigen Personen in der Lage sein, die Beschwerden auf sachlicher Ebene zu behandeln und nicht persönlich zu nehmen. Gleichzeitig bedarf es eines ausgeprägten Maßes an Freundlichkeit, Geduld, Empathie und Authentizität, damit der Patient erkennt, dass der Mitarbeiter (und damit die Klinik) ernstes und ehrliches Verständnis für seine Unzufriedenheit oder seinen Ärger zeigt und auch kleine Anliegen respektvoll behandelt.
Der Beschwerdemanager muss ferner über die Erfahrung und das nötige Handwerkszeug verfügen, hochemotionale Situation zu deeskalieren. Denn nicht immer ist es den Patienten oder deren Angehörigen möglich, ihre Beschwerde sachlich vorzutragen. Gerade in solchen Situation darf sich der Beschwerdemanager unter keinen Umständen provozieren lassen und selbstverständlich auch selbst nicht provozieren.

3.3.2 Schulung der Mitarbeiter

Neue Mitarbeiter mit wenig Erfahrung im Beschwerdemanagement bedürfen einer professionellen Schulung zur Gesprächsführung und Kommunikation. Es empfiehlt sich darüber hinaus dringend, sämtliche Mitarbeiter einer Klinik regelmäßig für den souveränen und professionellen Umgang mit Beschwerden zu schulen. Denn der höfliche und respektvolle Umgang mit Patienten und Angehörigen ist – je nach Persönlichkeitsstruktur und individueller Situation der jeweiligen Mitarbeiter – keinesfalls eine Selbstverständlichkeit. Eine beträchtliche Anzahl der Beschwerden entsteht allein deshalb, weil sich die Patienten oder deren Angehörige nicht freundlich und wertschätzend behandelt fühlen. Die Patienten mögen – gerade aufgrund ihrer krankheitsbedingten Situation – in solchen Fällen besonders sensibel reagieren. Mitarbeiter sind ihrerseits aufgrund der zunehmend belastenden Arbeitssituation ebenfalls oft überfordert oder gestresst. Es gibt also auf beiden Seiten gute Gründe für eine inadäquate Reaktion.

Dennoch kann durch entsprechende Maßnahmen und Schulungen gerade an dieser Stelle mit geringem Aufwand ein erstaunlich positives Ergebnis erzielt werden. Jeder Patient weiß um den Stress und die Belastung der Klinikärzte und Klinikmitarbeiter. Umso erfreuter und überraschter werden die Patienten reagieren, wenn sie dennoch mit ihrem Anliegen ernst genommen werden. Oftmals genügen kleine wertschätzende Gesten und besänftigende verständnisvolle Worte, um einer aufkeimenden Unzufriedenheit entgegenzuwirken. Auch eine ernstgemeinte Entschuldigung für echte oder empfundene Unannehmlichkeiten kann vieles entspannen. Diese Kompetenzen sollten alle Klinikmitarbeiter entwickeln.

3.3.3 Infrastruktur des Beschwerdemanagements

Die Einrichtung eines Beschwerdemanagements bedarf einer angemessenen personellen, räumlichen und sächlichen Ausstattung. Es sollte ein freundlicher und ruhiger Raum zur Verfügung gestellt werden, der die notwendigen Voraussetzungen für ein angenehmes Gespräch schafft. Die Ausstattung muss ferner derjenigen eines kleinen Sekretariates entsprechen, so dass sowohl die schriftliche als auch die persönliche Bearbeitung der Beschwerden professionell erfolgen kann. Dem Beschwerdemanager sollte sodann ein Budget zugestanden werden, über welches er in jedem einzelnen Beschwerdefall eigenverantwortlich verfügen kann, um beispielsweise einen Blumenstrauß oder eine Flasche Wein als kleine Entschädigung überreichen zu können.

Es ist möglich, aber nicht zwingend nötig, ein (oft kostspieliges) professionelles Programm für das Beschwerdemanagement zu erwerben. Gute Kenntnisse in Word, Excel, Outlook und Powerpoint können für die Gestaltung von Textbausteinen, Vorlagen, für die Einhaltung von Terminen sowie für die Beschwerdeanalyse und das Controlling zunächst ausreichen. Die entsprechenden Vorlagen, Tabellen, Textbausteine und sonstigen Vorlagen können vom Beschwerdemanager selbst errichtet werden, sofern er hierfür kompetent ist. Ansonsten empfiehlt sich die Begleitung durch externe Berater.

3.3.4 Beachtung der Schweigepflicht

Auch bei der Bearbeitung von Beschwerden ist die ärztliche Schweigepflicht zu beachten, wobei es freilich auf die Art der Beschwerde ankommt. Bei Beschwerden über nichtmedizinische Sachverhalte kommt eine Verletzung der Schweigepflicht nicht in Betracht. Denn die ärztliche Schweigepflicht bezieht sich nur auf „Geheimnisse", die einem Arzt anvertraut wurden. Beschweren sich Patienten oder Angehörige hingegen über persönliches Verhalten von Klinikmitarbeitern, das Essen oder sonstige Pflegemaßnahmen, so unterliegt die Bearbeitung dieser Beschwerden nicht der ärztlichen Schweigepflicht.

Geht es hingegen um eine Beschwerde über medizinische Sachverhalte, so muss der Beschwerdemanager den Patienten darüber informieren, dass der Arzt und das Klinikteam gegebenenfalls der ärztlichen Schweigepflicht unterliegen. Der Gesetzestext zur ärztlichen Schweigepflicht lautet wie folgt: „*Wer unbefugt ein fremdes Geheimnis, namentlich ein zum persönlichen Lebensbereich gehörendes Geheimnis oder ein Betriebs- oder Geschäftsgeheimnis offenbart, das ihm als Arzt oder Zahnarzt anvertraut worden oder sonst bekannt worden ist, wird mit Freiheitsstrafe bis zu einem Jahr oder mit Geldstrafe bestraft.*" (§ 203 StGB).

Auch im ärztlichen Berufsrecht ist die Schweigepflicht verankert, vgl. etwa § 9 Abs. 1 Berufsordnung der Ärzte Baden-Württemberg: „*Ärztinnen und Ärzte haben über das, was ihnen in ihrer Eigenschaft als Ärztin oder Arzt anvertraut oder bekannt geworden ist – auch über den Tod der Patientinnen und Patienten hinaus – zu schweigen. Dazu gehören auch schriftliche Mitteilungen von Patientinnen und Patienten, Aufzeichnungen über Patientinnen und Patienten, Röntgenaufnahmen und sonstige Untersuchungsbefunde.*"

Eine Verletzung der ärztlichen Schweigepflicht liegt allerdings dann nicht vor, wenn der Patient mit der Weitergabe von Daten und Informationen, die die behandelnden Ärzte über ihn erlangt haben, einverstanden ist. Die Einwilligung des Patienten kann hierbei ausdrücklich oder stillschweigend erfolgen. Ein Patient, der sich über eine medizinische Behandlung beschwert, erteilt im Zweifel stillschweigend auch seine Einwilligung dazu, die zur Aufklärung erforderlichen Informationen jedenfalls an solche Personen weiterzugeben, die mit der Bearbeitung und Klärung der Beschwerde beauftragt sind. Dennoch empfiehlt es sich grundsätzlich, vom Patienten eine schriftliche Entbindung von der ärztlichen Schweigepflicht einzuholen. Die Entbindung von der Schweigepflicht sollte sich dann auf alle mit dem Fall befassten Personen beziehen, insbesondere den Beschwerdemanager, einen eventuellen Anwalt der Klinik, sonstige mit der Klärung der Beschwerde von der Klinik beauftragte Personen, sowie die Krankenkasse oder Versicherung des Patienten.

3.3.5 Datenschutz

Im Hinblick auf den Datenschutz ist insbesondere zu gewährleisten, dass die Daten des beschwerdeführenden Patienten nicht unbefugt an Dritte weitergegeben werden. Auch hier ist jedoch das Einverständnis des Patienten insoweit anzunehmen, als die Weitergabe der Daten zur Aufklärung und Klärung seiner Beschwerde dient. Eine darüber hinausgehende Weitergabe der Patientendaten ohne Einwilligung des Patienten wäre freilich unzulässig.

Insbesondere bei Beschwerden von Angehörigen oder Dritten ist dafür Sorge zu tragen, dass der Patient selbst von dieser Beschwerde Kenntnis hat und damit auch wirklich einverstanden ist. Es kommt durchaus vor, dass sich Angehörige ohne Kenntnis des betroffenen Patienten beschweren, die Art oder der Inhalt der Beschwerde jedoch gar nicht im Sinne des Patienten ist. Wenn sich eine solche Situation herausstellt, sollten weitere Daten oder Informationen an die Angehörigen oder an Dritte nur mit ausdrücklicher Zustimmung des Patienten herausgegeben werden.

Es sollte schließlich auch mit dem Patienten geklärt werden, welcher Kommunikationsweg gewünscht ist. Ist der Patient – trotz der möglichen Sicherheitsmängel des Internet- und Emailverkehrs – mit der Kommunikation per Email einverstanden, so willigt er auch in das damit verbundene Sicherheitsrisiko im Hinblick auf seine persönlichen Daten und Informationen ein. Der Schriftverkehr samt Anlagen kann dann auch per Email übersandt werden. Möglich ist – je nach Vereinbarung mit dem Patienten - freilich genauso die Kommunikation per Telefon, Telefax oder die traditionelle Übersendung auf dem Postwege.

4. Zusammenfassung

Kliniken sind seit Inkrafttreten des Patientenrechtegesetzes im Februar 2013 zur Einrichtung eines patientenorientierten Beschwerdemanagements verpflichtet. Die Etablierung eines Beschwerdemanagements ist ein durchaus lohnenswertes Unterfangen, auch für Arztpraxen und alle weiteren Einrichtungen im Gesundheitswesen. Sowohl für die Einrichtung als auch für die Weiterentwicklung des Beschwerdemanagements empfiehlt sich eine professionelle Begleitung.

Ein gut funktionierendes Beschwerdemanagement hat nicht nur Auswirkungen auf die Zufriedenheit der Patienten, sondern auch auf die Mitarbeiter und die Atmosphäre in der Klinik oder Praxis. Es geht hierbei darum, gute Lösungen zu finden und nicht darum, einen „Schuldigen" zur Verantwortung zu ziehen. Dieses Vorgehen sorgt zunächst für mehr Zufriedenheit bei den Patienten und stärkt darüber hinaus das Vertrauen der Mitarbeiter. Die Patienten und ihre Angehörigen werden die Klinik oder die Praxis bei zufriedenstellender Bearbeitung der Beschwerde gerne weiter empfehlen oder im Bedarfsfalle selbst wiederkommen. Die Information über die Zufriedenheit der Patienten wird sich schnell verbreiten und den guten Ruf der Klinik oder Praxis erhöhen.

Die Einführung eines Beschwerdemanagements sollte schrittweise und transparent geschehen. Hierbei sind alle Mitarbeiter einzubeziehen und durch Fort- und Weiterbildungsmaßnahmen entsprechend zu schulen. Dann werden die Mitarbeiter die geplanten Veränderungen nicht als weitere Belastung empfinden, sondern vielmehr als Entlastung und im besten Falle sogar als Bereicherung.

Zur Autorin:

Beate Bahner ist Fachbuchautorin und Inhaberin der **Fachanwaltskanzlei BAHNER in Heidelberg**. Als Fachanwältin für Medizinrecht vertritt sie Ärzte, Zahnärzte, Kliniken und Therapeuten im gesamten Gesundheitsrecht. Weitere Informationen unter www.beatebahner.de

Weitere Literaturempfehlungen zum Thema

Bahner, Beate: Patientenorientiertes Beschwerdemanagement, in:
Management Handbuch Krankenhaus, (Hrsg.: *Greulich/Hellmann/Korthus/Maier/Thiele*), 139. Aktualisierung Mai 2014, Nr. 440, medhochzwei Verlag

Borgwart/Kolpatzik (Hrsg.): Aus Fehlern lernen. Fehlermanagement in Gesundheitsberufen, Springer-Verlag Berlin Heidelberg 2010

Herholz, Sebastian: Beschwerdemanagement im Krankenhaus. Grundlagen, Konzeptentwicklung, Methoden, VDM Verlag Dr. Müller, Saarbrücken 2009

Quernheim, German: Arbeitgeber Patient. Kundenorientierung in Gesundheitsberufen, Springer-Verlag Berlin Heidelberg 2010

Ratajczak, Oliver (Hrsg.): Erfolgreiches Beschwerdemanagement. Wege zu Prozessverbesserungen und Kundenzufriedenheit, Gabler Verlag 2010
Stauss/Seidel: Beschwerdemanagement. Unzufriedene Kunden als profitable Zielgruppe, Carl Hanser Verlag München, 4. Aufl. 2007

Vergnaud, Monique: Beschwerdemanagement. Leistungssteigerung durch Kundenkritik, Urban & Fischer Verlag Quedlinburg 2002

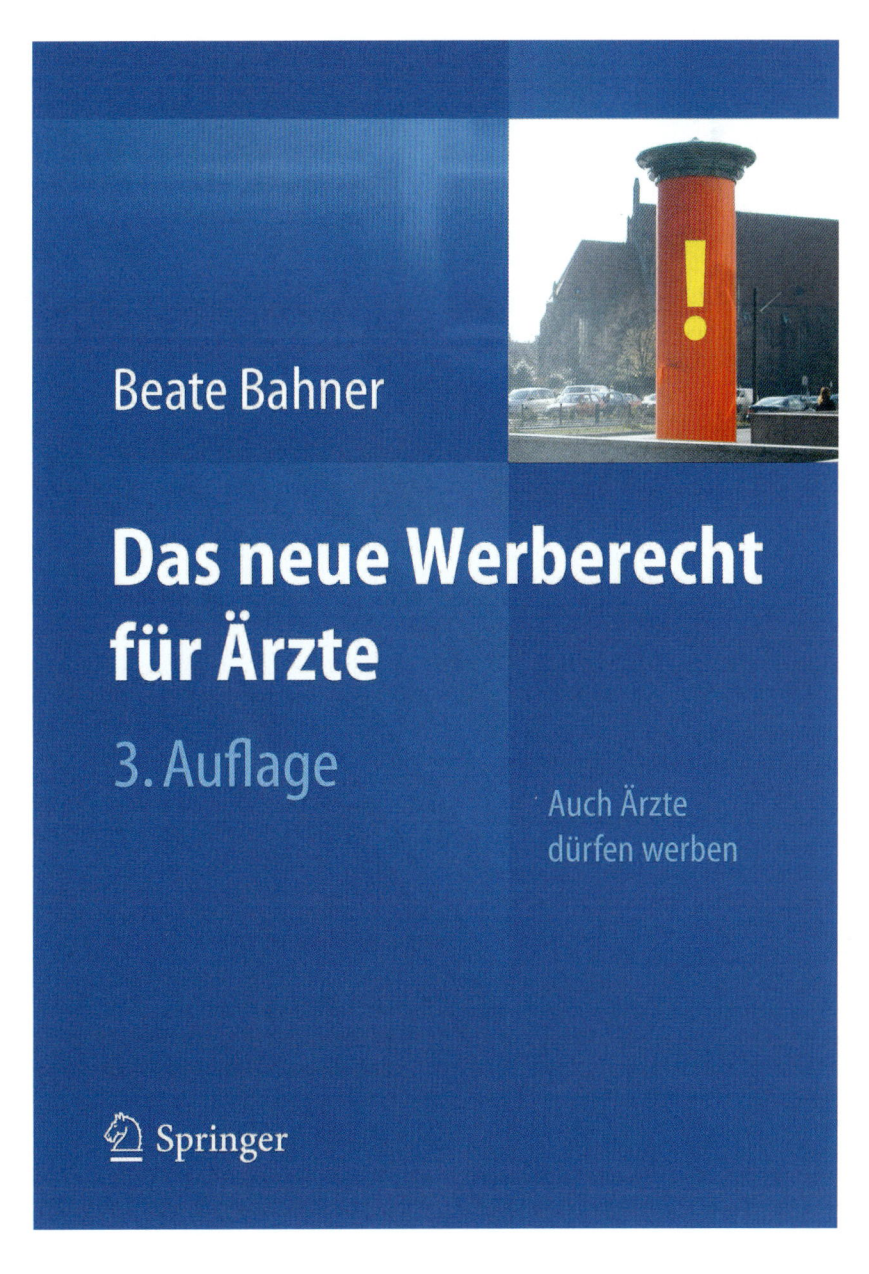

Telemedizin - Chancen und Risiken

Almuth Arendt-Boellert

Der Beitrag gibt ausschließlich die persönliche Meinung der Autorin wieder.

Gender-Hinweis

Aus Gründen der besseren Lesbarkeit wurde auf die gleichzeitige Verwendung männlicher und weiblicher Formen verzichtet. Selbstverständlich gelten sämtliche Personenbezeichnungen gleichwohl für beiderlei Geschlecht.

I. Ausgangssituation - der digitale Wandel

Gesundheitswissenschaftler sagen voraus, dass zukünftig ein Drittel der medizinischen Versorgung über das Internet laufen werde. Eine ambitionierte Prognose des Berliner Arztes Dr. Markus Müschnich, Vorstand des Bundesverbandes Internetmedizin und Managing Partner von Flying Health, lautet:

"Internetmedizin verändert die Gesundheitsversorgung in einem Ausmaß, wie es die Entdeckung der Röntgenstrahlen getan hat."

Die Digitalisierung der Gesellschaft hat das Kommunikationsverhalten der Menschen in den letzten zehn Jahren spürbar verändert. Durch veränderte Kommunikation ergeben sich veränderte Rollenbilder bei den Medizinern in Krankenhäusern, Kliniken und Niederlassungen. Die Bertelsmann Stiftung führte im Jahr 2015 eine Patientenumfrage durch. Die Patienten äußerten konkrete Erwartungen: Etwa 45 Prozent der befragten Patienten wünschen sich hiernach Videosprechstunden und etwa ebenso viele Medikamente über "Fernverschreibung". Die Mehrheit wolle ihren Arzt auch Online konsultieren.

Der digitale Wandel befindet sich erst am Anfang. Telemedizinische Anwendungen könnten zudem der Unterversorgung mit Ärzten in den dünnbesiedelten Regionen Deutschlands entgegenwirken. Das deutsche Gesundheitswesen unterscheidet sich allerdings von den überwiegend staatlich bzw. zentral organisierten Versorgungsformen in Ländern wie den Niederlanden, der Schweiz, in Schweden oder Norwegen. Die deutschen Systemstrukturen befördern Reformträgheit, wirken bleischwer und erschweren Großvorhaben und generelle Erneuerung. Erinnern kann man hierzu die Einführung der elektronischen Gesundheitskarte. Allerdings könnten Lösungen für demografische Herausforderungen durch Telemedizin durchaus vorstellbar werden. Telemedizin - so erhoffen sich viele in der Medizinbranche - verbessere die allgemeine und regionale Standortqualität medizinischer Dienstleister.

Die Weltgesundheitsorganisation WHO definiert - schwer verständlich - Telemedizin als

"Einbringung von Gesundheitsdienstleistungen durch Gesundheitsberufstätige unter Verwendung von Informations- und Kommunikationstechnologie zum Austausch gültiger Information für Diagnose, Therapie und Prävention von Krankheiten und Verletzungen, für Forschung und Bewertung, sowie für die kontinuierliche Ausbildung von Gesundheitsdienstleistern im Interesse der Förderung der Gesundheit von Individuen und ihren Gemeinwesen, wenn dabei die räumliche Entfernung einen kritischen Faktor darstellt."

Die Bundesärztekammer BÄK differenziert und trennt die Begriffe "Telemedizin" und "Telematik" voneinander ab:

Telemedizin sei ein weiterer Sammelbegriff für ärztliche Versorgungsleistungen, Beratung, Diagnostik, Therapie und Rehabilitation am Patienten unter Einsatz von Informations- und Kommunikationstechnologien über räumliche Entfernung oder zeitlich asynchron.

Telematik sieht die BÄK als den Einsatz von Telekommunikation und Informatik zur Vernetzung der Ärzte, Krankenhäuser, Apotheken, weiterer Leistungs- und Kostenträger untereinander zum Austausch patientenbezogener medizinischer Informationen.

Telemedizin eröffnet Vorstellungen von medizinisch-technischem Fortschritt und Innovationen im Gesundheitswesen. Telemedizin soll Expertenstand in die Fläche garantieren, soll für schnellen Datenverkehr sorgen und das Zweitmeinungsverfahren etablieren. Bei allem Enthusiasmus über gelungene Projekte - wie beispielsweise die Teleradiologie - darf Telemedizin das hohe Versorgungsniveau und die Patientensicherheit nicht einschränken.

II. Der Telemediziner - funktionale Systematisierung nach dessen Behandlungsbeitrag

1. Telekonsil/Telekonferenz

Via Telematikanwendung wird hier vom Primärarzt ein Telemediziner herangezogen, um sich zu einer Diagnose oder einem Behandlungsplan des Primärarztes zu äußern oder einen weiteren Therapievorschlag zu machen. Hier sind sich die Juristen (noch nicht) einig: Teilweise wird hierunter - unseres Erachtens folgerichtig und im Rahmen dieses Beitrages vorausgesetzt - nur die Konsultation eines Arztes **gleicher Fachrichtung** verstanden. (Eine andere Auffassung - so auch die Bundesärztekammer BÄK - will auch die Konsultation fachfremder Ärzte unter dem Begriff Telekonsil fassen.) Der Telemediziner erstellt beim Telekonsil lediglich die Sekundärmeinung als Empfehlung/Rat an den Primärarzt.

Fazit: Der Primärarzt bleibt "Herr über die ärztliche Behandlung", er entscheidet selbstständig nach der Beratung.

2. Teleexpertise

Hier zieht der Primärarzt einen Telemediziner zu einer Behandlung hinzu. Wichtige Unterschiede zum Telekonsil: Zum einen handelt es sich bei diesem Telemediziner um einen Experten mit einer **anderen Fachrichtung** als der Primärarzt. Dadurch ist der Telemediziner dem Primärarzt durch besonderes Fachwissen überlegen. Zum anderen kann der Primärarzt die Diagnose oder Therapieempfehlung des Telemediziners nicht vollumfänglich überprüfen, da ihm notwendiges Fachwissen fehlt.

Fazit: Der Primärarzt ist nicht mehr alleiniger "Herr über die Behandlung".

3. Telepräsenz/Telechirugie

Hierbei handelt es sich um eine Erscheinungsform der Telemedizin, bei welcher der Telemediziner aktiv und unmittelbar auf die Behandlung des Patienten einwirkt. Dafür bedient sich der Telemediziner der notwendigen Unterstützung eines Arztes oder Ärzteteams am Behandlungsort, beispielsweise indem er die Handlungen des Arztes vor Ort dirigiert und selbst die OP per Video- oder Audiotechnik mitverfolgt. Diese theoretisch weitreichendste Form der Telemedizin kommt als Telechirurgie mit einem OP-Roboter bereits zu Testzwecken zum Einsatz, ist aber noch ungebräuchlich.

4. sogenannte Teleassistenz

Hier gibt es nur einen Arzt: Der Telemediziner behandelt nicht zusätzlich zu einem Primärarzt. Vielmehr ist der Telemediziner der alleinbehandelnde (Tele-)Arzt, der den Patienten aus der Ferne behandelt. Das ist ein Sonderfall der klassischen ärztlichen Behandlung. Der Telearzt assistiert dem Patienten bei dessen Eigenbehandlung. Vorstellbar ist das an sich nur bei der Fernbetreuung psychisch kranker Personen durch einen (Tele-)Psychologen oder auch die Überwachung von Vitalfunktionen älterer Patienten durch den (Tele-)Hausarzt oder spezielle Überwachungszentren wie etwa Zydacrons BETA VISTA video care System.

III. Haftungsfragen

1. Dreiecksverhältnis

Entscheidendes Kriterium für Haftungszusammenhänge im deutschen Recht ist stets die Frage nach den rechtlichen Beziehungen der beteiligten Personen. In der Telemedizin gibt es drei Akteure: Patient, Primärarzt und Telemediziner stehen regelmäßig in einem Dreiecksverhältnis zueinander.

Denkbar sind bei telemedizinischen Anwendungen Rechtsbeziehungen sowohl zwischen a) Patient und Primärarzt und zwischen b) Patient und Telemediziner als auch zwischen c) Primärarzt und Telemediziner. Haftungszusammenhänge werden zusätzlich dadurch geprägt, dass sich der Patient entweder für eine stationäre Behandlung in eine Gesundheitseinrichtung (Krankenhaus bzw. Klinik) begeben kann und hierfür einen Klinik- bzw. Krankenhausvertrag abschließt oder einen niedergelassenen Arzt aufsucht und dabei einen sogenannten Arztvertrag abschließt. Beide Vertragstypen sind jedenfalls privatrechtlich, auch wenn der Träger von Krankenhaus bzw. Klinik öffentlich-rechtlich organisiert ist.

2. Verschuldensprinzip

Dreh- und Angelpunkt im deutschen Haftungsrechtssystem ist das Verschuldensprinzip: Ein Schaden ist nur zu ersetzen, wenn er durch eine Verhaltenspflichtverletzung schuldhaft verursacht wurde.

Das deutsche Haftungsrecht ist zweigleisig: Spezielle Verhaltenspflichten resultieren aus einer vertraglichen Sonderverbindung. Allgemeine (deliktische) Verhaltenspflichten bestehen im Verhältnis zu allen Individuen. Also kann ein Patient von einem Arzt (oder Krankenhausträger) nebeneinander aus einer Vertragspflichtverletzung und aus einer unerlaubten Handlung (Delikt) Schadensersatz und Schmerzensgeld verlangen. Zwischen Vertrags- und Deliktsrecht gibt es historisch bedingt theoretisch Unterschiede in Bezug auf das Beweisrecht, Vermögensschäden, Unterhaltsansprüche, Privilegierungen (etwa des Amtsarztes) und bei Fehlverhalten Dritter. Die Rechtspraxis bemüht sich allerdings um identische Gestaltung beider Haftungssituationen. Insofern ist diese Zweigleisigkeit in der Telemedizin weitgehend unbedeutend.

3. Einstandspflicht für Fehlverhalten Dritter

a. Zurechnung des Verhaltens eines sog. Erfüllungsgehilfen

Unter Umständen muss ein Arzt für das Fehlverhalten Dritter - eines Berufskollegen oder einer anderen Hilfsperson - einstehen. Dem Arzt kann das Verhalten des Dritten als dessen "Erfüllungsgehilfe" zugerechnet werden. Es gilt dabei der Haftungsmaßstab des Arztes. Über Zurechnungsnormen §§ 276 - 278 BGB wird dem Arzt fremdes Verschulden als eigenes zugeordnet.

Aus dieser Einstands- oder Garantiehaftung gibt es für den Arzt in der Regel kein Entrinnen. Nur für den Fall, dass der Arzt - hätte er die Handlung selbst vorgenommen - nicht haften würde, wäre die Zurechnung folgenlos.

b. Haftung für Hilfspersonen als sog. Verrichtungsgehilfen

Insbesondere die Angestellten eines niedergelassenen Arztes oder nachgeordnete ärztliche bzw. pflegerische Dienste in einem Krankenhaus sind Verrichtungsgehilfen im Sinne des Deliktsrechts (§ 831 Abs. 1 Satz 1 BGB). Diese Personen sind als "Gehilfen" von den Weisungen des Arztes als "Geschäftsherr" abhängig und in dessen Organisationssphäre eingeordnet. Für eine Haftung braucht es dabei zweierlei: Der Gehilfe hat im Rahmen der Verrichtung einen widerrechtlichen Schaden verursacht. Den Geschäftsherrn trifft ein Verschulden hinsichtlich Auswahl und Überwachung des Gehilfen.

Allerdings kann dem Arzt eine Exculpation gut gelingen: Oft kann er sein Verschulden und den Ursachenzusammenhang zwischen seinem Verschulden und Schaden beim Patienten widerlegen.

c. Vertrauensgrundsatz bei horizontaler Arbeitsteilung

Regelmäßig, insbesondere bei stationären Behandlungen, kooperieren verschiedene medizinische Fachrichtungen gleichberechtigt und gleichstufig, jedoch mit einem fachspezifischen Wissensgefälle. Bei dieser horizontalen Arbeitsteilung mit einer Aufteilung nach Verantwortungsbereichen (sogenanntes Haftungssplitting, wie etwa bei Zusammenarbeit von Chirurg und Anästhesist, Gynäkologe und Radiologe) darf ein Arzt auf die fachliche Richtigkeit der zuarbeitenden Kollegen vertrauen.

Für die Haftungsfragen außerhalb von Telemedizin bedeutet das: Eine Haftung des Arztes für das Fehlverhalten des jeweils anderen Kollegen - etwa über den "Umweg" der Annahme einer eigenen Pflichtverletzung - ist ausgeschlossen. Beispielsweise haftet der Radiologe nicht, der bei einer an ihn für eine Mammografie überwiesenen Patientin mit Verdacht auf Brustkrebs eine Sonografie oder Probeexzision unterlässt. Die rechtliche Begründung: Der Radiologe darf darauf vertrauen, dass der die Patientin eigentlich behandelnde Gynäkologe eine solche weitergehende Untersuchung durchführen wird. Der Radiologe wird beim Haftungssplitting in seinem Vertrauen auf die Kompetenz des Gynäkologen geschützt und haftet folglich nicht aus eigenem Verschulden.

Die Arbeits- und Verantwortungsbereiche müssen bei horizontaler Arbeitsteilung unter Geltung des Vertrauensgrundsatzes genau voneinander abgrenzbar sein. Hier können beispielsweise medizinische Kooperationsvereinbarungen hilfreich sein.

In Fällen jedoch, in denen ein bestimmtes diagnostisches Verfahren weder dem Bereich des Primärarztes noch dem des hinzugezogenen fachfremden Arztes eindeutig zugeordnet werden kann, gilt der Vertrauensgrundsatz nicht. Zudem gibt es Arzthaftungssituationen mit einer "Zusammenwirkungsverpflichtung" bei beiderseitigen Pflichtenverstößen. Hier müssen beide Ärzte Zweifeln nachgehen und dürfen nicht auf den Kollegen vertrauen. Krasse Beispiele für Haftungssituationen ohne Vertrauensschutz sind offensichtliche Qualifikationsmängel oder leicht erkennbare Fehlleistungen. Auch hier gilt der Vertrauensgrundsatz mit Haftungsverschonung für den Primärarzt nicht, er haftet aus eigenem Verschulden.

4. Probleme bei der Haftungsverteilung bei Telemedizin

a. Haftung des Primärarztes und des Telemediziners für eigenes Verschulden

Sofern nicht der oben unter III. 3. c. beschriebener Vertrauensgrundsatz schützend eingreift, kann sich die Haftung von Primärarzt und Telemediziner für fremdes Fehlverhalten über den "Umweg" der Annahme eigener Pflichtverletzung durch Unterlassen ergeben. Die rechtswissenschaftliche Literatur ist hier sehr unübersichtlich: Die Frage, wann der Vertrauensgrundsatz greift und wann nicht, wird sehr kontrovers diskutiert. Hier gibt es also keine klaren Regeln.

b. Haftung des Primärarztes und des Telemediziners für fremdes Verschulden

Noch schwieriger wird die Haftungssituation aber dann, wenn Primärarzt und Telemediziner den Patienten gemeinsam behandeln und man danach fragen möchte, ob und bejahendenfalls in welchem Umfang und unter welchen Voraussetzungen der Primärarzt beziehungsweise der Telemediziner für einen Fehler des jeweils anderen einzustehen hat. Wäre der Arzt Erfüllungsgehilfe des jeweils anderen, so erfolgt eine Zurechnung über § 278 BGB. Allerdings ist hierfür erforderlich, dass sich Primärarzt oder Telemediziner des jeweils anderen zur Erfüllung einer eigenen Verbindlichkeit (Pflicht) bedient. Das sähe dann so aus, dass der Telemediziner nur dann als Erfüllungsgehilfe des Primärarztes bezeichnet werden könnte, wenn er eine durch den Primärarzt geschuldete Pflicht übernähme. Gleiches gilt natürlich umgekehrt, der Primärarzt würde nur dann Erfüllungshilfe des Telemediziners, wenn er dessen Pflicht beispielsweise als sogenannte Hilfsperson sozusagen faktisch - und ungeachtet irgendwelcher Verträge zwischen den Ärzten - übernähme. Hier ist die Kasuistik in Rechtsprechung und die Meinungen in der Literatur bereits für spezialisierte Juristen knifflig, für den ratsuchenden Mediziner erst recht undurchschaubar. Einfache Faustformeln gibt es schlichtweg nicht, alles ist stets eine Frage des Einzelfalles und der Interessengeneigtheit.

c. Haftungsverteilung bei Einschaltung eines Telemediziners bei stationärer Behandlung

Auch hier ist zu überlegen, ob Krankenhausträger oder der behandelnde Krankenhausarzt für den Fehler eines Telemediziners haften. Die Bestimmung des jeweiligen Vertragsschuldners und der jeweiligen Pflichten ist wegen der verschiedenen Vertragstypen (totaler Krankenhausaufnahmevertrag, gespaltener Krankenhausaufnahmevertrag und Krankenhausaufnahmevertrag mit Wahlleistungsabrede / Arztzusatzvertrag) besonders schwierig.

d. keine Haftungsbeschränkung durch Formulare, einen Vertrag oder konkludenten Haftungsverzicht

Patienten und Ärzte dürfen den Inhalt ihrer Verträge im Grunde frei gestalten, sie dürfen dabei insbesondere die Hauptpflichten definieren. Jedoch ist es verboten, sich im Rahmen von Allgemeinen Geschäftsbedingungen AGB teilweise oder vollständig von Haftung frei zu zeichnen. Wegen der Hilfsbedürftigkeit kranker Patienten und der besonderen Eigenart des Verhältnisses zwischen Arzt und Patient wäre auch ein individueller Vertrag bei Telemedizin mit Haftungsmodifizierungen ein schwieriges Unterfangen. Haftungsbeschränkungen ohne tragenden Grund sind sittenwidrig. Bei medizinisch indizierten Behandlungen würden Haftungsbeschränkungen dem Leitbild des Behandlungsvertrages widersprechen und die Risikoverteilung unzulässig verändern. Allenfalls bei kosmetischen Eingriffen oder bei einem Patienten mit Fachkenntnis kann ausnahmsweise etwas anderes gelten.

IV. Rechtliche Rahmenbedingungen

1. Das missverständliche "Fernbehandlungsverbot"

Ob es ein generelles Verbot für "Fernbehandlungen" gibt ist streng genommen nach wie vor unklar. Die Vorschrift des § 7 Abs. 4 Musterberufsordnung für Ärzte MBO-Ä regelt Grundsätzliches und lautet wie folgt:

*"Ärztinnen und Ärzte dürfen **individuelle** ärztliche Behandlung, insbesondere auch Beratung, **nicht ausschließlich** über Print- und Kommunikationsmedien durchführen. Auch bei telemedizinischen Verfahren ist zu gewährleisten, dass **eine Ärztin oder ein Arzt die Patientin oder den Patienten unmittelbar behandelt"**.*

Danach ist die ärztliche Beratung und Behandlung eines Patienten unter Einsatz von Medien gerade nicht in jedem Fall unzulässig. Nur die ausschließliche Fernbehandlung ist hiernach untersagt. Man kann die Norm so verstehen: Zumindest ein Arzt bzw. eine Ärztin von mehreren muss also nahbehandeln, der andere Arzt kann in der Ferne sein.

Juristen argumentieren mit Sinn und Zweck einer Norm. Das kann hier auch helfen: § 7 Abs. 4 MBO-Ä soll Ärzte dazu anhalten, sich jeweils von einem bestimmten (individuellen) Patienten ein unmittelbares Bild durch eigene Wahrnehmung - körperliche Untersuchung mit "allen fünf Sinnen" - zu verschaffen und sich nicht allein auf die Schilderungen des Patienten oder Informationen Dritter zu verlassen. Es bedarf physischen Patientenkontaktes. Das Verbot der ausschließlichen Fernbehandlung korrespondiert mit der Pflicht des behandelnden Arztes zur persönlichen Leistungserbringung. Der Patient ist vom behandelnden Arzt persönlich zu untersuchen. Behandlungsqualität, Patientensicherheit und Facharztstandard müssen bei Fernbehandlungen wie bei anderen "traditionellen" Behandlungen gewährleistet sein.

Die Frage bleibt: Wer ist bei Telemedizin "eine Ärztin oder ein Arzt" die oder der unmittelbar behandelt im Sinne des vermeintlichen Fernbehandlungsverbotes? Ist Ärztin oder Arzt im Sinne dieser Norm immer nur der Primärarzt oder unter Umständen auch der hinzugezogene Telemediziner? An dieser Stelle gibt es viele Fragen, Unsicherheiten und bis heute keine griffigen Handlungsempfehlungen für Ärzte.

2. Die sieben Versorgungsmodelle der Arbeitsgruppe Telemedizin bei der BÄK vom 11.12.2015

Die BÄK entwickelte im Dezember 2015 schematisch unterschiedliche Gruppen telemedizinischer Methoden. Ziel war es, den Ärzten Klarheit zu verschaffen über das, was telemedizinisch im Sinne des Berufsrechtes erlaubt ist. Die BÄK sortierte die Fallgruppen nach den unterschiedlichen Akteuren Arzt (Primärarzt), Konsiliararzt (Telemediziner), Patient, Gesundheitsfachberufler und nach der Art von Interaktion Telekonsil, Telediagnostik, Telemonitoring zwischen den Akteuren im Hinblick auf medizinische Patientenversorgung und räumliche Trennung der Akteure.

Jedoch liegt der Teufel bekanntlich im Detail: Drei der sieben Modelle der BÄK zeigten auf, dass Telekonsile [vgl. oben unter II. 1. - dort aber nur für fachgleiche Ärzte angenommen] vorgeblich sowohl zwischen fachgleichen, als auch fachfremden Ärzten unproblematisch seien. Die BÄK meinte, dass ein unmittelbarer persönlicher Arzt-Patienten-Kontakt mit dem hinzugezogenen Facharzt nicht erforderlich sei, weil dieser Telemediziner angeblich nicht zum (mit-)behandelnden Arzt werde. Das ist falsch und eine genauere Betrachtung wert: Richtigerweise wird nämlich der fachfremde Telemediziner sehr wohl zum konsiliarischen Mitbehandler, weil bei der konsiliarischen "Teleexpertise" [vgl. oben unter II. 2. b)] der Primärbehandler gerade nicht mehr alleiniger "Herr über die Behandlung" ist.

Vor allem die Teleexpertise zwischen (Haus-)Arzt und dem Konsiliar als Facharzt stellt eine schwierige berufs- und haftungsrechtliche Konstellation dar: Die Empfehlungen des Telemediziners (die BÄK nennt diesen Konsiliararzt) würden dem Patienten nach Ansicht der BÄK nämlich durch den Primärarzt (diesen bezeichnet die BÄK als Hausarzt) vermittelt. Also würde dann immer der Hausarzt die volle medizinische Verantwortung für fachfremde Therapieempfehlungen eines anderen Arztes tragen.

Kein erstbehandelnder (Haus-)Arzt würde sich dann für Telemedizin entscheiden, denn das wäre ein Fiasko für diesen als Primärarzt, denn er soll nach Vorstellung der BÄK die volle Verantwortung für einen fachfremden Rat tragen. Und weiter: Je nachdem, wie groß die "Kompetenzlücke" des hausärztlichen Primärarztes ist, welche der Telemediziner über die Teleexpertise schließen soll, könnte dieser fehlende Arzt-Patienten-Kontakt aber auch für den Telemediziner zum Problem werden.

Stellt beispielsweise ein Gynäkologe via Telemedizin eine Diagnose und trifft dann maßgebliche Entscheidungen zu weiterer

Diagnostik und Therapie, die mangels Fachwissen vom Hausarzt weder verifiziert noch in Zweifel gezogen werden können, so ist der Facharzt nach dem Begriff der Heilkundeausübung des § 1 Heilpraktikergesetz unmittelbar zumindest im Sinne einer Mitbehandlung beteiligt und müsste die Patientin für eine derart wegweisende Beeinflussung des Behandlungsgeschehens nach dem Berufsrecht eben doch persönlich gesehen haben. Und weil die Beratungsleistung unmittelbaren Einfluss auf die Behandlung ausgeübt hat, entsteht zwischen Telemediziner und Patientin ein Behandlungsverhältnis mit haftungsrechtlichen Folgen. Der Telemediziner haftet richtigerweise auch und zwar neben dem Primärarzt.

3. Die Kritik der Arbeitsgemeinschaft der Wissenschaftlich Medizinischen Fachgesellschaften AWMF vom 24.02.2016

Die AWMF warnte davor, dass der Enthusiasmus in Bezug auf Telemedizin nicht dazu führen dürfe, das bestehende hohe Versorgungsniveau einzuschränken und Telemedizin auf Kosten der Patientensicherheit durchzusetzen. Insofern formulierte die AWMF kritische Anmerkungen zu obenstehender Publikation der Arbeitsgemeinschaft Telemedizin bei der BÄK.

Aus Sicht der AWMF berücksichtigt die BÄK in den Erläuterungen zum Fernbehandlungsverbot nämlich nicht ausreichend, dass in der überwiegenden Anzahl der Fälle Ärzte anderer Fachrichtungen hinzugezogen werden sollen, weil gerade das vor Ort fehlende Wissen des Experten und die fehlenden fachlichen Fertigkeiten ersetzt und ergänzt werden sollen. Gerade in diesen Behandlungskonstellationen [Telexpertise vgl. oben unter II. 2.] aber sei der unabdingbare Grundsatz, dass der Arzt den Patienten selbst gesehen haben muss, besonders bedeutend. Denn die Einflussnahme des telemedizinisch hinzugezogenen Facharztes ist dann so groß, dass dieser und nicht mehr der Primärarzt das Behandlungsgeschehen beherrsche. Haftung und Patientenschutz sprechen aus Sicht der AWMF gegen derartige Telemedizin-Konstellationen durch Teleexpertise, d.h. also gegen eine Konsultation des fachfremden Telemediziners durch etwa einen hausärztlichen Primärarzt. Das Fazit der AWMF lautet demzufolge: "Telemedizin? Ja, aber..." In Zukunft solle auch nach Ansicht der AWMF zu diskutieren sein, ob das Fernbehandlungsverbot der MBO-Ä überholt, überflüssig oder maßgeblich änderungsbedürftig ist.

Insofern wäre hier zeitnah gesetzgeberische Initiative gefragt. Vorerst allerdings verbleibt die Last der Verantwortung bei den Ärzten allein. Die Ärzte müssen die Gewähr - und damit auch die Haftung - dafür übernehmen, dass Telemedizin für die Patienten keine Nachteile mit sich bringt. Völlig zu Recht werden Teleexpertisen zwischen Arzt und Facharzt in Krankenhäusern und Niederlassungen weiterhin mit Skepsis betrachtet und vorzugsweise vermieden.

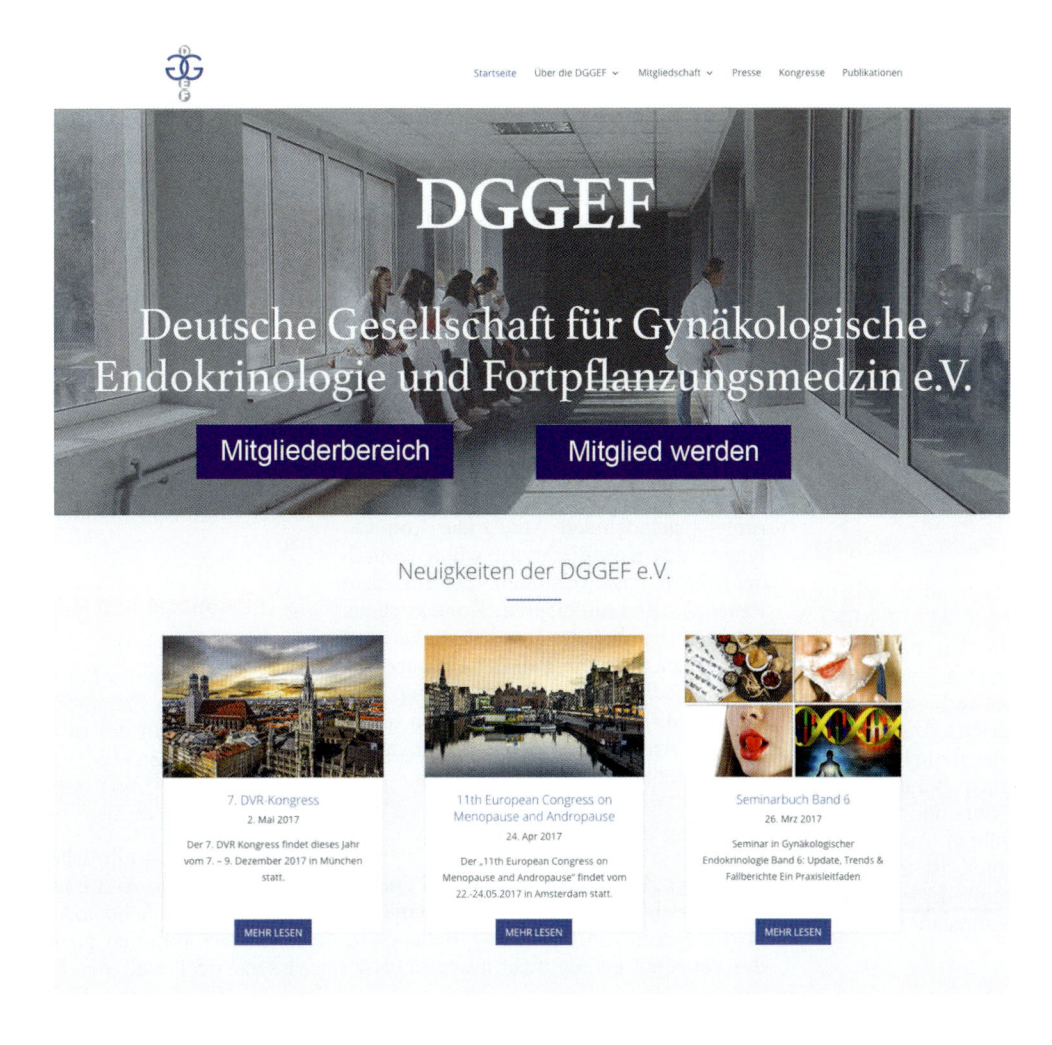

Telemedizin: Ja, aber

Kritische Anmerkungen zu den „Hinweisen zur Fernbehandlung" der AG Telemedizin der Bundesärztekammer

Rosemarie Sailer, Albrecht Wienke

Das Stichwort Telemedizin steht wie kaum ein anderes für Innovationen im Gesundheitswesen und medizinisch-technischen Fortschritt. Telemedizin soll Expertenstandard in der Fläche garantieren, für einen schnellen Datenverkehr zwischen Ärzten und Leistungserbringern sorgen und Zweitmeinungsverfahren etablieren. Auch im gerade in Kraft getretenen E-Health Gesetz ist die Förderung der Telemedizin verankert. In vielen Bereichen stellt die Telemedizin – insbesondere im bereits etablierten Bereich der Teleradiologie – eine sinnvolle Errungenschaft dar, die einen spürbaren Nutzen für die Gesundheitsversorgung hat. Bei allem Enthusiasmus darf die Telemedizin allerdings nicht dazu führen, dass das bestehende hohe Versorgungsniveau eingeschränkt und die Telemedizin auf Kosten der Patientensicherheit durchgesetzt wird. A und O jeder ärztlichen Behandlung ist der individuelle persönliche Patientenkontakt. Die „Hinweise zur Fernbehandlung" der AG Telemedizin der Bundesärztekammer (Deutsches Ärzteblatt vom 11.01.2016 und die „Hinweise und Erläuterungen zu § 7 Abs. 4 MBO-Ä (Fernbehandlung)" vom 11.12.2015) lassen befürchten, dass die vielerorts vorherrschende Begeisterung für telemedizinische Verfahren die Sicherung der Behandlungsqualität überlagert. Beim Einsatz telemedizinischer Behandlungsoptionen ist daher immer die Prüfung geboten, ob die dem Patienten zustehende Qualität der Behandlung gerade auch durch den Einsatz der Telemedizin gewährleistet wird. Angesichts der derzeit noch bestehenden restriktiven berufsrechtlichen Vorgaben muss beim Einsatz telemedizinischer Verfahren daher immer eine Abwägung der beteiligten Interessen erfolgen und das Wohl des Patienten im Vordergrund stehen.

1. Telemedizin und Fernbehandlung

Die Telemedizin ist untrennbar mit dem berufsrechtlichen, in § 7 Abs. 4 MBO-Ä niedergelegten und in den Landesberufsordnungen umgesetzten sogenannten Fernbehandlungsverbot verbunden. Nach § 7 Abs. 4 MBO-Ä dürfen „Ärztinnen und Ärzte (…) individuelle ärztliche Behandlung, insbesondere auch Beratung, nicht ausschließlich über Print- und Kommunikationsmedien durchführen. Auch bei telemedizinischen Verfahren ist zu gewährleisten, dass eine Ärztin oder ein Arzt die Patientin oder den Patienten unmittelbar behandelt."

Übereinstimmend wird diese Vorschrift so ausgelegt, dass eine individuelle Behandlung – im Gegensatz zu allgemeinen, vom medizinischen Einzelfall losgelösten und unverbindlichen medizinischen Erörterungen - zwingend einen Arzt-Patienten-Kontakt „mit allen fünf Sinnen" erfordert, d. h., der Patient muss sich beim Arzt persönlich vorstellen. Eine ausschließliche Beratung über Telekommunikationsmittel ist daher nach allgemeiner Auffassung nicht zulässig. Schwieriger ist die Frage der Vereinbarkeit mit der Berufsordnung zu beantworten, wenn neben dem behandelnden Arzt ein oder mehrere weitere Ärzte via Telemedizin in irgendeiner Form in die Behandlung involviert werden sollen. Es bestehen Überlegungen und bereits Modelle, bei denen der behandelnde Hausarzt einen HNO- oder Kardiologie-Facharzt live der Behandlung zuschaltet und sich von diesem Diagnosen bestätigen, Therapieempfehlungen aussprechen oder das Endoskop durch Ansagen „steuern" lässt. Die zu klärende Frage lautet: Reicht es in diesem Fall aus, wenn sich der Patient persönlich nur bei seinem Hausarzt vorstellt oder ist auch eine Untersuchung „mit allen fünf Sinnen" durch den hinzugezogenen Facharzt erforderlich?

Nach Auffassung der AG Telemedizin der Bundesärztekammer ist die Antwort einfach: So soll es für den in § 7 Abs. 4 MBO-Ä geforderten Arzt-Patienten-Kontakt ausreichen, wenn sich der Patient bei seinem Hausarzt vorstellt, dieser ihn also primär behandelt. Wird dann via Telemedizin ein Facharzt eines anderen Fachgebietes hinzugezogen, soll ein unmittelbarer persönlicher Arzt-Patienten-Kontakt mit diesem hinzugezogenen Arzt nicht erforderlich sein. Die Begründung: „Der Konsiliarius wird dabei grundsätzlich nicht zum (mit-) behandelnden Arzt". Die Empfehlungen des Konsiliararztes würden durch denjenigen Arzt vermittelt, der mit dem Patienten in unmittelbarem Kontakt stehe. Nach Auffassung der Bundesärztekammer trägt daher in jedem Fall der Hausarzt die volle medizinische Verantwortung für fachfremde Therapieempfehlungen eines anderen Arztes, die er dem Patienten vor Ort übermittelt.

2. Konsil ist nicht gleich Konsil

Bei dieser Betrachtungsweise wird übersehen, dass hinzugezogene „Konsiliarärzte" in der Regel von der (Mit-) Behandlung des Patienten gerade nicht ausgeschlossen sind. Die Grundannahme der AG Telemedizin der Bundesärztekammer, dass der Konsiliarius grundätzlich nicht zum (mit-) behandelnden Arzt wird, ist daher falsch! Das Gegenteil dürfte vielmehr in der Regel der Fall sein.

Der Begriff des Konsiliararztes ist nicht einheitlich gesetzlich definiert. Nach § 29 Abs. 7 Ziffer 2 des Bundesmantelvertrages-Ärzte erfolgt eine Konsiliaruntersuchung ausschließlich zur Erbringung diagnostischer Leistungen. Im Übrigen ist die Konsiliararzttätigkeit Gegenstand der Abrechnungsziffer 60 der ärztlichen Gebührenordnung (GOÄ). Abrechnungsvoraussetzung ist dabei zwingend, dass auch der Konsiliarius einen unmittelbaren persönlichen Kontakt zum Patienten hergestellt hat.

Mangels einer verbindlichen Definition fallen unter den Begriff „Konsiliararzt" daher landläufig all diejenigen Konstellationen und Kooperationen, bei welchen zu einem bestehenden Behandlungsverhältnis ein externer bzw. weiterer Arzt in irgendeiner Form hinzugezogen wird. Hinter manchem „Konsiliararztvertrag" verbirgt sich bisweilen auch ein (unzulässiger) Honorararztvertrag oder die Einschaltung eines niedergelassenen Arztes in die sogenannte Wahlarztkette. Als „Konsiliararzt" bezeichnet auch die Bundesärztekammer jeden Arzt, der irgendeinen Beitrag zur Behandlung eines anderen Arztes leistet, wobei dieser Beitrag „von geringem bzw. kaum nachweisbarem Einfluss auf die weitere Versorgung bis zur Übernahme der ´Herrschaft des Behandlungsgeschehens´ möglich" sein soll. Bereits hieraus wird deutlich, dass ein Arzt nicht aufgrund seiner Bezeichnung zum Konsiliararzt wird. Es ist vielmehr entscheidend, welche Leistungen er im Einzelfall tatsächlich erbracht hat.

3. Telemedizin und Mitbehandlung

Geht man davon aus, dass Konsiliarärzte einen derartigen Einfluss auf die weitere Versorgung des Patienten haben, dass von einer „Herrschaft des Behandlungsgeschehens" gesprochen wird, kann in diesen Fällen eine echte (Mit-) Behandlung nicht in Abrede gestellt werden.

Beim Telekonsil gilt daher als Faustregel: Soll der externe Arzt eine „Kompetenzlücke" des behandelnden Arztes vor Ort füllen – etwa aufgrund mangelnden Spezialwissens oder weil der behandelnde Arzt vor Ort aus einem anderen Fachgebiet stammt – liegt eine Mitbehandlung des externen Arztes vor, da dieser tatsächlichen Einfluss auf das Behandlungsgeschehen und die Entscheidung des behandelnden Arztes nimmt. Solange hierbei keine auch für den Hausarzt erkennbaren Fehler des externen Spezialisten vorliegen, kann sich der behandelnde fachfremde Arzt vor Ort grundsätzlich auf die Meinung des Experten verlassen (Vertrauensgrundsatz bzw. Grundsatz der horizontalen Arbeitsteilung).

Der HNO-Arzt oder der Kardiologe, der via Telemedizin eine Diagnose stellt und Therapieentscheidungen trifft, die mangels Fachwissens vom Hausarzt weder verifiziert noch in Zweifel gezogen werden können, ist daher an der Behandlung des Patienten nach dem Begriff der Heilkundeausübung des § 1 Heilpraktikergesetz unmittelbar zumindest im Sinne einer Mitbehandlung beteiligt. Eine solch wegweisende Beeinflussung des Behandlungsgeschehens darf der extern hinzugezogene Experte nach den berufsrechtlichen Maßgaben des Fernbehandlungsverbotes aber immer nur dann abgeben, wenn er den Patienten selbst unmittelbar zuvor gesehen bzw. untersucht hat. Anderenfalls ist der fachärztliche Standard nicht gewahrt und das derzeit noch in § 7 Abs. 4 MBO-Ä verankerte Fernbehandlungsverbot verletzt.

Etwas anderes gilt nur dann, wenn sich zwei Ärzte desselben Fachgebiets untereinander telemedizinisch abstimmen, ohne dass der externe Arzt Einfluss auf die Entscheidung des behandelnden Arztes nimmt oder selbst in die Behandlung eingreift. Zieht der behandelnde Arzt einen externen Arzt, etwa aufgrund von dessen Expertenwissen, telekonsiliarisch zu Rate, um sich nach vorangegangener Untersuchung und Diagnosestellung ergänzend zu beraten und eine Therapie festzulegen, liegt die Verantwortung für die Behandlung und damit die Haftung in der Regel allein bei dem vor Ort behandelnden Arzt. Die Mitwirkung des hinzugezogenen Experten beschränkt sich in diesen Fällen zumeist auf die Beratungsleistung im Verhältnis zum behandelnden Arzt, die keinen unmittelbaren Einfluss auf die Behandlung ausübt, so dass kein Behandlungsverhältnis zwischen hinzugezogenem Arzt und Patient entsteht.

4. Zweck des Fernbehandlungsverbots des § 7 Abs. 4 MBO-Ä

Wie die Bundesärztekammer in ihren Hinweisen und Erläuterungen zu § 7 Abs. 4 MBO-Ä zutreffend feststellt, ist Sinn und Zweck der Regelung, dass sich der behandelnde Arzt von dem jeweiligen Patienten ein unmittelbares Bild durch die eigene Wahrnehmung verschafft und sich nicht allein auf Schilderungen des Patienten oder Informationen Dritter verlassen soll. Dabei ist die Wahrnehmung durch alle fünf Sinne gemeint. Zweifel an der Einhaltung dieses ärztlich-ethischen Grundsatzes bestehen daher, wenn der telemedizinisch hinzugezogene Experte den Patienten nicht selbst (unmittelbar) sieht, sondern lediglich Informationen von einem Hausarzt erhält oder den Patienten über einen Bildschirm sieht, der nur eine sehr eingeschränkte Sinneswahrnehmung erlaubt. § 7 Abs. 4 MBO-Ä darf daher nicht in dem Sinne verstanden werden, dass irgendein Arzt den Patientenkontakt herstellt. Der Facharztstandard und das Fernbehandlungsverbot gebieten es, dass derjenige Arzt, in dessen Fachbereich die Behandlung fällt und der Diagnose und Therapieplan festlegt, den Patienten unmittelbar selbst sieht, da nur dieser über das Spezialwissen und die fachliche Erfahrung verfügt, um beurteilen zu können, auf welche individuellen Gesamtumstände des Patienten zu achten ist, ob Kontraindikationen, Komorbiditäten u.a.m. vorliegen.

5. Schlussfolgerungen

Damit ist festzuhalten, dass die Erläuterungen der Bundesärztekammer zum Fernbehandlungsverbot nicht ausreichend berücksichtigen, dass in der ganz überwiegenden Anzahl der Fälle Ärzte anderer Fachrichtungen telemedizinisch gerade deshalb hinzugezogen werden sollen, um vor Ort fehlendes Expertenwissen und fehlende fachliche Fertigkeiten zu ersetzen. Gerade hier hat der bei der Behandlung unabdingbare Grundsatz, dass der Arzt den Patienten selbst gesehen haben muss, besondere Bedeutung und darf nicht übergangen werden. Telemedizin soll das bestehende hohe Niveau der Gesundheitsversorgung in Deutschland sinnvoll ergänzen, darf aber nicht dazu führen, dass der fachliche Standard beschränkt oder unterschritten wird. Telemedizinische Verfahren, bei denen die Einflussnahme des telemedizinisch hinzugezogenen Facharztes so groß ist, dass dieser das Behandlungsgeschehen beherrscht und der vor Ort behandelnde Hausarzt tatsächlich nicht über die gleichwertigen Fachkenntnisse verfügt, stehen nach hiesiger Auffassung daher mit den derzeit noch geltenden berufsrechtlichen Maßgaben des Fernbehandlungsverbotes nicht in Einklang. Solche telemedizinischen Verfahren sind zudem aus Haftungs- und Patientenschutzgründen abzulehnen.

Sollte die berufs- und gesellschaftspolitische Diskussion zukünftig das derzeit noch bestehende Fernbehandlungsverbot für überholt bzw. überflüssig halten oder jedenfalls modifizieren, könnte man über eine Ausweitung telemedizinischer Behandlungsverfahren nachdenken. Dabei muss aber letztlich jeder verantwortlich behandelnde Arzt aus seiner Perspektive unter Berücksichtigung aller Umstände des einzelnen Behandlungsfalles die Gewähr dafür übernehmen, dass der Einsatz telemedizinischer Verfahren nicht zum Nachteil des Patienten gereichen darf.

Rechtliche Aspekte der Telemedizin

Ubbo Aßmus

I. Einleitung

Durch die Digitalisierung eröffnen sich für Technologieunternehmen stetig neue Geschäftsfelder. Ein neues Geschäftsfeld liegt hier insbesondere im Bereich der Telemedizin. Telemedizin bedeutet in diesem Zusammenhang die Erbringung medizinscher Leistungen, bei der räumliche oder zeitliche Entfernungen zwischen Arzt und Patient mittels Telekommunikation überwunden werden.

Wie lukrativ dieses Geschäftsfeld tatsächlich ist, zeigen Umfragen, wonach 84 Prozent der Befragten der Meinung sind, dass die Forschung zu digitalen Medizinprodukten von hoher oder sehr hoher Relevanz ist. Von den Befragten erklärten sich außerdem 58 Prozent dazu bereit, ihre selbst ermittelten Gesundheits- oder Fitnessdaten an ihren behandelnden Arzt weiterzugeben. Das Geschäftsfeld digitaler Medizinprodukte findet gerade bei der „Generation Smartphone" großen Anklang. Demnach ist davon auszugehen, dass die Bereitschaft, auf digitale Medizinprodukte zurückzugreifen, künftig weiter zunehmen wird.

Es bestehen bereits zahlreiche technische Möglichkeiten zum Einsatz von digitalen Medizinprodukten. Beispielsweise bietet sich durch die Bereitstellung der Health App von Apple im Jahr 2014 die Möglichkeit, gesammelte Gesundheitsdaten zentral am Smartphone darstellen zu lassen. Zahlreiche US-amerikanische Krankenhäuser machen hiervon Gebrauch, indem sie sich die Gesundheitsdaten von Patienten übermitteln lassen. Hierdurch ergeben sich völlig neue Standards in der Präventiv- bzw. Frühdiagnostik.

Daneben ist auch die deutsche Forschung nicht untätig. Die Universitätsmedizin Mainz und das Fraunhofer-Institut für Biomedizinische Technik beschäftigen sich mit interaktiven Mikroimplantaten, welche die Verdauung regeln. Hierbei sollen im Darm der Patienten bis zu 12 Implantate platziert werden. Diese kommunizieren sodann per Funk untereinander und nach außen. Auf dieser Basis sind sie von außen steuerbar.

Zum Geschäftsfeld der digitalen Medizinprodukte gehört jedoch auch die Kommunikation mit dem Hausarzt via Videotelefonie. Auch hier bestehen die technischen Grundlagen bereits. Allerdings ergeben sich hier insbesondere aufgrund der zu übermittelnden Daten rechtliche Fragestellungen.

Damit das enorme technologische Potential auf eine große Bereitschaft in der Bevölkerung stößt, ist eine klare rechtliche Regelung unverzichtbar. Die Gesetzgebung kann mit der rasanten technischen Entwicklung nicht Schritt halten. Sie zeigt sich vielmehr als Hindernis auf dem Gebiet der Telemedizin. Außerdem müssen bereits bestehende rechtliche Grundlage verstanden und beachtet werden. Die folgenden Ausführungen sollen insbesondere den schon bestehenden Rechtsrahmen überblicksartig aufzeigen und die vielfältigen Möglichkeiten der Telemedizin näher beleuchten.

II. Telemedizin – ein rechtlicher Überblick

1. Fernbehandlungsverbot des § 7 Abs. 4 (Muster-)Berufsordnung für die in Deutschland tätigen Ärztinnen und Ärzte (MBO-Ä)

Die MBO-Ä hat in ihrem § 7 Abs. 4 ein Fernbehandlungsverbot statuiert. Eine Fernbehandlung liegt dann vor, wenn eine Diagnose gestellt oder ein Ratschlag erteilt wird, ohne den Patienten gesehen zu haben, der die Symptome mitgeteilt hat.[1] Durch das Verbot soll das Vertrauensverhältnis zwischen Arzt und Patient geschützt werden. Die ärztliche Behandlung darf demnach nicht ausschließlich über Print- und Kommunikationsmedien erfolgen. Allerdings sind nach Satz 2 telemedizinische Verfahren grds. dann zulässig, wenn sichergestellt ist, dass die Behandlung durch einen Arzt bzw. eine Ärztin vorgenommen wird. Dies ist im Fall der Videosprechstunde über das Medium Facetime oder Skype dann gewährleistet, wenn diese durch den behandelnden Arzt durchgeführt wird. Ein Verstoß liegt hingegen dann vor, wenn jeglicher Kontakt zwischen Arzt und Patient per Fernkommunikationsmittel erfolgt. Folglich ist ein erstes persönliches Gespräch vor dem Einsatz von Fernkommunikationsmitteln zum Abhalten der Sprechstunde zwingend notwendig. An die persönliche Erstbehandlung anknüpfende Maßnahmen können ggf. per Fernkommunikationsmittel stattfinden. So kann eine Videosprechstunde insbesondere bei chronisch erkrankten Dauerpatienten zulässig sein.

Hieraus ergeben sich für Health-Apps allerdings dahingehend Schwierigkeiten, dass die Unmittelbarkeit zu einem Arzt nahezu ausgeschlossen ist. Vor allem Apps, durch die es zu einer Erstbegutachtung mittels Bildübermittlung kommen soll, wie bspw. die dermatologische Erstbegutachtung anhand von Bildübermittlung der Hautveränderung, verstoßen grds. gegen das Fernbehandlungsverbot, wenn die Begutachtung einen persönlichen Arztbesuch ersetzen soll.

2. Heilmittelwerbegesetz (HWG)

In Anlehnung an das Fernbehandlungsverbot statuiert § 9 HWG die Unzulässigkeit von Werbemaßnahmen für Fernbehandlungen. Verboten ist es somit Ärzten (nach § 27 III MBO-Ä) und auch denjenigen, die keinen berufsrechtlichen Beschränkungen unterliegen, für Fernbehandlungen zu werben. Werbung für die Fernberatung in Bezug auf Vorbeugung und Verhütung von Krankheiten ist hiervon jedoch nicht umfasst.

3. Datenschutz (BDSG)

Die Telemedizin ist auf den Transfer von sensiblen Patientendaten angewiesen. Dementsprechend sind auch datenschutzrechtliche Aspekte zu beachten. Gesundheitsdaten von Patienten bzw. von Nutzern der Gesundheits-Apps stellen nach § 3 Abs. 9 BDSG ausdrücklich personenbezogene Daten dar. Unter Gesundheitsdaten sind nicht nur diffundierte Befunde zu subsumieren, sondern schon die Tatsache, dass die jeweilige Person gesund ist.

Die Verwertung dieser Daten ist gem. § 4 Abs. 1 BDSG dann rechtlich zulässig, wenn sie auf Grundlage einer gesetzlichen Ermächtigung oder Einwilligung der betroffenen Person erfolgt. Eine Verwertung kann unter Umständen zulässig sein, wenn die betroffene Person ausdrücklich in die Verwertung ihrer Daten einwilligt, wobei eine Einwilligung spezifische rechtliche und technische Anforderungen erfüllen muss.

4. Medizinproduktegesetz (MPG)

Große Bedeutung für das Inverkehrbringen und Verwenden von telemedizinischen Produkten hat das Medizinproduktegesetz (MPG). Medizinprodukte im Sinne des MPG sind nach der Definition des § 3 Nr. 1 MPG – verkürzt gesagt – alle Gegenstände bzw. Software, die vom Hersteller zur diagnostischen und therapeutischen Anwendung bestimmt sind, der Prävention, Erkennung, Überwachung und Behandlung von Krankheiten dienen und dabei weder pharmakologisch noch immunologisch wirken.

Entscheidend für die Klassifizierung als Medizinprodukt ist demnach die Widmung des Herstellers. Als Medizinprodukte können somit unter Umständen auch Gesundheits-Apps gelten, soweit ihnen die erforderliche Zweckbestimmung immanent ist. Konkret müssen sich bspw. Apples Health-App sowie ein Darmimplantat als Medizinprodukt am MPG messen. Für Zuwiderhandlungen sehen die §§ 40 ff. MPG straf- und ordnungsrechtliche Konsequenzen vor.

5. E-Health-Gesetz

Durch das E-Health-Gesetz entstand unter anderem § 291g SGB V, worin unmittelbar auf die Inanspruchnahme von telemedizinischen Leistungen Bezug genommen wird. Nach Abs. 1 ist die telemedizinische Erbringung der konsiliarischen Befundbeurteilung von Röntgenaufnahmen in der vertragsärztlichen Versorgung zulässig. Daneben wird durch Abs. 4 die Online-Videosprechstunde in die vertragsärztliche Versorgung aufgenommen. Hierdurch soll der Einsatz von Telemedizin im Rahmen der medizinischen Versorgung durch einen Arzt verstärkt werden. In der Gesetzesbegründung der BT-Dr. 18/5293 heißt es hierzu:

„Telemedizinische Leistungen gewinnen vor dem Hintergrund der Stärkung der inter- und intrasektoralen Kooperation von Ärzten und der Versorgung der Versicherten insbesondere in strukturschwachen Regionen weiter an Bedeutung. Telemedizinische Leistungen sollen daher mit diesem Gesetz im EBM (Einheitlicher Bewertungsmaßstab, Anm. d. Red.) ausgebaut und mit Zuschlägen gefördert werden können."

6. Haftungsfragen

Grundsätzlich unterliegen auch die Methoden zur telemedizinischen Patientenbehandlung den gleichen haftungsrechtlichen Grundsätzen wie die klassische Medizin.[2] Neben den allgemeinen arzthaftungsrechtlichen Normierungen sind im Falle der Telemedizin weitere gesetzliche Haftungsregelungen zu beachten.

So können etwa aus der Verarbeitung falscher, unvollständiger oder durch den Verarbeitungsprozess verfälschter Daten oder aus der fehlerhaften, automatisierten Erhebung, Verarbeitung oder Nutzung personenbezogenen Daten der Patienten Schadensersatzansprüche aus §§ 7,8 BDSG resultieren. Daneben kann es bei einer Zuwiderhandlung gegen gesetzliche Vorschriften zu ordnungswidrigkeitsrechtlichen oder strafrechtlichen Sanktionen (§§ 43, 44 BDSG) kommen.

Telemedizinische Dienste können des Weiteren besondere Fehlerquellen hervorrufen. Fehler können hierbei sowohl an der Soft- als auch an der Hardware auftreten. Auch diese Fehler können Haftungsthemen aufwerfen.

7. Anwendbares Recht bei Sachverhalten mit Auslandsbezug

Grenzüberschreitende Sachverhalte eröffnen Problemstellungen in Bezug auf das internationale Privatrecht. Hiernach beurteilt sich, welches Landesrecht auf den jeweiligen Sachverhalt anzuwenden ist. Das anzuwendende Recht beurteilt sich für alle vertraglichen Schuldverhältnisse nach der EU-Verordnung (EG) Nr. 593/2008 (Rom I-VO).

Nach Art. 3 Rom I-VO steht es den beiden Vertragsparteien grundsätzlich frei, eine Rechtswahl verbindlich festzulegen. Da es sich bei Behandlungsverträgen häufig um Verbraucherverträge handelt, darf der Arzt dies allerdings nicht zum Nachteil des Patienten nutzen. Vielmehr unterliegen Behandlungsverträge mit Patienten, die in Deutschland ihren gewöhnlichen Aufenthalt haben, gemäß Art. 6 Abs. 1 Rom I-VO regelmäßig deutschem Recht.

Beziehen beispielsweise Patienten mit gewöhnlichem Aufenthalt in Deutschland telemedizinische Dienste von deutschen Ärzten über ausländischen Telemedizin-Anbieter, ist es denkbar, dass die Verträge ebenfalls deutschem Recht unterliegen, wenn die Anbieter ihre Tätigkeit (unter anderem) in Deutschland anbieten. Infolgedessen richten sich die Vergütungsfragen und deren Zulässigkeit unter Umständen nach der deutschen GOÄ.

III. Fazit und Ausblick

Telemedizin ist eine sehr neue Behandlungsmethode. Grenzen sind der Anwendung von Telemedizin nicht auf technischer Ebene gesetzt. Vielmehr wird das vollständige Ausschöpfen der technischen Möglichkeiten (noch) durch die gesetzlichen Grundlagen gehemmt. Die Technik ist insbesondere im Bereich der Telemedizin der Gesetzgebung voraus. Es sollte künftig das Ziel sein, anhand eines differenziert ausgestalteten Rechtsrahmens mehr Rechtssicherheit zu schaffen. Bis dahin sollte vor einem Einsatz von Diensten der Telemedizin rechtlich und technisch geprüft werden, ob ein rechtskonformer Einsatz zulässig ist, um insbesondere Haftungsrisiken zu minimieren.

Literatur

[1] OLG Bremen, Urteil vom 11.05.1955 – AZ Ss 14/55, „Heilmittelwerbung, Hauszeitschrift".

[2] Spindler in: BeckOGK BGB, § 823 BGB Rn. 999.

Rechtliche Implikationen Ärztebewertungsportale im Internet

Ubbo Aßmus, Ruben A. Hofmann

I. Einleitung

Bewertungsportale im Netz haben durch das umfassende Vordringen des Internets in den letzten Jahren konstant an Bedeutung gewonnen. So hat eine entsprechende Auswertung ergeben, dass das Ärzteportal jameda.de mehr als fünf Millionen Besucher im Monat aufweist und deren Nutzer bisher über eine Million Bewertungen über die behandelnden Ärzte erstellt haben.

Bewertungsportale erfreuen sich insbesondere aus Gründen der Transparenz großer Beliebtheit. Im Rahmen von Personenbewertungsportalen werden dabei einzelne Personen hinsichtlich Ihrer Tätigkeit durch Noten nach einem Bewertungsschema beurteilt und es können ausführliche Kommentare veröffentlicht werden.

Personenbewertungsportale im Internet sind jedoch kritisch zu hinterfragen. Ärzte mit positiven Bewertungen können sich in der Regel über einen erhöhten Zulauf an Patienten erfreuen. Die höchstrichterliche Rechtsprechung verkennt jedoch nicht, dass solche Bewertungsportale nicht unerheblichen Einfluss auf den sozialen und beruflichen Geltungsanspruch des Arztes mit sich bringen und der bewertete Arzt in gewissen Fällen mit teilweise existenzgefährdenden Wettbewerbsbeeinträchtigungen rechnen muss. Diese Gefahr besteht sowohl im Rahmen gerechtfertigter negativer Bemerkungen als auch insbesondere bei – nicht selten auftretenden – ungerechtfertigten, falschen und unberechtigt negativen Bewertungen.[1]

Der nachfolgende Beitrag soll neben einer rechtlichen Einordung von Bewertungsportalen insbesondere den komplexen Aspekt aufgreifen, welche rechtlichen Schritte gegen eine Falschbewertung ergriffen werden können bzw. geboten sind.

II. Arztbewertungsportale – ein rechtlicher Überblick

1. Rechtliche Einordnung der Bewertungsportale

Bewertungsportale sind als Telemediendienste im Sinne von § 1 Abs. 1 TMG (Telemediengesetz) einzuordnen. Die datenschutzrechtliche Zulässigkeit der Datenverarbeitung durch die Bewertungsportale ist daher in erster Linie an den §§ 11 ff. TMG zu messen. Voraussetzung für deren Anwendbarkeit der §§ 11 ff. TMG ist, dass es sich um eine Verarbeitung personenbezogener Daten im Rahmen eines Anbieter-Nutzer-Verhältnisses handelt. Eine solche Konstellation ist zwischen dem Portalbetreiber und den Portalbesuchern, welche sich dort informieren und gegebenenfalls Daten einstellen, zu bejahen. Kein Nutzer im Sinne von § 11 Abs. 2 TMG ist jedoch die Ärzteschaft, welche innerhalb solcher Portale bewertet wird.

Die Zulässigkeit der Verarbeitung personenbezogener Daten der bewerteten Ärzte und der Bereitstellung dieser Daten zum Abruf bestimmt sich nach § 29 BDSG (Bundesdatenschutzgesetz). Das geschäftsmäßige Speichern personenbezogener Daten ist dann gem. § 29 Abs. 1 Nr. 1 BDSG zulässig, soweit kein Grund zu der Annahme besteht, dass die betreffende Person ein schutzwürdiges Interesse an dem Ausschluss der Speicherung hat. Ein überwiegendes oder offensichtlich überwiegendes Interesse wird nicht gefordert.

Im Rahmen der Verarbeitung personenbezogener Daten in Bewertungsportalen ist oftmals eine verfassungsrechtliche Abwägung bedeutsam, in welcher das Recht auf die informationelle Selbstbestimmung des betroffenen Arztes gem. Art. 1 Abs. 1 GG (Grundgesetz) i.V.m. Art. 2 Abs. 1 GG und die Kommunikationsfreiheit des Bewertungsportalbetreibers und der registrierten Nutzer gem. Art. 5 Abs. 1 GG gegeneinander abgewogen werden. Zu berücksichtigen ist auch die Berufsfreiheit vor allem der Ärzte und Portalbetreiber gem. Art. 12 Abs. 1 GG in mittelbarer Drittwirkung.

In der Regel ist das Ansinnen des Bewertungsportalbetreibers und der registrierten Nutzer, Bewertungen vorzunehmen und Kommentare zu hinterlassen, höherrangig zu betrachten als der Wille des Bewerteten, nicht in solche Bewertungsportale aufgenommen zu werden. Etwas anderes gilt jedoch bei unwahren Tatsachenbehauptungen oder beleidigenden Kommentaren.

2. Negativbewertung eines Arztes

Nicht selten werden in Bewertungsportalen unwahre Tatsachenbehauptungen oder beleidigende Kommentare über den behandelnden Arzt erstellt. Die folgenden Ausführungen sollen einen Überblick über die notwendigen und möglichen rechtlichen Handlungsmöglichkeiten sowie empfehlenswerte Schritte in einem solchen Fall geben.

2.1. Kein Anspruch auf Löschung des Profils

Zunächst ist festzustellen, dass der bewertete Arzt gegen den Portalbetreiber keinen Anspruch auf Löschung des über ihn angelegten Profils hat, in welchem regelmäßig sein Name, die Fachdisziplin und die Adresse angezeigt wird. Ein etwaiger Löschungsanspruch ergibt sich nicht aus § 35 Abs. 2 Nr. 1 BDSG oder aus §§ 823 Abs. 2, 1004 BGB analog i.V.m. § 4 Abs. 1 BDSG, da die Übertragung nach § 29 BDSG zulässig ist. § 29 BDSG normiert die Zulässigkeit der Speicherung personenbezogener Daten, was im Fall der Bewertung von Ärzten in der Regel zu bejahen ist.

Im Rahmen der Bewertung eines Anspruches auf Löschung eines Kommentares ist die Unterscheidung zwischen Sozial-, Privat-, und Intimsphäre von besonderer Relevanz. So sind Beiträge über eine Person, welche der Intimsphäre zuzuordnen sind, stets zu löschen. Ist die Privatsphäre des Bewerteten tangiert, so ist der Beitrag in der Regel zu löschen, sofern kein öffentliches Interesse die Veröffentlichung rechtfertigt. Ist hingegen die Sozialsphäre des Arztes betroffen, also vor allem die berufliche Tätigkeit des Arztes nach außen hin, so steht dem Bewerteten im Grunde kein Anspruch auf Löschung zu.

Die im Rahmen der Bewertungsportale erhobenen Daten sind der Sozialsphäre des bewerteten Arztes zuzurechnen. Ist jedoch lediglich die Sozialsphäre betroffen, so muss der Bewertete in der Regel die Bewertung seines Verhaltens und eine etwaig damit einhergehende Kritik hinnehmen[2] und hat somit keinen Anspruch auf Löschung des Beitrages.

2.2. Kein Anspruch des Bewertenden auf Identitätsauskunft

Viele Benotungen und Kommentare werden in den Bewertungsportalen regelmäßig nicht unter dem Klarnamen des Bewertenden angegeben. Trotzdem hat der Bewertete in der Regel gegen den Portalbetreiber keinen Anspruch auf Herausgabe der Identität des Bewertenden.[3]

Der Portalbetreiber ist nach § 12 Abs. 2 TMG nicht zur Herausgabe der Anmeldedaten eines Nutzers befugt, da es an der hierfür erforderlichen datenschutzrechtlichen Ermächtigungsgrundlage fehlt. Eine solche Ermächtigungsgrundlage auf Herausgabe der Identität des Bewertenden müsste vom Gesetzgeber daher, falls gewollt, erst noch beschlossen werden.

2.3. Anspruch auf Löschung einer einzelnen Bewertung

Einzelne konkrete Bewertungen können jedoch das Persönlichkeitsrecht des Bewerteten verletzen. Dies ist noch nicht der Fall, wenn sich der Beitrag mit einer etwaigen Inkompetenz des Bewerteten befasst, dies in der Sache aber zutreffend ist.

Etwas anderes gilt jedoch für formal beleidigende Äußerungen, Schmähkritik und nachweisbar unrichtige Tatsachenbehauptungen. Ein Anspruch auf Beseitigung ergibt sich in einem solchen Fall aus §§ 823 Abs. 1, 1004 BGB iVm Art. 1 Abs. 1, Art. 2 Abs. 1 GG.[4]

2.3.1. Keine Haftung des Portalbetreibers als Täter

In solchen Fällen der vorsätzlichen Falschbewertung haftet der Portalbetreiber grundsätzlich nicht als Täter, denn dieser erstellt die Bewertungen regelmäßig nicht selbst oder macht sich Inhalte seiner Nutzer zu Eigen. Von einem Zu-Eigen-Machen ist jedoch dann auszugehen, wenn der Portalbetreiber nach außen hin die Verantwortung für die auf seiner Internetseite veröffentlichten Inhalte übernommen hat. Hierbei ist aber große Zurückhaltung geboten.

In einer aktuellen Entscheidung vom 04. April 2017 konkretisiert der Bundesgerichtshof das Merkmal des Zu-Eigen-Machens. So liegt auf Seiten des Betreibers eines Bewertungsportals ein Zu-Eigen-Machen vor, wenn der Betreiber den Beitrag eines Nutzers einer inhaltlichen Überprüfung unterzieht und diesen Beitrag inhaltlich abändert, ohne dies zuvor mit dem ursprünglichen Verfasser des Beitrages abzustimmen. Durch ein solches Vorgehen übernimmt der Betreiber des Bewertungsportales die inhaltliche Verantwortung für den Beitrag in vollem Umfang und haftet somit unmittelbar als Täter auf Unterlassung.[5]

2.3.2. Haftung des Portalbetreibers als Störer

Der Portalbetreiber kann jedoch, insbesondere bei Verletzung von Prüfpflichten, nach den §§ 862, 1004 BGB als Störer haften. Der hauptsächliche Unterschied zwischen einer Haftung als Störer und als Täter ist derjenige, dass der Störer nur auf Unterlassung, der Täter jedoch weitergehender, insbesondere auch auf Schadensersatz, haftet.

Der Betreiber eines Bewertungsportals ist zur Vermeidung der Haftung als Störer in der Regel jedoch nicht dazu verpflichtet, die von den Nutzern verfassten Beiträge vor deren Veröffentlichung auf etwaige Rechtsverletzungen hin zu überprüfen. Der Betreiber hat erst dann aktiv zu werden, wenn er Kenntnis über die Möglichkeit einer Rechtsverletzung erlangt.[6]

Behauptet der Bewertete gegenüber dem Portalbetreiber eine Persönlichkeitsverletzung, wird sich eine solche nicht problemlos vom Portalbetreiber feststellen lassen. Wenn jedoch der Bewertete hinreichend konkrete Informationen hinsichtlich einer möglichen Verletzung vorträgt, ist der Portalbetreiber angehalten, den gesamten Sachverhalt zu erforschen und zu bewerten.[7] Dies ist selbst dann der Fall, wenn die in Frage stehende Bewertung keine Tatsachenbehauptung sondern ein Werturteil darstellt, jedoch schlüssig dargelegt wird, dass der Kern der Bewertung unzutreffend ist. Dies ist beispielsweise dann der Fall, wenn das Bestehen eines Geschäftskontaktes zum Bewertenden bestritten wird.[8]

Der Portalbetreiber hat bei der schlüssigen Behauptung einer Persönlichkeitsverletzung ernsthaft zu versuchen, sich den für eine dezidierte Prüfung notwendigen Überblick zu verschaffen. Hierfür ist die Rüge dem Bewertenden zu übersenden und diesem eine Möglichkeit zur Stellungnahme einzuräumen. In Fällen, in welchen der Geschäftskontakt per se bestritten wurde, hat sich der Betreiber des Bewertungsportals einen dahingehenden Nachweise vorlegen zu lassen, dass es einen solchen Kontakt zwischen dem Bewerteten und dem Bewertenden tatsächlich gegeben hat.

Erfolgt von Seiten des Bewertenden innerhalb einer angemessenen Frist keine Stellungnahme, so ist die Bewertung aus dem Portal zu entfernen, sofern die Rechtsverletzung auf Seiten des Bewerteten schlüssig vorgetragen wurde.

3. Prozessrechtliche Fragestellungen und praktische Lösungsansätze

Unwahre bzw. beleidigende Kommentare auf Bewertungsportalen von Ärzten werden bei weitem nicht immer durch den Betreiber der Bewertungsplattform freiwillig gelöscht. In den meisten Fällen ist daher das Anrufen von Zivilgerichten vonnöten. Ein Anspruch gegen den Portalbetreiber auf Löschung des unwahren bzw. beleidigenden Kommentars ist aufgrund der gebotenen Eile, bis in der Hauptsache entschieden wurde, mithilfe einer – in der Regel schneller abhelfenden – sog. „einstweiligen Verfügung" durchzusetzen. Diese ist als Faustregel innerhalb eines Monats ab erstmaliger Kenntnis der angeblichen Rechtsverletzung zu beantragen. Vorher ist der Betreiber der Bewertungsplattform auf den angeblichen Rechtsverstoß hinzuweisen, um diesem die angesprochene Prüfung zu ermöglichen. Es ist jedoch durchaus möglich, dass die einstweilige Verfügung daran scheitert, dass von Seiten des Gerichts ein Verfügungsgrund negiert wird, da es eine besondere Eilbedürftigkeit des Löschungsanspruches nicht als gegeben sieht. In einem solchen Fall, kann der Löschungsanspruch lediglich mit Hilfe des „normalen Klageverfahrens" durchgesetzt werden, welches jedoch den Nachteil hat, dass es deutlich länger dauert als das Verfahren einer einstweiligen Verfügung.

III. Fazit und Ausblick

Somit bleibt festzuhalten, dass Bewertungsportale über Ärzte im Internet durchaus eine nicht zu unterschätzende Möglichkeit bieten, die Bekanntheit und somit schlussendlich auch den Geschäftskundenstamm zu erweitern. Berücksichtigt man die hohen monatlichen Nutzerzahlen solcher Bewertungsportale, können Ärzteportale auf der anderen Seite jedoch auch, insbesondere durch falsche, unwahre oder schlicht beleidigende Nutzerkommentare, die wirtschaftliche Existenz von Ärzten bedrohen.

Es ist somit auf Seiten der Ärzteschaft eine hohe Sensibilität für Kommentare über die eigene Person auf Bewertungsportalen aufzubringen. Sollte ein falscher, beleidigender oder unwahrer Kommentar unter den eigenen Bewertungen zu nachzuweisen sein, so ist ein unverzügliches Handeln dringend geboten. Es sollte mit Hilfe rechtlicher Beratung versucht werden, effektiv gegen derartige Kommentare vorzugehen. Dies ist insbesondere vor dem Hintergrund wichtig, dass ein etwaiger Anspruch auf die Zahlung von entgangenem Gewinn, welcher durch solche Kommentare entstehen könnte, nur äußerst schwer nachvollziehbar und schlüssig zu beziffern ist, weshalb dieser kaum erfolgreich eingeklagt werden kann.

---

[1] BGH, Urteil vom 23.09.2014 – Az. VI ZR 358/13, „Ärztebewertung II".

[2] BGH, Urteil vom 1.3.2016 – Az. VI ZR 34/15, „Ärztebewertung im Internet – jameda.de".

[3] BGH, Urteil vom 01.07.2014 – Az. VI ZR 345/13., „Kein Auskunftsanspruch über Nutzungsdaten – Ärztebewertungsportal".

[4] BGH, Urteil vom 01.03.2016 – Az. VI ZR 34/15, „Prüfpflichten des Betreibers eines Ärztebewertungsportals".

[5] BGH, Urteil vom 04.04.2017 – Az. VI ZR 123/15, „Zu-Eigen-Machen von Äußerungen durch den Betreiber eines Bewertungsportals".

[6] BGH, Urteil vom 01.03.2016 – Az. VI ZR 34/15, „Prüfpflichten des Betreibers eines Ärztebewertungsportals", sogenannte Notice-and-Takedown Haftung.

[7] Vgl. ferner BGH Urteil vom 25.10.2011 – Az. VI ZR 93/10, „Blog-Eintrag".

[8] BGH, Urteil vom 01.03.2016 – Az. VI ZR 34/15, „Prüfpflichten des Betreibers eines Ärztebewertungsportals".

Niederlassung an mehreren Standorten

Eylem Kaya

I. Einleitung

Gynäkologen stellt sich (wie anderen Ärzten auch) die Frage, inwieweit sie sich an mehreren Standorten niederlassen können.

Die Ausübung ambulanter ärztlicher Tätigkeit im Umherziehen[1] ist zwar nach § 17 Abs. 3 S. 1 MBO-Ä (= [Muster-]Berufsordnung für die in Deutschland tätigen Ärztinnen und Ärzte)[2] berufsrechtswidrig, Ärzte sind allerdings seit 2004 nicht mehr an einen Praxissitz gebunden, sondern dürfen nach § 17 Abs. 2 S. 1 MBO-Ä berufsrechtlich über ihren Praxissitz hinaus an zwei weiteren Orten ärztlich tätig sein; aus dem Vertragsarztrecht resultieren indes keine zahlenmäßigen Beschränkungen, wenngleich das Vertragsarztrecht dafür an anderen Stellen restriktiver ist: So ist die Aufnahme der ärztlichen Tätigkeit an weiteren Orten nach § 17 Abs. 5 MBO-Ä berufsrechtlich lediglich anzeigepflichtig, während im Vertragsarztrecht bisweilen (so für Filialen / Zweigpraxen) ein Genehmigungserfordernis besteht.[3] Voraussetzung für das Tätigwerden von Ärzten an mehreren Orten ist das Treffen von Vorkehrungen für eine ordnungsgemäße Versorgung ihrer Patienten an allen Orten ihrer Tätigkeit.[4]

Entgegen dem Gesetzeswortlaut zählen Tätigkeiten an Beleghäusern, in Heimen, Sanatorien oder ambulanten OP-Zentren, in denen ein Arzt Patienten betreut, nicht zu den zwei weiteren Orten.[5] In Bezug auf die, die zu jenen zählen, gibt es verschiedene Gestaltungsmöglichkeiten. Bevor diese nachfolgend kurz erörtert werden, sei darauf hingewiesen, dass sich entsprechende Regelungen sowohl im ärztlichen Berufs- als auch im Vertragsarztrecht finden. Welche gesetzlichen Bestimmungen zu beachten sind, hängt maßgeblich davon ab, ob der betroffene Arzt ausschließlich privat oder auch gesetzlich versicherte Patienten versorgt: im zuerst genannten Fall sind allein die berufsrechtlichen Bestimmungen (und damit insbesondere die der MBO-Ä) maßgeblich, im zuletzt genannten Fall müssen darüber hinaus auch die vertragsarztrechtlich relevanten Bestimmungen (vor allem die der Ärzte-ZV [= Zulassungsverordnung für Vertragsärzte] und des BMV-Ä [= Bundesmantelvertrag - Ärzte]) eingehalten werden. Da der Großteil der Gynäkologen (wie der Großteil aller Ärzte) nicht nur privatärztlich sondern auch vertragsärztlich tätig wird, liegen den nachfolgenden Ausführungen neben denen des Berufs- auch die Bestimmungen des Vertragsarztrechtes zugrunde.

II. Betrieb unterschiedlicher Praxen mit verschiedenen Standorten

Zunächst können Ärzte mehrere (und zwar bis zu drei) voneinander unabhängige Praxen betreiben. Denkbar ist etwa der Betrieb einer Praxis, in der der Arzt ausschließlich privatärztlich tätig wird und daneben der Betrieb einer vertragsärztlichen Praxis an einem anderen Standort, wobei natürlich beide Praxen auch in Kooperation entweder als Organisations- oder als (Teil-)Berufsausübungsgemeinschaften betrieben werden können. Auch der Betrieb zweier vertragsärztlicher Praxen an unterschiedlichen Standorten – und zwar entweder allein oder in Kooperation – ist möglich, sofern der Arzt über zwei Teilzulassungen zur Teilnahme an der vertragsärztlichen Versorgung verfügt.

III. Betrieb einer Praxis mit verschiedenen Standorten

Interessanter noch dürfte die Niederlassung bzw. Entfaltung der ärztlichen Tätigkeit an mehreren Standorten in Form der Mitgliedschaft in einer überörtlichen Berufsausübungsgemeinschaft (bzw. Gemeinschaftspraxis als „klassische" Form der Berufsausübungsgemeinschaft) oder der Begründung von Nebenbetriebsstätten (als zulässige weitere Tätigkeitsorte eines Vertragsarztes, vgl. § 1a Nr. 22 BMV-Ä) in Form von Filialen / Zweigpraxen oder ausgelagerten Praxisräumen / -stätten sein.

1. Überörtliche Berufsausübungsgemeinschaften

Eine Möglichkeit der Entfaltung der ärztlichen Tätigkeit an mehreren Standorten besteht in der Gründung einer überörtlichen (Teil-)Berufsausübungsgemeinschaft (nachfolgend „üBAG"). ÜBAG´s sind dadurch gekennzeichnet, dass sich mehrere Ärzte mit unterschiedlichen Vertragsarztsitzen[6] (dies auch in verschiedenen Kassenärztlichen Vereinigungen) zur gemeinsamen Ausübung ihrer vertragsärztlichen Tätigkeit zusammenschließen (vgl. § 33 Abs. 2 S. 2 Ärzte-ZV sowie § 18 Abs. 3 S. 3 MBO-Ä).

Sowohl die jeweiligen Ärzte als Mitglieder einer üBAG als auch die bei ihnen angestellten Ärzte dürfen in zeitlich begrenztem Umfang an den Vertragsarztsitzen der übrigen üBAG-Mitglieder bzw. Standorten der üBAG ärztlich tätig werden, wenn die Erfüllung der Versorgungspflicht des jeweiligen Mitglieds an seinem Vertragsarztsitz gewährleistet ist. Der Vorteil einer üBAG liegt darin, dass nach § 24 Abs. 3 S. 10 Ärzte-ZV und § 15a Abs. 4 S. 8 BMV-Ä zwar der Zusammenschluss zur üBAG selbst einer vorherigen Genehmigung des zuständigen Zulassungsausschusses bedarf, nicht aber die Tätigkeit der Mitglieder an den verschiedenen Vertragsarztsitzen bzw. Standorten der üBAG.[7]

2. Filialen / Zweigpraxen und ausgelagerte Praxisräume / -stätten

Eine andere Möglichkeit der Entfaltung der ärztlichen Tätigkeit an mehreren Standorten besteht in der Gründung von Nebenbetriebsstätten in Form von Filialen / Zweigpraxen oder ausgelagerten Praxisräumen / -stätten,[8] wodurch die Bindung an die Vorgaben der Bedarfsplanung (Zulassungsbezirke) aufgelöst wird: Nebenbetriebsstätten dürfen auch in solchen Planungsbereichen einer Kassenärztlichen Vereinigung (nachfolgend „KV") genehmigt werden, die wegen Überversorgung gesperrt sind.

Filialen / Zweigpraxen[9] als weitere Tätigkeitsorte eines Vertragsarztes bedürfen einer vorherigen Genehmigung der zuständigen KV bzw. einer Ermächtigung des zuständigen Zulassungsausschusses (nachfolgend „ZA").[10] Ein Anspruch auf eine solche Zustimmung besteht nach § 24 Abs. 3 S. 1 Ärzte-ZV, *„wenn und soweit dies die Versorgung der Versicherten an den weiteren Orten verbessert und die ordnungsgemäße Versorgung der Versicherten am Ort des Vertragsarztsitzes nicht beeinträchtigt wird; geringfügige Beeinträchtigungen für die Versorgung am Ort des Vertragsarztsitzes sind unbeachtlich, wenn sie durch die Verbesserung der Versorgung an dem weiteren Ort aufgewogen werden"*.[11]

Nicht erforderlich ist nach § 24 Abs. 3 S. 2 Ärzte-ZV, dass die an den anderen Orten (also in den Nebenbetriebsstätten) angebotenen Leistungen in ähnlicher Form auch am Vertragsarztsitz angeboten werden oder dass das Fachgebiet eines in einer Filiale / Zweigpraxis tätigen Arztes auch am Vertragsarztsitz vertreten ist; eine Filiale / Zweigpraxis darf vom Versorgungstyp her auf einzelne Leistungsbereiche der Praxis beschränkt werden. Eine zahlenmäßige Beschränkung der Filialisierung sieht das

Gesetz (respektive das Vertragsarztrecht) zwar nicht vor, doch folgt diese mittelbar aus der berufsrechtlichen Beschränkung der Ausübung ambulanter Heilkunde an bis zu drei Standorten.

Ausgelagerte Praxisräume / -stätten[12] dienen der Erbringung spezieller Untersuchungs- und Behandlungsleistungen an weiteren Orten in räumlicher Nähe zum Vertragsarztsitz; originäre Sprechstunden dürfen dort nicht abgehalten werden. Sie bedürfen (im Unterschied zu Filialen / Zweigpraxen) keiner Genehmigung bzw. Ermächtigung; eine unverzügliche Anzeige von Ort und Zeitpunkt der Tätigkeitsaufnahme gegenüber der KV ist gemäß § 24 Abs. 5 Ärzte-ZV ausreichend. Ausgelagerte Praxisräume / -stätten zählen überdies nicht zu den weiteren zwei Orten, an den Ärzte über ihren Praxissitz hinaus tätig sein dürfen.[13]

IV. Zeitliche Beschränkungen

Für die Niederlassung bzw. Entfaltung der ärztlichen Tätigkeit an mehreren Standorten ergeben sich neben der (aus dem Berufsrecht resultierenden) zahlenmäßigen Beschränkung (auf drei Standorte) zeitliche Beschränkungen (aus dem Vertragsarztrecht), und zwar daraus, dass der sich aus der Zulassung eines Vertragsarztes ergebende Versorgungsauftrag dadurch zu erfüllen ist, dass dieser an seinem Vertragsarztsitz persönlich mindestens 20 Stunden wöchentlich in Form von Sprechstunden zur Verfügung stehen muss; im Falle eines Teilversorgungsauftrages (also einer hälftigen Zulassung) sind 10 Sprechstunden wöchentlich abzuhalten (vgl. § 17 Abs. 1a S. 1 und 2 BMV-Ä). Sprechstunden an weiteren Orten (Nebenbetriebsstätten) werden hierauf (also auf die am Vertragsarztsitz abzuhaltenden Sprechstunden) nicht angerechnet, sind also zusätzlich zu erbringen.

Überdies muss gemäß § 17 Abs. 1a S. 3 BMV-Ä die Tätigkeit am Vertragsarztsitz alle Tätigkeiten außerhalb des Vertragsarztsitzes zeitlich insgesamt überwiegen. Diese Vorgabe gilt nach § 15a Abs. 4 S. 8 BMV-Ä auch für die Tätigkeit an anderen Vertragsarztsitzen bei üBAG´s.

V. Fazit

Wie die vorstehenden Ausführungen zeigen, bestehen für Gynäkologen (wie für alle anderen Ärzte auch) verschiedene Möglichkeiten der Niederlassung an mehreren Standorten. Die entsprechende Gestaltungsform hängt von den einzelnen Umständen ab und erfordert eine individuelle Beratung.

Literatur

[1] Keine unzulässige Form der Ausübung ambulanter ärztlicher Tätigkeit im Umherziehen stellt die aufsuchende Gesundheitsversorgung dar, wie z.B. die medizinische Behandlung von Obdachlosen; in diesem Fall kann die zuständige Ärztekammer auf Antrag eine Ausnahme vom Niederlassungsgebot genehmigen; so die *Bundesärztekammer* in ihren Mitteilungen „Niederlassung und berufliche Kooperation", Deutsches Ärzteblatt 2008, A 1019 (A 1020).

[2] Die MBO-Ä hat keinen Rechtsnormcharakter und ist damit nicht rechtsverbindlich. Ihre Bestimmungen erwachsen vielmehr erst dann in Rechtskraft, wenn sie (auf Grundlage der Heilberufs-/Kammergesetze) durch die Kammerversammlungen der (insgesamt 17) Landesärztekammern als Satzung beschlossen und von den Aufsichtsbehörden genehmigt worden sind. Die verbindlichen Berufsordnungen der einzelnen Ärztekammern orientieren sich zumeist – von einigen Ausnahmen abgesehen – an der MBO-Ä. Zwecks Übersichtlichkeit wird daher im Folgenden stets die MBO-Ä zugrunde gelegt.

[3] Siehe dazu Ausführungen unter C. II.

[4] So die *Bundesärztekammer* in ihren Mitteilungen „Niederlassung und berufliche Kooperation", Deutsches Ärzteblatt 2008, A 1019 (A 1020) mit weiteren Erläuterungen.

[5] Siehe *Ratzel*, in: *Ratzel / Lippert*, Kommentar zur Musterberufsordnung der Deutschen Ärzte (MBO), 6. Aufl. 2015, § 17 Rn. 8.

[6] Als solcher wird der Ort der Niederlassung als Arzt definiert; vgl. § 24 Abs. 1 Ärzte-ZV und § 1a Nr. 16 BMV-Ä.

[7] Siehe auch § 33 Abs. 3 Ärzte-ZV mit näheren Details zur Genehmigung.

[8] Anders als im Vertragsarztrecht wurde im ärztlichen Berufsrecht die Unterscheidung zwischen Zweigpraxen und ausgelagerten Praxisstätten aufgegeben.

[9] Eine Legaldefinition der Zweigpraxis findet sich in § 1a Nr. 19 BMV-Ä.

[10] Welches Gremium zuständig ist, hängt davon ab, ob sich die Nebenbetriebsstätte innerhalb der KV befindet, in der Vertragsarzt Mitglied ist (dann Genehmigung der KV), oder außerhalb (dann Ermächtigung des ZA); vgl. § 24 Abs. 3 S. 5 und 6 Ärzte-ZV.

[11] Wann vor allem eine „*Verbesserung der Versorgung*" gegeben ist, ist durchaus problematisch.

[12] Eine Legaldefinition der ausgelagerten Praxisstätte findet sich in § 1a Nr. 20 BMV-Ä.

[13] Siehe *Spickhoff*, Medizinrecht, 2. Aufl. 2014, MBO § 17 Rn. 4.

Medizin und Recht: kommunizieren, aufklären, einwilligen

Alexander Strauss

»Dimidium facti, qui coepit, habet: sapere aude, incipe«
»Einmal begonnen ist halb schon getan. Entschließ dich zur Einsicht!
Fange nur an«

*(Horaz 65 - 8 v. Chr., Epistulae I
Übersetzung Rudolf Helm)*

Das ärztliche Gespräch ist als zentraler Bestandteil medizinischer Tätigkeit die Basis der Risikokommunikation im Spannungsfeld zwischen medizinspezifischer Wissenshierarchie und Patientinnenautonomie. Die Aufklärung, als diejenige Komponente der Arzt-Patientinnenbeziehung mit dem höchsten Komplexitätsanteilanteil zielt dabei auf eine partizipative Entscheidungsfindung zwischen Arzt und Patientin ab. Sie umfasst die sachbezogene und unmissverständliche Unterrichtung einer Patientin über die Art, den Umfang und die Schwere ihrer Erkrankung, die Diagnostik und die möglichen therapeutischen Maßnahmen im Rahmen einer Heilbehandlung. Die selbstbestimmte Patientin ist dabei durch die umfassende Unterstützung des Arztes über sämtliche Umstände, welche für ihre Einwilligung in die Behandlung wesentlich sind, ins Bild zu setzen. Kein ärztlicher Eingriff darf ohne eine solche Einwilligung der Patientin erfolgen. Die Aufklärungspflicht stellt deshalb auch eine der Hauptpflichten des Behandlungsvertrages dar[1]. Ohne Einwilligung wird der ärztliche Eingriff zur Körperverletzung und zieht damit einen potenziellen medikolegalen Haftungsfall für den Arzt nach sich.

Im Einzelnen wird die Aufklärungspflicht in eine **Diagnose-** (über den medizinischen Befund sowie über den typischen Verlauf der Erkrankung), **Behandlungs-** (über den geplanten Eingriff sowie die zu erwartenden Auswirkungen durch die Behandlung) und **Risikoaufklärung** (über die Risiken, welche typischerweise mit einem Eingriff dieser Art, unabhängig ihrer Auftretenswahrscheinlichkeit, verbunden sind) eingeteilt **(Tabelle 1) (Parzeller et al. 2007)**.[1] Die Risikoaufklärung umfasst dabei u. a. auch die Darstellung der Gefahr des möglichen Fehlschlagens der Behandlung. Eine generelle **Aufklärungspflicht über Behandlungsalternativen** ist in diesem Zusammenhang zumeist nicht erforderlich, da dem Arzt aufgrund seiner besonderen Sachkenntnis zugetraut wird, diejenige Therapiemethode auszuwählen, die den meisten Erfolg und für die Patientin das

Tab. 1: Formen der Aufklärung (nach Parzeller et al. 2007)

Formen der Aufklärung	Untergruppen
Selbstbestimmungsaufklärung – Basis-, Eingriffs- oder Grundaufklärung	- Aufklärung zur Schaffung einer freien und selbständigen Einwilligungsmöglichkeit - Klärung der Frage, inwieweit der ärztliche Eingriff vom Willen der Patientin gedeckt ist - Zivilrechtliche Beweislast für ordnungsgemäße Aufklärung liegt beim Arzt
Diagnoseaufklärung (Information über Befunde, medizinisch gestellte Diagnose und Ziel der Behandlung oder des Eingriffs)	- Der Umfang der Information ist je nach Art der Erkrankung und in Bedacht auf die Psyche der Patientin stets individuell abzustellen. - Empfehlung zur Nicht- bzw. nicht vollständigen Aufklärung bei schwersten Krankheiten/infauster Prognose ohne Therapiemöglichkeiten - Keine Aufklärung bei reinen Verdachtsdiagnosen
Behandlungsaufklärung (Erläuterung des geplanten Eingriffs)[5]	- Art der Behandlung (operativ, konservativ, diagnostisch, etc.), - Medikamentendosierung, - Methode (auch Schmerzhaftigkeit), - Folgen des Eingriffs, - Tragweite des Eingriffs, - Ggf. erforderliche Nachoperationen, - Behandlungsalternativen, - Off-Label-Use
Verlaufsaufklärung (Erläuterung des Verlaufs der Erkrankung)	- Umfang, Durchführung der Behandlung oder des Eingriffs - Wahrscheinlicher Verlauf der Erkrankung - Versagerquote - Behandlungsalternativen (Wahl der Behandlungsmethode ist Sache des Arztes. Er darf die ihm vertraute Methode bevorzugen, wenn die Folgen und Risiken gleich oder ähnlich sind[10-12] - Nebenwirkungen der Behandlung (z. B. Operationsnarben) - Verlauf der Erkrankung bei Nichtbehandlung
Risikoaufklärung – Komplikationsaufklärung (Information der Patientin über Risiken, Gefahren und Komplikationen ohne Verharmlosung oder Dramatisierung)	- Allgemeines Bild über Gefahren und Schweregrad von Komplikationsmöglichkeiten. Auch bei kleinem Eingriff - Typische Risiken – keine prozentuale Cutoff-Regelung: Aufzuklären ist vielmehr auch über seltene und individuelle (z. B. institutionsspezifische) Gefahren, wenn der sich verwirklichende Schaden die Lebensführung schwer belastet und die Risiken trotz ihrer Seltenheit für den Eingriff typisch und für den Laien überraschend sind - Eventuelle Folgeschäden (auch vorübergehender Natur) - Relative Indikation eines Verfahrens - Dauerschäden (z. B. Operationsnarben) - Weitere Verschlechterung des Gesundheitszustands beim Misslingen des Eingriffs (Gefahr des Misserfolges und seiner Größenordnung) - Konkretes Risikospektrum - Therapeutische Alternativen, wenn erprobt und unterschiedliche Risikoprofile (Wahl der Behandlungsmethode liegt grundsätzlich in der Kompetenz des Arztes) - Nebenwirkungen und Unverträglichkeiten von Medikamenten - Off-Label-Use - Reziproker Zusammenhang zwischen Dringlichkeit des Eingriffs und Umfang der Aufklärung - Keiner Aufklärung bedarf es, soweit die Patientin bereits über hinreichende Kenntnisse verfügt (aus eigener Erfahrung oder anderweitiger Aufklärung)

geringste Risiko erwarten lässt. Eine solche ist allerdings dann geboten, wenn aus mehreren ähnlich erfolgreichen Behandlungsoptionen ausgewählt werden kann, welche sich hinsichtlich der möglichen Risiken oder Komplikationen bzw. der Belastung für die Patientin wesentlich unterscheiden. In Bezug auf **alternative diagnostisch/therapeutische Möglichkeiten** ist auf solche hinzuweisen, die bei der entsprechenden Diagnose dem medizinischen Standard entsprechen. Übernimmt die Krankenkasse die Kosten für die Behandlung nicht, muss die Patientin auch hierüber informiert werden. Dabei umfasst diese Wahlmöglichkeit auch die Option für die Patientin, nach Aufklärung auf eine Behandlung aktiv zu verzichten. Zur **therapeutischen Sicherheitsaufklärung** sind der Patientin Empfehlungen zu förderlichen aber auch hinderlichen Verhaltensmaßnahmen zum Heilungsverlauf zu geben (u. a. Ernährung, Nikotin, Medikamente, Alkohol – Fahruntüchtigkeit). Auch im Rahmen von **Notfallsituationen** während der Behandlung ist auf die Aufklärung nicht generell zu verzichten. Die Verpflichtung zur Aufklärung hat sich bei der ansprechbaren (Notfall-)Patientin lediglich hinsichtlich ihrer Dauer und ihres Umfangs nach der Dringlichkeit der anstehenden Notfallmaßnahmen zu richten **(Strauss 2017)**.[2]

Die Aufklärung hat persönlich, mündlich und rechtzeitig zu erfolgen. Zudem ist die Fachbindung von Aufklärung gegeben. Eine fachfremde Aufklärung ist berufsrechtlich unzulässig. Werden Aufklärungsaufgaben an nachgeordnete Ärzte delegiert, ist die Sicherstellung ihrer adäquaten Durchführung (fachliche Fähigkeiten und Zuverlässigkeit des Mitarbeiters, Vollständigkeit der Aufklärung) durch praxisnahe Kontrollmechanismen (Dienstanweisung, Einzelfallkontrolle) in der Verantwortung des Klinikleiters/verantwortlichen Operateurs gelegen.[2] Ein Delegieren ist an Personen möglich, welche über die zur Durchführung der Maßnahme erforderliche Ausbildung verfügen, auch wenn sie möglicherweise (noch) nicht das Maß an praktischer Erfahrung für die eigenständige Durchführung aufweisen. Höhere Ansprüche (persönliche Aufklärung) bestehen bei seltenen oder schwerwiegenden Eingriffen.[3]

Bei unterbliebener Aufklärung kann, unabhängig der Gründe welche eine Aufklärung verhindert haben, eine **hypothetische Einwilligung der Patientin** in die Behandlung ins Feld geführt werden, wenn nachgewiesen werden kann, dass sie sich bei ordnungsgemäßer Aufklärung für die Therapie entschieden hätte. Dafür ist ein hypothetisch vorhandener **Entscheidungskonflikt nach** korrekter Aufklärung plausibel auszuschließen.

Tab. 1ff: Formen der Aufklärung (nach Parzeller et al. 2007)

Formen der Aufklärung	Untergruppen
Sicherungsaufklärung (therapeutische Aufklärung, Sicherheitsaufklärung, Therapieaufklärung)[13]	- Keine Aufklärung im rechtstechnischen Sinne - Teil der ärztlichen Behandlung zur Sicherung des Heilerfolgs - Nachfolgende weiterführende Aufklärung nach Vornahme des Eingriffs - Erforderliche Kontrolluntersuchungen, Befundkontrollen, Ansteckungsrisiken für Dritte (Wiedereinbestellung umso eher erforderlich, je größer das Risiko und die Gefahr für die Patientin) - Anregungen zum therapiegerechten Verhalten seitens der Patientin (v. a. Lebensweise, Sport, Diät) - Hinweis auf Nebenwirkungen, Unverträglichkeiten, Allergien - Postoperative Risiken bei ambulanten Operationen - Zivilrechtliche Beweislast für Behandlungsfehler durch Verletzung der Sicherungsaufklärung liegt bei der Patientin, allerdings Umkehrung der Beweislast, wenn unterlassene Sicherungsaufklärung als grober Behandlungsfehler zu werten ist
Wirtschaftliche Aufklärung[14]	- Information zur nicht gesicherten Zusage der Behandlungskostenübernahme durch die Sozialversicherungsträger (Folgekosten u. a. durch Komplikationen sind mit zu berücksichtigen

Aufklärungsdilemma: die nicht einwilligungsfähige Patientin

Ein ärztlicher Heileingriff darf auch dann, wenn er medizinisch geboten erscheint, nicht ohne vorherige Zustimmung der einwilligungsbefugten Person durchgeführt werden. Einwilligungsbefugt ist dabei grundsätzlich die Patientin selbst. Diese allgemein anerkannte Selbstverständlichkeit wirft in der Praxis, unter der Voraussetzung dass die Patientin einwilligungsunfähig ist, mitunter aber nicht unerhebliche Schwierigkeiten auf. Dies kann einerseits für einen Teil minderjähriger Patientinnen und andererseits für Patientinnen, welche aufgrund ihres Gesundheitszustandes nicht in der Lage sind, die erforderliche Einwilligung zu erteilen, zutreffen. In diesen Fällen ist vor jeder medizinischen Maßnahme grundsätzlich die Einwilligung des Berechtigten einholen. Anderes gilt nur, wenn eine Patientinnenverfügung nach § 1901 a Abs. 1 Satz 1 BGB vorliegt. Ist die Patientin selbst nicht einwilligungsfähig, ist somit zunächst zu prüfen, ob ein **Betreuer/ ein Betreuungsgericht** so rechtzeitig kontaktiert werden kann, dass dieser/dieses nach entsprechender Aufklärung die Einwilligung erteilen kann. Ist eine solche Betreuung nicht vorhanden oder nicht erreichbar, tritt an die Stelle ihrer Aufklärung und Einwilligung die Rechtfertigung des Heileingriffes durch den **mutmaßlichen Willen** der Patientin. In Fällen, in denen eine Einwilligung z. B. für eine unaufschiebbare Maßnahme nicht rechtzeitig oder gar nicht eingeholt werden kann, darf die Maßnahme nach § 630 d Abs. 1 Satz 4 BGB ohne explizite Einwilligung durchgeführt werden, wenn sie dem subjektiven Willen der Patientin entspricht. Dabei ist es die Aufgabe des behandelnden Arztes, in der Zeit bis zur Notwendigkeit der Durchführung des Heileingriffes alle feststellbaren Umstände zu ermitteln, die Rückschlüsse auf diesen mutmaßlichen Willen der Patientin („Patientin hätte auch im Falle der ordnungsgemäßen Aufklärung in die Maßnahme eingewilligt") zulassen. In diesem Rahmen spielen insbesondere persönliche Umstände wie individuelle Interessen, Glaube, Wünsche, Bedürfnisse und Wertvorstellungen der Patientin die entscheidende Rolle. Auch von der Patientin gegenüber Angehörigen oder Freunden geäußerte ernsthafte Bemerkungen darüber, wie in einem vergleichbaren Behandlungsfall aus ihrer Sicht vorzugehen sei, sind zu berücksichtigen. Zu diesem Zweck muss der behandelnde Arzt erreichbare Angehörige oder andere Personen befragen, die Auskunft über den mutmaßlichen Willen der Patientin geben können (inkl. Plausibilitätsbewertung). Auch und besonders im Fall einer geburtshilflichen Notfallsituation („zwei Leben") bleibt der mutmaßliche Wille der Patientin Richtschnur ärztlichen Handelns für Mutter und Kind. Die Rolle des Kindsvaters/ Lebenspartners beschränkt sich in dieser Situation auf seine Funktion als Informationsquelle zur mütterlichen Willensrecherche. Eigenständige Aufklärungs-/Entscheidungskompetenz kommt dem werdenden Vater auch in Bezug auf das Kindswohl juristisch nicht zu **(Nebendahl 2015)**.[3]

Praxis: Einwilligungseinschränkung der Patientin

- Auch bei z. B. unfallverletzten, polytraumatisierten Patientinnen darf ein, wenngleich medizinisch dringlicher, Heileingriff nur nach vorheriger Einwilligung des Einwilligungsberechtigten durchgeführt werden.

- Dreistufiges Entscheidungsprogramm:

Erste Entscheidungsstufe: Prüfung ob die Patientin trotz ihrer gesundheitlichen Beeinträchtigung einwilligungsfähig ist. In diesem Fall, ist die Patientin aufzuklären, um eine Einwilligung zur Behandlung einzuholen. Bei schwangeren Patientinnen wird die Einwilligung auch hinsichtlich der Folgen für das ungeborene Kind von der Mutter erteilt.

Zweite Entscheidungsstufe: Ist die Patientin nicht einwilligungsfähig, ist die Rechtzeitigkeit der Erreichbarkeit eines Betreuers zu prüfen, so dass dieser nach Aufklärung die Einwilligung erteilen kann. Besteht bei Durchführung des Heileingriffes die begründete Gefahr, dass die Patientin aufgrund des Heileingriffes verstirbt oder einen schweren oder längerdauernden gesundheitlichen Schaden erleidet, bedarf die Durchführung des Heileingriffes zusätzlich der Genehmigung des Betreuungsgerichtes, die vom Arzt einzuholen ist.

Dritte Entscheidungsstufe: Ist die Patientin nicht einwilligungsfähig und ein Betreuer nicht vorhanden oder nicht erreichbar, tritt an die Stelle der Einwilligung die Rechtfertigung des Heileingriffes durch mutmaßliche Einwilligung. Danach kann ein Heileingriff durchgeführt werden, wenn er unaufschiebbar ist und dem mutmaßlichen Willen der Patientin entspricht. Letzteres ist der Fall, wenn die Behandlungsmaßnahme im objektiv verstandenen Interesse der Patientin liegt und ihrem wirklich geäußerten oder mutmaßlich anzunehmendem subjektiven Willen entspricht.

Arzt – Patientinnenkommunikation: Einflussgröße der Aufklärung

> »Das Risiko, das uns umbringt,
> ist nicht unbedingt das Risiko,
> das uns aufbringt oder ängstigt«
> *(Peter M. Sandman)*

Um im Rahmen der Arzt-Patientinnenverständigung Gehör zu finden, sind potenzielle Kommunikationsstörgrößen zu vermeiden:

- **Informationsflut** (Inzidenz, Prävalenz, Sensitivität, Spezifität)
- **Statistischer Analphabetismus** (NPV – Negative predictive value, PPV – Positive predictive value, NNT – Number needed to treat, NNH – Number needed to harm, OR – Odds ratio)
- **Numerische Manipulation** (AR – Absolutes Risiko, RR – Relatives Risiko, ARR – Absolute Risikoreduktion, RRR – Relative Risikoreduktion, ARI – Absolutes Risikosteigerung, RRI – Relative Risikosteigerung)

Insbesondere führt **Mismatched fra-**

Tab. 2: Kommunikationsmuster zur quantitativen Risikoaufklärung (Kaisenberg et al. 2015)

Bezeichnung	Absolutes Risiko (n)	Relatives Risiko (%)	Bezugsgröße
Sehr häufig	≥ 1/10	≥ 10 %	Eine Person in einer Familie
Häufig	≥ 1/100 bis < 1/10	≥ 1 % bis < 10 %	Eine Person in einer Straße
Gelegentlich	≥ 1/1000 bis < 1/100	≥ 0,1 % bis < 1 %	Eine Person im Dorf
Selten	≥ 1/10.000 bis < 1/1000	≥ 0,01 bis < 0,1	Eine Person in einer kleinen Stadt
Sehr selten	< 1/10.000	< 0,001 %	Eine Person in einer großen Stadt

ming durch die unterbewusste Vermittlung von, vom Aufklärer als negativ bewerteten Informationen, in absoluten Werten und die subjektive Überbetonung positiver Botschaften durch die Verwendung relativer Zahlenangaben zu gezielter Desinformation der Aufzuklärenden **(Tabelle 2) (Kaisenberg et al. 2015)**.[4]

Praxis: Arzt – Patientinnenkommunikation

- Die Basis einer rechtsgültigen Aufklärung ist im Gelingen einer bidirektionalen Arzt – Patientinnenkommunikation begründet.
- Neben kognitiven und intellektuellen Elementen ist zur erfolgreichen Aufklärung zwingend auch auf ein voluntatives Moment der Patientin zurückzugreifen.

Die Sprachbarriere

Rechtswirksamkeit der Aufklärung ist durch ungestörte Kommunikation zwischen Arzt und Patientin sicherzustellen. Adäquates Sprachverständnis ist hierbei von zentraler Bedeutung **(Abbildung 1) (Uphoff u. Hindemith 2015)**.[5] Die sprachliche Laienverständlichkeit von Aufklärung ist bei fremdsprachlichen Patientinnen falls erforderlich durch entsprechende Übersetzung herbeizuführen. Als Übersetzer können Personen aus folgenden Gruppen fungieren:

- Angehörige
  mitunter ***problematisch***, da häufig jugendliches Alter und bei ggf. späteren juristischen Auseinandersetzungen aus der ex post Perspektive potenziell nicht unvoreingenommen
- Putzhilfe o. Ä.
  ausreichend, wenn die medizinische Situation vom Laienstandpunkt aus sprachlich darstellbar ist
- Pflegepersonal
  geeignet, sollte dabei in der Lage sein medizinische Zusammenhänge zu erfassen und entsprechend kommunizieren zu können
- Offizieller Dolmetscher
  nicht gefordert, es genügt eine sprachkundige Person, die in der Lage ist, der Patientin die notwendigen Informationen in ihrer Sprache – Laienverständlichkeit – zukommen zu lassen. Bei fehlenden Alternativen (z. B. seltene Sprachen) allerdings unumgänglich. Die Kosten derartiger Übersetzungsdienstleistungen gehen prinzipiell zu Lasten der Patientin, werden in der Regel (nach Absprache) von den Sozialversicherungsträgern/Sozialamt übernommen.

Praxis: Nicht deutschsprechende Patientin

- Aufklärung – richtet sich in seinem Verständlichkeitsniveau an die Patientin
- Dokumentation – richtet sich an den Fachkollegen und muss dem Laien nicht auf Anhieb verständlich sein. Fachjargon, Abkürzungen und Kurzschrift sind, wenn eindeutig, zulässig

Spannungsfeld ärztlicher Beratungsgespräche

Die mitunter ärztlicherseits (unbewusst) kommunizierte Sichtweise umfassender Kontrollierbarkeit von Gesundheitsproblemen durch die moderne Medizin begründet und/oder unterstützt bei den Patientinnen ein Medizinverständnis als nahezu unfehlbare Naturwissenschaft. Wird die damit verbundene Erwartungshaltung indes nicht erfüllt, ist nach unglücklichen Verläufen mit einer allgemeinen Misstrauenskonzentration, gerichtet auf das medizinische Personal, zu rechnen **(Schulze 2015)**.[6] Möglicher Ausweg aus dieser Spirale des Argwohns ist das ärztliche Gespräch zur

- Vermittlung der ***relevanten Daten*** (nicht alle medizinisch/ wissenschaftlichen, sich z. T. noch in Diskussion befindliche Informationen, sind zu thematisieren)
- Offenlegung ***unzulänglicher Datenlagen*** (Mangel an Evidenz) und daraus folgend alternativer Behandlungsoptionen
- Darstellung eines ***realistischen Gesamtbildes*** inklusive der relevanten prognostischen Implikationen soweit dies möglich und sinnvoll ist

Praxis: Das ärztliche Aufklärungsgespräch

- Das Kommunikationsniveau eines Aufklärungsgesprächs bewegt sich trotz des Bemühens um ein ausgewogenes Entscheidungsgleichgewicht im Spannungsfeld eines (zu) proaktiven Behandlungsangebots versus einer (zu) nachdrücklichen Risikoschilderung (direktive Gesprächsführung, spezielle Expertise).

- Beruflicher Ehrgeiz und übersteigerte Machbarkeitsgläubigkeit (Überfrachtung mit medizinischen Details) einerseits gegenüber der Überbetonung forensischer Sorge (selektiver Erfahrungshintergrund) und einer vermeintlichen Anspruchshaltung der Patientin andererseits umreißen die unterschiedlichen Pole zwischen welchen sich die Gesprächsführung bewegt.

- Countertransferenz: Die Situation der Patientin löst beim beratenden Arzt Assoziationen zu eigenem Erleben aus. Die resultierende projektive Identifikation des Arztes mit der Patientin wie auch das Selbstoffenbarungsbedürfnis des Arztes (Projektion von Gedanken/Emotionen auf die Patientin mit der Erwartung eines ähnlichen Verhaltens) beeinflussen dessen Aufklärungsstrategie.

- Conditioning of perception: Ein negativer individueller Einzelerfahrungshintergrund des Arztes führt zur Überschätzung/Akzentuierung der Schilderung der prognostischen Bedeutsamkeit/numerischen Wahrscheinlichkeit von Risiken.

Die geburtshilfliche Versorgungsstruktur – infrastrukturelle Aufklärungserfordernis

Absolut eilige geburtshilfliche Notfälle, wie z. B. Abruptio placentae, schwere Blutung bei Placenta praevia, Nabelschnurkomplikation oder Uterusruptur lassen sich über die unterschiedlichen perinatologischen Versorgungsstufen gemäß der Richtlinie über Maßnahmen zur Qualitätssicherung der Versorgung von Früh- und Reifgeborenen[4] hinweg situationsangemessen nicht mit gleicher Sicherheit behandeln (**AWMF-Leitlinie 2015**).[7] Daraus ergibt sich für die Patientin bei der Klinikauswahl ein Zielkonflikt. Der Wunsch nach maximaler medizinischer Sicherheit und logistischen/subjektiven Empfindungskriterien (u. a. Wohnortnähe, angenehme Atmosphäre der Entbindungseinrichtung) kollidieren mitunter. Strategien zur Auflösung dieses Dilemmas sind institutionelle Strukturanpassungen im Sinne einer Abflachung des Gefälles des medizinischen wie juristischen Risiko-Managements. Dies bedeutet im Einzelfall die Adaptation infrastruktureller bzw. personeller Ressourcen oder ggf. die Umsetzung von Regionalisierungskonzepten. Schlechterdings erfordert die prospektive Offenlegung der individuellen Behandlungsstandards eine Verpflichtung des Klinikträgers und damit seiner Ärzteschaft zur unmissverständlichen einrichtungsbezogenen Patientinnenaufklärung. Zum Zeitpunkt der Betreuung bekannte und für die Patientin relevante Bedingungen/Unterschiede welche geeignet sind ein Behandlungsrisiko zu verwirklichen (z. B. Wegezeiten außerhalb der regulären Arbeitszeiten) sind unaufgefordert im Rahmen der Selbstbestimmungsaufklärung der Patientin zu vermitteln. Selbst Notfallpatientinnen sind bei Verlegungsfähigkeit hierüber aufzuklären. Dabei ist eine **relative** (medizinische Versorgungsstruktur bleibt hinter im Umfeld angesiedelten weiteren Geburtskliniken signifikant zurück) von der **absoluten Mangelausstattung** (medizinische Standardunterschreitung) zu unterscheiden (**AWMF-Leitlinie 2015**).[8] Die Pflicht zur institutionsvergleichenden Aufklärung (relative eigene Einschränkungen gegenüber überlegenen Heilungschancen andernorts) besteht allerdings nur, wenn die Übernahme der Behandlung mit einer Erhöhung medizinisch ins Gewicht fallender Komplikationsrisiken verbunden wäre. Kein Arzt ist dabei allerdings verpflichtet, gleichsam vorsorglich darüber aufklären, dass ihm etwaige individuelle Behandlungsfehler unterlaufen könnten Der Patientin verbliebe in diesem Fall kein Entscheidungsspielraum.[5]

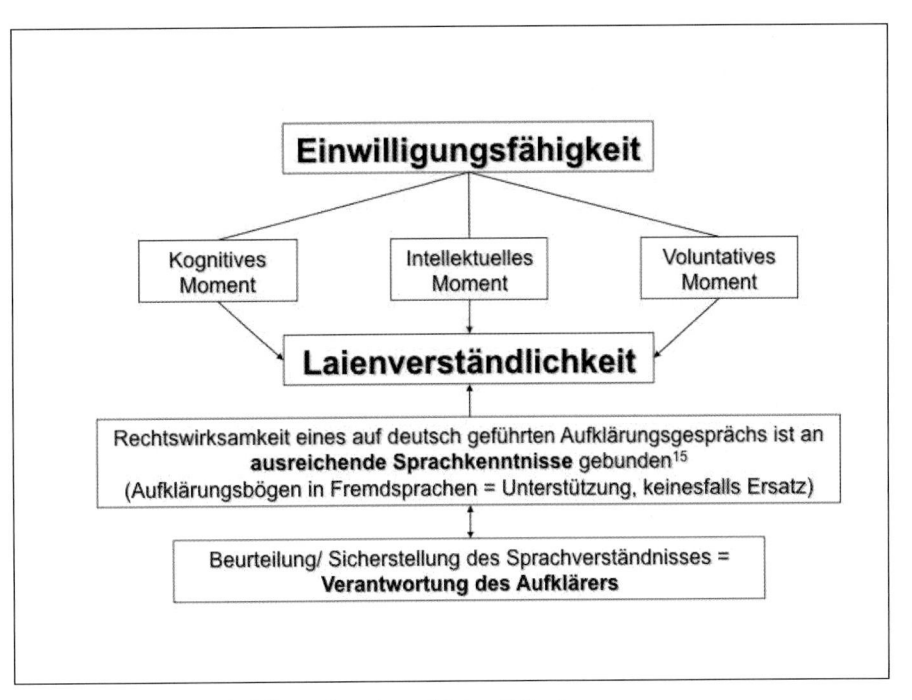

Abb. 1: Prinzipien der Aufklärung fremdsprachlicher Patientinnen
(Mod. nach Uphoff u. Hindemith 2015)

Praxis: Aufklärung zur infrastrukturellen Versorgungsstruktur

- Die Behandlung hat, soweit nichts anderes vereinbart wird, nach den zum Zeitpunkt der Behandlung bestehenden, allgemein anerkannten fachlichen Standards zu erfolgen[6]. Die Ermittlung des anzulegenden Behandlungsstandards darf dabei nicht unbesehen an den Möglichkeiten von Universitätskliniken und Spezialkrankenhäusern orientiert werden. Es obliegt dem Selbstbestimmungsrecht einer um die Tragweite ihrer Entscheidung wissenden (aufgeklärten) Patientin, alternative, nicht gegen die guten Sitten verstoßende Behandlungsmethoden (z. B. standardwidrige Personalausstattung, längere E-E-Zeit), bewusst zu akzeptieren.

- Sittenwidrigkeit des vereinbarten Behandlungsansatzes ist in diesem Zusammenhang, unabhängig vom tatsächlichen Schadensverlauf, im Eingehen auf Behandlungsumstände mit konkreter (d. h. besonders großer) Lebensgefahr für die Patientin und/oder den Nasciturus bei vorausschauender objektiver fachlicher Betrachtung der eingewilligten Behandlungsumstände zu sehen (z. B. Hausgeburt um jeden Preis).[7]

- Angesichts der Unvorhersehbarkeit als eilig klassifizierter (geburtshilflicher) Komplikationen sind Einrichtungsträger zur Implementierung einer realistischen dabei eher großzügigen Aufklärungspraxis gehalten[6].

- Bewusste Standardunterschreitungen (der Klinikausstattung) im Wissen um das Fehlen einer hierauf bezogenen Einwilligung erfüllen den Straftatbestand des Vorsatzes (ggf. mit Todesfolge).[8]

- Für das behandelnde ärztliche Personal muss sich dabei die Möglichkeit zur Wahrnehmung ihrer so geforderten haftungsrechtlich relevanten Aufklärungsverpflichtung auf verlässlichen Schutz vor sich daraus potenziell ableitenden arbeitsrechtlichen Sanktionen gründen **(Neelmeier et al. 2014)**.[9]

Dokumentation ärztlicher Aufklärung

»Denn alle Schrift, von Gott eingegeben, ist nütze zur Lehre, zur Strafe zur Besserung, zur Züchtigung in der Gerechtigkeit,...«
(2. Brief Paulus an Timotheus; 3: 16)

Die Aufklärung aber auch die Rahmenbedingungen ihrer Durchführung (u. a. Gespräch, Personen, Ausgabe von Aufklärungsbögen, Ein-/Mehrzeitigkeit, Individualisierung), sind schriftlich zu dokumentieren. Der Nachweis einer ordnungsgemäßen Aufklärung kann dabei auch dadurch erbracht werden, dass der aufklärende Arzt seine ständige Aufklärungspraxis (z. B. von der Patientin unterzeichneter Aufklärungsbogen, Eintragungen in der Patientinnenakte) nachvollziehbar machen kann.

Praxis: Inhalte der Dokumentation medizinischer Aufklärung (Tabelle 1) – schriftlich/individualisiert, ärztliche Beweislast[9]

- Art, Umfang, Durchführung, zu erwartende Folgen, Risiken und Erfolgsaussichten im Hinblick auf die diagnostisch und therapeutisch geplanten ärztlichen Maßnahmen
- Notwendigkeit der Aufklärung wird durch die Dringlichkeit der Behandlung nicht aufgehoben. Dabei verhält sich das Verhältnis des Aufklärungsumfangs invers zur Dringlichkeit des Eingriffs
- Ggf. mögliche Alternativen zur Maßnahme
- Rechtzeitigkeit (> 24 Std. vor planbarer Operation, am selben Tag bei ambulanten Eingriffen)
- Telefonische Aufklärung in einfach gelagerten Fällen zulässig
- Sprachverständnis ist sicherzustellen (ärztliche Aufgabe)
- Ggf. Zweizeitigkeit ist möglich in Form einer Voraufklärung durch die anfordernde Stelle (u. a. Informationsblätter), gefolgt von individuellem Gespräch unmittelbar vor der Maßnahme durch den durchführenden Arzt
- Delegieren: Möglich an Person welche über die zur Durchführung der Maßnahme erforderliche Ausbildung verfügt, auch wenn sie möglicherweise nicht das Maß an praktischer Erfahrung für die eigenständige Durchführung der Maßnahme aufweist
- Fachbindung: Fachfremde Aufklärung ist berufsrechtlich unzulässig

Modifizierter Nachdruck des Beitrages "Die frauenärztliche Aufklärung - ein Dauerbrenner für Praxis und Klinik". gyne 1/2017. Mit freundlicher Genehmigung des Autors und des Verlags.

Aktenzeichen

[1] BGB § 630 Abs. 2

[2] BGH AZ VI ZR 206/05

[3] BGB § 630

[4] SGB § 137 Abs. 1 Nr. 2 V in Verbindung mit § 92 Abs. 1 Satz 2 Nr. 13 SGB V

[5] BGB § 630 e Abs. 1

[6] BGB § 630 a Abs. 2

[7] BGB § 138, StGB § 228

[8] StGB §§ 223, 227

[9] BGB § 630 d, e, f Abs. 2

[10] BGH NJW, 1986

[11] OLG Karlsruhe MedR 2003

[12] OLG Frankfurt, 2004

[13] BGB § 630 c

[14] BGB § 630 c, e

[15] MBO-Ä § 8

Literatur

[1] Parzeller M., Wenk M., Zedler B., Rothschild M. Aufklärung und Einwilligung bei ärztlichen Eingriffen. Deutsches Ärzteblatt 2007; 104(9): A 576-586

[2] Strauss A. Die frauenärztliche Aufklärung – ein Dauerbrenner für Praxis und Klinik. 2017; 1: 16-22

[3] Nebendahl M. Rechtsprobleme der Einwilligung bei polytraumatisierten nicht einwilligungsfähigen Patientinnen. Der Gynäkologe 2015; 48: 402-406

[4] Kaisenberg von C.S., Soergel P., Jonat W. Risikokommunikation in der Geburtshilfe am Beispiel der elektiven Sectio. Der Gynäkologe 2015; 48: 593-598

[5] Uphoff R, Hindemith J. Das medizinische Gutachten. Gynäkologe. 2015; 48(7): 556–562

[6] Schulze A. Frühstart ins Leben: Sonderdruck - Gespräche und Informationsaustausch mit Eltern kranker Neugeborener. 2015

[7] AWMF-Leitlinie (S1) Strukturelle Voraussetzungen der perinatologischen Versorgung in Deutschland, Empfehlungen. Reg.-Nr. 087-001. 2015

[8] AWMF-Leitlinie (S1) Strukturelle Voraussetzungen der perinatologischen Versorgung in Deutschland, Empfehlungen. Reg.-Nr. 087-001. 2015

[9] Neelmeier T., Schulte-Sasse U., Dudenhausen J.W. Einrichtungsbezogene Patientenaufklärung in der Geburtshilfe. Der Gynäkologe 2014; 47: 443–447

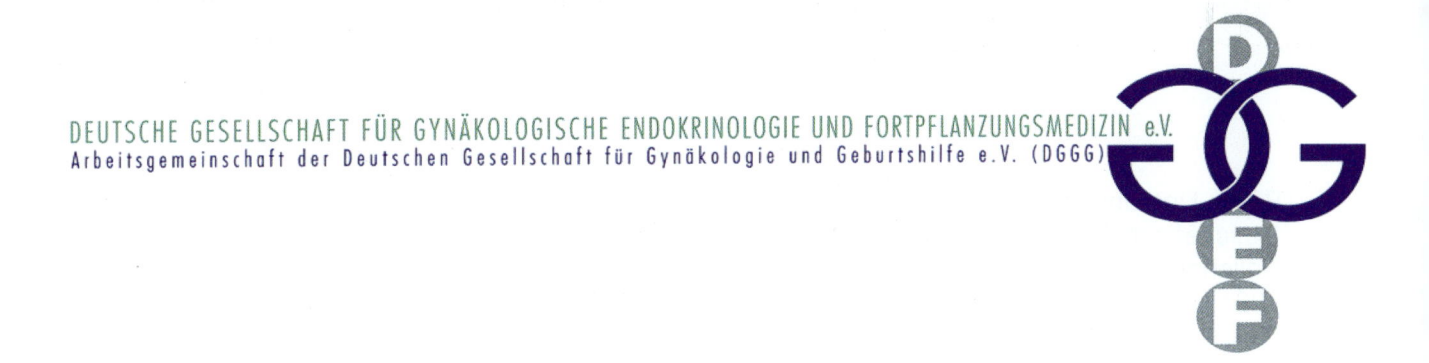

DEUTSCHE GESELLSCHAFT FÜR GYNÄKOLOGISCHE ENDOKRINOLOGIE UND FORTPFLANZUNGSMEDIZIN e.V.
Arbeitsgemeinschaft der Deutschen Gesellschaft für Gynäkologie und Geburtshilfe e.V. (DGGG)

Mitgliedschaft in der Deutschen Gesellschaft für Gynäkologische Endokrinologie und Fortpflanzungsmedizin (DGGEF) e.V.

Sehr geehrte Kolleginnen,
sehr geehrte Kollegen,

die Deutsche Gesellschaft für Gynäkologische Endokrinologie und Fortpflanzungsmedizin ist eine der drei Säulen im Fach Frauenheilkunde und über ihren Präsidenten im Vorstand der Deutschen Gesellschaft für Gynäkologie und Geburtshilfe (DGGG) vertreten.

Eine Mitgliedschaft ist möglich für Frauenärzte, die an Gynäkologischer Endokrinologie und Fortpflanzungsmedizin interessiert und gleichzeitig Mitglied bei der Deutschen Gesellschaft für Gynäkologie und Geburtshilfe (DGGG) sind.

Jahresbeitrag: 100,- €

Leistungen der DGGEF:

1. Kostenloses elektronisches Abo des Journals für Reproduktionsmedizin und Endokrinologie (JRE) als PDF.
2. Regelmäßiger Versand eines E-Mail-Newsletters mit aktuellen Stellungnahmen und Publikationen zur Gynäkologischen Endokrinologie und Fortpflanzungsmedizin, Berufspolitik, Neuentwicklungen, Arztrecht.
3. 20% Rabatt auf das Abonnement der Zeitschrift Gynäkologische Endokrinologie
4. Stellungnahmen und Leitlinien der DGGEF in Form von PDF-Dateien.

Wenn Sie weitere Informationen über die wissenschaftliche und klinische Arbeit der DGGEF erhalten möchten, nehmen Sie bitte Kontakt mit der Geschäftsstelle der DGGEF e.V. auf.

Ich hoffe, dass wir Ihr Interesse geweckt haben und Sie als neues Mitglied der DGGEF in Kürze begrüßen können.

Mit freundlichen Grüßen aus Münster

Kiesel

Prof. Dr. med. Ludwig Kiesel
Präsident der DGGEF e.V.

Beate Damann-Hanser
Geschäftsstelle der DGGEF e.V.
Reilsheimer Str. 35
69245 Bammental
Fax: 06223 9542539
E-Mail: info@dggef.de

Antrag auf Mitgliedschaft in der DGGEF e.V.

- ❏ Ich bitte um Neuaufnahme ins Mitgliederverzeichnis der DGGEF e.V.
    - ❏ Jährlicher Mitgliedsbeitrag: 100,- Euro
    - ❏ Reduzierter Mitgliedsbeitrag für Assistenten in Ausbildung (mit Bescheinigung): 75,- Euro

- ❏ Ich bin Mitglied der Deutschen Gesellschaft für Gynäkologie und Geburtshilfe (DGGG) e.V.

Erteilung eines SEPA-Lastschriftmandats
Gläubiger-Identifikationsnummer: DE71ZZZ00001014475

Hiermit ermächtige ich die Deutsche Gesellschaft für Gynäkologische Endokrinologie und Fortpflanzungsmedizin (DGGEF) e.V. zum heutigen Zeitpunkt bzw. zum 1. des jeweiligen Kalenderjahres bis auf Widerruf Zahlungen von meinem Konto mittels Lastschrift einzuziehen.

Kontoinhaber:	
Name und Ort der Bank	
IBAN:	
BIC:	

Anrede	
Name, Vorname	
c/o ggf. Klinik	
Straße, Hausnummer	
PLZ, Ort	
E-Mail	
Telefon	
Mobilnummer	
Fax	

Ort, Datum								Unterschrift für Bankeinzug

_____				_____

Seminar in Gynäkologischer Endokrinologie - Band 1-6

Update, Trends und Fallberichte

Band 6

- **Arbeitsunterlagen für die tägliche Praxis für alle Gynäkologen, Dermatologen, Hausärzte, Internisten, Endokrinologen, Laborärzte etc. (D, A, CH)**
- 500 Seiten, Format A4, Ganzcolor, > 250 Abb., > 150 Tab.; > 1.500 Literaturstellen
- 1. Auflage 2017; ab 1.6.2017 im Handel - siehe auch Amanzon (hier LVP)

Inhaltsverzeichnis Band 6:

- **Hormone** (Insulin, Insulinresistenz, Prostaglandine, Prostaglandin-Hemmstoffe, Hormone und Psyche)
- **Spezielle Krankheitsbilder** (PCO-Syndrom, Brustschmerzen, Hirsutismus: medikamentöse und nicht medikamentöse Therapieoptionen, funktionelle Androgenisierung der Frau, Endometriose, Uterusmyome, Schlafstörungen, Anämie in der Schwangerschaft)
- **Spezielle Therapieoptionen** (1x1 der Vitaminsubstitution, Lipidstoffwechselstörungen, Endometriumablation, Myomsprechstunde: Hochintensiver fokussierter Ultraschall, Myomsprechstunde: Myomembolisation, Lasertherapie bei vulvo-vaginaler Atrophie, Fertilitätserhalt bei Tumorerkrankungen, Neue Aspekte zur „Triade der sporttreibenden Frau - relativer Energiemangel (RED'S) als Grundproblematik")
- **Neues in der Diagnostik** (Neuentwicklungen in der Molekulargenetik und Gentherapie, Gerinnungsdiagnostik unter Gerinnungshemmern, Radiologische Diagnostik - Ausgewählte Beispiele, Fertility Apps, Nahrungsmittelunverträglichkeiten, Schwermetalldiagnostik, Darmkeimdiagnostik, Immundiagnostik)
- **Kontrazeption** (Kontrazeption und Reisen, Kontrazeption bei Sportlerinnen, Sprechstunde für Familienplanung - Langzeitkontrazeption, u.a.)
- **Hormonersatztherapie** (Beratung der BRCA-positiven Patientin in der Perimenopause; u.a.)
- **Sexualität** (Transsexualität, Sexuell übertragbare Infektionen, Lesbische und bisexuelle Patientinnen)
- **Kommunikation bei Kranken**
- **Alternative Behandlungsmethoden** (Traditionelle chinesische Medizin (TCM), Systemische Autoregulationstherapie (SART) bei der Behandlung von Endometriose-assoziierten Beschwerden)
- **Juristische Fragestellungen:** Antikorruptionsgesetz, Wettbewerbsrecht, Niederlassung an mehreren Standorten, Telemedizin, Bewertungsportale für Ärzte und Einspruchmöglichkeiten, Patientenrechtegesetz, Medizin und Recht: kommunizieren und aufklären

Autoren (vorläufig): Christian Albring, Viktoria Aivazova-Fuchs, Almuth Arendt-Boellert, Ubbo Aßmus, Anastasia P. Athanasoulia-Kaspar, Annette Bachmann, Beate Bahner, Barbara Bangol, Wolgang Bayer, Johannes Bitzer, Michael Bohlmann, Jörg Bojunga, Birgit Busse, Sofia Csöri-Kniesel, Beate Damann-Hanser, Christian Egarter, Volker Faust, Michael Feld, Christian Fiala, Birgit Friedmann-Bette, Klaus Friese, Peter Frigo, Natalie Garcia Bartels, Franz Geisthövel, Christian Gnoth, Maren Goeckenjan, Katharina Görner, Uwe Gröber, Aida Hanjalic-Beck, Werner Harlfinger, Yumiko Lindgard von Hasselbach, Thomas Hasskamp, Kristin Hawig, Bernd Hinney, Ruben A. Hofmann, Peter Holzhauer, Peter Hunold, Sohela Jandi, Oliver Julen, Eylem Kaya, Heribert Kentenich, Wolf Kirschner, Frauke Kleinsorge, Klaus König, Ulrike Korsten-Reck, Verena Küronya, Herbert Kuhl, Christine Kurz, Elisabeth Lerchbaum, Martin Lorenz, Frank Louwen, Gabriele Merki-Feld, Elisabeth Merkle, Alfred O. Mueck, Kilian Nolte, Alexandra Ochsner, Kurt Oette, Petra Platen, Elisabeta Rabe, Werner Rath, Jörn Reckel, Nicole Reisch, Annette Rexroth von Fircks, Stefan Rimbach, Thomas Römer, Winfried Rossmanith, Hannelore Rott, Wolfgang Rupprecht, Nicole Sänger, Rosemarie Sailer, Ute Schäfer-Graf, Karlheinz Schmidt, Andreas Schüring, Thomas Schweizer, Annemarie Schweizer-Arau, Vanadin Seifert-Klauss, Helga Seyler, Dorothee Speiser, Günter Stalla, Mareike Stieg, Alexander Strauss, Thomas Strowitzki, Petra Stute, Hans-Rudolf Tinneberg, Bettina Toth, Allessandra Tramontana, Andreas Umlandt, Georg-Friedrich von Tempelhoff, Markus Wallwiener, Birgit Wetzka, Albrecht Wienke, Dirk Wildemeersch, Ludwig Wildt, Alfred Wolf, Christos Zouboulis

---

Hiermit bestelle ich per Rechnungsstellung (auch E-Mail-Bestellung möglich mit genauen Angaben incl. Versandanschrift)

...... **Band 6** zum Sonderpreis für Mitglieder einer wissenschaftlichen Gesellschaft je € 79,-; regulär € 98,- LVP (& Versandkosten)

...... **Stück (Band =   )** (← bitte Band-Nr. hier eintragen) Seminar in Gynäkologischer Endokrinologie zum Sonderpreis für Mitglieder einer wissenschaftlichen Gesellschaft je € 79,-; regulär € 98,- LVP (& Versandkosten)

...... **Stück Alle 6 Bände Seminar in Gynäkologischer Endokrinologie, Band 1 bis 6** zum **Sonderpreis** für Mitglieder einer wissenschaftlichen Gesellschaft von insgesamt € 400,- ; regulär: € 588,- (& Versandkosten)

Versandkosten je Band (da einzeln verpackt) 9,50 € innerhalb von Deutschland*; Österreich: 12,50 €; Schweiz 16,50 €).

Name/Stempel ....
Anschrift: ....
....
....

E-Mail: ....

bitte deutlich schreiben

Bestellfax: 0049/6221/3579011 **oder per E-Mail:** thomas_rabe@yahoo.de
Post: Prof. Dr. T. Rabe, Ludolf-Krehl-Str. 56, D-69120 Heidelberg